国 家 科 学 技 术 学 术 著 作 出 版 基 金 资 助 出 版

儿科急诊医学

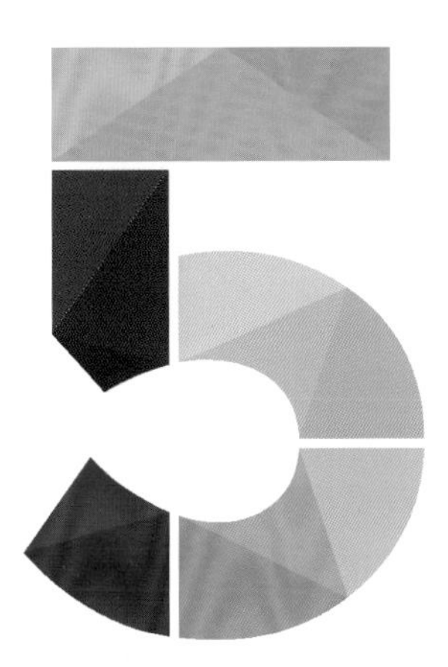

PEDIATRIC EMERGENCY MEDICINE

第5版

主　编　赵祥文　肖政辉

副主编　刘春峰　卢秀兰　钱素云　张育才　祝益民

编　委（按姓氏汉语拼音排序）

董宗祈　杜军保　杜立中　方鹤松　封志纯

桂永浩　何庆忠　何颜霞　姜玉武　陆国平

申昆玲　宋国维　许　峰　杨锡强　易著文

尹　飞　张灵恩　赵晓东

人民卫生出版社

·北　京·

图书在版编目（CIP）数据

儿科急诊医学 / 赵祥文，肖政辉主编．—5 版．—北京：人民卫生出版社，2022.4（2023.6 重印）
ISBN 978-7-117-33028-2

Ⅰ. ①儿… Ⅱ. ①赵…②肖… Ⅲ. ①小儿疾病 — 急诊 Ⅳ. ①R720.597

中国版本图书馆 CIP 数据核字（2022）第 058058 号

儿科急诊医学
Erke Jizhen Yixue
第 5 版

主　　编： 赵祥文　肖政辉
出版发行： 人民卫生出版社（中继线 010-59780011）
地　　址： 北京市朝阳区潘家园南里 19 号
邮　　编： 100021
E - mail： pmph @ pmph.com
购书热线： 010-59787592　010-59787584　010-65264830
印　　刷： 北京顶佳世纪印刷有限公司
经　　销： 新华书店
开　　本： 889 × 1194　1/16　**印张：** 60　**插页：** 4
字　　数： 1774 千字
版　　次： 1994 年 5 月第 1 版　2022 年 4 月第 5 版
印　　次： 2023 年 6 月第 3 次印刷
标准书号： ISBN 978-7-117-33028-2
定　　价： 198.00 元
打击盗版举报电话：010-59787491　E-mail：WQ @ pmph.com
质量问题联系电话：010-59787234　E-mail：zhiliang @ pmph.com
数字融合服务电话：4001118166　E-mail：zengzhi @ pmph.com

国家科学技术学术著作出版基金资助出版

儿科急诊医学

PEDIATRIC EMERGENCY MEDICINE

第5版

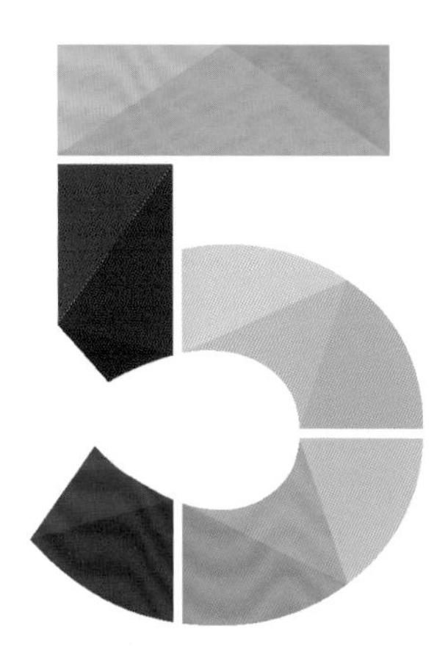

主　编　赵祥文　肖政辉

副主编　刘春峰　卢秀兰　钱素云　张育才　祝益民

编　委（按姓氏汉语拼音排序）

董宗祈　杜军保　杜立中　方鹤松　封志纯

桂永浩　何庆忠　何颜霞　姜玉武　陆国平

申昆玲　宋国维　许　峰　杨锡强　易著文

尹　飞　张灵恩　赵晓东

人民卫生出版社

·北　京·

图书在版编目（CIP）数据

儿科急诊医学 / 赵祥文，肖政辉主编．—5 版．—
北京：人民卫生出版社，2022.4（2023.6重印）
ISBN 978-7-117-33028-2

Ⅰ. ①儿…　Ⅱ. ①赵…②肖…　Ⅲ. ①小儿疾病 —急
诊　Ⅳ. ①R720.597

中国版本图书馆 CIP 数据核字（2022）第 058058 号

儿科急诊医学
Erke Jizhen Yixue
第 5 版

主　　编：赵祥文　肖政辉
出版发行：人民卫生出版社（中继线 010-59780011）
地　　址：北京市朝阳区潘家园南里 19 号
邮　　编：100021
E - mail：pmph @ pmph.com
购书热线：010-59787592　010-59787584　010-65264830
印　　刷：北京顶佳世纪印刷有限公司
经　　销：新华书店
开　　本：889 × 1194　1/16　印张：60　插页：4
字　　数：1774 千字
版　　次：1994 年 5 月第 1 版　2022 年 4 月第 5 版
印　　次：2023 年 6 月第 3 次印刷
标准书号：ISBN 978-7-117-33028-2
定　　价：198.00 元
打击盗版举报电话：010-59787491　E-mail：WQ @ pmph.com
质量问题联系电话：010-59787234　E-mail：zhiliang @ pmph.com
数字融合服务电话：4001118166　E-mail：zengzhi @ pmph.com

编 者

（按姓氏汉语拼音排序）

蔡小芳　武汉儿童医院
曹建设　湖南省儿童医院
陈　超　复旦大学附属儿科医院
陈　强　江西省儿童医院
陈　智　湖南省儿童医院
陈贤楠　首都医科大学附属北京儿童医院
崔　云　上海交通大学医学院附属儿童医院
董宗祈　武汉儿童医院
杜军保　北京大学第一医院
杜立中　浙江大学医学院附属儿童医院
范江花　湖南省儿童医院
方鹤松　首都儿科研究所附属儿童医院
封志纯　中国人民解放军总医院第七医学中心附属八一儿童医院
付　丹　深圳市儿童医院
富建华　中国医科大学附属盛京医院
高恒妙　首都医科大学附属北京儿童医院
高鸿云　复旦大学附属儿科医院
高喜容　湖南省儿童医院
龚小慧　上海交通大学医学院附属儿童医院
桂永浩　复旦大学附属儿科医院
何庆忠　桂林医学院附属医院
何颜霞　深圳市儿童医院
贺　娟　广州市妇女儿童医疗中心
贺逸峰　复旦大学附属儿科医院
洪小杨　中国人民解放军总医院第七医学中心附属八一儿童医院
黄建宝　湖南省儿童医院
黄敬孚　天津市儿童医院
黄娇甜　湖南省儿童医院
黄宇戈　中国人民解放军总医院第七医学中心附属八一儿童医院
姜玉武　北京大学第一医院
李　耿　首都医科大学附属北京儿童医院
李　静　重庆医科大学附属儿童医院
李　勇　湖南省儿童医院
李　赟　湖南省儿童医院
李碧香　湖南省儿童医院
李长钢　深圳市儿童医院
李贵南　湖南省儿童医院
李开华　湖南省儿童医院
李双杰　湖南省儿童医院
李志辉　湖南省儿童医院
廖　莹　北京大学第一医院
刘　静　湖南省儿童医院
刘　珺　首都医科大学附属北京儿童医院
刘成军　重庆医科大学附属儿童医院
刘春峰　中国医科大学附属盛京医院
刘美华　湖南省儿童医院
刘绍基　东莞市石龙博爱医院
刘智胜　武汉市儿童医院
卢秀兰　湖南省儿童医院
卢仲毅　重庆医科大学附属儿童医院
陆国平　复旦大学附属儿科医院
陆铸今　复旦大学附属儿科医院
罗海燕　湖南省儿童医院
梅海波　湖南省儿童医院
门丽娜　深圳市儿童医院
孟　晨　山东大学附属儿童医院
彭小明　湖南省儿童医院
齐　颖　深圳市儿童医院
钱素云　首都医科大学附属北京儿童医院
申昆玲　首都医科大学附属北京儿童医院
沈　茜　复旦大学附属儿科医院
宋　萍　深圳市儿童医院
宋国维　首都儿科研究所附属儿童医院
陶　莉　广州市妇女儿童医疗中心
王　荃　首都医科大学附属北京儿童医院
王春霞　上海交通大学医学院附属儿童医院
王晓敏　天津市儿童医院
王野峰　湖南省儿童医院
吴丽文　湖南省儿童医院
吴水华　湖南省儿童医院
吴运芹　湖南省儿童医院
肖　娟　湖南省儿童医院
肖雅玲　湖南省儿童医院
肖云彬　湖南省儿童医院
肖政辉　湖南省儿童医院
胥志跃　湖南省儿童医院
徐　虹　复旦大学附属儿科医院
许　峰　重庆医科大学附属儿童医院
阳广贤　湖南省儿童医院
杨海霞　湖南省儿童医院
杨理明　湖南省儿童医院
杨龙贵　湖南省儿童医院
杨梅雨　湖南省儿童医院

杨锡强　重庆医科大学附属儿童医院
易著文　中南大学湘雅二医院
尹　飞　中南大学湘雅医院
游洁玉　湖南省儿童医院
余梦楠　中国人民解放军总医院第七医学中心附属八一儿童医院
袁远宏　湖南省儿童医院
臧　平　湖南省儿童医院
曾健生　首都医科大学附属北京儿童医院
曾其毅　南方医科大学珠江医院
曾晓辉　湖南省儿童医院
张本山　湖南省儿童医院
张芙蓉　武汉市儿童医院
张国庆　湖南省儿童医院
张海霞　湖南省儿童医院
张灵恩　复旦大学附属儿科医院
张谦慎　南方医科大学附属深圳妇幼保健院
张新萍　湖南省儿童医院
张育才　上海交通大学医学院附属儿童医院
赵　莉　南京市儿童医院
赵国昌　复旦大学附属儿科医院
赵红梅　湖南省儿童医院
赵斯君　湖南省儿童医院
赵维玲　深圳市儿童医院
赵祥文　湖南省儿童医院
赵晓东　重庆医科大学附属第二医院
赵天望　湖南省儿童医院
郑　芳　华中科技大学同济医学院附属同济医院
郑　为　湖南省儿童医院
钟　燕　湖南省儿童医院
周　涛　中山市妇幼保健院
周崇高　湖南省儿童医院
周建华　华中科技大学同济医学院附属同济医院
朱德胜　湖南省儿童医院
朱启镕　复旦大学附属儿科医院
祝益民　湖南省急救医学研究所
庄　严　湖南省儿童医院

学术秘书　黄甜娇　袁远宏

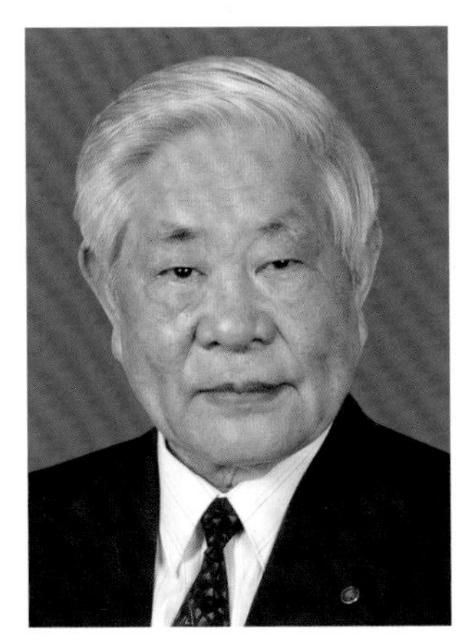

赵祥文

1926年8月生，教授，主任医师，南华大学儿科学院名誉院长。1948年参加革命工作，1953年本科毕业于山东医学院，后在湖南医学院湘雅医院儿科从事医疗、教学、科研工作，先后任科主任、业务院长、研究生处处长。1958年获湖南省“劳动模范”称号。1985年任湖南省儿童医院首任院长兼党委书记。享受国务院政府特殊津贴专家。曾任中华医学会儿科学分会副主任委员，湖南省医学会副会长、儿科学会主任委员，湖南省急诊医学会主任委员。

从事儿科临床工作70余年，临床、教学、科研经验丰富，成果丰硕。发表论文70余篇，主编、副主编图书10余部，担任《中华儿科杂志》《中华急诊医学杂志》《中国急救医学杂志》等多本医学杂志副主编或编委。

2002年由湖南省儿童医院划拨100万元作为启动经费，以赵祥文教授名字命名的首项全省性“赵祥文儿科医学奖”正式启动，以奖励湖南省儿科学界的优秀人才。2013年被中华医学会授予首届“中国儿科医师终身成就奖”。

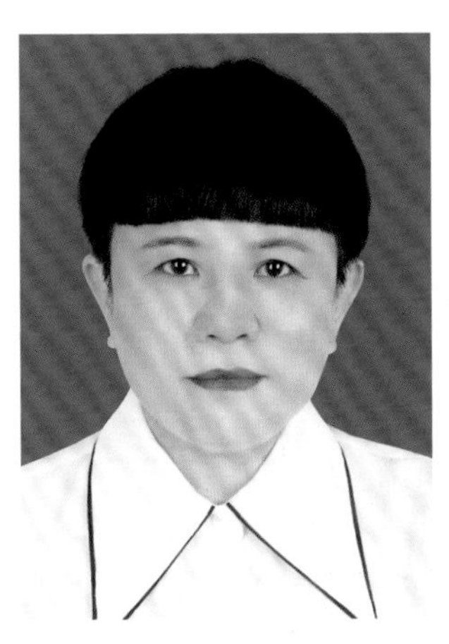

肖政辉

主任医师，二级教授，博士生导师，湖南省儿童医院院长兼急救中心主任。中华医学会儿科学分会第十八届委员会委员，中国医师协会儿科医师分会第四届委员会委员，中国医学救援协会儿科救援分会副主任委员，中国康复医学会健康管理专业委员会第一届委员会副主任委员，湖南省医学会儿科学专业委员会副主任委员，湖南省医学会急诊医学专业委员会副主任委员。享受国务院政府特殊津贴专家。

儿科临床、教学、科研经验丰富。发表论文90余篇。担任《临床儿科杂志》《实用休克杂志》《中国小儿急救医学》等多家期刊编委。主编和主译《斯特兰奇儿科急诊学》《儿科急诊医学手册》《儿科医生手册》等多部医学专著。荣获“中国儿科卓越贡献医师奖”及首届“当代湖南省优秀青年女性”等多项荣誉称号。

前 言

随着我国医疗水平的不断提升，儿科急诊医学的水平也得到了迅猛发展。尤其在儿童专科医院以及三级综合医院的发展更快，亦有不少医院根据各自的条件，在院前急救、危重症抢救、新治疗技术开展等不同方面取得了突出的成绩，获得了显著的成果，充实了急诊医学的内容。《儿科急诊医学》的出版适应时代的发展与社会的需求。这就是该书多次再版、重印，仍不能满足购书者的需求，还要不断修订出版的原因。

从 1994 年首版《儿科急诊医学》出版到现在，已历时 28 年，编写的队伍每次修稿都有变化，这次变化较大，许多老一辈的作者，因年迈体弱不再参加编写工作，将自己编写了多年的题目让贤于年轻作者，年轻作者也勇敢地接过任务，有的题目仍将前作者的名字缀后，以示尊敬。在新老作者的配合与协作下，共同编写了第 5 版《儿科急诊医学》，为我国儿科急诊事业作出了自己的贡献。年轻的作者也在实践中锻炼成长起来了，他们年富力强，专业精深，富有开拓精神和创新思想，定能承当起今后继续修稿出版的任务。

第 5 版修订的原则依然是贯彻先进性、实用性的精神。近 5 年来学科专业变化较大的章节大改或重写；变化较小的章节部分修改；没有显著变化的章节则只做文字修饰。对章节的处理是有增有减，增加的章节，是当前或近 5 年来已发生而本书尚没有涉及的内容；扩大的章节如重症肺炎，过去只用一个专题讨论，内容庞大，不易记忆，现分为 7 个小专题进行分述，条理更加清晰，实用性更强；少数章节因临床已经很少见暂不急需而删掉。总之，这次修稿的特点是内容更实用、更丰富。随着时代的进步和数字信息技术的迅猛发展，本书也不再仅拘泥于传统文稿内容，而是顺应时代发展，采纳更为新颖、灵活、便捷、优化的数字化形式作为补充。增加了丰富的配套数字资源，便于读者掌握学习。

相信在各位同道的共同努力下，儿科急诊队伍会不断壮大，专业也会不断创新和发展，也将有足够的能力为我国儿童的健康成长保驾护航。本书出版之际，恳切希望广大读者在阅读过程中不吝赐教，欢迎发送邮件至邮箱 renweifuer@pmph.com，或扫描封底二维码，关注“人卫儿科学”，对我们的工作予以批评指正，以期再版修订时进一步完善，更好地为大家服务。

赵祥文　肖政辉

2022 年 5 月

目 录

第一篇 总 论

第二篇 新生儿急救

第三篇 系统性疾病

第四篇　急性中毒

第五篇 意外事故

第六篇 诊疗技术

二维码视频目录

第一篇 总 论

第一章 儿科急诊医学概述

第一节 急诊医学现状与展望

急诊医学是一门新的跨学科的专业，其发展适应了整个医学发展的规律，满足了社会的需要，因此，从建立之初就受到全社会的关注和支持，得以迅速发展，使危重症的抢救成功率显著提高。

急诊医学的发展史国内外均不长，美国于1970年建立危重病急诊医学会，至1979年急诊医学才被正式承认为第23个独立的医学学科。在我国，1974年天津第一中心医院率先建立急性三衰研究室，并先后多次举办全国危重病急救学术会议，在国内产生了积极的影响。1986年中国中西结合医学会急救专业委员会成立，1987年中华医学会急诊专业委员会成立。儿科急诊学组也相继建立。为普及儿科急诊专业知识，开展学术活动，沟通信息，起了积极的作用。曾多次举办全国性的小儿急诊学术会议，举办各种类型的急救学习班，推动了我国儿科急诊事业的发展。在联合国儿童基金会的资助下，我国首次建立了一批儿童急救中心，并提供了物资设施和人员培训，成为发展我国儿科急诊事业的骨干力量。1984年卫生部下发有关医院成立急诊科的文件后，全国各省市医院相继建立急诊科，使急诊医学的发展得到行政组织上的支持。此后，卫生部在制定医院等级评审条例中，突出地把急诊科达标建设作为全面评审医院等级的先决条件，更为急诊科的建立、健全和发展，提供了有力的保证。

急诊医学在我国虽然兴建的时间不长，但在自然灾害的抢救方面，却做出了辉煌的成绩。刚进入20世纪90年代后，我国自南方到北方，先后在淮河流域、长江中游、松花江流域遭受了罕见的洪水灾害。受灾范围之大，程度之深，损失之重，都是历史上罕见的，但由于全国上下一体，积极投入抗洪救灾，保障了灾民的健康，控制了灾情的发展，并奇迹般地创造出"大灾之后无大疫"的局面，展示了急诊医学在控制自然灾害中的作用，鼓舞和坚定了发展急诊医学的信心。2012年7月北京地区遭受60年来最大暴雨袭击，受灾人数达190万人，经济损失高达116.4亿元。由于采取了积极的防控措施，使大灾之后不仅没有出现大疫情，反而胃肠道的发病率低于往年。近些年来较大的突发事件，屡有发生，成批的伤病员急需救治，而从事急诊医学的医务工作者们首当其冲地承担了这一光荣任务，为抢救垂危患者夜以继日地付出了艰辛的劳动，这种救死扶伤的精神，已博得了全社会的好评。

突发事件，往往是突然暴发、涉及面广、后果严重。为了应对突发公共卫生事件，必须在统一领导下，坚决贯彻有效的防控方案，视疫情为敌情，采取"集中兵力打击歼灭战"的战术，调集全国的人力物力齐赴第一线共同防控疫情，为此必须：

1. **统一领导、统一指挥** 当一些较大的突发事件突然暴发时，必须有统一的指挥系统，在统一指挥下分工负责、有序进行，才能发挥最大的抢救效果。

2. **建立应急预案** 一些综合性的医疗机构，平时就应建立起应急预案，以应急需，包括人员配备、物资设置、技术训练等。一旦需要，短时间内即可奔赴第一线。突发事件发生突然、演变迅速，不同的事件在时间、地点、范围、性质方面都有差异，因此对制订的预案应结合当前的客观条件、环境等因素进行调整完善，使其尽可能地贴近实际需要。

3. **把抢救生命放在第一位** 我国在各条战

线上采用的"两条腿走路"的方针，均取得了显著的效果，在应对突发事件抢救生命方面也应贯彻这一精神。①广泛发动群众"自救"和"相互救援"，在外地救援人员到达现场前，群众性的"自救"和"相互救援"，是减少伤亡的重要措施，但是有关的知识教育、技能培训，平时就应该建立。可喜的是已看到，目前有的学校已从儿童开始就教给自救的技能，及开展集体应对突发事件的训练。坚持下去，并普及至每一个人，就可形成一支庞大的自救救援队伍，以应对万一。②专业人员培训：每一位医务工作者都必须掌握急救的技能，以应对一般的急救任务。在紧急情况下，能成为急救第一线的一员。但是临床分科较多，如内科、外科、感染科、儿科等，各有其专业的特点，还应加强培训有关专科的抢救技能，以满足特殊情况下的需要。

4. 必须有完善的急诊医疗体系 急诊医学的核心设置是紧急医疗服务系统（emergency medical services system，EMSS），该体系是由院前急救（即现场急救，包括路途转运）、医院急诊科、医院重症监护病房（intensive care unti，ICU）三大部分组成，并以医院为依托。其医疗服务的原则，是以最迅速的方式把最需要的基本医疗服务，送到患者身旁，并将其安全送往医院，接受有关治疗。实践证明，这三大部分必须紧密配合，构成完善的整体，才能发挥巨大的抢救效能，提高其抢救成功率。任何一环节的疏漏都会影响抢救的效果。

急诊科（室）在医院里是处在抢救的第一线，是对一些危重患者进行重要生命体征抢救的场所，其抢救水平、服务质量直接反映医院的技术水平与服务质量。为了加强急诊科的组织建设，提高其服务水平，已明文规定，急诊科属临床科室，在院长的领导下工作。科主任应具有相应的学历、资历与技术能力。各专业骨干医师应固定轮换医师，并相对的稳定，以提高医疗质量和抢救水平。护士要固定，要求有各科临床知识和应急能力，做好医护工作配合。备齐必要的抢救设备，完善各种抢救程序，一旦有成批抢救任务，立即全部投入，同心协力，共同把重危患者从死亡边缘上抢救回来。急诊科在EMSS系统中，又是一个重要的中间环节，它既接受院前急救转运过来的病例，又需要有ICU作为后盾，一旦病情允许即转入ICU监护或留院观察。因此院前急救的水平与转运的条件，是影响抢救效果的重要因素。

ICU是先进设备齐全、急救人员密集、危重患者救治集中的地方，也是医疗卫生资源消耗较大的部门。开始仅有少数大型医院设有ICU，随着我国经济的发展、社会的需要，目前在县级医院也较普遍的设置了完善的ICU，甚至在人口密集经济发达的地区，有些乡镇级的医院也根据需要建起ICU，并取得了一定的经验供国内参考。目前ICU的发展趋向是由大医院逐渐向基层医院扩展。ICU的类型也根据临床需要，逐渐增多，如呼吸重症监护病房（respiratory intensive care unit，RICU）、新生儿重症监护病房、儿童重症监护病房等，在儿科以后两者为主。ICU已经成为危重患者维持生命体征，治疗抢救的中心，但依然受到专业的限制，必须有医院作为后盾以解决有关专科的疑难问题。据北京急救中心报道，若急救中心独立建设ICU，没有医院及科室作为后盾，将遇到极大的困难。存在科室不全、床位过少、技术力量局限、难以处理复杂病情等问题。ICU设在医院内就可及时与有关专科加强联系，共同努力，使患者早日康复。

院前急救，是指在事故现场，由第一目击者（first responder）在第一时间内对患者进行的初步抢救。其抢救时机与水平，直接影响到最后的抢救效果。我国人口多、幅员辽阔、地理环境复杂，发生事故的概率也多。且事故发生时，常是突然而至，要求的有效抢救时间又非常短暂，完全等到医务人员赶赴现场抢救是不现实的，即使急忙赶到了现场，也往往错失了抢救时机。因此院前急救应视为一项公益事业，由全社会人员参与。在政府行政部门的组织领导下，普及抢救技术，培训院前急救人员，以提高院前急救水平。为此国家卫生计生委于2013年颁布了"院前医疗急救管理办法"，规范了必要的急救设施，急救人员的培训、设置和执业范围等。在应对突发事故、自然灾害等方面起到了积极的作用，但仍不能满足社会的需求，与发达国家比仍有较大的差距。如培训合格的第一目击者，在我国不足1%，而在发达国家达到了30%。因此要求在机关、团体、学校、工厂、火车站、机场、景点等人口集中的地方，培训合格的院前急救人员，普及院前急救技能，建立急救网络，加强院前急救与医院急诊科的有效衔接。使EMSS系统中的三个环节环环相扣，以提高急救全过程的理想效果。如心搏呼吸骤停的患者其抢救的黄金时间是4~6分钟，在此时间段内，立即给予抢救措施，成活率高，但错过此段时间，则抢救效果显著下降。新闻经常报导，在公交车上，有突发心搏呼吸骤停的患者，经同乘车者立即施行心肺复苏措施，并在司机的密切配合下直接将患者送往附近医院，最后存活出院。这些报道虽缺乏统计数据，但也说明及时院前急救的效果。国外有统计冠心病急性发作后约 60% 的患者，到达医院前已经死亡。实践证明院前急救的重要性，适时正确的急救措施可以提高抢救的成功率。有学者认为无论医院急症科和重症监护病房设备多么完善、技术水平多么高尚，如在患者发病现场缺乏急救措施，这些技术和设施都是用不上的。

院前急救、急诊科、ICU 三者组成了完善的 EMSS 整体，全程都贯彻了一个“急”字，其中任何一个环节的耽误都直接影响到抢救的效果。院前急救处在急救的最前沿，抢救的黄金时间段内，是重要的抢救环节，也是最薄弱的环节，常因错失时机及措施不当而丧失了继续抢救的机会。加强院前急救的组织建设，宣传院前急救的重要意义，培训广大群众的院前抢救技能，是急诊医学目前的重要任务。

（赵祥文）

第二节　儿科急诊的特点

儿科急诊起病急、变化快、病死率高，抢救及时、处理得当可将重症患儿从死亡的边缘抢救过来；反之，错失抢救时机，可造成难以挽回的后果，或遗有终身后遗症。我国儿科急诊的特点：

一、儿科急诊工作量大

儿科是医院中最繁忙的一个科室。2016 年全国统计儿科急诊例数达 4.7 亿人次。在一般综合医院中，儿科急诊数常占全院急诊总量的 1/3，在儿科专科医院中也占门诊量的 1/3 左右。如湖南省儿童医院统计 2010—2018 年，每年门诊量约为 110 万人次，儿科急诊总量 37 万余人次，约占 32.55%，急诊工作量相当大。面对如此繁重的急诊任务，医师既要及时有效地完成诊治工作、提高抢救效果，又要使患者及家属满意，就必须具备一些基本的条件，如必要的急救场所、完善的设备条件、足够的专业人员、熟练的技术能力、有序的工作流程、良好的服务态度等。据 2015 年对全国 15 省市的 27 家医院调查结果显示，儿科专科医院对上述条件基本达到，有的医院还在追赶世界先进水平。但在一般综合医院就有较大差距，不同医院间发展不平衡的现象较为突出。

儿科急诊量虽大，但真需要急救的病例并不多，仅占 24%，另有需潜在观察的急救病例占 25%。其余约一半的病例都是非急诊普通患者，他们为了自己时间上的方便，常利用休息时间、晚上、节假日期间咨询一些非急诊的问题，也混杂到急诊行列中，使急诊科人员过度集中，候诊时间延长，影响危重症患者的抢救。急诊应突出一个“急”字，贯彻“急诊急治”的原则。当患者一进入急诊室，急诊分诊台就应根据病情的危重程度，分成若干档次，按序就诊，以利危重患者及时得到救治。湖南省儿童医院的分诊标准是将就诊患者分为 5 级：1 级病例：医师、护士立即接诊抢救；2 级病例：护士立即接诊，医师 15 分钟内接诊；3 级病例：护士优先安排，医师 30 分钟内接诊；4~5 级病例：按挂号顺序就诊。

二、儿科急诊的高峰期

儿科急诊的高峰期与疾病的流行、发病的季节有关，与不同的时间段也有关系。如一年中，夏季与冬季即最热与最冷的季节是儿童急诊的高峰期，但我国幅员辽阔，各地地理环境不同，温度差异很大，因此急诊高峰期也不完全一样。如长沙天气炎热，寒冬较短，每年 12 月份至次年 1 月份为最高峰期及 6、7 月份为次高峰期。每周高峰期，为周六、周日、周一。在一天中，一般规律与门诊高峰期一致，上午 8~12 时最多，但下午 5~6 时、晚上 9~12 时急诊室最繁忙。在此时间正常的门诊已经停诊，只有急诊开放，且值班人员相对较少，在单位时间内形成了人少事多的繁忙局面，医护人员感到紧张劳累，家属心情也焦急烦躁，在这样的环境中，工作越紧张劳累，越要求冷静沉着、态度和蔼，争取家属及患儿的理解、体谅、配合，共同创造和谐的氛围，集中力量为患儿的抢救多想办法。

三、儿科医师缺乏

儿科医师不足是长期存在的问题，儿科急诊专业医师缺乏，是更为突出的问题。有的医院虽设有急诊科，但缺儿科急诊医师值班，结果在急诊科就诊的患儿，有 70% 是经非儿科专业医师接诊的。加速儿科医师培养，是解决当前儿科医师缺员的迫切问题。急诊医学是跨学科的学科，要求儿科急诊医师能够掌握多学科知识，并接受初级、高级心肺复苏，及初级、高级创伤学培训，以满足儿科急诊的需要，并为儿科急诊医学的发展奠定基础。

四、儿科急诊的年龄特点

从新生儿到18岁，都包括在儿科急诊范围内。其中1岁内婴儿急诊发生率约占30%，3岁内包括婴儿共占70%。此年龄组的特点是机体正处在迅速生长发育阶段，各器官生理功能尚不完善，机体免疫功能低下，一旦有不良刺激，易引起全身反应和器官功能不全。因此，此年龄段不仅危重症发生率高，病死率也高，抢救此类患儿时，应注意其解剖生理特点。另外起病时年龄越小，临床表现越不典型，常仅有发热或精神淡漠、不肯吮奶等，并全身检查无特殊发现，或呼吸困难症状突出，但又非呼吸系统疾病者。因此对接诊婴幼儿应密切观察，仔细检查，以免误诊漏诊，耽误抢救。

五、儿科急诊危重症的特点

当暴发流行病或自然灾害时，多数患者所表现的症状体征几乎是同一类型的，虽有轻重差别，但诊断基本是一致的。一般情况下年龄越小，感染性疾病越多见，如婴儿期以感染性肺炎为主。目前统计标准尚未统一，有的根据气温条件按季节分：在长沙地区秋冬季以呼吸道感染为主，包括流感、腺病毒感染，细菌感染等；夏秋冬多发急性胃肠炎、急性肠炎等。按系统分：则依次为呼吸系统、消化系统、心血管系统、血液系统、神经系统等。广州儿童医院是根据病情危重程度分为：

第一类：主要包括心搏呼吸骤停、严重呼吸窘迫、严重创伤、大出血、意外事故、过敏休克、癫痫持续状态、抽搐、昏迷、体温>40℃以上或体温不升<36℃。

第二类：急性腹痛、意识改变、高热39.5~40℃、中等面积烧烫伤、多发性骨折和裂伤、哮喘、中毒、水电解质失衡（超过体重10%）、早产儿、新生儿疾病（非生命危急状态者）。

第三类：发热38~39℃、皮疹、中等腹泻、小面积烧伤、烫伤、轻度外伤、呕吐、膀胱刺激症状。

六、儿科急诊死亡分析

有关儿科急诊病例，病死率的统计为2.1%~12.8%，差异很大。可能与收治病例的标准不统一、病危程度不一致，以及自动出院死亡是否计入有关。复旦大学张铮铮等统计10年间的病例总病死率为8.5%。按年龄计：婴儿占死亡数中的44.7%、幼儿占26.0%、学龄前儿童占16.0%、青春期占11.3%，显示年龄越小，病死率越高。按疾病的种类统计：依次为重症肺炎、恶性肿瘤、脓毒症、意外伤害、重症脑炎等。小儿以感染性疾病为主，年龄越小感染性疾病越多见。重症肺炎是婴儿致死的主要疾病。所有死亡病例中，有54.6%心肺复苏失败。首都医科大学附属北京儿童医院对死亡病例分析的结果，认为离就诊地距离越远的病死率越高，反之，距离越近的病死率越低，说明病死率的高低与转运距离长短有关，距离远、转运时间长，延误了抢救时机，病死率相应增高。心肺复苏失败、转运时间延误，这些多与院前急救措施是否恰当有关，是危重病例死亡的重要原因。应加强这一环节的措施，提高其抢救水平，积极降低危重病例病死率。

七、建立儿科急诊医疗服务系统

小儿解剖生理特点与成人不同，在危重病急救的范围内小儿病例最多，病死率也最高，但适用于成人的EMSS系统并不都适合小儿的需要，因此建立新的儿科急诊医疗服务系统，逐渐受到人们的关注。

综上所述，应加强儿科急诊设施投入，掌握小儿的解剖生理特点，结合小儿急诊的临床需要，采取相应的综合抢救措施，以提高抢救成功率，保障小儿健康成长。

（赵祥文）

第三节 急诊科必备的条件

急诊科是医院最先接诊危重患者的场所。许多危重患者都是首先经急诊科紧急处理后收入病室或ICU的。因此，急诊科的设备条件、技术水平、服务态度，直接影响抢救的成功率。急诊科是反映医院整体水平的窗口，同时也是容易发生医疗纠纷的场所。提高急救的技术水平，加强急诊科的建设管理，非常重要。综合医院急诊科建设标准包括：

一、加强急诊科的建设与管理

全院应成立急诊领导小组，由各有关科室主

任组成，并由一名主管院长负责。急诊科设有专职科主任，根据医院规模提出不同要求，地、市级以上的医院必须由副主任医师及以上职称的人员担任科主任。县级医院可由临床经验丰富、责任心强的主治医师担任。科主任领导全科室处理日常急诊工作，并经常处于应急状态，如有成批抢救任务时，由主管院长统一指挥，协调医院各部门密切配合，共同投入抢救，通讯联络系统要完善，呼叫灵敏，能及时召唤二线值班人员赶赴现场。医务人员在岗率应达 100%。

二、房屋布局与要求

急诊科应与门诊分开，自成一区，标志醒目，有宽畅的通道方便患者就诊，阳光充足，空气流通，诊室设置合理，有分诊台、各专业科诊室、抢救室、监护室、治疗室、急诊手术室、挂号收费室、化验室、药房等。应是功能比较齐全，可以独立完成一般抢救任务的实体。观察室设置的观察床位约占全院病床编制总数的 3%~5%，有隔离措施，预防院内感染，环境器械定期消毒。

三、人员配备

既要注意人员结构合理，又要强调相对稳定性。在急诊科上班的医师，必须有 3 年以上的临床实践经验，又经各科轮训完毕，责任心强，技术全面，服务态度好，应急能力强，能胜任本职工作。其中主治医师应占 50% 以上，内、外科各主要专业应有固定的专科医师，固定与轮换医师之比为 1∶3，且轮换医师在急诊科上班，至少相对固定 6~12 个月。进修医师不能单独值急诊班。护士也需 3 年以上，均为专业固定，人数宜满足三班需要及抢救监护任务的完成，一般比例为监护室 (1~1.5)∶1，急诊室 1∶(2.5~3)。

为了及时有效地抢救危重病例，提高抢救成功率，医护人员必须通过三基及业务技术考核，取得优良成绩。要求人人能掌握徒手心肺复苏术，人人会使用急救医疗器械，熟悉不同危重病例的抢救程序，使技术操作规范化、程序化。抢救室墙壁上应挂有常见危重病的抢救程序图以便及时查阅，对危重疑难病例同样坚持三级医师负责制，有上级医师把关，及时查房、会诊，及时解决疑难问题。

四、器械装备

按卫生行政部门“综合医院医疗器械装置标准”的要求，配齐急诊科各类设备，并有严格保管措施，保证设备齐全完好，以应急需。

急诊科医疗器械装备标准见表 1-1。

表 1-1　急诊科医疗器械装备标准

器械名称及规格	单位	装备数				备注
		501 床以上医院（相当于省级）	301~500 床医院（相当于地市级）	101~300 床医院（相当于县级）	31~100 床医院	
心电监护仪	台	2	1	1	1	
自动呼吸器	台	2	1	1	1	
洗胃机	台	2	1	1	1	
麻醉机	台	1	1	1	0	
担架车	辆	4	2	2	1	根据需要定数量
轮椅	辆	2	2	1	1	根据需要定数量
心电图机	台	2	1	1	1	
电冰箱	台	2	1	1	1	
抢救车	辆	2	1	1	1	
心电示波器	台	1	1	1	1	
抢救床	张	2	1	1	1	
氧气筒	个	2	2	1	1	

续表

器械名称及规格	单位	装备数				备注
		501 床以上医院（相当于省级）	301~500 床医院（相当于地市级）	101~300 床医院（相当于县级）	31~100 床医院	
吸引器	个	2	2	1	1	
观察床	张	20~25	15	5	2~5	按编制床 3%~5% 计算
手术台	台	1	1	1	0	
无影灯	台	1	1	1	0	
气管切开和插管器械	套	1	1	1	1	
开胸器械	套	1	1	1	0	
诊查床	张	10	6	3	2	根据诊室需要定
多用车	辆	2	1	1	0	
小器械台	台	2	1	1	1	
换药车	辆	1	1	1	1	
高压氧舱（单舱）						有条件医院可设
手提式监护仪	套	1	1	0	0	
心脏除颤器	台	1	1	1	0	
心外起搏器	台	1	1	1	0	
地站灯	台	0	0	0	1	
超声雾化器	个	2	2	2	0	
人工呼吸机	个	2	1	1	0	
插管器件	套	1	1	1	0	
监护装置	套	20	10	5	0	
心脏除颤装置	套	4	2	1	0	
报警监护中心控制装置	台	3	2	1	0	
心排出量测定仪	台	1	1	1	0	有条件医院可设
50mA 床边 X 线机	台	1	1	1	0	有条件的医院可设

（赵祥文）

第四节　急诊科的模式与范围

一、儿科急诊科的模式

一个完整的急诊医疗体系应由院前急救（包括转运）、急诊科、ICU 三大部分组成，院前急救以医院急诊科为依托，急诊科以 ICU 为依托，ICU 则以整个医院为依托，三者紧密配合，构成统一的急救整体，以利于危重病例的抢救，尤其有利于突发公共卫生事件时成批伤病员的抢救。但因种种实际困难，目前多数医疗机构还是将三者分割管理，各自为独立的实体。常因配合失调而错失抢救时机，这是急救环节中的弱点，已引起了不少医院的关注。目前儿科急救医疗体系的设置存在三种模式，即：

1. **院前急救(包括转运)、急诊科、ICU 三者各自独立的模式**　这是当前采用最多的一种模式，虽彼此间在工作上有些联系，但在行政管理上却各有各自的领导，互不干预。如急诊科在医院里就是一个独立的科室，长年来担负着全院危重病抢救第一线的急诊任务，也抢救了不少垂危患儿，在工作中也少不了与院前急救及 ICU 联系，但毕竟不是一个统一部门，往往出现协调不好，配合不上的缺陷，影响到抢救工作的进行。长期在急诊科工作的医务人员，一直处于工作忙、压力大、思想紧张、身体劳累的环境中，且受技术力量及设备条件限制，影响自身业务水平的提高，甚至影响专业思想的巩固。因此，一些医院急诊科的医护人员，特别是医生采取轮转制，轮转时间为数月到半年，轮转制增加了急诊科的管理与培训难度。这些情况都是独立的急诊科中经常出现的问题。如何创造条件、改善环境、调整工作内容、提高技术水平是稳定骨干队伍，发展急诊医学的重要环节，应予重视。

2. **二合一的组合模式**　即把急诊科、ICU 组合为一体，由一个科主任统一管理。急诊科骨干人员(占 40% 左右)与 ICU 的人员互相轮转、设备共用、资料共享，有利于业务水平的提高，有利于抢救工作的开展，有利于骨干队伍的稳定，辅以其他科室轮转人员，这种模式取得了一定的效果。

3. **三合一的急诊模式**　即将院前急救转运、急诊科、ICU 三部分合为一个统一整体，形成三环相扣的急诊医学模式。行政上由一个主任统一管理。工作上能协调一致配合有力，能更好地利用医疗资源，更加便捷、高效快速地救治急危重症患者，在日常的急救工作中发挥着积极的作用。在应对突发公共卫生事件时，发挥的效益更大。我国幅员辽阔，人口众多，突发事件时有发生，突发事件的特点常常是在毫无信息猝不及防的时候突然发生，且有成批伤病员需要救治，面对这样的形势，只有完善协调的急救医疗体系，在统一指挥下分工负责，才能面对这一任务。

随着我国医疗制度的改革、社会发展的需要，结合我国经济的承受能力，我国的急救事业必有更大的发展。自 2008 年 EV 71 手足口病大流行后，国家逐渐在地州市级医院及部分县级医院建立了 PICU，添加了更多的急救医疗设备，配备了专业的急救骨干力量，地州市及县级医院的儿童急救水平得到了很大的提高；但现在儿科患者的病情也更加复杂，如多发性创伤、肿瘤性疾病等导致严重的多器官功能衰竭，甚至部分患儿需要使用血液净化、肺介入及体外膜氧合等更加复杂的救治技术，这些救治技术，让基层医院在短时间内掌握也是不现实的。现状是，在大医院设备条件好、技术力量强、专业分科齐全，但常有忙闲不匀的现象，有些昂贵的器械设备有时闲置未能充分发挥社会效益，经济效益也受到影响。而周边地区的一些医疗机构急救设施仍较简单，技术力量相对薄弱，专业人员也不足，希望得到上级医疗机构的支援，以缓解目前的矛盾。如能上下协调、彼此互补，对患者有益，对发展急诊事业有利，对彼此双方均有益。湖南省儿童医院于 1998 年起开始探索这一模式，现已与本省所有地区县市镇医疗单位，包括邻省部分地区，建成了急诊网络，配合通信联系，一旦有抢救任务，接到信息后，立即派人和派车前往，协助当地医院抢救，缓解了当地技术力量不足的压力，也满足了患者及家属的需求，待病情允许后，即转运患儿来院，这一措施深受患者和基层医院的欢迎。长期实践也发现这一措施的不少问题，主要是医护人员过度劳累，救护车连续出车疲劳驾驭等，通过安排专职转诊护士(半年一轮换)，扩大参与转诊医生范围，增加转运车辆，原则上晚上零点至早晨七点不转诊等措施缓解了这些问题。目前正在探索空中转运，以解决危重症患者转运时交通阻塞、路途时间过长等突出问题。

国内外学者，在理论上都认识到了院前急救的重要性，也体会到“院前急救处理是否恰当，直接关系到对患者抢救效果”。要把“三结合模式”的重要性，从理论认识，变为实际行动。走向社区指导或参加院前急救，转变大医院坐诊待患者为出诊接患者的模式。既争取了抢救时机，提高了治疗效果，也密切了医患间的关系，加强了彼此理解和配合。目前国内多家大医院已经试行了这一模式，希望今后能够更加完善。

二、儿科急诊的诊疗范围

除应对一些突发公共卫生事件外，如疫情暴发、自然灾害、交通事故、中毒事件等。在日常的工作中还应结合当地的具体情况制订出自己的应诊范围，目前国内尚无统一的标准，各医院根据各自的具体情况，制订出自己的就诊范围，虽不完全相同，但大致类似。如现在湖南省儿童医院的急诊诊疗范围为非创伤类、创伤类、感染性疾病及五官科、皮肤科急症等四大类急性疾病，具体包括下列项目：

1. 心搏呼吸骤停或心率、呼吸变化超过一个标准差。

2. 心衰、呼衰、肾衰及休克病例。

3. 意外事故，如一氧化碳中毒、电击伤、溺水、交通事故、食管及气管内异物。

4. 高热>39℃持续不退且有中毒症状，或体温不升<36℃。

5. 意识改变、烦躁不安、行为异常、抽搐、癫痫持续状态、表情淡漠对外界事物反应差、昏迷。

6. 烧、烫伤，各类创伤骨折、大出血、动物咬伤。

7. 外科急诊手术，如急腹症、嵌顿疝。

8. 各类中毒，包括药物中毒、食物中毒、毒蕈中毒等。

9. 拒食、急性呕吐、腹泻、脱水，少尿、无尿，急性消化道出血，急性腹痛或慢性腹痛急性发作，急腹症。

10. 严重贫血血红蛋白<60g/L，血小板<50×10^9/L，大出血包括颅内出血。

11. 新生儿疾病及早产儿。

12. 各类眼科、口腔科、耳鼻喉科、皮肤科疾病，如急性过敏性疾病、中耳炎等。

13. 急性感染性疾病（不包括法定传染病），如脓毒症、肺炎、肠炎、脑炎等。

14. 外地转来的急诊病例。

据统计通过急诊科收入院的病例，以新生儿疾病占首位，其余依次为呼吸系统疾病、神经系统疾病、各类中毒等。

（赵祥文 胥志跃）

第五节 门急诊的分诊

急诊科拥挤现象是目前世界各国普遍存在的问题，主要原因是急诊科就诊数量逐年增加，而急诊科医护人员及医疗资源与患者比例失调。分析急诊科拥挤的原因，认为来急诊科就诊的病例中，“非急诊患者”明显增加是其主要原因。“非急诊患者”滞留在急诊科时间过长，占用了大量医疗资源，影响了其他就诊者的等候时间。此外，人员配备问题、医院床位设置问题都直接影响到急诊科的拥挤程度。做好门急诊科的分诊，是保证在拥挤的急诊科中危重症患者能够得到及时救治的重要措施之一。

当重大灾害事故发生时，常有大批伤病员在短时间内突然到达，形成一时性的医护人员不足及医疗设备缺乏的难以应对的局面，如能有序地进行预检分诊，按病情分成重、中、轻不同档次分别诊治，则可以缓解紧张局面。使重症患者及时得到抢救。绵阳市中心医院在发生地震后，首当其冲地承担起抢救伤员的任务，短时间内接诊了大批伤员，首先进行预检和分诊，根据伤情分为重、中、轻三个档次，并分别在患者手腕上戴红色、黄色、蓝色三种标志带，然后根据伤情，有序地进行救治，使重伤者及时得到救助，降低了死亡率，保证了伤员救治的顺利进行。

预检分诊制在特大自然灾害时，面对大批伤病员的救治过程中，也发挥了重要作用。

儿科急诊是患者高度集中的地方，患者多、流量大、就诊陪同人员多，活动范围比较狭窄，因此显得格外拥挤，秩序混乱，有些传染病与非传染病、急诊与非急诊交织在一起，交叉感染难以避免，急诊误为非急诊也时有发生。在一些老的医院里，房屋设备条件有限，而急诊量却成倍增加，拥挤现象就更加突出，经常出现超负荷运转，医务人员感到疲惫劳累，患者候诊时间过长出现焦急心烦。这些矛盾的存在就出现了脏、乱、差的混乱局面。必须加强管理，改善急诊就诊条件。分诊导诊系统的建立就是解决急诊拥挤问题的好办法之一，为急诊患者合理导向、正确分流、减少交叉感染、方便患者就诊创造了条件。使危重患者及时得到抢救处理，进一步提高急诊工作质量，维护急诊工作秩序，起到了有益的作用。

一、分诊

分诊（triage）即分类挑选患者的意思。分诊系统在急诊主要起着及时了解急诊病情、确定紧急程度、正确分流患者的作用。可减轻急诊科工作压力，保证危重病例及时得到抢救。

根据各医院任务的繁忙状况，建立起完善的分诊系统。一般采用二级分诊制，一级分诊设在医院大门口，二级分诊设在急诊科与普通门诊分诊处。

1. **一级分诊** 分诊处在医院大门口，所有患者一进入医院，即根据简单的询问与重点观察，引导患者分流，对疑有传染病的，分流至感染科相应的隔离区，非急诊的导向普通的专科门诊，符合急诊条件的直接送往急诊科诊治。

2. **二级分诊** 患者进入急诊科，再经过一次分诊，以便将垂危患者分诊出来，争取达到“急诊急治”的目的。确定病情等级尚无统一的标准，由各级医疗机构自行制定，目前湖南省儿童医院急诊科根据病情紧急程度分为四级：①一级（濒危患者），是指存在威胁生命需要立即抢救、持续监护以保持生命稳定的患者，主要包括无呼吸/脉搏、需要紧急气管插管、严重呼吸窘迫、严重创伤、大出血、严重烧伤、休克、昏迷、抽搐、意外事故、过敏性休克、刺激无反应、体温>40℃、发绀、呼吸心率变异大于2个标准差。②二级（危重患者），是指生命体征不稳定需要迅速全面评价并治疗以防止病情恶化的患者，主要为中至重度呼吸窘迫、重度哮喘、呼吸困难或喘鸣、意识改变、重度脱水、消化道大出血、无尿超过24小时、急性中毒、小于7天的新生儿、体温<36℃或≥39~40℃、复合伤、中等面积烧烫伤、开放性骨折和裂伤、严重疼痛（疼痛评分≥7/10）、CRT>4秒、心率呼吸变化超过1个标准差等。③三级（急症患者），是指神志清醒生命体征变化轻微但有可能发展为严重疾病需要优先安排急诊处理者，主要为大于7天的新生儿、体温39~39.5℃、轻度呼吸窘迫、中度哮喘、脓毒症、就诊前抽搐、婴儿拒食、哭吵不安、行为异常、轻-中度脱水、轻度烧伤/烫伤、轻度外伤、骨折、CRT>2秒。④四级（非急症患者），是指生命体征稳定、病史提示在短期内病情不会恶化的患者，主要为有中-低热但无感染中毒症状、有呕吐/腹泻但无脱水症、轻微创伤、中耳炎等。在急诊科就诊的病例虽然很多，但真正属于需要紧急救治的并不太多。据湖南省儿童医院急诊科的统计，濒危患者约为急诊患者的0.45%，危重患者约为6%，急症患者约为31%，非急症患者约为63%，而且在急诊量越多的时候濒危患者、重症患者所占的比例越低。因此把濒危患者、重症患者及时分诊出来，优先给予抢救，可提高抢救的成功率，降低病死率。有医院在调查抽样中发现，在未执行分诊制前，进入急诊科抢救的病例中，有27%是通过了一般挂号、候诊、接诊等正常门诊就诊程序后，才被发现病情危重，而转入急诊科抢救的。对这些高危病例来说已经耽误了不少抢救时间，建立了分诊制后，这些现象已明显减少。

3. **分级诊疗** 经急诊分诊后，可将患者按轻重缓急、垂危程度、顺序抢救，以真正达到急诊急治的目的。对一级濒危患者，分诊护士应立即将其送到抢救室并同时呼喊医师一同进行抢救。对二级危重患者，护士应立即将患者送到抢救室抢救后并要求医师在15分钟内到达共同抢救。对三级急症患者，分诊护士安排优先就诊、医师在30分钟内接诊。对四级非急症患者，按挂号顺序就诊、医师在1小时内接诊。

二、急诊绿色通道制度

对急危重患者严格执行首诊负责制，并使患者顺利进入急诊绿色通道。各有关部门如急诊药房、收费处、各检查室均需按病情的急缓、重轻享受优先服务。检查、转诊、住院和手术由急诊科医护人员陪送。必须确保急诊绿色通道的医疗药物、仪器、设备及其他用品的充足、完好。处置流程：①心搏、呼吸骤停的患者，分诊护士应立即给予心肺复苏，同时送抢救室抢救；病情危急的患者，由分诊护士立即送入抢救室进行抢救。②心衰、呼衰、肾衰、休克等脏器功能衰竭，急性中毒、溺水、需心肺复苏或紧急手术挽救生命的危急重患者，可直接进入急诊绿色通道优先进行救治或住院。③病情需要会诊时，会诊医师必须在接到传呼后10分钟内会诊到位。若有必要，急诊科医师可通知医务部或总值班组织院内有关人员参与抢救。④急危重症手术抢救由急诊科、放射科、B超室等处直接进入手术室抢救，急危重患者的诊断以及是否需要手术由急诊科及有关专科总住院医师以上人员决定。⑤外伤后有活动性出血的患者、多发伤、急性大出血等，分诊护士立即送达换药室或抢救室，并通知外科医师处置。⑥对进入急诊绿色通道需要紧急手术的急危重患者，立即通知手术室和相关部门及人员，完成各项术前准备。急诊科派员与专科总住院医师一道将患者送入手术室，并向手术室护士、麻醉科医师当面交接班。⑦如需紧急抢救或紧急手术，应将抢救生命放在首位。⑧遇大批伤病员、中毒或传染病等应及时向本科主任汇报，同时向医务部、医院行政值班室或医院领导报告，以便组织抢救。

三、分诊护士应具备的条件

分诊系统是医院急诊医疗体系中的一个重要环节，要完成好如此重要的任务，分诊护士必须具备一定的条件。

1. 一般分诊护士由有经验的护士承担，具有高尚的职业道德和品质,有救死扶伤的献身精神,热爱本专业。

2. 有较丰富的儿科临床急救经验,从事急诊科工作两年以上。

3. 关心体贴患者,思维灵活,态度和蔼,头脑镇静,观察敏锐,能妥善处理一些复杂的突发情况。

4. 组织能力、工作能力较强,在繁忙的高峰阶段,能妥善分流患者,积极抢救危重患者,维持好就诊秩序。

四、分诊护士的任务

1. 主动与患者家长联系,指明分流去向,减少患者家属的陌生感。

2. 简要询问病史,观察病情,以确定其危险程度及是否为传染病,指导合理分流。

3. 对生命垂危者,能立即给予必要的抢救措施,并护送到抢救室抢救。

4. 维持好就诊秩序,向家属做必要的解释和宣传。

5. 填写必要的记录卡。

五、分诊护士的工作方法

根据掌握的基础理论知识,运用望、闻、问、触的基本技能,以及有关的资料,对病情作出初步的判断。

1. **望诊** 对患者进行概括性的全面观察,特别注意面色、神志状态、体位、生命体征,如呼吸状况、颈动脉搏动等。

2. **闻诊** 观察能否发音、哭声强度、有无呻吟或呼吸困难,如有可能将所获得的结果简要记录在分诊登记卡上,供抢救者参考。

3. **问诊** 通过简单询问,掌握病史要点,以判断疾病的性质与严重程度。

4. **触诊** 触四肢及躯干温度,触腹部及四肢肌肉紧张度,触脉搏及大血管搏动。

六、分诊的作用

1. 迅速查明病情,及时分流患者,是分诊的基本功能和目的。

2. 迅速而准确地判断患者的危重程度,及时送往抢救室抢救。

3. 经过分诊达到病情越紧急治疗措施越迅速、急诊急治的目的。

4. 合理使用现有的医疗设施,使需要者能及时得到使用,不需要者亦避免浪费。

5. 根据病情和需要,可先开出简单的化验单,以争取时间。

6. 分流并隔离传染病患者,防止院内交叉感染。

七、分诊护士的培训及业务提高

为了使分诊护士不断提高业务水平,以适应复杂变化的分诊任务,必须不断地给予强化培训,以提高业务技能。

1. 信息反馈,自我提高,可以根据分诊卡追踪结果,检查自己的分诊是否正确,从而提高认识。

2. 定期举办有关讲座或组织培训班,以更新知识充实理论。

3. 加强思想建设,充分认识到分诊的重要意义,培养主动思考,独立工作能力,加强医护间协调,互相依赖,取长补短,协作共事。

(胥志跃 赵祥文)

第六节 儿科急诊科(室)的设置

一、概述

随着医学科学的发展,急诊医学已经成为一门独立的综合性医学学科。急诊医学的主要任务是评估、处理、治疗和预防不可预测的疾病和创伤,或对人为及环境伤害给予快速的内、外科治疗以及精神心理救助。急诊医学的工作核心是提高急危重症患者的救治成功率并努力改善其生存质量,因此应建立包括预防、院前急救和转运、院内急救(包括急诊救治和重症监护治疗)、康复在内的完善的急诊医疗服务体系(emergency medical service system,EMSS)。医院急诊科是EMSS的重要组成部分,也是院内急危重症救治的首诊场所。急诊科接诊的患者具有时间性强、疾病谱广、病情复杂、常涉及多系统、病情变化快、先进医疗技术集中和社会医疗服务系统属性等特点。院内急诊要求在最短的时间内抢救生命、稳定病情、减轻和/或解除患者痛苦,赢得宝贵时间为后续治疗提供支持和保障,这些要求体现在急诊预检分诊、紧急救治、诊断治疗、预防决策,以及教学和管理等方面。因此急诊科的综合水平在一定程度上反映了医院的综合实力，是医院的重要医疗保障。儿科疾病具有起病急、来势猛、变化快等特点，儿科急诊量大、病情重、病死率高，儿科急诊在就诊条件、抢救流程、技术措施等诸多方面与成人有所不同。本节将从儿科急诊科(室)建设进行阐述，在某些医院儿科急诊是综合急诊的一部分，这类急诊应考虑到儿科急诊对环境、医疗器械和医护人员技能等的特殊要求，以确保同时兼顾儿童和成人两个人群的需求。

二、儿科急诊科(室)的设置

(一) 场地要求及合理布局

儿科急诊的设置应当把握两大主要目标：即有利于缩短急诊检查和抢救距离半径，方便和引导患儿就诊。

儿科急诊应当设在医院内便于患儿迅速到达的区域，并邻近大型影像检查等急诊医疗依赖较强的部门，同手术室、重症医学科等与急诊诊疗密切相关的科室实现连续、便利且畅通的转运，保证连贯医疗的可及性。儿科急诊的入口必须通畅，有醒目的路标和标识，患儿家长能迅速识别并到达，开车停靠方便，并设有无障碍通道，以便轮椅或平车出入。应与院前急救有效衔接，并设有救护车通道和专用停靠处，保障急诊绿色通道畅通。有条件的可分别设普通急诊患者、危重伤病患者和救护车出入通道。

急诊科可分为两个功能区，即医疗区和支持区，两者应合理布局。医疗区包括预检分诊处、诊室、治疗室、处置室、复苏室和/或抢救室、观察室、候诊区等，有条件的可设急诊手术室和急诊重症监护病房(室)；支持区包括挂号、收费、化验、药房等窗口，应执行抢救患儿优先原则。此外，急诊还应有其他辅助医疗区，包括办公室、值班室、更衣室、储物室、饮用水间、污物清洗室及厕所等，有条件的可设母婴室或哺乳室、教室等。

急诊预检分诊区域应在急诊科入口的显著位置，最好与挂号处毗邻。急诊区域应有醒目的就诊流程、分级标准、急救绿色通道标识、警示标识、导向标识和登记标识等。空间允许的情况下，可将候诊区分为红、黄、绿色区，以实现不同病情患儿的分流。与儿科急诊依赖较强的医疗部门包括放射科和CT室、B超室、心电图室、化验检查室、急诊药房等，要尽量靠近或较方便，有条件者可在急诊独立设置。

抢救室应邻近急诊分诊台，设置相应数量的抢救床(每床净使用面积不少于12m^2)，最好具备必要时能施行紧急外科处置的功能。急诊的诊室应通风透光，有洗手池。留观床位数量根据医院具体情况而定，每张床位净使用面积6m^2，床距不少于1m。急诊监护病房的每床净使用面积不少于15m^2。

儿科急诊的建筑布局和设施应符合医院感染管理要求，并贯彻“以儿童和家庭为中心”(child and family-centered care，CFCC)的服务理念。

(二) 医疗设备、设施和药物

急诊科应配备合理充足的医疗设备、设施和药物。物品布局合理、标识清楚、有序存放、定期维护，并确保工作人员知晓，专人定期核查与更新。

医疗区域所需配备的一般器材包括：血压计、体温计、体重计、压舌板、叩诊锤、电筒、患者和液体加温装置、阅片灯箱或PACS计算机阅片系统；还应根据具体条件在相应区域配备急诊抢救床、抢救车、除颤器、洗胃装置、转运设备(如可移动转运床/暖箱、氧气、转运呼吸机、抢救车、抢救插管包、抢救药品等)。

不同区域配置的设备设施：

1. **分诊台** 分诊台应配备电脑、电话、血压计、体温计、指脉氧仪等。如有条件，可配备多功能监护仪并通过信息系统直接提取数据协助病情分级并反映至医生工作站。

2. **留观室** 每个床单位应配备治疗带(包括中心供氧、吸痰、电源)、病床传呼系统、床上用品，视条件配置多功能监护仪、雾化设备、陪护椅。房内设流动水洗手装备，留观区域内设厕所、热水器，有条件可配中央监护系统等。没有中心配药的医院，留观区域应设治疗室，还可设专门的雾化室、操作处置室。留观区域还需配置儿科急救转运设备、复苏设备、急救车、除颤器等。

3. **抢救室** 每床配备完善的功能设备带或吊塔(提供电、气、负压吸引等功能支持)、多功能监护仪、急救药品车及存放各种抢救设备的抢救柜、儿童复苏设备(面罩加压球囊以及各种尺寸的面罩、喉镜、气管插管等)、吸氧面罩/鼻导管、微量输液泵、建立静脉通路所需的器械(包括骨髓输液针)等；还应配备心电图机、除颤仪、呼吸机(有创和/或无创)、床旁快速检测设备(如血气、血糖、电解质、D-二聚体等，可与成人急诊室或医院中心实验室共享)等。还可根据情况配备B超机、床旁X线机、纤维支气管镜、血液净化装置、体外膜氧合器、洗胃机等。

急诊抢救药品和其他常用药品的配制视医院等级及急诊室功能而定。常用药品包括：①各种液体：注射用水、0.9% 氯化钠、各种浓度的葡萄糖(5%、10%、50%)、5% 葡萄糖氯化钠、10%/15% 氯化钾、10% 葡萄糖酸钙、25% 硫酸镁、5% 碳酸氢钠、3% 氯化钠等。②常用抢救药品：盐酸肾上腺素、异丙肾上腺素、去甲肾上腺素、阿托品、多巴胺、多巴酚丁胺、利多卡因、毛花苷 C、呋塞米(速尿)、咪达唑仑、地西泮(安定)、苯巴比妥钠(鲁米那)、地塞米松 / 甲强龙、纳洛酮、三磷酸腺苷、20% 甘露醇等。急救药品应配备齐全、无过期，摆放位置固定，专人保管并核查。

其他还可备有铲式担架、骨折固定器材、心肺复苏流程图、常见危重症抢救流程图、常用评分工具(如疼痛评分、昏迷量表评分等)等。

三、急诊预检分诊

急诊预检分诊是急诊就诊的首要环节，是指对急诊患儿进行快速充分评估、按照“急重优先”原则根据其危重程度进行优先顺序的分级和分流，有条件者可建立急诊预检分诊信息系统。预检分诊的目的在于准确识别急危重症患儿，确保患儿安全，限制非急诊患者就诊，提高急诊运行效率；分诊还可通过测算不同类别的患者数，帮助确定急诊的人力资源是否充足。

分诊工作执行急危重症优先就诊原则，准确快速分级分区，要求预检分诊护士经验丰富，充分评估、准确定级。因此，除了掌握基本急救护理专业知识外，尚应掌握多专科疾病的医疗护理知识，具备较全面的专业知识和技能、敏锐的观察力和判断力、较强的沟通协调能力及应变能力，原则上应为主管护师以上。

预检分诊的指标包括客观评估指标(生命体征、即时检验和检查结果，如心率、体温、呼吸、血压、氧合、血糖等)和人工评级指标(即患儿的症状和体征按疾病严重程度划分)。按照病情严重程度，将患者分为 3 区 4 级(表 1-2)，合理安排就诊。1 级、2 级患儿应进入红色区立即进行支持、抢救，红色区应配备急诊最大的优势资源(包括人力和物力)；3 级患儿在黄色区候诊，候诊时间不宜超过 30 分钟，如超过 30 分钟应重新评估分级；4 级患儿在绿色区进行候诊，等候时间较长，可建议其门诊就诊并定期巡视病情(图 1-1，视频 1-1)。

红色区患者相对稳定后，转入专科病房或留观室，如留观过程中出现病情恶化或生命体征不稳定，立刻送入抢救室救治。急诊分诊应动态评估、及时发现候诊患儿的病情变化，如有条件可设置专门的巡回评估岗位。

不同级别患儿的响应时限不同，1 级响应时限为即刻，2 级为 10 分钟，3 级为 30 分钟，4 级为 2~4 小时。

表 1-2 病情严重程度分级及响应程序和时间

级别	病情严重程度	病情级别描述	响应程序时间及地点	标识颜色(分区)
1 级	濒危	正在或即将发生生命威胁或病情恶化，需要立即进行积极干预	安排患者进入复苏室或抢救室立即实施抢救，给予基础生命支持和高级生命支持	红色
2 级	危重	病情危重或迅速恶化，如短时间内不能进行治疗则危及生命或造成严重的器官功能衰竭；或者短时间内进行治疗可对预后产生重大影响	安排患者进入抢救室立即监护生命体征，10min 内提供紧急救治措施和能影响患者结局的救治措施	
3 级	急症	存在潜在的生命威胁，如短时间内不进行干预，病情可进展至威胁生命或产生十分不利的结局；或者存在潜在的严重性，如患者一定时间内没有给予治疗，患者情况可能会恶化或出现不利的结局；以及症状将会加重或持续时间延长	安排患者在优先诊疗区(如无，可在普通诊疗区候诊，但先于 4 级患者诊治)候诊；若候诊时间大于 30min，需再次评估	黄色
4 级	非急症	慢性或非常轻微的症状，即便等待一段时间再进行治疗也不会对结局产生大的影响	在合理应用医疗资源的基础上按顺序就诊，除非病情变化，否则候诊时间较长；若候诊时间大于 4h，可再次评估	绿色

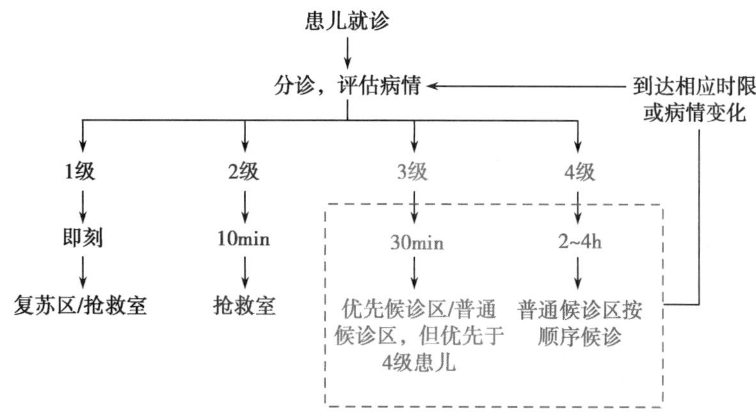

图 1-1　急诊分诊就诊流程

视频 1-1　儿童急诊预检分诊

四、急诊抢救治疗后患者的安置或后续治疗

1. **住院治疗**　医院应建立急诊患儿优先住院制度和机制，保证急诊患儿能及时收入相应病房，从而确保急诊出口通畅。有呼吸功能衰竭需要呼吸支持、循环功能衰竭或多脏器功能障碍患儿直接收入 ICU，需要进一步专科治疗的应收入专业病房治疗。1 级和 2 级急诊患儿住院时应由急诊医护人员转运并完成床旁交接，转运过程中携带必要的抢救和监护设备。3 级患儿则由专门工作人员护送至相应病房。

2. **留观**　以下情况需要留观：①病情有潜在进展危险，但暂时无法住院的患儿；②暂时不能确诊，需等待诊断性检查结果者；③需要候床住院者；④需要留院进一步观察病情，但暂时无须住院者。患者在留观期间应有医护人员定期巡视，随时发现病情变化；完善相关检查和治疗，必要时请相关专业会诊，明确诊断和进一步治疗。医院应根据患者流量和专业特点设置留观床位，数量以医院床位数的 2%~3% 为宜。留观时间原则上不超过 72 小时，诊断明确需要住院者，应尽快收入相关病房；病情缓解可离院者，应给予离院指导或门诊随诊。

3. **转院**　部分患儿经急诊医师评估后认为需转院（如传染病、专科疾病或转往上级医院等）时，应提供病情摘要、化验检查等重要资料复印件，原则上应与相关医院联系后由救护车转运。

4. **专科门诊继续治疗**　病情稳定者，完成急诊检查、治疗及急诊病历后，转到专业门诊继续诊治。

5. **离院**　急诊治疗后病情好转，经评估可在普通门诊随诊治疗者，可离院回家服药，门诊随诊。某些患儿病情并未稳定，存在病情恶化可能，而家长不服从医务人员安排要求离院时，医务人员一定要谨慎对待，进行详细必要的病情告知并请家长签字确认。

五、急诊床旁快速化验检查

急诊患者的辅助检查要求快速，尽量争取在床旁进行，急诊床旁快速检测系统（point-of-care test，POCT）对急诊快速准确评估病情起着非常重要的作用。常用的 POCT 检测项目包括血气、血电解质、血糖、乳酸、异常血红蛋白、血常规、D- 二聚体、心肌酶、肌钙蛋白、脑钠肽、降钙素原等。可根据患儿具体情况选取不同的检测项目组合，实现个体化检测，在急诊与检验科之间形成快速、高效的无缝连接，提高急诊的工作效率和质量。但急诊 POCT 项目必须有严格的质量管理体系，建立健全相关管理文件和操作的 SOP 文件，定期开展 POCT 室内和室间质控，对从事人员进行相关培训。有条件可配置床旁 X 线、超声、CT 等检查设备等。

六、儿科急诊人员配备、培训和技能要求

1. **人员配备**　为了保障急诊患者的紧急诊疗服务，儿科急诊实施 24 小时接诊制。应当根据

医院急诊的实际诊疗工作量配备充足且结构合理的医护人员，以保证诊疗工作的正常运行。儿科急诊医师必须取得《医师执业证书》并注册，二级医院或具备执业助理医师资格，其执业范围为儿科，方可执业。护士必须取得护士执业证书。由于儿科急诊患儿的病情相对复杂、进展快、病情重、工作量大，因此要求儿科急诊医师和护士接受过急诊培训、具备独立处理儿科常见急诊的基本能力、且具有3年以上临床工作经验才能独立值班。此外，1张抢救床至少应增加1名医师、1.5名护士，10张留观床至少应增加1名医师、2名护士。EICU的人员配备同PICU人员配备要求。还应配备适当数量的保洁人员、护理员、保安人员等，有条件的可配社会工作者。

儿科急诊科（室）负责人应具备副高级或以上职称，最好接受过急诊或ICU专业培训，负责本科的医疗、教学、科研、预防和行政管理工作。护士长应有急诊或ICU临床工作经验、具备主管护师或以上职称。护士长除负责本科护理人员的合理安排调度及质量管理工作外，应在主任的指导下，对护士进行专业培训。未建立独立急诊室者，儿科主任直接协调管理儿科急诊工作。

危重患儿抢救时，现场主持抢救工作应由高年资主治医师以上的儿科医师承担，包括负责患儿转运联系工作。如有条件，急诊科应有不同侧重专科的医生，可根据病情需要开展各种救治，在各专科的协助下开展更复杂的专科救治。

2. 儿科急诊医学技能 儿科急诊从业人员应持续维持儿科临床能力，故必须定期开展儿科急诊医学培训。在发达国家，相关培训体系很成熟，并有完整的教学课程，内容包括急诊分诊、疾病和创伤评估与管理、气道管理、血管通路的建立和维持、急诊监护、创伤急救、突发事件处置、生命支持培训课程（如儿科基本生命支持BLS和儿科高级生命支持PALS，新生儿窒息复苏NRP、儿童创伤生命支持PTLS等）、儿童危重症基础培训课程（PFCCS）、仿真模拟演练、团队训练与有效沟通等，有助于儿科急诊医师获得相关核心临床知识。我国儿科急诊的专业培训正在不断完善的过程中。

（1）急诊医生应掌握的急救技术和技能：急诊医师应具备独立处理常见急症的基本能力，熟练掌握心肺复苏、气管插管、心电复律 / 除颤、各种穿刺（如深静脉穿刺、动脉穿刺、胸腔穿刺、骨髓腔穿刺、腰椎穿刺、腹腔穿刺等）、导尿、洗胃等基本技能，熟练使用呼吸机、输液泵、多种生理监护仪、POCT技术（如血气、血糖等）和结果分析等；能熟练操作心电图机并判断严重心律失常，如室颤、宽窄QRS心动过速、房室传导阻滞、严重的心动过缓等；熟悉儿科常见急症的诊治方法，如高热、抽搐、脱水、呼吸困难、休克、急性中毒、急腹症、消化道出血、常见新生儿疾病等；能独立抢救各种危重症，如昏迷、各种原因的休克、呼吸衰竭、心功能衰竭等；掌握创伤的初步诊断和处理原则；对暂未明确诊断的急危重症能给予适当的抢救治疗，尽力维持生命体征稳定；掌握与家长的沟通技巧，得到家长的理解和配合；掌握评估和处理患儿时，需考虑到法律、政策因素。

（2）急诊科护士应掌握的急救技术和技能：应加强对急诊护士的规范化培训。急诊护士应掌握急危重症患儿的急救护理技能、常用急救操作技术、急诊护理工作内涵和流程、预检分诊、提供有效初始干预的技能等。危重症患者急救护理技能、监护技术及急救护理操作技术包括：氧疗、正确使用复苏气囊、心肺复苏、无创呼吸支持、开放静脉、雾化吸痰等；创伤患者的急救护理；急诊各种抢救设备、物品及药品的准备与管理。急诊科护士还应熟悉医院感染预防与控制原则；了解急诊患儿及家长心理护理要点及沟通技巧；掌握突发事件和群体伤的处置流程等。

3. 培训方式和建议 急诊医护人员应定期接受急救技能和医学知识的再培训，再培训间隔时间原则上不超过2年。可指定专人负责制订、管理教学与培训计划，注意教学方式和时间安排，尽量灵活机动，既最大限度地提高出勤率，又保证急诊工作的正常运行。小组报告、基于案例的小组讨论、模拟技能培训等方式可增强培训效果，但根据急诊的工作特点，也可采用电子化教学、微信平台等多种形式。每3个月或更频繁地开展复苏技能培训。定期开展情绪和行为管理技能的培训，发展科室文化，加强人文管理。团队合作是一项需要特别关注的技能，有助于提高相互间的信任和工作效率。模拟教学（simulation teaching）以模拟人作为患者，在设定的临床情境下，以团队方式练习，模拟方式逼真，具有一定的实战性；模拟培训可提高学员的团队协作能力和领导能力，还可通过角色转换，把握不同角色的培训侧重点。可让临床经验丰富并具备一定授课技巧的医生从事教学工作。此外，在日常工作中，上级医师对下级医师的监督和指导也是一种不可忽视的培训方式。

七、急诊科管理

三级儿童专科医院急诊科为医院一级临床科室，由医院直接管理；三级综合医院儿科急诊室则由儿科管理，系儿科主任负责制范畴，可由高级职称医师作为负责人专项管理；二级医院可委派中级职称的医师作负责人。应按等级医院评审标准建立急诊质量评价指标体系，定期分析评价，寻找原因并整改，做好急诊医疗质量持续改进。

1. **建立和健全各项急诊规章制度**　急诊科应建立健全并严格遵守执行各项规章制度、岗位职责、相关诊疗技术规范和操作规程，保证医疗服务质量及医疗安全。主要规章制度包括：

(1)急诊预检分诊制度：建立分诊流程和原则，根据评估结果进行分级管理，及时救治危重症患儿，有效分流非危重患儿。

(2)急诊首诊负责制度：不得以任何理由拒绝或推诿急诊患儿的救治。

(3)急诊绿色通道制度：制定儿童急性多发伤、重要脏器急性功能不全等重点病种的抢救流程，明确规定救治时限，急诊服务体系中涉及的相关部门(包括急诊科、各专业科室、手术室、各医技检查科室、药剂科、挂号收费、保卫处等)必须责任明确，各司其职，本着先救治、后付费原则，确保患儿获得连贯、及时有效的救治。

(4)急危重症抢救制度：在规定时间内医护配合开展急救诊疗工作，确保急诊救治及时。

(5)急诊会诊制度：应明确规定急重症患者的会诊时限，保证相关专业人员及时参加急诊抢救和会诊。急会诊时，会诊医师须在申请发出后10分钟内到场；如需要，二线咨询班医生应20分钟内到达急诊现场。

(6)急诊转诊制度：包括转科和转院制度，应做好转诊前科室间和医院间的联系工作，以及患者情况的交接工作。

(7)急诊死亡病例讨论制度：在规定时限内讨论急诊死亡病例，提高医疗质量。

(8)急诊医师/护士急救技术培训制度：内容同前，定期培训、复训并考核。

(9)急诊/急救仪器设备管理制度：专人严格管理并维护，使仪器设备处于良好的备用状态。

(10)急诊病历书写规范及管理制度：急诊病例书写应简明扼要、重点突出，特别强调时间记录和时限性；就诊时间记录应精确到分钟，随时完成抢救记录，如未及时完成，应在抢救结束后6小时内据实补记，并加以注明。各项化验结果都要保存完整附于病历之后。各项处置均应详细记录，特别是起止时间。诊疗活动中应书面下达医嘱，紧急抢救可口头下达临时医嘱，护士须完整重述确认，执行时双人核查，事后及时补记。留观病历应根据病情，及时记录，包括病情、处理与治疗反应，以及患儿最终去向。

(11)知情告知制度：采用严格制度规范医务人员行为，随时告知病情变化，强调各种有创操作的家属告知制度并签字，对无监护人且需紧急抢救的患者，应在医政部门的指导下、依据国家相关政策法规，完成相关授权，保证其合法性。

(12)请示报告制度：急诊科工作内容繁多，可能涉及传染病、各种突发事件等公共卫生和社会问题，须及时上报，为有关部门掌握情况及制定决策提供信息。常涉及内容包括：①突发事件致群死群伤，或敏感时间、敏感地区、敏感事件致伤者；②特殊身份患者；③涉及法律问题或发生重大医患纠纷的患者；④难以决断是否转院的患者；⑤涉及多科室诊治、需院方协调的患者；⑥特殊传染病及可疑死亡者等。

2. **制定相关应急预案**　急诊科(室)应制定危重患儿抢救流程(心肺复苏、休克、中毒、多发创伤、惊厥持续状态、呼吸衰竭、颅内高压、哮喘重度发作等)；制定应对各类突发事件的应急预案，明确标准操作程序，编制成册，方便查阅和培训。医院应定期组织开展应急培训和演练，提高各级、各类人员的应急素质和能力。如遇重大抢救，特别是儿童突发公共卫生事件或群体灾害事件，应按规定和流程及时上报，医院尽快启动相应处置程序。每年开展应急演练1~2次。

3. **急救设备及药品管理制度**　急救设备、药品、器材应齐全，做到定品种、定数量、定位置。建立急诊药物不良反应监测制度，登记、上报和及时处理药物不良反应。麻醉、剧毒药品严格按照国家有关规定管理。强调专人负责管理仪器设备，定时检查、定时维护、定时充电，用后及时检查、随时补充，重要仪器随时处于备用状态。

4. **质量控制和安全管理**　应成立由科主任、护士长领导的急诊质量控制小组，负责医疗质量和安全管理，包括检查病历和处方的合理性，组织疑难病例和死亡病例讨论，及时发现高风险病例，检查并规范危急值处理流程，定期讨论医疗事故、差错及隐患，制定整改措施并定期反馈；制定各项规章制度、岗位职责和技术规范、操作规程和诊疗流程，及时更新和培训；建议实行医护联合交接班制度；急诊室负责医师每日应对留观患者查房，追踪急诊收住院的患儿，了解其最终诊断与治疗结果，组织讨论误诊、漏诊病例，吸取教训；规范辅助检查、诊断和治疗，合理用药，减少输液，按照儿科指南指导抗生素应用，实行抗生素分级管理。

加强患儿身份识别，诊疗过程中严格执行查对制度。对传染病、药物过敏等特殊患儿做好识别标志(腕带、床头卡)。积极防范患儿跌倒、坠床等意外事件。

5. **感染管理** 遵循《医院感染管理办法》及相关法律法规要求划分出隔离区域，并配备隔离抢救设备，隔离救治重症传染病和特殊感染患者。严格执行手卫生，落实医院感染控制的各项要求。

6. **急诊信息化建设** 应加强和完善急诊信息化建设和管理，运用信息化手段和质量管理工具开展质量管理工作，为医疗、护理、感染控制、医政、科研、医技、保卫等部门及时提供信息，完成卫生行政部门和院前急救信息系统的对接，使急诊工作更为高效、有序，实现精细化管理。

随着社会进步、经济发展、医学科学进展，以及人们对健康要求的不断提高，急诊医学越来越受到国家和社会的重视，同时对急诊科的管理和人员素质提出更高的要求。尽管我国儿童急诊学科的水平与国外相比还有一定差距，但只要我们找准差距、更新观念，朝着正确的方向努力，我国儿童急诊医学一定会得到迅速发展。

(王荃 周涛 钱素云)

第七节 儿科重症监护病房

作为一个相对新兴的专业，儿科重症医学具有自身的学科理论，是一门拥有自己的临床实践基地、人员培训计划和科学研究手段的专业学科。近年来，对儿童医院设立加强重症监护病房(intensive care unit，ICU)的重要性已引起普遍重视，一些儿科床位较多的综合医院也相继成立了规模不一的重症监护病房。其目的在于集中管理危重患儿，对其进行密切观察与积极器官功能支持治疗。先进的医疗设备、严密的监测手段及合理的医护配置，是降低危重患儿病死率及伤残率的重要前提。

一、建立儿科 ICU 的必要性

1. 医疗工作由训练有素的专职医护人员承担，职责分明，抢救技能熟练，因而有独立救治的应急能力。

2. 配备有各种先进监护装置，可对患儿生命体征、脑功能等进行持续的系统性观察，利于及时发现病情变化，采取相应治疗措施防止病情突然恶化，并观察治疗效果，评估预后。

3. 集中使用精密医疗仪器，避免重复购置，并可提高使用率、充分发挥其经济效益，又便于维修、保管，从而延长仪器有效使用时间。

4. 作为教学基地，为医护人员提供临床实践的机会与条件，利于培养人才，提高对急危重症患儿的早期识别能力和救治水平。

5. 儿科 ICU 也为专业医生开展临床与基础研究提供科研基地。

二、分类和规模

儿科 ICU 目前主要有以下几类：

1. NICU 收治从出生到生后 28 天的危重新生儿，尤其是早产儿。

2. PICU 收治出生 29 天以上的儿童，上限年龄各家医院标准不一，从 14~18 岁不等，为收治各类疾病患儿的综合性儿童 ICU，包括手术前后患儿；部分医院的 PICU 兼有心脏 ICU(CCU)功能，即收治先天性心脏病术后监护患者。

3. CCU 与成人 CCU 主要收治心肌梗死等后天性心脏病不同，儿童 CCU 主要收治先天性心脏病术后监护患者。

4. **其他** 部分医院还有急诊 ICU(EICU)及儿童外科 ICU(SICU)。

不同医院由于自身定位和规模不同，其 ICU 种类和规模也有很大差异，如妇幼医院可能仅有 NICU，大型综合儿童专科医院可有数个服务于不同专业的 ICU。

ICU 床位数应根据医院的等级和实际收治患儿的需要确定，一般占全院总床位数的 5%~10% 以上；国外发达国家儿童专科医院的 ICU 床位数一般占全院总床位数的 10% 以上，个别医院甚至达 40% 左右。儿科疾病有明显季节性，来诊患儿数量波动较大，危重患儿数目更难预测，须保留一定数量的空床以备随时使用，故床位使用率以80%~85%为宜。使用率超过85%则表明ICU的床位数不能满足临床需要，应考虑扩大规模。

三、人员编制与要求

ICU中均为危重患儿，须进行连续观察，加上治疗复杂，所需人力、物力远较一般专业病房多。足够的人员编制对维持ICU正常高效运转至关重要。《中国重症加强治疗病房（ICU）建设与管理指南》和《中国儿童重症监护病房分级建设与管理的建议》均规定，ICU专科医师的固定编制人数与床位数之比为（0.8~1）∶1以上，而ICU专科护士的固定编制人数与床位数之比为（2.5~3）∶1以上。有条件的医院应在ICU团队中配备呼吸治疗师、临床药师、营养师等医疗辅助人员。

危重患者病情复杂，ICU的值班医师必须有极强的责任心去照顾患儿及整个病房的事务，在抢救危重患者时需表现出持续的高效率。有人说："ICU医生的工作与实施一个高风险手术同样重要"。30多年以来，国外儿科ICU的医师多由麻醉师兼任，我国则多为儿内科医师担任，他们以下述方式进行工作。

1. **ICU配备固定的专科医师**　要求其具有广泛而扎实的儿科基础知识和一定的临床工作经验，并经专业培训能独立处理各种危急重症。掌握气管插管、胸腔闭式引流、经皮穿刺放置动脉或静脉导管、脑室穿刺、腹膜透析、血液净化及电除颤等专业技术，能熟练掌握心肺复苏术，并使用呼吸机及各种监护仪，同时能正确分析心电图、血气及影像学等检查结果。自医学院毕业后至少需经3~5年培养，方能成为较理想的ICU专业医师。

2. **非专业医师轮训制**　ICU的专业主任、副主任及主治医师负责全院住院医师的轮训工作，使他们通过临床实践学习重症专业知识，通过培训提高其处理危重患者能力，轮训时间一般为3~6个月。

3. **ICU的护士**　进入ICU的护士除需具备护理专业知识外，还需进行专业培训1~2年方能胜任工作。因为她们24小时观察护理患儿，必须要熟悉并能操作许多精密监护仪器，并在医生不在场时能够做出紧急判断和应对处理。

4. **呼吸治疗师的参与**　国外ICU常有呼吸治疗师协助工作，承担气管插管、辅助咳嗽、震颤排痰、体位引流、吸痰等工作，有时还负责呼吸机的调节。由于对呼吸生理与人工通气原理研究较深入，对患儿的呼吸道管理更为细致、合理、专业化。

5. **逐步完善的ICU治疗团队**　危重患儿的救治需要一个多学科、综合性、跨专业的医疗小组。国外ICU团队包括医生、护士、药剂师、呼吸治疗师、医院管理者、社会工作者和其他医疗专家，团队中的每一个人都致力于改善患者的预后，提高监护效率，以及控制费用。患者父母也是治疗团队的一部分。因此，要关注重症医学实践涉及的方方面面，使患儿、家庭及医疗小组均处于一种和谐和富有同情心的医疗环境中。我国目前仅少数医院的儿科ICU配备有呼吸治疗师、临床药师、营养师等，团队建设正处于快速发展和逐步完善阶段。

四、规章制度

科学管理是ICU正常高效运转的重要保证。发达国家儿科ICU目前已渐趋成熟，形成了一整套常规和制度，包括儿科ICU的架构和配置，人员组成，出、入院标准，危重程度评估，监护等级和抢救治疗方案等。

2006年，中华医学会重症医学分会制定了《中国重症加强治疗病房（ICU）建设与管理指南》，对ICU的病房建设标准、设备、人员配备、医疗管理等给予了明文规定，对规范化管理起到很大推动作用。2016年中国医师协会儿童重症医师分会联合中华医学会儿科分会急救学组及中华医学会急诊医学分会儿科学组，共同制定了《中国儿童重症监护病房分级建设与管理的建议》，进一步细化了PICU的分级建设与管理标准。近年国内儿科ICU的日常运作日益规范化、制度化，例如，岗位责任制、交接班制度、消毒隔离制度、观察记录制度、合理用药制度、会诊制度及不良事件监控上报制度等均在不断完善中。

五、病房建设标准

为便于观察，标准监护病房通常安装大玻璃门窗，面对医护中心站。清洁区、污染区需截然分开。应设有充足的辅助用房，包括化验室、机器房、消毒间、杂用间、办公室、医护值班室等。室温于24℃ ±1℃为宜，尽量装配空气调节剂净化系统；湿度保持40%~50%。非层流房间需经常通风换气。每个ICU最少需配备1个面积18~25m^2

的房间，通常还需配备负压隔离病房 1~2 间。鼓励在人力资源充足的条件下，多设计单间或分隔式病房。

目前我国的 ICU 部分由旧建筑改建而成，难以达到上述标准，但应保证以下基本要求。

1. 监护病房（室）应置于方便患者转运、检查和治疗的区域，靠近急诊室、化验室、血库、放射科或手术室，以利运送患者及急救用品，在横向无法实现“接近”时，应该考虑楼上楼下的纵向“接近”。

2. 监护病床附加设备较多，为保证抢救工作顺利进行，需在周围留有一定空间。PICU 每张病床的占地面积应为 15~18m^2。辅助用房面积与病房面积之比应达到 1.5∶1 以上。

3. 将所有病床集中在一起的大监护病房所需工作人员相对较少，又便于观察，但易引起交叉感染。而每室 1~2 张床的小监护病房往往所费人力、物力较多。因此，以大病室与隔离间并存为宜。病室内任何床位均应距中心站较近，既便于观察护理，又使患儿有安全感。病室中要有药品柜与急救治疗车。

4. 监护病房用电量大，机器运转不能中断，故须两路供电。医疗用电和生活照明用电线路最好分开，还需配备高压电源，以备特殊仪器之需，如床旁拍片。此外应安装地线，确保安全。室内照明既要保证治疗检查，又要使患儿舒适，不觉耀眼，因此灯光强度最好可以调节或配有夜灯。

5. 为便于消毒清扫，室内应尽量减少非移动性设施。仪器支架或输液杆等可安装在监护吊塔上，或使用轨道式输液架，以减少占地面积。病床、床头柜及物品柜等均以可移动式为佳。

6. 在病区内设置图书柜，存放医疗与监护仪器说明书及常用医学书刊，以备随时查阅。

六、监护病床与仪器设备

监护病房的床位分为两类：一类为监护病床；另一类为过渡监护治疗病房或观察病床。每张监护病床应配备完善的功能架（吊塔）或治疗带，提供电、氧气、压缩空气和负压吸引等功能支持。同时每张监护病床须装配电源插座 12 个以上。仪器的电插头上要用标签注明名称，以免混淆。氧气、压缩空气接口和负压吸引接口各 2 个以上。其气源压力应达 5kg，并安装减压表，以保证呼吸机正常运转。负压吸引接头应备压力调节阀，以保证不同的使用要求（如术后减压、吸痰等）。还要配有一定设备，如床旁监护仪，可监测心率、血压、体温、呼吸等生命体征，并有心电示波与报警装置；还应备有复苏器、脉搏氧饱和度监测仪、呼吸机及输液泵。观察床用于收治停用呼吸机不久的危重患儿、需要长期机械通气但病情相对稳定的患儿以及病情不稳定的患儿，以防病情发生变化时可随时施行急救。待患儿病情稳定后，再转至普通病房或专业病区，以达到既合理使用监护病房又可提高医院经济效益的目的。

监护病房内尚需准备部分共用监护治疗仪器，如经皮二氧化碳测定仪、微量血糖与微量胆红素测定仪、床旁 X 线机、心电图机、手提式 B 超、除颤器、光疗仪、血液净化机、体外膜氧合、脑电和脑血流监测设备等。尽可能在监护病房设立小型化验室，装备血气分析仪、渗透压仪及微量电解质测定仪。无中心配液室的单位，ICU 应设置配制静脉营养液的洁净台等。

七、患者来源与收治病种

ICU 的患儿多由急诊室直接收入；也接收基层医院、手术室与专业病房的转诊患儿。其收治病种不宜作硬性规定，视不同医院业务性质，各专业技术力量强弱，监护床位数等而定。一般下列疾病为收入 ICU 的指征：心肺复苏后、呼吸窘迫综合征、呼吸衰竭、休克、严重心力衰竭、急性心脏填塞、心律不齐、高血压危象、急性颅压增高综合征、脑疝、哮喘持续状态、癫痫持续状态、极低体重儿、新生儿严重呼吸暂停综合征、重症水电解质紊乱、糖尿病酸中毒、急性肾损伤、大出血、大手术后、意外事故、中毒，以及其他需人工通气与全静脉营养者。有隔离条件时，也可收治危重传染病患者。某些医院以危重病例评分为收住 ICU 的指征，尚待积累经验。

慢性消耗性疾病终末状态、不可逆性疾病和不能从 ICU 监护治疗中获益的患者，一般不是 ICU 的收治范围。

八、在重症监护病房（室）工作的注意事项

1. 进入病区时应换鞋、洗手、更衣。

2. 认真执行消毒隔离制度，接触患者前后，特别是吸痰前后应用流动水洗手，进行治疗操作时需戴口罩。传染病、耐药菌感染者需隔离治疗，

免疫功能低下者最好隔离治疗以减少院内感染。

3. 注意保护性医疗与心理治疗。避免不良刺激（如其他患儿抽搐、死亡）增加患儿精神负担。

4. 加强与急诊室及其他专业病房的联系，做到插管患儿专人护送。

5. 与手术室或麻醉复苏室密切配合，共同完成术后患儿管理。综合医院儿科监护室的医师还应与产科加强联系，必要时儿科医师应进入产房，协助新生儿复苏。

6. 用于监护及治疗的仪器由专人管理，包括建立卡片，定期消毒，检查仪器功能与保养维修。保证各类医疗设备处于随时可使用状态。

7. 定期对医护人员进行再培训，学习应有针对性，以不断提高专业水平。

九、重症监护病房存在问题

国内儿科 ICU 团队主要由医生和护士组成，其他如专职呼吸治疗师、社会工作者、药剂师和营养师等多数医院缺乏，他们的工作分别由医生和护士承担，增加了医生和护士的工作强度和工作量，因而不同程度影响了专业发展。据 2014 年初步统计，我国儿科 ICU 床位数与医生比约为 1∶0.45，床位与护士比是 1∶1.33，表明 ICU 医护人员数量明显不足。工作人员长期处于紧张状态，精神压力大，体力消耗多，难免产生厌倦情绪。

ICU 具有“养兵千日用兵一时”的特点，是医院各专业发展重要的支持系统，不应过分强调床位使用率。有资料显示：国内 ICU 患儿来源欠合理，29.8% 来自普通门诊。如何进一步提高危重患儿收治率，提高仪器使用率，积极发挥 ICU 人员与技术的优势，提高危重患儿治疗成功率是摆在我们面前的课题。

目前国内儿科 ICU 与其他科室的协作制度尚不健全，缺乏相应的规章制度。不同专业的联合查房、定期会诊制度等在国内多数医院尚未完全形成常规。

十、机遇与挑战

儿科 ICU 医生应认识到危重儿的救治需要采集两方面“平行”的信息：一是疾病本身的信息，包括症状、体征、各项检查以及临床治疗；二是与患病相关的信息，包括患者及其家属担心的各种问题、他们的期望、感受及想法，这些都会因人而异、各个家庭也不尽相同。ICU 医生的工作是为患者带来福祉，但另一方面，医生为了挽救生命采取的医疗手段越积极，患者受的痛苦可能就越大。医生经常要思考在多大程度上需要运用积极的治疗手段。

在许多儿科 ICU 中，接诊患者的种族趋向多样化，医生也敏感地认识到理解和尊重个体文化差异的重要性。刻板地遵从一种文化理念是对个体差异的漠视。认识到个体精神、信仰、文化以及家庭价值观念对疾病、康复以及终末护理的影响才能使医疗工作逐渐转化为以患者及家庭为中心的模式。

（钱素云）

第八节　基层医院建立重症监护病房的条件与举措

一、概述

小儿急诊的特点是起病急、变化快、病死率高，如抢救及时，可使转危为安，而儿科重症监护病房是最理想的抢救场所。但重症监护病房的构建需要有较集中的现代化仪器设备和较高尖的医疗技术力量，并有充足的人力保障与物资供应才能正常的运转，并发挥社会效益与经济效益。

随着医务人员与世界各国同行日益增多的学术交流和出国深造，人们使用高尖设备与成熟的技术抢救危重症的意识提高，当今我国三级以上的大医院均已设有重症监护病房，并逐步向县级医院普及，“县级以下的乡镇级基层医院是否也可建立重症监护病房，建立后医护人员急救与重症处理技能能否不断提高并推动医院更快发展”，这个问题是本节重点探讨的内容。

二、乡镇级基层医院能否建立重症监护病房

我国地域辽阔，人口众多，地区之间经济发展尚不平衡，不可能要求所有的基层医院都建立或不建立重症监护病房，应根据当地的需要、经济条件、技术力量而定。重症监护病房是需要高级仪器设备配套的病房，如呼吸机、监护仪等，都是价值昂贵的医疗器械，投入要大，需有一定的经济基础，一般基层医院经济难以承受。重症监护病房又是高风险、高难度、高技术水平的单位，工作劳累，思想压力大，如没有坚定的思想信念，即使

建成了也很难坚持下去。在条件不成熟的情况下，勉强建起重症监护病房，可造成卫生资源浪费，加重医院的负担，既无社会效益，也无经济效益可言，故必须根据当地的需要，结合经济条件全面分析最后决断。如1958年建院的现广东东莞市第八人民医院（原广东医学院附属石龙博爱医院）、广东医科大学附属东莞儿童医院（原广东医学院附属石龙博爱医院），位于珠江三角洲，广州与深圳之间，至1990年仍是一所人才短缺、医务人员最高技术职称是主治医师，而且全院员工不足300人、设病床180张、技术与设备都较为落后的乡镇级医院，但该地区经济发达，城市化进程发展迅速。人口密集，交通便利，众多外商外籍投资人士、高端技术人才和家属长期居住这里，他们对工作与居住地的医疗保障能力要求很高，而且该市外来务工人员超过当地人口数倍，急诊急救及重症感染等疾病时有发生，急需优质而完善的急救设施，该院根据客观需要抓住机遇、力创条件、争取各方支持，于1990年2月以温箱二台、国产婴儿人工呼吸机、CPAP呼吸器各一台、无创性血氧饱和度监测仪、电脑输液泵各一台等设备，率先在我国乡镇级医院建立起重症监护病房，并逐步发展提高，还壮大了医院规模，建成了近90 000m^{2}建筑面积、设有600张病床的全省首间地级市儿童医院，目前已投入使用。现在全院员工近1 500人，高级专业技术职称人才203人，其中正高级65人，副高级136人，拥有硕士研究生以上学历126人，硕士、博士生导师24人；医院设有两间综合医院、骨科医院和儿童医院等四个院区，同时设立了市儿科研究所，全院总病床达1 424张。最近医院已从乡镇级医院升格为地级市的市直属医院，医务人员技术水平有了根本性的提高，医疗仪器设备的配置接近大城市三级医院的水平。近30年以来所积累的把医院做精、做强、再做大的宝贵经验与体会，可供国内相关医院借鉴。

三、在基层医院建立重症监护病房的条件

1. 要有坚定的信念和对专业技术知识刻苦钻研、精益求精的精神及视患儿为亲人的爱心。抢救危重病例是一项高风险的专业，工作劳累，思想压力大，困难多，为了抢救患儿常常夜以继日的不顾休息连续工作。因此，从事急救工作的人员必须要有坚定的信心和事业心及执着的追求。要有克服困难的毅力和不怕牺牲的勇气，无私地全力以赴为抢救患儿生命而竭尽全力。

2. 要循序渐进，先易后难，逐步发展到能承担各种危重症的抢救。如首先建立的是新生儿重症监护病房，早期收治的病例也只限于新生儿窒息、早产儿等，随着抢救工作经验的积累，诊疗技术水平的不断提高，对近700g的超低出生体重儿和颅脑出血、肺出血、NRDS等高危新生儿的抢救效果满意，逐步将成功率提高到90%以上，解决了当地的实际问题，取得良好的效果，获得社会的信赖，也建立了自己的信心。过去类似的病例都是转往百里外的广州大医院，不仅增加了家属的不便和经济负担，也增加了转运途中的风险，现在能就地抢救，并有较高的成功率，自然受到各界的欢迎，也鼓舞了自己的勇气，业务量逐渐扩大，抢救的病种也成倍地增加，既发挥了理想的社会效益，也推动着医院的高速发展，更使医务人员在实践中锻炼提高。

3. 群众拥护和领导支持是事业成败的关键，是壮大发展的保证。广东医科大学附属东莞儿童医院重症医学科，从建立NICU起步，积累抢救危重新生儿的经验，抓紧机遇不久又建立了PICU，由于一开始建立重症监护病房就从社会发展需要和群众的迫切需求出发，很快打下了坚实的社会基础。同时又得到全国众多著名儿科专家的悉心指导及帮助，还有各级领导的支持和关心，使救治范围不断扩大，从只救治新生儿危重症，发展到能救治不同年龄组的多种危重症，医疗设备不断更新增添，如先后购置了CT、磁共振成像系统（MRI）、数字减影血管造影系统（DSA）、婴儿转运暖箱、四维彩超、多种型号人工呼吸机等。现在NICU设床60张、PICU设床38张、ICU（成人）设床29张，重症医学科已成为设备完善、功能齐全、技术全面的急救中心，并配有庞大的急救车队，还建有国际标准的急救直升机停机坪，随时应诊负责转运。目前医院不但承担本地重症患儿的抢救任务，还承接周边区、镇、县、市的重症患儿的转运与治疗工作。小儿急救专业已成为该院突出的重点专业，NICU成为广东省新生儿护理抢救分中心、市医学临床重点专科、市危重新生儿救治中心、市新生儿专科护士培训基地，NICU不断地向高层次高水平发展，带动了整个重症医学科的发展，而且还带动了医院的骨科医院更快地发展，骨科医院院区从原来的30余张骨科病床，发展到现

有300多张病床，还配有ICU，设床位8张；医院产科技术水平也是不断提高，年接生近5 000人，产妇会阴侧剪率及剖宫产率大大低于全国平均水平，受到国内及香港同行的高度赞扬。医院还设立了市儿科研究所，开展系列临床科研工作，医务人员发表了一篇又一篇的医学学术论文，不少文章被SCI收录。医院已创建为普通高等医学院校教学医院、广东医科大学的附属医院、中山大学博士后创新实践基地，成为国内多所研究所的合作伙伴，医院朝着集团式医疗单位方向发展，以更高水平服务于儿童、服务于大众的身体健康。

四、在基层医院建立重症监护病房的举措

1. 基层医院开展危重症抢救工作，必须有大医院作为技术后盾，遇到技术难题时能及时协助解决。为保障危重患儿的医疗安全，及时解决抢救中遇到的难题。该院与广州市儿童医院等大医院建立了密切的协作关系，在危重症的抢救中遇到的疑难问题可随时得到技术力量雄厚的大医院的支持与帮助，采用的方式是电话会诊，前往请教，或请高年资专家亲自前来协助抢救，这些措施保障了抢救的医疗安全，使家属放心，也缓解了当地医师的思想压力，坚定了抢救的信心，并从中提高了业务水平和独立抢救的工作能力。

2. 请进来，走出去，以多种方式培养和提高业务骨干技术水平。业务骨干是抢救工作中的重要力量，他们的业务水平决定着抢救的成功率，为此医院不惜代价派出一批批骨干先后到全国多所著名大医院进修学习，近年还选派出多名业务技术骨干到美国、加拿大等国家的医院访问或研修，以提高其抢救技能与充实理论知识。并聘请了国内知名专家定期前来查房会诊和讲学，结合实践分析讨论，甚至聘请急救专家常驻医院，言传身教，帮助提高。

3. 积极参加学术活动。由学会或学术团体举办的全国性或地区性学术活动，能反映当前国内外对该问题研究的新进展，对指导急救工作有一定的意义。该院坚持邀请国内外医学专家来院举行大型的学术活动，并坚持派员参加国内甚至境外、国外多种形式的学术会议，及时了解到当前新的动向，也结识了国内境外各地的急救专业同仁以及多个专业的众多专家、教授，因此可以直接交流，经验彼此借鉴。并及时得到他们的帮助，同时也扩大了自己在国内境外的影响力。

（刘绍基）

第九节　院前急救与转运

院前急救是急诊医疗体系的重要组成部分。院前急救包括现场抢救和患者的转运，是急救医疗三环节（现场 - 途中 - 医院）中的两个重要环节。为发展急救医疗事业，保证急救医疗工作的顺利进行，做到迅速、及时、准确地抢救急危重伤病员，维护人民生命安全，各级卫生行政部门对急救医疗工作要实施监督、加强管理。近年来，发达国家的院前急救工作发展很快。除了社会急救知识的普及，院前专业急救队伍与警察、消防系统一体化，能保证急救人员在数分钟内赶到现场进行全面的心肺复苏抢救及其他现场抢救措施，并在转运中始终保持不间断的治疗。有些国家已将地面与空中救护合为一体。我国目前院前急救工作还比较落后，各地区发展不平衡，进一步推动我国城乡的院前急救工作是一项重要的任务。

一、院前急救两环节

1. **现场抢救**　指现场复苏及其他现场抢救措施。现场第一施救者应当由发现者承担（第一目击者）。第一目击者可能是行人、家庭成员、老师、同学、警察和司机等。一边施救一边通知急救中心、急救站、附近医疗单位。第一批专业急救人员应在数分钟内赶到现场，并代替非专业人员继续进行抢救。包括胸外心脏按压、吸氧、用复苏器人工呼吸、气管插管、心脏除颤、止血等。第一批专业急救人员初步抢救工作完成后，可将患儿抬到救护车内继续抢救和开始转运。整个过程可随时和急救中心通讯联系，取得指导和帮助。有必要时可请第二批人员增援。

2. **转运**　转运不是简单的运输，而是在继续进行高水平抢救的同时，向最适于救治此患儿的医疗单位运送。在救护车内要继续进行人工呼吸、胸外心脏按压（可用机械按压）、输液、气管分泌物的吸引，并进行生命体征的监护。车中的通讯设备可直接和急救中心联系。空中救援飞机也应在一定地区应用。

二、如何开展院前急救工作

1. **急救网的建立**　建立院前急救的组织系

统和组织机构，县（市）以上地区要建立急救医疗指挥中心，负责统一指挥本地区的急救医疗工作。要实行三级急救体制，按各医疗机构的急救医疗能力划分为三个等级，组成本地区的急救医疗网。

院前急救要求急救专业人员抢救医疗设备器材及时到达病员发病现场，以赢得抢救时间，因而院前急救网点布局要合理、相互之间要有机联系和配合。急救网点的急救半径应根据社区人口密度、区域规划、地理环境、医疗机构分布情况而划定，尽量缩短急救半径，便于及时到达救护现场。结合我国国情，急救网点半径以 5km 为宜，便于急救车在 5~8 分钟以内到达现场。

2. **通讯** 通讯是院前急救的重要环节之一。建立健全灵敏的通讯网络是提高急救应急能力的基础。各城市应装备急救电话（120 电话）。各地急救中心和急救站实现有线通讯和无线通讯网，使各级城市的区域性急救通讯网络化，急救指挥中心、急救站、救护车、各医院急诊科之间都能随时联系。

3. **突发事件应急指挥系统** 突发灾害事故发生后，要具备对众多危重伤员现场抢救、转送到各有关医院的协调能力，各级城市应建立有效的急救体系，在统一指挥下协同工作。平时要进行模拟演习，不断改进和协调各部门的工作，做到常备不懈。

4. **救护车配备** 要配备性能良好、设备齐全的救护车。急救车上所配备的急救医疗设备、器械及药品，一定要适应院前急救和途中急救的需要。所配物资要轻便实用、携带方便、性能良好，以保证伤病员在发病现场和途中安全运送到医院。救护车中应有氧气、负压吸引装置、输液装置、复苏器、除颤器、监护装置、呼吸机、活动病床、活动输液架及其他各种医疗器械。如各种注射器、缝合包、胸穿包、无菌手套、血压计、听诊器、止血带、镊子、止血钳、压舌板、气导（咽导管）、气管插管导管（各型号）、喉镜、插管钳、导尿管、胶带、敷料箱、敷料剪、夹板、手电筒、砂轮片、开口器、拉舌钳、简易产包（含消毒手套）及各种抢救药物。运送新生儿和早产儿应备有暖箱。

目前，院前急救的运输工具以救护车为主，但在沿海地区、边远地区、林区、牧区以及有条件的城市，应根据需要发展急救直升机或快艇。在情况紧急时，急救部门应向具有以上快速运输工具的单位和部队提出急救援助要求时，单位和部队要积极予以支援。各级人民政府在急救医疗特殊需要时，有权调用本地区各部门和个体运输工具，执行临时性急救运送任务。各级卫生行政部门要制定急救运输的使用管理制度和应急方案。

5. **专业急救人员的培养** 急救中心及急救站的专业院前急救人员要受到良好的训练。掌握全面的急救知识，能熟练进行心肺复苏及各种穿刺技术，并有良好的职业道德和责任心。每辆救护车上随车救护人员应达到 2 名以上。

6. **加强对急诊医疗体系的管理** 各级行政卫生部门应根据本地区实际情况，因地制宜地将城乡急救医疗事业纳入社会发展规划，并组织卫生、公安、交通、通讯等部门，各尽其责，共同协作，把急诊急救医疗事业做好。各级卫生行政部门，要有一名领导分管这项工作，定期研究、督促和检查。

7. **急救社会化和普及急救知识** 社会普及急救知识极为重要。地方政府主管卫生行政部门和各级医疗机构应广泛利用广播、电视、电台、报纸等宣传手段，在群众中普及急救知识。中学也要设立有关课程。卫生医疗单位的所有工作人员、红十字会员、公安、港口、机场及其他交通部门的工作人员都要参加心肺复苏训练班的学习，广大群众应掌握现场急救基本知识和急救技术操作，如徒手心肺复苏、骨折固定、止血、包扎、搬运和常见急伤的简单处理办法。一旦发现急危重患者或在意外灾害事故时，在专业队伍尚未到达现场之前，能正确、及时地进行自救、互救。总之，通过普及急救知识，提高全社会的急救意识和能力。

三、新的转运模式

目前，我国大部分省市的转运模式是一种旧模式，即 120 系统，基层医院上送，家属自行转送。而新的更有效有利于抢救危重患者的转送系统应该由高级医疗单位组建转运系统，主动把“流动的 ICU”送到危重患儿身边，有组织有计划地把基层医院与其联系起来。转送过程中可以远程指导、就地协同抢救，病情稳定后专业人员转运返程。返回后经绿色通道紧急入院入 PICU。入院诊断治疗后将信息反馈当地医院。这样使危重患儿及早、全程得到专业的诊疗和护理。

例如，我国广东省以省妇幼保健院为中心建立了广东省全省危重新生儿的转运系统和网络，全省21个分中心,105个医疗单位组成转运网络,由高级医疗单位派专业医生护士和救护车,救护车上有呼吸机、暖箱、监护仪、输液泵、血糖仪等抢救设备,在进行现场救治、指导、评估后转运。同时省级抢救中心和质控中心合为一体,提高了基层医院的抢救水平。减少危重患儿的病死率。

湖南省儿童医院从1998年起由PICU和NICU组建院前急救转运小组,每次转运由PICU或NICU医师、护士和司机组成三人小组完成,负责全程转运工作,医院配备有抢救设备的救护车,在获得基层医疗单位的呼叫求救电话后于15分钟内出发,达到当地医院后详细了解患者情况或协同抢救,在家属知情同意并告知路途可能出现的相关情况后,家长签署同意转诊书后进行转运。途中保护患儿的静脉通道和气道畅通,严格监测病情变化并及时处理,确保路途安全。目前救护车辆达10台,并建立了覆盖全省及周边省的儿科急救网络体系,急救转运量超万例,同时医疗信息资源与基层医疗单位通过医联体转运平台进行共享,体现了由高级医疗单位向下派出转运人员这一新的模式。

目前,我国院前急救的转运系统已有很大发展,有用直升机和专机转运患者的案例。救护车转运能力和水平也大大提高,如全国已有多家儿童医院实施了应用ECMO转运严重心肺衰竭的患儿,极大提高了危重患儿的抢救水平和抢救成功率。

(黄敬孚)

第十节 危重患者院际间转运

院际转运是指在不同医疗单位之间的转运。合理利用资源建立有效的院际转运系统变得越来越重要,将成为区域化儿科急救与围产期保健的基本构成之一。1993年美国危重病学会等机构专门制定了重症患者转运指南,每个医院应该对医院间和医院内转运患者由多学科团队制订逐步完善的正式计划,包括转运的合作和交流、转运设备、伴随的人员、转运监测和文件等。英国1995年一项对19个儿科重症监护室的问卷调查显示,每年大约有800例危重患者进行院间转运,其中三家监护室常规派出医疗监护人员接收由不同转出医院护送转运的60%患者。在儿童的院间转运过程中更加要提供充分的照顾,建立一套完善的国际准则及标准,来规范重症患儿院间转运程序,使院间转运达到儿科学发展的期望目标。湖南省儿童医院自1998年开展院前急救和医院间转运以来,危重儿童和新生儿的转运已超过2万例。2015年由笔者牵头制定"重症儿童院际三级转诊专家建议",旨在为各级医院提供重症儿童院际转运的基本原则。

一、转诊指征

根据国家医院等级标准和条件,积极开展分级诊疗,建立三级转诊体系,将重症儿童及时向上一级有救治条件的医院转诊。通常为一级医院转往二级及以上医院,二级医院转往三级医院或区域性医学中心救治:

(一)一级医院(乡镇、社区医院)

急性起病,有下列情况之一者需转二级及以上医院儿科治疗:

1. **发热** 年龄<3个月;超高热;持续高热伴精神反应差或惊厥者;发热时间>3天仍病因不明者。

2. **肺炎** 伴有呼吸、心率增快;精神反应差;出现并发症(心力衰竭、呼吸功能不全、中毒性脑病、胃肠功能障碍等)或合并症(胸腔积液、脓胸、肺不张、气胸等)。

3. **腹泻病** 治疗后临床症状未见好转并有加重,或出现下列症状之一者:①腹泻或频繁呕吐;②大便带血或伴有腹胀、腹痛;③不能正常饮食,具有明显口渴、无泪、尿少等脱水表现;④持续发热、精神反应差等。

4. **意外伤害** 包括急性中毒、烧烫伤、咬伤、窒息、异物、溺水、电击、跌落、创伤等,不具备救治条件的经紧急对症处理后立即转院。

5. **其他急诊** 惊厥、昏迷、出血、心搏呼吸骤停复苏成功后、需专科救治的儿科急症(含传染病)、需要紧急进行外科手术的均应及时转院。

(二)二级医院(县、区级医疗机构)

急性起病,医疗技术力量、仪器设备不足时,有下列情况之一者应转诊至具有救治条件的省、市三级医院儿科重症监护病房(PICU):

1. **呼吸衰竭** 无呼吸支持治疗条件或经治疗病情无改善或出现相关并发症者。

2. **异物** 气道异物或食管异物无取出条件或不能顺利取出。

3. **重症哮喘** 规范治疗不能缓解者。

4. **心力衰竭** 规范治疗病情无改善者。

5. **严重心律失常**

6. **心肺复苏** 复苏成功后需进一步给予生命支持者。

7. **休克** 规范抗休克治疗后病情不稳定者。

8. **癫痫持续状态** 规范治疗未控制。

9. **昏迷** 经治疗无改善；明确脑死亡者不再转运，需器官移植者除外。

10. **外科急诊** 不具备儿外科条件需要急诊外科手术者。

11. **其他** 任何原因引起的多器官功能障碍或衰竭。

（三）三级医院（省、市级医疗机构）

急性起病，无救治条件，为争取更进一步抢救，有下列情况之一者应尽快转诊至区域性医学中心 PICU 或条件更好的医院进行监护治疗：

1. 需要体外膜氧合治疗。
2. 需要床旁支气管镜检查或治疗。
3. 严重心律失常需要使用心脏起搏器。
4. 需要血液净化治疗。
5. 需要采用亚低温治疗。
6. 心脏病需限期手术治疗。
7. 急腹症、多发创伤等合并严重并发症。
8. 其他需要开展的新技术。

原则上各系统疾病重症程度超出所在医院救治能力或对救治缺乏经验时应转诊至上一级医院，还要注意识别潜在重症或可能发展为重症的患者。

二、转运方式

转诊可在上下级医院间进行纵向转诊，也可在同等级医院间进行横向转诊。双向转诊是以区域卫生资源分布和社区首诊为基础的转诊制度。转运交通工具首选使用救护车进行陆地转诊，远距离转运可创造条件开展空中转运。危重患儿需就地抢救，先稳定后再转运。转运要综合考虑患儿的疾病特征、转运缓急、转运距离、转运环境、转运人员、携带设备、路况、天气及患者的经济承受能力等。救护车应当符合卫生行业标准，医疗救护员应当按照国家有关规定经培训考试合格取得国家职业资格证书，医师和护士上岗前应当培训考核合格。

三、转运设备及用品

1. **救护车与救护设备** 符合卫生行业标准并配备车载儿童和婴儿床等装置。

2. **急救箱** 内装有不同型号的喉镜和气管导管或各种型号气管插管包、气管插管管芯、吸痰管、牙垫、复苏气囊、面罩、输液器材（包括注射器、葡萄糖盐水）、血压计（包括不同规格的袖带）、体温表、碘伏、固定用胶带、听诊器、胃管、备用电池等。

3. **常用抢救药物** 包括肾上腺素、去甲肾上腺素、多巴胺、碳酸氢钠、葡萄糖酸钙、毛花苷 C、甘露醇、呋塞米、阿托品、利多卡因、胺碘酮、地塞米松、地西泮、生理盐水、退热药等。

四、转运人员要求

转运人员应由儿科医生、护士、专职司机共同组成，有条件的医院可以成立专业转运队伍，固定部分人员。医疗救护员可以参与转运，病情不稳定者必须由医师主导转运，病情危重（Ⅱ级）者宜由急诊科和 PICU 的专业儿科医生负责。路途遥远或夜间出诊应适当增加医护人员和专职司机。参与转运的人员应接受过基本生命支持、高级生命支持、人工气道建立、呼吸机应用、休克救治、外伤处理等专业培训，能熟练操作转运设备。

五、转运措施

（一）危重患者院间转运前的准备工作

1. **转诊医院**

(1) 主管医师根据患儿疾病情况及救治条件决定是否转运，联络接收医院，报告患儿初步诊断、处理及目前生命体征状况。

(2) 根据接收医院医师的建议对患儿做好转运前病情稳定的相关处理。

(3) 与患儿家长谈话，告知转运的必要性和潜在风险，需要承担的大致费用，征得家长理解和知情同意，填写转运申请单后签字。

2. **接收医院**

(1) 设立 24 小时转运急救电话，由专人接听。

(2) 接到转诊医院的转运电话后记录转诊医院地址、患儿姓名、年龄、病情、转诊原因、联系电话等。

(3) 通知转诊值班的医护人员和司机，及时赶到。

(4) 检查转运设备和药品，重点查看医用气体是否充足，调试各种医疗设施至正常工作状态；司机进行临行前车辆安全检查，油箱的油量（载有患儿时不能加油)。核对后在登记表上打钩后尽快出发。

3. **转运出发前的处理**

(1)转运人员到达转诊医院后先详细检查评估患儿,可进行转运儿童早期预警评分系统评分(TPEWS)。保持好 2 条通畅的静脉通路。

(2)采用“STABLE”模式对患儿进行处理。维持血糖正常(S:sugar,血糖);保持体温稳定(T:temperature,体温);确保呼吸道通畅(A:airway,气道);维持血压稳定(B:blood pressure,血压);稳定内环境(L:lab work,基本实验室检查);向法定监护人解释(E:emotional support,情感支持)。

(3)将患儿病情及转运途中可能会发生的各种意外情况告知家长,征得家长同意并签字、交接后携带好各种病历及影像学资料及时转运。

(二)转运过程的监测

1. **体温管理**　保温,保持车厢温度适当,确保患儿转运途中的体温稳定。

2. **呼吸管理**　维持好体位,固定患儿头部,保持气道开放。持续呼吸及经皮血氧饱和度监测。气管插管者注意防止气管导管脱出,如病情突然恶化应考虑导管移位或堵塞、发生气胸或仪器故障,尽快做出相应处理。

3. **循环管理**　心电监护,监测脉搏血氧饱和度、心率及血压,观察肤色、皮温和毛细血管再充盈时间,了解循环灌注情况,调节适当的输液速度,防止静脉通道堵塞和滑脱。

4. **其他管理**　与接收医院的 PICU 医师保持联系,观察并记录患儿转运途中的各种情况、突发事件及处理措施等。司机、医务人员和患儿家长均应系好安全带,严格固定患儿,处理好各类身体管道。不超速行驶,谨防急刹车,遇到交通严重堵塞或交通事故时,请求交通警察协助。

(三)到达接收医院的处理

1. 到达接收医院后,患儿通过急诊绿色通道直接进入 PICU 或相关科室。与值班人员进行交接,包括转运记录和当地病历资料。

2. 转运人员与 PICU 详细介绍患儿转运全过程情况,并再次应用“STABLE”程序进行评估。交接后应书面签字确认。

3. 指导家长办理入院手续,收集整理好全程转运资料,评估转运效果。有条件者建立信息化档案和转运信息化体系,全程管理患儿救治情况,患儿出院后向转诊医院反馈诊疗情况和效果。

六、转运要求

1. 转运存在风险,转运前应该充分评估转运的必要性和可行性。重症儿童具有相对性与可变性,需动态观察患儿病情变化。经积极处理后血流动力学仍不稳定、不能维持有效气道开放、通气及氧合严重障碍、生命体征不稳定的Ⅰ级濒危患儿不宜转运。需立即外科手术干预的重症儿童,创造条件积极转运。

2. 制定转运的相关制度和质控标准,以保证重症儿童的转运质量,包括建立转诊流程、值班调度与审查制度、不良事件报告制度等。转运人员需接受临床培训和定期复训,评估考核合格才能独立转运。

3. 转运设施定期维护,包括急救车辆及车内设备维护。每次转诊完成后应及时检修和补充消耗物品,以备下次使用。转运过程中保持通讯畅通和随时联系。

4. 传染性疾病重症患者的转运除遵守上述一般原则外,还必须遵守传染性疾病的相关法规及原则。

5. 实施转运的各类人员在转运过程中均存在人身安全风险,需为所有参与院际转运的相关人员购买意外保险。

七、转运评价

急救网络建设需要一定的条件,包括组织协调、信息联络、转运系统、人员素质、交通条件、医院间的配合、强有力的急救支持体系和学术权威性等。急救网络需要科学维护和评价,确定和把握好转运反应性、转运有效性、转运稳定性、转运风险性和转运满意度,提高转诊质量。出诊人员要掌握病史与病情,克服院前转运中的常见隐患,不断规范转运体系,强化院前转运队伍专职化建设。

八、区域性危重儿转运网络的建立

区域性危重儿转运是指在建立转运工作规范、转运工作常规及不同级别医院的转运指征的基础上,将基层医院的危重儿转运到具有更高救治能力的三级医院 PICU 或 NICU,使患者在转运中得到较好的监护和诊治。它既可以充分利用 PICU 和 NICU 的专业人员和急救设备,提高抢救质量并降低死亡率,又增加 PICU 和 NICU 的床位使用率，还可以避免在转运途中因病情变化得不到及时有效的治疗而造成的严重后果。区域转运工作的实施对降低相应地区的死亡率是非常有效的，最终达到降低儿童死亡率和致残率。根据我国的现状和客观条件，大城市以儿童医院为基础，以医院ICU和急诊室为龙头，将各级医院儿科组织成立各种形式的儿科和新生儿急救网络，能做到投资少，节约人力、物力，既有较好急救条件又能缩短急救反应时间和互通信息等作用，还可提高医院新生儿病房和ICU的住院人数，更好地发挥急救效能。

（祝益民）

第二章　儿童急诊与循证医学

循证医学(evidence-based medicine,EBM)即遵循证据的临床医学,是临床医学的新范例,其核心思想是医务人员应认真地、明智地、深思熟虑地运用在临床研究中得到的最新、最有力的科学研究信息来诊治患者。任何医疗决策的确定都应基于客观的临床科学研究依据,临床医师开处方,专家们制定治疗指南等都应依据现有的最可靠的科学依据进行。EBM强调临床医师应在仔细采集病史和体格检查的基础上,根据临床实践中需要解决的问题,进行有效的文献检索,并对其进行评价,找到最适宜和有力的证据,通过严谨的判断,将适宜的诊断方法、精确的预后估计及安全有效的治疗方法用于对每个具体患者的服务。

儿童急诊医学在近年得到快速发展,由于急诊医学是一门多学科交叉结合的新兴学科,特别是儿童急诊医学起步晚,采集数据困难、不同年龄生理指标不一致等因素,使得以随机、双盲、对照研究(RCT)为基础的循证医学在儿童急诊领域受到较大的限制,大样本、多中心的研究结果非常缺乏,经验医学的成分仍远远多于成人。同时,它在许多方面又受成人急诊学的影响,因而在现有的规范中更多是在吸收了成人急诊医学研究结果逐步建立起自己的诊疗体系。其结果是,有一些未经验证甚至可能被临床证实无效的诊疗手段被继续使用,而另一些具有强烈证据的诊疗方法却又被忽视。

随着科学技术特别是信息网络的迅速发展,国际上儿科急救学科领域的循证医学实践取得了重要的进展。美国、加拿大等发达国家通过建立关注儿童急诊医学临床研究的机构和网络,把以循证医学为指导的研究方法引入儿童急诊医学临床研究,一些长期沿用的规范得到重大的修改,通过循证医学证实的新指南逐渐建立。如呼吸道感染、支气管炎、鼻窦炎、发热、哮喘、喉气管炎、脓毒症、癫痫等新的儿童临床诊疗指南发布都是近年来非常重要的事件。通过网络收集大量临床资料、全球多中心合作等方式,采用RCT研究和荟萃分析等循证医学手段,定期对各类儿童常见急诊疾病诊疗指南进行修正,美国心脏病协会(AHA)的儿童高级生命支持技术(PALS)、欧洲危重病学会等11个组织发起的拯救脓毒症运动提出的《严重脓毒症诊疗指南》制定充分体现了循证医学的价值。

循证医学的重要作用在于它与传统医学在处理临床问题时的本质的区别。传统医学对于预后、诊断试验、治疗有效性的观察建立在非系统观察的临床经验、发病机制和病理生理知识的理解、对专家与经验的依赖性基础上。传统医学解决临床问题的方法:①根据自己的经验和生物学知识;②阅读教科书;③请教专家;④阅读有关文献。而循证医学系统地记录治疗结果,可明显地增强对疾病的预后、诊断、治疗的信心。循证医学还认为,对于疾病基础知识的理解十分重要,它可以帮助说明临床观察的结果和证据,但对于临床实践的指导是不够的。循证医学认为,为恰当解决临床问题,应仔细采集病史,进行必要的体格检查,为诊断和治疗的决定提供尽量多的客观的证据,在此基础上应阅读有关原始文献并进行评价,决定如何用于临床,当然也不排斥向同事及老师请教。

循证医学证据来源主要是随机对照试验或随机对照试验荟萃分析结果。在不可以进行随机对照试验或没有随机对照试验结果时,非随机对照试验包括观察性、描述性研究也可作为证据,但可靠程度不及随机对照试验。证据即相关资料必须在具有可供使用、可获得、可被接受、可应用和可被审评性五个先决条件后,才能开展循证医学。

循证医学的具体做法和步骤是,首先要提出一个拟解决的具体的临床问题,然后进行有效的文献检索,选择有关的最佳研究资料,并用使用者指南中的标准评价,了解其优缺点,分析其是否合理正确,最终提取有用的临床信息用于解决患者的问题。在考虑该信息是否适用于自己的患者时既需要有关的病理生理基础知识,还需要有行为医学的知识。评价文章时要考虑到及回答以下问题：①研究结果是否正确？②结果是什么？③这些结果对处理患儿是否有帮助？

循证医学中对收集的医学文献都要进行批判性的评价，评价方法有下列规定：

1. 测定研究结果是否正确

(1)患者是否随机分组？

(2)是否所有进入试验的患者都归入原先随机化分配的各组中进行分析，并在结论中加以说明。失访者越多，结果的偏倚越大，因为他们可以有不同的结局，有些可能因好转而不继续求医，有的可能很差或因不良反应或因死亡而离开试验，故如有失访者，应将可能有的两种结果都计算一遍，如结论不变，则较可信。

(3)患者、医生及研究者对治疗是否都是"盲"的？

(4)患者的分组在研究开始时是否是相同的？

(5)除了实验干预外，各组其他的治疗是否都相同？

2. 结果是什么　治疗的作用有多大，可以通过下列方法计算及表达：

(1)绝对危险度差。

(2)相对危险度。

(3)治疗作用的估计有多精确？我们常用95%可信区间来表示其范围。

3. 结果是否对患者有帮助

(1)该结果能否用于自己的患者，将您自己的患者与文献报道中选择患者的标准相比。

(2)是否考虑到所有的临床上的重要结果？每一种药物的治疗作用主要看对患者是否重要。

(3)治疗的好处与可能发生的不良反应及费用：应考虑可能的治疗作用是否值得。

近年来，以循证医学为基础的临床指南成为儿科急诊实践的重要行为规范。它提高了医疗机构的医疗质量，给经治患者以最佳和合理的治疗。因为临床指南形成的诊断治疗决策都是以循证医学为基础，集中新近最佳临床科学研究和专家意见。由于诊断和治疗建议是以正式医疗文件形式在各种医疗机构和临床医师中进行传布，因此可以改变临床医师的医疗行为，减少不同医疗机构和不同临床医师间由于素质不同造成医疗水平的差异。不少临床指南都经过临床经济学成本-效果分析，所形成诊断治疗意见的成本-效果分析都是最好的。临床指南收集了所有有关文献，并对文献中的结论进行了系统评价，集中了新近最佳临床科研结果，并不断更新，因此也是继续教育的很好教材。同时，它又可以为官方政府部门对医疗机构医疗质量检查的依据并作为医疗保险机构掌握医疗保险政策的科学凭据。临床指南是具有权威性的医疗文件，其制作质量非常重要。一项好的临床指南具有：真实性、可靠性、可重复性，同时又具有实用性、灵活性和表达清楚、简单明了的特点。

《国际CPR和ECC指南2000》是经过各国专家组成的国际小组科学、客观评估，对传统1992版指南的急救概念提出了修正。如1992版指南要求检查动脉搏动，而2000版不需要检查动脉搏动，原因是研究发现大约只有15%的非专业人员能够在规定的10秒内完成检查；1992版指南中胸外按压与人工呼吸比例由单人复苏15∶2，双人复苏5∶1，2000版改为单、双人均为15∶2，以增加按压的连续性；1992版指南认为气管插管是通气的金标准，而2000版指南认为气囊-面罩是有效的通气方式，这在Cochrane图书馆可以得到文献证实。2000版指南公布后，各国专家继续对其中的各类技术进行了为期4年余的循证研究，2005年美国心脏学会和国际复苏联盟再次组织各国专家进行了修改，提出了2005版心肺复苏指南。《2005年美国心脏学会心肺复苏和心血管急救指南》是专家通过最大程度复习已发表的心肺复苏证据，在透明工作程序下对潜在利益冲突进行公开和管理，以减少急救者需要学习和记忆的知识量和明确急救者需要实施的最重要的技能。2005版指南更加注重证据收集、评估、整合，把证据平分为八类，并分级为Ⅰ类、Ⅱa、Ⅱb、Ⅲ类证据进行评估。2005版指南对儿童和新生儿心肺复苏方式较2000版指南有较大改动。对于按压通气比，2000版指南小儿比例为5∶1，2005版指南提出儿童或婴儿进行单人抢救时按压通气比值为30∶2，双人抢救时为15∶2。这基于：①理想的按压/通气比例尚不清楚。②着重于提供有效的心脏按压和循环，CPR时低于正常的短暂通气即可维持正常的通气/血流比值。③采用相同的按压/通气比(30∶2)便于记忆；强调进行五个周期的按压通气循环，人工吹气必须每次持续1秒钟以上，并产生可见的胸廓上升；除颤时，每次电击需在获得5个心肺复苏(2分钟)后，而不是传统的中断按压，连续除颤，提高了脏器血供；并首次指出AED

可安全有效地用于年龄 ≥1 岁的小儿，但尚无充分的证据显示 AED 是否适用于 1 岁以下的婴儿。这些改变均基于众多的基础及临床研究结果。研究表明，有效的胸外按压可使重要器官在 CPR 期间获得较好的灌注，而每次按压中断都导致血流的停止，因此在心肺复苏过程中应尽量减少胸外按压的中断。现实情况下，救助人员经常中断按压，比他们所应提供的灌注还多。因此新指南中胸外按压与通气比例进行了调整。

目前高水平的有关儿童的证据在很多方面是不足的，而成人的研究不能完全照搬应用于儿童，由于儿童对药物的吸收、分布和代谢与成人有着根本的区别，儿童与成人相同的疾病病因不同，对治疗产生的效果也不同，很多研究不包括儿童或没有年龄的分组结果，这意味着儿科医生没有适当的结果可以推广于患者，与成人相比，小儿往往缺乏有价值的病史资料和体检，特别是这些资料的获得是通过第 3 人（家长）和一些受限的检查（患者不合作），根据病史和检查能得到的验后概率和以前的实验室研究信息都十分有限。儿童的研究证据常存在诊断的不确定，缺乏客观的终点指标，小样本和医德问题而影响研究的内部的真实性。加强儿科领域里的大样本的多中心随机对照研究将会大大改变目前临床决策中的失误、偏倚。

尽管儿科循证临床实践存在着这些障碍，但循证医学的实践对保证患儿采用最好和最适宜临床处理，保证最适宜的证据应用于儿科临床决策是必要的。虽然循证儿科临床实践实施的障碍是存在的，但克服这些障碍的方法和策略也在不断地发展完善。循证医学在急诊尤其儿科急诊的应用虽存在一定的局限性，但是在儿科急诊医学中加强循证观念，开展更多的多中心、随机、对照研究，将有助于提高儿科急诊医学水平。

（桂永浩）

第三章　危重病发病机制研究的进展

第一节　微循环障碍与危重病

儿科危重病死亡率最高的原因是循环衰竭，循环衰竭的主要病理生理本质是微循环障碍。微循环障碍是多种危重病的直接致死原因，也是多器官功能障碍综合征（multiple organ dysfunction syndrome，MODS）的共同病理生理过程。有效治疗和预防微循环障碍是治疗危重病的有效方法，也是降低死亡率和远期并发症重要的治疗措施。重视微循环的监控、调解和治疗成为当今危重病医学的主要基础和关键措施。儿科危重医学工作者必须高度重视，清晰认识微循环相关理论和掌握相关技术。

一、微循环的解剖结构与功能

（一）解剖结构

微循环是微动脉与微静脉之间的毛细血管中的血液循环，是循环系统的最基本结构和功能单位。它的组成包括：微动脉、微静脉、毛细淋巴管和组织管道内的体液循环。

（二）微循环功能

1. 为器官组织和每个细胞供应氧气和营养物质。

2. 传递信息和能量。

3. 排出二氧化碳和代谢废物。

二、微循环的调节

（一）微循环的神经调节

微动脉受运动神经支配，主要为交感神经的血管收缩作用和副交感神经的血管舒张作用。

（二）体循环心功能和血液理化特性对微循环的影响作用

心脏收缩功能、心输出量、有效循环血量对微循环都有直接影响。此外，血液黏稠度对微循环也有重要影响。

（三）内分泌激素对微循环的影响

使微血管收缩的激素有：肾上腺素、去甲肾上腺素、多巴胺、前列腺素A、血管紧张素等。舒张血管的体液介质有：组织胺、缓激肽、胰舒血管素、乳酸、二氧化碳等酸性代谢产物。此外，5-羟色胺和乙酰胆碱具有双调节作用。对过度收缩的血管5-羟色胺有扩张作用，反之有收缩作用。乙酰胆碱在生理状态下可使微血管扩张，病理情况下可使微血管收缩。

三、微循环障碍

（一）微循环障碍概述

微循环障碍是微循环解剖结构的病理组织学损伤和血液理化性质的改变，使管腔狭窄，血液流量减少或血栓形成导致微血管部分或完全阻塞，使组织细胞缺血、缺氧及缺养，局部组织坏死，器官功能障碍引起的复杂多样的临床表现。微循环障碍是百病之源，微循环通畅百病不生。

人体微循环一旦发生障碍，组织细胞的氧供和营养物质供应就会短缺或停止，组织细胞就会出现病理损伤和功能异常，甚至组织细胞坏死、器官功能障碍，从而导致免疫和生理功能紊乱，严重者会迅速出现功能衰竭导致死亡。

微循环功能障碍的本质是氧和营养物质供给障碍，代谢产物排泄异常，大量堆积而导致继发性损伤，如缺血缺氧性损伤、酸中毒、严重脓毒症及脓毒症休克。严重微循环障碍也常常导致中枢神经系统功能障碍、心力衰竭、肾衰竭、免疫系统紊乱、凝血功能障碍、广泛性出血不止、胃肠道功能衰竭等。

（二）微循环障碍与炎症、脓毒症

近年大量研究已经揭示炎症、脓毒症与微循环功能障碍密切相关。炎症得不到及时控制就会恶化发展为脓毒症。感染创伤、应激也是脓毒症的主要病因。脓毒症的主要病理组织学损伤和病理生理机制最关键的也是微循环障碍。

首先，炎症和脓毒症时大量释放的炎症介质，如5-羟色胺、组织胺、乙酰胆碱等炎症介质在不同程度炎症时对血管舒缩功能产生不同的影响。

不管是缩血管作用和舒血管作用均可直接影响微循环。

其次，炎症和脓毒症时产生的大量细胞因子和炎症介质损伤血管内膜。内膜损伤，触发血小板黏附聚集并相互作用是导致血栓形成的先决条件，也是激活凝血机制的主要途径。炎症时的血管内膜充血、肿胀和内膜损伤导致血管内径狭窄，加上血栓堵塞均是微循环障碍的主要因素，还会导致局部组织渗漏。

再者，代谢产物堆积、酸中毒等因素导致血管扩张，有效循环血量急剧减少也会导致严重微循环障碍。有研究显示，因严重炎症和脓毒症导致血管扩张，血管床大量开放，有效循环血量大量急剧减少的情况是很严重的，有时导致液体复苏需求量很大，文献报道的液体复苏量可高达200~300ml/kg。这一问题提醒我们要高度重视，严密科学地监视循环状况，防止微循环障碍的发生。防线前移往往可收到很好的效果，迁延迟滞的液体复苏会导致治疗复杂化，后果严重。

炎症和脓毒症导致微循环障碍和凝血功能障碍已经被实验研究所证实。因此，有学者提出“炎症、脓毒症是微循环障碍病”“脓毒症也是凝血功能障碍病”的观点得到学术界的认同。

另外，氧化应激与微循环障碍密切相关。氧化应激是炎症反应和脓毒症的主要参与机制之一，因此对微循环障碍也起着重要作用。脓毒症发生时机体氧化应激反应活跃，氧化应激对机体有双相作用，既有保护作用也有损伤作用。细胞间黏附分子（intercellularadhension molecular-1，ICAM-1）是介导细胞之间，细胞与胞外基质结合的膜表面糖蛋白，在炎症反应中起重要作用。因此，ICAM-1也是导致微循环障碍的重要因素。

微循环障碍是脓毒症的动能源。脓毒症时发生微循环障碍，微循环障碍反过来又对脓毒症的进展产生推波助澜的作用。有学者实验研究显示微循环障碍是脓毒症进展的动力源，这一实验结果提示了微循环障碍的严重性，也为脓毒症治疗提供了思路，治疗脓毒症一定要纠正微循环障碍。

微循环和大循环之间密切相关。2018年有学者提出大循环-微循环偶联的观点，认为微循环是大循环和细胞间的桥梁，休克复苏后大循环异常虽然已被纠正但并不能保证微循环的完全恢复，研究者引入微循环的动态监测的技术，并发明了舌下微循环成像监测技术和仪器，实时动态评估微循环的状态，为病情判断和疗效评估提供科学决策的依据。目前这一技术已应用于临床，受到ICU医生的好评。

（三）脓毒症休克与微循环障碍

脓毒症休克必然会导致微循环障碍。休克状态下的微循环障碍的特点是微循环的不均一性，即在局部组织中有些部位微循环血流严重不足，这些区域被称为“微循环缺区”（microcirculatory weak unit，MWU）。微循环缺血区的面积与脓毒症严重程度呈正相关。MWU的形成原因是综合因素所致，其中循环血量减少和微栓塞形成是主要原因。休克微循环障碍会导致缺血缺氧性损伤。当经过合理有效的治疗后，微循环重新建立，血流恢复时可发生“再灌注损伤”，损伤因素主要是代谢产物和游离氧自由基。再灌注损伤主要是恢复为循环的原发缺血部和远处血运丰富的组织器官。因早期恢复的血流带着大量的代谢产物，流经血运丰富实部所致。在血流恢复时，因时间迁延血栓形成的区域会继续阻塞，因此会出现“无复流现象”，这是微循环障碍治疗中容易忽略的病理生理状态。有研究显示，只有在微循环障碍早期足量的液体治疗才能改善微循环，中后期的液体复苏改善微循环疗效不好，这可能是微血栓阻塞的原因。因此对液体复苏用量的问题争议较大。临床经验丰实的学者都十分重视时间问题（timing），因此在休克处理的理念上提倡“黄金一小时”（golden hour），近年更提出“白金十分钟”。笔者本人多年曾鉴于亲历的临床实践提出要做到“钻石数分钟”（diamond minute）才能更有效地降低死亡率。“无复流现象”可说明早期液体复苏的重要性，多年前曾有专家达成共识，休克液体复苏治疗最重要的是“时间和容量”（timing and volume），如何强调时间的重要性也不为过。

（四）微循环障碍与微循环线粒体窘迫综合征

由于危重病时机体处于高代谢状态，需要大量能量供应。线粒体是能量产生场所和能量生产的位点，线粒体内的三羧酸循环，需要应急动员大量生产ATP，以便为机体提供高代谢所需能量。这种应急性大量生产ATP的现象被称为“呼吸爆发”。当线粒体功能难以应付这种呼吸爆发时，就会产生功能障碍。这种有氧代谢机制出现功能障碍，就会导致“细胞性病理缺氧”（cytopathic hypoxia），主要表现为：即使氧供正常，但氧利用障碍导致细胞出现病理性缺氧，在临床上表现为氧饱度和血液氧分压(PO_2)正常,但乳酸很高,呼吸、心率加快,病情加重。随着病情加重恶化,微循环障碍更加严重,线粒体损伤也更严重,脓毒症时的免疫性损伤也更加严重。微循环功能障碍、线粒体损伤、免疫性损伤也进入恶性循环,即使血流动力学稳定,循环状态恢复正常,但病情仍不断加重,尤其是细胞内缺氧状态加重,器官功能障碍加重,所产生的一系列临床表现被称为微循环线粒体窘迫综合征(microcirculatory mitochondria stress syndrome,MMDS),肺功能障碍导致缺氧称为 ARDS。线粒体三羧酸循环机制被称为内呼吸,那么 MMDS 亦可以被理解为"内呼吸窘迫综合征"。虽然学术界尚未有提出此概念,但从病理生理的角度将 MMDS 理解成为"内呼吸窘迫综合征"则可以更容易理解其临床意义。MMDS 是脓毒症休克、微循环功能障碍的终末阶段,大多数情况属不可逆状态,治疗难度较大,死亡率高,因而目前被认为是脓毒症死亡率较高的主要原因。

早期防止 MMDS 的发生是治疗脓毒症休克,降低死亡率的主要环节。一旦发生 MMDS,应减少患者耗氧,积极能量支持,积极改善微循环。

四、微循环障碍的治疗

微循环障碍的治疗因其原因众多而十分复杂,简单微循环治疗是不合适的。微循环障碍应根据病因和微循环调节因素作依据考虑治疗方案的制定,以下几方面可做治疗参考。

(一)纠正血流动力学失衡

纠正血流动力学失衡,保持血流动力学稳定的措施包括血容量补充、心脏支持、血管活性药物应用。目前依据文献研究比较多的学者主张,在液体复苏容量 ≥ 60ml/kg 血流动力学仍未稳定时,可酌情继续增加补液量,特别是增加胶体量,并适当选用血管活性药物。实验研究结果和文献报道显示,这样结合补液量和血管活性药物使用的方法,相对死亡率较低。

(二)病因治疗

出现微循环障碍时,应尽快作出正确诊断,并明确病因,及时针对病因做出合理治疗。

(三)抗炎治疗

大多数微循环障碍与炎性疾病有关,尤其是脓毒症。因此,合理的抗炎治疗往往会有效改善微循环。常用抗炎药物有:

1. **糖皮质激素** 可小剂量短疗程应用。如甲强龙 0.25~0.5mg/(kg·d),使用 2~3 天,也可用相应等剂量的地塞米松和氢化可的松。

2. **非甾体抗炎药** 阿司匹林、布洛芬等。

3. **其他抗炎药物** 小剂量肾上腺素、肝素、呋塞米均有较好的抗炎作用。

4. **改善微循环药物** 可用小剂量的血管扩张剂。

5. **清热解毒类中药** 也有明显抗炎效果。

(曾其毅)

第二节 体液介质与免疫学说

机体通过神经 - 内分泌系统和免疫反应介导的应激反应,来维护能量代谢和血流动力学稳定,并维持内环境平衡。神经 - 内分泌系统通过释放大量体液介质发挥作用,如交感性儿茶酚胺、胰高血糖素、胰岛素、生长激素、甲状腺素、性腺激素等;此外,神经 - 内分泌系统调节免疫细胞功能,参与危重症发展过程。

严重感染或组织创伤刺激自主神经系统、内分泌系统和免疫系统,释放大量体液介质。在危重病不同阶段大致作用如下:①强烈的微血管收缩(儿茶酚胺、血管紧张素Ⅱ、血栓素 A_2、心肌抑制因子等);②引起微血管扩张(组织胺、激肽、β 内啡肽、前列腺素 E、前列环素等);③促进血小板聚集和微血栓形成(5- 羟色胺、TXA_2 等);④增加血管通透性(组织胺、缓激肽、前列腺素、乙酰胆碱等);⑤直接损伤细胞,导致多脏器功能衰竭。神经 - 内分泌系统应激分泌的体液介质受蓝斑 - 交感 - 肾上腺髓质系统、下丘脑 - 垂体 - 肾上腺皮质系统、下丘脑 - 垂体 - 生长激素轴 / 甲状腺素轴 / 性腺轴调控。

一、蓝斑 - 交感 - 肾上腺髓质系统

(一)基本单元及效应

1. **基本组成单元** 蓝斑 - 交感 - 肾上腺髓质系统是应激时快速响应系统,其中枢整合部位位于脑桥蓝斑。蓝斑是中枢神经系统应激最敏感的部位,其中去甲肾上腺素能神经元具有广泛的上、下行纤维联系。其上行纤维主要投射至杏仁复合体、海马、边缘皮质及新皮质,是应激时情绪变化、学习记忆及行为改变的结构基础。蓝斑中肾上腺素能神经元的下行纤维主要分布于脊髓侧角,

调节交感神经张力及肾上腺髓质中儿茶酚胺的分泌。

2. **中枢效应** 应激时蓝斑-交感-肾上腺髓质系统兴奋、警觉及紧张、焦虑等情绪反应，与脑区中去甲肾上腺素释放有关。

3. **外周效应** 应激时蓝斑-交感-肾上腺髓质系统的外周效应主要表现为血浆中肾上腺素、去甲肾上腺素及多巴胺等迅速升高。多种应激原可激活该系统，使各种组织、血液及尿液中儿茶酚胺水平升高。低温、休克、缺氧可使血浆去甲肾上腺素升高10~20倍，肾上腺素升高4~5倍；失血性休克时血浆肾上腺素浓度可升高50倍，去甲肾上腺素可升高10倍。应激原性质、强度、作用时间及个体差异，儿茶酚胺类物质变化幅度可有差异，其恢复至正常水平的时间亦不同。大面积烧伤患者在烧伤半个月后，尿中儿茶酚胺排出量仍高达正常人的7~8倍。应激时肾上腺髓质中酪氨酸羟化酶、多巴胺β-羟化酶及苯乙醇胺N-甲基转移酶等儿茶酚胺生物合成酶基因表达增加，促进其生物合成速度明显增加，释放增加。

儿茶酚胺经Ca^{2+}依赖通道释放入血，与α_1-肾上腺素能受体、α_2-肾上腺素能受体和β-肾上腺素能受体结合发挥不同的生物学效应。肾上腺素能受体与不同的G蛋白偶联，经Gi抑制或Gs激活环腺苷单磷酸/蛋白激酶A（cAMP/PKA）途径，调节下游靶蛋白的磷酸化；经Gq受体刺激肌醇1,4,5-三磷酸/二酰基甘油（IP3/DAG）途径，开放内质网Ca^{2+}通道，增加Ca^{2+}水平。儿茶酚胺增加有助于改善休克状态下的心肌衰弱或血管麻痹，但是持续高水平儿茶酚胺会对免疫、代谢和凝血等方面器官损害。重症肠道病毒71型感染手足口病患者进行血液滤过/透析后，可显著降低肾上腺素、多巴胺水平，改善患者体温、心率、收缩压、左室射血分数和心排血指数。

（二）应激时儿茶酚胺水平升高的防御代偿意义

1. **心血管兴奋作用** 交感兴奋及儿茶酚胺释放可使心率加快，心肌收缩力增强，心输出量增加；由于外周血管中受体分布密度的差异，儿茶酚胺除使血压上升外，还导致血液重新分配，使心、脑等重要器官的血液灌流得到保证，而肠道血液灌注降低；在休克等的应激反应中，骨骼肌的血流量亦明显减少。

2. **呼吸影响** 儿茶酚胺引起支气管扩张，有利于增加肺泡通气量，以满足应激时机体对氧的需求。

3. **代谢影响** 儿茶酚胺通过兴奋α受体而使胰岛素分泌减少，通过兴奋β受体而使胰高血糖素分泌增加。肝脏糖原分解增加、糖异生增强、生酮作用增强致血糖升高，细胞因子合成增加；肌肉组织内糖酵解增强、乳酸释放增加；而脂肪组织内脂肪动员增强，使血浆中游离脂肪酸增加，从而满足应激时机体增加的能量需求。

4. **其他激素分泌影响** 儿茶酚胺还可促进促肾上腺皮质激素（ACTH）、生长激素、肾素、促红细胞生成素及甲状腺素等分泌，以便更广泛地动员机体应对应激。

（三）应激时强烈持续的儿茶酚胺水平升高的潜在危害

1. **持续血管收缩的影响** 腹腔内脏血管的持续收缩可导致腹腔内脏器官缺血，胃肠黏膜的糜烂、溃疡、出血；胃肠血流灌注不足，也会导致胃肠道缺血缺氧，加剧胃肠功能障碍。

2. **外周小血管的长期收缩可使血压升高** 可能是精神、心理应激诱发高血压的重要机制。

3. **对凝血功能的影响** 交感神经兴奋促进血管假性血友病因子和Ⅷ因子产生，增强血小板活化、聚集和分泌功能，促进血栓快速形成；此外，儿茶酚胺可使白细胞数及纤维蛋白原浓度升高，从而增加血液黏滞度，促进血栓形成；这可能与危重患者并发心血管疾病有关。

4. **心率增快** 心肌耗氧量增加，导致心肌缺血。

二、下丘脑-垂体-肾上腺皮质系统

位于脑桥蓝斑的去甲肾上腺素能神经元释放去甲肾上腺素后，刺激室旁核神经元上的α-肾上腺素能受体，使下丘脑室旁核分泌促肾上腺皮质释放激素（corticotrophin releasing hormone，CRH）增多，启动下丘脑-垂体-肾上腺皮质轴的活化。选择性损伤去甲肾上腺素能神经元的上行通路、抑制去甲肾上腺素的合成或采用α-肾上腺素受体阻断剂可阻止某些应激原对下丘脑-垂体-肾上腺皮质轴的兴奋作用，使下丘脑CRH释放减少，垂体的ACTH及肾上腺皮质类固醇生成减少。

（一）基本组成及效应

1. **基本组成** 下丘脑-垂体-肾上腺皮质轴（hypothalamic pituitary adrenal axis，HPA）主要由

下丘脑的室旁核(PVN)、腺垂体及肾上腺皮质组成。室旁核作为该神经内分泌轴的中枢部位,其上行神经纤维与边缘系统的杏仁复合体、海马结构及边缘皮层有广泛的往返联系,下行神经纤维则通过 CRH 控制腺垂体 ACTH 的释放,从而调控肾上腺糖皮质激素(GC)的合成和分泌。同时,室旁核 CRH 的释放也受到脑干蓝斑中去甲肾上腺素能神经元的影响。

2. **中枢效应** 应激时 HPA 轴兴奋产生明显的中枢效应,如抑郁、焦虑及厌食等情绪行为改变,这些效应主要由 CRH 分泌增多引起。此外,CRH 还可促进内啡肽的释放,并促进蓝斑中去甲肾上腺素能神经元的活性,使 HPA 轴与蓝斑 - 交感 - 肾上腺髓质轴交互作用。

3. **外周效应** 应激时 HPA 轴兴奋的外周效应主要由糖皮质激素(glucocorticoid,GC)引起。正常人 GC 分泌量为 25~27mg/d,应激时 GC 分泌量迅速增加。如外科手术后,GC 分泌量可增加 3~5 倍,达到或超过 100mg/d。若应激原已排除(如手术完成且无并发症),血浆 GC 可于 24 小时内恢复至正常水平;如应激原持续存在,则 GC 浓度可持续升高;如大面积烧伤患者,血浆 GC 浓度增高可维持 2~3 个月。临床可测定血浆皮质醇浓度及尿中 17- 羟类固醇排出量来判断应激的强度或术后并发症的存在。

GC 作用是由糖皮质激素受体(GCR)介导,GCR 包括 α 和 β 两个亚型。GC 与 GCR-α 结合促进其入核,皮质醇 -GCR-α 复合物通过直接结合 GC 反应元件(glucocorticoid responsive elements,GREs)启动转录活化或抑制 GC 靶基因;而 GCR-β 可抑制 GCR-α 活性,虽然不与 GC 直接结合,但是可以降低 GC 的作用效果,导致细胞的 GC 抵抗。危重症患者入 ICU 时白细胞中 GCR 表达升高,而 13 天后白细胞中 GCR 表达下调,但皮质醇水平依然较高,这种相关性分离现象常提示应激反应异常。

(二) GC 分泌增多具有重要的防御代偿意义

1. **代谢应激作用** GC 促进蛋白质分解及糖原异生,补充肝糖原储备;同时,GC 通过降低肌肉组织对胰岛素的敏感性而抑制外周组织对葡萄糖的利用,提高血糖水平,保证重要器官的葡萄糖供应;保证儿茶酚胺及胰高血糖素的脂肪动员作用。

2. **循环稳定作用** GC 并不导致心肌及血管平滑肌收缩,但对维持儿茶酚胺发挥其对心血管活性调节作用至关重要,是其必要因素。

3. **稳定细胞膜及溶酶体膜作用** GC 能诱导产生分子量为 40~45kD 的巨皮质素(macrocortin),又称脂调蛋白(lipomodulin)。巨皮质素能抑制磷脂酶 A_2 的活性,故可减少膜磷脂的降解,减少花生四烯酸、前列腺素及白三烯的生成,对细胞发挥保护作用。

4. **具有强大的抗炎作用** GC 的抗炎作用早被公认,被广泛应用。GC 可抑制多种促炎症介质的产生,并诱导多种抗炎介质的产生。目前已知受到 GC 调控的因子,见表 1-3。

表 1-3 受肾上腺糖皮质激素(GC)调控的炎症介质

分类	受 GC 抑制的炎症介质	受 GC 诱导的炎症介质
细胞因子	IL-1、IL-2、IL-3、IL-4、IL-5、IL-11、IL-12、IL-13、TNF-α、GM-CSF、干细胞因子	IL-10、IL-1 受体拮抗剂、IL-1 受体 2(诱饵受体)
趋化因子	IL-8、MIP-1α、MCP-1、MCP-3、MCP-4	
蛋白酶	iNOS、PLA_2、胶原酶、COX-2	
细胞黏附分子	ICAM-1、E- 选择素	
其他	缓激肽、5- 羟色胺、纤溶酶原激活物、前列腺素、白三烯、血栓素 A_2	巨皮质素、IkB-α

IL:白细胞介素;MIP:巨噬细胞炎性蛋白;GM-CSF:粒细胞巨噬细胞刺激因子;MCP:巨噬细胞趋化蛋白;PLA_2:磷脂酶 A_2;COX:环氧合酶;ICAM-1:细胞间黏附分子。

(三) 应激时 GC 持续增高的不利影响

1. **免疫反应受抑** 动物实验发现各种严重应激时,动物的胸腺细胞凋亡,胸腺萎缩,淋巴结缩小。在临床患者及动物实验均观察到,慢性应激后多种细胞因子及炎症介质生成减少,免疫力下降,易并发感染。

2. **生长发育迟缓** 慢性应激时由于 CRH 的作用使生长激素分泌减少,由于 GC 增高而使靶细胞对胰岛素样生长因子(IGF-1)产生抵抗,从而导致生长发育迟缓,伤口愈合不良等。

3. **甲状腺受抑** GC 可抑制促甲状腺素释放激素(TRH)及促甲状腺素(TSH)的分泌,并阻碍 T_4 在外周转化为活性更强的 T_3。

4. **行为改变**　如抑郁症、异食癖及自杀倾向等。

三、下丘脑 - 垂体 - 甲状腺素轴

危重症患者出现甲状腺激素水平改变，而甲状腺本身无器质性病变称之为非甲状腺病态综合征（nonthyroidal illness syndrome，NTIS），也称为正常甲状腺病态综合征（euthyroid sick syndrome，ESS）或低 T_3 综合征（low T3 syndrome）；流行病学资料显示 NTIS 在危重症患者中的发生率为 60%~70%，以低 T_3 型多见。研究发现，脓毒症患者血清甲状腺素水平与脓毒症病情危重程度呈负相关，病情越严重，血清 TT_3、fT_3、TT_4、FT_4 越低，急性生理与慢性健康评分（acute physiology and chronic health evaluation Ⅱ，APACHE Ⅱ）评分越高。此外，多项研究表明，合并 NTIS 的脓毒症患者病情进展更快、病死率更高，且需要更长的住院时间和治疗费用。

1. **基本组成单元**　下丘脑 - 垂体 - 甲状腺轴（HPT）是指下丘脑、垂体以及甲状腺这三者连接的部位，是促进甲状腺激素分泌的关键所在。甲状腺激素调节机体基础代谢，在控制炎症、保护器官功能方面发挥重要作用。

2. **外周效能**　危重症急性期甲状腺激素水平降低是机体自身保护机制之一。甲状腺激素下降可减少机体能量消耗，外周血 TSH、T_3 和 T_4 水平恢复正常是疾病转归的标志。在盲肠结扎穿孔诱导脓毒症动物模型中发现，补充 T_3 可以减少抗凝血酶Ⅲ的减少，改善微循环凝血功能；给予甲状腺素干预可以降低脓毒症动物模型的病死率。目前，临床上甲状腺激素干预是否能改善机体代谢、维持血流动力学稳定、改善器官功能尚存有争议。

四、下丘脑 - 垂体 - 生长激素轴

1. **基本组成单元**　下丘脑 - 垂体 - 生长激素轴（HPGH）包括生长激素释放激素（growth hormone releasing hormone，GHRH）、生长激素（growth hormone，GH）和胰岛素样生长因子（insulin-like growth factor，IGF）。GH 由腺垂体分泌，主要受下丘脑分泌的 GHRH 和生长激素抑制激素（somatostatin，SS）的调节。

2. **中枢效应**　HPGH 轴影响生长发育、睡眠、认知功能、情绪等，GH 的夜间分泌与睡眠和作息周期有关。

3. **外周效应**　危重症发生几小时后 GH 血清浓度开始升高，表现为急性期 GH 分泌的峰值有所增加且频次增多，这一现象在危重症发生 1 周后消失。GH 分泌降低与下丘脑功能受损和胃饥饿素活性形式缺乏有关。危重症时肝脏 GH 受体功能受到抑制，导致循环中 IGF-1，IGF 结合蛋白 3（IGFBP-3）和 GH 结合蛋白（GHBP）水平低，引发脂肪分解、胰岛素拮抗和免疫激活，表现为合成代谢受抑制，分解代谢持续状态，机体处于消耗状态。生长激素释放肽（growth hormone releasing peptide，GHRP）或者 GHRP 联合 GHRH 可唤醒危重患者的 GH 分泌峰值波动。

五、其他体液介质

除了以上体液介质之外，危重症伴随 β- 内啡肽、胰高血糖素、抗利尿激素（ADH）、醛固酮等显著升高，而胰岛素、促性腺激素释放激素（GnRH）、促黄体生成激素（LH）及卵泡刺激素（FSH）等性腺激素显著下调。

1. **β- 内啡肽**　β- 内啡肽（β-endorphin）主要在脑垂体合成，亦在全身其他组织表达。多种应激原（如创伤、休克、严重感染等）均能引起血浆 β- 内啡肽明显升高，达正常的 5~10 倍。β- 内啡肽的升高程度与 ACTH 平行，因为两者均为其共同前体前阿黑皮质素原的衍生物，都在下丘脑 CRH 的刺激下释放，亦受血浆 GC 水平的反馈调节，输注 β- 内啡肽可使血浆中 ACTH 及 GC 水平降低，而输注阿片受体拮抗剂纳洛酮（naloxone）则使 ACTH 及 GC 水平升高。β- 内啡肽在应激反应的调控中发挥重要作用。一方面，它抑制 ACTH 与 GC 的分泌，可避免应激时下丘脑 - 垂体 - 肾上腺皮质（HPA）的过度兴奋；另一方面，它亦能抑制交感 - 肾上腺髓质系统的活性，使血压降低，心输出量减少及心率减慢，避免交感 - 肾上腺髓质系统的过度兴奋，但 β- 内啡肽过度抑制心血管系统也可导致休克发生。此外，β- 内啡肽具有很强的镇痛作用，可诱导患者产生兴奋及愉快的感觉，这可减轻创伤患者的疼痛，缓解因疼痛诱发的其他不良应激反应。

2. **胰岛素**　应激时交感 - 肾上腺髓质系统兴奋，儿茶酚胺作用于胰岛 β 细胞上的 α 受体而抑制胰岛素的分泌，使得血糖水平明显升高，有利于满足机体在应激时增加的能量需求。危重患者

目标血糖控制在 110~180mg/dl 较为合适，而给予连续静脉胰岛素输注是控制血糖的较好的方法。一项儿童危重症远期生活质量研究发现，血糖控制在 80~100mg/dl（4.4~5.5mg/dl）和 150~180mg/dl（8.3~10mg/dl）适应性技能无差异，而高血糖目标管理组患者的生活质量总体健康指数显著高于低血糖目标管理组。

3. **胰高血糖素** 交感 - 肾上腺髓质系统兴奋分泌儿茶酚胺作用于胰岛 α 细胞上的 β 受体而使胰高血糖素分泌增加，使血糖水平升高。此外，研究发现危重症患者给予氨基酸营养增加机体胰高血糖素水平，动物实验证实，胰高血糖素水平升高促进氨基酸分解代谢，中和胰高血糖素可以抑制肝脏氨基酸分解代谢，对血糖无持续影响，可逆转危重症诱导的低氨基酸血症；故高胰高血糖水平是危重症低氨基酸血症的主要原因。

4. **抗利尿激素** 情绪紧张、运动、手术、创伤、感染及休克等应激原均可引起抗利尿激素（antidiuretic hormone，ADH）的分泌增多。抗利尿激素分泌失调综合征（syndrome of inappropriate antidiuretic hormone secretion，SIADH）是指由于多种原因引起的内源性 ADH（即精氨酸加压素 AVP）分泌异常增多，从而导致水潴留、尿排钠增多及稀释性低钠血症等有关临床表现的一组综合征。SIADH 诊断依据可参考尿渗透压>100mOsm/kg、尿钠大于 30mmol/L，等容量性血浆低渗透压（<275mOsm/kg）。

5. **醛固酮** 应激时交感 - 肾上腺髓质系统兴奋可使肾血管收缩而激活肾素 - 血管紧张素 - 醛固酮系统，使血浆醛固酮水平升高。上述变化均可导致肾小管对钠、水重吸收增多，尿量减少，有利于应激时血容量的维持。持续肾素 - 血管紧张素 - 醛固酮会导致血压升高，对心血管功能产生不利影响。EV71 感染重症手足口病患者机体经静 - 静脉连续性血液滤过透析可显著降低血管紧张素Ⅱ、醛固酮、血浆肾素，进而改善心血管功能。

6. **性腺激素** 危重症初期机体性腺激素水平下降。男性中，睾丸激素水平下降，随着患病时间延长，睾酮水平进一步下降；女性性腺激素水平，如雌激素和黄体酮在应激条件下水平降低。雌激素和黄体酮缺乏症被认为是一个中枢性腺轴被抑制的后果。创伤性脑损伤和失血性休克动物模型中补充雌激素具有保护作用，但缺乏相关临床研究。同样，雄激素应用对危重症无临床受益表现。性腺激素在危重症发生发展中的作用和机制仍需进一步研究。

六、免疫学说

神经 - 内分泌系统分泌大量体液介质调控能量代谢、稳定循环之外，对免疫系统和免疫细胞功能的调控在危重症发生发展中也起到了重要作用。神经 - 内分泌激素通过作用于免疫细胞膜上的受体而调节免疫反应（表 1-4），其中，GC 与儿茶酚胺的大量释放对免疫系统具有强烈抑制作用。免疫反应在危重症发生发展中扮演重要角色，近年来免疫病理生理的发展推进了这一领域的认识。

表 1-4 神经内分泌激素对免疫功能的影响

因子	对免疫功能的影响
糖皮质激素	抑制抗体、细胞因子的生成及 NK 细胞活性
儿茶酚胺	抑制淋巴细胞增殖
β- 内啡肽	增强 / 抑制抗体生成、巨噬细胞、T 细胞的活性
加压素	增强 T 细胞增殖
ACTH	增强 / 抑制抗体、细胞因子的生成、NK、巨噬细胞的活性
GH	增强抗体生成、巨噬细胞激活
雄激素	抑制淋巴细胞转化
雌激素	增强淋巴细胞转化
CRH	增强细胞因子生成

（一）免疫激活与免疫抑制

免疫系统急性应激时，机体非特异性免疫反应常有增加，如外周血中性粒细胞数目增多，吞噬活性增强，补体系统激活，C 反应蛋白（CRP）增多，细胞因子、趋化因子及淋巴因子等释放增多等，炎症因子风暴是炎症反应的早期表现。随着对机体免疫反应的深入认识，危重症患者后期免疫功能进入麻痹状态。研究发现：脓毒症患者外周血单核细胞体外脂多糖（LPS）刺激其肿瘤坏死因子（TNF-α），IL1 和 IL6 水平降低，提示固有免疫功能的改变；淋巴细胞凋亡提示细胞免疫功能受损。2000 年 Munford 等提出免疫抑制的概念。研究证实免疫抑制与巨噬细胞 M_2 极化、T 细胞耗竭、NK 细胞活性下降、骨髓来源抑制细胞增多、未成熟抑制性中性粒细胞和初级淋巴器官的免疫功能改变有关。中性粒细胞的延迟凋亡，分泌 IL-10，介导免疫抑制；单核、巨噬细胞或者 DC 细胞上 HLA-DR 的表达减少，抗原递呈能力降低；DC 细胞数量减少损害 B 细胞和 T 细胞的功能，导致免疫抑制。细胞免疫方面，$CD4^+$、$CD8^+$ T 细胞和 B 细胞凋亡致数量减少，Treg 细胞比例增加；而存活的 $CD4^+$、$CD8^+$ T 细胞也倾向于从 Th1 的促炎表型向 Th2 的抗炎表型转移，PD-1 表达增加，炎症因子分泌降低，导致 T 细胞耗竭。

（二）固有免疫记忆

固有免疫记忆是指固有免疫细胞首次接触病原后的功能重编程，当二次病原刺激时表现出免疫功能增强的“免疫记忆型”或者免疫功能低下的“免疫耐受型”；这一概念提出引起固有免疫记忆对改善免疫状态的重视。人体感染单疱疹病毒、卡介苗疫苗介导固有免疫记忆，保持高水平 IFN-γ 和巨噬细胞活化，能抵抗李斯特菌和鼠疫杆菌的再次感染；染色质重构和组蛋白赖氨酸 H3K4me3（trimethylation of histone H3 at Lys4）、H3K4me1（monomethylation of histone H3 at Lys4）和 H3K27ac（acetylation of histone H3 at Lys27）在启动子区域和增强子区域的修饰与固有免疫记忆形成有关；确定了固有免疫记忆在脓毒症免疫学病理生理中的重要地位。β- 葡聚糖诱导单核细胞分化为巨噬细胞，并能长期维持其分泌炎性因子和杀菌的效能，通过改变组蛋白修饰实现转录再激活，逆转 LPS 诱导的固有免疫细胞耐受。最新研究报道：经盲肠结扎穿孔（CLP）制备 C57 小鼠脓毒症模型，3 个月之后对存活小鼠的骨髓幼稚单核细胞及骨髓造血干细胞分析发现，均表现出“免疫记忆”表型，且糖酵解能力增强；这重新定义了人们对脓毒症后期免疫抑制的认识，为预防二次感染、改善脓毒症患者后期免疫抑制开启了新的研究视野。

（三）代谢表观遗传学与免疫记忆

H3K4me1、H3K4me3 和 H3K27ac 这些发生在组蛋白赖氨酸的甲基化和乙酰化修饰与细胞的代谢途径密切相关。组蛋白赖氨酸甲基转移酶（histone lysine methyltransferases，KMTs）利用 S- 腺苷蛋氨酸（S-adenosylmethionine，SAM）作为甲基供体，去甲基化酶（histone lysine demethylases，KDMs）如 KDM1、KDM2-KDM8 家族成员需要黄素腺嘌呤二核苷酸（flavin adenine dinucleotide，FAD）和 α- 酮戊二酸（α-ketoglutarate，α-KG）实现去甲基化。细胞内乙酰辅酶 A（acetyl-coA）水平降低、NAD^+ 水平增加激活 Sirtuin 组蛋白去乙酰化转移酶，导致组蛋白乙酰化水平降低，导致免疫抑制；而代谢活性增强使得琥珀酸水平增加，一方面抑制 α-KG 介导去甲基化修饰，另一方面稳定 HIF-1α，提高细胞的免疫反应。

（王春霞　张育才）

第三节　线粒体功能障碍

一、概述

线粒体是真核细胞重要的细胞器，在维持机体内环境稳定和器官功能方面具有重要作用。感染、缺血缺氧、创伤等多种原因均可导致线粒体功能障碍。线粒体功能障碍可使呼吸链酶活性下降、线粒体膜电位降低、ATP 合成减少、细胞内钙稳态破坏、线粒体通透性转变孔（mitochondria permeability transition pore，mPTP）开放，导致线粒体通透性转变以及脂肪酸的 β- 氧化受阻，细胞内脂肪酸蓄积，氧化应激增加，mtDNA 氧化损害致线粒体生物合成降低，进一步加重线粒体功能障碍，最后导致细胞凋亡或死亡，是多脏器功能障碍的原因之一。

二、线粒体的结构与功能

1. **线粒体结构**　线粒体是双层膜套叠的封闭结构，呈棒状、粒状，主要分为外膜、膜间隙、内膜和基质，不同空间分布着不同的酶和生物因子。例如，外膜上有抗凋亡的 Bcl-2 家族蛋白及离子通道蛋白；膜间隙分布着细胞色素 C、凋亡诱导因子和 Procaspase 2、3、9；内膜则是组成氧化呼吸链呼吸酶复合物的聚集部位。基质内分布有三羧酸循环相关酶、线粒体基因组等。线粒体内外膜通透性的不同形成了维持线粒体完整性及发挥其正常功能的跨线粒体膜电位。另外，线粒体是一种半自主性的细胞器，具有自己的遗传物质 mtDNA，能够独立地复制、转录和翻译部分线粒体蛋白质。线粒体在真核细胞代谢旺盛、能量需求量大的区域分布更多，如脑、心脏等。

2. **线粒体功能**　线粒体是细胞进行氧化磷酸化、合成三磷酸腺苷（adenosine triphosphate，ATP）的主要场所，是机体能量代谢的中心。糖、脂肪、蛋白质等在细胞内通过一系列反应裂解成丙酮酸、脂肪酸后进入线粒体进一步裂解成乙酰辅酶A，并进入三羧酸循环，所产生的NADH和H^+或FADH2通过氧化呼吸链逐级传递，生成水和二氧化碳等终末产物，这一过程中释放的能量使二磷酸腺苷（adenosine diphosphate，ADP）氧化磷酸化，从而生成ATP，以维持细胞正常生理功能。除了产生能量，线粒体还可以控制Ca^{2+}的储存和释放以维持细胞内Ca^{2+}浓度的动态平衡；此外，线粒体还参与了细胞基质代谢、细胞凋亡、启动信号转导通路等多种细胞活动。

三、线粒体功能障碍的可能机制

1. **氧化应激** 氧化应激是指体内生成过多的活性氧（reactive oxygen species，ROS），超出机体自身的清除能力而导致体内氧化与抗氧化作用失衡所介导的一系列反应。线粒体呼吸链电子传递减慢使ROS产生绝对增多或抗氧化防御系统损伤使ROS相对增多均会导致氧化应激，损伤线粒体结构，是引起线粒体功能障碍的主要原因。线粒体既是细胞内ROS产生的主要场所，也是ROS攻击和损伤的主要靶器官。ROS可干扰DNA和RNA复制、氧化线粒体蛋白质使之丧失正常的催化降解功能、引起膜脂质过氧化；过量的ROS还可诱导mPTP开放，引起线粒体肿胀、破裂，释放细胞色素C，导致线粒体功能障碍和细胞凋亡。另外，线粒体超氧阴离子生成增多可与一氧化氮反应引起硝基化应激。氧化应激和硝基化应激不仅抑制线粒体呼吸酶活性，减慢呼吸链的电子传递，增加ROS产生，还可以上调解偶联蛋白表达，形成质子漏，从而降低线粒体膜电位，使氧化磷酸化解偶联，减少ATP生成。

2. **钙紊乱** 钙紊乱是导致线粒体功能障碍的重要因素。线粒体可以同内质网、细胞外基质等一起调节Ca^{2+}的摄取和释放以维持细胞内钙稳态。线粒体内的Ca^{2+}能增强线粒体氧化磷酸化中重要脱氢酶的活性而促进ATP合成；而氧化磷酸化又影响Ca^{2+}调节，其中的线粒体膜电位促进线粒体对Ca^{2+}的摄取，若膜电位降低，则Ca^{2+}摄取减少或线粒体Ca^{2+}外流增加，引起细胞Ca^{2+}紊乱。氧化应激、质子漏形成、mPTP开放和mtDNA突变等都可造成线粒体Ca^{2+}紊乱，进一步影响Ca^{2+}相关酶活性的调节和信号转导。此外，线粒体Ca^{2+}外流载体饱和及Ca^{2+}转运系统损害也是引起线粒体Ca^{2+}超载的原因。

3. **线粒体生物合成减少** 线粒体生物合成减少与线粒体功能障碍密切相关。有研究表明过氧化物酶体增殖物激活受体γ辅助活化因子1α（peroxisome proliferators activated receptor γ coactivator1α，PGC-1α）是线粒体生物合成的主要调节因子，可以刺激核呼吸因子和线粒体转录因子A表达，使编码线粒体蛋白的基因表达上调，增加线粒体生物合成。已知NO和AMP激活蛋白激酶（AMP activated proteinkinase，AMPK）是刺激PGC-1α表达、促进线粒体生物合成的重要因子，AMPK可上调线粒体基因表达，使线粒体生物合成和能量供应增加。此外，Ca^{2+}依赖的信号通路、一氧化碳信号通路及氧化应激等也可以上调PGC-1α的表达与活性，促进线粒体生物合成。而mtDNA拷贝数和PGC-1α基因转录与表达的降低会造成线粒体生物合成降低，ATP生成减少，引起线粒体功能障碍。

4. **mPTP开放** 线粒体通透性转变是导致线粒体功能进一步障碍，甚至细胞死亡的重要原因。线粒体膜电位下降、线粒体内ATP耗竭、游离脂肪酸增加、氧化应激、钙紊乱等因素均可刺激mPTP开放，尤其是氧化应激和Ca^{2+}紊乱发挥了重要作用。当mPTP呈高电导模式的长时程、不可逆性开放时，大量H^+会从线粒体内膜外反流回基质，线粒体内膜全面去极化，内膜电位崩溃，氧化磷酸化完全解偶联，ATP合成停止；线粒体基质外流，还原型谷胱甘肽耗竭，超氧阴离子大量生成；基质渗透压升高，线粒体明显肿胀，最终导致线粒体外膜破裂，释放内外膜间隙中的细胞色素C和凋亡诱导因子等，激活caspase通路引起细胞凋亡或死亡。

5. **线粒体DNA突变** 线粒体DNA突变累积到一定程度也可致线粒体功能障碍。由于mtDNA是裸露的，缺乏保护性组蛋白和不完善的DNA修复机制，又紧邻呼吸链，处于高活性氧环境中，对ROS极敏感而易被氧化损害导致突变；因为mtDNA没有内含子，故mtDNA突变易损害基因组内重要的功能区如氧化磷酸化酶基因密码区，抑制氧化磷酸化蛋白的表达及活性，破坏线粒体功能；当mtDNA突变累积达到一定阈值时，即可导致线粒体功能障碍相关性疾病的临床症状。

四、线粒体功能障碍相关疾病

与线粒体功能障碍相关的疾病有：糖尿病及

糖尿病的并发症、高血压、心肌缺血、再灌注损伤、心力衰竭、复苏后综合征、脂肪肝及多器官功能障碍等。以下重点阐述与儿童密切相关的几类疾病。

（一）心肌缺血

心肌缺血再灌注损伤是指经历一定时间缺血的心肌组织在恢复血流灌注后损伤加重的现象，比如心搏呼吸骤停或休克、心肌梗死等。有研究表明，线粒体功能障碍与缺血再灌注损伤密切相关，是一个非常重要的病理机制。心肌缺血再灌注时产生过量的ROS，一方面可损伤线粒体的膜系统，造成线粒体ATP合成障碍，进而使心肌膜上ATP依赖Na^+泵活性下降，细胞内Na^+升高，激活Na^+-Ca^{2+}交换，加剧Ca^{2+}过载，进而导致心室舒张不全，加重酸中毒，促发再灌注性心律失常；另一方面，氧化应激可导致蛋白质和脂质过氧化，损害线粒体膜的通透性，造成Ca^{2+}顺浓度梯度进入线粒体，并以不溶性磷酸钙的形式沉积于线粒体内膜，从而破坏了线粒体的氧化磷酸化功能，引起电子传递链酶活性的进一步下降，促进ROS的生成，进一步损伤线粒体，形成恶性循环。此外，心肌缺血再灌注发生时会导致mPTP持续开放，内膜外的小分子物质大量进入内膜，基质内的渗透压增大，又进一步促进小分子物质进入内膜，致使离子平衡失调、电化学梯度耗散，造成线粒体肿胀和外膜破裂，同时释放细胞色素C、凋亡诱导因子及多种降解酶前体，激活caspase级联反应，最终诱导心肌细胞凋亡或死亡。

（二）心力衰竭

心力衰竭是指心脏泵血能力降低造成心脏输出量的绝对或相对减少而不能满足机体需要的病理过程，是心肌梗死、高血压和心肌病、心肌炎等多种心血管疾病发展的终末阶段。首先，心力衰竭时，心肌线粒体存在电子传递链和氧化磷酸化复合物等功能缺陷，不仅会触发线粒体所诱发的心肌细胞凋亡，还会增加ROS的产生。ROS通过氧化修饰心肌的肌原纤维蛋白导致心脏收缩功能的进行性降低和心脏不可逆损伤；ROS还可氧化损伤钙离子转运机制，导致钙超载，阻碍能量的产生，进而加重心脏机械功能紊乱和心功能的恶化。其次，心肌促线粒体生物合成因子PGC-lα、NRF-1和mtTFA等的表达下调，导致线粒体DNA含量降低，不仅使线粒体生物合成受损，也引起线粒体氧化磷酸化以及对脂肪酸氧化能力降低，使心肌能量生成不足，加重心力衰竭的发展。此外，心力衰竭时，心脏的代谢底物从脂肪酸转变为葡萄糖，并且脂肪酸氧化的大幅降低并不伴有葡萄糖氧化的代偿性增加，造成心肌能量生成进一步受损并且会促进心室肌的重构，心肌线粒体能量生物合成障碍和心力衰竭互为因果，促进了心力衰竭的发展。

（三）线粒体功能障碍与复苏后综合征

基于线粒体功能障碍在缺氧缺血性损害中起核心作用。有研究观察了心搏骤停动物模型发现复苏后出现线粒体氧化磷酸化功能下降、细胞色素C缺失、活性氧增多及由于酪氨酸硝基化造成的线粒体蛋白氧化等改变，而且这些变化在心搏骤停后8分钟，尚未进行再灌注时即可观察到。在再灌注后30分钟，过氧化氢生成达到最大值，并显现了线粒体功能障碍在心搏骤停后及自主循环恢复后病理变化机制中的关键作用。线粒体的一大主要功能就是细胞能量来源的生成及对能量需求的调控，除合成ATP外，内膜电化学梯度还能作为离子和代谢产物转运的动力，同时参与细胞代谢的调节。线粒体还在pH值维持、渗透压调节、细胞信号转导、调控基因表达及调控氧化还原电势等方面起着非常重要的作用。近年来，线粒体在缺血再灌注损伤导致细胞凋亡机制中的作用越来越受到重视，其凋亡主要通过两条途径：死亡受体途径和线粒体途径。在缺血再灌注损伤的过程中，上述两条途径都参与了细胞凋亡。有研究发现，在检测到经典的细胞凋亡特征以前，线粒体膜的完整性及其功能就已经发生重大变化，包括线粒体呼吸链电子传递中断，能量供应受阻，线粒体跨膜电位的下降甚至丧失和/或蛋白质通过外膜的释放。因此，线粒体在细胞凋亡的过程中起着枢纽作用。相关的对线粒体在缺血后处理抗心肌缺血-再灌注损伤过程中作用的研究也证实了这一点。

（四）多器官功能障碍

多器官功能障碍综合征（multiple organ dysfunction syndrome，MODS）是一种病因繁多、发病机制复杂、病死率高的临床综合征。MODS病因可分为感染性和非感染性，其中严重创伤、感染及在病情进展过程中出现的低血容量性休克、脓毒症、感染性休克、再灌注损伤，在支持治疗期间的某些医源性因素如各种有创监测、抗生素使用不当等，均可诱发MODS。感染和创伤引起

MODS 发生、发展主要与受损细胞氧利用失衡有关。线粒体是氧气的主要利用者,除产生三磷酸腺苷外,还在许多代谢过程中起重要作用。

1. 重症感染引起 MODS 线粒体损伤的机制 发生脓毒血症后 12 小时线粒体嵴消失,有空泡形成;重症感染时线粒体结构损伤的机制:①线粒体内膜损伤,脓毒症时大量炎性介质释放,促使中性粒细胞、淋巴细胞和单核细胞等呼吸爆发,中性粒细胞在抗炎作用同时与线粒体内膜结合,产生水解作用,损伤线粒体内膜。重症感染时强烈的氧化应激也是造成线粒体内膜损伤的重要因素之一。②线粒体钙超载:Ca^{2+} 参与细胞的兴奋收缩耦联,是维持细胞正常功能的基础。重症感染时氧自由基可造成线粒体 Ca^{2+} 跨膜转运紊乱,使线粒体内 Ca^{2+} 大量聚积,形成钙超载。线粒体钙超载与线粒体凋亡关系密切。③线粒体 DNA 损伤:线粒体 DNA 损伤是导致线粒体功能障碍的原因之一,受损降低线粒体氧化磷酸化效应,影响三磷酸腺苷合成。重症感染导致的代谢异常是线粒体功能降低引起氧利用障碍,对机体有线粒体功能有影响物质有:①内毒素:内毒素可直接损害线粒体功能,抑制电子传递,损害线粒体复合物,导致三磷酸腺苷减少。②活性氮:重症感染早期,线粒体诱生型一氧化氮合酶激活,大量一氧化氮产生,抑制线粒体功能。在低氧状态下,低浓度一氧化氮可逆性抑制线粒体呼吸链功能,使细胞进入“冬眠”状态,得以存活;但高浓度一氧化氮使线粒体内锰超氧化物歧化酶失活,使线粒体功能出现不可逆的抑制。③ ROS:重症感染时线粒体产生大量 ROS,直接损害膜脂、脂蛋白、DNA,引起线粒体功能障碍,导致细胞损伤。④炎症介质:许多炎症介质具有直接损伤线粒体的作用。肿瘤坏死因子可增加线粒体 ROS 产生,增加细胞色素 C 氧化酶释放,抑制氧化磷酸化反应。⑤线粒体相关基因:重症感染时线粒体相关基因表达下调。⑥激素水平:甲状腺激素主要作用的发挥通过调节线粒体活性而实现,脓毒症早期,甲状腺代谢活动增强,随着病情发展,可出现“病理性甲状腺状态”或“低 T_3”综合征现象,这些变化可能与线粒体功能受影响有关。

2. 创伤引起 MODS 线粒体损伤的机制 创伤作为 MODS 的一个重要诱因,其病理机制需进一步深入研究。创伤后机体的调控基因、蛋白质、炎性因子通过复杂、动态的级联网络,形成瀑布式失控性炎症反应,使机体免疫功能紊乱,引起全身炎症反应进一步加重,导致远隔组织器官损伤与衰竭,出现 MODS。线粒体 DNA 启动创伤导致 MODS 的可能机制:创伤导致大量细胞破裂,释放到循环中的线粒体 DNA 特异性结合中性粒细胞内的 Toll 样受体 9(toll-like receptor 9,TLR9),通过丝裂原活化蛋白激酶信号转导通路而活化中性粒细胞,释放基质金属蛋白酶 -8、-9,导致远隔器官组织的损伤。线粒体 DNA 具有与细菌相同未甲基化的 CpG 序列,可通过激活单核 / 巨噬细胞、树突状细胞等多种免疫性细胞,诱导肿瘤坏死因子 -α、白细胞介素 -1、白介素 -6 等炎性因子释放,引起 MODS。此外,细胞损伤后释放线粒体碎片进入血液循环,激活中性粒细胞引起系统性炎症,是创伤后无菌性 SIRS 的重要启动机制。线粒体释放内源性损伤因子在创伤、无菌性 SIRS 和 MODS 间起桥梁作用。随病程进展,无菌性 SIRS 若未能控制,则发展为 MODS。对无菌性 SIRS,经验性使用抗生素无效,而其他疗法如稳定线粒体膜、抑制凋亡等可能有效,为创伤导致 MODS 治疗提供了新思路。

五、线粒体功能保护

鉴于线粒体损伤与多种疾病密切相关,因此线粒体保护可能是治疗的靶点。目前有多种线粒体保护策略,目的均是保护受损细胞线粒体或加快受损线粒体再生修复。但这些方法均不能绝对降低或阻止线粒体受损,须在治疗过程中进行实时评估。如过量 ROS 对机体是有害信号,但其在免疫调节中也有重要作用。免疫细胞活化、抑制能量代谢重要性的研究对治疗 MODS 有重要意义。

1. 抗氧化剂应用 抗氧化剂可保护细胞线粒体对抗氧化或亚硝化的应激作用。在脓毒症动物模型中,褪黑激素有抗氧化作用,可降低病死率。特异性线粒体靶向性抗氧化剂可提高线粒体活性,降低器官衰竭的严重程度。

2. 降低代谢率 通过低温治疗降低代谢率,对改善心搏骤停幸存者神经损伤有肯定效果,与低温治疗增加三磷酸腺苷生理活性有关。一氧化碳也有类似效果,可诱导休眠状态产生。水溶性一氧化碳释放剂对脓毒症模型小鼠有保护作用,伴随过氧化物酶体增殖物激活受体辅助激活因子 1 表达和线粒体 DNA 增高,其存活率也有提高。

3. **刺激线粒体生物合成** 活化血红素氧合酶-1可引起一氧化碳内源性释放。在脓毒血症模型中，活化血红素氧合酶-1通过诱导核因子E2相关因子，刺激线粒体生物合成，提高存活率。Thomas等报道，重组人线粒体转录因子A可减轻脓毒血症小鼠线粒体损害，提高小鼠存活率。

4. **维持正常血糖水平** 急性高血糖症可明显增加牛动脉内皮细胞ROS产生，影响线粒体蛋白质合成及氧化磷酸化、线粒体完整性及功能。MODS患者维持正常血糖水平可保护肝细胞线粒体功能和超微结构，改善预后。

5. **抑制一氧化氮合酶与后期修复** 低浓度一氧化氮可刺激线粒体生物合成，在后期促进线粒体功能恢复上可能起重要作用。但一氧化氮的作用还取决于其生成速度、量及部位。在急性炎症反应期，通过诱导型一氧化氮合酶催化产生的大量一氧化氮可阻碍线粒体呼吸，且有细胞毒性；通过内皮型一氧化氮合酶催化生成的低浓度一氧化氮而加速线粒体蛋白合成。因此，特异性抑制诱导型一氧化氮合酶是潜在的后期修复方法。

6. **激素应用** 在MODS治疗中激素有重要作用。甲状腺功能减退老鼠注射T_3，可上调线粒体生物合成相关转录因子的表达。当线粒体功能和代谢速率恢复时，给予适当激素替代治疗，可促进细胞、器官修复。但甲状腺素的替代治疗存在危险，需进一步临床验证。

线粒体受损机制复杂，减轻线粒体损伤、促进线粒体修复对治疗MODS有重要价值。临床应进一步探索影响MODS预后线粒体损伤的关键环节，并针对性进行治疗，以期为MODS治疗提供有前景的干预策略。

（刘春峰）

第四节 自由基与感染

随着医学科学技术的迅猛发展，目前已弄清了在医学领域中，很多疾病的病理生理过程与自由基的作用有关。尤其是在严重感染的过程中，因此对自由基的研究，日益受到人们的重视。已成为当前一个非常活跃的研究领域。

自由基（free radical）或称游离基（radical），是指外层轨道中具有奇数电子的原子（H·、Cl·）、原子团（OH·、RO·、ROO）、分子（NO、NO_2、O_2），其特点是活性强，结构不稳定，存在的时间短暂，一旦发生反应，常呈链锁式反应。因此，对机体可造成持续性损害。生物体内有多种产生自由基的物质，而对机体损害较大的是超氧阴离子自由基（superoxide amino，$\cdot O_2^-$）和羟自由基（OH·）。

一、自由基的来源

体内具有共价键的有机分子在某些原因作用下，发生均裂后可使带有成对电子的原子、原子团、分子转变为带有奇数电子的自由基。或带有成对电子的化合物，又多获取了一个电子，也可变为带有奇数电子的自由基。如生物膜上的多价不饱和脂肪酸的双键，容易发生均裂，均裂后共用的电子分属于两个原子或原子团。即成为含有奇数电子的自由基。又如O_2多获取一个电子，就成为$\cdot O_2^-$，正常情况下机体吸入氧的98%以上，是在线粒体内通过细胞色素氧化酶的作用，接受四个电子四价还原生成无毒害的水。

$$O_2+4H^++4e^- \longrightarrow 2H_2O$$

如在还原过程中，氧接受的电子数不足，外层轨道上就出现奇数电子，即成为自由基。正常机体内约有1%~2%的氧是单价还原的，是生成自由基的主要来源。但因量少且被机体的清除系统所清除。故不造成伤害。氧是机体中重要的电子受体，由于接受的电子数不同，形成的产物也不同，如基态氧只接受一个电子生成$\cdot O_2^-$。

$$O_2+e^- \longrightarrow \cdot O_2^-$$

接受了两个电子生成H_2O_2。

$$O_2+2e^-+2H^+ \longrightarrow H_2O_2$$

接受了3个电子生成OH·等。

$$O_2+3e^-+3H^+ \longrightarrow OH\cdot+H_2O$$

几种重要自由基的生成与清除：

1. $\cdot O_2^-$主要是通过氧的单电子还原而产生，经超氧化物歧化酶（SOD）的歧化作用而清除。

$\cdot O_2^-$经SOD歧化后生成活性较弱的H_2O_2，而机体清除H_2O_2的能力较强。故H_2O_2对机体造成的损害较弱，所以歧化反应即是$\cdot O_2^-$灭能的途径。$\cdot O_2^-$在体内也可自然歧化，但速度甚慢如经SOD或铁离子的催化，则可加速歧化的过程。

2. **OH·主要由$\cdot O_2^-$与H_2O_2在微量金属元素的催化下生成**

$$O_2+H_2O_2 \longrightarrow OH\cdot$$

$$O_2+2e+2H^- \xrightarrow{\text{铁离子作为触媒体}} OH\cdot$$

正常体内含量较少，且存在的时间短暂，但其活性强，对细胞的损害较大，主要是作用于脂质生成脂类过氧化物（LPO），在体内可被甘露醇、二甲亚砜（DMSO）苯甲酸盐等清除。正常时$\cdot O_2^-$可被SOD清除，H_2O_2可被过氧化氢酶（CAT）清除，因此宜SOD+CAT联用。

3. **过氧化氢（H_2O_2）** 系氧分子在黄嘌呤氧化酶等作用下，接受2个电子还原而成H_2O_2。

亦可经$\cdot O_2^-$单价还原而产生，细胞借还原型谷胱甘肽氧化酶（GSH-PX）及过氧化氢酶清除H_2O_2，以防其对机体的破坏作用，CAT能使H_2O_2的歧化反应增强10^8倍，通过歧化反应还原成H_2O和O_2而被清除。

$$\cdot O_2^- + \xrightarrow[SOD]{e^-+2H} H_2O_2$$

4. **单线态氧（$^1O_2$）的产生** 有化学反应法与光敏反应法，化学反应法是通过Cl_2于碱性溶液中，先产生次氯酸盐，再使H_2O_2与次氯酸混合即产生$^1O_2$。

$$Cl^2+OH^- \longrightarrow Cl^-+OCl^-+H^+$$

$$OCl^2+H_2O_2 \longrightarrow Cl^-+H_2O+{}^1O_2$$

光敏反应法：是当某些化合物在光照下，吸引了一定波长光的能量，使其分子能量从基态进入激发态，使氧分子从$^3\Sigma g^-$态达到$^1\Delta g$态甚至$^1\Sigma g^+$时，即转变为$^1O_2$。

$^1O_2$有较强的亲电子作用，故带有双键结构的物质易与之结合，使脂类过氧化，产生氢过氧化物，对蛋白质有损害作用。$^1O_2$清除剂有β-胡萝卜素、胆红素、蛋氨酸、维生素E等。

5. **外源性自由基** 外源性自由基主要来自环境污染（如光化学污染、大气颗粒物、环境烟草烟雾、环境持久性自由基、重金属、过渡金属、工业溶剂、农药等）和药物使用（硝酸甘油、扑热息痛、氟烷、部分抗癌剂、抗菌剂等）。

二、自由基与疾病

1. **自由基与炎症** 有炎症时存在于炎症区的细菌、免疫球蛋白C_{5a}等，可激活体内的吞噬细胞，包括嗜中性粒细胞（PMN）、单核细胞、巨噬细胞等。使其氧的消耗量急剧上升，甚至达正常量的2~20倍，葡萄糖的代谢活动也增加，此种现象称为“呼吸爆发”（respiratory burst）。其过程所增加的氧消耗量绝大部分通过单电子还原生成$\cdot O_2^-$，也与还原型辅酶Ⅰ氧化酶（NADH oxidase）或还原型辅酶Ⅱ氧化酶（NADPH oxidase）的作用有关。这是一种跨膜酶存在于细胞的双层结构中，当细胞被激活后随之活化，以NADPH作为电子供体，将单个电子转移至细胞外，使氧分子经单电子还原而生成$\cdot O_2^-$。

$$2NADPH+2O_2 \longrightarrow 2NADP^++2O_2^-+2H^+$$

当“呼吸爆发”时，不同的细胞生成的$\cdot O_2^-$量也不一样。PMN耗氧量比单核细胞大，其生成$\cdot O_2^-$的量也大。嗜酸性粒细胞释放$\cdot O_2^-$量，在同样条件下比PMN大3倍，且持续的时间亦较长。同一细胞在不同部位、不同状态下，所生成的$\cdot O_2^-$也不完全一致，如巨噬细胞在肺泡中比在腹腔中生成的$\cdot O_2^-$多。单核细胞在炎症区比在非炎症区生成的$\cdot O_2^-$量多。吞噬细胞生成$\cdot O_2^-$释放到细胞外环境后，由于细胞外SOD、CAT含量较细胞内低，故细胞外清除$\cdot O_2^-$的能力亦较弱。因此，自由基可对机体形成损害。

自由基对细胞的损害：主要是损害细胞膜与细胞膜上的多价不饱和脂肪酸（polyunsatiratated fatty acid PUFA）结合，生成LPD，如OH·能从PUFA中吸取一个质子，生成脂肪酸自由基R·进一步生成脂肪酸过氧化自由基ROO·。

$$PUFA \xrightarrow{OH\cdot} R\cdot$$

$$R\cdot+O_2 \longrightarrow ROO\cdot$$

$$ROO\cdot+R'H \longrightarrow ROOH+R'$$

上述反应中如R·不被及时清除，则可生成更多的自由基，加重对细胞及其对间质的损害。而OH·可使生物膜上的多价不饱和脂肪酸生成LPO，可影响磷脂酶的活性，促使磷脂中花生四烯酸分解产生血栓素A_2（TXA_2）这些物质均可损伤细胞的结构及血管壁的完整性。使通透性增加，高分子物质渗出而致间质水肿。也可引起PMN在血管壁的黏附，使血流速度减慢。自由基对PMN具有趋化性，使之在炎症区域聚集而致组织水肿。

2. **自由基与免疫** 在细胞免疫中，自由基对淋巴细胞的增生分化、对淋巴细胞在刺激原作用下的反应性以及对细胞的功能都有抑制作用。实验研究证明自由基能抑制T细胞，使淋巴细胞E花环形成率降低，这一现象可能由于自由基使细胞膜脂质过氧化，而干扰了E受体的构成部位或抑制了E受体的重要结构所致。自由基对B细胞克隆的形成亦有抑制作用。由于自由基能引起淋巴细胞功能减低，故可影响整个机体的免疫功能。机体本身有阻止自身抗体形成的功能，当该功能障碍时就产生自身抗体，形成自身免疫性疾病。如系统性红斑狼疮、幼年型类风湿关节炎等。这些自身免疫性疾病，经用自由基清除剂 SOD 治疗后，有一定的效果。因此，说明自由基与自身免疫性疾病的发病有关。

抗原抗体复合物沉积于组织导致炎症，使用 SOD 后可抑制免疫复合物所致的炎症。此即证明炎症与自由基的作用有关。炎症时吞噬细胞被激活产生$\cdot O_2^-$，可加重炎症的反应，产生白细胞趋化因子，使白细胞在炎症区聚集，使血管壁的通透性增加，甚至损伤血管内皮细胞，引起组织水肿。因此，认为自由基在炎症过程中起关键作用。使用自由基清除剂能抑制炎症的发展。

3. **自由基与休克**　休克时体内自由基及 LPO 含量明显升高。LPO 是自由基与细胞的多价不饱和脂肪酸作用后的产物，LPO 升高既反映了自由基的增多，又反映了组织受累的程度，休克时的重要脏器如肝、肺、肾内 LPO 均显著升高，大量的自由基不但损害了组织细胞的结构，也引起了代谢功能的紊乱，甚至导致组织细胞死亡。通透性增加是自由基的重要作用之一，也是休克发病的重要机制，通透性增加的结果引起细胞及组织水肿。实验证明$\cdot O_2^-$使内毒素休克动物发生毛细血管通透性增加，而致脑水肿、肺水肿等的发生有关。休克时内毒素通过补体 C_{5a} 激活 PMN 产生自由基，作用于肺，引起休克肺。作用于心脏，引起心功能障碍及摄钙能力的降低，休克时发生的心力衰竭，一直认为是心肌抑制因子（MDF）的作用，现在已认识到 MDF 的产生也与自由基有关。

4. DIC　自由基在 DIC 的发生过程中起重要的作用。一系列的实验研究发现，感染性休克引起 DIC 时，血管壁的 LPO 明显增加，血小板有聚集现象，血管内皮细胞有损伤，这些变化都证明与自由基的作用有关。而预先给以 SOD、CAT 可防止此反应的发生。

5. **自由基与脑水肿**　缺血缺氧可引起脑功能紊乱和组织水肿，但变化的高峰期是发生在血流恢复，供氧充分以后，由于次黄嘌呤被氧化成黄嘌呤和尿酸的速度加快，自由基产生增多，引起的病理变化明显，脑水肿也显著。当机体大量自由基侵袭时，细胞膜上的多价不饱和脂肪酸与之结合，形成 LPO，LPO 对机体也有害，因而加剧了脑水肿的过程。

6. **自由基与多系统器官功能衰竭**　感染时发生的多系统器官功能衰竭（MSOF），自由基起着重要的作用，当内毒素侵入机体，补体被激活后，血中 C_{5a} 增加，内毒素与 PMN 表面的 C_{5a} 受体结合，也可激活 PMN，PMN 被激活后，位于细胞膜上的 NADPH 氧化酶也被激活，催化分子氧单价还原，产生$\cdot O_2^-$再与细胞膜上不饱和脂肪酸发生反应，产生 LPO，LPO 是活性很强的脂类自由基，因此可损伤细胞膜的结构和影响细胞的功能，而使通透性增加。酶的活性受抑制，影响膜的运转及代谢。造成细胞能量及物质代谢障碍。最后导致 MSOF 形成，MSOF 的发生自由基起着重要的作用。因此血中自由基的水平，可以反映器官功能衰竭的状况，即自由基水平升高与器官功能衰竭的程度成正相关。因此证明自由基与脑水肿的发生有关。

7. **电离辐射损伤**　电离辐射损伤与自由基的产生有关。当电离辐射作用于机体后，所产生的自由基能损伤核酸与生物膜。当生物膜上的不饱和脂肪酸受到电离辐射的作用后，发生脂类过氧化的链式反应，使生物膜的结构和功能受到损害，甚至使细胞的重要成分 DNA 也受到影响，导致细胞代谢障碍和功能损害。

8. **自由基与生育及病理妊娠**　研究发现，氧化应激能使男性精子数量减少、活性降低，影响男性的生殖能力。同时，还会影响卵巢的内分泌功能，影响卵母细胞的发育、成熟、卵泡闭锁，参与窦卵泡的凋亡，影响卵母细胞的质量，影响卵母细胞的受精和胚胎着床，影响体外受精胚胎移植术的成功率。引发不明原因的不孕、多囊卵巢综合征、子宫内膜异位症等与生育相关的疾病。同时，氧化应激还与自然流产、复发流产、子痫前期、妊娠期高血压、糖尿病等妊娠并发症和胎儿早产、低出生体重、胎儿器官发育迟缓 / 畸形、胎儿生长受限、巨大儿等不良出生结局息息相关。

9. **自由基与恶性肿瘤**　自由基一方面可以修饰、删除 DNA 碱基，使染色体重排，使 DNA 碱基发生羟化、甲基化、颠换、缺失等，导致某些基因丧失功能、错误复制或表达；另一方面，自由基 /ROS 可以修饰、改变蛋白质的结构和功能，使 DNA 修复系统丧失功能，从而使错误的基因表达，这可能激活原癌基因、抑制肿瘤抑制基因，引发癌症。目前已证实自由基或氧化应激与膀胱癌、前列腺癌、肺癌、乳腺癌等癌症疾病息息相关。

三、自由基的清除

自由基可引起机体损伤产生疾病，但吞噬细胞能杀死入侵的微生物也与自由基的作用有关。吞噬过程中产生的 H_2O_2 其杀菌作用，可因髓过氧化物酶（MPO）的存在而加强。

正常体内有少量自由基产生，也有清除系统不断的清除。“产生”和“清除”维持动态的平衡状态，因此不使机体遭受伤害。但当自由基产生过多或清除系统受到抑制时，则大量自由基存储体内，造成对机体的损害。酶类抗氧化物在铜、锌、锰、铁等辅因子的协助下通过分解或消除自由基以达到抗氧化的目的，此过程反应复杂需多步才能完成，其间可能会引发自由基链反应，产生新的自由基或氧化物。非酶类抗氧化物主要通过单电子转移（SET）、顺序质子损失电子转移（SPLET）等氧化还原反应来打断自由基链反应以达到清除自由基的目的，反应过程简单、清除步骤少，但其间也可能会产生一些诸如苯氧阴离子自由基之类的活性低、寿命长、稳定性强的自由基。同时，含硫和硒的抗氧化物还能通过与铁离子、铜离子等金属离子结合来抑制金属离子介导的氧化应激，从而起抗氧化的作用，但抗氧化能力强弱受其化学结构的影响。此外，除了体内本身含有的酶类和非酶类抗氧化物外，人体还可以通过饮食摄入黄酮类、酚酸类、芪类等天然抗氧化物来抗击氧化损伤。

常用的自由基清除剂有以下几种。

1. 酶类自由基清除剂

（1）超氧化物歧化酶（SOD）：SOD 是 $\cdot O_2^-$ 的主要清除剂，在体内不同部位，其浓度水平也不完全一致，在胞质与线粒体内的浓度比在细胞外液的浓度高。体内在合成 SOD 的过程中，常受 $\cdot O_2^-$ 浓度的影响。如体内 $\cdot O_2^-$ 的浓度高于正常水平时，SOD 的合成能力也相应增强，但其加强的程度是有限度的。如 $\cdot O_2^-$ 的产生超过了 SOD 的清除能力，就发生 $\cdot O_2^-$ 对机体的损害。

SOD 属于金属酶，根据其结合金属离子种类的不同，而有 Cu、Zn-SOD、Mn-SOD 及 Fe-SOD 等，都可催化 $\cdot O_2^-$ 歧化为 H_2O_2 与 O_2。由于 SOD 能清除 $\cdot O_2^-$，所以在防治某些疾病的炎症，防御氧的毒性及抗辐射损伤，甚至预防衰老等方面都起着重要的作用，因此越来越受到人们的重视。

（2）过氧化氢酶（CAT）：CAT 存在于绿色植物或动物的肝及红细胞内，主要生理功能是催化 H_2O_2 分解为 H_2O 与 O_2，使 H_2O_2 不与 $\cdot O_2^-$ 作用生成有害的 $OH\cdot$。CAT 可以阻止红细胞中 H_2O_2 与氧化血红蛋白作用，生成高铁血红蛋白，CAT 不仅能清除细胞内产生的 H_2O_2，还能清除 $\cdot O_2^-$ 经 SOD 转变催化过程中所产生的 H_2O_2。

（3）谷胱甘肽过氧化物酶（GSH-PX）：是清除 H_2O_2 与许多脂类氢过氧化物（ROOH）的酶，可使 H_2O_2 转变为 H_2O，使 ROOH 还原为 ROH，在催化反应中需要 GSH 作为氢的供体，其反应式如下：

$$2GSH+H_2O_2 \xrightarrow{\text{GSH-PX}} GSSG+2H_2O$$

$$2GSH+ROOH \xrightarrow{\text{GSH-PX}} GSSG+ROH+H_2O$$

GSH-PX 的作用：①有清除脂类氢过氧化物的作用，其清除的速度决定于 GSH-PX 的浓度。②有些组织中不含有 CAT，但含有较多的 GSH-PX 在代谢过程中所产生的 H_2O_2，可被 GSH-PX 所清除，故不致使 H_2O_2 对机体造成损害。③ GSH-PX 可清除脂类氢过氧化物，减轻对机体的损害，预防脂类过氧化，可延迟细胞老化，因此有防衰老的作用。CAT 与 GSH-PX 有协同作用。清除 H_2O_2 主要靠 CAT，也可被 GSH-PX 所分解。如脑组织中虽无 CAT，但所生成的 H_2O_2 仍可被 GSH-PX 所清除。

2. 抗氧化剂

（1）维生素 E：可以淬灭 $^1O_2$，是 $^1O_2$ 的有效清除剂，在体内主要作用是防止脂类过氧化。可以中断脂类过氧化的链式反应，从而保护细胞膜免受损害。

（2）维生素 C：为还原剂，是电子供体，当体内维生素 C 达到一定浓度时，可以作为自由基的清除剂，以清除 $^1O_2$，当浓度降低时可使 Fe^{3+} 还原为 Fe^{2+}，Fe^{2+} 与 H_2O_2 作用生成 $OH\cdot$ 反而对机体产生损害。维生素 C 虽不直接参与维生素 E 的抗氧化作用，但对维持体内维生素 E 的含量起重要的作用。因此两者合用效果好。

（3）尿酸：作用似维生素 C，能起到抗氧化剂的作用，是 $^1O_2$ 与 $OH\cdot$ 的清除剂，可抑制脂类过氧化。

（4）β- 胡萝卜素与 NADH 氧化酶，可使 Cl_3O_2 化学活性丧失，也能使 $R\cdot$ 转变为 RH，而减轻有机自由基的损伤作用。

3. **其他**

(1) 一些非甾体抗炎剂：如吲哚美辛、双氯芬酸钠、保泰松、阿司匹林等，其抗炎机制虽不是直接清除·O_2^-，但是可以通过改变细胞膜的结构，抑制 NADPH 氧化酶的活性，以减少·O_2^- 的生成。

(2) 皮质类固醇：在治疗脑水肿时有显著的效果。其主要的作用曾被认为是能降低毛细血管的通透性，稳定细胞膜的功能，抵制细胞膜释放花生四烯酸，减少脑脊液的生成等。现在认识到除上述作用外，由于类固醇的分子嵌入在膜双分子疏水中间带的拱道中，在多价不饱和脂肪酸的双键和自由基之间起着屏障作用，从而防止和减轻自由基引发的脂质过氧化反应。保护了细胞膜的完整性。使脑水肿得以改善。大剂量皮质类固醇可抑制 PMN 释放自由基，减少对机体的损害，如给药太晚则治疗效果不佳。

(3) 甘露醇：用于治疗脑水肿，除具有脱水作用外，还具有清除 OH·自由基的作用。

(4) 还原型谷胱甘肽(GSH)：GSH 是机体受应激后，细胞内调节代谢的物质，因此 GSH 增加有利于康复。感染性休克时 GSH 含量减少，原因是缺血缺氧使组织细胞内自由基增加，而抗氧化物质 GSH、维生素 C 等减少，GSH 减少保护机制减弱，因此自由基作用于细胞膜造成损害，用 GSH 治疗，可使心血管功能恢复。

(5) 别嘌呤醇(allopurinol)：具有抑制黄嘌呤氧化酶的作用，使自由基生成，脂质过氧化物也减少，因而机体得以保护。用别嘌呤醇治疗，可阻断黄嘌呤氧化酶使嘌呤分解为尿酸的作用。避免了嘌呤的过多消耗，减少了·O_2^- 的生成(图 1-2)。

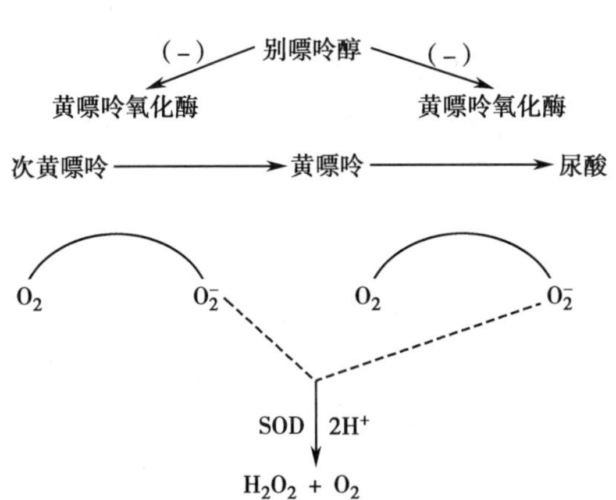

图 1-2　别嘌呤醇抗自由基图

(6) 中成药：有些中成约有清除自由基的功能：近年来对一些传统的防衰老及延年益寿的中成药，研究发现有些具有清除自由基的作用。①灵芝是传统的延年益寿中药，研究证明灵芝提取液不仅具有直接清除·O_2^- 和 OH·的能力，还能间接地提高机体清除·O_2^- 的 OH·的能力。②清宫寿桃粉剂：由红参、天门冬、生地、当归、酸枣仁等组成，对·O_2^- 有很强的清除作用。其单味药的水提取液亦有清除 OH·的作用。③补肾益脾方：作为强壮滋补抗衰老的药物，其组成有党参、白术、枸杞子、菟丝子、女贞子等，该复方具有明显的清除 O_2^- 和 OH·的作用，是传统的延年益寿、强壮滋补、抗衰老的中药。

(7) 黄酮类物质：黄酮类物质泛指两个苯环(A 与 B)通过三个碳原子相互联结而成的一系列化合物，主要包括黄酮、黄酮醇、异黄酮、二氢黄酮、查耳酮等，广泛存在蔬菜、水果、牧草、浆果和药用植物中，大约有 4 000 余种。黄酮类化合物具有广泛的生物活性，可以改善血液循环，降低胆固醇，抑制炎性生物酶的渗出，促进伤口愈合和止痛，还具有很强的抗氧化活性，可有效清除体内的氧自由基。研究发现，决明子、菊花、栀子中的黄酮类物质含量很高(>24mg/g)，它们对 DPPH 自由基清除能力(>70%)比低黄酮含量的莱菔子(5.53%)、罗汉果(47.40%)、甘草(55.80%)、郁李仁(19.12%)、酸枣仁(19.23%)更强。

(8) 虾青素：又称虾黄素、虾黄质、龙虾壳色素、还原型虾红素，属于萜烯类不饱和化合物，广泛存在于自然界中，尤其是海洋环境中。虾青素的结构中含有很长的共轭双键，而且位于共轭双键链末端还有不饱和酮基、羟基，构成 α- 羟基酮。这些独特的结构均具有活泼的电子效应，能向自由基提供电子或吸引自由基的未配对电子，易与自由基反应从而清除自由基，起到抗氧化作用。虾青素的抗氧化活性远远超过现有的抗氧化剂。其清除自由基的能力是天然维生素 E 的 100 倍、天然 β- 胡萝卜素的 10 倍、葡萄籽的 17 倍、黄体素的 200 倍、花青素的 17 倍、Q_{10} 的 60 倍、茶多酚的 200 倍和番茄红素的 7 倍。

(赵祥文　肖政辉)

第五节　全身炎症反应综合征

近年来由于科学技术的发展，从分子生物学的角度进行研究的课题，越来越深入，人们认识到一些危重疾病的病理生理过程与炎症介质有关。

炎症介质包括多种细胞因子，如肿瘤坏死因子（TNF-α）和白细胞介素-1、2、4、6、8等，以及内皮素、自由基、活化的中性粒细胞、活化的补体C5a、组织胺、环氧化酶等。细胞因子（cytokine，CK）是细胞自身分泌产生的一种肽类介质，在各组织细胞和网状内皮细胞之间起介导的作用，起到细胞之间、介质和靶细胞受体之间的信息交通和协调作用。当机体受到损伤和感染后，受累的细胞和网状内皮系统就产生大量的CK，引起全身炎症反应综合征，是危重症发展过程中的一个重要阶段，如进一步发展则形成多器官功能障碍综合征（MODS），或多器官功能衰竭（MSOF）。

全身炎症反应综合征（systemic inflammatory response syndrome，SIRS）是20世纪90年代由美国胸科医师学会/危重病医学会（ACCP/SCCM）联合提出的新概念。虽对其病理生理变化尚不十分清楚，但对感染炎症的认识有了新的发展，也受到医学界的关注。长期以来，人们总认为细菌等微生物引起的感染，达到一定程度后就会引起全身炎症反应，其实这种感染引起的全身反应，临床应称为全身感染综合征。而SIRS是指机体遭受各种打击后（包括感染和非感染性的）所产生的失控性的全身炎症反应，而机体抗炎反应不断扩大，超出机体代偿能力导致广泛组织细胞损伤的病理生理过程。

一、SIRS的病因及机制

炎症反应是机体对打击因素的保护性应激反应，生理状态下体内炎症反应与抗炎症反应保持动态平衡，以维护机体内环境的稳定性，当机体遭受过度强烈的打击后，可致炎症介质大量失控性释放以及内源性抗炎症反应代偿不足，而发生过度的失控性炎症反应，使机体组织遭受损害。炎症介质有内源性与外源性两类，内源性炎症介质包括CK、补体、激肽、组织胺、内啡肽等，外源性炎症介质则来源于病原体毒素。各种炎症介质包括：

1. **肿瘤坏死因子**（TNF-α） 是最重要的具有广泛生物活性的多肽细胞因子，是机体炎症反应中的重要炎症介质，可以活化各种炎性细胞释放白细胞介素，对脏器损伤起关键作用：①刺激或诱发多种细胞因子释放；②促使SIRS形成；③激活白细胞和血小板产生PAF、LTB_4、TXA_2等；④激活内皮细胞，使血细胞黏附因子升高；⑤促使下丘脑合成前列腺素E_2（PGE_2）；⑥诱导血管舒张因子增加，使血管扩张，通透性增高，引起组织水肿。

2. **白细胞介素**（interleukin，IL） 有多种，其中与炎症有关的有IL-1、2、4、6、8等。IL-1可诱导肺损伤，其作用机制为：①增加血管内皮细胞的通透性；②加重TNF-α诱发的肺损伤；③诱导中性粒细胞在肺内聚集并将其激活。IL-2由免疫活性细胞、血管内皮细胞、多种淋巴细胞等分泌，在TNF-α刺激下增多。

3. **血小板激活因子**（platelet activating factor，PAF） 是活性最强的炎症介质，其作用为：①增强组织通透性的能力比组织胺强1 000~10 000倍；②可使血小板聚集；③可引起炎症细胞聚集和炎症介质释放；④是引发休克的关键物质；⑤可使胃肠黏膜损害，是促溃疡作用强的介质；⑥可引起血压下降和循环衰竭等。

4. **内毒素** 当致病微生物感染后，尤其是G^-菌感染后，所释放的内毒素，是一种脂多糖（LPS）复合物，属外源性介质，是炎症反应的重要触发因素，是最强的致SIRS因子之一，经门脉进入肝脏，促使细胞释放多种CK。

CK和传统的炎症介质为内源性的，是机体遭受打击（包括感染性和非感染性）后，由体内所产生的。无论是内源性的或外源性的炎症介质均可导致SIRS发生。近年来发现细菌侵入机体的途径，除通过病灶及损伤的皮肤处外，由于胃肠道屏障功能减弱或破坏，也可使肠道内细菌移位到血液、肠淋巴结或远端部位引起SIRS。故认为胃肠道是SIRS的枢纽器官，是炎症介质释放的扩增器。导致肠黏膜屏障功能破坏的原因是多方面的：①广泛的损伤；②大面积烧伤；③出血性休克；④腹腔内感染；⑤肠梗阻；⑥长期TPN；⑦营养不良；⑧食物中长期缺少纤维素；⑨滥用抗生素，菌群失调；⑩急性免疫缺陷、急性坏死性胰腺炎、急性肾损伤等。

二、临床表现及诊断

SIRS多由感染所致，而由感染所致的SIRS，称为脓毒症（sepsis）。临床上可有或无病灶存在，细菌培养也不一定都是阳性的，其临床特征为全身高代谢状态、高动力循环状态及过度炎症反应。高代谢状态表现为高耗氧量、通气量增加、高血糖、蛋白分解增加、负氮平衡及高乳酸血症。高动力循环状态为高血排出量低外周阻力、组织氧传输障碍。

过度炎症反应为血中 CK 与炎症介质失控性的浓度增加。其临床状况多表现有心率及呼吸增快、体温与血白细胞总数或分类异常、脏器血液低灌注、低氧血症、神志改变及高乳酸血症等。

诊断标准仍在不断的修改和充实中，1994 年 Hayden 根据成人 SIRS 的诊断标准，提出小儿 SIRS 的诊断标准为体温>38℃或<36℃；心率>正常年龄值加两个标准差；呼吸>正常年龄值加两个标准差：白细胞>12×10⁹/L 或<4×10⁹/L 或杆状核>10%，符合上述四项中的两项（白细胞计数增加、降低或分类异常中任意一项）即可诊断，至 1996 年第二届世界儿科 ICU 大会上，根据小儿的解剖生理特点又提出小儿 SIRS 的诊断标准（表 1-5）。2002 年，在美国召开的脓毒症定义大会，进一步确定了儿科全身炎症反应综合征的定义：

1. 中心温度>38.5℃或<36℃。

2. 心动速度，平均心率>同年龄组正常值 2 个标准差以上，无外界刺激、慢性药物或疼痛刺激或不可解释的持续性增快，超过 0.5~4 小时；或<1 岁出现心动过缓，平均心率<同龄组正常值第 10 百分位以下（无外部迷走神经刺激及先天性心脏病，未使用 β 受体阻滞药物），或不可解释的持续性减慢超过 0.5 小时。

3. 平均呼吸频率>各年龄组正常值 2 个标准差以上；或因急性病程需机械通气（无神经肌肉疾病，也与全身麻醉无关。

4. 白细胞升高或下降（非化疗的白细胞减少症）；或未成熟嗜中性粒细胞>10%。

以上指标不同年龄的标准参照表 1-5。以前认为具备上述四项中的两项即可诊断 SIRS。后经 Bone 等修订了小儿 SIRS 的诊断标准为：符合上述四项标准中的两项，其中一项必须包括体温或白细胞计数异常才能诊断。仅心率和呼吸增快不能诊断 SIRS。

SIRS 是连续的动态发展过程，一经启动，即失控性的引发 SIRS 导致组织器官的损伤，继续发展下去，可致多器官功能障碍综合征（multiple organ dysfunction syndrome，MODS）或 MSOF，甚至死亡。在 20 世纪 90 年代 ACCP/SCCM 会议上就提出了 SIRS 与 MODS 的新概念，认为 MSOF 是反映疾病的终末阶段，即使明确了诊断，对治疗的意义也不大。而 MODS 是出现在疾病的早期，如能及时诊断治疗，可终止病情发展，同时也确定了 MODS 的诊断标准。

MODS 与 SIRS 关系密切，在重症监护病房中，SIRS 的发病率达 90% 以上，其中 MODS 的发生率占 50%，MODS 一般有两种类型，即原发性 MODS 与继发性 MODS。原发性 MODS 可以发生在 SIRS 的早期或同时发生，该型临床比较多见。继发性 MODS 则是发生在 SIRS 的过程中，由于机体的过度炎症导致，虽其发生率较原发性 MODS 少，但其预后差，病死率高。MODS 发生后均可致机体内环境失衡，并出现任何一个器官功能衰竭，如继续发展可致 MSOF。

表 1-5　小儿 SIRS 临床诊断标准

年龄	呼吸频率（次 /min）	心率（次 /min）		体温	白细胞计数和分类
		心动过速	心动过缓		
>7 天	>50	>180	<100	>38℃或<35.5℃	>34×10⁹/L 或<5×10⁹/L 或杆状核>30%
<1 个月	>40	>180	<100	>38℃或<35.5℃	>19.5×10⁹/L 或<5×10⁹/L 或杆状核>25%
>1~12 个月	>34	>180	<90	>38.5℃或<36℃	>17.5×10⁹/L 或<5×10⁹/L 或杆状核>25%
>1~5 岁	>22	>140	<60	>39℃或<36℃	>15.5×10⁹/L 或<6×10⁹/L 或杆状核>10%
>5~12 岁	>18	>130	<60	>38.7℃或<36℃	>13.5×10⁹/L 或<4.5×10⁹/L 或杆状核>15%
>12~18 岁	>14	>110	<60	>38℃或<36℃	>11×10⁹/L 或<4.5×10⁹/L 或杆状核>10%

三、治疗措施

控制原发病，清除对机体的打击因素，是重要的治疗措施。积极针对病因给予治疗，同时兼顾抗炎症介质及保护脏器功能的支持疗法等综合性治疗。

1. **控制感染** 是针对细菌感染所导致的SIRS的首选治疗。

(1) 抗生素疗法：根据原发感染灶可能常见的感染进行针对性选择，在使用抗生素之前建议行双份不同部位的血培养。经皮肤感染所导致的脓毒症最常见的病原菌考虑为G^+菌可能性大，首选治疗应该覆盖金黄色葡萄球菌及化脓性链球菌。考虑社区获得性肺部感染导致的SIRS，一般考虑肺炎链球菌、流感嗜血杆菌及金黄色葡萄球菌感染的可能性大，建议首选以三代头孢菌素为主，常合用青霉素或氨苄西林，剂量要充足，静脉途径给药。对于不能排除感染并且非中性粒细胞缺乏症的患者，但又无明确感染病灶的SIRS首选抗生素治疗应覆盖肺炎球菌、脑膜炎球菌、金黄色葡萄球菌(MSSA和MRSA)，首选治疗为头孢噻肟50mg/kg，静脉滴注，8小时1次；或头孢曲松100mg/kg，静脉滴注，每天1次，加用万古霉素15mg/kg，静脉滴注，6小时1次(每次滴注时间至少1小时)。有的病例经治疗后，因细菌迅速被杀死，大量内毒素释放入血，而使内毒素血症加重，最常见的有梅毒和钩端螺旋体感染，应予注意。

(2) 清洁肠道疗法(selective decontamination of digestive tract)：可防止肠道细菌移位，而降低肠道感染的发生率，常口服不吸收的抗生素如多黏菌素B、甲硝唑、新霉素、庆大霉素等。

(3) 清除病灶，切开排脓，彻底引流。

2. **抗炎症介质治疗**

(1) 抑制或减少炎症介质的生成：非甾体类药物如布洛芬，可抑制PG及TXA_2产生，进而抑制炎症介质的产生，是目前认为可以减轻全身炎症反应的有效治疗方法。

(2) 清除炎症介质：采用血液净化疗法，研究证明持续血液净化可清除过多的炎症介质及内毒素，从而改善脏器功能，提高生存率。

(3) 使用抗细胞因子抗体或抗受体抗体，如抗TNF-α抗体，抗IL-1、2、4、6、8等抗体，以及受体拮抗物如IL-1受体拮抗剂、PAF受体拮抗剂等，理论上应起到缓解过度炎症反应、减轻器官损害的作用，但实践证明效果并不令人满意，目前临床已少使用，并且价格昂贵。

3. **保护和支持重要脏器的功能**

(1) 呼吸支持治疗：确保气道畅通，防止呼吸衰竭及ARDS发生，必要时供氧或机械通气，及时监测动脉血气及乳酸的变化。

(2) 维护循环功能：及时补液，保持有效循环血量，纠正酸碱失衡，合理选用血管活性药物，防止发生心衰，尤其注意防止发生休克。

(3) 保护肾脏功能：严格把握抗生素使用指征，做到合理使用抗生素，尽量选用对肾脏毒性小的药物，密切观察肾衰竭情况，及早发现并及早采取血液滤过或透析治疗。

(4) 保护胃肠功能：如出现腹胀、肠鸣音减弱或消失，呕吐咖啡色样液体表示胃肠功能障碍，系肠黏膜屏障功能遭受破坏所致，谨慎使用抑制胃酸，可适当使用保护胃黏膜药物，并及早恢复肠道内营养，以促进肠黏膜屏障功能的恢复。

(5) 纠正代谢紊乱：危重症时常出现高血糖或低血糖症，均影响患者预后，应及时监测，根据血糖结果调整治疗。

(6) 营养支持疗法：危重症时机体能量消耗过多，蛋白分解易致负氮平衡，常需肠道外营养(parenteral nutrition，PN)补充热卡，氨基酸是全静脉营养(total parenteral nutrition，TPN)时氮的主要来源，婴儿需要量为2~3g/(kg·d)，年长儿为1~2.5g/(kg·d)，开始小剂量后逐步增加。葡萄糖3~4mg/(kg·min)，逐步加至5~7mg/(kg·min)，脂肪乳剂开始为0.5~1g/(kg·d)，逐步增加至3.5~4g/(kg·d)，并争取及早恢复胃肠道内供给营养。

(赵祥文)

第六节 再灌注损伤

再灌注损伤(reperfusion injury，RI)是指机体或某一器官，经历数分钟乃至数小时缺血、缺氧，又重新获得氧合血液灌注后，反而发生的一系列非缺血、缺氧性损害。RI临床经常遇到，如心肺脑复苏后、休克恢复后、心肌梗死恢复灌流后、体外循环恢复心肌再灌注后，以及脏器移植等，都曾有过一段缺血、缺氧的过程，一旦恢复再灌注，反而加重了组织细胞的损伤及脏器功能的衰竭，因此RI具有缺血损伤与缺血后再灌注损伤的表现。这些损伤并不是发生在缺血、缺氧期，而是发生在循环改善以后。过去认为这种损伤是由于组织供氧不足所致，现在认识到 RI 的发生与自由基的释放，炎症细胞的激活与钙通道开放钙离子内流共同作用而形成这一复杂的病理生理过程。再灌注损伤是在缺血的基础上，组织恢复血液灌流后所引起的损伤，也与缺血的程度及缺血的时间有关，可致重要脏器损害。

一、病理生理

1. 自由基 自由基与很多疾病的发生发展密切相关，这已成为当前一个非常活跃的研究领域，是很多疾病发病的主要原因。自由基(free radical)或称游离基，是外层轨道中具有奇数电子的原子(H·Cl·)、原子团(OH、RO、ROO)及分子(NO、NO_2、O_2)。其特点是：①活性强；②结构不稳定；③存在的时间短暂，只有 10^{-5} 秒，但其发生反应后，常呈链锁反应，因此对机体可造成持续性的损害。生物体内有多种产生自由基的物质，而对机体损害较大的自由基，是超氧阴离子自由基($\cdot O_2^-$)和(OH·)。

$\cdot O_2^-$ 可通过酶促反应，使氧单电子还原而产生，$\cdot O_2^-$ 与 H_2O_2 相互作用后，所产生的 OH·自由基($\cdot O_2^- + H_2O_2$、O_2 + OH· + OH^-)是化学活性最强的自由基，可与细胞膜的脂质、蛋白质、各种酶等发生超氧化反应，使之成为过氧化物而失去原来的功能。最易起反应的部位是细胞膜及酶系统，因为细胞膜上含有多种不饱和的脂肪酸，自由基是活性强的氧化剂，易与不饱和脂肪酸中成双键碳原子的电子结合，形成脂类过氧化物(lipoid peroxide，LPO)，使细胞的膜结构遭到破坏，功能损害。

自由基在再灌注损伤中的反应：①在缺血、缺氧时，组织已遭受了缺血缺氧的损害，自由基的清除系统也受到影响，但由于此时供氧不足，缺乏生成自由基的必要底物，因此自由基的生成也相应减少，故对机体尚不足以造成严重的损害；②再灌注以后，组织再次获得氧合血液的灌注，血液循环改善，血液中存在的一些清除自由基的物质尚未生成，另一方面再灌注后供氧充分，提供了生成自由基的原料，因此自由基呈爆发性的增加，使细胞遭受更大的损害，是缺血、缺氧阶段机体受损害的程度还不如再灌注后受损害严重的原因；③连锁反应：自由基虽然存在的时间短暂，但发生反应后，又产生了另外的新自由基，相继的呈连锁性的反应，持续的对机体造成损害，直到清除自由基系统的功能恢复正常，或使用自由基灭能剂后才能中止其对机体的损害作用。

自由基对细胞的损伤方式：①与细胞膜上的酶和受体共价结合，影响了细胞膜的成分和活性；②与细胞膜的结构成分共价结合，影响了细胞膜的结构、功能和抗原特异性；③通过共价结合，使羟基氧化或改变未饱和脂肪酸与蛋白质的比例，而干扰运转；④未饱和脂肪酸的过氧化，其产物丙二醛(malondialdehyde，MDA)，对细胞膜的结构有不利影响，可使膜的空隙扩大，通透性增加，导致细胞进一步损伤。

2. 炎症细胞被激活 缺血再灌注后体内炎症细胞如白细胞、内皮细胞、巨噬细胞等被激活，释放大量炎症介质，导致全身炎症反应及远隔部位的组织器官损伤。这些炎症介质包括血小板激活因子(PAF)、肿瘤坏死因子(TNF)、白细胞介素(IL-1、6、8)等都对再灌注损伤起重要的作用。如 PAF 具有促进血小板、白细胞聚集激活的作用。TNF 促进白细胞活化介导炎症介质释放。IL-8 可趋化和激活中性粒细胞，其作用强于其他趋化因子。

3. 钙通道开放 钙离子主要存在于细胞外，钙在细胞内外的浓度差很大，约 1∶10 000，当细胞遭受损伤后，细胞跨膜电位差下降，以致 Na^+、K^+、Ca^{2+} 泵功能障碍，使 Na^+ 进入细胞内，K^+ 溢出细胞外，Ca^{2+} 通道亦开放，Ca^{2+} 以细胞内外的巨大浓度差为动力，大量流入细胞内，使细胞内 Ca^{2+} 浓度急剧增高，达正常浓度的 200 倍以上。由于钙内流导致钙过载，导致蛋白质和脂肪破坏，激活磷酸酯酶 A_2，分解膜脂成分，产生大量游离脂肪酸(free fatty acid，FFA_3)，抑制线粒体功能和损害细胞膜。因此，认为 Ca^{2+} 内流是再灌注后，激活其他反应的起始因素，也是造成细胞不可逆性死亡的最后途径。

花生四烯酸(AA)，是环氧化酶和脂质过氧化酶的底物，缺血时能代谢成为前列腺素(PG)和前列腺环素(PGI_2)。Ca^{2+} 内流可激活磷酸酯酶 A_2，使细胞内 AA 增加，通过再灌注产生一系列有细胞毒性的产物。AA 能产生血栓素 A_2(TXA_2)、自由基、白细胞三烯(LT)等，使细胞结构破坏，血管通透性增高，促使缺血更趋恶化。完全缺血时 AA 代谢中断，不完全缺血时 AA 可加剧 TXA_2 产生，故不完全缺血时对机体更有害。

Ca^{2+} 拮抗剂能阻止 Ca^{2+} 流入细胞和线粒体内,可解除小动脉痉挛,扩张全身小动脉,改善微循环,可抑制血小板凝集,降低血液黏滞度,从而对细胞起到保护作用。

二、临床表现

临床实践中经常遇到有些危重患者经抢救一度好转后,又陷入垂危状态,此与 RI 密切相关。如休克、心肺脑复苏后、脏器移植、断肢再植、心肌梗死血栓溶解后等,均可出现此综合征。

1. **心肌再灌注损伤** 再灌注疗法是抢救心肌缺血缺氧的重要措施。当心肌梗死者血管痉挛解除,或血栓溶解后;或心外科手术患者血液恢复灌流后,常见到心肌损伤有加重的现象,出现心律不齐,甚至严重的室颤而猝死。因此,对心脏再灌注损伤的问题,引起了临床的高度重视。有学者在动物实验研究中发现:再灌注后心律失常的发生率高达 80%,远远高于持续冠状动脉结扎组(18.2%),且心肌再灌注后所造成的损害程度,也远远超过了同样时间持续缺血缺氧所致的损害程度。有学者报道:心肌缺血过久,则造成不可逆性损伤,即使再灌注血液,心肌也不起反应。实验发现缺血 1 小时后,经再灌注疗法可使梗死范围缩小,而缺血 3 小时后,虽再灌注也不起作用,显示缺血过久(大于 3 小时)心肌损伤已成为不可逆的变化。为了探讨其发生的原因,对出现心肌再灌注损伤的实验动物,试用多种药物做治疗研究,结果发现超氧化物歧化酶(SOD)组效果最好,不仅能控制室颤、室速的发生,且能降低室颤的致死率,SOD 能灭活氧自由基,从而起到保护心脏免受 RI。证明心肌再灌注损伤,主要与氧自由基的作用有关。

国内有学者从 1988 年 1 月至 1990 年 11 月共抢救心肺脑复苏患者 128 例,其中 27 例复苏后出现了心律失常,其中发生室颤者 14 例,室速者 7 例,室早者 6 例,多发生于再灌注后 20~30 分钟内,12 小时内发生者共占 77.8%,同时发现心律失常与器官衰竭的数量及程度成正相关,发生器官衰竭的顺序分别为呼吸衰竭 96.3%、脑水肿 74.1%、胃肠功能衰竭 63%、急性心力衰竭 55.6%。也与心搏骤停的次数、原发疾病的严重程度,以及有无并发症有关。

早期识别心搏骤停后综合征,特别是关注心功能障碍、循环衰竭的评估,并积极给予干预,对改善预后非常重要。心功能障碍主要体现在全心的可逆的低动力状态,主要表现为在心搏骤停后的一段时间出现血流动力学不稳定,在自主心搏恢复后 24~48 小时表现最为严重,主要表现为心动过速、低血压、心脏射血分数降低、左室舒张末期压力增加、心排血量下降、舒张期功能障碍,这种不稳定及其严重程度与心搏骤停的时间、导致心搏骤停的病因密切相关。此阶段由于缺乏休克的特征性表现,临床容易被忽视,而延误诊断及治疗。随着机体自身代偿失败,逐渐表现为意识淡漠、尿少、代谢性酸中毒、呼吸急促、脉搏细速、面色苍白或青灰,甚至血压显著降低,心音低钝常提示心肌收缩力明显减弱,是预后不良的标志,需严密观察。需要强调临床医生在诊断时应综合考虑,不能只因某一项指标表现较为明显就轻易下诊断。

2. **脑再灌注损伤** 在脑循环完全停止,无灌流的情况下,脑组织均匀性的自溶约需 1 小时左右,如 5 分钟后再灌注即可出现脂质过氧化、脑组织坏死,证明脑再灌注损伤的存在,因此脑循环骤停 5 分钟后,复苏的成功率就很低。血流量的多少也关系到复苏的成功率,如能达到正常血流量的 20% 以上时,复苏成功的可能性就增大。急性脑缺血缺氧经再灌注后可产生脑水肿,引起脑肿胀和颅内高压,甚至发生脑疝而死亡。脑水肿有三种类型:①血管源性:由于脑毛细血管通透性增加,使血浆蛋白与水分渗到脑组织而致。②细胞毒性:因脑缺血、缺氧、泵功能失调,致细胞内 Na^+ 潴留、Ca^{2+} 内流等,流入细胞内的 Ca^{2+} 浓度显著升高,激活了磷酸酯酶 A_2,分解细胞膜的磷脂成分,破坏了膜的结构和功能,其分解产物游离脂肪酸能抑制线粒体的功能,而使脑细胞肿胀形成脑水肿。③混合性:既有细胞毒性也有血管源性水肿者,开始为细胞毒性水肿,如缺血缺氧继续存在,则脑血管内皮细胞受损害,通透性增加,可出现血管源性水肿。脑再灌注后,先有一过性高灌流期,由于自由基的损伤,血管内皮细胞肿胀,又使血液灌流减少,脑血流再度处于低灌流期,使脑细胞遭受缺血、缺氧的损害,如此反复损伤的结果,则导致不可逆性损伤。

3. **肺再灌注损伤** 肺再灌注后,可以引起休克肺、肺水肿。缺血缺氧性损伤后可导致肺血管内皮细胞损伤,中性粒细胞被补体和花生四烯酸代谢产物激活后,释放出大量自由基,进一步加剧血管内皮细胞损伤,导致血管通透性增加,形成肺水肿。心肺复苏后肺损伤是全身多脏器损伤的一部分,目前其确切损伤机制尚不十分清楚,可能的机制包括缺血 - 再灌注损伤、全身炎症反应、细胞凋亡及内皮细胞损伤、凝血机制障碍、组织氧摄取利用障碍、微循环障碍等。心肺复苏后肺损伤局部机制可能包括:

(1)肺接受全身静脉血液回流,是重要的代谢器官,也是血液滤过器。全身组织的代谢产物随回流的静脉血进入肺脏,氧自由基、炎性介质、细胞因子等活性物质都经过或阻留于肺部,造成肺局部损伤。

(2)血中活化中性粒细胞流经肺毛细血管,肺毛细血管灌注压低,血管长而且分支少,活化中性粒细胞在其中移动缓慢,易与血管内皮细胞接触并黏附,黏附后不易被血流冲走而聚集于肺脏,活化中性粒细胞可产生大量氧自由基,导致肺损伤。

(3)肺含有丰富的巨噬细胞,可被血中的促炎介质激活,产生促炎因子,引起炎症反应,造成局部损伤。

目前认为中性粒细胞激活、黏附及其产生的氧自由基等毒性物质是造成复苏后肺组织损伤的中心环节。其临床表现主要包括急性肺水肿、ARDS、呼吸衰竭等。心肺复苏后约 65% 的患者早期出现肺 CT 影像学异常,大部分为双侧改变,肺部 CT 影像学改变包括两肺散在分布的斑片或大片状高密度影、毛玻璃影、肺透亮度减低、肺血管模糊、局部可见肺实变(背部更明显)、部分病例可见胸腔积液。

4. 血管再灌注损伤 血管内皮细胞中含有较多的黄嘌呤氧化酶,再灌注恢复供氧后,黄嘌呤氧化酶以基态氧作为电子供体,水解一分子次黄嘌呤,就产生一个$\cdot O_2^-$,所以再灌注时血管内皮细胞,首先遭受自由基的损害,继而延及附近的组织细胞损伤。

三、治疗

有研究及临床观察到 RI 的发生与缺血、缺氧时间的长短有关,缺血缺氧时间过短(<2 分钟)或过长(>10 分钟)均不发生 RI,因此治疗也要相应的掌握适当的时机。综合防治再灌注损伤的治疗措施,主要包括以下几个方面:

1. 抗自由基的药物 在复苏早期,使用抗脂质过氧化的药物,可避免组织损伤,常用的抗氧化剂有:SOD、过氧化氢酶(CAT)、过氧化物酶(POD)、谷胱甘肽还原酶(GSSG-R)、谷胱甘肽过氧化物酶(GSH-PX)、去铁敏等,都有清除自由基的作用。

(1)SOD:是$\cdot O_2^-$的专一清除剂,能清除各种来源的$\cdot O_2^-$,在细胞内促使$\cdot O_2^-$转化为 H_2O 和 O_2,及时清除了$\cdot O_2^-$,也就减少了 OH·的产生。

(2)CAT:不直接清除自由基,而是 H_2O_2 灭能的酶,能使 H_2O_2 转化为 H_2O,而不产生 OH·,故 SOD 与 CAT 两者联用效果更好。

(3)POD:能催化 H_2O_2 转化为 H_2O 和 O_2,是清除 H_2O_2 的酶,但在酸性环境中效价较低。

(4)GSH-PX:是一种含硒的氧化酶 SeGSH-PX,其活性决定于谷胱甘肽的浓度,谷胱甘肽的浓度高,可减少细胞的氧化损伤,浓度低可增加细胞氧化损伤。

(5)维生素 E、C:都是抗氧化剂,能淬灭自由基。维生素 E 直接还原自由基,起到保护细胞膜、防止脂质过氧化的作用,能清除 LPO。有学者临床观察到心肺手术体外循环后血液再灌注时,血中 H_2O_2 含量显著增高(代表体内活性氧增加),而维生素 E 水平明显下降(代表体内抗氧化力减弱)。而预先给予维生素 E 后,则无此现象,显示维生素 E 有保护机体免受活性氧损伤的作用。维生素 C 能抑制炎症细胞释放$\cdot O_2^-$,可提高 GSH-PX 的活性,故可清除细胞内外的自由基,与维生素 E 合用有协同作用,可有效防止脂质过氧化。

(6)别嘌呤醇:是黄嘌呤氧化酶的抑制剂,能降低$\cdot O_2^-$的生成,减轻心肌的损伤,因此具有保护心肌、抗心律失常的作用,但必须在再灌注前用药,才能收到明显的效果。

(7)甘露醇、二甲亚砜(DMSO):两者均有清除 OH·的作用。

(8)皮质类固醇:常用强的松,其抗再灌注损伤的作用为:稳定细胞膜、恢复细胞膜 Na^+、K^+、Ca^{2+} 泵及 ATP 酶的功能,抑制细胞膜释放 AA、减少毛细血管的通透性,减轻脂质过氧化。

2. 钙通道拮抗剂 钙通道拮抗剂的使用在于解除缺血后的血管痉挛、改善微循环、降低线粒体内钙的负荷,用于心肺脑复苏时,具有保护缺血心肌、抗心绞痛、抗心律失常等作用。钙通道拮抗剂的特异性是作用于细胞膜上的钙通道,阻滞钙向细胞内转移,故又称为钙通道拮抗剂。细胞膜上有钙通道,主要转运钙,并有钠通道,是钠进入细胞的通道。静息状态下钙通道关闭，因此进入细胞内钙极少。

钙通道拮抗剂，可抑制 Ca^{2+} 内流，抑制心肌和血管平滑肌的收缩力，使血管扩张、血压下降。临床多用于心血管疾患，对缺血性心肌有保护作用，对防止心搏骤停有价值。常用的拮抗剂有：维拉帕米、甲氧维拉帕米、硝苯地平，双环乙哌啶。硝苯地平可增加缺血区心肌的血流量、减少 Ca^{2+} 内流及减轻再灌注后细胞损伤的程度。维拉帕米和硫氮䓬酮抗心律失常作用较强，对窦房结、房室环部位的异位心律或心动过速都有一定的疗效。

3. **对心肺脑复苏时使用钙剂的问题** 因为钙离子可以加强心肌的收缩力和提高心肌的自律性，因此，过去在心肺脑复苏时，钙剂作为常规药使用，以改善心肌的功能。现在认为钙离子是加重心绞痛、心肌缺血，甚至猝死的直接原因。有研究认为一次静脉注射 10% 氯化钙 5ml，即可使血钙达到危险水平，有动物实验证明心肺复苏时使用肾上腺素联合氯化钙，未能获益，并且可能发生心功能障碍概率增加。心肺复苏时使用钙剂应持非常慎重的态度。但复苏时血钙水平已相当低，甚至有发生低钙抽搐可能者，仍可慎重使用。

4. **对应用静脉注射过氧化氢的问题** 过去曾把静脉注射过氧化氢一度作为抢救垂危者内给氧的治疗措施，但实验研究证明，静脉注射过氧化氢并不能使 PaO_2 和 SaO_2 升高，反而使血浆中 LPO 增加，高铁血红蛋白含量增加。提示 H_2O_2 不仅不能供给机体需要的氧，且对红细胞膜的脂质过氧化损伤严重，破坏红细胞中血红蛋白的氧化过程，因此静脉注射 H_2O_2 无治疗价值，反而对机体有害，不宜使用。

5. **对心肌 RI 的防治** 心肌 RI 临床多见且常出现心律失常，故应积极防治。因缺血所致心脏病变发生的基本诱因，是心肌血和氧的供、需之间失去平衡所致。

(1) 保护心肌：尽量减少心肌耗氧量，供给必要的能量，缩短心肌缺血的时间，减轻心肌损害。①降低氧和能量的需求：减轻心脏的负担，可用血管扩张药物，适当降低心肌收缩力和心率等措施；②减轻心肌的损害：可用肾上腺皮质激素，以维持细胞膜的稳定性，防止水肿发生或促使水肿消退；③阻滞 Ca^{2+} 内流；④纠正酸中毒等。

(2) 应用抗自由基药物。

（黄娇甜 赵祥文）

第四章 儿科常见症状及鉴别诊断

第一节 发 热

发热(fever)即指体温异常升高,且超过一天中正常体温波动范围的上限,发热体温以腋温为标准。体温分体表温度如腋温、耳温、额温,体核温度如口温、肛温。不同部位温度有所不同。个体的正常体温略有差异,一天内波动<1℃。0~5岁儿童发热的定义为腋温≥37.5℃,肛温≥38.0℃,因腋下、舌下温度影响因素较多,而肛温能真实反映体内温度,当肛温、腋下、舌下温度测量相差较大时应以肛温为准。体温测试多用水银温度计、电子温度计、红外线热感应温度计等,各种温度计测试对照无差别。因水银温度计易破损造成伤害,外泄水银可引起中毒及环境污染,现已较少使用。而测口温、肛温常因温度计插入产生不适感不易被儿童接受,临床上最多采用的是电子温度计、测体温部位为腋下。

以腋下温度为标准根据体温高低,将发热分为:低热37.5~38℃,中度发热38.1~39℃,高热39.1~40.4℃,超高热>40.5℃。按发热病程分类,发热持续≤2周为急性发热,发热病程>2周为长期发热。发热病程>1个月为慢性发热,临床上见到常为慢性低热。按发热规律即热型分为稽留热(continuous fever)体温恒定在39~40℃以上达数天或数周,24小时内体温波动范围不超过1℃;弛张热(remittent fever)体温常在39℃以上,波动幅度大,24小时体温波动超过2℃,且都在发热水平;间歇热(intermittent fever)体温骤升达高峰后持续数小时又迅速降至正常水平,无热期可持续1至数天,发热期与无热期反复交替出现;波状热(undulant fever)体温逐渐上升达39℃以上,数天后又逐渐下降至正常水平,持续数天后又逐渐升高如此反复多次;回归热(recurrent fever)体温急骤上升至39℃或更高,持续数天后又骤然下降至正常水平,高热期与无热期各持续若干天后;不规则热(irregular fever)体温曲线无一定规律。临床上常常遇见病因不明的发热,被称为不明原因发热(fever of unknown origin,FUO),不明原因发热对于临床医生是挑战,需认真对待。本章节重点讨论急性发热。

【病因】 发热是小儿最常见的临床症状之一,也是医疗机构儿童就诊最常见的原因,发热是多种疾病共有表现和过程。小儿急性发热的病因主要为感染性疾病,大多数小儿急性发热,是由某种自限性病毒感染引起,预后良好,但部分发热是严重的细菌感染或者病毒感染引起,可导致死亡。小儿发热常常引起父母或看护者的担忧和焦虑,值得注意的是尽管医疗保健已有很大的改进,感染性疾病仍是5岁以下儿童死亡的主要原因之一,特别是发展中国家儿童时期患病率、死亡率的主要原因。现就发热常见病因阐述如下:

(一)感染性疾病

病毒、细菌、支原体、立克次体、螺旋体、真菌、原虫等病原引起的全身或局部性感染,如脓毒症、颅内感染、泌尿系感染、肺炎、胃肠炎等。

(二)非感染性疾病

1. **变态反应疾病、风湿性疾病、自身免疫性疾病和自身炎症反应性疾病** 血清病、输液反应、风湿热、系统性红斑狼疮、川崎病、类风湿关节炎等。

2. **血液病、肿瘤性疾病** 白血病、溶血尿毒综合征、再生障碍性贫血、噬血组织细胞增生症、淋巴瘤、肾母细胞瘤、神经母细胞瘤等。

3. **环境温度过高或散热障碍** 高温天气、衣着过厚、烈日下户外运动过度所致热射病、捂热综合征、暑热症、先天性外胚层发育不良、家族性无汗无痛症、广泛性皮炎、鱼鳞病等。

4. **急性中毒** 阿托品、阿司匹林、苯丙胺、安眠药、咖啡因等。

5. **代谢性疾病** 甲状腺功能亢进。

6. **其他** 脑发育不良、颅脑外伤后体温调节异常、脑炎后遗症、慢性间脑综合征、感染后低热综合征、疫苗接种后不良反应等。

【发病机制及病理生理】 正常人在体温调节中枢调控下，机体产热、散热呈动态平衡，以保持体温在相对恒定的范围内。在炎症感染过程中，外源性致热原（各种病原体如细菌、病毒等的致热物质）刺激机体单核巨噬细胞产生和释放内源性致热原（EP）包括白细胞介素（IL-1、IL-6）、肿瘤坏死因子（TNF_2）、干扰素（INF）及成纤维生长因子等。EP 刺激丘脑前区产生前列腺素（EPG E_2），后者作用于下丘脑的体温感受器，调高体温调定点，使机体产热增加，散热减少而发热。发热是机体的防御性反应，体温升高在一定范围内对机体有利，发热在一定范围可促进 T 细胞生成，增加 B 细胞产生特异抗体，增强巨噬细胞功能；发热还可直接抑制病原菌，减少其对机体损害。而另一方面发热增加了机体的消耗，体温每升高 1℃，基础代谢率增加 13%，心脏负荷增加；发热可致颅内压增高，体温每升高 1℃，颅内血流量增加 8%，发热时消化功能减退，出现纳差、腹胀、便秘，高热时可致烦躁、头痛、惊厥、重者昏迷、呕吐、脑水肿。超高热可使细胞膜受损，胞浆内线粒体溶解、变性，加上细菌内毒素作用引起横纹肌溶解、肝肾损害、凝血障碍、循环衰竭等。

【诊断思路和病情评估】 发热是临床最常见的症状，多种疾病过程中可有发热表现，也是许多危重症的表现，因此，快速正确诊断至关重要，准确地评估患儿病情，及时识别危重症，根据病情轻重程度，分级管理和治疗发热患儿同样重要。诊断主要依靠病史的采集和详细全面的体格检查，和对某疾病的高度认知性，以及辅助检查。

1. **病史** 重视流行病学资料：注意年龄、发病季节、传染病流行史及接触史、预防接种史、感染史。儿童感染发热性疾病中，大多数为病毒感染（占 60%），而病毒感染常呈自限性过程，患儿一般情况良好，病毒性肺炎、脑膜炎则病情严重，而细菌感染大多严重，为儿童危重症的主要原因。

（1）发病年龄：不同年龄感染性疾病的发生率不同，病原种类不同，年龄越小，发生严重的细菌感染的风险越大，新生儿、婴儿感染性疾病中以细菌感染发生率高，且感染后易全身扩散，新生儿急性发热 12%~32% 系严重感染所致，血培养有助病原诊断。<2 岁婴幼儿发热性疾病中严重的细菌感染发生率为 3%~5%，主要为肺炎链球菌（占 60%~70%）、流感嗜血杆菌（2%~11%）。其他如金黄色葡萄球菌、沙门氏菌等，另外泌尿系感染也常见。<3 个月发热体温>38.5℃，考虑有严重疾病高危因素，3~6 个月发热体温>39℃，考虑有严重疾病中危因素，>6 个月就不以体温升高程度作为严重疾病危险程度鉴别条件了。

（2）传染病史：对发热者应询问周围有无传染病发病及与感染源接触史，有助传染病诊断，如：粟粒性肺结核、结核性脑膜炎患者有开放性肺结核患者的密切接触史。冬春季节、伴皮疹，警惕麻疹、流脑，近年发生的各种新病毒感染如严重急性呼吸综合征（SARS）、中东呼吸综合征、埃博拉病毒感染、禽流感、肠道病毒 EV71 型感染（手足口病）、甲型流感 H_1N_1 感染及新型冠状病毒（COVID-19）均有强传染性，且部分患者可发生严重后果，流行疫区生活史或旅行史、传染源及其接触史很重要，须高度警惕，及时作病原学检查。

2. **机体免疫状态** 机体免疫状态低下，如营养不良、患慢性消耗性疾病、免疫缺陷病、长期服用免疫抑制剂、化疗后骨髓抑制、移植后患者，易发生细菌感染、严重感染和机会性条件致病菌感染（如真菌感染、耶氏肺孢子虫感染）等及各种传染病感染的危险风险大。

3. **病原体毒力** 细菌感染性疾病中嗜肺军团菌性肺炎、耐甲氧西林金黄色葡萄球菌、产生超广谱 β- 内酰胺酶革兰氏阴性耐药菌感染往往病情较重；而变异的新型病毒如冠状病毒（SARS）、禽流感病毒、肠病毒 EV71 型（重症手足口病）、汉坦病毒（流行性出血热）、埃博拉病毒、新型冠状病毒（COVID-19）可致多器官功能损害，病情凶险。

4. **发热时机体的状况** 发热时体温的高低与病情轻重不一定相关，如高热惊厥，患儿通常一般情况良好，预后好，但机体状况差，生命体征异常提示病情严重；如脓毒症时，即使体温不很高，但一般情况差，中毒症状重，预后严重。有经验的临床医师常用中毒症状或中毒面容来描述病情危重，指一般状况差、面色苍白或青灰、反应迟钝、精神萎靡，此现象提示病情严重，且严重细菌感染可能性大。

对发热患者的病情评估：关注气道是否通畅，呼吸、循环有无异常，意识水平下降情况，判断有无即刻危及生命表现。每个发热儿童应测量和记录体温、心率、呼吸频率、毛细血管再充盈时间；观察皮肤颜色、意识、行为反应、营养状态等；注意有无脓毒症表现。英国学者 Martin Richardson 等提出了对 5 岁以下发热患儿评估指南（表 1-6），以判断发热儿童危重程度。

表 1-6　5 岁以下发热儿童危险程度评估(交通信号灯评估)

症状和体征	低危	中危	高危
皮肤黏膜颜色	皮肤、口唇、舌颜色正常	苍白(家长描述)	苍白、花纹、苍灰或发绀
活动力	对外界刺激反应正常,愉悦 / 微笑,清醒或迅速唤醒,哭声正常有力 / 无哭	对外界刺激反应不正常,无笑容,只在持续刺激时醒来,活动减少	对外界刺激无反应,显现病容,嗜睡,刺激只能短暂唤醒,哭声微弱、尖叫或持续哭吵
呼吸	正常	鼻翼扇动,呼吸急促:呼吸频率>50 次 /min(6~12 个月龄),呼吸频率>40 次 /min(>12 个月龄),血氧饱和度 $SpO_2 \leqslant 95\%$,肺部闻及湿啰音	呻吟,呼吸急促:任何年龄呼吸频率>60 次 /min,中、重度吸气性胸廓凹陷
循环及脱水状况	皮肤、眼睛正常,黏膜湿润	心动过速:心率>160 次 /min(<12 个月),>150 次 /min(12~24 个月),>140 次 /min(2~5 岁),毛细血管再充盈时间 ≥3 秒,黏膜干燥、喂养困难、尿量减少	皮肤弹性差
其他	无中、高危的症状及体征	3~6 月龄,体温 ≥39℃,发热>5 天,寒颤,肢体关节肿胀,肢体不能负重 / 不愿活动	<3 月龄,体温 ≥38℃,出血性皮疹,前囟饱满,颈强直,惊厥持续状态,有神经系统定位体征,局灶性抽搐

注:<3 个月有些预防接种后可以引起发热,注意区分。

将以上评估结果比作交通信号灯,低危为绿灯,中危为黄灯,高危为红灯。交通信号灯评估帮助医护人员快速区分出不同危重程度者,家庭医生、社区医生、看护机构判断转诊依据,专科医院、急诊室预诊分诊分级管理的依据,临床医生依此对患者做出相应等级的检查和处理。凡有一项“红色”表现者即为高危,应立即到医院就诊,凡一项“黄色”表现而无“红色”表现时即为中危,建立安全保障,尽快安排到医院就诊,所有表现都是“绿色”,无“黄色”和“红色”表现时即为低危,可以居家护理,并告知应观察事项和何时需就诊。而急诊室预诊,可依危险等级,划分出有即刻生命危险的危急重症立即抢救、有高危表现者紧急处理(1 小时内)、中危表现者 2 小时内就诊,低危者按普通排队就诊,可候诊 3 小时以上。对所有发热患者寻求诊断的同时,应关注呼吸道、呼吸、循环、意识,判断有无即刻生命危险。交通信号灯评估发热时严重疾病风险,0~6 个月儿童,年龄越小的风险越大,5 岁以下发热儿童只要出现呼吸急促 / 心动过速任一项表现,至少有中度以上严重疾病风险。寻找与表 1-7 中特定疾病相关的症状体征。

由于川崎病的主要表现在病程中出现和消失,详细询问病史有助得出正确诊断,此处与北美心脏病诊断标准中的发热超过 5 天,有主要症状和体征 4 项表现,诊断川崎病有所不同。发热在川崎病早期可能只有少于 4 个主要表现,而且部分川崎病是“非完全性”或“不典型”川崎病,有些主要表现在<1 岁患者中少见,而<1 岁川崎病患者中“非完全性”或“不典型”病例较常见。NICE 此处修改旨在提高对川崎病的认知和警觉,减少川崎病带来的冠状动脉和心脏损害。

5. 发热热型及相关疾病(图 1-3,视频 1-2)

(1)稽留热(continuous fever):常见于大叶性肺炎、斑疹伤寒、伤寒高热期、川崎病、手足口病重症病例。

(2)弛张热(remittent fever):常见于败血症、风湿热、感染性心内膜炎、幼年特发性关节炎、重症肺结核及局灶性化脓性炎症等。

(3)间歇热(intermittent fever):见于急性肾盂肾炎、疟疾(间日疟、三日疟)等。

(4)波状热(undulant fever):常见于布鲁菌病、恶性淋巴瘤、周期热等。

(5)回归热(recurrent fever):见于回归热、霍奇金氏病、鼠咬热等。

(6)不规则热(irregular fever):见于结核、风湿热、渗出性胸膜炎、感染性心内膜炎、脓毒症、恶性疟等。

表 1-7 几种特定疾病相关的症状体征列表

考虑诊断	发热 + 症状 + 体征
脑膜炎双球菌相关疾病	出现压之不褪色的皮疹，尤其有以下之一者：
	重病容
	皮肤出现瘀斑
	毛细血管充盈时间 ≥ 3 秒
	颈抵抗
细菌性脑膜炎	颈抵抗
	前囟门隆起
	意识水平减低
	癫痫、惊厥发作
单纯疱疹性脑炎	局灶神经体征
	局部抽搐
	意识减退
肺炎	呼吸增快：0~5 个月呼吸 >60 次 /min， 6~12 个月呼吸 >50 次 /min， 1 岁呼吸 >40 次 /min
	肺部啰音
	鼻翼扇动
	吸气胸廓内陷
	发绀
	血氧饱和度 <95%
泌尿系感染	呕吐
	食欲差
	淡漠或嗜睡
	易激惹
	腹痛或腹肌紧张
	尿频、少尿
化脓性关节炎	肢体或关节肿胀
	肢体活动受限
	不能负重
川崎病	发热超过 5 天，有以下症状和体征中的部分
	双结合膜充血、无渗出物
	唇红肿、皲裂、杨梅舌或口咽红疹
	手足红斑、肿胀
	多形性红斑
	颈淋巴结肿大

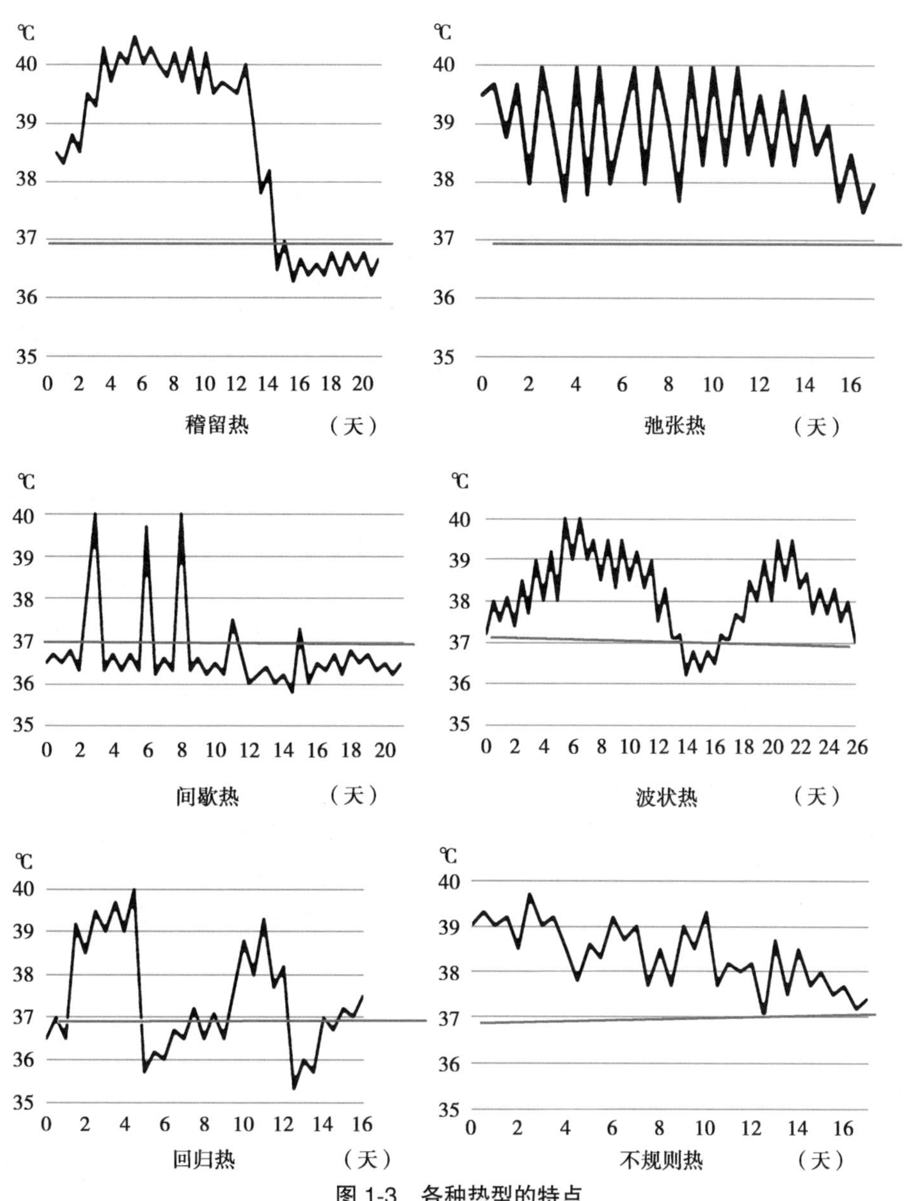

图 1-3　各种热型的特点

视频 1-2　超高热危象

因不同的发热性疾病常具有相应的热型，病程中热型特点有助于临床诊断，但抗生素广泛或早期应用、退热剂及糖皮质激素应用的影响，热型可能已变得不典型或不规则，应注意不能过分强调热型的诊断意义。

6. **症状及体征**　发热伴随的症状、体征常提示疾病的定位，呼吸道症状小儿急性发热中，急性上呼吸道感染是最常见的疾病，占儿科急诊首位，而绝大多数为病毒性感染，表现为发热、流涕、咳嗽、咽部充血、精神好，外周血白细胞总数、中性粒细胞及 CRP 均不增高。若咳嗽、呼吸急促、肺部湿啰音提示肺炎；消化道症状呕吐、腹泻提示胃肠炎，秋冬季先吐后泻，水样便提示轮状病毒肠炎，伴腹痛警惕阑尾炎。循环系统发热伴面色苍白，要注意有无出血、贫血，脱水、尿少、有无循环障碍；伴出血性皮疹，发热时前胸、腋下出血点、瘀斑，要警惕流脑或 DIC；黏膜、甲床淤点伴心脏杂音或有心脏病史者杂音发生变化时，要警惕感染性心内膜炎。有骨关节疼痛者，注意化脓性关节炎、化脓性骨髓炎、风湿热、still 病、白血病、肿瘤等。伴淋巴结肿大要考虑淋巴结炎、川崎病、still 病、传染性单核细胞增多症、白血病、淋巴瘤等。

发热伴抽搐要考虑热性惊厥、中毒性痢疾、颅内感染等。

新型冠状病毒肺炎，在儿童中出现斑丘疹或皮肤紫癜样皮疹、指/趾有结节改变，局部红斑、发绀、溃疡、坏死，雷洛氏现象和关节肿痛等值得注意，对有疫区生活史、疫区人员接触史者出现发热或上述表现应及时做核酸检测、全血细胞分类、肺部 CT 检查。

值得注意的是，在采集病史和体格检查后，约 20% 的发热儿童没有明显感染定位灶，而其中少数为隐匿感染，包括隐匿性菌血症、隐匿性肺炎、隐匿性泌尿系感染和极少数早期细菌性脑膜炎。

【与危重症相关的情况】

1. **发热伴有呼吸障碍** 肺炎是儿童多发病、常见病，也是发展中国家 5 岁以下儿童死亡主要原因之一，占该年龄小儿死亡总人数的 19%，肺炎的主要病原菌为细菌、病毒、肺炎支原体、肺炎衣原体等，重症感染多为细菌性感染，主要为肺炎链球菌、流感嗜血杆菌，也有金葡萄球菌及革兰氏阴性菌等，流感病毒、禽流感病毒、手足口病、SARS、COVID-19 等病毒都可引起重症肺炎。临床最早表现为呼吸障碍，包括呼吸急促和呼吸困难。呼吸急促指新生儿>60 次/min，<1 岁>50 次/min，>1 岁>40 次/min；呼吸困难指呼吸费力、呼吸辅助肌也参与呼吸活动，并有呼吸频率、深度与节律改变，表现为鼻翼扇动、三凹征、点头呼吸、呼吸伴呻吟、喘息、呼气延长等。当发热出现发绀、肺部体征、呼吸障碍时，或<2 岁患儿虽无肺部体征只要血氧饱和度<95%，均提示有肺部病变，胸片或肺部 CT 检查可了解肺部病变，血气分析有助于呼吸功能判断。

2. **发热伴循环障碍** 皮肤苍白、湿冷、花纹、毛细血管充盈时间延长、脉搏细弱、尿量减少、血压下降均提示循环障碍，要警惕心功能不全、休克存在，伴腹泻者多为低血容量休克，伴细菌感染者则为感染性休克。

3. **严重脓毒症** 脓毒症是感染引起的全身炎症反应综合征（SIRS），当脓毒症合并休克或急性呼吸迫综合征（ARDS），或超过两个以上其他脏器功能障碍，即为严重脓毒症。严重脓毒症病原以细菌为主，其中葡萄球菌最多，其次为肺炎链球菌和铜绿假单胞菌，而致死率最高的是肺炎链球菌。临床以菌血症、呼吸道感染多见，其次为泌尿系感染、腹腔感染、创伤、皮肤感染。所有感染中致死率最高的是心内膜炎和中枢神经系统感染。凡有中性粒细胞减少、血小板减少，应用免疫抑制剂、化疗药物、动静脉置管等感染高危因素的患儿，一旦发热应警惕脓毒血症，血液肿瘤患者发生脓毒血症时死亡率>60%。

4. **严重中枢神经系统感染** 常有发热、抽搐、昏迷，最常见的中枢神经系统感染为化脓性脑膜炎、病毒性脑膜炎、结核性脑膜炎，均表现为前囟饱满、颈项强直、意识障碍、抽搐或癫痫持续状态。化脓性脑膜炎：新生儿以金葡球菌为主要致病菌，<3 个月婴儿以大肠埃希菌为主要致病菌，婴幼儿以肺炎球菌、流感嗜血杆菌、脑膜球菌为主；年长儿主要为脑膜炎双球菌和肺炎链球菌感染。病毒性脑膜炎：以柯萨奇病毒和埃可病毒感染最常见，夏秋季多见，乙脑夏季多见，腮腺炎病毒脑膜炎冬春季多见，而单纯疱疹脑膜炎无明显季节性。结核性脑膜炎：多发生于<3 岁未接种卡介苗婴幼儿，在结核感染后 1 年内发生。另外中毒型痢疾脑型急性起病、高热、剧烈头痛、反复呕吐、呼吸不规则等。嗜睡、谵妄、抽搐昏迷，抽搐易发生呼吸衰竭。

5. **感染性心肌炎** 是感染性疾病引起的心肌局限或弥漫性炎性病变，为全身疾病的一部分，心肌炎最常见的病因是腺病毒，柯萨奇病毒 A 和 B、埃可病毒和巨细胞病毒、人类免疫缺陷病毒（HIV）也可引起心肌炎，典型心肌炎表现有呼吸道感染症状，发热、咽痛、腹泻、皮疹、心前区不适，严重的腹痛、肌痛。重症者或新生儿病情凶险可在数小时至 2 天内暴发心衰、心源性休克，表现为烦躁不安、呼吸困难、面色苍白，末梢青紫、皮肤湿冷、多汗、脉细数、血压下降、心音低钝、心动过速、奔马律、心律不齐等，可致死亡。

6. **泌尿系感染** 小儿常见，尤其<7 岁儿童多见，严重的泌尿系感染可引起严重脓毒症而危及生命，泌尿系感染大多数由单一细菌感染，混合感染少见，病原菌主要是大肠埃希菌占 60%~80%，其次为变形杆菌、克雷伯杆菌、铜绿假单胞菌，也有 G^+ 球菌如肠球菌、葡萄球菌等，新生儿 B 族链球菌占一定比例，免疫功能低下者可发生真菌感染。此外，沙眼衣原体、腺病毒也可引起感染。年长儿常有典型尿路刺激症状；小年龄儿常缺乏典型泌尿系统症状，只表现发热、呕吐、黄疸、嗜睡或易激惹；多数小儿，尤其<2 岁婴幼儿，发热是唯一症状，而尿检有菌尿改变。凡 2 岁以下儿童发热者，建议常规检测尿液，泌尿系感染所致的发热未能及时治疗，可致严重脓

毒症。Hoberman A 等报道在有发热的泌尿系感染婴幼儿中，经 ^{99m}Tc 二巯丁二酸肾扫描证实约 60%~65% 为肾盂肾炎。泌尿系感染小儿原发性膀胱输尿管反流率达 30%~40%，值得临床注意。凡泌尿系感染者应在专科医师指导下，进一步行超声、静脉肾盂造影（IVP）、排泄性肾盂造影（VCUG）及放射性核素显影等影像学检查。

7. **禽流感病毒感染**　甲型禽流感病毒（H5N1 亚型）感染是鸟类的流行病，可引起人类致病，病死率高。由鸟禽直接传播给人，是人感染 H5N1 的主要形式，WHO 指出 12 岁以下儿童最易患禽流感。人禽流感，潜伏期一般 2~5 天，最长达 15 天，感染后病毒在呼吸道，主要在下呼吸道复制，可播散至血液、脑脊液。临床特点：急性起病，早期表现为其他流感样症状，常见结膜炎和持续高热，热程 1~7 天，可有呼吸道症状和消化道症状。50% 患者有肺实变体征，典型者常迅速发展为呼吸窘迫综合征（ARDS）为特征的重症肺炎。值得注意的是，儿童感染后肺部体征常不明显，甚至疾病进入典型重症肺炎阶段，临床也仅表现为上呼吸道感染症状而缺乏肺炎体征。少数患者病情迅速发展，呈进行性肺炎、ARDS、肺出血、胸腔积液、心力衰竭、肾衰竭等多脏器功能衰竭，死亡率达 30%~70%。有白细胞减少、淋巴细胞减少、血小板轻度减少和转氨酶、肌酸、磷酸激酶升高、低蛋白血症和弥散性血管内凝血者，预后不佳。

8. **手足口病**　由柯萨奇病毒 A16（也可由 A5、10 等型）及肠道埃可病毒 71 型（EV71）引起流行，近年在亚太地区及我国流行的手足口病部分由 EV71 感染所致，病情凶险。除手足口病变外易引起严重并发症，以脑损害多见，可引起脑膜炎、脑干脑炎、脑脊髓炎，引起神经源性肺水肿表现为急性呼吸困难、发绀、进行性低氧血症，X 线胸片示双肺弥漫渗出改变，引起神经源性心脏损害，出现心律失常、心脏受损功能减退，循环衰竭、死亡率高。临床：①可见有手足口病表现，急性起病，手足掌、膝关节、臀部有斑丘疹或疱疹、口腔黏膜疱疹，同时伴肌阵挛、脑炎、心力衰竭、肺水肿；②生活于手足口病疫区，无手足口病表现，即皮肤、手足掌及口腔未见疱疹、皮疹，但发热伴肌阵挛或并发脑炎，急性迟缓性麻痹、心力衰竭、肺水肿，应早诊断、早治疗。对手足口病伴发热患儿应密切观察病情变化，若出现惊跳、肌阵挛或肌麻痹、呼吸改变，可能迅速病情恶化危及生命，应及时送医院抢救。

【实验室指标】

1. 外周血白细胞总数、中性粒细胞比例和绝对值升高，若同时测血清 C 反应蛋白（CRP）升高，多提示细菌感染，当 WBC>(15~20) $\times 10^9$/L，提示可能存在细菌感染。

2. CRP　当细菌感染引发炎症或组织损伤后 2 小时即升高，24~48 小时达高峰，临床上常作为区别细菌感染和病毒感染的指标。一般情况良好的病因不明急性发热新生儿，发热 12 小时之后较 12 小时之前行 CRP 检查诊断严重细菌感染的敏感度和特异度更优。病因不明的急性发热儿童，CRP>20mg/L 时，诊断严重细菌感染的可能性较小；CRP>40mg/L 时，诊断严重细菌感染的可能性较大；CRP>80mg/L 时，诊断严重细菌感染的可能性很大。在血液病、肿瘤、自身免疫性疾病也可增高。

3. **血降钙素原（PCT）**　为鉴别细菌感染和病毒感染的可靠指标，其敏感性和特异性均较 CRP 高，<3 岁病因不明的急性发热儿童，PCT>1ng/ml 时，诊断严重细菌感染的可能性较大；PCT>2ng/ml 时，诊断严重细菌感染的可能性很大。

4. **尿常规**　发热但无局灶性感染的<2 岁小儿，应常规进行尿分析检查，尿沉渣白细胞>5/HP 提示细菌感染。

5. **胸部 X 线**　病因不明的急性发热儿童不推荐常规行胸部 X 线检查，特别是无下呼吸道疾病症状和体征时。

6. **脑脊液**　发热但无局灶性感染的小婴儿，常规脑脊液检查，脑脊液白细胞数增加提示细菌感染。

7. **CT 或 MRI**　不能做脑脊液检查者，应尽早做脑 CT 或 MRI 检查。

8. **特异性病原**　流感、手足口病、禽流感、百日咳、COVID-19、支原体都可快速病原菌检测。

发热婴儿低危标准：临床标准，既往体健，无并发症，无中毒症状，经检查无局灶感染。实验室标准：白细胞（5~15）$\times 10^9$/L，杆状核<1.5×10^9 或中性杆状核 / 中性粒细胞<0.2，尿沉渣革兰氏染色阴性，或尿白细胞<5/HPF，腹泻患者大便白细胞<5/HPF，脑脊液白细胞<8×10^6/L，革兰氏染色阴性。

严重细菌感染筛查标准：①外周血白细胞总数>15×10^9/L；②尿沉渣白细胞>10/HP；③脑脊液白细胞>20×10^6/L，革兰氏染色阳性；④ X 线胸片有浸润。

引起发热的病因很多，对就诊的患儿应认真进行病情观察和评估，并详细询问病史和体查，在此基础上做出初步临床判断，行进一步检查治疗。图 1-4 列出生命体征平稳情况下及非感染性发热情况时，常见疾病的临床诊断和鉴别诊断思路。

【发热的处理】 发热如不及时治疗，极易引起高热惊厥，将给儿童身体带来一定损害。一般当体温(腋温)>38.5℃时常伴有不适症状，WHO 建议当儿童腋温>38℃应采用安全有效的解热药治疗，相关指南建议退热剂主要用于缓解发热时的不适症状。

1. **物理降温** 包括降低环境温度、温水浴、冷盐水灌肠、冰枕、冰帽和冰毯等。新生儿及小婴儿退热主要采取物理降温，如解开衣被、置 22~24℃室内或温水浴降温为主。物理降温时按热以冷降、冷以温降的原则，即高热伴四肢热、无寒战者予以冷水浴、冰敷等降温，而发热伴四肢冰冷、畏寒、寒颤者给予 30~35℃温水擦浴，至皮肤发红转温。过去常用 30%~50% 的温酒精擦浴，因酒精可以破坏皮肤毛囊结构，影响皮肤散热功能，且酒精可经皮肤吸收，损伤肝功能，目前儿科专家不建议用酒精擦浴降温。

2. **药物降温** 物理降温无效时，可用药物降温，儿童解热药应选用疗效明确、可靠安全、副作用少的药物，常用对乙酰氨基酚、布洛芬等。对发热患儿退热药物是对症治疗，主要缓解患者的不适。当患者无不适，一般情况良好，无高热惊厥史时，不必马上用退热药，可密切观察。月龄<2 个月者不宜用退热剂降温。对发热者快速评估可用 Wong-Baker 面部表情疼痛量表，也适用于急性发热儿童的舒适度评估(图 1-5)。

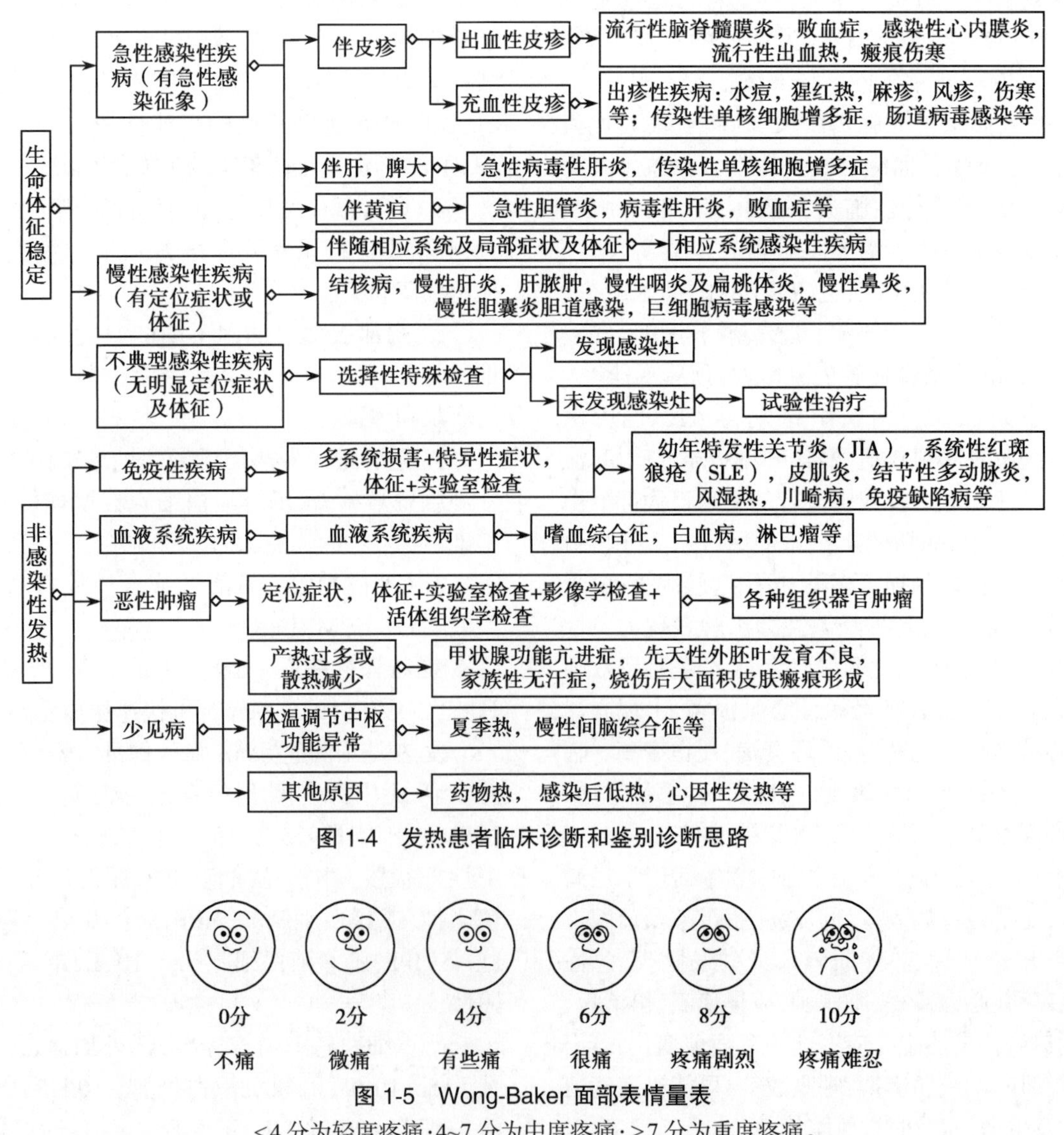

图 1-4 发热患者临床诊断和鉴别诊断思路

图 1-5 Wong-Baker 面部表情量表

<4 分为轻度疼痛；4~7 分为中度疼痛；>7 分为重度疼痛。

(1) 对乙酰氨基酚：又名扑热息痛，为非那西丁的代谢产物，化学结构是苯酸类，是 COX 选择性抑制剂，通过抑制 COX2、COX3，抑制前列腺素 E_2 产生，达到退热。另外，阻止酪氨酸转变成酪氨酸自由基，抑制前列腺素 H_2 的产生，起到镇痛作用，是 WHO 推荐作为儿童急性呼吸道感染所致发热的首选药。此药适用的最小年龄是 2 个月，推荐剂量每次 10~15mg/kg，给药途径主要是口服，不能口服者，选栓剂塞肛，4~6 小时可重复使用，每日不超过 5 次，疗程不超过 5 天，<3 岁 1 次最大量<250mg。服药 30~60 分钟血浓度达高峰，副作用少，常见恶心、呕吐、过敏反应，过量中毒可致肝损害，甚至肝坏死，肝肾功能不全或大量使用者可出现血小板减少、黄疸、氮质血症。

(2) 布洛芬：属丙酸类非甾体抗炎药，是一种非选择性环氧化酶(COX) 抑制剂，通过抑制 COX1、COX2 而抑制了致热原前列腺素(PGS) E_2 的产生，达到退热；是环氧化酶抑制剂，通过直接与花生四烯酸竞争性结合环氧化酶的位点，阻止花生四烯酸转化成前列腺素 G2，抑制前列腺素 H_2 产生，达到镇痛。此药最小适用年龄是 6 个月，推荐剂量为每次 5~10mg/kg，6~8 小时一次，每日不超过 4 次。主要口服给药，该药口服吸收完全，服药后 1~2 小时血浓度达高峰，半衰期 1~2 小时，具有退热镇痛和抗炎作用，对发热者可改善舒适度，不能口服可选栓剂塞肛，还可以静脉滴注给药。副作用常见为恶心、上腹部不适，少数有头痛、耳鸣、眩晕、皮肤过敏、血小板减少，心功能不全者慎用，有尿潴留、水肿、肾功能不全者可发生急性肾衰竭。

(3) 阿司匹林：是应用最广泛的解热镇痛抗炎药，因不良反应比对乙酰氨基酚大得多，故 WHO 不推荐 3 岁以下婴幼儿呼吸道感染时应用，目前不作常规解热药用，主要限用于风湿热、川崎病等。剂量 5~10mg/kg，发热时服 1 次，每天 3~4 次。副作用：用量大时可引起消化道出血，某些情况下(如流感、水痘) 用阿司匹林可引起瑞氏综合征，过敏者可诱发哮喘、皮疹。川崎病已常规使用了阿司匹林者，发热时不必再加其他退热药退热。

(4) 赖氨匹林：为阿司匹林和赖氨酸复方制剂，用于肌内注射、静脉注射。特点：比阿司匹林起效快、作用强，剂量 10~25mg/kg，不良反应少。

(5) 萘普生：解热镇痛抗炎药，解热作用为阿司匹林的 22 倍。剂量 5~10mg/kg，每天 2 次。口服 2~4 小时，血浓度达高峰，半衰期 13~14 小时，适用于贫血、胃肠疾病或其他原因而不能耐受阿司匹林、布洛芬的患者。

(6) 类固醇类药：又称肾上腺糖皮质激素，通过非特异性抗炎、抗毒作用、抑制白细胞致热源生成及释放，并降低下丘脑体温调节中枢对致热源的敏感性而起退热作用，减轻临床不适症状。①激素可抑制免疫系统，降低机体抵抗力，诱发和加重感染，如结核、水痘、带状疱疹等。②在病因未明前使用激素可掩盖病情，延误诊断治疗，如急性白血病患儿骨髓细胞学检查前使用激素，可使骨髓细胞形态不典型而造成误诊。③激素退热易产生依赖性。适应证：超高热、脓毒症、脑膜炎、无菌性脑炎或自身免疫性疾病可使用糖皮质激素。对病毒感染应慎用激素，严重过敏反应和全身真菌感染禁用激素。目前，不主张给予大剂量激素冲击，宜以小剂量或生理剂量糖皮质激素，可减少不良反应。必须指出的是，糖皮质激素作为普通退热药使用是不恰当的，而且是有害的。

(7) 冬眠疗法：超高热、脓毒症、严重中枢神经系统感染伴有脑水肿时，可用冬眠疗法，氯丙嗪 + 异丙嗪按 0.5~1mg/kg，首次静脉滴入半小时后，脉率、呼吸均平稳，用等量肌内注射 1 次，待患儿沉睡后，加冰袋降温，对躁动者可加镇静剂，注意补足液体，维持血压稳定。一般 2~4 小时体温下降至 35~36℃ (肛温)，一般每 2~4 小时重复给冬眠合剂 1 次。

美国、英国、意大利等国指南推荐用于儿童的退热药只有对乙酰氨基酚、布洛芬两种，退热药使用目的是缓解发热引起的不适。不推荐物理降温。

注意：退热剂不能预防热性惊厥，不应以预防惊厥为目的使用退热剂；通常不宜几种退热剂联合使用或交替使用，只在一种退热剂使用后持续无反应或用退热剂短时即反复时，考虑交替用两种退热剂；糖皮质类激素不能作为常规退热剂使用。

【抗生素治疗】 发热患儿没有感染指征或单纯病毒感染不应常规使用抗菌药物。发热患者就诊怀疑严重细菌性感染、急性重症感染或脓毒症，或有休克表现、意识淡漠、脑膜炎病症者，在获取送检样本后宜尽早使用强力有效抗菌药物。<1 个月发热者；所有 1~3 个月有发热且面色差者；1~3 个月婴儿外周血白细胞<5×10^9/L

或>15×10^9/L者，经验选用抗生素，抗菌谱应涵盖奈瑟氏脑膜炎双球菌、肺炎链球菌、大肠埃希菌、金黄色葡萄球菌、流感嗜血杆菌B，选三代头孢(头孢噻肟、头孢曲松)，尽早静脉输注给药，直到获得细菌培养结果，对于<3个月婴儿，还要加选对李斯特菌有效的药，如氨苄青霉素或阿莫西林。重症感染在使用强力有效抗菌药物后才能使用激素，且在停用抗菌药前先停激素。发热以休克表现就诊于儿科急诊时，在寻找病因同时，应立即开通输液通道，先给予0.9%氯化钠溶液20ml/kg，静脉输注，改善循环并动态监测，必要时进一步大量输液。

对发热患儿应重视病情评估(低危、中危、高危)，初次接诊，应做病情评估，使用退热剂后，体温持续不下降或降后很快反弹，没有确定诊断者需要再次做病情评估，积极查找病因，适当处理，检测指标。病程中在确诊前、治疗好转前可能需要多次评估病情。

(赵维玲)

第二节 婴儿啼哭

婴儿啼哭(baby cry)是婴幼儿对来自体内或体外不良刺激引起不适的一种本能反应，2岁以下小儿，一般不能用语言表达或语言表达能力尚不成熟，而是用啼哭这种形式来表达。一般分为生理性啼哭(physiologic cry)和病理性啼哭(pathologic cry)。如果只为达到某种要求的啼哭，称为生理性啼哭；疼痛是机体不适，由疼痛或其他因素引起的啼哭，处理不及时，有可能产生严重的后果，称为病理性啼哭。临床上因啼哭而就诊的婴幼儿，特别是长时间或阵发性剧烈啼哭者，一定要仔细检查，找出病因，及时处理。

【啼哭的特点】

1. **时间** 婴幼儿缺乏语言表达能力，多数是以啼哭来表达某种要求，故婴幼儿啼哭多是生理性的。这种啼哭的特点：啼哭的时间多较短暂，当要求得到或以玩具分散注意力时，啼哭即停止，活动如常。不同的生理要求有不同的啼哭时间，如在进食4小时或午夜的啼哭多为饥饿所致。于进食时啼哭或一会儿吸乳一会儿啼哭，则可能是鼻塞或口腔炎影响吸乳所致；或乳头过短、奶嘴过小，不能吸到足够的奶量。若进食后抽出奶头或奶嘴即啼哭，则可能为进食不足或奶嘴过大吸入过多的空气所致。患有某些疾病时，常因无力吸乳而啼哭，如先天性心脏病、肺部疾患或严重贫血等。排便时啼哭要注意肠炎、肛裂、脱肛、尿道口炎、尿道畸形等。疾病所致的啼哭，因致哭原因不能马上去除，常为持续性啼哭或反复发作。

2. **声调** 生理性啼哭在声调上较为平和一致。但在2岁以上的幼儿，有时为达到要挟的目的会将声调忽然提高，出现哭声时高时低的特点，这种声调提高的时间不长，要求得到满足即中止；未能满足时，也不会长时间高声啼哭。高调尖叫声或哭声发直的啼哭多为脑部疾病所致，如颅内出血、胆红素脑病、脑膜炎等，称为脑性啼哭或脑性尖叫。哭声嘶哑多为喉部疾病所致，如喉炎、喉头水肿或白喉。哭声嘶哑而低调者，见于声带损伤或甲状腺功能减退的患儿。哭声细小提示先天性肌迟缓综合征或疾病严重衰弱无力。猫叫样哭声提示染色体异常(5P综合征)。

3. **强弱** 突然啼哭，哭声洪亮，往往是受惊吓或被刺痛等强烈刺激引起；伴有烦躁不安、面色苍白者，多为腹痛引起，如肠套叠、嵌顿疝或肠痉挛等。哭声细弱，或为低钾，或病情严重。哭声由强变弱，全身软弱无力，呈困倦无力状者，多为病情严重的表现。哭声嘶哑，多为发音器官疾病。

【生理性啼哭的常见原因】

1. **饥饿性啼哭** 在餐前发生，哭声响亮，抱起婴儿时头转向母体一侧，做吸吮的动作，喂乳后仍哭，应注意是否奶头过大、过小、过短致吸吮困难；或因母乳分泌过多或过少，不能及时咽下或咽下过少。

2. **外界环境刺激** 包括尿布湿了，衣服过多、过少、粗糙不平，硬物或不洁性刺激，过强的声、光刺激，情绪变化、口渴、睡眠不足、体位不当，饮食改变如断奶、食物过冷过热、喂乳不当咽气过多，见到生人，大便前肠蠕动加剧及不良习惯(喜抱或昼眠夜哭)等。

3. **要挟性啼哭** 哭声洪亮或时大时小，可伴有自暴行为，不予理睬，自行止哭。

4. **生理性夜啼** 多见于4个月内的婴儿，表现为昼眠夜哭，即白天睡的很多，夜晚则很兴奋，喜抱和逗其玩要，熄灯或大人睡觉时即啼哭不止，为习惯问题，6个月后多有缓解。婴儿躯体不适时，饥饿、过冷过热、被服过重、噪声刺激等，或睡眠环境改变，也可出现夜啼。睡眠时被惊吓，特别是被反复惊吓，则会形成条件反射而夜啼。

【肠道疾病引起的啼哭】 任何疾病都是引起病理性啼哭的常见原因，处理不及时往往会带来严重的后果。

1. **肠套叠**(intussusception) 是婴幼儿病理性啼哭最常见具有特征性的疾病。患儿表现为突然阵发性剧烈啼哭，多伴有面色苍白、屈腿，每次发作约数分钟，发作后可入睡或玩耍如常。以后反复发作，发作次数越多，持续时间越长，间歇时间越短，则示病情越重，应积极治疗。病程中有呕吐，初期为内容物，继之为胆汁，甚至粪汁。发病后数小时可有血便(开始可有正常大便)。腹部以扪及腊肠状包块为特征，但如套至结肠肝区亦可扪不到包块。对可疑病例做肛查、腹部B超、空气灌肠进行X线检查，以便确定诊断。后者对肠套叠具有确诊价值。但如肠套叠已超过24小时，不宜作灌肠检查，以免发生肠穿孔。

2. **婴幼儿阵发性腹痛**(infant paroxysmal abdominalgia) 为功能性疾病，多见于4个月内的小婴儿，起病常在出生后1~2周，多在喂乳时或傍晚发生，表现为阵发性啼哭，烦躁不安，严重者可产生阵发而规律的剧哭，持续数分钟至数十分钟后转而安静入睡。发作时肠鸣音亢进，但无腹部包块，亦无血便及面色苍白，排气或排便后可缓解。需与肠套叠鉴别。原因可能与更换饮食或进食糖类过多致肠积气有关。

3. **嵌顿疝**(incarcerated hernia) 为婴幼儿啼哭的常见原因。突然发作为其特征，过去多有同样发作史。检查腹股沟有疝囊突出可明确诊断。

4. **肠道感染**(intestinal infection) 常因腹痛引起婴幼儿啼哭。多伴有典型的消化道症状，如腹泻、呕吐、发热。查体肠鸣音亢进。排便后腹痛可暂时缓解。

5. **肠道寄生虫**(intestinal parasitosis) 学爬后的婴幼儿，特别是生活在农村者，常感染肠道寄生虫，以蛔虫、蛲虫多见。蛔虫引起的腹痛可呈发作性，不甚剧烈(胆道蛔虫除外)，患儿哭闹时体态不定，腹软喜按，肠鸣音亢进，常反复发作，有排蛔虫史或大便检查发现蛔虫卵可明确诊断。蛲虫所致啼哭常发生在睡眠时，蛲虫从肛门爬出引起肛周瘙痒，哭时可在肛门周围发现蛲虫。驱虫后阵发性啼哭可缓解。

6. **其他肠道疾病** 包括各种机械性肠梗阻、腹腔脏器穿孔、腹膜炎等。机械性肠梗阻常伴有呕吐，呕吐物为梗阻部位以上的胃肠内容物，有时可见肠型，扪及包块，肠鸣音早期亢进，有气过水声。腹膜炎者可有腹膜刺激征，但在婴幼儿常不典型。

【神经系统疾病引起的啼哭】 神经系统疾病如颅内出血、颅内感染、颅内占位性疾病等均可引起颅内压增高，引起啼哭，往往为高调尖叫性啼哭，伴有呕吐，常为喷射性呕吐。婴儿癫痫亦可以啼哭为先导，继而抽搐。周围神经炎如维生素B_1缺乏症，多在夜间啼哭，声音嘶哑，腱反射异常。严重维生素B_1缺乏，可出现脑型脚气病的症状，患儿烦躁不安，并有夜啼，同时伴有前囟饱满、头后仰等症状。此外，还有以下几种具有特征性啼哭的神经系统疾病：

1. **新生儿破伤风**(newborn tetanus) 啼哭具有特征性，且是最早出现的症状。因为咀嚼肌痉挛不能吸乳，患儿啼哭，但哭不成声，同时有找乳头的动作，喂奶患儿又拒食，继续啼哭不止，表现出想吃又不能吃的症状。因此，新生儿破伤风的主诉往往是长时间啼哭、拒乳。患儿拒抱或转换体位时哭喊加剧，并伴有发热、牙关紧闭、苦笑面容。

2. **脊髓灰质炎**(poliomyelitis) 由脊髓灰质炎病毒引起，主要侵犯中枢神经系统，以脊髓前角运动神经细胞受损明显。在瘫痪前期有感觉过敏的表现，患儿拒抱，一碰即哭，烦躁不安，同时伴发热、出汗等。

【其他疾病】 任何引起疼痛的疾病均可导致患儿啼哭，仔细查体可找到炎症或损伤部位，常见的有以下几种疾病。

1. **口腔疾病** 患有口腔疾病时，常因吸乳疼痛而啼哭。患儿可同时有拒食、流涎。检查口腔可见黏膜有溃疡或糜烂，患有鹅口疮时口腔黏膜有不易擦去的白色膜状物。

2. **中耳炎**(otitis media) 婴幼儿耳咽管短且呈水平位，上呼吸道感染时很容易蔓延到中耳。典型的中耳炎有耳流脓，不典型者可无耳流脓的症状。婴幼儿啼哭伴发热而又无明确病因时，应想到中耳炎的可能，及时检查鼓膜。

3. **低钙血症** 低钙血症的小儿神经肌肉兴奋性高，早期可出现兴奋、烦躁、啼哭、易激动、惊跳、睡眠不安。注意询问户外活动情况，有无鱼肝油添加史，有无长期腹泻史，查体有无佝偻病体征，化验血清钙<2mmol/L和/或钙剂治疗有效可

明确诊断。

4. **病理性夜啼** 最常见为活动性佝偻病，患儿可伴有多汗、枕秃、前囟过大或闭合延迟等，患蛲虫病时，雌虫常在夜间爬出肛门产卵，肛门瘙痒引起婴幼儿夜啼。湿疹、荨麻疹可因痒感引起患儿啼哭。

【诊断】 首先应根据婴幼儿啼哭的时间、声调、强弱和伴随症状等，区别是生理性啼哭还是病理性啼哭。生理性啼哭一般时间不长，声调、强弱较平和一致，不伴有其他症状。如啼哭时间过长、声调尖叫，可能有中枢神经系统疾病，应注意是否伴有呕吐、发热、精神异常，检查囟门有无饱满隆起等。伴随症状对诊断很重要，如面色好，食欲和大小便正常，无呕吐，多为生理性啼哭；如面色苍白、便秘、呕吐者，应注意是否有肠梗阻。阵发性啼哭应注意肠套叠的可能，肠套叠的发展是以小时计算的，延误诊断，轻则失去非手术复位的机会，重则会发生肠穿孔，因此，对任何一个长时间啼哭或阵发性啼哭者，都应排除肠套叠的可能。对于夜啼的婴幼儿，还应注意有无活动性佝偻病。

（*卢秀兰 赵祥文*）

第三节 昏 迷

昏迷（coma）是严重的意识障碍。患者觉醒状态、意识内容及随意运动严重丧失。昏迷表现为意识持续的中断或完全丧失，对内外环境不能够认识，由于脑功能受到高度抑制而产生意识丧失和随意运动消失，并对刺激反应异常或反射活动异常的一种病理状态。昏迷具有下列特点：①觉醒过程的障碍，以疼痛刺激或言语叫唤不能唤醒，没有意识清醒的活动；②意识内容的障碍，没有正常的思维、知觉、情绪、行为、记忆、注意、理解及其他智能活动；③丧失已经掌握了的运用文字与言语的能力，以及运用工具的能力；④不能认识自己，也不能认识周围的人物与环境。

昏迷是多种疾病的严重、危急症状，必须积极抢救，确定原发病的诊断。

【病因】

1. 按颅内和颅外疾病分类

(1)颅内疾病：感染性中枢神经系统疾病最常见，如流行性脑脊髓膜炎、化脓性或结核性脑膜炎、乙型脑炎和其他各种脑炎、脑脓肿、隐球菌脑膜炎等；脑出血，如脑血管畸形出血；颅内占位性病变；颅脑外伤；癫痫持续状态；新生儿颅脑损伤、新生儿核黄疸、癫痫持续状态、晚期脑肿瘤等。

(2)颅外疾病：可分为系统性疾病和中毒性脑损害。

1)系统性疾病：肝性脑病、肺性脑病、肾性脑病（如尿毒症、平衡失调综合征、透析脑病等）、心性脑病（如心脏停搏、心肌梗死、严重心律不齐（如阿 - 斯综合征），以及有些青紫型先天性心脏病（如法洛氏四联症等）、代谢性酸中毒、糖尿病昏迷、低血糖昏迷、内分泌疾病（如甲状腺危象、垂体性昏迷、黏液性水肿昏迷、肾上腺危象等）、水电解质紊乱、酸碱平衡失调等。

2)中毒性脑损害：镇静药、麻醉药和抗精神病药物过量或误服、颠茄类和乙醇等中毒；工业毒物如一氧化碳、硫化氢和苯等中毒；农药如有机磷、有机汞、磷化锌等中毒；植物如氰化物、苍耳子、白果等中毒；动物类如蜂蜇伤、蛇咬伤中毒；触电、溺水、颅脑外伤及中暑等。

2. 按病理生理性质分类

(1)幕上占位性病变：如脑出血、脑梗死、硬膜下血肿、硬膜外血肿，多因病损较广泛而导致脑疝形成、脑移位或挤压等累及中脑上部引起昏迷。

(2)幕下占位及破坏性病变：以占位性或血管性病变为主，如脑干、小脑或颅后窝处的病损，可直接引起昏迷，但小儿不多见。

(3)颅内弥漫性疾病、代谢性疾病：主要由颅内、全身性或颅外性疾病所致。颅内弥漫性疾病，多见于脑膜炎、脑炎、高血压性脑病、癫痫、蛛网膜下腔出血等；代谢性疾病，常见于低血糖、内分泌疾病、外源性中毒、缺血、缺氧、内源性脏器功能衰竭等引起。

3. **不同年龄组昏迷的常见病因** 依发病率高低顺序排列如下：

(1)婴儿期：中枢神经系统感染、急性中毒性脑病、Reye 综合征、脑外伤、惊厥后、代谢性脑病及各种中毒（包括休克所致者）。

(2)幼儿期：脑外伤、惊厥后、中枢神经系统感染、急性中毒性脑病、Reye 综合征、代谢性脑病及各种中毒。

(3)学龄儿童期：脑外伤、中毒性脑病、Reye 综合征、中枢神经系统感染、代谢性脑病及各种中毒（包括一氧化碳中毒、休克等）。

【病理】

1. **昏迷的解剖生理学基础** 临床上所谓意

识清楚是指觉醒状态，它取决于大脑半球与脑干上端激活系统之间连续不断的相互作用是否受损。大脑半球主宰意识“内容”，脑干处的网状结构则控制“觉醒程度”。已经证实，一侧性或局限性、亚急性或慢性大脑半球损害，一般不直接引起意识障碍或昏迷。若病损仅限于桥脑下部、延髓或脊髓，通常也无意识障碍。如果病损累及桥脑上端嘴侧水平，或者从桥脑上端经中脑、丘脑、间脑与基底核等处的网状结构，及其投向大脑皮质通路中的任何平面，则均可发生昏迷。因此，昏迷是由于广泛的双侧大脑半球功能衰竭，或者脑干的上行激活系统功能障碍，或者两者同时存在而产生的。

2. **昏迷的神经病理学基础**　昏迷是多种病因或不同性质疾病所致的一种病理状态，不论病因如何，大多数终会招致脑水肿，其基本病理反应与其他器官一样，仍然是充血与水肿，两者都能增加颅内容积，严重者继而发生脑疝。不同类型的脑水肿，临床表现各有差异。其中以细胞毒性脑水肿所致的意识障碍较为常见，轻者嗜睡，重者昏迷。常见的病因为脑缺氧、水中毒、各种毒素中毒、化脓性脑膜炎等。不论是弥漫性脑水肿，还是局灶性脑水肿，病情进一步恶化多有脑疝形成。其中小脑幕切迹疝造成昏迷的主要原因是疝压迫中脑、间脑网状结构，使其受到三种性质的损害：①早期为中脑继发性缺血、缺氧的病理生理的改变；②中期为中脑继发性出血与水肿；③中脑因受该疝的压迫而变形、移位及扭曲等所致的脑干血液循环障碍。上述分别或共同影响脑干上行网状激活系统的功能，是造成昏迷的重要因素。同时，该疝使大脑导水管受压后阻碍了脑脊液循环，使颅内压更加增高，脑血液循环障碍与脑缺氧加重，这是引起昏迷的另一个重要因素。枕骨大孔疝形成昏迷的机制是因为该疝嵌塞枕骨大孔，阻断延髓功能，形成呼吸循环衰竭后继发性脑缺氧所致。

3. **昏迷的神经生化机制**　引起脑细胞功能障碍的生化机制基本上可归纳为两类：①以能量代谢障碍为主，如各种脑循环障碍、中枢神经系统感染，以及各种内、外因素引起的中毒、维生素缺乏、低血糖等，都可能产生脑代谢降低，氧和葡萄糖消耗量减少，使脑细胞能量衰竭，从而导致昏迷；②以神经元膜通透性障碍为主，如脑外伤或肿瘤所致的脑水肿、电解质紊乱及酸碱平衡失调、癫痫发作、毒素等，可引起神经元膜的通透性异常，改变了膜内外离子分布，从而降低膜的兴奋性和突触的传递功能。在多数情况下，脑能量代谢障碍也会影响神经元膜的通透性。目前认为突触传递功能障碍同昏迷发生的关系最大，而神经介质代谢紊乱则起着重要的作用。

【昏迷的分类及临床表现】　依照意识障碍的程度，将昏迷分为浅昏迷、中度昏迷、深昏迷、过度昏迷和醒状昏迷（视频 1-3）。

视频 1-3　昏迷病情的判断

1. **浅昏迷**　患儿对周围的光、声等的反应消失，对强烈的痛刺激或有简单反应，如压眶上缘可出现表情痛苦及躲避反应，但角膜反射、咳嗽反射及吞咽反射及腱反射尚存在，有时可有无目的的四肢舞动或谵语。

2. **中度昏迷**　较浅昏迷重，患儿表现对疼痛刺激无反应，四肢完全处于瘫痪状态，虽然角膜反射、瞳孔对光反射、咳嗽反射、吞咽反射等尚存在，但明显减弱，腱反射亢进，病理反射阳性，呼吸循环功能一般尚可。

3. **深昏迷**　患儿对外界的一切刺激，包括强烈的痛觉刺激均无反应，四肢肌肉松软，浅、深反射及病理反射消失，尤其是角膜反射和瞳孔对光反应消失，吞咽反射亦不存在，肢体动作消失，生命体征出现明显的异常改变，如血压下降、呼吸不规则，全身肌张力低下松弛，大小便失禁或出现去脑强直状态。去脑强直亦称去大脑综合征，提示中脑红核与下丘脑结构的联系中断。患者意识障碍与去大脑皮层综合征相似。四肢强直性伸展、颈后仰呈角弓反张状为去脑强直的特殊表现。常伴有全身抽搐和呼吸不规则。若病情好转，可转化为去大脑皮层综合征，否则，昏迷加深、四肢弛缓，则提示病变已波及脑桥以下，预后不良，为濒死阶段。

4. **过度昏迷**　或称脑死亡，多是由深昏迷发展而来。全身肌张力低下，肌肉松弛，瞳孔散大，眼球固定，完全依靠人工呼吸及药物维持生命。

5. **醒状昏迷**　是指意识内容丧失而觉醒状

态存在的一类特殊类型的意识障碍。临床表现为双眼开闭自如，双眼球及肢体均可有无目的活动，不能说话，对外界各种刺激均无反应。大脑皮层下的多数功能和自主神经功能保存或病损后已恢复。包括去大脑皮层状态、无动性缄默症和持续性植物状态。

【诊断与鉴别诊断】 昏迷患者一般病情都非常危重，接诊时首先应评估患者生命体征，是否有需要处理的紧急状态，如气道阻塞所致发绀、呼吸障碍，休克状态，有无外伤流血的情况，以及是否已处于脑疝等危急阶段。对上述情况均应首先作紧急处理，目标是稳定患者生命体征，同时需要向家属或陪伴者详细询问发病过程及病史。然后迅速作全面系统且有重点的体格检查、实验室检查及特殊检查，以尽快寻找出引起昏迷的病因。

1. **病史采集** 病史采集对昏迷原因的判断有极为重要的意义，个别患者经详细询问病史后即可作出病因诊断，询问病史的主要项目包括：①昏迷发生的急缓，在什么状态下发生的，以及伴随症状；②昏迷是首发、主要症状还是某些疾病发展过程中逐渐发生的，若为后者，则昏迷之前必定有其他征象，可帮助病因诊断；③有无外伤史或其他意外；④了解昏迷现场有无呕吐、中毒旁证和室内空气状况；⑤询问患者及家属职业、家庭状况，有无中毒可能或服用特殊药物可能；⑥既往史的了解，有无癫痫、高血压、糖尿病和肝肾肺等病史，以及治疗经过；⑦了解从昏迷到目前的处置情况。

2. **体格检查** ①体位：去大脑强直时，角弓反张姿势；去皮层强直时，上肢内收屈曲，下肢伸直。②脉搏：明显的脉缓时应考虑房室传导阻滞或 Adams-Stokes 综合征；颅内压增高时，患者的脉搏缓慢而有力。③血压：急剧的血压上升，可见于高血压性脑病、高血压性脑出血、椎基底动脉血栓形成等。血压急剧下降则要怀疑由于心肌梗死而致心源性休克，另外也可见于外伤性内脏出血、肺梗死、糖尿病性昏迷等，亦可见于药物过敏、镇静剂及安眠药中毒等。④呼吸：要注意呼吸频率、节律和深度。脑出血者的呼吸深而粗，并带鼾声。颅内压增高或脑干病变时，呼吸缓慢而不规则，或呈周期性呼吸。脑的不同部位损害时可出现特殊的呼吸型，有助于推断脑功能损害的范围和程度。⑤体温：在昏迷前就有发热，要考虑中枢神经系统感染或身体其他部位的感染。急速昏迷，以后引起发热、体温增高者，应考虑丘脑下部体温调节中枢的障碍，此外脑干出血、椎基底动脉血栓形成时也容易引起昏迷和发热。高热而无汗应考虑是否有抗胆碱能药物中毒的可能。体温过低可见于酒精中毒、低血糖、巴比妥类药物中毒、脱水或末梢循环不全。⑥皮肤与黏膜：要注意皮肤的颜色、发汗、水肿或外伤等。缺氧时表现为皮肤发绀，一氧化碳中毒时皮肤呈樱桃红色，皮肤颜色苍白多见于休克、贫血、心功能不全、肺功能不全及尿毒症等。⑦口臭：呼气时的气味也可成为寻找病因的线索。酒精中毒者带有酒味、糖尿病酸中毒者有腐烂性苹果味或丙酮味、尿毒症者有尿臭味、肝昏迷时带有腐臭味或氨味。⑧神经系统检查，包括头颅：检查有无新近发生的颅脑损伤，注意局部头皮的裂伤、血肿、压痛等征象，有无脑脊液漏；脑膜刺激征：脑膜炎与蛛网膜下腔出血后数小时至1天后，可有明显的颈部抵抗。脑出血与后颅窝肿瘤也可有颈强直；脑神经的体征（注意瞳孔大小、形状及对光反应）；运动功能障碍：要检查有无肢体瘫痪；了解昏迷患者的反射，在定位诊断上也是很重要的，了解的要点是深反射、浅反射及病理反射，是否有左右差别。

3. **实验室检查** 除脑电图、X线颅部摄片、脑血管造影、颅脑CT及磁共振酌情选用外，尚须结合病情检查尿（尿毒症和糖尿病）、血（糖、电解质、尿素氮、氨、肝功能及血气分析等），还有病毒标志物和肿瘤标志物，必要时要检查脑脊液。然而，迄今尚未发现任何生化检查项目可以作为意识障碍及其程度判断的特异性指标。

通常根据病史、伴发症状、体征等可初步作出昏迷程度的评定和原发病的诊断。然后，根据意识机能定位的生理解剖知识，按照定位诊断的步骤，综合分析可以观察到的体征，确定昏迷患儿的病灶部位。若能判明主要病灶在间脑或中脑、桥脑、双侧大脑皮层之广泛区域，则对进一步判断病变性质及病因有重要意义。再结合有关实验室检查，诊断即可确立。

4. **鉴别诊断** 应注意排除下列几种状态。

（1）闭锁综合征（locked in syndrome）：主要是桥脑腹侧的局限性病变，使双侧皮质脊髓束和皮质延髓束（多在支配三叉神经核水平以下）受损所致。常见于缺血性梗死（基底动脉闭塞），或桥脑的肿瘤、炎症、外伤，或桥脑中央髓鞘溶解症，以及运动系统疾病（如多发性神经根炎、脑脊髓灰质炎）等。患儿虽然意识清楚，能理解语言，但无法表达，有时仅能对别人的提问用眼睑的睁开与闭合，或以眼的垂直运动来示意。并非真正的昏迷。

(2) 癔症性昏睡：主要表现为患者呈深睡眠状，呼之不应，推之不动，双眼紧闭，当翻转眼睑时有抵抗，眼睑被翻开后可见眼球转动或侧视，随即眼睑紧闭。真正昏迷患者眼睑多呈松弛状或眼睑闭合不全，眼球呈固定状。多数是在高度情感性、易暗示性和自我显示性的性格基础上，因精神因素而诱发。呈阵发性，多属一过性病程。可因暗示治疗迅速恢复。

(3) 木僵：属精神分裂症重症型的表现。患者不言不语、不食不饮，对外界刺激无任何反应，常伴有蜡样弯曲、违拗症。与昏迷的区别在于患儿意识清楚，且在木僵缓解后可清楚回忆当时见闻的一切事物。

【治疗】

1. 病因治疗 昏迷病因已确定者，应迅速给予有效的病因治疗。如感染性疾病所致者，须及时抗感染。内分泌和代谢性障碍所致者，须针对特殊病因治疗，如低血糖昏迷，一经确诊迅速补糖，可很快清醒。外源性中毒，须采取特殊的有针对性的解毒等措施。脑肿瘤、脑外伤或颅内出血性血肿所致者，若条件许可时应尽早开颅手术，也常可使昏迷转为清醒。总之，尽可能明确病因并及时针对性治疗。因为病因治疗是脑复苏的一项根本性措施，应予以足够的重视。

2. 过度换气和高压氧疗法

(1) 控制性过度换气疗法：临床上早已发现 $PaCO_2$ 在 3.32~3.99kPa(25~30mmHg) 时脑血管收缩[已经测得 $PaCO_2$ 从正常降至 2.66kPa(20mmHg) 时，脑血流量减少 40%~50%]，颅内压随着脑血容量(CBV)减少而下降。此时脑内终末毛细血管压力也降低，消除乳酸血症的不良影响，从而减轻酸中毒对血脑屏障的损害作用，均有利于脑水肿的消退。神经元膜的去极化也于此时受到限制，细胞能量得以贮存。现已证实，$PaCO_2$ 每降低 0.133kPa(1mmHg)，脑容积即减少 0.049ml/100g 脑组织。该疗法有改善氧供应，减轻组织酸中毒，恢复脑血管主动调节机能，减轻脑水肿，降低颅内压等作用，因此，国外许多 ICU 强调该疗法。故凡有血气分析条件者，在抢救危重颅内高压症时应在使用甘露醇前，优先用此疗法，不仅奏效快，且可避免用甘露醇所致 CBV 增多。国内有些单位应用此疗法并取得了良好效果。通常用呼吸机等机械方法，并通过吸氧，维持 PaO_2 在 11.97~19.95kPa(90~150mmHg)，增加患儿通气量，使 $PaCO_2$ 保持在 3.32~3.99kPa(25~30mmHg)，危重时可降到 2.66kPa(20mmHg)。每次使用时间一般不超过 1 小时，但在重型 Reye 综合征时可持续较久。

(2) 高压氧疗法：在 3 个大气压下吸纯氧，血中物理溶解氧比常压下呼吸空气时增加 21 倍，且颅内压可降低 40%~50%。因此，该疗法可纠正脑缺氧和乳酸血症，改善血脑屏障的机能，减轻脑水肿，降低颅内压。从而促进脑细胞功能的恢复。适用于因为缺血缺氧导致的昏迷、CO 中毒引起的昏迷。尚有人观察到，在高压氧下椎动脉血流反而增加，脑干的 PaO_2 相对较高，有利于网状结构机能的恢复，改善觉醒状态和生命机能。该疗法是在高压氧舱内进行的，治疗 3~5 次即可。过多或过久可致氧中毒。目前认为高压氧可抑制三羧酸循环中某些酶系统，特别是含巯基(SH)酶，使过量的有氧化能力的 SH 游离根释放，使氧毒性增加。另外，高压氧可刺激引起支气管痉挛，且使肺泡表面活性物质产生减少或肺水肿等，而严重影响肺部气体交换。因此，必须根据具体情况，权衡利弊，掌握使用。

3. 低温疗法 体温每下降 1℃，脑代谢率可降低 6.7%，且颅内压降低 5.5%；当体温 30℃时，脑代谢降低 50% 左右，且脑耗氧量只有正常时的 58%。该疗法可降低脑细胞的耗氧量及代谢率，提高对缺氧的耐受性。并且可降低脑血流量，减轻脑水肿，降低颅内压。此外还有保护中枢神经系统的作用，既可防止或减轻脑损害后的反应性高热，使颅内出血者停止出血，还可延长高渗脱水剂的作用时间。主要采用头部降温(冰槽、冰帽或冰袋等)。只是在达不到要求时才加用体表和体内降温，以增强效果。人工冬眠(主要用冬眠药物)，因其操作及护理较复杂，并发症多，临床已逐渐少用。通常要求脑温降至 28℃(肛温 32℃)时，才能达到满意效果。应尽早施行，以不短于两天为宜。降温过程要平稳，并且要及时处理副作用。为了防止寒颤和控制抽搐，可用小剂量肌肉松弛剂或镇静剂。认为氟哌啶醇阻滞 α 受体的作用较轻，又可降低脑耗氧量，使颅内压降低 26% 左右，且作用时间较长；而东莨菪碱可扩张血管，改善微循环而不影响血流动力学，便于降温。故均可选用。尽量不用氯丙嗪，以免抑制三磷酸腺苷酶系统活动，不利于脑水肿的消除和脑功能的恢复。当低温坚持到患儿出现听觉反应、四肢活动等大脑皮层功能恢复时，才可逐渐复温。先自下而上撤离冰袋，应以保持体温每 24 小时上升 1~2℃为宜。若体温不升时，可采用保暖措施，也可静脉注射阿托品 0.3~0.5mg，有助于复温。

4. 降低颅内压消除脑水肿的治疗 脑水肿是昏迷的重要病理基础，其后出现的颅内高压和脑疝形成，常为致死的原因。故消除脑水肿、降低颅内压是脑功能复苏的一个重要措施。概括起来，消除脑水肿、降低颅内压的方法，主要是减少脑容积、颅内血容量和脑脊液容量，以解除或最大限度地减轻脑损害，恢复其正常功能。前述的病因治疗、过度换气和高压氧疗法、低温疗法，以及脑保护剂、脑代谢活化剂和苏醒剂、内分泌激素等的使用，均有助于脑水肿的治疗，有的甚至成为重要手段。

5. 脑保护剂 近年来发现巴比妥类、苯妥英钠、甘露醇、肾上腺皮质激素、甲苄咪酯、富马酸尼唑苯酮等对动物的缺氧、缺血的脑细胞和脑水肿有保护作用，有些已用于临床并取得一定疗效。巴比妥类的主要作用：①收缩脑血管，减少 CBV；②降低脑组织代谢率；③清除自由基，维护神经元膜的完整性及与膜相连的酶；④抑制辅酶 Q 的释放，减少自由基的形成，从而防止脑缺氧病变的发生；⑤保持内皮细胞膜的完整，防止血管内血栓形成；⑥大剂量时可使血压下降，按 ICP=MAP−CPP 公式，则 ICP 也随之下降。然而，巴比妥诱导的昏迷，在临床上很难与脑水肿症状本身相鉴别，且易致低血压，若血压在 7.98kPa(60mmHg) 以下时，可减低 CPP 而加重脑水肿，且效果也不可靠。故只有在其他疗法难以控制颅内高压症时，才考虑使用大剂量，而且必须在充分地监护下实行。

6. 促进脑代谢和苏醒剂的应用 临床上主要用促进脑细胞代谢、改善脑功能的药物，称神经代谢调节剂或脑代谢活化剂，包括神经节苷脂(GM-1)、神经生长因子、胞磷胆碱、吡拉西坦、细胞色素 C、ATP、辅酶 A、左旋多巴、氯酯醒及其他，如肌苷、谷氨酸、γ- 氨酪酸及维生素 B 族等药物。GM-1 能促进由各种原因引起的中枢神经系统损伤后神经功能的恢复。作用机制是促进“神经重塑”(包括神经细胞的生存、轴突生长和突触生存)。GM-1 对损伤后继发性神经退化有保护作用。应用 GM-1 后对脑血流动力学参数的改善和损伤后脑水肿的减轻有良好作用。GM-1 通过改善细胞膜酶的活性减轻细胞水肿。

7. 其他对症治疗 昏迷时可能发生多种并发症，如水电解质紊乱、酸中毒、惊厥、椎体外系症状、循环障碍及呼吸衰竭等，均应及时作出相应治疗。

【预后与脑死亡】 昏迷时伴发脑干功能障碍与否是决定预后的关键，若不出现则预后较好，恢复也快。反之，则预后不佳。所谓脑干功能，在临床上包括瞳孔对光反应及其大小、形状的改变、呼吸型式、角膜反射、眼脑反射、眼前庭反射及肌张力和姿态异常等。

神经功能预后评估采用格拉斯哥 - 匹兹堡脑功能表现分级(cerebral performance category，CPC)评分方法(表 1-8)，该评分方法适用于大龄儿童。CPC 评分 1~2 级为神经功能预后良好，3~5 级为神经功能预后不良。为避免由于采用单一预后判断指标而导致的预测不准确，多从神经系统检查[包括格拉斯哥昏迷评分(GCS-M 评分)]、神经电生理监测(脑电图、躯体感觉诱发电位等)、神经影像学和血清生物标志物(神经元特异性烯醇化酶 NSE、S-100β 等)等方面对昏迷患者进行预后评价。

表 1-8 脑功能表现分级(CPC)评分量表

分级	脑功能表现
CPC 1	脑功能完好：患者清醒警觉，有正常生活和工作能力
CPC 2	中度脑功能残疾：患者清醒，可在特定环境中部分时间工作或独立完成日常活动
CPC 3	严重脑功能残疾：患者清醒，但需依赖他人日常帮助，保留有限的认知力
CPC 4	昏迷及植物状态：患者无知觉，对环境无意识，无认知力
CPC 5	死亡：患者被确认为脑死亡或传统标准认定的死亡

《脑死亡判定标准与技术规范(儿童质控版)》中明确，脑死亡是包括脑干在内的全脑功能不可逆转的丧失，即死亡。儿童脑死亡判定的先决条件是昏迷原因明确，昏迷原因不明确者不能实施脑死亡判定，并要排除了各种原因的可逆性昏迷。脑死亡临床判定包括：①深昏迷；②脑干反射消失；③无自主呼吸；靠呼吸机维持通气，自主呼吸

激发试验证实无自主呼吸。以上 3 项临床判定必须全部具备。脑死亡确认试验包括：①脑电图显示电静息；②经颅多普勒超声显示颅内前循环和后循环血流呈振荡波、尖小收缩波或血流信号消失；③正中神经短潜伏期体感诱发电位显示双侧 N9 和 / 或 N13 存在，P14、N18 和 N20 消失。以上 3 项确认试验需至少具备 2 项。临床判定和确认试验结果均符合脑死亡判定标准可首次判定为脑死亡。29 天至 1 岁婴儿，首次判定 24 小时后再次复查，结果仍符合脑死亡判定标准，方可最终确认为脑死亡。1~18 岁儿童，首次判定 12 小时后再次复查，结果仍符合脑死亡判定标准，方可最终确认为脑死亡。严重颅脑损伤或心搏呼吸骤停复苏后应至少等待 24 小时进行脑死亡判定。

（张芙蓉　董宗祈）

第四节　惊　厥

惊厥是儿科常见急症之一，以强直或阵挛等骨骼肌的运动性发作为主要表现，可以是全面性发作，也可以是局灶性发作，伴或不伴有意识障碍。

【病因】 小儿惊厥的原因按感染的有无可分为感染性及非感染性两类；按病变累及的部位可分为颅内与颅外两类。

1. 感染性病因

(1) 颅内感染：见于脑膜炎、脑炎、脑脓肿等，以化脓性脑膜炎和病毒性脑炎为多。病毒感染可致病毒性脑炎、乙型脑炎；细菌感染可致化脓性脑膜炎、结核性脑膜炎、脑脓肿；霉菌感染可致新型隐球菌脑膜炎等；寄生虫感染可致脑囊虫病、脑型疟疾、脑型血吸虫病、脑型肺吸虫病等。小婴儿宫内感染（TORCH 感染）、巨细胞包涵体病也可出现惊厥。

(2) 颅外感染：急性胃肠炎、中毒型菌痢、脓毒症、中耳炎、破伤风、百日咳、重症肺炎等急性严重感染，由于高热、急性中毒性脑病及脑部微循环障碍引起脑细胞缺血、组织水肿可导致惊厥。在小儿大脑发育的特殊时期可因发热出现其特殊的惊厥，即热性惊厥。

2. 非感染性病因

(1) 颅内疾病：常见于颅脑损伤（如产伤、脑外伤）、颅脑缺氧（如窒息、溺水）、颅内出血（如晚发性维生素 K_1 依赖因子缺乏症、脑血管畸形所致）、颅内占位性疾病（如脑肿瘤、脑囊肿）、脑发育异常（如先天性脑积水）、脑性瘫痪及神经皮肤综合征（如结节硬化症、色素失禁症）。另外还有如脑退行性病变（如脱髓鞘性脑病、脑黄斑变性）和其他脑病（如胆红素脑病）、脑白质变性等。

(2) 颅外疾病

1）癫痫综合征：如癫痫大发作、婴儿痉挛症。

2）代谢异常：如半乳糖血症、糖原贮积症、遗传性果糖不耐受症等先天性糖代谢异常；尼曼匹克病、戈谢病、黏多糖病、脑白质营养不良等先天性脂肪代谢紊乱；苯丙酮尿症、枫糖尿病、组氨酸血症、鸟氨酸血症等先天性氨基酸代谢失调病；铜代谢障碍，如肝豆状核变性也可致惊厥。

3）中毒：儿童常因误服毒物、药物或药物过量而致惊厥。常见毒物有一氧化碳、有机磷农药、有机氯杀虫剂、灭鼠药、金属（铅、汞、铊）、植物（毒蕈、曼陀罗、苍耳子）、食物（白果、苦杏仁）等；常见药物有阿托品、樟脑、氯丙嗪、异烟肼、类固醇、氨茶碱、马钱子等。

4）水、电解质紊乱：如严重脱水、低血钙、低血镁、低血钠、高血钠。

5）其他：急性心源性脑缺血综合征（如阿 - 斯综合征）、高血压脑病（急性肾炎、肾动脉狭窄等）、Reye 综合征、脑或脑膜白血病、撤药综合征、红细胞增多症、维生素 B_1 或 B_6 缺乏症、癔症性惊厥、肝衰竭、肾衰竭等。

【引起惊厥的常见疾病】

1. 热性惊厥　是小儿时期最常见的惊厥原因，约占儿童期惊厥的 30%，多为颅外感染性疾病发热过程中的惊厥发作。临床特点：①年龄依赖性，多见于 6 月龄至 5 岁，患病率为 3%~5%；②为发热状态下（肛温 ≥ 38.5℃，腋温 ≥ 38℃）出现的惊厥发作，部分患儿以惊厥起病，发作前监护人可能未察觉到发热，但发作时或发作后立即发现发热，临床上应注意避免误诊为癫痫首次发作；③通常发生于发热后 24 小时内，如发热 ≥ 3 天才出现惊厥发作，应注意寻找其他导致惊厥发作的原因；④全身性抽搐伴有意识障碍，但惊厥停止后意识很快恢复，发作后无异常神经系统体征，脑脊液检查除压力增高外无异常发现；⑤预后多良好，少数可转变为癫痫。根据临床特点，分为单纯性与复杂性热性惊厥（表 1-9），后者存在较高的癫痫危险性，预后有显著差别。

表 1-9　单纯性与复杂性热性惊厥的鉴别

鉴别要点	单纯性热性惊厥	复杂性热性惊厥
发病率	占热性惊厥中 70%~80%	占热性惊厥中 20%~30%
发病年龄	6 个月至 5 岁	<6 个月或>5 岁
惊厥发作形式	全面性发作	局灶性发作或全面性发作
惊厥持续时间	<15min	≥ 15min
惊厥发作次数	1 次热程中仅有 1 次发作	1 次热程中发作 ≥ 2 次
伴随症状	无异常神经系统体征	发作前、后可有神经系统异常表现

2. **颅内感染**　细菌、病毒、真菌等侵入中枢神经系统，引起脑膜和脑实质的损害及脑水肿导致惊厥。流行性脑脊髓膜炎常见于冬春季，乙型脑炎多见于夏秋季，而病毒性脑炎及结核性脑膜炎常年散发。颅内感染特点：①大多起病急，感染中毒症状（发热、意识障碍、烦躁、激惹）明显；②惊厥反复发作，持续时间长；③可伴进行性意识障碍；④可伴有不同程度的颅内压增高表现（头痛、呕吐、视乳头水肿、前囟隆起）；⑤常有脑膜刺激征和锥体束征出现；⑥脑脊液检查对流行性脑脊髓膜炎、乙型脑炎、病毒性脑炎、结核性脑膜炎、新型隐球菌脑膜炎等具有诊断价值。

3. **中毒性脑病**　是婴幼儿时期比较常见的一种中枢神经系统病变，其主要临床表现是在原发病的过程中，突然出现的中枢神经系统症状。临床特点：①常见于严重细菌感染（肺炎、败血症、中毒型菌痢、伤寒、白喉、百日咳等）；②除原发病外，常有高热、惊厥、意识障碍及颅内压增高表现；③惊厥发作次数多，持续时间长，全身或局限性；④体格检查显示意识改变、前囟隆起、锥体束征和脑膜刺激征，甚至肢体瘫痪；⑤脑脊液检查除压力稍高，有时蛋白稍增外，无其他异常；⑥原发疾病控制后，中枢神经系统症状可逐渐减轻，轻者症状于 24 小时内消失，无后遗症，严重者抽搐频繁、昏迷，甚至危及生命。

4. **癫痫**　由多种病因引起的慢性脑功能障碍综合征，是大脑灰质神经元群反复超同步化放电所引起的发作性、突然性、短暂性脑功能紊乱，因此癫痫具有发作性、复发性和自然缓解的特点，患者发作间期可一切正常。它有多种发作类型，可表现为惊厥性发作和非惊厥性发作。继发性癫痫者可有脑损伤病史或复杂性热性惊厥史，脑电图检查有助于确诊癫痫的性质及分类，脑电图常见高峰节律失常，棘波、慢波混杂出现，波幅高。

5. **低钙血症**　常见于半岁以内的婴儿，患儿常有程度不等的活动期佝偻病表现。血清钙低于 1.75mmol/L 时可出现典型发作，主要为惊厥、喉痉挛和手足搐搦。惊厥发作时间常较短暂，可短至数秒钟，少数长达几分钟，发作停止后意识恢复，精神萎靡而入睡，醒后活泼如常，无神经系统体征。发作频率可达一日数十次，一般不伴发热。心电图可见 Q-T 间期延长。

6. **Reye 综合征**　主要表现为急性颅内压增高，实验室检查显示肝功能异常。好发年龄 4~12 岁，6 岁为发病高峰。患儿平素健康，大多有上呼吸道感染等病毒性前驱疾病，常在前驱疾病恢复过程中突然频繁呕吐，病情迅速加重，而后出现反复惊厥，意识障碍进行性加深。一般无神经系统定位体征，肝脏可轻 - 中度肿大，也可不大。肝功能显著异常（包括高氨血症、转氨酶增高、凝血功能障碍、高游离脂酸血症）而无明显黄疸表现。婴幼儿容易出现低血糖。脑脊液检查除压力高外，其他无异常。

7. **轻度胃肠炎合并良性婴幼儿惊厥**　1982 年由日本学者 Moroka 首次提出。我国对该病的认识较晚，目前该病的病因及发病机制尚无统一的看法，早期诊断比较困难，对起病初期惊厥频繁发作的控制亦不理想，是否需要抗癫痫治疗及疗程多长尚无统一认识。诊断标准：①婴儿既往健康；②惊厥发作时不发热，可有轻度脱水，但无明显酸中毒和电解质紊乱；③常发生在秋冬季急性胃肠炎病程的第 1~5 天；④惊厥基本形式为全身强直 - 阵挛性发作，可为单次或多次发作；⑤发作间歇期脑电图正常，血清电解质、血糖、脑脊液检查正常，粪便轮状病毒抗原常呈阳性；⑥预后良好，一般不复发，不影响生长发育。

【发病机制】　惊厥发病机制尚未完全明了，目前认为可能是脑内兴奋与抑制过程失衡，大脑运动神经元的异常放电所致。多种病因使脑神经功能紊乱而导致这种病理性放电，凡能造成神经元异常过度放电的因素，均可导致惊厥。影响小儿惊厥性放电的因素有：

1. **解剖及生理因素**　儿童特别是婴幼儿大脑皮层正处于不断发育完善的过程，其分析鉴别、抑制功能较差；加之神经髓鞘尚未完全形成，绝缘和保护作用差，受刺激后，兴奋性冲动传导易于泛化而致惊厥；血脑屏障功能差，各种毒素易透入脑组织。

2. **遗传因素** 如儿童癫痫，近年来对癫痫遗传学的研究取得了较大进展，发现其发生与遗传有关，基因克隆方法的发展可能进一步解释儿童癫痫的发病机制。某些特殊疾病如脑发育缺陷和先天性遗传代谢异常等也易出现惊厥性放电。

3. **生化因素**

(1) 神经递质紊乱：乙酰胆碱、谷氨酸、门冬氨酸等兴奋性递质能使细胞内外电位差减少，使膜去极化，产生兴奋性突触后电位，使兴奋扩散而致惊厥发作。抑制性递质如γ-氨基丁酸、多巴胺、5-羟色胺等，使膜发生超极化，产生抑制性突触后电位，使膜更加稳定，可减少惊厥发作。

(2) 内环境紊乱：①血中钙离子正常浓度可维持神经肌肉兴奋性，当浓度降低时，使神经与肌膜对钠离子通透性增高，容易发生除极化，导致惊厥发作。②细胞内外钠离子的相对浓度可影响大脑的功能与惊厥阈值。血清钠降低时，水由细胞外进入细胞内，使神经细胞水肿，颅内压增高，重者可致惊厥。③脑神经细胞能量代谢障碍，可引起神经元功能紊乱，常见于缺氧、低血糖。缺氧时可产生大量自由基，产生过氧化脂质，使神经细胞破坏变性，通透性增高产生异常放电，过氧化脂质又能抑制突触膜钠-钾-ATP酶，使之失活引起突触膜除极化致惊厥发作；低血糖最易引起神经元能量代谢障碍。此外，高热使中枢神经过度兴奋，对内外环境刺激的应激性增高，或者使神经元代谢率增高，氧及葡萄糖消耗增多而含量降低，使神经元功能紊乱而引起惊厥。

【临床表现】 惊厥发作前少数可有先兆。如在问诊或体检时，见到下列临床征象的任何一项，应警惕惊厥的发作：极度烦躁或不时"惊跳"、精神紧张、神情惊恐；四肢肌张力突然增加；呼吸突然急促、暂停或不规律；体温骤升、面色剧变等。惊厥大多数为突然发作。

惊厥发作的典型临床表现是意识突然丧失，同时急骤发生全身性或局限性、强直性或阵挛性面部、四肢肌肉抽搐，多伴有双眼上翻、凝视或斜视，牙关紧闭、口吐白沫、口周发绀。由于喉痉挛，气道不畅，可有屏气甚至青紫；部分患儿大小便失禁。发作时间可由数秒至数分钟，严重者反复多次发作。低钙血症惊厥时，患儿可意识清楚。

常见的惊厥发作形式有以下几种：①强直-阵挛发作：突然意识丧失，肌肉剧烈强直收缩，呼吸暂停和青紫，持续1~2分钟后转入阵挛期，肢体有节律抽动，数分钟逐渐减慢、停止；②强直性发作：意识丧失，肌肉强烈收缩并维持某种姿势片刻；③阵挛性发作：意识丧失，面部或肢体肌肉节律性反复抽动；④肌阵挛发作：意识丧失，全身或某组肌肉突然快速有力收缩，出现突然低头弯腰、摔倒或后仰；⑤局限性运动发作：意识丧失，为躯体某个部位抽动，常可为全身强直-阵挛发作。但在新生儿期，惊厥表现很不典型，呈全身性抽搐者不多，常表现为呼吸节律不整或暂停、阵发性青紫或苍白、两眼凝视、眼球震颤、眼睑颤动或吸吮、咀嚼动作等。由于幅度轻微，易被忽视。惊厥的发作形式既可表现为单一类型，也可表现为多种不同类型交替出现。

几乎各种类型的惊厥发作均可呈持续状态。惊厥持续状态指惊厥持续30分钟以上或反复发作超过30分钟，发作间期伴意识不清，85%患儿发生在5岁以内。惊厥持续状态若不及时抢救，其后果严重，可致永久性脑损害，甚至危及生命。研究表明，如果惊厥发作持续超过5分钟，没有适当的止惊治疗很难自行缓解。美国神经重症监护学会定义癫痫持续状态是指全面性惊厥发作超过5分钟，或非惊厥性发作或局限性发作持续超过15分钟，或5~30分钟内2次发作间歇期意识未完全恢复者，强调早期处理的重要性。

【诊断】 小儿惊厥的诊断着重寻找病因。在进行紧急止惊处理后，必须详细地搜集病史、仔细检查(包括神经系统检查、实验室检查、特殊检查)，综合分析，尽早明确病因，以便针对病因行特殊治疗和判断预后。

1. **病史**

(1) 惊厥发作史：惊厥发生全过程包括发作类型、频度、持续时间、是否伴有意识障碍，惊厥后有无嗜睡、偏瘫、失语等；有无先兆及诱因，如发热、脑疾患、外伤及用药等；惊厥伴随症状，如是否伴有发热、咳嗽、腹泻、呕吐、头痛、尖叫及精神行为与意识改变等。伴有发热者首先应排除颅内或全身感染，不伴发热以代谢、中毒、癫痫、外伤多见。严重且顽固的惊厥发作常提示患儿存在颅内病变。

(2) 既往史及个人史：了解既往病史如心脏疾

病、高血压、肾脏疾病等及近期头颅外伤史、预防接种史、传染病接触史、毒物或药物接触史及服药史，以及生长发育史。婴幼儿特别是新生儿惊厥应着重于围产期健康情况、出生史、开奶时间等。反复发作惊厥是癫痫的特点。

(3) 家族史：对疑及先天性、遗传性疾病者应详问父母是否近亲结婚及其职业、母妊娠期健康情况及用药史等。

2. 年龄 惊厥病因与年龄关系密切，如新生儿惊厥以产伤、窒息、颅内出血、败血症、脑膜炎、破伤风和胆红素脑病多见，有时也应考虑到脑发育缺陷、代谢异常、巨细胞包涵体病及弓形体病、维生素 B_6 缺乏或依赖症等；婴儿以低钙血症、热性惊厥及颅内感染多见；幼儿以热性惊厥、中毒性脑病、颅内感染、低血糖和癫痫多见，有时也应注意到脑发育缺陷、脑损伤后遗症、药物中毒等；学龄前期及学龄期以中毒性脑病、癫痫、颅内肿瘤、中毒、脑寄生虫病和高血压脑病多见。

3. 季节 传染病有明显的流行季节性。夏秋季应注意乙型脑炎、菌痢及其他肠道传染病；冬春季应注意流脑及其他呼吸道传染病；低钙血症及一氧化碳中毒亦多见于冬末春初；植物及某些食物中毒常与植物花果成熟季节有关。

4. 体格检查 全面而详细的体格检查对惊厥发作患儿具有重要意义，应在惊厥控制后进行全面体格检查。重点检查神经系统，如头颅的形态与大小、前囟大小及张力、四肢肌张力肌力、意识状态和有无颅内高压表现、脑膜刺激征和病理反射，对判断惊厥的性质有帮助，偏瘫与定位征对脑血管疾病、颅内占位性病变有意义，头颅透光检查对脑积水，硬膜下血肿或积液有诊断价值，症状与体征不符常见于癫痫；眼底检查也不能遗漏，观察视乳头及眼底血管的异常，有助于诊断颅内出血、脑水肿、脑囊虫病、先天性感染及某些遗传病；应注意皮肤的改变，如皮疹、瘀点、毛细血管扩张、咖啡牛奶斑、皮肤色素脱失斑、毛发色泽等，流行性脑脊髓膜炎患儿皮肤可见淤点、淤斑，伴面部皮脂腺瘤多见于结节性硬化，伴面部毛细血管瘤多见于脑 - 面血管瘤病；某些特征性的表现可提示惊厥发作的病因，如惊厥伴发育异常、特殊面容及智力低下，多见于脑发育不全、苯丙酮尿症等遗传代谢性疾病；血压监测有助于发现高血压脑病；此外，还应注重其他如心、肺、肝、脾等的常规检查，方不致误诊。

5. 辅助检查

(1) 脑脊液检查：疑颅内感染者需做脑脊液常规、生化检查，必要时作涂片染色和培养等，这是诊断、鉴别诊断中枢神经系统疾病的重要方法，对颅内感染、出血的诊断十分重要。特别强调的是第一次惊厥的患儿应争取做脑脊液检查。

(2) 头颅影像学检查：疑颅内出血、占位性病变和颅脑畸形者，可选作头颅 CT、MRI、气脑造影、脑血管造影等检查。

(3) 心电图与脑电图检查：怀疑心源性惊厥者可选做心电图；疑有婴儿痉挛症及其他类型癫痫或脑占位性病变可作脑电图。脑电图对癫痫的诊断有重要价值，癫痫在脑电图表现为棘波、棘慢波和多棘慢波，以及阵发性高幅慢波。EEG 对癫痫的诊断阳性率约为 60%，诱发后的阳性率可提高到 70%~80%，但脑电图阴性也不能排除癫痫的诊断。

(4) 根据病史、体检及其他线索，选择性地进行实验室及其他辅助检查。

1) 血、尿、便常规：白细胞增高伴核左移提示细菌感染，但需注意部分病毒感染（如乙型脑炎）和单纯惊厥亦可有白细胞增高，白细胞伴原始或幼稚细胞增多则是提示脑膜白血病，血中嗜酸性粒细胞增多常提示脑寄生虫病。尿常规发现有蛋白质、血尿和各种管型时，特别患儿有高血压时，应考虑肾炎所致高血压脑病。值得注意的是，对突然高热伴惊厥和严重全身中毒症状的患儿，肛诊或盐水灌肠检查大便是及早诊断中毒型痢疾的重要手段。

2) 血液生化检查：包括血糖、血钙、血镁、血钠、血磷、肝功能、肾功能、血气分析等测定。血电解质、肝肾功能等检查可协助查找相关病因，如血糖过低考虑低血糖或瑞氏综合征，血电解质异常提示可能系电解质紊乱所致惊厥，新生儿核黄疸患儿则血胆红素特别是间接胆红素明显增高。

3) 其他特殊检查：生化、组织化学或染色体检查，常用于诊断遗传代谢性疾病，如尿三氯化铁试验检查苯丙酮尿症；胸片和结核菌素试验辅助结核性脑膜炎的诊断；还有如免疫学检查、毒物检测等。

【鉴别诊断】 典型的惊厥容易判断，对于不典型者，需注意与下列情况鉴别：

1. 惊跳或抖动 常见于新生儿或小婴儿，因外界刺激可出现惊跳或抖动，是一种大幅度、高频率及有节奏的运动,不伴有异常的眼或口颊运动,易于安抚。惊厥常伴有异常的眼或口颊运动。在手足口病流行期,惊跳患儿应警惕手足口病可能。

2. **屏气发作**　常因情绪反应引起,多在 6~12 个月龄起病,大多在 3 岁后消失。发作前先有哭闹,哭十几秒左右即在呼气时屏气,后出现青紫、全身强直、角弓反张及尿失禁,偶见短暂的全身抽搐,发作多于 1 分钟左右自然终止,呼吸恢复后意识即恢复,并再啼哭,脑电图无异常。

3. **抽动障碍**　是一种以肌肉抽动为主要特点的行为障碍,抽动表现为不自主的、突然发生的、迅速而重复刻板的无规律、无目的的动作或发声,有时可用意志克制一段时间,在无聊时明显,在专注学习时减少,在睡眠中减少或消失。脑电图正常,氟哌啶醇治疗有效。

4. **习惯性阴部摩擦**　指发作性两腿交叉摩擦,同时面颊潮红、出汗、双眼凝视、会阴部有分泌物。一般多发生在睡前或刚醒后,也可白天发生,发作时转移小儿注意力常能够终止或减少发作,年长后大多停止发作,个别可出现行为问题,脑电图无特异性异常。

5. **晕厥**　在疲倦、精神紧张、惊恐、突然起立等情况下脑血流量短暂减少,出现面色苍白、出汗、手脚发凉、心搏缓慢、血压下降、意识短暂丧失,甚至短暂肢体僵硬、痉挛,平卧后常可迅速好转。

6. **癔症**　发作前多有精神因素诱发,常有胸闷、心悸等各种不适,“惊厥”表现无规律,发作时可有短暂的意识障碍,瞳孔无变化,对光反射存在,无大、小便失禁,脑电图正常。暗示疗法有效。

【治疗】 惊厥是急症,必须立即紧急处理,治疗原则为控制惊厥,稳定生命体征,积极寻找病因进行针对性治疗,防止复发。

1. **惊厥急救处理**

(1)常规处理:保持呼吸道通畅,防止跌落或受伤;勿刺激患儿,切忌掐人中、强行撬开牙关、按压或摇晃患儿,导致其进一步伤害;抽搐期间分泌物较多,可让患儿平卧头偏向一侧或侧卧位,避免舌后坠或呼吸道分泌物、呕吐物误吸引起窒息;监测生命体征,稳定心、肺功能,建立静脉通路,必要时吸氧;体温过高时采取降温措施;对于窒息或呼吸不规则者,考虑行人工呼吸或紧急气管插管。

(2)抗惊厥药物的应用:大部分惊厥可短时间内自然停止,因此对于既往有热性惊厥病史的单纯性热性惊厥或首次癫痫发作的患儿并不需要特殊的药物治疗。若惊厥时间超过 5 分钟,或来院后仍有惊厥发作的患儿,需及时应用抗惊厥药物。止惊药物应选择起效快、用药方便、毒性小且不易影响呼吸和循环的药物,强调早期、快速、足量用药。

1)苯二氮䓬类药物:为小儿惊厥的首选药物,推荐地西泮静脉推注、咪达唑仑肌内注射和劳拉西泮静脉推注。①地西泮:每次 0.3~0.5mg/kg(≤ 10mg/ 次),静脉缓慢注射(1~2mg/min),如推注过程中发作终止即停止推注,若 5 分钟后发作仍未控制或控制后复发,可重复一剂,该药起效快,一般注射后 1~3 分钟发挥作用,但推注速度过快可能出现抑制呼吸、心搏和降血压等不良反应;②咪达唑仑:0.2~0.3mg/kg(每次 ≤ 10mg)肌内注射或静脉推注,如尚未建立静脉通路,肌内注射咪达唑仑具有操作简便、止惊效果好等优点;③劳拉西泮半衰期为 13 小时,应用剂量为 0.1mg/kg(每次 ≤ 4mg),10 分钟后无效可追加。当无劳拉西泮时,可用氯硝西泮替代,0.03mg/kg(≤ 2mg/ 次)静脉推注,速度<0.1mg/min。

2)水合氯醛:可口服或保留灌肠给药,临床常用 10% 水合氯醛溶液 0.5ml/kg 保留灌肠,该药物较安全,不易发生蓄积中毒,起效快,药效持续时间可达 6~8 小时。在没有条件很快静脉注射地西泮或肌内注射咪达唑仑的情况下,可以作为首选的止惊治疗。

3)苯巴比妥:二线用药,起效相对较慢,静脉注射需 15 分钟起效,且半衰期长,可能引起长时间的呼吸抑制,醒后有疲倦嗜睡感,影响意识判断。可用于地西泮注射后的维持用药或防止再次发作维持用药。一般负荷量为 10mg/kg,12 小时后给维持量,4~5mg/(kg·d)。

4)苯妥英钠:二线用药,用于惊厥持续状态,15~20mg/kg,溶于 0.9% 氯化钠溶液静脉滴注,<1mg/(kg·min),24 小时后予维持量 5mg/(kg·d)。需严密监测心脏功能,特别是负荷量时。

5)丙戊酸钠:如惊厥持续>30 分钟,可参考癫痫持续状态处理指南,丙戊酸 15mg/kg 缓慢静脉推注,持续至少 5 分钟,然后静脉滴注 1~2mg/(kg·h)。该药不良反应有过敏性皮炎、血小板减少、消化道症状及肝损害等,血液病、肝肾功能损害、遗传代谢性疾病患儿慎用。

2. **病因治疗**　惊厥病因存在明显差异,应及时查找惊厥病因，进行针对性治疗。感染是小儿惊厥的常见原因，疑细菌感染者应早期用抗生素治疗；代谢原因所致惊厥（如低血糖、低血钙、脑性脚气病等）及时补充相应缺乏物质可使惊厥迅速好转；毒物中毒时及早尽快去除毒物，以减少毒物的继续损害。

3. **其他治疗** 监护患儿体温、呼吸、心率、血压、瞳孔等，密切监测惊厥发生与持续时间、意识改变和神经系统体征，根据病情变化，采取相应处理措施，维持其正常功能状态；维持水、电解质、酸碱平衡；持续惊厥伴高热、昏迷、循环呼吸功能障碍者，应给予脱水降颅压、抗感染、抗休克等处理；原发性癫痫者应长期予抗癫痫治疗。

（罗海燕）

第五节 皮 疹

皮疹（rash eruption）是儿科疾病中常见的病症，常见于传染病、皮肤疾病及过敏性疾病。可根据皮疹出现的时间、顺序、部位、形态、消失时间及其他特征为临床诊断提供线索。

【皮疹分类】

1. 按皮疹形态分类

(1) 斑疹：是真皮内血管扩张，只有局部皮肤发红，不高出皮面，压之褪色，大小不等可融合成片。见于斑疹伤寒、丹毒、风湿性多形性红斑、环形红斑等。

(2) 丘疹：是表皮或真皮层内局灶水肿，炎性浸润或毛囊角化、炎症形成，除局部颜色改变外，还高出皮面，大小不等，可融合成片。见于药物疹、麻疹、猩红热、湿疹等。

(3) 斑丘疹：斑疹、丘疹同时存在，或在丘疹周围有皮肤发红的底盘称斑丘疹。见于幼儿急疹、风疹、猩红热、药物疹等。

(4) 荨麻疹：为稍隆起皮面苍白或红色的局限性水肿，是速发的皮肤变态反应所致。见于各种食物、药物过敏。

(5) 疱疹：为表皮内或表皮下形成腔隙，内含浆液，称为水疱；内含脓液称为脓疱疹；疱疹直径>1cm 称为大疱。见于水痘、单纯疱疹、带状疱疹、手足口病、新生儿脓疱疮等。

(6) 出血疹：是皮肤或黏膜下出血的体征，压之不褪色。依大小分为：一般直径<2mm，称为瘀点（出血点）；直径 2~5mm，称为紫癜；直径>5mm，称为瘀斑；片状出血伴皮肤显著隆起，称为血肿。见于血液病、重症感染、血管损伤、中毒等。

2. 按病因分类

(1) 感染性皮疹：即由细菌、病毒、真菌、立克次体、螺旋体等全身感染性疾病引起的皮疹。临床上如流行性脑脊髓膜炎、猩红热、败血症、伤寒、斑疹伤寒、麻疹、风疹、幼儿急疹、水痘、手足口病、肠病毒感染、EB 病毒感染等。

(2) 非感染性皮疹：见于药疹、湿疹、过敏性紫癜、血小板减少性紫癜、川崎病、结缔组织病、风湿热、朗格汉斯组织细胞增生症、血液病、肿瘤、维生素 C 缺乏病等。

【诊断】

（一）病史

1. 注意年龄、发病季节、传染病接触史、流行病学史、预防接种史、过敏史及用药史。

新生儿出疹有新生儿红斑、先天性梅毒、湿疹、尿布疹等，新生儿脓疱疹有出血疹时，注意新生儿出血病维生素 K 依赖因子缺乏症、脓毒症、败血症、DIC 等。幼儿急疹见于 6 个月至 2 岁。风湿热的环形红斑、皮下结节多见于 5~15 岁。

2. **出疹前驱期表现** 前驱期表现，对传染病皮疹的诊断和鉴别诊断很重要，麻疹出疹前 3 天，有发热、咳嗽等呼吸道症状，眼、鼻卡他症状明显；风疹无明显前驱期，只有耳后、枕后淋巴结肿大；幼儿急疹前驱期约 3 天，出诊前表现为高热、激惹，热退疹出；肠病毒感染前驱期约 3~4 天，出诊前临床表现与感染的肠道病毒种类有关，伴有低热，部分患儿有高热；流行性脑脊髓膜炎前驱期 24 小时可有发热、头痛、呕吐、激惹。

（二）皮疹的特点及伴随表现

皮疹出现的时间、部位、出疹顺序、持续时间及有无脱屑、色素沉着的特点等，对诊断和鉴别诊断很重要。

1. **麻疹皮疹** 发热第 3~4 天出疹，初起呈玫瑰色，后呈暗红色斑丘疹，先出现于耳后、颈部、发际，再到前额、面颊，然后自上而下蔓延至全身，最后到四肢，皮疹大小不一，直径多 2~4mm，可融合，疹间可见正常皮肤，出疹时发热加重，全身及呼吸道症状加重，皮疹持续 2~5 天后依出疹顺序逐渐消退，有麦麸状细微脱屑，手足无脱屑，皮肤留棕色色素沉着，麻疹患者早期颊黏膜相当于下磨牙处有白色斑点，0.5~1mm，有时有红晕环绕，称为麻疹黏膜斑，见此斑可助临床早期诊断麻疹。

2. **猩红热皮疹** 在发病24小时内出疹，最先出现在腋下、腹股沟、颈部，24小时内遍布全身，皮疹呈弥漫性猩红色针头大小丘疹，疹间皮肤潮红，手压皮肤转白色，腋窝、肘、腹股沟等皱褶处皮疹密集、色深红，形成深红色横行帕氏征(Pastia's sign)，出疹期仍发热，第一周末开始脱屑，手套、袜套样大片脱皮，2~4周脱净，不留色素沉着，面色潮红、口周苍白圈、杨梅舌也是猩红热的特征。

3. **风疹皮疹** 低热或不发热，半天至一天出疹，弥漫性淡红色斑丘疹，先面部，很快到躯干四肢，疹间皮肤正常，无色素沉着，轻微细小脱屑，枕或耳后淋巴结肿大、压痛。

4. **幼儿急疹** 高热3~5天，一般情况好，高热骤退时出现皮疹，细小玫瑰色斑丘疹，先颈部、躯干，再到全身，持续1~2天消退，无脱屑、无色素沉着。

5. **急性发疹性疾病的鉴别要点(表1-10)**

表1-10 急性发疹性疾病的鉴别诊断要点

病名	全身症状	发热与皮疹关系	出疹顺序	皮疹形态	皮疹时间
麻疹	呼吸道卡他症状、结膜炎、Köplik斑	发热3~4d出疹，出疹期热更高	头面→颈→躯干→四肢	红色斑丘疹，色素沉着，脱屑	3~4d出齐，出疹3~4d开始消退
风疹	轻，枕、耳、颈后淋巴结肿大，触痛	发热1d出疹，疹出热退	面部→颈→躯干→四肢	斑丘疹，疹间有正常皮肤	1d出齐，历时3d
幼儿急疹	高热可有惊厥，一般情况好，淋巴结大	高热3~5d，热退疹出	躯干、颈部→四肢	红色斑丘疹	1d出齐，次日消退，2~3d消失
猩红热	中毒症状重，咽峡炎，草莓舌，环口苍白圈	发热1~2d出疹，出疹时高热	颈→腋→腹股沟→全身	密集细小丘疹，砂纸感，大片脱皮	持续3~5d开始消退
肠道病毒感染(柯萨奇病毒、埃可病毒)	发热，咽痛，流涕，腹泻，结膜炎	发热时或热退后	散在	斑疹、斑丘疹、疱疹、无脱屑	1~3d消失
药物疹	原发病症状	有发热服药史	摩擦受压部位多	斑丘疹，疱疹、猩红热样皮疹	

(三)伴随症状、体征

皮疹是疾病过程中的一种表现，同一疾病可出现多种皮疹，不同疾病可出现相同皮疹，故要依据其他症状、体征、辅助检查进行疾病诊断。

1. **出血性皮疹**

(1)伴血小板减少者诊断血小板减少性紫癜。

(2)皮疹对称分布伴腹痛、关节肿痛、血小板正常者，诊断过敏性紫癜。

(3)在上胸部、腋下出现瘀点、瘀斑，结合冬春季发病，伴高热、惊厥、意识改变，考虑流行性脑脊髓膜炎，应尽早行脑脊液检查、涂片(出血疹液、脑脊液)、细菌培养(血+脑脊液)。

(4)皮疹出现在指/趾尖、甲床下、结膜、唇黏膜，结合有心脏病基础，有血管栓塞改变、心脏杂音改变或出现新的杂音，考虑感染性心内膜炎，应做心脏超声检查、血培养。

(5)全身皮肤黏膜出血疹伴结膜充血、颈、胸潮红，头痛、眼眶痛、腰痛，蛋白尿等肾损害，结合流行季节，流行地区疫情，考虑流行性出血热，特异性抗原检测可协助诊断。需要与钩端螺旋体病、出血型登革热进行鉴别。

(6)伴发热、贫血，以及肝、脾、淋巴结肿大，考虑败血症或脓毒症或白血病、戈谢病，应作外周血及骨髓细胞学检查，血、骨髓培养协助诊断。

(7)皮疹伴发热、咽痛、淋巴结、肝脾大，要考虑川崎病、传染性单核细胞增多症、幼年类风湿性关节炎、皮肌炎，应做外周血常规及细胞形态学、EB病毒抗原抗体、ENA、心脏超声检查等相鉴别。

(8)玫瑰疹伴高热、表情淡漠、相对缓脉、消化道症状，外周血白细胞减少，嗜酸性粒细胞减少或消失，考虑伤寒，应做血、骨髓培养及肥达氏反应、外斐氏反应等检查。

(9)丘疹中央凹陷、周边隆起有脱屑或呈叠瓦状脱屑,见于真菌感染如白念珠菌、曲霉菌感染,皮损直接镜检找菌丝、孢子。

(10)发热、皮疹、皮肤找到有焦痂形成,见于恙虫病。

2. **充血性红斑** 可见于猩红热,常伴发热、咽炎、杨梅舌、口周苍白圈,发热后1~2天出疹,疹退后脱皮;还可见于葡萄球菌性烫伤样皮肤综合征,患儿表现为急性起病,口周、眼周或脐部皮肤充血性红斑,水疱,痒且疼痛,迅速遍及全身,并出现松弛性大疱,水疱易破裂并剥脱,露出潮红糜烂面,似烫伤创面,可伴发热、厌食、呕吐、腹泻等症状,重者合并肺炎、脓毒症,疱液或其他感染部位可培养出金黄色葡萄球菌。

3. **盘形红斑、面部蝴蝶斑伴有光敏感** 伴有多脏器功能受损时考虑系统性红斑狼疮,应做ENA、抗核抗体、狼疮细胞检查。SLE还可出现丘疹、疱疹、出血性皮疹等多种皮肤损害,皮肌炎面部特别是上眼睑可出现浅紫红色水肿性红斑,可成片,表面有灰白色鳞屑,皮疹退后,有皮肤萎缩和棕黑色色素沉着,伴肌痛,对称性近端肌无力、活动受限,MRI检查可明确早期病变和范围,肌活检可确诊。

4. **丘疹或多形性皮疹** 伴持续发热5天以上,结膜充血,口唇皲裂,杨梅舌,咽充血,手足硬性肿胀,颈淋巴结肿大,考虑川崎病,恢复期手足膜状脱皮,因该病是感染引起免疫性中小动脉炎症,冠状动脉最易受累,一旦怀疑应做心脏超声检查。值得注意的是,COVID-19在儿童感染中,除了发热、伴有各种皮疹,也有结膜充血、手足红斑或青紫斑、肿胀,要详细询问与疫情有关病史,如接触史、疫区居住、旅游史等,及时完善肺部CT、核酸检查。

5. **药物疹** 两周内有明确的用药史,瘙痒剧烈,伴畏寒、发热、全身不适,皮疹多对称性、全身性分布,皮疹可表现为斑丘疹、荨麻疹、水疱疹、脓疱疹等多样。当红斑疹或多形皮疹伴瘙痒、发热,有抗生素或其他药物(如抗惊厥药、精神抑制剂、兴奋剂)使用史,外周血嗜酸性粒细胞增高,要考虑药物过敏。

6. **固定性红斑** 好发于皮肤黏膜交界处,如口唇周围、肛周、外生殖器等腔口部位,为鲜红、紫红、或青紫色水肿斑,呈圆形或椭圆形,界线分明,愈后留有明显色素斑,见于水杨酸盐类、磺胺类药物的过敏反应,重复用药,在同一部位复发,症状加重。

7. **疱性药疹** 为广泛红斑,迅速出现表浅小脓疱,见于使用β-内酰胺酶抗生素、大环内酯类抗生素。大疱表皮松解药疹为重症药疹,初起面部大片红斑,很快遍及全身,红斑中央出现水疱,融合成大疱,疱皮破后,露出大片糜烂面,可伴口、眼等黏膜损害,触痛,高热伴全身中毒症状,严重者有心、肝、肾损害,解热镇痛药、抗惊厥药物多见。

皮疹是多种疾病过程的症状,根据皮疹的特点有助临床诊断,治疗原则是先对症处理,积极治疗原发病是关键。

(赵维玲)

第六节 发 绀

发绀是指皮肤黏膜浅表毛细血管血液中还原血红蛋白增多或变性血红蛋白增多,使皮肤和黏膜呈青紫色改变的一种表现,也称为紫绀。这种改变常发生在黏膜及皮肤较薄、色素较少和毛细血管较丰富的部位,如口唇、鼻尖、指/趾甲床等处。

【发病机制】 是否表现发绀取决于血液中还原血红蛋白绝对量的多少,当还原血红蛋白超过50g/L时皮肤和黏膜可出现发绀。还原血红蛋白=Hb×(1-血氧饱和度),若患者血红蛋白>180g/L时,即使在机体的氧含量轻度下降(≤72%)而不至于缺氧的情况下,即可存在有50g/L以上的还原血红蛋白而出现发绀。而严重贫血(Hb<60g/L)时,即使血氧饱和度严重下降,还原血红蛋白也难达到50g/L,所以不会显示发绀。因此,临床上发绀并不总是表示缺氧,缺氧也不一定都有发绀。近年来也有临床观察资料显示:在轻度发绀的患者中,有60%的患者SaO_2>85%。故而,在临床上所见发绀并不能完全确切反映动脉血氧下降的情况。

【病因与分类】

(一)血液中还原血红蛋白增加(真性发绀)

1. **中心性发绀** 此类发绀的特点表现为全身性,除四肢及颜面外也可累及躯干和黏膜的皮肤。受累部位的皮肤是温暖的。发绀的原因多由心、肺疾病引起呼吸功能衰竭、通气与换气功能障碍、肺氧合作用不足,导致SaO_2降低所致。一般可分为:

(1) 肺性发绀：即由于肺通气、换气发生障碍致肺氧合作用不足所致，常见于各种严重的呼吸系统疾病。常见病因：①呼吸道梗阻：如新生儿后鼻孔闭锁、胎粪吸入、先天性喉或气管畸形、急性喉炎、惊厥性喉痉挛、气道异物、血管环或肿物压迫气管、溺水及变态反应时支气管痉挛等。②肺部及胸腔疾病：以重症肺炎最常见，其他疾病如新生儿呼吸窘迫综合征、支气管肺发育不良、毛细支气管炎、肺水肿、肺气肿、肺不张、胸腔较大量积液、气胸及膈疝等。③神经、肌肉疾病：中枢性呼吸抑制可引起呼吸暂停而致发绀，如早产儿中枢发育不成熟、新生儿围产期缺氧、低血糖、重症脑炎、脑膜炎、肺水肿、颅内压增高及镇静剂（如巴比妥）过量等。呼吸机麻痹时也可致发绀，如感染性多发性神经根炎、重症肌无力及有机磷中毒等。

(2) 心性发绀：由于异常通道分流，使部分静脉血未通过肺进行氧合作用而入体循环动脉，如分流量超过心输出量的 1/3，即可出现发绀。常见于右向左分流的发绀型先天性心脏病，如法洛四联症、大动脉转位、肺动脉狭窄、左心发育不良综合征、单心房、单心室、动脉总干、完全性肺静脉连接异常、持续胎儿循环及动静脉瘘等。只有下肢发绀时，应考虑主动脉缩窄位于动脉导管前。只有上肢发绀见于大血管转位合并动脉导管未闭，此类疾病吸入 100% 氧后发绀不能缓解。心脏阳性体征、X 线检查及彩色多普勒超声心动图检查有助于诊断。

(3) 大气氧分压低：如高山病、密闭缺氧等。

2. **周围性发绀**　此类发绀常由于周围循环血流障碍所致，表现为发绀多为肢体的末端与下垂部位。这些部位的皮肤发冷，但若给予按摩或加温，发绀可减退，可作为与中心性发绀的鉴别点。此型发绀可分为：

(1) 瘀血性周围性发绀：常见于引起体循环瘀血、周围血流缓慢的疾病，如右心衰竭、渗出性心包炎、缩窄性心包炎、心脏填塞、血栓性静脉炎、上腔静脉阻塞综合征、下腔静脉曲张等。

(2) 缺血性周围性发绀：常见于引起心排血量减少的疾病和局部血流障碍性疾病，如严重休克、暴露于寒冷中和血栓闭塞性脉管炎、雷诺病、肢端发绀症、冷球蛋白血症等。

3. **混合性发绀**　中心性发绀与周围性发绀同时存在，可见于心力衰竭等。

（二）血液中存在异常血红蛋白衍生物（变性血红蛋白血症）

血红蛋白分子由珠蛋白及血红素组成，血红素包括原卟啉及铁元素，正常铁元素是二价铁（Fe^{2+}），具有携氧功能；变性血红蛋白血症时，三价铁（Fe^{3+}）的还原血红蛋白增多，失去携氧能力，称为高铁血红蛋白血症。

1. **高铁血红蛋白血症**　由于各种化学物质或药物中毒引起血红蛋白分子中二价铁被三价铁所取代，失去结合氧的能力。当血中高铁血红蛋白量达到 30g/L 时可出现发绀。常见于苯胺、硝基苯、伯氨喹、亚硝酸盐、磺胺类、非那西丁及苯胺染料等中毒所致发绀，其特点是发绀出现急剧，抽出的静脉血呈深棕色，虽给予氧疗但发绀不能改善，只有给予静脉注射亚甲蓝或大量维生素 C，发绀方可消退，用分光镜检查可证实血中高铁血红蛋白血症。由于大量进食含亚硝酸盐的变质蔬菜而引起的中毒性高铁蛋白血症，也可出现发绀，称“肠源性青紫症”。

2. **先天性高铁血红蛋白血症**　自幼即有发绀，而无心、肺疾病及引起异常血红蛋白的其他原因，有家族史，身体一般状况较好。①遗传性 NADH 细胞色素 b_5 还原酶缺乏症：NADH 细胞色素 b_5 还原酶在正常时能将高铁血红蛋白转变为正常血红蛋白，先天缺乏时血中高铁血红蛋白增多，可高达 50%，属常染色体隐性遗传疾病，发绀可于出生后即发生，也可迟至青少年时才出现。②血红蛋白 M 病：是常染色体显性遗传疾病。属异常血红蛋白病，是构成血红蛋白的珠蛋白结构异常所致，这种异常血红蛋白 M 不能将高铁血红蛋白还原为正常的血红蛋白，而引起发绀。

3. **硫化血红蛋白血症**　为后天获得性。服用某些含硫药物或化学品后，使血液中硫化血红蛋白达到 5g/L 即可出现发绀。凡引起高铁血红蛋白血症的药物或化学成分几乎都能引起本病。但一般认为本病患者须以同时有便秘或服用含硫药物在肠内形成大量硫化氢为先决条件。发绀的特点是持续时间长，可达数月以上，血液呈蓝褐色，分光镜检查可证明有硫化血红蛋白的存在。与高铁血红蛋白血症不同，硫化血红蛋白呈蓝褐色。高铁血红蛋白血症用维生素 C 及亚甲蓝治疗有效，而硫化血红蛋白无效。

鉴别变性血红蛋白血症可采患儿血一滴（呈深褐色），置于玻片上，用氧气吹之，血色不变；而中心性发绀则迅速变为鲜红色。另外，血红蛋白电泳及分光镜检查有助于本病的诊断。

【伴随症状】

1. **发绀伴呼吸困难** 常见于重症心、肺疾病及急性呼吸道梗阻、大量气胸等，而高铁血红蛋白血症虽有明显发绀，但一般无呼吸困难。

2. **发绀伴杵状指/趾** 提示病程较长，主要见于发绀型先天性心脏病及某些慢性肺部疾病。

3. **发绀伴意识障碍及衰竭** 主要见于某些药物或化学药物中毒、休克、急性肺部感染或急性心功能衰竭等。

（黄建宝 赵祥文）

第七节 呼吸困难

呼吸困难是患者在通气不足时产生的气短、胸闷、呼吸费力的主观感觉，根据病情的严重程度可出现呼吸增快、鼻翼扇动、三凹征、端坐呼吸、张口呼吸、下颌呼吸、呻吟、喘息等临床体征，神经源性呼吸困难主要表现为呼吸频率，尤其是呼吸节律异常的改变。在婴幼儿，根据上述临床体征判断是否存在呼吸困难。

【发病机制】 多种因素参与呼吸困难的发病机制。呼吸负荷增加时导致肌梭内外肌纤维的排列紊乱，从而刺激肋间肌肌梭或腱梭中的呼吸困难相关感受器，并通过肋间神经和脊髓传入大脑，使患者产生呼吸费力的感觉。

缺氧、高碳酸血症和酸中毒可以刺激中枢或外周的化学感觉器，引起通气量的增加，刺激肋间肌肌梭或腱梭中的感受器，患者出现呼吸困难。

间质性肺疾病、肺血管病及肺水肿时可因肺毛细血管的张力和肺间质内液体的变化兴奋呼吸中枢，刺激呼吸肌增加呼吸强度亦可发生呼吸困难。

【病因】 最常见的原因是组织缺氧，凡是参与氧的交换、转运及组织利用等多个环节的器官或系统出现病变时都可能发生呼吸困难。代谢因素如酸中毒时 pH 下降刺激呼吸中枢，也可发生呼吸困难。

1. **呼吸系统疾病** 根据导致呼吸困难的疾病部位可以分为三大类，但临床上多为混合性，如各类肺炎、ARDS、支气管扩张、肺气肿、肺膨出等。

（1）限制性呼吸困难：由于肺膨胀受限而出现的呼吸困难，严重的胸廓畸形、严重的肥胖、胸壁水肿、连枷胸、张力性气胸、胸腔积液、纵隔气肿或肿瘤、膈疝、腹膨胀等疾病可导致肺扩张受限。

（2）阻塞性呼吸困难：因呼吸道阻力增加而引起的通气障碍。大气道阻塞常见的病因有急性感染、气道异物、先天畸形、肿瘤、过敏及反射性刺激性喉痉挛等。小气道阻塞常见原因包括感染、气道内炎症分泌物较多而黏稠、气道异物、先天性畸形、支气管麻痹、支气管狭窄、气管食管瘘、肿瘤、过敏及反射性支气管痉挛等。

（3）肺泡换气性呼吸困难：因氧气的弥散障碍或肺泡通气与血流比例失调等因素导致的呼吸困难，病因有肺出血、肺水肿、肺纤维化、肺实质的先天畸形、肺栓塞、肺高压等。

2. **心源性呼吸困难** 先天或后天性心脏病所致的心功能不全、发绀型先天性心脏病、心脏填塞等。

3. **神经肌肉疾病** 中枢神经系统感染、中枢神经系统感染相关性疾病，如感染后脑炎、吉兰-巴雷综合征、脑外伤、脑出血、颅内肿瘤、先天性肌弛缓、肌萎缩、重症肌无力等，以及镇静剂过量、破伤风等。

4. **血液病性呼吸困难** 严重出血或贫血、高铁血红蛋白血症或硫化血红蛋白血症等。

5. **中毒性呼吸困难** 血液酸度增加，如代谢性酸中毒、糖尿病酮症酸中毒等。

6. **精神因素性呼吸困难** 通常为精神焦虑所致，多数患者有恐惧感，儿科患者少见。

【临床表现】 呼吸困难分为器质性呼吸困难和心因性呼吸困难，在儿科主要为器质性呼吸困难。在婴儿，特别是新生儿，呼吸系统、心血管系统先天性畸形较多见；在幼儿或年长儿，应警惕气道内异物吸入的可能。

1. **呼吸困难的特点**

（1）吸气性呼吸困难：发生于大气道阻塞，临床表现为吸气性三凹征，多伴干咳和高调吸气性喉鸣。

（2）呼气性呼吸困难：为小气道阻塞的特征，临床表现为呼气费力，呼气时间延长伴哮鸣音。

（3）混合性呼吸困难：呼气与吸气均感费力，呼吸频率增快、变浅，常伴呼吸音异常，出现病理性呼吸音。

（4）左心衰引起的呼吸困难：在活动或气促时加重，休息时减轻或缓解，仰卧加重，坐位时减轻，病情危重时患儿常为端坐呼吸体位。可发生阵发性呼吸困难，特别是夜间阵发性呼吸困难，重者出现气喘、发绀、咳粉红色泡沫痰。

2. 呼吸困难的程度

(1) 轻度呼吸困难：仅表现为呼吸偏快、哭吵或活动后轻度唇周青紫。

(2) 中度呼吸困难：患儿烦躁不安，呼吸急促，有鼻扇、三凹征及点头呼吸，安静时亦有唇周发绀，但适当的氧疗后症状可改善。

(3) 重度呼吸困难：患儿烦躁或处于抑制状态，呼吸不规则，肺部呼吸音减弱或消失，全身发绀，处于濒死状态。

3. 一些特殊的呼吸困难形式

(1) Kussmaul 呼吸：是一种深快呼吸，患儿通气量明显增加，见于代谢性酸中毒。

(2) 间停呼吸：为有规律的呼吸几次后，突然停止一段时间，又开始呼吸，即周而复始的间停呼吸。发病机制为大脑血流量减少且心脏到大脑的血流时间延长，因而对动脉血气的变化反馈延迟所致，主要见于中枢神经系统病变及应用呼吸抑制剂、颅内压增高、尿毒症或昏迷等情况，少数情况下可见于婴儿、健康老年人。

(3) 叹气样呼吸：临床表现为一段正常呼吸节律中插入一次深大呼吸，并常伴有叹息声，多为功能性改变，如心因性呼吸困难。

4. 呼吸困难的伴随症状

(1) 发作性呼吸困难伴哮鸣音，为哮喘或心源性哮喘；急性发作伴发热、声嘶见于急性喉炎，进食进饮时突然发作性呛咳提示气道异物，骤然发作的严重呼吸困难要注意大面积肺栓塞、气胸的可能。

(2) 伴一侧胸痛见于大叶性肺炎、急性渗出性胸膜炎、肺梗死、气胸、急性心肌梗死、支气管肺癌等。

(3) 伴发热多为呼吸系统感染，见于肺炎、肺脓肿、肺结核、咽后壁脓肿，年龄较大的患儿可为大叶性肺炎等。

(4) 伴咳嗽和脓痰见于化脓性肺炎、慢性支气管炎、阻塞性肺气肿并感染、肺脓肿等，伴大量泡沫样痰，见于急性左心衰和有机磷中毒。

(5) 呼吸困难伴昏迷见于原发或继发性中枢神经系统病变。

(6) 气胸、胸腔积液时气管偏向健侧，肺不张气管偏向患侧。患侧胸廓萎陷多为肺不张，新生儿可能为先天性肺发育不全。肺部叩诊过清音为肺过度膨胀、肺气肿、单小叶肺气肿、肺含气囊肿或气胸，新生儿肺膨胀过度而叩诊浊音提示有羊水吸入。肺局部性浊音提示肺不张、肺实变、包裹性脓胸或肿瘤等。叩诊肝脏上界上移见于同侧肺不张、膈疝，肝脏下界触诊下移时要注意肺气肿、气胸的可能（视频 1-4）。

视频 1-4　呼吸困难

【辅助检查】 血气分析可协助诊断呼吸困难的类型、严重程度及确定是否有代谢性酸中毒，伴有代谢性酸中毒的患者需要进行血糖监测。直接喉镜检查可发现咽喉部病变，支气管镜检查可明确气管、支气管病变部位。咽喉部、颈胸部、胸部的 X 线、CT、MRI 检查对相关部位病变的诊断有帮助。支气管造影、食管造影、血管造影、肺功能检查可协助诊断。不能排除肌源性疾病者可行肌电图检查。

【处理】

1. 病因治疗　针对引起呼吸困难的原发病进行治疗。

2. 对症治疗

(1) 休息：患儿应当安静卧床休息，必要时可予以镇静。

(2) 保持气道通畅：及时清除气道内的血液和分泌物，雾化及祛痰剂稀释痰液，使用支气管扩张剂解除气道痉挛；必要时采取气管插管、气管切开、呼吸机械通气等措施。保证 $PaCO_2$ 在 65mmHg 以下。

(3) 氧疗：根据病情采取相应的氧疗措施，从鼻导管吸氧、面罩吸氧、无创 CPAP 给氧、有创呼吸机机械通气到体外膜肺，使 PaO_2 保持在 60mmHg 以上，病情十分严重的也应尽量使 PaO_2 维持在 50mmHg 以上。

（胥志跃　赵祥文）

第八节　咯　血

咯血（hemoptysis）是指咳出源自下呼吸道的血液。来自上呼吸道、鼻咽和上消化道的血液也可以被咳出，很像真正的咯血，称之为类似咯血情况。在幼儿经常会吞下痰，因此，除非出血量很大，否则咯血在儿童中罕见。咯血可表现为痰中带血丝，或血与痰混合，或血凝块，或大量鲜血。对咯血程度的量化及分度目前暂无共识。在成人，定义大咯血的常见标准是在 24 小时内咳血量 ≥500ml，或以 ≥100ml/h 的速率出血。在囊性纤维化（cystic fibrosis，CF）患者中，共识小组对咯血的分类如下：少量即少于 5ml，轻到中等量为 6~240ml，大量为超过 240ml。目前在儿童未见量化的标准。可根据出血量对机体影响进行分度：Ⅰ度，痰中带血，失血量少于有效循环血量的 5%，外周血红细胞计数及血红蛋白值无明显改变；Ⅱ度，一次或反复加重的咯血，失血量达有效循环血量的 5%~10%，外周血红细胞计数及血红蛋白值较出血前降低 10%~20%；Ⅲ度，大口咯血，口鼻喷血，失血量大于有效循环血量的 15%，血压下降，外周血红细胞计数及血红蛋白值较出血前降低 20% 以上。咯血量与病因或病变性质有关，与病变范围或病变的严重程度并不一定平行。对于大量咯血者要高度警惕，采取积极有效的止血措施，对仅有少量咯血症状者也不应忽视，要详细询问病史，细致检查，明确原因，妥善处理。

【发病机制】 肺部含有两个独立的血液供应体系，出血可以来源于任一系统。当出血来自肺循环（例如，存在左侧心脏病）时，由于压力较低，出血通常较慢或较隐蔽。当出血来自支气管循环系统时，由于较高的静水压力促进出血，出血会比较显著。简述肺部两大血液供应系统如下：

1. 肺动脉循环是高容量的低压系统，其中最大的肺动脉压通常不超过 40mmHg。它的分支伴随着支气管下行到末端细支气管的水平。最终，肺血管发出分支以供养肺泡壁中的毛细血管床，然后通过肺静脉返回左心房。

2. 支气管循环携带的氧合血容量小得多，估计为静息时正常人心输出量的 1%，其血压为体循环血压，高于肺动脉循环的血压。通常患者有 3 根可识别的支气管动脉，其中 2 根供应左肺，1 根供应右肺，不过有 20%~30% 的个体每侧有 2 根血管。这些动脉通常源自主动脉或肋间动脉，并且滋养传导性气道大约至末端细支气管水平。更远端的气道结构由肺动脉循环所滋养。

【病因】

1. **气道疾病** 如支气管扩张症、支气管内膜结核、气管炎、支气管炎、气管支气管肿瘤、支气管结石、支气管囊肿、气管异物吸入、气道创伤等。

2. **肺实质疾病**

(1) 感染：咯血可由任何肺炎或肺脓肿引起，但与肺结核或曲霉菌球尤其相关。急性感染地方性真菌病可导致平素体健的儿童大咯血。据报道，包括甲型 H_1N_1 流感在内的流感病毒导致过大咯血。

(2) 胸部创伤：由于肺挫伤或气道破裂。

(3) 凝血功能障碍：任何凝血功能障碍都可能诱发咯血，例如血管性血友病、血小板减少症或使用抗凝剂治疗的患者。

(4) 肺毛细血管炎：可能是孤立的表现或是系统性血管炎的一部分，例如显微镜下多血管炎、肉芽肿性多血管炎（Wegener 肉芽肿）、抗肾小球基底膜病、系统性红斑狼疮、IgA 血管炎（过敏性紫癜）、IgA 肾病和抗磷脂抗体综合征。毛细血管炎也与某些药物有关，包括苯妥英钠、维 A 酸和丙硫氧嘧啶。肺毛细血管炎可能是儿童弥漫性肺泡出血容易被漏诊的原因，诊断需要肺活检。

(5) 特发性肺含铁血黄素沉着症：主要见于儿童。通常表现为反复呼吸困难、咳嗽和贫血。咯血通常发生较晚，但偶尔是主诉症状。其特点是支气管肺泡灌洗液中出现含有含铁血黄素的巨噬细胞，而肺活检没有毛细血管炎或其他出血原因的证据。

(6) 婴儿期急性特发性肺出血（acute idiopathic pulmonary hemorrhage，AIPH）：定义为既往健康的 1 岁以下婴儿发生肺出血，并且没有找到出血的其他原因。患儿出现咯血或鼻子、上呼吸道流血，但没有上呼吸道或消化道出血的证据。

(7) 其他：弥漫性肺泡出血的其他原因包括骨髓移植（移植后最初几个月出现咯血）、肺静脉闭塞性疾病和月经性咯血（由于胸腔内子宫内膜异位症，随着每次月经的到来会反复出现咯血）。乳糜泻和肺含铁血黄素沉着症之间的联系称为“Lane Hamilton 综合征”，很罕见。

3. **肺血管疾病** 这一类疾病与肺实质疾病有重叠，以下重点阐述的是血管内压力变化的疾病。

(1) 肺栓塞：可表现为呼吸困难、胸膜炎性胸痛、咳嗽和 / 或咯血。这种情况在 15 岁以下儿童中很少见（每 100 000 名儿童中每年发病 0.2 例）。

(2) 肺动静脉畸形：咯血可能是该畸形的结果，伴或不伴潜在的遗传性出血性毛细血管扩张症（Osler-Weber-Rendu 综合征）。

(3) 医源性：极少数情况下，留置的 Swan-Ganz 导管穿破肺动脉，导致大量出血和死亡。这种并发症很少见，因为现在很少使用 Swan-Ganz 导管

(4) 先天性心脏病：咯血是该疾病的常见并发症。这种症状可能在急诊科就诊先天性心脏病病例中占比高达 4.5%。有报道，先天性心脏病是 25% 咯血病例的原因。导致咯血的潜在缺陷包括肺静脉阻塞性疾病、肺高压（具体地说是毛细血管后高血压）和左侧心脏梗阻性病变，如二尖瓣狭窄和左心室舒张功能障碍。其他与心脏有关的咯血原因包括充血性心力衰竭伴肺水肿及高原肺水肿，可能咳粉红色泡沫痰。随着早期心脏矫正手术的发展，与先天性心脏病有关的咯血已较少见。也有报道，儿童在接受 Fontan 手术治疗左心发育不全综合征或三尖瓣闭锁多年后出现了大咯血，出血来自侧支新生血管。

(5) 肺动脉高压：咯血在肺动脉高压患者中很少见，并且它是晚期可危及生命疾病的征兆。咯血的量多少不定。

4. **类似咯血的情况**　咯血是指咳出源自下呼吸道的血液。上呼吸道、鼻咽或上消化道出血可以类似真正的咯血。例如，CF 可诱发咯血（由于支气管扩张）和食管静脉曲张出血（由于肝硬化），可以表现为不明原因出血。结合详细的病史和体格检查进一步查明可能的出血来源非常重要。部分患者可能需要行胃肠道内镜或鼻咽纤维内镜检查，以排除胃肠道或鼻咽来源的出血。

【诊断】

1. **确定是否为咯血**　咯血是指喉及喉以下呼吸道任何部位的出血，经口腔排出。肺部来源的血液（真正的咯血）通常是鲜红色或铁锈色，可能有泡沫，或与痰液混合。pH 值通常呈碱性。症状包括咳嗽或患者自我觉察到的呼噜声。年龄较大的儿童可能诉说一侧胸部不适，这可能有助于定位出血灶。泡沫痰表明有肺泡源性出血。相反，来源于胃部的出血（呕血）通常是深红色或棕色，具有咖啡渣样外观，并且可能含有食物颗粒。pH 值呈酸性，并且在发作之前可能出现恶心或干呕。因此首先要排除口腔及鼻咽部的出血，其次要注意与呕血进行鉴别（表 1-11）。

表 1-11　咯血与呕血的鉴别

鉴别要点	咯血	呕血
病史	多有心肺病病史	多有胃病、肝病史
出血方式	咳出	呕出
出血前症状	咽部痒感、胸闷、咳嗽等	上腹部不适、恶心、呕吐等
血的颜色	多为鲜血	多为暗红色、棕黑色
血中混有物	痰、泡沫	常有食物残渣、胃液
酸碱反应	碱性	酸性
粪便	无改变，除非咽下部分血液	黑便、柏油样便
出血后的症状	常有少量血痰数日	无血痰
胸部 X 线	有肺部病变	无肺部病变
肺部体征	常有湿啰音	无阳性体征

2. **病史**　应详细询问年龄、性别、病程、服药史、咯血量、性状及伴随症状，以及是否早产，有无高浓度吸氧史、麻疹史、百日咳病史、结核接触史等；小婴儿咯血可见于先天性支气管肺畸形或发育不良、肺囊性纤维化等，儿童及青少年咯血可见于气管、支气管炎症、支气管扩张、肺结核、特发性肺含铁血黄素沉着症等；女性周期性咯血要考虑子宫内膜异位症；咯粉红色泡沫痰见于左心衰竭肺水肿，铁锈色痰见于大叶性肺炎，砖红色胶冻样痰见于肺炎克雷伯杆菌肺炎。

3. **体格检查**　提示咯血原因的体格检查发现包括：胸部或颈部有瘀斑（提示创伤）；捻发音提示气道破裂；毛细血管扩张或血管瘤（提示动静脉畸形）；杵状指 / 趾（提示慢性肺疾病、肺动静脉畸形或 CHD）；口腔或鼻咽出血或牙齿缺失可能提示异物吸入；局部呼吸音异常可见于感染、异物吸入或局限性气道或肺实质出血。

4. **相关辅助检查**

(1) 痰液检查：是重要的检查项目，包括肉眼观察痰液的颜色，如红色、粉红色、褐色均提示含有血液，粉红色泡沫痰见于肺水肿，铁锈色痰见于大叶性肺炎，果酱样痰见于肺吸虫病，脓血痰见于支气管扩张等；痰涂片、细菌及真菌培养、病毒分离等。

(2) 血液检查：主要查血常规及凝血功能。

(3) 影像学检查：主要包括胸部透视、胸片、胸部 CT、仿真支气管 CT 等。

(4) 诊断性支气管镜检查：对于大多数轻度以上咯血（血液 ≥5ml）且原因不明的患者，建议一旦出血得到控制就进行诊断性支气管镜检查（除外出现大咯血的 CF 患者，其下一步操作是 BAE）。该操作通常选择纤维支气管镜而非硬管支气管镜。支气管镜可以直接检查气道以识别出血部位和可能的原因。应将支气管肺泡灌洗液（bronchoalveolar lavage，BAL）送去进行显微镜检查，以评估含有含铁血黄素的巨噬细胞。携带含铁血黄素的巨噬细胞通常在出血 3 天后出现，并可能持续数日或数周；如果存在这种巨噬细胞，提示出血是亚急性或慢性，而非急性；如果需要取出异物，或者发生大量出血，则首选硬管支气管镜检查。

(5) 动脉造影：有利于发现动脉瘤、有无血管栓塞，并对栓塞进行治疗。

(6) 肺活检：如影像学检查提示弥漫性肺泡出血或患儿存在持续性不明原因咯血，应考虑肺活检。对于这些患者，也应进行全面的血管炎血清学评估。即使血清学检查为阴性，肺活检仍适用于临床高度怀疑有免疫介导性疾病的患者，因为血清学阴性的免疫介导性肺病已有报道。

【治疗】 咯血的治疗重点是及时制止出血，保持呼吸道通畅，防止气道阻塞窒息，维持患者的生命功能，并同时进行病因治疗。

(一) 大咯血的初步处理

对于大咯血患者，第一步是稳定患者并防止进一步出血。在这些患者中，需同时评估咯血的原因，或者将查找原因作为稳定患者后的第二步。

1. 一般措施

(1) 呼吸支持：大咯血患者需要行气管插管和机械通气来稳定气道、循环支持和血制品输注。机械通气选择高呼气末正压（positive end-expiratory pressure，PEEP）可改善氧合和压迫出血部位。对未受累的肺选择性插管有助于降低窒息的风险，并有助于通气。当出血部位不明时，应使用儿童尺寸的双腔管。对于大咯血的 CF 患者，由于有进一步误吸血液的风险和可能需要更稳定的气道，应停止双水平气道正压通气（bilevel positive airway pressure，BiPAP）。因此，BiPAP 也不推荐用于非 CF 咯血

(2) 镇静镇痛：应用阿片类物质来尽量减少咳嗽，以避免咯血加重。

(3) 体位：如果可以辨别是哪侧胸腔出血（通过胸片或体格检查发现），患者躺着时应朝向出血侧使之在下方，以防止血液填充未受累侧肺。

(4) 其他：可能影响凝血功能的胸部物理治疗和药物治疗需要停止，包括非甾体抗炎药（non-steroidal antiinflammatory medications，NSAIDs）。

2. 支气管镜检查 如果采取上述措施后不能止血，下一步通常是采用支气管镜来评估和控制活动性出血。如果在支气管镜检查过程中发现出血部位，可以使用冷盐水、局部用肾上腺素或两者混合的溶液来实现止血。如果失败，则使用纤维蛋白原和凝血酶的混合物。通过以上方法处理仍不能止血的患者，可在支气管镜操作下加二氧化碳激光或 Nd-YAG 激光，以及在支气管镜操作期间放置末端带球囊的导管（Fogarty 导管）来填塞肺叶支气管或主支气管。

3. 支气管动脉栓塞术（bronchial artery embolization，BAE） 对于临床不稳定的大咯血 CF 患者，建议直接行 BAE，而不是在 BAE 之前出于评估目的进行支气管镜操作。也适用于出血来源已知或通过放射影像学能定位的患者。通过造影剂识别支气管血管，并对相应血管插管，然后注入明胶海绵、聚乙烯醇、氰丙烯酸异丁酯颗粒或三丙烯酸明胶微球。大约 80% 的病例结局良好，但再次出血的比例也可能较大（例如，30%~40% 的 CF 患者）。高达 50% 的复发可能需要再次栓塞操作。罕见的并发症包括横贯性脊髓炎或肠坏死，如果脊髓动脉或肠系膜上动脉被意外栓塞则会出现这些情况。此外，手术后可能出现发热、吞咽困难，以及背部和胸部疼痛。栓塞的主要禁忌证是存在直接来自支气管血管的脊髓动脉。

4. 其他措施 手术切除出血灶（肺叶切除术或全肺切除术）是控制持续性局灶性咯血的最后治疗手段。只有在大量出血或顽固性出血患者尝试所有其他止血措施均失败后才应用该手段。对于咯血的晚期肺动脉高压患者，可以安排紧急评估并列入肺移植等待名单。

(二) 轻度或中度咯血的处理

轻度或中度咯血患者的管理和诊断方法取决于患者的临床表现、有无已知的基础疾病（如 CF），以及症状的进展情况（图 1-6）。

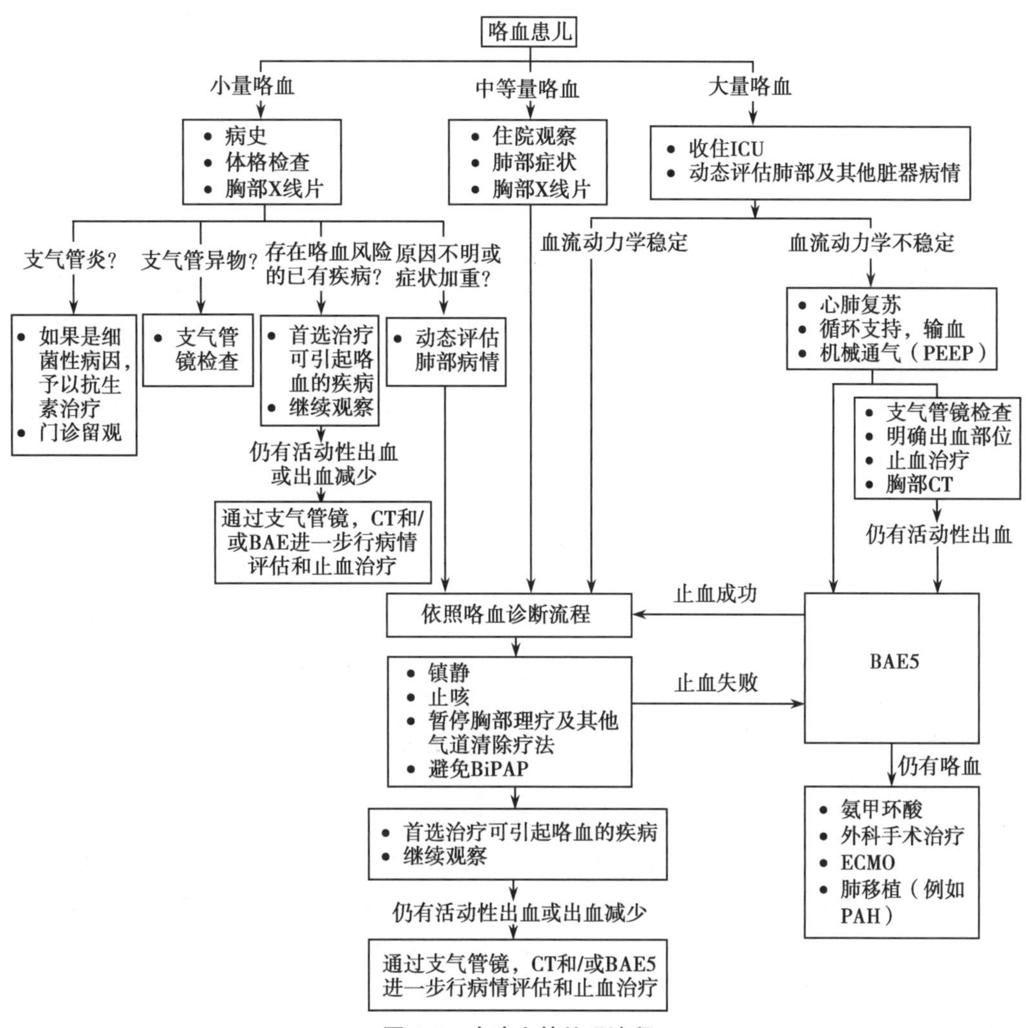

图 1-6　大咯血的处理流程

1. 采集病史，重点强调病因处理。对于此类患者，有重点的病史采集、体格检查和胸片检查通常足以确定咯血是否为良性病因（例如，支气管炎伴剧烈咳嗽或深部吸痰引起的创伤）。在这种情况下，咯血往往自发消退且不太可能复发。除了观察是否复发和是否出现其他症状外，无须进一步干预。应特别注意提示可能有异物吸入的临床特征，特别是在幼儿或有吞咽功能障碍的患者中。这些特征包括窒息病史（咯血前数日到数周，即使很短暂）和新的呼吸道症状，如哮鸣。吸入异物的儿童可能会有胸片检查异常和发热。如果怀疑有异物吸入，应行支气管镜检查来诊断和移除异物。

2. 对于有轻度或中度咯血（≥5ml 血液）的 CF 患者，共识指南明确推荐停用 NSAIDs，并且要给予全身抗生素治疗。指南还建议对大多数轻度或中度咯血患者继续给予吸入性抗生素和支气管扩张剂，但有一些保留意见。

（杨龙贵　赵祥文）

第九节　腹　胀

正常小儿的腹部外形略显膨隆，形成“锅状腹”，在婴幼儿期更为明显。腹部的大小可用腹围来衡量，腹围的测量法是使小儿仰卧位，用皮尺经脐绕腹一周的距离即为腹围，一般以厘米（单位：cm）计算。婴儿期腹围与胸围相当，随着年龄增大，腹围逐渐小于胸围。若小儿腹围大于胸围提示有腹胀。视诊可见腹壁高于剑突与耻骨联合的平面。正常情况下，脐在腹部正中，上下相等，左右对称。脐与腹壁相平或稍凹陷。腹胀即腹部膨隆，可由腹腔、肠腔内积气积液、腹内巨大囊肿、肿瘤或腹肌无力引起。腹胀（abdominal bloating，abdominal distention）是临床常见的消化道症状，既可以是消化系统疾病本身的表现，也可以是全身性疾病或其他系统的伴随或继发症状。abdominal bloating 是一种主观感觉，自觉全腹部或局部有胀满感,可不伴有客观腹围的增加;而abdominal distention是指客观上有腹围的增加,可表现为全腹部或局部胀满。不同病因引起腹胀可出现不同的伴随症状,严重腹胀可导致酸碱失衡、水电解质紊乱、营养不良、呼吸衰竭、循环衰竭,甚至死亡。因此,临床医生应仔细、谨慎地评估腹胀患者,警惕急腹症。需要根据详细的病史、仔细的体格检查,结合影像学检查等综合判断。

【病因与发病机制】

1. **胃肠道胀气** 由于胃肠道内产气过多或排气障碍而发生胃肠胀气。胃肠道内气体增多的原因:①吞咽大量气体,当小儿哭闹时、鼻塞张口呼吸时或吸吮时,均可有大量气体吞入;②胃肠道内产气过多,因消化不良或进食较多植物纤维素、豆类等,未经消化吸收的食物在肠内经细菌发酵作用产生大量气体;③从血液中弥散来的气体增加,健康情况下,肠腔内二氧化碳分压高于静脉血液中二氧化碳分压,故肠腔内二氧化碳气体弥散到血液中,经肺排出体外。当患有肺炎或有呼吸功能障碍时,则静脉血液中二氧化碳分压高于肠腔中二氧化碳分压,气体向肠腔内弥散而发生腹胀。总之,胃肠道产生的气体量超过了其吸收与排泄的气体量就会引起胃肠道胀气。

影响肠道气体排泄的原因包括:摄食时进入肠道的气体,以及在消化过程中产生的气体,大部分被肠壁吸收,一部分经肛门排出。①如机械性肠梗阻或麻痹性肠梗阻可影响气体排出;②肠壁病变可影响气体吸收,健康成人的小肠每小时可吸收二氧化碳2 500ml及其他气体1 300ml,当肠道发生炎症病变或蠕动变慢,甚至麻痹时,则影响气体吸收,而发生胀气。

2. **腹水** 是指腹腔内积聚过多的液体,如体液进入腹腔内的速度超过腹膜吸收的速度,则形成腹水。正常腹腔内有少量液体,但不易发现;达中等量腹水时,叩诊有移动性浊音;大量腹水可见腹部明显膨胀,腹壁紧张,触诊有波动感。发生腹水的机制与多种因素有关,如低蛋白血症使血浆胶体渗透压降低;肝内静脉回流受阻,导致门脉高压,以及内脏破裂等都可致不同性质或不同程度的腹水。小儿腹水最常见的原因是低蛋白血症。此外,如肝硬化、腹腔内炎症或肿瘤等,均可使腹腔内液体增加,超过一定限度时临床即出现腹胀症状。

3. **腹腔内肿物** 巨大脾脏、卵巢囊肿、肾盂积水、肿瘤等,都可占据腹腔内一定位置,压迫肠道使之梗死影响排气,而引起腹胀。

4. **肠管蠕动功能障碍** 正常肠管蠕动使肠道内气体及液体随时被吸收,或向下推进。交感神经兴奋对肠道的蠕动有抑制作用,当患有重症疾病时,如肠炎、肺炎、脓毒症等交感神经过度兴奋,而抑制肠蠕动,发生肠麻痹,使气体、液体滞留腔内,致肠袢胀大,肠壁吸收功能障碍。一旦肠麻痹形成,就出现全腹膨胀,肠鸣音减弱或消失。

【临床表现】 患儿呈急或慢性病容,腹部膨隆高出胸部,成均匀性圆形隆起,有时可见肠型,重者影响呼吸不能平卧。常伴有原发病症状,如腹肌紧张伴有压痛明显,提示有腹膜炎。肝浊音界消失提示有胃或肠穿孔。叩诊鼓音为肠胀气,实音为实质性肿块,移动性浊音为腹水。听诊肠鸣音亢进或高调肠鸣音提示有机械性肠梗阻。肠鸣音减弱或消失提示有肠麻痹。如伴有全身黄疸、水肿,则提示有肝、肾疾患可能。

【诊断要点】

(一) 询问病史

1. **年龄** 不同年龄导致腹胀的原因也不同。

(1)新生儿期常见的原因:①消化道先天发育异常,需要了解产前超声检查是否有异常发现,如羊水过多、腹腔内巨大囊性占位、肠管扩张或肾盂积水等;需要了解出生后胎粪排出和排空的时间、排尿是否异常,尤其是新生儿早期就出现症状者。②感染,如新生儿败血症、坏死性小肠结肠炎等。③原发性或继发性乳糖酶不耐受、先天性甲状腺功能减退等。

(2)婴儿期与儿童期病因多样化,如吞气症、各种消化功能不良、牛奶蛋白过敏等。这个时期各种急腹症,如急性阑尾炎、急性肠套叠、嵌顿疝等均可见。

临床需高度重视与警惕,新生儿及小婴儿如有腹胀则应考虑胃肠道畸形、幽门梗阻、先天性巨结肠及严重感染等。

2. **性别特点** 如遇女童发热、腹痛、下腹胀、排尿痛、排尿困难,应注意泌尿系感染。对青春期女性儿童应注意妇产科疾病,应详细询问月经情况等。

3. **食物因素** 如食入过量豆类、花生、薯类等食物易引起腹胀。若患儿有乳糖酶缺乏,食入乳制品也可引起腹胀。

4. **伴随症状** 腹胀伴有呕吐、腹泻、便秘、腹痛、黄疸、水肿、肿块、腹壁静脉曲张等则应分别进行分析。症状出现的顺序有助于原发病的诊断。如重症肺炎、脓毒症时中毒性肠麻痹引起的腹胀患儿，首先表现为呼吸道症状、发热，随着病情加重出现腹胀；而腹部疾病引起的高热、腹胀患儿，则先表现为腹部症状，如腹痛、呕吐和腹泻等。如果腹痛、腹胀突然加重，并伴全身情况恶化，应警惕消化道穿孔。

5. **腹胀形状** ①全腹胀呈均匀圆形隆起，而脐部凹陷，应考虑肥胖或胃肠道胀气，若脐凸出多为腹水或腹内肿物。②局限性腹胀，如上腹部胀，则脐至剑突间距离大于脐至耻骨联合间距离，脐向下移。右上腹胀见于肝胆肿大，中上腹胀见于胃肠道疾患，左上腹胀常由脾大引起。侧腹部膨隆，多为来自腹膜后的肾脏肿瘤，如一侧病变，则患侧腹部较对侧饱满充实，如系左右双侧可致双侧腹胀。下腹胀多见于尿潴留、盆腔肿瘤等，右下腹胀常见阑尾周围脓肿。

（二）体格检查

1. **一般情况** 严重的腹胀者可影响呼吸，不能平卧。伴有严重感染、多器官功能障碍综合征的患儿，一般状况较差。

2. **腹部望诊**

(1) 判断腹胀的范围，全腹胀、中腹胀、下腹胀、偏左或偏右侧的腹胀。引起全腹胀的内科病多见于胃肠炎、感染、中毒或电解质紊乱引起的肠麻痹；全腹胀常见的外科原因是低位性肠梗阻、气腹、血腹、腹腔感染及各种原因引起的腹水。局限性腹胀常与该部位的脏器有关，如先天性胆管扩张症常表现右上腹的局限性腹胀腹部隆起。

(2) 了解腹部皮肤的情况，腹壁发红多见于新生儿腹膜炎、先天性巨结肠合并小肠结肠炎或肠坏死。门脉高压可见腹壁静脉显露或怒张。高度腹胀时腹壁可发亮，阴囊肿胀积液；腹膜炎时阴囊皮肤可发红。

(3) 观察胃肠道蠕动情况，胃型及蠕动波提示幽门或十二指肠近端梗阻；小肠型常表示相应部位的小肠梗阻；先天性巨结肠则表现为沿结肠走行的宽大结肠型。

3. **腹部触诊** 胆道闭锁患者可触及肿大的肝脾。肠梗阻、腹膜炎患者可有拒按，提示压痛、反跳痛。压痛部位可协助判断原发病器官，如胰腺炎时左上腹压痛。胆囊炎时右上腹压痛，阑尾炎时右下腹压痛。肌紧张和反跳痛是腹膜炎的表现，提示存在外科疾病的可能，部分内科疾病也可致腹肌紧张，如糖尿病酮症酸中毒，应注意鉴别。触诊对腹部占位性病变的诊断很有帮助，可了解囊性包块张力、实性肿物质地及表面光滑度，还可了解包块与脏器的关系，以确定肿物来源。对于儿童，特别是婴幼儿，需要警惕腹股沟嵌顿疝的可能，需要触诊腹股沟区。对于小婴儿，需注意检查肛门，不能漏诊肛门闭锁及肛门狭窄。

4. **腹部叩诊** 了解肠道充气情况，腹腔内有无积液，肝浊音界是否消失。

5. **腹部听诊** 肠鸣音亢进及高调气过水声，提示机械性肠梗阻。肠鸣音消失提示麻痹性肠梗阻。

6. **直肠指检** 了解有无肛门直肠狭窄、直肠后及盆腔内肿物，指检后有无气、便排出，指套是否染血。

7. **腹腔穿刺** 高度腹胀时，影像学检查证实有腹腔积液后进行，以免刺入肠腔。穿刺液为不凝固血液，见于肝、脾等实质脏器破裂，血友病腹腔内出血等；血性渗液见于绞窄性肠梗阻、坏死性小肠结肠炎、出血坏死性胰腺炎、卵巢扭转；脓性渗液考虑原发性或继发性腹膜炎；淡黄色积液多见于机械性或麻痹性肠梗阻、低蛋白血症、肝硬化腹水；含粪质积液考虑肠穿孔或刺入肠腔；胆汁性积液考虑胆道或十二指肠破裂；尿性腹水考虑膀胱破裂、尿道梗阻（后尿道瓣膜）等。

（三）辅助检查

1. **腹部X线检查** 可见膈肌位置，两侧腹壁外隆，胀气扩张的肠管，肿大的肝脏轮廓等。立位片见膈下游离气体提示胃肠穿孔，腹腔积液可见下腹部密度增高影，尿潴留时下腹正中扩张的膀胱轮廓，机械性或麻痹性肠梗阻时肠腔内可见液气平面，坏死性小肠结肠炎时可见肠壁和门静脉积气。

2. **钡灌肠检查** 可提示先天性巨结肠、肠旋转不良。

3. **超声检查** B超检查易于显示组织（如肝、脾、肠管、淋巴结等）、液体、肾积水、胆总管囊肿、腹腔脓肿等囊性病变。对腹部占位性病变诊断价值也比较大，并能确定其性质及其与腹腔脏器的关系。彩色多普勒检查可显示脏器血液供应和脉管系统形态，并可提示血流方向和速度，与CT和腹部X线平片比较有一定的优势。腹部B超检查对于诊断肠套叠早期，比X线检查更为敏感,也是诊断急性阑尾炎的重要依据。

4. **腹部 CT 结合增强扫描** 对于鉴别诊断腹部脏器及腹部占位性病变有临床意义。主要用于不明原因的肝脾大、肠旋转不良、腹腔积液、肿瘤,以及肝、脾、胰、肾挫裂伤等诊断及鉴别诊断。

【鉴别诊断】

1. **先天性肥厚性幽门狭窄** 系幽门环形肌肥厚,使幽门管腔狭窄而发生的上消化道不全梗阻,是新生儿期的常见病。常于出生后 2~4 周出现症状。主要表现为喂奶后数分钟出现呕吐,上腹部局限性胀气,并可见到胃蠕动波,由左肋下向右上腹移动,而下腹部较凹陷或平坦。于右侧腹直肌外缘与右肋缘下交界处深部,可扪到枣核或橄榄大小的肿物,表面光滑,硬度如软骨,能移动,此即为肥大的幽门。由于呕吐可引起失水、代谢性碱中毒、电解质紊乱、营养不良。

(1)首选检查:腹部 B 超,见幽门管前后壁肌肉肥厚,幽门管细长。

(2)诊断要点:①新生儿期出现典型的进食后呕吐,可见上腹部局限性腹胀;②体格检查右侧腹直肌外缘与右肋缘下交界处深部,可扪到枣核或橄榄大小的肿物,表面光滑,硬度如软骨,能移动;③腹部 B 超,见幽门管前后壁肌肉肥厚,幽门管细长。

(3)治疗:明确诊断后应尽早行幽门环肌切开术。

2. **先天性巨结肠** 是由于结肠远端无神经节细胞,肠管运动功能障碍,粪便淤积于近端结肠,以致肠管扩大肥厚而形成巨结肠。临床主要表现为不排胎粪或排胎便延迟,便秘逐渐加重,常有呕吐,可出现完全性肠梗阻,腹胀显著,腹部高度膨隆,顽固难消,且进行性加重。腹壁变薄,缺乏皮下脂肪,腹壁静脉曲张,可见肠蠕动波及胃型、肠型,肠鸣音亢进,直肠指检内括约肌紧张,有狭窄感。

(1)辅助检查:腹部 X 线检查示结肠襻膨胀;钡剂灌肠病变肠段无正常蠕动,肠管如筒状僵直无张力。

(2)诊断要点:①新生儿胎粪排出异常,反复便秘;②婴儿和儿童期顽固性便秘,且进行性加重,有明显腹胀,可见肠型;③肛门指检有空虚感和括约肌紧张感,指检后有爆破性排便;④ X 线钡剂灌肠可见典型的肠管改变。

(3)治疗:先保守治疗,结肠灌洗治疗,部分患儿可减轻临床症状,改善胃肠功能,每日或隔日能解大便一次,如效果不满意,行巨结肠根治手术。

3. **小儿肠痉挛** 肠痉挛多见于 3~4 个月以下的婴儿,是由肠壁平滑肌阵阵强烈收缩,引起的阵发性腹痛。为婴儿阵发性哭闹的原因之一。病因不明,可能与小儿中枢神经系统发育不完善、肠道功能不成熟、喂养食品及方法不当、寒冷、饥饿等因素刺激有关。临床表现为突然发生阵发性腹部绞痛,以脐周明显,发作时因小儿不能诉说,则以突然哭吵、烦躁不安表达。腹部检查全腹胀,腹肌紧张,可历时数分钟至数十分钟后突然缓解入睡,间歇期如正常儿一样,可反复发作数次达数日之久。腹部无固定压痛区,无包块,肛门指检无异常发现。应与外科疾病肠套叠、肠扭转、腹膜炎等鉴别。必要时做腹部 B 超,根据临床表现必要时选择空气或钡剂灌肠等检查。

治疗:无特殊治疗,应注意饮食及喂养方法,注意保暖,使镇静,必要时可给予解痉剂阿托品 0.01mg/kg,口服,重者肌内注射。

4. **假性肠梗阻** 系肠道肌肉神经病变,引起的消化道运动功能障碍性疾病,临床表现有恶心、呕吐、腹胀、腹痛等肠梗阻的表现,但肠管无明显病变或异常。病因可分为原发性与继发性:由肠平滑肌或神经病变所致者为原发性;由肠道病毒、EB 病毒、巨细胞病毒等急性病毒感染所致者为继发性。

(1)发病机制:肠运动功能紊乱,可出现肠平滑肌收缩力减弱,节律失常,甚至出现逆蠕动,致小肠内容物淤积,肠道扩张,细菌过度生长。如系结肠假性肠梗阻,则结肠扩张十分明显,便秘严重,腹胀突出。

(2)临床表现:腹胀、腹痛、恶心、呕吐、腹泻或便秘,腹部膨隆,可见肠型,压痛明显,但无腹肌紧张及反跳痛。叩诊鼓音,肠鸣音减弱或消失。病程持续久者可引起营养不良,并影响生长发育。腹部 X 线检查可见小肠及结肠扩张,并有液平面,显示钡剂通过延迟。小肠压力测定,见动力低下,收缩乏力,次数减少,节律紊乱,甚至出现逆向蠕动。

(3)诊断及鉴别诊断:患者有肠梗阻的临床表现及严重的肠道动力学障碍,但无机械性梗阻的证据。应判断病变是否累及肠道肌肉神经,或继发于感染性疾病之后。应与机械性肠梗阻鉴别。

(4)治疗措施:改善和恢复肠动力,抑制肠道菌过度生长，缓解症状，纠正水电解质紊乱平衡和营养不良，恢复肠动力。药物常用西沙必利，以促进胃肠道动力，每次口服 0.2~0.3mg/kg，每天 2~3 次，或用红霉素静脉滴注。重症病例可考虑手术治疗。

5. **低钾血症**　血清钾浓度低于 3.5mmol/L，称低钾血症。血清钾降低 1mmol/L，相当于体内丢失钾 10%~30%，低血钾是引起小儿腹胀的常见原因。

(1) 发病机制：K^+ 对神经肌肉的兴奋性有影响。当细胞外液中 K^+ 浓度降低时，使细胞内外液中 K^+ 浓度比值增大，静息电位负值增加，与阈电位差加大，细胞膜超极化兴奋性降低，而出现骨骼肌及平滑肌无力、弛缓性瘫痪和肠麻痹、腹胀等症状。严重腹泻迅速失钾时，静息电位负值加大，易出现低钾症状。慢性失钾时钾从细胞内逐步移向细胞外，供细胞内外 K^+ 浓度均降低，其比值仅轻度增大，神经肌肉兴奋性亦轻度降低，其临床所表现的弛缓性瘫痪和肠麻痹、腹胀等症状也较轻微。细胞外液低钾，使细胞膜 K^+ 通透性降低，心肌静息电位负值减小，静息电位与阈电位之差变小，使心肌兴奋性增强，而易发生异位节律。

(2) 治疗：①积极治疗原发病；②重度低钾患者需静脉补钾，一般浓度不超过 0.3%，全天总量 300~450mg/(kg·d)，应均匀分配，维持 4~6 天，治疗期间应监测血钾及心电图。

6. **急性胃肠功能衰竭**　常发生在危重病的过程中，无论是感染性或非感染性因素，如严重感染、脓毒症、窒息、创伤、休克等所致的危重症，都可引起胃肠功能衰竭。其表现为腹胀、肠鸣音减弱或消失、口吐咖啡色液体，常提示病情加重，预后不良。

(1) 发病机制：胃肠道是脏器中唯一腔道内有大量细菌滋生的器官。生理条件下，肠黏膜起着屏障的功能，阻止细菌及其毒素不侵入血液及组织中，故不引起疾病。肠黏膜又是毛细血管最丰富的部位，有充足的血液灌流，以利营养物质的消化吸收及维持肠黏膜的屏障功能。一旦缺血缺氧，肠黏膜又是最敏感最先受累的部位，故认为胃肠道是“多器官功能衰竭的始动器官”。肠黏膜屏障具有机械屏障功能、生物屏障功能、免疫屏障功能，当其屏障遭到破坏时，肠道内细菌及其毒素移位侵入血液循环及组织中，引起内毒素血症激活补体系统，激活中性粒细胞释放大量炎性介质，进一步对机体造成损害。同时，由于内环境的改变、胃肠道功能低下及滥用抗生素，致菌群失调，细菌移位，加重了肠黏膜的破坏，使肠蠕动变慢，肠腔内胀气加重腹胀的症状。

(2) 实验检查：监测胃黏膜下 pH 值，降低示胃黏膜缺氧存在。二胺氧化酶升高、D- 乳酸水平升高，均提示缺血缺氧存在。

(3) 诊断要点：在危重病的过程中出现腹胀、肠鸣音减弱或消失、口吐咖啡样液体，即可临床诊断，但早期易误诊、漏诊，如腹胀进行性加重，经胃管抽吸或肛管排气均不见效果时，则示病程晚期，预后不良。有报道，用生大黄、五味消毒饮加减、热毒清等中成药治疗，有一定效果。

7. **腹水**　是由多种原因引起的腹腔内液体积聚过多而致，中等以上的腹水可出现移动性浊音，大量腹水时，则腹部膨隆似蛙腹，腹壁紧张发亮，浅静脉怒张，触诊有波动感，叩诊有移动性浊音，引起腹水的原因可归纳为心血管疾病、肝脏疾病、肾脏疾病、营养不良、腹膜感染、肿瘤等所致。由于其原发病不同，发生腹水的机制也不一样，往往有多因素参与。一般认为体液进入腹腔的速度超过腹膜吸收的速度即产生腹水。漏出性腹水多为非炎症性，渗出性腹水多为炎症肿瘤所致。

(1) 诊断：首先应排除其他原因所致的腹胀，如肥胖、胃肠胀气、腹内肿块、巨大卵巢囊肿等，然后分析伴随症状；如腹水伴有全身水肿，多见于肾病综合征、充血性心力衰竭、营养性低蛋白症等；腹水伴有肝大、黄疸，则见于肝炎、肝硬化、充血性心力衰竭等；腹水伴有腹部包块，见于结核性腹膜炎、肿瘤等。再根据腹水是漏出液或渗出液，可判断腹水性质是炎症性或非炎症性。

(2) 治疗：原发病病因治疗；利尿治疗；可选用氢氯噻嗪、螺内酯、呋塞米等利尿剂；限制钠水摄入，提高血浆胶体渗透压，适量放腹水减轻腹内压等治疗。

8. **腹部肿块**　腹腔内或腹膜后的器官和组织，由于先天异常、肿瘤、炎症等各种原因可形成肿块。根据肿块所处的位置及肿块的大小，可引起腹部不同部位或全腹胀。右上腹肿块多为肝脏或胆囊，可引起右上腹胀，如肝脏重度肿大，下缘达脐以下，可见腹部整个右侧膨胀。中上腹部肿块多为胃、胰腺，可引起中上腹局部腹胀。左上腹部主要是脾脏，如脾大达脐以下可引起整个左侧腹胀，可扪及脾脏边缘。左、右腰侧肿块多为来自腹膜后的肾脏肿瘤，可致双侧腹胀。如一侧病变，则患侧腰部较对侧饱满充实。如肿块是肿瘤晚期，可出现发热、贫血、疼痛、消瘦等全身性症状。全腹内扪及多处肿块，多为淋巴瘤，可引起全腹胀。腹内肿块患者除有腹胀外，并可扪及实体肿块，常伴有全身症状。应积极做有关检查，及早明确诊断，采取相应治疗措施。

（黄娇甜　赵祥文）

第十节　肝 脾 大

肝脾大是儿童在生长期常见的异常体征，肝脏与脾脏在功能上和血液循环上有紧密联系，可相互影响，在疾病状态下两者往往先后或同时肿大，也可以肝或脾大为主，肝脾大病理变化多样，病因复杂。

【肝脾的生理功能及肝脾大分度】

1. 肝脾的生理功能

(1)肝脏的生理功能：肝脏有分泌胆汁、营养代谢、合成白蛋白和凝血因子、生物转化和解毒等功能。

(2)脾脏的生理功能：脾脏是体内最大的淋巴器官，有储存血液、滤过血液，以及对侵入的各种抗原产生免疫应答，制造免疫球蛋白、补体等免疫物质的功能。

2. 肝脾正常大小的定义

(1)肝脏正常大小：正常小儿肝脏上界婴儿期在右侧锁骨中线第4肋间，随年龄增大，7岁后逐渐接近成人水平，下移至第5肋间。肝下界在右锁骨中线可触及，婴幼儿右肋下1~2cm，6~7岁以后仅在深吸气时肋下可触及肝下缘，多在1cm以内。剑突下可触及肝下缘，多在3cm以内，不超过剑突下缘与脐距离的中、上1/3交界处。如超出上述标准，肝脏质地柔软、表面光滑，无压痛，应首先考虑肝下移，叩肝上界，如肝上界也相应降低，肝上下径正常，则为肝下移；如肝上界正常或升高，则提示肝大。肝下移常见于内脏下垂、肺气肿、右侧胸腔大量积液等。

(2)脾脏正常大小：小婴儿偶可触及脾脏边缘，质地柔软。1岁以后一般不能触及。内脏下垂或左侧胸腔积液、积气时膈下降，可使脾脏向下移位。除此以外，如能触到脾脏，则提示脾脏体积已肿大至正常的2倍以上。除仔细的体格检查以外，B超等影像学检查也是明确肝脾大小的有效方法。

3. 肝脾大的分度

(1)肝大的分度：①轻度：肝下缘在锁骨中线肋缘与脐水平连线的中点以上，3cm以内；②中度：肝下缘在该连线中点到脐水平以内，大于3cm；③重度：肝下缘至脐水平以下。

(2)脾大的分度：①轻度：脾缘不超过肋下2cm；②中度：超过2cm在脐水平以上；③重度：脾缘超过脐水平或前正中线，即巨脾。质地：①质软：触之如噘起的口唇；②质韧（中等硬度）：触之如鼻尖；③质硬：处置如前额。

【病因】 肝脾大除个别情况都是病理征象，根据肝脾大发生的程度，可分为肝大、脾大及肝脾同时肿大性疾病。

（一）肝大性疾病

1. 感染性肝大

(1)病毒感染：如甲型、乙型、丙型等传染性肝炎，巨细胞病毒性肝炎，单纯疱疹病毒全身性感染，传染性单核细胞增多症等。

(2)细菌感染：如血液感染、肝脓肿、布鲁氏菌病、伤寒等。

(3)寄生虫感染：如血吸虫病、肺吸虫病、肝包虫病等。

(4)真菌感染：如组织胞浆菌病、放线菌病等。

(5)螺旋体感染：如先天梅毒、钩端螺旋体病、回归热等。

2. 瘀血性肝大　如心力衰竭、心包炎、心脏填塞、婴儿肺炎、肺动脉高压、心肌病、布加综合征等。

3. 胆汁淤积引起肝大　如胆汁在肝内从毛细胆管流经胆小管、左右肝管，汇集至肝总管，随后出肝门至胆总管，最后经Vater壶腹至十二指肠。胆汁未能从肝细胞排泌至毛细胆管内，就会造成肝细胞内胆汁淤积，肝细胞肿大并黄染，或使胆汁在病变部位流通不畅，导致肝内或肝内外胆汁淤积，造成肝内压力增高、肝脏肿大。如先天性肝内胆管发育障碍、先天性肝内胆管囊性扩张症、先天性肝外胆管闭锁、胆总管囊肿及原发性硬化性胆管炎等。

4. 肝肿瘤和囊肿　如肝母细胞瘤、肝癌、肝转移癌、肝血管瘤、肝错构瘤、肝囊肿等。

5. 其他　自身免疫性肝炎；肝硬化；自身炎症性疾病；遗传代谢性疾病，如肝豆状核变性、肝糖原贮积症、戊二酸血症等。

（二）脾大性疾病

1. **感染性脾大** 如传染性单核细胞增多症、伤寒、副伤寒、败血症、脾脓肿、布鲁氏菌病、寄生虫和霉菌感染、钩端螺旋体病、疟疾、血吸虫病、黑热病、组织胞浆菌病等。

2. **血液系统疾病** 如噬血细胞综合征，急、慢性白血病，溶血性贫血，淋巴瘤，朗格汉斯细胞组织细胞增生症等。

3. **遗传代谢性疾病** 如戈谢病、尼曼-匹克病、胱氨酸血症、黏多糖病等。

4. **肿瘤及囊肿** 如脾错构瘤、淋巴管瘤、脾转移瘤、脾脏囊肿等。

5. **其他** 病因及发病机制尚不完全清楚，如组织坏死性淋巴结炎。

（三）肝脾同时肿大的疾病

1. **感染性疾病** 如巨细胞病毒、EB病毒感染、伤寒、结核、疟疾、布鲁氏菌病、HIV等。

2. **遗传代谢性疾病** 如尼曼-匹克病、戈谢病、黏多糖病1型等。

3. **自身免疫及自身炎症性疾病** 如幼儿特发性关节炎、全身性红斑狼疮、高IgD血症等。

4. **肿瘤** 如肝脾T细胞淋巴瘤、恶性网状内皮细胞增生症、韩-薛-柯综合征等。

5. **其他** 如婴儿因贫血，重现髓外造血而致肝脾轻度肿大，过敏性疾病，如药物超敏反应综合征等。

【诊断】

（一）临床表现

1. **病史** 询问肝炎接触史、输血史、有无化学药物接触及中毒史，家族病史，是否来自疫区及流行病学接触史。如是否有食生鱼、螃蟹或蝲蛄史，对诊断肝吸虫、肺吸虫病有参考意义。是否到过血吸虫疫区，是否有疫水接触史，对诊断血吸虫病有参考意义。

2. **年龄** 新生儿多见宫内或产时感染引起的巨细胞病毒肝炎、先天梅毒。婴儿期多见戈谢病、半乳糖血症、朗格汉斯细胞组织细胞增生症。年长儿多见韩-薛-柯综合征、班替综合征及幼年特发性关节炎等。

3. **伴随症状体征**

(1)发热：感染、血液病、自身免疫及自身炎症性疾病、肿瘤等均有发热。疟疾、黑热病、回归热等常有特殊热型。无发热考虑贫血、遗传代谢性疾病、班替氏综合征等可能。

(2)黄疸：胆汁淤积性疾病，急、慢性肝炎，溶血性贫血等均可引起黄疸，结合黄疸程度，大、小便颜色等综合判断。黄疸轻，呈浅柠檬色伴酱油色或茶色尿，伴发热、腰痛，考虑为溶血性贫血；黄疸呈浅黄至深黄色，疲乏、食欲减退，考虑急慢性肝炎、肝细胞性黄疸；黄疸呈暗黄色或颜色更深，尿色深，大便颜色变浅或呈白陶土色，考虑为肝内、外胆管梗阻或肝细胞分泌方式改变所致的胆汁淤积性疾病。

(3)皮疹：玫瑰疹直径2~3mm，出现于胸腹部，按压可消退，可见于伤寒、真菌感染、朗格汉斯细胞组织细胞增生症。全身皮肤红肿、脱屑、脱皮等见于药物超敏反应综合征。

(4)肝、脾大程度

1)肝大：轻度增大，如传染性肝炎、充血性心力衰竭、脂肪肝等；中度增大如血吸虫病、肝癌、肝脓肿、黑热病及结缔组织病等；重度肝大超过脐水平，如糖原贮积病、黏多糖病、包虫病等。

2)脾大：轻度脾大见于某些病毒感染、细菌感染、立克次体感染、充血性心力衰竭、肝硬化门脉高压症、霍奇金病、系统性红斑狼疮、特发性血小板减少性紫癜等。中度脾大见于急性粒细胞性白血症、急性淋巴细胞性白血病、慢性溶血性贫血、传染性单核细胞增多症、恶性淋巴瘤、尼曼-匹克病等。重度脾大见于慢性粒细胞白血病、慢性疟疾、晚期血吸虫病、真性红细胞增多症、地中海贫血等。

(5)肝、脾质地：①肝脏：质地较软者，如急性肝炎、全身感染性疾病、急性充血性心力衰竭；质地较硬者，多见于肝脏肿瘤、肝硬化、布加综合征等。②脾脏：质地较软者，如急性感染性疾病；质地较硬者，如慢性粒细胞白血病、慢性疟疾、班替氏综合征等。

（二）辅助检查

1. **血常规检查** 血细胞计数、网织红细胞计数、嗜酸性粒细胞计数等检查，如白细胞总数减少、嗜酸性粒细胞计数减少，甚至缺如，可见于伤寒、急性白血病等。白细胞总数增多，可见于化脓性感染、慢性粒细胞白血病等。血小板计数减少，见于严重感染、白血病等。外周血见到异常细胞，见于传染性单核细胞增多症、白血病等。

2. **病原菌检查** 细菌培养、病毒等血清学抗体及免疫检查，可确定某种病原体感染。

3. **组织活检** 骨髓、肝、脾、淋巴结和皮肤病灶穿刺液及活组织细胞学、病理学检查，可发现异常细胞、组织及病原体。

4. **血生化检查、遗传代谢性疾病筛查**

5. **影像学检查** 对肝、脾、腹腔及心脏的超声检查；对肺、膈的X线检查；MRI/CT检查对确定肝、脾病变、腹膜后肿块有一定帮助。

6. **基因测序技术** 对于拟诊某些遗传代谢性疾病、自身炎症性疾病等罕见病，常规检查不能明确的可以考虑基因测序技术辅助诊断，但价格昂贵。

（曹建设 赵祥文）

第十一节 黄 疸

黄疸（jaundice）是由于胆红素代谢障碍，血清胆红素含量增高，使皮肤、巩膜、黏膜等组织及某些体液被染成黄色的一种临床征象。正常血清总胆红素（STB）为1.7~17.1μmol/L。当17.1μmol/L<STB<34.2μmol/L时，为隐性黄疸或亚临床黄疸；34.2~171μmol/L为轻度黄疸，171~342μmol/L为中度黄疸，>342μmol/L为重度黄疸。黄疸是肝功能不全的一种重要的病理变化，但并非所有的黄疸都是肝功能障碍引起的，例如红细胞破坏引起的溶血性黄疸、胆管阻塞引起的阻塞性黄疸。此外，新生儿存在生理性黄疸期。

【胆红素的正常代谢】

1. **胆红素的来源** 人体80%~85%的总胆红素是正常血液循环中衰老的红细胞经单核-巨噬细胞破坏，释放出血红蛋白，血红蛋白在组织蛋白酶的作用下形成珠蛋白和血红素，血红素经微粒体血红素氧化酶的作用，生成胆绿素，进一步被催化还原为胆红素。其余15%~20%的胆红素来自骨髓中无效造血的血红蛋白和含有亚铁血红素的非血红蛋白物质（如肌红蛋白、过氧化氢酶及细胞色素酶），称为“旁路胆红素”（shunt bilirubin）。

2. **未结合胆红素的形成** 从单核-巨噬细胞系统释放出来的游离胆红素是脂溶性的，非结合性（未与葡糖醛酸等结合）的，在血液中与白蛋白（少量与α_1-球蛋白）结合，以胆红素-蛋白复合体的形式存在和运输。由于其结合稳定，几乎不溶于水，不能自由透过各种生物膜，故不能从肾小球滤过。胆红素定性试验呈间接阳性反应，故称这种胆红素为未结合胆红素，也称间接胆红素。该胆红素对中枢神经系统有特殊亲和力，能透过血脑屏障而引起核黄疸。

3. **结合胆红素的形成** 肝细胞对胆红素的处理，包括摄取、结合、分泌三个过程。以白蛋白为载体的非结合胆红素随血流进入肝脏，与白蛋白分离后迅速被肝细胞摄取，在肝细胞内和配体结合蛋白（Y蛋白和Z蛋白，主要是Y蛋白）结合，被运送至肝细胞的光面内质网，在此胆红素与配体结合蛋白分离，在葡糖醛酸转移酶的催化作用下，与葡糖醛酸结合，形成胆红素葡糖醛酸酯即结合胆红素。这种胆红素的特点是水溶性大，能从肾脏排出，胆红素定性试验呈直接阳性反应，故也称为直接胆红素。结合胆红素在肝细胞质内，与胆汁酸盐一起，经胆汁分泌器，被分泌入毛细胆管，随胆汁排出。由于毛细胆管内胆红素浓度很高，故胆红素由肝细胞内分泌入毛细胆管是一个较复杂的耗能过程。

4. **胆红素的肠肝循环** 结合胆红素经胆管随胆汁排入肠道，在回肠末端及结肠经细菌酶的分解、还原作用，生成尿胆原。尿胆原大部分随粪便排出，称为粪胆原。仅小部分（10%~20%）被肠黏膜重吸收，经门静脉到达肝脏，其中大部分重新转变为结合胆红素，再随胆汁排入肠腔，称胆红素的肠肝循环。在胆红素的肠肝循环过程中，仅有少量尿胆原进入体循环，经肾脏从尿中排出。

【黄疸的分类和发生机制】

（一）黄疸的分类

根据血中升高的胆红素性质分为高未结合胆红素性及高结合胆红素性黄疸两大类；按发病原因可分为溶血性、肝细胞性和梗阻性黄疸；按发病机制可分为胆红素产生过多性、滞留性及反流性黄疸；按病变部位可分为肝前性、肝性和肝后性黄疸。

（二）黄疸的发生机制

无论哪种分类方法，黄疸的发生归根到底都源于胆红素的某一个或几个代谢环节障碍。发生胆红素代谢障碍的原因有：

1. **胆红素生成过多** 胆红素在体内形成过多，超过肝脏处理胆红素的能力时，大量未结合胆红素即在血中积聚而发生黄疸。未结合型胆红素形成过多的原因包括溶血性与非溶血性两大类。临床上任何原因引起大量溶血，红细胞破坏过多，导致大量的血红蛋白释放，血中未结合胆红素增多而引起的黄疸，称为溶血性黄疸。非溶血性的胆红素形成过多则多见于无效造血而产生过多胆红素。在一些贫血的患者，由于骨髓红细胞系统增生，骨髓内无效性红细胞生成增多，这种红细胞多在"原位"破坏，而未能进入血液循环，或是进入血液循环后红细胞生存的时间很短(数小时)，而使未结合胆红素增多。

2. **肝细胞处理胆红素的能力下降**　肝细胞对胆红素的摄取、结合或排泄障碍，使血中胆红素积聚而引起黄疸，为肝细胞性黄疸发生的原因。

3. **胆红素排泌障碍**　由于胆道梗阻，肝内结合胆红素不能排到肠道，结合胆红素逆流入血而引起黄疸，为梗阻性黄疸发生的原因。

黄疸的分类、发病机制及常见疾病，见表 1-12。

表 1-12　黄疸的分类、发病机制及常见疾病

黄疸类型		发病机制	常见疾病	
高未结合胆红素黄疸	肝前性	胆红素生成过多	溶血性	新生儿溶血性黄疸(血型不合) 血红蛋白异常：镰状细胞贫血、珠蛋白生成障碍性贫血 红细胞膜异常：遗传性球形红细胞增多症、遗传性椭圆细胞增多症 先天性红细胞酶异常：丙酮酸激酶缺乏、葡糖 -6- 磷酸脱氢酶缺乏 自身免疫溶血性贫血
			非溶血性	旁路性高胆红素血症 严重贫血 先天性骨髓性卟啉症
	肝性	胆红素摄取障碍	Gilbert 综合征(轻型)	
		胆红素结合障碍	新生儿高胆红素血症 肝未成熟迁延性新生儿黄疸 Grigler-Najjar 综合征(肝葡糖醛酸基转移酶缺乏) 母乳性黄疸 家族性一过性黄疸(Lucey-Driscoll 综合征)	
高结合胆红素黄疸		胆红素分泌障碍	Dubin-Johnson 综合征 Rotor 综合征	
		胆汁分泌障碍：肝内胆汁淤积	先天性肝内胆管闭锁 肝炎(病毒性、中毒性、药物性等)	
		胆红素摄取、结合和胆汁分泌混合性障碍：肝细胞性黄疸	病毒性肝炎 感染中毒性肝炎 先天性梅毒、弓形体病 某些先天性代谢病：半乳糖血症、酪氨酸血症	
	肝后性	胆道阻塞性：梗阻性黄疸	先天性胆管闭锁、先天性总胆管囊肿 胆道结石、胆道蛔虫或分支睾吸虫 原发性胆汁性肝硬变	

【各型黄疸的特点和临床常见疾病】

(一) 肝前性黄疸

1. **溶血性黄疸**　红细胞大量破坏时，生成过量的非结合胆红素，远超过肝细胞摄取、结合和排泄的限度，使非结合胆红素潴留于血中而发生黄疸。按发病原因可分为先天性溶血性黄疸和获得性溶血性黄疸。先天性溶血性疾病主要包括：①红细胞膜缺陷，如遗传性球形红细胞增多症、椭圆形红细胞贫血；②酶的异常，如红细胞缺乏葡糖 -6- 磷酸脱氢酶和谷胱甘肽合成酶缺乏；③血红蛋白结构异常或合成缺陷，如镰状细胞性贫血和地中海贫血。获得性溶血性疾病主要包括：①血型不合所致溶血性贫血；②不同原因弥散性血管内凝血；③溶血尿毒综合征；④阵发性夜间血红蛋白尿；⑤与感染、物理化学、毒物、药物及恶性疾病等有关的免疫性溶血。

溶血性黄疸的临床特征：①有与溶血相关疾的病史；②皮肤、巩膜轻度黄染，呈浅柠檬色；

③在急性发作时可出现溶血反应，表现为发热、寒战、呕吐、腰背酸痛，慢性溶血时症状轻微，常伴有面色苍白；④皮肤无瘙痒；⑤多有脾大；⑥骨髓增生活跃，血清铁和网织红细胞增加；⑦血清总胆红素增高，除溶血危象外，胆红素一般不超过 85μmol/L，以未结合胆红素增高为主，占 80% 以上，因为溶血持续时间较长，溶血性贫血引起的缺氧、红细胞破坏释出的毒性物质等，可导致肝细胞损伤、肝功能减退，可能会有小量结合胆红素反流入血；⑧尿中尿胆原增加而无胆红素，急性发作时有血红蛋白尿，呈酱油色，慢性溶血时尿内含铁血黄素增加；⑨ 24 小时粪中粪胆原排出量增加；⑩在遗传性球形红细胞增多时，红细胞渗透脆性增加，地中海贫血时渗透脆性降低。

2. 非溶血性高胆红素血症 骨髓内未成熟红细胞破坏过多，引起的旁路性高胆红素血症，此时循环中红细胞无溶血现象。见于严重贫血、先天性骨髓性卟啉症等。

(二) 肝性黄疸

各种原因引起的肝脏对胆红素摄取、结合或排泌障碍所致。

1. 肝细胞对胆红素摄取障碍 肝细胞摄取胆红素能力不足，可能因为胆红素与白蛋白不易分离，胆红素不易透过肝细胞膜或 Y、Z 蛋白异常。其代谢特点是血中未结合胆红素增高，血清胆红素定性试验呈间接阳性反应，尿内无胆红素，粪和尿排出的尿(粪)胆原偏低，无溶血征象，转氨酶正常。可见于下列原因：①由于肝细胞受损害(如病毒性肝炎或药物中毒)，使肝细胞摄取未结合胆红素的功能降低；②新生儿肝脏的发育尚未完善，肝细胞内载体蛋白少，因而肝细胞摄取胆红素的能力不足；③ Gilbert 综合征。该病是一种先天性的非溶血性未结合胆红素增高症，可能由于肝细胞窦侧微绒毛对胆红素的摄取障碍所致，多发生于年长儿，也可于婴儿或儿童期发病，除有长期间歇性黄疸外，常无明显症状。应用苯巴比妥能使血清胆红素降至正常水平。重型病例除肝脏对未结合胆红素的清除能力降低外，还发现肝组织内 UDP- 葡糖醛酸基转移酶活性降低。

2. 肝细胞对胆红素结合障碍 胆红素被肝细胞摄取后，在滑面内质网由葡糖醛酸转移酶催化，与葡糖醛酸结合，如果此酶缺乏或活力不足，均能影响结合胆红素的形成。其代谢特点是：血清未结合胆红素增高，呈间接阳性反应，尿内无胆红素，尿(粪)胆素原从粪和尿排出明显减少，多无贫血，转氨酶正常。可见于下列原因：①肝细胞受损害(如病毒性肝炎或药物中毒)，使肝内葡糖醛酸生成减少或 UDP- 葡糖醛酸基转移酶受抑制。②新生儿肝内 UDP- 葡糖醛酸基转移酶的生成不足(在出生后 10 个月左右才趋完善)。③母乳性黄疸：可能与母乳内含有对 UDP- 葡糖醛酸基转移酶有抑制作用的物质有关，也有学者认为因母乳内 β- 葡糖醛酸苷酶进入患儿肠内，使肠道内未结合胆红素生成增加有关，或是母乳喂养患儿肠道内使胆红素转变为尿、粪胆原的细菌过少所造成，其特点是非溶血性未结合胆红素升高，常与生理性黄疸重叠且持续不退，婴儿一般状态良好，停母乳喂养 3~5 天后，黄疸明显减轻或消退有助于诊断。④ Lucey-Driscoll 综合征：又名暂时性家族性高胆红素血症，其发生机制与患儿母亲在妊娠末 3 个月血浆中出现抑制葡糖醛酸转移酶的物质有关，出生后即发生黄疸，血中胆红素可达 340~850μmol/L (20~50mg/dl)，易发生核黄疸，如不及时治疗可危及生命。⑤ Crigler-Najiar 综合征：是一种伴有核黄疸的先天性非溶血性的家族性黄疸，分为 Ⅰ 型和 Ⅱ 型。Ⅰ 型为重型，属常染色性隐性遗传，由葡糖醛酸转移酶完全缺如所致，一般在出生后第 3~4 天出现黄疸，血浆中未结合型胆红素浓度很高，大于 340μmol/L (20mg/dl)，严重时可达 425~765μmol/L (25~45mg/dl)，常规肝功能试验及肝组织学检查无明显异常，预后不良，绝大多数患者在出生后 18 个月内并发胆红素脑病(或称核黄疸)，苯巴比妥治疗无效，光照疗法或可暂时降低血浆中未结合型胆红素浓度；Ⅱ 型为中型，又称 Arias 综合征，为常染色体显性遗传，系肝脏葡糖醛酸转移酶部分缺乏或活力低下所致，血浆中未结合型胆红素浓度小于 340μmol/L (20mg/dl)，黄疸多于生后不久出现，但有时直到儿童期或青春期才出现，核黄疸罕见，苯巴比妥能降低血清中胆红素浓度，预后相对较好。

3. 肝细胞对胆红素排泌障碍 肝细胞内结合胆红素与胆固醇、胆汁酸盐、卵磷脂、水及电解质组成胆汁，通过高尔基复合体和微绒毛，分泌到毛细胆管。由于先天性或获得性原因导致肝细胞胆汁排泄障碍，结合胆红素排入毛细胆管受阻。“单纯的”或选择性胆红素分泌障碍极少见。其胆色素代谢特点是血清内结合胆红素明显升高，呈直接阳性反应，尿中胆红素阳性，粪和尿内尿（粪）胆素原减少，大多数患者伴有血清碱性磷酸酶升高和肝功能损害。常见疾病：① Dubin-Johnson 综合征：又称为慢性特发性黄疸，为遗传性结合胆红素增高Ⅰ型，属常染色体隐性遗传病，常有家族史，青年期发病居多，也可于儿童期发病，肝细胞对酚四溴酞钠（BSP）的排泄正常或中度潴留，90 分钟后再次出现高峰，可能是由于肝细胞对胆红素和有机阴离子排泌有先天性缺陷，胆红素不能定向地向毛细胆管分泌而反流入血窦，使血清内结合胆红素增多，表现为间歇性黄疸，可转为良性过程，临床少见。② Rotor 综合征：遗传性结合胆红素增高Ⅱ型，亦属常染色体隐性遗传，与 Dubin-Johnson 综合征相似，但肝脏外观不呈现黑褐色，肝细胞内无特异色素颗粒沉着，口服胆囊造影显影，肝细胞对 BSP 排泄障碍，90 分钟后无再次升高，可能是由于肝细胞储藏胆红素的能力减少所致，临床罕见。③ α_1- 抗胰蛋白酶缺乏性肝病：是遗传性 α_1- 抗胰蛋白酶缺乏引起的代谢性肝脏疾病，为常染色体隐性遗传，新生儿期即发生胆汁淤积性黄疸。④家族性肝内胆汁淤积性黄疸：新生儿期即可起病，多于儿童期或青年期发病，反复性黄疸，伴有皮肤瘙痒、肝脾大、脂肪泻、发育不良、佝偻病等，血清总胆红素增高，以结合胆红素增高为主，血清碱性磷酸酶增高，胆固醇正常。⑤病毒性肝炎或药物（如异烟肼、氯丙嗪、睾丸酮）等导致肝细胞排泌胆汁障碍，引起后天性肝内胆汁淤积，可能与自身免疫、滑面内质网功能受损、毛细胆管内胆汁受到抑制有关。

4. 肝细胞对胆红素的摄取、结合和胆汁分泌混合性障碍　胆色素代谢的任一环节发生障碍都有可能引起黄疸，但在疾病过程中，黄疸的发生，往往不是某单一环节障碍的结果，常涉及到多个环节。可见于：①肝细胞性黄疸：一旦肝细胞受损害，不仅可影响肝细胞对未结合胆红素的摄取、结合胆红素的形成，甚至影响到肝胆汁的分泌。其胆色素代谢变化也比较复杂，一方面肝细胞对未结合胆红素摄取障碍和结合胆红素生成减少，血清未结合胆红素增多，另一方面肝细胞分泌胆汁功能受损，肝胆汁分泌障碍，肝内胆汁淤积，或由于肝内小胆管炎，引起机械性阻塞，而使胆汁从肝细胞反流入血，而且分泌到毛细胆管的胆汁，亦可通过变性坏死的肝细胞或肝细胞之间的间隙反流入血，而使血清结合胆红素增多，因此胆红素定性试验可呈双相阳性反应，尿内胆红素阳性，由于排入肠道的胆汁减少，粪胆原和尿胆原多为减少。肝细胞损伤原因包括：病毒性肝炎、感染所致肝脏损害（先天性梅毒、弓形体病、巨细胞病毒、风疹病毒及某些细菌感染等）、中毒所致肝脏损害（包括物理、化学、生物因素等）、某些先天性代谢病（半乳糖血症、酪氨酸血症、肝豆状核变性）等。②新生儿生理性黄疸：与以下原因有关：出生后，血液内原来过多的红细胞被破坏，未结合胆红素生成过多；肝细胞内载体蛋白（Y 蛋白）少，肝细胞摄取未结合胆红素的能力不足；肝细胞内胆红素葡糖醛酸基转移酶生成不足，结合胆红素生成少；肝细胞胆汁分泌器发育不完善，对肝胆汁分泌的潜力不大；肠肝循环增加。此种黄疸以血清未结合胆红素增多为主，如无先天性胆红素代谢缺陷，可以逐渐消退。③药物性黄疸：药物可干扰胆红素代谢，也可发生免疫性肝损害，通过停药、休息和保肝治疗后，一般很快可以痊愈。

（三）肝后性黄疸

胆汁由胆管排入肠道受阻，导致阻塞上部的胆管内大量的胆汁淤积，胆管扩张，压力升高，胆汁通过破裂的小胆管和毛细胆管而流入组织间隙及血窦，引起血内胆红素增多（胆汁酸盐也进入血液循环），产生黄疸。常见于结石、寄生虫、胆管炎症、肿瘤或先天畸形等，使胆道狭窄或阻塞。其胆色素代谢特点是血清结合胆红素明显增多，尿内胆红素阳性，尿胆原和粪胆原减少，如胆道完全阻塞，尿（粪）胆原可以没有，但是阻塞上部胆道有感染，结合胆红素可被细菌还原为尿（粪）胆原，吸收入血由肾脏排出。此外，胆汁排泄不畅，长期淤积，可导致肝功能损伤影响未结合胆红素在肝脏的代谢。

【黄疸的诊断】　须先明确有无黄疸，然后根据病史、体征、实验室检查对黄疸病因做进一步分析。

（一）病史

黄疸发病缓急、发病年龄，持续黄疸还是呈间歇性，是否进行性加重，有无皮肤瘙痒，是否伴随畏寒、发热，有无恶心、呕吐、食欲缺乏、腹痛、腹胀等消化道症状，有无尿及粪便颜色的改变，有无肝炎接触史、输血史、用药史、毒物接触史，既往有无类似发作史，是否有家族遗传病史等。

(二) 体征

皮肤黄疸的程度,苍黄色或暗黄色,口唇和睑结膜的颜色,有无抓痕,有无瘀斑瘀点、肝掌、蜘蛛痣等,腹部有无压痛、反跳痛、腹肌紧张,有无肝脾大,有无水肿、腹水,有无意识状态及肌张力改变,有无淋巴结肿大。

(三) 实验室检查

1. **肝功能试验** 是最重要的实验室检查。①胆红素测定可帮助明确是否为黄疸,区分未结合胆红素增高性黄疸与结合胆红素增高性黄疸;尿胆红素、尿胆原、粪中尿胆原测定有助鉴别溶血性黄疸、肝细胞性黄疸及梗阻性黄疸。②在血清酶学方面,肝细胞坏死时主要是转氨酶升高,胆汁淤积时以碱性磷酸酶、5- 核酸磷酸酶、亮氨酸氨基肽酶升高为主,转氨酶升高大于正常值 4~5 倍,伴轻度碱性磷酸酶升高,提示弥漫性肝细胞病变如病毒性肝炎,而碱性磷酸酶升高大于正常值 3~5 倍,则提示存在胆汁淤积。

2. **血液检查** ①全血细胞计数、网织红细胞计数、外周血涂片、红细胞渗透脆性实验、溶血实验协助诊断溶血性黄疸。②血脂测定反映肝细胞的脂质代谢功能及胆系排泄功能。胆汁淤积时胆固醇和甘油三酯均可增高;肝细胞损伤严重时,胆固醇水平可降低。③血浆凝血酶原时间测定:胆汁淤积性黄疸时,肌内注射维生素 K 可使延长的凝血酶原时间恢复或接近正常。严重肝病时凝血酶原合成障碍,凝血酶原时间延长,即使注射维生素 K 亦不能纠正。④肝炎标志物及 AFP 检测有助于病毒性肝炎及肝癌的诊断。

(四) 辅助检查

1. **腹部超声检查** 该检查安全方便,可重复进行,故可作为黄疸鉴别诊断的首选方法。肝门及肝门以下梗阻时,肝内胆管普遍扩张,非梗阻性肝内胆汁淤积时则无胆管扩张。超声波对辨别肝内及肝门附近局灶性病变性质具有肯定的诊断价值,有利于判断胆结石、胆总管癌、胰头癌和肝癌。

2. **CT 检查** 高密度的分辨率及层面扫描使其以图像清晰、解剖关系明确的特点成为肝、胆、胰等腹部疾病的主要检查方法,对了解有无胆管扩张以及占位性病变有较重要参考价值。

3. **MRI 检查** 因其具有较高的软组织分辨率,并能多方位、多序列成像,故常能更清楚地显示病变的部位和性质。磁共振胰胆管造影(MRCP)能更好地显示胰胆管直径、走向及有无梗阻等,因此对梗阻性黄疸更具有诊断价值,甚至可替代有创性 ERCP 检查。

4. **经十二指肠镜逆行胰胆管造影(ERCP)和经皮肝穿刺胆管造影(PTC)** 两者都可显示胆管梗阻部位、梗阻程度及病变性质,但 ERCP 较 PTC 创伤性小,当无胆管扩张时,ERCP 显示胆管的成功率高,并能了解胰腺病变对胆管的影响。PTC 更适用于高位胆管梗阻的诊断。

5. **内镜和上消化道钡餐检查** 如发现食管胃底静脉曲张有助于诊断肝硬化及其他原因所致的门脉高压。低张十二指肠造影可通过观察十二指肠形态了解十二指肠和胆囊、总胆管及胰腺的关系,有助于辨别胆总管下端、胰头和壶腹癌。超声内镜有助于发现由十二指肠乳头癌、胆管癌或胰腺癌所致黄疸,经超声内镜细针穿刺进行胰腺活体组织学检查更有助于确定胰腺疾病性质。

6. **放射性核素检查** 静脉注射放射性核素或其标记物,利用肝摄取并可经胆汁排泄的原理,进行示踪图像分析,利用组织间放射性核素浓度差异提示病变部位,甚至包括功能代谢方面的变化,从而提高对肝内占位性病变的诊断准确率。

7. **肝穿刺活体组织学检查** 常用于慢性持续性黄疸的鉴别,尤其对遗传性非溶血性黄疸的鉴别更有价值。对有肝内胆管扩张者不宜进行,以免并发胆汁性腹膜炎。

8. **腹腔镜和剖腹探查** 腹腔镜很少用于黄疸的鉴别诊断,仅在少部分诊断十分困难的病例可考虑应用,但应十分谨慎。腹腔镜直视下进行肝穿较安全,比盲目穿刺更具诊断价值。如经多项认真检查仍不能明确诊断,而且疑有恶性病变时也可考虑剖腹探查以免延误治疗时机。

【黄疸的鉴别诊断】 黄疸仅是一种临床表现,其涉及的疾病较多,而且某些疾病可同时兼有不同的机制,这就需要结合病史、临床症状、体征,以及实验室检查等进行综合分析,找出引起黄疸的原因。确定皮肤黄染为黄疸后,分析属于溶血性黄疸、肝细胞性黄疸、梗阻性黄疸哪一种。如为溶血性黄疸,进一步判断是血管内溶血,还是血管外溶血;如为肝细胞性黄疸,进一步判断是先天性,还是获得性;如为梗阻性黄疸,需进一步判断引起梗阻的疾病性质。溶血性黄疸、肝细胞性黄疸及梗阻性黄疸的鉴别,见表 1-13。

表 1-13　溶血性黄疸、肝细胞性黄疸及梗阻性黄疸的鉴别

项目	溶血性黄疸	肝细胞性黄疸	梗阻性黄疸
病史特点	多有引起溶血因素、家族史、类似发作史	肝炎接触史、输血史、肝损药物应用史	反复发作或进行性加重
皮肤瘙痒	无	肝内胆汁淤积患儿可出现	常有
消化道症状	无	明显	轻重不一
腹痛	急性大量溶血时有	可有肝区隐痛	多较明显
肝脏	可稍大，软，无压痛	肝大，急性肝炎时质软，明显压痛；慢性时质硬，压痛不明显	多不肿大，可有压痛
脾脏	肿大	多有肿大	多不肿大
血常规检查	贫血，网织红细胞增多	可有贫血、白细胞下降、血小板减少	白细胞增加
总胆红素	增加	增加或明显增加	增加或明显增加
未结合胆红素	增加	增加	增加
结合胆红素	正常，后期可增加	增加	明显增加
结合胆红素 / 总胆红素	<15%	>30%	>50%
尿中胆红素	阴性	阳性	强阳性
尿中胆素原	增多	不定	减少或无
粪中胆素原	增多	多无改变	减少或消失
丙氨酸转氨酶	正常	明显增加	正常或轻度增加
碱性磷酸酶	正常	正常或轻度增高	明显增高
γ- 谷氨酰转肽酶	正常	可增高	明显增高
凝血酶原时间	正常	延长，不易被维生素 K 纠正	延长，能被维生素 K 纠正
胆固醇	正常	轻度增加或降低	明显增加
絮状试验	正常	阳性	多为阴性
血浆蛋白	正常	白蛋白降低，球蛋白增加	正常
特殊检查	骨髓象、溶血试验	肝组织活检	B 超、CT、ERCP

（罗海燕　赵祥文）

第十二节　呕　血

呕血作为急性上消化道出血的主要临床症状之一，病因复杂，患者年龄越小对失血的耐受性越差，越容易发生失血性休克。从体重和循环血量的关系迅速确定呕血的病因、部位和及时的处理，对预后有重要意义。

【发病机制】

1. **上消化道炎症和溃疡**　是引起上消化道出血的主要原因，上消化道炎症和溃疡发生的主要原因是胃黏膜的损害因素与防御因素之间失衡。损害因素包括：①胃酸、胃蛋白酶；②幽门螺杆菌（Hp）感染；③药物因素：如阿司匹林 / 非甾体类药物（NSAID）；④乙醇；⑤胆盐。防御因素包括：①胃黏膜黏液屏障；②碳酸氢盐；③细胞再生；④前列腺素和表皮生长因子；⑤黏膜血流等。除胃黏膜的损害因素大于防御因素外，精神因素、遗传因素及其他一些因素的共同参与导致了溃疡病的发生。目前认为：消化性溃疡是多种病因所致的异质性疾病群；抗酸药和抑酸药对消化性溃疡的有效治疗作用证实了胃酸在溃疡病发生中的重要作用；根除 Hp 可显著降低溃疡复发率这一事实，证明 Hp 在溃疡病的发生，特别在溃疡复发

中起重要作用。

2. **食管和胃底静脉曲张破裂**　由于曲张静脉仅有不牢固的黏膜下层组织支持，管壁薄，当粗糙食物摩擦损伤、胃酸反流致食管炎，侵蚀食管下端静脉或肝硬化门静脉压力增高等均可致静脉破裂出血。

3. **毛细血管通透性增加**　严重感染、中毒、缺氧或变态反应可致胃肠道毛细血管通透性改变，引起消化道黏膜渗血。

4. **出血或凝血功能障碍**　先天或后天性凝血因子缺乏、血小板减少或功能障碍等均易有出血倾向，且不易自止。

【病因】

（一）消化系统疾病

1. **食管炎**　由胃食管反流病或嗜酸细胞性食管炎引起，偶尔由摄入腐蚀剂引起。

2. **食管与胃底静脉曲张破裂**　慢性肝病所致肝硬化，包括囊性纤维化相关肝病（cystic fibrosis-related liver disease，CFLD）、胆道闭锁或肠衰竭相关肝病等；门静脉血栓最常与新生儿期脐静脉插管或脓毒症的病史相关；在部分患者中，此病首先表现为急性静脉曲张出血，可呈重度出血；肝静脉阻塞（巴德 - 吉亚利综合征）。

3. **食管、胃和十二指肠疾病**　包括食管裂孔疝，胃、十二指肠溃疡，急性糜烂性胃炎，胃黏膜脱垂症，胃恒径动脉综合征（dieulafoy's disease），肠重复畸形等。

4. **食管或消化道异物**　异物如果锋利、有腐蚀性和 / 或卡在食管内，可造成消化道出血。可有噎塞发作史，噎塞发作可以是短暂的，或发生于出血前数日或数周。儿童吞咽纽扣电池后因主动脉食管瘘可出现致命的重度上消化道出血。

5. **药物所致上消化道损伤**　肾上腺皮质激素、水杨酸制剂、其他可致溃疡的疾病。

6. 动静脉畸形、血管发育不良。

（二）全身性疾病

1. **血液病**　先天性或继发性凝血功能障碍性疾病，白血病、ITP、噬血综合征、再生障碍性贫血等可引起血小板减少性疾病等。

2. **新生儿出血症**　维生素 K 依赖因子缺乏症、弥散性血管内凝血等。

3. **肝性脑病、尿毒症、代谢性酸中毒**　导致凝血功能障碍而引起出血。

4. **严重感染**　导致弥散性血管内凝血。

5. **应激性溃疡**　与危重疾病相关。

【临床表现】上消化道出血通常表现为呕血（呕吐血液或咖啡渣样物质）和 / 或黑便（黑色柏油便）。

1. **呕血**　呕血的颜色主要取决于胃酸作用的时间。出血量少、在胃内停留时间较长，呕吐物多棕褐色呈咖啡渣样；出血量大、出血速度快、在胃内停留时间短，呕吐物呈鲜红色或有血凝块。有呕血者一般都伴有黑便，通常幽门以上大量出血表现为呕血。黑便色泽受血液在肠道内停留时间长短的影响。通常黑便或柏油样便是血红蛋白的铁经肠内硫化物作用形成硫化铁所致；出血量大、速度快、肠蠕动亢进时，粪便可呈暗红色，甚至鲜红色，类似下消化道出血。通常幽门以下出血表现为黑便。如果幽门以下出血量大、出血速度快，血液反流至胃，可兼有呕血；几乎所有的呕血患者均有黑便。

2. 除呕血及黑便外，部分患者可伴有腹痛、发热等表现。

3. 急性大出血时有心悸、恶心、软弱无力或眩晕、昏厥和休克等表现，在儿科并非少见。

4. 慢性少量出血，可出现失血性贫血。

5. 注意结合年龄、血便、颜色、伴随症状及食物、药物服用史等进行综合分析。

【实验室检查】

1. 注意动态观察血常规，大便常规加隐血，尿常规，出凝血时间，胃液、呕吐物隐血试验，肝肾功能，血型；对于上腹疼痛患者，还应筛查淀粉酶和脂肪酶来排除胰腺炎等。

2. **影像学检查**　在特定临床情况下对诊断可起到帮助作用，当通过临床病史怀疑有异物时，X 线平片可能有助于识别异物。在有显著腹痛、腹部膨隆或腹部压痛的患者中，有助于评估有无肠梗阻或穿孔。腹部超声可用于评估脾大和门静脉高压症，应对有下列情况的患者行超声检查：提示静脉曲张出血的重度急性上消化道出血、已知或疑似肝脏疾病、体格检查示门静脉高压征象（如脾大、腹壁血管突出）。可行磁共振血管成像（magnetic resonance angiography，MRA）或计算机断层扫描血管造影（computed tomographic angiography，CTA）来诊断血管性病变的患者。上消化道出血患者不应进行上消化道钡餐检查，因为钡剂会干扰随后的内镜操作、血管造影或外科手术。

3. **内镜检查** 出于诊断和治疗的目的，上消化道出血患者常需进行内镜检查。出血量相对较少则可择期内镜检查，主张出血 24~72 小时进行；大出血者在血压和中心静脉压稳定情况下行急诊内镜检查，甚至治疗。

4. **选择性动脉造影** 在内镜检查未能成功发现出血源的快速出血患者中，血管造影术可能有帮助。标准血管造影术可能有助于治疗部分有血管畸形、胆道出血或其他方法不能治疗的部分溃疡患者。

5. **核素扫描** 适用于疑有麦克尔憩室、肠重复畸形有异位胃黏膜出血者，但对间歇性出血患者扫描时难以确定。

【诊断】

1. **第一时间评估血流动力学是否稳定** 对于血流动力学不稳定者应紧急液体复苏，稳定后进一步查找原因。

2. **确定呕血前应排除下列情况**

(1) 小儿口腔、牙龈、咽部，特别是鼻腔出血常被吞咽后再呕出，在诊断呕血前应排除上述部位出血。

(2) 新生儿吞咽母血：分娩过程中或母亲乳头破裂出血，血液被婴儿吞咽后呕出。

3. **区别呕血和咯血（表 1-14）**

表 1-14 呕血与咯血的鉴别

呕血	咯血
呕出	咳出
无泡沫，呈暗红色或棕色	泡沫状，呈鲜红色
常混食物及胃酸	常混有痰液
多呈酸性反应	呈碱性反应
呕前常有上腹不适感	咳前常有咽喉部瘙痒感
痰中无血	痰中有血
有柏油样或棕色大便	无血液吞下时，粪便无改变

4. **判断出血部位**

(1) 小量呕血：急性胃黏膜病变（NSAIDs）、贲门撕裂、反流性食管炎、溃疡、过敏性紫癜等。

(2) 大量呕血：溃疡、贲门撕裂、胃恒径动脉出血、静脉曲张等。

(3) 黑便：上消化道出血、小肠出血、回肠淋巴滤泡增生症、慢性末端回肠炎等。

5. **估计呕血量**

(1) 出血量<10% 血容量（儿童血容量为 80ml/kg）：血压正常，血红蛋白 ≥ 100g/L，无明显症状与体征。

(2) 呕血和 / 或黑便，量较多，出血量达血容量的 10%~20%，血红蛋白 60~90g/L，则脉搏加快，肢端偏凉，血压正常或稍低，脉压降低。

(3) 出血量达血容量的 20%~25%，血红蛋白<60g/L，口渴、脉搏明显加快、肢端凉、尿少，血压降低，脉压降低，预示将发生失血性休克，从卧位到坐位，如脉搏增快大于或等于 20 次 /min，血压降低大于或等于 10mmHg，有紧急输血指征。

(4) 出血量达血容量的 25%~40%，口渴烦躁，面色发灰，肢端发绀、皮肤花纹、脉细速，明显尿少，血压降低。

(5) 出血量达血容量的 40%，机体失代偿，进入休克晚期，患儿由嗜睡到神志不清、昏厥，血压测不到，无尿。

6. **出血仍处于活动性**

(1) 周围循环衰竭的临床表现经治疗无好转，或虽有好转但又恶化，心率增快或不稳定，血压有下降趋势。

(2) 反复呕血或黑便增多，稀薄便，甚至呕鲜红色血，解暗红色粪便或柏油便，肠鸣音活跃。

(3) 虽经补液、输血等，但末梢循环不良表现未见明显改善。

(4) 红细胞计数、血红蛋白、血细胞比容等持续下降，网织细胞计数持续升高。

(5) 补液与尿量足够的情况下，血尿素氮持续或再次增高。

(6) 鼻胃管灌洗出血性液体。

(7) 内镜、核素扫描、血管造影等检查提示有活动性出血。

7. **判断是否停止出血** 心率、脉搏、血压恢复正常，临床症状好转，肠鸣音不再亢进，胃管抽吸的颜色由血性变清，血红蛋白、红细胞计数、血细胞比容稳定，隐血试验转阴，血尿素氮恢复正常。

8. **确定呕血的病因** 充分结合病史、临床表现、体格检查及实验室检查综合分析，充分判断是全身性疾病的局部表现还是消化道本身的疾病。

【治疗】 治疗原则：迅速稳定患儿生命体征，确定出血部位及病因，以内镜为基础，联合内科抑酸等药物治疗，也可选用放射性介入治疗，上述治疗失败则行急诊外科手术。

1. **临床评估**

(1) 对呕血患者作初始评估时，应先评估血流动力学稳定性并在需要时进行复苏。迅速评估和早期复苏对儿童来说尤其重要。评估内容包括心率、血压、直立位血压变化及毛细血管再充盈时间。血流动力学不稳定(休克、直立性低血压)的患者应入住ICU接受复苏和密切观察。应先稳定此类患者的病情再进行内镜检查。对于有严重急性上消化道出血的患者，应立即通知消化内科医生和外科医生到场。提示重度上消化道出血的临床特征：①黑便或便血；②心率比相应年龄的平均值高20次/min；③毛细血管再充盈时间延长；④血红蛋白下降超过2g/dl；⑤需要快速静脉补液；⑥需要输血(血红蛋白<8g/dl时)。对于病情危重的患者建立血管通路困难时，可能需要建立中心静脉或骨内输液。补充血容量，防治休克，纠正酸中毒，甚至需要紧急输血治疗。

(2) 随后进行诊断性检查，目标是诊断出血的原因。如果出血快速而大量，或在完整的病史采集和体格检查后仍病因不明，或患者有休克的迹象，通常需进行内镜检查。若反复呕吐肉眼可见的血液，或反复经鼻胃管吸出大量血液，或血红蛋白持续下降，则提示快速大量出血。有时可通过内镜治疗出血源。内镜下评估和治疗通常应在患者状况稳定后，消化道出血发生24~48小时内实施。

2. **一般治疗** 卧床休息，吸氧，记录出血量，轻度出血者可流质饮食；中度以上出血者或频繁呕吐者需禁食，呕血停止后12小时即可进冷或温流汁饮食，必要时插胃管。

3. **药物治疗**

(1) 局部用药：去甲肾上腺素+冰盐水、云南白药、凝血酶粉剂、康复新液等。

(2) 止血药物：根据不同病因进行选择，如果考虑是维生素K依赖因子缺乏症，可使用维生素K_1婴幼儿每次1~2mg，儿童每次5~10mg，肌内注射或静脉注射，连用2~3天。

(3) 抑酸药物：对于血流动力学不稳定或大量出血的患者，建议给予静脉用质子泵抑制剂(proton pump inhibitor，PPI)或组胺2受体拮抗剂(如雷尼替丁、法莫替丁或西咪替丁)。对于轻度出血且血流动力学稳定的儿童，建议口服PPI，如奥美拉唑。

(4) 生长抑素和奥曲肽：对于特定的难治性静脉曲张出血病例，在内镜治疗前、内镜止血不成功、有内镜使用禁忌或无法开展内镜治疗时，奥曲肽可作为帮助控制出血的辅助疗法来减少或延缓消化道出血。此外，这些药物还可降低非静脉曲张性出血的风险。奥曲肽的常用方法是先快速给予一次1~2μg/kg的负荷剂量(最大100μg)，再以1~2μg/(kg·h)持续静脉输注，在儿童中应用奥曲肽的经验有限。

(5) 升压药：原则上不用升压药，若输血输液治疗后血压、脉搏无好转，为保证重要脏器如脑、心、肾的血液供应，可短期适量应用。①去甲肾上腺素0.1~0.2μg/(kg·min)泵入，根据血压情况调节速度；②阿托品0.03~0.05mg/kg，肌内注射，观察血压情况，15~30分钟可重复用药。

4. **内镜下治疗** 对于因急性重度上消化道出血而就诊的婴儿和儿童，应在24~48小时内进行内镜检查，特别是需要输血时。如果出血无法控制，可能需要更早进行内镜检查。对于血流动力学不稳定的患者，在内镜操作前应先稳定血流动力学，方法包括输血和纠正凝血病(如果有异常的患者)。对于少量出血的患者，如果原因不明且出血持续或反复发生，也应进行内镜检查。内镜检查可以帮助医师识别出血源，对持续出血的可能性进行风险分层，还可进行治疗性干预。食管静脉曲张通常可采用套扎治疗，不过在幼儿中因食管直径较细而很难应用该技术。

5. **介入治疗**

(1) 在各种影像学方法的引导下经皮穿刺和/或插入导管对疾病进行治疗。

(2) 经动脉灌注血管升压素。

(3) 选择性动脉栓塞术

6. **外科治疗** 经积极内科治疗，仍继续出血或者反复再出血者可外科手术。适应证：

(1) 出血量大，经输血等内科治疗仍不能止血，血压仍难以维持，并严重威胁患儿生命。

(2) 复发性慢性消化道出血引起贫血不能控制者。

(3) 存在解剖畸形需要外科治疗者。

【预后】 患儿预后主要取决于是否迅速确定呕血病因及部位，是否早期迅速诊断和及时止血治疗。

(游洁玉)

第十三节　便　血

血液由消化道自肛门排出体外称便血，可表现为粪便带血或全血便，可呈鲜红、暗红色或柏油状。便血多提示下消化道出血，尤其结肠和直肠的出血。儿童便血的临床症状轻重不一，有的出血量大、速度快，可出现致命性失血性休克，有的则无明显的临床症状，仅表现为大便潜血阳性。儿童便血的原因除消化道本身的疾病外，也可能是全身性疾病的局部表现。上消化道出血除呕血外，常同时伴有黑便，粪便的颜色取决于出血位置的高低、出血量的多少，以及在肠道停留的时间，如出血量大也可出现暗红色血便。儿童对失血量的耐受力差，易发生失血性休克。反复少量便血，久之可导致贫血，必须及时作出正确的诊断和治疗。

【发病机制】

1. **胃肠黏膜损伤**　消化道黏膜出现炎症、糜烂、溃疡，致充血水肿、红细胞渗出或溃疡侵蚀血管而出血。

2. **肠道血液循环障碍**　肠道循环回流受阻，使肠壁静脉充血破裂而出血。

3. **毛细血管通透性增加**　感染、缺氧等可引起胃肠道毛细血管通透性增加而致黏膜渗血。

4. **出凝血功能障碍**　凝血因子缺乏、血小板减少或功能障碍等均可引起消化道出血。

【病因】

1. **消化道疾病**

(1) 消化性溃疡：小儿各年龄均可发病，且有逐年增多的趋势，十二指肠溃疡多见于年长儿，胃溃疡多见于小婴儿，年长儿可有上腹疼痛病史。十二指肠溃疡大出血时，大便为柏油状；胃溃疡出血时常有呕血、呕咖啡色液体及柏油状便。

(2) 应激性溃疡：危重症患者在应激状态下，特别是严重脓毒症、休克、重症肺炎、严重创伤时，常出现胃肠黏膜大面积糜烂而致急性消化道出血。临床表现为呕血和便血，常提示危重症患者预后不良。

(3) 出血性坏死性肠炎：常伴有高热、腹痛、腹胀及全身感染中毒症状。

(4) 肠结核：常伴有消瘦、发热、腹泻等。出血量一般较少。

(5) 炎症性肠病：多发生在 10~16 岁学龄儿，常见症状为脐周痛、腹泻和大便隐血。常引起体重下降、发育不良，易误诊为消化吸收不良综合征或营养不良性贫血。

(6) 炎症性息肉：非遗传性增生性息肉，4~5 岁多见，75% 发生在直肠，粪便带鲜血。

(7) 新生儿出血性小肠结肠炎：病因尚未完全明确，一般与缺氧、人工喂养、感染及早产等因素有关。临床除便血症状外，常伴有发热、腹胀及呕吐等全身症状。腹部 X 线平片以肠管积气、肠壁气囊肿为特征，以保守疗法为主。

(8) 痢疾：有发热、腹痛和里急后重，大便为脓血便。

(9) 肠伤寒：年龄越小症状可能越不典型，一般先有 2~3 周高热，伴腹痛、腹泻，血便颜色取决于出血量和出血部位，肠穿孔的发生率较成人少。

(10) 流行性出血热：多有感染中毒症状及其他出血症状，可有大量便血。

(11) 梅克尔憩室：可引起大量便血，为鲜红色或暗红色，腹痛不明显。由于梅克尔憩室内有异位胃黏膜，引起憩室内溃疡出血。经治疗出血停止，可再次反复出血。用放射性核素 ^{99m}Tc 扫描，确诊率>90%，确诊后即应手术治疗。

(12) 肠套叠：多发于婴幼儿，以阵发性哭闹（腹痛）、呕吐及便血为特征，少数可只有便血。

(13) 肠旋转不良中肠扭转：多发生于出生后 3 周内，70% 出现高位梗阻。典型症状是呕吐胆汁及腹部膨胀、呕血或便血。可有肠缺血坏死，大量便血，是新生儿危及生命的急腹症。应早期诊断，如怀疑肠旋转不良，即行钡餐及钡剂灌肠，观察十二指肠和回盲部的位置有无异常。确诊肠旋转不良且伴有肠梗阻时，应早期手术探查。

(14) 家族性腺瘤样息肉：常染色体显性遗传病，一般局限在结肠，但亦可在全胃肠道。具有较高恶变倾向。主要症状是便血或带黏液血便。

(15) 肛裂：大便表面带血，很少引起大量便血。调节饮食，防治便秘，肛门裂口可涂金霉素软膏或液状石蜡。

2. **全身性疾病**

(1) 新生儿自然出血症：初生 2~6 天发病，由于体内维生素 K 缺乏，患儿可有全身多部位出血，甚至出现颅内出血，而消化道出血最常见，且出血量较大。

(2) 血友病：外伤后常出血不止，多有皮肤瘀斑、关节腔出血及便血等。

(3) 血小板减少性紫癜：可见便血，多有其他部位出血，如皮内及黏膜出血。血小板计数、出凝血时间及骨穿检查结果有助明确诊断。

(4) 过敏性紫癜：是一种皮下及全身小血管炎。多发于3~7岁，男性多于女性，皮肤受累最明显，胃肠道次之，以腹部绞痛、恶心、呕吐及胃肠道出血为主要表现。

(5) 尿毒症：有肾衰病史，尿检查和肾功能检查有助诊断，病情发展过程可有胃肠出血。

(6) 弥散性血管内凝血(DIC)：很多危重症（如休克）可并发DIC，DIC出现消化道栓塞时，胃肠道黏膜坏死，可引起消化道出血。

(7) 肝功能衰竭：全身出血倾向多见，有黄疸、肝功能异常和大量便血。

【临床表现】

1. **便血** 是最常见的症状。大便的颜色和性状与原发病、出血量的多少，以及出血的部位有关。

2. **发热** 消化道中等量以上出血时，于24小时内可出现发热，多数在38.5℃以下，持续数天至1周。发热原因不明，可能由于血分解产物吸收、血容量的减少、贫血、体内蛋白质的破坏及循环衰竭等因素，致使体温调节中枢不稳定。注意排除合并感染所致的发热。

3. **循环障碍** 循环障碍的临床表现取决于出血量和速度。中等量失血（约占全身血量的15%）可引起贫血或进行性贫血、头晕、目眩、软弱无力、晕厥、肢体冷感及血压偏低等。大量出血达全身血量的30%即可发生休克，表现为烦躁不安或神志不清、面色苍白、四肢湿冷、口唇发干、呼吸困难、血压降低（收缩压<80mmHg）、脉压变小(25~30mmHg)及脉搏快而弱（>120次/min）等。如出现休克，应紧急抗休克治疗，若处理不当可导致死亡。

4. **实验室检查异常** 血常规血红蛋白下降，网织红细胞增高，骨髓明显代偿性增生。血生化检查有氮质血症，这是因为消化道出血后，血液蛋白在肠腔中被消化吸收，致血液中BUN增加，也可能是由于缺血、缺氧和低血容量，肾血流量、肾小球滤过率和肾排泄功能均降低，导致急性肾衰竭，产生氮质血症。肝功能检查有转氨酶的升高和低蛋白血症，大量出血常合并大量血浆蛋白的丢失，如不及时补充血浆蛋白，可出现腹腔积液、下肢和球结膜水肿等。肝功能受损严重时，可出现肝性脑病，患者情绪、性格改变，如欣快、易激动、焦虑或淡漠，举止异常；意识改变，如嗜睡和兴奋交替、肌张力增高、病理反射阳性，唤之能醒，但不能正常回答，四肢抖动，共济失调，浅昏迷及深昏迷。

【诊断】

1. **病史及体检** 详细询问病史和全面体格检查，对便血的诊断和鉴别诊断有重要意义。应注意以下几点：

(1) 了解患儿腹痛、腹泻病史：腹痛的次数、间隔时间、伴随症状；大便次数、颜色、性状、便血的量，以及是否有脓性黏液等。

(2) 重视重要伴随症状、体征：有无呕吐，呕吐物的性状；有无溃疡病、鼻出血，服药史；皮肤有无出血点及瘀斑，口鼻腔是否有血迹及活动性出血，腹部是否有包块、腹胀、压痛、肌紧张、肝脾大等。

(3) 排除消化道以外的出血原因：①呼吸道出血：肺结核、支气管扩张、钩体病、支气管肺癌和二尖瓣狭窄所致大量咯血时，可吞咽入消化道而引起黑便；②口、鼻及咽喉部出血：注意询问病史和局部检查；③进食引起黑便：如动物血制品、炭粉、含铁剂的药品、治贫血药物及治疗胃病的含铋剂药物等，通过询问病史即可鉴别。④新生儿吞入母血：分娩过程中吞入母血或因母亲乳头裂口出血，患儿吮吸时吞下，大便或呕吐物中可有血迹。

(4) 判断消化道出血部位：①插胃管抽吸胃内容物：如果胃吸出物有血，则出血部位在上消化道；如果胃吸出物无血，则下消化道出血的可能性更大，但不能排除出血已中止的上消化道疾病。②呕血与黑便的关系：呕血与黑便是上消化道出血的主要症状，有呕血者必伴有黑便，而有黑便者未必伴有呕血。病变在幽门以上，特别是当出血较多者，常有呕血；病变在幽门以下者，如短期内大量出血，血液反流入胃，也可引起呕血。如果出血量少而缓慢，则单纯出现黑便。③便血来源：肛门、直肠下段出血常为鲜红血便或血液附着在成形粪便的表面；结肠上段出血时，血液常和粪便均匀混合，呈酱红色，小肠出血如血液在肠道内停留时间较长，可排出柏油样大便，若出血量多，排出较快，也可排出暗红色或鲜红色血便。④便血性质：少量鲜红色便血或鲜红色血附着于粪便表面者，多为直肠或左半结肠疾病出血，如痔、肛裂、息肉、溃疡及肿瘤等；排便后有鲜红色血液滴下，甚至呈喷射状出血者，多见于痔、肛裂，也可见于直肠息肉及直肠癌；血与粪便相混杂，且伴有黏液者，多为慢性结肠炎、息肉或肿瘤；黏液血便或脓性黏液血便者，应考虑溃疡性结肠炎、痢疾和肠道血吸虫病等；便血伴有腹痛者，应考虑溃疡性结肠炎、憩室炎、肠管病变和出血坏死性肠炎等；便血伴有腹部包块者，应考虑肠道肿瘤、肠梗阻、肠套叠、肠结核及肉芽肿等；便血伴有皮肤、黏膜或其他器官出血者，需考虑血液系统疾病、急性传染病、重症肝病和慢性肾衰竭等。

(5)判断出血是否为活动性：下列情况提示存在活动性出血：①黑便次数增多、颜色转为暗红色或柏油样便，肠鸣音活跃；②周围循环衰竭伴有血便的患者经治疗后病情无好转或反复，血压不稳且有下降趋势；③红细胞计数、血红蛋白及血细胞比容下降，网织红细胞升高；④补液扩容后尿量正常，但血尿素氮持续增高；⑤胃管内抽出血性液体；⑥内镜、血管造影等检查提示有活动性出血。

2. **实验室检查**　大便镜检可发现肠道炎症的病理成分、寄生虫卵等。血便在镜下无红细胞时应做潜血试验。血红蛋白及红细胞计数有助于了解失血程度。疑是凝血功能障碍所致的便血，应做凝血酶、凝血酶原时间检查。必要时可做大便培养及肝功能检查。

3. **特殊检查**　直肠镜和乙状结肠镜检查可直接窥视直肠及乙状结肠的病变情况，发现内痔、息肉、溃疡、肿瘤等，并可取标本作镜检和活组织检查。纤维结肠镜可观察到深部结肠病变。胃肠钡餐透视、照片及钡盐灌肠造影检查，对胃肠道溃疡、憩室、息肉、肿瘤有帮助。放射性核素扫描可用于诊断怀疑梅克尔憩室或肠重复畸形因异位胃黏膜引起出血者。

【治疗】

1. **治疗原则**　明确病因，积极治疗原发病；止血、镇静、输血、监护等对症支持处理；如有外科情况及时手术治疗。

2. **一般治疗**　①卧床休息：发生呕血和便血的患儿，均应住院卧床休息。②监测生命体征：包括血压、脉搏、呼吸、体温及尿量。③必要时吸氧、镇静等。④合理饮食：在休克状态或胃胀满、恶心情况下应禁食；便血停止12~24小时，可先进流食，后进半流食，饮食可中和胃酸，维持水和电解质平衡，保证营养，促进肠蠕动，促进胃肠内积血下行，减少恶心、呕吐和腹胀。

3. **补充血容量、纠正酸碱平衡失调**　补充和维持血容量，纠正失血性休克，改善周围循环，防止微循环障碍引起脏器功能障碍，防治代谢性酸中毒。

4. **止血治疗**　①止血剂：止血剂的应用临床较多见。肝病患者用维生素K有助于凝血酶的合成，促进凝血和止血。局部应用止血药如血管收缩剂去甲肾上腺素和凝血酶，加入冰盐水中口服或洗胃有暂时止血作用。维生素K常用剂量10mg，每天2~4次，肌内注射或静脉注射。卡巴克络可降低毛细血管渗透性，促进已破裂的毛细血管端的回缩，而不影响血压和心率。用法：10mg，每天2次，肌内注射。有精神病和癫痫病史者慎用。6-氨基己酸、对羟基苄胺、氨甲环酸等能抑制纤维蛋白溶酶原的激活因子，使纤维蛋白溶酶原不能被激活为纤维蛋白溶酶，从而抑制纤维蛋白的溶解，直到发挥止血作用。酶性止血剂巴曲酶用法：2kU静脉推注，1kU肌内注射。静脉注射与肌内注射联合应用可取得快而持久的止血作用；酶性止血剂巴曲亭可静脉注射、静脉滴注、肌内注射、皮下注射、口服和局部喷散。②内镜直视下局部止血法：是近年新开展的止血方法，主要借助注射针、喷洒器等通过内镜活检通道对出血部位喷洒或局部注入止血药而止血。③介入治疗：对于上消化道大出血急症内科保守治疗疗效不佳时，可选择动脉造影加介入治疗。该方法能直观确定并栓塞出血灶，且止血快、安全可靠、损伤小和预后良好，值得临床推广应用。④手术治疗：对出血量大、经内科治疗不能止血并严重威胁患儿生命者；或复发性慢性消化道出血引起贫血不能控制者；或一次出血控制后且诊断明确，有潜在再次大出血的危险者均可给予手术治疗。

（曾晓辉）

第十四节　血　尿

血尿是儿科常见病症。一般当尿红细胞 $>2.5\times10^9$/L（1 000ml尿中含0.5ml血液）即可出现肉眼血尿，肉眼血尿的颜色与尿液的酸碱度有关，中性或弱碱性尿颜色鲜红或呈洗肉水样，酸性尿呈浓茶样或烟灰水样。镜下血尿的常用标准：①离心尿高倍镜下红细胞 ≥3/HPF；②尿沉渣红细胞计数 $\geq 8\times10^6$/L（8 000/ml）。

目前常用尿液分析仪检测血尿，其原理是利用血红蛋白的氧化性与试纸的呈色反应来进行半定量分析，但当尿中存在还原物质(如维生素C>50mg/L)，可呈假阴性。而尿中存在游离血红蛋白、肌红蛋白和过氧化酶等物质时可呈假阳性。健康儿童尿分析可有潜血阳性，且尿潜血与镜检往往不平行，诊断血尿应以镜检为准。

【病因】

(一) 肾小球性血尿

1. 肾小球肾炎 临床表现主要是血尿、水肿和高血压。

(1) 急性链球菌感染后肾炎：起病急，病前有上感、脓皮病等前驱症状。临床上常以水肿、少尿、血尿及高血压为主，病程多在1年以内。

(2) 病毒性肾炎：①病毒直接损害肾脏引起的肾炎：一般有病毒感染的前驱症状(发热、咳嗽、腹泻等)；2~3天后有血尿，一般无水肿、高血压，预后良好。②病毒引起的免疫复合物肾炎如乙型肝炎病毒相关性肾炎：有乙型肝炎病毒感染的证据；肾脏有不同程度的受损，临床表现为血尿、蛋白尿、肾炎综合征或肾病综合征。确诊则需在肾组织内找到乙肝病毒感染的标志物。病程多迁延，预后良好。

(3) IgA肾病：常以发作性血尿出现。一般情况良好，有时有水肿、高血压，血中IgA升高。肾活检组织用免疫荧光检查在肾小球系膜区可见IgA沉积。

(4) 过敏紫癜性肾炎：血尿可发生在皮肤紫癜前或后，多在皮肤紫癜后1个月内出现，除血尿外多有蛋白尿。水肿、高血压不常见。病程较迁延，但预后大多数良好。

(5) 狼疮性肾炎：多见于学龄期女孩，除血尿外还常伴其他全身症状(发热、皮疹、关节痛、肺部感染等)。病程多迁延。

(6) 慢性肾炎急性发作：既往有肾炎病史，病程超过1年。当感染、劳累后即可诱发，除血尿外，常伴水肿、高血压、蛋白尿和不同程度的肾功能损害。

2. 遗传性肾炎

(1) 家族性良性血尿(薄基底膜病)可发生在任何年龄。主要表现为持续的镜下血尿，可有发作性肉眼血尿或伴轻度蛋白尿，无水肿、高血压，肾功能正常。常有血尿的家族史。确诊需作肾活检，电镜下可见基底膜广泛变薄(<250nm)。

(2) Alport综合征：以镜下血尿为主，当上感或劳累时可出现肉眼血尿，易误诊为良性再发性血尿，但本病为遗传性疾病常伴耳聋，多为高频性神经性耳聋，需用电听力器方能测出，少数患儿可有各种眼部异常，病程迁延，无特效疗法，预后恶劣。

3. 溶血尿毒综合征 除血尿外，有溶血性贫血、血小板减少，外周血常有变形红细胞，少尿和急性肾衰竭。起病急，预后不佳。

(二) 非肾小球性血尿

1. 泌尿道感染 如肾盏乳头炎，除血尿外常伴发热、腰痛。中段尿培养可获阳性结果，抗感染治疗有效。

2. 特发性高钙尿症 除血尿外有尿频、尿急。有时有下腹部不适。尿钙与尿肌酐比值>0.21，24小时尿钙>4mg/kg可确诊。

3. 泌尿系结石(肾、输尿管、膀胱、尿道结石) 除血尿外常伴腹痛。B超或X线检查(平片或静脉肾盂造影)可确诊。

4. 泌尿系结核 小儿常见为肾结核，除血尿外有脓尿、发热、腰痛等，尿培养或静脉肾盂造影可确诊。

5. 泌尿系肿瘤 小儿常见为肾胚瘤(肾髓母细胞瘤)，除血尿外有腹部肿块，好发于婴幼儿，肾B超及X线检查可确诊。

6. 泌尿系统畸形 双肾盂、双输尿管、肾旋转不良、肾囊肿、输尿管扭曲等均可引起血尿。

7. 药物性血尿 常见于服用磺胺、环磷酰胺后。

8. 损伤 如肾挫伤、输尿管、尿道损伤，也可见于膀胱镜检查后。

9. 其他 如运动性血尿、左肾静脉压迫综合征(胡桃夹现象)。后者为左肾静脉在腹主动脉和肠系膜上动脉之间受挤压，造成肾瘀血而发生血尿。可以表现为发作性肉眼血尿，多在傍晚或剧烈运动后发作，也有持续血尿者。除血尿外可有左侧腹痛和腰痛。确诊需作B超检查或作选择性肾静脉造影、CT、数字减影血管造影检查。

【诊断】

(一) 证实是否真性血尿

1. 红色尿 可能为肉眼血尿，也可能因用药引起如酚酞、利福平等，但镜检无红细胞。溶血导致血红蛋白尿、挤压综合征导致肌红蛋白尿呈黑红色，尿潜血试验阳性，然而镜检尿中红细胞数正常，此为假性血尿。

2. 应注意排除阴道或肛门出血污染的血尿。

（二）判定出血部位

1. 肉眼血尿 应进行三杯试验：第一杯血尿说明出血部位在前尿道；第三杯血尿表示出血在排尿末期，说明病变发生在膀胱三角区、膀胱颈部或后尿道；全程血尿说明病变在膀胱颈以上的泌尿道。

2. 肾小球性与非肾小球性血尿区别 血尿确定后，先判断血尿的来源，再确定原发病因。

（1）尿红细胞形态检查：用相差显微镜检查或普通显微镜检查。尿红细胞>8 000/ml，其中60%以上为变形红细胞者为肾小球性血尿。有人认为尿中 G_1 细胞数量达5%时，即可诊断肾小球性血尿；60%以上为正常红细胞者（又称均一红细胞），则为非肾小球性血尿。

（2）尿中红细胞平均体积测定：若MCV<72fl且呈小细胞分布，则说明血尿来源于肾小球，此法敏感性为95%，特异性为96%，且可克服检测者主观的误差。

（3）尿沉渣检查：见到红细胞管型和肾小管上皮细胞，表明血尿为肾实质性。若镜下血尿时，尿蛋白定量>500mg/24h；肉眼血尿时，尿蛋白>990mg/24h，或>660mg/L，则多提示肾小球疾病。

（4）T-H蛋白包裹红细胞检查：发现此类细胞往往提示为肾小球性血尿。

（三）病因诊断

1. 详细询问病史

（1）是初次发作或反复发作：初次发作病例，在发病前有链球感染的前驱病如上感、咽炎、脓皮病等常考虑链球菌感染后肾小球肾炎。如复发病例，每次发作前有上感、咽炎等诱因，且间隔短，2~3天即出现血尿常考虑IgA肾病。如持续镜下血尿无明显诱因，无其他症状者应考虑家族性血尿（薄基底膜病）。

（2）起病年龄：学龄前开始的血尿多考虑遗传性肾炎或家族性血尿，学龄儿多考虑链球菌感染后肾小球肾炎；IgA肾病。

（3）伴随症状：如血尿伴水肿、高血压应考虑急性肾小球肾炎。血尿伴尿频、尿急多为尿路感染。

（4）发作前有无服用过特殊药物（感冒通、磺胺、利福平、庆大霉素、环磷酰胺等）、食物（甜菜根）：以排除药物、食物所致的红色尿，有外伤时应考虑肾挫伤、膀胱、尿道损伤所致。

（5）家庭史：家族中有无血尿、肾衰竭、耳聋及结石患者，以助于遗传性肾炎、家族性血尿和高尿钙症的诊断。

2. 实验室检查

（1）初筛可选用试纸条试验，阳性则进一步做尿常规检查。

（2）尿常规：尿中有红细胞、蛋白及管型者多系肾小球肾炎。尿内尚有白细胞及脓细胞多系尿路感染，尿中查见磺胺结晶即证明为药物（磺胺）损害所致。

（3）血小板和凝血因子检查：可排除全身性疾病所致的血尿，如血小板减少性紫癜、血友病等。

（4）中段尿培养：如培养结果阳性，菌落计数>10^5/ml即为尿路感染。

（5）尿Ca/Cr：正常比值<0.11，如比值>0.21为异常，因尿钙受饮食因素影响较大。确诊需限钙饮食5~7天后查24小时尿钙，如每天≥4mg/kg为异常。并应进一步做钙负荷试验，以确定高钙尿症类型。

（6）血沉、抗“O”、血清补体 C_3、肾功能检查等：酌情选择，如血沉快、抗“O”增高，血 C_3 下降考虑急性肾小球肾炎。血 C_3 持续下降考虑膜增生性肾小球肾炎。如血沉、抗“O”、血 C_3 均正常可考虑家族性血尿或IgA肾病。

3. 特殊检查

（1）X线检查：腹部平片可初筛泌尿系结石，静脉肾盂造影可确诊或排除泌尿系结石、肿瘤、结核和畸形。

（2）膀胱镜检查：可直视，了解膀胱内病变，如一侧输尿管口喷血则可判定为该侧上尿路出血并可取材活检。此项检查对患儿较痛苦，应慎重选择。

（3）B超检查：可了解双侧肾脏大小、形态，有无肾盂积水、肾囊肿及占位性病变。因属无创伤性检查应用较广泛。但对结石检出率尤其输尿管结石不如放射线敏感。近年来首选B超以检查有无左肾静脉压迫综合征（胡桃夹现象），必要时再做DSA血管造影。

（4）CT或MRI检查：可诊断结石、肿瘤和发育畸形，诊断价值较大。

（5）肾活检：发作性肉眼血尿或持续镜下血尿、病程超过6个月，虽经各项检查尚未明确诊断者，可考虑肾活检。若为确诊薄基底膜病必须进行肾活检并做电镜检查。此项检查为创伤性检查，应严格掌握适应证。

【治疗】

1. 严重血尿引起休克时，按出血性休克处理。

2. 大量血尿当血凝块堵塞泌尿道无法排尿时，可令患儿卧床，变换体位取左侧卧位或右侧卧位，并按压下腹部使小便缓缓流出。如仍无小便，膀胱又充盈，此时可行耻骨上膀胱穿刺术使小便排出，或上导尿管引流。

3. **一般血尿** 应根据病史、体检先进行必要的检查，明确原因后再进行病因治疗。

4. **对症处理**

(1)肉眼血尿：应卧床休息，多饮水。

(2)可给予维生素K、维生素C、卡巴克络等。

(3)如因用药(庆大霉素、磺胺、环磷酰胺等)引起，首先停用可疑药物，并适当补液加用碱性药物使尿液碱化。

(4)高钙尿症者应多饮水，少吃含钙高的食物，必要时可加用氢氯噻嗪。

(5)伴有贫血者予以治疗。

(周建华)

第十五节 水 肿

过多的液体在组织间隙积聚称为水肿。水肿的分类：按水肿波及的范围，可分为全身性水肿和局部性水肿；按发病原因，可分为肾性水肿、肝性水肿、心性水肿、营养不良性水肿、淋巴性水肿、炎性水肿等；按发生水肿的器官组织，可分为皮下水肿、脑水肿、肺水肿等。

如液体在体腔内积聚，则称为积水，如心包积水、胸腔积水、腹腔积水、脑积水等。

【病理生理】 正常人体液总量和组织间隙液体的量是保持相对恒定的。组织间液量和质的恒定性是通过血管内外和机体内外液体交换的动态平衡来维持的。水肿发生的基本机制是组织间液的生成异常，其生成量大于回流量，以致过多的体液在组织间隙或体腔内积聚。水肿在不同疾病或同一疾病不同时期发病机制不完全相同，但基本发病因素不外两大方面：①组织间液的生成大于回流：血管内外液体交换失衡导致组织间液增多；②体内水钠潴留：细胞外液增多导致组织间液增多。

1. **组织间液的生成大于回流** 机体血管内外液体交换动态平衡，主要依靠以下几个因素：有效流体静压(驱使血管内液体向组织间隙滤过)、有效胶体渗透压(使组织间液回吸到血管内)、毛细血管壁的通透性、淋巴回流等。当上述一种或几种因素发生变化，影响了这一动态平衡，使组织液的生成超过回流时，就会引起组织间隙的液体增多而造成水肿。

(1)毛细血管有效流体静压升高：全身或局部的静脉压升高，是有效流体静压增高的主要成因。静脉压升高可逆向传递到微静脉和毛细血管静脉端，使后者的流体静压增高，有效流体静压便随之升高。这种情况常见于全身或局部瘀血。如右心衰竭引起的全身性水肿、左心衰竭引起的肺水肿、肝硬化时引起的腹水及局部静脉受阻时(如静脉内血栓形成、肿瘤或瘢痕压迫静脉壁等)引起的局部水肿等。此时常伴有淋巴回流增加，从而可排除增多的组织间液。若组织间液的增多超过了淋巴回流的代偿程度，就会发生水肿。

(2)有效胶体渗透压下降：当血浆胶体渗透压下降或组织间液胶体渗透压升高，均可导致有效胶体渗透压下降，而引起毛细血管动脉端滤出增多和静脉端回流减少，利于液体在组织间隙积聚。常见于下列情况：

1)血浆蛋白浓度降低：血浆胶体渗透压的高低取决于血浆蛋白含量，尤其是清蛋白的含量。引起水肿的血浆清蛋白临界浓度，有人认为大约是20.0g/L。但这不是绝对的，因往往不是单因素引起水肿。血浆蛋白浓度下降的主要原因：①蛋白质摄入不足：如禁食、胃肠道消化吸收功能障碍；②蛋白质丢失：如肾病综合征或肾炎引起大量尿蛋白时，蛋白质丢失性肠病时，以及严重烧伤、创伤使血浆蛋白从创面大量丢失等；③蛋白合成减少：如肝实质严重损害(肝功能不全、肝硬化等)或营养不良；④蛋白质分解代谢增强，见于慢性消耗性疾病，如慢性感染、恶性肿瘤等。

2)组织间液中蛋白质积聚：正常组织间液只含少量蛋白质，这些蛋白质再由淋巴携带经淋巴管流入静脉，故不致在组织间隙中积聚。蛋白质在组织间隙中积聚的原因：微血管滤出蛋白增多、组织分解代谢增强及炎症等情况下，造成组织间液中蛋白质的增多超过淋巴引流速度，另也见于淋巴回流受阻时。

(3)微血管壁通透性增高：正常的毛细血管壁

只容许微量的血浆蛋白滤出，其他微血管则完全不容许蛋白质滤过，因而毛细血管内外胶体渗透压梯度很大。毛细血管壁通透性增高常伴有微静脉壁通透性的增高，故合称为微血管壁通透性增高。通透性增高的最重要表现是含大量蛋白质的血管内液体渗入组织间液中，使组织间液胶体渗透压升高，降低有效胶体渗透压，而促使溶质及水分在组织间隙积聚。见于各种炎症性、过敏性疾病，可于炎症灶内产生多种炎症介质，如组胺、5-羟色胺、缓激肽、激肽、前列腺素、白三烯、胶原酶等使微血管壁的通透性增高。

(4)淋巴回流受阻：在某些病理情况下，当淋巴管阻塞使淋巴回流受阻时，可使含蛋白的淋巴液在组织间隙中积聚而引起水肿。这种情况可见于：①淋巴结的摘除，如乳腺癌根治手术时广泛摘除腋部淋巴结引起该侧上肢水肿。②淋巴管堵塞，如恶性肿瘤细胞侵入并堵塞淋巴管；丝虫病时主要淋巴管被丝虫阻塞，可引起下肢和阴囊的慢性水肿。

2. **体内钠水潴留** 钠水潴留是指血浆及组织间液中钠与水成比例地积聚过多，血管内液体增多时，必然引起血管外组织间液增多。若事先已有组织间液增多，则钠水潴留会加重水肿的发展。

正常时机体摄入较多的钠、水并不引起钠水潴留，这是因为机体有对钠水的强大调节功能，肾脏的球-管平衡为保证。若出现球-管失平衡，则导致钠水潴留和细胞外液量增多。引起钠水潴留的机制，主要是因为：①肾小球滤过率下降；②肾小管对钠、水的重吸收增强。在不同类型的水肿发生发展中，通常是多种因素先后或同时发挥作用。

【病因及鉴别诊断】

1. **心源性水肿** 指原发的疾病为心脏病，出现充血性心力衰竭而引起的水肿。轻度的心源性水肿可以仅表现踝部有些水肿，重度的病例不仅两下肢有水肿，上肢、胸部、背部、面部均可发生，甚至出现胸腔、腹腔及心包腔积液。

心源性水肿的主要特点：①有心脏病的病史及症状表现，如有心悸、气急、端坐呼吸、咳嗽、吐白色泡沫样痰等症状。②心脏病的体征，如心脏扩大、心脏器质性杂音、颈静脉扩张、肝瘀血肿大、中心静脉压增高、肺底湿性啰音等。③为全身性凹陷性水肿，与体位有关。水肿的程度与心功能的变化密切相关，心力衰竭好转水肿将明显减轻。

2. **肾源性水肿** 肾源性水肿表现在皮下组织疏松和皮肤松软的部位，如眼睑部或面部显著。肾源性水肿在临床常见于肾病综合征、急性肾小球肾炎和慢性肾小球肾炎的患儿。由于肾脏疾病的不同，所引起的水肿表现及机制都有很大差异。

(1)肾病综合征的水肿：常表现为全身高度水肿，而眼睑、面部更显著。尿液中含大量蛋白质并可见多量脂性和蜡样管型。血浆白蛋白减少，胆固醇增加。主要机制是低蛋白血症和继发性的钠水潴留。

(2)急性肾炎的水肿：水肿的程度多为轻度或中度，有时仅限于颜面或眼睑。水肿可以骤起，迅即发展到全身。急性期(2~4周)过后，水肿可以消退。发病机制主要为肾小球病变所致肾小球滤过率明显降低，球-管失衡致钠水潴留所致。

(3)慢性肾炎的水肿：水肿多仅限于眼睑。常见有轻度血尿、中度蛋白尿及管型尿。肾功能显著受损，血尿素氮增高，血压升高。

3. **肝源性水肿** 肝源性水肿首发于双下肢，后波及全身，重症往往以腹水为主要表现。患儿多有慢性肝炎的病史，肝脾大，质硬，腹壁有侧支循环，食管静脉曲张，有些患儿皮肤可见蜘蛛痣和肝掌。实验室检查可见肝功能明显受损，血浆清蛋白降低。

肝性腹水最常见的原因是肝硬化，且多见于失代偿期的肝硬化患儿。此时由于肝静脉回流受阻及门脉高压，滤出的液体主要经肝包膜渗出并滴入腹腔；同时肝脏蛋白质合成障碍使血浆白蛋白减少，醛固酮和抗利尿激素等在肝内灭活减少可使钠水潴留，均为肝源性水肿发生的重要因素。

4. **营养性水肿** 营养性水肿是由于低蛋白血症所引起。水肿发生较慢，其分布一般是从组织疏松处开始，当水肿发展到一定程度之后，低垂部位如两下肢水肿表现明显。

5. **静脉阻塞性水肿** 此型水肿由于静脉回流受阻，常发生于肿瘤压迫、静脉血栓形成等。临床上较常见的有：

(1)上腔静脉阻塞综合征：早期的症状是头痛、眩晕和眼睑水肿，以后头、颈、上肢及胸壁上部静脉扩张，而水肿是上腔静脉阻塞综合征的主要体征。

(2)下腔静脉阻塞综合征：特点是下肢水肿，

其症状和体征与下腔静脉阻塞的水平有关。如阻塞发生在下腔静脉的上段，在肝静脉入口的上方，则出现明显腹水，而双下肢水肿相对不明显；阻塞如发生在下腔静脉中段，肾静脉入口的上方，则下肢水肿伴腰背部疼痛；阻塞如在下腔静脉的下段，则水肿仅限于两下肢。

(3)肢体静脉血栓形成及血栓性静脉炎：在浅层组织静脉血栓形成与血栓性静脉炎的区别是，后者除有水肿外，局部还有炎症的表现。而深层组织的静脉炎与静脉血栓形成则很难鉴别，因两者除水肿外都有疼痛及压痛，只是前者常有发热，而后者很少有发热。

(4)慢性静脉功能不全：慢性静脉功能不全一般是指静脉的慢性炎症、静脉曲张、静脉的瓣膜功能不全和动静脉瘘等所致的静脉血回流受阻或障碍。水肿是慢性静脉功能不全的重要临床表现之一。水肿起初常在下午出现，夜间卧床后可消退，长期发展后还可致皮下组织纤维化，有的患儿踝部及小腿下部的皮肤出现猪皮样硬化。由于静脉瘀血，局部可显青紫、色素沉着，可合并湿疹或溃疡。

6. **淋巴性水肿** 淋巴性水肿为淋巴回流受阻所致的水肿。根据病因不同，可分为原发性和继发性两大类。

原发性淋巴性水肿原因不明，故又称特发性淋巴水肿，可发生在一侧下肢，也可发生在其他部位。发生这种水肿的皮肤和皮下组织均变厚，皮肤表面粗糙，有明显的色素沉着。皮下组织中有扩张和曲张的淋巴管。

继发性淋巴水肿多为肿瘤、手术、感染等造成淋巴管受压或阻塞而引起。感染的病因可以是细菌，也可以是寄生虫。在细菌中最常见的是溶血性链球菌所引起的反复发作的淋巴管炎和蜂窝织炎。在寄生虫中最多见为丝虫，寄生于淋巴系统引起淋巴管炎和淋巴结炎，称为丝虫病。丝虫病以下肢受侵最多见，最后演变成象皮肿，象皮肿的皮肤明显增厚，皮肤粗糙如皮革样，有皱褶。根据患儿的临床表现，血中检出微丝蚴和病变皮肤活组织检查，一般诊断不难。

7. **其他** 甲状腺功能减退可出现水肿，为黏液性水肿。水、钠和黏蛋白的复合体在组织间隙中积聚，患儿常表现颜面和手足水肿，皮肤粗厚，呈苍白色。血 T_3、T_4 降低，TSH 增高有助于诊断。新生儿硬肿症、极低出生体重儿、早产儿维生素 E 缺乏及摄食盐或输注含钠液过多时，均可引起水肿。

（张新萍 赵祥文）

第五章　常见危重症

第一节　心搏呼吸骤停与心肺脑复苏

心搏呼吸骤停(cardiopulmonary arrest,CPA)属最危急临床疾病状态,必须分秒必争地进行抢救。采用急救手段恢复已中断的呼吸、循环称心肺复苏(cardiopulmonary resuscitation,CPR),是抢救生命最重要的基本技术。心搏与呼吸骤停互为因果,在极短时间内相继出现,故抢救时必须两者兼顾,同时进行,否则复苏难于成功。呼吸复苏是对呼吸停止(respiratory arrest)或抑制的患者,以人工呼吸辅助恢复通气和氧供应,维持重要器官功能进而争取恢复自主呼吸。心脏复苏是对突然心脏停搏(sudden cardiac arrest,SCA)或严重心动过缓的患者,通过人工按压心脏使之被动排血,维持有效血液循环并争取自主循环恢复。CPR 的最终目标,不仅是重建呼吸、循环,而且要维持脑细胞功能,尽量避免或减少神经系统后遗症,保障生存质量。因此,将复苏全过程称为心肺脑复苏(cardiopulmonary cerebral resuscitation,CPCR)更为适宜。

国内无论成人还是儿童尚无统一的 CPR 常规或指南,本章节 CPR 方法主要参考 AHA 2015 CPR 和 ECC 指南(简称 2015 指南)及近 2 年发表的更新意见。需要注意的是:由于儿科复苏研究工作滞后,缺乏循证医学证据,许多内容来源于成人 CPR 研究结果,其有效性尚待临床实践检验。

【流行病学】 国内尚缺乏儿童 CPA 的多中心大样本流行病学研究。北京儿童医院急诊科总结 2008 年 7 月 1 日至 2010 年 2 月 28 日共 2 年 6 个月内,进入抢救室患者 8 228 例,CPA 病例 237 例,占抢救室患者的 2.88%。AHA 国家 CPR 登记处的资料显示,CPA 在 PICU 患者中的发生率为 2%~6%。在美国,据 CDC 估计,每年约有 1 500 名<25 岁的个体死于 SCD。大多数研究显示年龄分布呈双峰型,婴儿期和青春期 / 成年早期的发生率偏高。美国每年发生儿童院外 SCA 约 16 000 例次,大约相当于每年 8~20 例次 / 100 000 儿童。这些数据提示院内 SCA 发生率大约为院外的 100 倍。

【原因】 成人院外 CA 以心源性因素为主,多为突发心律失常,如室颤(约占 85%)或无脉室速,儿童则大部分无潜在冠状动脉病变。院内发生者多非心脏疾病,而与感染、呼吸系统疾病有关,常表现心室静止或无脉性心电活动。儿童心搏骤停的原因与成人不同,多为休克、呼吸衰竭(简称呼衰)、心肺衰竭的继发事件,常是呼吸或心血管功能逐渐恶化的后果。

小儿 CPA 的原因具有年龄特点,院内、外也不尽相同。婴儿常见原因为呼吸系统疾病、严重脓毒症、神经系统疾病、捂热综合征和气道阻塞(包括气道异物)。国外常见的婴儿猝死综合征(SIDS)国内罕见。院外主要原因为外伤、溺水、中毒和自杀等意外伤害,由于复苏效果差,预防极为重要。院内主要原因是呼衰和休克。常见导致 CPA 的疾病如下:

1. 心搏骤停原因

(1) 外伤及意外:颅脑或胸部外伤、烧伤、电击、药物过敏、心胸手术、心导管检查等。

(2) 心脏疾病:病毒性或中毒性心肌炎、心律不齐,尤其是阿 - 斯综合征。

(3) 中毒:尤以氯化钾、洋地黄、奎尼丁、锑制剂等药物中毒多见。

(4) 继发于呼吸功能衰竭或呼吸停止:如窒息、溺水、气管异物等。

(5) 严重低血压。

(6) 电解质平衡失调:如高血钾、严重酸中毒、低血钙。

(7) 婴儿猝死综合征。

(8) 迷走神经过度兴奋。

(9) 麻醉意外:严重缺氧、酸中毒时更易发生。

2. 呼吸骤停原因

(1) 急性上、下气道梗阻:见于气管异物、胃食管反流、喉痉挛、喉水肿、严重哮喘持续状态、强酸强碱致气道烧伤，乃至痰堵等。

(2)意外及中毒：如溺水、颈绞缢、药物中毒(镇静麻醉药、箭毒、氰化物中毒等)。

(3)中枢神经系统抑制：颅脑损伤、炎症、肿瘤、脑水肿、脑疝等。

(4)胸廓损伤或双侧张力性气胸。

(5)肌肉神经疾病：如感染性多发性神经根炎、肌无力、进行性脊髓性肌营养不良、晚期皮肌炎等。

(6)继发于惊厥或心脏停搏后。

(7)代谢性疾病：如新生儿低钙、低血糖、甲状腺功能减退等。

(8)婴儿猝死综合征。

【发病机制和病理生理】 最常见的导致CPA的三种机制为缺氧、心肌缺血和心律失常。小儿CPA的原因具有年龄特点，最常见的病因为各种疾病导致的严重缺氧；心肌缺血引起者最常见于各种原因引起的休克；心律失常所致者较少，CA前有心室颤动(ventricular fibrillation，VF)或室性心动过速(ventricular tachycardia，VT)。研究表明，院内CPA的直接原因中，心律失常占10%，窒息和心肌缺血分别占67%和61%(大部分两者兼有)。

CPA可分4个阶段：①CA前期：指在心搏停止之前的一段时间。由于多数由进行性加重的缺氧或心肌缺血引起，采取某些措施常可避免发生CPA。②无血流灌注期：心搏停止，未开始CPR时，此期血流完全中断。③低血流灌注期：即CPR期间，此期心输出量取决于胸外按压力量(深度)和按压频率，儿童有效CPR过程中心输出量可达正常的30%~40%。④复苏后阶段：成功复苏后会发生一系列独特而复杂的病理生理过程，包括CA后脑损伤、心肌功能不全、全身性缺血再灌注损伤等。

1. 缺氧 是CPA最突出的问题。心搏一旦停止，氧合血的有效循环中断，供氧立即终止，随之发生代谢性酸中毒。严重缺氧使心肌传导抑制，脑对缺氧更敏感，心搏停止1~2分钟，脑微循环自动调节功能可因酸中毒的影响而丧失，4分钟即可发生不可逆性损害。

2. 二氧化碳潴留 CPA时，二氧化碳以每分钟0.4~0.8kPa(3~6mmHg)速度增长。二氧化碳在体内潴留可抑制窦房结和房室结的兴奋与传导，直接减弱心肌收缩力并扩张脑血管。心复搏后扩张的脑血管血流量增加，造成脑血流过度灌注，血管内流体静力压增高，同时缺氧与酸中毒使毛细血管通透性增强，均促使脑水肿形成。二氧化碳持续过多会造成二氧化碳麻醉，直接抑制呼吸中枢。

3. 缺氧性脑损害和再灌注损伤 CPA后脑损害是心脏停搏所致的缺氧、缺血和自主循环恢复后再灌注损伤共同作用的结果。心脏停搏后，脑细胞膜泵功能丧失导致脑细胞水肿。星形胶质细胞对缺氧最敏感，肿胀的星形胶质细胞压迫神经元细胞及脑血管床，使脑血流减少，加重了脑细胞缺血、缺氧，最终导致脑不可逆性损害。当自主循环和脑灌注恢复后，相继出现脑血流过度灌注、脑充血、水肿及其后的持续低灌注状态。心搏呼吸停止后，血pH值急剧下降，脑微血管自动调节能力丧失，致使脑血管扩张，使心复搏早期血流增加，脑过度灌注。此时脑充血、水肿、颅内压增高、血脑屏障受损，一些毒性代谢产物可渗入脑内。其后由于ATP不足，钙泵功能不能维持，钙离子向细胞内转移。除直接损伤作用外，进入小动脉壁平滑肌的钙离子导致血管痉挛。同时脑缺血缺氧致局部生成花生四烯酸增多，进一步加重血管痉挛，血管阻力加大使脑灌注压降低，进入延迟性低灌注脑缺血期，故脑细胞损害日益加重，甚至坏死。这一过程统称为脑血流再灌注损伤，持续时间甚至可长达72小时。其损害程度与心停搏时间长短、脑血容量多少及血糖浓度高低等因素呈正相关，在复苏过程应予以足够重视。

实际上，再灌注损伤不仅影响脑部，而是涉及全身各重要器官，加重了组织细胞的损伤及脏器功能衰竭。

【临床表现】

1. 突然昏迷 一般心停搏8~12秒后出现。部分病例可有一过性抽搐。

2. 瞳孔扩大 心脏停搏后30~40秒瞳孔开始扩大，对光反射消失。瞳孔大小反映脑细胞功能受损程度。但一些复苏药物，如阿托品可影响对瞳孔的观察。

3. 大动脉(颈、肱、股动脉)搏动消失 只要体表可触及大动脉搏动，即表示体内重要器官尚有一定量的血液灌注。年幼儿由于颈部较短，颈动脉触诊困难，可直接触摸心尖、肱动脉或股动脉，确定有无心搏。

4. **心音消失或心动过缓** 心音消失或心率<60 次 /min 伴体循环灌注不足的表现，均需施行心脏按压。

5. **呼吸停止或严重呼吸困难** 心脏停搏 30~40 秒后即出现呼吸停止。此时胸腹式呼吸运动消失，听诊无呼吸音，面色发绀或灰暗。需注意因呼吸过于浅弱，不能进行有效气体交换所造成的病理生理改变与呼吸停止相同，亦需进行人工呼吸。

6. **心电图表现** 常见等电位线、无脉性电活动(pulseless electrical activity，PEA)、室颤(ventricular fibrillation，VF)或无脉性室速(pulseless VT)。PEA 也称心电机械分离(electromechanical dissociation，EMD)，指心肌完全停止收缩而心电图上仍显示有电活动。此时心电图表现为各种不同程度的传导阻滞、室性自搏，甚至显示正常波群的窦性节律，但心脏却无排血功能，测不到血压和脉搏。PEA 的常见原因包括冠脉供血不足，心肌广泛缺血、缺氧、低血容量、张力性气胸、心肌破裂、心脏压塞等有关。

【诊断】 尽快确定 CPA 是取得最佳疗效的前提。凡突然昏迷伴大动脉搏动消失即可确诊。对可疑患者要立刻开始 CPR，避免反复检查是否有脉搏和呼吸，以免延误抢救时机。

【儿童心肺复苏流程】 立即现场实施 CPR 最重要。复苏开始无需强调寻找病因，不同病因所致 CPA，其基本生命支持方法基本一致。待一期复苏成功后，再明确病因，治疗原发病。

现代复苏观点将复苏全过程视为 3 个阶段。基本生命支持(basic life support，BLS)：主要措施为胸外心脏按压(人工循环)、开放气道、口对口人工呼吸；高级生命支持(advanced life support，ALS)：指在 BLS 基础上应用辅助器械与特殊技术、药物等建立有效的通气和血液循环；复苏后稳定(postresuscitation stabilization)：目的是保护脑功能，防止继发性器官损害，寻找病因，力争患者达到最好的存活状态。

儿童 CPR 流程与成人相似，包括儿童基本生命支持(pediatric basic life support，PBLS)和儿童高级生命支持(pediatric advanced life support，PALS)和复苏后稳定阶段。

(一) 儿童基础生命支持

1. **判断环境安全** 若发现是在一个危险地域，如火灾现场、CO 中毒现场等，必须将患者强制性移动到安全区域。搬动创伤患者需要注意保护颈椎和脊柱。

2. **判断患者有无反应** 施救者通过轻拍和大声说话判断患者的反应水平。发现患者倒地后轻拍患者双肩，并大声与患者说话："喂！你怎么了？"，如知道患者姓名可大声唤其姓名。同时检查患者是否有肢体活动、面部表情或语言。对于婴儿，可轻拍足底，检查婴儿是否有反应。

如患者有反应，包括回答问题或哭闹、肢体活动，则快速检查是否存在外伤，以及是否需要其他医疗帮助。必要时，可离开患者并拨打当地急救电话，但应快速回到患者身边反复评估患者情况。对于呼吸窘迫的患者，允许使其保持舒适的体位。

如患者无反应，没有肢体活动或语言活动，立刻大声呼救或拨打急救电话，启动紧急反应系统，获得自动体外除颤仪(automatic external defibrillator，AED)并准备开始进行心肺复苏。

3. **启动紧急反应系统** 在医院内复苏时或有多人在场时，应立即派人去启动紧急反应系统并获取除颤 / 监护仪或 AED；院外单人复苏时，应先进行 5 个回合心肺复苏后，再去启动紧急反应系统。但对目击的心搏骤停(如：运动员在参加体育活动时突然晕倒)，应高度怀疑是 VF 造成的心搏骤停，此时应先启动紧急反应系统，并获得除颤仪，再回到患者身边进行心肺复苏。

4. **评估脉搏和呼吸** 医疗人员可最多用 10 秒触摸脉搏(婴儿触摸肱动脉，儿童触摸颈动脉或股动脉)，并同时观察有无自主呼吸。如 10 秒内未触及脉搏，或无法确认触摸到脉搏，或脉搏明显缓慢(<60 次 /min)，立即开始以胸外按压开始 CPR。当患者无自主呼吸或呼吸微弱，但存在大动脉搏动，且脉搏>60 次 /min 时，无须给予胸外按压，可予以 12~20 次 /min 人工呼吸。

5. **胸外心脏按压** 是最简便易行的复苏措施，但只有快速有力的按压才能产生效果。胸内心脏按压临床实践中极少采用，主要用于手术过程中发生心搏骤停的患者。实行胸外按压时，将患者仰卧于地面或硬板上，施救者通过向脊柱方向挤压胸骨，使心脏内血液被动排出而维持血液循环。新生儿胸廓组织菲薄，弹性大，按压时容易改变前后径，只要方法正确，可使心输出量达到正常的 30%~40%，而脑组织只需正常供血的 15%，即能避免永久性损害。具体方法包括：

①双掌按压法：施救者两手掌重叠置于患者双乳头连线以下之胸骨上，亦即胸骨下半部，肘关节伸直，凭借体重、肩臂之力垂直向患者脊柱方向挤压（图 1-7）。挤压时手指不可触及胸壁以免肋骨骨折，放松时应使胸廓完全复位，但手掌不应离开患者胸骨，以免按压部位变动。②单掌按压法：适用于幼儿。仅用一只手掌按压，方法及位置同上。③双指按压法：适用于单人对婴儿进行 CPR 时，施救者一手放于患者后背起支撑作用，另一手示指和中指置于两乳头连线正下方之胸骨上，向患者脊柱方向按压（图 1-8），效果不及双手环抱法。④双手环抱按压法：用于双人或多人对婴儿和新生儿进行 CPR 时。施救者双拇指重叠或平放于两乳头连线正下方，两手其余四指环绕婴儿胸部置于后背，双拇指向背部按压胸骨的同时用其他手指挤压胸背部（图 1-9）。⑤单掌环抱按压法：用于新生儿和早产儿。施救者一手四指位于患者后背，拇指位于前胸，按压部位同双指按压法（图 1-10）。

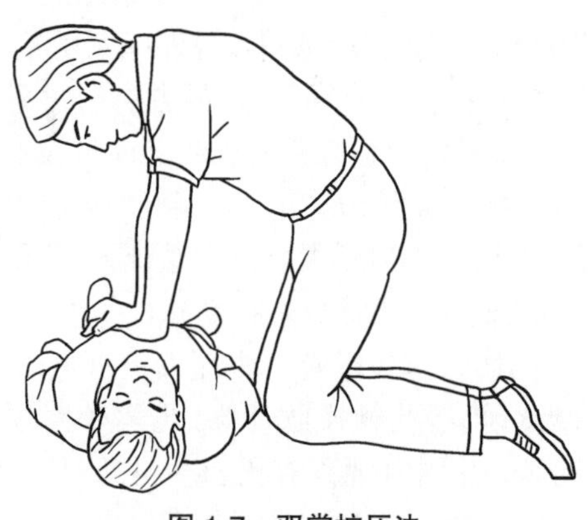

图 1-7 双掌按压法

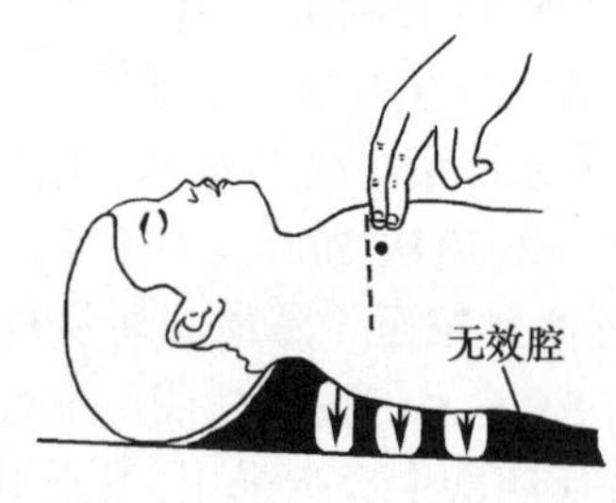

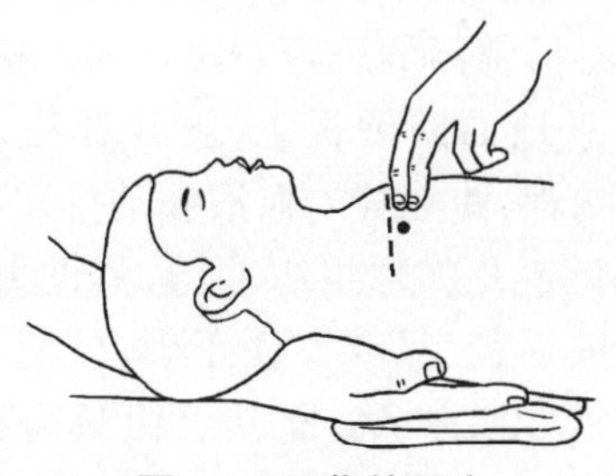

图 1-8 双指按压法

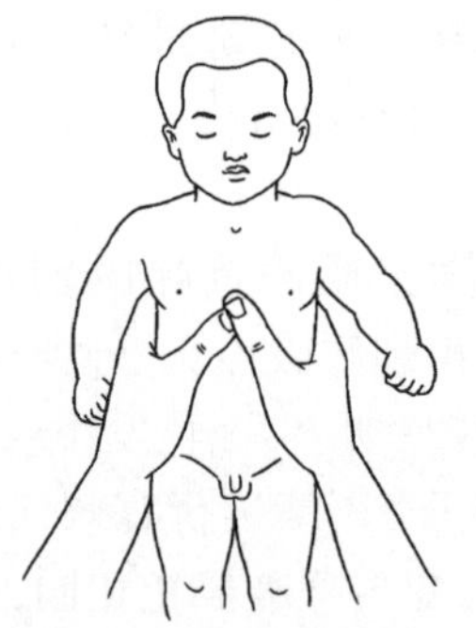

图 1-9 双手环抱按压法

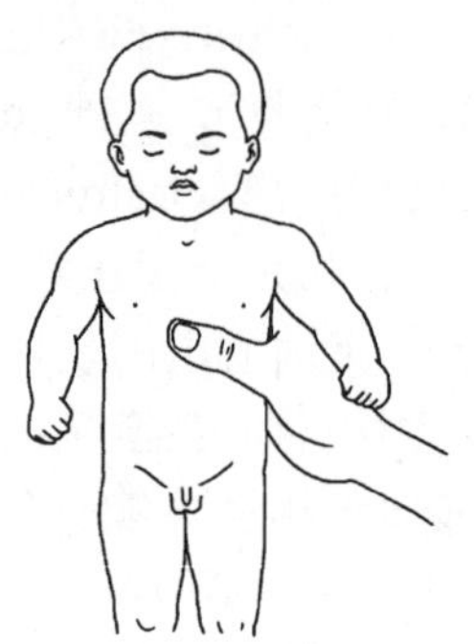

图 1-10 单掌环抱按压法

双手环抱法与双指按压法相比，能产生较高的动脉灌注压以及一致的按压深度及力度，是双人复苏时首选的胸外按压方法。按压的频率为 100~120 次 /min，按压深度不低于胸廓前后径的 1/3，婴儿约为 4cm，儿童约为 5cm，青少年约为 5~6cm。

单人复苏时，胸外按压 30 次后，双人复苏时按压 15 次后打开气道，检查气道有无异物，若有予以清除，随后给予 2 次人工呼吸。尽量缩短心脏按压中断时间（<10 秒）。研究表明医务人员进行 CPR 时，约 1/2 胸外按压幅度太浅；CPR 过程中 24%~49% 的时间未进行按压；按压开始仅 1~2 分钟后，虽然此时施救者并未感到疲劳，但按压效果已有下降。因此双人在场时，按压 2 分钟左右即应换人，转换应在 5 秒内完成。

6. **打开气道** 呼吸道梗阻是小儿呼吸心搏停止的重要原因，气道不通畅也影响复苏效果。须首先清除患者口咽分泌物、呕吐物及异物。保持头轻度后仰，使气道平直，并防止舌后坠堵塞气道。在无头、颈部损伤情况下，使用“仰头 - 提颏”法打开气道（图 1-11），使其咽后壁、喉和气管成直线，维持气道通畅。颈部过度伸展或过度屈曲都会导致气道阻塞。如怀疑存在头部或颈部外伤，应使用“推举下颌”法打开气道（图 1-12），这种方法能尽可能减少移动患者颈部或头部。当“推举下颌”法无法有效打开气道时，仍使用“仰头-提颏”法。亦可放置口咽通气道，使口咽部处于开放状态（图 1-13），后鼻孔闭锁的新生儿需放置口咽通气道后再转院。

7. **人工呼吸**　打开气道并清理异物后，给予2次人工呼吸。在院外，可采用口对口方式，捏紧患者鼻子，张大嘴完全封闭患者口腔，平静呼吸后给予通气，每次送气时间1秒。对于婴儿，可张口同时封闭患者口、鼻进行通气。每次吹气时间持续1秒。每次吹气时同时观察胸廓是否抬举。如胸廓无抬起，最常见的原因是气道开放不恰当，应再次尝试开放气道，若再次开放气道后人工呼吸仍不能使胸廓抬起，应考虑可能有异物堵塞气道，须给予相应处理排除异物。

医疗人员在院内进行人工呼吸可使用气囊面罩通气。复苏器构造简单、携带方便，通过挤压呼吸囊进行正压通气（图 1-14）。插管与非插管患者皆可使用。非插管患者首先选择大小合适的面罩，以覆盖鼻、口，上不压迫双眼，下不超过下颌为宜。左手使用E-C钳技术（图 1-15）扣紧面罩并打开气道，拇指与示指呈C形将面罩紧扣于患者脸部，中指、无名指及小指呈E形固定头部位置，注意不要在下颌软组织上施加过多压力，以免阻塞气道。右手挤压球囊给予通气，每次通气时应注意观察胸廓是否抬起。医疗人员充足的情况下，要考虑双人面罩加压通气。气囊面罩人工通气过程中，最好使用100%的氧气。

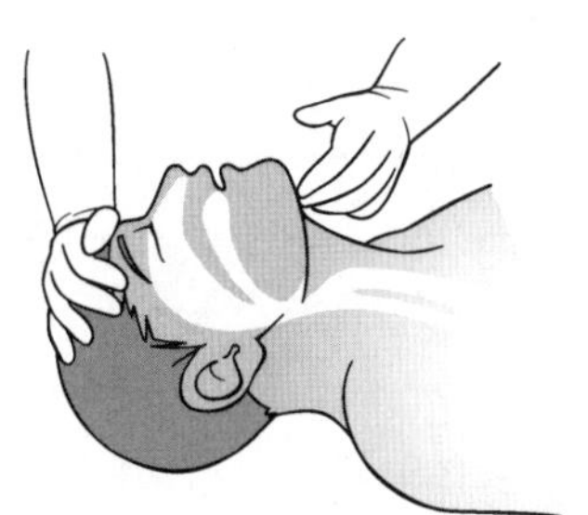

图 1-11　压额抬颏法

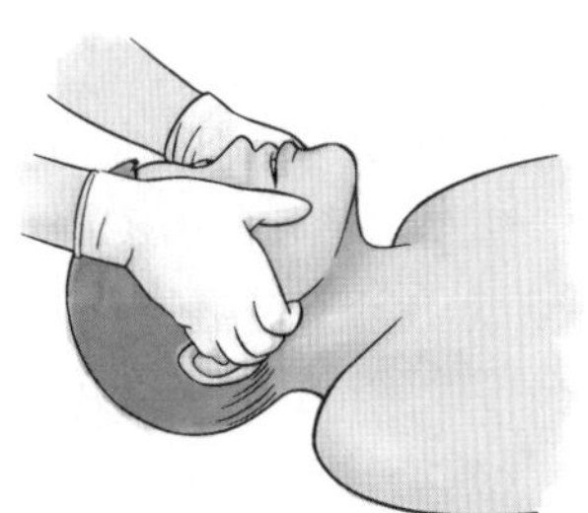

图 1-12　上提下颌角法

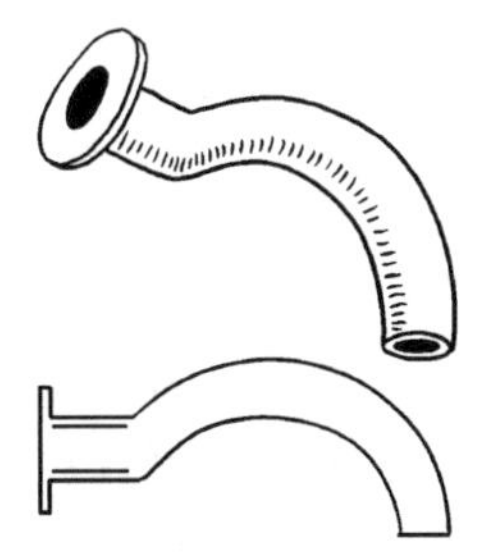

A. 口咽通气道

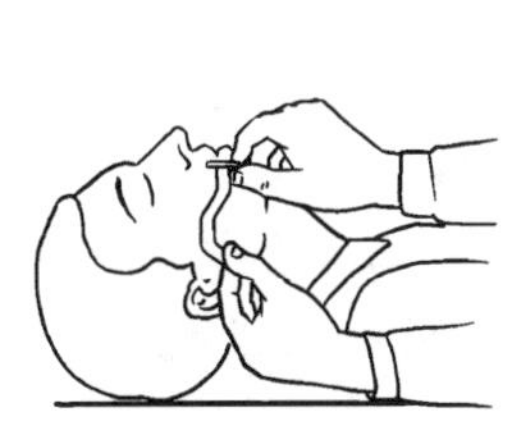

B. 选择大小

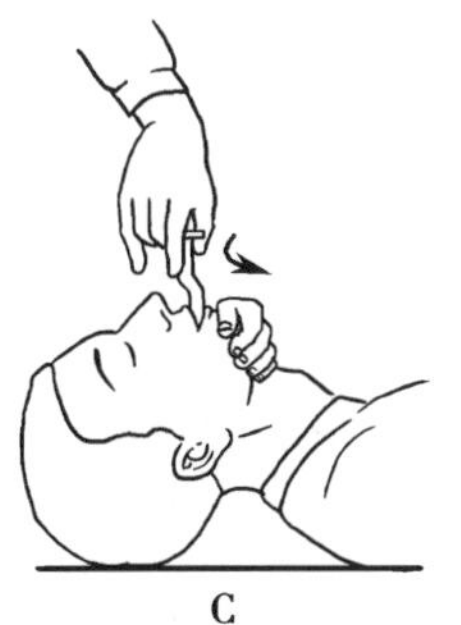

C

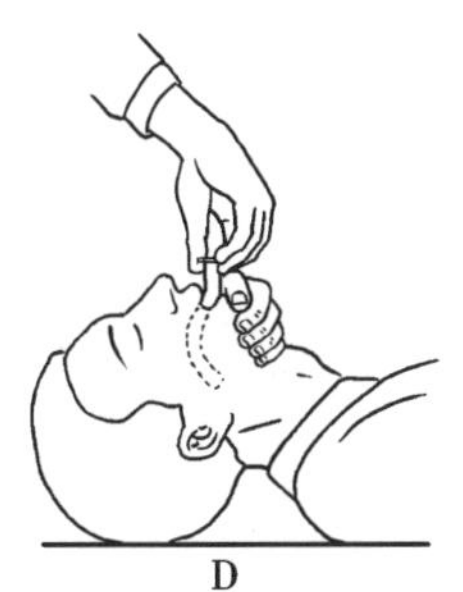

D

图 1-13　放置口咽通气道

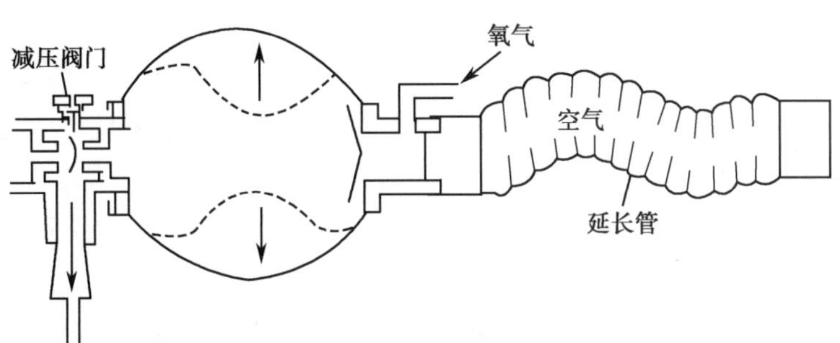

图 1-14　复苏气囊结构示意图

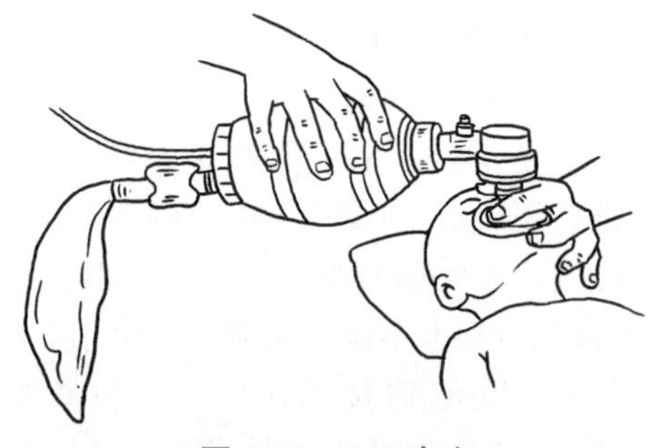

图 1-15 E-C 夹法

8. **按压与通气的协调** 未建立高级气道（气管插管）时，按压通气比率单人复苏为 30∶2，双人复苏为 15∶2。为防止心外按压者疲劳，降低按压质量，一般要求双人复苏时每两分钟两名施救者应交换职责，每次交换应在 5 秒内完成。建立高级气道后，负责按压者以 100~120 次 /min 的频率进行不间断按压，负责通气者以 8~10 次 /min 进行通气。人工呼吸时应避免过度通气。心脏按压时，心输出量只有正常的 25%，肺血少，此时人工通气量不必太大，通气 / 血流比值（V/Q）即可接近正常，有利于维持换气功能。过度通气不会改善氧合和通气，反而会导致胸内压增加，阻碍静脉回流、回心血量减少，导致心输出量下降；也使胃扩张、反流和误吸的危险增加。综上原因，人工通气时，为避免过度通气，吹气前不用深吸气，吹气力度以看见患者胸廓抬起为度，每次吹气时间>1 秒即可。

9. **使用 AED** 大约 10% 的患者心搏骤停是由心律失常引起。这种情况下，单纯进行心肺复苏并不能挽救患者生命。尤其是目击儿童突然心搏骤停时，发生 VF 或无脉性 VT 的可能较大，此时应快速启动紧急反应系统，取得并使用 AED。1 岁以下婴儿首选手动除颤仪，如无法获得可考虑使用能量衰减型 AED，如两者均无法获得，使用标准型 AED。

10. **高质量心肺复苏** CPR 过程中，要达到理想的复苏效果，必须保证高质量心肺复苏。具体要求包括：①胸外按压频率 100~120 次 /min；②按压幅度至少达到胸廓前后径的 1/3，婴儿约 4cm，儿童约 5cm，青少年约 5~6cm；③每次按压后保证胸廓完全回弹复位；④尽量缩短中止按压的时间；⑤避免过度通气（视频 1-5）。

（二）儿童高级生命支持

PBLS 适用于单人复苏，PALS 适用于可紧急动员多人参加的复苏。若要达到最理想的复苏效果，重点应注意如下几个方面：①其中一个复苏者立刻开始胸外按压，第二个复苏者同时准备好用气囊面罩人工通气。由于儿童 CA 多数由呼吸衰竭导致的缺氧引起，及时人工通气尤为重要。②保证高质量心肺复苏，是影响 PALS 效果的关键。③当两个复苏者分别进行胸外按压和人工通气时，其他复苏者应尽快准备好监护仪、除颤仪，建立血管通路，并准备好预计需使用的药物。

视频 1-5 心肺复苏操作

1. **尽快做好监护** 心电监护有助及早确认是否为 VF 或无脉性 VT 等需除颤的心律，及早除颤以增加存活率。气管插管后监测呼气末 CO_2 除可帮助快速确认气管插管的位置外，当其突然或持续增加时，提示自主循环恢复，可减少因确认自主循环是否恢复停止心脏按压的时间。住院患者若已进行中心静脉压、有创动脉压监测可为复苏提供更多有用的信息。

2. **建立高级气道** 气管插管是建立高级人工气道的重要手段。若复苏者快速气管插管技术熟练，应尽快予气管插管。某些特定情况如肺顺应性差、高气道阻力或有较大声门气漏时，应优先选用带套囊的导管，但需注意气管导管的型号、套囊在气管内的位置和套囊内压力，并须定时开放套囊减压。气管插管的型号选择依其是否带有套囊而异。若不带套囊，1 岁以内婴儿可选择内径为 3.5mm 的气管插管，1~2 岁可选择内径为 4.0mm，>2 岁者可按公式：气管插管内径（mm）= 4+ 年龄（岁）/4 计算。若为带套囊者，相同年龄的患者其内径比不带套囊者减小 0.5mm。开始气管插管前，应先给予气囊面罩加压通气，以使患者有足够的氧储备。气管导管插入后立刻验证位置是否恰当，确认恰当后固定导管，并开始经气管插管正压通气。

3. **建立血管通路** 需要复苏的患者应尽快建立血管通路，以周围静脉穿刺最常用。周围静脉穿刺困难时可给予骨髓穿刺，建立骨髓通路。建立骨髓通路多在胫骨粗隆内下方 1~1.5cm 处垂直进针进行骨髓穿刺，穿刺成功后将输液器和骨穿针连接即可进行输液或给药，所有需静脉输入的复苏药物均可经骨髓通路给予。

4. **药物治疗** 为促使患者自主循环恢复,在进行人工呼吸、胸外按压的同时或1~2分钟后,即应使用复苏药物。但药物治疗不能取代人工呼吸与心脏按压。药物治疗的目的在于提高心、脑灌注压,增加心、脑血流量;纠正心律不齐,提高室颤阈值,为除颤创造条件;减轻酸血症,以利血管活性药物发挥作用,维护脏器功能。

复苏药物最好经血管通路输入。血管通路建立困难,已经气管插管者,可经气管插管给予肾上腺素、利多卡因、阿托品和纳洛酮,其他药物不能经气管插管给予。经气管插管给药的最佳剂量目前尚不能确定,多为静脉药量的2~2.5倍,肾上腺素则加大10倍。稀释至2~5ml后通过气管导管注入,注药后立即用复苏器加压人工通气,并同时进行心脏按压,以助药物向细支气管及肺泡分散并回流至心。复苏常用药物适应证、剂量和给药途径,见表1-15。

表1-15 儿童复苏常用药物

药物名称	适应证和剂量	备注
腺苷 (adenosine)	适应证:室上速 剂量和用法:首次0.1mg/kg,快速静脉或骨髓内推注,最大剂量6mg;第二剂0.2mg/kg,快速静脉或骨髓内推注,最大剂量12mg	用药过程中监护心电和血压 须快速注射
胺碘酮 (amiodarone)	适应证: ①有脉的室上速、室速 剂量和用法:负荷量5mg/kg,最大300mg,20~60min内静脉或骨髓内注射。无效可重复,每日最大剂量15mg/kg(或总量2.2g) ②无脉性心搏骤停(室颤或无脉性室速) 剂量和用法:5mg/kg,最大300mg,静脉或骨髓内注射。无效可重复,每日最大剂量15mg/kg(或总量2.2g)	用药过程中监护心电和血压 推注过程中若出现Q-T间期延长或传导阻滞时减慢注射速度;若QRS间期较基础值增加50%以上或出现血压降低时停止注射 在下列情况下强烈推荐首先征求心脏科专家意见:①有脉的室上速、室速;②与其他延长Q-T间期的药物合用
硫酸阿托品 (atropine sulfate)	适应证:有症状的心动过缓 剂量和用法:0.02mg/kg,单次最大剂量儿童0.5mg,青少年1mg。总剂量最大儿童1mg,青少年2mg。静脉或骨髓内注射,无效可重复一次。气管插管内给药:0.04~0.06mg/kg	剂量<0.1mg时,由于其中枢作用可导致反常性心率下降;有机磷中毒者需用较大剂量
氯化钙(10%) (calcium chloride 10%)	适应证:低钙血症、高钾血症、高镁血症、钙通道阻滞剂过量 剂量和用法:20mg/k(0.2ml/kg),单次最大剂量2g。必要时重复	必须缓慢注射
肾上腺素 (epinephrine)	适应证:心搏骤停、有症状的心动过缓 剂量和用法:1∶10 000浓度0.1ml/kg(0.01mg/kg),单次最大剂量1mg,静脉或骨髓内注射,3~5min一次	
葡萄糖 (dextrose,glucose)	适应证:低血糖 剂量和用法:0.5~1g/kg,静脉或骨髓内输注 新生儿:10%葡萄糖5~10ml/kg; 婴幼儿和儿童:25%葡萄糖2~4ml/kg; 青少年:50%葡萄糖1~2ml/kg	需监测血糖
利多卡因 (lidocaine)	适应证:室颤或无脉性室速、有脉搏的宽QRS波心动过速 剂量和用法:1mg/kg,静脉或骨髓内注射。随后以维持量25~50μg/(kg·min)静脉或骨髓内持续输入。若无效15min后可重复注射 气管插管内给药:2~3mg/kg	

续表

药物名称	适应证和剂量	备注
硫酸镁 (magnesium sulfate)	适应证:尖端扭转型室速、低镁血症 剂量和用法:20~50mg/kg,10~20min 内静脉或骨髓内注射	最大剂量 2g 尖端扭转型室速需加快注射速度
纳洛酮 (naloxone)	适应证:逆转阿片类麻醉药作用 剂量和用法: <5 岁或≤20kg:0.1mg/kg,静脉、骨髓内或气管插管内给药 ≥5 岁或>20kg:2mg	需完全逆转麻醉剂过量所致毒性反应:0.1mg/kg,静脉、骨髓内或气管插管内,必要时每 2min 重复一次,最大剂量 2mg 需部分逆转麻醉剂作用(例如:治疗性应用阿片类药物过程中解除呼吸抑制):1~5g/kg,静脉、骨髓内给药,根据效果调节剂量
普鲁卡因胺 (procainamide)	适应证:室上速、房扑、有脉室速 剂量和用法:负荷量 15mg/kg,30~60min 内静脉或骨髓内注射	用药过程中监护心电和血压 与其他延长 Q-T 间期的药物合用时征求心脏科专家意见
碳酸氢钠 (sodium bicarbonate)	适应证:严重代谢性酸中毒、高钾血症 剂量和用法:1mEq/kg,缓慢静脉或骨髓内注射	须保证有效通气

(1)氧:在复苏中十分重要,因此可将氧视为一种药物。递送到组织中的氧量取决于吸入氧浓度、血氧含量、血红蛋白浓度、心输出量及氧的组织弥散力等。即使进行高质量的心肺复苏,心搏出量也仅有正常的 25%~30%,只能提供正常需氧量的 16%~17%,肺泡氧张力也不超过 10.6kPa(80mmHg)。更何况此时许多因素均可导致严重低氧血症。故复苏需用 100% 的氧,而无须顾忌氧中毒。扩张的瞳孔缩小为氧合血液灌注适宜的最早征象,继而皮肤和黏膜方转红润。一旦缺氧缓解,经皮氧饱和度大于 95% 以上,在维持良好氧合的前提下逐渐降低吸入氧浓度。

(2)肾上腺素:是肾上腺素受体激动剂,为复苏的首选药物。对心源性停搏、通气和氧疗后无反应的症状性心动过缓、非低血容量性低血压有确切疗效,还可使室颤频率减低,增强电除颤效果。其 β_1 受体兴奋作用,可加强心肌收缩力,兴奋窦房结、房室结,加速传导。β_2 受体兴奋可使周围血管舒张,减轻外周血管阻力。其 α 受体兴奋作用,可使周围血管收缩,提高血压特别是舒张压,保证冠脉灌注;同时由于心、脑血管 α 受体相对少,因此周围血管的收缩较心、脑血管明显,有利于心、脑供血。肾上腺素的 α 与 β 受体兴奋作用与用药剂量关系密切,中小剂量时以兴奋 β 受体为主、大剂量时 α 受体效应更显著。虽有报道大剂量肾上腺素可增加现场抢救时患者自主循环恢复(return of spontaneous circulation,ROSC)率,但并未改善最终预后,且可引起高肾上腺素能状态,因此 AHA2005 版和以后的指南均推荐标准剂量。即经静脉或骨髓内给药,首次剂量及随后剂量均为 1∶10 000 肾上腺素 0.1ml/kg(0.01mg/kg)。若经气管导管内给药,剂量为 1∶1 000 肾上腺素 0.1ml/kg(0.1mg/kg),每 3~5 分钟给药一次。3 次用药无效或心复搏后心率又逐渐变慢,可用肾上腺素 0.1~1μg/(kg·min)持续静脉给药。大剂量仅用于 β 受体拮抗剂过量时。酸性环境可使肾上腺素灭活,pH<7.0~7.2 时,药物效应减弱。

(3)碳酸氢钠:CPA 时,通气障碍所致呼吸性酸中毒,在气管插管人工通气后可很快纠正。但若未建立有效循环,组织灌注不良缺氧而致的高 AG 代酸用碳酸氢钠往往不易纠正。因此复苏时纠酸要谨慎,以免矫枉过正,引起高钠血症、血液渗透压过高、代谢性碱中毒及血二氧化碳升高。其应用指征是 pH<7.2、严重肺动脉高压、高钾血症、三环类抗抑郁药过量、长时间心停搏。剂量为 5% 碳酸氢钠 2~5ml/kg,稀释成等张液快速静脉输注。此后视血气结果而定。静脉注药后,注射通道要用生理盐水冲洗,以免影响血管活性药物效应。使用碳酸氢钠的同时必须保证有效通气。

(4)阿托品:用于治疗迷走神经张力增高所致心动过缓、Ⅱ度房室传导阻滞等。小儿心动过缓多因缺氧所致,改善通气更为重要。尚未证实阿托品能使停搏的心脏恢复搏动。

(5) 胺碘酮：室上性心动过速、室性心动过速、室颤，室颤/无脉型室性心动过速若经 CPR、2~3 次除颤及给予肾上腺素均无效，可考虑使用。虽然与利多卡因相比，胺碘酮有不抑制心肌收缩力的优点，但胺碘酮能减慢房室传导、延长房室结不应期和 Q-T 间期、减慢心室内传导(QRS 增宽)。因此应避免与其他延长 Q-T 间期的药物同时使用。

(6) 利多卡因：能抑制心脏自律性和室性异位起搏点，常用于室颤，首剂 1mg/kg，随后以 25~50μg/(kg·min) 持续静脉输入。若无效 15 分钟后可原量重复，至最大 5mg/kg。

(7) 钙：钙离子在心肌兴奋 - 收缩耦联中起重要作用。但无论回顾性或前瞻性研究，均未显示可提高 CPR 成功率，且已有充分证据显示 CPR 过程中常规使用钙剂可增加死亡率。钙的应用指征仅限于低钙血症、高钾血症、高镁血症和钙通道阻滞剂过量。

(8) 其他：根据病情可酌情选用血管活性药物、肾上腺皮质激素、脱水剂、利尿剂、镇静剂及纳洛酮等。研究表明血管升压素是一种较有前途的复苏药物，已开始在临床试用，但近年的研究表明，血管升压素虽能提高 ROSC，但存活率并未增加。此外，依托咪酯可能抑制肾上腺皮质功能，在成人和儿童脓毒症休克中具有潜在危害，因此，新版指南中强调不推荐对存在脓毒症休克的儿童常规使用。

5. 除颤　电除颤是用较高电压的弱电流短时间非同步电击心脏，使大多数心肌纤维同时发生除极，心脏于瞬间停搏，并迅即恢复窦性心律。在心脏导管检查过程中诱发的室颤，经快速、积极除颤后，成功率和存活率接近 100%。有目击者在场的成人室颤在 3 分钟内接受自动除颤器除颤者长期存活率在 70% 以上。一般说来，除颤每延迟 1 分钟，病死率增加 5%~10%。目击突然意识丧失的儿童，室颤可能性大，现场有除颤仪应尽快使用。院外发生且无目击者的意识丧失儿童，在实施 5 个周期 CPR 后使用。所用电极板大小取决于胸壁的阻抗，同时还取决于电流量。成人电极板 8~10cm，可用于 10kg 以上小儿。体重 10kg 以下者则选用 4.5cm 的电极板。用前须涂导电膏。充电后将 2 个电极板分别置于右锁骨下和左乳头外侧腋前线处。放电前所有人员远离患者和病床。电击后无须检查心搏及脉搏，立即以心脏按压开始 CPR。因为此时心肌收缩力并未恢复正常，不能有效泵血；且按压并不会导致室颤复发，约 2 分钟再进行评估。使用双相波的自动除颤器(AED) 96%~98% 的患者可以 1 次除颤成功。

发现 VF 或无脉性 VT 应尽快除颤，越早使用除颤器，抢救成功机会越大。除颤器准备好除颤之前给予心肺复苏。首次除颤剂量 2J/kg。对顽固性 VF，应提高除颤剂量，第 2 次及以后除颤应至少达 4J/kg，但最高不超过 10J/kg 或成人剂量。

【心肺复苏后稳定阶段】　经人工呼吸、心脏按压及药物急救治疗自主循环恢复并能维持者，视为一期复苏成功，此后复苏进入第 3 阶段——复苏后稳定阶段。心脏复搏只是心肺复苏成功的第一步，之后可能相继出现因心、脑、肺、肾等重要器官严重缺氧和代谢紊乱等所带来的严重影响。因此心脏复搏后须严密监护病儿，维持各种高级生命支持措施，争取自主呼吸尽早出现，并对相继发生的各种异常采取相应的有效措施。包括维持有效循环；积极进行脑复苏；加强呼吸道管理；维持肾功能，防止水电解质紊乱；避免继发感染等。查找病因治疗原发病亦很重要，否则将再度引起呼吸、心搏骤停。

1. 维持呼吸功能　复苏后继续保持有效通气和维持氧供，保持气道通畅。若自主呼吸不稳定应及早气管插管机械通气。除非有脑疝先期症状，不常规使用过度通气。因为过度通气可使心输出量和脑灌注压下降，对神经系统预后弊大于利。对躁动患者可给予镇静剂(安定或咪唑安定)，乃至肌松剂，以保证最佳通气，减少氧耗与气压伤。

儿童复苏后高氧血症与预后的关系尚未见报道。但一项成人的研究显示，复苏后高氧血症和住院死亡率之间呈剂量依赖性的线性关系。尽管尚无儿童的相关研究，但已能充分说明高氧的危害。因此，自主循环恢复后要特别注意吸入氧浓度。在 CPR 时给予 100% 氧是合理的。一旦自主循环恢复，应监测血氧饱和度，逐渐调节吸入氧浓度使动脉血氧饱和度维持在 ≥94%，但 <100%。这样即可保证足够氧供，又可防止发生高氧血症。

2. 维持有效循环

(1) 纠正低血压：低血压的原因包括心肌收缩无力、中枢神经系统受损后调节功能障碍、严重电解质及酸碱紊乱(如酸中毒、高钾/低钾血症)、全身微循环障碍、回心血量不足、张力性气胸、心脏填塞等,需针对病因治疗。在纠正酸中毒、保证每分通气量的前提下,可持续滴入多巴胺、肾上腺素或去甲肾上腺素,调节血管张力,同时给予多巴酚丁胺、米力农等正性肌力药物。

(2)纠正引起心律不齐的原因:如心肌缺氧,药物剂量过大,药物注入心脏形成病理兴奋灶,酸中毒、电解质紊乱影响心肌应激性,原发性心脏病如心肌炎,低温影响等。应针对原因处理不可盲目用药,一般偶有早搏无须处理。无脉性室性心动过速或室颤须立即除颤治疗。为方便记忆和查找病因,将引起心脏停搏和血流动力学改变的潜在可逆因素归结为6H、5T。6H指:低血容量(hypovolumia)、缺氧(hypoxia)、高碳酸血症(hypercapnia)(酸中毒,acidosis)、高/低血钾(hyper-hypokalemia)、低血糖(hypoglycemia)、低温(hypothermia)。5T指:中毒(toxia)、创伤(trauma)、心脏填塞(tamponade cardiac)、张力性气胸(tension pneumothorax)、栓塞(thrombosis)。

3. **积极脑复苏** 脑功能是否恢复,为衡量复苏成败的关键。复苏的主要目的之一是保护脑功能。强调要避免造成继发性脑损害的危险因素,具体措施包括避免常规使用过度通气、采用治疗性低体温、控制惊厥和纠正低血糖或电解质紊乱等代谢异常。脑复苏不能使死亡的脑细胞复活、再生,主要是着眼于尚未呈现不可逆损害的脑细胞,使其终止病理过程的发展,争取时间,为恢复正常功能创造条件,故维持颅内、外稳态特别重要。维持颅外稳态包括血渗透压、降温、止惊等。维持颅内稳态系指维持正常颅内压及必需的脑灌注,保证脑血流量恒定,脑脊液成分、脑代谢稳定等。其措施为:

(1)减轻或消除继发的脑低灌注状态:保证脑细胞有充分的氧和能量供应,促进脑细胞膜功能及早恢复。心复搏后以谨慎维持正常脑灌注压为宜。为此应维持正常血压,给予脱水剂等治疗颅内高压。

(2)提供充分的氧和能量供应:脑复苏时最好能使PaO_2>13.3kPa,这样可增加氧通过水肿脑组织至神经细胞的梯度差,同时要纠正贫血和提高心输出量。

(3)减轻脑水肿:防治颅内高压。

(4)镇静止痉,降低脑细胞代谢:积极治疗缺氧后的惊厥发作,但不主张预防性用药。认真寻找引发惊厥的其他可纠正的代谢原因(低血糖或电解质紊乱)。常用药物如安定、苯巴比妥等。此外,巴比妥类药物可抑制脑代谢、降低脑耗氧量、增加脑组织对缺氧的耐受性、保护脑功能。

(5)低温疗法:治疗性低体温在CPR后对神经系统的保护作用已被证实。AHA 2015版指南推荐:对院外有目击者的VF所致心搏骤停复苏后昏迷患者给予维持5天的正常体温(36~37.5℃),或2天的目标性低体温(32~34℃),随后3天的正常体温,对CPR后处于昏迷状态的婴儿和儿童可能有益。

实现治疗性低体温及复温的理想方法和持续时间尚不能确定。关键是适当的应用这些方法以在成功复苏后促进器官功能康复。不幸的是,治疗性低体温常伴有严重的,甚至是致命性的并发症。其副作用包括免疫抑制、胰岛素抵抗、胃肠道活动性降低、肝和胰腺功能异常、代谢性酸中毒、心肌电活动不稳定、心输出量下降、冠状动脉灌注压升高、心肌低灌注和缺血、全身血管阻力增高及左室舒张功能障碍,最终可导致心力衰竭、心律失常、肾衰竭、肝功能衰竭和弥散性血管内凝血,以及低磷血症、低钾血症和低镁血症等电解质异常。在复习大量文献并结合自己的研究结果后,Kobr等提出了诱导性治疗性低体温的治疗流程:成功复苏后,在2~4小时内进行诱导性降温,体温降低的速度为1~2℃/h,达到预定温度后维持20~24小时,随后开始复温。复温过程持续24~48小时,复温速度为每8小时升高0.5℃。治疗过程中应严密监测体温和生命体征,并特别注意有无并发症的表现,及时给予相应处理。

(6)消除可能损害脑细胞的生化代谢因素:如颅内葡萄糖过多,将生成过多底物,使脑内乳酸酸中毒,导致脑水肿、脑细胞死亡。故高血糖患者不用或慎用含糖液;血糖>10mmol/L可加用胰岛素。

4. **维持肾功能** 小儿尿量<1ml/(kg·h)、青少年<30ml/h即为少尿,可由肾前原因(血容量不足、肾灌注减少)、肾缺血损害、再灌注损伤所致。应针对原因处理,如补充血容量;用儿茶酚胺类药物改善心功能;避免或慎用对肾有毒或通过肾排泄的药物等。

5. **维持水电解质平衡** 复苏患者均存在水潴留,宜使出入量略呈负平衡状态。最好每天测量体重,保持体重恒定。高血糖患者可加用胰岛素，按每3~4g葡萄糖加1U胰岛素计算，同时注意纠正酸中毒、低钙、低钾。

6. 治疗原发病及防治感染。

【停止复苏指征】 对自主循环不能恢复者，目前尚无证据支持何时终止心肺复苏最为恰当。意识和自主呼吸等中枢神经系统功能未恢复的表现不能作为终止复苏的指征；在复苏期间不作脑死亡判断，必须待心血管功能重新恢复后再做判断。只要心脏对各种刺激（包括药物）有反应，心脏按压至少应持续1小时。

（高恒妙　钱素云）

第二节　急性呼吸窘迫综合征与呼吸衰竭

一、急性呼吸窘迫综合征

【概述】 急性呼吸窘迫综合征（acute respiratory distress syndrome，ARDS）是儿科常见和潜在危害极大的疾病之一，是在严重感染、休克、创伤等非心源性疾病过程中，肺毛细血管内皮细胞和肺泡上皮细胞损伤造成弥漫性肺间质及肺泡水肿，导致的急性低氧性呼吸功能不全或衰竭。ARDS的主要病理特征为肺微血管通透性增高而导致的肺泡渗出液中富含蛋白质的肺水肿及透明膜形成，并伴有肺间质纤维化。病理生理改变以肺容积减少、肺顺应性降低、肺内分流增加及严重的通气/血流比值失调为主。严重的肺部感染和脓毒症是引起小儿ARDS的最常见原因。本综合征有别于发生在未成熟儿的新生儿呼吸窘迫综合征（NRDS）。

小儿发病1/3以上发生在1岁以内，儿童发病情况约8.5~10.4例/1 000 ICU住院患者，预后与年龄、初次侵害的性质、后期并发多系统器官功能衰竭及继发性感染有关。任何年龄的患儿，如肺外器官未受损害，则预后较好。虽然与成人比较，收住PICU患者发生ARDS比例相对较低，但病死率却达20%~62%，而且儿童ARDS的病死率并未如成人那样有显著降低的趋势。我国25个PICU历时1年的调查显示，危重患者7 269例，ARDS共105例（1.44%），ARDS病死率61%，占ICU总死亡的13.2%，高出ICU病死率（6.7%）9倍，其中肺炎（55.2%）和脓毒症（22.9%）是导致ARDS的主要原因。而新加坡1个PICU报道ARDS占1.7%，病死率高达63%，最常见的原因同样是肺炎（71%）及脓毒症。尤其是近些年SARS、甲型流感、禽流感、腺病毒、麻疹、新型冠状病毒肺炎等导致的重症肺炎合并ARDS常是死亡的主要原因。虽然同样是低氧性呼吸衰竭，但肺炎导致的ARDS与一些肺外因素导致的ARDS相比有其特殊性，在诊断、治疗策略及预后等方面也不完全相同。

【病因】

1. **直接肺损伤因素**　严重的肺部感染（包括细菌、病毒、支原体等多种微生物感染）；吸入性肺炎（胃内容物、有毒气体、高浓度氧、淡水或海水等）；肺或胸部挫伤；肺栓塞等。

2. **间接肺损伤因素**　脓毒症；休克；严重创伤，尤其是多处损伤；重症胰腺炎；心肺复苏时大量输血（液）；体外循环；代谢紊乱；弥散性血管内凝血；脂肪栓塞；大面积烧伤；药物中毒或过量等。有关医源性药物中毒，如局部麻醉药过量等引起ARDS的报道近年较多。

另外，各种微生物产生的毒素也是其重要方面，如链球菌致热外毒素SPE-A、SPE-C，中毒性休克综合征毒素1，葡萄球菌肠毒素-B，葡萄球菌毒素（包括超抗原），链球菌毒素（包括超抗原），白喉毒素，霍乱毒素，百日咳毒素，假单胞菌外毒素A，其他毒素。2005年Kannan等发现肺炎支原体社区获得性呼吸窘迫综合征毒素，随后又发现它对肺的一系列分子损伤机制，揭示了各种毒素可导致ARDS。

【发病机制及病理生理】 ARDS是由肺内外因素引起的肺泡弥漫性损害，导致肺泡上皮及肺毛细血管上皮损害、屏障功能破坏，大量毛细血管内富含蛋白的液体进入肺间质并积聚在肺泡内，导致肺水肿，水肿组织和肺泡内的液体及蛋白成分增加了气体交换的弥散障碍，导致低氧血症和呼吸衰竭，此为ARDS的渗出期；如果病情继续发展，部分病例会进入纤维增生和纤维化期，很多ARDS患者最终不治与肺纤维化有密切关系。ARDS发病机制尚未完全明了，诱发因素众多，如感染所形成的细胞因子、炎性介质、黏附分子等，报道甚多，其作用方式亦众说纷纭。目前多数学者认为，肺部或全身失控的炎症反应是ARDS的主要发病机制。参与炎症反应的细胞主要有中性粒细胞（polymorphonuclear neutrophilia，PMN）和巨噬细胞等。有实验证实，PMN在ARDS的发病机制中起关键作用;TNF-α 是最重要的促炎因子和启动因子,可刺激单核细胞和巨噬细胞分泌 IL-1 和 IL-6 等;血小板、氧自由基、蛋白水解酶及花生四烯酸代谢产物等起相应的作用,最终造成毛细血管内皮细胞损伤,形成渗漏状态和微血栓,以及透明膜形成等。

(一) 诱发 ARDS 过程

目前认为 PMN 是 ARDS 发病中的重要因素。引起肺损害的起始步骤是 PMN 黏附在内皮细胞表面。正常 PMN 与单核细胞表面有一种膜糖蛋白黏附复合物 CDW_{18},C_{5a}、革兰氏阴性杆菌释放的一种肽类(PMLP)、肿瘤坏死因子(tumor necrosis factor,TNF)、脂多糖(lipopoly-saccharide,LPS)均可在数分钟内使 PMN 表面 CDW_{18} 增加 4~8 倍,而内皮细胞表面存在细胞间黏附分子 1(intercellular adhension molecule1,ICAM-1)和内皮细胞白细胞黏附分子 1(endothelial leukocyte adhension molecule1,ELAM-1),PMN 通过 CDW_{18} 识别并黏附在 ICAM-1 上,而与 ELAM-1 的黏附则不依赖于 CDW_{18}。PMN 引起肺损害有三种机制:

1. **氧自由基** 氧自由基是具有奇数电子的氧分子,它具有开放键可使分子产生化学反应,激活 PMN 发生细胞内"呼吸爆发",启动还原型辅酶Ⅱ(NADPH)、氧化酶、黄嘌呤氧化酶、细胞色素氧化酶产生这些毒性产物,其中之一是超氧阴离子自由基($\cdot O_2^-$),随后的反应产生其他毒性产物如过氧化氢(H_2O_2)、羟自由基(OH·)和单线态氧($^1O_2$)。

在病理情况下,如自由基产生过多,或清除系统 -SOD 受到抑制,则自由基过多堆积体内,成为对组织有损害的物质。对机体损害较大的自由基是$\cdot O_2^-$与 OH·,可使核酸主键断裂、碱基降解、氢键破坏,还可使蛋白质或多肽键断裂、透明质酸解聚等。尤其是 OH·可与细胞膜上的不饱和脂肪酸结合,产生脂类过氧化物,从而破坏细胞膜的结构,使功能受到影响。导致通透性增高及离子泵调节功能失调,以致发生水肿及大量 Ca^{2+} 流入细胞内,导致细胞死亡,还可使在正常情况下有保护肺组织功能的 α_1- 抗胰蛋白酶丧失活力。

2. **蛋白分解酶** PMN 的颗粒含有一组蛋白分解酶,包括弹性蛋白酶、胶原蛋白酶和组织蛋白酶,它们能损害肺组织的血管基底膜、内皮细胞和组织蛋白(如弹性蛋白、胶原蛋白和纤维结合蛋白)。组织蛋白 D 和其他蛋白分解酶能使激肽原转变为激肽,引起血管扩张和增加血管通透性。蛋白分解酶还可激活补体和 Hagemen 因子,增加缓激肽的产生,影响凝血系统,引起纤维蛋白形成或溶解而增加炎症反应。

3. **花生四烯酸代谢产物** PMN 能产生和释放各种花生四烯酸代谢产物,如前列腺素、血栓素、白三烯等导致支气管痉挛、肺血管收缩及肺血管通透性增加,并引起白细胞、血小板和纤维蛋白血栓,堵塞毛细血管,使肺受损害。

(二) 加重损害的过程

血小板及肺泡巨噬细胞不能单独引起 ARDS,却可加重 ARDS 的病情。血小板可将花生四烯酸转化为 TXA_2、LT、PGS,使肺血管收缩,引起肺动脉高压。血小板及其产物(TXA_2,5HT)还促使 PMN 与内皮细胞黏附、凝集、吞噬活性增强,诱导其脱颗粒并释放氧自由基,加重炎症反应。肺泡巨噬细胞(alveolar macrophage,AM)经刺激物(细菌内毒素、淋巴因子、免疫复合物及吞噬活动)作用后,分泌的 IL-1 与 TNF 明显增加,IL-1 和 TNF 是重要炎症调节因子,对 PMN 有强力趋化活性,可引起外周血中 PMN 减少并使其在肺内积聚,同时增加内皮细胞与 PMN 的黏附,激活 PMN 脱颗粒,释放各种氧自由基和溶酶,还可刺激内皮细胞产生前凝血质、血小板激活因子(platelet activating factor,PAF)、PGE、LTs。此外,AM 产生的 IL-1、纤维连接蛋白(fibronectin,FN)和巨噬细胞源生长因子(alveolar macrophage derived growth factor,AMDGF)均可刺激纤维母细胞增殖与胶原合成造成肺纤维化。

(三) 肺损伤后的病理生理过程

由于上述因素造成肺毛细血管通透性增高,使体液和蛋白通过内皮及上皮细胞间的接合点,从毛细血管间隙流向间质组织、肺泡内间隙,引起肺水肿,由于这种肺水肿是毛细血管通透性增高所致,增加的体液和蛋白流量可能是在相对低的流体静压时发生的。由于 ARDS 时有广泛的肺泡水肿,并有肺泡萎陷,小气道闭塞且有潮气量降低,因此必然影响通气。因在肺泡低通气或无通气的同时,循环于毛细血管内的静脉血却照常灌注,故不能充分氧合,即动脉血内有静脉血掺杂,称为肺内分流。ARDS 分流量可达 35% ± 10%。由于肺内分流造成气体交换障碍,表现为低氧血症。低氧血症、高碳酸血症及机械通气等导致肺动脉压力升高,继发右心功能不全(肺心病),成为导致 ARDS 不良预后的又一重要因素。间质组织、肺泡水肿、纤维变性及由于Ⅱ型肺泡细胞的损害引起继发性肺表面活性物质的缺乏，造成肺顺应性降低。

（四）医源性致病过程

目前认为不恰当的机械通气可以造成肺损伤，是导致 ARDS 不良预后的重要原因。包括高氧性肺损伤、高容量高压力性肺损伤等。高浓度氧可引起肺损害，其机制为：①通过氧自由基损害肺部；②由于肺泡巨噬细胞受损害，释放白细胞趋化因子，增加白细胞黏附并使白细胞释放氧自由基损害肺泡。此外，高浓度氧吸入可延迟受损细胞愈合，因此应用氧气来维持呼吸时，在提供合适的氧合作用前提下，应尽量减少氧的毒性，这是治疗 ARDS 的关键。

研究表明，高容量和高压力机械通气同样能够造成肺损伤，导致损伤肺区域发生高通透性肺水肿，从而使已损伤肺区域水肿加重。高容量机械通气导致肺泡过度膨胀，进而引起肺泡毛细血管的应激障碍，诱发内皮和上皮细胞损伤。高潮气量机械通气还能启动促炎反应，引起前炎症因子 TNF-α、IL-6、IL-8、基质金属蛋白酶（matrix metalloproteinase，MMPs）等表达增高，继而损伤肺组织。在一项重要的临床研究中，ARDS 协作组织报道，对于 ARDS 患者，给予 6ml/kg 的潮气量比 12ml/kg 病死率显著降低。以小潮气量为核心的肺保护性通气策略成为目前 ARDS 机械通气的共识。

（五）肺炎引起的 ARDS

病原进入肺后，模式识别受体（PRRs）会识别微生物结构（病原相关分子模式，PAMPs）及细胞损害后释放的内源性分子结构（危险相关的分子模式，DAMPs）。模式识别受体通过细胞内信号通路在转录或转录后水平激活炎症细胞因子、干扰素、趋化因子产生，巨噬细胞、中性粒细胞在感染部位聚集并清除病原及感染的细胞。但持续不断的坏死病原及损伤细胞释放的 PAMPs 及 DAMPs 会导致过度的免疫激活，产生过量炎症细胞因子、趋化因子、脂质介质、失控的白细胞募集和激活，以及不适当的补体激活及凝血紊乱，最终导致肺血管内皮和屏障破坏及 ARDS。ARDS 患者机械通气进一步加重肺损伤，增加内皮屏障的破坏。因此，肺炎诱导的 ARDS 包括致病原引起的直接损害、屏障功能破坏引起的肺水肿，以及机械通气相关肺损伤三个方面，其致病机制远比单纯肺外因素引起的 ARDS 更为复杂。

【病理】 早期见肺毛细血管床充血、中性粒细胞增多、间质水肿、水肿液蛋白含量高、肺泡内有较多细胞碎片。电镜见毛细血管内皮肿胀，但结构完整，肺泡Ⅰ型上皮细胞断裂、基底膜裸露。尚可见透明膜和微血栓。此后可见肺泡水肿，肺泡Ⅱ型上皮细胞增生、巨噬细胞增生、纤维组织增生，少数病例可在发病 10~14 天后发生弥漫性肺间质纤维化，预后较差。

【临床表现】

（一）原发病的临床表现

有引起 ARDS 的原发病，包括肺部疾病如肺炎、误吸、溺水和肺外全身系统疾病，如创伤、脓毒症、休克、烧伤、胰腺炎和心肺复苏后等，甲型 H1N1 流感肺炎、腺病毒肺炎、麻疹肺炎等是儿童常见的 ARDS 的原因。

（二）呼吸衰竭表现

包括气促、呼吸困难、刺激性咳嗽、心率增快、恐惧感伴有发绀、鼻扇、咳出白色泡沫或红色泡沫痰或血痰，吸气时出现胸骨上窝、锁骨上窝、肋间隙及上腹部凹陷，肺部有时可闻及哮鸣音或水泡音，一般面罩吸氧（3~5L/min 相当于 0.4 浓度氧）缺氧状态不能改善。某些严重的 ARDS 肺部病变需要为期数月的呼吸支持才能消失，且有一些低氧血症及高碳酸血症的患儿对通气治疗毫无反应，最终死于难治性呼吸衰竭合并代谢紊乱，可能与肺纤维化有关。

（三）血气分析

应动态观察血气变化

1. 早期为明显的低氧血症、低碳酸血症、呼吸性碱中毒。

2. 晚期二氧化碳潴留，呈呼吸性和代谢性混合性酸中毒。

3. 根据动脉和混合静脉血气值、吸入氧浓度（FiO_2）和平均气道压计算 PaO_2/FiO_2、肺泡动脉氧压差（$A\text{-}aDO_2$）、氧合指数等参数。根据 PaO_2/FiO_2、氧合指数来判断 ARDS 的轻重程度。

（四）X 线检查

1. 早期仅有肺纹理增粗及斑点状浸润。

2. 继之出现融合成片状、实质浸润呈毛玻璃状，肺大疱，肺不张，病灶间肺过度充气。

3. 晚期可见两肺密度增高实变，大片融合，心缘不清，呈“白肺”样改变。

不同原发病的胸片表现可不一致。新生儿、小婴儿需考虑拍片条件、呼吸气相不同和呼吸机条件的影响。肺炎引起的ARDS有各自不同肺炎的胸片特点，如甲流、腺病毒肺炎胸片常有肺气漏发生。

(五) CT检查

CT检查有助于早期诊断，在病变早期可见肺野密度增加，呈点状影、不规则血管影。ARDS时肺CT表现可分为未损伤肺、受损及萎缩肺、实变和坏死肺等病变，表现为不均一肺的特点。随着病情进展部分病例可出现肺纤维化。

【诊断标准】

1. 欧美联席会议诊断标准 1994年北美-欧洲急性呼吸窘迫综合征学术大会上明确了急性肺损伤的定义，主要内容包括：①急性发作；②肺动脉闭合压(楔压)≤18mmHg(1mmHg=0.133kPa)或没有左心房高压的临床证据；③X线胸片正位片可见双肺大片密度增高阴影；④低氧血症，PaO_2/FiO_2≤200mmHg。如果PaO_2/FiO_2数值介于200~300，则定义为急性肺损伤(acute lung injury，ALI)。

2. 2012年ARDS柏林诊断标准(表1-16)

3. 儿童ARDS的诊断 既往ARDS诊断标准都没有考虑儿童的特殊性，直到2015年，在成人柏林方案的基础上，结合儿科疾病特点，形成儿童ARDS共识(表1-17)。儿童共识不仅采用氧合指数及氧饱和度指数来判断氧合障碍程度，还对无创通气情况下ARDS的判断做出说明，此外，首次对发绀型心脏病、慢性肺疾病及心力衰竭时如何诊断ARDS做了说明(表1-17，视频1-6)。

视频1-6 ARDS的诊断

【鉴别诊断】

1. 根据临床表现与常见肺部疾病相鉴别(表1-18)

2. ARDS与心源性肺水肿的鉴别(表1-19)

表1-16 ARDS柏林诊断标准

指标	数值
急性发病时间	在已知诱因或新出现，或原有呼吸系统症状加重后1周内发病
胸部影像学	双侧浸润影，不能用胸腔积液、大叶性肺不张或结节来完全解释
肺水肿原因	无法用心功能衰竭或液体负荷过多解释的呼吸衰竭；如果没有危险因素，则需要客观评估(如心脏超声检查)排除静水压升高的肺水肿
ARDS分度	轻度：PEEP或CPAP≥5cmH_2O时，200mmHg<PaO_2/FiO_2≤300mmHg； 中度：PEEP≥5cmH_2O时，100mmHg<PaO_2/FiO_2≤200mmHg； 重度：PEEP≥5cmH_2O时，PaO_2/FiO_2≤100mmHg

注：1mmHg=0.133kPa；1cmH_2O=0.098kPa；CPAP：持续气道正压(continuous positive airway pressure，CPAP)；PEEP：呼吸末正压(positive end expiratory pressure)；胸部影像学指胸部X线片或胸部CT扫描；低氧血症指海平面一个大气压条件下测定动脉血氧分压，如果海拔超过1 000m，应根据如下公式进行校正：PaO_2/FiO_2×(当地大气压/760)；轻度ARDS患者可能接受无创通气。柏林诊断标准中取消了ALI的诊断。

表1-17 2015年儿童ARDS(PARDS)诊断国际共识

年龄	除外围产期相关性肺疾病患儿			
发病时间	已知临床损害发生7d以内			
肺水肿原因	呼吸衰竭，无法完全用心衰或者液体超负荷来解释			
胸部影像学	胸部影像学发现与肺实质疾病一致的新发浸润影			
氧合	无创机械通气	有创机械通气		
	PARDS(无严重程度分级)	轻	中	重
如何判断	全面罩双水平正压通气或CPAP>5cm cmH_2O PF比≤300 SF比≤264	4≤OI<8 5≤OSI<7.5	8≤OI<16 7.5≤OSI<12.3	OI≥16 OSI≥12.3

续表

年龄	除外围生期相关性肺疾病患儿
特殊疾病	
发绀型心脏病	符合以上关于年龄、发病时间、肺水肿原因、以及胸部影像学的标准，且急性氧合障碍不能用自身的心脏疾病来解释
慢性肺疾病	符合以上关于年龄、发病时间、肺水肿原因、胸部影像学表现为新发浸润影，且氧合水平从患者自身基线水平有明显下降，符合以上氧合障碍标准
左心功能障碍	符合以上关于年龄、发病时间、肺水肿原因、胸部影像学表现为新发浸润影，氧合障碍符合以上标准且不能用左心功能障碍来解释

注：氧合指数(OI)：[FiO_2 × 平均气道压(Paw) × 100]/PaO_2；氧饱和度指数(OSI)：(FiO_2 × Paw × 100)/SpO_2。

表 1-18 ARDS 与常见的肺部疾病的鉴别

疾病	临床表现	病史	胸部 X 线表现
ARDS	急性进行性呼吸困难、气促、发绀，给氧或增加通气后缺氧未见好转	有严重感染、创伤、休克、大手术等原发病史	初期为斑点状浸润融合或片状，毛玻璃样； 晚期双肺密度增高，心缘不清，称“白肺”
胎粪吸入综合征	胸廓膨胀、皮肤、脐带、指甲被胎粪污染	常有严重产时窒息，在复苏时气管内有胎粪污染	肺不张，过度肺膨胀，“暴风雪”肺
新生儿肺出血	从气管及口、鼻腔流出血液	常有严重产时窒息，输液过量，体温低，感染	不透明，白色云雾斑影
先天性肺炎	体温上升白细胞降低、肌张力减低、黄疸及无呼吸	母有感染，羊水早破有臭味	比 ARDS 斑片多，但亦有支气管充气征
先天性畸形			
(a)膈疝	舟状腹	羊水过多	肠逆入胸腔
(b)Potter 征候群	Potter 面容、羊水少、羊膜呈结节状 \ 呼吸困难	无异常	白色肺很少
气胸	胸廓膨隆、反响过强、腹胀	有产时窒息→ IPPV	透明度高，肺压缩
先天性心脏病	有先天性心脏病症状、心肝脾大、持续发绀、ECG 异常，杂音	孕早期有病毒感染	心大、肺血减少或增多
新生儿 ARDS	发病>4d，有重症感染、败血症、休克	羊水早破，输液过多，创伤	早期颗粒状； 中期毛玻璃样有支气管充气征“白肺”
支气管肺发育不良	呼吸窘迫、发绀、肺萎陷、肺不张、肺组织弹性差、低氧血症及高碳酸血症	早产，机械通气病史	双肺均匀细小颗粒及网状阴影和支气管充气征
肺栓塞	突然呼吸窘迫、发绀、明显血痰	输大量库存血、外伤及骨折史，人工通气时用高的吸气峰压	根据病情轻重有相应的 X 线表现

表 1-19 ARDS 与心源性肺水肿的鉴别

项目	ARDS	心源性肺水肿
发病机制	肺实质细胞损害、肺毛细血管通透性增加	肺毛细血管静水压升高
起病	较缓	急
痰的性质	非泡沫状稀血样痰	粉红色泡沫痰
病史	感染、创伤、休克等	心血管疾病
体位	能平卧	端坐呼吸
胸部听诊	早期可无啰音； 后期湿啰音广泛分布，不局限于下肺	湿啰音主要分布于双下肺
X 线		
心脏大小	正常	常增大
叶间裂	少见	多见
胸膜渗出	少见	多见
支气管气像	多见	少见
水肿液分布	斑片状，周边区多见	肺门周围多见
治疗		
强心利尿	无效	有效
提高吸入氧浓度	难以纠正低氧	低氧血症可改善

【治疗】 目前以合适的呼吸支持技术为中心的综合治疗措施仍然是 ARDS 患者的主要治疗方法，包括控制感染、早期的营养支持治疗、预防应激性溃疡、预防深静脉血栓等多项辅助治疗，甚至包括精细的护理。目前还没有特效的药物治疗。其治疗目的是缓解呼吸衰竭，为治疗原发病争取时间；治疗原发病为恢复有效地气体交换创造条件；两者兼顾，不可偏废。

（一）积极治疗原发病

1. **控制感染** 对肺部感染、脓毒症等，应早期、足量、联用抗生素，避免导致不敏感菌的繁殖或二重感染。①及早使用抗生素。在获取标本进行适当的培养检测后，应在 1 小时内使用抗生素。近年来感染的细菌多为多耐药菌或泛耐药菌，使用抗菌药物宜参照中国国家处方集，“广覆盖、降阶梯”治疗，一旦有了培养结果，应参考药敏试验结果和可能的耐药酶，选用抗菌药物，如果没有培养结果，病情进展的好坏就是最好的指标，应注意减少用药、降阶梯治疗。②现代检测技术可获得病毒感染的证据，是 RNA 病毒感染可使用病毒唑治疗，属于 DNA 病毒感染可选用更昔洛韦或缬更昔洛韦等治疗。奥司他韦是治疗甲流的有效药物。也可应用干扰素肌内注射或雾化治疗。③静脉用丙种球蛋白治疗，对于重症危重感染有一定作用，可以补充严重细菌感染对自身丙种球蛋白的消耗；对病毒感染可以起到中和病毒和毒素的作用。④患者恢复期血浆输注，对某些重症危重病毒感染引起的 ARDS，如流感、腺病毒、新冠病毒等，可考虑用已恢复的患者血浆输注治疗（含有相应特异抗体），有一定疗效。

2. 积极抢救休克，改善微循环，适当补充血容量，避免液体输入过大、过快。胶体和晶体液应合理应用。ARDS 时补液应以能满足维持循环的最小液体量为佳，过多的液体会加重病情。

3. 及时正确处理创伤，如清创、骨折固定等。

4. 必须输血时，切忌过量，滴注速度不宜过快，最好输入新鲜血液尤其是需大量输血时。库存 1 周以上血液含微型颗粒，这些微型颗粒能引起微栓塞，损害肺毛细血管内皮细胞，必须应用时宜用微过滤器。

（二）有效地纠正缺氧

机械通气是 ARDS 的主要治疗措施。病情较轻可经鼻塞或面罩采用无创通气[CPAP 或双水平正压通气（BiPAP）、高流量鼻导管吸氧]，病情重应及时气管插管有创通气，病初病情重应合理镇静，必要时给予肌肉松弛剂，以控制通气为主，病情缓解应给予辅助通气为主，尽量保留自主呼吸（如双水平正压通气、压力支持通气等）。

1. **小潮气量和肺保护性通气策略**　为避免加重已存在的肺损伤或造成医源性肺损伤，肺保护性通气策略已广为国际学术界所接受。具体方案：潮气量≤6ml/kg；平台压≤30cmH$_2$O（1cmH$_2$O=0.098kPa）；呼吸频率6~35次/min；吸呼比1∶1~1∶3；氧合目标PaO$_2$ 60~80mmHg（1mmHg=0.133kPa），SpO$_2$ 0.85~0.95；PEEP依据相应的吸入氧浓度进行调节为5~15cmH$_2$O。临床多采用压力控制通气模式，通过调节吸气峰压（PIP）来调节监测呼出潮气量，将呼出潮气量控制在6ml/kg左右，由于患儿存在自主呼吸，一般控制不超过8ml/kg，若超过，则需下调PIP。目标氧合PaO$_2$在60~80mmHg，不追求氧分压到80~100mmHg，即牺牲氧合保护肺，同时注意尽可能将PIP控制在30cmH$_2$O以下，动脉血pH 7.30~7.45。小潮气量的问题是常有高碳酸血症，有时若pH在7.15~7.25以上，尤其是PaCO$_2$缓慢上升临床可以接受，称"允许性高碳酸血症"。近年来在采取肺保护性策略同时，大家也关注到心脏保护也可能关系到预后，过高的驱动压、高碳酸血症及较低的PaO$_2$/FiO$_2$等会导致肺高压甚至肺心病的发生，需引起注意。

2. **高PEEP和肺复张**　理论上最佳PEEP选择应根据肺静态压力-容积（P-V）曲线低位转折点压力+2cmH$_2$O作为PEEP，但因缺乏可操作性临床应用很少。美国国立卫生研究院ARDS协作网推荐，取最佳氧合（PaO$_2$ 55~80mmHg，SpO$_2$ 0.88~0.95）和最低FiO$_2$的点设为PEEP，进行FiO$_2$/PEEP的捆绑式调节。最佳PEEP应是个体化的设置，应综合考虑患者呼吸力学、循环状况及全身情况，不应有固定的模式，但最佳PEEP值应高于传统机械通气的设定值。肺保护通气策略往往不利于ARDS塌陷肺泡的膨胀，而充分复张塌陷肺泡是治疗ARDS的关键。肺复张手法（RM）是在设定潮气量的基础上，在短暂时间内以较高的CPAP或PEEP，一般是30~45cmH$_2$O，持续时间30~120秒，使原先萎陷的肺泡尽可能多的复张，其目的是把具有潜在复张可能的肺泡都打开。肺复张手法用于治疗ARDS是否安全有效，尚无定论，因此目前不推荐常规应用肺复张手法。

3. **高频通气**　高频通气（high frequency ventilation，HFV）指通气频率≥正常频率4倍以上的辅助通气，包括高频喷射通气（high-frequency jet ventilation，HFJV）、高频正压通气（high-frequency positive pressure ventilation，HFPPV）和高频震荡通气（high frequency oscillation ventilation，HFOV），其可在一定范围内纠正肺泡萎陷，改善气体交换。HFOV是近年来应用于临床较多的模式，以500~3 000次/min的高频活塞泵运动，将少量气体（20%~80%解剖无效腔量）送入和抽出气道，可明显改善氧合，且具有较低的气道压力，可减少肺气压伤。目前有学者建议ARDS患者应早期应用高频通气，以减少气压伤及气漏的发生。并发症包括气压伤、低血压、黏液嵌塞、坏死性气管支气管炎、肺不张等。HFOV的初调参数：FiO$_2$ 0.8~1.0，频率8~12Hz，平均气道压12~18cmH$_2$O（1cmH$_2$O=0.098kPa），振荡压30~40cmH$_2$O，调整以患儿胸部有较明显的振动为度。目前HFOV通常作为常频通气的挽救性治疗。

4. **其他通气模式**　对顽固性低氧血症的ARDS患者，可选择其他机械通气模式，如反比例通气（IRV）、气道压力释放通气（APRV），有助于改善通气/血流比值和氧合，对严重ARDS患者可短期改善生理作用，但因缺乏临床预后随机对照研究，因此，目前尚不推荐广泛应用。

5. **其他辅助治疗**

（1）吸入一氧化氮（NO）：NO吸入可选择性扩张肺血管，而且NO分布于肺内通气良好的区域，可扩张该区域的肺血管，显著降低肺动脉压，减少肺内分流，改善通气血流比例失调，并且可减少肺水肿形成。但是氧合改善效果仅限于开始NO吸入治疗的24~48小时内。目前的研究证实NO吸入并不能改善ARDS的病死率。因此，吸入NO不宜作为ARDS的常规治疗手段，仅在一般治疗无效的严重低氧血症时可考虑应用。临床实际中对于某些重症肺炎引起的ARDS采用吸入NO确实可以改善氧合，降低呼吸机参数，由于NO吸入和高频通气的应用显著减少了ECMO的使用。一般吸入浓度从5ppm开始，视病情逐渐增加，最大不宜超过40ppm。治疗前宜先测定患者对NO的反应性（PaO$_2$/FiO$_2$增高>20%为有反应）。禁忌证包括高铁血红蛋白清除障碍。有出血倾向、颅内出血及严重左心衰者慎用，ARDS早期，吸入NO可能因扩张血管使有害物质在肺内扩散者慎用。

(2)液体通气(liquid ventilation,LV):部分液体通气是在常规机械通气的基础上经气管插管向肺内注入相当于功能残气量的全氟碳化合物,然后进行正压通气,以降低肺泡表面张力,促进肺重力依赖区塌陷肺泡复张,增加肺顺应性和改善气体交换,可作为严重ARDS患者常规机械通气无效时的一种选择。

(3)体外膜氧合(extracorporeal membrane oxygenation,ECMO):是一种呼吸循环支持技术,是指将患者血液引出体外经过类似人工肺作用的氧合器进行氧合,再流回患者体内的过程。优点是能较长时间地维持氧合作用和气体交换,使肺脏免受机械通气时高压力、高浓度氧的损伤,使有病的心、肺和其他脏器获得充分的休息,为原发病的治疗和恢复争取宝贵的时间。采用VV或VA模式,作为常规治疗无效时严重呼吸循环衰竭患者的治疗手段。ECMO的禁忌证包括:①严重的出血性并发症;②免疫功能严重抑制;③不可逆的脑损伤;④严重的慢性肺疾患。主要并发症是出血、血栓形成和各种感染。

(4)俯卧位通气(prone position ventilation,PPV):俯卧位通气通过降低胸腔内压力梯度、促进分泌物引流和促进肺内液体移动,改善通气血流比,明显改善氧合。为保证ARDS患者在俯卧位时处于安静状态,对耐受差的患者可给予适量镇静药或肌松药。俯卧位通气虽然可短期改善氧合,但并不能有效地降低病死率,故不推荐广泛使用,但对持续严重低氧血症患儿俯卧位通气可作为短期的抢救治疗措施。需注意的是,气管内插管和中心静脉置管移位、堵塞等可能导致一些致命的并发症。

(三)液体治疗

1. 保守或限制输液策略 合适的液体管理对改善ARDS肺水肿具有重要意义。在维持循环稳定、保证器官灌注的前提下,采用限制输液策略控制液体输注速度,可以减少血管外肺水、缩短呼吸机使用时间和ICU住院时间,可能是目前ARDS液体治疗的主要措施。对小儿ARDS,日输液量控制在60~70ml/(kg·d)或1 200~1 500ml/(m^2·d)。

2. 液体的选择 至今未有研究证明选择何种液体对ARDS有利或有害。对存在低蛋白血症的ARDS患者,在补充白蛋白等胶体溶液的同时联合应用呋塞米,有助于实现液体负平衡,并改善氧合。

3. 容量监测 ARDS患儿选择合适的容量监测手段,及时、正确评估其容量状态以及治疗反应,对确定合理的液体管理方案十分重要。ARDS患儿血流动力学监测包括心血管功能(心率、心脏前负荷、后负荷、心脏收缩功能)、氧输送及组织代谢状态监测。在一般监测基础上,通常采用有创动脉压(ABP)、中心静脉压(CVP)、混合静脉血氧饱和度(SvO_2)、床旁无创心功能测定和尿量监测,确定液体治疗量和输注速度。

(四)药物治疗

1. 皮质激素的应用 激素能改善毛细血管的通透性及抗炎作用。其作用机制为:①抑制中性粒细胞黏附在内皮细胞表面,阻断其活化,也能使已聚集的中性粒细胞解体,并改变中性粒细胞补体(C_{5a})受体的功能,使其与活性补体间的亲和力下降;②抑制花生四烯酸代谢,产生磷酸酯酶A_2抑制因子,抑制细胞膜上磷脂代谢,阻止花生四烯酸释放前列腺素和血栓素的产生;③抑制血小板聚集及血小板微血栓形成,抑制血管活性肽、多肽的释放;④稳定溶酶体膜,减少酶的释放;⑤使肺表面活性物质的生成增加,减少消耗,减轻肺泡萎陷;⑥提高组织对氧的耐受力,抑制α受体扩张血管,疏通微循环;⑦减少过敏炎症中毒反应;⑧减少支气管痉挛,改善通气功能。

到目前为止,糖皮质激素的应用仍褒贬不一。由Steinberg等指导的一项随机对照临床研究包括180名患者,其ARDS病程平均>7天,分为甲泼尼龙2mg/(kg·d)组及安慰剂组,治疗疗程为2天,结果显示甲泼尼龙组能够改善患者氧合及减少呼吸机使用时间,但在病死率方面两组没有明显差异。还有一项随机对照临床研究显示在ARDS早期(发病<72小时)应用甲泼尼龙1mg/(kg·d)后能够降低病死率,但该项研究中入选病例有一些是感染性休克患者,研究结果可能会受到一些影响。因此,糖皮质激素的使用时机及疗程还需大规模临床试验证明。目前成人指南推荐早期使用糖皮质激素,而对病程>14天的ARDS不推荐使用糖皮质激素,因为这样会增加并发症的发生率,增加病死率。由于儿童缺少循证医学证据,目前儿童ARDS共识并未推荐使用激素,但近来在危重甲流、腺病毒肺炎治疗当中对重症患者也推荐了小剂量激素的应用,认为其能改善预后和慢性肺病的发生,但还需进一步临床研究。

2. 肺表面活性物质治疗 不推荐常规应用,

仅重症可谨慎使用。支气管肺泡灌洗补充肺表面活性物质(PS)可以短期改善 ARDS 患者肺的氧合。推荐剂量为 100~200mg/kg,强调早期用药,一般可每隔 24~48 小时重复 1 次,如吸入氧浓度达到 60% 仍不能维持 PaO_2 在 6.67kPa(50mmHg)以上时,应重复使用,一般 1~3 次可使病情稳定。PS 的应用方法是雾化或经气管滴入。

3. 其他药物

(1)目前,前列腺素 E_1(PGE_1)、N- 乙酰半胱氨酸和丙半胱氨酸、布洛芬等环氧化酶抑制剂、细胞因子单克隆抗体或拮抗剂、己酮可可碱及其衍化物利索茶碱、重组人活化蛋白 C、酮康唑、鱼油等都未得到循证依据支持,不推荐常规应用。PGE_1 是有效的肺血管扩张剂,能使右室后负荷降低,增加血流量,常用剂量 0.025mg/(kg·min),缓慢静脉滴注共 30 分钟。PGI_2 也有扩张血管和抑制粒细胞聚积的作用。

(2)乌司他丁(ulinastafin,UTI)是从健康成年男性尿中分离纯化的一种单链多肽糖蛋白,具有广泛的酶抑制作用,对胰蛋白酶、α- 糜蛋白酶等丝氨酸蛋白酶及粒细胞弹性蛋白酶、透明质酸酶、巯基酶、纤溶酶等多种酶有抑制作用;另外,还具有稳定溶酶体膜、抑制溶酶体酶的释放、抑制心肌抑制因子产生、清除氧自由基及抑制炎症介质释放的作用;其分解形成的相对低分子质量的成分也具有很强的抑制水解酶的作用。乌司他丁于 1985 年开始应用于临床,对脓毒症及 ARDS 不仅在动物实验研究方面有较好的治疗作用,且广泛应用于成人危重症的临床抢救。近年来在儿童危重症中的应用前景也日益受到关注。乌司他丁通过抑制核转录因子 AP-1 和 NF-kB 的信号传递途径,对受损肺部的 TNF-α、髓过氧化物酶的产生具有一定程度的抑制作用,可减少炎症介质和氧自由基的释放,抑制酶联反应,从而明显减轻肺泡间质的炎性浸润、出血等病理变化,同时可改善微循环和组织灌注。

(五)镇静、镇痛与肌松

机械通气患者应考虑使用镇静镇痛剂,以缓解焦虑、躁动、疼痛,减少过度的氧耗。合适的镇静状态、适当的镇痛是保证患者安全和舒适的基本环节。机械通气时应用镇静剂应先制订镇静方案,包括镇静目标和评估镇静效果的标准,根据镇静目标水平来调整镇静剂的剂量。临床研究中常用 Ramsay 评分来评估镇静深度,制订镇静计划,以 Ramsay 评分 3~4 分作为镇静目标。每天均需中断或减少镇静药物剂量直到患者清醒,以判断患者的镇静程度和意识状态。

危重患者应用肌松药后,可能延长机械通气时间,导致肺泡塌陷和增加 VAP 发生率,并可能延长住院时间。机械通气的 ARDS 患者应尽量避免使用肌松药物,如确有必要使用肌松药物,一般不超过 48 小时,并应监测肌松水平以指导用药剂量,预防膈肌功能不全和 VAP 的发生。

(六)连续性血液净化

肺内炎性介质和抗炎介质的失衡失调是 ARDS 发展的关键环节,连续性血液净化(CBP)主要以对流作用清除溶质分子,可通过一定孔径的滤膜选择性地清除血浆中小于滤膜孔径的炎性介质,改善组织氧代谢,减轻肺间质水肿,改善肺泡氧合,可用于 ARDS 的治疗。另外,CRRT 可用于水负荷过重时的脱水,如一些休克患者液体复苏后常液体过负荷,合并肾功能损伤时可用 CRRT 维持内环境稳定。

(七)营养支持治疗

ARDS 患者处于一种应激和高代谢状态,营养不良将导致呼吸肌疲劳和多脏器衰竭,应及时给予全身营养支持治疗,如病情允许,应尽量经口摄取或以鼻胃管供给营养;在有消化道出血和消化功能极度低下时,可给予静脉营养。ARDS 患者早期不宜应用白蛋白制剂,宜选用复方氨基酸溶液为静脉营养补充,有研究认为谷氨酸和精氨酸可能是 ARDS 患者有益的饮食添加剂;碳水化合物的供给应适量,因过量的葡萄糖可加重呼吸负担,甚至造成脱机过程中的高碳酸血症;脂肪代谢的呼吸商较葡萄糖低,对呼吸衰竭患者影响较小。

(八)其他对症支持治疗

【并发症】

1. 肺气压伤 由于长时间机械通气和高气道压力,使气压伤的危险性增加,发生率可达 0.5%~15%。临床上有气胸、纵隔积气、心包积气、气腹和皮下气肿等。高水平 PEEP 本身可能不是增加气压伤发生率的原因,长时间的通气支持、肺畸形和增加气道压才会导致气压伤的发生。预防措施包括:采用间歇指令通气方式增加通气频率和降低潮气量来维持适当的通气量;选择合适的 PEEP 和防止咳嗽反射等。

2. 感染 继发感染是影响病程和预后的重

要因素。它与多系统器官功能衰竭和呼吸功能进行性恶化有密切关系。最常见的继发性感染是机械通气相关性革兰氏阴性菌的支气管肺炎，特别是假单孢菌和克雷伯菌属，偶然病毒和真菌感染也可引起支气管肺炎。VAP有较高的病死率，因此，一旦疑有感染，应与治疗原发病所使用的抗菌药物一并考虑。

3. **其他器官系统受累** ARDS时任何器官均可受累。DIC发生率为25%，血小板减少者达50%，临床常见有尿排出量减少和液体潴留，其发病机制可能是：①由于ARDS病理生理引起的肾损害或原发病的肾损害；②抗利尿激素增高；③肾毒性药物的作用。如呼衰合并肾功能衰竭，则预后差，营养不良患儿发生肾功能不全时，血清尿素氮和肌酐可不增高。因此，应严密观察肾功能衰竭的早期症状，如尿量减少、体重增加、低钠血症、血细胞比容降低和排钠指标增加的征象。

4. **肠胃道出血** 是ARDS患儿最常见的并发症。常见的原因是应激性溃疡，可用抗酸药物预防。每2小时测定胃酸pH，如果pH<4.5，可给予抗酸药物，甲氰咪胍只是二线药物，单独使用效果不如抗酸药有效。且在危重患儿静脉注射时可发生严重心血管反应。胃出血的治疗可用去甲肾上腺素8mg加入0.9%盐水100ml中，不断口服，或用凝血酶2 000U加入0.9%盐水20ml中，不断口服，可获得迅速胃部止血的疗效。中毒性肠麻痹的治疗还可以间断口服10%甘露醇，每次3~5ml，以减轻肠壁水肿，结合胃肠减压和肛管排气，十分有效。

可累及皮肤、肝脏、中枢神经系统和内分泌系统出现其他相应并发症，其中有些并发症通过细心护理可以减少，但大多数仍发生。

【预后】 预后较差。病死率为9.3%~80%，一般在50%左右。肺血管阻力为判断预后的可靠指标，持续增高者预后不良。血清血管紧张素转换酶活性明显降低者预后不良。

二、急性呼吸衰竭

【概述】 急性呼吸衰竭是指由于直接或间接原因导致通换气功能障碍，使肺脏不能满足机体代谢的气体交换需要，造成动脉血氧下降和/或二氧化碳潴留，并由此引起一系列病理生理改变及代谢紊乱的临床综合征。按病变部位分为中枢性和周围性呼吸衰竭；按血气分析结果分为Ⅰ型和Ⅱ型呼吸衰竭；按病程经过分为急性和慢性呼吸衰竭。由于小儿，尤其是婴幼儿，在呼吸系统解剖、肺力学方面的发育不成熟，易发生呼吸衰竭，是儿科危重抢救的主要问题，若不能及时给予人工通气或机械通气等治疗，病死率较高。

【病因】

1. **呼吸道梗阻** 上呼吸道梗阻在婴幼儿多见，尤其是喉部的病变易导致上气道梗阻，常见原因有急性咽喉部及会厌的炎症（喉炎、会厌炎、咽后壁脓肿）、各种先天异常（喉软骨软化、喉蹼等）、舌根囊肿、气管狭窄、气管异物、畸形、纵隔肿瘤、出血、积脓等。下呼吸道梗阻包括哮喘、毛细支气管炎等引起的通气障碍，肺炎时分泌物阻塞及气管异物均可导致下气道阻塞。一些医源性因素，如长期气管插管导致的声门下狭窄、气管狭窄等也是气道梗阻的原因。

2. **肺实质疾病** 包括各种肺部感染、间质性肺疾患、肺水肿、肺出血等，气胸、大量胸腔积液、膈疝、肺部肿物等对肺组织的压迫也可导致通换气功能障碍。此外，新生儿呼吸窘迫综合征、急性呼吸窘迫综合征也是引起低氧性呼吸衰竭的重要病因。某些慢性肺部疾病如肺纤维化、支气管肺发育不良等合并感染（即便是普通感染）、发热等都会诱发急性呼吸衰竭的发生。

3. **呼吸泵异常** 呼吸泵异常包括从呼吸中枢、脊髓到呼吸肌和胸廓各部位的病变。共同特点是引起通气性呼吸功能障碍，如各种颅内病变、脊髓炎、急性感染性多发性神经根炎，各种原因导致的肌肉病变，胸部手术后引起的胸部运动受限、胸廓严重畸形等，婴幼儿呼吸肌肉易于疲劳，常导致通气性呼吸衰竭，早产儿呼吸中枢发育不成熟，导致频繁呼吸暂停。呼吸泵异常还可导致排痰无力，造成呼吸道梗阻、肺不张和感染，使呼吸衰竭加重。

4. 各种肺外、全身性急重症，创伤，休克，心搏呼吸骤停，中毒，溺水等。

注意临床工作中不能单以血气某项指标作为判断有无呼吸衰竭的绝对指征，必须结合患儿各方面的情况，综合判断。对于年龄小、体重低者，一般状态差，病情处于进展状态，保守治疗效果不佳者，要警惕呼吸衰竭的发生。

【分类】

1. **低氧血症性呼吸衰竭** 主要是由肺实质病变引起的以低氧血症为主的呼吸衰竭，又称Ⅰ

型呼吸衰竭。由于肺部病变，肺顺应性下降，换气功能障碍是主要的病理生理改变，通气/血流比例失调是引起血氧降低的主要原因，也是一种肺内分流增加导致的低氧血症。血气分析主要是动脉血氧分压下降，病程早期由于低氧刺激呼吸代偿机制，表现出过度通气，故 $PaCO_2$ 常低于正常或正常。而疾病后期肺实质病变范围广泛或合并有气道梗阻时，或呼吸肌疲劳时 $PaCO_2$ 也可增高。

2. **通气功能障碍性呼吸衰竭** 由于通气功能障碍导致的肺泡通气量不足，引起低氧血症和二氧化碳潴留，又称Ⅱ型呼吸衰竭。动脉血气改变特点以 $PaCO_2$ 增高为主伴有不同程度的 PaO_2 下降。这类患者若无肺内病变，则主要问题是 CO_2 潴留及呼吸性酸中毒，除非通气量严重不足。

临床经常可见单纯高碳酸血症而无明显低氧血症，在小婴幼儿更多见，常由于通气障碍所致。虽然目前未归类，但应该视为呼吸功能障碍或呼吸衰竭的前兆，要给予必要的改善通气的治疗。

【病理生理】 呼吸衰竭时气体交换的异常是由于肺和胸廓的机械动力学异常、呼吸肌或其神经支配或呼吸控制异常所致，其结果使肺脏不能完成机体代谢所需的气体交换，导致动脉血氧下降和 CO_2 潴留。低氧血症和高碳酸血症会引起代谢性及呼吸性酸中毒，使血 pH 下降，低氧、高碳酸血症和酸中毒导致各脏器损害和功能障碍，各脏器功能障碍又反过来加重呼吸衰竭，形成恶性循环，严重者导致死亡。其中低氧对机体的危害最大，而高碳酸血症则次之，尤其 CO_2 是缓慢升高时，机体在一定范围内可以发生代偿，这也是现在 ARDS 治疗时允许性高碳酸血症通气策略的基础。

【临床表现】

（一）原发病的临床表现

根据原发病不同而异。吸气性喉鸣为上气道梗阻的征象，如喉炎、喉软化及异物吸入等。而呼气延长伴喘鸣是下气道梗阻的征象，如毛细支气管炎及支气管哮喘，肺部疾病如肺炎、肺水肿、急性呼吸窘迫综合征有相应表现，若为神经系统疾病则有神经系统的临床表现，如神经肌肉疾病常有瘫痪表现，颅内病变常有意识障碍、惊厥等。此外其他原因导致的缺氧如严重心衰、休克等最终会引起呼吸衰竭。

（二）呼吸困难的临床表现

周围性呼吸衰竭表现为呼吸困难、鼻翼扇动、三凹征、点头状呼吸、呻吟等。早期表现为呼吸增快、喘息，以后可出现呼吸无力及缓慢，严重者呼吸停止，一旦呼吸减慢提示呼吸衰竭严重，可很快出现呼吸停止。上呼吸道梗阻可表现为吸气性呼吸困难，下呼吸道梗阻表现为呼气性呼吸困难，肺实质病变常为混合型呼吸困难。中枢性呼吸衰竭表现为呼吸节律不齐，可出现潮式呼吸，晚期出现抽泣样呼吸、叹息样呼吸、呼吸暂停及下颌呼吸等。而神经肌肉病变可表现为呼吸无力、呼吸幅度表浅，而呼吸节律正常。

（三）低氧血症的临床表现

1. **发绀** 一般血氧饱和度降至 80%、PaO_2 <5.32kPa（40mmHg）时，出现发绀。但应注意严重贫血时发绀可不明显。

2. **神经系统表现** 烦躁、意识模糊，甚至昏迷、惊厥，一般是先兴奋后抑制，可出现嗜睡、反应低下、肌张力低下等。

3. **循环系统表现** 心率增快，后可减慢，心音低钝，轻度低氧血症时心输出量增加，严重时减少，血压先增高后期则降低，严重缺氧可致心律失常。

4. **消化系统表现** 可有消化道出血、肠麻痹等，亦可有肝功能损害，合并转氨酶升高。

5. **肾功能损害** 尿中出现蛋白、白细胞及管型，少尿或无尿。因严重缺氧可引起肾小管坏死，出现肾衰竭。

（四）高碳酸血症的临床表现

1. 早期可有头痛、烦躁、摇头、多汗、肌震颤。

2. **神经精神异常** 淡漠、嗜睡、谵语；严重者可有昏迷、抽搐、视乳头水肿，可有脑疝的相应症状、体征。

3. **循环系统表现** 心率增快，心输出量增加，血压上升。严重时心率减慢。

4. **毛细血管扩张症状** 出现皮肤潮红、唇红、眼结膜充血及水肿、四肢温湿等。

（五）血气指标

1. **Ⅰ型呼吸衰竭** 低氧血症性呼吸衰竭，PaO_2<7.98kPa（60mmHg），SaO_2<85%，$PaCO_2$ 正常或降低。

2. **Ⅱ型呼吸衰竭** 既有低氧血症又有高碳酸血症性呼吸衰竭 PaO_2 ≤7.98kPa（60mmHg），$PaCO_2$ ≥6.65kPa（50mmHg）。

3. 单纯高碳酸血症而无明显低氧血症，常由于通气障碍所致，$PaCO_2$ ≥6.65kPa（50mmHg），常见于小婴儿，虽然目前未归类，但应该视为呼吸功能障碍或呼吸衰竭的前兆，要给予必要的改善通气治疗。

以上血气指标是在海平面、安静、不吸氧状态下所测结果。若正吸氧时判断有无低氧血症则可计算 PaO_2/FiO_2（氧分压 / 吸入氧浓度）比值，正常>300，若<300 则提示有呼吸衰竭，此外 A-aDO_2（肺泡动脉氧分压差）也可判断有无弥散障碍和通气 / 血流比失调，正常值<15mmHg，>15mmHg 提示有肺内分流。注意婴幼儿时期 PaO_2、$PaCO_2$ 和剩余碱（BE）的数值均较儿童低，诊断时要考虑年龄因素。此外，血气指标正常不表示没有呼吸功能障碍或即将有呼吸衰竭，如某些哮喘患者血气通常都是处于过度通气状态，一旦 $PaCO_2$ 超过 45mmHg，则提示病情严重，甚至可能需要机械通气。

【诊断】 主要根据病史、呼吸衰竭的临床表现、查体发现及血气分析综合判断，不能仅靠血气分析。

1. **病史** 详细询问病史，了解存在的原发性疾病，尤其是可能导致呼吸衰竭的潜在疾病，对呼吸衰竭诊断很重要，儿童呼吸衰竭最常见原因是呼吸系统疾病，其中下呼吸道感染又是常见原因。近期有无严重感染、手术、外伤等情况，这些常是低氧性呼吸衰竭的高危因素，是导致肺损伤、ARDS 的重要原因。中枢神经系统疾病可导致通气性呼吸衰竭，如脑炎、脊髓炎、神经肌肉疾病。婴幼儿患者要注意有无呕吐、误吸、溺水、中毒、颅脑外伤、胸部外伤等；医源性因素，如手术麻醉、镇静药物、气管切开导致气胸等；新生儿要注意有无窒息、先天畸形（如膈疝）、早产等；要了解既往有无呼吸困难病史，如哮喘等。了解病史不仅有助于我们了解呼吸衰竭发生的基础，还便于有针对性地治疗。

2. **临床表现** 出现典型呼吸衰竭的临床表现不难判断，但有时没有呼吸系统典型症状不一定没有呼吸衰竭，比如某些严重哮喘或肺炎患者，来诊时反而看不到明显呼吸增快或三凹征等，有时会误导诊断，有些神经肌肉疾病导致的通气障碍也看不到明显的呼吸困难，反之某些疾病有明显的呼吸系统症状却不一定是呼吸衰竭，如严重代谢性酸中毒、心功能衰竭等。

3. **血气分析**

【治疗】

（一）病因治疗

治疗原发病，如肺炎应给予抗生素控制感染，哮喘患者应用激素及气管解痉剂，气胸、脓胸等要引流。

（二）保持气道通畅，改善通气功能

1. 保持气道开放的体位。若口、鼻分泌物较多，应用吸痰器吸出，喉炎、会厌炎等引起的上气道梗阻，必要时应气管插管或切开。

2. **温、湿化气道**

（1）可用加温湿化器，加温湿化吸入的氧气，多用于面罩或头吸氧或无创通气、高流量吸氧或气管插管，简易“T”形管吸氧。

（2）雾化吸入：根据不同病因可使用激素、扩张气道药物或化痰药加入生理盐水 2ml 中，用空气压缩泵雾化吸入。雾化时要注意供氧，否则易加重低氧血症。

（3）呼吸道滴注法：对气管插管或气管切开患儿每 2~4 小时滴入 1~2ml（生理盐水 20ml+ 庆大霉素 0.5 万 U）。

3. **帮助排痰** 定时翻身（每 2 小时 1 次）拍背吸痰。气管切开或插管者应定时气道冲洗吸痰。

（三）氧疗

根据患儿状态及缺氧程度可选用鼻导管、面罩及头罩、高流量经鼻吸氧或持续经鼻或面罩正压通气（CPAP）或双水平正压通气、有创机械通气。吸氧浓度 FiO_2 一般为 0.3~0.6 左右，氧流量每分钟 2~10L（高流量吸氧可更高）。应严格掌握吸入气氧浓度，最好用测氧仪测得吸入氧浓度，原则上以能维持血氧分压在 60~80mmHg 的最低吸入氧浓度为宜，以防氧中毒发生，另外，氧流量越大，吸入气的湿化程度要求越高，氧疗时应注意。给予头罩或面罩吸氧时要给予加温湿化。鼻导管吸氧，氧流量与吸氧浓度大致呈如下关系：

吸入氧浓度（%）= 21 + 4 × 氧流量（L/min）

严重呼吸衰竭时可考虑机械通气。呼吸衰竭严重或呼吸停止时按心肺复苏的要求处置。

（四）药物治疗

1. **纠正酸碱平衡紊乱** 呼吸衰竭时的酸碱紊乱，主要为呼吸性酸中毒，可通过改善通气予以纠正。混合性酸中毒或代谢性酸中毒时，可适当应用碱性药物。值得注意的是，较长时间的呼酸后，机体通过代偿机制可致代谢性碱中毒，有时 pH 值可达 7.5 以上，同时可有低氯、低钾等，因此可适当补充 10% KCl 溶液或适量生理盐水，代谢性碱中毒严重者可酌情静脉滴注适量盐酸精氨酸。

2. **其他药物**　颅内高压时可应用脱水降颅压药物，循环障碍时可应用心血管活性药物，液体一般控制在 60~80ml/(kg·d)；烦躁患者适当使用镇静剂，因可抑制呼吸应慎用；化痰平喘药等。

（五）气管插管及气管切开指征

难以解除的上气道梗阻，需要清除大量下呼吸道分泌物；吞咽麻痹、呼吸肌麻痹或昏迷严重；需要机械通气。

（六）机械通气

用常规方法治疗呼吸衰竭无效或疗效不佳时可考虑使用呼吸机。有下列情况之一可考虑行机械通气：

1. 呼吸频率显著减慢。
2. 呼吸极微弱，双肺呼吸音弱。
3. 频繁呼吸暂停或呼吸骤停。
4. 用高浓度氧也不能使发绀缓解，低氧难以纠正。
5. 病情急剧恶化，经上述治疗无效。
6. 血气指标 $PaCO_2$>60mmHg，吸入 FiO_2 0.60%，PaO_2<60mmHg。

需要指出的是，既不能随意行机械通气，也不能把机械通气当作是临终前的抢救手段，应掌握最佳时机并遵循个体化原则。

（刘春峰　董宗祈）

第三节　心力衰竭

心力衰竭（心衰）是指由于心功能减退，虽经发挥代偿能力，仍不能泵出足够的氧合血，以满足全身组织代谢需要的临床综合征。小儿各年龄均可发生，以婴幼儿期最常见。

根据心衰发生的时间、速度、严重程度可分为慢性心衰和急性心衰，在原有慢性心脏疾病基础上逐渐出现心衰症状和体征，称慢性心衰。慢性心衰症状、体征稳定 1 个月以上，称稳定性心衰。慢性稳定性心衰恶化，称失代偿性心衰。

急性心力衰竭是指心衰症状和体征迅速发生或恶化。急性左心衰是指急性发作或加重的左心功能异常所致的心肌收缩力明显降低，造成急性心排血量骤降、肺循环压力突然升高、周围循环阻力增加，引起肺循环充血而出现急性肺淤血、肺水肿，以及伴组织、器官灌注不足的心源性休克的一种临床综合征。急性右心衰是指某些原因使右心室心肌收缩力急剧下降或右心室的前后负荷突然加重，从而引起右心排血量急剧减低的临床综合征。

【调节心脏功能的主要因素】

1. **前负荷**　前负荷或称容量负荷，系指心室收缩前所遇到的负荷，常以心室舒张末期容量或压力表示。测定肺小动脉楔压可反映左室舒张末期压力（LVEDP）或称左室充盈压即左室前负荷。测定中心静脉压（CVP）则可反映右室前负荷。根据 FrankStartling 定律：在一定范围内，心肌收缩力的增强与心肌纤维的初长或张力成正比。心室扩张时，心肌纤维拉长，收缩力和心搏出量随之增加。此关系可由图 1-16 说明。

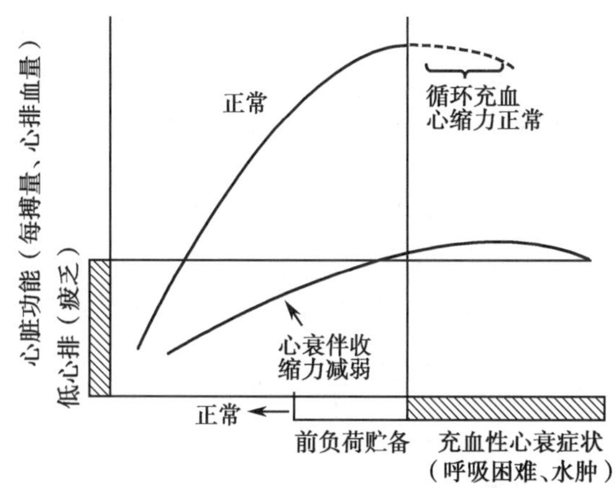

图 1-16　前负荷与心功能的关系

上面的曲线为正常的心室功能曲线，表明心排血量在一定范围内随前负荷的增加而增加。在前负荷过度的情况下（即超出垂直虚线以外），即使心肌收缩力未减弱也可发生肺或体循环充血，临床可出现呼吸困难、水肿等症状。下面的曲线表示心衰同时伴有收缩力减弱时的心功能状态，在水平虚线以下则产生低心排血量的症状。

2. **后负荷**　后负荷或称压力负荷，系指心室射血时所遇到的阻抗，常以主动脉压或总外周血管阻力表示。当后负荷增加时，心排血量减少。前负荷与后负荷的关系及两者对心功能的影响可由图 1-17 说明。正常的心功能曲线表明随心室充盈量的增加，每搏量和排血量亦增加。如 A 线所示，当主动脉的阻抗（或后负荷）增加时，排血量减少。反之，如最初的心室充盈压高，则减轻后负荷可使心功能改善（B 线）。然而，当静脉回流量不足时（心室充盈量低，C 线），减轻后负荷对患儿可能是不利的，因为外周血管扩张，回心血量减少，使充盈量进一步减少以致心排血量降低。

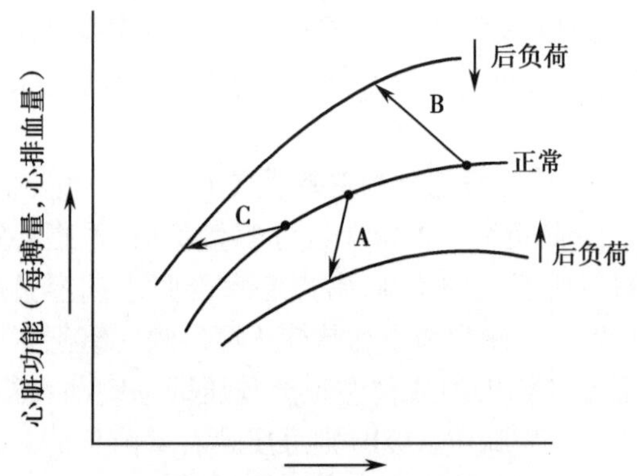

图 1-17 后负荷改变对心功能的影响

3. **心肌收缩性** 心肌收缩性是指与心室前、后负荷无关的心室本身的收缩力，是心肌固有的生理特性。心肌收缩力增强时，心排血量增加，反之亦然。影响心肌收缩性的内在因素与心肌超微结构、能量代谢、钙离子的转运及心肌收缩蛋白的合成有密切关系。

4. **心率** 心脏的排血量 = 每搏量 × 心率，故心率的变化可影响心排血量。在一定限度内，心率增快可使每分排血量增加，但心率过快如超过 180 次 /min 时，由于心室舒张期缩短，心室充盈不足，加以心肌耗氧量增加，使心功能受损，每分排血量反而减少。此外，心率过慢如完全性房室传导阻滞心室率在 40 次 /min 以下时，也同样可致每分排血量下降。

【病因】 引起小儿心力衰竭的原因很多，上述四个调节心功能因素的变化均可导致心衰。

1. **心肌收缩力减弱** 如各种原因所致的心肌炎、心肌病等均可影响心肌收缩状态，使射血分数(即心搏出量 / 心室舒张末期容量)与心排血量下降，导致心衰。

2. **前负荷过度或不足** 如左向右分流型先天性心脏病(间隔缺损、动脉导管未闭等)、二尖瓣或主动脉瓣关闭不全等，因血液的分流或反流使心室容量负荷增加而致心衰。此外，甲状腺功能亢进、严重贫血、维生素 B_1 缺乏、静脉输液过多等也可增加血容量，加重前负荷，引起心衰。

3. **心肌病** 限制性心肌病、心内膜弹力纤维增生症、心包疾病等可使左或右心室舒张期充盈不足，心排血量减少而致心衰。

后负荷过重如高血压、主动脉瓣狭窄、主动脉缩窄等增加左室射血阻抗，可致左心衰；二尖瓣狭窄、肺动脉高压、肺动脉瓣狭窄等增加右室后负荷，可致右心衰。

4. **心率与心律失常** 心率过快或异位性心动过速等使心室舒张期缩短，心室充盈减少及心肌耗氧量增加，心排血量减少。心率过缓时，虽然每搏量有所增加，但每分钟排血量仍然下降。

临床根据引起心衰的原发疾病的不同归纳如下：

1. **心源性**

(1)先天性心脏病：是婴儿期心衰的主要原因。据统计，在各种类型先天性心脏病中，约 20% 患儿迟早会发生心衰，而发生心衰者 90% 是在 1 岁以内。大血管错位、主动脉缩窄、室间隔缺损等都是常引起心衰的先天性心血管畸形。此外，某些先天性心脏病往往在一个特定的年龄期内，容易发生心衰，如据 Billig 等的意见，生后第 1 周内常见的心衰原因是伴主动脉瓣闭锁的左心发育不良综合征，其次为大血管错位，生后 1~4 周为主动脉缩窄和大血管错位，1~3 个月龄则为左向右分流的畸形，如室间隔缺损、动脉导管未闭和心内膜垫缺损。

(2)风湿热及风湿性心瓣膜病：是 4 岁以上小儿心衰的主要原因。

(3)心肌病：病毒性心肌炎和中毒性心肌炎、心内膜弹力纤维增生症、克山病、原发性和继发性心肌病、冠状动脉起源异常等，均可引起心衰。

(4)其他：室上性心动过速、心房颤动、心房扑动、完全性房室传导阻滞等多种心律失常，以及心包炎、心包缩窄、感染性心内膜炎、心脏肿瘤等均可引起心衰。

2. **肺源性** 以呼吸道感染性疾病为主，如重症肺炎、毛细支气管炎、哮喘性支气管炎，特别是哮喘持续状态。

3. **肾源性** 急性肾炎、慢性肾炎、肾动脉狭窄、先天性肾发育不良、慢性肾盂肾炎等伴有显著高血压时，均可引起心衰。

4. **其他** 如输液(血)量过多、维生素 B_1 缺乏、重度贫血、甲状腺功能亢进、电解质紊乱、高原缺氧、红斑狼疮等病，均可发生心衰。

【发病机制与病理生理】 心衰的发病机制相当复杂，多种因素参与了心衰的发生、发展过程。尽管人们对其认识正在不断深入，但迄今对其复杂的发病机制仍未完全阐明。过去认为血流动力学变化(心脏前负荷、后负荷增加)在心衰的发病机制中起重要作用。随着研究的不断深入，近十年来，已逐渐从这种血流动力学的模式转变为神经内分泌细胞因子的病理生理模式。目前认为“神经内分泌细胞因子系统长期、慢性被激活促进了心室重构，进而使心功能进一步减退”。

（一）神经内分泌系统在心衰中的作用

1. 交感神经系统激活对心衰的影响　心衰时心排血量减少，通过压力感受器反射性引起交感神经活性增强，刺激肾上腺髓质分泌儿茶酚胺（CA）。当β受体兴奋时，心率加快，心肌收缩力增强，心排血量增加。当α受体兴奋时，皮肤及内脏小动脉收缩，心和脑血管扩张，保证了重要生命器官的血供，并使血压得以维持。然而，血液循环中CA的持续升高却对心脏带来不利影响，并可促进心功能的恶化，主要表现为：

（1）CA对心脏的毒性作用：如引起CA性心肌病、心肌灶性坏死等。

（2）心脏β_1受体数目减少、密度下调，使β受体介导的腺苷酸环化酶活性降低，心肌收缩力减弱。

（3）G蛋白代谢异常，GS/GI比值减小，影响正常心肌收缩力的主要受体是β_1受体，受体与G蛋白耦联，G蛋白将信息传递给腺苷酸环化酶，影响cAMP的合成。心衰时G蛋白的代谢异常使GS/GI（兴奋性G蛋白/抑制性G蛋白）的比值减小，因而心肌收缩力减弱。

（4）激活肾素血管紧张素醛固酮系统（RAAS）。

2. RAAS激活在心衰中的作用　心衰时肾血流量减少，刺激肾小球旁器中β_1受体，从而激活RAAS。RAAS的激活使血管紧张素Ⅱ（AngⅡ）和醛固酮分泌增加，导致外周血管收缩，水钠潴留，心室前、后负荷增加，促使心衰进一步加重。此外，近年来对醛固酮的生物学作用有了深入一步的了解。醛固酮分泌增加，除使水钠潴留外，尚有其他不良的生物学效应，包括内皮功能障碍、炎症及广泛的组织损伤、心肌纤维化和心室重构等。

3. 利钠肽系统（NPS）在心衰中的作用　心脏不仅有泵的功能，而且是内分泌的分泌器官。主要分泌心房利钠肽（ANP）和脑利钠肽（BNP）。前者主要在心房细胞合成，并贮存于心房肌特殊颗粒中。心房容量负荷、机械牵张是刺激ANP合成、分泌、释放的主要因素。BNP主要在心室细胞合成，慢性充血性心衰患者心房肌细胞的分泌颗粒也含有少量BNP。心肌缺血、坏死、损伤，心室壁张力增加及压力负荷过重等，均能刺激BNP的合成。

近年来，大量的研究证明，ANP和BNP能舒张入球小动脉，收缩出球小动脉，使肾小球滤过率增加，并可抑制AngⅡ介导的近曲小管钠水再吸收，且拮抗血管升压素在集合管内的水钠潴留作用，另外还能抑制肾素及醛固酮的分泌。通过以上机制最终发挥利钠、利尿作用。ANP和BNP能抑制CA的分泌和交感神经冲动的传出而降低或抑制交感神经系统的活性，从而可直接舒张动脉、静脉，降低外周血管阻力。

心衰时，由于水钠潴留使容量过度负荷，因房室压力升高使NPS激活。NPS激活后除通过利钠利尿减轻水钠潴留、减少血容量外，还通过抑制血管收缩肽的产生，拮抗其缩血管作用及直接舒张血管，使全身外周血管阻力减低，减少静脉回心血量，进而减轻心脏前、后负荷，改善心功能。在生理状态下，NPS和RAAS的作用相互拮抗并保持平衡。这种平衡对于维持正常的血容量、血压和心血管功能是非常重要的。心衰后期，由于利钠肽受体（NPR）下调及肾脏对NPS的反应性减低，同时RAAS活性增加，使NPS与RAAS失去平衡，在一定程度上也加重了心衰。

心衰时神经内分泌机制之间的相互作用如图1-18所示。

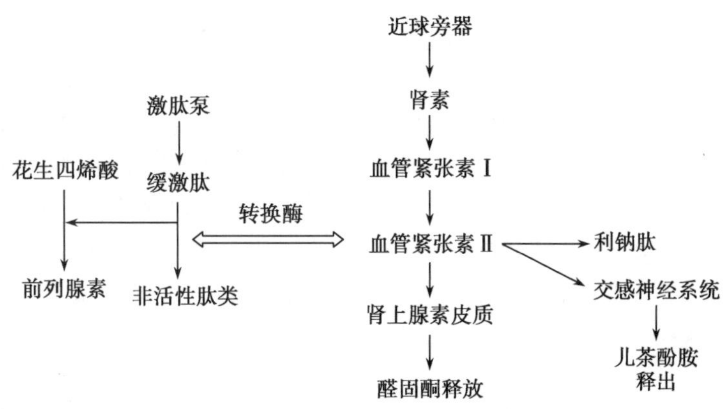

图1-18　心衰时神经体液代偿之间的相互关系

4. 血管升压素(抗利尿素)在心衰中的作用 血管升压素在下丘脑合成,贮存于神经垂体,经常少量释放进入血液循环中,有抗利尿作用,增加水的再吸收。心衰时血管升压素分泌增加,使细胞外液潴留,游离水的排出减少,导致低钠血症,外周血管收缩,心室后负荷增加,从而加重了心衰。

(二)细胞因子与心衰

越来越多的证据表明,细胞因子是心衰病理生理和发病机制中的重要因素。细胞因子[主要是肿瘤坏死因子 α(TNF-α)、白细胞介素 6(IL-6)和白细胞介素 1(IL-1)]通过介导左心室重构,降低心肌收缩力,使 β 受体失耦联等作用引发和/或加重心衰。心脏分泌细胞因子,这些因子又再损伤心脏,视为心脏的"自杀行为"。

1. TNF-α 正常心肌细胞不能产生 TNF-α,但心衰时,在多种因素刺激下,心肌细胞产生大量 TNF-α mRNA 及表达 TNF-α。TNF-α 的生物活性是通过 TNF-α 受体(TNFR)介导的。人的 TNF-R 又分为两种。TNF-R1 表达更充分且似乎是主要的信号受体,由 TNF-α 引起的绝大多数不良反应均由该受体所介导,而 TNF-R2 看来对心脏有保护作用。TNF-α 对心脏的不良作用包括抑制心肌的收缩性,参与心室的重构,使心肌细胞凋亡增加,内皮功能障碍,胰岛素抵抗加重,诱导型一氧化氮合酶(iNOS)的激活,β 受体与腺苷酸环化酶脱耦联等。TNF-α 促使心肌细胞凋亡的机制包括:①刺激心肌组织合成,释放 NO,后者能直接促发心肌细胞凋亡;②使原癌基因表达增加而促进细胞凋亡。

2. IL-6 IL-6 是类似 TNF-α 和 IL-1 的另一种多功能细胞因子,也可介导免疫和炎症反应。IL6 的分泌与 TNF-α 和 IL-1 直接相关,后两者可通过释放核因子 κB(NF-κB)核结合蛋白来诱导 IL-6 的基因表达。此外,IL-6 也参与心肌重构和心功能不全的发生和发展。

3. IL-1 是引起心衰的另一种主要细胞因子。一般认为 IL-1 和 TNF-α 都是原始型的致炎症细胞因子。在原发性扩张性心肌病患者的心肌中已证实有 IL-1,它以剂量依赖的形式抑制心肌的收缩力,这一作用与 TNF-α 相一致,且似乎与 iNOS 的刺激有关。另一些发现已证明 IL-1 与心肌细胞的凋亡、肥大和心律失常的发生有关。

4. 核因子 κB(NF-κB) 该因子在调节一组炎症基因中起着极其重要的作用,这些基因包括致炎症因子、化学因子和黏附分子。目前资料较少。既然心衰时致炎症细胞因子增加,故可推测在各自的细胞中 NF-κB 的活性也升高。现已证实来自心衰患者的心肌组织显示了 NF-κB 的活性。

5. 白介素-10(IL-10) IL-10 是最重要的抗炎症细胞因子之一,已知它可分别下调 TNF-α、IL-1 和 IL-6 的产生。现已证实在内毒素(脂多糖)刺激的来自心衰患者外周血单核细胞中有这种现象,而且 IL-10 可限制巨噬细胞源性 NO 和氧自由基的产生,这可增加可溶性 TNF-R 的释放,后者可减低 TNF-α 的活性。

心衰时 TNF-α、IL-6、IL-1 等增强免疫的细胞因子被激活,而 IL-10 等有抑制免疫效应的细胞因子水平降低,导致免疫平衡的破坏,最终诱发和加重了心衰的进程。抗细胞因子疗法将成为治疗心衰的新途径。近年来,Vesnerinone 作为一种新合成的磷酸二酯酶抑制剂可提高心衰的疗效,研究认为该药对包括 TNF-α、IL-6 在内的细胞因子的抑制作用可能是其抗心衰作用的主要机制。此外,近年来研制出一种抗细胞因子疗法,如使用依那西普(etanercept)和英夫利昔单抗(infliximab)来治疗心衰,但临床实验结果令人失望,可能抗细胞因子疗法仅对证实处于炎症状态的心衰患者有效。

【临床表现】 心衰的临床表现随年龄不同而有一定差别。年长儿心衰与成人的表现相似,左心衰时主要出现肺循环瘀血的症状和体征,其特点为咳嗽、呼吸困难、肺部啰音或哮鸣音、青紫、奔马律。右心衰竭时主要表现体循环瘀血的症状和体征,特点为颈静脉怒张、肝颈反流试验阳性、肝大及周围水肿。

婴儿期心衰的症状常不典型,多呈全心衰竭,临床有如下特点:

1. 一般起病较急,病情进展迅速,可呈暴发型经过。急性心肌炎及心内膜弹力纤维增生症发生心衰时,常急骤起病,可于数分钟或数小时内突然发生呼吸困难,同时出现呕吐、烦躁、多汗、面色苍白或青紫、四肢冷、脉速而无力,心动过速可有奔马律,肺部干、湿性啰音或哮鸣音。先天性心脏病如室间隔缺损等多呈慢性充血性心衰,起病较慢,症状主要为喂养困难、拒食、喂食时或喂食后出现呼吸困难、疲劳、烦躁、多汗、喜竖抱、干咳、哭声低弱。

2. 以心动过速、呼吸困难和肝大为主要症状。

(1)心动过速:婴儿心率可达 180 次/min 以

上，幼儿160次/min以上。心动过速是心衰的最早表现，但须除外因哭吵、发热、缺氧等原因所致的心率增快。

(2)呼吸困难：安静时出现呼吸困难是婴幼儿心衰常见的症状，呼吸频率可增至50~100次/min，甚至更快。严重时肺部可听到干、湿性啰音或哮鸣音。

(3)肝大：婴幼儿一般肝脏在肋缘下不超过2~3cm，如超过3cm为病理性增大，尤其是短时间内肝脏进行性增大超过1.5cm以上，且边缘钝、有触痛时，是诊断心衰的重要体征。但检查时应注意体位、肺气肿、腹胀等因素的影响，同时应叩诊肝上界。

3. **其他症状和体征** 婴幼儿心衰时，颈静脉怒张及水肿如年长儿般明显，前者可能因婴幼儿颈部较短、皮下脂肪多，且哭闹时颈静脉压亦可增高；后者因婴幼儿的末梢组织可能比成人能积聚更多的液体，如在24小时内体重突然增加200~300g，常为水肿的最初指标，如有水肿多在面部而下肢较少见。

【实验室检查】

1. **胸部X线检查** 心影多呈普遍性扩大，搏动减弱，肺纹理增加，肺门阴影增宽，急性肺水肿时肺野呈云雾状阴影，有时可见叶间积液及肋膈角变钝。

2. **心电图检查** 对心衰诊断帮助不大，可见到非特异性STT改变和P波增高。如发现房、室肥厚及心律失常，有助于病因诊断。

3. **超声心动图检查** 可见心室和心房腔扩大，心室收缩时间间期延长，射血分数降低。

4. **心导管检查** 可发现心房压力增高，左心衰竭时左房平均压超过1.6kPa(12mmHg)，右心衰竭时右房平均压超过0.8kPa(6mmHg)。心室舒张末期压力及肺毛细血管楔压亦增高。

5. **血气分析及电解质测定** 容量负荷过重伴肺部显著充血时，同通气/灌注比例失调，PaO_2轻度下降，伴轻度呼吸性碱中毒。心衰较轻时，仅有间质水肿而无肺泡水肿，可呈呼吸性碱中毒。婴儿严重心衰时可同时出现呼吸性酸中毒与代谢性酸中毒。此外，心衰婴儿可发生低钠血症，主要是由于液体潴留导致的稀释性低钠血症。

6. **利钠肽的测定** 大量研究证实，血浆ANP、BNP水平在充血性心衰时显著升高，并与心衰的严重程度、血流动力学紊乱程度密切相关。近年来，用ELISA法测定BNP或其N终端利钠肽前体(NT Pro BNP)的水平有很高的敏感性和特异性，可作为诊断心衰和判断其预后的重要指标。成人血浆BNP正常值低于100pg/ml。小儿血浆中BNP正常水平尚未统一。Koch等测定了195例健康儿童BNP的正常值，结果显示出生时血浆BNP水平高，1周内迅速下降(231.6~48.4pg/ml)，2周以后低于32.7pg/ml，10岁以内男女之间平均BNP无显著差异。10岁以上女孩血浆BNP水平明显高于同年龄组的男孩(分别为12.1pg/ml和5.1pg/ml)。青春前期女性BNP显著低于青春期和成熟女性，这可能是因为雌激素使BNP基因表达增强，男孩青春期前后无差别。

【诊断】 根据典型症状和体征，结合动脉血气、X线检查和既往心脏病史等，一般不难作出诊断。右室需与支气管哮喘鉴别，咳大量粉红色泡沫样痰和心尖部舒张期奔马律有助于急性左心衰竭的诊断，而长期的哮喘病史，高音调性哮鸣音而湿性啰音不明显则有助于诊断支气管哮喘。非心源性肺水肿与急性左心衰竭虽都有呼吸困难、发绀和心率增快等相同症状和体征，但治疗方法各异，前者常有感染、过敏、吸入有毒气体、尿毒症、低蛋白血症、弥散性血管内凝血、肺淋巴管阻塞及胸腔负压突然增高等相应病史和诱因，多数咳粉红色泡沫痰和端坐呼吸不明显。肺毛细血管楔压在急性左心衰竭常大于25~30mmHg，而非心源性肺水肿毛细血管楔压常在6~12mmHg。诊断过程中需要注意急性与慢性心力衰竭的诊断(图1-19，视频1-7)。

小儿心衰诊断标准如下：

1. **具备以下四项考虑心衰**

(1)呼吸急促：婴儿>60次/min，幼儿>50次/min，儿童>40次/min。

(2)心动过速：婴儿>180次/min，幼儿>140次/min，儿童>120次/min。

(3)心脏扩大(体检、X线或超声心动图)。

(4)烦躁、喂养困难、体重增加、尿少、水肿、多汗、青紫、阵发性呼吸困难(两项以上)。

2. 具备以上四项加以下一项或以上两项加以下两项即可确诊心衰，需要慎重鉴别病因。

(1)肝脏肿大，婴幼儿在肋下≥3cm，儿童>1cm；进行性肝大或伴有触痛者更有意义。

(2)肺水肿。

(3)奔马律。

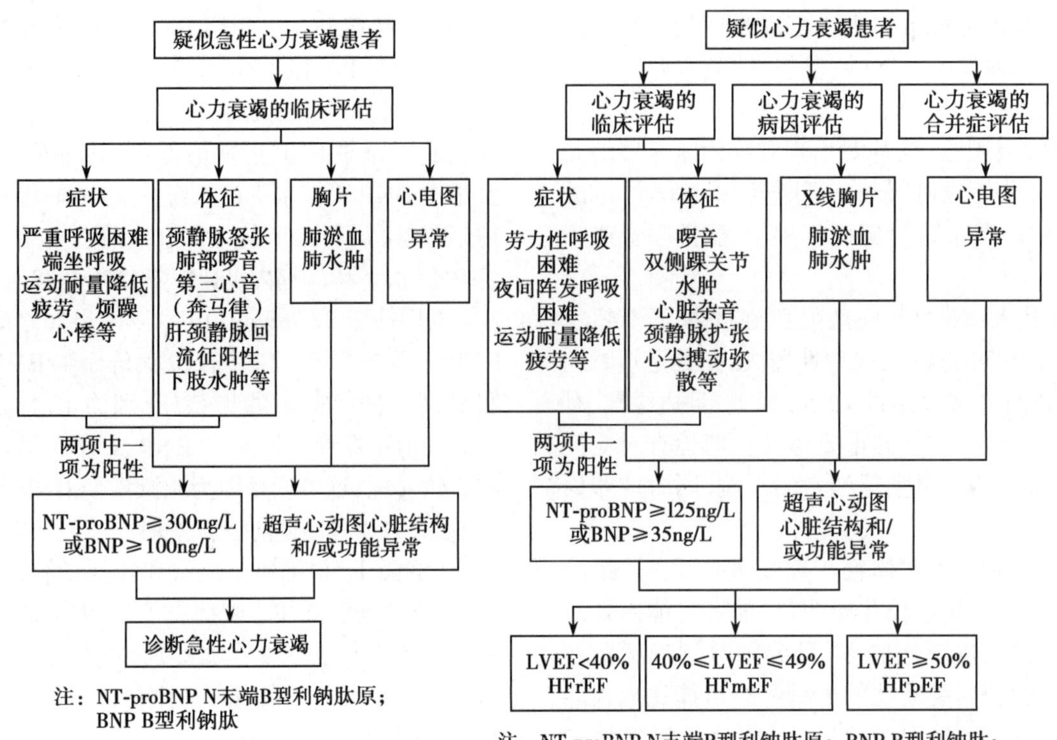

图 1-19 急性、慢性心力衰竭诊断流程

视频 1-7 心力衰竭的诊断及分级

【治疗】 心衰的治疗原则为消除病因或诱因，减轻心脏负荷和增加心肌收缩力。

1. 一般治疗

(1) 休息、镇静：卧床休息可减轻心脏负担，儿童取半卧位，婴儿可将头部抬高 20°~30° 或置于婴儿睡椅中。应尽量避免患儿烦躁、哭闹，必要时可适当应用苯巴比妥等镇静剂，严重烦躁、肺水肿者可皮下注射吗啡 0.05mg/kg。

(2) 饮食：少量多次给予易消化和富有营养的食物。儿童限制钠盐在 0.5~1.0g/d 以下，婴儿一般仍给牛奶，不必限盐。由于强效利尿剂的应用，在限钠方面应小心，以免引起所谓的“低盐衰竭”。

(3) 吸氧：气急和发绀者应及时吸氧，一般可吸入 30%~50% 的湿化氧。

(4) 积极治疗病因及诱因：如风湿活动时积极进行抗风湿治疗，维生素 B_1 缺乏引起的心衰应注射大量维生素 B_1 等。

2. 正性肌力药的应用

(1) 洋地黄类：洋地黄用于治疗心衰已有 200 余年历史，近年来认为洋地黄类药物除具有中等正性肌力作用可减慢心率外，更重要的是具有神经内分泌的调节作用。小儿心衰时常用的洋地黄制剂为地高辛和毛花苷 C，剂量与用法见表 1-20。

1) 洋地黄化法：急性心衰者一般选用地高辛或毛花苷 C 静脉注射，首次给洋地黄化总量的 1/2，余量分 2 次，每隔 4~8 小时给予。洋地黄最后一次剂量后 12 小时可开始给维持量。

2) 维持量法：现已证明，洋地黄的正性肌力作用与其用量呈线性关系。每天给维持量的地高辛经 4~5 个半衰期(6~8 天)也能在血中达到有效 / 血清浓度。此法适用于轻型、慢性心衰或对洋地黄敏感易中毒的心衰患儿。为较快提高有效血药浓度，最初可给洋地黄化量的 1/2，12 小时后再用维持量，这样可避免洋地黄中毒，且能取得更满意的效果。

使用洋地黄的注意事项包括：

表 1-20 洋地黄类药物的临床应用

洋地黄制剂	给药途径	洋地黄化总量(mg/kg)		每天平均维持量	效力开始时间	效力最大时间	药效消失时间	
							中毒作用消失时间	效力完全消失时间
地高辛	口服	<2 岁	0.05~0.06	1/4~1/5 洋地黄化量,分 2 次,q.12h.	2h	4~8h	1~2d	4~7d
		>2 岁	0.04~0.05					
	静脉注射	<2 岁	0.03~0.04		10min	1~2h		
		>2 岁	0.02~0.03					
毛花苷 C	静脉注射	<2 岁	0.03~0.04		10~30min	1~2h	1d	2~4d
		>2 岁	0.02~0.03					

1)用药前应了解患儿在 2~3 周内的洋地黄使用情况,并作心电图对照。如需用而情况不明者应从小剂量开始并密切观察反应。

2)各种原因所致的心肌炎、心肌缺血、缺氧患者对洋地黄耐受性差,一般按常规用量再减去 1/3,且洋地黄化时间不宜过快,病情允许时可用维持量法。

3)未成熟儿及初生 2 周以内的新生儿因肝功能尚不完善,易引起中毒,洋地黄化剂量应偏小,可按婴儿剂量减少 1/2~1/3。

4)用药期间需密切注意电解质变化,低钾、低镁易诱发洋地黄中毒,应及时防治。钙剂对洋地黄有协同作用,故用洋地黄时应避免用钙剂,但若患儿有明显低血钙,特别是伴低钙抽搐时,仍需给钙剂,用时应稀释后缓慢静脉滴注,并将洋地黄化量减少 1/4~1/5,且尽量在洋地黄血中高峰值之后使用。

洋地黄的毒性反应如下:

1)临床表现:小儿洋地黄中毒最常见的表现为心律失常,以频发室性期前收缩呈二联、三联或多源性,各类房室传导阻滞,阵发性房性心动过速伴房室传导阻滞等多见,严重者可发生室性心动过速、心室颤动而致死。其次表现为恶心、呕吐等胃肠道症状,而神经系统症状如嗜睡、头昏、色视等较少见。

利用放射免疫法测定血清地高辛浓度对判断有无洋地黄中毒具有一定意义。一般认为中毒浓度在婴儿为 4~5pg/L,儿童为 3pg/L,<2pg/L 则很少出现中毒反应。

2)洋地黄中毒的处理:①立即停用洋地黄制剂及排钾利尿剂。②补钾:轻者口服 10% 氯化钾 1~2ml/(kg·d)。重者需静脉滴注 10% 氯化钾 1.5ml/kg,用 10% 葡萄糖液稀释至 0.3%~0.6%,静脉滴注 4~6 小时。肾功能不全、高血钾及合并房室传导阻滞者忌用静脉补给钾盐。③心律失常的治疗:对室性心动过速首选苯妥英钠,每次 2~3mg/kg,在 3~5 分钟静脉缓慢推注,必要时每 15 分钟可重复 1 次,总量不超过 5 次。也可用利多卡因 1~2mg/kg 静脉注射,然后以 20~40pg/(kg·min)的速度持续静脉滴注,直至洋地黄大部分排出且中毒症状完全消失为止。对二度房室传导阻滞可用阿托品 0.01~0.03mg/kg 静脉注射,或异丙肾上腺素 0.05mg 加入 10% 葡萄糖液 100ml 中,按 0.15~0.2pg/(kg·min)的速度滴注,必要时用临时性心内起搏。④如有条件可用抗地高辛抗体。

(2)儿茶酚胺类

1)异丙肾上腺素:该药兴奋 β 肾上腺素能受体,使心肌收缩力增强,用量为 0.05~0.5μg/(kg·min)静脉注射。主要副作用为血管扩张、血压下降、心动过速和心律失常。目前多数学者不把该药物作为首选的正性肌力药物,除非有显著心动过缓或其他正性肌力药物无效时。

2)多巴胺:其心血管效应与剂量相关,小剂量[0.5~2μg/(kg·min)]时,兴奋外周多巴胺受体使肾、肠系膜和冠脉血流量明显增加,脑和肺血管轻度扩张,总的外周血管阻力(TPVR)下降或不变,总的效应是心排血量增加或不变,血压亦无改变;中剂量[2~6μg/(kg·min)]时,激活心脏肾上腺素能受体,通过 β_1 和 α 受体介导的直接作用,以及主要由 β_2 受体介导的从心脏肾上腺素能神经末梢中释放贮存的去甲肾上腺素之间接作用使心肌收缩力增强,TPVR 升高或不变,总的效应是心排血量显著增加,心率轻度增快,血压轻 - 中度增高；大剂量[>6~10μg/(kg·min)]时，由于血管α_1和α_2受体激活使血管收缩，导致TPVR和心脏后负荷剂量依赖性增加，这一作用可影响心排血量，心率及血压增加较明显。目前认为治疗心衰时，多巴胺剂量以2~4μg/(kg·min)静脉滴注为宜。该药主要用于心脏手术后的心衰或新生儿窒息伴发心衰、肾衰竭、败血性或心源性休克。

3）多巴酚丁胺：为新合成的儿茶酚胺，可直接增加心肌收缩力而不引起明显的心动过速或显著改变外周动脉的阻力。一般用量为2~20μg/(kg·min)静脉滴注，超过20μg/(kg·min)时发生心律失常的概率会明显增加。该药主要用于以心排血量减少和舒张期充盈压升高为特征的急性心衰。

(3) 双异吡啶类：此类药物可抑制磷酸二酯酶的活性，使细胞内环磷酸、腺苷(cAMP)浓度升高，从而使钙通道的膜蛋白磷酸化，促进钙内流，增强心肌收缩力，还有扩血管的作用，与多巴胺或多巴酚丁胺联用可提高疗效。常用制剂：米力农静脉注射25~75μg/kg，以小剂量开始，根据需要递增。静脉注射速度100μg/s，间隔10分钟注射一次，最多注射3次，继之静脉滴注0.25~1.0μg/(kg·min)，共24小时，或静脉注射后停药16小时改为口服2.5~7.5mg，12小时1次(成人量，小儿口服量尚未见报道)。

3. **利尿剂** 用于急性心力衰竭的治疗，常用的利尿剂为呋塞米或依他尼酸。这两种药物主要作用于髓袢升支，抑制升支稀释段对氯的主动运转，使钠和水的再吸收减少。其作用快、效力强，但应注意电解质紊乱，如低氯血症、低钾血症、低钠血症、碱中毒。常用量为1mg/kg，对个别耐受性大者可用到3mg/kg，通常每天1次，必要时可在24小时内重复2~3次。近年来，因发现呋塞米间歇静脉注射，其利尿作用波动较大，采取0.1~0.3mg/(kg·h)静脉持续泵入的方法效果更好。慢性心衰一般用噻嗪类和保钾利尿剂联合使用，前者多用氢氯噻嗪，每天1~2mg/kg口服，后者多用螺内酯，每天1~2mg/kg口服。

4. **血管扩张剂** 应用血管扩张剂治疗心衰，是近十年来的一个重大进展。大多数血管扩张剂对心脏并无直接作用，其治疗心衰的机制主要在于降低小动脉的阻力减轻后负荷，扩张静脉系统减轻前负荷。血管扩张剂适应证依次为：①前后负荷过重的左心衰竭；②二尖瓣、主动脉瓣反流的心衰；③难治性全心衰竭；④心衰伴洋地黄中毒。在治疗前，最好对患儿进行血流动力学的检测。当左心室充盈压>2.0~2.4kPa(15~18mmHg)和心排血指数<2.5L/(min·m^2)，而动脉压正常或稍高时，用血管扩张剂治疗可获得显著疗效。如有效血容量不足、左室充盈压≤1.6kPa(12mmHg)，则禁用血管扩张剂。对严重心衰患儿，联合应用血管扩张剂和收缩能药物可显著提高疗效。

儿科常用的血管扩张剂有如下几种：

(1) 酚妥拉明(phentolamine，regitine)：为a受体拮抗剂，主要作用为扩张小动脉，对静脉也有扩张作用，剂量为0.5~5μg/(kg·min)，加于5%~10%葡萄糖液中静脉滴注。紧急情况下可先以0.15~0.25mg/kg缓慢静脉推注，再静脉滴注。情况好转后可改用口服血管扩张剂，至心衰控制。此药缺点是易致心率加快，突然出现低血压，也可致心律失常，用时应密切观察，一般少用。

(2) 硝普钠(sodium nitroprusside)：为动静脉双重扩张剂，用量为0.5~8μg/(kg·min)静脉滴注，最初应从小剂量开始，逐渐递增。使用过程中应检测血中硫氧酸或氯化物水平以防中毒。有条件时，需用微型输液泵或微量定时注射器按规定速度注入，用药期间必须定时(10~20分钟)监测血压，避免意外。

(3) 卡托普利(captopril)：为血管紧张素Ⅰ转换酶抑制剂，使血管紧张素Ⅱ生成减少，体循环阻力下降，后负荷降低，同时可抑制醛固酮的生成，减轻水钠潴留，降低前负荷。与地高辛联用，可提高疗效。首剂0.5mg/kg口服，每天2~3次，以后根据病情逐渐加量至每次2mg/kg，每天4次。主要副作用是引起低血压、心动过缓，故使用时要注意监测血压。其他副作用有中性粒细胞减少、蛋白尿等，但较少见，停药后可恢复。

5. **β受体拮抗剂** 该类药物具有负性肌力作用，历来被认为可加重心衰而忌用。近年来对心衰发病机制的认识不断加深，关注到神经内分泌系统过度激活对心脏的不良影响，故这类药物已逐渐成为心衰不可缺少的一种治疗措施，也是近20年来对心衰治疗的新观念。β受体拮抗剂治疗心衰的作用机制如下：

(1) 减慢心率，减少能量消耗，改善心脏舒张期弛张、充盈和顺应性，从而改善因心率增快引起的心肌缺血和能量匮乏状态。

(2) 缓解由于交感神经功能亢进引起的冠脉

痉挛,改善心肌缺血缺氧。

(3)抑制交感神经过度兴奋,防止心肌细胞内钙超载,避免高浓度去甲肾上腺素对心肌细胞的损伤。

(4)抗心律失常作用。

(5)阻断肾上腺素介导的心肌生长和重构,防止儿茶酚胺引起的细胞毒性和凋亡。

(6)上调 β 受体。

(7)直接或间接抑制心衰时 RAAS 的激活,避免过量 Ang Ⅱ对心肌的损害。

(8)有研究表明,β 受体拮抗剂能通过 $β_1$、$β_2$ 受体减少内皮素 1(ET1)的产生,从而避免 ET1 作用引起的高血压和动脉粥样硬化,对防止心衰恶化有利。目前认为 β 受体拮抗剂适用于:①轻度、中度心衰并 ET<40% 者;②舒张期功能障碍,如肥厚型心肌病、扩张性心肌病等。

由于 β 受体拮抗剂用于治疗小儿心衰的经验有限,具体使用时应注意:①应在心衰症状控制的情况下,在应用强心剂、利尿剂、扩血管剂、ACEI 等常规治疗基础上加用受体拮抗剂。②应从极小剂量开始,视患者反应情况缓慢加量。③应长期服用才能体现药物的效用。疗效的取得是一个缓慢的过程,至少在 3 个月以上。通常治疗开始 2~3 个月心功能可能暂时下降,不要在此时立即停药,而应加用其他治疗措施。④严密观察病情变化,包括体重、血压、心电图等,在调整药量期间,如症状或水肿加重,可增加 ACEI 用量或加用利尿剂,同时暂缓增加或略减少 β 受体拮抗剂的用量。

常用的 β 受体拮抗剂有以下两种:

(1)卡维地洛:该药为非选择性 β 受体拮抗剂,不仅有阻断 β 受体的作用,同时也阻断 α 受体,后者同时起扩张血管作用,减轻心脏后负荷。初始剂量 0.1mg/(kg·d),每天 2 次口服,每周递增 1 次,每次增加 0.1mg/(kg·d),最大耐受量为 0.3~0.8mg/(kg·d),长期维持,至少 6 个月以上,平均 2 年,至心功能正常、心收缩力接近正常为止。

(2)美托洛尔:为选择性 $β_1$ 受体拮抗剂,初始量 0.2~0.5mg/(kg·d),每天 2 次口服,每周递增 1 次,每次增加 0.5mg/(kg·d),至最大耐受量 2mg/(kg·d),长期维持时间同上。

6. 心衰的呼吸支持　近年来,在治疗心衰患儿,尤其是婴幼儿时,强调给予呼吸支持的重要性。呼吸急促是婴儿心衰的突出症状,由于肺充血、肺顺应性减低可使呼吸做功及耗氧量增加。充血和水肿的黏膜妨碍了空气在终末呼吸单位的流动,并使肺脏更易感染。严重心衰时合并有呼吸性和代谢性酸中毒。对于这种患儿应经常做鼻咽部吸引,如分泌物黏稠或合并感染,尚需做体位引流或理疗以保持呼吸道通畅。

7. 急性左心衰肺水肿的处理

(1)镇静:极度烦躁不安时,首选吗啡,每次 0.05~0.2mg/kg 皮下或静脉缓注,如无呼吸抑制而患儿仍烦躁不安,20~30 分钟后可重复一次。

(2)利尿:选用袢利尿剂,呋塞米每次 1~2mg/kg,静脉推注。

(3)快速洋地黄化:可用毛花苷 C 静脉注射。

(4)有明显气促、PaO_2 降低者,建议尽早应用机械通气。

(5)减少静脉回流:患儿取半卧位或坐位,两腿下垂以减少静脉回心血量。严重者可采用束臂带同时束缚 3 个肢体,压力维持在收缩压与舒张压之间,每 15 分钟轮流将一肢体的束带放松 15 分钟,换未束缚的肢体。

8. 心肌能量代谢赋活剂

(1)果糖磷酸钠(1,6- 二磷酸果糖,FDP):该药通过刺激磷酸果糖激酶和丙酮酸激酶的活性,产生足够的 ATP 和磷酸肌酸,促进钾离子内流,增加细胞膜的稳定性,防止细胞产生氧自由基,从而对缺血、缺氧和再灌注损伤的细胞起保护作用,还能改善心肌的收缩力和舒张功能。静脉滴注用量为 100~250mg/kg,每天 1~2 次。

(2)左卡尼丁:又称维生素 BT、左旋肉(毒)碱,主要功能是作为载体将长链脂肪酸从线粒体膜外输送到膜内,促进脂肪酸的 β 氧化,使线粒体对脂肪的代谢加速。在心肌组织中,细胞内脂肪酸的 β 氧化过程必须有左卡尼丁的参与才能通过三羧酸循环,从而增进心肌的能量代谢,改善心脏功能。该药 50~100mg/(kg·d),分 2~3 次口服,静脉滴注量为 10mg/(kg·d),最大量不超过 3g/d。

(3)磷酸肌酸钠:磷酸肌酸在肌肉收缩的能量代谢中发挥重要作用。它是心肌和骨骼肌的化学能量贮备,并用于 ATP 的再合成。ATP 的水解为肌动蛋白收缩过程提供能量,故可用于改善心肌的能量代谢。静脉滴注给药成人为 2g/d,连用 3~10 天,1~7 岁儿童剂量减半,≤1 岁剂量再减半。

9. 治疗心衰有前景的新药

(1)钙增敏剂:现已证实,左西孟旦(levosimendan)

可增加心肌细胞对钙的敏感性，增强心肌收缩力，不影响心率且有扩血管作用而不增加心肌的氧耗量。该药不增加心肌细胞内钙水平，但可延长钙的作用，半衰期约 80 小时，已获准用于急性心衰治疗的临床实验，在成人和小儿心衰中都取得了较好的效果，但应用时间不长，需进一步观察。一项多中心、双盲对照研究显示，146 例缺血性心脏病引起的Ⅱ~Ⅳ级心衰成人患者，用左西孟旦 0.1~0.4μg/(kg·min) 静脉滴注 4 小时，与对照组比，28% 的患者心脏每搏量增加，39% 的患者心脏指数升高，心率稍加快，呼吸困难和疲劳感减轻。

(2) BNP：奈西立肽(nesiritede)为人工重组的 BNP，研究显示，静脉持续泵入该药 0.015~0.03μg/(kg·min)可降低体循环阻力，减少容量负荷，增加心排血量，同时不增加心率和心肌氧耗，抑制神经内分泌激活，无快速减敏性，可作为一线药物治疗充血性心衰时对袢利尿剂无效的高容量负荷状态。负荷量为 2μg/kg，静脉缓推 1 分钟以上，静脉维持量为 0.005~0.03μg/(kg·min)，至少应连续使用 72 小时。

(3) 醛固酮拮抗剂：有抑制 RAAS 的作用，可阻断心肌及间质的重构，适用于心功能Ⅲ~Ⅳ级患者。严重心衰使用袢利尿剂加小剂量 ACEI 和螺内酯可显著提高疗效，降低死亡率。螺内酯剂量为 2~4mg/(kg·d)，分 2 次口服。依普利酮(eplerenone)为选择性醛固酮受体拮抗剂，在盐皮质激素受体上与醛固酮产生竞争性拮抗，可用于心衰和高血压的治疗，与 ACEI 制剂依那普利连用效果较好，可使高血压患者的收缩压和舒张压降低，左心室肥厚减轻。

(4) istaroxime：为新一代正性肌力药，与传统的正性肌力药不同，是具有松弛性正性肌力药，能减少 Na^+-K^+-ATP 酶的活性，刺激肌浆网钙 ATP 同工酶 2(SERCA2a)对钙再摄取的功能，既影响心肌的收缩力，又影响心肌的松弛。istaroxime 是第一个作用于 SERCA2a 的药物，不增加心肌的氧耗量和心率，较少触发心律失常。

(5) 腺苷受体拮抗剂：为一种新型利尿剂。腺苷是影响肾功能的重要因素，抑制腺苷能延缓肾功能恶化。最近研究证实，急性心衰伴肾功能异常的成人患者经静脉注射 300mg/d 选择性腺苷受体拮抗剂 rolofylline 可明显改善心衰的症状，伴有腺苷水平下降。这一新型利尿剂极可能为心衰合并肾功能不全的患者带来新的福音，急性心衰或顽固性心衰的治疗将增添新的武器，尤其是对利尿剂抵抗的心衰患者。

10. 特殊类型先天性心脏病导致心衰的处理

(1) 系统性右室：又称主动脉瓣下右室，多指完全型或矫正型大动脉转位。完全型大动脉转位临床心衰发生率约为 22%，矫正型大动脉转位心衰发生率约为 32%。心衰患者多合并相关心内缺损，如室缺或肺动脉瓣狭窄，还与患者心律失常、起搏器植入、三尖瓣手术史有关。无症状的右室功能不全和射血分数保留的心衰也很常见。系统性右室并发心衰心原性猝死的风险增加 4.4 倍，患者需定期随访。研究显示，BNP 水平与心衰症状、运动耐量、RVEF 相关。影像学检查多用来评价右室功能和三尖瓣反流。超声心动图最为实用，CMRI 判断患者右室体积及功能、三尖瓣反流、心肌纤维化更加准确。患者多存在窦房结功能不全、心脏传导阻滞、瓣膜狭窄、右房或右室舒张受限等情况，传统的抗心衰药物治疗存在争议。研究显示 ACEI/ARB 治疗的患者 RVEF、循环氧合、心排指数无明显改善。β- 受体拮抗剂有利于改善成人患者的心衰症状、三尖瓣反流、心室功能及心室重塑、心律失常，但需注意可能使患者心动过缓加重。研究显示，完全型大动脉转位 ICD 植入用于一级预防放电率每年约 0.5%，二级预防放电率每年约 6%。ICD 的应用强调以使用或合并使用 β- 受体拮抗剂为基础。系统性右室的患者 CRT 植入率约为 15%~29%。CRT 的植入指征为 QRS 宽度 ≥ 160 毫秒，系统性右室的机械不同步性则难以评价。植入径路选择取决于患者心脏解剖和是否合并其他外科手术指征。系统性右室发生心衰，手术风险增加且治愈率降低。大动脉转位合并右室肌小梁形成流入道梗阻者可行肌小梁切除术。对药物或手术治疗无效的有临床心衰的系统性右室患者，可选择心脏移植。

(2) 单心室和 Fontan 术：单心室循环是指患者由一个功能性心室供给体肺循环血流。单心室患者手术治疗常用腔肺分流 / 吻合术，又称 Fontan 术。其特点是被动性肺动脉充血，导致长期的静脉压增高和心输出量减少。估计 Fontan 术后心衰早期发病率约为 10%~20%，晚期发病率约为 50%。除房室瓣反流、心律失常、心肌灌注不足等因素外，Fontan 术后心衰有其病理生理学特征。

心室可能因为收缩舒张功能障碍导致充盈压升高，也可能因为前负荷不足及肺血管阻力升高导致心室收缩功能保留。研究显示，射血分数保留的心衰预后更差。Fontan 术后常合并蛋白丢失性肠病，导致疲劳、周围水肿、渗出、腹水等类似于心衰的症状，死亡率高达 46%~62%。Fontan 术后长期并发症如肝瘀血、肝硬化、腹水、静脉曲张综合征，可能加重心衰。腔肺动脉连接处血流瘀滞可增加血栓和栓塞的风险。单心室及 Fontan 术后尚无明确的心衰药物策略。研究表明，RAAS 系统活性在单心室心衰中可能不占优势，使用 ACEI 后患者系统性血管阻力、心脏指数、运动耐量无明显改善，心室大小、Ross 心衰分级、BNP 水平、EF、12 个月后死亡 / 移植率无明显差异。小样本研究显示，β- 受体拮抗剂在单心室患者中表现为负性或中性效果。尽管临床症状有所改善，目前尚无证据支持利尿剂和地高辛可使单心室心衰患者获益。肺血管扩张剂理论上来说可使心衰患者获益，研究显示磷酸二酯酶抑制剂可提高运动中体肺循环血量及循环供氧，改善患者心肌性能指数和收缩期心房和心室弹性。心室运动的不协调可能加重血流动力学异常，研究显示 CRT 治疗可提高患者心脏指数及收缩期血压。单心室患者器械治疗技术难度较大，多需要使用心外膜径路。体循环静脉 - 肺静脉 / 心房开窗术可缓解过高的体循环静脉压力，但易导致体循环血液稀释。药物治疗后仍有顽固的心衰症状的单心室患者可考虑心脏移植。

(3) 左心系统压力负荷过重导致的先天畸形：包括主动脉瓣上、瓣下及主动脉瓣水平梗阻。可导致患者左室肥厚、舒张功能障碍，梗阻严重时可能导致心内膜下心肌缺血，最终导致左室收缩功能不全。介入或外科手术为首选治疗方案。指南指出左室流出道先天畸形患者多无明显钙化，球囊扩张治疗效果较好，介入治疗可能是某些主动脉瓣狭窄的年轻患者的首选。部分患者在介入或外科术后并发心内膜纤维化，导致左室舒张功能障碍或左室重构，出现慢性心衰，可选择心内膜下纤维切除术，并参照获得性心脏病指南进行处理。所有的左室流出道梗阻的患者都需考虑心脏移植，心内梗阻可能通过手术修复，但残余主动脉弓或降主动脉缩窄需行主动脉移植。对不能接受手术或介入治疗的患者可选择药物治疗。合并高血压的患者，药物治疗可作为手术治疗的辅助治疗。对主动脉缩窄术后存在高血压或心衰的患者，β- 受体拮抗剂能更好地降低收缩期血压，疗效优于 RAAS 系统阻断剂。心脏起搏器、ICD、CRT 适应证与获得性心脏病相似，需注意合理选择手术时机。

(4) 右室容量负荷过重导致的畸形：一般为心瓣膜病变，包括先天性瓣膜畸形（Ebstein 畸形）和术后遗留的瓣膜反流（肺动脉缩窄术后、TOF 修复术后）。心室间的相互作用通过机械力学、心电异常、神经内分泌系统激活。右室容积扩张使室间隔左移、心包腔内空间减小，导致左室充盈受限，同时，右心输出量的减少导致左室前负荷降低，最终导致左室输出量降低。TOF 患者存在显著的 LVEF 减少，TOF 术后 LVEF 减少发生率约为 21%，其中 1/3 为中至重度左室收缩功能不全。左室功能障碍常见于男性、手术时机较晚、左室扩张、心律失常、长 QRS 时限、植入 ICD、中至重度右室功能不全患者，是预后不良的强烈预测因子。虽然神经内分泌系统治疗在右室容量负荷过重的患者应用越来越广泛，尚无确切证据证实其疗效。研究显示，比索洛尔可使 TOF 术后患者右室功能障碍、BNP 升高、氧合不良等情况得到改善。也有报道，雷米普利可使右室和左室长轴减小、左室容积、LVEF 增大，但患者心室功能、运动耐量、肺动脉瓣反流等无明显改善。虽然 TOF 术后长期随访预后较好，但心源性猝死在这部分患者中并不少见。在 TOF 患者中 SCD、VT 及恰当的 ICD 放电发生率约为 6%~14%。ICD 一级预防植入指征尚不明确，目前临床上也未有确切的 TOF 术后 SCD 风险的危险分层共识。研究显示，ICD 一级预防与二级预防组获益无明显差异。经过 3.7 年的随访，年平均死亡率约为 2.2%。现在临床普遍认为接受外科手术时年龄较大、跨瓣修复、QRS 宽度 ≥ 180 毫秒、频发室性异位心律、心室功能不全是临床 VT 和 SCD 的独立预测因素。研究显示，TOF 术后植入 ICD 患者左室舒张末压 ≥ 12mmHg 是 ICD 恰当放电的强预测因子。MRI 中 LGE 延长、电生理检查中诱发的单形或多形性室速也可预测临床事件，可用于这类患者的危险分层，尤其是有晕厥发作的患者。目前考虑合理的 ICD 治疗相关的预测因子包括 LV 舒张末压增高、非持续性 VT、可诱发的 VT 及 RV 收缩压增加。根据这些相关研究的资料，一项危险评分系统已被用于评估高危患者是否可通过植入

ICD 进行一级预防治疗而获益。成功的 CRT 治疗有赖于识别恰当的患者,目前还没有理想的评估手段筛选可通过 CRT 治疗获益的伴有右心功能不全及心脏搏动不同步的患者。多个心脏超声指标已被报道用于评估右心负荷过重患者的房室不同步、室间不同步及室内不同情况。对 TOF 患者进行 CRT 治疗前,需同时评估左、右心室收缩功能不全程度。就如前述,左、右心室功能不全是与临床状态独立相关的。当 LV 收缩功能不全出现,可用已有的大型临床研究的相关指南进行评估。但是,究竟右心功能不全及合并 RBBB 的 TOF 患者植入 CRT 后症状有无改善或 CRT 改善 RV 功能后能否延缓 LV 功能不全的进展则未有定论。根据现有资料,RV 功能不全的患者植入 ICD 前应有不可逆的血流动力学因素。肺动脉瓣置换术可使患者获益,但最佳手术时机尚待研究。存在严重肺动脉瓣反流、严重右室扩张、右室收缩功能障碍的证据、肺动脉瓣反流引起的运动耐量减少的有症状患者可考虑肺动脉瓣置换。

(陈 智 肖政辉)

第四节 急性肾损伤

急性肾损伤(acute kidney injury,AKI)是指肾功能突然丧失,从而导致肾小球滤过率(glomerular filtration rate,GFR)降低、尿素和其他含氮废物潴留,以及细胞外容积和电解质失调的一组临床综合征,是重症监护病房(ICU)的常见危重症,病死率高。AKI 为导致重症患儿死亡的独立危险因素,AKI 患儿的病死率较其他患儿高 5 倍以上。国际肾病和急救医学界已基本将 AKI 取代了传统急性肾衰竭(acute renal failure,ARF)的概念,其基本出发点是将这一综合征的临床诊断提前,是因为前者更明确地将肾功能不全定义为肾功能下降的连续性表现,而不是间断性表现。近年来,一系列临床研究证实血肌酐水平的轻微改变与病死率的增加密切相关,目前认识到,在致病因子作用下有些患者虽已发生不同程度的急性肾功能异常,但还未进入肾衰竭阶段,不要等到肾衰竭时才承认它的存在。AKI 的相对未被认识的预后可能导致继发慢性肾病(chronic kidney disease,CKD),并最终进展到依赖透析。儿童 AKI 的临床表现多种多样,从血清肌酐极轻微增加到无尿性肾衰竭不等,其病因也各不相同,可发生在多种不同的临床情境下,因而对于儿童 AKI 的早期诊断、及早干预、早期治疗及降低病死率具有重要意义。

【病因及发病机制】

1. 急性肾损伤的病因多种多样,如原发性肾脏疾病、脱水、肾毒性药物使用、外科手术后及泌尿系统先天畸形等,都是容易导致儿童发生 AKI 的因素。根据起始损伤的解剖位置可将急性肾损伤的病因分为肾前性、肾性和肾后性三类:

(1)肾前性:各种原因导致的有效循环血量降低,肾血流量不足,肾小球滤过率急剧减少,从而导致 AKI。如新生儿的失血、重度窒息休克、先天性心脏病、心肌病、重度脱水、大失血、外科手术大出血、烧伤等。

(2)肾性:指各种肾实质病变或肾前性肾衰竭发展所致持续性肾灌注不足,引起肾功能下降,可由多种病因引起。①感染和免疫:很多免疫性疾病和感染可以损害肾小球而引起 AKI 或 ARF。其机制为广泛的肾小球毛细血管壁损害导致肾小球滤过减少。如链球菌感染后肾小球肾炎,由全身性疾病如过敏性紫癜、系统性红斑狼疮、脓毒症等所引起的肾损害导致 AKI 或 ARF 也不少见。②中毒:肾对很多化学物质或生物学活性物质极为敏感。毒性物质直接作用于肾,可直接损害肾实质细胞,导致 AKI 或 ARF。如氨基糖苷类抗生素、重金属、氯仿、磺胺等。③肾血管病:原发性或继发性肾血管病可导致 AKI 或 ARF。如双侧肾动脉栓塞常见于新生儿脐动脉插管,年长儿双侧肾静脉血栓常见于高渗性脱水、外伤性低血压及肾病综合征。儿童期溶血尿毒综合征及 DIC 常导致肾功能损害。

(3)肾后性:各种因素导致的尿路梗阻引起的急性肾损伤,如先天性或后天性解剖异常可导致双侧尿路梗阻。如结石、肿瘤、盆腔血肿、尿道周围脓肿、先天性尿路畸形、尿路狭窄、磺胺结晶等。

2. 急性肾损伤的发病机制复杂,目前仍未完全阐明。不同病因引起的 AKI,其发病机制不尽相同,下面着重讨论肾小管坏死(ATN)的主要发病机制:

(1)肾血流动力学异常:①肾血流量急剧减少,GFR 显著降低;②肾内血流重新分布,肾皮质缺血,肾髓质则充血,尤以外髓质充血最为显著。引起肾血流量急剧减少的机制包括肾灌注压降低、肾血管收缩和肾血管阻塞三个方面。肾缺血和肾毒素能使肾素-血管紧张素系统活化，肾素和血管紧张素Ⅱ分泌增多，儿茶酚胺大量释放，TXA_2/PGI_2 比例增加，以及内皮素水平升高，还使 NO 释放减少，均可导致肾血管持续收缩和肾小球入球动脉痉挛，引起肾缺血缺氧、肾小球毛细血管内皮细胞肿胀致使毛细血管腔变窄，肾血流量减少，GFR 降低而导致肾功能损害引起 AKI 或 ARF。

(2) 肾小管损伤：肾缺血或中毒均可引起肾小管急性损伤，使肾小管上皮细胞变性、坏死和脱落，肾小管基膜断裂。一方面肾小管上皮细胞受损引起肾小管内液反漏入间质，造成肾间质水肿(即反漏学说)；另一方面脱落的上皮细胞引起肾小管堵塞，造成管内压升高和小管扩张，致使肾小球有效滤过压降低和少尿。

(3) 肾缺血再灌注损伤：肾缺血后当肾血流再通时，反而可见细胞的损伤继续加重，称为缺血再灌注肾损伤。肾缺血再灌注时，由于缺血细胞内钙通道开放，钙离子内流使细胞内钙超负荷，同时再灌注后局部产生大量氧自由基，导致细胞损伤继续加重，可使肾小管细胞的可逆性损伤发展为不可逆性损伤。

(4) 非少尿型 ATN 的发病机制：非少尿型 ATN 的发生主要是由于肾单位受损轻重不一所致。被认为受损的和有管型阻塞的肾单位比少尿型者少，GFR 降低程度比少尿型者轻。

【定义及诊断】 急性肾损伤通常是指 GFR 降低，表现为血清肌酐较基线水平升高或正在升高。然而，血清肌酐检测有一定的延迟且不精确，它反映的是肾功能稳定个体的 GFR 值，对于肾功能状态正在变化的患者，血清肌酐并不能准确反映其 GFR 水平。血清肌酐不能准确反映肾功能这一问题，一直困扰儿科 AKI 的临床研究，致使临床研究中使用 35 种以上的 AKI 定义，到目前为止，全球仍缺乏统一的 AKI 准确定义。2001 年，Bellomo 等首次将肾功能分为：正常肾功能(renal normal)、AKI、急性肾衰竭综合征(ARFS)、严重急性肾衰竭综合征(severe acute renal failure syndrome，SARFS)。2005 年 9 月，由 ISN、ASN、NFK 及急诊医学专业来自全球多个国家地区的专家在阿姆斯特丹召开会议，将 AKI 的定义为：病程在 3 个月以内，包括血、尿、组织学及影像学检查所见的肾结构与功能的异常。肾功能 48 小时内突然减退，血肌酐上升 ≥26.5μmoL/L 或原血肌酐值增长 ≥50% 和/或尿量<0.5ml/(kg·h) 达 6 小时，可诊断为 AKI，并定出了相应的病情的分期标准。

AKI 分期标准目前也未完全统一，已有的诊断分期标准主要研究对象也以成人为主，儿童目前临床应用最广泛的是 pRIFLE 分期标准、AKIN 标准及 KDIGO AKI 临床指南。2012 年 KDIGO 整合原有的 RIFLE 或 pRIFLE 分期标准及 AKIN 标准，提出了新的 AKI 定义和分期标准，颁布了 KDIGO 指南。新指南提出符合以下情况之一即可诊断为 AKI：48 小时内血清肌酐增加 ≥0.3mg/dl(≥26.5μmol/L)；或在近 7 天内，血清肌酐增至基线浓度的 1.5 倍及以上；或尿量 ≤0.5ml/(kg·h)，持续 6 小时以上，当仅用尿量改变作为判断指标时，需除外尿路梗阻以及其他因素导致的尿量减少。然而，以血清肌酐以及尿量变化作为诊断 AKI 和分期的标准，很难做到早期诊断。血清肌酐因受种族、年龄、性别及机体营养状况等因素的影响，正常肌酐值范围差异较大，并且肌酐对于肾功能的监测也不够敏感，一旦升高意味着肾脏功能可能已有较大损伤。尿量敏感性和特异性均较差，血清肌酐明显升高的 AKI 患儿其尿量仍可正常，儿童尿量收集的准确性也较差，使得以尿量作为衡量儿童 AKI 诊断及分期标准存在着明显不足。因此，寻找敏感性和特异性更高的 AKI 诊断分期指标，成为我们基础研究和临床研究的重点。目前已有多个有助于早期诊断 AKI 的生物学标志物受到重视，如半胱氨酸蛋白酶拮抗剂 C(cystatin C，Cys C)、中性粒细胞明胶酶相关脂质运载蛋白(neutrophil gelatinase associated lipocalin，NGAL)、白细胞介素-18(interleukin-18，IL-18)，肾损伤分子 1(kidney injury molecule-1，KIM-1)、肝脏型脂肪酸结合蛋白(liver-type fatty acid bindig protein，L-fabp)等，这些指标在成人 AKI 的诊断和预后效用方面均显示了很好的前景，使得人们可在血清肌酐升高、严重代谢紊乱和液体过剩出现之前进行早期干预，然而，未来仍然需要开展一些研究以确定这些标志物能否为儿童 AKI 的诊断和处理提供有益的临床指导。同时应特别强调 AKI 病因的重要性，任何时候都应尽可能探寻 AKI 发生的病因。AKI 的分期见表 1-21。

表 1-21 AKI 的分期标准

分级	血清肌酐标准	尿量标准
Ⅰ期	基线水平的 1.5~1.9 倍或 血清肌酐升高>26.5μmoL/L(0.3mg/dl)	<0.5ml/(kg·h)(时间>6h)
Ⅱ期	基线水平的 2.0~2.9 倍	<0.5ml/(kg·h)(时间>12h)
Ⅲ期	基线水平的 3 倍以上 或血肌酐>353.6μmoL/L(4.0mg/dl), 或开始肾脏替代治疗, 或<18 岁,估算的 GFR<35ml/(min·1.73m^2)	少尿<0.3ml/(kg·h)(≥24h) 或无尿>12h

【治疗】

1. **药物治疗** 药物治疗 AKI 在动物实验上取得了一定成效,如多巴胺激动剂、利尿剂、利钠肽、清蛋白和羟乙基淀粉等,但是应用于临床均未获得成功,有待基础及临床进一步研究。呋塞米和多巴胺是曾被用作 AKI 治疗最具代表性的两个药物,但目前有多项研究和证据证实其对 AKI 的治疗并没有确切的积极作用。因此尽早明确 AKI 原发病因并对病因进行治疗,防止多器官功能障碍综合征(MODS)的发生是关键,在应用药物的过程中注意避免使用肾毒性药物,根据病情及时调整经肾排泄药物的剂量,尽量减少患儿 AKI 的发生和加重,是目前药物治疗和管理的重点。

2. **肾替代治疗**

(1)治疗时机:在 AKI 的肾替代治疗(RRT)中,大家共同关注的问题是开展 RRT 的最佳时机尚无统一标准。当 AKI 患者出现 GFR 显著下降、危及生命的容量、电解质及酸碱平衡紊乱时需紧急启用 RRT,对于此类患者的 RRT 指征也得到大多数专家支持和公认,在 KDIGO 指南建议上也有体现。但对于没有危及生命的内环境紊乱 AKI 患者的 RRT 指征目前尚有争议,主流观点认为应当在患者出现危及生命的内环境紊乱之前就要尽早干预,近年来更倾向于早期积极治疗,即应当在 2 期 AKI 时就开始 RRT,而不是等患者进展到 3 期 AKI 或出现了危及生命的内环境紊乱时再开始 RRT,但也有相当多的研究认为早期 RRT 治疗并无益处。目前启动 RRT 的决定主要由临床医生评估以下情况后做出:损害水平,包括患者因素(年龄 / 体型大小、疾病缓急及共存疾病)的影响;医疗机构的资源,包括是否配备必要的设备及训练有素且经验丰富的医疗团队。

(2)治疗模式:随着血液净化技术的发展,RRT 模式的选择越来越多,如间歇性血液透析(IHD)、腹膜透析(PD)、连续肾替代治疗(CRRT)及新兴的“混合”模式(长时低效透析)等。目前的数据尚不足以明确哪种治疗模式更优。目前认为,CRRT 适合于血流动力学不稳定、容量超负荷、高分解代谢及急性颅脑损伤或颅内压增高的患者;而 IHD 更适合于血流动力学稳定者。此外,在某些低收入地区,因其经济水平限制了 CRRT 或 IHD 的使用,而 PD 操作简易、经济,多项研究已表明 PD 可作为一种有效、安全的选择。因此,RRT 的模式选择取决于患者因素(体型大小、基础疾病、建立通路的能力)、当地的专业技术和经验,以及可用资源等。

(3)停机时机:目前关于 RRT 停机时机的研究相对更少,无确切定论。过早停机可导致治疗不充分而影响患者预后,但过晚停机亦会带来负面影响,如营养物质丢失、低磷血症、出血、感染、栓塞等。因此选用一种既能反映患者肾脏恢复情况,又受 RRT 治疗影响较小的指标来评估停机时机就显得尤为重要,目前临床上多根据患者尿量及血肌酐水平综合判断,同时也有部分关于 AKI 的生物标志物在进行研究,但尚无确切结论。

急性肾损伤治疗方面,由于缺乏有效治疗 AKI 的药物,支持治疗仍是治疗 AKI 的主要方式,而肾脏替代治疗(RRT)被认为是目前治疗 AKI 患者的最有效措施,但目前 RRT 的开展的最佳时机、模式的选择、停机时间和具体剂量尚无统一标准。因此,需综合考虑患儿的原发病、临床状态、医院的设备条件和专业人员的技术水平,了解 RRT 各模式的风险和效益,合理选择 RRT 个体化模式,有助于肾功能最大的恢复,提高患儿生存率。

(肖政辉)

第五节　脑水肿与颅内高压

颅内高压是儿科常见危重症，脑水肿（cerebraledema）是引起小儿急性颅内高压最主要的原因。当颅内压过高发生脑疝（cerebralhernia）时，患儿可突然死亡。

【脑水肿与颅内高压的概念】 脑水肿指脑实质液体增加引起的脑容积和重量增加，是中枢神经系统对内源性或外源性有害刺激所产生的一种非特异性反应。脑细胞内液体蓄积称为脑肿胀，脑细胞间隙中游离液体蓄积称脑水肿。两者是同一病理过程中的不同阶段，且可互为因果，后期常同时存在，统称脑水肿。其临床表现相同，均可出现颅内高压的症状和体征。

颅内压（intracranialpressure，ICP）为颅腔内容物所产生的压力，通常以侧脑室内液体的压力来代表。颅腔内容物包括脑、脑膜、颅内血管和血流（7%），以及脑脊液（约占 10%）。病理情况下尚有病损物，如血肿、脓肿、寄生虫、肿瘤等。当颅内容物任何一部分增加时，颅内压将会升高，作为代偿必然导致其余部分容积减少，以维持颅内压相对恒定。

颅腔为一骨性腔隙，小儿在囟门和颅缝闭合前，若颅内压力增高，则囟门隆起，颅缝裂开，以增加颅腔容积，减轻颅内高压程度；一旦囟门和颅缝闭合，则其容积固定，不能通过增加颅腔容积来缓解颅每年高压。

颅内压与颅腔内容物的容积关系密切，但两者之间并不成正比。如 Langfitt 容量压力曲线所示（图 1-20），颅内压正常或轻度增高时，由于颅腔存在一定的顺应性与代偿能力，容积改变对颅内压影响不大，这是机体一种有限的生理代偿功能；一旦超出代偿临界点，颅内容物体积轻度增加，也将使颅内压迅速增高，出现颅内高压，导致脑缺血缺氧，脑功能障碍。严重者因颅腔内容物受压变形，部分脑组织移位，可造成脑血流中断、脑疝等严重后果。

【正常颅内压及代偿机制】

（一）正常颅内压

正常颅内压通常以侧脑室内液体的压力来代表。在椎管蛛网膜下腔通畅的情况下，与侧卧位做腰椎穿刺时所测得的压力大体相等，故常用腰穿所测脑脊液压力代表颅内压。因测压条件及测压时小儿状态各异，颅内压正常值各家报道不一。健康成人的颅内压正常值为 7~15mmHg，婴儿和儿童的颅内压正常值可能为 5~10mmHg。

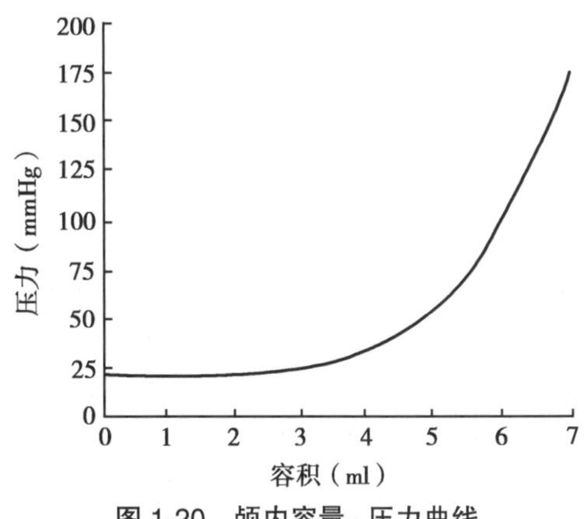

图 1-20　颅内容量 - 压力曲线

（二）颅内高压的代偿机制

全颅腔的代偿空间仅为 8%~10%，各种颅内容物的代偿能力有很大不同。脑及脑膜不易压缩，代偿能力最小；为维持脑功能，脑血流量亦相对恒定；因而脑脊液最早发生变化，经过枕骨大孔被挤向椎管；若颅内压进一步增高，脑血流量亦代偿性地减少。

1. **脑脊液**　脑脊液是颅内三种内容物中最易变动的成分，因此，在颅腔空间代偿功能中发挥较大的作用。正常情况下，脑脊液平均体积为新生儿 10ml、婴儿 50ml、幼儿 80ml、4~13 岁儿童 100ml、成人 120~140ml。约 80% 的脑脊液由脉络丛分泌，生成速度约为 0.3ml/min，其余为经脑组织透过室管膜进入脑室系统的液体。生成的脑脊液经第四脑室侧孔和正中孔进入蛛网膜下腔，由蛛网膜颗粒吸收。脑脊液的分泌速度主要取决于平均动脉压与颅内压之间的压力差，其吸收则取决于颅内压与上矢状窦之间的压力差，分泌与吸收处于相对平衡状态。当颅内压增高时，脑脊液生成量仅轻度减少，但吸收速度明显增快，若颅内压大于 0.686kPa（5.15mmHg）时，吸收速度可达到生成速度的 3 倍，使脑脊液体积缩小，实现容积代偿。但若存在脑脊液吸收障碍，则该代偿能力将明显受限。当颅内压降低时，脑脊液吸收减少，分泌因压差增加而增加，使脑脊液量增多，以阻止颅内压的下降。

2. **颅内血容量**　颅内血容量包括存在于静脉系统和动脉系统的血液。其中 60%~70% 在脑静脉和静脉窦中，30%~40% 在动脉内。颅内压增高时，静脉系统受压，血液被挤出，使颅内血量减少起到容积代偿的作用。动脉的血液灌注即脑血流量（cerebral blood flow，CBF），与脑灌注压（cerebral perfusion pressure，CPP）及脑血管阻力（cerebral vascular resistance，CVR）关系密切。表示三者关系的公式为：$CBF \propto \frac{CPP}{CVR}$。CPP 为平均动脉压（mean arterial pressure，MAP）与平均颅内压（mean intra cranial pressure，MICP）之差，即 CPP=MAP-MICP。因此，维持一定脑灌注压，须以维持正常血压与颅内压为前提。

3. **脑实质**　脑实质为半固体状，颅内压增高时，不能迅速通过改变体积来适应，相反可因各种病变使脑组织内液体异常积聚，即脑水肿而使脑体积增大。但在缓慢发展的脑积水病例中，随着脑室显著扩大，脑皮质明显变薄，也有一定代偿作用。

【脑血流的自动调节和颅内压】　正常情况下，脑血流从出生至成人保持相对恒定，约为每分钟 50~60ml/100g 脑组织。成人脑重量仅为体重的 2%~2.5%，而脑血流相当于心排血量的 15%，脑组织耗氧量占全身耗氧量的 20%，说明脑组织对血供的需要量明显高于其他器官。但脑组织能量储备极少，其氧化代谢所需葡萄糖和氧绝大部分来自血液循环，因此脑对缺血、缺氧、低血糖极为敏感。相对恒定的脑血流是脑组织维持正常生理功能和代谢活动的重要前提。关于脑血流自动调节机制有以下几种学说，它们均通过改变脑血管阻力发挥作用。

1. **代谢调节**　当各种原因导致脑血流减少时，脑组织缺血、缺氧，缺少足够的营养物质，代谢产物堆积，细胞内产生的氢离子扩散到细胞外间隙，使 pH 降低；高热或抽搐时，脑组织活动增强，对葡萄糖和氧的需求量增加，CO_2 生成增多，也可使 pH 降低，机体通过代谢反馈效应，扩张脑血管，增加脑血流以保持内环境稳定。反之，当处于低温、麻醉等低代谢状态时，脑血流量相应减少。

2. **压力调节**　正常状态下，血压在一定范围内波动时，脑组织通过内在压力自动调节机制，使其血液供应相对不变。即当血压下降时阻力血管扩张，血压升高时阻力血管收缩，脑血流量可维持相对恒定，称 Bayliss 效应。对成人的研究显示，只有平均动脉血压在 8~21.3kPa（60~160mmHg）之间波动时，这种压力自动调节功能才发挥作用。当平均动脉压降至 8kPa 以下时，脑阻力血管不再扩张；严重高血压平均动脉压大于 21.3kPa 时，脑阻力血管失去张力而处于被动扩张状态，若此时再提高脑灌注压，则脑血流将随脑灌注压的增加呈线性递增，出现脑过度灌注状态，脑的非阻力血管也被动扩张、充血、渗出，出现脑肿胀，使颅内压增高。

3. **CO_2 和氧的自动调节**　CO_2 能自由通过血脑屏障，影响脑脊液与脑组织的 pH，是一种快速而有力的血管活性物质。脑血管对 $PaCO_2$ 变化反应迅速，潜伏期约为 20~30 秒（其中 4~5 秒是由肺到脑循环的时间），3~4 分钟达平衡。脑血管对 CO_2 变化的反应性随时间延长而产生耐受现象，即当 CO_2 改变时间持久后，脑血流非但不再继续增减，反而逐渐恢复至原水平。低碳酸血症很快引起脑血管收缩，脑血流量减少，颅内压下降，这是使用过度通气降低颅内高压的主要理论依据。反之，高碳酸血症引起脑血管扩张。$PaCO_2$ 在 2.67~5.33kPa（20~40mmHg）范围内，每下降 0.13kPa（1mmHg），脑血流可减少 4%。当 $PaCO_2$ 大于 5.03kPa（40mmHg）时，每升高 0.13kPa（1mmHg），脑血流量可增加 2%~3%，使颅内压升高；但当 $PaCO_2$ 超过 9.03kPa（70mmHg）时，脑血管的自动调节功能丧失。

虽然血氧分压的变化也会引起小动脉的相应舒缩，但其调节作用远不如 CO_2 分压变化所产生的调节作用强烈。PaO_2 在 8~18.06kPa（60~140mmHg）范围内，脑血流可保持相对稳定。若 PaO_2 低于 8kPa（60mmHg），脑血管开始扩张，使脑血流增加，颅内压上升；当 PaO_2 超过 18.06kPa（140mmHg）时，脑血管收缩，脑血流减少，颅内压下降。

4. **血液黏滞性的自动调节**　血液黏滞度变化可改变血液的流变学特征，从而导致脑血流变化。黏滞度降低时脑血流增加，反之脑血流减少。血液黏滞度变化调节脑血流的确切机制还不清楚，可能与代谢调节和压力调节参与有关。

5. **神经调节**　脑动脉周围存在着广泛的运动血管神经丛，并且在脑血管壁平滑肌发现有肾上腺素能缩血管受体和胆碱能扩血管受体。颈内动脉及其分支周围都被来源于上颈髓及星状神经节的肾上腺能神经丛所支配，当交感神经兴奋时，血管的收缩强度与神经丛密度有关，动脉管壁平滑肌上胆碱能纤维丛主要来源于延髓的网状结构，由岩神经发出支配到相应的脑血管。这些发现表明，中枢可以通过神经机制独立地或与其他自动调节机制一起控制脑血管的管径和脑血流量。

【颅内高压的病因】

1. **急性感染** 感染后24小时内即可发生脑水肿。可分为：

(1) 颅内感染：如各种病因引起的脑炎、脑膜炎、脑脓肿及耳源性颅内感染等。

(2) 全身感染：如中毒性痢疾、重症肺炎、严重脓毒症等可引起脓毒性脑病（中毒性脑病），急性重症肝炎等也可发生脑水肿。

2. **脑缺血、缺氧** 心搏骤停、休克等可致脑缺血缺氧；窒息、癫痫持续状态、一氧化碳中毒、严重贫血（急性贫血血红蛋白<50g/L，慢性贫血血红蛋白<30g/L）、肺性脑病等可致脑缺氧。严重缺血、缺氧数小时即可发生脑水肿。

3. **创伤性脑损伤** 儿童常见，创伤性脑损伤发生后，由于存活脑组织血液灌注的减少，导致氧和代谢物质输送减少，代谢废物及毒物清除率降低，从而造成继发性脑损害。

4. **中毒** 如铅或其他重金属、食物（白果）、农药（如有机磷）、灭鼠药（如毒鼠强）、乙醇、药物（如苯巴比妥钠、四环素、维生素A、维生素D）等中毒。

5. **水电解质平衡紊乱** 如急性低钠血症、水中毒、各种原因所致酸中毒等。

6. **其他** 高血压脑病、瑞氏综合征、输液输血反应、突然停止使用激素、脑型白血病、严重遗传代谢病、颅内血管疾病（如脑动静脉畸形、血管瘤、毛细血管扩张症）等。其他引起颅内高压的原因尚有颅腔狭小、颅内占位性病变（肿瘤、出血、寄生虫）、各种原因引起的脑积水、真性红细胞增多症等。

【脑水肿的分类】 1967年，Klatzo首先提出，脑水肿从发病机制和病理方面可分为血管源性与细胞毒性脑水肿两大类。之后有学者逐渐补充，如1975年Fishman提出间质性脑水肿；1979年Miller提出低渗性脑水肿等。脑水肿分类方法很多，根据病因、发生机制与病理改变的不同，可分为以下四种类型（表1-22）。

表1-22 各种类型脑水肿的特点

类型	病因	水肿液成分	水肿部位	主要受累组织	常见疾病
血管源性脑水肿	血脑屏障受损	血浆漏出液	细胞外	白质	颅内感染、创伤、肿瘤
细胞毒性脑水肿	脑缺氧	Na^+、水	细胞内	白质、灰质均有，灰质更明显	窒息、中毒、肺炎、脑炎、脑膜炎、严重感染
间质性脑水肿	脑脊液吸收障碍	脑脊液	细胞外	脑室周围白质	脑积水
渗透性脑水肿	细胞外渗透压降低	水	细胞内	白质、灰质均有，白质更明显	水中毒、抗利尿激素分泌增加

1. **血管源性脑水肿** 主要因血脑屏障受损伤，毛细血管通透性增加，血浆蛋白和水分渗出，引起脑组织细胞外液含量增多。其特点是白质水肿明显重于灰质，可能与白质和灰质的纤维密度不同有关。当血管内压力大于组织间隙压力时，水分更易向血管外渗漏。水肿液不仅是单纯的弥散，还可随细胞外间隙中的细胞外液流动至邻近脑回。由于水肿脑组织与脑室间有静水压差，部分液体可通过室管膜进入脑室系统，并随脑脊液循环而被吸收，这是水肿液消散的主要途径。血管源性脑水肿多见于脑挫伤、脑肿瘤压迫和炎症性疾病等。

病灶区脑皮质早期有血管充血、坏死、出血和灰质肿胀。电镜下可见毛细血管内皮细胞间紧密连接处开放，基底膜变宽，髓鞘纤维束间细胞外间隙变宽，透明并含有较多液体。

2. **细胞性脑水肿** 此类脑水肿的特点为液体积聚在细胞内。主要由于脑缺血、缺氧，钠、钾、氯离子泵的能量ATP很快耗竭，泵功能衰竭，细胞内水钠潴留，从而导致脑细胞水肿。

正常生理状态下，细胞外的钠离子比细胞内多3倍，细胞内钾离子比细胞外多20倍。当神经活动产生动作电位时，细胞内钾离子依靠细胞膜的通透性和离子梯度差很容易向细胞外转移；但细胞内钠离子向膜外转移则需靠钠泵完成，而维持细胞膜钠泵功能的能量来源为三磷酸腺苷。脑缺氧时，葡萄糖无氧酵解所产生的三磷酸腺苷仅为正常的1/18~1/19，故能量供应大为减少，钠泵不能正常运转，钠离子不能由细胞内向细胞外转移而堆积在细胞内。此时细胞膜电位不能维持，而使神经传导暂时停止。带负电荷的氯离子能自由通过细胞膜，到细胞内与钠离子结合成氯化钠，使细胞内渗透压上升，为保持细胞内外渗透压平衡，大量水分进入细胞内，使细胞肿胀，体积增大，甚至破裂，细胞外间质缩小。神经胶质细胞膜的阻力较小，对水和电解质的通透性较高，最易出现细胞内水肿。无氧酵解时，乳酸堆积，细胞内 pH 下降，细胞膜的通透性增高，细胞内蛋白质的亲水性加强，更促进细胞性脑水肿的发生和发展。

单纯细胞性脑水肿无血管损伤，血脑屏障相对完整，水肿在灰质、白质均有，主要在灰质细胞内，细胞外间隙并不扩大。水肿液不含蛋白质，钠、氯离子含量增高。电镜下可见星型细胞、神经元肿胀，甚至累及神经突和轴索，并伴有某种程度的细胞外液积聚。由于细胞代谢障碍、细胞性脑水肿常导致神经功能异常。多见于各种中毒、严重脓毒症、各种原因引起的脑缺血缺氧（休克、窒息、心搏呼吸骤停）、严重低温等。

3. **渗透性脑水肿** 某些原因引起细胞外渗透压（包括血浆渗透压）降低，可使细胞内含水量增多而发生脑水肿。常见于急性水中毒、低钠血症、抗利尿激素分泌过多（如颅内感染）时。血浆内水分由于渗透压的改变而大量进入细胞内，主要是灰质和白质的胶质细胞内水分聚积、白质肿胀更明显。此时细胞外间隙不扩大，血脑屏障也仍保持相对完整，水肿液中钠离子浓度略低，钾离子浓度明显降低，脑脊液形成增加。

4. **间质性脑水肿** 见于各种原因引起的交通性（脑脊液生成增多、吸收障碍或部分蛛网膜下腔阻塞）或非交通性脑积水（脑室系统阻塞），又称脑积水性脑水肿。病变主要位于脑室周围的白质，由于脑脊液分泌、吸收失调或循环障碍，过多积聚于脑室所致。此时颅内容物增加，直接引起颅压升高。同时扩大的脑室内压力增高，室管膜受压，细胞变扁平，甚至破裂，脑脊液通过脑室壁进入脑室周围的白质中，引起间质性脑水肿。

CT 检查可见脑室扩大，周围白质密度减低。严重脑积水时，脑脊液可散布至整个白质，使细胞与神经纤维分离，并有胶质增生。水肿组织内毛细血管正常。脑室周围毛细血管可吸收外渗的脑脊液，故颅内压有时正常，有时增高。脑室扩大持续时间过久，可使脑皮质受压变薄，甚至脑萎缩。

在临床工作中遇到的多数颅内高压患儿，上述脑水肿类型常同时存在，难以截然分开。例如结核性脑膜炎患者极易发生颅内高压，其原因是综合性的。脑膜充血、水肿、炎性渗出物可直接增加颅腔内容物；若脉络膜丛受累，将使脑脊液分泌增多，累及蛛网膜颗粒时，脑脊液回吸收减少，均可致交通性脑积水；若为颅底粘连或脑室管膜炎引起脑室内梗阻，使脑脊液循环阻塞，可引起非交通性或交通性脑积水；当合并闭塞性脑动脉内膜炎时，则可因脑缺血、缺氧导致血管源性脑水肿与细胞性脑水肿；而中枢神经系统感染引起的抗利尿激素分泌过多，又可发生水潴留、低钠血症，从而引起渗透性脑水肿。

其他常用的分类方法还有病理学分类法，可分为：①细胞外水肿。细胞和微血管周围间隙明显增宽，其间渗出物为粉红色的水肿液，称为“湿脑”。②细胞内水肿。灰质和白质细胞肿胀，尤以星状胶质细胞最明显，神经细胞常有弥散性局部缺血性改变和灶性坏死，称为“干脑”。此两种水肿发展到一定程度时，可同时并存，也可以其中一种为主。

【脑水肿的发病机制】 随着对细胞分子水平研究的深入，对引起血脑屏障损害和细胞代谢紊乱的原因有了一些新发现，从而加深了对脑水肿发生机制的认识并出现多种学说。

1. **微循环和血脑屏障学说** 血脑屏障作为机体的一个重要屏障系统，可阻止多种物质通过；脑血管内皮细胞对某些物质有特异的转运作用，该作用受多种因素调节；同时脑血管内皮细胞上还有多种酶系统，具有酶屏障作用。由于脑血管内皮细胞的阻挡，水不能自由通过毛细血管壁，水的转移受血流动力学和生化因素的影响；还取决于毛细血管内外静水压、血脑屏障的完整性等。由于脑组织对缺血、缺氧和缺糖都很敏感，当体内外有害因素刺激超过大脑的调节能力时，就会出现脑微循环障碍、毛细血管通透性增加等一系列病理变化。

2. **氧自由基损害学说** 1972 年，Demopulous 等提出自由基学说，认为自由基是引发脑水肿的重要因素，并认为不论何种类型的脑水肿，均由于细胞膜的过氧化作用所致。在脑创伤、缺血缺氧和出血等病理条件下，体内存在的一系列天然抗氧化剂和防御氧毒性的酶系统被破坏，氧自由基大量产生，过多的自由基不能及时被清除而产生毒性作用。主要包括：①损伤血管内皮细胞，刺激血管内皮细胞吞饮小泡增多，使毛细血管通透性增加；②诱发脂质过氧化反应，破坏线粒体、溶酶体和微粒体等细胞器膜；③破坏 PGI/TXA 平衡及血小板积聚，释放 5-HT，导致毛细血管痉挛；④活化磷脂酶 A 和 C，产生花生四烯酸和白三烯，引起过氧化反应，加快脑水肿的发生。自由基反应还可因脑组织出血，血液中铁、铜等金属离子引起的催化作用而使过氧化反应加重。

3. **细胞内 Ca^{2+} 超载**　Ca^{2+} 对神经细胞的损害起决定性作用。在正常生理状况下，脑细胞内游离 Ca^{2+} 在钙泵、Na^{+}-Ca^{2+} 交换、胞内线粒体、内质网及胞质钙结合蛋白、钙调蛋白、微小清蛋白等机制调控下维持在 0.1μmol/L，而细胞外 Ca^{2+} 浓度约为细胞内浓度的 10 000 倍。在病理情况如脑外伤、脑缺血时，Ca^{2+} 大量内流，细胞内 Ca^{2+} 浓度急骤增加 200 倍，病理学称此为“钙超载现象”。过多的 Ca^{2+} 激活膜磷脂酶 A 和磷脂酶 C，兴奋多价不饱和脂肪酸，钙泵活性减退，线粒体 ATP 能量产生不足，促发突触膜末梢兴奋性氨基酸递质大量释放，激活突触后膜 NMDA 受体操纵的 Ca^{2+} 通道，使 Ca^{2+} 浓度进一步持续升高，导致神经元水肿死亡。同时 Ca^{2+} 内流增加更多自由基生成，致使更多溶酶体溶解和酶的释放，加重磷酸盐和蛋白酶对膜的破坏，最终导致脑细胞完全损坏。钙离子还可进入脑的小动脉壁内，引起小动脉痉挛而加重缺血与缺氧。

4. **兴奋性氨基酸**　脑细胞受损时，兴奋性氨基酸大量释放到细胞外，激活与 NMDA 受体耦联的 Ca^{2+} 通道，使 Ca^{2+} 内流，同时也使 Na^{+} 通道开放，Na^{+} 内流增加，从而使 Cl^{-} 和水被动内流，引起细胞毒性脑水肿。兴奋性氨基酸还可作为内源性兴奋毒素，破坏中枢神经细胞，导致神经功能障碍。研究证实，兴奋性氨基酸与缺血性、创伤性脑损伤有关，在缺血早期，大量兴奋性氨基酸如谷氨酸、门冬氨酸等逸出细胞外产生神经毒性作用。此外，脑缺血、外伤、癫痫持续状态、严重低糖血症等可能与 NMDA 受体活性亢进有关。

5. **脑细胞能量代谢障碍**　脑细胞在缺血、缺氧状态下，葡萄糖代谢由正常的氧化磷酸化转为无氧糖酵解，线粒体合成 ATP 的能力明显下降。膜磷脂代谢障碍，引起 Na^{+}-K^{+}-ATP 酶和 Ca^{2+}-Mg^{2+}-ATP 酶活性下降，细胞膜的转运功能紊乱，离子泵功能失调，Na^{+}、Cl^{-} 大量从细胞外进入细胞内而不能被泵出，使细胞内渗透压增高，水分子进入细胞内导致细胞内水肿。同时，无氧糖酵解过程产生的乳酸中毒，使细胞膜脂质过氧化反应增强，进一步加重膜损害与细胞内脑水肿。

6. **其他**　有研究报道一氧化氮（NO）、水通道蛋白及酶屏障系统受损也在脑水肿、颅内高压的发生发展中起一定作用。

【临床表现】 小儿急性颅内高压的临床表现与造成颅压增高的原发病、颅内高压的发展速度、有无占位性病变以及病变所在部位有关。

1. **剧烈头痛**　颅内高压时的剧烈头痛系因脑膜血管或神经受挤压、牵扯以及炎症刺激引起，常为弥漫性、持续性，清晨较重，坐位时头痛重于卧位时。并可因咳嗽、用力、体位前屈、大量输液而加剧。婴儿则表现为烦躁不安、尖声哭叫，有时拍打头部。

2. **喷射性呕吐**　因颅内高压刺激第四脑室底部及延髓呕吐中枢所致。呕吐与饮食无关，可清晨即吐，不伴恶心，呕吐后可进食。婴幼儿无其他诱因的频繁呕吐，多提示第四脑室或后颅凹存在占位性病变。

3. **意识障碍迅速出现并加深**　大脑皮层广泛损害及脑干上行网状结构受累，使患儿出现程度不等的意识障碍，并有迅速加深倾向，短期内可出现昏迷，常伴有躁动或狂躁。

4. **肌张力改变及惊厥**　脑干、基底节、大脑皮层和小脑某些部位的锥体外系受压，可使肌张力显著增高。主要表现为去大脑强直（伸性强直、伸性痉挛和角弓反张）和去皮层强直（病变在中脑以上，患儿一侧或双侧上肢痉挛，呈半屈曲状，伴下肢伸性痉挛）。脑疝时肌张力减低。脑缺氧或炎症刺激大脑皮层，可引起抽搐，甚至癫痫样发作。恢复期可有木僵状态、失语及自主神经功能失调等。

5. **呼吸障碍**　脑干受压可引起呼吸节律不齐、暂停、潮氏呼吸、下颌运动等中枢性呼吸衰竭，多为脑疝前驱症状。

6. **头部体征**　前囟膨隆紧张，骨缝裂开、头围增大，头部浅表静脉怒张，破壶音阳性等体征为亚急性或慢性代偿机制所致，与婴幼儿颅骨骨缝尚未完全闭合、颅骨骨质软化有一定弹性有关。甚至 8 岁以下儿童亦可有骨缝裂开。上述代偿机制常使小儿颅内高压早期症状不典型。

7. **体温调节及循环障碍**　下丘脑体温调节

中枢受累，肌张力增高造成的产热增加；以及交感神经麻痹、泌汗功能减弱等，使体表散热不良，引起高热或过高热。

8. **血压升高** 为延髓血管运动中枢的代偿性加压反应，系因拟交感神经兴奋性增强或脑干缺血、受压与移位引起。此时收缩压上升2.67kPa（20mmHg）以上，脉压增宽，且血压音调增强。

9. **眼部改变** 可有眼球突出、球结膜充血水肿、眼外肌麻痹、眼内斜（展神经麻痹）、眼睑下垂（提上睑肌麻痹）、落日眼（颅前凹压力增高）及视野缺损等。瞳孔改变包括双侧大小不等、忽大忽小，形态不规则。

视乳头水肿多为慢性颅压增高的表现，因眼底静脉回流受阻所致，急性脑水肿早期很少见。眼底镜检查时，颅内高压初期可见视乳头边缘模糊、变红（先上下，后鼻侧、颞侧），并向外隆起；生理凹陷不清或隆起变红；静脉搏动消失。中期静脉怒张，搏动完全消失，扩张的毛细血管周围有渗出及出血，视力障碍较轻（此与视神经乳头炎不同）。晚期视乳头呈灰白色，边缘仍模糊；动脉收缩、色淡、视力逐渐下降，盲点扩大、周边视野向心性缩小。视乳头水肿是颅内高压最客观的体征之一，但前囟未闭的婴儿常无视乳头水肿。

意识障碍、瞳孔扩大及血压增高伴缓脉称Cushing三联症，为颅内高压危象，常为脑疝的前兆。

10. **脑疝** 系指脑实质受挤压离开原有间隙，位置发生改变的病理状态。特别在发生嵌顿时，可因压迫邻近脑组织和脑神经，引起相应症状和体征，属于颅内高压危象。常见的是小脑幕切迹疝（又称海马沟回疝、天幕疝或颞叶疝）与枕骨大孔疝（即小脑扁桃体疝）。

（1）小脑幕切迹疝：小脑幕将小脑与大脑的枕叶和颞叶分开。其前缘游离，与蝶鞍斜坡构成裂孔，脑干与动眼神经由此通过。颅内压增高至一定程度时，肿胀的脑组织向阻力小、压力低处移位，脑干及大脑下移，颅中凹的颞叶内侧海马沟回可疝入此裂孔，表现为中脑受压症状。由于动眼神经受累，病侧瞳孔先缩小后扩大，对光反应迟钝或消失，眼睑下垂。对侧肢体呈中枢性瘫痪。由于脑干受压，还可出现中枢性呼吸衰竭，意识障碍加重，继而心率、血压不稳定。小脑幕附近的颞叶占位性病变最易发生这类脑疝。此时颅内压增高可不严重。

（2）枕骨大孔疝：颅压过高使脑干下移时，位于后颅凹的小脑扁桃体首先被挤入枕骨大孔，继而压迫延髓。此时患儿昏迷迅速加深，双瞳孔散大，光反应消失，眼球固定，常因中枢性呼吸衰竭而呼吸骤停。幕上占位性病变所致枕骨大孔疝多发生在小脑幕切迹疝之后。但若疾病发展迅速，可观察不到小脑幕切迹疝的表现，即突然发现患儿双侧瞳孔散大，呼吸停止。但幕下占位性病变易造成枕骨大孔疝，而不并发小脑幕切迹疝。

【诊断】

1. **病史** 中存在导致脑水肿或颅压增高的原因。

2. **有颅内高压的症状与体征** 成人颅内高压的三大特征为头痛、呕吐与视乳头水肿。小儿常缺乏主诉，且颅压增高时，婴儿可通过前囟膨隆、骨缝裂开代偿，上述特征多不典型。由于临床表现常缺乏特异性，急性脑水肿又很少引起视乳头水肿，因此对病情必须全面分析，综合判断。虞佩兰提出小儿急性脑水肿临床诊断的主要指标和次要指标各有五项，具备一项主要指标及二项次要指标即可诊断。主要指标：①呼吸不规则；②瞳孔不等大；③视乳头水肿；④前囟隆起或紧张；⑤无其他原因的高血压[Bp>年龄×2+13.3kPa（100mmHg）]。次要指标：①昏睡或昏迷；②惊厥和/或四肢张力明显增高；③呕吐；④头痛；⑤给予甘露醇1g/kg静脉注射4小时后，血压明显下降，症状、体征随之好转。

3. **测定颅内压** 是确诊颅内压增高的重要手段。方法有：

（1）腰椎穿刺测脑脊液压力：由于液体静力压，即脑脊液本身液位高低对颅内压有一定影响，腰穿时的体位对测压会有影响。正常状态下，侧卧位时侧脑室液与脊髓腔终池脑脊液压力应相等，因此常用侧卧位腰穿所测脑脊液压力代表颅内压。但有梗阻时所测值不可靠。须注意颅内压明显增高时，腰穿有导致脑疝的危险，应先用甘露醇30分钟后再穿刺测压以确保安全，但必然影响测定结果。

（2）侧脑室穿刺测压：最准确又较安全。在颅压监测下，还可进行控制性脑脊液引流，达到减压治疗目的。对前囟未闭的患儿脑室穿刺操作较易，前囟已闭者须作颅骨钻孔。严重急性脑水肿由于脑实质肿胀明显，脑室受压减小、移位，穿刺往往不易成功。

(3) 前囟测压：利用非损伤性颅压监测仪直接测定前囟压力。适用于前囟未闭且囟门较大者，因易受测压人手法影响，结果差异较大。

(4) 直接颅压监测法：将感应器放置在脑室、蛛网膜下腔、硬膜外，借传感器与有压力监测装置的监护仪或颅压监测仪相连，直接在荧光屏上适时读数并可观察颅压波形。

4. 影像学检查

(1) 颅骨 X 线检查：慢性颅内高压可表现为指压迹征、骨皮质变薄、骨缝裂开等，而急性颅内高压上述表现不明显。

(2) CT 检查：为非损伤性检查方法，1982 年 Torack 首次将第三代 CT 用于脑水肿诊断。可协助观察脑水肿部位、程度、脑室扩张及移位情况，以及引发颅内高压的病因。急性颅内高压表现为脑实质丰满、脑沟回浅、外侧裂缩小或消失、脑室受压、中线结构移位等。慢性颅内高压可见外部性脑积水、脑室扩张和脑萎缩等。

(3) MRI 检查：脑水肿时，T_1 和 T_2 像值均延长，因此在 T_1 加权像上呈长 T_1 低信号或等信号，在 T_2 加权像上呈 T_2 高信号。近年来，随着弥散 MRI、动态 MRI 和磁共振波谱（MRS）的应用，MRI 对脑水肿的检验更加灵敏。

(4) 脑电图：小脑幕切迹疝时，大脑组织移位、循环障碍，脑干网状结构功能紊乱，可见疝侧颞叶慢波。有时两侧额叶及颞叶可出现对称的同步中或高幅度慢波。

(5) 经颅多普勒超声（transcranial dopplor，TCD）：通过无创、动态监测颅底 Willis 环大血管（主要检测大脑中动脉）血流速度，了解脑血流动力学改变，可间接判断脑血流灌注情况。近年来，许多学者对颅内高压与 TCD 频谱变化的相关性进行了大量研究，发现颅内高压的 TCD 频谱表现虽不够特异，但敏感性好，特别是 TCD 动态监测可协助临床判断颅内高压程度、治疗效果和预后。颅内高压时，TCD 主要表现为频谱高尖，流速减低，以舒张期流速降低为主，阻力指数增高。严重颅内高压、脑死亡患者 TCD 出现相对特异性改变，即在心脏收缩期呈流速较低的正向波，舒张期呈负向波，也称振荡波形；更严重患者 TCD 仅显示心脏收缩期流速极低的尖小正向波，舒张期血流消失，也称尖小收缩波；或收缩期和舒张期均探测不到血流。

【治疗】 小儿颅压增高，尤其是脑水肿病情进展迅速，常危及生命。如能早期消除病因，积极降低颅压，病变往往可逆。治疗目的在于保证脑灌注及充分能量供应；防止脑组织在颅内空间移动；采用直接减少颅腔内容物容积的方法，常可维持脑的正常代谢。

1. 病因治疗　去除病因，制止病变发展是治疗之根本。如抗感染，纠正休克与缺氧，改善通气，防治 CO_2 潴留，清除颅内占位性病变等。

2. 一般治疗与护理　使患儿保持安静，避免躁动、咳嗽及痰堵。卧床时头肩抬高 25°~35°，以利颅内血液回流；有脑疝前驱症状时，则以平卧位为宜。亦有人认为侧卧位可避免呼吸道梗阻。检查或治疗时不可猛力使患儿转头、翻身；避免用力按压腹部及肝脏；积极纠正缺氧、高碳酸血症、电解质紊乱及代谢性酸中毒；还应使患儿保持正常血压与体温。应注意对眼、耳、口、鼻及皮肤护理，防止暴露性角膜炎、中耳炎、口腔炎、吸入性肺炎及压疮。必要时可使用镇静剂。惊厥使脑代谢率增加，氧消耗量加大，必须迅速制止，常用地西泮、咪达唑仑及苯巴比妥等。已有呼吸障碍者需及时气管插管机械通气。

3. 脱水疗法　可直接减少脑组织容量，降低颅内压。脱水所用药物分为渗透性脱水剂和利尿剂两大类。

(1) 渗透性脱水剂：静脉注射一定量高渗物质，使血浆渗透压骤然增加，形成血 - 脑、血 - 脑脊液渗透压梯度，使脑与脑脊液中水分进入血中，进而由肾脏排出，达到脱水、降颅压目的。血脑屏障完整时效果尤为显著，故最适用于细胞性或渗透性脑水肿。但在临床工作中，由于渗透性脱水剂疗效确切，起效迅速，可用于各种类型脑水肿。一般认为即使是血管源性脑水肿，也可通过使正常脑组织脱水降低颅内压。

理想的渗透性脱水剂需具备以下条件：①作用迅速，降颅压效果持久；②药物能迅速经肾脏排出，产生良好的利尿作用，以免加重心脏负担；③药物不易进入脑细胞及其间隙，以免发生反跳作用，再度使颅压增高；④无毒副作用；⑤价格低廉，使用方便。目前尚无如此理想的药物。

常用的渗透性脱水剂：

1) 20% 甘露醇：作为有效的降颅压药物已有 50 余年的应用历史，目前仍是多数颅内高压患者的首选药物。甘露醇降颅压的作用机制：①渗透性脱水：其分子量182D，临床所用20%制剂渗透压为1 098mOsm/L，是正常血浆渗透压的3.66倍，能产生渗透性脱水作用，将脑组织中的水分吸收到血管中，使颅压降低40%~60%；②有减少脑脊液生成、促进脑脊液吸收的作用，可降低颅内压；③清除氧自由基作用，保护脑功能；④能短暂地增加血容量、增加脑血流灌注、降低血液黏滞度，从而改善脑微循环；⑤还有利尿、抑制醛固酮和抗利尿激素分泌等作用。静脉注射后10分钟开始生效，30分钟作用最强，约1小时后作用开始减退，可维持3~6小时。注射过快可有一过性头痛、眩晕、畏寒及视力模糊及一过性血尿，久用或剂量过大可导致水电解质紊乱、甘露醇肾病。该药无明确禁忌证，但心功能障碍时慎用，因用药后血容量突然增加，可能导致心衰；肾功能不全者亦不宜使用。一般剂量每次0.5~1g/kg，4~6小时1次。脑疝时可加大剂量至2g/kg，以使血浆渗透压增加10mmol/kg，并保持在310~320mmol/kg以下为宜。使用甘露醇利尿后易出现脱水、低钠、低钾、低镁及低钙，乃至低血压，需注意纠正。2007年成人严重创伤性脑损伤诊治指南推荐，甘露醇0.25~1g/kg能有效降低颅内压（Ⅱ级）。尽管甘露醇在重型创伤性脑损伤伴有颅内高压的儿童中广泛使用，但是到目前为止尚无研究符合2012年指南的纳入标准，故2012年儿童重型创伤性脑损伤急性期诊治指南并未对甘露醇做相关推荐。

2）10%甘油果糖：为复方制剂，每100ml含甘油10g、果糖5g、氯化钠0.9g。有高渗性脱水和营养脑细胞作用。本品经血液进入全身组织后，约2~3小时在体内分布达到平衡，故降颅压作用起效较缓，持续时间也较长，临床常与甘露醇交替使用。剂量为每次5~10ml/kg，静脉注射，每天1~2次。大部分甘油果糖代谢为CO_2和水从体内排出。一般无不良反应，偶有瘙痒、皮疹、头痛、恶心、口渴和溶血现象。对有遗传性果糖不耐受（如果糖1,6-二磷酸酶缺乏症）、高钠血症、无尿和严重脱水者或对本品任一成分过敏者禁用。

3）高渗盐水：是指浓度高于0.9%的氯化钠溶液。早在1919年就已使用高渗盐水进行降颅压治疗，但未得到临床的认可。直到1988年，Worthley等报道采用浓度约29%的高渗盐水救治2例难控性颅内高压后，高渗盐水的降颅压作用才引起关注。研究表明，高渗盐水能有效降低儿童创伤性脑损伤患者的颅内压，减少了对其他降颅压治疗的需求，减少患儿在PICU的治疗时间。2012版儿童重型创伤性脑损伤急性期诊治指南推荐：重型创伤性脑损伤伴有颅内高压的患儿应使用高渗性盐水（3%高渗盐水），在急性期使用的有效剂量为6.5~10ml/kg。3%高渗盐水持续输入的有效剂量为0.1~1.0ml/（kg·h）。应使用能维持颅内压<20mmHg的最低剂量。血浆渗透压应维持在<360mOsm/L。

4）30%~50%山梨醇：山梨醇是甘露醇的同分异构体，分子量185D，进入人体后，部分转化为果糖，作为能源被消耗，失去高渗脱水作用，因此脱水效果差。用量每次2~3g/kg，每4~6小时1次。目前临床已较少使用。

5）白蛋白：分子量大，一般不易漏出血管外，因而能较持久地提高血管内胶体渗透压及吸收组织间液，有增加循环血容量和维持血管内胶体渗透压的作用。可用于低蛋白血症伴脑水肿时。常用20%白蛋白，剂量每次0.4g/kg，每天1~2次。其脱水与降颅压作用缓慢而持久。有人提出白蛋白与呋塞米联合使用，既可吸收水分进入血管使脑组织脱水，又可利尿，比单独使用呋塞米或甘露醇治疗颅内高压效果好。

使用渗透性脱水剂须注意给药速度，一般于15~30分钟内静脉快速滴入或推入，否则不能形成血管内高渗状态，达不到脱水目的。心肌炎及心衰患儿使用脱水剂应慎重，必须使用时可先给利尿剂，待尿量增加血容量适当减少后再用，且给药速度应缓慢，于30~60分钟静脉滴入为宜。婴幼儿心肾代偿功能差，剂量宜偏小，注射速度应稍减慢。

对已有脑疝表现的患儿，应分秒必争进行抢救，选择强有力的脱水剂，大剂量快速推入，并缩短用药间隔时间，可2小时给药1次，连用3次后改为每4小时用药1次，以使嵌顿的脑组织尽快复位。

(2) 利尿剂：可迅速降低血容量，减少氯离子向损伤的脑细胞内转移；并有抑制脑脊液生成的作用，可减轻脑水肿，降低颅内压。与甘露醇合用疗效增加，并可减少各自用量。有心力衰竭及肺水肿的患儿，在使用甘露醇前15分钟给呋塞米一次，有助于减轻心脏负荷。常用呋塞米静脉注射，每次0.5~1.0mg/kg，15~25分钟后开始利尿，2小时作用最强，持续6~8小时。乙酰唑胺可抑制脉络丛碳酸酐酶，减少50%脑脊液的生成，还可利尿，多用于治疗慢性脑积水，剂量20~30mg/(kg·d)，但用药后24~48小时才开始起效。

4. **其他减少颅腔内容物的方法**

(1)过度通气：即用呼吸机进行控制性人工通气，使PaO_2及$PaCO_2$分别维持于12~20kPa(90~150mmHg)及3.33~4kPa(25~30mmHg)。$PaCO_2$下降及PaO_2升高可使脑小动脉平滑肌收缩，使脑血容量减少，从而降低颅内压。过去曾强调过度通气降低颅内压，而忽略过度通气使脑血管痉挛、脑血流减少，加重脑缺血缺氧。目前认为过度通气对神经系统的预后弊大于利，故不主张作为常规使用。2012版儿童重型创伤性脑损伤急性期诊治指南中指出，在受伤后最初48小时内应避免预防性应用过度换气使$PaCO_2$<30mmHg。如果在治疗难治性颅内高压中采用过度换气，应同时采用高级神经功能监测来评估脑组织缺血情况。

(2)控制性脑脊液引流：通过前囟或颅骨钻孔后穿刺，将穿刺针留置于侧脑室，借助颅压监测，控制脑脊液引流速度。无条件监测颅压时，可通过调整引流瓶位置的高低控制脑脊液流出速度。引流瓶放置位置，应使插入引流瓶的针头高于颅内穿刺部位80~120mm，若颅内压超过此数，液体即可自行流出，一般脑室液以每分钟均匀流出2~3滴为宜。引流速度过快，可出现恶心、呕吐等不良反应，甚至引起脑室塌陷或低颅压综合征。控制性脑脊液引流不但能直接放出脑室液，还可增加水肿的脑组织与脑脊液间的压力差，使水肿液向低压的脑室方向流动，进一步减少肿胀的脑容积。此方法对部分脑疝患儿确有起死回生作用。

(3)去骨瓣减压术：20世纪50年代，颞骨开窗减压术已用于急性颅压增高所致脑疝，但限于手术条件使用较少。自1995年以来，已有不少文献报道采用去骨瓣减压术治疗大范围脑梗死、重型颅脑外伤、脑出血，以及各种原因引起的脑疝。去骨瓣开颅减压术由于减压速度快、减压充分、清理血肿及时等，能立即有效地降低颅内压，改善脑组织血流，对重型颅脑损伤和急性脑出血患者有一定疗效。有报道去骨瓣减压术明显提高了重型颅脑损伤患儿的治疗效果，但仍有较高的死残率。当颅内高压患者病情恶化时，适时给予去骨瓣减压术有望降低病死率。但有关手术时机及存活患者远期预后等目前尚无定论。

5. **肾上腺皮质激素**　国内外有关肾上腺皮质激素对减轻脑水肿的疗效尚存争议。肾上腺皮质激素可能对血管源性脑水肿有效。可能作用机制：

(1)非特异性稳定细胞膜及溶酶体膜，同时通过对5-羟色胺作用，稳定脑毛细血管内皮细胞间的紧密联结处，改善血脑屏障功能，降低毛细血管通透性，减少水分与蛋白质从血管内漏出。

(2)保护钠泵与钙泵功能，稳定细胞膜对阳离子的主动运转，重建细胞内外钾和钠离子的正常分布，加速钠离子从脑脊液中排出，减轻细胞性脑水肿。

(3)拮抗炎性介质，抑制细胞因子释放，有非特异性的抗炎、抗毒作用，减轻组织水肿；可使感染性脑水肿患者中毒症状减轻，体温下降，降低脑代谢。

(4)减少脑脊液生成。

(5)提高血糖，增加肾血流量和肾小球滤过率，并减少醛固酮和抗利尿激素的分泌，有利尿作用。

因过度炎症反应诱发的“细胞因子风暴”可能与急性坏死性脑病发病相关，故目前主要使用糖皮质激素联合丙种球蛋白的免疫调节治疗，但激素应用的剂量和疗程应用不一。2018年发布的“婴幼儿脑损伤神经修复治疗专家共识”指出，短期内大剂量糖皮质激素和/或静脉注射丙种球蛋白治疗病毒感染相关性脑病可能使患者获益。故多应用大剂量激素冲击治疗，如甲基泼尼松龙20mg/(kg·d)，逐步减量；脑肿瘤所致颅内高压常用地塞米松，剂量0.5~1mg/(kg·d)，每天3~4次。2012版儿童重型创伤性脑损伤急性期诊治指南不推荐在重型创伤性脑损伤患儿中使用激素。

6. **液体疗法**　目前主张颅内高压患儿液体入量主要根据病情与出水量的多少辩证地调整。过去认为急性脑水肿时，一般每天入量应限定于800~1 200ml/m^2或30~60ml/kg。近年认为该限液标准过于严格。研究显示，如果脑水肿与颅内高压患者的血压与脑灌注压下降，则病死率与致残率明显增高。目前主张在应用甘露醇等脱水利尿剂时，可不必过分限制液体入量。凡患儿有休克、重度脱水、利尿后尿多者均应快速补液与缓慢脱水；而患儿有脑疝、呼吸衰竭、心力衰竭、尿少时，则一般快速脱水，缓慢补液、补盐，可取得较好的效果。

总之,可根据患儿每天尿量,尿比重,血清钾、钠、氯,渗透压,以及患儿年龄、血压、心肾功能及时调整输液量和输液种类。笔者所在医院一般采用维持液,国外主张用半张液。缺氧、酸中毒可使血管通透性增强,脑水肿加重,可适当给予碳酸氢钠。纠酸过程中及排尿增加后,需注意血钾浓度,一般 pH 值升高 0.1,血清钾降低 0.6mmol/L。明显的低钠血症、水中毒时,可用 3% 氯化钠或 5% 碳酸氢钠。此外,输注速度非常重要,24 小时液量应匀速滴入。

7. 低温疗法 早在 20 世纪 30 年代,人们即已认识到低温对大脑神经功能具有保护作用,并把降低体温作为减轻中枢神经功能损害的手段。低温治疗在 50 年代就已应用于临床,但由于传统的低温治疗会导致心律失常、低血压及凝血功能障碍等严重并发症,临床未能推广普及。80 年代后期研究发现,亚低温疗法对脑损伤同样有保护作用,且副作用较轻。体温每下降 1℃,脑代谢下降 6.7%,颅内压可下降 5.5%。

临床上亚低温疗法主要用于重型颅脑损伤、脑出血、脑缺血、复苏后脑病、严重的蛛网膜下腔出血及颅内感染等,高热伴严重惊厥的患儿尤为适用。2019 版指南不推荐重型创伤性脑损伤患儿预防性使用亚低温(32~33℃)治疗,但为了控制颅内高压建议使用亚低温治疗(32~33℃)。应采用每 12~24 小时升高 0.5~1℃或更低的复温速率以避免并发症的发生。如果在低温期间使用苯妥英钠,建议进行监测和剂量调整以减少药物的毒副作用。

8. 其他 2019 版儿童重型创伤性脑损伤治疗指南推荐,大剂量巴比妥治疗可在血流动力学稳定、进行了最大限度的药物及手术治疗却仍有难治性颅内高压的患儿中使用。由于此方法具有较高风险,国内已极少使用。需注意治疗颅内高压的同时维持水电解质和酸碱平衡稳定;良好的营养支持对病情恢复和预防继发感染十分重要。

(钱素云)

第六节 急性胃肠损伤

【概述】 急性胃肠功能衰竭,常发生在危重症的过程中,无论是感染性或非感染性因素,如感染、创伤、窒息、中毒、休克等所致的危重状态,都可引起胃肠功能衰竭。危重症患儿机体处于应激状态,血液重新分布以保证心、脑等脏器血流供应,胃肠道血供减少,特别是小肠绒毛顶端最容易发生缺血性损害。缺血及随后的再灌注损伤使胃肠道的机械屏障、免疫屏障及生物学屏障均受到破坏,出现细菌移位,内毒素、氧自由基、肿瘤坏死因子等大量毒性介质释放入血,激活机体而出现 SIRS,进一步损害其他脏器功能,导致多脏器功能不全,严重者因多脏器功能衰竭而死亡。因此,胃肠道既是脏器功能衰竭的受害者,又是引起其他脏器功能衰竭的启动因素。肠道是严重感染时,受影响最早和最严重的器官之一,肠道损害导致大量细菌和毒素向全身移位形成肠源性感染,常见的细菌如肠球菌、大肠埃希菌、铜绿假单胞菌和白念珠菌等,成为危重症时继发感染的重要致病菌,也是启动 MODS 的重要因素。危重症患者一旦出现腹胀、肠鸣音减弱或消失、呕吐咖啡样液体,提示病情加重,可能预后不良。近年来随着急诊医学研究的深入,人们逐渐认识到胃肠道在危重症发展过程中的重要作用,对胃肠功能障碍或衰竭的研究已受到临床的广泛关注。

【临床表现及实验室检查】

1. 临床表现 急性胃肠功能衰竭是多系统器官功能衰竭(MSOF)中常见的一部分。胃肠功能障碍,提示病程较早、病情较轻,病变尚被局限在局部,如及时治疗可中止其发展,获得满意的效果。而胃肠功能衰竭,则病程已到晚期,病情亦相对复杂,虽给予综合治疗措施也难奏效。两者实际上是一个病理生理过程的不同阶段,其差别在于病程的长短、病情的轻重。近年来提出了“急性胃肠损伤”,可以涵盖上述两者。

根据 MSOF 的诊断标准,胃肠功能衰竭目前诊断主要依靠临床症状,实验室诊断依据不多,因此对诊断的标准和认识,尚难一致。主要临床表现有腹胀,肠鸣音减弱或消失,口吐咖啡样液体。近年来湖南省儿童医院 ICU 抢救的危重病例中,出现明显腹胀、上消化道出血等急性胃肠功能衰竭症状的病例中,都伴有不同数量的器官功能衰竭,病死率仍居高不下,说明腹胀与 MSOF 关系密切。实验室检查都有高血糖、血尿素氮升高、高碳酸血症、低氧血症等,反映机体在缺氧状态下,有应激反应,有内环境酸碱失衡。观察了既有循环衰竭又有胃肠功能衰竭的病例,病死率高达 71.7%,提示胃肠功能衰竭常出现在危重症的恶化阶段,反之胃肠功能衰竭一旦出现,可加速病情恶化,并提示预后不良。

2. 2012年欧洲重症监护医学会正式提出急性胃肠损伤(acute gastrointestinal injury,AGI)的概念,并界定为“由于重症患者急性疾病本身导致的胃肠道功能障碍”,根据患者粪便或者胃内容中可见性出血、腹泻次数、下消化道麻痹、喂养不耐受、恶心、呕吐、大便次数、肠鸣音、胃潴留和腹腔内压等客观指标,提出AGI分级标准:

一级:存在胃肠道功能障碍和衰竭的风险。界定为有明确病因,胃肠道功能部分受损。常见症状为腹部术后早期恶心、呕吐;休克早期肠鸣音消失;肠动力减弱。病症原理是当患者机体经历一个打击后,如手术、休克等,具有暂时性和自限性的特点。

二级:胃肠功能障碍。肠道不具备完整的消化和吸收功能,无法满足机体对营养物质和水的需求。常见症状为胃麻痹伴有大量胃潴留或反流;下消化道麻痹、腹泻;内容物或粪便中可见出血;存在喂养不耐受[肠内营养72小时低于20kcal/(kg·d)的目标]。此级AGI开始引入腹腔内高压(intra abdominal hypertension,IAH)的概念(IAP 12~15mmHg)。

三级:胃肠功能衰竭。给予干预处理后,胃肠功能仍不能恢复,整体状况没有改善,肠内营养持续不耐受,治疗后(口服红霉素、放置幽门后管等)亦无改善,导致MODS持续存在或恶化,临床上表现为治疗后肠内营养不耐受,持续存在胃大量潴留和持续胃肠道麻痹,肠道扩张出现或加重IAH(IAP 15~20mmHg)、腹腔灌注压下降(APP<60mmHg,APP=MAP–IAP)。

四级:胃肠功能衰竭伴有远隔器官功能障碍。为AGI逐步进展,MODS和休克进行性恶化,随时有生命危险。患者一般状况急剧恶化,伴远隔器官功能障碍,临床表现为肠道缺血坏死、导致失血性休克的胃肠道出血、Ogilvies综合征、需要积极减压的腹腔间隔室综合征(ACS),保守治疗无效,需要急诊剖腹手术或其他急救处理(如结肠镜减压)。据报道PICU中,ACS的病死率可达40%~60%。

3. 实验室检查。

(1)监测胃黏膜下pH值:胃黏膜下pH值下降,可作为诊断、治疗、判断预后的指标。危重症时由于血液重新分配,为保证重要脏器心、脑血液灌流量,胃肠道血流量减少,故胃肠道是最先受缺血缺氧损害的器官。缺血缺氧后细胞代谢障碍,胃肠黏膜下pH值均降低,而胃黏膜下pH值下降的幅度比肠黏膜更为突出。pH值可作为间接测定局部组织氧合情况的指标。pH值下降表示胃黏膜缺血缺氧存在。胃肠黏膜pH值,采用胃肠黏膜张力计测定。胃肠黏膜张力能反映胃肠黏膜内气体代谢状况。胃肠黏膜中PCO_2增加或pH值降低,都可反映黏膜缺血缺氧程度。目前不作为常规的检测方法。

(2)二胺氧化酶(DAO)测定:肠黏膜缺血缺氧后,导致肠黏膜酶释放增加,血液中DAO即升高,故DAO升高是检测肠黏膜缺血缺氧的指标。

(3)D-乳酸水平监测:人体组织不能产生D-乳酸,也缺乏D-乳酸脱氢酶将其分解。D乳酸由肠道固有细菌产生,D-乳酸水平的高低与肠黏膜损害的程度一致。D-乳酸水平越高,反映肠黏膜缺血缺氧的损害越严重。肠黏膜通透性增高时,血中D-乳酸水平即蓄积,因此监测血中D-乳酸水平,即可显示肠黏膜的通透性,可以作为早期诊断的依据。

(4)肠黏膜通透性测定:肠黏膜遭受缺氧损害后,肠黏膜通透性增高,肠黏膜通透性增高是其屏障功能遭受损伤的主要表现。因此肠黏膜的通透性可以反映肠黏膜的屏障功能。尿中乳果糖(L)和甘露醇(M)的比值(L/M)水平升高,示肠黏膜通透性增加。血浆中D-乳酸水平也是用以判断肠黏膜通透性的指标。

(5)腹内压测量:可以通过膀胱压力的变化间接反映腹腔内压力。

【诊断】 诊断主要依靠临床表现,即腹胀、肠鸣音减弱或消失、呕吐咖啡色样液体/血便三大症状。早期诊断很重要,是提高治疗效果的关键。但早期临床症状多不典型,又缺乏实验室资料配合,很难确诊,常致误诊、漏诊,耽误抢救时机。待临床症状典型,能明确诊断时,已进入晚期,如何探讨早期诊断标准,有中心引入成人的AGI分级诊断标准反应儿童胃肠功能的情况,但是也存在一定局限性。目前,尚无适用于儿童胃肠损伤的相关指南,只能参考成人AGI标准进行纳入及分级,但成人胃肠症状的一些定义不太适用于儿童,给儿童AGI分级带来一定的困难。

【发病机制探讨】 引起胃肠损伤的常见原因可分为五大类:严重感染性疾病:病毒、细菌等多种病原体所致的严重感染、脓毒症休克、重症肺炎、神经系统感染；各种原因所致的组织缺氧缺血：窒息、休克、中毒、心肺复苏后；严重创伤或烧伤、颅脑外伤；各种与全身炎性反应相关的综合征；腹内压增高。正常胃肠道功能包括运动功能、消化功能、内分泌功能、屏障功能，以及微生态五方面。正常的血流灌注、分泌和胃肠动力，以及协调的肠道微生物交互是保证胃肠道正常功能的先决条件。一旦缺血缺氧，肠黏膜又是最敏感最先受累的部位。许多危重症的病理生理基础是一致的，都可导致微循环障碍，引起全身血液的重新分配，胃肠是首先遭受缺血缺氧损害的器官。20 世纪 80 年代就有学者提出，“胃肠道是 MSOF 的始动器官”，亦有外科医师称“胃肠道是外科打击后的中心器官”，都把胃肠道摆在了发生 MSOF 的重要位置上，故胃肠功能障碍或衰竭，在整个危重症的发展过程中起着关键性的作用。

1. **肠黏膜屏障功能破坏及内毒素血症** 肠上皮细胞凋亡增加及上皮细胞更新受损是导致肠黏膜屏障功能破坏的原因。肠黏膜上皮细胞免疫球蛋白 A（IgA）与肠壁细胞紧密结合成具有免疫力的防止细菌侵入血液的屏障，称为肠黏膜屏障。该屏障具有机械屏障、生物屏障、免疫屏障功能，共同对机体起着保护作用，阻止肠道菌侵入血液。当危重症时，肠上皮细胞凋亡增加，而新生的上皮细胞更新受阻，则发生肠黏膜屏障功能破坏，以及机体免疫功能低下及肝脏 kupffer 细胞清除障碍，肠道内细菌及毒素移位侵入血液循环及组织，引起全身内毒素血症。内毒素血症又可加剧肠黏膜屏障功能破坏，促使更多的肠道菌及毒素侵入血液，加速了危重症的发展过程，从全身炎症反应迅速发展至 MODS，最终导致 MSOF。

2. **菌群失调** 正常条件下，肠道内细菌保持动态平衡，对机体起着有益的作用，如促进肠蠕动，合成维生素，拮抗致病微生物等。在危重症时胃酸分泌减少，胃肠蠕动减慢，靠胃酸抵制或杀灭细菌及肠蠕动排出细菌的能力均下降，有利细菌在胃肠道内过度生长。滥用抗生素，使肠道内厌氧菌数量减少，而耐药菌、机会致病菌过度增生。以上都是导致菌群失调的重要因素，肠道菌和毒素可直接损伤肠黏膜，也可通过全身炎症反应间接损伤肠黏膜，使肠黏膜屏障功能破坏。

3. **炎症介质异常释放与全身炎症反应综合征（SIRS）** 内毒素血症使补体系统过量被激活，产生的活性产物 C3a、C3b、C5a 等。激活单核细胞、巨噬细胞等释放大量的炎症介质，如肿瘤坏死因子 -α（TNF-α）、白细胞介素 -1（IL-1）、白细胞介素 -6（IL-6）、白细胞介素 -8（IL-8）、血小板活化因子（PAF）等，都失控性的异常释放，导致 SIRS，该反应是一种超常的反应，是危重症发展过程中的重要环节，对机体造成的损害，往往比原发打击所致的损害还要严重。如未能及时中止其发展，可使病变继续扩散到远离病灶的组织器官，甚至累及全身脏器，引起 MODS，以至发展成 MSOF。TNF-α、IL-1 水平在炎症反应过程中，都起着重要角色的作用，两者水平升降具备一致性，互相影响，故任意阻断其一，均可改善炎症反应过程。

【治疗措施】 危重症出现胃肠功能损伤是治疗的难点。如何防治胃肠功能损伤，避免发展成 MSOF，更是治疗的关键。目前，尚缺乏单一有效的治疗方法，因此强调中西医结合，综合性的治疗措施。治疗的原则是及时控制原发疾病，积极采取综合治疗措施，终止病情继续发展。

1. 积极有效地处理原发病，加强对休克、创伤、感染的早期处理，以消除产生过度炎症反应的条件。注意监测内环境情况，特别需要关注血钾水平。

2. 纠正休克，改善胃肠道黏膜血液灌注，尤其要重视纠正隐性代偿性休克。必要时监测胃肠黏膜内 pH（pHi）。

3. **选择性消化道去污染术与抗生素生态疗法** 对抗病原菌和条件致病菌，选择性消化道去污染术属于此范畴。微生态制剂生态疗法：用于共生性强的中性菌或栖生菌。不滥用抗生素，尽量缩短使用抗生素的时间，改善微循环，纠正缺血缺氧及酸碱失衡。

4. **氧自由基的清除** 氧自由基具有链式瀑布反应的特点，在缺血再灌注性损伤中起重要作用，因此对其损伤应以预防为主。维生素 E、维生素 C 属于低分子氧自由基清除剂，主要作用是提供氢，使氧自由基变为不活泼的分子，失去其损害作用。别嘌呤醇通过抑制黄嘌呤氧化酶的活性，可减少氧自由基的产生。葡萄糖和甘露醇也有清除自由基的作用，主要通过与 -OH（羟自由基）反应而发挥作用。

5. **营养支持** 可改善消化道功能；减少损伤的分解代谢反应；促进伤口愈合；降低并发症率，缩短住院期，减少相关花费，改善临床结果。营养支持的治疗途径包括：肠外营养，通过外周或中心静脉途径；肠内营养，通过喂养管经胃肠道途径。

（1）肠内营养（enteral nutrition，EN）：根据 AGI 和脓毒症休克指南对胃肠道功能障碍患者实施早期肠内营养能有效改善患者的营养状态，减轻患者胃肠损伤，降低患者死亡风险。对恢复胃肠道功能、提高机体蛋白的摄入、合成酶等物质有很大的帮助，实施时机是进入 ICU 24~48 小时内；其条件为血流动力学稳定、无肠内营养禁忌证。如存在休克或使用大剂量升压药等急性复苏早期阶段暂缓。第一天 4~6 小时检测胃潴留，胃潴留液<4ml/kg，只要无明显腹胀，无肠内营养禁忌证，可给予肠内营养。危重患者听不到肠鸣音很常见，并不意味小肠没有吸收功能。不要因为没有肠鸣音，而停止 EN 或降低速度。

（2）停止 EN 的指征：当机体出现肠梗阻和肠道缺血导致的肠管过度扩张，肠道血运恶化，甚至肠坏死、肠穿孔时，不得进行肠内营养。严重腹胀或腹腔间隔室综合征，增加腹腔压力，增加反流及吸入性肺炎的发生率，呼吸、循环功能进一步恶化，也应停止肠内营养。严重腹胀、腹泻经一般处理无改善的患者，建议暂时停用肠内营养。

6. **中医药治疗** 运用中医“活血化瘀”“清热解毒”“扶正养阴”的理论，采用以大黄导泻、芒硝外敷为主方的治疗取得了良好的临床疗效。大黄对肠黏膜的保护作用体现在：促进肠蠕动，解除肠麻痹；保护细胞间紧密联结，维持细胞结构的完整；维护肠道微生态平衡；活血化瘀，改善微循环，增加组织灌流量。对于腹胀明显的患者可以使用。

（赵祥文）

第七节 急性肝衰竭

【定义】 急性肝衰竭（acute liver failure，ALF）是指无基础肝病的健康儿童，因多种因素引起的严重肝细胞损伤及大量坏死，引起其合成、解毒、排泄和生物转化等功能发生严重障碍或失代偿，导致以凝血机制障碍和黄疸、肝性脑病、腹水等为主要表现的一组临床症候群。慢性自身免疫性肝炎、Wilson 病和 Budd-chiari 综合征急性发作的患者即便存在原有肝病的异常血象及凝血征象，若发展为肝性脑病，仍可被认为属于 ALF。由于肝脏的解剖生理特点，如具有肝动脉和门静脉两套供血系统、肝细胞再生代偿功能较强，一般不易发生衰竭。但由于肝脏具有多种复杂的生理功能，尤其是其代谢和生物转化功能，肝细胞功能的丧失启动了多器官反应，早期出现严重的肝损伤标志物（血清转氨酶升高）和肝功能受损（黄疸与凝血功能障碍），并很快出现肝性脑病的表现。目前缺乏类似对待肾衰那样，采用透析以恢复肾功能的有效办法，因此救治困难，预后极差。如仅用药物治疗，死亡率高达 80%。在没有自发肝再生的情况下，目前唯一有可能长期存活的治疗方法是肝移植。

【病因】

1. **病毒感染** 乙型肝炎病毒、甲型肝炎病毒；EB 病毒、单纯疱疹病毒、腺病毒、肠道病毒（埃可病毒、柯萨奇病毒）、巨细胞病毒（主要见于肝移植受者等）、细小病毒 B19 和水痘 - 带状疱疹病毒感染等均可引起。

2. **中毒**

（1）药物中毒：如对乙酰氨基酚过量、异烟肼中毒；对氟烷、丙戊酸钠过敏。

（2）其他中毒：如四氯化碳、毒蕈、鱼胆等中毒。

3. **缺血缺氧** 见于肝血管闭塞、充血性心脏衰竭、青紫型先天性心脏病或休克。

4. **遗传代谢性肝病** Wilson 病、citrin 缺陷病、酪氨酸血症、半乳糖血病、线粒体肝病、脂肪酸 β- 氧化缺陷（如中链乙酰 - 辅酶 A 脱氢酶缺乏症等）、果糖不耐症、新生儿铁贮积病等。

5. **其他** 自身免疫性肝炎、噬血细胞性淋巴组织细胞增多症、淋巴系统恶性肿瘤等。

6. **特发性急性肝衰竭** 可能为目前尚未被认识的某种病毒感染或遗传性疾病。

【发病机制】 小儿肝衰的病因众多，机制复杂。总的来说，与年龄和遗传背景很有关联。引起急性肝衰竭的病毒感染，在新生儿期主要见于疱疹病毒及其他非致肝炎病毒（nonhepatitis virus），而在较大儿童多因甲型肝炎或乙型肝炎病毒。可能与新生儿期免疫效应发育尚不成熟有关。此外，个体之间也有差异，有的个体容易产生对某些药物代谢酶的异常以致肝中毒而发生肝衰，此可能与他们的遗传背景有关。

急性肝衰竭以肝性脑病、凝血障碍与出血为主要征象，其中尤以肝性脑病和脑水肿最为严重。

（一）肝性脑病和脑水肿的发病机制

有诸多学说：①体内代谢紊乱：如氨中毒、氨基酸比率不平衡（支链氨基酸与芳香族氨基酸的比率较正常人明显降低）和丙-氨苯乙酸（GABA）介导的神经传导增加；②假性神经介质作用等学说。然而，近来通过动物实验，发现急性肝衰竭时发生脑病和脑水肿，主要是由于脑组织中的星状细胞受损和其功能障碍。而引起星状细胞及其功能受损的机制，主要是脑的代谢包括脑摄取和代谢氨和氨基酸增加、糖酵解溢出（glycolytic flux）增加、乳酸积聚和编码主要星状细胞蛋白的基因表达改变。

1. **脑代谢紊乱** 主要原因与氨中毒有关，正常人体组织中氨基酸代谢产生的氨和从肠道吸收来的氨，除少部分经肾以铵盐形式排出体外，其余大部分的氨（80%~90%）均由血液带到肝脏，然而在肝内通过尿素循环，变成无害的尿素经肾排出。尿素循环是复杂的代谢过程，需要肝脏中的很多酶，如氨基甲酰磷酸合成酶、鸟氨酸氨基甲酰转移酶、精氨酸代琥珀酸合成酶、精氨酸代琥珀酸裂解酶，以及精氨酸酶的序贯参与，最后产生尿素。肝衰竭时，一方面由于肠内菌群紊乱，分泌的氨基酸氧化酶和尿素酶增加，以致更多地分解肠道内的蛋白质而产氨增多，吸收入血液中；另一方面又因参与尿素循环的各种肝酶活力下降，血氨不能充分合成尿素，从尿排出体外。相反地，大量血氨却通过血脑屏障进入脑内。从动物实验产生的 ALF 时，可以一致地见到血氨和脑脊液、脑组织中的氨浓度均升高，就是证明。然而，动脉血氨很少超过 0.5~0.7μmol，而脑组织中氨含量却可高达 5μmol（脑氨与血氨之比高达 8，正常则为 1~2）。提示脑组织摄取氨明显增加。这也可以解释为什么因脑氨增多产生的神经症状严重程度，与血氨并不完全成比例。脑组织中没有那些参与尿素循环的酶，只能依赖主要存在于星状细胞内的谷氨酰胺合成酶（GS），将谷氨酸与氨结合成谷氨酰胺而除氨。因此，见到 ALF 患者和动物脑中谷氨酰胺增多，谷氨酸减少。谷氨酸是中枢神经的兴奋性神经递质，谷氨酸减少就会影响到脑的正常功能。谷氨酸减少，星状细胞就不能充分地将之去与氨合成谷氨酰胺而去氨。氨在脑中贮积，能直接损害血脑屏障和神经细胞膜上的 Na^+-K^+-ATP 酶活力。这样既损害了血脑屏障作用，更利于毒性物质进至中枢神经系统，又导致星状细胞因能量代谢障碍而发生细胞内水肿，以致脑水肿。

2. **星状细胞病变** 星状细胞在维持中枢神经系统功能方面起着重要作用。不仅在形态上，星状细胞与神经元、内皮细胞和其他胶质细胞间连接；在生化作用上也有联系，如星状细胞从谷氨酸能神经突触中摄取神经元细胞释放的谷氨酸。此外，星状细胞对缓衡 K^+、去取毒物、对脑能量稳定提供替代物，并在调节透渗压等方面也起着作用。研究表明，在 ALF 时，很多对脑功能起着重要功能的星状细胞功能的改变是由于其所编码的星状细胞蛋白有所改变，主要有 GFAP、EAAT-2 和 GLYT-1 下调。

（1）GFAP：全称神经胶质纤丝样酸性蛋白（glial fibrillary acidic protein），是星状细胞的结构蛋白之一。由于其缺失，致使细胞的黏弹性改变，细胞容量失去调节，引起脑水肿。

（2）EAAT-2：全称兴奋性氨基酸转运蛋白-2（excitatory amino-acid transporter-2），可将突触脊中的谷氨酸摄取到星状细胞内。EAAT-2 减少，星状细胞就不能充分地摄取谷氨酸去与氨结合。此外，脑细胞外谷氨酸增多，也使星状细胞易于发生细胞肿胀。

（3）GLTY-1：即高亲和力的甘氨酸转蛋白-1（glycine transporter-1）。星状细胞通过它来调节甘氨酸能神经元突触中甘氨酸的浓度。甘氨酸是抑制性氨基酸神经递质。

（二）脑水肿的发病机制

几乎在肝衰引起的肝性脑病患者尸解中，均可发现脑水肿存在，重者更有脑疝发生。至于肝衰时脑水肿的发病机制，现可归纳为两方面机制：①患者的脑组织因受氨中毒，使脑组织谷氨酰胺和水含量增加，进而增加脑血流量；②肝衰引起机体产生全身性炎症（system infammation）。炎症反应与氨中毒一样，使中枢神经系统谷氨酸和乳酸增多，增加脑组织中谷氨酰胺和水的含量；通过小神经胶质细胞激活（microglial activation），前炎症介质如 TNF、IL-1β 和 IL-6 等在脑内浓度增加，产生神经炎症而致脑病。

（三）出血的发病机制

人体内的极大多数凝血因子，包括Ⅰ（纤维蛋白原）、Ⅱ（凝血酶原）、Ⅴ、Ⅶ、Ⅸ和Ⅹ因子都是由肝脏制造。肝衰时，凝血因子产生减少，就会出现凝血障碍和出血，危及生命。此外，肝衰时还可并发血小板减少和血管内凝血，加重出血。

【病理】 急性肝衰竭,肝脏病理变化可有下列两种类型:

1. **黄色肝萎缩** 此型多见,见于病毒性肝炎等。肝脏体积明显缩小,质地柔软,包膜皱缩,网状纤维支架塌陷,残存肝细胞淤胆,呈黄色。镜下见肝细胞广泛坏死区连成一大片,肝小叶结构不清,其间可有少量散在的完整细胞。残存细胞可气球样变性或嗜酸性变。在病程稍久或病变较轻的患者,出现肝细胞再生和胶原纤维,形成再生结节,称为亚急性肝坏死。可呈片状坏死、桥状坏死和汇合性肝细胞坏死等多种形态变化。经过特殊染色,有的还可见到肝细胞凋亡小体。

2. **广泛的肝细胞内微滴性脂肪变性**(microvesicular fatty infiltration) 镜下见到大量的肝细胞,在其细胞质内小滴脂肪充盈,使细胞肿胀和苍白。细胞核无移位,仍居于中央。此型见于瑞氏综合征和四环素中毒时,肝功能的衰竭不是由于大量的肝细胞坏死,而是肝细胞器功能衰竭。

【临床表现】

1. **黄疸** 为首要表现,多在原有的黄疸型肝炎和胆汁淤积性肝病基础上,黄疸于短期内进行性加深。有些代谢性肝病如 Wilson 病,无黄疸表现,待发生肝衰竭时,才出现黄疸。

2. **消化道表现** 可有恶心、呕吐、食欲缺乏、腹胀等表现,检查患者有肝臭,出现鼓肠和腹水。急性肝衰时,可在肋骨下检触不到肝脏,肝浊音区范围缩小,原来肿大的肝脏质地变软、迅速回缩。文献分析急性肝衰患儿,发现 2 岁前患遗传代谢病性肝病者常以呕吐、生长发育迟滞起病。幼小婴儿会因脑部病变出现异常食欲亢进、吮奶不止等。

3. **精神神经症状** 即肝性脑病征象,早期表现为烦躁、睡眠颠倒、注意力不集中,轻度的精神、智力、行为等异常;性格可有改变,异常的重复语言,或说一些与环境无关的话,可出现与平时习惯不同的便溺等;进而嗜睡、烦躁和谵妄,重者昏迷、抽搐,出现锥体束损害体征。

现多将脑病症状分为四期:Ⅰ期,兴奋、抑郁,轻微定向障碍,语言含糊不清,睡眠障碍,脑电图检查正常;Ⅱ期,嗜睡,但唤之能醒,中等定向障碍,有扑翼样震颤,脑电图检查普遍低波;Ⅲ期,显著的定向障碍,半昏迷期,可唤醒,木僵,扑翼样震颤,脑电图检查明显不正常慢波;Ⅳ期,昏迷,但对疼痛刺激有反应,脑电图检查明显不正常(双侧慢 d 波,波幅低)。

4. **脑水肿症状** 烦躁不安,血压升高,神志不清,甚至昏迷、抽搐,伴有肢体僵直旋扭,病理反射阳性。发生颞叶沟回疝时,两侧瞳孔不等大;发生枕骨大孔疝时,双侧瞳孔散大,呼吸节律不齐,甚至暂停。

5. **出血倾向** 皮下出血点、紫癜或瘀斑,穿刺部位渗血不止,严重者大量呕血或便血,给予维生素 K 制剂难以纠正。

6. **多系统器官功能紊乱或衰竭征象** 除上述脑病、出血外,如肾脏受累时,可发生肝肾综合征,表现为尿量减少或尿闭;心血管系统受累时,可有心律失常、血压下降;有的还可有呼吸困难、肺不张、肺水肿等肝肺综合征表现。

7. **继发性感染** 可有肺炎、褥疮、原发性腹膜炎、泌尿系感染等发生,产生相应的临床表现。病原以细菌和真菌为主。

【实验室检查】

1. **肝功能检查** 血清胆红素总值常在 171mol/L(10mg/dl)以上。血清转氨酶值在早期增高,以后随着病情加重、黄疸加深,ALT 反而降低,呈现胆酶分离现象。

2. **凝血检查** 凝血酶原时间在早期就可明显延长;辅以国际标准化比值(INR)检查,有诊断意义。如伴血小板计数减少应考虑 DIC,进一步作纤维蛋白降解产物试验等。

3. **血浆蛋白检查** 血浆白蛋白值常降低、球蛋白值增高。检测甲胎蛋白,如为阳性,提示有肝细胞再生。

4. **血氨检查** 多数有明显增加。

5. **病因学检查** 根据肝衰的发生时期和临床表现,作相应的病因、病原检查。如病毒感染标志物,如嗜肝病毒、非嗜肝病毒的血清抗原或抗体或核酸等检查;4 岁以上患儿都要检测血铜蓝蛋白和角膜 K-F 环,以发现 Wilson 病。总之,根据本章前述的病因作相应的影像学、遗传学、生化学及病理学等检测。

【诊断】

1. **急性肝衰竭诊断标准** ①既往无肝病史;②严重肝损伤生化指标:总胆红素 ≥ 正常值上限 10 倍或每天上升速度 > 17.5μmol/L,转氨酶 ≥ 正常值上限 10 倍;③肝性凝血功能异常:PT ≥ 15 秒或 INR ≥ 1.5,伴有肝性脑病;PT ≥ 20 秒或 INR ≥ 2,伴或不伴肝性脑病。

2. **分型** 急性肝衰竭可分为三类。

（1）暴发性肝衰竭（hyperacute liver failure，HALF）：超急性起病，在出现黄疸后 7 天内出现肝性脑病，多有明显脑水肿表现。

（2）急性肝衰竭（acute liver failure，ALF）：急性起病，在出现黄疸后 8~28 天内出现肝性脑病表现，脑水肿表现少见。

（3）亚急性肝衰竭（subacute liver failure，SALF）：起病较急，在出现黄疸后 5~12 周出现肝性脑病或其他器官功能衰竭，常表现腹水、外周水肿，甚至肾衰竭等（视频 1-8）。

视频 1-8　急性肝功能衰竭

【治疗】 对急性肝衰竭的治疗原则为病因治疗，加强支持和对症处理，使患者渡过危险，肝脏得以修复和再生。具体措施：

1. **病因治疗**　对已明确病因及诱因者，及早开展针对病因或诱因的治疗。

（1）抗病毒治疗：对 HBV DNA 阳性的肝衰竭患者，在知情同意的基础上可尽早酌情使用核苷类似物，首选恩替卡韦，0.015mg/kg，每天 1 次，口服。其他病毒感染：确诊或疑似疱疹病毒或水痘-带状疱疹病毒感染者，应使用阿昔洛韦（5~10mg/kg 静脉滴注，8 小时 1 次）治疗。

（2）对于药物性肝衰竭，应先停用可能导致肝损害的药物；对乙酰氨基酚中毒所致者，给予 N- 乙酰半胱氨酸治疗，最好在肝衰竭出现前即用口服活性炭加 N- 乙酰半胱氨酸静脉滴注。

（3）毒蕈中毒可应用水飞蓟素或青霉素。

（4）Wilson 病及时使用驱铜治疗，首选二巯基丙磺酸钠，治疗剂量 ≤ 20mg/（kg·d），先从一半量开始，加入 5% 葡萄糖溶液内（浓度 ≤ 1mg/ml），缓慢静脉滴注（>6 小时），根据患者耐受情况和 24 小时尿铜排量逐渐增加剂量和延长输注时间，以尿铜 2 000~3 000μg/24h 为宜，用药 5~7 天，间歇 1~2 天为 1 个疗程，可连用 6 个疗程。

2. **重症监护**　对已出现Ⅱ级以上脑病症状或有大出血、脑水肿等危象的患者，予以重症监护，常可及时发现严重的心肺功能失常，挽救患者的生命。

3. **营养和饮食**　推荐肠内营养，包括高碳水化合物、低脂、适量蛋白饮食。既要限制脂肪摄入，减少蛋白质供给，又要供给足够的热量，一般为每日 30~40kcal/kg。授以米汤或藕粉等碳水化合物。神志不清者，可鼻饲高渗葡萄糖液或静脉滴注 10%~15% 葡萄糖液。对难于通过胃肠道提供足够热卡的患者，可插入中央静脉导管做全胃肠道外营养。定时监测尿糖，以尿糖 + 时较为安全。尿糖（-），容易发生低血糖，可适当增加葡萄糖供给。尿糖 +++ 以上，可因血糖过高，产生高渗性脑病，此时须用胰岛素纠正。静脉滴注血浆白蛋白、支链氨基酸等，有利于肝细胞再生和纠正体内氨基酸比例不平衡。

4. **降低颅内压、减轻脑水肿**

（1）甘露醇：可以升高脑毛细血管渗透压，改善脑水肿，剂量为每次 1~2g/kg，每 4~6 小时重复使用，视病情而定，静脉注射或快速静脉滴注。甘露醇的快速利尿作用常会引起低钠血症和低血容量，可以与高渗盐水联合使用减轻此副作用。合并肾衰时，应减量，改用袢利尿剂呋塞米等利尿剂或透析。

（2）低温治疗：可降低基础代谢，减少氧消耗，增加脑对缺氧的耐受力。对于存在难以控制的颅内高压急性肝衰竭患者可考虑使用。高热伴严重惊厥的患儿尤为适用，甚至可进行人工冬眠。目前一般主张在 2 小时内使肛温降至 35℃左右，维持 12~24 小时。国外仍较推崇降温治疗，用冷毛毯包裹患者，使其体温降至 32~33℃，这样可使颅内压从 43mmHg 降到 16mmHg，脑灌注压反从 43mmHg 升到 70mmHg；有利于改善脑受损情况。这种方法在儿科也可采用。此后力争保持正常体温 7~10 天。体温过低易致心律不齐、严重寒战、氧解离曲线左移、免疫受损等不良反应。

（3）氧疗：通过各种氧疗方法，尽可能使 PaO_2 >19.6kPa（150mmHg），此时脑血管收缩，脑血流量减少，直接减少颅内容积，降低颅内压；同时充分供氧，改善脑代谢，可阻断病情进一步恶化。氧疗不仅可提高治愈率，还可有效减少或防止后遗症。

5. **止血**　针对出血的原因进行处理。如静脉注射维生素 K_1、输注凝血因子、血小板等以补充凝血因子和血小板。小剂量肝素（每次 100U/kg，每天 4~6 次）静脉滴注，可纠正 DIC。H_2 受体拮抗剂如西咪替丁、雷尼替丁、奥美拉唑等，可防止消化道出血。

6. **维持水电解质和酸碱平衡** 每天液体入量控制在 1 200ml/m^2。有脑水肿时，最好使患者处于轻度脱水状态。并根据肾功能和周围循环情况予以调整。开始治疗时应补钾，因为肝昏迷时体内产生醛固酮增加，且肝细胞坏死，钾丢失较多。病情越重，缺钾会越明显，但要注意肾功能情况。当并发肾衰时，则会形成高血钾。昏迷时呼吸加快，会有呼吸性碱中毒。此外，缺钾也会引起碱中毒。患者热能不足，体内脂肪不全代谢，将出现代谢性酸中毒。肾衰时，酸中毒加重。总之，应根据患者的具体表现，明确诊断，予以相应处理。

7. **防治继发感染** 肝衰患者均有免疫障碍，故应严防继发感染。主要的方法是严格消毒隔离制度，一切医疗操作和器材都要无菌消毒。及时发现各种继发感染，尤其要注意自我感染肠道细菌和真菌，予以有效处理。切勿使用有肝毒作用的药物。

8. **降血氨**

(1) 纠正血氨：血氨增高时，给予精氨酸(5g/20ml)；也可根据血 Na^+ 和 K^+ 情况，选用谷氨酸钠(5.75/20ml)、谷氨酸钾(6.3/20ml)或两药不同比例；上述药物均为每天 10~40ml，分 1~2 次加入葡萄糖液中静脉滴注。或用精氨酸、鸟氨酸 - 门冬氨酸等降氨。

(2) 改善肠道微生态，减少氨吸收：给予微生态制剂、供给双歧杆菌等和肠道不吸收的广谱抗生素如新霉素、利福昔明等口服，以抑制肠道细菌。还可口服 50% 乳果糖混悬液 2~3ml/(kg·d)，或食醋灌肠(每次 10~20ml，以 1 份食醋加 2 份水稀释)以酸化肠腔。

9. **纠正心肺功能紊乱** 给予吸氧，及时纠正心律失常和休克。

10. **肾上腺皮质激素使用** 在肝衰竭治疗中的应用尚存在不同意见。非病毒感染性肝衰竭，如自身免疫性肝病及急性酒精中毒(严重酒精性肝炎)等是其适应证。其他原因所致的肝衰竭早期，若病情发展迅速且无严重感染、出血等并发症者，可酌情使用。

11. **人工肝支持疗法** 人工肝支持系统包括非生物型、生物型和混合型。非生物型如血浆置换、血液 / 血浆置换、血液滤过、血浆胆红素吸附和连续性血液透析滤过等，已用于临床。生物型及混合型不仅有解毒作用，还具备部分合成和代谢功能，是人工肝发展的方向。各种原因引起的肝衰竭前、早、中期，PTA 介于 20%~40% 的患者为宜；晚期肝衰竭患者也可进行治疗，但并发症多见，治疗风险大，临床医生应权衡利弊，慎重进行治疗，同时积极寻求肝移植的机会。

12. **肝移植** 肝移植是治疗各种原因所致的中晚期肝功能衰竭的有效方法，适用于经积极内科综合治疗和 / 或人工肝治疗疗效欠佳者。MELD 评分是评估肝移植的主要参考指标，MELD 评分在 15~40 分是肝移植的最佳适应证。

(李双杰)

第八节 脓毒症

脓毒症这一概念目前已被大多数医务工作者理解和接受。但也有学者认为脓毒症容易误认为仅仅表达了由细菌引起的化脓性感染，而不能反映由其他微生物如病毒、支原体等感染所导致的 SIRS，易误导临床滥用抗生素，因此建议是否用“感染综合征”这一名词来区分细菌感染引起的 SIRS，但这一概念尚未得到更多学者的认可。在脓毒症的发病方面，也认为把生物医学的整体观与以器官病理学为基础的疾病观两者结合起来，在治疗策略和治疗效果上可能会有更大的优越性。

【流行病学概况】 脓毒症是全世界儿童发病、死亡和医疗资源利用的主要原因。据估计全球范围内，儿童脓毒症每年约为 22/10 万人，新生儿脓毒症为 2 202/10 万活产儿，也就是每年有 120 万例儿童脓毒症患者。高收入国家超过 4% 的 18 岁以下住院儿童，4%~8% 的 PICU 儿童患有脓毒症；脓毒症患者的病死率为 4%~50%。大多数死亡患者出现了难治性休克和 / 或多器官功能障碍综合征，且多数发生在治疗最初的 48~72 小时内，因此，早期识别并进行恰当的复苏和管理对改善脓毒症患者的结局至关重要。

在成人中的调查，分析其原因是人口老龄化、介入性及创伤性监护增多、滥用抗生素、院内感染增加、糖尿病、肿瘤、放疗、化疗、免疫抑制剂的应用等，都可成为引发脓毒症的重要因素。最常见的细菌是大肠埃希菌、铜绿假单胞菌、肺炎克雷伯杆菌等，常通过泌尿道、胃肠道、呼吸道、皮肤等侵入机体。有研究对纳入的 6 925 例脓毒症患者的病原菌种类进行了分析，其中细菌占 55.1%(革兰氏阳性菌占 27.9%，革兰氏阴性菌占 26.5%)。Hartman 和 PKA 的流行病学调查显示，革兰氏阳性菌为脓毒症的主要致病菌。北京地区 PICU 脓毒症调查协作组的调查显示，革兰氏阴性菌为脓毒症主要致病菌。湖南省儿童医院 2018 年 5 月至 2019 年 5 月期间 PICU 收治的 54 例细菌培养阳性的脓毒症患者病原菌为革兰氏阳性菌占 51.9%，革兰氏阴性菌占 48.1%，其中革兰氏阳性菌主要为肺炎链球菌和金黄色葡萄球菌；革兰氏阴性菌主要为大肠埃希菌和流感嗜血杆菌。在发展中国家，因为卫生环境、医疗水平、预防接种欠缺等原因，导致其发生革兰氏阴性菌感染相关脓毒症的比例要高于发达国家。病毒作为引发脓毒症的主要病原体之一，近年来也越发受到关注，病毒最常见的感染途径为呼吸道(40%)及血流(20%)。有学者研究发现，最常见的病毒有鼻病毒、呼吸道合胞病毒及腺病毒；澳大利亚及新西兰的研究发现，除上述病毒外，巨细胞病毒、EB 病毒、单纯疱疹病毒、水痘 - 带状疱疹病毒及流感病毒也常见。某些病毒感染有区域特征和季节性。对印度尼西亚、泰国、越南这 3 个国家的调查显示，登革热病毒最常见，其次为鼻病毒、流感病毒及轮状病毒。常见引起脓毒症的细菌和病毒，见表 1-23。

表 1-23 引起脓毒症常见的细菌和病毒

细菌	病毒
金黄色葡萄球菌包括耐甲氧西林的菌株(MRSA)	呼吸道病毒：流感病毒、副流感病毒、腺病毒、呼吸道合胞病毒、鼻病毒和人间质肺炎病毒
凝固酶阴性葡萄球菌(尤其是在留有血管导管的新生儿或幼儿)	登革热病毒(可引起登革热休克综合征)
肺炎链球菌	巨细胞病毒
化脓性链球菌	埃博拉病毒
新生儿 B 族链球菌	中东呼吸窘迫综合征
铜绿假单胞菌包括耐碳青霉烯的菌株	新型冠状病毒(SARS-CoV-2)(可引起儿童多系统炎症综合征)
大肠埃希菌，包括产 β- 内酰胺酶活性(ESBL)的大肠埃希菌	单纯疱疹病毒
肠球菌，包括耐万古霉素的菌种	水痘 - 带状疱疹病毒
克雷伯菌属，包括具有 ESBL 活性的克雷伯菌	流行性乙型脑炎病毒
急性髓性白血病合并黏膜炎和中性粒细胞减少症患者的 α 链球菌	轮状病毒

【相关概念】

1. **感染** 存在任何病原体引起的可疑或已证实的感染，或与临床高度相关的临床综合征。感染的证据包括临床体征、X 线检查、炎症指标及其他实验室的阳性结果等。感染包括致病微生物的入侵与机体的炎性反应过程，感染是致病微生物侵入机体后引起的一系列病理过程，其发生发展与机体的易感性、微生物在体内的反应性，以及入侵微生物的数量、毒力有关，因此感染后临床表现多种多样。

2. **全身炎性反应综合征(SIRS)** ①中心温度>38.5℃，或<36℃。②心动速度，平均心率>同年龄组正常值 2 个标准差以上，无外界刺激、慢性药物或疼痛刺激或不可解释的持续性增快，超过 0.5~4 小时；或<1 岁出现心动过缓，平均心率<同龄组正常值第 10 百分位以下(无外部迷走神经刺激及先天性心脏病，未使用 β 受体阻滞药)，或不可解释的持续性减慢超过 0.5 小时。③平均呼吸频率>各年龄组正常值 2 个标准差以上；或因急性病程需机械通气(无神经肌肉疾病，也与全身麻醉无关。④白细胞升高或下降(非化疗的白细胞减少症)；或未成熟嗜中性粒细胞>10%。符合上述四项标准中的两项，其中一项必须包括体温或白细胞计数异常才能诊断。仅心率和呼吸增快不能诊断 SIRS。

3. **脓毒症** 由感染(病毒、细菌、支原体、立克次体、结核、真菌等)导致的 SIRS 即称为脓毒症。SIRS/Sepsis 是参与多种疾病发生发展的基本病理生理过程，其发病机制是多层次的，包括神经内分泌免疫网络、凝血 / 纤溶平衡、应激反应等，近年来已将脓毒症视为独立的疾病，而 SIRS 仍被视为疾病发展过程中的一个环节。

4. **严重脓毒症**　脓毒症导致心血管功能障碍、急性呼吸窘迫综合征，以及两个或两个以上其他器官功能障碍。

5. **脓毒症休克**　脓毒症诱导的组织低灌注和心血管功能障碍。

【器官功能障碍诊断标准】

1. 组织低灌注的表现

(1) 心率、脉搏变化：外周动脉搏动细弱，心率、脉搏增快(表 1-24)。

表 1-24　各年龄组儿童心率变量

年龄组	心率(次 /min)	
	心动过速	心动过缓
≤1 周	>180	<100
>1 周~1 个月	>180	<100
>1~12 个月	>180	<90
>1~6 岁	>140	<60
>6~12 岁	>130	<60
>12~18 岁	>110	<60

(2) 皮肤改变：面色苍白或苍灰，湿冷，大理石样花纹。如暖休克可表现为四肢温暖、皮肤干燥。

(3) 毛细血管再充盈时间(CRT)延长(≥3 秒)(需除外环境温度影响)，暖休克时 CRT 可以正常。

(4) 意识改变：早期烦躁不安或萎靡，表情淡漠。晚期意识模糊，甚至昏迷、惊厥。可用 A(awake)V(voice)P(pain)U(unresponse)进行描述，仅有 A 提示脑灌注正常。

(5) 液体复苏后尿量仍<0.5ml/(kg·h)，持续至少 2 小时。

(6) 乳酸酸中毒(除外其他缺血缺氧及代谢因素等)，动脉血乳酸>2mmol/L。

2. 心血管功能障碍

(1) 血压下降且小于该年龄组第 5 个百分位或收缩压<该年龄组正常值 2 个标准差以下(表 1-25)。

表 1-25　各年龄组儿童低血压的标准

年龄	收缩压(mmHg)
≤1 个月	<60
>1~12 个月	<70
>1~9 岁	<[70+(2× 岁)]
≥10 岁	<90

(2) 需用血管活性药物始能维持血压在正常范围[多巴胺>5μg/(kg·min)]，或任何剂量的多巴酚丁胺、肾上腺素、去甲肾上腺素。

3. **呼吸**　PaO_2/FiO_2<300mmHg，无青紫型先天性心脏病。

4. **神经系统**　Glasgow 昏迷评分≤11 分，精神状态急性改变，伴 Glasgow 昏迷评分从基线下降≥3 分。

5. **血液**　血小板计数<80×10^9/L 或在过去 3 天内从最高值下降 50%，或伴有 DIC，临床表现有出血、微血栓形成及实验室监测提示国际标准化比值(INR)>1.5 或 APTT>60 秒，血小板减少。

6. **胃肠**　口吐咖啡色样液体，进行性腹胀，肠鸣音减弱或消失。

7. **肾脏**　足量液体复苏后仍尿量<0.5ml/(kg·h)，血清肌酐为各年龄组正常值上限的 2 倍，或较基线增加 2 倍。

8. **肝脏**　总胆红素≥4mg/dl(70μmol/L)(新生儿不适用)，或 ALT 超过正常值 2 倍以上。

【诊断】　脓毒症是感染(可疑或证实)+SIRS。SIRS 的诊断比较容易，但是感染确定需要临床和实验室证据证实。感染的确定早期缺乏特异性的临床表现及确切的实验室依据。确定感染的实验室依据包括炎症指标、核酸、抗体、培养、宏基因等。

1. **炎症指标**　近年来发现与感染微生物相关的生物学标志物 CRP、PCT、白介素 -6 及肝素结合蛋白等指标，对临床诊断有一定的意义。

(1) C 反应蛋白(CRP)：为感染急性时相的反应蛋白，作为非特异性炎症标志物被广泛应用，但对脓毒症感染的敏感性和特异性并不高，CRP 超过正常值的 2 个标准差需要考虑存在感染，大多数病毒感染 CRP<2~4mg/L，但也有少数病毒感染如腺病毒、流行性乙型脑炎病毒、单纯疱疹病毒、EB 病毒感染时 CRP 可出现明显增高。支原体感染 CRP 也可升高。≤1 岁患者 CRP 值为 40mg/L 细菌感染的敏感性和特异性分别为 95% 和 86%，>1 岁患者分别为 80% 和 59%。提示严重细菌感染的验后概率 CRP<40mg/L 为 10%，CRP>100mg/L 为 86%。

(2) 降钙素原(procalcitonin，PCT)：是具有较高特异性与敏感性的诊断指标，是一种无激素活性的降钙素前肽物质。严重感染时，PCT 水平异常升高，8~24 小时达高峰，半衰期 22~29 小时。PCT 超过正常值的 2 个标准差有诊断价值。脓毒症期间 PCT 高浓度水平持续时间较长，但对 G^- 与 G^+ 菌感染引起的 PCT 浓度没有差别。Boussekey 报道细菌性感染者 PCT 水平高于非细菌感染，但 PCT 水平不能区分感染细菌的种类，有学者对比观察了脓毒症组及非脓毒症组的 PCT、CRP、WBC 变化，结果发现脓毒症组水平显著高于非脓毒症组，在鉴别脓毒症与非脓毒症时，PCT 优于 CRP、WBC。PCT 值越高，危重病例评分越低，两者呈负相关。PCT 值异常高，提示预后不良。

(3) 白介素 -6(IL-6)：是重要的炎症介质，在感染发生后很快释放入血，可作为感染程度的指标，细菌感染后 IL-6 水平迅速升高，2 小时达高峰，该指标>1 000ng/ml 是脓毒症相关死亡的预测指标。

(4) 肝素结合蛋白(HBP)：也称天青杀素，储存在中性粒细胞中，在分泌小胞和嗜苯胺蓝颗粒中，对病原体应答最快速，细菌结构可诱发 HBP 从中性粒细胞释放。HBP 诊断细菌感染引起的脓毒症的 CUToff 值为 15ng/ml。

2. 病原菌确定 是在无菌标本中找到病原菌的证据是诊断感染的金标准。随着医学诊断和检测技术的发展，目前检测手段也不断地更新和进步，经典的方法仍然是培养，但是培养阳性率总体偏低，特别是不合理使用抗生素导致培养的阳性率明显降低。目前，确定感染除培养外，还有组织染色或聚合酶链反应测试(PCR)及宏基因组测序等。

(1) 无菌标本培养：血液、胸水、腹水、肺泡灌洗液、脑脊液等。血培养建议在抗生素使用前采取不同部位双份血，并且间隔时间低于 30 分钟，采血严格执行无菌操作。脑脊液建议在使用抗生素前或使用抗生素 30 分钟内留取进行培养。

(2) 病毒感染确定：无菌标本的核酸测定，血抗体(IgM、IgG)，特别是 IgM 提示近期感染。

(3) 宏基因组测序(meta-NGS)：是一种不需要培养，直接广泛分析样本中微生物组的高通量测序方法，可以检测样本中存在的细菌、真菌、病毒和寄生虫等病原体。常规检测方法未能明确病原菌的患者可以考虑此检测手段，主要针对疑难、重症、特殊感染患者，为临床工作人员提供病原学诊断依据。

【治疗】 脓毒症是感染导致的 SIRS、凝血 / 纤溶系统功能障碍，以及免疫功能紊乱等多因素相互作用的结果，应积极给予综合治疗措施。经临床病例的观察，曾被认为炎性反应介质超常释放引起机体的过度炎性反应，与凝血功能障碍，是决定脓毒症病情与预后的关键，与病死率密切相关。围绕这两个问题，学者们试用了多种抗炎症介质措施和多项抗凝治疗的探索，均未获得降低病死率的预期效果，也没有改善脓毒症的预后。

1. 抗微生物治疗 需要快速鉴别是否合并有细菌感染，目前炎症指标均可快速提供结果，对于早期鉴别细菌感染有一定的指导价值。引起脓毒症最常见的病原体是细菌和病毒。从 2012 年的脓毒症指南开始，对免疫抑制和多重耐药菌感染高风险儿童的抗微生物治疗方案做了重点推荐。明确应根据特定药物特性和药动学 / 药效学，优化抗微生物剂量，并且抗微生物疗程一般 7~10 天，可根据病情延迟。同时指南也提出了有关病毒性脓毒症、伪膜性肠炎和中毒性休克综合征的治疗问题，2020 年指南未就此问题进行讨论，但再次强调了尽可能在抗微生物治疗前留取血培养。最初选择抗微生物治疗的时间节点，2020 年指南根据儿童脓毒症伴或不伴休克，对抗微生物治疗的开始时间进行了区分(分别为 1 小时和 3 小时)，这就给予无休克患者有更多的时间及机会去甄别是否有细菌感染，对于减少滥用抗微生物药物起到了积极的作用。

2. 细菌性脓毒症经验性抗生素选择 需要根据宿主(免疫状态、原发病灶)、微生物的特性及抗生素的特征进行选择(表 1-26)。

3. 血管活性药物及正性肌力药

4. 肾上腺糖皮质激素 治疗脓毒症或脓毒症休克，长期存在争议。一项大样本前瞻性双盲研究证实，小剂量短疗程对脓毒症休克患者可获取良好的效果，可降低血管阻力，缩短血管活性药物的使用时间和呼吸机的使用时间，且不增加二次感染的机会，但不能降低脓毒症的死亡率。2019 年《儿童腺病毒肺炎诊疗规范》针对重症腺病毒肺炎患者建议使用小剂量短疗程的肾上腺糖皮质激素治疗。用法：甲泼尼龙 1~2mg/(kg·d)，分 2~3 次给药与持续静脉给药两种方式均可，一般疗程 3~7 天。

5. 肝素治疗 肝素是治疗 DIC 的常用药物，低分子肝素可控制出血症状和血小板减少，在体内通过增强抗凝血酶(AT)的作用而发挥其抗凝的效果，但未能证实肝素能降低 MODS 的发生率。肝素半衰期短，分次给药达不到持续性肝素化的目的，如剂量适当持续静脉滴注，24 小时后血管内皮细胞凝血活性下降 36%，抗凝能力增强，使凝血障碍好转，脓毒症的病情改善。为抢救争取了时间。

表 1-26　儿童脓毒症经验性抗生素选择

年龄	常见病原体	首选治疗方案
新生儿(早期发病,<1W)	B 族链球菌、大肠埃希菌、李斯特菌	氨苄西林 + 头孢噻肟 / 头孢曲松(血培养是关键,如果培养和病程不支持细菌感染的诊断,建议 72h 停用抗生素)
新生儿(晚期发病,≥1W)	B 族链球菌、大肠埃希菌、李斯特菌、流感嗜血杆菌、表皮葡萄球菌	氨苄西林 + 头孢噻肟
儿童:非中性粒细胞减少症	肺炎球菌、脑膜炎球菌、金黄色葡萄球菌(MSSA 和 MRSA)、流感嗜血杆菌	头孢塞肟 + 万古霉素
如疑为胆源性	肠球菌 + 需氧 G^- 杆菌	哌拉西林他唑巴坦或头孢噻肟 / 头孢曲松 + 甲硝唑
如疑为腹腔来源(肠穿孔、阑尾炎、憩室穿孔)	肠杆菌科、拟杆菌属、肠球菌、铜绿假单胞菌和白念珠菌	轻到中度患者,通常需要外科控制感染的源头,头孢噻肟 / 头孢曲松 + 甲硝唑或哌拉西林他唑巴坦 病情严重危及生命的 ICU 患者,外科控制感染源头 + 亚胺培南或美罗培南
儿童:中性粒细胞缺乏($N<0.5\times10^9/L$)伴发热(体温≥38.3℃且>1h 或体温持续≥38℃)		
低危患者:预计粒细胞缺乏<7d	需氧 G^- 杆菌、草绿色链球菌	阿莫西林克拉维酸钾口服,治疗到粒细胞>$1\times10^9/L$
高危患者:预计粒细胞缺乏>7d	需氧 G^- 杆菌,包括铜绿假单胞菌、耐头孢菌素草绿色链球菌、MRSA	单药:头孢他定 / 头孢吡肟或亚安培南或美罗培南或哌拉西林他唑巴坦 如果存在严重全身感染或休克,可加用万古霉素
经验性治疗 5d 仍有持续性发热和中性粒细胞缺乏,需要考虑念珠菌、曲霉菌、耐万古霉素肠球菌,耐药 G^- 杆菌		
葡萄球菌中毒性休克综合征	金黄色葡萄球菌(中毒休克毒素介导)	苯唑西林或头孢唑林(不能排除 MRSA 万古霉素)+ 克林霉素 + 静脉丙种球蛋白
链球菌中毒性休克综合征,注意:不伴有中毒休克的坏死性筋膜炎(坏死性筋膜炎需要手术治疗)	A、B、C、G 族化脓性链球菌,B 族链球菌	青霉素 / 头孢塞肟 / 头孢曲松 + 克林霉素,可加静脉丙种球蛋白

6. **血制品的应用**　有血栓性紫癜患者输注新鲜冰冻血浆,可逆转微血管病导致的 MODS。血小板低或伴有出血倾向者可给予输注血小板。不推荐使用丙种球蛋白,但是对于存在先天性低 IgG 血症的患者可使用。

7. **血糖控制**　血糖升高可影响患者预后,当连续两次血糖达 10mmol/L 时可使用胰岛素,使血糖<10mmol/L,开始每 1~2 小时测血糖一次,稳定后改 4 小时一次,避免发生低血糖,婴儿输注液体期间有发生低血糖危险,应输入葡萄糖,速度为 4~6mg/(kg·min),新生儿为 6~8mg/(kg·min)。

8. **血液净化治疗(continuous blood purification,CBP)**　治疗脓毒症合并有脏器功能障碍者,可改善心血管功能、肺循环血量、凝血功能障碍及肾功能损伤等,对脓毒症休克伴有呼吸衰竭、ARDS、脑水肿及代谢性酸中毒患者,经 CBP 治疗后,可以减轻肺、脑组织水肿,提高氧合能力,改善内环境,纠正酸中毒。

9. **应激性溃疡**　小儿伴有上消化道出血的概率与成人相似,对伴有出血倾向的患者,建议给予 0.9% 氯化钠洗胃,慎重使用 H_2 受体拮抗剂,可能会增加呼吸机相关性肺炎的发生率。

10. **机械通气**　注意监测呼吸及循环情况,发生休克尽早使用辅助通气(根据患者情况选择无创或有创),发生 ARDS 时通气使用肺保护策略,即小潮气量 5~7ml/kg,适当平台压<$30cmH_2O$,高 PEEP,机械通气时间越长,脓毒症病死率越高。

11. **脓毒症休克的治疗**　详见本章第九节。

(赵祥文)

第九节 休 克

一、总论

休克是儿科临床常见的危急重症。休克(shock)原为打击震荡之意,1743年Henri首先将该词应用于临床,报道3例创伤所致休克病例。1895年Warren详细论述了休克的临床表现,如大汗淋漓、面色苍白、四肢厥冷、脉搏细弱、尿量减少、神志淡漠等,之后对休克的认识逐步深入,随之也提出了相应的治疗措施。1899—1903年Crile经动物试验提出了血管运动中枢麻痹是引起休克的理论基础,也为使用血管收缩药物如肾上腺素治疗提供了理论依据。随着科学的进步,人们对休克的认识也日渐深入,已从整体观念、系统观念,发展到细胞、亚细胞、分子、亚分子水平。多年来休克一直是国内外研究的重点。20世纪60年代微循环障碍的学说提出后,对休克发病机制的认识又取得了进一步的发展,认为休克时交感-肾上腺髓质强烈兴奋,致微循环障碍,回心血量减少,血压下降,根据此理论提出了由以升高血压为主的治疗转变为改善微循环为主的治疗措施。我国钱潮等学者率先使用大剂量阿托品、山莨菪碱等莨菪类药物,抢救中毒型痢疾取得成果。根据微循环障碍学说所采用的相应治疗措施,效果令人满意,但临床也发现有的患者虽已纠正了微循环的障碍,最后仍死于多系统器官功能衰竭。还有些病例虽严重到接近死亡,却无明显微循环障碍表现,这些实例给予了新的启发,对休克的发病机制有了更多地考虑。进而从细胞水平、分子水平,对休克发生发展的各个环节进行深入研究探讨,又获得了进一步的发展。目前,从细胞功能、代谢紊乱方面的研究较多,但与微循环障碍的论点仍有密切关联,因为细胞功能及代谢紊乱可导致微循环障碍,微循环障碍又可加重细胞功能及代谢紊乱,两者互有影响。

20世纪90年代,随着分子生物学研究的进展,发现炎症介质的超常释放引起炎症过度反应,是导致休克以致多器官功能不全的重要原因。因而提出了用抗炎症介质抗体遏制或纠正复杂的炎症介质反应。1996年Bone提出了致炎因子与抗炎因子的平衡学说,即机体遭受炎症反应时,既有致炎因子的大量释放,又有抗炎因子的大量释放,如致炎因子释放过多则可致脓毒症休克,甚至发展成多器官功能障碍而致死亡。

1992年,美国胸科医师协会/危重病医学会(ACCP/SCCM)公布了成人全身炎症反应综合征、脓毒症、多器官功能障碍综合征、脓毒症休克等定义,并用于临床。2002年,多国儿科专家在上述成人医学定义的基础上,结合儿童不同年龄的生理特点,确定了全身炎症反应综合征(SIRS)、感染(infection)、脓毒症(Sepsis)、严重脓毒症(severe sepsis)、脓毒症休克(septic shock)的定义。2005年,修订了SIRS的标准,将脓毒症定义为感染(可疑或证实)+SIRS的概念。严重脓毒症即脓毒症+以下情况之一:心血管功能障碍、急性呼吸窘迫综合征、2个或2个以上器官功能障碍。脓毒症休克即脓毒症伴组织低灌注+心血管功能障碍。这些新的诊断名称的出现,也引起了国内学者们的反响,形成了《儿童脓毒症休克(感染性休克)诊治专家共识(2015版)》,并对脓毒症休克的诊断、分期及治疗做了详细的规范。《2020拯救脓毒症运动指南:儿童脓毒症休克和脓毒症相关器官功能障碍管理》的制定,进一步规范儿童脓毒症休克的相关诊治。

引起休克的原因很多,根据不同病因可分为分布性休克(包括脓毒症休克、过敏性休克等)、心源性休克、低血容量性休克、梗阻性休克等。病因不同其发病机制也不完全一样,但有效循环血量减少是各类休克发生发展的共同病理生理基础。有效循环血量减少,或由于全身毛细血管扩张,血管容量增加,使大量血液瘀滞在扩张的血管内,或由于心脏泵血功能发生障碍,或因总血容量急剧减少,因此血容量减少、心输出量降低及微循环障碍是休克发生、发展的三个基本环节:

1. 血容量减少引起的休克 称为低血容量性休克,系由于失血失液所致。当血管破裂时大量出血,频繁呕吐、腹泻时,大量体液丢失,大面积烧伤时血浆广泛渗出,均可使血容量减少,心输出量降低,血压下降,而发生低血容量性休克。

2. 微循环障碍、血液分布异常所致的休克 称为血液分布异常性休克,如感染性休克、神经源性休克、过敏性休克等。微血管的容量很大,但正常时80%是关闭的,因此有足够的血量参加有效循环,当机体遭受强刺激后,通过神经反射或体液调节,引起内脏血管广泛扩张,使大量血液瘀滞在扩张的微血管内,血液总量虽无减少,但参加有效循环的血量却急剧降低,因而发生休克。

3. **心输出量降低所致休克** 称为心源性休克。由于心脏泵血功能失常，使心输出量急剧减少，致有效循环的血量不足，而引起休克，多见于心肌梗死、心肌炎、心脏填塞、心律失常等。

根据病因不同，本节将对分布性休克、心源性休克、低血容量性休克、梗阻性休克进行阐述。以下内容重点论述脓毒症休克。不明原因休克患者的诊治流程，见图 1-21。

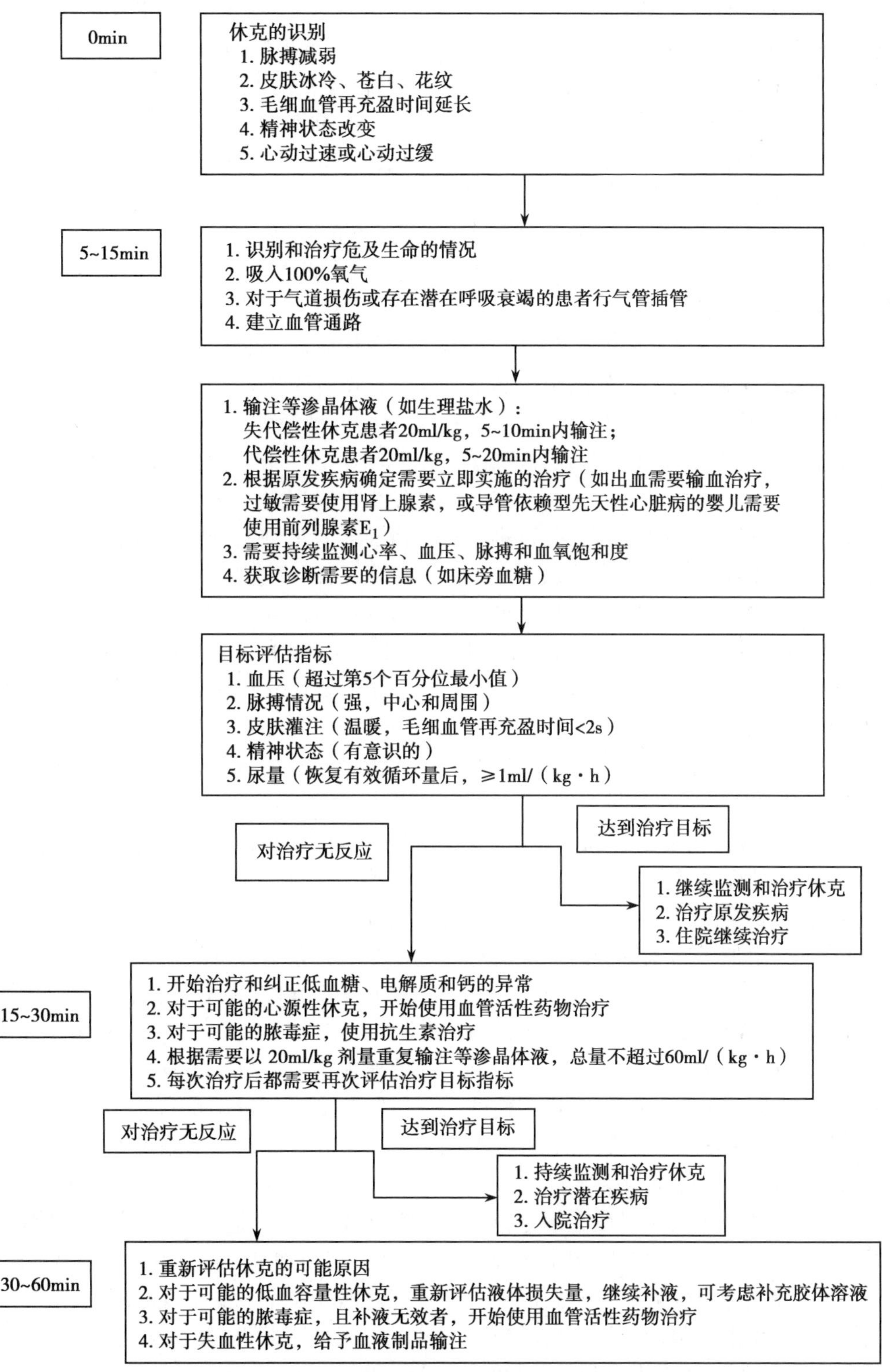

注：儿童未分型休克初始治疗的理想时间是不确定的，可能在临床实践中无法实现，这取决于患者因素和环境。然而，临床医生应迅速查明原因并利用所有可用资源逆转休克。

图 1-21 有充足的医疗设备的基础处理不明原因休克的流程图

二、脓毒症休克

脓毒症休克或称感染性休克，我国1980年(长沙)全国小儿感染性休克学术会议后统一用感染性休克(septic shock)这一诊断名称。1992年美国胸科医师协会/危重病医学会(ACCP/SCCM)提出脓毒症休克(septic shock)定义后，国内也有学者提出是否将感染性休克更名为脓毒症休克，以便与国际接轨，2006年我国儿科学界讨论后认为两个名称可以通用，在发表的诊疗推荐方案中即是以感染性休克(脓毒症休克)两个名称发表的。2015年国内专家共识使用"儿童脓毒症休克(感染性休克)"的名称进行阐述。本文以下即以脓毒症休克名称进行论述。

脓毒症休克是在脓毒症的基础上发生的组织低灌注和心血管功能障碍，是由致病微生物及其产物所引起的急性微循环障碍、有效循环血容量减少、组织低灌注而致的复杂综合病症，病死率较高。

由于小儿心血管的解剖生理特点，以及机体免疫力低下，一旦发生休克有其临床特殊性。小儿心肌组织发育尚未成熟，收缩力较弱，故用增强心肌收缩力来增加心输出量的能力比成人差，因此常以增加心率来代偿心输出量的不足。此外，小儿冠状动脉的灌注压较低，一旦发生血管扩张，血容量减少，常影响心肌供血供氧，造成心肌缺血缺氧损害。小儿免疫功能低下，抵抗力较低，易导致多种致病微生物感染，如细菌、病毒、原虫、真菌、立克次体等。因此脓毒症休克常发生在这些致病微生物所致严重感染时。急性感染性疾病与休克常互相影响，增加了临床诊治的复杂性和难度。

引起休克的感染性疾病中，以革兰氏阴性菌感染居首位，如大肠埃希菌、痢疾杆菌、铜绿假单胞菌、脑膜炎双球菌等。此外，一些革兰氏阳性球菌，如金黄色葡萄球菌、链球菌、肺炎球菌等，也占重要地位。过去认为许多革兰氏阴性菌所释放的脂多糖(LPS)，是唯一能激活单核/巨噬细胞释放炎症介质的物质，现在认识到蛋白质、碳水化合物及脂类等，也可诱导细胞产生炎症介质。近年来不少条件致病菌，如克雷伯菌、沙门菌、变形杆菌及一些厌氧菌等所致感染，也有上升趋势。"2012年拯救脓毒症运动指南"也涉及病毒感染引起的脓毒症，甚至也有发生休克的可能。

【发病机制】 脓毒症休克的发生发展受多种因素影响，当机体遭受致病微生物及其有害毒素侵袭后，引起组织细胞代谢、功能和结构的损害，并引起机体免疫、应激和炎症反应，同时机体代偿性的变化，使生物活性物质增多。各种因素相互作用、影响，形成错综复杂的病理生理过程。既有微循环的功能障碍，也有炎症介质对细胞功能的损害，甚至导致各系统器官功能衰竭。

内毒素可作为休克的始动因素，影响微循环功能、凝血系统、纤溶系统和补体系统，释放多种酶和体液因子，造成细胞的损害和死亡，甚至重要器官功能衰竭。

1. 微循环障碍 当机体受致病微生物及其有害毒素侵袭后，即可引起微循环障碍。在休克的不同阶段，微循环的变化也不完全一样，一般分为代偿阶段和失代偿阶段。

(1)微循环痉挛缺血期：是休克的代偿阶段，此期除了心、脑的血管因交感神经分布较少，很少发生血管痉挛外，皮肤及腹腔内脏的血管均收缩，血液流入毛细血管的量显著减少，使血管内血容量降低，以代偿性的使回心血量增加，既保证了心脑的血液灌注，又维持了有效血液循环和动脉血压，而起到"快速自身输液"的代偿作用。该期由于微血管代偿性痉挛收缩，使组织缺血、缺氧引起机体强烈的应激反应，交感-肾上腺髓质兴奋，释放大量儿茶酚胺及其他体液因子，如血管紧张素Ⅱ、血栓素 A_2(TXA_2)、白三烯(LT)等都有进一步加剧血管收缩的作用，致毛细血管前阻力升高，流体静压下降，使组织液进入血液循环中，以代偿循环血量的不足。由于不同脏器及不同部位的血管对儿茶酚胺的反应性不一致，导致体内血流量的重新分配，使皮肤、肌肉、腹腔内脏的血管收缩，血流量减少，而保证了心、脑等重要生命脏器的血液供应。机体本身的这些重要代偿变化，能暂时起到维护机体生命的作用。如能及时诊断，并采用有效的治疗措施消除休克动因，积极恢复有效循环血容量，则可中止病程的发展，防止失代偿期发生，此期患儿表现为心率、脉搏增快，血压正常，甚至增高。如休克动因得不到及时控制及有效循环血量减少未及时纠正，微循环仍持续处于收缩痉挛状态，则病情进一步恶化，进入失代偿期。

(2)微循环瘀血期：是休克的失代偿阶段，由于长期缺血缺氧得不到纠正，组织无氧代谢增加，乳酸生成过多并堆积体内，在酸性环境下，前毛细血管括约肌松弛毛细血管开放，而静脉端对酸性环境的耐受性较强，仍处于收缩状态，故血液易灌入而不易流出，形成“灌大于流”的现象，使大量血液瘀滞在微循环中，故称为微循环瘀血期，或瘀滞性缺氧期。由于血液瘀滞，血管内流体静压上升，血管通透性增加，血浆渗出，血容量降低，血液浓缩，回心血量减少，致有效循环血量更低，使各器官缺血缺氧，进一步加重了休克病情。同时在内毒素及有害产物的持续作用下，组织胺大量释放，Ⅻ因子被激活，释放缓激肽，加重扩血管作用，更加剧了血管的通透性。由于血管内皮细胞广泛遭受损害，胶原纤维暴露Ⅻ因子被激活，随之产生弥散性血管内凝血。

(3) 弥散性血管内凝血（DIC）：持续性瘀血缺氧、血浆外渗、血液浓缩、血液黏稠度增加、血细胞比容与纤维蛋白浓度增加等，促使红细胞聚集和血管内皮细胞损伤，释放出促凝物质，启动内外凝血系统诱发 DIC，使肺、肝、脑、肠、肾等重要脏器的微血管血流阻塞，而发生多系统器官功能衰竭。大量凝血因子在凝血过程中被消耗，故常有继发出血倾向，而使休克的病情更为复杂，成为难治的重要原因。

2. **体液因子变化及细胞功能损害**　休克时，在应激状态下组织缺血缺氧，以及毒素作用的结果，引起体内一系列体液因子的变化，致成错综复杂的病理生理过程。

(1) 儿茶酚胺：休克时因交感 - 肾上腺髓质系统兴奋，儿茶酚胺大量分泌，一方面代偿性的引起外周血管收缩，增加回心血量，以维持动脉压和心脏的血液供应；另一方面由于小血管强烈收缩，使内脏血液灌流不足，成为引起休克的主要始动因素。肾小动脉痉挛缺血，促使肾素释放，继而血管紧张素Ⅱ（AG-Ⅱ）、Ⅲ（AG-Ⅲ）形成，其收缩血管的作用更强，致冠状动脉痉挛，心肌缺血，加重了微循环障碍和组织的供血供氧不足。

(2) 组织胺：在缺氧、酸中毒及补体作用下，肥大细胞脱颗粒释放组胺，引起小血管扩张及通透性增加，致血浆渗出、血液浓缩，有效循环量减少，血压下降，而影响心脏的功能。溶酶体酶也可促使肥大细胞释放组胺和 5- 羟色胺，使血液中组胺浓度升高；溶酶体酶分解胰腺蛋白质，促进心肌抑制因子（MDF）形成，MDF 有抑制心肌作用，可使心肌收缩力减弱，心输出量减少。

(3) 前列腺素和白三烯：前列腺素类物质在休克的病理生理过程中起重要作用。当细胞遭受损害时，首先累及细胞膜，在磷酸脂酶 A_2 的作用下，形成花生四烯酸，再经环氧化酶或脂氧化酶的作用，分别生成 TXA_2、前列腺素（PGI_1）和 LT 等。这些物质影响血管的张力和通透性，可加重细胞损害。血小板聚集释放 TXA_2 增加，TXA_2 是强烈的血管收缩物质，可进一步加重血小板的聚集形成血栓。微聚物的形成即由血小板堆集而成。致病微生物及其有害产物与血小板抗体 1gG 形成复合物，作用于血小板膜，激活血小板释放 TXA_2，而致血小板凝聚形成微聚物，经血行阻塞重要的器官，引起血压下降。正常肺脏有清除这些微聚物的功能，休克时肺清除功能受累，致过多的微聚物堆集，成为休克发展的重要原因。

(4) 细胞因子：与组织细胞的损伤关系密切。在感染的情况下，细菌及其毒素可激活单核细胞、巨噬细胞、中性粒细胞、血管内皮细胞等，产生细胞因子，包括肿瘤坏死因子（TNF）、白细胞介素（IL_S）、血小板激活因子（PAF）等，是细胞自身分泌产生的一种肽类物质，参与自然免疫和特异免疫的蛋白质介质。在各组织细胞和网状内皮细胞之间起介导作用，起到细胞之间、介质和靶细胞受体之间信息交通和协调的作用，当机体遭受休克等的损害后，受累的细胞和网状内皮系统可产生大量的细胞因子，如超常的释放过多，则可进一步对机体造成损害，引起全身炎症反应综合征，甚至成为多器官功能障碍综合征（MODS），如继续发展则可形成多器官功能衰竭（MSOF）。

(5) 细胞膜的损害：细胞膜是休克时最早发生损害的部位，细胞膜上的钠泵功能失灵，K^+ 逸出细胞外，Na^+、Ca^{2+} 进入细胞内，致细胞肿胀，失去自身调整容量的能力，当线粒体肿胀时，则产能障碍，ATP 生成减少，以致能量来源不足，影响泵的运转，若溶酶体肿胀，溶酶体膜破裂，释放出溶酶体酶，则引起细胞自身的溶解死亡。

生理情况下，细胞内外 Ca^{2+} 浓度差很大，约 1∶10 000，靠细胞膜维持其稳定，休克时细胞膜遭受损伤，细胞跨膜电位下降致使 Na^+、K^+、Ca^{2+} 泵功能障碍，Ca^{2+} 以细胞内外的浓度差为动力，大量流入细胞内，使细胞内 Ca^{2+} 浓度急剧增高，甚至超过正常的 200 倍以上。由于钙过载使蛋白质和脂肪被破坏，激活磷酸脂酶 A_2 分解膜质成分，产生大量的游离脂肪酸，抑制线粒体的功能和损害细胞膜，因此认为钙通道开放 Ca^{2+} 内流，是造成细胞不可逆损害，乃至死亡的最后途径。

3. **代谢异常**

(1)氧代谢异常：包括氧输送(DO_2)减少和氧利用(VO_2)障碍。DO_2 是指心脏每分钟向外周组织输送的氧量，取决于心排出量(CO)及动脉血氧含量(CaO_2)。CaO_2 决定于血红蛋白(Hb)量、动脉血氧饱和度(SaO_2)及动脉血氧分压(PaO_2)。VO_2 是指每分钟机体的实际耗氧量，反映了机体对氧的实际需求量。

(2)休克时机体的高代谢状态：体内蛋白质、糖类、脂肪储备迅速消耗而出现：①高乳酸血症：休克时由于组织低灌注和细胞缺氧，糖无氧酵解增强，乳酸显著增高导致酸中毒。②高血糖：感染性休克时常见出现高血糖。原因一是肾上腺素、胰高血糖素促进糖元分解和葡萄糖异生增强；原因二是胰岛素对促进全身和肌肉摄取葡萄糖的能力降低。③蛋白质代谢：蛋白质分解代谢明显增强，而合成不足，致使体质急剧消耗，若伴有多器官功能衰竭，则蛋白质合成速率下降及分解代谢增快更为显著。

【临床表现】

1. **休克** 主要是由微循环功能障碍、组织缺血缺氧，以及脏器功能衰竭所表现出的临床症状，患儿常有面色苍白、四肢厥冷、呼吸急促、脉搏细弱、尿量减少、精神萎靡或烦躁不安等，早期血压正常，甚至升高，晚期血压下降。脓毒症休克临床分为代偿期与失代偿期两期，分期的界定主要根据血压。

2. **感染** 发热、精神萎靡，局部感染证据包括脑膜炎、肺炎、皮肤感染、泌尿系感染等表现，实验室提示有感染的依据。

3. **全身炎性反应综合征(SIRS)** ①中心温度>38.5℃，或<36℃。②心动速度，平均心率>同年龄组正常值2个标准差以上，无外界刺激、慢性药物或疼痛刺激或不可解释的持续性增快，超过0.5~4小时；或<1岁出现心动过缓，平均心率<同龄组正常值第10百分位以下(无外部迷走神经刺激及先天性心脏病，未使用β受体阻滞药)，或不可解释的持续性减慢超过0.5小时。③平均呼吸频率>各年龄组正常值2个标准差以上；或因急性病程需机械通气(无神经肌肉疾病，也与全身麻醉无关)。④白细胞升高或下降(非化疗的白细胞减少症)；或未成熟嗜中性粒细胞>10%。符合上述四项标准中的两项，其中一项必须包括体温或白细胞计数异常才能诊断。仅心率和呼吸增快不能诊断SIRS(表1-27，视频1-9)。

视频1-9 休克早期识别

表1-27 各年龄组特定生理参数和实验室变量

年龄	呼吸频率(次/min)	心率(次/min)		体温	白细胞计数和分类
		心动过速	心动过缓		
>7天	>50	>180	<100	>38℃或<35.5℃	>34×10^9/L或<5×10^9/L或杆状核>30%
<1个月	>40	>180	<100	>38℃或<35.5℃	>19.5×10^9/L或<5×10^9/L或杆状核>25%
>1~12个月	>34	>180	<90	>38.5℃或<36℃	>17.5×10^9/L或<5×10^9/L或杆状核>25%
>1~5岁	>22	>140	<60	>39℃或<36℃	>15.5×10^9/L或<6×10^9/L或杆状核>10%
>5~12岁	>18	>130	<60	>38.7℃或<36℃	>13.5×10^9/L或<4.5×10^9/L或杆状核>15%
>12~18岁	>14	>110	<60	>38℃或<36℃	>11×10^9/L或<4.5×10^9/L或杆状核>10%

4. 多器官功能障碍综合征(MODS)和多系统器官功能衰竭(MSOF) 脓毒症休克继续发展,可出现 MODS。MSOF 是休克发展的终末阶段。多器官功能障碍的诊断标准:

(1)心血管功能障碍:血压下降且小于该年龄组第 5 个百分位或收缩压<该年龄组正常值 2 个标准差以下;需用血管活性药物始能维持血压在正常范围,如多巴胺>5μg/(kg·min),或任何剂量的多巴酚丁胺、肾上腺素、去甲肾上腺素。

(2)呼吸:PaO_2/FiO_2<300mmHg,无青紫型先天性心脏病,病前亦无肺部疾患;$PaCO_2$>65mmHg 或超过基线 20mmHg 以上;证明需要高浓度氧或 FiO_2>0.5 始能维持氧饱和度≥92%;需紧急侵入或非侵入性机械通气。

(3)神经:Glasgow 昏迷评分≤11 分;精神状态急性改变伴 Glasgow 昏迷评分从基线下降≥3 分。如有脑水肿发生,可伴有剧烈头痛、呕吐、神志不清、肌张力增强、呼吸节律不整、前囟隆起,甚至双侧瞳孔不等大。

(4)胃肠:口吐咖啡色样液体,进行性腹胀,肠鸣音减弱或消失。

(5)血液:血小板计数<8×10^{12}/L,或在过去 3 天内比最高值下降 50%;国际标准化比值>2(标准化的 PT)。

(6)肾脏:血清肌酐为各年龄组正常值上限的 2 倍以上;或较基线增加 2 倍。

(7)肝脏:总胆>4mg/d(新生儿不适用);ALT 2 倍于同年龄组正常值上限以上。

休克症状未能及时控制,上述 MODS 的症状继续加重,则可发展成多系统器官功能衰竭。常常在发病 24 小时后出现,有两个或两个以上器官序贯性的或同时发生功能衰竭。伴有多系统器官功能衰竭的休克,多是休克的晚期,称为难治性休克。年龄越小发生的机会越多;或原发感染严重,继续恶化;或抢救不及时,治疗不恰当;或伴有难以纠正的顽固性酸中毒及代谢紊乱等。都是导致难治性休克的原因。

【诊断】 脓毒症+组织低灌注(具备 6 条标准中的 3 条)和心血管功能障碍。

1. 脓毒症的诊断 参照脓毒症的诊断标准。

2. 组织低灌注的表现

(1)心率、脉搏变化:外周动脉搏动细弱,心率、脉搏增快(表 1-28)。

(2)皮肤改变:面色苍白或苍灰,湿冷,大理石样花纹。如暖休克可表现为四肢温暖、皮肤干燥。

(3)毛细血管再充盈时间(CRT)延长(≥3 秒,需除外环境温度影响),暖休克时 CRT 可以正常。

(4)意识改变:早期烦躁不安或萎靡,表情淡漠。晚期意识模糊,甚至昏迷、惊厥。可用 A(awake)V(voice)P(pain)U(unresponse)进行描述,仅有 A 提示脑灌注正常。

(5)液体复苏后尿量仍<0.5ml/(kg·h),持续至少 2 小时。

(6)乳酸酸中毒(除外其他缺血缺氧及代谢因素等),动脉血乳酸>2mmol/L。

表 1-28 各年龄组儿童心率变量

年龄组	心率(次 /min)	
	心动过速	心动过缓
≤1 周	>180	<100
>1 周~1 个月	>180	<100
>1~12 个月	>180	<90
>1~6 岁	>140	<60
>6~12 岁	>130	<60
>12~18 岁	>110	<60

3. 心血管功能障碍

(1)血压下降且小于该年龄组第 5 个百分位或收缩压<该年龄组正常值 2 个标准差以下。

(2)需用血管活性药物始能维持血压在正常范围,如多巴胺>5μg/(kg·min),或任何剂量的多巴酚丁胺、肾上腺素、去甲肾上腺素。

4. 临床分期

(1)代偿期:儿童脓毒症休克的诊断不同于成人之处是不一定具备低血压。当儿童感染后出现上述 3 条或超过 3 条以上组织低灌注的表现,此时如果血压正常则诊断为此期。

(2)失代偿期:代偿期灌注不足加重伴有血压下降,则进展为失代偿期(表 1-29)。

表 1-29 各年龄组儿童低血压的标准

年龄	收缩压(mmHg)
≤1 个月	<60
>1~12 个月	<70
>1~9 岁	<[70+(2× 岁)]
≥10 岁	<90

5. **临床分型**

(1)冷休克:低排高阻型休克,除意识改变、尿量减少外,表现为皮肤苍白或花斑纹,四肢凉,外周脉搏快、细弱,CRT 延长,休克代偿期血压可正常,失代偿期血压降低。

(2)暖休克:高排低阻型休克,可有意识改变,尿量减少或代谢性酸中毒,但面色潮红,四肢温暖,脉搏有力,CRT 正常或仅有轻度延长,心率快,血压低。该期非常容易误诊,处理不及时和恰当可很快转为冷休克。常见的病因有葡萄球菌中毒性休克综合征、链球菌中毒性休克综合征等。

在急诊室判断冷休克与暖休克的简单方法见表 1-30。

表 1-30 暖休克与冷休克的临床特点不同之处

特征	暖休克	冷休克
CRT(s)	≤2	>2
外周脉搏搏动	有力	减弱
皮肤花纹	无	有

【监护】 做好监护可为指导治疗、判断预后提供依据。必要的监护项目包括神志、心率、脉搏、呼吸、血压、中心静脉压、心输出量、血气分析,血红蛋白浓度、尿量、血乳酸含量等。

1. **常规监测** 对危重休克患儿除密切观察病情变化外,应常规监测心率、脉搏、呼吸、血压、意识状态、CRT,视病情每 15~30 分钟一次,病情稳定后改为每 1~2 小时一次,直到休克纠正。血压和心率是休克的重要监测指标。可根据血压是否降低及心率加快的程度判断休克病情的轻重,但血压开始下降已不是休克早期的表现,此时心输出量已经减少,微循环已有障碍。而脉压对监测心输出量有价值,当脉压<2.6kPa(20mmHg)时,示心输出量不足,因此在没有条件测定心输出量的情况下,监测脉压很重要。脉搏与血压密切相关,若脉搏规则有力,血压也大致正常,脉搏细弱或听不到,则血压也多降低或测不出。当血管严重收缩,心输出量和脉压显著减少时,袖带法测量的血压偏低,最好用动脉插管法直接监测。

2. **血气分析** 用以监测体内酸碱平衡状态、体内氧的运送情况、肺功能状态,是休克必不可少的监测指标。根据病情,低血压者一般 1~2 小时监测一次,血压正常者 4 小时监测一次。目前,有学者通过比较动脉及中心静脉血气的氧分压、二氧化碳分压差来判断休克的严重程度。

3. **血乳酸测定** 乳酸盐的含量反映休克时微循环和代谢的状况,正常含量为 0.1~1mmol/L,休克时动脉血乳酸的含量常>2mmol/L。血乳酸增高是机体缺氧及组织低灌注的重要标志,当氧输送降至阈值以下,即可导致血乳酸浓度升高。乳酸浓度升高既反映乳酸生成过多,也反映清除障碍。清除是在肝脏进行,单纯肝功能异常一般不影响乳酸清除,但同时伴有循环衰竭时,则可使乳酸显著增高。血乳酸升高的程度与病死率密切有关,故血乳酸值对判断预后有意义,血乳酸升高不单纯在血流障碍时出现,也可为其他原因所致,故测乳酸盐 / 丙酮酸比值,比单测乳酸盐更为可靠。

4. **尿量** 是监测循环状况的重要指标。方法简单易行,且能反映休克时肾脏毛细血管的灌注量,同时也可推测其他脏器的血液灌注状况。最好每小时记录一次,尿量监测有助于早期诊断,判断治疗后血流量改善的状况,判断肾脏功能损害的性质。24 小时尿量<240ml/m^2[或<10ml/(m^2·h)],即称为少尿。尿量因年龄而异,一般学龄儿童<400ml/d,学龄前儿童<300ml/d,婴幼儿<200ml/d,即为少尿。24 小时内尿总量<20~50ml,即称无尿。当少尿或无尿出现后,可结合临床表现判读是否为灌注不足引起,也可给予 20% 甘露醇 0.5~1g/kg,于半小时内静脉输入,若输入后尿量增加则示血容量不足,应予补液,若输入后 1~2 小时内仍无尿,则提示已有肾实质性损害,不宜再用,以免扩容而增加心脏负担。目前此方法已经很少使用。

5. **中心静脉血氧饱和度**(central venous oxygen saturation,SCVO$_2$)**或混合静脉血氧饱和度**(venous oxygen saturation,SVO$_2$) 两者都是反映氧输送和组织氧代谢的重要参考指标。循环功能正常情况下,SCVO$_2$ 正常值为 75%~85%。感染性休克 SCVO$_2$ 时降低,表示组织灌注不良;但高于正常值也可能存在循环功能障碍。根据早期目标导向治疗提示,6 小时内使患者 SCVO$_2$ 或 SVO$_2$ ≥ 70% 可提高抢救成活率。

6. **中心静脉压**(CVP) 测定 CVP 有助于鉴别心功能不全或血容量不足所致的休克,能反映右心的充盈压,对决定输液的质量和速度,以及是否需要强心剂提供依据。CVP 正常值为 0.49~1.18kPa(6~12cmH$_2$O),<5cmH$_2$O 提示血容

量不足，>15cmH_2O 提示液体过量、心力衰竭。但该数值的影响因素比较多，目前临床在输液过程中可结合血压的测定结果，作为判断输液量是否已达标准的依据（表 1-31）。

表 1-31　中心静脉压、血压与血容量心功能的关系

中心静脉压（CVP）	血压（BP）	指示血容量或心功能	处理
↓	↓	血容量不足	宜大量输液
↓	正常	轻度血容量不足	适当补液
↑	↓	血容量相对过多 心搏功能差	强心供氧 停止输液
正常	↓	血容量正常 心搏功能差	强心扩张血管

7. **肺动脉楔压（pulmonary arterial wedge pressure，PAWP）** 是用尖端带有气囊的 Swan-Ganz 导管通过外周静脉插入，经右心房、右心室到达肺动脉分支。充气后气囊随血流漂浮进入肺动脉分支，当气囊嵌入肺小动脉内不能再前进时，测定其压力即为 PAWP。一般仅限于急性心肌梗死所致心源性休克患者使用，能较好地反映左心室的功能，PAWP 正常值为 1.07~1.60kPa（8~12mmHg）；<1.07kPa（8mmHg）时，表示血容量不足；>2.67kPa（>20mmHg）时，表示左心功能不全；3.47~4.0kPa（26~30mmHg）时，表示有重度肺充血；>4kPa（30mmHg）时，常发生肺水肿。目前儿童一般不使用。

8. **心输出量**　常用热稀释法测定，经 Swan-Ganz 导管注入一定温度的液体，利用导管顶端的热敏电阻记录温度变化，连接心输出量计算机，测定心脏每分钟排血量，即心输出量。然后再与心率、平均动脉压、肺毛细血管嵌入压、体表面积等，换算出总外周阻力、心脏指数、左心功能指数等指标。心输出量下降，对监测休克有重要意义。因为临床儿童置管困难目前很少使用，可使用无创心输出量仪器替代此项技术。

9. **床旁血管及心脏彩超**　可监测下腔静脉的塌陷率、心功能及肺水情况，指导液体疗法。

10. **胃黏膜 pH 值与 PCO_2 监测**　胃肠黏膜是对缺血缺氧最敏感的部位，也是发生缺血最早的部位。当休克早期其他监测尚未出现异常时，胃肠黏膜已处于缺血状态，因此监测胃黏膜 pH 值与 PCO_2 是最早诊断休克的方法，是近年来用于监测组织氧合的新技术。pH 值下降代表组织缺氧（正常为 pH 值 ≥7.32~7.35）。用间接法测定 pH 值：先测定胃肠腔内二氧化碳分压（PCO_2），可反映胃肠黏膜内的 PCO_2，并假设胃黏膜的 HCO_3^- 与动脉血中的 HCO_3^- 相等，然后代入公式 $pH=6.1+\log[HCO_3^-/(PCO_2\times0.03)]$，计算出胃黏膜 pH 值。目前临床基本不使用。

监测休克的项目很多，对指导临床抢救判断预后，有积极作用，有些监测项目理论依据充分，也能反映机体的一些真实变化，但受条件的限制，如 PAWP 和心输出量的监测就难以普及推广。因此多数临床工作者，在没有监护系统设备时，往往根据自己的临床实践经验，本着简单易行的原则，应用一些简单易行的项目，作为判断休克的严重程度及预后的参考。常用的指标：①体温急剧变化：>40℃或体温不升，中心和周围温度差>3℃；②神志改变：排除了中枢神经系统疾病，而有淡漠、烦躁不安或昏迷等；③血压比原来下降 ≥4kP（30mmHg）；④尿量减少或无尿；⑤不好解释的水肿，通常伴有血蛋白浓度下降；⑥气促，伴有低氧血症及代谢性酸中毒；⑦血乳酸浓度升高；⑧血糖急剧升高；⑨中性粒细胞降低；⑩血小板进行性下降。

有学者通过动物实验研究，从 18 项指标中筛选出：①血糖（开始升高，以后降低）；②血小板（降低）；③动脉压（降低）；④血浆游离血红蛋白（升高）；⑤血浆纤维连接蛋白（fibronectin，Fn）（降低）；⑥红细胞内钠含量（增高）；认为此 6 项与实验动物的存活时间有数量关系。高血糖是危重患者应激状态下，最常见的代谢紊乱，病情越危急应激越强，血糖升高也越明显，预后越差。高血糖对神经功能有损害作用，在急性缺血缺氧情况下，更为严重。中性粒细胞（PMN）降低提示预后不良，是补体被激活后释放出溶酶体酶，引起 PMN 自身溶解破坏的结果，血小板进行性减少，提示发生 DIC 及休克加重。

上述监测指标可为判断预后提供参考，但休克的预后取决于患者原来的健康状况、基础疾病休克发生的时间、有无 MODS，以及治疗是否及时等。

【治疗】 脓毒症休克病情复杂，变化迅速，在不同阶段有不同的特点，因此治疗应争分夺秒，在综合治疗的基础上，针对主要矛盾予以救治。休克早期的矛盾是有效循环血量不足和组织血液灌

注不良，因此应首先通过输液纠正低血容量，其次用升压药物维持灌注压，如仍存在灌注不足，则需应用血管活性药物，增加组织血液灌注。2012 年指南提出，由于儿童脓毒症休克时血乳酸常正常，故不能作为复苏的终点指标，建议采取 $ScvO_2$ 和 CI。2020 版指南明确了血乳酸不能用来区分儿童脓毒症的高危和低危(虽然临床应用很多)。关于初期复苏管理中的治疗目标(复苏目标)，成人均很明确，但儿科均未有明确的复苏目标。

1. **抗微生物治疗** 推荐伴有脓毒症休克的患者应 1 小时内尽快开始抗微生物经验性治疗，而 SAOD 不伴有脓毒症休克的患儿应 3 小时内尽快开始抗微生物治疗(建议)。应经验性采用一种或多种广谱抗微生物治疗，以覆盖所有可能的病原微生物；明确病原微生物及药敏结果后，采取经验性窄谱抗生素；未明确病原者，可根据临床表现、感染部位、宿主高危因素和经验性治疗疗效，再综合感染学家或微生物学家的意见，使用窄谱抗生素治疗或停用抗生素治疗。不伴有免疫抑制和多重耐药菌感染高危因素者，不建议对同一病原微生物经验性使用多种抗生素实现协同效应，除特殊情况如确诊或高度怀疑 B 族链球菌脓毒症或金葡菌中毒性休克综合征；伴有免疫抑制和 / 或存在多重耐药菌感染高危因素的患者，诊断 / 怀疑脓毒症休克或 SAOD 时，应经验性联合用药。抗微生物使用剂量应基于药动力学 / 药效学原理和药物特点进行优化；每日评估以指导降阶梯治疗，第 1 个 48 小时后应根据微生物学结果、疗效和 / 或感染源清除等评估是否需要继续使用抗微生物药物和调整抗生素疗程。抗微生物疗程为 7~10 天，可根据情况延长。明确为病毒性脓毒症不建议使用抗生素，但是在治疗过程中应动态评估，警惕继发细菌感染的可能。特别是甲型流感病毒感染，如果发生脓毒症休克需要高度考虑发生细菌感染，并且最可能的病原菌为肺炎链球菌和金黄色葡萄球菌等。

如果感染灶可控制，应尽快采取干预措施。如果血管内植入物可能是感染灶，应在其他血管通路建立后移除引起脓毒症或脓毒症休克的血管植入物。各版本指南感染源控制的原则没有改变，成人均强调尽快明确并清除感染灶，包括 2020 版指南均支持早期积极控制感染灶，不再等待。

2. **液体复苏** 充分液体复苏是逆转病情、降低病死率的关键措施。液体复苏的步骤：

(1)第 1 小时快速输液：常用 0.9% 氯化钠溶液，按 20ml/kg，在 10~20 分钟内推注完，然后评估输液后心率、脉搏、血压、CRT、尿量等循环恢复的状况，当滴注至目标心输出量和出现液体超负荷时停止推注。如果患者存在低血压，第 1 小时给予累计 40ml/kg 的液体推注(每次 10~20ml/kg)，滴注至目标心输出量和出现液体超负荷时停药。在液体复苏阶段均需要反复评估心输出量、血乳酸水平和高级监测(如有)；如肺部出现啰音、心脏有奔马律、肝脏肿大、呼吸做功增加等液体超负荷表现应该限制液体进一步输注。2012、2020 版本指南反复强调液体超负荷的问题，在进行液体复苏过程中强调反复评估的问题。初始液体复苏采用晶体液而非白蛋白，并且于 2020 版指南强调了平衡盐液 / 缓冲液而非生理盐水。复苏第 1 小时突出了平衡盐液 / 缓冲液，否定了明胶和羟乙基淀粉。

(2)继续和维持输液：由于休克时血液重新分配及毛细血管渗漏等，低血容量可能要维持数日，因此经液体复苏后，还要继续和维持输液数日。继续输液可用 1/2~2/3 张液体 5~10ml/(kg·h)，6~8 小时内输入。维持输液用 1/3 张液体 2~4ml/(kg·h)，24 小时内输注。24 小时后根据病情调整输液方案。注意不恰当的累计液体正平衡可能加重病情。酌情评估进行进一步液体疗法，并且需要关注肾脏功能。

(3)纠正酸中毒：休克时，组织器官的血液灌注不足所致的乏氧代谢是酸中毒产生的基本原因。因此，改善微循环灌注及通畅气道是纠正酸中毒的根本措施。目前，不强调积极使用碳酸氢钠纠正酸中毒，以免在呼吸功能欠佳的情况下导致 CO_2 潴留和加重酸中毒。但经液体复苏后酸中毒仍未纠正时，可适当使用碳酸氢钠溶液，使血 pH 值达 7.25 即可。所需碳酸氢钠的计算公式：5% 碳酸氢钠需要毫升数 =BE(剩余碱) × Wt(体重) × 0.5。先给半量，稀释成 1.4% 等渗液滴入。碳酸氢钠仅能起到暂时缓解酸血症的作用，而不能从根本上解除产生酸血症的原因，因此在纠酸的过程中，既要用碱性溶液缓解酸血症，又要从根本上去除产生酸中毒的原因。碳酸氢钠在使用过程中，可加重细胞内酸中毒，使血红蛋白离解曲线左移，致血红蛋白不易解离。因此临床一般不主张大剂量的快速静脉滴注高渗性碳酸氢钠溶液，以免引起高渗血症及碱中毒。

3. **血管活性药物** 可调整微血管的舒缩功能，改善微血管的血液灌流是抗休克治疗的重要措施。常用的药物有3大类：①交感-肾上腺素能兴奋剂，属儿茶酚胺类药物，有多巴胺、多巴酚丁胺、去甲肾上腺素等；②变力扩血管药物，如米力农等；③莨菪类药物，主要有阿托品、山莨菪碱(654-2)、东莨菪碱等。2012、2020版指南均强调了肾上腺素和去甲肾上腺素的一线药物地位，降低和否定了多巴胺的一线地位，并且均明确否定了小剂量多巴胺的肾保护作用。血管升压素在成人指南中都已经说明了使用指征和时机，但儿童部分未见讨论，2020指南提出了使用建议。

(1)去甲肾上腺素(noradrenaline)：新的指南将该药作为升压药物的首选药。小剂量0.02μg/(kg·min)能增强心肌收缩力和增快心率及轻度外周血管收缩作用。大剂量0.1μg/(kg·min)有强力缩血管作用，皮肤黏膜血管收缩明显，内脏肌肉血管收缩次之，外周阻力加大，血压升高。持续静脉滴注0.02~0.2μg/(kg·min)，可根据血压情况逐步上调剂量，直到达到目标治疗。血压稳定后减量停药，长期用药可因血管强烈收缩，血液灌注不良如有渗漏可引起组织缺血坏死。

(2)肾上腺素(epinephrine)：是内源性儿茶酚胺(catecholamine)且同时具有α_2和β-肾上腺素活性，主要作用是增加全身性血管阻力，升高动脉血压(收缩压和舒张压均升高)，增快心搏，增加冠状动脉和脑部血流量，增加心肌收缩及氧的需求量，减少肠黏膜、肾脏及体表皮肤的血流量。低剂量<0.3μg/(kg·min)或高剂量>0.3μg/(kg·min)，用于非低血容量导致的低灌注或心率迟缓都可以使用。根据血压情况调整剂量。

(3)多巴酚丁胺(dobutamine)：作为正性肌力的首选药，能增强心肌收缩力，增加心输出量，对心率影响较小，没有直接扩张内脏血管的作用，临床用于血压正常或升高而心输出量低的患者。对脓毒症休克合并有心肾功能不全患者有较好的效果。治疗量2.5~10μg/(kg·min)，持续静脉滴注。

(4)多巴胺(dopamine)：是肾上腺素前体，具有α与β受体的兴奋作用，但对β受体的作用较强。2012年新的国际指南已不再强调多巴胺作为升压首选药物，而作为去甲肾上腺素的替代升压药，不作为肾脏保护用药。一般剂量为5~10μg/(kg·min)，持续静脉滴注，根据血压监测结果调整滴速，最大量不宜超过20μg/(kg·min)。剂量不同作用不一样：小剂量[2~5μg/(kg·min)]时，可使内脏血管扩张，全身血管阻力下降，改善组织血液灌注，尿量增加，但血压改变不明显；中等剂量[5~10μg/(kg·min)]时，心肌收缩力加强，心率增快，心输出量增加，血压升高；大剂量[>20μg/(kg·min)]时，外周血管收缩，阻力加大，血压升高，但内脏血流量减少，多巴胺较去甲肾上腺素更易导致心动过速、心律失常的风险。在使用多巴胺时，碱性药物与钙剂能使其灭活。

(5)氨力农(amrinone)和米力农(milrinone)：两药作用相似，是磷酸二酯酶抑制剂，氨力农是一种非强心苷类强心药，能抑制心肌及血管平滑肌的磷酸二酯酶Ⅲ，提高心肌细胞内cAMP水平，促进钙内流，增加心肌细胞内钙浓度，加强心肌的收缩功能。当严重心功能衰竭而对儿茶酚胺类药物无效时，可考虑使用。首次剂量0.75mg/kg，5~10分钟内缓慢静脉滴注，随后按5~10μg/(kg·min)持续静脉滴注。每天剂量不超过10mg/kg。注意应在充分液体复苏的基础上使用或与升压药合用，以克服其降压的副作用。米力农负荷量为50~70μg/kg，维持量为0.5~0.75μg/(kg·min)，持续静脉滴注。

(6)抗胆碱类药物：有阿托品、东莨菪碱、山莨菪碱(654-2)等，有阻滞胆碱能受体，拮抗乙酰胆碱，解除血管平滑肌痉挛，降低外周阻力，使回心血量、心率和心输出量增加，改善微循环的作用。654-2为首选药，一般剂量为0.3~0.5mg/kg。重者可用0.5~2mg/kg，静脉推注，每10~15分钟一次，可连用数次至十余次。待面色转红、肢体转温、血压回升、尿量增加，即减量并逐渐延长给药时间，每30~60分钟给药一次，休克稳定后，约2~4小时内停药。东莨菪碱，每次0.01~0.02~0.1mg/kg，静脉注射每15~30分钟一次；阿托品，每次0.03~0.05mg/kg，静脉注射每15~30分钟一次。莨菪类药物副作用有烦躁不安、心率加快、腹胀、尿潴留、视力模糊、瞳孔散大、口渴、面红等。如副作用症状较重，可用新斯的明对抗。用法：每次0.04mg/kg，15~30分钟肌内注射一次。

4. **机械通气** 保持头颈位置，及时吸痰，必要时气管插管，最好在呼吸状况恶化之前进行。建议对初始复苏有反应的脓毒症诱导的儿童ARDS，先尝试无创通气并反复评估，建议使用高PEEP。注意掌握气管插管的指征，符合者建议及时给予气管插管。如需要机械通气时，儿童与成人一样使用肺保护性通气策略，推荐小潮气量（5~7ml/kg）通气，适当平台压 ≤ 30cmH_2O，高PEEP。气管插管及机械通气时先吸入高浓度氧，以增加氧含量及氧运送，改善肺部氧合。发生严重ARDS者建议尝试俯卧位通气，如果可耐受至少俯卧位12小时，不推荐常规使用NO，但如果合并难治性低氧血症建议挽救性治疗，对于高频震荡通气未做推荐。

5. **肾上腺皮质激素的应用**　用肾上腺皮质激素抗休克治疗临床仍存在争议。可在儿茶酚胺抵抗或绝对肾上腺皮质功能不全者应用；进行液体复苏联合血管活性药物治疗后，循环稳定的患者不推荐使用，而不稳定的患者可推荐使用。国际指南推荐使用氢化可的松3~5mg/（kg·d），目前国内暂时无生物型氢化可的松，国内推荐使用甲基泼尼松龙1~2mg/（kg·d），分2次使用。不需要进行ACTH刺激试验。

6. **血液制品**　脓毒症休克或SAOD患者，如血流动力学稳定，Hb ≥ 70g/L，不建议输注红细胞；血流动力学不稳定的脓毒症休克危重患者，血红蛋白阈值不确定，但建议维持Hb在70~100g/L。血小板输注的阈值：≤ 10×10^9/L且无临床出血表现；或 ≤ 20×10^9/L有严重出血倾向；活动性出血、手术或侵入性操作通常 ≤ 50×10^9/L。2020版指南强调不建议对无出血的脓毒症患者根据血小板水平输注。血浆输注均不推荐，除用于脓毒症导致的血小板减少相关多器官功能衰竭（thrombocytopenia associated multiple organ failure，TAMOF）。不建议常规使用静脉注射丙种球蛋白。

7. **内分泌和代谢**　不常规使用胰岛素，维持目标血糖在7.8mmol/L（140mg/dl）或以下。2020版指南推荐目标血糖维持在7.8mmol/L（140mg/dl）~10mmol/L（180mg/dl）。血钙水平没有进一步建议，但是对于需要血管活性药物维持的脓毒症休克患者，建议维持血钙在正常水平。脓毒症患者可能导致正常甲状腺功能病态综合征（euthyroid sick syndrome）时，不常规使用左甲状腺素。

8. **血液净化治疗**　液体限制和利尿剂治疗无反应时，使用CRRT来预防或治疗液体超负荷，但不建议采用高容量血液滤过，而应采用标准血液滤过方式。

9. **体外膜氧合（extracorporeal membrane oxygenation，ECMO）**　难治性的感染性休克或伴有急性呼吸窘迫综合征的患者行ECMO治疗得到更多数据支持，ECMO越来越成为治疗难治性休克的重要手段。脓毒症诱导的PARDS和难治性低氧血症，建议使用V-VECMO，只有其他治疗无效的脓毒症休克患者建议使用V-AECMO作为挽救性治疗。但目前对于小婴儿及小体重儿童仍首选以V-AECMO为主。

10. **营养**　无肠内营养禁忌证的脓毒症休克或SAOD患者，应早期采取低热卡的肠内营养，逐步过渡到全量肠内营养。提倡入院48小时内接受早期肠内营养支持治疗，应用血管活性药物时不需要停止肠内喂养，血流动力学充分复苏后，如不再需要增加血管活性药物剂量或开始减量的脓毒症患者，不是肠内喂养的禁忌证。肠内营养是脓毒症休克或SAOD患者的首选喂养方式，入住PICU的前7天不给予肠外营养。不建议补充特殊脂肪乳剂，不常规监测胃残留量，推荐胃管喂养，不建议补充硒制剂、谷氨酰胺、精氨酸、锌制剂、维生素C、硫胺素等。

11. **应激性溃疡**　除高危儿外，脓毒症休克或SAOD危重患者，不常规预防应激性溃疡，但是对于以下患者建议使用：① 24小时内胃肠出血致收缩压或舒张压下降 ≥ 20mmHg；② 24小时内血红蛋白降低3g/L或以上。对于儿童暂时无指南作出具体推荐。

12. 参照2020版儿童脓毒症休克指南进行流程化治疗（图1-22，图1-23）。

三、心源性休克

心源性休克（cardiogenic shock）是比心力衰竭更为严重的临床状况，是急性心脏排血功能障碍，引起组织器官血液灌流不足而致的休克。常发生在原有心脏病、心肌炎、心脏填塞、严重心律失常、充血性心力衰竭、急性肺梗死及新生儿重度窒息、低体温等。这些疾病均可引起心排血量降低，而发生休克，病死率高达60%~80%，超声心动图对诊断心源性休克有重要价值，应早期检查。

心输出量降低、微循环障碍、重要脏器血液灌流量不足，是心源性休克的病理生理基础。休克早期由于代偿机制，周围血管收缩、心脏负荷增加，使心排出量进一步减少。待病情发展则因乳酸堆积，组织胺释放，使毛细血管扩张，大量血液瘀滞在毛细血管内，致组织器官的血液灌流更为减少，而影响器官功能和代谢紊乱，甚至引起死亡。

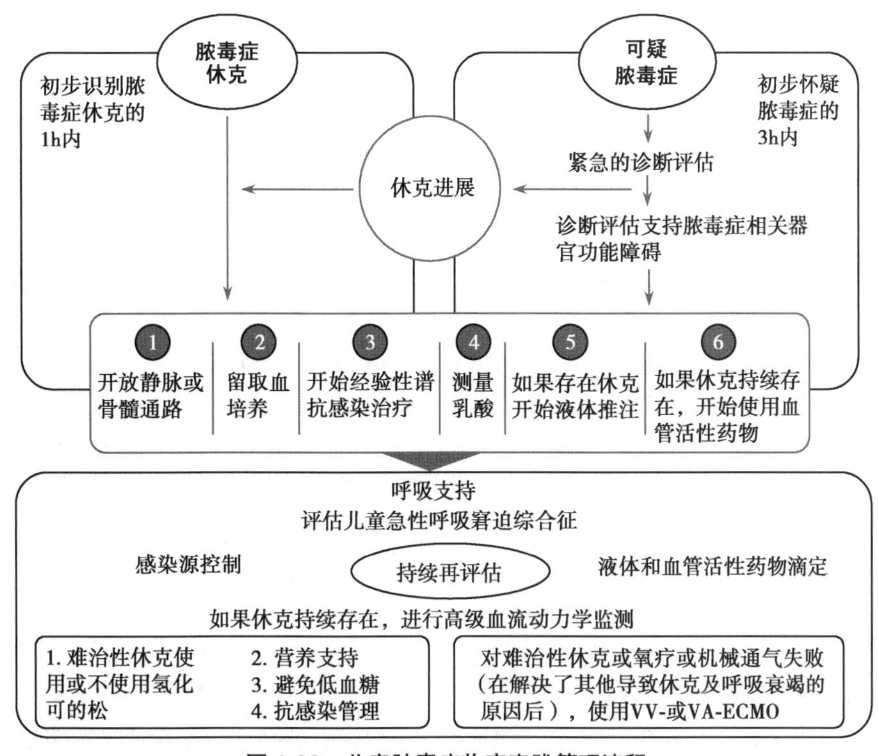

图 1-22　儿童脓毒症临床实践管理流程

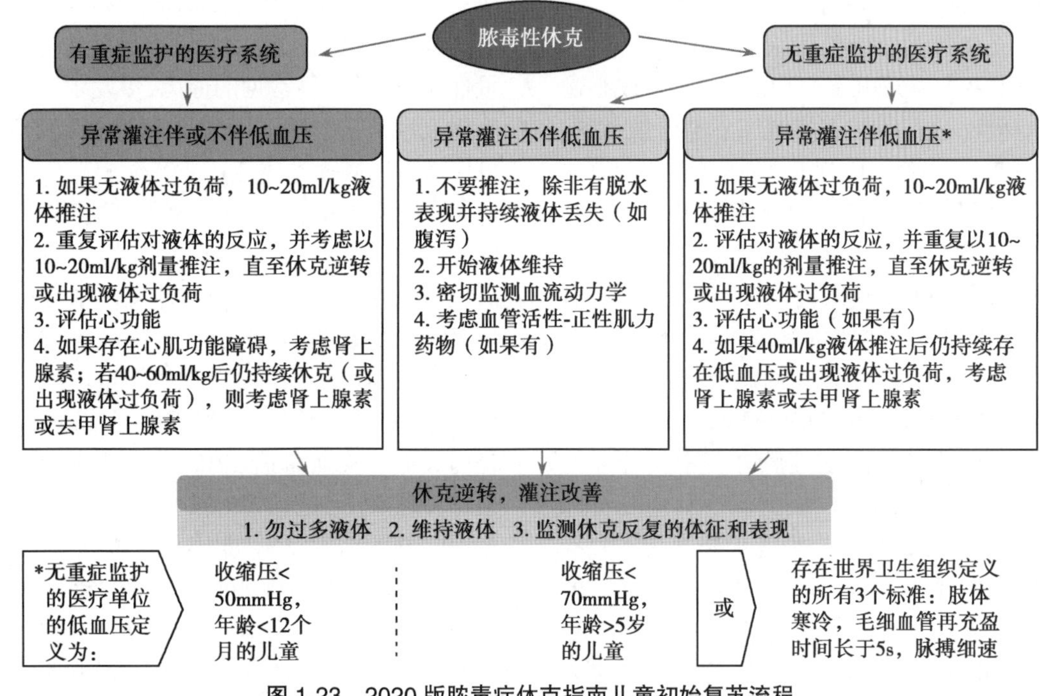

图 1-23　2020 版脓毒症休克指南儿童初始复苏流程

【临床表现】 主要表现为原发疾病的症状和休克的症状，原发病不同临床表现也不一样。如阵发性室上性心动过速，患者心率可达 250~300 次 /min，且经常有阵发性发作的病史及心电图的改变。由急性心脏填塞所致者，常先有急性心包炎的病史，继而出现心脏填塞症状，临床表现有颈静脉怒张、奇脉、心音遥远等体征。心源性休克的原因主要与心肌收缩力、心律 / 心率有关系，因此监测应该关注心功能相关指标，尤其应观察肺部及肝脏体征的变化。如肺部出现哮鸣音及湿性啰音，应考虑急性左心衰竭；肝脏急剧肿大，可考虑合并急性充血性心力衰竭。心电图监测可明确是否存在心律失常。CVP升高，则提示血液循环量正常而心功能不全。血流动力学检测对协助诊断、判断预后有积极意义。常用的诊断指标包括心脏指数(CI)<2.0L/(min·m^2)、乳酸、$ScVO_2$、肺动脉楔压(PAWP)>2.4kPa(18mmHg)、中心静脉压(CVP)>1.8kPa(12cmH_2O)等。

【治疗】 心源性休克主要是心脏泵血功能衰竭或出现严重恶性心律失常，故治疗应以改善心功能，恢复心律为目标。因此治疗的原则是积极抢救休克，同时对原发病给予相应治疗。如急性心脏填塞所致休克，应立即心包穿刺抽出积液，以缓解填塞症状。如室上性心动过速，应立即使用复律药物、电复律等处理，以恢复窦性心律。心源性休克在小儿虽不如脓毒症休克多见，但病情危重发展迅猛，必须早期识别，及时抢救，严密监测。

1. **氧疗** 积极供氧，减少氧耗。吸氧，维持PaO_2>9.1kPa(70mmHg)，必要时机械通气，肺水肿患者及时给予PEEP。

2. **镇痛镇静** 应该积极给予镇痛镇静。

3. **补充血容量** 可参阅脓毒症休克的治疗。因心源性休克主要是由于心功能不全，导致心输出量减少所致，故扩容并不能增加心输出量，如输液过多过快，反可导致肺水肿，加重病情，应予以注意。由于患者存在心功能不全，液体量及速度都有所限制，对患者进行个体化的输液治疗，一般不需要补充液体，或根据肺部啰音及CVP测定结果决定输液量。如果提示液体超负荷，应停止补充液体。

4. **利尿剂** 心源性休克的患者伴有充血时建议使用呋塞米，每次0.1~0.5mg/kg。

5. **血管活性药物和正性肌力药物** 心源性休克患者治疗的重要措施，根据病情及监测指标首选多巴胺或多巴酚丁胺，均能兴奋β-受体，增强心肌收缩力，增加心输出量，改善心脏功能。尚可根据血流动力学特点，采用相应治疗措施。心源性休克一般不用洋地黄制剂，以免诱发心律失常，但合并有心力衰竭、室上性心动过速或心房颤动时，应给予洋地黄制剂。

(1)有肺充血而心排出量减少不显著者，可用硝酸甘油或异山梨酯。

(2)低心排出量而无明显肺充血者，宜用多巴酚丁胺。

(3)低心排高阻力型休克，既有肺水肿又有外周阻力增加者，可用硝普钠从0.5μg/(kg·min)开始，根据血压逐步增加，最大量不超过8μg/(kg·min)，注意监测副作用，要新鲜配制，避光使用。

(4)低心排伴有明显低血压者，建议使用多巴酚丁胺、去甲肾上腺素或肾上腺素。从小剂量开始，通过监测心功能及血压情况逐步调整剂量。

6. **机械辅助治疗** 通过药物治疗患者仍有休克的症状和体征，根据不同状态选择左室辅助治疗、ECMO或临时起搏器的植入等，并且监测心脏指数(CI)、乳酸、血气分析、$ScVO_2$、血管活性药物指数、心脏彩超、FS、心电图等。

7. **免疫调节治疗** 儿童暴发性心肌炎建议使用大剂量肾上腺皮质激素联合静脉丙种球蛋白。

四、低血容量性休克

低血容量性休克(hypovolemic shock)是由于大量失血、失液、血浆丧失等原因引起血容量急剧减少，而出现循环衰竭的现象。此时静脉压降低，回心血量减少，心排血量降低，周围血管呈收缩状态。由于大量出血所致的休克，常见于消化道出血、大咯血、凝血功能障碍所引发的出血性疾病等。频繁吐、泻导致大量水分丢失引起的低血容量性休克，是儿科常见的原因，多发生于严重腹泻病重度脱水者。大面积烧伤时血浆大量渗出，也可使血量锐减而致休克。

【临床表现】 原发病不同，临床表现也不一致，出血性休克都有大出血的病史，其临床表现与出血量及出血速度有关，即休克严重程度与出血量多少，以及出血速度有关。在同等量出血的情况下，出血速度越快休克就越严重。出血量达总血量的10%~15%时，一般无明显临床症状，称为轻度失血。失血量达20%时，除表现眩晕、口渴、烦躁、尿少外，血压下降，脉搏增快，血红蛋白下降至70~100g/L，称为中度失血。失血量达总血量的30%以上时，出现四肢厥冷、出冷汗，少尿或无尿，神志不清，血压下降出现低血压，脉搏增快，血红蛋白<70g/L，称为重度失血。若患者已出现上述症状，并已进入休克状态，但未发现明显出血部位，应进一步排除体腔内出血的可能。重症腹泻患者水样稀便每日达数十次，常伴有重度以上脱水，体液丢失量约占体重10%~15%以上，可出现四肢厥冷、皮肤黏膜干燥、尿量减少、脉搏细弱、血压降低等循环衰竭征象，均属低血容量性休克。

【治疗】 治疗低血容量性休克，关键在于补液量是否充足、输液是否及时，如能迅速改善组织的低灌流状态，避免细胞损害，使血流动力学和代谢恢复正常，则休克可得以纠正，否则易发展成难治性休克，最终导致 MSOF 而死亡。

无论什么原因引起的低血容量性休克，均需输氧。根据病因采用不同的治疗措施，如出血所致休克则应立即止血，可用药物止血，紧急情况下也可考虑手术止血。

1. **补充血容量** 出血性休克的治疗关键在于迅速补充血容量，在输血前应先给予林格液或平衡盐溶液，因为休克时血流缓慢，血液黏度增加，不利于微循环改善，如系大量出血引起的出血性休克应补液与输血同时进行。经扩容后血容量基本恢复正常。出血停止而血压仍低者，可使用血管活性药物如间羟胺等。如因失水所致，则应判断脱水的性质、程度，积极给予相应的液体，输液的速度和量是治疗的关键。

2. **肺源性大咯血** 可先用垂体后叶素 5U，加入 10% 葡萄糖液 20~40ml 中静脉滴注，或应用纤维支气管镜局部注药。如保守治疗无效，仍反复大咯血，对已明确病变部位者，可考虑肺叶或肺段手术治疗。

3. **溃疡病或胃黏膜病变所致上消化道出血** 大部分患者通过液体复苏和输血、抑酸剂和内窥镜治疗等可缓解。对于血流动力学不稳定或大出血的儿童，建议静脉内使用质子泵抑制剂（奥美拉唑）或组胺 H_2 受体拮抗剂（法莫替丁）。必要时可在纤维胃镜观察下，向病变部位喷洒止血药物或使用钛夹，药物如去甲肾上腺素等。治疗失败的患者可考虑行手术切除病灶。

4. **外伤所致出血** 应先压迫止血并积极做好手术准备。积极补充血容量。

五、过敏性休克

过敏性休克（anaphylactic shock）是外界抗原性物质进入机体后，与相应的抗体相互作用引起的一种强烈的全身性过敏反应。使组织胺、缓激肽、5- 羟色胺、血小板激活因子等大量释放，导致全身毛细血管扩张，通透性增加，血浆渗出，循环血量急剧减少。致敏物质包括某些抗生素类药物、血清制剂、食物及蜂、虫叮咬等。因注射青霉素或血清所引起的过敏性休克，临床较多见，且颇严重。

【临床表现】 过敏性休克为速发性变态反应（Ⅰ型超敏反应），临床病情轻重有个体差异，重者起病急骤变化迅猛，常危及生命。临床表现主要是由于组织器官广泛充血、水肿和渗出所致的症状，如喉或支气管水肿，可致呼吸困难、气促、胸闷、发绀，甚至窒息。其循环衰竭表现为面色苍白、四肢厥冷、脉搏细弱、血压下降等，甚至因脑缺氧，出现脑水肿、意识丧失、昏迷、抽搐。

青霉素引起过敏性休克临床多见，半数患者用药 5 分钟内出现症状。约 10% 在用药 30 分钟后发生。多数患者是在用药过程中出现过敏。但也有少数是在连续用药数日后才发生过敏反应。偶尔在做皮试时发生。因此，使用青霉素一定要严格按照说明，并在用药后密切观察一段时间，一旦出现症状立即抢救。

【诊断】

1. 有明确的用药史，或被毒虫刺咬等接触过敏原史。

2. 多数突然发病，很快出现上述临床症状与体征。

3. **实验室检查** 可见白细胞计数增高，嗜酸细胞比例增多，尿蛋白阳性，血清 IgE 升高。

【治疗】

1. 及早发现症状，立即终止用药，清除可能引起过敏反应的物质。

2. 立即肌内注射肾上腺素，0.1% 肾上腺素（1ml=1mg），每次 0.01~0.03mg/kg，每 10~15 分钟可重复一次。肌内注射首选部位为大腿中部外侧（股外侧肌）。

3. **肾上腺素静脉持续输注** 数次肌内注射肾上腺素且积极液体复苏治疗仍无效的患者选择的治疗措施，以 0.1μg/（kg·min）的速度开始静脉输注，每 2~3 分钟增加 0.05μg/（kg·min），直到血压和灌注恢复。

4. **H_1 抗组胺类药物** 可用于缓解瘙痒、荨麻疹、水肿，但无法治疗低血压或气道阻塞症状，更不能替代肾上腺素。常见 H_1 受体拮抗剂：西替利嗪、氯雷他定。

5. **肾上腺皮质激素** 常用于治疗全身性过敏反应，但不能缓解全身过敏反应症状及体征，但对于有哮喘且其他全身过敏症状和体征已减轻后仍有显著支气管痉挛的患者，可使用。选择甲泼尼龙 1~2mg/（kg·d），连续使用 1~2 天。

6. **支气管扩张剂** 是肾上腺素的辅助治疗，用于对肾上腺素治疗无效的支气管痉挛患者，选择吸入支气管扩张剂（如沙丁胺醇）。

7. **保持呼吸道通畅** 供氧，必要时气管切开。

8. 补充血容量（参考本节“脓毒症休克的治疗”部分）。

9. 青霉素过敏者，可在原注射青霉素部位肌注青霉素酶 80 万 U（视频 1-10）。

视频 1-10 过敏性休克治疗

六、神经源性休克

神经源性休克（neurogenic shock）是由于剧烈疼痛等因素所引起的休克。此时神经受强烈刺激，引起血管活性物质，如缓激肽、5- 羟色胺等释放，而致血管扩张、循环瘀血，有效循环血量减少。因创伤过程中该型休克多见，故又称为创伤性休克，临床上在做胸穿、腹穿、心包穿刺等操作时，有时也可发生神经源性休克。

【治疗】

1. **去除病因** 如果是由于医疗操作所致，应立即停止所进行的操作。

2. **0.1% 肾上腺素** 每次 0.01~0.03mg/kg 立即皮下或肌内注射，必要时 10~15 分钟后可重复使用。

3. **血管活性药物** 选用去甲肾上腺素等缩血管药物，去甲肾上腺素 0.1~1.0μg/（kg·min）静脉滴注，根据血压调整滴速。

4. **肾上腺皮质激素**

5. **止痛剂**

（赵祥文）

第十节 弥散性血管内凝血

弥散性血管内凝血（disseminated intravascular coagulation，DIC）是一种获得性综合征，是由多种因素造成微血管体系损伤而导致凝血激活，导致出血和血栓形成，可以迅速发展为威胁生命的多器官功能衰竭。DIC 不是一个独立的疾病，是众多疾病复杂病理过程的中间环节。因此，识别潜在病因对管理 DIC 患者至关重要，引起 DIC 的主要基础疾病包括严重感染、恶性肿瘤、手术及外伤等。

【发病机制】 为了说明弥散性血管内凝血的发生机制，必须了解人体正常的止血功能、凝血过程和抗凝系统。

1. **正常止血功能及过程** 正常止血功能由血管、血小板及凝血机制三个环节共同完成。

（1）血管因素：当组织受伤后，受伤部位的血管（尤其是小静脉和毛细血管）立即发生反应性收缩，继之血管内皮粘连，使破口缩小，血管堵塞。这个过程是通过神经反射调节，约在 15~30 秒钟完成，使出血减慢或停止。

（2）血小板的止血作用：正常血小板沿着血管壁排列成行，血液中全部 5- 羟色胺都是由血小板携带（并非由血小板生成），在凝血酶的作用下，血小板释放 5- 羟色胺使血管收缩达 30 分钟之久。血小板本身含有 4 个止血因子：①血小板因子 1，有激活凝血酶的作用；②血小板因子 2，有加速凝血酶促进纤维蛋白原变为纤维蛋白的作用；③血小板因子 3，参与生成凝血活酶，在凝血过程中起重要作用；④血小板因子 4，有中和肝素的作用。

此外，血小板具有吸附、聚集红细胞及收缩血块等功能。当血管受伤后，血小板首先黏附于受伤血管内皮细胞和暴露的内膜下胶原纤维上，并发生释放反应，释放 5- 羟色胺使血管收缩，释放血小板因子 3 参与凝血酶的生成，释放 ADP（二磷酸腺苷）促进血小板互相凝集，形成白色血栓堵塞于血管受伤处，起着早期止血的作用，此后再由纤维蛋白块的形成加以巩固。

（3）凝血机制的止血作用：血小板释放第 3 因子与血浆其他凝血因子及钙共同作用形成凝血活酶，使纤维蛋白原变为纤维蛋白。这三个环节不可分割，彼此互相联系、互相促进，任何一个环节功能不全都不能很好地完成止血作用。

2. **正常凝血过程及凝血因子（表 1-32）**

表 1-32 12 种凝血因子

凝血因子	同义语	凝血因子	同义语
Ⅰ	纤维蛋白原	Ⅶ	稳定因子
Ⅱ	凝血酶原	Ⅷ	抗血友病球蛋白（AHG）
Ⅲ	凝血活酶（凝血质）	Ⅸ	血浆凝血活酶成分（PTC）
Ⅳ	钙离子（Ca^{2+}）	Ⅹ	凝血活酶前质
Ⅴ	易变因子	Ⅺ	血浆凝血活酶前质（PTA）
Ⅵ	加速素	Ⅻ	接触因子

凝血机制是个复杂的过程，可分为内源性、外源性和普通凝血过程（图 1-24）。

3. **DIC 的发病机制**　可以从凝血、出血和溶血三方面来阐明（图 1-25）：

（1）凝血：凝血起动因素可以来自血管内，也可以来自血管外。

1）起动因素来自血管内：①胶原纤维暴露：血管内皮细胞由于病毒、细菌、中毒而受损，暴露出胶原组织，因此激活血浆Ⅻ因子，引起瀑布样连锁反应：凝血活酶→形成凝血酶→形成纤维蛋白而发生血液凝固。②血管内细胞破坏：血液细胞由于微生物感染、中毒、红细胞膜缺陷、免疫反应

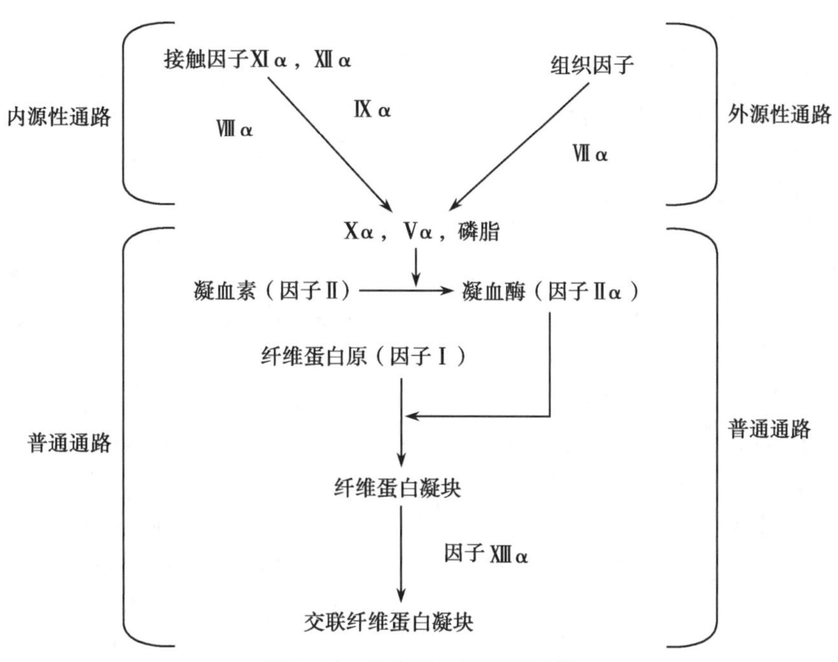

图 1-24　正常的血液凝固过程

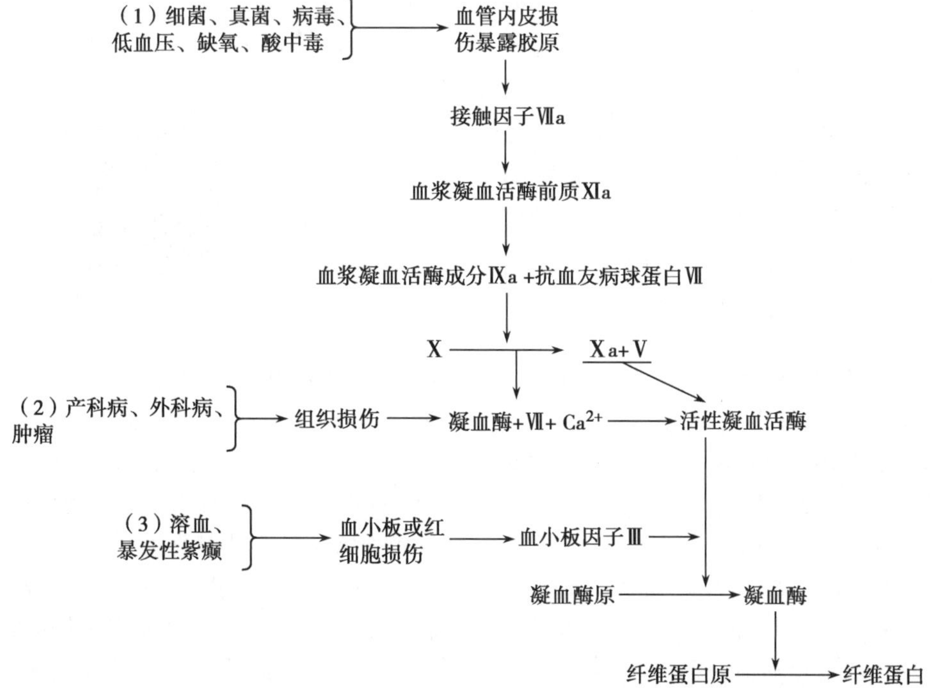

图 1-25　DIC 的发病机制

细胞溶解、血型不合的输血、红细胞酶缺乏等发生血管内急性溶血，释放出促凝物质红细胞素。血小板、白细胞可以因瘀血、缺血、酸中毒、尿毒症、中毒、体外循环等影响而寿命缩短，细胞释放出红细胞素、线粒体、溶酶体、磷脂等促凝物质。这些释放出来的促凝物质促使血液凝固，造成弥散性血管内凝血。

2）起动因素来自血管外：①血管内进入促凝性物质（如羊水和蛇毒）可激活血浆X因子，有促凝作用，一旦进入血液循环即可起动凝血过程。②组织凝血活酶有机会进入血液循环：在大型手术及严重组织创伤时，多部位或大量的组织液有机会混入血液循环。组织液中含有丰富的凝血活酶，此种组织凝血酶经过Ⅴ、Ⅶ、Ⅹ因子和钙离子作用使凝血酶原变成凝血酶。凝血酶使纤维蛋白原变成为纤维蛋白而产生血管内凝血。

DIC发生后，在微循环显微仪下可以清楚地看到患者微循环中有很多白色的微血栓，在小血管中可以看到很多红色的小血栓。DIC发展中，微血栓堵塞了微循环，使组织和器官缺血缺氧，造成组织和器官的功能障碍以致衰竭，患儿死亡。

（2）出血

1）血小板和凝血因子被消耗：在凝血的发展过程中，凝血因子和血小板被消耗而发生消耗性凝血障碍。血液由高凝期进入凝血因子缺乏的低凝期，血液凝固力越来越差，血小板数随之下降，故产生出血倾向。

2）纤溶系统被激活：在凝血开始时，Ⅻ经Fitzgerald因子的辅助作用、激活纤维蛋白溶解酶原变为纤维蛋白溶解酶。这种纤维蛋白溶解酶使凝血处的纤维蛋白发生降解而“溶解”，因此，已发生凝血的伤口又因为纤维蛋白被溶解而发生出血。

3）纤维蛋白降解产物（FDP）有抗凝血作用：纤维蛋白溶解酶使纤维蛋白发生降解（degradation）而产生纤维蛋白降解产物FDP，有拮抗凝血酶的作用，称之为抗凝血酶Ⅵ（肝素又名抗凝血酶Ⅵ），FDP增多后患儿出血加重。

（3）溶血：DIC发生时，沉着在微循环中的纤维蛋白丝束网，机械性地刮破了勉强流动而过的红细胞，使之挤伤或破裂而成盔形、三角形或其他形状的碎片而发生血管内溶血。溶血产生血红蛋白过多时，血红蛋白不能全部被结合蛋白所结合，游离的血红蛋白即越肾阈而入尿成为血红蛋白尿。肾脏是人体重要的排泄器官，代谢产物由此滤排。肾脏微循环约占全身微循环的25%，因此DIC患儿常发生急性肾功能障碍和肾衰竭。溶血发生后患儿可有贫血和黄疸等溶血尿毒综合征的表现。

在DIC发展过程中，“凝血”使微循环内血液瘀滞、回心血流量减少，随之心排出量减少，血压下降，休克加重。“溶血”过程中红细胞释放红细胞素，使“凝血”增多，微循环的障碍进一步加重。“出血”导致有效血容量严重不足，使休克又进一步加剧。在微循环障碍及休克越来越严重时，微循环中酸性代谢产物堆积，酸中毒不断形成恶性循环；DIC和微循环障碍形成恶性循环。

【病因】

1. **感染** 包括细菌、病毒、真菌等感染均可诱发。

2. 血液、肾脏、肝脏、心血管、呼吸、结缔组织及肿瘤性疾病，可继发DIC。

3. **溶血相关性疾病**

4. **其他** 药物、手术、外伤、理化因素、新生儿病理情况等。可发生DIC的儿科疾病，见表1-33。

【临床表现】 DIC虽然是由多种不同原因引起的，但产生的病理和临床表现大致相同（图1-26，视频1-11），主要表现是栓塞、休克、溶血及出血。

视频1-11 弥散性血管内凝血

1. 出血为本症的常见现象，特点是自发性、多部位出血，常见于皮肤、黏膜、伤口及穿刺部位，严重者发生危及生命的出血。出血原因：

（1）血小板减少：92%血小板减少是由于毒素直接破坏及凝血过程消耗。

（2）凝血因子减少：因血管内凝血加速，使凝血因子被大量消耗。凝血因子如凝血酶原、纤维蛋白原，以及Ⅶ、Ⅷ、Ⅹ因子消耗越多，出血现象越严重。

表 1-33　可发生 DIC 的儿科常见疾病

常见病因	
感染性疾病	
细菌性	脑膜炎球菌，G^+ 和 G^- 细菌性脓毒症
病毒性	HIV、水痘带状疱疹、巨细胞病毒感染、登革热、埃博拉病毒
真菌	念珠菌、曲霉
立克次体	落基山斑疹病
其他	疟疾
外伤	颅脑外伤、挤压伤、大面积烧伤、大手术
恶性肿瘤	急性早幼粒细胞白血病、急性淋巴细胞白血病
微血管疾病	巨大血管瘤：Kasbach-Merritt syndrome（K-M 综合征）
胃肠疾病	急性或慢性肝病、瑞氏综合征（Reye syndrome）
结缔组织病	系统性红斑狼疮（SLE）、结节性多动脉炎等
先天性血栓形成性疾病	蛋白 C 和 S 纯合子缺乏、抗凝血酶Ⅲ缺乏症
溶血相关性疾病	血管内溶血、溶血尿毒综合征等
其他	
药物	化疗药、抗纤溶药等
理化因素	中暑、烧伤、冻伤、毒蛇咬伤、酸中毒、缺氧等
新生儿病理情况	妊娠高血压综合征之母所生新生儿、双胎之一死于宫内、新生儿严重窒息、NRDS、胎粪吸入综合征、新生儿小肠结肠炎、新生儿溶血症、新生儿硬肿症等新生儿巨细胞病毒感染、单纯疱疹病毒感染、细菌或真菌感染

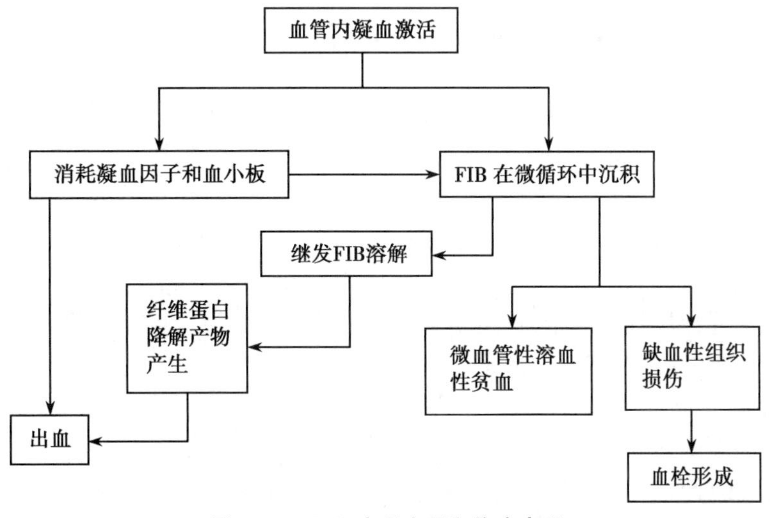

图 1-26　DIC 病理生理和临床表现

(3)继发纤维蛋白溶解亢进：在弥散性血管内凝血时机体发挥代偿机制，使内源性肝素及纤维蛋白溶酶增加，因而后期造成纤维蛋白溶解亢进，血液不易凝固则会造成出血不止。

2. 休克和微循环障碍 DIC诱发休克的特点为不能用原发病解释，顽固不易纠正，早期即出现肾、肺、脑等器官功能不全。

3. 微血管栓塞 DIC早期高凝状态主要表现是栓塞。广泛微血管内栓塞阻碍血流致使受累器官缺血、缺氧、代谢障碍、功能减退，甚至组织坏死。由于栓塞部位及程度不同，临床表现多种多样，可发生在浅层的皮肤、消化道黏膜等部位，但一般很少发生坏死和溃疡。

(1)皮肤栓塞：比较多见，形成大片瘀斑、出血点。

(2)消化道栓塞：胃肠道黏膜坏死，可引起消化道出血。

(3)肾脏广泛栓塞：可出现血尿、少尿、无尿，而致急性肾衰竭。

(4)肾上腺皮质栓塞：产生出血坏死。

(5)肺栓塞：可致肺出血、大量咯血、急性呼吸衰竭。

(6)脑栓塞：发生惊厥、昏迷。

(7)肝栓塞：发生局灶性坏死，可出现黄疸、肝大、腹痛、腹水及转氨酶升高。

(8)胰腺栓塞：可致出血性坏死性胰腺炎。

(9)四肢栓塞：四肢末端发生坏死。

4. 微血管病性溶血 一般很少发生，当贫血与出血程度不成比例时应考虑是否合并有溶血，临床可见黄疸、血红蛋白尿及发热，大量红细胞破坏又会产生红细胞素，加重凝血过程，从而加重DIC。

【临床类型】

1. 急进型 此型最为多见，病程数小时到几天，出血严重，但也有少数病例无出血而死亡。常见于休克、误输异型血、暴发型紫癜、急性病毒或细菌感染、急性肺栓塞、大面积烧伤、外科情况、毒蛇咬伤、体外循环等。

2. 亚急性型 病程数天到1~2个月，出血较轻，见于恶性肿瘤、急性白血病、溶血性尿毒综合征、血小板减少性紫癜。

3. 慢性型 较少见，病程数月至是1~2年，出血轻微或无出血，诊断困难，可见于慢性肝病、先天性青紫型心脏病、阵发性夜间血红蛋白尿、慢性血小板减少性紫癜、系统性红斑狼疮等。

【实验室检查】 是DIC诊断的重要依据，但是目前没有任何一项指标对于确定DIC是诊断灵敏度和特异度特别高的指标，主要还是通过多项指标进行综合分析，特别是动态监测指标的变化对于诊断DIC更有价值。用于诊断的指标有全血细胞计数、凝血酶原时间（PT）、活化的部分凝血活酶时间（APTT）、D-二聚体、纤维蛋白原水平。动态监测各项指标的变化有助于临床诊断，例如：PT为正常范围的上限，但比原来测量水平明显延长，反应DIC处于消耗阶段，而不是正常状态。血小板计数呈下降趋势是DIC的敏感指标但非特异性的征兆。D-二聚体比纤维蛋白原降解产物对DIC的诊断更有特异性，Ⅷ因子水平可用于区分DIC与严重肝病相关的凝血病，Ⅷ因子不是由肝细胞产生，因此DIC通常很低，而肝病却增加或正常。

【诊断】 DIC必须存在基础疾病，需结合临床表现和实验室资料才能作出正确的诊断，一般诊断标准包括：

1. 临床表现

(1)存在易引起DIC的基础疾病。

(2)有下列一项及以上临床表现：①多发性出血倾向；②不易用原发病解释的微循环衰竭和休克；③多发性微血管栓塞的症状和体征。

(3)实验检查指标：同时有下列3项以上异常：① PLT<100×10^9/L或进行性下降；②血浆纤维蛋白原含量<1.5g/L或进行性下降，或>4g/L；③血浆FDP>20mg/L，或D-二聚体水平升高或阳性，或3P试验阳性；④ PT缩短或延长3秒以上，或APTT缩短或延长10秒以上。可以参照国际DIC评分系统进行评分（表1-34），也可参照日本急诊医学会制定的DIC评分标准（表1-35）。

表1-34 国际DIC评分系统

1. 患者是否患有引起DIC的原发疾病
   - 是，继续评估
   - 否，不进入此评分系统
2. 获取以下实验室数值
   - 血小板计数
   - 纤维蛋白相关标志物（如FDP、可溶性纤维蛋白单体、D-二聚体）
   - PT
   - 纤维蛋白原（FIB）

续表

3. 实验室参数赋分	分值
血小板计数（$\times 10^9$/L）	
• >100	0
• 50~100	1
• <50	2
纤维蛋白相关标志物（如：FDP、D-二聚体）	
正常	0
中等增加	2
明显增加	3
PT	
延长<3s	0
延长 3~6s	1
延长>6s	
纤维蛋白原（FIB）	
• >100mg/dl（>1.0g/L）	0
• <100mg/dl（<1.0g/L）	1
4. 计算总分	
5. 分值的说明	
• ≥5 分	显性 DIC，每天重复评估
• <5 分	非显性 DIC，每 1~2d 重新评估

表 1-35　日本急诊医学会 DIC 评分标准

	分值
SIRS 诊断标准	
≥3	1
0~2	0
血小板计数（$\times 10^9$/L）	
<80，或 24h 下降>50%	3
81~120 或 24 小时下降 30%~50%	1
≥120	0
PT	
INR≥1.2	1
<1.2	0
FIB（mg/dl）	
<35	1
≥35	0
FDP（mg/dl）	
≥25	3
10~24	1
<10	0
	得分≥4 确诊为 DIC

【鉴别诊断】

1. 原发性纤维蛋白溶解症　DIC 伴有继发性纤维蛋白溶解与原发性纤维蛋白溶解，两者鉴别有一定临床意义。DIC 为抗凝疗法的适应证，6-氨基己酸慎用；后者为应用 6-氨基己酸的适应证，抗凝疗法慎用。

2. 肝实质损害　除Ⅷ因子外，大多数凝血因子和纤维蛋白溶解酶原都是在肝内合成。如肝实质损害，使凝血因子和纤溶酶原减少而发生出血。肝脏疾患有时可伴有 DIC。如何鉴别凝血因子减少，是因肝脏合成功能减退，还是由 DIC 引起，或两者同时存在。在肝脏疾患时，因无纤溶亢进，纤维蛋白降解物不增加，3P 试验均正常，血 FDP 不增加，血小板大都正常，第Ⅷ因子也正常；但在 DIC 时，血小板和第Ⅷ因子均减少，纤维蛋白降解物增加（表 1-36）。

3. 纤维蛋白原缺乏症　本症是纤维蛋白原生成减少而非消耗利用增高。实验室检查只有纤维蛋白原减少，其他凝血因子及血小板正常，纤维蛋白降解产物不增加。

4. 血小板减少性紫癜　本症只有血小板减少而无凝血因子减少，无纤溶现象。

5. 血栓性血小板减少性紫癜（thrombotic thrombocytopenic purpura，TTP）　与血小板减少和微血管病变有关，一般不会导致 PT、APTT 延长，该类疾病不是消耗性凝血病。

【治疗】DIC 多发生于许多疾病的过程中或由某些诱因引起。本症是一个复杂的病理生理过程。治疗时必须充分了解伴发本症的原发病或诱发原因、发病机制、机体的强弱及病程的各个不同阶段，进行具体的辨证分析，对本症的治疗极为重要。

1. 治疗原发病去除诱因　如控制感染、纠正休克、阻断促凝物质进入血液循环，有助于 DIC 的纠正。

2. 抗凝治疗　抗凝治疗的目的是阻止凝血过度活化、重建凝血-抗凝血平衡、中断 DIC 的病理过程。临床常用的抗凝药物是肝素，主要包括普通肝素和低分子量肝素。

（1）普通肝素：一般每次不超过 1mg/kg，6 小时一次，静脉注射或皮下注射。根据病情决定疗程。在使用过程中需要监测 APTT，当 APTT 超过正常 1 倍时必须停用，出血严重者可用等量鱼精蛋白中和。

表 1-36 DIC、原发性纤溶、肝脏疾患的鉴别

项目	DIC	原发性纤溶	肝脏疾患
红细胞形态	异形、畸形、碎片	正常	正常
血小板	降低明显	正常或降低	正常、轻度减少(严重肝病)
凝血酶原时间	延长	延长或正常	延长
凝血酶时间	延长 正常 24s 新生儿 44~73s	延长	轻度延长
纤维蛋白原含量	明显减低	轻度减低	减低
部分凝血活酶时间	延长	延长	延长
Ⅷ因子	减低	正常或减低	正常或升高
Ⅴ因子	减低	减低	减低
纤溶酶原	正常或减少	减少	减少
FDP	增高显著	增高	正常
优球蛋白溶解试验	正常或缩短	明显缩短	正常或缩短
3P 试验	阳性	阴性	阴性
乙醇凝胶试验	阳性	阴性	阴性

(2)低分子量肝素：一般为 50~100IU/(kg·d),根据病情决定疗程。

(3)适应证：① DIC 早期(高凝期);②血小板及凝血因子呈进行性下降,微血管栓塞表现(如器官功能衰竭)明显者;③消耗性低凝期但病因短期内不能去除者,在补充凝血因子的情况下使用;④除外原发病因素,顽固性休克不能纠正者。

1)高凝期:PT 或 APTT 缩短,没有出血现象,有时可见瘀斑。以肝素治疗为主,每次 1mg/kg,每 4~6 小时静脉滴注或静脉注射。肝素用后 4~6 小时在肝内被肝素酶灭活。此时禁忌输血,输血会加重 DIC。

2)低凝阶段:PT 延长超过正常 3 秒或 APTT 延长超过正常 10 秒,有轻度出血现象。此时继续用肝素治疗,剂量为 0.25~0.5mg/kg,并输新鲜冷冻血浆或冷沉淀 10ml/kg,以补充凝血因子,根据血小板情况决定是否输血小板,需要动态监测凝血全套及血常规。

3)纤溶亢进阶段：出血不止,此时治疗以止血为主。采用 6- 氨基己酸及其他多种止血药,但一般不使用。输新鲜冷冻血浆或补充各种缺乏的凝血因子。停用肝素或同时采用小剂量肝素(0.25mg/kg)以抗凝。6- 氨基己酸每次 0.1g/kg,对羧基苄氨每次 8~12mg/kg,氨甲环酸每次 10mg/kg。以上药物任选一种入壶静脉滴注,4~6 小时一次。

(4)禁忌证：①手术后或损伤创面未经良好止血者;②近期有严重的活动性出血,如肺结核咯血、胃溃疡出血、脑出血等;③蛇毒所致 DIC;④严重凝血因子缺乏及明显纤溶亢进者。

(5)肝素停药指征：根据病情及化验结果而定。原则上应在原发病已控制且 DIC 已控制后才能停药,但在实践中难以掌握。只要病情好转,出血停止,血压稳定,凝血酶原活动度上升,纤维蛋白原增加,血小板上升,表示 DIC 已趋稳定,可逐渐停药,但不能突然停药。用药时间一般可持续 3~7 天。

(6)肝素疗效判断：肝素治疗有效者于 24~48 小时凝血因子消耗停止,随后凝血因子及凝血过程恢复正常。凝血酶原时间恢复最快,约于 24 小时内恢复正常。纤维蛋白原回升时间需 1~3 天。血小板恢复缓慢,约数天到数周。

3. **替代治疗** 替代治疗以控制出血风险和临床活动性出血为目的。适用于有明显血小板或凝血因子减少证据且已进行病因及抗凝治疗,但 DIC 未能得到良好控制的有明显出血表现者。

(1)新鲜冷冻血浆等血液制品：一般适用于低凝期和纤溶亢进期,剂量为 10~15ml/kg,纤维蛋白原明显降低者,有条件情况下可给予输注纤维蛋白原。

(2)血小板悬液：未出血的患者 PLT<20×10^9/L,

或者存在活动性出血且 PLT<50×10^9/L 的 DIC 患者，需紧急输注血小板悬液。

4. 改善微循环

(1) 低分子右旋糖酐：可增加血容量，疏通微循环，维持血液胶体渗透压，降低血液黏滞性，降低周围循环阻力。此外，低分子右旋糖酐能覆盖在血管内膜、血小板及红细胞表面，使血小板和红细胞不易黏附和破坏，减少促凝物质的产生，防止或减少微血栓形成，起到抗凝作用。副作用为个别病例可引起寒战、发热、胸闷、心律不齐、呼吸困难等。大剂量可引起出血时间延长及出血倾向，需加注意。总之，低分子右旋糖酐是一种很好的抗休克及抗凝血药物。剂量及用法：首次量 10ml/kg 快速滴注，以后每次 5ml/kg，6 小时一次，每天总量不超过 30ml/kg。使用前需要行皮试。

(2) 血管活性药物：可根据患儿临床表现选择合理的药物，详见第一篇第五章第九节“休克”。

（卢秀兰）

第十一节　多器官功能障碍综合征

多器官功能障碍综合征（multiple organ dysfunction syndrome，MODS）严重者又称为多器官功能衰竭（MSOF）或多器官衰竭（MOF），是指在严重感染、创伤或大手术等急性疾病过程 24 小时后，同时或序贯性出现 2 个或 2 个以上的器官或系统功能障碍，甚至衰竭，以致不能维持内环境稳定的临床综合征。一般先累及肺，后为肾、肝、心血管、中枢系统、胃肠、免疫系统和凝血系统等功能障碍。MODS 发病的特点是继发性和进行性。正常情况下，感染和组织损伤时，局部炎症反应对细菌清除和损伤组织修复具有保护性作用。当炎症反应异常放大或失控时，炎症反应对机体的作用从保护性转变为损害性，导致自身组织细胞死亡和器官衰竭。无论是感染性疾病（如脓毒症、重症肺炎、重症急性胰腺炎）还是非感染性疾病（如创伤、烧伤、休克、窒息、心肺脑复苏后等），均可导致 MODS。MODS 是失控性炎症反应的结果，任何能够引起机体炎症反应紊乱的疾病均可能发生 MODS。

【病因】

1. 脓毒症　感染所致脓毒症是最常见的病因，严重感染时细菌产生的毒素及炎症坏死组织可以释放出溶菌酶、脂肪酸和血管活性组胺等物质，以及细菌毒素使血管内皮细胞或毛细血管损害，通透性增加，引起重要器官炎性渗出与组织损害。革兰氏阴性菌的内毒素可直接损害肺、心、肝、肾等主要器官。

2. 严重外伤与复合外伤、中毒、休克、窒息、心肺脑复苏、大手术应激　这些因素通过神经内分泌反应，引起严重内环境紊乱，引起器官损害。也可导致肠黏膜屏障功能破坏，肠道内蓄积的细菌及内毒素可侵入体内形成肠源性内毒素血症，然后通过其直接或间接作用诱发机体器官功能损害。这些毒素可刺激机体单核 - 巨噬细胞系统释放过量的炎症介质，形成连锁放大反应。

3. 某些疾病　如白血病、实体器官肿瘤、噬血细胞综合征、尿毒症等。

4. 医源性因素　快速输入大量的血液、液体及不适当的药物应用等。例如成人输血量 1 800ml/6h，补充晶体液 6 000ml/6h 或 14 000ml/24h，可出现循环系统超负荷综合征。

【病理生理学特点】

（一）MODS 的基本病理特点

MODS 缺乏特异性病理改变，主要为广泛的急性炎症反应，如炎症细胞浸润、组织细胞水肿等。休克则以缺血缺氧损伤为主，慢性器官衰竭以组织细胞坏死增生为主，器官萎缩、纤维化。

1. 与感染、缺氧、休克和创伤的关系　尽管存在发热、白细胞增高等感染的临床表现，但往往缺乏细菌学证据，约 1/3 即使尸检也未能发现感染灶。临床上难以区别是脓毒症还是高炎症反应。

2. 高代谢、高氧耗　基础代谢可达正常的数倍，呈现迅速的消耗衰竭状态，称为自噬代谢（auto-cannibalism）。

3. 同时或序贯性发生器官损害　MODS 常在心肺复苏或难治性休克时发生，与脏器组织低灌注和再灌注损伤有关。是在感染、休克、创伤等首次打击后使机体炎症细胞激活，肠屏障功能受损，使机体处于预激状态下，机体再次遇到第二次打击，发生的失控性炎症反应。

4. 存在逆转的可能　MODS 既有特有综合征的规律，又有原发病的特点。在病因消除和积极器官功能支持下，存在恢复的可能。

（二）MODS 受累器官

MODS 所涉及的脏器包括肺、心、肾、脑、肝脏、胃肠和血液等 7 个系统脏器功能障碍来诊断。但原发病导致的该脏器衰竭应当除外。如肺炎导致呼衰、心衰,休克导致肾衰,一般不应视为MODS。MODS的病死率与衰竭脏器的数目呈正相关。主要器官受累情况如下:

1. **肺** 肺是MODS的器官障碍发生率最高和发生最早的器官,这可能与肺本身的解剖学特点有关。肺内皮细胞丰富,细胞损伤迅速导致血管收缩及毛细血管通透性增加,发生肺水肿,表现为进行性低氧血症和急性呼吸窘迫综合征(ARDS)。其病理基础主要是肺泡膜完整性破坏,引起肺表面活性物质减少、肺顺应性降低等。

2. **心血管系统** 心功能障碍或衰竭主要是长时间组织缺氧和有效循环血量不足,细菌毒素和各种炎症介质所致。休克时心肌抑制因子的产生是急性心衰的重要原因。心功能衰竭的主要表现是心肌收缩力减弱、心输出量降低、心脏指数减低、肺动脉楔压增高、心肌酶增高。

3. **肾脏** 肾功能障碍是由于低灌注、免疫介质、抗体、血管加压药使用,以及免疫复合物沉积引起的急性肾小管功能障碍。患儿表现为少尿或无尿、代谢产物潴留、电解质平衡紊乱及解毒作用减弱。肾损害所导致的液体超载与电解质紊乱,可增加危重症病死率。

4. **肝脏** 表现为短期内血清胆红素、谷草转氨酶、谷丙转氨酶、乳酸脱氢酶增高。代谢功能改变包括碳水化合物代谢、糖原贮存、糖异生及血糖自身稳定方面的变化。产生能量的氨基酸脱氨基化作用障碍,碳水化合物、脂类向能量的转变障碍,排除氨的尿素生成能力下降,血浆蛋白合成低下,产生ATP的脂肪酸氧化过快可导致酮体增加、解毒能力下降。

5. **胃肠道** 胃肠道屏障功能改变发生较早。可有不同程度胃肠道黏膜糜烂、溃疡和出血。引起肠道细菌移位和门静脉内毒素血症,激活肝脏单核-巨噬细胞,启动全身炎症反应。抗生素治疗可能使某些耐药致病菌株过快生长,容易发生严重全身感染。目前认为MODS的胃肠道可成为导致严重感染致病菌的重要来源。

6. **中枢神经系统** 主要是脑血流量减少和毒性介质对中枢神经系统影响,损伤可直接因缺血或间接由于毒性介质,如伪神经递质、氧自由基或环氧乙酸代谢物所致。表现为体温不稳定、血管张力改变、血压和心率波动、脑水肿,甚至脑疝。

7. **血液系统** 各种严重感染性疾病、休克、伴有抗原-抗体反应的疾病、血管炎等,均可发生血管内皮细胞损伤,成为血液凝固机制活化及血小板破坏的原因,可促进DIC形成及急性贫血危象。

【临床分型与诊断标准】 1991年美国ACCP/SCCM将MODS分为原发性和继发性两类,或称为速发型和迟发型。速发型是指原发急症发病24小时后有两个或更多的器官系统同时发生功能障碍。迟发型是先发生一个重要系统或器官的功能障碍,常为心血管、肾或肺的功能障碍,经过一段近似稳定期,继而发生其他器官系统的功能障碍。

MODS诊断标准依据基础疾病不同稍有不同。例如脓毒症与脓毒症休克,现仍主要参考2005年国际儿童脓毒症会议器官功能障碍标准。需要在实践中修改补充与完善。婴儿及儿童系统脏器功能障碍的参考诊断标准,见表1-37和表1-38。参照成人的器官功能障碍SOFA评分进行年龄分层评分标准,见表1-39。

表1-37 婴儿及儿童脏器功能障碍参考指标

心血管系统
1. 血压(收缩压):低于同年龄正常水平2*SD*(标准差)
婴儿:<5.3kPa(40mmHg)
儿童:<6.7kPa(50mmHg)
或需持续静脉输入药物,如多巴胺>5μg/(kg·min),以维持血压在上述标准以上者
2. 心率:体温正常、安静状态、连续测定1min
婴儿:<60/min或>200/min
儿童:<50/min或>180/min
3. 心搏骤停
4. 血乳酸≥2.0mmol/L,或pH<7.2($PaCO_2$不高于正常值)

续表

呼吸系统
1. 呼吸频率：体温正常、安静状态、连续测定 1min
婴儿：<15/min 或>90/min
儿童：<10/min 或>70/min
2. $PaCO_2$>6.67kPa（50mmHg）
3. PaO_2<6.67kPa（50mmHg）（海平面室温下，除外青紫型心脏病）
4. 需有创机械通气（不包括手术后 24h 内的患儿）
5. PaO_2/FiO_2<300mmHg（除外青紫型心脏病）
神经系统
Glasgow 昏迷评分：≤11 分
血液系统
血小板减少：$<100\times10^9/L$
凝血病（国际标准化比值 INR>1.5）或 APTT>60s
肾脏系统
1. 少尿：<0.5ml/（kg·h）持续 6h 以上
2. 血肌酐：48h 内至少上升≥0.5mg/dl（26.5μmol/L）或较基线值上升 1.5 倍以上（既往无肾脏疾病）
肝脏系统
总胆红素>68.4μmol/L（4mg/dl）或 ALT 超过正常值的 2 倍以上

表 1-38　改良的 Glasgow 昏迷评分法

功能测定		评分
>1 岁	<1 岁	
睁眼		
自发	自发	4
语言刺激时	声音刺激时	3
疼痛刺激时	疼痛刺激时	2
刺激后无反应	刺激后无反应	1
最佳运动反应		
服从命令动作	自发	6
因局部疼痛而动	因局部疼痛而动	5
因疼痛而屈曲回缩	因疼痛而屈曲回缩	4
因疼痛而呈屈曲反应 （似去皮质强直）	因疼痛而呈屈曲反应 （似去皮质强直）	3
因疼痛而呈伸展反应 （似去大脑强直）	因疼痛而呈伸展反应 （似去大脑强直）	2
无运动反应	无运动反应	1

续表

功能测定			评分
>5岁	2~5岁	0~23个月	
最佳语言反应			
能定向说话	适当的单词、短语	微笑、发声	5
不能定向	词语不当	哭闹、可安慰	4
语言不适	持续哭闹、尖叫	持续哭闹、尖叫	3
语言难于理解	呻吟	呻吟、不安	2
无说话反应	无反应	无反应	1

表1-39 p-SOFA评分表

器官功能及参数	严重程度评分				
	0	1	2	3	4
呼吸系统					
PaO_2/FiO_2(mmHg)	≥400	300~399	200~299	100~199+呼吸支持	<100+呼吸支持
凝血系统					
血小板(×10^9)	≥150	100~149	50~99	20~49	<20
肝脏					
胆红素(mg/dl)[a]	<1.2	1.2~1.9	3.0~5.9	6.0~11.9	>12
心血管系统					
平均动脉压或血管活性药物[mmHg或μg/(kg·min)]					
<1个月	≥46	<46	多巴胺≤5或多巴酚丁胺(任何剂量)	多巴胺>5或肾上腺素≤0.1或去甲肾上腺素≤0.1	多巴胺>15或肾上腺素>0.1或去甲肾上腺素>0.1
1~11个月	≥55	<55			
12~23个月	≥60	<60			
24~59个月	≥62	<62			
60~143个月	≥65	<65			
≥144个月	≥67	<67			
神经系统					
GCS评分	15	13~14	10~12	6~9	<6
肾脏					
肌酐(mg/dl)[b]					
<1个月	<0.8	0.8~0.9	1.0~1.1	1.2~1.5	≥1.6
1~11个月	<0.3	0.3~0.4	0.5~0.7	0.8~1.1	≥1.2
12~23个月	<0.4	0.4~0.5	0.6~1.0	1.1~1.4	≥1.5
24~59个月	<0.6	0.6~0.8	0.9~1.5	1.6~2.2	≥2.3
60~143个月	<0.7	0.7~1.0	1.1~1.7	1.8~2.5	≥2.6
≥144个月	<1.0	1.0~1.6	1.7~2.8	2.9~4.1	≥4.2

注释：a：1mg/dl=17.1μmol/L；b：1mg/dl=88.4μmol/L。

【治疗】 MODS不是一个独立的疾病，机体重要器官功能之间有非常紧密的交互作用。因此，治疗引起MODS的基础疾病是关键。目前还没有任何一种疗法能解决MODS的所有问题，宜采用多种方法综合治疗。

1. **一般措施**

(1)动态评估器官功能。

(2)监护：凡危重疾病，尤其是脓毒症休克，应重点进行观察和监护，观察项目包括体温、呼吸、脉搏、心率、血压、尿量、血小板计数、电解质、血气分析、中心静脉压、肝肾功能、凝血及纤溶系统指标等，根据病情变化随时调整治疗方案，有条件和必要时可作血流动力学监测。

(3)对症治疗：迅速建立静脉通道，维持有效血容量，保持电解质平衡，纠正贫血及低蛋白血症等。

2. **控制感染** 控制感染是脓毒症引起的MODS的关键。病原未确认之前选用同时覆盖革兰氏阴性与阳性细菌的抗生素，一般两种联合应用。然后根据致病菌培养结果及药敏试验，选用敏感抗生素。如发现脓肿或脓胸应立即切开或穿刺排脓。

3. **控制休克** 休克是MODS的常见病因，应及早发现代偿期休克。一旦休克发生要注意休克的分型，及时液体治疗(心源性休克应在改善心功能基础上，慎重补充血容量，不能迅速扩容)，在液体复苏基础上应用血管活性药物。

4. **早期脏器功能支持** 凡严重脓毒症、休克、创伤等均应首先保持充分的有效循环血量，也是防止MODS发生发展的重要措施。脓毒症休克可首选晶体液复苏，然后根据情况应用胶体液，如血细胞比容低于30%，可适当应用全血。根据器官功能受累及程度，选择药物和体外生命支持措施，包括呼吸机、血液净化、体外膜氧合等。

5. **防止医源性疾病** 注意治疗中的医源性损害，如输液不宜过多过快，以防产生心衰、肺水肿；避免过多应用氯化钠，尤其是碳酸氢钠。避免使用对器官毒性大的药物，机械通气时注意避免气压伤及肺部感染。控制输用库存陈旧血液制品等。

6. **营养支持** 尽可能采取肠内营养支持，减少胆汁淤积，保护胃肠黏膜屏障功能。

(张育才)

第十二节 毛细血管渗漏综合征

毛细血管渗漏综合征(capillary leak syndrome，CLS)也称Clarkson病，是多种原因引起的毛细血管内皮细胞损伤，血管通透性增加，血浆小分子蛋白渗漏至组织间隙，导致低血容量性休克、急性呼吸窘迫综合征(acute respiratory distress syndrome，ARDS)、急性肾损伤(acute kidney injury，AKI)等病症的综合征。常表现为全身性水肿、胸腔和腹腔积液、少尿、体重增加、血液浓缩、低血压、低氧血症和低蛋白血症等，可累及全身脏器。全身性水肿、低蛋白血症和循环功能障碍，使原发疾病的病理过程更为复杂，抢救难度增加，严重者发生多器官功能障碍综合征(multiple organ dysfunction syndrome，MODS)，病死率升高。

【病因及影响因素】 常见有脓毒症、重症肺炎、胰腺炎、创伤或烧伤、大手术、药物过敏、心肺脑复苏后等。体外生命支持技术包括体外膜氧合(extracorporeal membrane oxygenation，ECMO)及体外循环术后(cardiopumonary bypass，CPB)也是诱发因素。这些因素损害血管内皮细胞，诱导单核-巨噬细胞系统过度被激活，过度释放炎性介质，引起高炎症反应和微血管外渗，导致CLS。危重症儿童发生CLS最主要的原因为脓毒症，其病原包括细菌、病毒、真菌、支原体、衣原体、寄生虫等。当脓毒症患儿出现水肿、呼吸困难、血浆蛋白(特别是白蛋白)降低、血压降低难以回升、少尿或胸腹腔积液等情况时，提示已发生CLS。

另外，应用某些药物或毒物也可引起CLS。如部分抗肿瘤药物，尤其是使用重组人白细胞介素(IL)-2治疗剂量过大；血液系统肿瘤患者或血液干细胞移植患者应用粒细胞集落刺激因子治疗后；复发性急性早幼粒细胞白血病应用亚砷酸治疗；毒蛇咬伤后毒素作用等。

【发病机制】 广泛性血管内皮细胞损害与通透性改变是CLS发生的核心因素。毛细血管是分布于组织与细胞间的微小血管，数量大，遍布于全身。毛细血管有广义和狭义之分，广义毛细血管是指包括微动脉、微静脉、真毛细血管和通毛细血管组成的微血管网络，是微循环管路的主要组成部分。狭义毛细血管仅指微动脉与微静脉之间的真毛细血管和通毛细血管。CLS涉及血管网络，通常指广义毛细血管。成人毛细血管网总面积可达 6 000m^2。各种器官和组织内毛细血管网的疏密程度差异很大。当组织处于静息状态时,只有小部分毛细血管开放,大部分处于闭锁状态。在组织处于应激或活动状态时,毛细血管大部分开放,增加血流供应。

CLS 是多种因素共同作用的结果。血管内皮细胞受损后,微血管静水压升高和通透性改变是主要的病理生理改变。正常生理条件下,根据血管内外渗透压的改变,水和电解质可自由通过毛细血管屏障进出组织间隙,而血浆蛋白等成分则不能透过毛细血管屏障进入组织间隙。在病理状态下,毛细血管通透性增高,可以渗出相对分子量小于 20 000 的物质,严重时相对分子量达 90 000 的物质也能渗出,引发 CLS。

不同病因导致 CLS 的机制有所不同。目前认为 CLS 的发生可能与以下机制有关:

(一) 脓毒症与 CLS 的关系

细菌、病毒、支原体等病原微生物及其毒素或代谢产物均可激活宿主免疫细胞,产生各种炎症细胞因子和炎症介质,导致以微循环障碍为主的炎症反应和体液分布异常。毛细血管内皮细胞被激活,促使血管活性物质释放、激活凝血纤溶及补体系统,进一步加重血管内皮细胞的损伤,产生出血倾向及诱发弥散性血管内凝血(DIC)。脓毒症发生 CLS 主要涉及以下方面:

1. **内皮细胞损伤** 脓毒症休克时,内皮细胞表面多糖包被层(endothelial glycocalyx layer, EGL)受损。微血管内皮细胞通过改变多糖包被受损,形成血小板 - 白细胞聚集,导致微血栓形成,进而释放和触发炎症介质,细胞之间间隙增加,出现跨胞质孔道,血浆中白蛋白等大分子物质漏出毛细血管,渗漏到组织间隙,发生 CLS。以内毒素导致的休克为例,通过以下途径损伤毛细血管内皮细胞:

(1) 单核 - 巨噬细胞、中性粒细胞等合成与释放炎症细胞因子(包括 TNF-α、IL-1 等),诱导淋巴细胞活化与激活,进一步释放淋巴因子。

(2) 过量炎症细胞因子增加粒细胞的趋化性,通过内皮细胞 - 白细胞黏附分子(endthelial leukocyte adhesion molecule-1, ELAM-1)等黏附于内皮细胞。

(3) 血小板活化因子(PAF),使中性粒细胞、单核细胞发生趋化反应,并释放颗粒;同时,激活补体系统,促进细胞黏附,释放溶菌酶。

(4) 内毒素与血小板、粒细胞及脂蛋白等形成复合物,损害内皮细胞。

2. **细胞因子作用** 多种细胞因子与 CLS 的发生相关。例如 TNF-α 可与血管内皮细胞发生黏附而损伤内皮细胞,同时还可激活多形核白细胞和内皮细胞等效应细胞,引起毛细血管通透性增高。IL-2 使细胞毒性 T 淋巴细胞活性增强,上调 Fas 配体及穿孔素,淋巴细胞激活的杀伤细胞和内皮细胞密切接触并启动自溶,加重内皮细胞损伤。一氧化氮也参与血管内皮细胞损伤,增加毛细血管通透性,而内皮一氧化氮合酶也与 IL-2 诱导的低血压和血管渗漏相关。此外,血管生成素 -2 在循环中过度表达,破坏血管内皮屏障,引起血管网充血和渗漏。

3. **凝血 - 纤溶系统紊乱** 脓毒症炎症反应伴随炎症细胞因子瀑布样释放时,激活补体系统,导致纤溶系统与抗凝系统受到抑制,形成血液高凝状态。微血管微血栓广泛产生,引起 DIC。此时血流动力学和血细胞流变学均发生显著变化,进一步加剧微循环障碍,导致血管内液体外漏,引起 CLS。炎症时可通过诱导组织因子(TF)和血管内皮细胞表面白细胞黏附分子间的表达,减少纤维蛋白,抑制抗凝系统促进凝血。凝血酶也可激活炎症反应的发生。这种交叉反应的结果是加剧微循环障碍,促进或加重 CLS。

(二) 体外生命支持与 CLS

包括 ECMO、CPB 或连续性肾替代治疗(continuous renal replacement therapy, CRRT) 等。这些技术使血液通过与非生理性管路、转流器或过滤器等运行与接触,发生物理性改变和生物膜的化学性变化,使血液内环境发生改变。特别是体外生命支持技术时非搏动性灌注引起流体切应力和流体压力变化,损害血管内皮糖萼及多糖包被覆盖物,导致补体活化、粒细胞及单核巨噬细胞激活、炎性细胞因子产生,共同导致血管内皮细胞结构和功能紊乱,引起 CLS。其中体外循环术时血管内皮生长因子(vascular endothelial growth factor, VEGF)在体外循环导致的炎性反应中具有重要地位,是体外循环术后发生严重 CLS 相关的独立因素,VEGF 参与提高了血管渗透性,诱导炎性反应,引起体液外渗。

(三) 氧自由基作用

氧自由基是重要的炎症介质,可使多形核白细胞向炎症区游走、聚集,激活并释放溶酶体酶,损伤血管内皮细胞,并增强细胞内磷脂酶 A_2 的活性,催化花生四烯酸的合成,引起血管通透性增加。有研究发现,肺毛细血管渗透性增加与活性氧、低氧诱导因子(Hhypoxia-inducible fator 1,HIF-1)、VEGF 信号通路改变有关。抗氧化剂治疗可以减轻渗透性,降低核 HIF-1 及胞质 VEGF 蛋白的浓度。

【临床表现】 CLS 表现为全身性水肿,体重突然增加,通常以四肢和躯干为主,同时出现循环功能障碍和器官功能损害。晚期有内脏器官水肿或出现筋膜间隙综合征,器官功能障碍加剧,甚至发生 MODS。通常分为渗漏期和恢复期。

(一) 渗漏期

渗漏期又称强制性血管外液体扣押期,表现为进行性全身水肿、体重增加、胸水、腹水、心包积液、肺水肿、低蛋白血症、血压及中心静脉压(CVP)均降低、少尿等,此期持续约 1~4 天。由于血管内液体和大分子物质渗出血管外,可以出现血液浓缩,血浆总蛋白特别是白蛋白水平明显降低。可因组织灌注不足而发生心、肺、肾等多器官衰竭。

1. **肺** 表现为呼吸急促、喘息或窘迫、低氧血症,典型表现为 ARDS,也可出现胸腔积液。这种血管外肺水(EVLW)聚积与左心功能障碍引起的肺水肿不同,是肺毛细血管和肺毛细淋巴管共同损伤的结果,以血浆蛋白、纤维素和细胞等渗漏为主。气道分泌物蛋白含量/血浆蛋白含量比值>0.7。对强心药、利尿剂和扩血管药物的疗效不明显。

2. **循环系统** 表现为休克、血压下降、心率增快等心血管功能障碍。血浆胶体渗透压下降,有效循环血量减少;心包腔渗出增多,形成心包积液乃至心脏填塞,静脉回流进一步减少。临床上补充晶体液对血压回升作用差,输注胶体后也容易出现血压的剧烈波动,即快速输入液体后血压可有片刻回升,之后又出现快速血压降低。

3. **胃肠道** 食欲缺乏、恶心、呕吐、腹胀,肠腔扩张,大量液体从肠壁毛细血管渗出,引起腹腔积液;胰腺组织水肿;肝细胞充血、水肿、变性等病理改变,出现急性肝功能障碍。

4. **肾** 肾小球滤过膜通透性增加,血浆小分子蛋白渗漏,出现蛋白尿,使血浆胶体渗透压下降,组织水肿加重;低血容量使得肾脏有效灌注不足,也加重了急性肾脏损伤。部分患者出现横纹肌溶解释放肌红蛋白,阻塞肾小管,导致急性肾损伤加重或肾衰竭。

5. **神经系统** 表现为头痛、呕吐、意识障碍等颅内压增高综合征,甚至发生脑疝。部分患儿可出现惊厥。

6. **皮肤黏膜** 皮肤黏膜或皮下组织水肿,球结膜水肿、眼泪溢出增多呈血浆样,四肢肌肉痛等表现。

(二) 恢复期

恢复期又称血管再充盈期,此时毛细血管通透性逐渐恢复正常,大分子物质逐渐回吸收,组织间液回流入血管内,血容量恢复。患者表现为全身水肿逐渐消退、体重减轻、血压回升及 CVP 回升,呼吸困难减轻,不使用利尿剂的情况下尿量自行增加,循环功能趋于稳定。全身性水肿可在数日内消退。由于渗漏到组织中的血浆蛋白不能随毛细血管通透性恢复正常回到血管内,组织液中的胶体渗透压仍较高,患者组织水肿很难随着血清白蛋白浓度恢复正常而消失,有时可能要持续较长的时间,可长达 10 天左右。脑水肿减轻后可出现脑沟回增宽、变深等脑萎缩性变化。此期若输液过多,易发生急性左心衰和急性肺水肿。

【诊断】 诊断 CLS 主要根据诱发因素、临床表现及实验室检查,目前缺乏公认的准确的判断方法。患者如存在引起炎症反应或感染等病因,出现全身性水肿、血压及 CVP 均降低、体重增加、血液浓缩、低蛋白血症、补充小分子晶体液后水肿更加严重等,可临床诊断 CLS。

应用脉搏轮廓温度稀释连续性心排出量(pulse indicator continous cardiac output,PiCCO)测定的心输出量(cardiac output,CO)、血管外肺水(extravascular lung water,EVLW)、肺血管通透性指数(pulmonary vascular permeability index,PVPI)等,这些能反映肺部状态和肺血管通透性指标的动态监测,可获得全身毛细血管通透性状况的有效监测,为 CLS 的诊断和治疗提供依据。EVLW>10ml/kg(正常 3~6ml/kg) 和 PVPI>3(正常 1~3)时说明肺血管通透性增加,可能是诊断 ARDS 有潜力的参考指标,EVLW>15ml/kg 提示严重肺渗漏。

直接测定毛细血管内外的胶体渗透压是最客观的方法。诊断 CLS 的"金标准"为输入白蛋白后,测定细胞外液菊粉分布容量和生物电阻分析,观察胶体渗透压的不同反应。此方法安全、无创,但需要大量价格昂贵的仪器设备,不易临床推广。

【鉴别诊断】

1. 系统性毛细血管渗漏综合征 系统性CLS是一种无诱因的病因不明的反复发作的低容量性低血压、血液浓缩、低蛋白血症及全身水肿,多伴异型球蛋白血症。鉴别要点:①系统性CLS无明确病因或诱因,而CLS病因明确;②系统性CLS反复发作,静止期为数日至1年,而CLS一般只发作1次,随着原发病好转,毛细血管渗漏可完全逆转,原发病治愈后CLS不再发作;③多数系统性CLS具有持续异常γ-球蛋白血症,少数患者最终进展为多发性骨髓瘤。而CLS患者无γ-球蛋白血症。

2. 植入综合征 为移植早期常见并发症,临床表现与CLS相似。植入综合征诊断前提条件是移植后达粒细胞植入标准,一般出现在中性粒细胞植入后,嗜中性细胞绝对计数$>0.5\times10^9/L$,并持续2天以上(96小时内)。造血干细胞移植并发植入综合征的主要诊断标准:①体温≥38.3℃,无确定感染源;②非药物所致红斑性皮疹累及全身皮肤>25%;③表现为弥漫性肺浸润、非心源性肺水肿及缺氧症状。植入综合征次要诊断标准:①肝功能异常,其中总胆红素≥34μmol/L或转氨酶水平≥基值2倍以上;②肾功能障碍,血肌酐≥基值2倍以上;③体重增加(≥基础体重2.5%以上);④不能用其他原因解释的一过性脑病。确诊植入综合征需上述3项主要标准,或2项主要诊断标准+1项次要标准。

3. 遗传性血管性水肿 本病是常染色体显性遗传病,是Ci酯酶抑制剂(Ci esterase inhibitor-nf,Ci-INH)缺陷所致。补体2(C-2)及补体4(C-4)等成分大量消耗而使裂解产物增多、血管活性肽激活,导致血管性水肿。CLS与本病的区别:本病导致的水肿多发生在皮下组织较疏松部位,常累及呼吸道和胃肠道,一般不发生全身性水肿,雄激素可控制症状并预防复发。

【治疗】 CLS主要原因是毛细血管屏障受损导致血管内白蛋白外漏,引起血管内有效血容量减少及继发性器官损害。治疗目标是去除病因,修复受损内皮细胞功能,恢复正常血容量,改善循环和心、肺、肾等重要器官功能。

(一) 原发病治疗

治疗原发病,减少炎症介质的产生和减轻血管内皮细胞损害,是防止毛细血管渗漏的重要措施。危重症患者全身性感染或SIRS是引起毛细血管渗漏的最常见原因,因此需针对这些病因进行有效治疗。

(二) 液体管理

在CLS渗漏期,大量蛋白质和液体从毛细血管内迅速渗漏至组织间隙,导致或加重有效循环血量不足,引起休克。因此,在病因治疗的同时进行积极容量复苏以保障有效循环血容量和氧供,是CLS最重要的治疗措施。

1. 液体选择 CLS患者液体治疗需要个体化。脓毒症休克纠正低血容量首选平衡盐或缓冲晶体液(例如乳酸林格液)。此类液体在紧急情况下容易获得,使用前无须特殊检验(如定血型等),能迅速发挥扩容作用,同时也可减少输血风险,而且价格低廉,可降低血黏度,防止弥散性血管内凝血和肾功能障碍等。缺点是半衰期短,需大量重复使用才能维持血容量。但大量晶体液可稀释血浆白蛋白,降低血浆胶体渗透浓度,加重组织水肿和缺氧。

CLS渗漏期晶体液更容易渗漏到组织间隙,使血容量难以维持,因此一般不作为首选。常见胶体液包括全血、红细胞悬液、新鲜冰冻血浆、白蛋白。CLS时白蛋白也能渗漏到组织间隙使其胶体渗透浓度增高,导致更多的水分积聚在此,维持血容量的效果欠佳,因此也不主张CLS容量复苏时使用白蛋白。新鲜冰冻血浆接近于正常血管内流动的液体成分,可能是最合适的液体。人工胶体液有明胶制剂、右旋糖酐、羟乙基淀粉等,右旋糖酐和明胶制剂在体内的半衰期相对较短,扩容作用较弱,且有一定的不良反应,目前临床上较少应用。

低蛋白血症是严重脓毒症及脓毒症休克诱发CLS治疗难题之一,是导致死亡的独立危险因素。国内有研究观察到白蛋白当其剂量和速度超过CLS时胶体外渗量,反而可将渗至血管外的晶体和胶体液回收入血管内,此时追加速尿或联合CRRT加快水分排出体外,是可以选择的方法。成人有研究显示严重CLS患者使用大剂量白蛋白+呋塞米取得了较好疗效,具体方法:快速静脉滴注白蛋白20g(15分钟滴完),立即追加呋塞米20~40mg,4~6小时重复给予,对CLS肺间质和全身性水肿及胸腹腔积液也可取得良好疗效。

CLS恢复期渗漏到组织中逐渐回流至血管

内，血容量得到恢复。此时如无特别情况，应控制液体输入，日输液量控制在 60~70ml/(kg·d) 或 1 200~1 500ml/(m^2·d) 均匀补充。此期可根据血液电解质和血浆蛋白监测水平，适量补充胶体溶液。

2. **血流动力学监测** CLS 渗漏期和恢复期的病理生理特点有明显差别，治疗措施也需要相应调整，即快速大量输液还是限制性输液。但渗漏期和恢复期界限有时难以准确区分，因此监测十分重要。常规的监测如尿量、动脉血压等不一定能反映真实的有效循环血量。CVP、肺毛细血管楔压为反映心脏前负荷的传统参数，可用于间接评价容量状态。利用 PiCCO 监测每搏输出量变异度(SVV)、胸腔内总血容量(ITBV)、EVLW、PVPI 等监测指标具有更好的容量评价作用。正交极化光谱(orthogonal polarization spectral，OPS)成像则是比较准确的非创伤性微循环状态的监测方法，可以测定严重脓毒症和多脏器功能衰竭患者的内脏灌注情况。

临床上还应进行动态血液电解质、乳酸、血气指标和凝血功能监测，以协助判断循环及氧代谢状态。

(三) 改善毛细血管通透性

虽然目前还没有公认特效药物可以修复受损血管内皮细胞、改善毛细血管通透性，但仍有一些药物在临床应用。

1. **蛋白酶抑制剂** 包括乌司他丁(ulinastatin)和抑肽酶(trasylol)。乌司他丁是一种非特异性丝氨酸蛋白酶抑制剂，对胰蛋白酶、α- 糜蛋白酶等丝氨酸蛋白酶及粒细胞弹性蛋白酶、透明质酸酶、巯基酶、纤溶酶等多种酶有抑制作用；还具有稳定溶酶体膜，抑制溶酶体酶的释放，抑制心肌抑制因子(MDF)产生，清除氧自由基及抑制炎症介质释放的作用；并可改善手术刺激引起的免疫功能下降、蛋白代谢异常和肾功能降低，防止手术刺激引起的对内脏器官与细胞的损伤，以及改善休克时的循环状态等。近年来发现乌司他丁还有减轻血管内皮细胞破坏、修复毛细血管内皮细胞的作用，可改善 CLS 时的肺毛细血管通透性。成人推荐剂量为 30 万 U/d，静脉滴注；也有人观察到使用大剂量[2 万 U/(kg·d)]冲击治疗疗效较好。儿童用药安全性尚未确立。

抑肽酶与乌司他丁类似，也是一种非特异性丝氨酸蛋白酶抑制剂，可抑制人体的胰蛋白酶、纤溶酶、血浆及组织中的血管舒缓素，对缺血再灌注损伤的组织均有保护作用。

2. **肾上腺皮质激素** 肾上腺皮质激素能减轻炎症反应，减轻毛细血管通透性。可以选择甲泼尼龙 0.5~2mg/(kg·d) 或等量氢化可的松静脉注射，避免长期使用。

3. **磷酸二酯酶 4 抑制剂(PDE4)** PDE4 能通过降低 TNF-α、弹性蛋白酶的血浆浓度以及中性粒细胞内 CD11b 的过度表达，有效地减轻体外循环引起的炎性反应。PDE4 也能通过增加细胞内环磷酸腺苷(cAMP)的水平，而有效地抑制 TNF-α 的表达。弹性蛋白酶是由中性粒细胞产生的重要蛋白酶，是导致诸如体外循环引起的急性肺损伤的必要炎性介质，PDE4 能抑制体外循环停止后血浆弹性蛋白酶浓度的升高。PDE4 可抑制 CD11b 的过度表达，同时能下调血管内皮细胞 P- 选择素和 E- 选择素的表达，通过双重作用抑制体外循环引起的炎性反应。

4. **抗氧化剂** 核转录因子(NF-κB)是炎症反应最重要的启动因子，也是一种氧敏感的转录因子，被氧自由基通过刺激第二信号系统而迅速激活。术前应用抗氧化剂(如吡咯烷二硫氨基甲酸酯)可以提高细胞内谷胱甘肽的含量，调节细胞的氧化还原状态及活性氧介质(reactive oxygen species，ROS)，阻止 IKB 磷酸化，从而抑制 NF-κB 表达和激活，减轻炎症反应，从而阻止 CLS 发生。

5. **一氧化氮合酶抑制剂** 一氧化氮(NO)是内皮源性的血管舒张因子，由血管内皮细胞通过一氧化氮合酶(NOS)生成，是调节血管舒缩的重要因子。Choi WI 等利用小鼠模型证实通气诱导肺损伤的微血管渗漏的小鼠体内血管内皮生长因子明显升高，内皮细胞的 NOS 表达增多，内皮细胞合成 NO 增多。而应用一氧化氮合酶抑制剂，能够有效减少 NOS 的表达，调节由于 NOS 引起的微血管渗漏。

6. **高渗 - 高张溶液(hypertonic-hyperoncotic solutions，HHS)** HHS 常被用于休克患者的体循环及微循环的改善。同样也能够改善患儿心脏术后的心功能。临床可选择 3% 氯化钠溶液 6~10ml/kg，2~4 小时内输入，并检测血液电解质水平，但血 $Na^+ \geq$ 155mmol/L 时，应停止使用高渗氯化钠溶液。

7. **其他** 包括前列腺素 E_1(PGE1)、β_2 受体激动剂特布他林、磷酸二酯酶抑制剂氨茶碱、一氧化氮合酶抑制剂等，部分临床试验有效，但儿科使用缺少经验，需要进一步循证支持。

(四) 血液净化

常用血液净化方法包括：CRRT 为代表的血液滤过和以血液成分交换为主的治疗性血浆置换(therapeutic plasma exchange，TPE)。血液净化可选择性用于脓毒症合并 AKI、肝功能障碍、ARDS 等。对于 CLS 合并液体超载、ARDS 和 AKI 的重症患儿，在常规液体管理(保守性液体治疗与利尿剂)效果欠佳情况下，可以尝试 CRRT/RRT。合并肝功能障碍、高炎症反应综合征或 MODS 等患儿，可选择性进行 TPE 和 / 或 CRRT。

CRRT 能迅速解除 CLS 患儿的液体超载，减轻全身或器官水肿。一般认为液体超载量 >10%~20% [液体超载 =(目前体重 − 病前或入院时体重)/ 病前或入院时体重 ×100%]时，适合 CRRT。上海交通大学附属儿童医院通常在补充血浆或白蛋白，使用血管活性药物(多巴胺)维持循环功能基础上，对严重 CLS 进行 CRRT 治疗，成功抢救了严重脓毒症合并 CLS、ARDS、AKI 等危重患者。CRRT 期间应监测血液电解质、酸碱指标、血糖、凝血功能、血常规等指标。

(五) 呼吸支持

CLS 渗漏期，毛细血管内的大量液体渗漏至肺间质使肺间质水肿、肺顺应性下降，气道阻力增高，换气功能降低，可发生严重的低氧血症。机械通气可采用肺保护通气策略，即合适的潮气量(4~8ml/kg)和相对高的呼吸末正压(PEEP)，通过动态监测 P/F 比值及 OI 了解治疗疗效。

(张育才)

第十三节　婴儿猝死综合征

【概述】 婴儿猝死综合征(sudden infant death syndrome，SIDS)是指外表似乎完全健康的婴儿突然意外地死亡。自 1969 年北美西雅图第二届婴儿猝死病因国际会议上提出婴儿猝死的概念，SIDS 的定义被不断补充和更新。综合流行病学危险因素、病理特征，以及辅助实验结果后，Krous 等定义 SIDS：年龄<1 岁的婴儿在睡眠过程中突然意外死亡，经过深入调查(包括完整的尸检、死亡现场检查和临床病史回顾)仍然无法解释其原因者。此定义强调猝死发生于睡眠状态，并需要对死亡情况进行评估，是目前应用最广泛的定义。过去因病理检查缺乏特异性改变而统称婴儿猝死综合征，也常称摇篮死亡(cot death；crib death)。由于缺乏明确的病理生理学机制，死亡后才能明确诊断是 SIDS 的突出特点，其诊断依据建立在排除其他疾病的基础上。通常情况下，婴儿在睡眠过程中被发现死亡。即使经过深入调查，包括详细的尸检和所有辅助检查，如组织学、微生物学、病毒学、毒理学，仍有约 70%~80% 的婴儿猝死是无法解释的。2013 年美国心律学会(HRS)、欧洲心律学会(EHRA)、亚太心律协会(APHRS)专家共识将不明原因的婴儿猝死纳入遗传性心律失常范围。

2001 年美国儿科学会指出，在下列情况下，幼婴的突然死亡应考虑为婴儿猝死综合征(SIDS)：

1. 已经进行完整的尸检，包括头颅、颅内容物及全身检查，尸检发现符合 SIDS。

2. 肉眼和显微镜检查没有发现明显的疾病或外伤的证据。

3. 骨骼没有外伤的证据。

4. 死因可以充分排除脑膜炎、败血症、吸入性肺炎、心肌炎、腹部外伤、脱水、电解质紊乱、先天解剖缺陷、先天代谢紊乱、一氧化碳吸入、溺水、烧伤。

5. 排除近期乙醇、药物、毒物接触。

6. 死亡现场调查及临床病史复习没有其他阳性发现。

【流行病学】 不同国家、族群、性别以及一年中不同季节 SIDS 的患病率均有差异，活产婴儿中总发病率约为 0.5‰~2.5‰。时至今日，SIDS 仍是美国以及其他发达国家婴儿死亡的主要原因，约占婴儿总死亡率的 33%。在我国，SIDS 约占婴儿总死亡率的 11.9%，仅次于肺炎和先天畸形。1~2 岁幼儿发生 SICD 的概率最高，约 95% 的 SIDS 死亡发生在出生后前 6 个月，2~4 个月婴儿的发病率最高，婴儿出生后 1~2 周内 SIDS 较少见，90% 的 SIDS 发生于 3 周之后，6 个月后罕见，平均死亡年龄(2.9 ± 1.9)个月，约 60% 为男婴。自引入安全睡眠运动以来，SIDS 发生率大幅降低，SIDS 发生率降低 30%~83%。在大多数国家 / 地区，发病率目前为 0.2~0.5/1 000 活产儿。患者之同胞弟妹的发病率为 14‰~21‰，为一般人群的 10 倍。死婴如系孪生，其另一同胞的发病率可高达 42‰，为一般人群的 20~25 倍。患儿常在安静状态下突然意外地死亡，50%~80% 发生于午夜至清晨 6 点。体重在 1~1.5kg 的未成熟儿发生率为 11‰，发病高峰季节常为 1 月份，与呼吸道病毒感染及寒冷的气候似有关系。

【病因】

1. 长时间的特发性呼吸暂停　呼吸暂停可为中枢性或梗阻性，也可是混合性。一般认为，上气道阻塞比中枢性呼吸暂停更严重、更危险、更易产生继发性心脏病变。有学者认为在眼球快动相睡眠时，软腭松弛后倒、舌后垂、下颌骨活动性大等更容易发生气道阻塞。胃 - 食管反流刺激也可引起声门关闭，导致窒息。此外，喉及上气道的化学感受器引起的呼吸暂停 - 心动过缓也可能是某些 SIDS 的原因。

2. "几近死亡儿"（near-miss infant）或顿挫型 SIDS（aborted SIDS）　所谓"几近死亡儿"系指曾有过呼吸暂停或曾发生过 SIDS 而被及时抢救过来的婴儿，实质上所谓"几近死亡儿"代表着多种临床情况，包括惊厥发作、严重的暴发性感染、显著贫血、胃 - 食管反流、低血糖、代谢病及呼吸中枢损害。"几近死亡儿"常有呼吸及心搏异常。心动过缓可与呼吸暂停同时发生，也可独自发生，或在呼吸暂停时或其后发生。

3. 心血管疾病　引起 SIDS 最常见的心源性因素为长 QT 综合征（long QT syndrome，LQTS），其次还包括病毒性心肌炎及先天性心脏病，尤其是先天性主动脉狭窄、心内膜弹力纤维增生及左冠状动脉发自肺动脉分支等。青少年群体的猝死通常由原发性心律失常综合征引起，死亡原因为电节律紊乱而非机械泵衰竭。潜在的遗传基础是必要条件，包括结构性心脏病和遗传性心律失常。常见的遗传性心律失常包括先天性心脏传导阻滞、长 QT 综合征、Brugada 综合征、儿茶酚胺敏感性多形性室速、短 QT 综合征等，约 12% 的 SIDS 由长 QT 综合征导致。此外，研究发现早期复极常伴随长 QT 综合征、Brugada 综合征、短 QT 综合征疾病出现，并且进一步增加心律失常事件的风险。SIDS 为排除性诊断，需排除结构性心脏病，因此推测 SIDS 多由遗传性心律失常诱发电紊乱导致。

4. 免疫应答与感染源　在许多 SIDS 婴儿中，接近死亡时间的"轻度感冒"或上呼吸道感染、存在感染和炎症标志物，以及冬季发病率峰值的轶事证据，导致了 SIDS 婴儿免疫功能不全和免疫系统刺激可能导致死亡的假设。事实上，在 SIDS 受害者中报道了免疫球蛋白（包括 IgG、IgM 和 IgA）水平升高，而其他人报道了与对照组相比气管壁中 IgM 阳性细胞数的变化。研究表明，有些死于婴儿猝死综合征的婴儿，其免疫系统产生的白细胞和蛋白质的数量高于正常水平，这其中有一些蛋白质会与大脑互动，在睡眠期间改变心搏和呼吸的频率或让婴儿进入深层睡眠。少数患儿血中有抗自身抗体，有的有补体 C4 基因缺陷、白细胞介素 10（IL-10）基因多态性等。Scott 等在 104 例尸检中发现，31 例所谓摇篮死亡儿中 7 例有活动性下呼吸道感染，包括呼吸道合胞病毒、副流感病毒 3 型、鼻病毒及腺病毒感染。

5. 新陈代谢紊乱　患有先天性新陈代谢紊乱的婴儿更容易死于婴儿猝死综合征。如果他们缺少某种特定的酶（中链脱氢酶），患者就有可能无法正常地处理脂肪酸，而这些酸性物质的堆积将最终导致呼吸和心脏节律因过速而致命。

6. 其他　SIDS 的另一危险因素是患者同胞罹患 SIDS 的危险性约 10 倍于正常人群。关于 SIDS 的原因尚未十分清楚。无论呼吸暂停、心律不齐、感染、遗传因素都不能圆满解释 SIDS 的全部死因，因此 SIDS 的病因很可能具多元性而不是单一的。

【危险因素】SIDS 相关的危险因素，一方面包括环境诱发，例如俯卧睡眠、睡眠环境、高温、季节以及尼古丁暴露；另一方面是尚不清晰的生物因素，可能涉及心脏功能、脑干传导功能、呼吸调节功能和免疫系统的基因。俯卧睡眠是已经确定的重要 SIDS 危险因素，与窒息相关的危险因素还包括床上覆盖物，以及和监护人同床睡眠。吸烟是 SIDS 的独立危险因素，母亲在孕期吸烟或婴儿出生后暴露在烟雾环境中均与 SIDS 相关。

近年来研究者提出众多关于 SIDS 死亡原因和机制的假说，包括炎症、血清素异常和代谢紊乱。最具影响力的假说是 Filiano 等提出的"三重风险模型"（图 1-27），即 SIDS 由多种因素导致和诱发，其发生和发展机制包括内源因素、外源因素和诱发因素。例如，胎儿在母体发育过程中，可能由于孕妇吸烟而形成了一个易感婴儿，这类婴儿出生以后的发育关键时期如遇到炎症等外源性因素的刺激，则可能大大增加 SIDS 的风险。

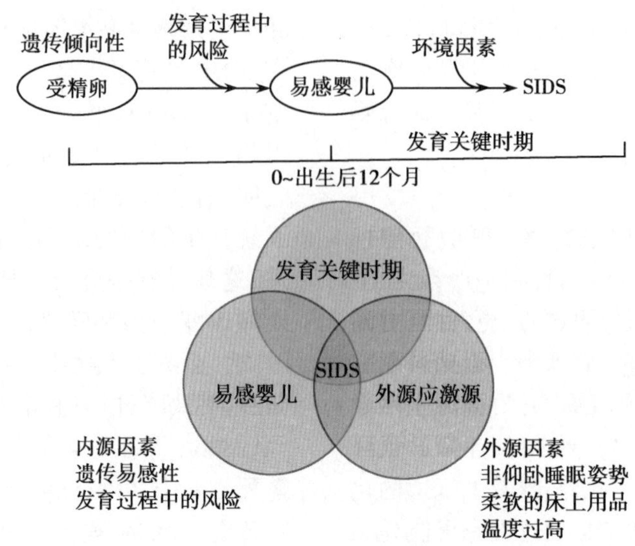

图 1-27 三重风险模型

内在风险因素影响婴儿的脆弱性，增加对外在风险影响的敏感性。这些因素包括男性、早产、低出生体重、遗传多态性和产前暴露于药物，尤其是尼古丁和酒精。其他的外在危险因素有与其他人同睡、被褥过于柔软、过热、胃内容物吸入，以及嗜药、咖啡因、酗酒等，多因素的共同作用更易发生。

【病理解剖】 过去一般认为 SIDS 缺乏特异性的病理学改变。近年来有关研究中最有意义的进展是证实了 SIDS 患儿有着一些相似的形态学变化。许多作者在不同研究中发现其基本病理变化包括：肺动脉平滑肌的增生、右心室肥厚、肾上腺周围的棕色脂肪消退延迟、肝脏的骨髓外造血增加、脑星形小胶质细胞增生、脾脏淋巴结组织重量及生发中心增加、肝脏脂肪变性、脑白质软化等。其中 90% 以上患儿有肝脏脂肪变性，5% 甚为严重。60% 有肺动脉平滑肌增生，可达正常的 1.6 倍，50% 患儿有肾上腺周围棕色脂肪的消退延迟。21.6% 的患儿有脑白质软化。胸腔内尤其是胸膜与心包上出现瘀斑是 SIDS 的明显病理变化。所有这些都提示可能是慢性低氧血症或呼吸道阻塞与慢性低氧血症的共同结果。此外，SIDS 患儿血中三碘甲腺原氨酸（T_3）的含量明显增加，因而认为 T_3 在 SIDS 中所起的作用应予进一步研究。

【易感儿特征】 遗传易感性近年来与 SIDS 相关的基因突变和多态性受到广泛关注，与 SIDS 相关的基因包括参与自主神经系统早期发育的基因（*PHOX2a*、*RET*、*ECE1*、*TLX3* 和 *EN1*）、尼古丁代谢酶，以及参与免疫系统、能量产生、血糖代谢、体温调节和线粒体活性的基因等。脑干中的 5- 羟色胺（5-HT）网络在 SIDS 研究领域中备受关注，血清素是神经和免疫系统相互作用的重要媒介，而大脑可能是 SIDS 患儿免疫反应导致脑脊液中 IL-6 水平升高引发致死机制的靶器官。炎症是 SIDS 中不可忽视的诱因，超过 40% 的婴儿在发生猝死的前两周内有轻微上呼吸道感染症状。常染色体隐性遗传病中链酰基辅酶 A 脱氢酶（MCAD）缺乏导致的脂肪酸氧化障碍，也是 SIDS 的致病基因，约 7.3% 的 SIDS 由 MCAD 遗传缺陷导致。基因组学研究中主要的限制是不同种族之间的遗传变异，不同研究结果间很难进行比较。

通过双亲回忆发现患儿常有如下特征：①对环境反应差；②在喂养时易有呼吸停止或衰竭；③有异常的啼哭声。当然，性格上的安静和温和并非都提示 SIDS。因为 SIDS 的实际发病率仅为 2‰，因此很难用此标准来筛选潜在的患儿。

1976 年 Naeye 曾提出 8 项孕母特点及 19 项新生儿特点作为筛选高危儿的标准。

孕母方面主要包括：①任何时候母亲的血红蛋白 ≤ 10g/dl；②母亲吸烟（特别是每天超过 6 支）；③感染：包括产科感染、阴道炎及其他感染；④妊娠期蛋白尿。

婴儿方面的特征包括：①分娩时儿头明显变形；②需要氧气治疗；③异常的拥抱反射；④ 1 分钟 Apgar 评分 ≤ 6 分。

【预防和监护】

（一）预防

目前对 SIDS 的易感儿的认识尚未充分。对高危儿的预测标准尚存在着假阳性率过高及敏感率太低的问题。因此，所有预防措施都只能是建立在对高危人群的细心观察和护理上。

1. **围产期保健** 一定要尽早并定期进行围产期保健，包括定期看医生、饮食均衡、不使用毒品、勿滥用药物、不饮酒、怀孕期间不抽烟。为母儿提供最合适的围生期条件，加强免疫以减少感染的发生。

2. **仰卧位睡眠** 足月儿、未成熟儿及婴儿应被安置为仰卧位睡眠，仰卧位睡眠对健康没有不利影响（严重的胃食管反流者除外）。俯卧位和侧卧位是婴儿易于发生 SIDS 的体位，应避免。婴儿睡眠应使用硬的床面，不要使用枕头，保持婴儿床没有玩具、填充性玩具及多余的床上用品，应避免柔软的物品，包括枕头、鸭绒被、棉被、羊皮毯等。不要把婴儿放在水床、沙发、软床垫或其他表面柔软的地方睡眠。

3. **保暖但避免产生过热现象** 避免孩子房间过热，将室温调节到自己感到舒适的温度，避免给孩子穿戴或覆盖厚重衣物，避免衣物过紧地包裹孩子，从而限制孩子手脚及头部的自由活动。建议使用睡袋或包被，注意包被不得高于孩子的双肩。

4. **母乳喂养** 婴儿睡眠生理学研究发现，睡眠时，母乳喂养的婴儿比配方喂养的婴儿更警觉，可能保护婴儿不发生 SIDS。

5. **避免婴儿吸入二手烟** 吸烟是 SIDS 的危险因素，要避免孕妇在孕期和哺乳期吸烟。避免在婴儿居住的环境中吸烟。

6. **使用安慰奶头** 使用安慰奶头能降低 SIDS 的发生率，尤其在长睡眠期使用。如果婴儿拒绝或婴儿已熟睡后，则无必要使用。安慰奶头减少 SIDS 发生的机制可能与减低觉醒阈值有关。

7. **避免胃 - 食管反流** 抬高床头、喂食后坐位 30~60 分钟、避免仰卧位喂养等，都是可行的防止胃 - 食管反流的方法。

（二）治疗

对高危儿和“儿近死亡儿”的治疗目的在于预防呼吸暂停发作。国外有建议使用茶碱或氨茶碱静脉滴注以预防呼吸暂停发作的。但必须指出，茶碱和氨茶碱都是呼吸兴奋剂，用药必须有明确的指征，药物过度使用会给患儿带来不良后果。如果医生认为患儿有高危因素存在，就必须在住院条件下，在儿科医生的监护下细心观察治疗。因为幼婴肾脏的药物清除能力低。开始必须用小剂量。例如在给予氨茶碱 5mg/kg 的负荷量后，再以每 8~12 小时 2~2.5mg/kg 的剂量维持。用药后偶有抽搐发作，因此必须仔细均衡利弊后再决定给药与否。

（三）监护

对于 SIDS 的预防过去有一段时间常强调心肺监护。心肺监护仪是有效的监护手段。监护仪设有报警装置，当婴儿心率降至 80 次 /min 以下或呼吸暂停时间超过 20 秒时，能自动报警。但现有的研究显示，没有证据表明家用监护仪能降低 SIDS 的发病率，甚至也没有证据表明 SIDS 高危婴儿能借医院内的心电监护仪鉴别出来。滥用监护仪会给家庭经济和精神上造成严重的压力，并干扰正常的家庭生活。曾有监护者因熟睡未能听到报警或者听到报警后不能及时给患儿复苏而造成死亡的报道。使用监护的标准：①婴儿曾经有过呼吸暂停或发绀发作；②家族中有过 SIDS 患儿或“儿近死亡儿”；③家长和医生精神都十分紧张时。

总之，SIDS 的病因还不够清楚。易感儿虽有一定的临床特征，但特异性尚差。因此，认识 SICD 的循证医学证据，制定相关的防治指南至关重要。减少其 SICD 发病率是目前亟待解决的问题，随着科学的进步、资料的积累，相信 SIDS 的本质会像其他疾病一样被人类彻底地揭示出来，从而使得人们能早期识别及有效地预防其发生。

（范江花　赵祥文）

第六章 危重病例评估

第一节 小儿危重病例评分

随着急诊医学的迅速发展，对危重患儿病情严重程度的评分方法也在不断改进和完善。1984年国内ICU成立初期，由北京儿童医院等13个单位共同拟定了“危重病例评分法试行方案”。1995年中华儿科学分会急诊组及中华急诊学分会儿科组，总结了这一方案的使用情况，参考国际先进经验，广泛征求意见，经反复讨论，制定了新的“小儿危重病例评分法”。2001年中华儿科学分会急诊学组、新生儿组及中华急诊学分会儿科组在此基础上又制定了新生儿危重病例评分法。正确评估病情，对于进一步提高我国急诊医学水平有重要意义。

【危重症评分的用途】

1. **更准确地掌握病情，预测死亡危险性** 如国外学者用评分法对1 227例患儿的病情进行了评估，根据分值预计这些患儿的病死率为8.5%(103.91例)，实际病死率为8.6%(105例)，两者相比非常接近。全国12家三级医院在1 235例ICU患儿试用了1995年新评分法。结果表明，新评分法可准确评估患儿病情轻重。按分值高低将患儿分为非危重、危重、极危重三组，病死率依次为3.2%、10.2%、25.2%。

2. **判断ICU的工作效率** 如何评价ICU的疗效和财力消耗之间的关系，以及如何提高效益，一直很受关注。危重病评分法对这个问题的研究提供了有效手段。国外一项较大规模的评分调查表明，进入ICU的患儿中，死亡危险很小(<1%)的患儿占了16%~58%，床位使用天数占5.4%~34.5%。另外，有12%~29%的患儿已脱离危险，可以从ICU转出，但仍住在ICU内，使占床率增加5.1%~17.2%。国内评分结果显示，非危重患儿占ICU总病例数的41%。这说明提高ICU的工作效率，存在很大潜力。

3. **评价医护质量** 病死率高低是衡量医疗水平的重要指标，在比较不同时期或不同医院的病死率时，使用评分法可以避免偏差。某年，苏州儿童医院与北京儿童医院相比，PICU患儿病死率分别为18.6%和6.5%，差异有非常显著意义。用评分法将患儿分为非危重、危重、极危重三类后再进行比较，两所医院各类患儿病死率差异无显著意义，苏州儿童医院病死率高的原因是极危重病例较多。医院内感染率的高低也与病情轻重有关，若忽视病情严重程度的影响，仅凭院内感染率高低来评价医护质量很难保证结论没有偏差。

4. **有利于临床科研工作的开展** 为了加速一些高新技术的研究和推广，多中心合作科学研究，已成为一种普遍采用的有效方式，合理的临床经验治疗方案的实施，需要统一的病例选择标准和一致的病情评估方法。

【评分的条件】

1. **客观** 应选用设备测定或人工检查得出的定量指标。依靠主观判断的定性指标及涉及因素较多、意义不十分明确的指标不宜采用。如发绀是否是一个满意的指标？发绀的确是低氧血症的重要临床表现，但判断有无发绀及发绀轻重与医生的临床经验有很大关系，同时它还受血红蛋白含量、外周血液循环状况等因素的影响，作为临床观察病情的参考指标是十分有用的，作为评分指标则不太合适。

2. **全面** 主要器官系统有代表性的生理参数应包括在检测指标内。

3. **简便** 为便于推广应用，在准确、全面的基础上，评分指标数量应尽可能减少。

4. 适应国内情况，检查项目在一般实验室条件下可完成。

5. **符合小儿特点** 小儿的生理正常值与年龄关系密切，多设年龄组，可提高准确性，但考虑到实用，年龄分组不宜过细。

【小儿危重病例评分】

1. **国外小儿危重病例评分** 多采用生理学评分法，特点是根据患者生理环境紊乱程度评估病情，即不论是何病因与诊断，仅依全身各器官系统生理指标测值决定病情轻重，测值异常程度越大，病情越重。

(1)生理稳定指数(physiologic stability index，PSI)评分：小儿处于生长发育阶段，正常生理值与成人不同，因此不能直接套用成人的APACHE评分法。Yeh等一组儿科急诊医学专家，根据APACHE评分法的原理，制定了PSI评分。这些专家从心血管、呼吸、神经、血液、肾脏、胃肠系统及代谢方面，选择了血压、心率、呼吸频率、血氧分压等34个有代表性的生理参数，将每一参数测值按异常程度规定了相应的分值，依次为1、3、5分。其临床意义是：1分，测值异常，应引起注意，但不必改变原有的治疗方法；3分，测值明显异常，多应增加新的治疗措施；5分，测值严重异常，患儿生命受到威胁。总评分值越高，患儿病情越重。对年龄1天至254个月(中位数38个月)的423例患儿试用结果证实，用PSI评分衡量病情严重程度是可靠的，存活与死亡患儿相比，在入院时，入院后数次评分的分值均有非常显著的差异。在美国，其他8个医院的ICU使用PSI评分也取得了类似结果。

(2)小儿死亡危险(pediatric risk of mortality，PRISM)评分：PSI评分涉及34个生理参数，75个测量范围，虽然很全面，但作为常规用于临床显得过于繁琐，不易普及。Pollack等学者在PSI评分基础上，进行了简化。他们先对1 415例ICU患儿进行PSI评分，然后用Logistic多元回归方法，对PSI评分中的生理参数进行分析处理，对统计意义较小的参数予以删除，对无显著差别的测量范围，予以合并，结果生理参数由34个减少至14个，参数范围由75个减少至23个。这些参数即成为PRISM评分系统中的检测指标。根据PRISM评分值可以估计患儿死亡危险性(P)大小，方法是先计算R值，R=0.207×PRISM分值−0.005×年龄(月)−0.433×手术分−4.782(手术分：手术患儿=1，非手术患儿=0)，再算出P值，P=exp(R)/(1+exp［R］)。荷兰学者在612例ICU患者使用此评分法预计病死率，结果与实际病死率相当接近。PRISM评分相对比较成熟，但也有不足之处，如对估计患儿远期死亡率、残疾率及功能发育情况等参考价值不大。

(3)新生儿危重病例评分：现有的新生儿危重病例评分中，有的与产科有关，如Apgar评分和胎龄评分，有的与特殊疾病如支气管肺发育不良有关，有的用于评估患儿病后的发育情况，尚无一种完善的生理学评分法。习惯常以新生儿初生体重作为衡量病情轻重的指标，显然准确性较差。一些学者把PRISM评分用于足月儿病例，但新生儿，特别是早产儿与儿童和婴幼儿有较大差别，不宜直接套用PRISM评分法。新生儿评分方法有多种，每一种评分法都有自己的优缺点，是医务人员临床、科研中进行病情量化、危重评价可借助的有力工具。

1)新生儿急性生理学评分(score for neonatal acute physiology，SNAP)：SNAP的研制过程与PSI相似，全系统包括26个生理参数，34个项目。分值有1分、3分及5分三个等级，意义与PSI评分相同。1 643例新生儿进入ICU后24小时内进行了SNAP评分，结果表明，SNAP评分可以客观评估疾病的危重程度，随SNAP分值升高，患儿病死率显著升高。SNAP分值还与护理工作量、治疗强度及住院时间长短高度相关，但与患儿体重大小无明显相关。SNAP评分涉及生理参数较多，为便于应用有进一步简化的必要。

2)新生儿急性生理学评分围生期补充(score for neonatal acute physiology perinatal extension，SNAPPE)：SNAPPE是在SNAP基础上发展形成的，增加了出生体重、小于胎龄儿、出生5分钟Apgar评分3个指标。由于增加了以上围生期因素，SNAPPE能更好地预测新生儿的病死率，分值越高，死亡风险越大。

3)SNAP-Ⅱ：由于SNAP、SNAPPE数据收集较困难，在对来自北美30个医疗中心的数据进行Logistic回归分析后，研究人员从中筛选出了统计学上与院内病死率最密切相关的6个指标制订了SNAP-Ⅱ，即最低平均血压(动脉压)、最低体温、动脉血氧分压与吸入氧浓度之比、最低血酸碱度、惊厥和入院后12小时内尿量。分值越高病情越危重。

4)SNAPPE-Ⅱ：在SNAP-Ⅱ的基础上增加3个围生期因素，共包括9个项目，即SNAP-Ⅱ+产重、5分钟Apgar评分、小于胎龄儿。分值越高，病情越重。

5)新生儿临床危险指数(clinical risk index for babies，CRIB)：CRIB的原理及研制过程类似PRISM评分，经多元回归分析处理，原来专家选出的41个生理参数大部分被删除，仅剩出生体重、胎龄、先天畸形、碱剩余、最小和最大吸入氧浓度等6个变量。CRIB评分适用于出生体重1 500g以下或胎龄小于31周的早产儿,并须在出生后12小时内进行评分。经验证,CRIB评分效果比较满意,使用方便,但范围较窄。

6)CRIB-Ⅱ:CRIB-Ⅱ是改良后的CRIB评分,包括胎龄、出生体质量、性别、最大BE值、入院时体温5项指标。除入院时体温易受护理相关因素影响外,其余指标均受治疗影响小。该评分倾向于评价低出生体质量伴低体温患儿的预后。

(4)第三代小儿死亡危险(PRISM Ⅲ)评分:PSI和PRISM分别为第一、第二代评分。与第二代小儿死亡危险评分相比,两者遵循的原则是相同的,同属于生理学评分的范畴。不同之处在于PRISM Ⅲ对原来评分体系中所用的测定指标和相应的测量范围进行了适当的调整。减去了一些相对不重要或与评估病情关系不紧密的指标,增加了比较敏感的指标。PRISM Ⅲ有17个测定指标,26个测定范围(表1-40)。对判断预后最重要的指标是收缩压、神志改变、瞳孔反射异常,评分赋值较高。生理指标范围依年龄分为新生儿、婴儿、儿童、青少年4组。使用PRISM Ⅲ评分表时,应注意以下10点说明。

1)PRISM Ⅲ应在患儿入ICU后第1个12小时和24小时进行评估。

2)通常情况下使用最高或最低测量值进行评分。当生理参数异常存在升高和降低两种可能状态时,PRISM Ⅲ分值设计了升高和降低参数范围。再入院计为新病例。除外常规转到其他病区而收入ICU的患儿,除外PICU住院<2小时患儿,除外持续进行心肺复苏、生命指征稳定不能≥2小时患儿。手术室死亡病例,如手术是住PICU期间进行且患儿因治疗需要ICU监护的,可包括在评分病例中。年龄:新生儿<1个月;婴儿≥1~12个月;儿童≥12~144个月;青少年>144个月。

3)心率:不在哭闹或医源性刺激情况下评估。

4)体温:可采用直肠、口腔、血液和腋下温度。

5)瞳孔反射:瞳孔无反应状态需>3分钟,有医源性扩张瞳孔影响时不作评估。

6)神志状态:仅适于诊断或拟诊为急性中枢神经系统疾病的患者。使用镇静剂、肌肉松弛剂、麻醉剂2小时内不作评估。如需持续应用肌肉松弛剂或镇静剂,则评估应选在不使用镇静剂、肌肉松弛剂、麻醉剂,时间距入院最近时进行评估。昏迷定义为GCS <8分,或使用其他神志状态评估工具。

7)酸碱状态:CO_2总含量不作为常规检测时,可使用从血气分析计算得到的碳酸氢盐值。pH和PCO_2可使用动脉、毛细血管或静脉血检测。

8)PO_2仅限于动脉血检测。

9)全血校正:如为全血检测,则血糖增加10%,血钠增加3mmol/L,血钾增加0.4mmol/L。

10)非手术性心血管疾病指作为入院主因的急性心血管病变。癌症和染色体异常可为急性或慢性。既往ICU住院和入ICU前心肺复苏应为与本次入院有关。心肺复苏应需心脏按压。手术后指术后最初24小时。导管插入不作为术后状态。急性糖尿病指糖尿病急性临床表现(酮症酸中毒)为入PICU的主因。从其他病房转入指除手术室和恢复病室外的所有病区。

2. 国内小儿危重病例评分

(1)小儿危重病例评分法(pediatric critical illness score,PCIS):本着生理学评分的原则,国内新的小儿危重病例评分法选了10项指标(其中BUN与Cr任选1项)(表1-41)。几点说明:

1)不适于新生儿及慢性疾病的危重状态。

2)首次评分应在24小时内完成。根据病情变化可多次进行评分,每次评分,依据最异常测值评定病情危重程度。当某项测值正常,临床考虑短期内变化可能不大,且取标本不便时,可按测值正常对待,进行评分。

3)患儿病情分度:分值>80分,非危重;80~71分,危重;≤70分,极危重。临床上常把评分≤90分的患儿收入PICU。

4)不吸氧条件下测血PaO_2。

(2)简化PCIS评分:当PCIS评分在全国临床迅速推广时,发现了一些问题。一方面基层医院欢迎PCIS评分,这对他们迅速判断患儿病情,决定患儿留在当地治疗还是转往上级医院有帮助。但不少小医院没有配备血气分析仪或无法全天24小时进行血气分析,这给他们的评分工作带来困难。针对这种情况,中华儿科学分会急诊组和中华急诊学分会儿科组,1999年12月至2000年12月组织了第2次大规模的PCIS临床应用研究,探讨简化PCIS评估患儿病情的可能性。这次协作共有13家医院参加,其中儿童医院10家,妇儿医院1家,综合医院2家。研究期间各协作医院共收治急性病患儿 1 036 例。

结果显示，首次评分减去血 pH 和 PaO_2 两项指标后，与 PCIS 评估一致的病例为 82.6%。患儿第 3、7 天和末次评分（出院或死亡时进行末次评分）时，又减去血钾、血钠、BUN 或肌酐 3 项指标，仅留 5 项指标进行评分，简化评分与 PCIS 评估符合率为 81.5%~97.1%。简化前、后有良好相关性（r=0.629~0.948，P 均<0.001）。简化后 4 次评分，非危重、危重、极危重组病死率差异有非常显著性（χ^2=86.13~740.33，P 均<0.001），即评分越低病死率越高。在同一病情状态下，简化前后各组患儿的病死率变化不大。应注意，对于简化评分，首次评分为 8 项指标，满分为 80 分，–80 分、–64 分、–56 分分别代表病情非危重、危重、极危重。其余各次评分用 5 项评分，满分为 50 分，–50 分、–40 分、–35 分分别代表病情非危重、危重、极危重。协作组认为首次评分减去 2 项指标、其余各次评分减去 5 项指标后的病情评估与原评分法基本一致。这样，条件较差的基层医院也可以比较顺利地开展危重病例评分工作了。

（3）婴儿及儿童多系统器官功能衰竭与 PCIS：多系统器官功能衰竭（multiple system organ failure，MSOF）是 20 世纪 70 年代以来命名的新的临床综合征，是指两个以上（含两个）器官或系统序贯或同源发生功能衰竭。最初在外科领域报道并得到确认，80 年代在国内儿科学界也开始引起重视，并于 1988 年制定过小儿 MSOF 的诊断标准，但较繁琐，且有缺乏量化指标。第四届全国儿科急救学术研讨会，参考 Wilkinson 小儿 MSOF 诊断条件，提出了本综合征标准的建议。至于将哪些器官系统包括在 MSOF 之内，由于年代不同，意见也不一致。目前倾向于列入肺、循环、肾、肝、消化、中枢神经及血液七个系统。70 年代认为若某一器官功能衰竭是 MSOF 患者的基础疾病时，该脏器应除外，如感染性休克引起肾衰只能算肾脏一个器官衰竭，而感染性休克作为基础疾病不能算衰竭脏器。同理 80 年代我国有些学者对肺炎合并心力衰竭，只算心脏一个器官功能衰竭。现认为从重视 MSOF 这一立场出发，上述情况应视为已存在两个器官功能衰竭，因为既存疾患的脏器由于 MSOF 的发生，功能不全必然增重。

器官功能衰竭的评估有重要临床意义。国内资料显示，1 个、2 个、3 个器官功能衰竭的患儿病死率分别为 4.8%、7.4%、26.5%，3 个以上器官功能衰竭的患儿病死率高达 53.8%。器官功能衰竭评估与危重症评分配合使用，可起到互相补充的作用。

（4）PCIS 与 PRISM Ⅲ：现代危重评分系统建立的理论基础是“生理学评分”，即认为病情危重程度与全身各系统生理指标紊乱有关，而不仅仅是各个孤立的脏器系统疾病的反映。PCIS 和 PRISM Ⅲ评分的理论依据是相似的，2 个评分体系中都包括了多器官系统的指标。

评分系统建立与当地的患者情况、医院设备、医疗技术等有关。PRISM Ⅲ是根据美国的资料制定出来的，对于预测当地患者的死亡风险是准确的。已有学者报道 PRISM 评分用在发展中国家，需要一定的校正。很显然，同样分值的患者在不同的医疗条件下，治疗方法不尽相同，预后也可能不同。一种危重评估方法是否能在其建立和发展区域以外进行应用，需要实践检验，PRISM Ⅲ评分是否适于在中国应用需要实践检验。PCIS 是我国的小儿危重评分工具。很多作者对 PCIS 进行了多层面的深入研究，如探讨 PCIS 与国外常用的 PRISM 评分的相关性和应用特点，PCIS 与 SIRS、MODS 在评估病情上的意义，PCIS 在儿科急救各环节应用意义等。50 余篇相关论文发表在全国 25 种专业杂志上，遍布 20 多个省市自治区。PCIS 是目前国内应用最广泛且有效的危重患儿病情评估方法，经实践检验证实其简便、有效。

（5）新生儿危重病例评分法：评分原则与 PCIS 相同，患儿病情分度：>90 分，非危重；90~70 分，危重；<70 分，极危重。

1）新生儿危重病例评分法（表 1-42）。

2）新生儿危重病例单项指标：符合一项或以上者可确诊为新生儿危重病例：①需行气管插管机械辅助呼吸者或反复呼吸暂停对刺激无反应者；②严重心律不齐，如阵发性室上性心动过速合并心力衰竭、心房扑动和心房颤动、阵发性室性心动过速、心室扑动或颤动、房室传导阻滞（Ⅱ度Ⅱ型以上）、心室内传导阻滞（双束支以上）；③弥散性血管内凝血者；④反复抽搐，经处理抽搐仍持续 24 小时以上不能缓解者。⑤昏迷患儿，弹足底 5 次无反应；⑥体温 ≤ 30℃或>41℃；⑦硬肿面积 ≥ 70%；⑧血糖<1.1mmol/L（20mg/dl）；⑨有换血指征的高胆红素血症；⑩出生体重 ≤ 1 000g。

3）新生儿危重病例评分应用：已有多家医院

在新生儿使用了评分,多认为评分可以准确地反映病情轻重,例如对82例患各种疾病的新生儿进行了连续评分,发现评分值越低病情越重,多器官功能障碍发生率越高,病死率也越高。相反,经治疗评分值增高时,病情也呈减轻趋势。有人把评分法用于新生儿转运,有效提高了转运患儿的安全。有学者用新生儿危重病例评分和SNAP分别对同一组患儿进行了评估,结果表明两种评分法高度相关(r=-0.861 6,P<0.01),都能有效检出危重患者。

表1-40 第三代小儿死亡危险评分(PRISM Ⅲ)

心血管/神经系统的生命指征(1~6)

收缩血压(mmHg)

测量值________

	分值=3	分值=7
新生儿	40~55	<40
婴儿	45~65	<45
儿童	55~75	<55
青少年	65~85	<65

心率(次/min)

测量值________

	分值=3	分值=4
新生儿	215~225	>225
婴儿	215~225	>225
儿童	185~205	>205
青少年	145~155	>155

体温

测量值________

	分值=3
所有年龄	<33℃ 或>40℃

瞳孔反射

测量值________

	分值=7	分值=11
所有年龄	一侧消失	双侧消失

神志状态

测量值________

	分值=5
所有年龄	昏迷(GCS<8)

酸-碱/血气(1,2,7,8)

酸中毒[CO_2总含量(mmol/L)或pH]

测量值________

	分值=2	分值=6
所有年龄	pH=7.0~7.28 或CO_2总含量5~16.9	pH<7.0 或CO_2总含量<5

CO_2总含量(mmol/L)

测量值________

	分值=4
所有年龄	>34.0

pH

测量值________

	分值=2	分值=3
所有年龄	7.48~7.55	>7.55

PaO_2(mmHg)

测量值________

	分值=3	分值=6
所有年龄	42.0~49.9	<42.0

PCO_2(mmol/L)

测量值________

	分值=1	分值=3
所有年龄	50.0~75.0	>75.0

续表

生化检测(1,2,9)

血糖
测量值__________
分值 =2
所有年龄 >200mg/dl 或>11.0mmol/L

血钾(mmol/L)
测量值__________
分值 =3
所有年龄 >6.9

肌酐
测量值__________
分值 =2
新生儿 >0.85mg/dl 或>75μmol/L
婴儿 >0.90mg/dl 或>80μmol/L
儿童 >0.90mg/dl 或>80μmol/L
青少年 >1.30mg/dl 或>115μmol/L

血尿素氮(BUN)
测量值__________
分值 =3
新生儿 >11.9mg/dL 或>4.3μmol/L
其他年龄 >14.9mg/dl 或>5.4μmol/L

血液学检测(1,2)

白细胞计数(细胞数 /mm^3)
测量值__________
分值 =4
所有年龄 <3 000

凝血酶原时间(PT)
或部分凝血活酶时间(PTT)(s)
测量值__________
分值 =3
新生儿 PT>22.0 或 PTT>85.0
所有其他年龄 PT>22.0 或 PTT>57.0

血小板计数(细胞数 /mm^3)
测量值__________
分值 =2 分值 =4 分值 =5
所有年龄 (100~200) × 10^9/L (50~99) × 10^9/L <50 × 10^9/L

PRISM Ⅲ总分数:__________

其他因素(10)

□ 非手术性心血管疾病□染色体异常□癌症□既往 ICU 住院□入 ICU 前心肺复苏□手术后
□ 急性糖尿病(酮症酸中毒)□ 从其他病房转入(除外术后患者)

表 1-41 小儿危重病例评分法

检测项目	测定值及表现		分值
	<1 岁	≥1 岁	
心率(次 /min)	<80 或>180	<60 或>160	4
	80~100 或 160~180	60~80 或 140~160	6
	其余	其余	10
血压(收缩压)	<7.3(55)或>17.3(130)	<8.7(65)或>20.0(150)	4
kPa(mmHg)	7.3~8.7(55~65)或 13.3~17.3(100~130)	<8.7(65)或>20.0(150)或 17.3~20.0(130~150)	6
	其余	其余	10

续表

检测项目	测定值及表现		分值
	<1 岁	≥1 岁	
呼吸(次 /min)	<20 或>70 或明显节律不齐	<15 或>60 或明显节律不齐	4
	20~25 或 40~70	15~20 或 35~60	6
	其余	其余	10
PaO_2	<6.7(50)	以下各项同左	4
kPa(mmHg)	6.7~9.3(50~70)		6
	其余		10
pH	<7.25 或>7.55		4
	7.25~7.30 或 7.50~7.55		6
	其余		10
Na^+(mmol/L)	<120 或>160		4
	120~130 或 150~160		6
	其余		10
K^+(mmol/L)	<3.0 或>6.5		4
	3.0~3.5 或 5.5~6.5		6
	其余		10
Cr	>159(1.8)		4
μmol/L(mg/dl)	106~159(1.2~1.8)		6
	其余		10
BUN	>14.3(40)		4
mmol/L(mg/dl)	7.1~14.3(20~40)		6
	其余		10
Hb	<60(6)		4
g/L(g/dl)	<60~90(6~9)		6
	其余		10
胃肠系统	应激性溃疡出血及肠麻痹		
	应激性溃疡出血		
	其余		

表 1-42 新生儿危重病例评分法(草案)

检查项目	测定值	分值
心率	<80 或>180	4
次 /min	80~100 或 160~180	6
	其余	10
血压(收缩压)	<5.3(40)或>13.3(100)	4
kPa(mmHg)	5.3~6.7(40~50)或 12.0~13.3(90~100)	6
	其余	10

续表

检查项目	测定值	分值
呼吸	<20 或>100 或	4
次 /min	20~25 或 60~100	6
	其余	10
PaO_2	<6.7(50)	4
kPa(mmHg)	6.7~8.0(50~60)	6
	其余	10
pH	<7.25 或>7.55	4
	7.25~7.30 或 7.50~7.55	6
	其余	10
Na^+	<120 或>160	4
mmol/L	120~130 或 150~160	6
	其余	10
K^+	<2.0 或>9.0	4
mmol/L	2.0~2.9 或 7.5~9.0	6
	其余	10
Cr μmol/L	>132.6(1.5)	4
(mg/dl)	114.0~132.6(1.3~1.5)	6
或	其余	10
BUN mmol/L	>14.3(40)	4
(mg/dl)	7.1~14.3(20~40)	6
	其余	10
血细胞比容比	<0.2	4
	0.2~0.4	6
	其余	0
胃肠表现	腹胀并消化道出血	4
	腹胀或消化道出血	6
	其余	10

（宋国维）

第二节　脑 死 亡

【概念】 按传统观念，呼吸、心搏停止就意味着死亡或生命活动停止。然而，自 20 世纪 70 年代后，特别是在机械通气及其他生命支持技术飞速进步及广泛应用于临床以后，部分中枢神经系统活动已经完全停止患儿的心脏仍然可以在人工支持下长期搏动，因而，“心搏、呼吸停止就是死亡”的概念已经不再适用。现阶段的医学概念是：呼吸、心搏，以及其他重要生命活动停止（如意识丧失、瞳孔扩大等），可能只是这些功能的暂时性停止，仍然还存在着恢复的可能性。所以，心搏、呼吸停止尚未意味着生命的永远结束，只能称之为临床死亡。在此背景下，就提出了“脑死亡”和“临床死亡”这样两个概念。

“脑死亡”概念的出现给医学和伦理学提出了两个新问题：第一，死亡的现代概念是什么，什么时候可以宣布患儿死亡？第二，什么时候可以放弃对患儿的生命支持措施？

目前，医学界一致同意：枕骨大孔以上的全部脑组织（大脑皮层及脑干）的功能完全、不可逆、永久的丧失，即是脑死亡。要确定脑死亡必须同时确定大脑皮层及脑干的功能完全、不可逆、永久的丧失。

1968 年，哈佛大学医学院首次提出了脑死亡诊断标准，是研究脑死亡的开端。1971 年，明尼苏达大学提出关于脑死亡的标准。1970 年，美国建立了一个全国性的多中心协作研究机构，并于 1976 年提出了关于脑死亡诊断标准的建议。同年，英国皇家学会也制定了脑死亡诊断标准。此后，美国的一个专门委员会又于 1982 年首次提出了脑死亡诊断标准。1984 年，美国约翰·霍普金斯大学医学院也制定了自己的诊断标准。到目前为止，世界已有 13 个国家制定了自己的脑死亡诊断标准。2018 年，我国制定了《中国儿童脑死亡判定标准与操作规范》，并于 2019 年发布在《中华儿科杂志》。

【脑死亡判定标准】 脑死亡（brain death）的诊断必须在稳定的环境中对意识丧失的患者进行连续的观察之后才能作出。在确定脑死亡时，患者的血流动力学必须是稳定的。因为当脑循环极度低下时，中枢神经系统的活动，包括脑电活动在内，也会受到极度抑制，一旦脑循环恢复时，中枢神经系统的功能也随之恢复。Jorgensen 等曾观察到，当心搏骤停时，中枢神经系统功能停止，但当血压恢复后，中枢神经系统功能可在 15 分钟内恢复。

（一）实施脑死亡判断的先决条件

1. **昏迷原因明确** 引起昏迷的原因有原发性脑损伤，包括颅脑外伤、中枢神经系统感染、脑血管疾病等；继发性脑损伤，包括心搏呼吸骤停、溺水、窒息、麻醉意外等导致的缺血缺氧性脑病。

2. **排除各种原因引起的可逆性昏迷** 可逆性昏迷包括急性中毒，如一氧化碳中毒、酒精中毒；镇静催眠药、抗精神病药、全身麻醉药过量、作用消除时间延长或中毒等；低温（膀胱或直肠温度≤32℃）；严重电解质及酸碱平衡紊乱；休克；严重代谢及内分泌功能障碍，如肝性脑病、尿毒症性脑病、低血糖性脑病或高血糖性脑病，以及先天性遗传代谢性疾病等。

（二）临床判断

1. **深昏迷**

（1）检查方法及结果判断：拇指分别强力按压患儿两侧眶上切迹或针刺面部（图 1-28），面部未出现任何肌肉活动。儿童格拉斯哥昏迷评分为 2T（睁眼 =1 分，运动 =1 分，语言 =T）。

（2）注意事项：在脑神经分布区域施以疼痛刺激，任何刺激必须局限于头面部；三叉神经或面神经病变时，判断深昏迷应慎重。对刺激无反应或无反射，反映枕骨大孔水平以上的脑功能丧失。但在脑功能完全丧失之后脊神经元仍可存活，仍可有脊髓反射和 / 或脊髓自动反射。脊髓反射包括各种深反射和病理反射。脊髓自动反射大多与刺激部位相关，刺激颈部可引起头部转动；刺激上肢可引起上肢屈曲、伸展、上举、旋前和旋后，刺激腹部可引起腹壁肌肉收缩，刺激盲人可引起下肢屈曲和伸展。脊髓自动反射必须与肢体自发运动区别。脑死亡时不应有字体自发运动，脑死亡时不应有去大脑强直、去皮层强直和痉挛发作。

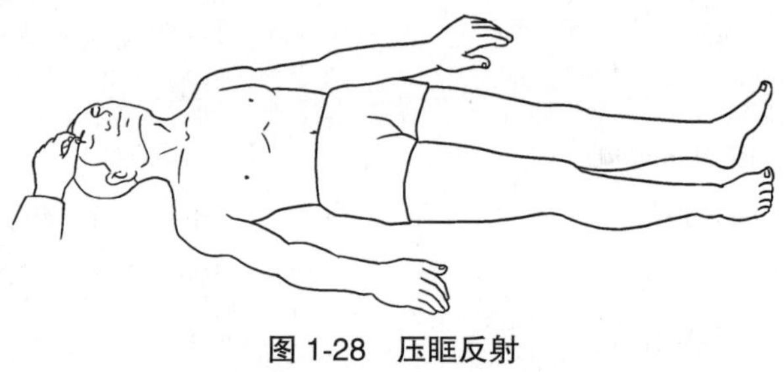

图 1-28　压眶反射

2. **脑干反射消失**

（1）瞳孔对光反射：检查方法为用强光照射瞳孔，观察有无缩瞳反射。应进行瞳孔直接和间接反射检查。双侧瞳孔直接和间接对光反射检查均无缩瞳反应，即可判断为瞳孔对光反射消失（图 1-29，图 1-30）。

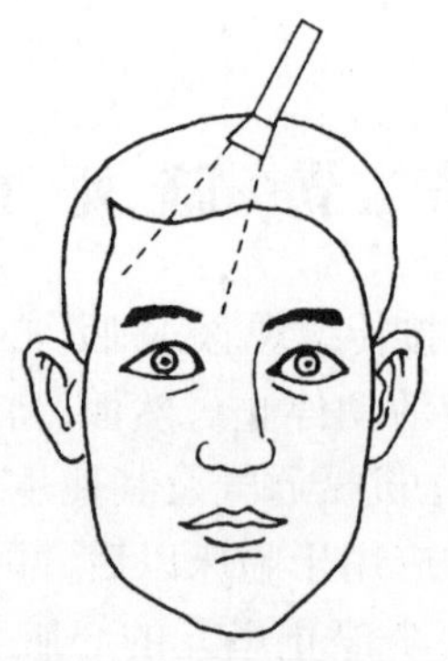

图 1-29　脑干功能正常时瞳孔对光反射存在

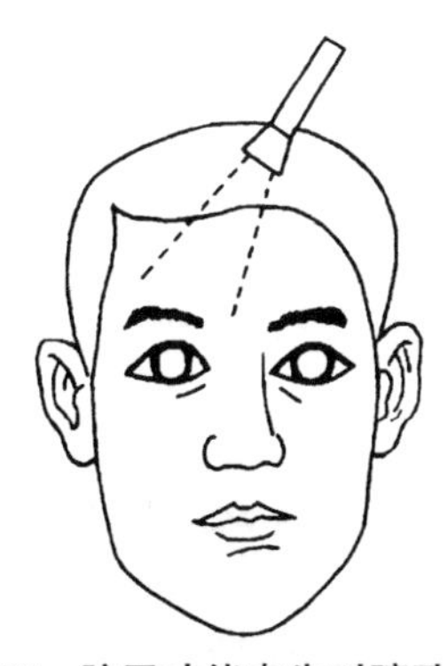

图 1-30　脑干功能丧失时瞳孔扩大、固定对光反射消失

注意事项：脑死亡者多数双侧瞳孔散大，少数瞳孔可缩小或双侧不等大。因此，不应将瞳孔大小作为脑死亡判定的必要条件。眼部疾病、外伤、药物均可影响瞳孔对光反射的判断，判定结果应慎重。

(2) 角膜反射：检查方法为向上轻推一侧上眼睑，露出角膜，用棉花丝触及角膜周边部，观察双眼有无眨眼动作。检查一侧后，用同样方法检查另外一侧。上述检查应重复进行。双侧均无眨眼动作即可判定为角膜反射消失。

注意事项：即使未见明显眨眼动作，但上、下眼睑和眼周肌肉有微弱收缩时，不应判定为角膜反射消失。眼部疾病或外伤、三叉神经或面神经病变均可影响角膜反射判断，判断结果应慎重。

(3) 头眼反射：检查方法为用手托起头部、撑开双侧眼睑，将头从一侧快速转向对侧，观察眼球是否向反方向转动，检查一侧后再检查另一侧(图 1-31)。结果判定为当头部向左侧或右侧转动时，眼球无相反方向转动，即判定为头眼反射消失。

注意事项：眼外肌疾病或外伤可影响头眼反射判定，判定结果应慎重。颈椎外伤时禁止此项检查，以免损伤脊髓。

(4) 前庭眼反射：检查方法为头部抬高 30°，用弯盘贴近外耳道，以备水溢出。注射器抽吸 0~4 ℃盐水 20ml，注入一侧外耳道，注入时间 20~30 秒，同时撑开两侧眼睑，观察是否有眼球震颤。检查一侧后再检查另一侧。结果判定为注水后观察 1~3 分钟，若无眼球震颤即可判定为前庭眼反射消失。

注意事项：检查前确认为鼓膜损伤，或耳镜检查两侧鼓膜是否有损伤，若有鼓膜破损禁做此检查。外耳有血块或堵塞物时，应清除后再行检查。即使未见眼球震颤，但可见微弱眼球运动时，不应判定为前庭反射消失。头面部或眼部外伤、出血、水肿可影响前庭眼反射判定，判定结果应该慎重。

(5) 咳嗽反射：检查方法为用长度超过人工气道的吸引管刺激受检查者气管黏膜，引起咳嗽反射。结果判定为刺激气管黏膜无咳嗽动作，判定为咳嗽反射消失。

注意事项：刺激气管黏膜时，出现胸、腹部运动，不能判定为咳嗽反射消失。

上述 5 项脑干反射全部消失，即可判定为脑干反射消失。若 5 项脑干反射有不能判定的项目时，需增加确认试验项目(完成 3 项确认试验)。

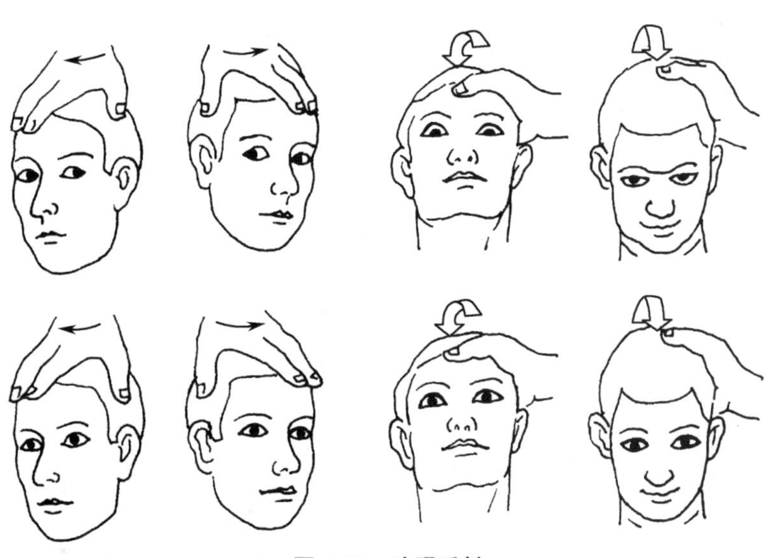

图 1-31　头眼反射

3. **无自主呼吸** 受检者无自主呼吸，必须依赖呼吸机维持通气。判定无自主呼吸，除肉眼观察胸、腹部无呼吸运动和呼吸无自主触发外，还需通过自主呼吸激发试验验证，并严格按照以下步骤和方法进行。

(1) 先决条件：核心体温>35℃，如低于这一标准，应给予物理升温；收缩压达到同年龄正常低限值，如果低于低限值，应给予升血压药物；$PaO_2 \geqslant 200mmHg$，如低于此标准，应给予100%氧气吸入10~15分钟，直至PaO_2达到此标准。$PaCO_2$ 35~45mmHg，如低于此标准，可降低每分钟通气量，直至$PaCO_2$达到此标准，慢性二氧化碳潴留者，$PaCO_2$可>45mmHg自主呼吸激发试验实施前，应加强生命支持和器官功能支持。

(2) 试验方法和步骤：脱离呼吸机→即刻将输氧导管通过人工气道置于隆突水平，输入100%氧气4~6L/min→密切观察胸、腹部有无呼吸运动→脱机8~10分钟后抽取动脉血检测→恢复机械通气。如果先决条件的$PaCO_2$为35~45mmHg，试验结果显示$PaCO_2 \geqslant 60mmHg$且$PaCO_2$超过原有水平20mmHg仍无呼吸运动，即判定无自主呼吸。如果先决条件的$PaCO_2$>45mmHg，试验结果显示$PaCO_2$超过原有水平20mmHg仍无呼吸运动，即可判定无自主呼吸。

(3) 注意事项：需要确认是否存在机械通气误触发可能；自主呼吸激发试验过程中，一旦出现明显血氧饱和度下降、血压下降、心率减慢或心律失常等，应即刻终止试验，若$PaCO_2$升高达到判定要求，仍可进行结果判定；如果$PaCO_2$升高未达到判定要求，宣告本次试验失败；为了避免自主呼吸激发试验对确认试验的影响，可放在脑死亡判定的最后一步进行。如果自主呼吸激发试验未能实施或未能完成，需加强生命支持和各器官系统功能支持，达到先决条件后重新实施。该试验至少由两名医师（一名医师监测呼吸、心率、心律、血压和血氧饱和度，另一名医师观察胸腹有无呼吸运动）和一名医师或护士（负责呼吸机和输氧管道管理、抽取动脉血）完成。

（三）确认试验

1. **脑电监测**（EEG） 使用独立电源，必要时加用稳压器或暂停其他可能干扰脑电图记录的医疗仪器设备。电极与头皮间阻抗>100Ω和<5kΩ，高频滤波30~75Hz，低频滤波0.5Hz，灵敏度2μV/mm。记录电极按照国际10-20系统至少安放8个。结果判定EEG长时程（≥30分钟，≤2月龄者≥60分钟）显示静息状态（脑电波活动≤2μV），符合EEG脑死亡判定标准。

注意事项：脑电图仪必须具备上述参数设置要求，镇静麻醉药（脑电图检查距最后一次应用镇静麻醉药物≤5个药物半衰期或受检查者体内可查到相关血药浓度），以及电极安放部位外伤或水肿均可影响脑电图判定，此时脑电图结果仅供参考，脑死亡判定应以其他确认试验为依据。

2. **经颅多普勒超声**（TCD） TCD安全、无侵入性且价格低廉，可在床旁进行。该检查需要一定的专业知识，前部、后部循环均应进行评估。若检查见小型收缩期峰不伴舒张期血流或见回弹血流模式，则提示血管阻力较高，支持脑死亡诊断。

3. **诱发电位** 体感诱发电位（somatosensory evoked potential，SSEP）和脑干听觉诱发电位检查（brainstem auditory evoked potential，BAEP）可作为辅助检查。SSEP中，刺激正中神经时双侧顶叶感觉皮质无反应（N19-P22）则支持脑死亡。存在耳蜗反应（Ⅰ波）的情况下，BAEP检查需见脑干对听觉刺激的反应（Ⅲ~Ⅴ波）消失才可支持脑死亡的诊断。与EEG信号不同，SSEP和BAEP的早期受镇静剂和麻醉剂影响极小。低体温、药物和代谢紊乱可影响中、后期的体感和听觉电位。有研究认为，将BAEP和SSEP与EEG联合使用可为准确诊断脑死亡提供更有力的保证。但因为耳蜗终器在创伤中通常已受损，故BAEP需Ⅰ波完整这一点限制了其的广泛应用。临床应用SSEP作为脑死亡的确认实验之一。

以上3项确认试验需至少具备2项，优选顺序依次为脑电图、TCD、SSEP。对儿童脑死亡评估病例分析发现，单独做脑电图、TCD、SLSEP的灵敏度分别为100%、89%和100%，特异度分别仅为79%、64%、40%。而将脑电图与TCD联合评估，灵敏度为89%，特异度为100%；脑电图联合SSEP的灵敏度为100%，特异度为100%；SSEP联合TCD的灵敏度为86%，特异度为75%。因此任何单项确认试验均有误判可能，将确认试验组合后可降低误判风险。此外，2019版中国标准还提出"如果TCD检查受限，可参考CT血管造影或数字减影血管造影检查结果"，因脑血流消失是支持脑死亡的一个重要证据。

【判定步骤】

1. **确定判定脑死亡的医师** 中国2019版

《中国儿童脑死亡判定标准与操作规范》规定，参与判定人员至少2名，为避免发生误判和漏判，必须经过"规范化脑死亡判定培训并获得资质"医师参加。如果脑死亡患者涉及器官捐献，则参加器官移植的医师不能参加。

2. **具体操作步骤**

第1步：脑死亡临床判定，符合判定标准（深昏迷、脑干反射消失、无自主呼吸）后进入下一步。

第2步：脑死亡确认试验。

第3步：自主呼吸激发试验验证自主呼吸消失。

以上3个步骤均符合脑死亡判定标准时，判定为脑死亡（视频1-12）。

视频1-12　脑死亡临床评定

【注意事项】

1. **儿童脑死亡判定标准适用人群及目前存在的问题**　不能对胎龄小于37周的早产儿做出脑死亡诊断，2019版中国标准没有包含新生儿，故新生儿如何诊断脑死亡、何时可以诊断仍是临床需要面对的问题。标准中对一些特殊情况也未涉及，如高位脊髓损伤或严重肺损伤、呼吸机参数很高的患者，因安全原因不能进行或难以完成相应神经系统检查或自主呼吸刺激试验时如何进行判断等。

2. 应治疗并纠正低血压、低体温和代谢紊乱，排除混杂因素，并停用可干扰神经系统检查和呼吸暂停试验的药物，且在评估前应留出充分的药物清除时间。

3. 各检查应由不同的主治医师及以上级别的医师进行。呼吸暂停试验可由同一医师进行。推荐的观察期为婴儿和儿童（29天至18岁）为12小时。婴儿的评估应由经过危重症治疗培训的儿科专科医师来完成。

（卢秀兰）

第一篇参考文献

1. 蔡兆斌. 国内外院前急救现状与展望. 中华急诊医学杂志, 2010, 19 (7): 775-777.
2. 袁轶俊. 加快院前急救立法促进行业健康发展. 中华急诊医学杂志, 2019, 28 (7): 807-809.
3. 中华医学会儿科学分会, 中华儿科杂志编辑委员会. 儿童2019新型冠状病毒感染的诊断与防治建议(试行第一版). 中华儿科杂志, 2020, 58 (3): 169-174.
4. 祝益民. 儿科急诊现状及急救技术规范化建设思考. 中国小儿急救医学, 2016, 23 (7): 437-440.
5. 张铮铮, 陈伟明, 陈扬, 等. 复旦大学附属儿科医院PICU单中心死亡病例流行病学分析. 中国小儿急救医学, 2016, 23 (8): 526-530.
6. 中华医学会急诊医学分会儿科学组, 中华医学会儿科学分会急救学组. 儿科急诊室建设与管理专家建议. 中国小儿急救医学, 2018, 25 (3): 190-192.
7. 急诊预检分诊专家共识组. 急诊预检分诊专家共识. 中华急诊医学杂志, 2018; 27 (6): 599-604.
8. 中华医学会急诊医学分会, 中国医师协会急诊医师分会, 中国县级医院急诊联盟, 等. 中国县级医院急诊科建设规范专家共识. 中华危重病急救医学, 2019, 31 (5): 528-535.
9. 陈志, 张文中. 我国院前急救人才队伍建设探析. 中国卫生人才, 2020, 3: 16-21.
10. 李绪阳. 便携式呼吸机应用于院前急救中的价值评价. 中国实用医药, 2020, 15 (3): 91-93.
11. 卢秀兰, 仇君, 祝益民, 等. 院间转诊患儿转诊原因及影响因素, 2015, 30 (6): 438-441.
12. 中华医学会急诊医学分会儿科学组, 中华医学会儿科学分会急救学组, 中国医师协会儿童重症医师分会. 重症儿童院际三级转诊专家建议. 中华儿科杂志, 2015, 53 (8): 573-575.
13. 中华医学会重症医学分会.《中国重症患者转运指南(2010)》(草案). 中国危重病急救医学, 2010, 22 (6): 328-330.
14. JACOBS A, DERESE I, VANDER PERRE S, et al. Non-Thyroidal Illness Syndrome in Critically Ill Children: Prognostic Value and Impact of Nutritional Management. Thyroid, 2019.
15. INGELS C, GUNST J, VAN DEN BERGHE G. Endocrine and Metabolic Alterations in Sepsis and Implications for Treatment. Crit Care Clin, 2018, 34 (1): 81-96.
16. VENET F, MONNERET G. Advances in the understanding and treatment of sepsis-induced immunosuppression. Nat Rev Nephrol, 2018, 14 (2): 121-137.

17. BIAGAS KV, HINTON VJ, HASBANI NR, et al. HALF-PINT trial study investigators; PALISI Network. Long-Term Neurobehavioral and Quality of Life Outcomes of Critically Ill Children after Glycemic Control. J Pediatr, 2020, pii: S0022-3476 (19) 31466-0.
18. WANG C, CUI Y, ZHU Y, et al. Continuous hemodiafiltration as a rescue therapy for patients with cardiopulmonary failure caused by enterovirus-71: a retrospective observational study in a PICU. BMC Infect Dis, 2019, 19 (1): 866.
19. BOMANS K, SCHENZ J, SZTWIERTNIA I, et al. Sepsis Induces a Long-Lasting State of Trained Immunity in Bone Marrow Monocytes. Front Immunol, 2018, 9: 2685.
20. 徐关玲 , 张媛莉 . 线粒体功能障碍及保护在多器官功能衰竭中作用研究进展 . 中华实用诊断与治疗杂志 , 2015, 29 (11): 1053-1055.
21. 申屠路媚 , 牟艳玲 . 线粒体功能障碍机制及其相关疾病研究进展 . 生命科学 , 2018, 30 (1): 87-91.
22. VASILEIOU PVS, EVANGELOU K, VLASIS K, et al. Mitochondrial Homeostasis and Cellular Senescence. Cells, 2019, 8, 686.
23. WANG G, JIA S, NIU X, et al. Total free radical species and oxidation equivalent in polluted air. Total Environ, 2017, 609: 1103-1113.
24. POPRAC P, JOMOVA K, SIMUNKOVA M, et al. Targeting Free Radicals in Oxidative Stress-Related Human Diseases. Trends Pharmacol Sci, 2017, 38 (7): 592-607.
25. DOSE J, MATSUGO S, YOKOKAWA H, et al. Free Radical Scavenging and Cellular Antioxidant Properties of Astaxanthin. Int J Mol Sci, 2016, 17 (1): 103.
26. 顾伟 , 李春盛 . 心脏骤停后综合征——类脓毒症样综合征 , 中华急诊医学杂志 , 2019, 28 (1): 121-123.
27. GIACINO JT, KATZ DI, SCHIFF ND, et al. Practice guideline update recommendations summary: Disorders of consciousness: Report of the Guideline Development, Dissemination, and Implementation Subcommittee of the American Academy of Neurology; the American Congress of Rehabilitation Medicine; and the National Institute on Disability, Independent Living, and Rehabilitation Research. Neurology, 2018, 91 (10): 450-460.
28. 国家卫生和计划生育委员会脑损伤质控评价中心 . 脑死亡判定标准与技术规范 (儿童质控版). 中华儿科杂志 , 2014, 52 (10): 756-760.
29. 中华医学会儿科学分会神经学组 . 热性惊厥诊断治疗与管理专家共识 (2017 实用版). 中华实用儿科临床杂志 , 2017, 32 (18): 1379-1382.
30. 靳有鹏 , 周丽 . 儿童惊厥的急诊处理 . 中华实用儿科临床杂志 , 2017, 33 (18): 1385-1387.
31. GLAUSER T, SHINNAR S, GLOSS D, et al. Evidence-Based Guideline: Treatment of Convulsive Status Epilepticus in Children and Adults: Report ofthe Guideline Committee of the American Epilepsy Society. EpilepsyCurr, 2016, 16 (1): 48-61.
32. 唐克卉 . 24 例牛乳致肠源性紫绀症的临床研究 . 临床医学研究与实践 , 2016, 1 (1): 80.
33. 张婷 . 儿童腹胀的诊治要点 . 中国小儿急救医学 , 2017, 24 (4): 269-272.
34. CHEE YY, CHUNG PH, WONG RM, et al. Jaundice in Infants and Children: Causes, Diagnosis, and Management. Hong Kong Med J, 2018, 24 (3): 285-292.
35. CHEN HL, WU SH, HSU SH, et al. Jaundice Revisited: Recent Advances in the Diagnosis and Treatment of Inherited Cholestatic Liver Diseases. J Biomed Sci, 2018, 25 (1): 75-81.
36. MANDATO C, ZOLLO G, VAJRO P. Cholestatic jaundice in infancy: struggling with many old and new phenotypes. Ital J Pediatr, 2019, 45 (1): 83.
37. 廖清奎 , 儿科症状鉴别诊断学 . 北京 : 人民卫生出版社 , 2018.
38. 中国医师协会急诊医师分会 . 急性上消化道出血急诊诊治流程专家共识 . 中国急救医学 , 2015,(10).
39. 欧阳红娟 , 游洁玉 . 消化道出血内镜下治疗 . 中国小儿急救医学 , 2019, 26 (4): 253-256.
40. PODDAR U. Diagnostic and therapeutic approach to upper gastrointestinal bleeding. Paediatr Int Child Health, 2019, 39 (1): 18-22.
41. THOMSON MA, LETON N, BELSHA D. Acute upper gastrointestinal bleeding in childhood: development of the Sheffield scoring system to predict need for endoscopic therapy. J Pediatr Gastroenterol Nutr, 2015, 60: 632.
42. 周昉 , 许峰 . 儿童消化道出血的原因与应急治疗 . 中国小儿急救医学 , 2017, 24 (4): 264-268.
43. ATKINS DL, DE CAEN AR, BERGER S, et al. 2017 American Heart Association Focused Update on Pediatric Basic Life Support and Cardiopulmonary Resuscitation Quality: An Update to the American Heart Association Guidelines for Cardiopulmonary Resuscitation and Emergency Cardiovascular Care. Circulation, 2018, 137 (1): 1-6.
44. DUFF JP, TOPJIAN A, BERG MD, et al. 2018 American Heart Association Focused Update on Pediatric Advanced Life Support: An Update to the American Heart Association Guidelines for Cardiopulmonary Resuscitation and Emergency Cardiovascular Care. Circulation, 2018, 138 (23): 731-739.
45. OLASVEENGEN TM, DE CAEN AR, MANCINI ME, et al. 2017 International Consensus on Cardiopulmonary

Resuscitation and Emergency Cardiovascular Care Science With Treatment Recommendations Summary. Circulation, 2017, 136 (23): 424-440.

46. MARINO BS, TABBUTT S, MACLAREN G, et al. Cardiopulmonary Resuscitation in Infants and Children With Cardiac Disease: A Scientific Statement From the American Heart Association. Circulation, 2018, 137 (22): 691-782.
47. 中华医学会心血管病学分会，中华心血管病杂志编辑委员会．慢性心力衰竭基层诊疗指南 (2019 年). Chin J Gen Pract, October, 2019, 18,(10).
48. 寻劢，李志辉．儿童急性肾损伤肾脏替代疗法开机及停机指征．中华实用儿科临床杂志，2018, 33 (5): 334-337.
49. KOCHANEK PM, TASKER RC, CARNEY N, et al. Guidelines for the Management of Pediatric Severe Traumatic Brain Injury, Third Edition: Update of the Brain Trauma Foundation Guidelines. Pediatr Crit Care Med, 2019, 20 (1): S1-S82.
50. 中国医师协会神经修复学分会儿童神经修复学专业委员会．婴幼儿脑损伤神经修复治疗专家共识．中国当代儿科杂志，2018, 20 (10): 785-792.
51. 中华医学会感染病学分会和肝病学分会．肝衰竭诊治指南 (2018 年版). 中华肝病杂志，2019, 27 (1): 18-26.
52. Eumpean Association for the study 0f the Liver. EASL Clinical Practical Guidelines on the management of acute (fulminant) liver failure. J Hepatol, 2017, 66 (5): 1047-1081.
53. BHATT H, RAO GS. Management of Acute Liver Failure: A Pediatric Perspective. Curr Pediatr Rep, 2018, 6 (5): 246-257.
54. JUUTILAINEN A, HÄMÄLÄINEN S, PULKKI K, et al. Biomarkers for bacteremia and severe sepsis in hematological patients with neutropenic fever: multivariate logistic regression analysis and factor analysis. Leuk Lymphoma, 2011, 52: 2349.
55. TORRES LK. Determination of Early Immune Function in Sepsis and Its Influence on Organ Dysfunction. Is a More Pragmatic Outcome on the Horizon?Am J Respir Crit Care Med, 2018, 198: 298-300.
56. TYPPO KV. Monitoring Severity of Multiple Organ Dysfunction Syndrome: New and Progressive Multiple Organ Dysfunction Syndrome, Scoring Systems. Pediatr Crit Care Med, 2017, 18: 17-23.
57. WEISS SL, PETERS MJ, ALHAZZANI W, et al. Surviving sepsis campaign international guidelines for the management of septic shock and sepsis-associated organ dysfunction in children. Intensive Care Med, 2020, 46 (Suppl 1): 10-67.
58. SIDDALL E, KHATRI M. Capillary leak syndrome: etiologies, pathophysiology, and management. Kidney Int, 2017, 92 (1): 37-46.
59. WEISS SL, PETERS MJ, ALHAZZANI W, et al. Surviving sepsis campaign international guidelines for the management of septic shock and sepsis-associated organ dysfunction in children. Intensive Care Med, 2020, 46 (Suppl 1): 10-67.
60. TAGAMI T. Extravascular lung water measurements in acute respiratory distress syndrome: why, how, and when?Curr Opin Crit Care, 2018, 24 (3): 209-215.
61. MIAO H, SHI J, WANG C, et al. Renal Replacement Therapy in Pediatric Severe Sepsis: A Propensity Score-Matched Prospective Multicenter Cohort Study in the PICU. Crit Care Med, 2019, 47 (10): 806-813.
62. BLIX AS. A possible cause of Sudden Infant Death Syndrome. Med Hypotheses, 2019, 136: 109520.
63. BYARD RW. DUNCAN JR. Sudden Infant Death Syndrome: Definitions. SIDS Sudden Infant and Early Childhood Death: The Past, the Present and the Future. Adelaide (AU): University of Adelaide Press, 2018.
64. FARD D, LAER K, ROTHAMEL T, et al. Candidate gene variants of the immune system and sudden infant death syndrome. Int J Legal Med, 2016, 130 (4): 1025-1033.
65. SHAPIRO-MENDOZA CK, PARKS S, LAMBERT AE, et al. The epidemiology of sudden infant death syndrome and sudden unexpected infant deaths: Diagnostic shift and other temporal changes. In: Duncan JR Byard RW, editors. SIDS Sudden Infant and Early Childhood Death: The Past, the Present and the Future. Adelaide: Univ. Adelaide Press, 2018.
66. LAVISTA FERRES JM, ANDERSON TM, JOHNSTON R, et al. Distinct Populations of Sudden Unexpected Infant Death Based on Age. Pediatrics, 2020.
67. GAW CE. A significant portion of Sudden Unexpected Infant Death appears attributable to suffocation. J Pediatr, 2019, 212: 244.
68. 国家卫生健康委员会脑损伤质控评价中心，中华医学会神经病学分会神经重症协作组，中国医师协会神经内科医师分会神经重症专业委员会．中国成人脑死亡判定标准与操作规范 (第二版). 中华医学杂志，2019, 99 (17): 1288-1292.
69. HOCKER S, WHALEN F, WIJDICKS EF. Apnea testing for brain death in severe acute respiratory distress syndrome: a possible solution. Neurocrit Care , 2014, 20: 298.

第二篇　新生儿急救

第七章　新生儿常见危重症

第一节　新生儿窒息与复苏

一、新生儿窒息

新生儿窒息(asphyxia)是指由于产前、产时或产后的各种病因,使胎儿缺氧而发生宫内窘迫,出生后不能建立正常的自主呼吸,引起新生儿缺氧并导致全身多脏器损害,以低氧血症、高碳酸血症和酸中毒为主要病理生理改变的疾病,是围生期新生儿死亡和致残的主要原因之一。新生儿窒息是出生后最常见的紧急情况,必须引起高度地重视、积极地抢救和正确地处理,以降低新生儿死亡率及预防远期后遗症。

【概述】 新生儿窒息是导致全世界新生儿死亡、脑瘫和智力障碍的主要原因之一。新生儿窒息导致的死亡占全球新生儿期死亡的四分之一,在我国为新生儿期死亡的第二大原因,是我国儿童智力残疾的首位原因。我国自 20 世纪 90 年代开始引进新生儿复苏项目(neonatal resuscitation program,NRP)后,制定了中国新生儿复苏指南,开展了新生儿复苏培训项目,广泛培训各级复苏师资队伍、建立新生儿复苏医院内工作组,并开展了广泛的国际交流,有效地降低了我国新生儿窒息的发生率和死亡率,现我国窒息的发生率仅为3%~5%,因出生窒息导致 7 天内的新生儿死亡从2003 年的 540.9/10 万下降至 2010 年的 125.1/10万,下降幅度达 76.9%。

【病因】 新生儿窒息可发生在产前、产时或产后,如果缺氧严重且发生较早,胎儿可胎死宫内;如发生在临产前、临产时,则表现为出生时窒息;如发生在生后,则表现为出生后窒息。有报道有高危因素的分娩,新生儿窒息的发生率高达70%,应高度重视,做好复苏准备。

(一) 出生前的原因

1. **母体疾病**　如妊娠糖尿病、慢性高血压、妊娠期高血压疾病、先兆子痫、子痫、妊娠中后期急性失血、严重贫血、严重感染、急性传染病、肺结核、孕妇心、肺、肾、甲状腺或神经系统疾病、过期妊娠、多胎妊娠、孕妇特殊用药(镁剂、肾上腺素能阻滞药)、孕妇吸毒、孕母年龄<16 岁或>45 岁等。

2. **子宫因素**　如子宫过度膨胀、痉挛和出血,影响胎盘血液循环。

3. **胎盘因素**　如胎盘功能不全、前置胎盘、胎盘早剥等。

4. **脐带因素**　如脐带扭转、打结、绕颈、脱垂等。

5. **羊水因素**　羊水过多、羊水过少、胎膜早破、羊水胎粪污染等。

6. **胎儿原因**　早产、胎儿贫血或同族免疫疾病、胎儿水肿、胎儿大小与孕期不符、胎儿畸形或异常等。

(二) 出生时的原因

如骨盆狭窄、头盆不称、胎位异常、急产或滞产、急诊剖宫产、产钳或胎吸助产术不顺利或处理不当,以及应用麻醉、镇痛、催产药物不妥等。

(三) 出生后的原因

如新生儿呼吸道阻塞、颅内出血、肺发育不成熟,以及严重的中枢神经系统、心血管系统畸形和膈疝等。

【病理生理】

1. **出生前后肺和肺循环的改变**　出生前,胎儿的氧供来自胎盘。胎肺内充满液体,肺小动脉因阻力过高关闭,血液由肺动脉经开放的动脉导管流入主动脉。出生后呼吸建立,空气进入肺内,肺液吸收,肺小动脉开放,肺部阻力下降,流经肺部的血流明显增多，原来经动脉导管流至主动脉的血流现流入肺动脉至肺进行气体交换，动脉导管逐渐关闭。

2. **呼吸暂停**　新生儿发生窒息都会经历由原发性呼吸暂停到继发性呼吸暂停的过程。胎儿或者新生儿缺氧时，呼吸先代偿性增快；若缺氧继续，则呼吸运动停止，伴有心率减慢，此时血压在正常范围内，如及时给予正确的刺激或吸氧，多能诱发自主呼吸。但如缺氧持续存在，出现喘息样呼吸，心率继续下降，同时血压开始下降，呼吸越来越弱，最后一次深呼吸后进入继发性呼吸暂停。此时新生儿心率、血压及氧饱和度均持续下降，对外界刺激无反应，此时必须给予正压人工呼吸。

3. **窒息时缺氧及肺灌注减少**　窒息的新生儿出生后未建立正常的呼吸、肺泡不能扩张，不能进行气体交换，造成缺氧。窒息时血氧饱和度下降、酸中毒，使新生儿肺内小动脉仍保持收缩状态，动脉导管继续开放，血液不经肺而经动脉导管进入主动脉，即使肺泡开放，血氧含量较少，使缺氧更加严重。窒息造成的严重缺氧引起多脏器损伤，尤其是呼吸中枢供氧不足加重呼吸抑制，进一步加重缺氧损伤。故改善全身缺氧，尤其是改善呼吸中枢缺氧是窒息时复苏的关键措施。

【临床表现】

1. **肤色**　胎儿娩出后，面部与全身皮肤青紫色或皮肤苍白，口唇暗紫。

2. **呼吸**　呼吸浅表，不规律或无呼吸或仅有喘息样微弱呼吸。

3. **循环**　心跳不规则，心率<80 次 /min 且弱。

4. **肌张力**　对外界刺激无反应，肌张力减弱。

5. **反应**　喉反射存在或消失。

【辅助检查】

1. **实验室检查**

(1) 血气分析：为最主要的实验室检查，可评估患儿有无酸中毒及呼吸衰竭。

(2) 检测血糖、血电解质、心肌酶、血尿素氮和肌酐等生化指标。

2. **心电图检查**　P-R 间期延长，QRS 波增宽，波幅降低，T 波升高，ST 段下降。

3. **头颅 B 超、MRI 检查**　能发现是否有颅内出血等。

4. **羊膜镜检**　对宫内缺氧胎儿，可了解胎粪污染羊水的程度，或在胎头露出宫口时取胎儿头皮血进行血气分析，以估计宫内缺氧程度。

【诊断】　中华医学会围产医学分会新生儿复苏学组相关专家建议，新生儿生后均需做 Apgar 评分，在二级以上或有条件的医院，生后应即刻做脐动脉血气分析。

1. **轻度窒息**　Apgar 评分 1 分钟或 5 分钟 4~7 分，且脐动脉血气 pH 7.00~7.20，碱剩余分布范围为 −16~10mmol/L。

2. **重度窒息**　Apgar 评分 1 分钟或 5 分钟 0~3 分，且脐动脉血气 pH<7.0，碱剩余<−16mmol/L。

3. 在脐动脉血气结果与 Apgar 评分不一致时，以脐动脉血气分析结果为准。未取得脐动脉血气分析结果的，Apgar 评分异常，以 Apgar 评分作为诊断的依据。胎儿宫内窘迫及胎心率异常等围产期缺氧的病史，如胎动异常，胎心监护显示可变减速、晚期减速、胎心变异消失等，可作为新生儿窒息的辅助诊断标准，尤其是对于没有条件做脐动脉血气的单位，可作为诊断的辅助条件。

【治疗】　详见新生儿复苏章节。

【预后】　新生儿窒息患儿需评估是否存在神经系统损伤及多脏器功能损伤。如均没有，则预后良好；如存在损伤，则因损伤程度差异预后不同。

二、新生儿复苏

【概述】　1995 年，WHO 公布在全世界每年近五百万死亡新生儿中，约 19% 出生时有窒息，如果成功地使用新生儿复苏技术，在全球范围内每年可能救助一百万以上的新生儿。我国广泛开展新生儿复苏专项技术培训后，新生儿窒息的发生率大幅度下降，现为 3%~5%。但学完新生儿复苏课程（NRP）不等于能成功地实施新生儿复苏，由经过培训的配合默契的复苏小组来进行新生儿复苏可取得最有效的结果。与年长儿或成人相比，新生儿复苏通常成功率很高。

从母体宫腔突然过渡到宫外生活的过程，是人一生中所经历的最危险的时刻。90% 以上的新生儿可非常顺利地完成这个过渡；约有 10% 的新生儿在出生时需要一些帮助才能开始自主呼吸；约 1% 的新生儿需要各种复苏手段才能存活（图 2-1）。

【出生时循环变化及窒息的特点】

1. **出生前、后循环的特点**　出生前所有供给胎儿的氧气都是通过胎盘从母体的血液中获得。只有很少量的血液流经胎肺，肺血管明显收缩。来自右心室的血液大部分从动脉导管流入主动

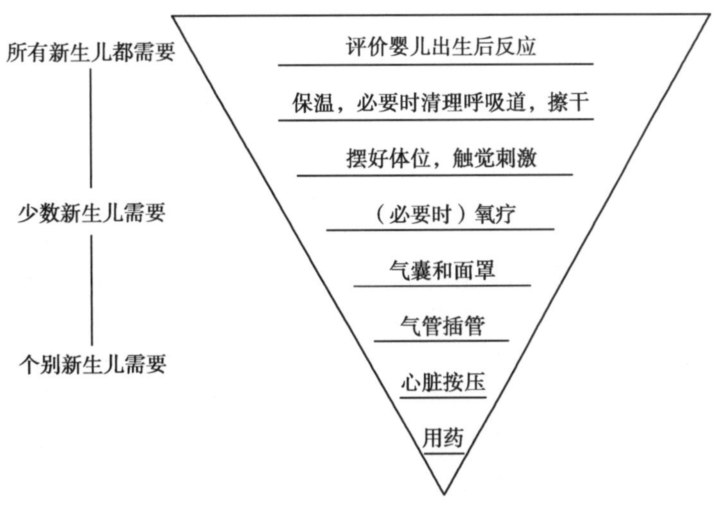

图 2-1　新生儿出生状态与处理分布图

脉。胎肺在宫内已发育，但充满着液体。出生后在数分钟之内发生如下变化：

肺扩张充气，胎肺液离开肺泡——肺小动脉扩张，肺血流增多。

在宫内或产程中发生的问题可以影响胎盘或脐带血流，表现为胎心减慢；出生后主要为呼吸方面的问题，表现为肺无法通气、肺动脉持续收缩。分娩过程及最初的有效呼吸可促进肺液排除，而呼吸暂停、浅表的无效呼吸影响其清除。血管收缩致血氧不足和酸中毒使肺血流减少，而通气、氧合和纠正酸中毒可使肺血流增加。

2. 出生时发生窒息时心功能和代偿机制　最初的反应是肺、肠、肾脏、肌肉和皮肤的血管床收缩，以便血液重新分配到心脏和大脑。晚期结局为心肌功能损伤，心输出量下降，脑损伤及多器官损伤。

3. 窒息的表现　发绀、心动过缓、低血压、呼吸抑制（如呼吸暂停）、肌张力低下。原发性呼吸暂停的表现：呼吸加快→呼吸停止→心率下降→对刺激有反应（血压一般保持不变）。继发性呼吸暂停的表现：呼吸停止→心搏停止→对刺激无反应（血压下降）。

【复苏前的准备工作】

（一）产前咨询

分娩前要问产科医务人员 4 个问题以识别高危因素：孕周多少？羊水清吗？预期分娩的新生儿数目？有何高危因素？根据这些问题的答案决定应该配备的人员及准备复苏物品。高危因素如下：

1. 产前因素　产妇有糖尿病、妊娠高血压、慢性高血压、贫血或同种免疫疾病、死胎或新生儿死亡史、妊娠中 / 后期出血、孕妇感染、孕妇心 / 肾 / 肺 / 甲状腺或神经疾病；羊水过多 / 过少，胎膜早破；过期妊娠，多胎妊娠，胎儿大小与胎龄不相符；孕妇用药，如碳酸锂 / 镁剂 / 肾上腺能阻滞药；孕妇吸毒，胎儿畸形，胎动减少；未行产前检查；年龄<16 岁或>35 岁。

2. 产时因素　急诊剖宫产，产钳 / 胎吸助产，臀先露 / 其他异常先露，早产，急产，单卵双胎，胎膜早破（>18 小时），滞产（>24 小时），第二产程延长（>2 小时），胎心过缓，胎心不稳定，产妇使用全身麻醉剂，子宫强直性收缩，产前 4 小时内用过麻醉药，羊水胎粪污染，脐带脱垂，胎盘早剥，前置胎盘。

3. 早产儿更易出现生后窒息　早产儿肺泡表面活性物质缺乏；表皮薄、体表面积大、皮下脂肪少易大量散热，体温调节功能差；易受感染；易发生颅内出血等。

（二）组建团队

每个新生儿出生时，都需要至少一名熟练掌握复苏技能的医务人员负责处理新生儿，不能“电话待命”。如果预计是高危分娩，就需一个完整掌握复苏技术且配合熟练的“复苏小组”，组长可由任何经过了正规新生儿复苏技术培训的医务人员担任。团队组长不但要熟知新生儿复苏流程，熟练掌握新生儿复苏技能，还要有很强的领导能力。复苏过程中，复苏组长应该在站在能直接观察和指挥团队成员工作的位置上。当团队组长需要集中精力直接参与某一具体操作时，最好把领导工作交给其他有资格的组员，并用清晰的语言告诉大家这一变化，避免混乱。每个成员都要有明确分工。多胎分娩时每个新生儿都应有一个独立的复苏小组。复苏开始时，小组人员要开简短的准备会，讨论可能遇到的问题，安排好小组成员的工作任务和所负的责任，做好复苏计划。

（三）检查物品

准备复苏所需要的所有仪器和材料，确保齐全且功能良好。打开辐射保暖台，检查复苏设备使之处于备用状态。使用复苏器械快速检查表核对器械和设备。

1. **保暖设备**　辐射台或其他保暖设备、热毛巾、温度传感器、帽子、塑料袋或者保鲜膜。

2. **吸引设备**　吸引球囊、低负压吸引器或壁式吸引器（压力 80~100mmHg）、10F 或 12F 吸痰管、连接胃管及注射器（20ml）、胎粪吸引管。

3. **正压通气设备**　新生儿复苏囊 /T- 组合复苏器、面罩（有软垫、早产儿及足月儿型号）、氧源（配气流表及导管）、8F 胃管。

4. **气管插管器械**　喉镜（0 号、1 号直叶片）、备用灯泡与电池、气管导管（2.5、3.0、3.5、4.0）、金属芯（可选）、剪刀、胶布、肩垫、酒精棉球、喉罩气道等。

5. **药物**　肾上腺素（1∶10 000，只有 1∶1 000 时需先配成 1∶10 000）、生理盐水或乳酸林格液、5% 碳酸氢钠、纳洛酮、糖水（10%）、注射用水、注射器、胃管、脐血管插管用品（手套、剪刀、脐血管导管、三通管等）。

6. **其他用物**　手套及其他保护性用品、听诊器（最好新生儿专用）、脉搏氧饱和度监测仪、心电监护仪及电极片（可选）。

（四）复苏流程与要点

复苏流程见图 2-2，视频 2-1，其要点如下：

1. 心率<60 次 /min，要采取额外措施；>60 次 /min，停止胸外心脏按压。

2. 心率>100 次 /min，评估呼吸恢复，可逐渐停止正压通气。

3. 在 A、B、C、D 各阶段均可考虑使用气管插管。

4. 评价、决策、措施循环往复，不断重复评价，以此进一步决策和采取措施。

【初步复苏阶段】

1. **评估**　4 个问题（足月，呼吸 / 哭声，肌张力，羊水粪染）中有 1 个为“否”，就需要一些复苏措施。Apgar 评分是量化评价新生儿情况的客观办法，对表达新生儿的总体情况和复苏效果有帮助。但它不能用于决定是否需要复苏、需要什么复苏及何时复苏。通常生后 1 分钟、5 分钟进行评分，如 5 分钟评分<7 分，则需每 5 分钟评分一次，直至生后 20 分钟。

2. **保暖**　将新生儿放在辐射热源下（32~36℃），摆好体位，必要时清理气道，擦干全身，拿走湿毛巾。孕周小于 32 周的早产儿，可采取塑料膜保温，即出生后不擦干，将躯干四肢放于塑料保鲜膜中，头在外，置于辐射保暖台进行复苏。注意体温监测，避免体温过高或过低。

3. **摆正体位**　新生儿在擦干前后均应适度仰卧，保持“鼻吸气”体位。

4. **清理气道**

（1）强调“必要时”吸引口鼻：即口鼻有分泌物或有胎粪梗阻气道时吸引口鼻，避免过度刺激。在生后第 1 分钟过度地吸引刺激后咽部可产生迷走神经反射，引起心动过缓或呼吸暂停。如用吸引导管，吸引器的负压应为 80~100mmHg。当口腔有大量分泌物时，可将头转向一侧，便于分泌物流出。

（2）无胎粪、有胎粪但有活力（有活力：强有力的呼吸、肌张力好、心率>100 次 /min，三项同时具备），先口（“M”）后鼻（“N”）吸净分泌物。

（3）有胎粪且新生儿无活力，国际指南不再常规推荐气管插管吸引胎粪，用吸球清理口鼻分泌物后，如无呼吸或心率<100 次 /min，进行正压通气。

（4）考虑存在气道梗阻时，在其他复苏步骤前、20 秒内完成气管插管吸引胎粪：常压给氧下清洁口腔与咽部，插入气管导管，连接胎粪吸引管，慢慢退出气管导管（3~5 秒），随后尽快开始正压通气，不建议重复操作气管内吸引胎粪。

5. **触觉刺激**　清理呼吸道、擦干全身都是对新生儿的刺激。如擦干后仍无良好的哭声或呼吸，可拍打或弹足底，轻柔摩擦新生儿的背部、躯干或四肢。

6. **监测**　监测健康新生儿生后 10 分钟内动脉导管前脉氧饱和度值，发现健康足月新生儿生后在呼吸室内空气的情况下（氧浓度 21%），达到氧饱和度 90% 以上需要 10 分钟（图 2-2）。因此建议，初步复苏后不再评估肤色并常压给氧。如果新生儿有呼吸困难、持续青紫，可清理气道、监测氧饱和度，如果氧饱和度低于目标值，可给予正压通气或常压给氧。

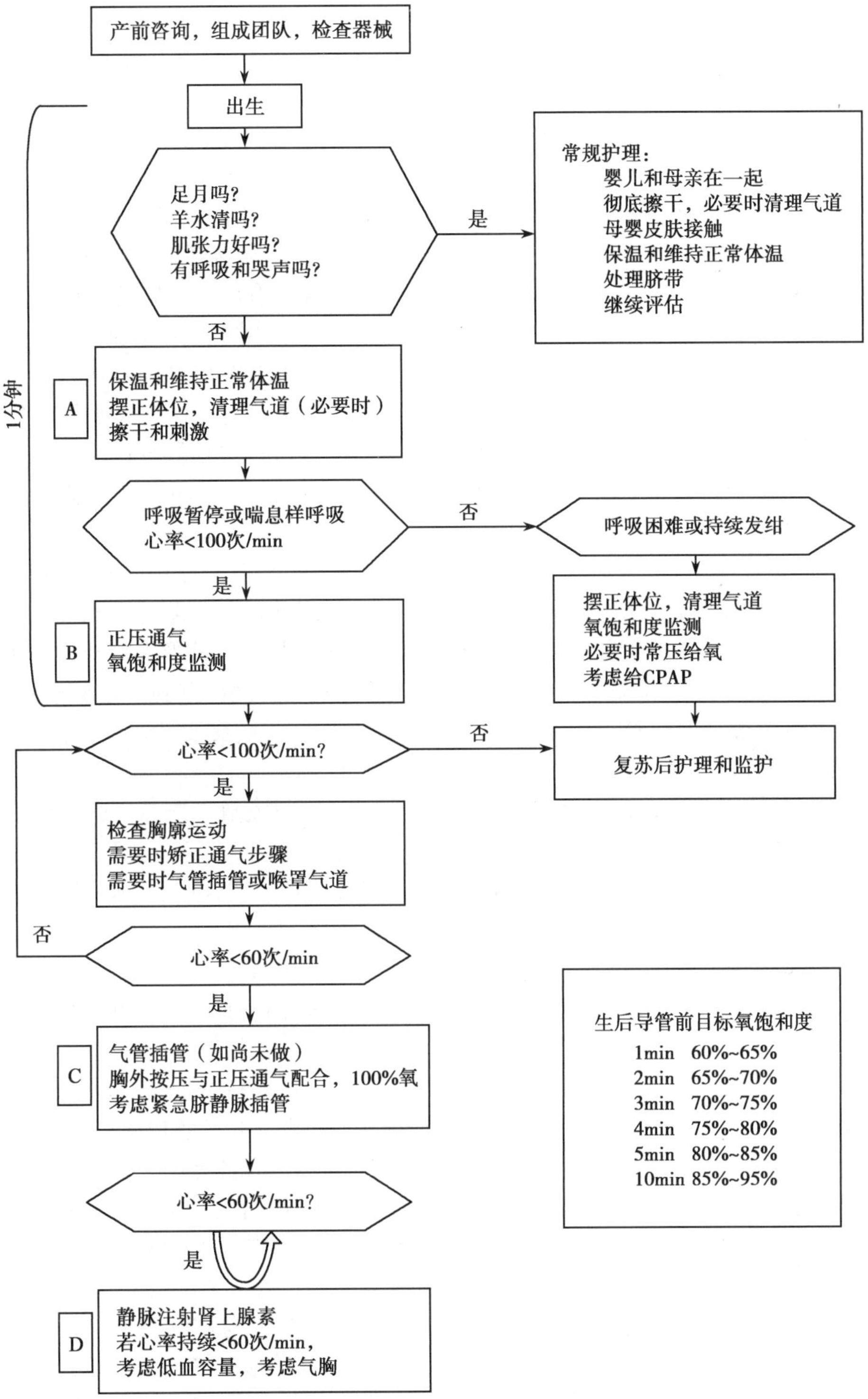

产前咨询，组成团队，检查器械

↓

出生

↓

足月吗？
羊水清吗？
肌张力好吗？
有呼吸和哭声吗？

是 → 常规护理：
婴儿和母亲在一起
彻底擦干，必要时清理气道
母婴皮肤接触
保温和维持正常体温
处理脐带
继续评估

否 ↓

A　保温和维持正常体温
摆正体位，清理气道（必要时）
擦干和刺激

↓

呼吸暂停或喘息样呼吸
心率<100次/min

否 → 呼吸困难或持续发绀 → 摆正体位，清理气道
氧饱和度监测
必要时常压给氧
考虑给CPAP
→ 复苏后护理和监护

是 ↓

B　正压通气
氧饱和度监测

（A、B：1分钟）

↓

心率<100次/min？

否 → 复苏后护理和监护

是 ↓

检查胸廓运动
需要时矫正通气步骤
需要时气管插管或喉罩气道

↓

心率<60次/min

否 → 返回“心率<100次/min？”

是 ↓

C　气管插管（如尚未做）
胸外按压与正压通气配合，100%氧
考虑紧急脐静脉插管

↓

心率<60次/min？

是 ↓

D　静脉注射肾上腺素
若心率持续<60次/min，
考虑低血容量，考虑气胸

生后导管前目标氧饱和度

1min	60%~65%
2min	65%~70%
3min	70%~75%
4min	75%~80%
5min	80%~85%
10min	85%~95%

图 2-2　中国新生儿复苏流程图（2016 年）

视频 2-1　新生儿复苏操作

7. **评估**　初步复苏后需评估新生儿的呼吸、心率和血氧饱和度。随后各阶段后都要不断重复评估这三项，心率是最重要的指标。

（1）有力的哭声说明有呼吸，喘息为缺氧或缺血时发生的单次或多次呼吸，预示着严重的神经和呼吸问题，需要按无呼吸（呼吸暂停）的情况一样复苏。

（2）心率的评估有三种方法

1）用听诊器沿胸部左侧听诊是检查新生儿心率最准确的物理检查方法。尽管在脐根部可以感觉到脐动脉的搏动，但触诊是不准确的，可能低估真实心率。听诊时可以用手在床上按心跳的节拍拍打，让复苏小组的其他成员也了解新生儿的心率。计数新生儿心率 6 秒，乘以 10 即为每分钟的心率。

2）连接脉搏氧饱和度仪，用脉搏氧饱和度仪评估心率和氧饱和度。正确地放置脉搏氧饱和度仪的传感器：传感器的朝向应该放置正确，使其动脉面对光源，接受传送过来的红光，放置后，最好要遮盖传感器以避开室内光线的影响，如果脉搏氧饱和度仪显示的脉搏不稳定，可调整传感器的位置；传感器应先连接新生儿端，后连接仪器端，以便快速获得信号；传感器应连至右上肢：因为心脏、头颅、右上肢的血来源于主动脉的动脉导管前，称为导管前血；左上肢和双下肢接受来自动脉导管后的主动脉血，由于可能混有经动脉导管分流、含氧量低的肺动脉血，氧饱和度常较低。为测得灌注心脏和颅脑血液的氧饱和度值，传感器应连至右手或右腕部。

3）如果新生儿心率很慢或循环很差，脉搏血氧饱和度仪的功能会受影响。此时，心电图监护是可选的方法。为更准确地评估心率，2015 年新生儿复苏国际指南建议用 3 导联心电图测量心率。

【正压通气】　正压通气是窒息新生儿复苏最重要和最有效的步骤。

1. **正压通气指征**　呼吸暂停 / 喘息样呼吸；或心率<100 次 /min；如果新生儿有呼吸且心率≥100 次 /min，在持续气道正压通气（CPAP）或常压给氧后，新生儿血氧饱和度不能维持在目标值以上，可以考虑尝试正压通气。有以上指征者，要求在“黄金一分钟”内实施有效地正压通气。

2. **正压通气设备**

（1）自动充气式气囊：气囊始终保持充盈，不依赖压缩气源而能自动充气（在使用时需确保气囊已与氧源连接）；在挤压后自动充盈，氧或空气进入气囊；需要连接储气氧囊才能输送 100% 氧气。

（2）气流充气式气囊：不用时是瘪的，只有压缩气源流入气囊才被充盈；面罩面部间完全密闭才能充盈。使用气流控制阀来控制压力 / 充气。

（3）T- 组合复苏器：T- 组合复苏器是一种由气流控制的有压力限制的机械装置，能提供恒定的吸气峰压及呼气末正压。新生儿复苏指南推荐县及县以上医疗单位尤其是三级医院使用，对早产儿的复苏更能提高效率和安全性。用法：需接上压缩气源，气体由 T- 组合复苏器的新生儿气体出口经一个管道输送到新生儿端，与面罩或气管导管相连。操作者用拇指或示指关闭或打开 T 形管的开口，控制呼吸频率及吸气时间，使气体直接进入新生儿呼吸道。由于提供恒定一致的呼气末正压及吸气峰压，维持功能残气量，更适合早产儿复苏时正压通气的需要。本装置操作容易，使用灵活，压力输出稳定，操作者不易疲劳。

3. **面罩安放**　选择合适大小的面罩，面罩必须覆盖下颌尖、口、鼻，也不宜过大。为了面罩与面部更好地密闭，可轻轻地下压面罩，轻柔地把下颌向上推。

4. **压力设定**

（1）复苏囊通气压力需要 20~25cmH_2O（1cmH_2O=0.098kPa），少数病情严重的足月儿可用 2~3 次 30~40cmH_2O 压力通气。国内使用的新生儿复苏囊为自动充气式气囊（250ml），使用前要检查减压阀，配备压力表者更好。

（2）T- 组合复苏器：预先设定吸气峰压 20~25cmH_2O、呼气末正压 6cmH_2O、最大气道压（安全压）40cmH_2O。

5. **频率设定**　40~60 次 /min。

6. **氧浓度设定**　无论足月儿或早产儿，正压通气均要在脉搏血氧饱和度仪的监测指导下进行。

（1）气体流量调节至 10L/min。

（2）胎龄≥35 周的新生儿开始用空气进行复苏，<35 周早产儿开始给 21%~30% 浓度的氧；用空氧混合仪根据血氧饱和度调整给氧浓度，使氧饱和度达到目标值。

（3）胸外按压时给氧浓度要提高到 100%。

无法配备空氧混合仪的医疗单位，可利用自

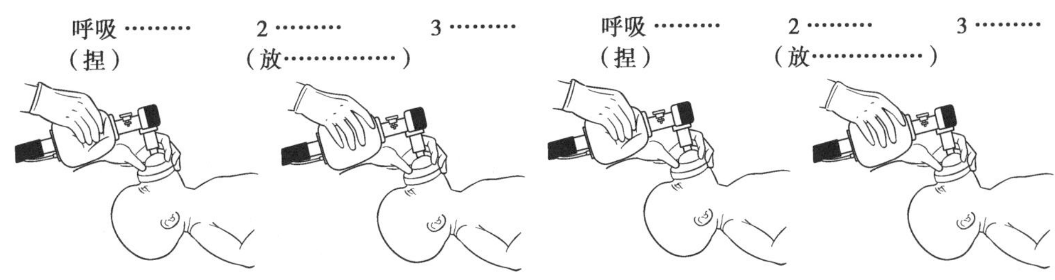

图 2-3 正压通气的通气手法（2016 版）

动充气式气囊复苏，有 3 种氧浓度可用：自动充气式气囊不连接氧源，氧浓度 21%（空气）；连接氧源，不加储氧器，可得到约 40% 浓度的氧；连接氧源，加储氧器可得到 100%（袋状）、90%（管状）浓度的氧。

7. **通气手法（图 2-3）** 大声记数以保证每分钟 40~60 次呼吸。

8. **判断有效通气** 开始正压通气时立即连接脉搏血氧饱和度仪，并观察胸廓是否起伏。有效的正压通气表现为胸廓起伏良好，能听到双肺呼吸音，心率 / 血氧饱和度迅速上升。正压通气 5~10 次如胸廓无起伏，进行矫正通气步骤；如果经矫正后可见良好的胸廓起伏，30 秒有效正压通气后评估心率。

9. **矫正通气步骤** 如果达不到有效通气，需要矫正通气步骤：调整面罩位置，轻轻向下加压罩紧；重新摆好体位；检查是否有分泌物，必要时吸出口鼻分泌物；增大通气压力（每次增加 5~10cmH_2O），气管插管；重新检查或更换复苏气囊。直至每次呼吸都能看见胸廓起伏。

10. **插入胃管** 正压通气超过 2 分钟，经口插入 8F 胃管以减轻胃胀气，用注射器抽气并保持胃管远端处于开放状态。

11. **评估及处理** 经 30 秒有效正压通气后，如有自主呼吸且心率≥100 次 /min，可逐步减少频率并停止正压通气，根据脉搏血氧饱和度值决定是否常压给氧；如心率在 60~99 次 /min，再评估正压通气技术，必要时重复矫正通气步骤，可考虑气管插管下正压通气；心率<60 次 /min，应气管插管，增加氧浓度至 100% 正压通气，并开始胸外按压。

【气管插管】

1. **气管插管的指征**

（1）羊水胎粪污染新生儿无活力（气管插管吸引气管内胎粪）。

（2）气囊面罩正压通气无效或气囊面罩正压通气延长。

（3）胸外按压配合的需要。

（4）特殊情况（早产儿需用表面活性物质、膈疝等）。

2. 喉镜应始终由操作者的左手持握。镜片足月儿为 1 号，早产儿为 0 号。

3. **气管导管内径的选择（表 2-1）**

表 2-1 气管导管内径的选择

导管内径（mm）	新生儿出生体重（g）	胎龄（周）
2.5	<1 000	<28
3.0	1 000~2 000	28~34
3.5	2 000~3 000	34~38
4.0	>3 000	>38

4. **气管插管步骤** 气管插管操作应在 30 秒内完成。

（1）保持新生儿的头部呈“鼻吸气”体位。

（2）在整个过程中应给常压氧。

（3）喉镜沿舌面右侧滑入，将舌推至口腔左侧，推进镜片直至尖端达会厌软骨谷。

（4）轻轻抬起整个镜片。寻找解剖标志，声门呈反“V”形。

（5）必要时吸出分泌物改善视野。

（6）从口腔右侧插入气管导管，如声门关闭则稍等，待其开放时插入。若较长时间声门不开，助手可快速按压胸骨下 1/3 一次，插入气管导管直到声带线达声门水平。气管导管插入深度：端—唇距离法：新生儿体重（kg）+5（6）（cm）。

（7）退出喉镜，固定导管。

（8）如有金属芯，握住导管将其拔出。

（9）复苏后如需保留导管，胸部 X 线摄片确认导管位置是否仍正确。

5. **气管导管插入正确时的表现** 每次呼吸都有胸廓上抬且对称；双肺有呼吸音，尤其是腋下,但胃部无或有较小的声音;正压通气时无胃部扩张;呼气时气管导管内有雾气;CO_2 检测器检出呼出的 CO_2;心率、血氧饱和度和新生儿反应好转;直接看到导管穿过声门。

6. **常见并发症**　气管插管后新生儿情况出现恶化,可能的原因有气管导管脱出至食管、气管导管阻塞、气胸或正压通气装置故障等。

【喉罩气道】　通畅气道时气管插管的替代方式。

1. **使用指征**

(1)当面罩通气不成功,气管插管不能进行或不成功时,可用喉罩气道。

(2)也可用于腭裂、小下颌、大舌等畸形患儿。

(3)喉罩气道可作为第二选择的通道,成为体重>2 000g 或胎龄>34 周的新生儿气管插管的替代物。而体重<2 000g 或胎龄<34 周者应用经验较少。

2. **使用方法**　喉罩气道由一个可扩张的软椭圆形边圈(喉罩)与弯曲的气道导管连接而成。弯喉罩越过舌,可产生比面罩更有效的双肺通气。采用"盲插"法,用示指托起喉罩,喉罩出口面向舌面插入新生儿口腔,沿硬腭滑入至不能推进为止,使喉罩气囊环安放在声门上方。向喉罩边圈注入约 2~3ml 空气,使扩张的喉罩覆盖喉口(声门)。喉罩气道导管有一个 15mm 接口可连接复苏囊或呼吸器进行正压通气。

3. **喉罩气道的局限性**

(1)不能用于从气道内吸引分泌物。

(2)如需要压力较高的正压通气,因漏气可导致肺通气不充分。

(3)如气管插管不成功且需要胸外按压时,可尝试喉罩正压通气配合胸外按压,但不作为首选。

(4)不推荐经喉罩进行气道内给药。

【胸外心脏按压】

1. **指征**

(1)30 秒有效正压通气后,心率持续<60 次 /min,需要在正压通气的同时胸外按压。

(2)为保证胸外按压的有效性,建议予气管插管正压通气(氧浓度 100%)。

(3)有的新生儿在气管插管正压通气 30 秒后病情改善,可能不再需要胸外按压。

2. **机制**　压迫脊柱上方的心脏,增加胸腔内压力;促进身体重要器官(包括大脑)的血液循环。

3. **胸外按压方法**　拇指法和双指法,拇指法首选。

4. **按压部位**　胸骨下 1/3 段(两乳头连线下方的胸骨),要避开剑突。

5. **按压深度**　胸廓前后径的 1/3,产生可触及脉搏的效果。

6. **按压频率**　一个周期包括 3 次按压和 1 次通气,历时 2 秒。按压频率每分钟 90 次,呼吸每分钟 30 次。胸外按压者边按边重复念"1-2-3- 吸"(图 2-4),助手做正压通气配合。

7. 胸外按压时必需确保正压通气时胸廓起伏正常,输送 100% 浓度氧,拇指或其他手指始终保持接触胸部按压区,下压时间比放松时间短,胸部按压与正压通气配合默契。

8. **评估**　60 秒胸外按压和正压通气后测心率(尽量避免中断的胸外按压):

(1)心率≥60 次 /min,则停止按压,以每分钟 40~60 次 /min 呼吸频率继续人工呼吸,将氧浓度下调至 40% 左右。

(2)心率<60 次 /min,检查正压通气和胸外按压操作是否正确,是否存在气胸,同时做紧急的脐静脉插管,在继续正压通气、胸外按压的同时,考虑使用肾上腺素。

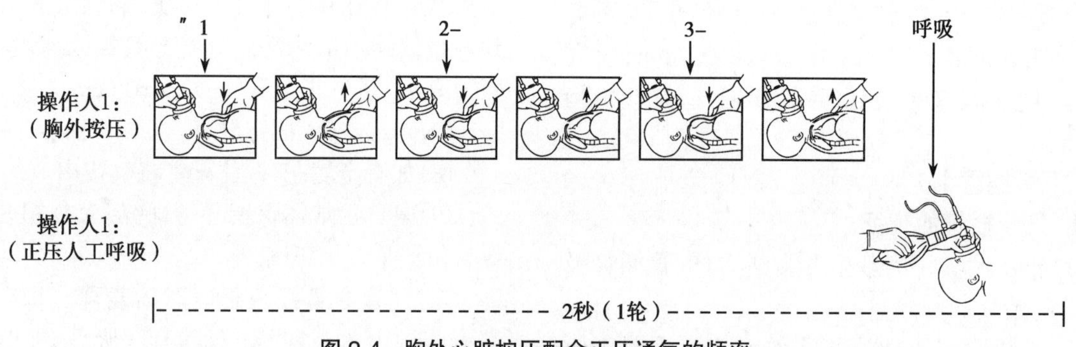

图 2-4　胸外心脏按压配合正压通气的频率

【药物的使用】

1. 脐静脉插管　脐静脉是静脉注射的最佳途径，用于注射肾上腺素以及扩容剂。可插入3.5F或5F的不透射线的脐静脉导管。当新生儿复苏进行胸外按压时即可考虑开始脐静脉插管，为给药做准备。

插管方法如下：沿脐根部用线打一个松的结，如在切断脐带后有出血，可将此结拉紧。在夹钳以下离皮肤线约2cm处用手术刀切断脐带，可在11、12点位置看到大而壁薄的脐静脉。脐静脉导管连接三通和5ml注射器，充以生理盐水，导管插入脐静脉2~4cm，抽吸有回血即可。早产儿插入导管稍短。插入过深，则高渗透性药物和影响血管的药物可能直接损伤肝脏。务必避免将空气推入脐静脉。

2. 肾上腺素

(1)使用指征：在30秒正压通气和60秒胸外按压配合正压通气后，心率仍<60次/min，就需要使用心脏兴奋剂肾上腺素。在建立充分的正压通气前要使用，因为在缺氧的情况下肾上腺素增加心肌负荷和耗氧，可能引起心肌损伤。

(2)浓度：1∶10 000。

(3)途径：中心静脉注射及骨髓腔给药为首选，其次为气管内给药。不推荐外周静脉给药。静脉注射后注意用1~2ml生理盐水冲管。

(4)剂量：脐静脉或骨髓内注射0.1~0.3ml/kg，气管导管内给药0.5~1.0ml/kg；注射速度尽可能快。

(5)重复用药：必要时每3~5分钟一次，无论首次给药途径为哪种，重复给药时需选择脐静脉给药或骨髓内注射给药。

3. 扩容剂

(1)指征：给予肾上腺素后新生儿对复苏反应不良，有低血容量的病史，已充分努力复苏，但新生儿仍肤色苍白，毛细血管充盈时间延长（>3秒），脉搏微弱。

(2)溶液：生理盐水。

(3)途径：脐静脉注射或骨髓腔给药。

(4)剂量：10ml/kg，5~10分钟以上。

(5)重复用药：首次扩容效果不好，仍有低血容量表现，立即重复一次。

4. 纳洛酮

(1)使用指征：分娩前4小时内母亲曾使用麻醉剂，患儿持续呼吸抑制情况下考虑应用。

(2)途径：脐静脉注射或肌内注射，肌内注射起效较慢。

(3)剂量：0.1mg/kg。

(4)禁忌证：疑似吸毒或持续使用美沙酮维持治疗母亲的新生儿儿不可用，否则可导致惊厥。

(5)应用纳洛酮后继续正压通气，直到新生儿呼吸正常。复苏后需密切观察新生儿有无再次出现呼吸抑制，可能需要继续的呼吸支持和重复用药。

5. 其他　分娩现场新生儿复苏一般不推荐使用碳酸氢钠。

【特殊情况与其他】　新生儿出生时复苏效果不好的原因包括无法建立自主呼吸，用正压通气无法充分通气，良好通气下婴儿仍有发绀或心动过缓。可能由以下原因构成：

1. 正压通气无法充分通气，是因气道阻塞和通气不足所致。

(1)引起气道阻塞的原因有黏液/胎粪栓、后鼻孔闭锁（插入口腔气道可改善）和Robin综合征（插入鼻咽管和患儿俯卧可得以缓解）。

(2)影响肺扩张因素包括气胸、胸腔积液、膈疝、肺发育不全、宫内感染性肺炎和超低出生体重儿NRDS。

(3)急诊时，气胸可以通过透照法查出，并行胸腔穿刺。如疑似膈疝，避免气囊面罩复苏，立即气管插管正压通气，并插入胃管。

2. 持续发绀和心动过缓很少由先天性心脏病引起，多因严重肺部疾病所致的继发性肺动脉高压持续胎儿循环。但发绀型先天性心脏病也需考虑。

3. 正压通气已使新生儿心率和肤色改善但肌张力低下，不能开始自主呼吸，则可能是以下原因引起的颅脑活动抑制：颅脑损伤（缺氧缺血性脑病）、严重酸中毒、先天性神经肌肉疾病、母亲药物的抑制。

4. 其他

(1)复苏时要采取以下措施避免脑损伤：操作要轻柔，操作时避免新生儿的头低脚高位；在正压通气时不要给过高的压力，减少颅内出血的风险；根据脉氧饱和度仪和血气监测调整通气和给氧浓度，避免CO_2的迅速改变。

(2)经复苏的新生儿必须密切监护，进行必要的氧疗、感染、血压、液体、呼吸暂停、血糖、喂养和温度管理。断脐后立即进行脐动脉血气分析，生后脐动脉血pH<7，结合Apgar评分有助于窒息

的诊断和预后的判断。及时对脑、心、肺、肾及胃肠等器官功能进行监测，早期发现异常并适当干预，以减少死亡和伤残。一旦完成复苏，为避免血糖异常，应定期监测血糖，低血糖者静脉给予葡萄糖。如合并中、重度缺氧缺血性脑病，立即转入有条件的医疗单位给予亚低温治疗。

(3) 新生儿治疗的伦理道德准则应和成人及儿童的相同。在完整和充分的复苏后，心搏停止10分钟仍无恢复，可以考虑停止复苏。

【复苏时注意事项】 复苏新生儿时应戴手套；复苏人员不应用口经任何吸引器械吸黏液；不实施口对口复苏；可能出现溅出血液或其他体液的操作时，应戴面罩或保护性眼罩，穿工作外套和围裙。

（高喜容）

第二节　高危新生儿

高危新生儿(high-risk infants)是指已经发生和可能发生危重情况的新生儿。这些婴儿中部分出生时已有威胁生命的病症存在，部分则处于潜在的危险状态中，需要有经验的医师、护士及有一定设备条件的新生儿室或监护中心密切观察及监护。

【高危新生儿范畴】

1. **孕母存在高危因素**　如年龄超过40岁或小于16岁；合并疾病，如糖尿病、肾脏疾病、心脏疾病、肺部疾病、高血压、贫血、血小板减少、出血等。

2. **出生过程中存在高危因素**　如羊水过多或过少；胎儿胎位不正，臀位产；剖宫产；早产或过期产，急产或滞产；羊水胎粪污染，胎膜早破，感染；脐带过长(>70cm)或过短(<30cm)或被压迫等。

3. **胎儿和新生儿存在高危因素**　如多胎，试管婴儿，宫内窘迫，胎心异常，有严重先天畸形，窒息，出生时面色苍白或青紫，呼吸异常，低血压等。

美国儿科学会将高危新生儿分为4大类：①早产儿；②有特殊健康问题或需要技术维持，如机械通气、肠外营养支持的新生儿；③有家庭特殊情况，如父母文化教育水平低、缺乏社会支持、婚姻不稳定及母亲未做产前检查等因素而处于高危状态的新生儿；④有遗传代谢性疾病或早期死亡家族史的新生儿。在循证医学依据基础上，对不同状态的高危新生儿出院后随访、家庭支持与社会服务提出可行性的建议和措施。

高危儿出生后必须随时警惕高危病症的发生，根据不同高危因素进行不同监护。当没有明显高危因素而出生时有情况不良者，检查胎盘、脐带、羊膜常有助于病因判断。出生贫血时应检查胎盘有无撕裂及血肿破裂；胎儿有水肿时应检查胎盘大小，大胎盘常示先天性肾病、溶血症等；脐带过短或单一脐动脉，常有染色体病及胎儿畸形可能；羊水过少时应注意肺、肾发育情况；羊水过多者应警惕有消化道及神经管缺损可能。

【高危病症的识别】

1. 有围生期窒息，1分钟或5分钟Apgar评分≤7分，伴脐血pH值<7.2，有中枢或心血管、肺、肾及胃肠道缺氧症状者。

2. 气促，呼吸>60次/min，有呼吸困难吸气凹陷症状及鼻翼扇动、呼吸节律不规则有呼吸暂停者，深吸气时有明显发绀者。

3. 有明显中枢神经系统症状、体征者，如淡漠、激惹、惊厥、前囟隆起者。

4. 脱水、失血、低灌流及低血压者。

5. 明显的先天畸形需外科手术者(如脑脊膜膨出、腹裂畸形、食管气管瘘、膈疝等)。

6. 出生24小时内出现黄疸或证实Rh血型不合者。

7. 频繁呕吐，腹胀，生后24小时未排胎便者。

8. 体温不稳定有可疑败血症者。

9. 贫血、红细胞增多症、血小板减少性紫癜及出血性素质者。

10. 低出生体重儿(早产儿、小于胎龄儿)、大于胎龄儿、过期产儿均可出现较多高危病症，处理时应高度警惕。

【不同类型新生儿可能发生的高危病症】

不同类型婴儿由于生理基础不同，所产生的高危病症不同。

1. **早产儿**　研究显示2014年全球早产率为10.6%，超早产儿(胎龄<28周的早产儿)占早产儿总数的4.1%。我国广东地区多中心研究协作组数据显示2008—2012年早产儿占同期新生儿科出院患儿的27.6%，超低出生体重早产儿占1.83%。随着新生儿重症监护技术的发展，早产儿，尤其是极低、超低出生体重早产儿存活率逐年提高，但随之而来的也有各种并发症的发生，病死率及致残率均较高。

(1) 呼吸暂停：早产儿由于呼吸中枢不成熟，调节障碍，呼吸动力弱，发生呼吸暂停者占40%~50%，胎龄越小，发生率越高。

(2)呼吸窘迫综合征(NRDS)：早产从母体获得肺泡表面活性物质不足，生后数小时出现气促、发绀、呻吟等进行性加重的呼吸窘迫症状。

(3)脑室内 - 脑室周围出血：早产儿中发生率约15%，体重<1.5kg 者尸检脑室内出血占 50%~ 70%。

(4)动脉导管开放：由于导管壁的平滑肌发育较差，对氧敏感性差及前列腺素 E_2 的代谢不充分易导致动脉导管关闭延迟或重新开放，NRDS 者发生率更高，可导致心肺负荷增加，引起充血性心力衰竭。

(5)坏死性小肠结肠炎：低氧、动脉导管开放、低血压等因素，均可造成肠道的缺氧、缺血及肠黏膜缺血坏死，致产生坏死性小肠结肠炎。

(6)低血糖、低血钙：低血糖多因早产糖原贮存不足引起。低血钙常因暂时性甲状旁腺功能低下及靶器官对甲状旁腺反应低下引起。

(7)其他：早产儿易发生低体温、水盐代谢紊乱及易产生感染。较低胆红素水平即可导致胆红素脑病(核黄疸)。

2. 小于胎龄儿(SGA)　是指出生体重小于同胎龄儿平均体重第 10 百分位的新生儿，占低体重儿中的 1/3 左右，由于不良因素发生于妊娠中的不同时期，故所造成的高危病症亦不相同。如发生在孕早期则以畸形为主，如发生在孕晚期，当胎盘功能不良时(以影响营养物质输送及氧的输送为主)，常有产时窒息、胎粪吸入、低氧血症、红细胞增多症及低血糖，个别严重低血糖常难以纠正。因皮下脂肪少易致低温，因母亲高血压所致的小于胎龄儿常可见中性粒细胞及血小板降低，可使感染机会增加。SGA 出生后需密切监测血糖及电解质，及时处理各种并发症，在成年后糖耐量异常、糖尿病、高脂血症和高血压的发病率均显著高于正常新生儿。

3. 大于胎龄儿(LGA)及巨大儿　大于胎龄儿是指出生体重大于同胎龄儿平均体重第 10 百分位的新生儿。巨大儿是指出生体重大于 4 000g 的新生儿。大于胎龄儿不一定成熟，如糖尿病母亲婴儿常可出现肺发育不成熟、红细胞增多、高胆红素血症，低钙血症及畸形等，其他高胰岛素血症所致的大于胎龄儿(如 Rh 血型不符及 Beckwith 综合征)，生后不久即可发生低血糖。大于胎龄儿及巨大儿分娩过程并发症较多，窒息发生率明显高于正常体重儿，巨大儿产伤的机会增加。

4. 过期产儿　妊娠期超过 42 周(294 天)出生的新生儿为过期产儿。多数过期产儿胎盘功能尚正常，也有一些由于胎盘老化，功能低下影响血供及气体交换可致宫内营养不良、缺氧、胎粪吸入、低血糖及红细胞增多症等，称过期产儿综合征或胎盘功能不全综合征。部分过期产儿为 16- 三体综合征、18- 三体综合征，少数为无脑畸形。

5. 多胎新生儿　多胎妊娠与单胎妊娠相比，妊娠期各项并发症的发生率显著增高。多胎妊娠由于子宫腔过大，子宫胎盘循环受到影响，容易发生妊娠期高血压、妊娠期肝内胆汁淤积综合征、前置胎盘。单卵双胎容易发生胎胎输血及羊水过多。各种妊娠期合并症可进一步引起胎儿宫内生长受限、宫内窘迫，甚至死胎，早产的发生率增加，剖宫产率增加，易出现新生儿窒息，新生儿期各种合并症发生率也显著上升。因此，多胎新生儿产前、产后均应积极监护，及时防治可能发生的各种问题。

6. 糖尿病母亲的新生儿　糖尿病母亲血糖高，大量葡萄糖通过胎盘进入胎儿，刺激产生高胰岛素血症、高血糖，对胎儿各脏器的生长发育及内分泌代谢产生严重影响，干扰发育中组织的血管形成，拮抗胎儿器官的成熟，促进胎儿过度生长，导致巨大儿发生。糖尿病母亲前置胎盘、羊水增多症发生率较高。因胎儿巨大，分娩过程中易出现产程延长，窒息、肩难产、骨折、脏器出血、神经损伤的发生率较高，剖宫产比率增高。生后低血糖发生率显著增加，容易出现低钙血症、低镁血症、红细胞增多症等，高胆红素血症、新生儿呼吸窘迫综合征、心肌肥厚、脑损伤的发生比率也增高。糖尿病母亲的新生儿先天性畸形的发生风险增高，主要为先天性心脏病和中枢神经系统异常，还可出现泌尿生殖系统及肢体缺陷。因此，糖尿病母亲的新生儿需要特别保健和管理。

【高危新生儿的监护】

(一) 新生儿病房

高危新生儿应依据病情复杂程度、危险程度、对诊疗护理水平的需求，在不同级别新生儿病房进行观察诊治，以保证每个高危新生儿能够获得适宜的医疗服务。2013 年中国医师协会新生儿科医师分会从我国国情出发，制定了“新生儿病房分级建设与管理指南”，将新生儿病房分为Ⅰ级、Ⅱ级、Ⅲ级，Ⅰ级为新生儿观察病房，Ⅱ级为新生儿普通病房，Ⅲ级为新生儿重症监护病房

(NICU)。建议对不同高危因素及病情的危重程度新生儿实现分级诊疗。

1. Ⅰ级新生儿病房(新生儿观察病房),应具备下列能力和条件:

(1)新生儿复苏。

(2)健康新生儿评估及出生后护理。

(3)生命体征平稳的轻度外观畸形或有高危因素的足月新生儿[a]的护理和医学观察。

(4)需要转运的病理新生儿离院前稳定病情。

2. **Ⅱ级新生儿病房(新生儿普通病房)** 本级分为2等:

(1)Ⅱa:除有Ⅰ级新生儿病房的服务能力和条件外,还应具备下列能力和条件:

1)生命体征稳定的出生体重≥2 000g的低出生体重儿或胎龄≥35周的早产儿的医疗护理。

2)生命体征稳定的病理新生儿[b]的内科常规医疗护理。

3)上级新生儿病房治疗后恢复期婴儿的医疗护理。

(2)Ⅱb:除有Ⅱa级新生儿病房的服务能力和条件外,还应具备下列能力和条件:

1)生命体征稳定的出生体重≥1 500g的低出生体重儿或胎龄≥32周的早产儿的医疗护理。

2)生命体征异常但预计不会发展到脏器功能衰竭的病理新生儿[c]的医疗护理。

3)头颅B超床边检测。

4)不超过72小时的连续呼吸道正压通气(CPAP)或不超过24h的机械通气。

3. **Ⅲ级新生儿病房(新生儿NICU)** 本级分为3等:

(1)Ⅲa:除有Ⅱb级新生儿病房的服务能力和条件外,还应具备下列能力和条件:

1)出生体重≥1 000g的低出生体重新生儿或胎龄≥28周的早产儿的医疗护理。

2)严重脓毒症和各种脏器功能衰竭内科医疗护理。

3)持久提供常规机械通气。

4)计算机X线断层扫描术(CT)。

5)实施脐动、静脉置管和血液置换术等特殊诊疗护理技术。

(2)Ⅲb:除有Ⅲa级新生儿病房服务能力和条件外,还应具备下列能力和条件:

1)出生体重<1 000g的超低出生体重新生儿或胎龄<28周的极早产儿的全面医疗护理。

2)磁共振成像(MRI)检查。

3)高频通气和NO吸入治疗。

4)儿科各亚专业的诊断治疗,包括:脑功能监护、支气管镜、胃镜、连续血液净化、早产儿视网膜病治疗、NO吸入治疗、亚低温治疗等。

5)实施中、大型外科手术[d]。

(3)Ⅲc:除有Ⅲb级新生儿病房服务能力和条件外,还应具备下列能力和条件:

1)实施有创循环监护。

2)实施体外循环支持的严重先天性心脏病修补术。

3)实施体外膜氧合(ECMO)治疗。

注:a. 生命体征平稳的轻度外观畸形的足月新生儿,如多指、耳前赘、睾丸鞘膜积液或疝气等。生命体征平稳的有高危因素的足月新生儿,如G-6-PD缺乏症患儿、乙型肝炎患儿或病毒携带者母亲所生新生儿、糖尿病母亲所生新生儿、发热母亲所生新生儿、胎膜早破新生儿、轻度胎粪污染新生儿等。

b. Ⅱa新生儿病房收治的生命体征稳定的病理新生儿,如:①出生后5分钟Apgar评分4~6分和/或需要任何形式复苏的新生儿;②需要静脉滴注予葡萄糖、电解质溶液以及抗生素的新生儿;③需要鼻饲喂养的新生儿;④需要隔离护理的新生儿;⑤需要面罩或头罩给氧的新生儿;⑥需要特殊护理的患有先天畸形新生儿;⑦需要接受光疗的新生儿;⑧过期产儿;⑨足月小样儿或巨大儿等。

c. 生命体征异常但预计不可能发展到脏器功能衰竭的病理新生儿,如呼吸系统疾病、循环系统疾病或感染性疾病出现呼吸、心率、血压、体温等异常,但预计不会发展到呼吸、心脏、微循环等脏器功能衰竭。这类患儿需要持续脏器功能监测,但预计不需要应用机械通气、连续血液净化、手术治疗等上级NICU所具备的能力和条件;

d. 中、大型外科手术,如PDA、腹壁裂、NEC合并肠穿孔、气管食管瘘、食管闭锁、先天性胃肠道畸形、泌尿道畸形、脊髓脊膜膨出等疾病的手术治疗。

(二)基本监护

1. **体温监测** 新生儿产热少、散热多,易发生低体温。对高危新生儿应进行体温监测,腋温保持在36.5~37.5℃。在保暖箱或辐射台的体温监护通常采用热敏电阻温度传感器监测皮肤温度。近红外温度测量仪可监测鼓膜等处温度。

2. **体液平衡监测**　对高危新生儿生后早期应每天监测尿量、体重，记录24小时出入量等综合评估决定每天所需液体量。生后24小时内未排尿或尿量小于1ml/(kg·h)，需警惕循环、肾功能异常或泌尿系发育异常。

3. **血糖监测**　糖尿病母亲新生儿、早产儿、小于胎龄儿、大于胎龄儿、巨大儿、过期产儿、生后延迟喂养者等均易发生低血糖；窒息、感染等应激状态下易发生高血糖。对于有发生糖代谢紊乱高危因素的新生儿，建议生后2、4、6、12及24小时行血糖监测(可用试纸法或微量血法)以及时发现血糖异常。

4. **内环境监测**　高危新生儿易发生内环境紊乱，出现生化、血气分析的异常。及时监测血生化和血气分析，可早期发现病情变化。一般采用动脉血或动脉化毛细血管血进行血气分析。pH值维持在7.35~7.45，PO_2维持在50~70mmHg，PCO_2维持在40~50mmHg。

(三) 器官功能监护

高危新生儿容易发生器官功能障碍，应针对不同的高危因素，观察临床表现，对可能影响的器官功能进行严密监测。例如呼吸系统可通过胸片、经皮氧分压、经皮二氧化碳分压、呼气末二氧化碳分压、血气分析、肺功能等监测；循环系统可通过心电监护、血压、中心静脉压、心电图、心脏超声、心功能等监测；血液系统可通过血常规、凝血功能等监测，必要时可行骨髓穿刺检查；消化系统可观察喂养、排便、腹胀情况，给予腹部B超、X线平片、消化道造影等检查进行评估；泌尿系统可通过尿量、水肿情况、肾功能等指标监测；神经系统可通过颅脑超声、脑电图、脑功能监测仪、近红外光谱仪等监测，必要时可行腰穿脑脊液检查及头颅CT、头颅MRI，以及血、尿遗传代谢方面的检查。

(四) 感染指标监测

高危新生儿尤其是早产儿免疫功能低下，易发生感染。对于有临床表现异常，母亲有绒毛膜羊膜炎、胎膜早破≥18小时的新生儿，生后应尽早行血培养，完善血常规、CRP、PCT、IL-6等非特异性炎症指标检查，经验性使用广谱抗生素治疗。待检查结果回报后再调整抗生素使用。

【新生儿复苏】　从母体宫腔突然过渡到宫外生活的过程，是人一生中所经历的最危险的时刻。90%以上的新生儿会非常顺利地完成这个过渡；约有10%的新生儿在出生时需要一些帮助才能开始自主呼吸；约1%的需要各种复苏手段才能存活。高危儿出生时立即进行评估，决定是否需要复苏。新生儿复苏是产、儿科医护人员必须掌握的技术，需熟悉新生儿复苏流程，严格培训合格才能上岗。

【高危新生儿的随访】　高危新生儿因各种高危因素的影响，其与正常新生儿相比，在婴幼儿期智力与体格发育存在一定差异，甚或增加成人期疾病的风险。因此应建立高危儿随访门诊，落实高危儿随访计划。高危新生儿的随访是以新生儿科为主，包括儿保科、神经科、康复科、五官科等多学科参与的团队。通过随访早期发现体格发育、神经发育偏离正常的儿童，及时进行早期干预，减轻伤残程度，提高生存质量。

1. **随访的时间**　随访时间根据不同的随访人群、目的有所不同。最好的时间是使高危新生儿的最终功能得到充分评价，以判断产前和围产期各种治疗措施对婴儿整体健康的影响。一般来说6个月以下的婴儿每月随访1次，6~12个月婴儿每2月随访1次，12~24个月每3月至半年随访1次，然后可以1年随访1次。注意随访的几个关键时刻：

(1)出院后7~10天，评估新生儿疾病恢复情况和家庭环境适应情况。

(2)矫正年龄4~6个月，评估有无追赶性生长和需要早期干预的神经学异常。

(3)矫正年龄12个月，评估是否存在脑瘫或其他神经学异常的可能性。

(4)矫正年龄18~24个月，儿童生长发育的预测及重大残疾，如脑瘫、智力低下的确诊。

(5)3岁，更好地进行认知和语言功能评估，进一步确认认知功能。

2. **随访的内容**

(1)体格生长监测与评估：定期门诊监测体重、身长(高)和头围，根据不同矫正年龄生长曲线图描绘生长速度与趋势，结合其出生胎龄、体重、喂养情况对生长发育进行综合评估。体格生长发育在矫正胎龄40周前，采用胎儿宫内生长曲线(Fenton)；矫正胎龄40周后，采用WHO或中国儿童生长标准曲线。目前认为大于28周者矫正至24月龄，小于28周者矫正至36月龄，生长发育水平与实际年龄相符，则不需要矫正。

(2)神经心理行为发育监测与评估：采用

标准化的发育筛查量表[如新生儿行为神经测定(neonatal behavioral neurological assessment，NBNA)、丹佛发育筛查测试(Denver developmental screening test，DDST)、婴幼儿智能发育测试(CDCC)、婴儿运动能力测评(test of infant motor performance，TIMP)]进行测查；筛查结果可疑或异常者，采用诊断性量表[如Gesell发育诊断量表(Gesell developmental scales，GDS)、贝利婴儿发育量表(Bayley scales of infant development，BSID)、全身运动(general movements，GMs)评估]。在矫正年龄18月龄及实际年龄30月龄时进行语言、情绪、社会和适应性行为的标准化筛查(如Bayley-Ⅲ婴幼儿评估量表)。

(3)特殊检查：包括眼病筛查和视力检查，听力检查；同时对于先天性心脏病、髋关节发育不良、遗传代谢性疾病及其他早期发育异常等情况进行定期监测，必要时及时转至专科门诊进一步随访干预。

(4)营养素补充、喂养咨询与指导。

(5)护理与疾病预防指导。

(6)异常情况的早期识别和处理。

(7)早期发展促进指导。

(吴运芹　高喜容)

第三节　早产儿呼吸暂停

【概述】 早产儿呼吸暂停与呼吸中枢调节功能不成熟有关。呼吸暂停发生的频率及严重程度常与胎龄成反比。当呼吸暂停>15~20秒时，或呼吸显著不规则时，可影响组织的氧合状态，尤其是在未成熟儿，呼吸暂停与发生脑损伤、脑室周白质软化有相关性。

【呼吸暂停的定义】 呼吸暂停指呼吸停止≥20S伴有心动过缓(<100次/min)，及发绀(指经皮血氧饱和度≤80%)。呼吸节律及心血管系统的不稳定及周期性呼吸是早产儿的常见特征，所谓周期性呼吸是指：呼吸10~15秒，接着呼吸暂停5~10秒，无心率和皮肤颜色改变；周期性呼吸常在生后3周内消失。

【呼吸暂停的病因】 早产儿呼吸暂停可以是原发性，但常常由多种原因引起。继发性呼吸暂停可由细菌或病毒感染、动脉导管未闭、GER、抽搐、早产儿贫血或低血容量、产前或产后呼吸抑制药物的应用、上呼吸道解剖结构异常等。上述情况都可与中枢发育不全同时存在。呼吸暂停治疗前对病理生理的了解很重要，对于症状性(继发性)呼吸暂停，治疗策略主要是针对原发病。典型的中枢性呼吸暂停主要是呼吸中枢的驱动问题；混合性或阻塞性呼吸暂停指上气道阻塞引起的呼吸暂停伴或不伴中枢性呼吸暂停。

【呼吸暂停的监测】 小于35周的早产儿都有发生呼吸暂停的可能，生后1周内应密切注意，有条件者可给心率、呼吸监护；在发作呼吸暂停后，应努力寻找呼吸暂停原因，尤其是对小于34周胎龄的患儿，应注意有否颅内病变、抽搐、感染、代谢紊乱、体温不稳定，胃食管反流等原发病因。可将呼吸暂停的发作严重程度分为4级：Ⅰ级：有呼吸暂定发作，但能自行恢复；Ⅱ级：需经刺激才能恢复；Ⅲ级：发作时需用氧气(常用鼻导管)给以或增加吸氧浓度才能恢复；Ⅳ级：用一般的刺激方法无效，需经复苏皮囊-面罩加压给氧辅助通气才能恢复自主呼吸者。可将上述分级制成表格，置于患儿床边，由护士记录每次发作的时间和程度，查房医生参考记录表所见的呼吸暂停发作频率和程度做出相应的干预决定。

【呼吸暂停的治疗】

(一)一般方法及护理

1. 使经皮血氧饱和度在90%左右，必要时吸氧，避免低氧。

2. 为避免反射性呼吸暂停，应减少咽部吸引(吸痰)，不用经口喂养；不使颈部过度曲屈或伸展以免发生阻塞性呼吸暂停。

3. 避免环境温度波动过大，当环境温度变化，尤其是口-鼻三角区的寒冷刺激，可反射性引起呼吸暂停。将环境温度设置于患者中性温度的下限，可减少呼吸暂停的发作次数。

4. 当血细胞压积小于25~30%，并在药物治疗后仍有呼吸暂停时，可输浓缩红细胞或全血。

(二)机械刺激方法

1. 大多数呼吸暂停发作时，给予轻拍足底等刺激后，自主呼吸即能恢复。

2. 如刺激无效，可使用低水平的鼻塞持续呼吸道正压(CPAP)，压力为3~4cmH_2O；CPAP能减少呼吸做功，增加功能残气量，减少呼吸暂停发作。

3. 当上述方法不耐受或患者出现腹胀时，可行气管插管，人工呼吸机治疗。对于单纯呼吸暂停，人工呼吸机机械通气频率可用12次/min，峰值压力10~18cmH_2O，呼气末正压3~4cmH_2O，氧浓度为 21%。

（三）药物治疗

甲基黄嘌呤类药物能显著降低呼吸暂停的发作频率。其机制为刺激中枢，拮抗腺苷和增加膈肌收缩力。是治疗早产儿呼吸暂停最常用的药物。其适应证已被公认。

1. **咖啡因**　枸橼酸咖啡因注射液（也可口服给药）在治疗早产儿呼吸暂停时与氨茶碱相比，前者的安全剂量范围大、不良反应小、半衰期长；两者疗效相似，枸橼酸咖啡因略优于氨茶碱；咖啡因能更有效刺激呼吸中枢和中枢神经系统，且比茶碱更容易通过血脑屏障进入脑脊液。

（1）用法及用量：枸橼酸咖啡因负荷量为 20mg/kg（相当于咖啡因 10mg/kg），静脉（30 分钟），或口服；在负荷量给予后 24 小时，给维持量 5~8mg/kg（相当于咖啡因 2.5~4mg/kg），每 24 小时 1 次。如呼吸暂停仍然持续，可再额外给 10mg/kg，并将维持量增加 20%。

（2）停药：一般在校正胎龄 34~36 周，5~7 天无呼吸暂停发生，可以停用咖啡因；对于<28 周早产儿，有时呼吸暂停在 36 周仍存在，此时可在呼吸暂停发作停止后再考虑停药；咖啡因的作用在停药 1 周内仍存在，故在停药后仍需至少监测呼吸暂停发作 5 天。

2. **氨茶碱**　负荷量为 5~7mg/kg 静脉注射，12 小时后给维持量 1.5~2mg/kg，每 6~8 小时给药 1 次。用药后 0.5~1 小时能达到稳定血浓度。一般维持浓度为 7~12μg/ml，当峰值浓度太低时可增加维持量，当谷值浓度太低时可缩短给药间隔时间，反之亦然。氨茶碱的毒性有：心动过速、激惹、降低脑血流、利尿引起脱水、腹胀、喂养困难、呕吐，影响动脉导管关闭及过量时引起抽搐等。

3. **茶碱**　负荷量为 20mg/kg，静脉给药或口服，24 小时后给维持量 2.5~5mg/kg，每天一次。茶碱的副作用较氨茶碱少。

甲基黄嘌呤类药的常见副作用：最常见为兴奋性过高、心动过速（>180 次 /min）、多尿及排钠过多。胃肠道症状也较为常见，包括胃滞留、腹胀、呕吐；其中枸橼酸咖啡因副作用相对较少。虽然坏死性小肠结肠炎（NEC）的发病是多因素的，此类药物的应用也是诱发因素之一。

4. **吗乙苯吡酮（doxapram）**　作用类似甲基黄嘌呤类药。能增加呼吸频率和每分通气，因此，能降低 $PaCO_2$，增加 PaO_2；该药不作为早产儿呼吸暂停的首选，仅用于难治性呼吸暂停。

（杜立中）

第四节　新生儿呼吸窘迫综合征

新生儿呼吸窘迫综合征（respiratory distress syndrome，RDS）是因肺表面活性物质（pulmonary surfactant，PS）缺乏所致，以生后不久出现呼吸窘迫并进行性加重为特征的临床综合征。由于该病在病理形态上有肺透明膜的形成，故又称之为肺透明膜病（hyaline membrane disease，HMD）。多见于早产儿，其胎龄越小，发病率越高。随着产前糖皮质激素预防、出生后 PS 及 CPAP 早期应用，不仅早产儿 RDS 发病率降低，RDS 的典型表现及严重程度也发生了一定的变化。

【PS 成分与作用】 PS 是由Ⅱ型肺泡上皮细胞合成并分泌的一种磷脂蛋白复合物，其中磷脂约占 80%，蛋白质约占 13%，其他还含有少量中性脂类和糖。PS 的磷脂中，磷脂酰胆碱即卵磷脂（lecithin），是起表面活性作用的重要物质，孕 18~20 周开始产生，继之缓慢上升，35~36 周迅速增加达肺成熟水平。其次是磷脂酰甘油，孕 26~30 周前浓度很低，而后与 PC 平行升高，36 周达高峰，随之下降，足月时约为高峰值的 1/2。除卵磷脂、磷脂酰甘油外，尚有其他磷脂，其中鞘磷脂（sphingomyelin）的含量较恒定，只在孕 28~30 周出现小高峰，故羊水或气管吸引物中卵磷脂 / 鞘磷脂（L/S）比值可作为评价胎儿或新生儿肺成熟度的重要指标。此外，PS 中还含有表面活性物质蛋白（surfactant protein，SP），包括 SP-A、SP-B、SP-C 和 SP-D 等，可与磷脂结合，增加其表面活性作用。中性脂类主要包括胆固醇、甘油三酯及自由脂肪酸等，目前其功能还未清楚，糖类主要有甘露糖和海藻糖等，与 PS 蛋白质结合。

PS 覆盖在肺泡表面，其主要功能是降低其表面张力，防止呼气末肺泡萎陷，以保持功能残气量（functional residual capacity，FRC），维持肺顺应性，稳定肺泡内压和减少液体自毛细血管向肺泡渗出。此外，PS 中 SP-A 及 SP-D 可能参与呼吸道的免疫调节作用。

【病因】 PS 缺乏是本病发生的根本原因。

1. **早产**　胎龄越小，PS 合成及分泌量也越低,RDS 的发生率越高。胎龄<30 周的早产儿,RDS 发生率高达 70% 以上,胎龄>36 周的早产儿,RDS 发生率仅为 1%~5%。

2. **糖尿病母亲婴儿**(infant of diabetic mother,IDM)　也易发生此病,RDS 发生率比正常增加 5~6 倍。是因血中高浓度胰岛素能拮抗肾上腺皮质激素对 PS 合成的促进作用。

3. **择期剖宫产儿**　近年来 RDS 的发生率也有增高趋势,主要与分娩未发动时行剖宫产,缺乏宫缩,儿茶酚胺和肾上腺皮质激素的应激反应较弱,影响 PS 的合成分泌。

4. **其他**　围生期窒息,低体温,前置胎盘、胎盘早剥和母亲低血压等所致的胎儿血容量减少,均可诱发 RDS。有研究发现,由于 PS 中 *SP-A* 或 *SP-B* 基因变异或缺陷,使其不能发挥作用,此类患者,不论足月,还是早产,均易发生 RDS。

【发病机制】　由于 PS 含量减少,使肺泡表面张力增加,呼气末 FRC 降低,肺泡趋于萎陷。RDS 患者肺功能异常主要表现为肺顺应性下降,气道阻力增加,通气 / 血流降低,气体弥散障碍及呼吸功增加,从而导致缺氧、代谢性酸中毒及通气功能障碍所致的呼吸性酸中毒;由于缺氧及酸中毒使肺毛细血管通透性增高,液体漏出,使肺间质水肿和纤维蛋白沉着于肺泡表面形成嗜伊红透明膜,进一步加重气体弥散障碍,加重缺氧和酸中毒,并抑制 PS 合成,形成恶性循环。此外,严重缺氧及混合性酸中毒也可导致 PPHN 的发生。

【临床表现】　多见于早产儿,生后不久(一般 6 小时内)出现呼吸窘迫,并呈进行性加重。主要表现为呼吸急促(>60 次 /min)、呼气呻吟、青紫、鼻扇及吸气性三凹征,严重时表现为呼吸浅表,呼吸节律不整、呼吸暂停及四肢松弛。呼气呻吟为本病的特点,是由于呼气时声门不完全开放,使肺内气体潴留产生正压,防止肺泡萎陷。体格检查可见胸廓扁平;因潮气量小听诊两肺呼吸音减低,肺泡有渗出时可闻及细湿啰音。

随着病情逐渐好转,由于肺顺应性的改善,肺血管阻力下降,约有 30%~50% 患者于 RDS 恢复期出现动脉导管开放(patent ductus arteriosus,PDA),分流量较大时可发生心力衰竭、肺水肿。故恢复期的 RDS 患者,其原发病已明显好转,若突然出现对氧气的需求量增加、难以矫正和解释的代谢性酸中毒、喂养困难、呼吸暂停、周身发凉发花及肝脏在短时间内进行性增大,应注意本病。若同时具备脉压增大,水冲脉,心率增快或减慢,心前区搏动增强,胸骨左缘第二肋间可听到收缩期或连续性杂音,应考虑本病。

RDS 通常于生后 24~48 小时病情最重,病死率较高,能存活 3 天以上者,肺成熟度增加,病情逐渐恢复。值得注意的是,近年来由于 PS 的广泛应用,RDS 病情已减轻,病程亦缩短。对于未使用 PS 的早产儿,若生后 12 小时出现呼吸窘迫,一般不考虑本病。

此外,随着选择性剖宫产的增加,足月儿 RDS 发病率有不断上升趋势,临床表现与早产儿相比,起病稍迟,症状可能更重,且易并发 PPHN,PS 使用效果不及早产儿。

【辅助检查】

(一) 实验室检查

1. **血气分析**　是最常用的检测方法,pH 值和动脉氧分压(PaO_2)降低,动脉二氧化碳分压($PaCO_2$)增高,碳酸氢根减少。

2. **其他**　以往通过泡沫试验及测定羊水或患者气管吸引物中 L/S 用于评估肺成熟度,目前临床已极少应用。

(二) X 线检查

本病的 X 线检查具有特征性表现,是目前确诊 RDS 的最佳手段:①两肺呈普遍性的透过度降低,可见弥漫性均匀一致的细颗粒网状影,即毛玻璃样(ground glass)改变(图 2-5);②在弥漫性不张肺泡(白色)的背景下,可见清晰充气的树枝状支气管(黑色)影,即支气管充气征(air bronchogram);③双肺野均呈白色,肺肝界及肺心界均消失,即白肺(white lung)(图 2-6)。

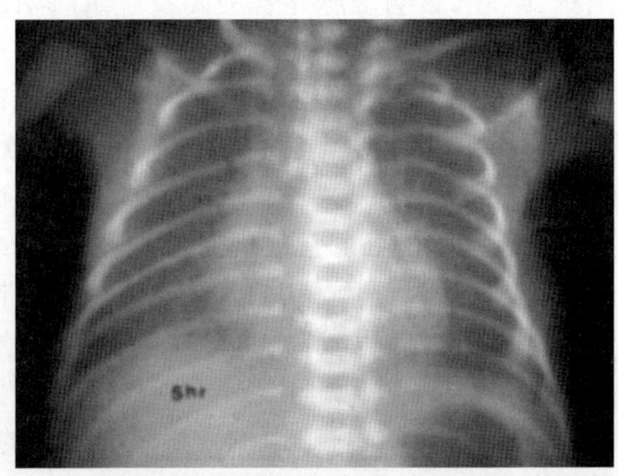

图 2-5　RDS 患者胸部 X 线片 A
双肺野透过度明显降低,呈毛玻璃样改变,双肺门处见充气支气管,双侧心缘模糊。

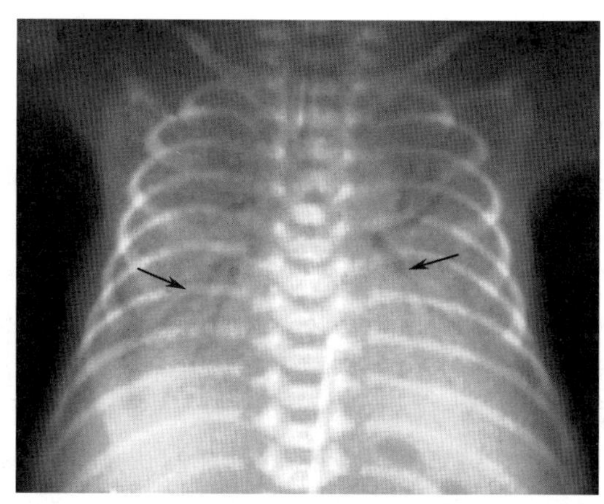

图 2-6　RDS 患者胸部 X 线片 B

双肺野透过度均匀一致性降低，未见正常肺纹理，其内可见含气支气管影。双侧心缘、膈肌及膈角均显示不清。

（三）超声检查

彩色 Doppler 超声有助于动脉导管开放的确定诊断，此外，有文献报道，超声检查有助于 RDS 与湿肺相鉴别。

【鉴别诊断】

（一）湿肺

又称新生儿暂时性呼吸增快或暂时性呼吸困难。多见于足月儿或剖宫产儿，是由于肺内液体吸收及清除延迟所致，为自限性疾病。

生后数小时内出现呼吸增快（>60~80 次 /min），但一般状态及反应较好，重者也可有青紫及呻吟等表现。听诊呼吸音减低，可闻及湿啰音。X 线胸片显示肺气肿、肺门纹理增粗和斑点状云雾影，常见毛发线（叶间积液）。一般 2~3 天症状缓解消失，治疗主要为对症即可。

（二）B 组链球菌肺炎

是由 B 组链球菌败血症所致的宫内感染性肺炎。临床表现及 X 线所见有时与 RDS 难以鉴别。但前者母亲妊娠晚期多有感染、羊膜早破或羊水有异味史，母血或宫颈拭子培养有 B 组链球菌生长；患者外周血象、C- 反应蛋白、血培养等也可提示有感染证据，此外，病程与 RDS 不同，且抗生素治疗有效。

（三）膈疝

生后不久表现为阵发性呼吸急促及青紫。腹部凹陷，患侧胸部呼吸音减弱甚至消失，可闻及肠鸣音；X 线胸片可见患侧胸部有充气的肠曲或胃泡影及肺不张，纵隔向对侧移位。部分病例在产前即可被胎儿超声所诊断。

【治疗】　目的是保证通换气功能正常，待自身 PS 产生增加，RDS 得以恢复。机械通气和应用 PS 是治疗的重要手段（视频 2-2）。

视频 2-2　新生儿呼吸窘迫综合征

（一）一般治疗

1. **保温**　将婴儿置于暖箱或辐射式抢救台上，保持皮肤温度在 36.5℃。

2. **监测**　体温、呼吸、心率、血压和动脉血气。

3. **保证液体和营养供应**　第 1 天液体量为 70~80ml/（kg·d），以后逐渐增加，液体量不宜过多，否则易导致动脉导管开放，甚至发生肺水肿。

4. **抗生素**　RDS 患者不能排除败血症时，建议常规使用抗生素。

（二）氧疗和辅助通气

1. **吸氧**　轻症可选用鼻导管、面罩、头罩或鼻塞吸氧，维持 PaO_2 50~80mmHg（6.7~10.6kPa）和经皮血氧饱和度（$TcSO_2$）90%~95% 为宜。

2. nCPAP　对于所有存在 RDS 高危因素的早产儿，生后早期应用 CPAP，可减少 PS 应用及气管插管。对已确诊的 RDS，使用 CPAP 联合 PS，是 RDS 治疗的最佳选择。

（1）方法：鼻塞最常用，也可经鼻罩、面罩、鼻咽管进行。

（2）参数：压力为 3~8cmH_2O，RDS 至少保证 6cmH_2O，但一般不超过 8~10cmH_2O。气体流量最低为患者 3 倍的每分通气量或 5L/min，FiO_2 则根据 SaO_2 进行设置和调整。

除 nCPAP 外，目前还有许多无创通气的方式，包括经鼻间歇正压通气（NIPPV）、双水平正压通气（BiPAP）、加温湿化高流量鼻导管（HHHFNC）及高频通气（NFHV），也应用于临床治疗 RDS，但与经典 nCPAP 相比，其优势作用和远期效果还有待于进一步研究和证实。

3. CMV　近年来，由于 PS 普遍应用于 RDS，使得机械通气参数较前降低，机械通气时间明显缩短。

（1）指征：目前国内外尚无统一标准，其参考标准为：① FiO_2=0.6，PaO_2<50mmHg（6.7kPa）或 $TcSO_2$<85%（发绀型先天性心脏病除外）；

②$PaCO_2$>60~70mmHg(7.8~9.3kPa)伴pH值<7.25；③严重或药物治疗无效的呼吸暂停。具备上述任意一项者即可经气管插管应用机械通气。

(2)参数：吸气峰压(peak inspiratory pressure，PIP)应根据患者胸廓起伏设定，一般20~25cmH_2O，呼气末正压(positive end expiratory pressure，PEEP)4~6cmH_2O，呼吸频率(RR)20~40次/min，吸气时间(TI)0.3~0.4s，FiO_2依据目标$TcSO_2$调整，15~30分钟后检测动脉血气，依据结果，决定是否调整参数。

4. HFV　对CMV治疗失败的RDS患者，HFV可作为补救治疗，但有研究报道，HFV作为RDS患者首选方式，应用越早，能减少BPD发生、缩短住院时间、减少PS用量及提前拔管。

(三) PS替代疗法

可明显降低RDS病死率及气胸发生率，同时可改善肺顺应性和通换气功能，降低呼吸机参数。临床应用PS分为天然型PS、改进的天然型PS、合成PS及重组PS，目前使用最多的是从猪肺、小牛肺提取的天然型PS。

1. **应用指征**　用于已确诊的RDS患者。对于较大的早产儿，在需氧浓度大于40%、对极不成熟早产儿需要浓度大于30%时、或在nCPAP支持下需氧浓度大于30%时应用。

2. **使用时间**　对母亲产前未使用激素或需气管插管稳定的极早产儿，应在产房内使用；对于已确诊RDS的患者，越早应用效果越好；对部分RDS仍在进展患者(如持续不能离氧，需要机械通气)，需使用第二剂或第三剂PS。

3. **使用剂量**　每种PS产品均有各自的推荐剂量，多数报道首剂100~200mg/kg，第二剂或第三剂给予100mg/kg；对已确诊RDS，首剂200mg/kg的疗效优于100mg/kg。

4. **使用方法**　药物(干粉剂需稀释)摇匀后，经气管插管缓慢注入肺内。目前已开展微创技术使用PS(即LISA和MIST)，即不采用传统气管插管，使用细的导管置入气管内，在不间断鼻塞CPAP下，缓慢注入PS。

(四) 关闭动脉导管

1. **保守处理**　①保证足够的肺氧合；②限制液体量：80~100ml/(kg·d)，如有光疗可增加至100~120ml/(kg·d)；③输注悬浮红细胞，维持血细胞比容>35%；④机械通气时，维持适当PEEP，可以减少左向右分流，增加周身循环血量；⑤如果有存在液体潴留的证据，可应用利尿剂。

2. **药物关闭**

(1)吲哚美辛：为非限制性环氧化酶抑制剂，对环氧化酶-1和环氧化酶-2均有抑制作用，能使66%~98.5%的PDA关闭。静脉制剂为首选剂型，口服剂型胃肠道反应多见。常用剂量为0.2mg/kg，间隔12~24小时，连用3剂，一般用药首剂2小时后都能观察到明显的收缩效应。常见副作用为胃肠道出血穿孔、肾功能损害、低钠血症和脏器血流暂时性减少等。

(2)布洛芬：也属非限制性环氧化酶抑制剂，主要通过抑制花生四烯酸经环氧化酶-2催化生成前列腺素途径，达到促进PDA关闭的作用。大量的临床证据表明，布洛芬在关闭PDA的疗效与吲哚美辛是相同的。目前推荐的剂量为首剂10mg/kg，第2剂5mg/kg，第3剂5mg/kg，每剂间隔为24小时。静脉制剂最好，但口服剂型的疗效也是被公认的。由于布洛芬对环氧化酶-2作用较明显，对环氧化酶-1较弱，因此，对脏器血流的影响较小，尤其是肾脏副作用更小。

此外，目前也有应用对乙酰氨基酚关闭动脉导管，但有关其疗效及安全性尚需进一步证实。

3. **手术治疗**　手术结扎是目前关闭PDA的最确实方法，一般在使用药物治疗第2个疗程失败后，仍反复发生或持续PDA，伴有显著左向右分流，患者(特别是超低出生体重儿)需对呼吸支持依赖或肺部情况恶化，以及存在药物治疗禁忌证时，建议手术治疗。但手术结扎有引起气胸、乳糜胸及脊柱侧弯、左侧声带麻痹等潜在风险。

【预防】

1. 将妊娠不足30周存在早产风险的孕妇应转运到具有救治RDS能力的围产中心。

2. 对所有妊娠不足34周存在风险的孕妇，应给予产前激素治疗。

3. 对妊娠不足39周，如没有明确指征，不建议择期剖宫产。

(杜立中)

第五节　胎粪吸入综合征

胎粪吸入综合征(meconium aspiration syndrome，MAS)系胎儿在宫内或产时吸入被粪便污染的羊水而引起的呼吸道阻塞性、肺组织化学性炎症及肺表面活性物质失活而导致一系列全身症状的临床综合征，多见于足月儿及过期产儿。MAS以呼吸困难为主要临床表现，严重患儿合并肺不张、持续性肺动脉压力增高等，是导致新生儿呼吸衰竭和死亡的主要原因之一，病死率达 7.0%~15.2%。

【病因及发病机制】

1. 胎粪的排出　12% 的活产婴儿在分娩过程中有羊水胎粪污染，其发生率随胎龄增加而增加。在>42 周胎龄分娩者，羊水胎粪污染的发生率超过 30%；<37 周者发生率<2%；<34 周极少发生。约 3%~12% 有羊水胎粪污染的新生儿发展成 MAS。

2. 宫内窘迫、产时窒息缺氧　急、慢性宫内缺氧可导致肠系膜血管收缩，肠道缺血，肠蠕动亢进，肛门括约肌松弛而引起大量胎粪排出；另外，宫内窘迫缺氧也可刺激迷走神经，促进肠蠕动增加和促使胎粪排出污染羊水。

3. 胎粪的吸入　在明显的宫内缺氧所引起的胎儿窘迫、出现喘息时，可使胎粪进入小气道或肺泡。在生后的呼吸开始后，尤其是伴有喘息时，可使胎粪吸入至远端气道。

4. 胎粪吸入后的病理生理　如宫内已有胎粪吸入或随着生后呼吸的建立，胎粪小颗粒进入远端气道引起小气道梗阻，产生小节段肺不张，局限性阻塞性肺气肿、化学性炎症及继发性肺表面活性物质失活，使肺的通气、血流比例失调，影响气体交换，造成低氧血症及酸中毒，甚至并发气胸及持续性肺动脉高压。胎粪吸入综合征患儿约有 1/3 并发肺动脉高压，在宫内期待长时间受压可导致肺血管重构造成持续性肺动脉高压(图 2-7)。

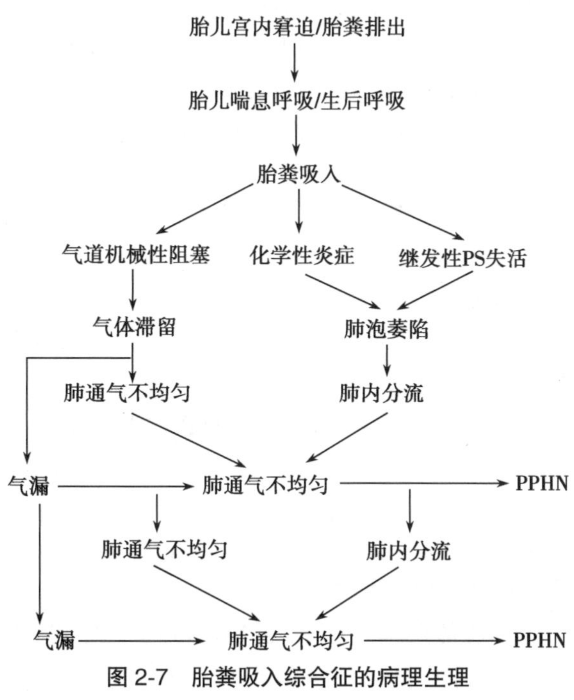

图 2-7　胎粪吸入综合征的病理生理

【临床表现】　出生时皮肤常覆盖胎粪，指 / 趾甲及脐带为胎粪污染呈黄绿色，经复苏建立自主呼吸后不久出现呼吸困难，表现为呼吸急促、呻吟、发绀及三凹征等。当气体滞留于肺部时，因肺部过度扩张可见胸廓前后径增宽呈桶状，听诊可闻及粗大啰音及细小捻发音；上述症状及体征于生后 12~24 小时随着胎粪进一步吸入远端气道而更为明显，多数病例于 7~10 天恢复，部分患儿可储蓄至数周。

出生时有严重窒息者可有苍白和肌张力低下，严重缺氧可造成心功能不全，心率减慢，末梢循环灌注不良及休克表现。10%~20% 可伴有气胸及纵隔气肿。当并发肺动脉高压时常呈严重发绀。

【辅助检查】

1. 胸部 X 线检查　①弥漫或局限的斑片影；②肺气肿，横膈平坦或下降；③重症者出现大片肺不张或肺实变，可病发纵隔气肿、气胸等气漏；④由于围产期缺氧，心影可增大。上述 X 线表现在生后 12~24 小时最为明显。

2. 肺脏超声检查　①广泛多处的肺实变；②实变区域胸膜线大部分消失、不连续、增粗、模糊，A 线消失，实变区下方及周围可见致密 B 线；③非实变区域大多数表现为 B 线或呈肺间质综合征改变，重症可表现为致密 B 线，甚至白肺；④部分重症者可见胸腔积液。

3. 血气分析　可见低氧血症、高碳酸血症、代谢性酸中毒或混合性酸中毒。合并 PPHN 时，可间接测定患儿肺动脉压力。

【诊断与鉴别诊断】

1. 诊断标准　典型的 MAS 包括以下几个特点：①有羊水胎粪污染的证据；②指 / 趾、皮肤和脐带等被胎粪污染而发黄；③生后早期出现呼吸困难；④典型的胸部 X 线表现；⑤气管内吸出胎粪

2. 鉴别诊断　①大量羊水吸入：多见于胎儿严重窒息，因胎儿宫内的喘气，吸入羊水内的脱落的上皮细胞阻塞末端气道而引起的呼吸困难。因为羊水是清澈的，患儿生后多表现为窒息后肺水肿及相关症状，预后相对较好。②新生儿感染性肺炎：原发性的感染性肺炎常为先天或经产道感染所致。母亲常有相应的感染病史和临床表现。新生儿可有感染的临床表现及实验室检查证据。X 线胸片可表现为弥漫均一的肺密度增加或似支气管肺炎，可有胸膜渗出。③足月儿 RDS：常见

于选择性剖宫产患儿。患儿常无羊水胎粪污染的证据，临床表现及X线胸片与早产儿RDS相似，但临床症状较早产儿RDS可能更重，并发PPHN概率更高。

【治疗】

1. **产科处理和预防**　产前应对胎儿进行密切的电子监测及超声检查，发现可能存在的宫内缺氧及羊水胎粪污染。当发现羊水胎粪污染时，不建议常规对刚分娩出的新生儿进行口咽部及鼻咽部的吸引；通过评估新生儿是否有活力（有活力：有自主呼吸，心率>100次/min，肌张力好），如“无活力”，应采用气管插管进行气管内胎粪吸引。

2. **一般处理及监护**　应注意保温；有呼吸系统症状者应进行血氧饱和度检测，血气分析监测氧合状态，及时处理低氧血症及高碳酸血症。严重窒息者应每隔2小时监测血压1次。但当有低血压、灌注不足及心搏出量不足表现时，必要时可用正性肌力药物，生理盐水扩容，必要时可考虑血浆或5%白蛋白；对于严重窒息患儿尚需精确记录尿量，限制液体量，以防止脑及肺水肿，有代谢性酸中毒者应以碳酸氢钠纠正。此外，尚需检测血糖及血钙，发现异常均应及时纠正。

3. **氧疗**　证实有低氧血症时应氧疗，随时调整吸入氧浓度，维持血氧饱和度于90%~95%之间，因持续低氧会造成肺血管痉挛并发持续肺动脉高压。给予头罩湿化、加温湿化用氧有助于气道内胎粪的排出。

4. **机械通气**　严重病例当吸入氧浓度增加60%，而PaO_2<50mmHg或$PaCO_2$>60mmHg时需机械通气治疗。我国新生儿机械通气常规推荐呼吸机初调参数：PIP 20~25mmHg，PEEP 3~6mmHg，呼吸频率20~25次/min，吸气时间0.4~0.5秒，潮气量4~6ml/kg。另外，因高频机械通气可减少患儿气道损伤及气漏的出现，更适于MAS的患儿，呼吸的频率为8~12Hz。

5. **肺表面活性物质治疗**　胎粪可抑制肺表面活性物质的活性，生后早期应用200mg/kg猪肺表面活性物质，相对较长的给药时间（20分钟）可有效改善氧合，减少机械通气时间、住院时间及减少膜肺的应用。

6. **抗生素治疗**　在MAS的经典治疗中，常需要选择广谱抗生素，同时积极寻找细菌感染证据以确定抗生素疗程。但近年来，国外研究显示，常规应用广谱抗生素并未改善MAS的临床进程及预后。因此，抗生素在MAS治疗中的作用仍需重新评估。

7. **镇静药的应用**　当患儿机械通气时有躁动时，应考虑应用镇静剂或肌松剂。

8. **合并PPHN治疗**　一氧化氮吸入（iNO）治疗可选择性扩张肺动脉，降低肺动脉压力。当氧合指数（OI）>20，可选择使用iNO。但有30%~50%MAS合并PPHN患儿对iNO无效，可选择磷酸二酯酶抑制剂治疗，如西地那非、米力农等。

9. **体外膜肺（ECMO）治疗**　对重症MAS和难治性呼吸衰竭患儿可应用ECMO治疗。需要进行ECMO的婴儿中有35%是由于MAS引起的。当用ECMO治疗时，MAS患儿的存活率接近95%。

（富建华）

第六节　新生儿持续肺动脉高压

新生儿持续肺动脉高压（persistent pulmonary hypertension of the newborn，PPHN）是指生后早期肺血管阻力持续性增高，肺动脉压超过体循环动脉压，使由胎儿型循环过渡至正常“成人”型循环发生障碍，引起心房和/或动脉导管水平血液的右向左分流，临床上出现严重低氧血症等症状。PPHN是新生儿常见急诊和危重症，多见于足月儿或晚期早产儿，有报道发病率约为1.9/1 000活产新生儿。1969年首次认识该病时，因考虑其血流动力学改变类似于胎儿循环，曾称为持续胎儿循环（persistent fetal circulation，PFC），但因生后肺动脉压的持续增高，故现称为新生儿持续肺动脉高压。

【病因与发病机制】　PPHN的病因和危险因素比较多，常见病因为胎粪吸入综合征（MAS）、呼吸窘迫综合征（RDS）、窒息、先天性膈疝、剖宫产等，其他危险因素有感染、母亲孕期用药、遗传因素等。

1. **缺氧**　是PPHN最常见的病因，包括各种原因所致的缺氧，如宫内慢性缺氧或围产期窒息、许多肺部疾病等。缺氧可致内源性一氧化氮合酶（eNOS）及Ca^{2+}敏感钾通道基因表达降低，而后者是介导肺血管扩张的重要介质。

2. **肺部疾病**　新生儿MAS和RDS是PPHN的重要病因，尤其是重度MAS和择期剖宫产所致的足月儿 RDS，常伴有非常严重的 PPHN，病死率比较高。研究显示，剖宫产明显增加新生儿 PPHN 发生率。

3. **肺发育不良**　包括肺实质及肺血管发育不良，如先天性膈疝是 PPHN 的常见病因。肺发育不良常存在肺动脉可溶性鸟苷酸环化酶（sGC）活性降低，使血管反应性下降。

4. **感染**　感染性肺炎或败血症时，由于细菌或病毒、内毒素等引起的心脏收缩功能抑制，肺微血管血栓形成，血液黏滞度增高，肺血管痉挛等导致肺动脉高压。

5. **孕期用药**　有报道母亲孕期使用非类固醇类抗炎药物（NSAID）和选择性五羟色胺再摄取抑制剂（SSRI）类抗抑郁药，可使新生儿 PPHN 发生率增加，但目前还不能确定。

6. **甲状腺功能亢进**　母亲孕期甲亢和新生儿甲亢可直接或间接影响肺血管的成熟、内源性舒血管物质的代谢、氧耗、血管平滑肌的反应性及表面活性物质的产生，导致 PPHN。

7. **遗传因素**　内源性一氧化氮（NO）在调节肺血管张力及生后循环转换中起重要作用，研究显示，氨基甲酰磷酸合成酶基因多态性与 PPHN 相关，由于遗传因素而致的氨基甲酰磷酸合成酶功能低下，使精氨酸和瓜氨酸水平下降而影响 NO 的产生，导致 PPHN。

【病理变化】 PPHN 肺血管病理变化基本包括 3 种类型：

1. **肺血管发育不全**（underdevelopment）　指气道、肺泡及相关的动脉数量减少，血管面积减小，使肺血管阻力增加。见于先天性膈疝、肺发育不良等，该类型治疗效果最差。

2. **肺血管发育不良**（maldevelopment）　指在宫内表现为平滑肌从肺泡前生长至正常无平滑肌的肺泡内动脉，而肺小动脉的数量正常。由于血管平滑肌肥厚、管腔减小，使血流受阻。慢性宫内缺氧可引起肺血管重塑和血管中层肌肥厚，胎儿动脉导管早期关闭（如母亲应用阿司匹林、消炎痛等）可继发肺血管增生，这些患者的治疗效果较差。

3. **肺血管适应不良**（maladaptation）　指肺血管阻力在生后不能迅速下降，肺小动脉数量及肌层的解剖结构正常。常由于围产期应激所致，如低氧、酸中毒、胎粪吸入、高碳酸血症、低体温等，这些患者占 PPHN 的大多数，其肺血管阻力增高是可逆的，对药物治疗常有反应。

【临床表现】

1. **病史**　多为足月儿或过期产儿，也常见于晚期早产儿。常有宫内缺氧或围产期窒息病史，原发病常为 MAS、择期剖宫产相关的 RDS、先天性膈疝等。

2. **临床表现**　主要表现为严重青紫，一般在生后 12 小时内青紫就很严重。常表现为差异性青紫：动脉导管开口前（右手）与动脉导管开口后（左手和下肢）的经皮血氧饱和度差>10%，提示患儿有 PPHN 并存在动脉导管水平的右向左分流。生后短期内可有呼吸困难，但一般气急不明显，常无呼吸暂停、三凹征或呻吟。继发于 MAS 和 RDS 者，生后短期内呼吸困难比较严重。胸骨左缘或右下可闻及三尖瓣反流所致的心脏收缩期杂音，但体循环血压正常。

3. **辅助检查**　动脉血气分析显示严重低氧血症。患儿胸部 X 线片示心脏增大，单纯特发性 PPHN 肺野常清晰，血管影少，其他原因所致的 PPHN 则表现为相应的肺部 X 线片特征，如胎粪吸入综合征等。心电图检查可见右心室占优势，也可出现心肌缺血表现。

【诊断】

1. **病史**　仔细询问 PPHN 相关病史，包括产前、产时和产后缺氧病史，肺部疾病、剖宫产等。

2. **临床特点**　新生儿生后早期出现严重青紫、低氧血症，给予积极通气仍不能缓解，胸片病变与低氧程度不平行，除外气漏及发绀型先天性心脏病者，应考虑 PPHN 可能。

3. **胸片**　对青紫新生儿应立即摄 X 线胸片，观察肺部病变。如肺部病变不严重，与青紫程度不相称，应考虑 PPHN。如存在严重 MAS、RDS、先天性膈疝应考虑同时伴有 PPHN。

4. **心脏超声检查**　一旦考虑 PPHN，应立即做心脏超声检查，排除先天性心脏病的存在，测定肺动脉压力。常用多普勒超声技术测定三尖瓣反流和肺动脉瓣反流压差法，推算肺动脉收缩压（PASP）和肺动脉舒张压（PARP）。检测三尖瓣反流峰值流速（VTR）及压差（ΔP=4VTR2），根据三尖瓣反流压差法估测 PASP，在无右室流出道梗阻和肺动脉狭窄时，PASP 等于右室收缩压（RVSP），根据 ΔP=RVSP- 右房压（RAP），PASP=4 × VTR^2+RAP，当右房大小分别为正常、轻度和明显扩大时，RAP 分别为 0.667、1.33、2.0kPa。

一般认为 PASP>4.0kPa 为肺动脉高压(PHN),与心导管测压值相关性较好。

(1)肺动脉高压的间接征象:如右室收缩前期与收缩期时间比值、肺动脉血流加速时间、加速时间/右室射血时间比值、肺动脉平均血流速度等,动态观察对评估 PPHN 疗效有一定意义。

(2)肺动脉高压的直接征象:可显示开放的动脉导管,根据导管水平的血流方向可确定右向左分流、双向分流、或左向右分流;测定三尖瓣反流速度,计算肺动脉压,肺动脉收缩压 =4× 反流血流速度^2+CVP(5mmHg),当肺动脉收缩压 ≥ 75% 体循环收缩压时,可诊断为肺动脉高压。

【治疗】 治疗目的是尽快降低肺动脉压力,维持体循环血压,纠正右向左分流,改善氧合。

1. 维持内环境稳定 尽可能纠正缺氧,维持酸碱平衡和水电解质平衡,根据血气分析结果纠正酸中毒,使 pH 值维持在 7.35~7.45。

2. 维持正常血压 当有血容量丢失或因应用血管扩张剂后血压降低时,可使用 0.9%NaCl 扩容。同时可使用多巴胺 3~5g/(kg·min)和/或多巴酚丁胺 5~10g/(kg·min)。

3. 机械通气 应保持良好的氧合,使 PaO_2 维持在 50~70mmHg 左右,$PaCO_2$35~45mmHg,氧饱和度维持在 90%~95%。如患儿无明显肺实质性疾病,呼吸机参数尽可能调低。如严重肺部疾病,调高呼吸机参数,呼吸频率可设置 40~60 次/min,吸气峰压 20cmH_2O 左右,呼气末正压 5~6cmH_2O,吸气时间 0.3~0.4 秒。如氧合改善不明显,使用高频呼吸机。

4. 吸入一氧化氮(iNO) 是治疗 PPHN 最有效的治疗方法。一氧化氮是由血管内皮细胞产生和释放的血管活性物质,吸入一氧化氮可以激活鸟苷酸环化酶,产生环鸟苷一磷酸使肺血管平滑肌舒张。一般使用 iNO 30~60 分钟后肺动脉压开始下降,血氧饱和度和动脉血氧分压明显改善。

(1)适应证:主要用于足月儿或晚期早产儿 PPHN,对中重度 PPHN,出现低氧血症者,应立即使用 iNO 治疗。

(2)剂量和治疗时间:iNO 起始剂量常用 (15~20)×10^{-6}(ppm),一般 30~60 分钟起效,如效果不明显,可调高至(20~30)×10^{-6}(ppm),如病情改善逐渐减量。多数病例维持 iNO 治疗 3~5 天即可取得显著疗效,先天性膈疝等严重病例需要用更长时间。

(3)撤离方法:病情明显改善后,iNO 需逐渐减量,不可骤停,否则会导致缺氧加重、病情反跳。根据 $TcSO_2$ 和 FiO_2 监测结果调节 iNO 剂量,如 $TcSO_2$ 维持在 90%~95%,FiO_2 降至 30%~40% 时,逐渐下调 iNO 剂量,减至 10ppm 后 6~12 小时减至 5ppm,然后再逐渐减量,直至停用。

(4)不良反应:常见不良反应有高铁血红蛋白血症、凝血功能障碍。需监测血高铁血红蛋白水平,每 12 小时测定一次,使其水平不超过 3%;观察有无出血倾向,监测血小板和凝血功能。

5. 使用药物降低肺动脉压 虽然 iNO 疗效显著,但仍有 20%~30% 的 PPHN 病例对 iNO 效果不明显,需要药物治疗,常用药物有以下几类。

(1)西地那非:是磷酸二酯酶 5(PDE25)抑制剂,磷酸二酯酶能降解 cGMP,西地那非则抑制磷酸二酯酶对 cGMP 的降解作用,从而增加 cGMP 水平,促进肺血管舒张、抑制血管平滑肌生长,可显著减少停用 iNO 引起的反跳性血管痉挛。随机盲法对照临床研究显示,口服西地那非组(1mg/kg,每 6 小时 1 次)较对照组氧合显著改善,病死率显著下降,是目前治疗新生儿 PPHN 的常用药物。剂量 1~2mg/kg,每 6~12 小时一次,口服。新生儿使用西地那非的药代动力学及安全性需要进一步研究。

(2)米力农:是磷酸二酯酶 3(PDE23)抑制剂,可改善心肌收缩力、降低血管阻力。近年报道米力农治疗 PPHN,可明显改善氧合,但部分患儿出现脑室内出血,是否与药物有关还不清楚,需进一步大样本随机对照研究。

6. 吸入 NO 供体 雾化吸入 NO 供体可在肺内局部产生 NO,扩张肺血管,可有效降低肺动脉高压而不影响体循环血压。NO 供体是一类含有硝基在体内生成 NO 而发挥作用的血管扩张药,主要包括有机硝酸盐即硝酸酯类、有机亚硝酸盐、斯德酮亚胺类、无机亚硝酸盐、亲核一氧化氮供体和硝普钠等,目前研究较多的是硝酸甘油和硝普钠。

7. 体外膜肺 对重症 PPHN 可使用体外膜氧合(ECMO)。Lazar 等总结 2000—2010 年 ECMO 治疗新生儿 PPHN 的 10 年经验,1 569 例新生儿 PPHN 接受 ECMO 治疗,治疗日龄 (3.1±0.1)天,ECMO 持续时间(6.9±0.1)天,结果存活率达 81%。

(陈 超)

第七节　新生儿肺出血

新生儿肺出血（neonatal pulmonary hemorrhage）多见于新生儿早期，是新生儿主要死亡原因之一。临床表现为气道内有血性液体，伴呼吸困难加重需上调呼吸支持或在出血60分钟内进行气管插管。病理检查在肺泡和/或肺间质内发现红细胞，病变涉及两个或以上肺叶融合性出血时为大量肺出血。临床上早产儿因呼吸窘迫综合征而机械通气者中肺出血发生率3%~5%，约80%的早产儿肺出血发生于出生72小时内。

【发病机制】 肺出血的确切机制目前仍未完全阐明，可能是多因素共同作用的结果。

1. **出血性肺水肿**　病理改变主要在肺毛细血管，气道抽吸物与全血比较红细胞浓度相对降低，表明气道血性液来自出血性肺水肿而非直接出血进入肺。

2. **缺氧和酸中毒**　缺氧和酸中毒可使血管痉挛、心肌缺氧，诱发左心衰竭，进而升高肺毛细管压力，损伤毛细血管内皮，导致血管内液体渗出到肺间质或气管内。

3. **肺泡屏障完整性改变**　肺泡上皮-内皮屏障的破坏或呼吸膜滤过压力改变，都可导致肺出血。

【病因】 包括增加左心室负荷、肺血容量，以及影响肺静脉引流或心脏收缩力的因素。

1. **严重原发病**　新生儿肺出血与多种严重原发病密切相关，包括呼吸窘迫综合征（RDS）、宫内生长迟缓（IUGR）、围产期窒息、胎儿宫内窘迫、感染、先天性心脏病、氧中毒、母血吸入、严重低体温、弥散性肺栓塞、尿素循环障碍伴高氨血症、胎粪吸入综合征等严重缺氧性疾病。

2. **严重感染**　重度感染如败血症等导致血管渗漏增多、血小板减少和凝血障碍而增加肺出血风险。足月儿多见。

3. **动脉导管未闭（PDA）**　PDA的存在是肺出血的一个重要危险因素，可因大量左向右分流，增加肺血流量，损害心室功能，导致肺微血管损伤和出血性肺水肿。

4. **凝血异常**　凝血异常也与肺出血发生相关，但尚不清楚其是促进因素还是肺出血所致。

5. **外源性表面活性物质**　外源表面活性物质是否增加肺出血风险仍有争议。有研究显示，外源表面活性物质可能通过改变肺血流动力学和肺的顺应性，增加通过PDA的左向右分流，肺灌注增加，左心室功能受损，引起肺出血。

【临床表现】 常有缺氧、感染、早产或宫内发育迟缓病史，合并严重原发病。一般多有全身症状如反应差、皮肤苍白、发绀、四肢冷，甚至呈休克表现。临床可表现为心肺功能突然恶化，并从上呼吸道发现血性液体。表现为呼吸困难突然加重，出现三凹征、呻吟及经皮氧饱和度难以维持正常水平，从口鼻腔或气管插管内流出粉红色或红色泡沫样液，肺部听诊呼吸音减低或闻及粗大湿啰音。如果仅有出血，不伴呼吸系统恶化表现，可能是上呼吸道损伤或破溃引起，不代表肺出血。

【辅助检查】

1. **X线检查**　典型肺出血胸部X线表现：①可见肺透亮度降低，一侧或双侧肺野出现弥漫的小斑片状浸润影，大小不一，可有支气管充气征和局限性肺气肿；②双侧肺门血管影增多，呈网状格状影，心影轻、中度增大，左心室为主；③大量出血时或呈“白肺”征，心影、横膈常被遮盖；④或可见到原发性肺部病变。新生儿肺出血进展迅猛，数小时内即可产生完全不同的X线表现，对于严重病例应X线动态观察，有利于早诊断、早治疗，降低病死率。

2. **实验室检查**　①血气分析可见pH值降低、PaO_2下降、$PaCO_2$升高，代谢性或混合性酸中毒；②严重感染所致者，白细胞、CRP及降钙素原可明显改变；③血细胞压积降低，可伴凝血功能障碍。

【诊断】 呼吸道出现血性液体及突发呼吸、循环功能下降，即可临床诊断肺出血。新生儿肺出血病理类型由轻到重表现为点状肺出血、局灶性肺出血、弥漫性肺出血，尸检发现的肺出血只有一小部分有明显临床表现，可能原因是，出血仅限于肺间质空隙并未蔓延到气道因而很难诊断。

缺乏血性分泌物时，呼吸恶化通常认为是其他原因所致。为避免误诊，临床诊断标准应以气道内有血性液体流出而食管内无为依据，如气道与食管内均有血性液，应细致加以鉴别。

【治疗】 因发病机制尚不完全清楚，目前对肺出血仍以支持治疗为主。肺出血临床上主要表现为血液积聚于肺泡引起的血气交换障碍及失血性低血容量性休克，治疗原则为清除气道血性液，恢复充分有效的肺通气，防治休克。

1. **一般治疗和病因治疗**　注意保暖，给氧、保持呼吸道畅通。治疗导致缺氧或酸中毒的原发病，纠正酸中毒，严重感染时抗感染治疗等。

2. **提供呼吸末正压**　正压通气和呼气末正压是治疗肺出血的关键措施，一旦发生肺出血，应立即气管插管机械通气。呼吸机参数可选择：PEEP（呼吸末正压）6~8cmH_2O，RR（呼吸次数）40~50次/min，PIP（吸气峰压）20~25cmH_2O，然后根据病情及血气分析结果调整参数。对严重广泛肺出血，病情好转后参数调整不能操之过急。

3. **维持血流动力学稳定**　采用液体复苏纠正血流动力学异常，包括生理盐水扩容，和/或输注悬浮红细胞以纠正贫血，必要时使用血管活性药物。

4. **纠正酸中毒**　应维持充分的肺通气和正常血压以改善酸中毒。

5. **超声心动图检查**　有助于评估心室功能、是否需要血管活性药物，以及评估PDA。如果PDA血流动力学意义显著，应给予药物或手术关闭导管。

6. **外源性肺表面活性物质**　发生肺出血后，给予表面活性物质可治疗RDS原发性表面活性物质不足，或治疗出血性肺水肿引起的继发表面活性物质缺乏。然而，2012年的Cochrane Review发现尚无任何随机对照研究支持表面活性物质治疗肺出血，仍需更多研究证据。

7. **高频振荡通气（HFOV）**　HFOV治疗肺出血疗效尚有争议，可在常规机械通气30min无效后，改用高频通气。HFOV治疗肺出血的机制尚不明确，推测与采用高MAP（平均气道压）策略有关，后者较常频通气更有效减少间质和/或肺泡液的聚集。

【预防】

1. **病因预防**　包括预防早产及低体温，早期治疗窒息、缺氧、感染、酸中毒等，避免发生输液过量或呼吸机使用不当。

2. 合理防治PDA。

（张谦慎）

第八节　新生儿惊厥

新生儿惊厥（neonatal seizures）是新生儿中枢神经功能失调的一种临床表现，是新生儿期常见急症之一，常提示存在严重的原发病，需迅速的诊断和处理。惊厥在新生儿期尤其是生后1周内的发生率很高，随着年龄的增加逐渐下降，国外报道足月儿中新生儿惊厥的发生率为1.8‰~3.5‰，极低出生体重儿中为5.5%~13%，超低出生体重儿为6.4%。新生儿惊厥的病因和发病机制复杂，临床发作形式多种多样，其诊断和治疗大不一样，预后差异明显。

【病因】

1. **缺氧缺血性脑病**　由围产期严重窒息引起，是足月儿惊厥发作最常见原因，占50%以上，典型的发病时间为出生后24小时内。

2. **脑卒中**

（1）颅内出血：足月儿多见于缺氧和产伤引起蛛网膜下腔、脑实质或硬膜下、硬膜外出血，其中产伤性颅内出血多发生在体重较大的足月儿，常因胎位异常或头盆不称导致娩出困难，颅骨直接受压或不适当的牵引而致脑膜撕裂和血管破裂。早产儿因缺氧、酸中毒等原因发生脑室周围-脑室内出血（PVH-IVH），后者是早产儿惊厥最常见的原因，主要是由于室管膜下胚胎生发基质尚未退化，具有丰富的毛细血管，对缺氧、酸中毒极为敏感，易出血。

（2）新生儿脑梗死：近年研究发现梗死也是新生儿惊厥的常见原因，约占12%，仅次于HIE。PVH-IVH的早产儿常伴发出血性静脉梗死而产生惊厥；Agpar评分正常、痉挛间期神志清楚的足月儿，惊厥可能是局部病灶所致，其中最常见的原因是大脑中动脉梗死。

3. **中枢神经系统感染**　见于各种病原体所致的脑膜炎、脑炎、脑脓肿、破伤风及TORCH感染等，以化脓性脑膜炎最常见。出生1周内发病者为产前或产时感染，1周以后发病者为生后感染。母亲孕期感染风疹、弓形虫、巨细胞病毒导致胎儿宫内感染性脑炎者，出生后即可出现惊厥。

4. **代谢紊乱**

（1）低血糖：多见于早产儿、小于胎龄儿、窒息及糖尿病母亲的患者，多发生于生后3天内。

（2）低钙血症：与低出生体重、窒息、母亲糖尿病等有关。

（3）低镁血症：常与低钙血症并存，临床上难以区分，低钙血症经钙剂治疗无效时需考虑。

（4）高或低钠血症：血钠极高、极低而导致惊厥发作，如抗利尿激素异常分泌、Bartter综合征或严重的脱水等。

（5）高胆红素血症：早期新生儿重度高胆红素血症，大量游离胆红素进入脑组织，影响脑细胞的能量代谢而出现神经系统症状。

5. 先天遗传代谢病：是遗传性生化代谢缺陷造成的疾病，当临床上惊厥原因不明，同时伴有顽固性低血糖、酸中毒、高氨血症等时需考虑。包括枫糖尿症、苯丙酮尿症、非酮症高甘氨酸血症、丙酸血症、甲基丙二酸血症、异戊酸血症、半乳糖血症、低磷酸酶血症、尿素循环障碍，维生素 B_6 依赖症、糖原病、神经节苷脂病、神经皮肤综合征等。

6. **药物**

（1）药物过量或中毒：如兴奋剂、氨茶碱、有机磷、异烟肼、局麻药等。

（2）撤药综合征：孕母用镇静麻醉药、巴比妥类或阿片类药物，可通过胎盘进入胎儿体内，分娩后药物供应突然中断，常于生后 6 小时内发生惊厥，24~48 小时恢复正常。

7. 先天性中枢神经系统畸形：包括各种神经元的产生、分化、迁移障碍或髓鞘化异常，以无脑回、巨脑回和多小脑回多见。

8. **良性家族性新生儿惊厥** 因基因突变导致惊厥，最常见于钾通道 *KCNQ2*、*KCNQ3* 基因畸变，为常染色体显性遗传，少数病例与 *SCN2A* 编码的钠通道功能障碍有关。通常生后第 2~3 天出现，发作频繁，一般情况良好，为自限性疾病，87% 于数周至数月后自愈，13% 发展为癫痫。

9. **良性（非家族性）新生儿惊厥** 为良性自限性疾病，发作开始于生后 5 天，多在生后 2 周内消失，故又称 5 日风，但确切的病因不明。

10. **原因不明** 5%~10% 属于此类。

足月新生儿惊厥最常见的病因是缺氧缺血性脑病，其次是局灶性缺血（卒中）、脑畸形和代谢紊乱。在早产儿中，脑室内出血和感染为主要原因。同一惊厥患儿可以有多种病因，如缺氧缺血性脑病可同时伴有低血钙、低血镁、低血钠、低血糖；败血症可以合并脑膜炎，又常伴有低血糖。

【发病机制】 当中枢神经系统神经元静息电位绝对值减小，和 / 或神经元发生过度去极化，使动作电位形成加速，引起大量神经元同步放电致惊厥发作，此为惊厥发生的病理生理基础。人体通过向细胞外泵出钠离子并回吸收钾离子维持静息电位，这一过程需要能量依赖的钠钾离子泵，能影响此过程的因素即是惊厥发生的原因。①新生儿缺氧缺血和低血糖发生时，细胞能量供应障碍，该离子泵向细胞外泵出的钠离子减少，细胞内负电荷减少，静息电位的绝对值减小，容易发生去极化。②血清低钙和 / 或低镁时，钙、镁对神经细胞膜的钠转运抑制作用减弱，钠内流增加，发生去极化。③神经细胞内外钾离子、钙离子、氯离子运动也会引起神经元兴奋性的改变，导致去极化。

新生儿期惊厥发生率高，与早期脑发育特点有关。兴奋性神经递质受体 N- 甲基 -D- 天门冬氨酸（NMDA）和 α- 氨基羟甲基异噁唑丙酸（AMPA）表达高峰在生后 7~10 天，而抑制性神经递质受体生后 3 周才缓慢表达，这种兴奋性和抑制性神经递质发育的不平衡，使新生儿特别是早产儿表现为兴奋性增高，较任何年龄阶段的儿童都更容易发生惊厥。新生儿 NMDA 的两个亚单位 NR2B 和 NR2A 占的比例不同于成人，兴奋性突触后电位持续时间延长，缺乏 AMPA 的亚单位 GluR2，神经元细胞膜对钙离子的通透性增加，导致静息电位的绝对值减小，易发生去极化。在脑发育的早期，黑质部分中仅促惊厥的投射系统起作用，而抑制惊厥的投射系统尚未发育。以上特点均易导致新生儿惊厥。

新生儿大脑皮质发育不成熟：神经细胞的胞质与胞膜分化不全，树状突、髓鞘、突触的发育未完善、神经胶质与神经细胞间的正常联系未建立，在皮质各部位间、同一大脑半球内或两脑半球间，其异常电活动均很局限，不易向邻近部位传导，故极少有皮层发作，全身强直性抽搐亦很少见。但大脑颞叶、间脑、脑干、边缘系统、海马、黑质、网状内皮系统等皮质下结构发育相对较成熟，异常电活动兴奋邻近组织，皮质下结构对缺氧亦较敏感，因此皮质下发作为惊厥的常见类型，各种病因均易导致临床上的皮质下发作，如口颊部抽动等微小型惊厥。

检索 PubMed 数据库中人类孟德尔遗传疾病数据库（OMIM）数据库，整理并归纳了可以在新生儿、婴儿期发病的以惊厥为主要表型的疾病，并针对其已知致病基因进行了相互关联性的分析，发现已知致病基因相对集中在离子转运、神经元的形成及轴突化相关的通路之中。

此外，惊厥发作是加重脑损伤的重要因素。惊厥发生时，为维持膜电位的平衡，各个离子泵的利用率大大增加，因此惊厥本身就是一个能量迅速消耗的过程。且惊厥发作时常伴有低通气或呼吸暂停，可加重脑和机体缺氧，引起多个能量代谢环节的严重障碍。另外兴奋性神经递质的堆积，直接导致神经元的坏死及脑血流调节障碍，引起脑出血或出血性脑梗死。

【临床表现】 新生儿惊厥发生率高于任何年龄组，临床表现常不典型，与正常活动不易区分，其表现形式和脑电图改变亦与成人和儿童有很大差别，因而其发作类型不同于成人或儿童的癫痫分型。目前常用 Volpe 分类法，将新生儿惊厥发作分为微小发作、阵挛发作、强直发作和肌阵挛发作。除微小发作外，后三种类型又进一步分为局灶性、多灶性和全身性。局灶性发作仅累及身体的某一局部，多灶性发作涉及一个以上部位，不同步，常常游走；全身性发作时双侧广泛同步，不游走。

1. **微小发作**　是新生儿惊厥最常见的类型，见于足月儿和早产儿，表现为：

(1) 面 - 口 - 舌异常运动：皱眉、面肌抽动、咀嚼、吸吮、伸舌、吞咽、打哈欠。

(2) 眼部异常运动：凝视、斜视、眨眼运动、眼球震颤。

(3) 四肢异常运动：单一肢体震颤，固定在某一姿势或四肢踩踏板或划船样运动。

(4) 自主神经性发作：呼吸暂停、屏气、呼吸增快、心率增快、出汗、流涎、阵发性面红或苍白，常伴随微小型惊厥发作。

某些患儿刺激后可诱发或加重微小型惊厥的发作。由于这些运动由皮质下中枢控制，故发作时 EEG 常无相应变化，而且抗惊厥药物治疗效果常较差。

2. **阵挛发作**　是指重复有节律的四肢、面部或躯干肌肉的快速收缩和缓慢放松运动，新生儿惊厥时放松过程更慢。根据阵挛累及的部位和范围分为局灶性和多灶性阵挛发作。局灶性阵挛型以一个肌肉群的局限性痉挛为特征，常见于单个肢体或一侧面部，无定位意义，多不伴意识丧失。常提示局部脑损伤如出血、梗死、蛛网膜下腔出血及代谢异常等。脑电图表现为局灶性尖、棘波。多灶性阵挛型常表现为身体同侧或双侧多个肢体或多个部位同时或先后交替、或快速从一侧发展至另一侧，无一定的顺序。其特征为小振幅，频率每秒 1~4 次的肌肉痉挛，常为游走性，多伴意识丧失。本型多见于缺氧缺血性脑病、颅内出血和感染患者，这种四肢的随意阵挛样动作也常见于孕周<34 周的正常早产儿中。脑电图表现各次发作起源不同，至少有两个或更多独立的起源点，多灶性尖波或慢节律电波由皮质的一个区游走到另一个区。全面阵挛发作（全身发作）为广泛性双侧对称同步的阵挛运动，新生儿很少见。

3. **强直发作**　表现为持续肌肉收缩（数秒）而无重复，单侧肢体的持续姿势异常或躯干持续的非对称性的姿势异常。强直型惊厥常伴有强直性斜视、阵挛性动作、呼吸暂停和昏睡。分为全身性和局灶性强直。全身性强直表现为四肢强直性伸展，类似去大脑强直，或双下肢强直而双上肢屈曲，类似去皮质强直，常伴有眼球偏移和呼吸暂停，意识丧失（破伤风除外）。常见于核黄疸、早产儿脑室内出血、破伤风等。局灶性强直发作表现为肢体维持在某种姿势，或躯干和 / 或颈部不对称姿势。可仅有临床表现而不伴 EEG 改变。EEG 背景多为多灶或广泛电压抑制，在某些病例可有明显异常的暴发抑制。

4. **肌阵挛发作**　为单个或多个肢体一次或多次快速屈曲性抽搐，无节律且单一，可重复发作，上肢比下肢明显。脑电图表现为暴发抑制，常提示存在严重的脑损害。局灶和多灶性发作与 EEG 多不一致，而全身性发作多一致。HIE 新生儿出现肌阵挛时，常提示脑干受损。不伴脑电图异常放电的肌阵挛发作多出现在睡眠期，属于良性新生儿睡眠肌阵挛。

5. **惊厥综合征**　部分新生儿惊厥由某特定的病因引起并表现出共同的临床特征，称为惊厥综合征。目前国际分类中收录的新生儿期惊厥综合征有良性新生儿惊厥、良性新生儿家族性惊厥、大田原综合征和早期肌阵挛脑病。

上述各种类型中，新生儿惊厥以微小型多见（占惊厥发作的 50%），其次为多灶性阵挛发作。

【诊断】 新生儿惊厥的诊断必须明确是否为惊厥发作，惊厥发作类型，发作对脑有无影响，病因诊断十分重要，是进行特殊治疗和预后评估的关键，必须注意有时几种病因并存。

1. **病史和体检**　了解孕母健康情况及用药史、癫痫家族史，排除先天性、遗传性、药物性惊厥，了解围生期情况以判断与围生因素有关的惊厥。惊厥发作有两个高峰，生后 3 天内发作者多为围生期并发症及代谢因素，1~2 周发作者以感染性疾病为主。注意惊厥类型（与病因有关）、精神意识（反映脑损害程度）、头围大小、肌张力变化、瞳孔大小、黄疸程度、颅内压增高征等均有助诊断。

2. **检查与检验**

(1)常规检查:包括血常规、电解质、血生化、血气等,必要时完善脑脊液检查。

(2)遗传代谢病筛查:包括血、尿氨基酸和有机酸代谢筛查等。

(3)神经系统影像学检查:包括颅脑超声、CT和MRI检查。颅脑超声是检查早产儿颅脑情况最主要的影像学方法,现已广泛应用于临床,能发现颅内出血、脑积水以及缺血性损伤等情况,可在床旁检查、短期内动态随访。脑CT能发现颅内出血、钙化、较明显的畸形,CT因其对新生儿的高辐射性损伤,现很少用于临床。MRI分辨率最高,有助于发现先天性脑发育畸形等病变,临床应用越来越广泛。

(4)脑电图(EEG):虽对病因诊断意义不大,却是确诊新生儿惊厥发作最重要的依据,对减少惊厥漏诊及判断预后有一定价值。常规EEG检查,扫描时间短,阳性率低;动态EEG提高了阳性检出率,但伪迹太多,假阳性率高;录像(视频)脑电图(Video-EEG,VEEG),避免了上两种EEG的缺点,采用盘状电极,易于操作固定,可较长时间将发作时的录像图像和同步记录的脑电信号整合到同一屏幕上,有利于直观的分析发作性质和类型,从而大大提高对本症的认识,亦纠正了过去单靠临床诊断所致的假阳性或假阴性。VEEG发现,新生儿惊厥可表现为电临床发作、电发作、临床发作三种,后两种又称电-临床分离。

1)电临床发作(electroclinical seizures):即临床发作的同时伴有同步的异常电活动,惊厥常起源于颞区,每次发作均起源于同一部位,可能有局灶性或一侧性结构性脑损伤;如为多灶起源的发作,常提示有弥漫性脑损伤,多见于局灶性痉挛型,占21%~30%。临床发作大多历时短暂,持续约2~3分钟,如持续≥30分钟,则属癫痫持续状态。

2)电发作(electric seizures):指突然出现刻板重复的癫痫样放电,持续10s以上,但无相应的临床表现,临床无法诊断。80%的电发作不伴临床发作,但可导致脑损害,因而识别电发作对治疗和预后都有重要意义。

3)仅临床发作:国外报道2/3的新生儿惊厥不伴癫性放电。此现象多见于微小发作型及强直型(25%),多提示有弥漫性脑损伤。临床发作时VEEG未能检出癫性放电的原因为:技术条件的限制;大脑放电灶过深、太小或放电频率太低,头皮电极无法记录到;严重脑损伤造成高级皮层功能抑制;发育中的"脑干释放现象"。新生儿很少见到惊厥持续状态,但近年来国外用脑电图多图像示波记录仪进行连续监测,可同时记录到大脑异常放电和惊厥动作,发现约2/3患儿惊厥发作时不伴大脑癫痫波,或EEG呈癫痫持续状态而无惊厥发作,从而大大减少惊厥漏诊率。

新生儿惊厥发作的脑电图主要有以下两个特点:①放电短暂,持续时间小于两分钟。②多为局灶性放电,容易定位,不易扩散,主要来自颞叶和中央区,其次是枕叶,额叶放电相对少见。新生儿EEG与其他年龄组不同,正常新生儿就有尖波、棘波,但是这种放电是随机发放的非局灶性的,不传播,不伴有低电压。

无论新生儿惊厥发作的严重程度和病因如何,脑电图背景活动是评价预后最可靠的指标。新生儿脑电背景异常分为轻、中、重度,轻-中度异常为背景活动成熟延迟和局灶或持续性电压降低;重度异常表现为背景活动明显不连续、严重低电压、暴发抑制、脑电静息。一般来说,轻、中度异常预后较好,而重度异常的预后很差,死亡率高,存活者多遗留严重的神经后遗症。

(5)振幅整合脑电图(aEEG):近年来,振幅整合脑电图越来越多的应用于新生儿惊厥的初步筛查、持续监测、治疗效果及预后的评价。aEEG是通过其放置电极的部位(通常是两个检测电极C3、C4-左中央、右中央或P3、P4-左顶部、右顶部电极和一个接地电极构成)形成的原始脑电图的振幅整合压缩而来,可以监测脑活动的背景电压、振幅、睡眠周期,同时结合该部位的原始脑电图来检测异常放电。由于只需要放置两个电极,结果阅读相对简单,较传统脑电图使用方便,易掌握,易于长程监测的应用。

具体诊断可按下列步骤进行(图2-8)。

1. **新生儿颤抖** 为大幅度、高频率、有节奏的活动,不伴异常眼或口-颊运动,紧握肢体可使其停止,也可刺激诱发。而惊厥为无节奏抽动,幅度大小下一,低频率,不受刺激或屈曲肢体影响,常伴有异常眼、口-颊运动(表2-2)。

2. **间歇呼吸与非惊厥性呼吸暂停** 多见于早产儿,与脑干呼吸中枢发育不成熟有关,常伴有心动过缓,不伴其他发作症状。而新生儿惊

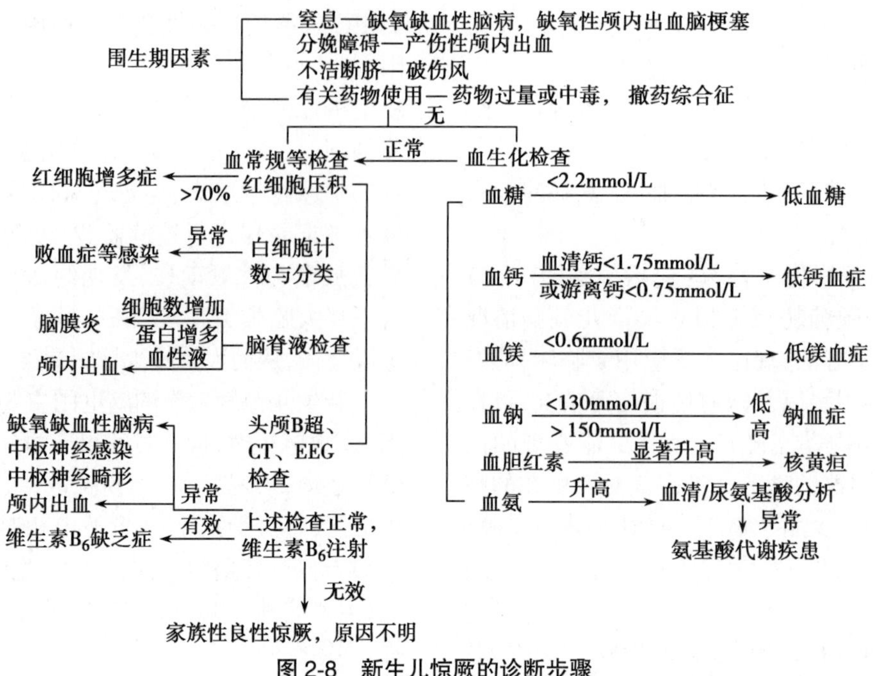

图 2-8　新生儿惊厥的诊断步骤

厥性呼吸暂停一般不伴心动过缓，常有面部青紫（表 2-3）。

表 2-2　颤抖与惊厥鉴别

项目	肢体异常活动	被动屈曲或紧握肢体	异常眼或口 - 颊运动
颤抖	大幅度、高频率、有节奏	活动停止	无
惊厥	幅度大小不一、低频率、无节奏	不受影响	常伴有

表 2-3　间歇呼吸、非惊厥性呼吸暂停与惊厥性呼吸暂停鉴别

项目	间歇呼吸	非惊厥性呼吸暂停	惊厥性呼吸暂停
时间	<10 秒	足月儿 10~15 秒 早产儿 10~20 秒	足月儿>15 秒 早产儿>20 秒
心率	不变	减慢，可下降 40%	不变
抽搐	–	–	+
脑电图	–	–	+

3. **活动睡眠期（REM）运动**　新生儿在活动睡眠期常有眼部颤动，短暂呼吸暂停，有节奏嚼动、面部怪相，微笑，身体扭动等，但清醒后即消失。

4. **良性新生儿睡眠性肌阵挛**　多发生于生后第一周，表现为仅在睡眠时特别是在安静睡眠（非快动眼睡眠）时出现的双侧同步的节律性肌阵挛发作，主要累及前臂和手，也可累及足、面部、躯干或腹部肌肉。外界刺激可诱发，唤醒后发作即停止。发作期 EEG 无异常放电，EEG 背景亦正常。

5. **新生儿惊跳反应**　是由外界视觉、听觉、动作的刺激引起的双侧粗大肌阵挛性抽动，类似过度的拥抱反射，可见于正常新生儿，亦可见于伴有静止性或进行性脑病的患儿，但与癫痫性肌阵挛或痉挛发作不同，后者多为自发性出现，脑电图有相应的癫痫样放电。

如上所述，新生儿非癫痫样发作事件具有以下特点：对于外界刺激有易感性；可被动干预抑制；常不伴有自主神经系统的功能异常，如心动过速、血压升高、皮肤血管舒缩、瞳孔变化、流涎等。

【治疗】

1. **一般治疗**　首先要确保患儿有充分的氧合、有效的组织灌注，根据病情需要保持呼吸道通畅、吸氧、补充热卡及液体供给、维持内环境稳定，密切监测呼吸、心率、血压、血氧饱和度等及患儿的抽搐发作情况。

2. **病因治疗**　惊厥可致新生儿严重换气障碍和呼吸暂停，发生低氧血症和高碳酸血症：引起血压升高致脑血流增加，糖酵解增加使乳酸堆积及能量消耗增加，以上各因素均可导致脑损害。

故对新生儿惊厥，应迅速做出病因诊断并给予特异治疗，这比抗惊厥治疗更重要。病因治疗依原发病而异，有些病因一经消除，惊厥即停止而不必用药。

（1）低血糖：10% 葡萄糖 2ml/kg 静脉注射，随后 10% 葡萄搪 4ml/（kg·h）静脉维持。

（2）低血钙：10% 葡萄糖酸钙 2m1/kg 加等量葡萄糖液稀释后缓慢静脉注射。

（3）低血镁：25% 硫酸镁 0.2~0.4m1/kg 深部肌内注射或 2.5% 硫酸镁 2~4m1/kg 静脉注射，速度<1ml/min。

（4）维生素 B_6 缺乏症：维生素 B_6 50~100mg 静脉注射。

（5）其他：针对不同病因给予相应治疗，如有感染者抗感染治疗，红细胞增多症者部分换血。

3. **控制惊厥**　临床发作伴脑电图异常、对止惊剂反应良好者，预后较好；而不伴脑电图改变者、需用较大量止痉剂，预后较差。临床惊厥发作不明显，仅有脑电图异常者，是否立即予抗惊厥治疗，尚有争论。目前普通以苯巴比妥作为新生儿一线抗惊厥药物，必要时使用苯妥英钠、苯二氮䓬类药物或其他抗惊厥药物。

（1）苯巴比妥：除有镇静止惊作用外，对缺氧缺血性脑病尚有脑保护作用，静脉注射可迅速达到有效血药浓度，半减期长，疗效稳定确切，副作用少，为首选药物。有效血药浓度为 20mg/L，负荷剂量 20~40mg/kg，首次 10~15mg/kg 以 0.5mg/（kg·min）的速度静脉注射，如未止惊，每隔 10~15 分钟再用 5mg/kg，直至惊厥停止，总量不超过 40mg/kg。12 小时后用维持量 3~5mg/（kg·d），分 2 次静脉注射、肌内注射或口服。如使用 2 周以上，应根据血药浓度重新调整剂量。如果累积量达 30mg/kg 仍未止惊，可改用苯妥英钠。

（2）苯妥英钠：静脉注射效果好，其通过血脑屏障速度比苯巴比妥快 5 倍，有效血药浓度为 10~20mg/L。负荷量为 20mg/kg，一般首次 10mg/kg 以 1.0mg/（kg·min）速度静脉注射，如未止惊，每隔 10~15 分钟再用 5mg/kg，维持量为 3~5mg/（kg·d）［有文献报道 4~8mg/（kg·d）］，分 2 次静脉注射，累积量达 20mg/kg 仍无效，改用地西泮。

（3）苯二氮䓬类：用于对苯巴比妥及苯妥英钠无效的惊厥。主要通过增强抑制性神经递质 γ-氨基丁酸（GABA）的作用，抑制中枢神经系统包括边缘叶和网状结构。地西泮是常用的临时止惊药，起效快，半衰期短，每次 0.3~0.5mg/kg 静脉注射，15~20 分钟后可重复给药。咪达唑仑同样起效快，半衰期短，常用于惊厥持续状态或频繁反复惊厥发作的维持治疗，予以 0.1~0.3mg/kg 的负荷量静脉注射后应用 1μg/（kg·min）维持，若不起效，间隔 15 分钟后增加 1μg/（kg·min），最大量不超过 8μg/（kg·min）。

（4）左乙拉西坦：作用机制不明，但因其口服给药方便、吸收快、代谢快、副作用小，且与其他抗惊厥药无相互作用，已越来越多应用于新生儿惊厥的联合治疗。在新生儿期用量尚无最佳方案，可口服或静脉应用，国外报道 10~20mg/（kg·d）开始，根据发作控制情况可逐渐增加至 60mg/（kg·d），尽量应用最小有效剂量维持，肾功能损伤患儿需酌情减量。

（5）托吡酯：作用机制是阻断钠离子通道，兴奋 GABA，阻断 NMDA。是一种广谱的抗惊厥药物，因其在缺氧缺血性脑损伤的动物模型中显示有神经保护作用，成为新生儿惊厥治疗关注的热点。目前推荐剂量为 2~10mg/（kg·d）。其在新生儿期的用量尚未明确，研究显示 1~24 月龄患儿可耐受 25mg/（kg·d）。

（6）丙戊酸钠：通过阻断钠离子通道和影响 GABA 抑制系统而发挥止惊作用。该药是广谱止惊药物之一。

（7）外科治疗：随着麻醉和手术水平的提高，如大脑半球切除术、胼胝体切开术等对内科治疗无法控制的惊厥具有广泛的应用前景。

使用止惊厥药要监测血药浓度，如无条件监测，用药后应密切观察，以惊厥停止、患儿安静入睡时呼吸心跳平稳，掌指弯曲有一定张力为度。是否需用维持量或维持用药期限，视病因消除和惊厥控制情况而定，一般用至最后一次惊厥发作后 2 周至 1 个月停药。新生儿惊厥后继发癫痫，常有 5 个月至数年的潜伏期，期间不必预防用药。但Ⅳ级的脑室内出血且于新生儿期有惊厥发作者，抗癫痫治疗至少 1 年，逐渐减量停药。

【预后】　新生儿惊厥的预后主要取决于原发病的病因及严重程度而不是发作本身。总体来讲，约半数的新生儿发作后精神运动发育可达到正常或接近正常的状态，存活者中约 1/3 发展为癫痫。提示预后不良的主要因素有：严重的缺氧缺血性脑损伤、严重先天性皮层发育畸形、严重中枢神经系统感染、长时间或频繁发作、微小发作或全身强直发作、脑电图重度背景异常。早产儿胎龄越小，越容易出现合并症，且程度较重，预后欠佳。脑电图背景对判断预后很有价值，正常或轻度异常背景预后较好，中度异常预后不确定，重度异常者 68% 以后发展为癫痫，癫痫起病年龄平均为 12.7 个月。但早产儿本身脑发育不成熟，对应胎龄的脑电图背景为不连续且电压较低，故在用脑电图评估预后时还需结合患儿的胎龄。

（高喜容）

第九节 新生儿缺氧缺血性脑病

新生儿缺氧缺血脑病（hypoxic-ischemic encephalopathy，HIE）是围产期窒息和各种缺氧缺血所致的脑损伤，是导致新生儿死亡和发生后遗症的重要原因之一。如积极做好围产期保健，推广正确的新生儿复苏方法，降低窒息和各种缺氧缺血发生率，HIE 的发病率和危害性就可明显降低，近年我国 HIE 的发病率已明显降低。

【病因】

1. **缺氧** 引起缺氧的原因：①围产期窒息：包括产前、产时和产后窒息；②呼吸暂停：反复呼吸暂停可导致缺氧缺血性脑损伤；③严重呼吸系统疾病。

2. **缺血** 引起缺血的原因：①心搏骤停和心动过缓；②大量失血、休克；③重度心力衰竭。

在 HIE 病因中产前和产时窒息各占 50% 和 40%，其他原因约占 10%。

【发病机制】

1. **血流动力学变化** 机体缺氧时发生潜水反射，为了保证重要生命器官（如脑、心）的血供，脑血管扩张，非重要器官血管收缩，这种自动调节功能使大脑在轻度短期缺氧时不受损伤。如缺氧继续存在，脑血管自主调节功能失代偿，脑小动脉对灌注压和 CO_2 浓度变化的反应能力减弱，形成压力相关性的被动性脑血流调节过程，当血压降低时脑血流减少，造成动脉边缘带的缺血性损害。

2. **脑细胞能量代谢衰竭** 缺氧时细胞内氧化代谢障碍，只能依靠葡萄糖无氧酵解产生能量，同时产生大量乳酸并堆积在细胞内，导致细胞内酸中毒和脑水肿。由于无氧酵解产生的能量远远少于有氧代谢，必须通过增加糖原分解和葡萄糖摄取来代偿，从而引起继发性的能量衰竭，致使细胞膜离子泵功能受损，细胞内钠、钙和水增多，造成细胞肿胀和溶解。

3. **再灌注损伤与氧自由基的作用** 缺氧缺血时氧自由基产生增多和清除减少，大量的氧自由基在体内积聚，损伤细胞膜、蛋白质和核酸，致使细胞的结构和功能破坏。氧自由基中以羟自由基（OH·）对机体危害性最大。黄嘌呤氧化酶和脱氢酶主要集中在微血管的内皮细胞中，致使血管内皮受损，血脑屏障的结构和完整性受到破坏，形成血管源性脑水肿。

4. **Ca^{2+} 内流** 缺氧时钙泵活性减弱，导致钙内流，当细胞内 Ca^{2+} 浓度过高时，受 Ca^{2+} 调节的酶被激活。磷脂酶激活，可分解膜磷脂，产生大量花生四烯酸，在环氧化酶和脂氧化酶作用下，形成前列环素、血栓素及白三烯。核酸酶激活，可引起核酸分解破坏。蛋白酶激活，可催化黄嘌呤脱氢酶变成黄嘌呤氧化酶，后者在恢复氧供和血流时催化次黄嘌呤变成黄嘌呤，同时产生自由基，进一步加重神经细胞的损伤。

5. **兴奋性氨基酸的神经毒性作用** 能量衰竭可致钠泵功能受损，细胞外 K^+ 堆积，细胞膜持续去极化，突触前神经元释放大量的兴奋性氨基酸（谷氨酸），同时伴突触后谷氨酸的回摄受损，致使突触间隙内谷氨酸增多，过度激活突触后的谷氨酸受体。非 N- 甲基 -D- 门冬氨酸（NMDA）受体激活时，Na^+ 内流，Cl^- 和 H_2O 被动进入细胞内，引起神经元快速死亡；NMDA 受体激活时，Ca^{2+} 内流，又可导致一系列生化连锁反应，引起迟发性神经元死亡。

6. **凋亡与迟发性神经元死亡** 缺氧缺血后神经细胞损伤由于急性能量衰竭造成细胞坏死，数小时后出现迟发性脑损伤的表现，迟发性神经元死亡。

总之，HIE 发病机制非常复杂，是由多种机制综合作用所致的一系列生化连锁反应的结果。大量研究证实多数神经元不是死于缺氧缺血时，而是死于缺氧缺血后数小时至数天，这种迟发性的细胞死亡可通过缺氧缺血后开始的干预来预防或减轻。

【病理变化】 HIE 的病理变化与胎龄、损伤性质和程度密切相关，主要有以下几种病理类型。

1. **两侧大脑半球损伤** 主要见于足月儿，窒息为不完全性，首先发生器官间的血液分流（潜水反射）以保证心、脑血供，随着缺氧持续，血压下降，血流第二次重新分布（脑内分流），即大脑半球的血供由于前脑循环血管收缩而减少，而丘脑、脑干和小脑的血供则由于后脑循环血管扩张而增加。因此，大脑半球较易受损，常伴严重脑水肿。

2. **基底节、丘脑和脑干损伤**　为完全性窒息，两次血流重新分布的代偿机制失效，脑部损害以丘脑和脑干为主，而脑外器官和大脑半球的损害可不严重，脑水肿较轻。

3. **脑室周围白质软化**　主要见于早产儿，侧脑室周围缺氧缺血，导致深部白质脑细胞死亡，常呈对称性分布，以后可发生以两下肢受累为主的瘫痪。

4. **脑室周围室管膜下/脑室内出血**　主要见于早产儿，室管膜下生发组织出血，伴脑室内出血。

【临床表现】　患儿有严重的宫内窘迫或出生时严重窒息史，出生后6~12小时内出现神经系统症状，并逐渐加重，在72小时症状最为严重，然后逐渐缓解。根据意识、肌张力改变、原始反射异常、惊厥和脑干受损等表现，可分为轻、中、重三度（表2-4）。

表2-4　新生儿缺氧缺血性脑病临床表现分度

表现	轻度	中度	重度
意识	正常或激惹	抑制、嗜睡	昏迷
肌张力	正常或增高	减弱	松软
拥抱反射	正常或易引出	减弱	消失
惊厥	无	半数有惊厥	频繁惊厥

1. **轻度**　主要表现为兴奋，易激惹，肌张力正常，拥抱反射活跃，吸吮反射正常，呼吸平稳，无惊厥。症状多在3天内逐渐消失，预后良好。

2. **中度**　表现为嗜睡或抑制，肌张力降低，吸吮反射和拥抱反射减弱，约半数病例出现惊厥。足月儿上肢肌张力降低比下肢严重，提示病变累及矢状窦旁区。如症状持续7~10天以上，可能有后遗症。

3. **重度**　患儿处于昏迷状态，肌张力极度低下，松软，拥抱反射、腱反射消失，瞳孔不等大，对光反应差，前囟隆起，惊厥频繁，呼吸不规则或暂停，甚至出现呼吸衰竭。重度患儿病死率高，存活者常留后遗症。

若缺氧缺血发生在出生前几周或几个月时，患儿在出生时可无窒息，也无神经系统症状，但在数天或数周后出现亚急性或慢性脑病的表现，临床上较难与先天性脑畸形或宫内病毒感染相区别。

【诊断】　新生儿HIE的诊断主要依据病史和临床表现，但同时要做影像学和其他检查，对病情严重程度及预后进行评价。

1. **头脑超声检查**　对有缺氧缺血病史者，考虑HIE时应先做头颅超声检查，HIE时可见普遍回声增强，脑室变窄或消失，提示脑水肿；散在的高回声区，提示散在的脑实质缺血；局限性高回声区，提示该部位有缺血性损害；脑室周围高回声区，多见于侧脑室外角的后方，可能有脑室周围白质软化。

2. **CT检查**　轻度表现为散在、局灶性低密度影分布两个脑叶；中度表现为低密度影超过两个脑叶，白质与灰质的对比模糊；重度表现为大脑半球弥漫性低密度影，白质与灰质界限消失，侧脑室变窄。正常新生儿尤其是早产儿脑水分多，髓鞘发育不成熟，可存在广泛的低密度，因此HIE低密度的诊断CT值应在18以下。

3. **MRI检查**　MRI不仅能检出急性期HIE的存在、分布和严重性，而且能帮助判断预后，还能发现髓鞘形成是否延迟或异常，以判断神经发育情况。在HIE急性期，脑水肿比较明显，可能会掩盖脑细胞损伤，并且病情还在变化之中，所以早期影像学检查不能反映预后，需在2~4周后复查。

4. **脑功能检查**　脑电图（EEG）检查表现为节律紊乱、低波幅背景波上的棘慢波爆发或持续弥漫性慢活动；出现“爆发抑制”“低电压”，甚至“电静息”，则为重度HIE。振幅整合脑电图（aEEG）是脑电图连续记录的简化形式，与常规脑电图相比，aEEG具有操作方便、图形直观、容易分析等优点，尤其适用于NICU中危重新生儿的床旁脑功能监护。

【治疗】

HIE是一个多环节、多因素的病理生理过程，患儿对缺氧的耐受性差异很大，因此，HIE的治疗应当根据患儿的特点，在缺氧缺血的不同阶段进行针对性的个体化联合治疗，才能提高疗效、减少毒副反应。应强调，一些基本的治疗方法仍然非常重要，而一些疗效不明确的过多治疗并不合适。

1. **监护**　对HIE患儿应密切监护氧合状况和内环境稳定，密切观察神经系统症状，监护各脏器损害情况。

2. 维持组织最佳的氧合和灌流 重度窒息患儿 $PaCO_2$ 常升高，应改善通气，但要防止 $PaCO_2$ 过低而致脑血流减少，尤其是早产儿可造成脑室周围白质软化，近年发现轻度高碳酸血症有神经保护作用。严重缺氧的新生儿出生时常有低血压，可给予多巴胺和多巴酚丁胺，维持血压在正常范围，有利于改善肾脏的灌流和心肌收缩力。由于缺氧后脑血流自主调节功能障碍，应尽量避免血压的剧烈波动而致颅内出血。

3. 适当限制液体入量和控制脑水肿 对脑水肿的处理应从控制液体量入手，若有明显颅高压症状和体征，可给予甘露醇治疗，每次 0.25g/kg，甘露醇虽能减轻脑水肿，但不能改善最终脑损伤的程度。

4. 及时控制惊厥 首选苯巴比妥，苯巴比妥不仅可镇静止痉，且可降低脑代谢率，改善脑血流，减轻脑水肿，还有清除自由基的作用。可用苯巴比妥，负荷量 15~20mg/kg，缓慢静脉注射或肌内注射，如未能止痉，隔 30 分钟加用 5mg/kg，直至负荷量 30mg/kg，给负荷量 24 小时后给维持量每天 5mg/kg，给 1 次。

5. 亚低温疗法 亚低温对 HIE 具有较好的神经保护作用，其作用机制是：降低脑组织的能量需求和耗氧量，改善细胞的能量代谢，减少脑组织的乳酸堆积，保护血脑屏障，减轻脑水肿，抑制有害物质的释放，减少对脑组织的损害，延迟继发性能量衰竭和细胞凋亡，延长治疗时间窗，与其他干预措施起协同的保护作用。

亚低温疗法主要用于中、重度 HIE，应在缺氧缺血后 12 小时内使用，越早使用效果越好，使体温降至 34℃，采用全身降温或头部降温，持续时间 72 小时，然后逐渐复温。

6. 早期康复干预 0~2 岁小儿脑处于快速发育的灵敏期，可塑性强，因此对 HIE 患儿尽早开始感知刺激和动作训练可促进脑结构和功能代偿，有利于患儿的恢复和减轻后遗症。

（陈 超）

第十节 新生儿颅内出血

新生儿颅内出血（neonatal intracranial hemorrhage，ICH），是新生儿期最常见的神经系统疾病，其发病率为 20%~30%，胎龄和出生体重不同，其发病率差别较大。新生儿颅内出血与其自身的解剖特点和围生期高危因素有关，可发生不同部位的出血，主要类型有脑室周围 - 脑室内出血（subependymal hemorrhage-intraventricular hemorrhage，SEH-IVH）、硬膜下出血（subdural hemorrhage，SDH）、蛛网膜下腔出血（subarachnoid hemorrhage，SAH）、脑实质出血，以及小脑及丘脑、基底核出血等。随着围产技术及新生儿重症监护水平的提高，目前足月儿颅内出血的发病率已明显降低，早产儿颅内出血特别是脑室周围 - 脑室内出血已成为主要出血类型，占新生儿颅内出血的 80% 以上。

【病因及发病机制】

（一）脑室周围 - 脑室内出血

脑室周围出血即室管膜下出血（SHE），也称生发基质出血，当出血量增加，室管膜破溃，血液流入脑室则形成脑室内出血（IVH）。多种因素可致早产儿发生 SHE-IVH，同一患儿常常是多种病因共同作用而发病。

1. 脑血管血管发育不成熟 胎龄小于 32 周的早产儿，在脑室周围的室管膜下留存胚胎生发基层，其血管丰富，为不成熟的毛细血管网，血管壁仅有一层内皮细胞，缺少胶原和弹力纤维支撑，当动脉压突然升高时可导致毛细血管破裂引起室管膜下出血，出血向内穿破室管膜进入脑室内引起 IVH，血液外渗可扩散至脑室周围的白质。生发基质层血管壁内皮细胞富含线粒体，耗氧量大，缺氧易发生管壁破坏出血。此外，Monro 孔水平室管膜下区域深部静脉循环成独特的“U”形，是生发基层血管和静脉循环之间的唯一解剖通道，在增加颅内压方面起重要作用，易因血流动力学的变化而导致出血及出血性脑梗死。

2. 压力被动性脑血流 颅内压改变是颅内出血的直接原因，其高低与脑血流量密切相关，特别是“涨落”型脑血流，颅内压随之上下波动，与颅内出血关系密切。新生儿特别是早产儿脑血管自主调节功能不完善，在内外环境发生变化时，颅内压不能维持在相对稳定的水平，这种现象被称为“压力被动性脑血流”。全身血流变化时脑血流量随之变化，脑血流涨落 >10% 就有发生出血的可能。引起脑血流涨落的原因很多，如脐静脉插管、机械通气、高碳酸血症、低血容量、低血压、动脉导管未闭、低血糖、吸入高浓度氧等。

3. 血液因素 新生儿的血小板活性明显低于成人，生后 3~4 天尤为明显，10~14 天才接近成人水平，这与 IVH 多发生在生后 3 天内相吻合。早产儿血小板数目低也可能是其发生 IVH 的重要原因之一。新生儿肝功能不成熟，体内凝血因子Ⅱ、Ⅶ、Ⅸ、Ⅹ活性较低，凝血机制不健全。早产儿凝血因子水平普遍降低，抗凝血酶Ⅲ、蛋白 C、纤溶酶原和抗纤溶酶等明显低下，从而导致颅内出血的发生增多。

（二）硬膜下出血

硬脑膜是一层分隔大脑的厚膜。静脉窦位于硬脑膜反折的褶皱中，硬脑膜撕裂可能会造成静脉窦破裂，导致广泛的硬脑膜内和硬膜下出血。来自硬脑膜的交通静脉到达矢状窦，这些血管破裂也会导致 SDH。常发生于巨大儿、头大、胎位异常难产或高位产钳助产的新生儿。SDH 因交通静脉破裂、扭曲力 / 颅骨异位（骨分离）造成的硬脑膜撕裂所致，颅骨异位还可致小脑出血。

（三）蛛网膜下腔出血

分为原发性和继发性出血。原发性 SAH 指出血原发部位在蛛网膜下腔，在新生儿多见，与缺氧、酸中毒、低血糖、产伤等因素相关，因蛛网膜下腔的交通静脉、软脑膜下血管破裂出血所致。继发性 SAH 是指其他部位的出血进入蛛网膜下腔，包括硬膜下、脑室内、小脑等部位的出血向蛛网膜下腔的扩展；也可以是动脉梗死区域上方发生 SAH。

（四）脑实质出血

此类出血程度差异大，病因不同，大致分以下几种情况。

1. 足月儿脑实质出血

（1）梗死：分动脉性或静脉性梗死，由此并发的出血往往涉及多个部位，可能是产时的窒息、凝血功能障碍等所致。动脉性梗死最常见于大脑中动脉，而更多的脑实质出血是静脉性梗死，常是由脑室下静脉引流区静脉血栓所致的单侧颞叶局灶性出血，即通常所说的点片状出血。

（2）凝血缺陷病：凝血因子异常、α_1- 抗胰岛蛋白酶缺乏、维生素 K_1 缺乏是引起足月儿脑实质出血最重要的原因。

（3）体外膜氧合（ECMO）：目前已知脑实质出血是 ECMO 的重要并发症。因在 ECMO 时必须给予抗凝药物，置管导致颈动脉血流受影响致缺血进而继发出血，或 ECMO 引起静脉窦血栓形成发生脑实质出血。

（4）脑血管畸形：动脉瘤、动静脉畸形以及肿瘤是足月儿脑实质出血的少见原因。

2. 早产儿脑实质出血 早产儿严重的颅内出血可伴有脑实质多处出血，多发生在孕周和出生体重很小的早产儿，出血的原因可能与严重疾病和特殊治疗状态下的出凝血机制以及脑血流动力学的极度变化有关。

（五）小脑出血

有原发性小脑出血，也可是其他部位出血扩展而来，早产儿多见。第四脑室底部生发基质中的血管容易受损出血进入小脑皮质。臀位分娩时枕骨分离致小脑创伤也是常见出血原因。

（六）丘脑、基底核区域出血

大脑中动脉于颅底水平段发出的豆纹动脉分支供应丘脑、基底核，这些血管很细，与主干血管呈 90° 夹角，很易受血流动力学的影响而破裂出血。

【临床表现】

（一）脑室周围 - 脑室内出血

早产儿 SEH-IVH 依程度不同在临床上表现有三种类型：

1. 急剧恶化型 生后数分钟至数小时内出现意识障碍、凝视、光反射消失、前囟隆起、强直性惊厥、中枢性呼吸抑制、肢体松软等。病情于 24~48 小时内迅速发展，50%~60% 于 72~96 小时内死亡，幸存者于第 4~5 天渐趋稳定。

2. 断续进展型 临床症状 50% 发生于生后 24 小时内，90% 于生后 72 小时内发生。于数小时至数日内进展，可有缓解间隙，表现为神志异常、肌张力低下，但不发生昏迷，大部分存活，少数发展为出血后脑积水。

3. 无症状型 此型最常见，国外报道此型占 50% 左右，在我国比例更高。临床症状不明显，多在影像检查时发现。

（二）硬膜下出血

临床表现因出血部位与出血量不同而异，出血早期、量少者可无症状。出血量多者，生后 24~72 小时即出现呕吐、易激惹或抽搐、颅内压增高、呼吸节律不整、神志不清等。部分表现为局灶性抽搐、偏瘫、眼向患侧偏斜。出血严重者可伴贫血，数分钟至数小时后昏迷、瞳孔大小不等、角弓反张，甚至因脑干受压而死亡。枕骨分离常致颅后静脉窦撕裂，引起颅后窝小脑幕下出血伴小脑损伤，常可致死。需特别注意的是硬膜下出血慢性型者，在新生儿期症状不明显，数月后形成硬膜下积液,压迫脑组织,出现局灶性癫痫、发育迟缓等。

（三）蛛网膜下腔出血

临床按疾病严重程度可分 3 型:

1. **轻型 SAH**　多见于早产儿,因软脑膜动脉吻合枝或桥静脉破裂所致。出血量少,56% 无症状,或仅轻度烦躁、哭声弱、吸吮无力,预后好。

2. **中型 SAH**　多见于足月儿。生后 2 天起出现烦躁、吸吮无力、反射减弱,少有发绀、抽搐、阵发性呼吸暂停,偶见前囟隆起、骨缝裂开、肌张力改变,全身状态良好,症状与体征多在 1 周内消失,预后良好。约 1/3 病例并发于缺氧缺血性脑病,偶可发生出血后脑积水。

3. **重型 SAH**　多伴重度窒息及产伤,常因大量出血致脑干受压而迅速死亡,本型少见。影像检查可见前、后纵裂池及小脑延髓池、大脑表面颅沟等一处或多处增宽及高密度影。

（四）脑实质出血

临床大致分以下几种情况:

1. **点片状出血**　临床症状不明显,不易发现,出血很快吸收,也不会留下神经系统的严重后遗症。

2. **脑血管畸形所致的脑实质出血**　可发生于新生儿的任何时期,临床常表现为新生儿突然发生的难以控制的惊厥,定位体征可有可无。

3. **早产儿脑实质出血**　常见于患有严重疾患的早产儿(如循环衰竭、休克、DIC、呼吸窘迫综合征、坏死性小肠结肠炎等),因非特异性的症状常与原发病难以区分,可仅表现为不同程度的意识障碍。

（五）小脑出血

多见于出生体重<1 500g 或胎龄<32 周的早产儿,可为灶性小出血或大量出血。临床分原发性小脑出血、小脑静脉出血性梗塞、脑室内或硬膜下出血蔓延至小脑的继发性出血。生后 1~2 天出现症状,主要表现为脑干受压征象,常有脑神经受累,严重者多于 12~36 小时内死亡。

（六）丘脑、基底核出血

此部位出血较局限,急性期无特殊临床表现,超声影像动态观察,大多异常回声可消失,但随访发现可有肌张力异常及脑瘫表现。

【诊断】

（一）病史

重点了解孕产妇病史、围产史、产伤史、缺氧窒息史及新生儿期感染史。

（二）临床表现

对有明显病因且有不同程度意识障碍,如兴奋、易激惹、嗜睡、肌张力异常、惊厥等神经系统症状,或不能用其他原因解释的呼吸暂停时,应高度怀疑颅内出血。部分病例诊断困难,病情危重的早产儿易发生严重颅内出血,临床可有颅压增高、呼吸暂停、惊厥等表现,但出血表现常被掩盖,或特异性神经系统异常不突出而难以发现,误诊率达 20%~65%。轻度出血可因无明显临床症状而漏诊。故对可疑病例应加强影像学检查。

（三）影像学检查

鉴于临床诊断的许多不确定因素,影像学检查成了新生儿颅内出血诊断的确诊方法。可确定颅内出血的类型,并对出血程度作出评判。

1. **头颅 B 超**　头颅 B 超用于诊断 ICH 及其并发症,其敏感性及特异性分别高达 96% 及 94%,可床旁检查,无辐射,是检查 ICH 的首选方法。因 ICH 多在生后 1~7 天内发生,故首次检查宜在此时进行,每隔 7~14 天复查 1 次,出血稳定后仍须定期检查有否发生出血后脑积水。超声(US)对诊断 SHE 和 IVH 的敏感性最高,因 US 对颅脑中心部位分辨率高、对低血红蛋白浓度具有较高敏感性。脑室少量出血、脑脊液中血细胞比容低至 0.2%、出血吸收期血红蛋白降至 70~80g/L,出血部位与周围组织密度相等时 US 仍可分辨并作出诊断,CT 却难以发现,因此头颅 B 超在很大程度上代替 CT 检查。

SEH-IVH 的头颅 B 超表现及诊断标准,按 Papile 分级法分为 4 级:Ⅰ级,单或双侧室管膜下生发基质出血。Ⅱ级,室管膜下出血穿破室管膜引起脑室内出血,但无脑室增大。Ⅲ级,脑室内出血伴脑室扩大,可测量旁矢状面侧脑室体部最宽纵径,6~10mm 为轻度扩大,11~15mm 为中度扩大,>15mm 为重度扩大;也可由内向外测量旁矢状面脑室后角斜径,≥14mm 为脑室扩大;可每次测量脑室扩大的同一部位动态评估。Ⅳ级,脑室内出血伴脑室周围出血性梗塞。

2. **头颅 CT**　可用于各部位颅内出血的诊断,一般在生后 1 周内检查。其 SEH-IVH 分级与 B 超相同,但分辨率明显逊于 US,对室管膜下及少量脑室内出血敏感性亦不及 US。分辨率及对脑实质病变性质的判断不及磁共振显像。7~10 天后随着出血的吸收血红蛋白逐渐减少,CT 中出血的密度也逐渐降低至与周围组织相近，因此对残余积血不敏感。因 CT 的高辐射性，现很少用于新生儿颅内出血的诊断。

3. **头颅磁共振显像（MRI）** 对各种类型的出血均有较高诊断率，分辨率高于头颅 B 超与 CT，并可准确定位，同时可明确有无脑实质损伤。但对新鲜出血敏感性较差，宜在出血 3 天后检查。因新鲜出血主要为氧合血红蛋白，T_1 加权像上仅表现为等信号或稍低信号，在 T_2 加权像上表现为高信号。7~10 天后，氧合血红蛋白渐变为脱氧血红蛋白和高铁血红蛋白，在 MRI 中的信号也随之变化，T_1 和 T_2 加权像上均表现为高信号。因此，通过 MRI 中的出血信号还可以初步估计出血时间。

CT 和 MRI 可很好辨别第三、第四脑室内出血以及 SDH 和 SAH，但 US 不能，因 US 对颅脑边缘及后颅窝部位的病变分辨率差。大量的脑实质出血，小脑和丘脑、基底核出血，US、CT 和 MRI 均能作出明确诊断（表 2-5）。

表 2-5　US、CT 和 MRI 对各种颅内出血的诊断效果

颅内出血（ICH）	US	CT	MRI
脑室周围出血（SEH）	佳	可	可
脑室内出血（IVH）	佳	可	可
硬脑膜下出血（SDH）	差	佳	佳
蛛网膜下腔出血（SAH）	差	佳	佳
脑实质出血（IPH）	可	可	佳
小脑出血	可	佳	佳
丘脑、基底核出血	可	可	佳

4. **脑脊液检查** 在 20 世纪 70 年代以前，临床医师经腰穿诊断新生儿颅内出血，急性期脑脊液为均匀血性，红细胞呈皱缩状，糖定量降低且与血糖比值<0.6（正常 0.75~0.80），蛋白升高。但目前临床已不采用，因此法为有创检查，仅能反映脑室内、蛛网膜下腔出血；出血量多时才有异常，出血量与脑脊液中红细胞数无关联。

【脑室周围 - 脑室内出血合并症及其诊断】 评价 SEH-IVH 的严重程度，见前述 Papile 分级法。若存在出血引起的合并症，应视为重度颅内出血，多见于Ⅲ、Ⅳ度颅内出血。常见合并症有以下类型：

1. **出血后脑室扩张、脑积水** 出血后脑室扩大及出血后脑积水是脑室内出血的主要合并症。约 30% 的 SEH-IVH 患儿会进展为出血后脑室扩张（periventricular hemorrhagic ventricular dilatation PHVD），SEH-IVH 越严重，发展为 PHVD 的风险越大。其发生主要与脑脊液吸收障碍有关：出血后脑脊液中大量血细胞及纤维蛋白凝集成块，堵塞脑脊液循环通道如第四脑室流出道及天幕孔周围脑池，使脑脊液循环不良和积聚，引起以梗阻为主的脑室扩大及早期脑积水，若不及时清除可致闭塞性蛛网膜炎、大脑穹窿处蛛网膜粒破坏，脑脊液重吸收停止而发生交通性脑积水。在脑脊液重吸收过程中产生的转化生长因子 β_1，刺激细胞外基质蛋白质合成、沉积，进一步堵塞脑脊液循环通路。脑室的进行性扩大，可压迫脑室周围组织致其缺血性坏死，最终导致患儿死亡或致残。

通常在 SEH-IVH 发生后的 10~20 天发生脑积水，出现脑积水表现前数天至数周 B 超检查可见脑室扩张。临床体征为前囟饱满、颅缝分离和头围增大，双眼“落日征”是晚期体征。一旦发现脑室扩张，应超声测量有关数据，如“脑室指数”是指在第三脑室平面冠状位上脑室中线至侧缘的距离。另一常用指标是丘脑切迹前方的前角深度，超过 3mm 判定有脑室扩大，大于 8mm 提示存在脑积水。

2. **脑室扩大所致白质损伤** Ⅲ度以上的颅内出血脑室扩大时，可因挤压或影响局部血流造成脑室旁白质损伤，最终结局是脑室周围钙化和脑白质软化（PVL）。其临床表现不明显、容易被忽视。在急性期可观察到肌张力的降低和一定程度的昏睡。6~10 周后出现特征性临床表现，易激惹、难以安抚，肌张力增高，手臂过曲，腿过伸，频繁的震颤和惊跳，拥抱反射异常。多在生后 2~3 周影像学上才显示钙化、软化。出血引起的 PVL 可超声诊断，传感器分辨率应高于 7.5MHz 方能发现小的囊性病灶。局部非出血性的 PVL，超声检查常易漏诊，推荐 MRI 检查。

3. **脑室围围出血性梗死**（intraventricular hemorrhage infarct，PHI） 80% 的严重 SEH-IVH，常于发病第 4 天伴发脑室周围出血 - 脑室围围出血性梗塞（PVH-PHI）。PHI 位于脑室内出血同侧的侧脑室前角周围，与静脉回流血管分布一致（静脉梗死）。出血性梗死多是椭圆形或半圆形，与侧脑室某一部位紧密相邻，早期表现为组织水肿，后期严重者表现为液化并与脑室相通。经超声或MRI诊断,超声表现为血流速度改变,提示端静脉梗阻;MRI检查显示端静脉血栓。

4. **生发基质损伤**　此类损伤主要见于宫内发育中的胎儿和胎龄较小的早产儿。妊娠10~20周后,生发基质中的神经母细胞和胶质细胞开始增殖和移行,这期间发生出血,会影响此过程,导致神经细胞数目减少。孕34~36周,神经细胞增殖基本结束,但胶质细胞仍在发育中,此时出血可能影响神经髓鞘化的进程。

【治疗】 目前尚无特异治疗方法,主要为对症处理,防止继续出血及保护脑细胞。

1. **一般治疗**　保暖、保持安静,最大限度地减少对患儿的刺激,包括避免剧烈哭闹,尽量减少搬动;维持内环境稳定,保证液体量及热卡,保持呼吸道通畅,适当的氧疗,纠正缺氧和酸中毒,维持良好的灌注,维持血糖在正常高值等。

2. **对症治疗**　有凝血功能异常时给予维生素K_1 1mg静脉注射,输血浆或冷沉淀10~15ml/kg。有惊厥时给予苯巴比妥等。有脑水肿症状者可给予呋塞米1mg/kg静脉注射,每天3次,当有颅压升高、脑干受压症状时可给予甘露醇,首剂0.5~0.75g/kg静脉注射,以后按0.25g/kg给予,每6~8小时一次。

3. **穿刺放液治疗**

(1)硬膜下穿刺放液:用于有颅内高压之硬膜下出血,每天穿刺放液1次,每次量<10ml,直至无血性液体为止。若10天后液量无显著减少,可作开放引流或硬膜下腔分流术。

(2)腰椎穿刺放液:用于Ⅲ级~Ⅳ级脑室内出血者。当颅脑B超发现侧脑室前角大于6mm且侧脑室指数大于对应胎龄的2个标准差+4mm时后即可进行,每天1次,每次10ml/kg,以降低颅内压、去除脑脊液中血液及蛋白质,减少日后粘连、避免发生脑积水。注意出血后非进行性脑室扩大不是连续腰椎穿刺的适应证。

(3)侧脑室引流:Ⅲ~Ⅳ级脑室内出血、腰穿放脑脊液未能控制脑室扩大者,或伴有颅内压增高的急性脑积水者,可作侧脑室引流,首次引流液量10~20ml/kg。此法可控制脑室扩大及急性脑积水。该方法易感染,目前临床已较少使用。

(4)手术治疗:对于危及生命的较大血肿,包括严重的硬膜下出血、蛛网膜下腔出血、脑实质出血、小脑出血等,可能出现脑干压迫症状,需神经外科紧急处理,此时药物治疗难以挽救生命。

4. **出血后脑积水的治疗**　早产儿脑室内出血导致的脑室扩大,87%能完全恢复,只有约4%的IVH可发展为出血后梗阻性脑积水,以中脑导水管梗阻为多。对此类患儿,无论给予何种治疗,至少要随访至1岁,重点是通过影像学检查观察脑室的大小,如处于静止状态,可暂不处理,一旦有进行性加重的趋势,应予恰当措施积极治疗。

(1)药物治疗:口服乙酰唑胺,作用是减少脑脊液的分泌,剂量10~30mg/(kg·d),分2~3次口服,疗程不超过2周。也可应用呋塞米1mg/(kg·d)静脉注射。给药期间要注意水电解质紊乱。目前对药物治疗脑积水有较大争议。

(2)连续腰椎穿刺:对严重IVH,达到上述指征可连续腰穿放液,以控制出血后脑积水,成功率为75%~91%。连续腰穿应做到早期应用(病后1周~3周)、放液量不宜过少(至少10ml/次)、间隔期应短(1~2天)、疗程足够(1~2周左右),并避免损伤。对连续腰穿效果欠佳者,可联合应用乙酰唑胺治疗。

(3)储液囊(Ommaya管)植入术:当连续腰穿放脑脊液后,侧脑室前角仍大于6mm且侧脑室指数大于对应胎龄的2个标准差+4mm时,则有Ommaya囊植入指征。外科在顶骨帽状腱膜下埋植储液囊,将其引流管插入侧脑室,脑脊液从侧脑室前角引入囊内。术后用注射针头经头皮穿刺储液囊,引出其中存留的脑脊液,经无菌管连接至引流瓶。持续脑室引流7~10天,当侧脑室前角小于6mm且侧脑室指数小于对应胎龄的2个标准差时,可每隔3~4天穿刺储液囊放液,直至脑脊液蛋白含量<0.5g时结束疗程。总疗程一般为2个月。该疗法的主要缺点是手术可造成创伤,患儿需经历植入和取出两次手术。

(4)手术治疗:脑室-腹腔分流术(ventriculoperitoneal shunt,V-P分流术),是将侧脑室内的脑脊液经分流管引入腹腔,以达到持续分流缓解脑室内压力的目的。指征是Ommaya囊植入术不能缓解症状的患儿。①每周影像检查提示脑室进行性增大;②每周头围增长>2cm;③出现心动过缓、呼吸暂停、惊厥、昏迷等颅内高压征;④术前脑脊液蛋白量<10mg/ml。但体内置管给患儿带来生活上的不便,常需多次更换内置管,易出现分流管堵塞、颅内及腹腔感染等并发症。故近年来有新的外科治疗方法,如神经内镜微创技术,使许多

手术可在微创直视条件下进行，对脑组织损伤极小。根据脑积水程度、梗阻部位，应用神经内镜行室间孔穿通术、导水管重建术、神经内镜下第三脑室底造瘘术等，建成新的脑脊液循环通路，有效的缓解脑积水。

5. 对出血后脑实质损伤的治疗　针对出血后脑实质损伤，包括脑积水对脑组织的挤压、脑室内出血所致的 PVL、出血性梗死，较大量脑实质出血引发的脑组织水肿等，可适当使用脱水剂，营养脑细胞药物作用有限，后期可给予适当的脑康复治疗。

【预防】

1. 产前预防

(1) 预防早产，预防可导致产伤的各种因素，治疗孕产妇高危疾病如妊娠期高血压病。

(2) 早产孕妇产前应用糖皮质激素：糖皮质激素在促肺成熟的同时，亦可促进生发基质毛细血管发育成熟，明显降低新生儿 ICH 的发生率。

(3) 早产孕妇产前应用维生素 K_1：可提高胎儿血浆Ⅱ、Ⅶ、Ⅹ三种凝血因子水平，从而降低早产儿颅内出血发生。于分娩前维生素 K_1 注射，用一次即可。

2. 产时预防　建议延迟结扎脐带，已证实早产儿分娩后至少 60 秒再结扎脐带，与 10 秒内结扎脐带比较，早产儿颅内出血发生率明显降低。

3. 产后预防　尽可能维持较稳定的颅内压和脑血流量，避免“涨落”现象。使用呼吸机尽量避免过高的吸气峰压及人机不同步。尽量不使用高渗液体，护理患儿时动作轻柔，减少干扰，保持安静、避免剧烈哭闹，保持头高位 15°~30°。

4. 药物预防

(1) 苯巴比妥：曾有报道早产儿应用苯巴比妥后，脑室内出血、重度脑室内出血发生率下降。作用机制是降低脑代谢率，降低颅内压，通过镇静和抗惊厥作用减少血压波动。但循证医学证据认为，此法对降低 ICH 及 ICH 后遗症、病死率均无效，且可增加对机械通气的需求，因而不推荐使用。

(2) 吲哚美辛：能调节脑血流、促进室管膜下生发基质成熟。出生体重<1 250g 之早产儿，于生后 6~12 小时给予吲哚美辛 0.1mg/kg，24 小时后重复 1 次或首剂后每 12 小时 1 次，连用 2~3 天，脑室内出血发生率降低 66%。但因其有降低各重要脏器血流灌注和影响血小板聚集等不良反应，临床未将其作常规预防药物。

【预后】

1. 影响 ICH 预后的因素

(1) 临床症状：有昏迷或半昏迷、中枢性呼吸衰竭、重度惊厥、原始反射全部消失者预后差，多项异常预后更差。

(2) 出血部位及出血量：严重的 SDH、原发性 SAH、脑室内出血及小脑实质出血，均预后不良。脑室内出血预后与出血程度有关，轻度出血者几乎全部存活，后遗症率 0~10%；中度病死率 5%~15%，后遗症率 15%~25%；重度病死率、后遗症率分别为 50%~60%、65%~100%。

(3) 脑室周围出血性梗死 / 脑室周围白质软化：可发生较严重的后遗症，如生发基质损伤可发生运动、认知障碍；脑室周围白质、特别是对应中央区、顶枕区白质损害，可导致双下肢痉挛瘫、视觉损害及认知障碍；持续颅内高压及脑积水，可导致神经发育迟缓；皮层神经元损伤，可引起认知障碍。

2. 常见后遗症

(1) 脑积水：54% 可于 8 周后自然缩小并恢复正常；部分可继续扩大超过 6 个月，然后渐消退，于 1 岁左右恢复正常；部分保持稳定或继续进展成严重脑积水。

(2) 智力、运动发育障碍：多由 PVH-IVH 所致，包括有运动、认知障碍，视觉损害及脑性瘫痪。

（高喜容）

第十一节　维生素 K 缺乏性出血症

新生儿维生素 K 缺乏出血症（neonatal hemorrhage of vitamin K deficiency）为维生素 K 缺乏导致维生素 K 依赖的凝血因子Ⅱ、Ⅶ、Ⅸ、Ⅹ活性降低而引起的出血性疾病。分为早发型、经典型和晚发型，在纯母乳喂养的足月儿和早产儿，发病风险相对较高。近年，由于新生儿出生时常规注射维生素 K_1，此病发生率已明显下降。

【病因与发病机制】 病因为维生素 K 缺乏。维生素 K 缺乏的原因有：

1. 维生素 K 储存量低　母体维生素 K 经胎盘通透性差，仅 10% 通过胎盘到达胎儿体内，胎儿维生素 K 贮量少，母亲因疾病产前应用干扰维生素 K 合成的药物，如抗惊厥药（苯妥英钠、苯巴比妥）、抗凝药、抗结核药（利福平、异烟肼）等，均可抑制维生素 K 的功能。

2. **维生素K摄入少**　母乳维生素K含量明显低于牛乳，母乳维生素K含量（15μg/L）仅为牛乳（60μg/L）的1/4，纯母乳喂养新生儿维生素K缺乏发病率较牛乳喂养者高15~20倍。

3. **维生素K合成不足**　维生素K主要由正常肠道菌群合成，初生新生儿肠道菌群尚未建立，影响维生素K的合成。使用抗生素会抑制肠道菌群，使维生素K合成不足。

4. **维生素K吸收障碍**　维生素K的吸收需要胆汁、胰液，并与乳糜微粒相结合，由淋巴系统运输，如有先天性肝胆疾病、慢性腹泻等可影响维生素K的吸收。

凝血因子Ⅱ、Ⅶ、Ⅸ、Ⅹ的前体蛋白无活性，谷氨酸残基需要羧化为γ-羧基谷氨酸，增加钙结合位点，才具有凝血活性，羧化过程需要维生素K的参与，如发生维生素K缺乏，这4种维生素K依赖的凝血因子不能羧化，没有活性，不能参与凝血过程，发生凝血功能障碍，导致出血。

【临床表现】　主要特点是患儿突然发生出血，而其他情况并不严重，注射维生素K_1后出血可很快停止。根据发病日龄和临床表现，可分为三种类型。

1. **早发型出血**　生后24小时内发病，多与孕母产前用药有关，如抗凝药（双香豆素）、抗癫痫药（苯妥英钠、苯巴比妥）及抗结核药（利福平、异烟肼）等，这些药物可干扰胎儿维生素K的代谢和功能。病情轻重程度不一，轻者仅有皮肤少量出血或脐带残端渗血，严重者表现为消化道、胸腹腔、颅脑等多器官出血。

2. **经典型新生儿出血症**　生后第2~5天发病，早产儿可延迟至生后2周发病，多与单纯母乳喂养、肠道菌群紊乱及肝脏功能不完善等导致维生素K合成不足相关。以消化道出血（便血和呕血）最常见，其他常见表现为皮肤瘀斑、脐带残端渗血、帽状腱膜下、注射部位或手术伤口的渗血等，早产儿可发生颅内出血。一般情况好，出血程度轻重不等，出血多呈自限性。应警惕轻度出血可为严重出血的前驱症状，少数严重病例可发生消化道或脐端大出血导致休克。

3. **晚发型维生素K缺乏颅内出血**　生后2周至3个月发病，发生率约为1/1万~10/1万活产儿。多见于纯母乳喂养、慢性腹泻、营养不良、使用广谱抗生素、长期接受全静脉营养者未补充维生素K。起病隐匿，60%~80%以突发性颅内出血（硬膜下出血、蛛网膜下腔出血、硬膜外出血）为首发表现。临床表现为惊厥和急性颅内压增高，嗜睡、昏迷、前囟隆起，严重者出现脑疝，瞳孔固定，不等大，颅内出血可为唯一表现，也可合并广泛皮肤、注射部位、胃肠和黏膜下出血等。病死率高，存活患儿多遗留神经系统后遗症，发育延迟、运动功能障碍、脑瘫或癫痫等。

【实验室检查】

1. 凝血酶原时间（prothrombin，PT）明显延长是本病的重要诊断标准，为对照的两倍以上更有诊断意义。

2. 活化部分凝血活酶时间（activated partial thromboplastin time，APTT）延长。

3. 血小板计数，出血时间、血块退缩试验和纤维蛋白原均正常。

4. 测定维生素K依赖凝血因子Ⅱ、Ⅶ、Ⅸ、Ⅹ因子的活性下降，提示维生素K缺乏。

5. 维生素K缺乏或拮抗-Ⅱ诱导的蛋白质（protein induced by vitamin K absence or antagonist-Ⅱ，PIVKA-Ⅱ）正常值一般≤40mAu/ml。

【诊断与鉴别诊断】

（一）诊断依据

根据病史特点、临床表现、实验室检查和维生素K治疗效果等。其中异常凝血酶原PIVKA-Ⅱ是诊断的金指标。具备下列3项主要指标或2项主要指标加3项次要指标可诊断：

1. **主要指标**　①突然发生出血，包括颅内出血、消化道出血、肺出血、皮下出血和注射部位出血不止等；②实验室检查：血小板、出血时间（BT）、凝血时间（CT）正常，PT延长或APTT延长；③给予维生素K后出血停止，临床症状改善。

2. **次要指标**　①3个月内小婴儿；②纯母乳喂养；③母亲妊娠期有用抗惊厥，抗凝血、抗结核及化疗药物史；④肝胆疾病史、长期服用抗生素史、慢性腹泻史。

（二）鉴别诊断

1. **新生儿咽下综合征**　在分娩过程中咽下母血，生后不久即呕血，可伴有便血。但无其他部位出血，无贫血，凝血功能正常，经洗胃1~2次后呕血停止，碱变性（Apt）试验变色，新生儿血红蛋白主要为HbF，具有抗碱作用。Apt试验可鉴别呕吐物中之血是吞入母血还是新生儿胃肠道出血：取1份呕吐物加5份水，搅匀，离心（2 000r/min）10分钟后取上清液4ml，加入1%氢氧化钠1ml，

1~2 分钟后，如上清液变为棕黄色提示为母血，不变色（粉红色）为新生儿血。

2. 新生儿坏死性小肠结肠炎、应激性溃疡、先天性胃穿孔等可出现呕血或便血。但患儿常有窒息、感染等原发病史，一般情况较差，腹部体征明显，易与新生儿出血症鉴别。

3. **新生儿其他出血性疾病**　血小板减少性紫癜以血小板明显降低为特征；DIC 常伴有严重原发疾病，纤维蛋白原和血小板减少；血友病患儿以男性多见，且多有家族史，主要表现为外伤后出血不止。

4. **产伤性出血**　多发生于分娩的先露部位，生后即出现。但需注意产伤偶可与本病同时并存，使出血加重。

5. **其他局部出血**　脐部出血应与脐带结扎不紧、脐部感染及肉芽肿鉴别。女性新生儿阴道出血应与“假月经”相鉴别。

【预防】　出生后常规给维生素 K_1 1mg 注射 1 次，可有效防止本病的发生。在生后 2~3 周再给新生儿注射维生素 K_1 5mg，以预防晚发性出血。母乳喂养者，哺乳母亲应多进食含维生素 K 丰富的食物，孕母接受抗惊厥药物治疗者，应在妊娠末期 3 个月每天口服维生素 K_1 5mg，可防止婴儿生后发生本病。前几年曾认为注射维生素 K 会增加致癌概率，但经过临床对照研究这种观点已被否定。

【治疗】

1. **注射维生素 K_1**　一旦怀疑本病，应立即给维生素 K_1 治疗，治疗量为每次 1~5mg 缓慢静脉注射（1mg/min），注射速度过快可引起面色潮红、支气管痉挛、心动过速及血压下降等不良反应，静脉注射奏效最快，一般在注射后 4 小时内凝血酶原时间即可趋于正常。应避免采用肌内注射，因易引起注射部位大量出血。也可采用皮下注射，药物能被较快吸收，注射后可采用压迫止血。

2. **输血或血浆**　出血量较多的患儿，会导致急性失血性贫血和失血性休克，应立即给生理盐水纠正休克，同时根据患儿血红蛋白水平，给予输血，每次输新鲜血 10~20ml/kg。轻者可输库存血浆以补充凝血因子。早产儿肝功能不成熟，肝脏不能合成凝血因子，虽用维生素 K_1 治疗，常不能迅速奏效，最好同时输新鲜血治疗。

3. **对症治疗**　对消化道出血者，要暂时禁食，从肠道外补充营养。脐部出血要做好包扎。穿刺部位出血要压迫止血。

【预后】　与出血部位、程度及治疗是否及时有关。一般预后良好，多于生后 10 天内止血，不再复发。出血过多，治疗延误者可导致死亡，颅内出血者预后差，重者死亡，幸存者常留后遗症。

（陈　超）

第十二节　新生儿红细胞增多症

新生儿红细胞增多症 - 高黏滞度综合征（neonatal polycythemia-hyperviscosity syndrome），是新生儿期常见临床表现，发病率约 1%~5%，在小于胎龄儿（SGA）和过期产儿更易发生。新生儿静脉血血细胞比容（Hct）≥ 65%，血黏滞度 > 14.6cps（切变率为 $11.5s^{-1}$）可诊断为红细胞增多症 - 高黏滞度综合征。Hct 低于 60%~65% 时与黏滞度几乎呈线性关系，但 Hct ≥ 70% 时，随 Hct 增高，黏滞度呈指数形式增加。新生儿红细胞变形能力低于成人，血液黏滞度增加可影响组织氧合及糖代谢，并可导致微血栓形成，如微血栓发生在大脑皮层、肾脏或肾上腺，可导致严重后遗症。

【病因】

1. **胎盘功能不全（继发于慢性宫内缺氧的胎儿红细胞生成增加）**　①SGA 和宫内生长迟缓（IUGR）婴儿；②妊娠期高血压疾病；③孕母慢性组织缺氧（心脏病、肺部疾病）；④过期产儿；⑤高海拔地区妊娠；⑥母亲吸烟。

2. **胎盘输血**　①延迟脐带结扎　出生后 1 分钟内结扎脐带，新生儿血量约为 80ml/kg；分娩 2 分钟后结扎，新生儿血量约 90ml/kg；②脐带挤血；③分娩时新生儿体位持续低于母亲；④母 - 胎输血可通过 Kleihauer-Betke 染色诊断，即采用酸洗脱技术检测新生儿循环中的母血细胞；⑤双胎输血。

3. **其他原因**　①糖尿病母亲的婴儿；②部分大于胎龄儿（LGA）；③某些遗传代谢病如先天性肾上腺皮质增生症、Beckwith-Wiedemann 综合征、新生儿甲状腺功能亢进、先天性甲状腺功能减退及 21- 三体综合征、13- 三体综合征、18- 三体综合征；④药物（如孕母使用普萘洛尔）；⑤新生儿脱水。

【发病机制】　随着 Hct 和血液黏滞度增加，全身各器官血流量减少，影响组织氧供及葡萄糖等物质输送。此外，血液黏滞度增加也可导致血流淤滞甚至血栓形成，造成组织缺氧与酸中毒，引起多器官功能障碍，出现各种症状与体征。全血黏滞度与Hct、红细胞变形能力、影响血浆黏性的大分子物质（纤维蛋白原、免疫球蛋白M）及影响血液流速的体温等有关。其中以Hct最为重要，血液黏滞度在Hct>60%时，比在40%时高3~5倍；低体温时微循环血流速度变慢，红细胞发生凝集，引起局部缺氧与酸中毒，进一步降低血流灌注，形成恶性循环。

【临床表现】 大多数患儿无症状，部分只表现为颜面和躯干皮肤发红，少数可因红细胞增多而引起多脏器功能障碍出现如下症状和实验室检查表现：①中枢神经系统（CNS）：可有喂养不佳、嗜睡、肌张力减低、呼吸暂停、震颤、反应过敏、惊厥或脑静脉血栓形成。②呼吸及循环系统：发绀、气促、心脏杂音、充血性心力衰竭、心脏扩大、肺血管阻力升高，胸片可见肺血管纹理增粗。③泌尿系统：肾小球滤过降低导致少尿、血尿、蛋白尿、血清钠升高、急性肾衰竭或肾静脉血栓形成等。④其他：血栓形成、血小板减少、喂养不佳、黄疸加重、持续低血糖、低钙血症、睾丸梗死、坏死性小肠结肠炎（NEC）、阴茎异常勃起、弥散性血管内凝血等。

所有这些症状均无特异性，也是许多新生儿疾病的常见症状，需注意加以鉴别。

【实验室检查】 静脉血Hct≥65%即可诊断。Hct取决于局部血液灌注，外周毛细血管Hct较静脉血Hct高5%~20%，如外周血Hct≥65%，应复查静脉Hct以确诊。毛细血管采血前预热足跟，将使外周与静脉血Hct更相符。另应检测血糖、血钙、血胆红素、动脉血气、血小板计数等。血液黏滞度≥14.6cps（$11.5s^{-1}$）时，可诊断为高黏滞度综合征，但大多医院尚无法检测血液黏滞度。目前不建议常规筛查无症状的足月健康新生儿，因为尚无充分数据显示无症状时部分换血治疗对患儿远期预后有益。

任何新生儿有多血质表现或有红细胞增多症致病因素，出现前述症状、体征以或任何原因引起的临床不稳定，都应检测毛细血管或外周静脉Hct。

标本采集部位影响检查结果。新生儿足跟在40~42℃水浴5分钟采血测定结果与静脉血值相关性好。若毛细血管血Hct>0.68（68%），应同时检测外周静脉血Hct，不能单独根据足跟血测定结果决定是否治疗。此外，标本采集时间也影响检测结果，出生后早期因为胎盘输入RBC而Hct升高，然后逐渐下降至出生后24小时达基线值。足月儿出生时脐血平均Hct为53%，2小时为60%，6小时为57%，12~18小时降至53%。因此，生后24小时采血较为理想。

【治疗】

1. **有症状**　当其他病因已经排除（例如败血症、肺炎、低血糖症），婴儿静脉血Hct>65%伴临床症状者，应考虑给予部分换血（partial exchange transfusion）。

2. **无症状**　①外周静脉血Hct在60%和70%之间，可增加液体入量并于4~6小时内复查Hct；②静脉血Hct>70%时，多数专家支持部分换血，但尚有争议。

3. 部分换血可选择5%白蛋白或生理盐水，但研究显示白蛋白并未较生理盐水有任何优势，因生理盐水为非血液制品，可减少潜在感染，现已成为临床首选。较适宜的抽血部位是脐静脉或桡、颞及胫后动脉，输液部位常为外周静脉。部分换血的换血量计算方法如下，以使Hct降至50%~60%：

$$换血量=\frac{血容量\times(实际Hct-预期Hct)\times体重(kg)}{实际Hct}$$

足月儿血容量为80~90ml/kg，极低体重儿100ml/kg；预期的Hct为0.55~0.60（55%~60%）。

4. **对症治疗**　包括保暖、输液、监测血糖及其他对症处理。

5. **注意事项**　换血目的是减少红细胞量，而应避免导致低血容量；换血前要保暖、禁食并排空胃内容物，监测心率、呼吸、血压、体温。换血后需禁食2~4小时，并监测血胆红素、血糖、电解质、Hb、Hct、RBC及心率、呼吸、血压。

【预后】 部分换血可降低血细胞压积、降低血液黏滞度、逆转与本病相关的许多生理异常，但并未显示对长期预后有明显改变。分析认为，真正影响预后的是患儿合并的其他围产期危险因素，而非红细胞增多症或部分换血。

【预防】 除避免宫内缺氧造成胎盘功能不全等因素外，由于延迟结扎脐带可造成Hct增加，应选择适宜的断脐时机。目前对最适宜断脐时间尚无一致意见，一般对健康成熟儿常在脐带搏动停止时即予断脐，对有明显失血儿可略晚断脐。

（张谦慎）

第十三节　新生儿溶血病

新生儿溶血病(hemolytic disease of newborn，HDN)是指因母子血型不合引起的胎儿或新生儿同族免疫性溶血性疾病。我国常见的是ABO血型不合溶血病和Rh血型不合溶血病，其他少见血型不合溶血病罕见(视频2-3)。

视频2-3　新生儿溶血的诊断及治疗

【病因与发病机制】

(一) 人类的血型系统

人类的血型是由红细胞血型抗原决定的，至今发现400种以上，分布在29个血型系统。绝大部分的血型抗原性太弱，血型不合时不会导致溶血病，最常见的是Rh血型不合溶血病和ABO血型不合溶血病，其他少见的血型系统(Kell、Duffy、Kidd、Diego、MNS)不合导致的新生儿溶血病也有报道。我国在汉族新生儿溶血病主要是ABO溶血病(约占85%)，Rh溶血病也时有发生(约占15%)，在少数民族地区(如新疆)及国外来访人员中发生Rh溶血病的概率会较高，至于其他血型系统如MNS、Kell等抗原所致溶血病仅偶见报道。

(二) 发病机制

本病是由于母亲与胎儿血型不合，而妊娠30多天后胎儿红细胞即具有相应的血型抗原，母胎间的胎盘屏障并不是完整无缺的，妊娠早期即可有母亲至胎儿、胎儿至母亲的少量输血，使母体对胎儿血型抗原致敏，产生相应的血型抗体，首次如遇触致敏的同时产生血型IgM抗体，不能通过胎盘，当第二次妊娠，接触相同的血型抗原时将产生大量的血型IgG抗体并通过胎盘进入胎儿体内，与胎儿细胞表面的相应血型抗原结合产生免疫反应而发生溶血。胎儿娩出生，来自母体的血型抗体仍然存在，并继续与新生儿红细胞表面抗原结合发生免疫反应而溶血。随着新生儿日龄的增长，抗体水平会逐渐降低直至消失，不同种类的抗原的半衰期不同，导致其病程长短不一。

1. ABO血型不合溶血病

(1) ABO血型系统的遗传基础：是抗原性最强的一种血型系统，编码基因为ABO血型基因和H基因，位于9q34，前者可以表达为A1、A2、B、O，后者表达A、B抗原前体物质H抗原。因此，当H基因不表达时，无论ABO基因为哪种表达，A、B抗原均无法形成而最终表现为O型血，因此O型血个体可能为ABO表达为无A抗原和B抗原而H抗原高表达，也可能为A抗原和B抗原、H抗原均不表达，后者即为孟买型或O_h表型(我国孟买型罕见)。我国A、B、O、AB型血的人群中的构成比约为3∶3∶3∶1。胎儿红细胞表面的A、B抗原发育不成熟，宫内胎儿溶血多较轻，极少发生胎儿水肿，导致的新生儿溶血病也相对Rh不合溶血病较轻。

(2) ABO血型的亚型：是指红细胞表面A、B抗原的不同表型，最常见的是A型血的亚型：A1型血红细胞上有A抗原和A1抗原，血清中只有抗B抗体。A2型血红细胞上只有A抗原，血清中含有抗B抗体和抗A1抗体。近来研究还发现了A3、A_X、A_M、A_{EL}，同样的情况情况也存在于B亚型中，但其抗原性很弱，临床意义不大。因A1型红细胞可与A2型血清中的A1抗体发生可以发生凝集反应而发生溶血，因此当父、母、子均为A型血，也可能因亚型不同而发生溶血病，有A型血亚型不合发生溶血的报道。但要注意，A2型和A2B型红细胞比A1型和A1B型红细胞的抗原性要弱的多，在用抗A抗体做血型鉴定时，容易将A2型和A2B型误定为O型和B型。

(3) 类血型抗原A、血型抗原B物质：自然界广泛存在该类A、B物质，导致O型血的个体在未接受异型输血以及妊娠史的情况下，也可以致敏，从而导致女性在妊娠第一胎时，如果存在母子血型不合即可能产生大量的血型IgG抗体而发生溶血。同时，由于长期少量接触类血型抗原A、血型抗原B物质，也可能发生免疫耐受，而使免疫反应程度下降，导致ABO血型不合溶血病的严重程度较Rh血型不合溶血病要轻，发生率也低，母子血型不合发生溶血的仅约10%，且发生率以及病情严重程度不会随胎次增加而增加。

(4) 发生溶血病的血型组合：理论上讲母子血型为A-B、O-A、O-B、O-O_H组合时均会发生溶血病。但由于A抗原与B抗原之间存在交叉抗原反应，因此A-B组合时发生溶血病罕见。因此，新生儿溶血病常发生于母子血型为O-A、O-B、O_H-O的组合$_H$罕见于父、母、子均为A型的组合。

2. **Rh血型不合溶血病**

(1) Rh血型系统的遗传基础：Rh血型系统由2个基因决定（RhD、RhCE），位于1p36.11。共表达54种抗原，是人类最复杂的血型系统之一。临床上通常只检测抗原性相对较强的5种抗原（D、C、c、E、e五种抗原，d目前尚未检测到），依抗原性强弱排列依次为：D>E>C>c>e。由于D抗原的抗原性最强，临床所谓的Rh阳性/阴性仅指RhD阳性/阴性。我国汉族Rh阳性占99.5%以上，但部分少数民族Rh阴性率高达5%。RhD阳性的基因型包括DD和Dd两种，没有种族差异。RhD阴性的基因型有三种，包括*RhD*基因完整但功能缺失、*RhD*基因部分缺失、*RhD*基因完全缺失，存在明显的种族差异，亚洲人群多为完全缺失型，从而导致亚洲人的D阴性和阳性的差异显著。

(2) 发生溶血病的血型组合：理论上讲，母子Rh血型系统中任一抗原系统不合均可导致溶血病的发生。由于各抗原的抗原性强弱差异，临床最常见于D、E、C血型不合患儿。但病情的严重程度与溶血病发生率并不一致，以RhD、Rhc血型不合溶血病病情严重，而E、C、e血型不合溶血病相对较轻，其机制尚未完全清楚。

(3) 外祖母学说：自然界不存在与Rh系统抗原类似的物质，因此，没有输注过Rh阳性血且没有妊娠史的Rh阴性母亲，机体对Rh抗原是不敏感的，第一次妊娠时，胎儿的Rh阳性红细胞进入母体后，只产生一定的血型IgM抗体，不能过通胎盘而不发生溶血病。但母亲本身于胎儿期间，新生儿的外祖母的红细胞也可少量进入母亲体内，如果外祖母为Rh阳性，则可导致母亲于胎儿期就对该Rh抗原致敏（输注RH阳性血的机制相同），在第一次妊娠而胎儿血型为Rh阳性时，即可发生溶血，即称为外祖母学说。

(4) 影响溶血病严重程度的因素：除与Rh血型不合的具体抗原种类相关外，还会随胎次的增加，病情严重程度也增加。此外还与胎儿红细胞进入母体的量、时间等相关，还与母体的免疫状况以及新生儿的免疫应答能力等相关。由于D、E、C、c、e五种抗原可以同时存在两种甚至3种不合，其免疫反应有叠加效应，会使病情加重。

3. **其他血型不合溶血病**

(1) MNS系统：是由49种抗原组成的高度复杂的血型系统。主要由*GYPA*、*GYPB*两个基因决定，基因位于4q31.21。最主要的抗原有M、N、S、s，抗-S、抗-s相对常见，可引起严重的新生儿溶血病。虽然抗-M常见，但由于抗-M和抗-N在37℃下失活，因此极少引发溶血。

(2) Kell系统：由36种抗原组成。由*KEL*基因决定，基因位于7q33。主要抗原有K、k、Kpa、Kpb、Jsz、Jsb、Ul^a等，相应的抗体均可导致新生儿溶血病。由于该类抗原在红细胞前体表面表达，而红细胞前体中不含血红蛋白，因此Kell血型不合溶血病临床以贫血为主，胆红素增高不严重为其特点。

(3) Kidd系统：由3种抗原组成（Jka、Jkb、Jk3）。编码基因为*SLC14A1*，位于18q11-12。抗-Jka、抗-Jkb所致溶血病多较轻，但有抗-Jk3导致致死性新生儿溶血的报道。应引起重视。

(4) Duffy系统：由5个抗原组成（Fy^a、Fy^b、Fy3、Fy5、Fy6），Fy4为命名之后被废除。编码基因为*ACKR1*，位于1q21-22。可导致新生儿溶血病的为抗-Fy^a、抗-Fy^b。因抗-Fy3、抗-Fy5具有抵抗性，而抗-Fy6对酶蛋白敏感而不起发新生儿溶血病。

(5) Diego系统：由22种抗原组成，编码基因为*SLC4A1*，位于17q21.31。主要抗原是Di^a、Di^b，Di^a的表达存在极大的地域差异，中国和日本的分布频率约为5%，而印第安人高达54%，可引发轻重不一的新生儿溶血病，而Di^b几乎所有人群中分布频率均高，引发的新生儿溶血病多为轻症。

【临床表现】 新生儿溶血病始于胎儿期，可早至孕20周。可由于溶血而产生贫血，大量溶血时，贫血严重，出现代偿性髓外造血，肝脾因此增大，肝内循环发生障碍，门静脉压和脐静脉压升高而引起腹水，肝细胞受损而导致低蛋白血症，发生周身水肿、体腔积液、心肌水肿和营养障碍而致心脏扩大。如不及时处理，胎儿死亡或出生时为水肿胎儿，很快因心力衰竭而死亡。溶血所产生的间接胆红素，在胎儿期经胎盘转入母体处理，故出生时不显黄疸。由于新生儿出生后的第一周胆红素代谢的关键酶（葡糖醛酸转移酶）为生理性活性低下，间接胆红素代谢为直接胆红素的能力不足，断脐后，过多的胆红素得不到及时处理，致使新生儿血清间接胆红素含量迅速升高。血中白蛋白可与间接胆红素结合（但不是很紧的结合），当血清间接胆红素增加过多过快时，与之结合的白蛋白量不够，或伴有酸中毒，可降低白蛋白的结合力，一部分间接胆红素成为“游离”胆红素。游离的间接胆红素可通过含脂质的细胞膜，引起细胞损害。1周内的新生儿的血脑屏障功能不健全，游离间接胆红素进入脑组织可引发胆红素脑病。因此新生儿溶血病的主要表现为黄疸、贫血、肝脾大、水肿、心脏扩大、心力衰竭和其他如低血糖、出血倾向等。临床根据轻重程度可分为轻、中、重三型。

1. **轻型**　主要见于ABO溶血病及部分Rh溶血病。主要表现为轻度的胆红素增高，脐血胆红素<68μmol/L(4mg/dl)，黄疸于生后1~3天出现，4~6天达高峰，类似生理性黄疸或比生理性黄疸略重；伴有轻度贫血或不伴有贫血，出生时贫血很轻，脐血血红蛋白>150g/L，由于病情轻，多仅需光疗而不需换血，故血中免疫抗体存在时间较长(1~2个月)，即存在慢性溶血，可导致晚期贫血(2~6周时)或加重生理性贫血(8~12周时)。

2. **中型**　由于胎儿溶血明显，出生时表现中度贫血，脐血血红蛋白为100~140g/L，网红细胞比值多有增高，面色苍白，肝脾增大，心脏扩大；黄疸，脐血胆红素>68μmol/L(4mg/dl)，出生后24小时出现黄疸，血清胆红素迅速升高，短时内可高达340μmol/L(20mg/dl)，甚至更高；其他症状：部分患儿还可出现低血糖和出血倾向，约1/3~1/4的Rh溶血病和一部分ABO溶血病表现为中型。

3. **重型**　主要见于Rh溶血病及一部分ABO溶血病。胎儿溶血严重：出生时为死胎或水肿胎儿；出生后严重贫血(脐血血红蛋白<100g/L)，周身松软，苍白，水肿，胸、腹腔积液，肝脾大，心脏扩大等，不立即换血难于存活；黄疸：近年来发达国家普遍开展预防注射抗D免疫球蛋白，这种重型Rh溶血病已较少见。

【诊断】

1. **病史**　根据父、母亲的血型推测新生儿的血型可能存在母子血型不合；母亲曾有原因不明的流产、死胎、死产史；或过去娩出的婴儿曾发生高间接胆红素血症和贫血或确诊为溶血病；产前孕母出现不明原因的子宫增大与胎龄不相符；茶色尿等。

2. **临床表现**　出生后24小时内出现黄疸，且迅速加重，轻症可为生理性黄疸高峰期高于正常，但需注意，部分严重的溶血患儿，因宫内溶血导致贫血严重，出生后胆红素可能并不严重，而Kell血型不合溶血病则以贫血为主，胆红素增高轻；贫血的表现：面色苍白，严重者可有肝脾大、水肿等。

3. **实验室检查**

(1)产前检查：①对父母血型进行鉴定，推测胎儿血型(包括RhD、E、C、c、e)，了解是否存在发生母子血型不合溶血病的风险，继往有胎儿或新生儿Rh溶血病史的孕妇，均应视为高风险。②对存在发生母子血型不合溶血病风险者，于24周起监测血型抗体滴度，每月1次，28周后半个月1次，当抗体滴度达1∶16或浓度达4~15U/ml时且进行性上升时，应行胎儿血红蛋白检测。③产前超声检查，根据胎儿大脑中动脉收缩期峰值流速来预测胎儿贫血。根据胎儿有无腹水、心包积液、皮肤水肿、胸腔积液、胎盘增厚、胎儿心脏增大以及肝脾大、羊水增多或减少等，来评估胎儿贫血程度。④母血Coombs试验，可鉴别是否为免疫性胎儿溶血。⑤羊水检查，可测定羊水胆红素水平来评判是否存在胎儿溶血。⑥胎儿脐血检查，包括胎儿血型鉴定、HB和网织红细胞比值、血型抗体滴度测定、Coombs试验、抗体释放试验、游离抗体试验等。

(2)新生儿检查

1)血常规：首先留脐血检查，以后用外周血。检查内容包括血红蛋白、红细胞、网织红细胞、有核红细胞、血小板计数。在严重溶血病患儿中，由于严重贫血，可导致有核红细胞释放进入血液循环中，在器仪检测时将有核红细胞误认为是白细胞，此时需人工复核进行校正，以免误认为是感染。

2)血型鉴定：产前没有进行者要对父、母、子分别进行ABO和Rh血型鉴定，Rh血型应包括D、E、C、c、e等抗原。如临床高度怀疑新生儿溶血病，而母子常规血型鉴定不存在母子血型不合时，应进行ABO和Rh血型系统以外的其他血型鉴定。

3)胆红素监测：应行血清胆红素检查，以间接胆红素增高为主，并用经皮胆红素动态监测胆红素的变化。

4)血清学检查：对确定新生儿溶血病，血清学检查是必不可少的检查。①直接Coombs试验：是由于溶血患儿的红细胞表面血型抗原与相应的血型抗体结合为致敏红细胞，在患儿红细胞中加入抗人球蛋白血清，让该抗体与致敏红细胞表面的血型抗体结合而形成肉眼可见的凝集现象，即为阳性。为新生儿溶血病的确诊试验。②抗体释放试验：是通过加热使患儿红细胞血型 IgG 抗体释放至释放液中，再与仅含可疑溶血血型的单一血型抗原的正常人红细胞混合，使正常人红细胞致敏，再加入抗人球蛋白血清，观察红细胞凝集现象，也称为间接 Coombs 试验。为新生儿溶血病的确诊试验。③游离抗体试验：是用患儿血清加入仅含可疑溶血血型的单一血型抗原的正常人红细胞混合，使正常人红细胞致敏，再加入抗人球蛋白血清，观察红细胞凝集现象，为非确诊试验，应结合临床分析。④血型抗体检测：由于自然界存在与 A、B 抗原类似的物质，正常 O 型血个体血清中可存在抗 -A 和抗 -B，因此，检测母血抗体效价无太大临床意义，但产前动态观察其变化有一定价值。由于初出生的新生儿未与外界接触，不会产生抗 -A 或抗 -B，自然界没有类似于 Rh 抗原的物质，也不会产生抗 -D，因此，检测新生儿血清中血型抗体仍具诊断价值，特别是在新生儿血清中检测出不规则抗体（A、B 抗体以外的血型抗体），可基本诊断为 ABO 以外的血型不合溶血病。其标准值与实验室所采用的检测方法不同而不同，以实验参考值为准。以上各项检查的阳性率均不高（特别是 ABO 血型不合溶血病），且随日龄的增大而降低，临床上应同时进行各项检查，并结合临床综合分析。

总之，许多新生儿溶血病（特别是 ABO 溶血病）表现较轻，易被忽略。凡出现以下一项或多项阳性，则应考虑可能是新生儿溶血病：①迅速发展、或严重的、或持续的高间接胆红素血症；②直接抗人球蛋白试验阳性；③孕母产前血中免疫抗体阳性；④胎儿重度贫血，甚至水肿；⑤新生儿血片中见大量球形红细胞、网织红细胞和 / 或有核红细胞。

【鉴别诊断】 除母儿血型不合外，尚有以下因素可导致胎儿 / 新生儿发生溶血，应注意鉴别：①红细胞膜缺陷，如遗传性球形红细胞增多症；②红细胞酶缺陷，如红细胞葡萄糖 -6- 磷酸脱氢酶（G6PD）缺乏症；③血红蛋白疾病，如重型 α 地中海贫血。

【治疗】 包括产前、产时和产后新生儿的处理。

1. 产前处理 对严重溶血病的胎儿，为了避免由于严重贫血而引起死胎或水肿胎儿，如估计胎儿早产能存活者可提早分娩，对不能提早分娩者可进行宫内输血。

（1）提早分娩：对胎龄在 33~34 周以上、羊水 L/S ≥ 2 : 1，存在以下指征者，可实行早期引产：①胎儿溶血病严重，经其他方法治疗无效，不引产胎儿将死在宫内；②孕母血清抗 D IgG 效价在 1 : 64 以上，或抗 A（B）IgG 达 1 : 512；③羊水胆红素浓度（ΔOD450nm）已达或接近第Ⅲ区；④子宫增大和孕妇体重增加显著，胎儿心脏出现收缩期杂音。

（2）宫内输血：对胎龄小于 32~33 周、血红蛋白 <80g/L 的严重溶血胎儿，宫内输血可以减轻贫血和胎儿水肿，减少死胎的发生。输血导管经孕妇腹壁插入脐静脉（以前是插入胎儿腹腔）。所用血液是 Rh（D）阴性的 O 型新鲜红细胞，与母血清交叉配合不凝集，用 ACD 液或肝素抗凝，血液应浓缩至血红蛋白为 280~300g/L，用血量（毫升数）=（孕周 −20）× 10。由于胎儿红细胞继续被免疫抗体所破坏，一次宫内输血的作用维持短暂，往往需要重复进行宫内输血，直至有条件可提早分娩。值得注意的是，外源性的血液会抑制胎儿自身造血，导致数周后发生迟发性贫血。如贫血严重需给予输血，要注意避免发生排斥反应。每次再输血前均须与母血清重作交叉配合。

（3）其他：对重症溶血病者，孕母进行血浆置换术，同时输入人血丙种球蛋白，有助于减轻溶血。

2. 产时处理 首先要防止缺氧。对十分严重的患儿（早产或水肿明显），可立即进行气管内插管和正压通气。胎儿娩出后，立即钳住脐带，以免过多脐血流入儿体，加重溶血和增加心脏负担。断脐时，儿端留 5~6cm 长，消毒包扎，以备换血之用。胎盘端脐带揩干净后留血做检查：非抗凝管装 8~10ml，送验胆红素、游离抗体、肝功能等；抗凝管装 3~5ml，送验血常规、网织红细胞、有核红细胞、血小板计数、血型鉴定、直接抗人球蛋白试验及抗体释放试验。胎盘应测重量（正常胎盘与新生儿体重比为 1 : 7，溶血病时由于胎盘水肿，此比例可达 1 : 3 ~1 : 4），并送病理学检查。

3. 新生儿处理

（1）纠正贫血：如胆红素未达换血水平，可按换血血型选择要求先用恰当的血源输血。

（2）应用 IVIG：对确诊为 Rh 血型不合溶血病者，应尽早应用 IVIG，0.5~1.0g/kg，必要时可 24 小时后重复使用一次。对中、重型 ABO 血型不合溶血病者，与 Rh 血型不合溶血病相同。中、重症判断见临床分型。

(3) 控制血清胆红素水平：包括光疗、换血、药物等综合处理。

【预防】 新生儿溶血病的预防包括初级预防、二级预防和三级预防。

1. **初级预防** 女性，特别未育女性应避免接触外在红细胞抗原，接受输血治疗时，应使用抗原匹配或抗原阴性红细胞。

2. **二级预防** 主要是针对 Rh 阴性未致敏的女性，其胎儿为 Rh 阳性者，使用抗 -D 免疫球蛋白，可降低再次妊娠时胎儿发生溶血风险，对已经致敏的母亲无效。使用时机为宫内治疗、羊膜腔穿刺、异位妊娠、葡萄胎、死胎、产前出血、腹部创伤、胎头倒转术、先兆流产或流产术、分娩等致敏事件后 72 小时内尽早注射，错过该时间窗 10 天内注射仍有一定效果。应用剂量：妊娠 12~20 周时 250U（50μg）以上，20~28 周应增加剂量至 500U（100μg）以上，28 周后 1 500U（300μg）以上。Rh 阴性女性生育前误输 Rh 阳性红细胞后，应在 72 小时内注射抗 -D 免疫球蛋白，剂量为 1 500U（300μg）。

3. **三级预防** 胎儿贫血进行宫内输血时，血源选择除应与胎儿及母亲血型匹配外，还应扩大与母亲其他红细胞抗原的匹配检测，避免其他血型抗原刺激致敏红细胞，降低下次妊娠时溶血病的发生率。

（李贵南）

第十四节 新生儿心律失常

【概述】 新生儿心律失常（arrhythmias of newborn）是指心肌自律性、兴奋性和传导性发生变化而引起的心率过快、过慢或节律异常，其发生率国外报道为 1%~5%，国内为 0.46%~4.28%，自应用心电监护及 24 小时动态心电图后，国内新生儿心律失常发生率显著升高至 13%。有报道，新生儿猝死综合征中，10% 为心律失常引起。国外报道，胎儿中约 13% 亦有心律失常，多数在胎儿期自然消失，约 10% 的胎儿心律失常会持续到出生后新生儿期。其病因很多，可为正常良性变异，也可为恶性心律失常。新生儿心脏的生理功能和解剖形态与婴幼儿、年长儿有显著的不同，新生儿出生时其心脏传导系统，包括窦房结、房室结、房室束等都未发育成熟，生后才逐步发育完善，故其病因、临床表现、治疗及预后，均与婴幼儿、年长儿有显著差别。新生儿心律失常有五大特殊的发病特点：①传导系统紊乱发生率高；②功能性、暂时性者居多；③常可自行消失；④心律失常以室上性心动过速多见（49.3%），其次为各种类型的传导阻滞（26.02%），室性心动过速少见（10.46%）；⑤常因心律失常而易致心力衰竭。

【病因】 新生儿出生后，处于发育过程中的心脏传导系统和心肌容易受各种因素的影响，引起心律失常。

（一）心脏外部因素

1. **缺氧** 是引起新生儿心律失常最常见的因素。

(1) 围产因素：脐带绕颈，头盆不称，窒息缺氧，以及从胎儿循环过渡到新生儿循环的血流动力学改变。其中以窒息缺氧最常见（43.75%）。

(2) 孕母因素：孕母患糖尿病、妊娠期高血压疾病、红斑狼疮等，可引起心脏自主神经及其传导系统受损而致心律失常。

2. **感染** 宫内和生后感染，包括病毒感染（多为宫内感染）引起的心肌炎、心内膜炎、心包炎，以及重症肺炎、败血症等细菌感染（多为生后感染）引起的中毒性心肌炎，也是引起心律失常的主要原因（29.17%）。

3. **水、电解质及代谢紊乱** 低血钙、低血钠、高血钾、脱水、低血糖及酸碱平衡紊乱，可引起心脏电生理变化而导致心律失常。

4. **全身性疾患** 硬肿症、颅内出血、各种中枢神经系统疾患。

5. **药物** 母亲孕期由于本身疾病而使用的一些药物，包括麻醉药、引产药、抗心律失常药。新生儿用的一些药物，包括洋地黄、氨茶碱、抗惊厥时用的利多卡因、治疗胃食管反流用的西沙必利等。

6. 新生儿心脏手术、心导管检查及中心静脉导管置管等操作。

（二）心脏本身因素

1. **先天性心脏病** 多见右向左分流型先天性心脏病。

2. **心肌病** 肥厚型及扩张型心肌病，心律失常发生率高达 30%。可见于感染、先天性代谢缺陷病引起的心肌病。

3. **传导障碍** 窦房结功能不良、预激综合征等。

4. **原发性心脏肿瘤** 常伴心律失常的新生儿心脏肿瘤有横纹肌瘤、纤维瘤及心肌错构瘤等。

5. 部分原因不明，健康新生儿可以发生心律失常，尤其是早产儿，与其心脏传导系统发育不成熟有关。

6. **遗传性因素** 心脏发育相关转录因子与长 QT 综合征有关，多有家族遗传倾向。

【发病机制】

1. **发育异常**

(1) 窦房结中过渡细胞少，对起搏细胞的兴奋过滤作用不足，致窦房结起搏频率不稳定，导致窦性心律失常。

(2) 生后左心室压力增高，左侧房室结，房室束受压变性，影响传导系统自律性和传导速度，导致期前收缩及室上性心动过速。

(3) 新生儿早期，房室结和房室束可通过马氏纤维与房间隔顶部相连，形成旁路传导，致易发生预激综合征及室上性心动过速。

(4) 传导系统发育异常如窦房结及心内膜垫发育不全、缺如、变性，房室结动脉闭塞等，致希氏束缺乏连贯性或中断，形成传导障碍。

2. **电生理活动异常** 新生儿的心脏电生理特点是导致新生儿心律失常发生的解剖生理学基础。临床电生理研究表明，快速异位心律失常是异位兴奋性增高，折返激动及并行收缩所致。单个折返引起期前收缩，连续折返引起心动过速或扑动，多个微型折返引起颤动。而慢速异位心律失常则是起搏点兴奋低下或传导障碍所致。

【分类】 根据临床表现及心电图的特征分为：窦性心律不齐、室性期前收缩（ventricular premature beat，VPB）、房性期前收缩（atrial premature beat，APB）、异位性房性心动过速和局灶性房性心动过速、紊乱性或多源性房性心动过速、房扑、房颤、室上性心动过速、室性心动过速、房室传导阻滞。现就不同类型进行分别阐述。

（一）窦房结病变

1. **窦性心动过速**（ST）

(1) 足月儿窦性节律心律上限为 175~190 次 /min，早产儿上限为 195 次 /min，ST 时心率大于此值或达 200~220 次 /min（有报道最高可达 260 次 /min）。

(2) 病因：活动增多、哭闹、吃奶、缺氧、心力衰竭、发热、贫血、各种感染、药物作用（用肾上腺素、阿托品时）等，也可由器质性心脏病如病毒性心肌炎、先天性心脏病引起。

(3) 诊断：心电图符合窦性心律特点，可诊为 ST：① P 波按规律发生，为窦性 P 波，即在Ⅰ、Ⅱ、aVF 导联直立，aVR 导联倒置。同一导联 P 波形状相同。② P-R 间期 ≥ 0.08 秒（新生儿正常 P-R 间期最低限）。③同一导联 P-R 间期差 <0.12 秒。

2. **窦性心动过缓**（SB）

(1) 临床特点：新生儿期窦性节律心率下限为 90 次 /min，如低于此值或足月儿心率 70~90 次 /min，早产儿心率 50~90 次 /min，而心电图又符合窦性心律特点者，可诊为 SB。

(2) 病因：生理活动如排尿、排便、吞咽、打嗝、哈欠、早产儿鼻饲时等；呼吸暂停、胎儿宫内窘迫、窒息、低体温、高胆红素血症、颅内压升高、某些药物应用等；先天性心脏病、窦房结先天性或后天性疾病；病毒性心肌炎等。新生儿持久、严重窦缓应检查 24 小时动态心电图，与窦房结功能不良鉴别。

3. **窦性心律不齐**（SA） 可分 4 种类型，分别为呼吸性、室相性、窦房结内游走性及期前收缩后性。

以上均为窦性节律改变，与迷走神经兴奋性改变有关，多为生理性，也可为缺氧或心脏疾患所致。均不必治疗，或仅作病因治疗。治疗针对原发病，预后取决于原发病。

4. **窦性停搏** 为窦房结在较长时间内不产生激动。心电图表现为在窦性心律基础上出现一较长间歇，其间无心电图波形，窦性停搏应与二度Ⅱ型窦房阻滞鉴别。

5. **窦房阻滞** 为窦房结产生的激动在向心房传导的过程中发生阻滞。由于窦性激动本身在体表心电图上无波形可见，只有当窦性冲动传至心房，产生 P 波，才能在心电图上表现出来，因此在体表心电图上窦房阻滞是通过推理的方法认识。

窦房阻滞分三度：①一度为传导延迟，心电图上表现不出来。②二度为部分不能下传，类似房室传导阻滞，又分Ⅰ型和Ⅱ型。其中Ⅱ型应与窦性停搏鉴别，两者在心电图上皆表现为无波形的长间歇，但窦房阻滞者长 P-P 间期与短 P-P 间期有倍数关系，而窦性停搏没有此关系。③三度为窦房结的激动完全不能下传，心搏停止，常致死亡。

窦性停搏和窦房阻滞皆为新生儿严重心律失

常，常为新生儿窦房结功能不良的表现之一，也可见于洋地黄中毒及电解质紊乱，如高血钾等。少数健康早产儿也可有窦性停搏伴交界区逸搏。窦性停搏和窦房阻滞患儿房室交界区如有逸搏代偿功能，则以逸搏心律代偿，如无交界区逸搏代偿，可致心源性脑缺血综合征，甚至死亡。

6. 窦房结功能不良（SND）

（1）病因：为自主神经系统功能紊乱，窦房结不能发出冲动或窦房结传导阻滞所致。①症状性：早产儿窦房结暂时性发育不完善或新生儿窒息、呼吸暂停、肺炎、呼吸窘迫综合征、血液黏滞度高等所致的缺氧因素，导致窦房结缺氧缺血。②非症状性：窦房室先天发育异常或先天缺如，器质性心脏病致窦房结结构异常，病毒性心肌炎引起窦房结变性、坏死、纤维化，心外科手术损伤窦房结，新生儿系统性红斑狼疮等所致。

（2）临床表现：占新生儿心律失常的 2.38%。除有原发疾病外，可有发绀、气促、呕吐、呼吸暂停、心律改变（以心率缓慢为主），严重者嗜睡、抽搐、昏厥、心搏骤停等。症状性者表现较轻，非症状性者表现较重，严重的 SND 可导致死亡。

（3）诊断：尚无统一标准，主要靠心电图检查及窦房结功能检测。①如生后出现心律改变，尤为反复心率缓慢者，应疑本病。如心电图上反复出窦性心动过缓、P 波形态异常、窦房传导阻滞、窦性停搏、快 - 慢综合征等五项中的两项则可确诊。②新生儿窦房结功能检测主要为阿托品试验和经食管心房调搏检测。阿托品试验：试验前描记仰卧位心电图，然后静脉注射阿托品 0.02mg/kg，注射后即刻，以及 1、3、5、7、10、15、30 分钟各记录Ⅱ导联心电图，如注射后心率不增加或增加不超过原有心率的 25%，或出现新的心律失常（如原为窦性心动过缓，试验后出现窦房阻滞、窦性停搏、结性逸搏等），支持本病诊断。食管心房调搏测窦房结功能，国内新生儿尚无报道。

（二）快速异位心律失常

1. 室上性心动过速（SVT）　为新生儿期常见的心律失常（14.29%）及临床急症，其特点仍具备突发突止的特点，但是由于新生儿无自我表述能力，本身窦性心律较快（平均 140 次 /min），而不容易被家长发现，更易合并心脏扩大、心力衰竭、心源性休克，甚至发生猝死。少部分宫内发病，误认为宫内窘迫被提前剖宫产娩出。由于房室旁路是分布于房室纤维环周围任一部位的肌纤维束，在胚胎发育中保持其连续性及传导功能，随心脏传导系统的不断发育完善，此房室间的肌性连接逐渐退化，若生后仍未退化，则引起预激综合征，而预激综合征患儿易发生 SVT。随小儿年龄增长，正常传导功能发育完善，旁路自行退化，故部分婴儿 SVT 于初发一次后不再复发。

新生儿 SVT 多为房室旁路折返性心动过速（包括房室结内折返、窦房结内折返、心房内折返及房室内折返，以房室结内折返为多），极少数为非旁路折返或自律性增高性及交界性异位心动过速。

新生儿期尚有少见的自律性增高性室上性心动过速，包括心房异位性心动过速（AET）及交界性异位性心动过速（JET）。此外，紊乱性房性心动过速（CAT）亦多发生于新生儿及婴儿期，通常心脏结构正常（54%）或并发器质性心脏病（先天性占 21%），为异常自律性或触发激动所致。心脏结构正常的 CAT 可自行消失，预后良好；有器质性心脏病者，胺碘酮有一定疗效，可作短期治疗，但心律失常常要到 6 个月时才恢复。

（1）病因；①多见于无器质性心脏病的新生儿，为传导系统发育不成熟所致，待发育成熟即不再发作。②部分见于器质性心脏病如合并心房肥大的先天性心脏病（房间隔缺损、三尖瓣闭锁或下移畸形）、病毒性心肌炎；③也可见于窒息、各种感染、酸中毒、电解质紊乱、洋地黄中毒、心导管检查、心脏手术等，50%~58% 并发预激综合征。

（2）临床表现：SVT 可发生在宫内、分娩过程中或生后，宫内发生者因其过速的心率常被误为宫内窘迫而行紧急剖宫产术。20% 于生后 1 周内发生，更多发生于新生儿后期。男婴较女婴多见，多突然起病，发作早期仅表现活动减少、苍白、拒奶、呕吐，常不引起注意，以后出现气促、发绀、烦躁等。由于大多有房室 1∶1 传导，心输出量减少，发作 24~48 小时后，71% 可发生心力衰竭，甚或发生心源性休克。

（3）诊断：房室旁路折返性心动过速，心率>200 次 /min，常为 210 次 ~320 次 /min，心率绝对匀齐，可突发突止。心电图可见 3 个或 3 个以上连续而快速的室上性（房性或交界性）期前收缩，R-R 间期规则；房性者时有 P' 波，结性者无 P' 波或有逆传的 P'，但因心率过速，P 波常不易辨认，故统称为阵发性室上性心动过速。QRS 形态多数正常，但可因室内差异传导而变形，发作时心动过速可造成心肌供血不足而致 S-T 段降低，T 波低平或倒置。P-R 间期缩短是典型的房室折返。

2. 心房扑动（AF）与心房颤动（Af）

（1）病因：新生儿期 AF 少见，占新生儿心律失常 9%~14%，Af 罕见。少数为生理性，多见于有心房肥大的先天性心脏病如三尖瓣下移、肺动脉闭锁、室间隔缺损等及心脏手术后，乃传导组织未成熟的暂时性缺陷、钠通道依赖折返所致。

（2）临床表现：先天性 AF 通常在出生前或出生时已存在，乃右心房内折返所致，起病于生后 1 周内，阵发性 AF 见于出生 1 周后。新生儿 AF 之心房率约为 400 次 /min，因常合并房室 2∶1 传导阻滞而心室率约为 200 次 /min。多为阵发性，也可为持续性，一般无症状，严重者可有心力衰竭、休克（尤当房室比率为 1∶1~2∶1 时）。心房扑动的心房率约为 350~600 次 /min，心室率约为 150 次 /min。

诊断：心电图Ⅱ、Ⅲ及 AVF 导联可见明显的锯齿状心房波。

3. 预激综合征（pre-excitation syndrome，WPW） 是在房室传导系统外另有附加旁路。心房冲动同时通过此两条通路先后传到心室，由于旁路的传导速度快，提前到达心室，使其提前兴奋，并与随后经正常传导系统到达的冲动先后共同兴奋心室，形成心室融合波。由于房室间有两条通路并存，因而构成了房室折返性心动过速（AVRT）的基础。可见于先天性心脏病、病毒性心肌炎等，也可以无心脏器质性病变。单纯预激综合征临床上多无症状，不必治疗；伴发 SVT 者，治疗主要在于终止 SVT。

4. 室性心动过速（VT）

（1）病因：①严重的器质性心脏病：先天性心脏病、病毒性心肌炎；②严重全身性疾病终末期或严重的窒息、缺氧缺血性脑病、电解质紊乱（高或低血钾）、酸中毒、洋地黄中毒；③心脏手术、心导管检查。

（2）临床表现：可有发绀、烦躁、拒奶、呕吐、气促，甚至出现惊厥、昏迷等，病情危重，常伴心源性休克及心力衰竭。

（3）诊断：发病早期常误认为 SVT，心电图示心室率一般为 150~200 次 /min，3 个以上连续的室性期前收缩，QRS 波宽大畸形，T 波与主波方向相反。可见与 QRS 波无关的窦性 P 波。可突发突止，若心率 >200 次 /min，易发生心力衰竭。

（三）异位搏动

异位搏动是新生儿心律失常中最常见的一种，为一异位搏动点兴奋性增高而过早地发出一次激动所致，其发生率在健康足月儿为 2%~23%，在早产儿为 21~23%。异位搏动包括房性（28.57%）、交界性（9.52%）、室性（14.29%）及多源性期前收缩（21.43%），以前两者为多，多发生在生后头几天内，常于 1 周内消失，少数持续时间较久。

1. 病因　多为功能性，见于正常新生儿，也可见于：①各种非心脏疾病如窒息、各种感染性疾病、电解质紊乱、药物如洋地黄作用或洋地黄中毒。②器质性心脏病：先天性心脏病、病毒性心肌炎等。③心脏手术及心导管检查。部分期前收缩可发生于宫内，乃胎儿宫内窘迫、宫内感染等所致。

临床表现：一般无症状，亦可有烦躁、拒奶，甚至血压下降与惊厥。听诊可闻在原有心脏节律基础上出现一突然提前的心脏收缩，继之有较长的代偿间歇，提前的收缩常有第一心音增强，第二心音减弱。期前收缩既可偶发、散在，也可频发；既可不规则，也可规则呈二联律、三联律。

2. 诊断　心电图特点：①房性期前收缩：P' 波提前，形态与窦性 P 波不同。P-R 间期 >0.1 秒。期前出现的 P' 波后，可继以正常的 QRS 波或不继以 QRS 波（未下传），或继以轻度畸形的 QRS 波（室内差异传导）。不完全性代偿间歇。②交界性期前收缩：QRS 提前出现，形态与正常相同。QRS 前、后无 P 波或有逆传 P 波（P'-R 同期 <0.10 秒，R-P' 间期 <0.20 秒）。完全性代偿间歇。③室性期前收缩：提前出现的 QRS 波，其前无 P 波。QRS 波宽大畸形，时限 >0.10 秒，T 波与主波方向相反。完全性代偿间歇。

（四）长 Q-T 间期综合征（LQTS）

1. 病因　LQTS 属心脏离子通道病之一，是由编码心室肌细胞复极化钠与钾离子通道的三种基因突变，导致相应离子通道功能异常所致。LQTS 分为遗传性（先天性、肾上腺素依赖性）和继发性（间歇依赖性）两种。先天性者分两型：Romano Ward（RW）综合征，为常染色体显性遗传；Jervell-Lange-Nielsen（JLN）综合征，为常染色体隐性遗传伴神经性耳聋，新生儿期遗传性 LQTS 少见，预后不良。继发性 LQTS 较多见，多继发于窒息、颅内出血、心肌炎、心肌缺血、心动过缓、电解质紊乱（低血钾、低血钙、低血镁）或某些药物(抗生素、抗组织胺药、抗心律失常药如胺碘酮)。

2. **临床表现**　继发性者无特殊症状,常因心肌复极化延长,细胞兴奋性增加,产生折返,易致室性心律失常,临床出现晕厥发作,甚或猝死。

诊断:心电图可见校正 Q-T 间期(Q-Tc)>0.44 秒,若 Q-Tc<0.50 秒,预后良好;若 Q-Tc>0.60 秒,常合并严重心律失常。

(五) 传导阻滞(AVB)

亦为新生儿期较常见的心律失常。新生儿中大多数 AVB 是短暂和良性的。合并呼吸暂停的间歇性 AVB 在早产儿中尤为常见。

1. **窦房结传导阻滞**

(1) 病因:见于器质性心脏病,洋地黄过量,也可见于正常儿,乃窦房结激动不能传入心房而引起的停搏。

(2) 临床表现:持续 2∶1 窦房阻滞,极似窦性心动过缓,听诊可发现一较长间歇,与窦性停搏无法区别,若停搏过久,可发生心源性脑缺血综合征。

(3) 治疗:病因治疗,如发生心源性脑缺血综合征,用异丙肾上腺素或心脏起搏器。

2. **一度与二度房室传导阻滞**

(1) 病因:可见于先天性心脏病、心肌炎、洋地黄作用或洋地黄中毒、缺氧、感染、硬肿症等。

(2) 临床表现:多无临床,听诊可有心尖部第一心音低钝,可闻漏搏。二度房室传导阻滞漏搏较多。

(3) 诊断:一度房室传导阻滞在心电图上主要表现为 P-R 间期延长,新生儿期>0.12 秒,房室比例仍保持 1∶1。二度房室传导阻滞时,窦房结的冲动不能全部传至心室,因而造成不同程度的漏搏,心电图改变有两种类型:第Ⅰ型(莫氏Ⅰ型),又称文氏型,P-R 间期逐步延长,直至心室脱漏;R-R 间期逐步缩短;心室脱漏造成长 R-R 间期间距小于最短的 R-R 间距的 2 倍。第Ⅱ型(莫氏Ⅱ型),P-R 间期固定,可正常或延长;QRS 波呈周期性脱漏,房室传导比例可为 2∶1、3∶1、3∶2、4∶3 等,>3∶1 者称高度 AVB。治疗针对原发疾病,但第Ⅱ型有可能发展为三度房室传导阻滞,应予警惕。

3. **三度房室传导阻滞**

(1) 病因:原发性:又称先天性房室传导阻滞(CAVB),可因自身免疫性疾病引起(常见于母患红斑狼疮、类风湿关节炎、皮肌炎等结缔组织病,母体产生免疫抗体),发生率为活产儿的 1/20 000。母亲抗 Ro 抗体可通过胎盘,早期通过炎症反应,后期通过纤维化变性,损害胎儿发展中的房室传导系统,病变可发生在房室结以上,房室结本身或希氏束,引起传导系统的先天缺如或发育不全。国外 CAVB 病死率:胎儿期发病者为 30%~50%,新生儿期发病者为 6%,儿童期发病者为 0,国内病死率较高。由先天性心脏病所致者国外罕见,国内报道占 40%。继发性:可见于器质性心脏病(病毒性心肌炎、心肌病,30% 的患儿可能与先天性心脏病有关,常见的有房室间隔缺损、右位心、纠正性大血管转位和单心室,偶见于心内膜弹力纤维增生症、胎儿心内膜炎、感染、电解质紊乱、洋地黄中毒、心脏手术后。

(2) 临床表现:若在宫内发病,于妊娠后期或分娩时发现胎儿心动过缓(<100 次 /min),常误诊为宫内窘迫而行紧急剖宫产术。出生后心室率如为 50~80 次 /min,可无症状,若心室率为 30~35 次 /min,由于心率过于缓慢,心排血量减少,可出现气促、发绀、呼吸困难、血压下降、心力衰竭,听诊时第一心音强弱不等,于胸骨左缘可闻及Ⅱ~Ⅲ级收缩期喷射性杂音(由于每次心输出量较高所引起)或先天性心脏病所产生的杂音。新生儿后期可发生心源性脑缺血综合征致惊厥、昏迷,多于 1 岁内死亡。

(3) 诊断:三度房室传导阻滞又称完全性房室传导阻滞。心电图见:① P 波与 QRS 波各有自己的规律,互不相关,心房率快于心室率。②如阻滞发生在房室结,心室起搏点来自希氏束分支以上,则 QRS 波群正常,频率为 40~60 次 /min。③如阻滞发生在希氏束分支以下,心室起搏点来自心室内,则 QRS 波宽大畸形,频率常<40 次 /min。

4. **束支传导阻滞**　左束支传导阻滞多见于器质性心脏病,右束支传导阻滞可见于正常新生儿,临床仅有原发病症状,无须治疗或病因治疗。

【评估】

(一) 病史

应了解妊娠期疾病、用药,围生期缺氧、窒息,生后新生儿疾病及水电解质紊乱等病史。病史采集应侧重于患儿有无心脏病的其他征象,并开始鉴别心律失常的各种病因。

(二) 体格检查

1. **心率快而整**　为室上性心动过速、室性心动过速、心房扑动伴规则房室传导。

2. **心率快而不整** 为心房颤动、心房扑动伴不规则房室传导。

3. **心率慢而整** 为窦性心动过缓、有规律的二度房室传导阻滞、三度房室传导阻滞(CAVB)。

4. **心率慢而不整** 为窦性心动过缓、期前收缩、Ⅱ度房室传导阻滞。

5. **心率正常而不整** 为窦性心律不整、期前收缩、二度房室传导阻滞。

(三) 心电图

新生儿心律失常以室上性心动过速及传导阻滞最常见。常规12导联体表心电图检查是诊断心律失常的基本方法,绝大多数心律失常可以此作出正确诊断。但它只能记录短时间内的变化,不能观察到多种生理或病理状态下的心电图改变,24小时动态心电图监测可弥补其不足。体表信号平均心电图(SA-ECG)可检测新生儿心室晚电位,而食管心电图可探查SVT的发病机制,两者合用效果更好。必要时应转到心脏科进一步评估。

(四) 心脏电生理检查

创伤性的心内心电检查,可准确地判断各类心律失常的发病机制,评价抗心律失常药物疗效。非创伤性的经食管心房调搏的心电检查,可作窦房结功能测定及各种快速心律失常诊断。

(五) 其他

超声心动图亦能及早发现心律失常,并能对心脏结构异常及血流动力学变化作出诊断;程控刺激(PES)可用于鉴别SVT类型;希氏束电图亦可用作心律失常的诊断。

【治疗】 新生儿心律失常大多无临床症状,尤为一过性者,如房室结紊乱、异位搏动、一度房室传导阻滞等。若非器质性病变所致,常于生后1周至3个月内自然消失,不必治疗。另一些暂时性心律失常,如电解质紊乱所致者,亦可通过病因治疗而消除。如确需用抗心律失常药,必须辨明心律失常的严重程度,严重度由重至轻:VT>CAVB>AF或Af>SVT>频发性期前收缩。性质越严重,处理越要积极、及时。此外,应全面了解各种治疗方法的作用、副作用,以权衡利弊,选择应用。

(一) 病因治疗

病因治疗十分重要,大多数情况下仅作病因治疗,心律失常即可控制。亦须针对诱发因素进行处理,如电解质紊乱及感染,如对心肌炎,可用大剂量维生素C、1,6-二磷酸果糖、肾上腺皮质激素等。

(二) 手法治疗

潜水反射法,可作为SVT首选的初期治疗。即用5~15℃冰袋或浸过0~4℃冰水的湿毛巾,放在患儿的面部或口周5~10秒,给予突然的寒冷刺激,以提高迷走神经张力,可迅速纠正心率。一次无效,可每隔3~5分钟重复1~2次,成功率为14.29%。也可用压舌板压新生儿舌根部以引发恶心反射而终止发作。新生儿禁用压迫眼球法或压迫颈动脉窦法。

(三) 药物治疗

抗心律失常药研究进展较快,临床用药已近40种。尽管不断开发新药,但目前没有哪一种药的作用可超过广谱抗心律失常治疗药胺碘酮。各种心律失常须药物治疗的不多,且抗心律失常药仅能对症治疗,既不能缩短原发病病程,也改变不了原发病预后,有时还可引起各种副作用,故用药前应先弄清心律失常的病因、性质、严重度及危害性,再决定是否需药物治疗及如何治疗。大多数抗心律失常药的有效量与中毒量接近,过量可加重心律失常。药物选择应首选高效、速效、低毒、安全的药物,一般不联合使用两种或两种以上抗心律失常药。与年长儿相比,国内对新生儿心律失常的治疗经验仍不足,治疗过程中可选用的药物不多。国外治疗新生儿心律失常(主要是快速异位心律失常)仅选用腺苷、氟卡胺、胺碘酮及β-受体阻断剂等。对于<1岁婴儿室上性心动过速,首选药物治疗而不是射频消融,腺苷通常可以有效终止心动过速,并发症较少。其他可选药物包括β-受体阻滞剂(如普萘洛尔)、普罗帕酮。对于没有预激波的隐匿性预激综合征患儿,可选用地高辛,显性预激综合征时应用可能诱发室颤,如果新生儿室上性心动过速在窦性心律时,称之为显性预激,地高辛禁忌使用时,常选择普萘洛尔。普萘洛尔最常用于治疗室上性心律失常、室性心律失常和甲状腺功能亢进引起的窦性心动过速,还可选择其他β-受体阻滞剂(如阿替洛尔、索他洛尔、艾司洛尔)及普罗帕酮。维拉帕米可用于终止室上性心动过速,但由于它具有负性心肌作用和抑制窦房结功能,在新生儿和12个月以下的婴儿应限制应用。胺碘酮作为二线用药,用于治疗难治的有生命危险的心律失常。近年来,有关胺碘

酮有效性和毒性的报道日渐增多。由于胺碘酮的负性肌力作用很弱，对于持续心动过速导致的心功能低下、先天性心脏病围手术期的心动过速，首选胺碘酮。

1. 用于快速异位心律失常（各类期前收缩、SVT、VT、AF）药物　目前抗心律失常药仍按Vaughan Willims分类方法，根据其电生理作用不同，分为Ⅰ类钠通道阻滞剂、Ⅱ类β-受体阻滞剂、Ⅲ类钾通道阻滞剂及Ⅳ类钙通道阻滞剂四大类。以下仅介绍目前多在新生儿中应用的有代表性的药物。

（1）Ⅰ类：钠通道阻滞剂（为膜抑制剂）。又可按其动作电位时间、QRS时限、有效不应期长短，分成3组：

Ⅰa组：有奎尼丁、普鲁卡因酰胺等，因副作用较大，疗效不理想，新生儿已不用。

Ⅰb组：常用有利多卡因、乙吗噻嗪，用以纠正VT。利多卡因能降低心肌应激性，延长有效不应期，抑制浦氏纤维自律性。用法：1.0~2.0mg/kg+10%葡萄糖10~20ml静脉慢注，每10~15分钟一次，有效后用20~50μg/（kg·min）静脉滴注维持，总量≤5mg/（kg·d）。乙吗噻嗪4~5mg/kg，每天3次口服。

Ⅰc组：常用有普罗帕酮、氟卡胺，用以纠正SVT及VT，能降低浦氏纤维、心室肌与房室旁路传导，但有负性肌力作用，禁用于有心力衰竭、心源性休克、传导阻滞者。副作用为心动过缓、传导阻滞及消化道症状。普罗帕酮是广谱高效抗心律失常药，作用好，副作用少，复发率低，可长期服用。用法：1~1.5mg/kg+10%葡萄糖10~20ml，5分钟以上静脉缓注，如无效，20~30分钟可重复1次，连续用药应少于3次，无效应换药。复律后以5~10μg/（kg·min）维持，或于复律8小时后改3~5mg/kg口服，每天3~4次。由于用药剂量有个体差异，即使同一患儿在不同时期心功能状态也可不同，有效剂量也会有所不同，因此稳定后应渐减至最低有效量，维持3~4个月，并定期动态观察心电图。也可一开始即用5~7mg/kg口服，每天3~4次，稳定后减量维持。国外常于使用腺苷有效后改用氟卡胺，该药亦为高效、强效、广谱抗心律失常药，剂量为2mg/kg，10分钟以上静脉注射，接着6mg/（kg·d）口服，或1.0~2.5mg/kg口服，每天3次，从小剂量开始。为预防新生儿SVT复发，常用药6~12个月。

（2）Ⅱ类：β-受体阻滞剂。常用有心得安，为非选择性β-肾上腺素受体阻滞剂，能降低心肌自律性、延缓房室传导、延长房室结不应期，用于交感神经兴奋引起的期前收缩（尤为房性期前收缩）及其他药物治疗无效的SVT，禁用于哮喘、心力衰竭、传导阻滞及使用洋地黄期间。用法为0.05~0.15mg/kg+10%葡萄糖10~20ml，5~10分钟内静脉缓注，必要时6~8小时重复一次；或1~5mg/（kg·d），分3次口服。为预防预激综合征所致SVT，也可用1~2mg/（kg·d）分次口服。

（3）Ⅲ类：钾通道阻滞药物。常用有胺碘酮及索他洛尔。胺碘酮是最强的抗心律失常药，能阻滞钠、钙及钾通道，有非竞争性α及β-受体抑制作用，能延长房室结、心房和心室肌纤维的动作电位时程和有效不应期，减慢传导，因无负性肌力作用，即使用于患有危及生命的持续性心动过速儿，仍安全而有效，故适于器质性心脏病及心功能不全儿，是良好的广谱、高效、速效抗心律失常药。用法：1~3mg/kg，10分钟以上静脉缓注，有效后10mg/（kg·d）静脉维持，或10mg/（kg·d）分3次口服，连用10天后，改为3~5mg/（kg·d）维持，服5天，停2天。副作用为恶心、呕吐、便秘、肝功损害、甲状腺功能紊乱、高血钾等，国内不作为一线药物，仅用于普罗帕酮无效者，且剂量要小、疗程要短。但国外常于发现胎儿SVT时给母亲用药；对新生儿SVT者，可用负荷量5~10mg/kg静脉滴注1小时（常于30分钟后复律），也可先使用腺苷，有效后直接改用本药，维持量为3mg/（kg·d）口服，为预防复发，需要用药6~12个月。本药禁用于病态窦房结综合征、高度传导阻滞与肝功能不良。长时间应用最好监测其血药浓度，以调整用药剂量。国外新生儿SVT所用的索他洛尔，为新型抗心律失常药，兼有Ⅱ类及Ⅲ类抗心律失常药物特性，是非心脏选择性、拟交感活性类β-受体阻滞剂，有β_1-受体及β_2-受体阻滞作用。用法：0.5~1.5mg/kg，5~10分钟静脉缓注或2~3mg/（kg·d）分次口服。

（4）Ⅳ类：为钙通道阻滞剂。小儿常用有维拉帕米。因本药可致低血钾、心源性休克、传导阻滞，故新生儿禁用。

（5）其他药物：①地高辛：该药能增强迷走神经张力、延长房室结不应期、减慢传导时间、终止顺向性房室旁路折返，用于SVT、AF、Af等，但如用药过程中出现新的心律失常，应即停药。禁用于有预激综合征及 QRS 波增宽者。②三磷酸腺苷（ATP）及腺苷：可强烈兴奋迷走神经、减慢房室传导、终止房室折返，用于 VST，以大剂量腺苷更优（国外仅用腺苷治疗）。用法：三磷酸腺苷 0.4~0.5mg/kg，腺苷 0.1mg/kg，均于 2~5 秒内快速静脉推注，如无效，3~5 分钟后加倍剂量重复 1~2 次。房室结功能不全、传导阻滞者慎用。注意事项：应在上肢血管输注；小剂量开始；弹丸式快推；心电监护下进行；准备好抢救拮抗药物。

2. **用于慢速心律失常**

（1）异丙肾上腺素：能增加窦房结及房室结自律性，改善心脏传导功能，提高心率。用法为 0.05~0.2μg/（kg·min），静脉滴注。

（2）阿托品：能解除迷走神经对心脏的抑制，加速心率。0.01~0.03mg/kg 口服、皮下或静脉注射，4 小时一次。

3. 起搏与电复律术：如药物无效，可采用：

（1）经食管心房调搏，用于 SVT。给予超过 SVT 速率的超速起搏，此起搏抑制了引起 SVT 的异位节律点，然后停止起搏，窦房结恢复激动并下传，窦性心律恢复。

（2）同步直流电击复律，是利用高能脉冲直接或经胸壁作用于心脏，使心脏各部位心肌在瞬间同时除极，从而中断折返，由窦房结重新控制心律，使异位心律立即中断并转为窦性心律的方法。新生儿一般用电能量每次 5~10J，每次从 1J 开始，一次电极无效，可略加大电能量再次电击，一般不超过 3 次。术前应停用洋地黄 l~2 天。

（3）右心房起搏，用于 SVT 或 VT、AF、CABV。方法为电极导管经贵要静脉或大隐静脉进入右心房，给予脉冲刺激，刺激电流 1~3mA。

4. **心脏手术**　经心房标测探明旁道部位后，手术治疗心动过速。可为 CABV 的新生儿安放心室抑制型起搏器（VVI 型）。

【预后】　预后取决于是否有原发病、原发病的严重程度及有否积极治疗。新生儿心律失常以传导系统紊乱发生率高，良性功能性和暂时性的多见，故大多预后较佳。恶性心律失常病情变化快，在下列情况病死率高：合并先天性心脏病（病死率达 43%）、心室率<50 次 /min、心房率>150 次 /min、心电图有低位室率（QRS 宽大、畸形）。

（陶　莉　贺　娟）

第十五节　新生儿败血症

新生儿败血症（neonatal septicemia）是指新生儿期细菌或真菌侵入血液循环并在其中生长繁殖，产生毒素所造成的全身性感染，是威胁新生儿生命的重大疾病，在存活新生儿中的发病率为 1‰~8‰，出生体重越轻发病率越高，极低出生体重儿可高达 164‰，长期住院者可高达 300‰。近年来，新生儿败血症病原谱发生变化，如 B 族链球菌（group B streptococcus，GBS）在早发败血症（early-onset sepsis，EOS）中检出率有增高趋势，国内外专家对非特异性检查在新生儿败血症中指导价值的认识有所改变，在抗菌药物使用的观念、时机上也发生了变化。

【新生儿败血症的危险因素】

1. **早产和 / 或低出生体重儿**　早产和 / 或低出生体重儿是败血症最重要的危险因素。胎龄越小、出生体重越低，相对而言住院时间就越长，无论是早期感染还是院内感染的风险明显升高。在美国，出生体重>2 500g 的新生儿 EOS 发病率为 0.57‰；出生体重 1 500~2 500g 的新生儿 EOS 发病率为 1.38‰；而出生体重<1 500g 的极低出生体重儿 EOS 发病率高达 10.96‰，出生胎龄小于 28 周的早产儿中晚发败血症（late-onset sepsis，LOS）的发病率超过 1/3，在超低出生体重儿中 LOS 发生率为 30%~40%。

2. **胎膜早破≥18 小时**　胎膜早破（premature rupture of fetal membranes，PROM）常伴随着早产。一方面，PROM 可能是母体绒毛膜羊膜炎的表现；另一方面或为病原菌的入侵提供了机会，PROM 的母体羊膜腔微生物检出率是胎膜完整的母体羊膜腔微生物检出率的 2.3 倍。若羊膜腔内检出 GBS，EOS 发生的概率为 20%，如伴发 PROM 且母体产时没有预防性使用抗菌药物，EOS 发生概率将上升到 33%~50%。

3. **羊膜腔内感染**　包括羊水、胎盘、绒毛膜感染，在临床上主要是指绒毛膜羊膜炎。患和不患绒毛膜羊膜炎的母亲，新生儿患 EOS 的概率相差 4.5 倍。绒毛膜羊膜炎最主要的临床表现是母亲发热，临床通常以母亲体温>38℃为基本诊断条件，且同时具备下述中的 2 项即可诊断：母亲白细胞计数>15×10^9/L；母亲心率>100 次 /min；胎儿心动过速（>160 次 /min）；母亲子宫触痛，羊水浑浊或发臭。

4. **有创诊疗措施** 机械通气、中心静脉置管、脐动脉或静脉置管以及肠外营养等都是 LOS 明确的危险因素，这些有创操作增加了细菌进入新生儿血液循环的可能性。

5. **不合理应用抗菌药物** 延长经验性使用抗菌药物的疗程是 LOS 的高危因素。

6. **不恰当的新生儿处理** 在中国部分欠发达地区，仍有一些新生儿处理不当，如不洁处理脐带、挑“马牙”、挤乳房、挤痈疖等，都是 LOS 重要的高危因素。

【病原菌】 随着抗生素的应用及新的医疗干预，新生儿败血症的病原菌有了很大的改变，且细菌谱因地区不同而有差异，在西方发达国家或地区，EOS 常见的病原为 GBS 及大肠埃希菌，而在国内则以肠杆菌属为主(如大肠埃希菌)，但近年来 GBS 有逐渐增多的趋势，李斯特菌虽然检出率不高，但其致死率及并发症发生率极高；对于 LOS，国外以凝固酶阴性葡萄球菌(coagulase negative-Staphy Lococcus，CONS)，主要是表皮葡萄球菌为最多，多见于早产儿，尤其是长期动脉或静脉置管者。国内的 LOS 除 CONS 外，金黄色葡萄球菌主要见于皮肤化脓性感染；气管插管机械通气患儿以革兰氏阴性菌如铜绿假单胞菌、肺炎克雷伯菌、沙雷菌等多见。

【临床表现】

1. **全身表现**

(1) 体温改变：体壮儿常发热，体弱儿、早产儿常体温不升。

(2) 一般情况：由于细菌毒素作用表现为精神食欲欠佳、哭声减弱、体温不稳定、体重不增等常出现较早，且发展较快、较重，短时间即可出现不吃、不哭、不动等重症表现。

(3) 黄疸：有时是败血症的唯一表现，常为生理性黄疸消退延迟，或 1 周后开始出现黄疸，黄疸迅速加重或退而复现，不能用其他原因解释。

(4) 休克表现：休克常是败血症病程发展到 SIRS 和 / 或 MSOF 的表现，患儿面色苍白，四肢冰凉，皮肤出现大理石样花纹，脉细而速，股动脉搏动减弱，毛细血管充盈时间延长，肌张力低下，尿少，无尿，血压降低。

2. **各系统表现** 新生儿败血症累及各个系统，出现相应的临床表现(表 2-6)。

表 2-6 新生儿败血症的系统表现

系统位置	临床表现
消化系统	腹胀、呕吐或胃潴留，腹泻及肝脾大
呼吸系统	呼吸困难及呼吸暂停，发绀，其中早发败血症可以呼吸暂停或呼吸窘迫为首先表现
循环系统	面色苍白，四肢冷，心动过速，过缓，皮肤大理石样花斑纹，低血压或毛细血管充盈时间>3s
泌尿系统	少尿及肾衰竭
血液系统	出血，紫癜

【实验室检测】

(一) 病原学检测

1. **血培养** 是诊断败血症的金标准，尽量在应用抗生素前且严格消毒下采血做血培养，疑为肠源性感染者应同时做厌氧菌培养，有较长时间用青霉素类和头孢类抗生素者应送 L 型细菌培养，但出结果时间慢，一般至少需要 2 天，敏感度低、生长速度慢及培养条件苛刻的细菌检出率更低。

2. **尿培养** 需采用清洁导尿或耻骨上膀胱穿刺抽取的尿液标本，仅用于 LOS 的病原学诊断。

3. **病原菌抗原及 DNA 检测** 随着分子生物学的发展，越来越多的检测病原体核酸，如检测细菌 16SrRNA 基因的 PCR 试剂盒用于临床；用已知抗体检测体液中未知的抗原，对 GBS 和大肠埃希菌 K1 抗原可采用对流免疫电泳、乳胶凝集法及 ELISA 等方法，对已使用抗生素者更有诊断价值。

(二) 血液非特异性检查

1. **白细胞计数** 采血时间一般应等到 6 小时龄以后(EOS)或起病 6 小时以后(LOS)，白细胞计数为 6 小时龄至 3 日龄 $\geqslant 30 \times 10^9$/L，超过 3 日龄为 $\geqslant 20 \times 10^9$/L，或任何日龄 $<5 \times 10^9$/L，均提示异常。该项指标在 EOS 中诊断价值不大，白细胞计数减少比增高更有价值。

2. **不成熟中性粒细胞(包括早、中、晚幼粒细胞和杆状核细胞)/ 总中性粒细胞**(immature/total-neutrophil，I/T) 出生至 3 日龄 I/T $\geqslant 0.16$ 为异常，超过 3 日龄 $\geqslant 0.12$ 为异常。I/T 可能在 25%~50% 无感染患儿中升高，故只是该项升高，诊断新生儿败血症的证据不足，但其阴性预测值高达 99%。

3. **血小板计数** 在诊断败血症中特异度及

灵敏度均不高，且反应较慢，不能用于抗菌药物效果及时评判，但血小板减低与预后不良有关。

4. **C- 反应蛋白**（CRP）　CRP 在感染后 6~8 小时升高，24 小时达到顶峰，当发生炎症时，首先募集白细胞介素 -6，随后刺激释放 CRP。因此，如产时感染发生的 EOS，患儿刚出生时 CRP 值可能不高，6 小时龄内 CRP≥3mg/L，6~24 小时龄≥5mg/L 提示异常，超过 24 小时龄≥10mg/L 提示异常。在生后或怀疑感染后 6~24 小时以及再延 24 小时后连续 2 次测定，如均正常，对败血症的阴性预测值达到 99.7%，可以作为停用抗菌药物的指征。

5. **降钙素原**（PCT）　PCT≥0.5mg/L 提示异常，通常在感染后 4~6 小时开始升高，12 小时达到峰值，比 CRP 更快地诊断或排除感染。3 日龄内降钙素原有生理性升高，参考范围应该考虑生后日龄。降钙素原在 EOS 和 LOS 中的指导价值不完全一样，在 EOS 疑似病例，降钙素原更多作为抗菌药物停药的指征，一般连续 2 次（间隔 24 小时）降钙素原值正常可考虑停用抗菌药物；而在 LOS 中降钙素原在诊断及停药方面都有一定指导价值。

6. **血液非特异性检查的筛查组合**　尽管很多非特异性检查在 EOS 中阳性预测价值不高，但对 LOS 的诊断及指导停药方面仍有一定价值。由于新生儿各系统发育成熟度不一，机体对感染的反应也不固定，所以必须综合判断，不同非特异性检查批次中≥2 项阳性有一定的诊断价值。需要注意的是，这样组合非特异性指标，其对新生儿败血症的阳性预测值仍然不高。

（三）其他检查

1. **局部感染部位**　暴露感染灶或脐部涂片，培养出的细菌与血培养结果常不一致，深部脓液、穿刺液涂片和培养更加可靠。

2. **脑脊液检测**　腰椎穿刺指征（下列 3 项任意 1 项）：①血培养阳性；②有临床表现且非特异性感染指标≥2 项阳性；③抗感染治疗效果不佳。取脑脊液后 2 小时内完成检验，否则糖浓度和白细胞计数会下降。通常多数足月正常新生儿脑脊液白细胞计数$<20\times10^6$/L，蛋白<1.7g/L，糖>400mg/L（或>当时血糖的 40%）。

【诊断标准】

1. 新生儿 EOS

（1）疑似诊断为 3 日龄内有下列任何一项：①异常临床表现；②母亲有绒毛膜羊膜炎；③早产 PROM≥18 小时。如无异常临床表现，血培养阴性，间隔 24 小时的连续 2 次血非特异性检查<2 项阳性，可排除败血症。

（2）临床诊断为有临床异常表现，同时满足下列条件中任何一项：①血液非特异性检查≥2 项阳性；②脑脊液检查为化脓性脑膜炎改变；③血中检出致病菌 DNA。

（3）确定诊断为有临床表现，血培养或脑脊液（或其他无菌腔液）培养阳性。

2. **新生儿 LOS**　临床诊断和确定诊断均为>3 日龄，其余条件分别同新生儿 EOS。

【治疗】　一旦怀疑新生儿败血症即应使用抗菌药物，然后根据血培养、药物敏感试验结果及其他非特异性检查结果，判断继续使用、换用还是停用药物。

1. **抗菌药物应用一般原则**

（1）临床诊断败血症：在使用抗生素前收集各种标本，不需要等待细菌学检查结果，应立即使用抗生素。

（2）根据起病时间和临床首发症状来源初步判断病原菌种，病原菌未明确前可选择既针对革兰氏阳性有针对革兰氏阴性的抗生素，可以先用两种抗生素，掌握不同地区、不同时期有不同优势致病菌和耐药谱，经验性的选用抗生素。

（3）一旦有药敏结果，应作相应调整，尽量选用一种针对性强的抗生素，如临床疗效好，虽药敏结果不敏感，亦可暂不换药。

（4）一般采用静脉注射，疗程 7~14 天，GBS 和 G^- 所致的化脓性脑膜炎疗程可达 14~21 天。

2. **抗菌药物的选择**

（1）EOS：在血培养和其他非特异性检查结果出来前，经验性选用广谱抗菌药物组合，用氨苄西林（或青霉素）+ 第三代头孢菌素作为一线抗菌药物组合。尽管第三代头孢菌素较氨基糖苷类药物抗菌谱更广，但是患儿的病死率、引起新生儿坏死性小肠结肠炎等严重并发症率较高、诱导耐药菌产生以及继发真菌感染可能性也较高。西方国家最常使用氨苄西林 + 氨基糖苷类（主要是庆大霉素），对 GBS 和李斯特菌有很好的协同杀菌作用，但用氨基糖苷类需要进行血药谷浓度监测，对于体重 1 500g 以下患儿还需完善耳聋相关基因检测，因有发生耳毒性和肾毒性的可能性。可监测血药浓度及检查耳聋基因。

(2) LOS：在得到血培养结果前，考虑到CONS及金黄色葡萄球菌较多，经验性选用苯唑西林、萘夫西林（针对表皮葡萄球菌）或万古霉素代替氨苄西林联用第三代头孢菌素。如怀疑铜绿假单胞菌感染则用头孢他啶。对于极低出生体重儿或者出生胎龄<28周早产儿预防性使用氟康唑等抗真菌药尚有争议。

(3) 血培养阳性结果：原则上应根据药物敏感试验结果进行抗菌药物调整，能单用不联用，如果经验性选用的抗菌药物不在药物敏感试验所选的范围内，临床效果好则继续用，否则改为药物敏感试验中敏感的抗菌药物种类。如果患儿已经进行经验性两联抗菌药物治疗，确认GBS感染后，因其对青霉素敏感（尽管GBS对青霉素耐药有增加的报道），可以考虑停用另一种，仅用氨苄西林或青霉素即可，合并脑膜炎者可考虑联合三代头孢。对李斯特菌一般选氨苄西林，或必要时联用氨基糖苷类药物（在查血药浓度、体重1 500g以下患儿查耳聋基因，以及家长知情同意条件下）。对于厌氧菌应当使用克林霉素或者是甲硝唑。对于耐甲氧西林金黄色葡萄球（methicillin-resistant Staphylococcus aureus，MRSA）和CONS，建议使用万古霉素或利奈唑胺。万古霉素或利奈唑胺应当作为整个新生儿败血症抗菌药物疗法选用的二、三线药物，应谨慎使用以防止产生耐药。若为产β-内酰胺酶的病原菌应采用碳青霉烯类抗菌药物，如亚胺培南或美洛培南，怀疑或确诊合并脑膜炎，应避免用亚胺培南，因有引起惊厥的不良反应，可采用美洛培南代替。抗菌药物疗程在10~14天，血培养在用药2~3天后应该转阴，持续阳性需要考虑换用抗菌药物。置管者导管相关感染如血培养出G^-菌、金黄色葡萄糖球菌或真菌，则应拔出导管，如果是CONS可应用抗菌药物后复查。

(4) 并发脑膜炎：一般用头孢噻肟+氨苄西林，如果脑脊液培养出金黄色葡萄球菌，用万古霉素或利奈唑胺。GBS引发的脑膜炎通常疗程需要14~21天。革兰氏阴性菌则需要21天或者脑脊液正常后再用14天，少数有并发症（室管膜炎、脑炎、硬膜下积液等）者需要更长时间，铜绿假单胞菌需要使用头孢他啶或根据药物敏感试验调整，脆弱类拟杆菌需要甲硝唑治疗。

3. **支持疗法**　纠正电解质及酸碱平衡紊乱，对于感染性休克患儿，则应在用抗菌药物的同时，积极抗休克治疗，可应用血浆或白蛋白（1g/kg）扩容，纠正酸中毒扩容后无改善可静滴多巴胺［5~10μg/(kg·min)］；注意保暖，纠正缺氧，黄疸较重者应及时光疗预防核黄疸。

4. **其他治疗**

(1) 输注中性粒细胞，适用于中性粒细胞减少，尤其是骨髓中中性粒细胞储存库衰竭的患儿，每次给粒细胞1×10^9/kg，应经3 000rad照射灭活有免疫力的淋巴细胞，以免发生移植物抗宿主病，粒细胞集落刺激因子的应用在研究中。

(2) 交换输血：用新鲜肝素化全血（150~180ml/kg）可供给上述量的粒细胞，还可提供特异性抗体、补体、调理素等，可去除感染的细菌、毒素和异常血凝物质，纠正异常凝血过程，消除DIC潜在危险因素。

(3) 静脉注射免疫球蛋白（IVIG）：可提高IgG水平，尤其适用于早产儿及严重感染者，剂量200~600mg/kg，每天1次，连用3~5天，其效果尚未得到充分肯定，不作为常规推荐，特别是不能排除氨基酸代谢性异常性疾病时，建议慎用。

(4) 清除感染灶：脐炎局部用3%过氧化氢、2%碘酒及75%酒精消毒，每天2~3次，皮肤感染灶可涂抗菌软膏，口腔黏膜亦可用3%过氧化氢洗口腔，每天2次。

【预防】

1. EOS　已经证实，母亲产前静脉注射抗菌药物（青霉素、氨苄西林或头孢唑林等）能够预防GBS引起的EOS，使用指征如下：

(1) 在孕晚期经培养或细菌16SrRNA基因证实的GBS感染或定植。

(2) GBS感染状况未知但存在1项或多项产时危险因素，如胎龄<37周、PROM≥18小时、产前体温超过38℃。

(3) 孕期尿检GBS阳性。

(4) 前次分娩有明确GBS感染。

以上是母亲GBS定植或感染的证据或依据，均为产前使用抗菌药物预防的指征，母亲应在产前预防性使用抗菌药物至少4小时，如预防性使用抗菌药物不恰当，婴儿出生后无异常表现，则根据胎龄决定进一步处理。①≥37周，胎膜早破<18小时，密切观察不用抗菌药物；胎膜早破≥18小时，则做全套实验室检查（必要时相隔24小时的2次检查），并院内观察48小时，未达到前述使用抗菌药物指征时不使用抗菌药物。②胎

龄<37 周，无论有无胎膜早破，完善全套实验室检查(同样必要时相隔 24 小时的 2 次检查)，院内观察 48 小时，未达到前述使用抗菌药物指征时不使用抗菌药物。

2. LOS 控制院内感染是控制 LOS 的关键。动静脉置管的护理是重中之重，其基本原则包括以下 3 点：

(1)置管，尽量建立专职的团队，掌握置管的指征及时机，选取合适的置管血管，在专门的隔离间内穿戴好无菌外衣、帽子、口罩及手套置管。

(2)置管后护理，穿刺点周围用酒精或碘伏消毒，每天观察穿刺周围皮肤情况。

(3)拔管，尽量减少置管时间(尽量不要超过 21 天)，血培养阳性(CONS 除外)立即拔管。此外，手卫生及母乳喂养也是控制院内感染的关键措施。

(彭小明)

第十六节 新生儿休克

【概述】 新生儿休克(neonatal shock)是以组织灌注不足为特点的动态不稳定病理生理状态，造成细胞膜离子泵功能障碍、细胞内水肿，甚至细胞死亡，临床主要表现为氧输送不足和循环系统失代偿性反应。尽管新生儿休克的基础发病机制与儿童和成人休克的相同，但其病因和临床表现不同。

【发病机制】 有效循环量减少及微循环障碍是休克发生和发展的病理生理基础。各种病因一般通过血容量降低、血管床容量增加及心泵功能障碍 3 个环节影响组织有效灌流量。不同休克类型有不同的病因，在各类型休克中，新生儿感染性休克、窒息引起新生儿心源性休克最常见。休克的特点是由心输出量(cardiac output，CO)减少和/或全身血管阻力(systemic vascular resistance，SVR)下降引起的组织灌注不足。CO 是心率和每搏输出量的乘积。每搏输出量由心脏前负荷、心肌收缩力和心脏后负荷决定。SVR 由血管长度、血液黏度和血管直径共同决定，血管直径由血管张力进行调节。SVR 的改变会影响心脏后负荷，从而会影响每搏输出量。

【病因及分类】

1. 心源性休克

(1)缺氧性心肌损害，低血糖、低血钙等所致的代谢性心肌损害；病毒感染所致的心肌炎症。

(2)严重心律失常。

(3)先天性心脏病伴左向右分流(动脉导管未闭等)，流入道阻塞(二尖瓣或三尖瓣发育不良等)，流出道阻塞(主动脉狭窄等)。

(4)机械性回流障碍：气胸，膈疝等。

(5)低体温与硬肿症。

2. 低血容量性休克

(1)产时失血：胎儿-母亲、胎儿-胎儿、胎儿-胎盘间输血综合征，胎盘破裂，前置胎盘，脐带撕裂。

(2)新生儿期出血：头颅内、胃肠道、肺脏、肾上腺、腹腔内及肝、脾破裂等的出血。

(3)细胞外液丢失：呕吐，腹泻，光疗时不显性失水过多，坏死性小肠结肠炎或腹膜炎致大量液体滞留肠腔或腹腔。

3. 新生儿感染性休克 多见于严重肺炎、败血症、坏死性小肠结肠炎等。新生儿感染性休克有其特殊性。

(1)情况特殊：受母亲疾病(阴道炎、羊膜炎、胎盘炎)、产程、宫内感染(胎膜早破)及免疫缺陷影响。

(2)孕周特殊：早产儿有免疫缺陷，其感染率比足月儿高 3~10 倍(感染发生率：≤30 周为 93.3%、32 周为 82.5%、34 周为 67.2%、<37 周为 45%)。

(3)病因特殊：早期感染病源菌常见革兰氏阴性菌大肠埃希菌、β 链球菌、病毒(COX、EB)等宫内感染。晚期以铜绿假单胞菌、金黄色葡萄球菌、克雷伯杆菌、白色葡萄球菌、大肠埃希菌及条件致病菌为多，也可由病毒与真菌感染引起。多发生于感染后 36 小时至 3 天内(69.0%)，病后死亡迅速，多于入院后 3 天内死亡(89.7%)。

4. 其他

(1)神经源性休克：分娩所致的脊髓损害。

(2)药源性休克：血管扩张剂等的不适当应用。

(3)过敏性休克：新生儿体内无 IgE，约生后 6~8 周才开始合成，故见于儿童的药源性过敏性休克在新生儿罕见。

【临床表现】

1. 心输出量减少所致症状 早期血压正常或略升，以后血压下降，收缩压足月儿<50mmHg，早产儿<40mmHg，脉压<30mmHg，极早早产儿股动脉搏动弱或未能触及，心率>160 次/min 或<120 次/min，心音低钝。

2. **微循环障碍所致症状** 四肢冷，上肢达肘、下肢达膝，明显发绀，皮肤苍白或发花，趾/指与肛温差≥6℃。皮肤毛细血管再充盈时间(CRT，特指前臂内侧检查，以下同)延长≥2秒。

3. **脏器灌注不良所致症状** 表现为发热或体温不升、硬肿进展迅速；气促、心率快、心音低钝；反应低下、嗜睡、昏迷、肌张力低下；尿量减少[<1ml/(kg·h)]，少有激惹、烦躁等改变。感染性休克时，胃肠黏膜最先且最易受累，表现为喂养困难、应激性溃疡出血、呕吐、腹胀(为休克恶化的主要标志)、中毒性肠麻痹。由于胃肠道病变不易被发现，即使受损，早期症状也不明显，甚至出现症状者也常被原发病症状所掩盖而被忽视，待到症状典型可以确诊时已属晚期。呼吸系统：呼吸过速、呼吸窘迫、呼吸暂停等。循环衰竭发生前，常已有2个以上器官功能不全表现，其中多为呼吸功能不全及脑水肿，也可表现为心、肾及胃肠功能不全。

【辅助检查】

1. **血气分析** 休克时存在复杂的血气与酸碱平衡失调，常有阴离子间隙增高。

(1)代谢性酸中毒是最早、最敏感的变化，且与休克呈正相关，轻度休克多为单纯性代谢性酸中毒，主要是血乳酸升高；中、重度休克常存在二重甚或三重酸碱紊乱(可通过血气分析及预计代偿公式加以判断)，大多数表现为代酸合并呼酸。血pH<7.0已为严重休克，pH<6.8则预后不良。

(2)若动脉血与经皮氧分压差(PaO_2-$PctO_2$)增大，提示可能发生休克，若$PaCO_2$突然升高，注意肺水肿可能。

(3)胃黏膜pH(pHi)测定，有助于发现早期休克病例。

(4)高钾血症是组织损伤和细胞死亡后细胞内钾储存释放入血，以及肾功能损伤钾排泄减少的结果。

2. **中心静脉插管(CVP)** 休克时微血管扩张瘀血，各类型休克均有不同程度血容量不足，常须补充血容量以恢复有效循环量，最好通过股静脉插管至下腔静脉后，作CVP动态监测，CVP代表心脏前负荷，是评价患者血流动力学的重要指征之一，正常值为3~5mmHg。CVP<3mmHg为补充血容量的指征，CVP>6mmHg则应小心输液过快、过多，若CVP逐渐上升而心输出量却减少，则会发生严重心室扩大及心力衰竭，应立即停止液体补充，加强利尿或用血管活性药物。

3. **其他** 血常规、血糖、胸片、心电图、心脏与腹部B超、头颅CT，以及有关弥散性血管内凝血与电解质的检查、肾功能检查、血培养等，均有助于病因或病情的诊断。

【评估及诊断】 新生儿休克不能仅以血压是否下降来衡量，其临床表现多样而无特异性，休克早期代偿能力尚佳，但为时短暂，常因有原发病症状存在而易被忽略，随即出现晚期休克改变。新生儿休克初始评估的目标：①快速识别和纠正循环损害及其他危及生命的病况；②对休克的类型及病因进行分类，用以指导对基础疾病的治疗。当怀疑患者发生休克时，诊断性评估应与复苏同时进行。不应因询问病史、体格检查或实验室检查而推迟复苏治疗。

1. **临床诊断**

(1)病史：不同休克类型均可有找到不同的病因。

(2)临床改变：早期表现为低体温、呼吸暂停、持续酸中毒、血乳酸增多。晚期表现为低血压，急性意识障碍，器官、组织低灌注[尿量少于<1ml/(kg·h)]或伴多脏器功能衰竭。

2. **类型诊断** 由于感染性、心源性及低血容量性休克的表现基本相同，但处理有异，故必须及时正确地加以区分。低血容量性休克的病史较为明显，感染性休克隐匿或呈暴发性经过时，不易与心源性休克区别，鉴别时须特别注意。

(1)心源性休克：须特别注意心衰方面的表现与检查。常有心功能不全和肺动脉高压症状，伴心脏扩大或心律失常。

(2)低血容量性休克：可见皮肤苍白，血细胞比容低下，急性失血量为全身血量的10%~15%时，血压即开始轻度下降(降低4~5mmHg)，失血量达20%~25%时，休克症状明显，慢性失血量达30%以上时，即可出现典型休克症状。

(3)感染性休克：早期表现为发热，呼吸、心率增快，持续酸中毒，血乳酸明显升高，血压正常或轻降；晚期为低血压，严重者可导致多器官功能衰竭。

3. **分期诊断** 临床上通常将休克分为三期：

(1)休克早期：临床症状不明显，常为原发病症状所掩盖。①股动脉搏动减弱，但血压正常或略高；②皮肤苍白，肢端发凉；③心率增快；④CRT>2秒；⑤尿量减少。

(2) 休克中期：符合下列 7 项低灌注指标中之 3 项者：①意识改变：烦躁或萎靡、表情淡漠，甚至昏迷、抽搐；②血压开始下降，股动脉搏动较难触及；③皮肤改变：面色苍白，唇周、指 / 趾发绀，皮肤花纹，四肢凉；④心率增快或减慢；⑤CRT>3 秒；⑥尿少［<1ml/(kg·h)］或无尿；⑦核心与外周温度差>3℃。

(3) 休克晚期或不可逆休克期：除有休克中期表现外，尚可有：①血压明显下降，甚或测不到；②神志不清；③多脏器功能损害(78.2%)：较常见为肺损害(57.8%，常致肺出血)、心功能损害(48.3%)及肾功能损害(22.4%，可致急性肾衰竭)，常可有脑损害(20.4% 可致颅内出血)、DIC(8.8%)及胃肠功能损害(4.3%)。

4. **分度诊断**　韩玉昆等提出的休克诊断评分与分度建议(表 2-7)，可与分期诊断配合应用，以更好地了解病程进展。近年来国外已不用分度标准，仅以外观、核心与外周温度差、脉搏触诊、CRT、尿量、血压等加以判断。

【治疗】　新生儿休克是除呼吸衰竭以外第二个主要死因，故早期发现与治疗十分重要。休克的早期目标导向性治疗指的是积极的全身性复苏方案，其目的是在休克最初 6 小时内改善灌注和重要器官功能的生理指标。根据疾病的程度和治疗头 1 小时内对治疗的反应确定靶向干预，这一方案在儿童脓毒症休克中推广得最多。作为治疗目标的生理指标包括：①血压：收缩压至少为相应年龄的第 5 百分位数：<1 月龄为 60mmHg；1 月龄到 10 岁为 70+［2× 年龄数(年)］mmHg；10 岁或以上为 90mmHg。②中心和外周脉搏质量：强，末梢脉搏和中心脉搏相同。③皮肤灌注：温暖，毛细血管再充盈时间<2 秒。④精神状态：精神状态正常。⑤尿量：一旦恢复有效循环血容量，尿量应≥1ml/(kg·h)。

(一) 治疗原则

“休克复苏”就是强调休克应尽早治疗。早期复苏能有效改善器官组织的低灌注，纠正组织缺氧。防治 MODS 是休克复苏治疗的根本目标(表 2-8)。

(二) 治疗方案

1. **病因治疗**　感染性休克，须选用有效抗生素联合应用，但要注意避免肝、肾损害(详见抗生素使用章节)，并应清除病灶。脓毒血症指南推荐应在诊断严重脓毒症的 1 小时内使用经验性抗菌药物。使用抗菌药物前尽可能留取血培养标本。经验性抗菌药物需根据流行病学及当地情况选择。新生儿可用 2 种抗生素，多合用第三代头孢

表 2-7　新生儿休克评分表

评分	四肢温度	股动脉搏动	血压(收缩压)	肤色	皮肤循环
0	腕踝部以下凉	有力	>60mmHg	全身红润	正常
1	膝、肘部以下凉	弱	45~60mmHg	苍白，肢端紫	较慢
2	膝、肘部以上凉	不可及	<45mmHg	全身紫，花纹	甚慢

说明：①皮肤循环(须除外环境温度影响)：前臂内侧 CRT：<2 秒为正常，2~4 秒为较慢，>4 秒为甚慢，足跟 CRT：<3 秒为正常，3~5 秒为较慢，>5 秒为甚慢。

② 3 分为轻度休克；4~7 分为中度休克；8~10 分为重度休克。

表 2-8　休克复苏各阶段的病理生理特征及目标

休克复苏阶段	病理生理特征	阶段目标	具体目标
ABC 阶段(血流动力学恢复阶段)	血流动力学不稳定，全身器官缺氧	稳定血流动力学	心率<160 次 /min；动脉压>50mmHg；平均动脉压正常：尿量>lml/(kg·h)；四肢温暖；动脉血气正常
DE 阶段(氧代谢恢复阶段)	血流动力学稳定，内脏器官仍存在氧债	纠正氧代谢紊乱	动脉血乳酸正常；SaO_2 85%~95%；SaO_2 85%~95%；pH 值>7.25
	血流动力学稳定；氧代谢紊乱基本纠正；机体炎症反应激肠道活机体炎症反应激肠道活毒素 / 细菌移位，缺血再灌注损伤	防止发生 MODS	控制炎症反应；控制肠道 / 细菌移位；避免再灌注损伤

菌素及大剂量青霉素或氨苄青霉素(金黄色葡萄球菌用万古霉素)。

2. **呼吸支持** 由于原发病或炎症介质介导,肺是较易受损的器官。休克早期因缺氧、酸中毒及肺血管瘀血,致氧耗增加,可出现肺功能损害,甚至呼吸衰竭、肺出血或急性呼吸窘迫综合征(ARDS),故不论血气结果如何,都应改善通气,及早供氧,维持 SaO_2 在 85%~95%。下列情况应及早作机械通气:①呼吸浅慢,呼吸节律不整或呼吸暂停;②呼吸增快,呼吸困难,肺啰音增多;③ $PaCO_2$>60mmHg;④ $FiO_2 \geqslant 0.5$,PaO_2 仍<50mmHg;⑤有肺出血征兆。必要时联合应用肺表面活性物质。一旦恢复充足的灌注,应逐步调整供氧浓度,以避免高氧和自由基产生相关的不良反应。

3. **液体复苏** 是临床早期治疗休克最重要的措施,须迅速建立静脉通道,如于 90 秒内 3 次静脉穿刺失败,即应作骨髓输液。新版指南强调,肺部啰音、肝大、奔马律或低钠血症、高血容量、严重贫血、严重营养不良、心力衰竭、多器官衰竭等特殊患者应避免快速液体输注,每次输注前后均需评估患者是否有灌注不足或液体过剩体征,以决定是否需要输注;强调等渗晶体液和白蛋白的使用,不推荐羟乙基淀粉。液体复苏分快速(首批)、继续、维持三个阶段,新生儿轻、中度休克输液速度不宜过快,量不宜过多,液体张力不宜过高,否则可加重脑水肿与心功能不全,但对重度休克仍需“一早、二快、三足量”。具体治疗方法:

(1) 首批快速输液:休克早期,大都存在应激性高血糖,此时不宜补糖而应补晶体液。常规先用生理盐水,第 1 小时内,早期休克首剂 10~20ml/kg,静脉推注或滴注,中、晚期休克首剂 20ml/kg,10~20 分钟静脉推注,然后根据心率、血压、脉搏、CRT 等血流动力学评估,决定是否继续输液,若循环无明显改善,可再予第 2 次及第 3 次 10~20ml/kg 静脉推注。感染性休克输液,第 1 小时内最多可达 40~60ml/kg。心源性休克之细胞外液常处于过剩状态,尤为伴心力衰竭或严重低体温时,第 1 小时内输液量应限制为 40ml/kg,否则可致肺出血。低血容量性休克,除控制失血或失液外,第 1 小时内输液可略大,至 60~80ml/kg。重度感染性休克,可先输白蛋白 0.5~2g/kg。严重失血,可先输全血 5~10ml/kg。如有低血糖,可用葡萄糖 0.5~1g/kg 纠正。

(2) 继续输液:由于血液重新分配,根据估计的脱水程度或首批快速输液后反应,继续以 1/2 张含钠液(GS:NS:1.4% 碳酸氢钠 =3:2:1) 5~10ml/(kg·h)持续 4~6 小时滴注,有因吐、泻导致体液丢失者,用 2/3 张至等张含钠液,脑水肿用 1/3~1/2 张含钠液,整个扩容阶段为时 6~8 小时,直至休克基本纠正。严重低体温时,输液量应适当限制,否则可致肺出血。此期间应警惕毛细血管渗漏引起的体腔积液和隐匿性出血,且因多存在心脏功能受损,输液速度需要随时作出调整。由于晶体液输入后 4 小时,血液循环中仅剩下 40%,为使扩容作用持续,应输入胶体液以维持有效血容量。胶体液包括全血、血浆、白蛋白等,适当应用胶体液可减少输液总量,防止组织间隙过度水肿而影响氧的弥散和器官功能。剂量均为 5~10ml/kg,30~60 分钟内静脉滴注,一般以维持胶体渗透压 ≥ 20mOsm/L、血红蛋白>80~100g/L 为宜。输液有效指标为心率平稳,皮肤灌注良好,血压回升,收缩压>50mmHg,脉压>30mmHg,尿量>1ml/(kg·h)。

(3) 维持输液:指休克基本纠正后 24 小时内输液,一般按正常生理需要量的 70%,即用 1/3~1/5 张钠盐溶液 50~80ml/(kg·d)给予,可给含钾维持液。

4. **纠正代谢性酸中毒** 酸中毒是组织缺氧的表现,纠正酸中毒最好的办法是恢复组织灌注,故应在保证通气的前提下给予碳酸氢钠(SB),使血 pH 达 7.25 即可。中度(BE −10~−15) 或重度(BE>−15) 代谢性酸中毒,可用 5% SB 3~5ml/kg (1.8~3.0mmol/kg),稀释成等渗液后缓慢静脉注射(可提高 BE 1.8~3.0mmol),必要时可重复给予。也可按以下公式计算:0.3 × 体重(kg) × BE 值 = SB mEq 数(SB 1mEq 相当于 5% SB 1.67ml),通常先给予计算量的 1/2~2/3 静脉注射。反复多次应用 SB 可引起高钠血症和高渗血症,必须监测血钠。休克时乳酸酸中毒最常见,反映组织缺氧程度重或持续时间长,内环境紊乱严重,组织细胞损伤严重,可导致主要器官不可逆性损害。必须在纠正缺氧、补充血容量、改善微循环的基础上,高乳酸血症才得以改善,同时应注意纠正潜在性低血钾或低血钙。如顽固性酸中毒不能纠正,提示预后不良。

5. **血管活性药的应用** 新生儿常用的血管活性药,见表 2-9。

表 2-9　新生儿常用的血管活性药

药物	受体活性	剂量	作用	注意
去甲肾上腺素	α_1 :3+，α_2 :2+，β_1 :2+	0.05~1.0μg/(kg·min)	血管收缩	α 肾上脉腺素能为主心率或心脏指数可有少许改变
多巴胺	α_1 :3+，α_2 :3+，β_1 :3+，β_2 :2+	<5μg/(kg·min) 5~10μg/(kg·min) >10μg/(kg·min)	扩张肾、肠系膜及冠脉血管 正性肌力，心率加快 血管收缩	多巴胺能作用为主 β- 肾上腺素能为主 α- 肾上腺素能为主
多巴酚丁胺	α_1 :1+，α_2 :1+，β_1 :3+，β_2 :2+	2~20μg/(kg·min)	正性肌力，心率加快	β- 肾上腺素能为主，增加心脏指数 25%~50%，降低肺血管阻力
异丙肾上腺素	β_1 :3+，β_2 :2+	0.05~0.5μg/(kg·min)	正性肌力，心率加快	仅 β- 肾上腺素能作用
米力农	非受体效应	0.25~1.0μg/(kg·min)	正性肌力，扩血管	有效扩容下应用

(1) 概述：新版指南将血管活性药物分为正性肌力药、血管舒张药和血管加压药 3 类。强调药物选择和剂量需根据患者动态的过程进行调整。新版指南推荐小剂量肾上腺素 0.05~0.30μg/(kg·min) 作为儿童低动力冷休克的一线用药，与 2007 指南推荐首选多巴胺不同。新生儿一线用药仍推荐在多巴胺的基础上联合多巴酚丁胺。有研究显示多巴胺与肾上腺素在血管活性药物使用前 45 分钟内休克的逆转相当。去甲肾上腺素作为暖休克的一线用药。

(2) 应用指征：①充分液体复苏，血容量难以迅速恢复，血压仍低于正常；②虽然血压正常，但仍存在内脏器官组织缺氧；③重度休克。

(3) 应用方法：①轻、中度休克于纠酸扩容 4~6 小时后，可开始应用多巴胺 5~10μg/(kg·min)，至休克纠正后 24 小时。若使用 15 分钟后末梢循环仍差，血压不回升，可每 10~15 分钟增加 2.5μg/(kg·min)，直至多巴胺用量达 20μg/(kg·min) 止。多巴胺>10μg/(kg·min) 时的血管收缩作用，是通过从交感颗粒释放去甲肾上腺素所致，新生儿交感颗粒数量不足，当用量达 20μg/(kg·min) 仍无效，应考虑有多巴胺抵抗，可改用去甲肾上腺素，也可一开始即用去甲肾上腺素。②去甲肾上腺素剂量 0.05~1.0μg/(kg·min)，从 0.05~0.1μg/(kg·min) 开始，每 10~15 分钟增加 0.05μg/(kg·min)。可合并用小剂量多巴酚丁胺 5μg/(kg·min) 以进一步改善肠道缺氧。若胃肠道血流量明显增加，则动脉血乳酸水平明显降低，pH 值提高，酸中毒改善。血压正常后改用多巴胺或多巴酚丁胺维持。③心源性休克：正常血压、低心排出量和高全身血管阻力、肾上腺素抵抗型休克，为增强心肌收缩力，减轻心脏前、后负荷，新版指南推荐优先加用米力农，代替 2007 版推荐的首选加用硝基类药物。④若心率<120 次 /min，可用多巴胺加异丙肾上腺素 0.05~0.5μg/(kg·min)，从小剂量开始，维持心率约 160 次 /min。

6. **糖皮质激素**　目前，对于新生儿相对肾上腺功能不全（RAI）尚无统一定义，大多数学者推荐的诊断标准为血清基础皮质醇浓度<150ng/ml，或小剂量促肾上腺皮质激素 ACTH 激发试验（1 或 0.5μg/m^2）血清皮质醇峰值<170ng/ml。推荐氢化可的松的替代治疗仅考虑用于儿茶酚胺抵抗的难治性休克患者。建议给予应激剂量的糖皮质激素，如氢化可的松。目前新生儿肾上腺皮质功能不全伴顽固性低血压，推荐使用氢化可的松初始剂量 1~2mg/kg，维持剂量 0.5~1mg/kg，给药方式为连续给药或者间歇分次给药。胎龄<35 周早产儿，每 6~12 小时 1 次，胎龄≥35 周晚期早产儿及足月儿，每 6~8 小时 1 次。药物疗程取决于患者对药物的反应性。一些患者使用 1~2 剂后反应显著，继续使用氢化可的松有高血压的风险，尤其是有发生颅内出血的早产儿，需严密监测，及时终止用药。建议对儿茶酚胺抵抗性休克和怀疑或证实肾上腺功能绝对不全的患者及时使用类固醇激素治疗。

7. **血液净化疗法**

(1) 换血疗法：感染性休克，可依据败血症换血评分标准（表 2-10），或在下列情况下作换血治疗：①合并有中、重度硬肿症；②抗休克治疗 48 小时无效；③合并弥散性血管内凝血；④出生体重≤1 000g；⑤血小板显著减少或白细胞减少。换血量为160~200ml/kg，换血后常可见血压回升，心率减慢，四肢转暖，皮肤硬肿减轻，尿量增加，血氧分压升高，甚至肺出血停止。换血作用：①可除去血中的细菌及其毒素；②改善血氧运输能力；③提高动脉血氧分压；④改善机体防御机制；⑤矫正凝血机制障碍。其他血液净化疗法如血滤、血透、血浆置换等，在清除介质方面也是一种潜在的治疗方法。

8. **其他** 1，6-二磷酸果糖保护心肌；肝素改善微循环灌注；静脉用免疫球蛋白封闭炎症介质；利尿；纠正贫血；营养支持等。

表2-10 败血症换血评分标准

	0分	1分	2分
*不同系统症状	无	一般症状	功能不全
血pH	>7.25	7.16~7.25	≤7.15
#(A-a)DO_2(kPa)	<13.5	13.6~33.4	≥33.5
皮肤硬肿面积(%)	60	61~79	≥80

*不同系统，分别计算分值后相加；#(A-a)DO_2=[713×FiO_2−$PaCO_2$/0.8)−PaO_2]×0.133；(A-a)DO_2：肺泡-动脉血氧分压差(kPa)；FiO_2：吸氧浓度；$PaCO_2$：(mmHg)；PaO_2：(mmHg)；分值≤3分者，不必换血；4~7分者，应迅速换血，效果良好；≥8分者，换血效果差。

（三）监测

监测休克的目的是早期诊断，判断疗效和预后。准确、稳定和安全监测是休克治疗成功的基础。监测内容包括血流动力学、内环境、脏器灌注和脏器功能四个方面，故持续监测生命体征（如神志、面色、体温、呼吸、心率、肢温、血压、CRT，心电、血气、尿量、中心静脉压）十分重要。也可用无创多普勒超声心排出量检测仪（USCOM）监测心排出量、心脏指数（CI）、每搏心排出量（SV）、外周血管阻力指数（SVRI），而对监测氧供量（DO_2）、氧耗量（VO_2）、每搏量变异度（SVV）、矫正流动时间（FTc）尚有争议。目前多推荐血乳酸盐值（BL）测定，BL直接反映无氧代谢，其值增高提示氧债增加，内脏低灌注，可准确反映休克复苏的有效性，方法简便，无损伤性，若结合pHi测定，更可提高其评估的准确性。

【预后】 休克的病死率，各家报道不一致。休克预后与下列因素有关：①与休克分度有关：轻、中度休克病死率为12%，重度休克为82%；②与休克类型有关：心源性者为68.0%；感染性者为20.0%；③与器官衰竭数目有关：≥2个者为55%；④与血pH值有关：pH>7.15者为20%，pH<7.15者为75%；pH>7.6难存活；⑤与原发疾病能否矫治有关。此外，发病日龄越早（发病日龄<7天）、体重越低、诊治越晚或合并严重皮肤硬肿等者均预后不良。

（陶 莉 贺 娟）

第十七节 新生儿坏死性小肠结肠炎

新生儿坏死性小肠结肠炎（necrotizing enterocolitis，NEC）是新生儿常见的胃肠道急症，也是新生儿期最常见的需要急诊手术治疗的疾病。其特点是肠道出现不同程度的炎症、缺血、感染，严重者受累肠管可坏死，甚至穿孔。

NEC约占NICU收治患儿的1%~5%，或0.5~5/1 000存活新生儿，出生体重500~1 500g的患儿NEC发生率可达7%，大约90%的患儿为早产儿。总体死亡率在近30年未出现明显变化，仍可高达20%~40%。约有20%~40%的NEC患儿最终需要外科干预。

【病因】

1. **早产** NEC的发生可由多种原因导致，早产及低出生体重是目前最被广泛认可的NEC发生危险因素，大型多中心研究也发现NEC发生率与出生体重呈负相关。胎龄小于28周、极低出生体重儿（<1 000g）可占NEC患儿的85%。早产儿由于胃肠道消化吸收功能、血供调节能力、黏膜屏障功能和免疫应答功能均发育不成熟，胃酸少，各种蛋白酶活性低，肠壁通透性高，SIgA水平低及胃肠动力弱，当受外界不良因素如缺血、感染、喂养不当等刺激时，容易引发NEC。

2. **肠道喂养** 90%以上的NEC患儿都有过肠道喂养史，其原因可能与奶方的渗透压过高、免疫保护因子不足，以及肠道喂养的时机、喂养量、次数和加奶过快有关。不恰当的喂养导致新生儿肠黏膜受损，是诱发NEC的重要原因之一。因此，有学者推荐对早产儿采用缓慢增加奶量的喂养方式，每天增加奶量<20ml/kg。然而，近期也有研究认为喂养进展速度对NEC的发生无显著影响。

3. **肠道微生态环境** 胎儿肠道在宫内时是

无菌的，健康母乳喂养儿在生后1周内肠道出现厌氧菌定植。在早产儿，这一定植过程通常被打断，导致肠道菌群失衡，出现致病菌定植导致免疫系统及黏膜防御功能减弱。为重建肠道菌群平衡，文献报道利用益生菌预防NEC，发现双歧杆菌在预防中能起到作用且较为安全。

4. **其他** 存在动脉导管未闭或使用非甾体抗炎药对其进行治疗，输注红细胞及使用抗酸药。

【病理】 NEC最常见于末端回肠，其次为回盲部、升结肠、乙状结肠和空肠。病变可以单发也可以多发，超过75%肠道受累称为全肠型NEC。组织学表现为不同程度的肠管水肿、出血、坏死及积气。先天性心脏病患儿结肠受累较非心脏病患儿更为多见。

【病理生理】 NEC发生的确切机制目前仍不明确。早产儿因胃肠道运动、消化能力、循环调节、肠道屏障功能及免疫防御功能等核心功能发育不成熟，是发生此疾病的高危人群。其他可能的致病因素包括缺氧-缺血损伤、配方奶喂养及肠道致病菌定植。

1. **肠道运动及消化功能不成熟** 胎儿研究发现人类及动物胃肠道运动功能发育在孕中期开始，在孕后期成熟。早产儿与足月儿相比肠道运动模式不成熟，而肠内喂养可以促进其成熟。母体-胎儿疾病如宫内生长受限，可导致肠道运动发育不成熟。另外，早产儿尚不具备消化及吸收营养物质的能力，而消化不完全的物质可导致肠道损伤。营养物质消化不全，再加上肠内容物通过速度减慢，均可导致肠道宿主及屏障防御功能不成熟，引起肠道损伤。

2. **肠道血供调节功能不成熟** 缺氧-缺血损伤可能在NEC的发病过程中起到一定作用，其可能机制是当发生缺氧-缺血时，血供优先供应心脏和大脑，而肠道血供减少。例如，发生NEC的足月儿通常存在可导致缺氧或缺血状态的疾病，如发绀型先天性心脏病或心脏旁路手术后。尽管可通过缺氧缺血方式制造NEC动物模型，研究仍认为缺氧-缺血与NEC发生的关系要弱于早产、快速肠道喂养、异常肠道菌群定植及炎性因子，可能仅发挥次要作用。

3. **肠道屏障功能不成熟** 肠上皮屏障的结构或生物化学成分未完全发育成熟，可导致细菌侵入深层组织从而导致炎症。肠道上皮细胞通过紧密连接复合体相连，此复合体在胎龄10周形成，当其发育成熟后，上皮细胞屏障可以选择性透过小离子、吸收营养物质并对液体流通进行双向控制，从而消除肠腔中的病原体或毒素。胎儿肠道分泌和吸收功能是在羊水影响下逐渐成熟的，这一过程从胎龄26周持续至足月，故而若发生早产，尚未发育完善的肠道就不能有效清除病原体或毒素。此外，未成熟肠道上皮内的杯状细胞不能分泌成熟的黏蛋白，导致肠道通透性增加、细菌黏附力增加，以及潘氏细胞数量下降所致防御素表达下降，均可能与发病有关。

4. **异常细菌定植** 正常肠道共生菌与肠道一起调节与屏障功能、消化、血管生成有关基因的表达。共生菌能抑制炎症通路并可能参与维持稳态，体外实验表明许多肠道共生菌可通过抑制NF-κB信号通路减少肠上皮内炎症信号转导。NICU中的早产儿由于长期暴露于院内菌群之下或长期接受抗生素治疗，肠道容易发生病原菌定植，病原菌可以加剧未成熟肠上皮细胞内的炎症反应。另外，某些模式识别受体（PRR）的异常表达也可以影响早产儿肠道对病原菌的反应，如应激诱导产生的PAF可使大鼠肠上皮细胞中的一个PRR即TLR4表达上调，TLR4上调可用来解释NEC是如何在这一动物模型中发生的。

5. **肠固有免疫不成熟** 参与NEC发病的免疫介质包括PAF、TNF-α及白细胞介素（IL-1、IL-6、IL-8、IL-10、IL-12及IL-18）。体外研究发现，不成熟的肠细胞对病原刺激可产生扩大化的炎症反应，推测NF-κB抑制因子I-κB的表达不足可能导致NF-κB的活性增加，炎症反应的过度激活导致细胞炎症增强及潜在无法控制的组织损伤。相反，本病另一可能的病理生理机制是早产儿免疫应答较弱，炎症信号转导水平低可能导致细菌过度增殖，且炎症反应通路不能顺利激活会影响抗凋亡因子及细胞保护因子的产生，使细胞凋亡增加。我们需要研究究竟是过度激活还是低活性的炎症反应在发病中起到更重要的作用。

【临床表现】 NEC发病日龄随胎龄而异，胎龄越不成熟起病越晚。足月儿多在生后1周内发病，极低出生体重儿发病在生后的2~3周。NEC临床表现轻重差异较大，多数患儿既有全身表现也有腹部体征，但腹部症较为突出。①全身表现：呼吸窘迫、呼吸暂停、心动过缓、嗜睡、体温不稳定、喂养困难等非特异性体征，严重者出现酸中毒、低灌注、DIC、休克或多器官功能衰竭。②腹部症状：常表现为腹胀、喂养不耐受或反复胃潴留、呕吐、肠梗阻、血便、腹壁红肿和触痛，部分病例可存在腹部包块或腹水。NEC 的临床过程可分为暴发型或隐匿型：多数患儿为暴发型，发病快，病情进展迅速，短时间内出现肠坏死和败血症的症状；隐匿型 NEC 患儿表现为喂养不耐受、大便性状异常、间歇性腹胀，部分患儿可发展为严重的肠梗阻或肠坏死。

【实验室检查】

1. **血液检查**　最常见的生化指标异常是中性粒细胞减少、CRP 升高、血小板减少及代谢性酸中毒。血小板减少通常见于革兰氏阴性菌败血症时内毒素与血小板结合，血小板减少程度有助于 NEC 病情判断，血小板 $<50\times10^9/L$ 与肠坏死或肠穿孔密切相关。CRP 持续升高可能提示存在肠管狭窄或腹腔脓肿等并发症。血气检查见血氧分压下降、代谢性酸中毒、低钠血症。严重或持续性血小板下降、中性粒细胞减少、凝血功能异常或代谢性酸中毒提示病情严重。部分 NEC 患儿血细菌培养阳性。

2. **血浆特异性指标**　国外有报道，血浆中肠脂酸结合蛋白（I-FABP）和肝脂酸结合蛋白（L-FABP）可以作为早期评价 NEC 是否发生和其严重程度的重要指标，I-FABP 明显升高提示 NEC 的严重程度，而 L-FABP 则作为 NEC 早期诊断的敏感指标。

3. **大便常规**　大便潜血阳性或见肉眼血便，是评价 NEC 患儿肠道损伤程度的有效指标。

【影像学检查】

1. **腹部 X 线检查**　腹部 X 线表现是确诊 NEC 的依据。

(1) 非特性腹部 X 线表现：①弥漫性肠管扩张和肠管充气不均匀；②肠黏膜水肿，肠间隙增厚；③腹腔积液；④部分肠管僵硬、分节、管腔不规则或变细，内有小气液面。

(2) 典型的腹部 X 线表现：①肠壁内积气：表现为黏膜下层可见小囊泡或串珠状积气，或浆膜下见细线状、半弧形、环状透亮影。黏膜下积气有时不易与肠内粪便相区别，但一般出生 2 周以内的早产儿很少见结肠内大便显影。②门静脉积气：是疾病严重的征象，表现为自肝门向肝内呈树枝状积气影。③气腹征：出现肠曲间小透亮区或腹膜内游离气体，采用侧位片更容易发现病变征象，提示肠坏死穿孔。气腹征常在肠壁内积气或门静脉积气后 48~72 小时内发生，NEC 患儿应在确诊后 48~72 小时内每隔 6~8 小时复查 1 次腹部正、侧位片，以防漏诊。

2. **超声检查**　B 超检查可见肠壁增厚、肠壁积气、胆囊周围积气及腹水，其中门静脉积气及腹水的敏感性优于腹部 X 线检查。彩色多普勒超声检查可见 NEC 肠道血流量和血管阻力的变化，双脉冲多普勒超声检查腹腔（CA）和肠系膜上动脉（SMA）血流速度及其比值可作为是否发生 NEC 的预测指标，CA/SMA 的流速比值升高，预示 NEC 发生的危险性提高。

【诊断】

1. **病史**　重点是了解围生期窒息缺氧史、新生儿期喂养史、感染史，以及新生儿的成熟度。

2. **临床诊断**　NEC 临床表现不典型，早期可表现为体温不稳定、心动过缓、呼吸暂停、嗜睡及易激惹，不易与新生儿败血症相区别。早产儿如有围产期窒息缺氧史、早期喂养史，出现拒食、呕吐胆汁样物或腹胀时，应注意缺氧缺血性损害所致的 NEC；足月儿或早产儿有败血症、肺炎、腹泻等感染且伴拒食、呕吐、腹胀，则应注意感染性损害所致的 NEC。目前临床多采用修正 Bell-NEC 分期标准（表 2-11），Ⅰ期约持续 72 小时，病变很少进展；Ⅲ期病情危重，此时生命体征不稳定，可有多器官功能不全，病死率极高。

【治疗】一旦疑诊 NEC，采用绝对禁食，胃肠减压。其目的是减轻肠道负担，防止肠黏膜进一步损伤。已经确证 NEC 的患儿，处理原则应按照急腹症和脓毒性腹膜炎治疗，尽快阻止疾病进展，预防肠穿孔和休克发生。

1. **常规治疗**　①疑诊 NEC（Ⅰ期）患儿绝对禁食、静脉补液 3 天，并给予胃肠减压和抗生素治疗，选择针对肠道细菌敏感抗生素，如三代头孢菌素，考虑厌氧菌感染者应选用甲硝唑联合治疗。细菌培养阳性者，可根据药敏结果选择用药。同时完善血常规、血培养、大便常规及大便潜血试验；每 6~8 小时进行 1 次腹部 X 线检查，持续 48~72 小时。禁食期间静脉补液量为 120~150ml/(kg·d)，热卡从 209kJ/(kg·d) 起，逐渐加至 418~502kJ/(kg·d)。②确证 NEC（Ⅱ期）患儿绝对禁食、胃肠减压和静脉使用抗生素 7~10 天，严重病例如有持续酸中毒、腹膜炎体征者可延续到 14 天。禁食期间应尽早开始肠外营养，其中脂肪乳剂及小儿氨基酸各从 0.5g/(kg·d) 起，以

表 2-11　修正 Bell-NEC 分期标准

分期	全身症状	胃肠道症状	影像学检查
Ⅰ(疑似)			
A	体温不稳定、呼吸暂停、心动过缓、嗜睡	胃潴留、呕吐、大便潜血阳性	正常或肠管扩张、轻度肠梗阻
B	同ⅠA	同ⅠA，可见肉眼血便	同ⅠA
Ⅱ(确诊)			
A-轻度	同ⅠA	同ⅠB，肠鸣音消失，腹部轻压痛	肠管扩张，肠梗阻，肠壁积气
B-中度	同ⅡA，轻度代谢性酸中毒，轻度血小板减少	同ⅡA，肠鸣音消失，腹部中度压痛或腹部蜂窝织炎，右下腹包块	同ⅡA，伴或不伴门静脉积气、腹水
Ⅲ(进展)			
A 重度，无肠穿孔	同ⅡB，低血压、心动过缓、频发呼吸暂停混合性酸中毒、DIC、中性粒细胞减少	同ⅡB，全腹腹膜炎体征，重度腹部压痛和腹胀，腹壁红肿	同ⅡB，明确腹水
B 重度，有肠穿孔	同ⅢA，且病情突然恶化	同ⅢA，腹胀突然加重	同ⅡB，气腹

后逐渐增加到 3g/(kg·d)，10%~20% 葡萄糖 12~15g/(kg·d)，24 小时内均匀滴入，确保足够热卡摄入。另每天可于葡萄糖液中加水溶性维生素 1mg/kg，微量元素 4mg/kg，于脂肪乳剂中加儿童型脂溶性维生素 1mg/kg。根据病情补充血容量，纠正酸中毒。血常规、血培养、大便常规及大便潜血试验，以及腹部 X 线检查同Ⅰ期。必要时请外科会诊，及时发现病情变化。实施经口喂养需腹部 X 线检查中肠壁内积气征消失 7~10 天后方可逐步开始。③进展 NEC（Ⅲ期）患儿病情危重，极易发生肠坏死和肠穿孔，应采取更加积极的治疗方案。该期患儿内科治疗（禁食、胃肠减压、抗生素使用、扩容、纠酸、补液、血管活性药物）同Ⅱ期，继续动态观察血常规、血培养、大便常规及大便潜血试验，以及腹部 X 线的变化，还应监测血气、电解质、凝血功能和肾功能。定时请外科会诊，出现外科指征立即选择手术治疗。

2. 对症与支持治疗　密切监测心、肺、凝血功能和血流动力学变化。当患儿出现呼吸暂停、高碳酸血症（$PaCO_2$>50mmHg）或低氧血症，以及循环功能不稳定时，需要给予机械通气，同时使用液体复苏和血管活性药物缓解循环功能衰竭，改善肠道血液供应。复苏液体包括新鲜血浆（凝血功能障碍者）、生理盐水或红细胞悬液。若积极扩容后，不能缓解严重低血压、低灌注状态，应给予多巴胺或多巴酚丁胺联合治疗。还应注意预防 DIC 发生，当出现血小板降低时给予肝素抗凝，并酌情补充纤维蛋白原及凝血因子。

3. 外科治疗

（1）手术时机：大约有 20%~40% 的患儿需要外科手术治疗，NEC 急性期手术干预应在明确肠坏死出现后尽早进行，但临床上早期缺乏判断肠坏死的特异性指标而多依靠医生经验判断，因而容易造成手术时机判断的偏差。手术治疗的绝对指征是腹部 X 线检查提示气腹，对于出现气腹且腹腔穿刺液中可见粪汁或胆汁的 NEC 病例均应选择积极手术探查，对于无法耐受手术病例应积极加强非手术对症支持治疗，密切观察 24~48 小时，并在具备手术麻醉条件下积极手术探查。对于非肠穿孔征象 NEC 病例，应结合临床症状、体征、实验室检查及影像学结果综合判断，如存在腹胀与便血等进行性加重、出现腹膜炎体征并进展恶化、X 线片提示肠袢固定、实验室检查提示严重感染、酸中毒及电解质紊乱，且上述表现经积极保守治疗仍无效，应选择手术探查。对于非肠穿孔或出现少量气腹但肠穿孔不明确的病例，建议行诊断性腹腔穿刺辅助判断手术时机；床旁超声也可用于 NEC 病情危重且手术指征难以把握的病例中辅助判断手术时机。

（2）手术方式：NEC 主要手术方式分为剖腹探查术与腹腔引流术两种。腹腔引流术主要作为剖腹探查前的辅助治疗，应用于无法耐受剖腹探查的极低出生体重 NEC 肠穿孔病例（<1 000g）。体重大于 1 500g、血流动力学相对稳定、发生穿孔的

NEC 患儿，最好的外科处理方式是开腹手术切除坏死肠管。对于局灶性病例首选坏死肠管切除 + 肠造瘘术，个别全身情况稳定的局灶性病例可行坏死肠管切除 + Ⅰ期肠吻合术；对于多发病灶型病例首选单纯性近端小肠造瘘术，若病变广泛造瘘困难可行 “clip and drop” 手术，病情稳定后再行二次剖腹探查；对广泛病变型病例首选高位空肠造瘘，如病变广泛病情危重、合并严重腹腔间隙综合征，可选 “Patch，drain and wait” 手术，病情稳定后行二次探查。

【并发症】 并发症的发生与疾病固有的炎症反应过程有关，或与手术相关。

1. 肠狭窄 发生率约为 9%~36%，多发生在肠造瘘术后的远端小肠，或 NEC 保守治疗后任何部位的受累肠管，常见部位是结肠和末端小肠，可单发也可多发，临床表现为生长迟缓和间断肠梗阻。无论是 NEC 保守治疗后或肠造瘘后肠狭窄，首选手术方式是Ⅰ期肠切除肠吻合术，术中探查所有肠段以防多发狭窄，对多发狭窄应根据多发狭窄肠管间的距离决定肠吻合口的数量。对于少数肠狭窄病例，可以尝试 X 线透视下球囊扩张。

2. 短肠综合征 包括广泛肠管受累行肠管切除的患儿，以及高位肠造瘘的暂时性短肠综合征。这些患儿的功能性肠管不能充分吸收液体及营养物质需要肠外营养，从而增加静脉注射性相关感染、胆汁淤积性肝病及肝衰竭的风险。短肠综合征可通过外科手术延长小肠长度，如系列横行肠管成形术（STEP）、Kimura 肠管延长术和 Bianchi 肠管延长术，部分病例需要小肠移植。

3. 造瘘相关并发症 包括水电解质丢失、造瘘口脱垂、造瘘口回缩、造瘘口狭窄及切口疝。对症状严重者可考虑早期关闭瘘（约造瘘后 6 周）。

4. 复发性 NEC 约占 5%，治疗方式同上。

【预后】 NEC 预后与能否早期诊断及准确掌握内、外科治疗适应证有关，尽管目前 NICU 中的治疗和管理有了很大进步，NEC 的死亡率仍可高达 20%~40%，在极低出生体重儿中尤其高。近来更多研究致力于观察全麻及手术治疗后的患儿神经发育情况，发现在 NEC 中最高约 50% 患儿预后不良，尤其是严重病例或接受手术治疗的患儿。

【预防】

1. 合理喂养

（1）乳剂选择：推荐母乳喂养，认为可降低包括脑膜炎在内的新生儿期所有主要感染性疾病的发生风险。患儿母亲乳汁不足或无法提供时，可选择其他母亲捐赠乳汁喂养。

（2）喂养策略：①微量肠道喂养：目前比较受推崇，但荟萃分析和 RCTs 总结的多篇文章均没有明确提示其可降低 NEC 的发生风险。②首次喂养时间：没有足够证据证实早期开奶或延迟开奶与 NEC 发病风险相关。③喂养进展速度：荟萃分析数据显示，喂养进展速度等对早产儿 NEC 发生无显著影响；而一大样本 RCTs 研究提出早期维持 20ml/（kg·d）奶量喂养与逐渐增加奶量喂养相比，婴儿发生 NEC 概率下降，但此结论并不改变荟萃分析结果。最近有研究显示，在出生体重 <750g 的早产儿，采用标准化缓慢增加喂养量的方式可降低 NEC 发生率。④顿服与持续喂养：均没有足够证据支持其可降低 NEC 发生率。

2. 药物预防

（1）益生菌：目前还没有足够证据推荐使用或避免使用益生菌，临床实验中发现使用益生菌对 NEC 患儿并不始终显示益处。

（2）无论大样本随机对照研究还是荟萃分析显示，以下 NEC 预防策略对 NEC 发生风险差异均无统计学意义。包括：肠道口服或静脉给予谷氨酰胺，或肠道口服精氨酸；口服 IgG 或 IgA/IgG 联合制剂，或静脉输注 IgG；预防性使用抗生素；H_2 受体阻滞剂；补充维生素 E；吲哚美辛。

（余梦楠　封志纯）

第十八节　新生儿遗传代谢性疾病

一、总论

【概述】 遗传代谢性疾病（inherited metabolic disease，IMD）又称先天性代谢异常（inborn errors of metabolism，IEM），是一类因基因突变所致生化代谢异常的疾病。因生化代谢紊乱，造成代谢通路中断，中间产物蓄积和/或衍生出系列异常产物，这些物质造成重要生命器官中毒而出现一系列特殊临床症状，甚至危及生命，同时还因代谢终产物的缺乏而导致生长发育障碍。多为单基因遗传病，大部分为常染色体隐性遗传，少部分为伴性遗传。

自 1908 年英国医生 Archibald Garrod 首先因

发现患者尿液暴露于空气中后逐渐变黑而发现黑尿症后，对遗传代谢病的研究已经走过了百余年的的历程。随着研究的不断深入，串联质谱分析的普遍应用及基因检测的临床化，越来越多的遗传代谢性疾病被发现，迄今已发现 IEM 4 000 余种。每一种 IEM 的发病度虽不高，但种类繁多，除外几种常见的遗传代谢病（G6PD 缺乏、Crigler-Najjar 综合征等），总发病率仍高达近 1/500 个新生儿，其危害不容忽视。

【发病机制】 基因突变导致功能蛋白分子结构缺陷或合成、分解速度的异常，最终导致蛋白质的功能异常而影响机体代谢，因代谢产物减少、代谢底物的蓄积、中间代谢产物的增多、旁路代谢的亢进、反馈减弱或抑制最终导致一系列的病理改变。其蛋白质可以是酶蛋白、受体、结构蛋白、载体蛋白、转录蛋白、核蛋白等。

1. **酶蛋白缺陷**　这类疾病可以是由于酶本身的功能缺陷，也可以是酶的辅酶或辅酶因子的缺陷所致酶的催化活性下降，最终导致酶的代谢底物的蓄积和代谢产物的缺乏。其致病因子可以为底物的毒性，也可以是产物的缺乏导致生长发育的障碍。

2. **非酶蛋白变性导致功能缺陷**

(1) 受体蛋白缺陷：受体是位于细胞膜或细胞质、细胞核内的可以识别并与配体结合的一类蛋白质，当与特异的配体或分子结合后发生特定的细胞反应和生理变化。当受体蛋白出现缺陷时，特定的细胞反应和生理变化障碍而致病。

(2) 结构蛋白缺陷：结构蛋白是组成人体细胞、组织、器官的重要成分，当 50% 的结构蛋白出现缺陷时，就很可能影响与之相关的功能而致病，该类疾病多为显性遗传病。

(3) 转运载体蛋白缺陷：转运载体蛋白多位于细胞或细胞器的膜上，具有多种转运功能，是细胞或细胞器内、外物质交流的通道。当该类蛋白缺陷时将导致细胞或细胞器内外物质交流障碍，从而导致细胞或细胞器正常生理功能下降，甚至缺失而致病。

【分类】 机体的生化代谢十分繁杂，但根据代谢底物、蓄积的毒性物质或代谢途径、代谢所在细胞器等的不同，大致可以分为十二类（表 2-12）。个别疾病的归类目前并没有统一，如戊二酸血症Ⅱ型，由于是脂肪酸在线粒体内的 β- 氧化障碍所致而归为线粒体病，同时也可归为脂肪代谢障碍，这并不矛盾，我们只需正确认识疾病的致病机制。

在新生儿期发病的常见代谢性疾病有 Crigler-Najjar 综合征、先天性肾上腺皮质增生症、甲基丙二酸血症、丙酸血病、尿素循环障碍、枫糖尿症、黑尿病、戊二酸血症Ⅰ型 / Ⅱ型、异戊酸血症等。

【临床特点】 由于 IEM 是一组因基因突变所致疾病，因此，在新生儿期就已经存在。但临床表现因基因突变所致功能蛋白（酶或受体等）功能

表 2-12　遗传代谢性疾病分类

代谢物质	主要相关疾病
糖代谢障碍	半乳糖血症、G6PD 缺乏症、糖原贮积症等
氨基酸代谢障碍	苯丙酮尿症、枫糖尿症、酪氨酸血症、蛋氨酸血症等
有机酸代谢障碍	甲基丙二酸血症、丙酸血症，异戊酸血症型、黑尿酸血症等
尿素循环障碍	瓜氨酸血症、精氨酸琥珀酸血症、鸟氨酸氨甲酰转移酶缺陷病等
脂肪代谢障碍	肉碱缺乏症、脂蛋白脂肪酶缺乏症
溶酶体贮积病	尼曼匹克病、黏多糖病、Farber 病、多种羧化酶缺陷等
线粒体病	细胞色素氧化酶缺陷、高乳酸血症、氧化磷酸化病等
过氧化物酶体病	新生儿肾上腺脑白质病、脑 - 肝 - 肾综合征、肢根点状软骨发育不良等
核酸代谢障碍	莱施 - 奈恩综合征、着色性干皮病等
金属元素代谢障碍	肝豆状核变性
维生素代谢障碍	遗传性维生素 D 依赖性佝偻病、生物素酶缺乏症等
其他	先天性肾上腺皮质增生症、Crigler-Najjar 综合征等

下降的程度，以及所致代谢紊乱导致蓄积产物的毒性不同等而存在极大的差别，绝大多数在1岁以内发病，部分在新生儿期发病。通常在进食后和/或某种诱因(感染、药物)下发病，症状多为非特异性。主要表现：消化系统：喂养困难、腹泻、呕吐、体重不增等；神经系统：反应差、吸吮乏力、肌张力低下或增高、意识障碍，甚至惊厥等；呼吸系统：气促、呼吸衰竭等；其他：黄疸消退延迟、皮肤色素沉着、肝脾大、特殊气味、畸形，甚至猝死等。

【诊断】

(一)临床表现

1. **考虑遗传代谢病** 出生时情况良好，生后一段时间正常，突然出现行为和喂养异常，不明原因的惊厥或肌张力低下，异常气味。

2. **高度怀疑遗传代谢病** 持续反复性的呕吐、体重不增或下降、黄疸或肝大、呼吸暂停或呼吸困难、反应差(婴儿或儿童出现间歇性反应差也应高度重视)、出血、脓毒症(特别是大肠埃希菌感染)、有新生儿期或婴儿期不明原因死亡家族史等，但常规检查原因不明者。

(二)实验室检查

1. **常规检查** 不明原因的持续的酸中毒、血乳酸增高、反复低血糖、贫血、肝功能异常、电解质异常、高氨血症、肌酸激酶显著增高、胆固醇增高、血脂增高、长期尿酮阳性等。此外，无法解释的外周血中性粒细胞和血小板减少要注意甲基丙二酸血症可能。

2. **特异性检查** 是基于一线检查结果进行的相对特异性的检测。

(1)血串联质谱分析：主要是通过分析血液中氨基酸和酰基肉碱水平来诊断有机酸、氨基酸和脂肪代谢障碍。

(2)尿液：①尿气相色谱质谱分析：结合血串联质谱分析来诊断有机酸代谢障碍；②尿乳清酸测定：用于尿素循环所致高氨血症的诊断。

(3)生物素酶活性分析。

(4)组织活检：通过组织活检可以了解组织的病理变化以及测定组织中某些酶的活性，从而对某些代谢性疾病进行诊断。

(5)基因诊断：由于基因测序技术和外显子捕获技术的发展，现已实现高通量分析处理生物信息，使检测成本进一步降低而检测速度有了极大的提高，有替代质谱分析和单基因检测的趋势。但基因检测结果中的突变并非每个均有临床意义，可能是误差。因此，在基因检测时必须进行父母基因验证，解读报道时应结合临床，广泛查阅文献，才能得到正确的诊断。

3. **其他辅助检查** 影像学、脑电图、肌电图等检查，均对某些代谢性疾病的诊断有一定帮助。

【治疗】 遗传代谢病的致病机制是基因突变所致编码的酶蛋白或其他功能蛋白缺陷，相关代谢障碍导致代谢底物的蓄积和代谢产物的缺乏致病。治疗原则是限制代谢底物的摄入、补充机体需要的代谢产物、对症治疗、基因治疗。

1. **停止喂养** 临床上出现高氨血症、严重酸中毒或惊厥，以及高度怀疑氨基酸代谢障碍或有机酸代谢障碍时，应立即停喂养，仅给予葡萄糖维持。

2. **对症处理** 纠正酸中毒、电解质紊乱，对高氨血症必要时可以进行血液透析，控制惊厥，维持重要器官功能和生命体征等。

3. **饮食治疗** 当代谢障碍疾病种类明确后，可给予相应的特殊饮食来限制代谢底物的摄入。几种常见代谢性疾病的饮食限制，见表2-13。

4. **补充酶辅助因子** 机体代谢中，酶蛋白发挥酶促反应时，还需要辅酶及辅酶因子的参与，因此，补充相应的辅酶因子对部分代谢性疾病有效(表2-14)。

5. **酶补充治疗** 随着生物技术的发展，现已有少数几种蛋白酶得以人工合成并成功用于临床，使这些疾病可以得到有效控制。如Fabry病、黏多糖病Ⅰ型/Ⅱ型、糖原贮积病Ⅱ型等。

表2-13 几种代谢性疾病的饮食限制

疾病	饮食限制	疾病	饮食限制
甲基丙二酸血症、丙酸血症	异亮、缬、蛋、苏氨酸	同型胱氨酸尿症	蛋氨酸
枫糖尿病	亮、异亮、缬氨酸	肝肾酪氨酸血症	苯丙氨酸、酪氨酸
尿素循环障碍、异戊酸血症	蛋白质	戊二酸血症Ⅰ型	赖氨酸、色氨酸

表 2-14　酶辅助因子制剂的适应证

辅助因子	剂量(mg/d)	适应证
维生素 B_1	30~1 000	枫糖尿症、高乳酸血症、mtDNA
维生素 B_2	100~300	戊二酸血症Ⅰ/Ⅱ型、PDH
维生素 B_6	50~500	高乳酸血症(线粒体病)、维生素 B_6 依赖症,50% 同型胱氨酸尿症
维生素 B_{12}	1~10	线粒体病、甲基丙二酸血症 cb1A/cb1B 型、甲基丙二酸血症合并同型半胱氨酸血症 cb1C/cb1D 型
叶酸	15	KSS、同型胱氨酸尿症Ⅲ、遗传性叶酸缺乏症
生物素	100/5~50mg/(kg·d)	多种羧化酶缺乏症、生物素缺乏症
维生素 C	300	黑尿症
维生素 K_1	0.36mg/(kg·d)	线粒体病
维生素 E	200~400IU	线粒体病
左旋肉碱	30~100	有机酸代谢障碍、脂肪酸氧化障碍、高乳酸血症
辅酶 Q_{10}	30~200	高乳酸血症
甘氨酸	150mg/(kg·d)	异戊酸血症

6. **骨髓或器官移植**　随着器官移植和干细胞移植技术的不断提高,现已广泛用于遗传代谢性疾病的治疗。如肝移植是治疗糖原贮积症Ⅰ型、尿素循环障碍、肝豆状核变性、CN-I 型的重要方法;对黏多糖病、过气化物酶体病等早期输入正常人骨髓也获得了较好的效果。

7. **基因治疗**　理论上来说,基因治疗是先天性遗传代谢病最根本的治疗方法。目前,对腺苷脱氨酶缺乏症在实验室及临床研究中已获成功。但由于基因治疗需要病毒作为载体,且受诸多理化因素的影响,也受伦理的限制,用于临床还有极大的困难。

【预防】 大部分的遗传代谢性疾病仍没有良好的治疗方法,有效预防可以极大减少该类疾病出现。现遗传代谢病的预防分为三级。

1. **一级预防(遗传咨询)**　对于高危家庭予以遗传咨询,避免近亲结婚。对有严重显性遗传病的家庭劝其不生育。

2. **二级预防(产前诊断)**　对已确诊生育 IEM 患儿的夫妇,首先应基因检测,了解患儿是新发突变还是遗传自父母,再根据疾病的遗传方式进行下一胎的风险评估。孕期进行绒毛或羊水细胞底物或代谢谱分析,还可以进行 DNA 诊断来筛选正常胎儿。

3. **三级预防(新生儿疾病筛查)**　许多遗传代谢性疾病在未发病的新生儿期,通过一定的方法筛查可以得到确诊,及时治疗可以极大地降低伤残率及伤残程度。目前我国法定的新生儿筛查项目仅限于 PKU、先天性甲状腺功能减退、蚕豆病、听力损伤。以下介绍几种新生儿期发病的常见遗传代谢性疾病。

二、有机酸代谢障碍

有机酸是一类氨基酸或脂肪代谢的中间产物,不属于糖、蛋白质或脂肪的生化复合物。而这类物质多为强酸,对机体的损伤严重,有些为致死性。目前已发现的有机酸代谢障碍病有 30 余种。

【临床特征】 有机酸代谢障碍的共同特征:

1. 重症患儿于生后不久就出现反应差、拒食、呕吐、惊厥、昏迷等症状。

2. 轻症或慢性患儿表现为体重不增、发育迟缓,有某种条件下诱发间断发作的伴酮症酸中毒的呕吐、低血糖、昏迷和抽搐等。

3. 实验室检查多有严重的代谢性酸中毒、血氨增高、血尿酮体和甘氨酸增高、外周血白细胞和血小板减少、贫血等。

【诊断】 有机酸代谢障碍的临床症状多为非特异的,因此,单靠临床表现和一般检查无法确诊,当临床上出现不明原因的上述临床症状时,应及时行特殊检查来及时确诊。检查方法包括:血串联质谱分析和尿色相质谱分析多可确诊,分型则需要基因检测和其他检查结合分析。

【治疗】

1. **禁食与静脉营养支持** 高度怀疑为有机酸代谢障碍时，应立即禁食，同时给予静脉营养支持，其静脉营养液以葡萄糖维持血糖稳定，可适量加入中性脂肪以保证热卡供应。48~72 小时后根据病情，再给少量氨基酸 0.25g/(kg·d)。

2. **清除蓄积的代谢产物** 腹膜透析是较好的方法。对异戊酸血症可静脉注射甘氨酸 250mg/(kg·d)和肉碱。

3. **对症治疗** 纠正代谢性酸中毒多用碳酸氢钠，但由于代谢障碍导致产酸过多，一般纠酸效果不佳，过度纠酸可导致高钠和高渗血症，因此，纠酸不追求达到正常，只需维持基本生命体征平稳，同时需严密监测电解质和血渗透压；控制惊厥、脑水肿等。

4. **补充维生素** 有机酸血症时，维生素剂量多需要大剂量补充，且不同种类的有机酸血症所需补充的维生种类也不同，但基本为 B 族维生素，主要是 B_1、B_2、B_6、B_{12}、生物素。B_1 用于枫糖尿症(10~200mg/d)；B_2 用于戊二酸血症 I 型；B_6 用于同型胱氨酸血症；B_{12} 用于甲基丙二酸血症(1~2mg/d)；生物素用于丙酸血症和多种羧化酶缺陷。

5. **L- 肉毒碱** 肉碱可以加速有机酸代谢产物的排出，减少氨的产生，从而可用于多种有机酸血症，包括甲基丙二酸血症、丙酸血症、戊二酸血症Ⅱ型、异戊酸血症等。剂量为 100~400mg/(kg·d)口服，或 25~100mg/(kg·d)加入 10% 葡萄糖液中 24 小时持续静脉输入。

6. **抗生素** 使用抗生素可减少肠道细菌产酸、产氨。

7. **甜菜碱** 100~500mg/(kg·d)，口服用于甲基丙二酸血症合并高同型胱氨酸血症。

8. **特殊饮食** 在有机酸代谢障碍种类明确后，需长期给予特殊饮食，来减少代谢底物的摄取，同时提供必要的营养素(表 2-13)。

【新生儿常见的几种有机酸代谢病】

(一) 甲基丙二酸血症

甲基丙二酸血症(methylmalonic academia，MMA)我国最常见的有机酸血症，为常染色体隐性遗传，发病率高达 1/(25 000~50 000)，随着血串联质谱分析和尿色相质谱分析的广泛应用和基因检测的临床化，该病的确诊率会有所提高，发病率有可能会进一步上升。其中合并高半胱氨酸血症型占 60%~80%。

1. **发病机制** 甲基丙二酸血症是因甲基丙二酰 CoA 变位酶(methylmalonyl-coa mutase，MCM)、甲基丙二酰异构酶缺乏或其辅酶腺苷钴胺(维生素 B_{12})代谢缺陷，导致 L- 甲基丙二酰在线粒体内无法代谢为琥珀酸 CoA 而蓄积，经水解转变为强酸性的甲基丙二酸(图 2-9)。

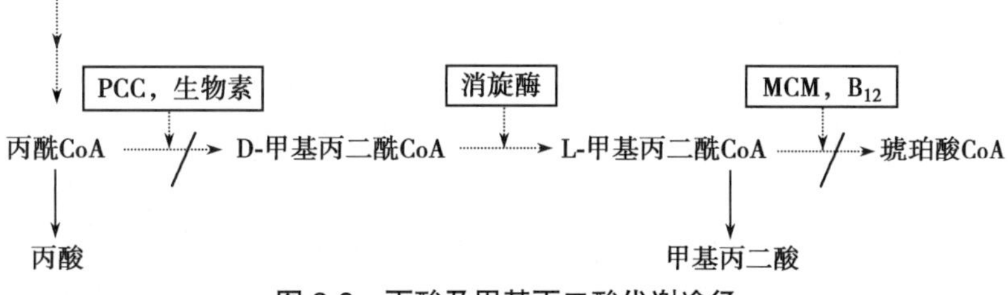

图 2-9 丙酸及甲基丙二酸代谢途径

2. **分型** 根据所缺乏酶的不同分为甲基丙二酰辅酶 A 变位酶缺乏(MUT)和维生素 B_{12} 代谢障碍型(cbl)，前者根据酶缺乏程度又分为完全缺乏(mut^0)和部分缺乏(mut^-)亚型，编码基因为 MUT，位于 6p21。后者包括 cblA、cblB、cblC、cblD、cblF、cblH 亚型，cblA、cblB、cblC、cblD、cblF 型相关基因分别为 *MMAA*(4q31.1-2)、*MMAB*(12q24.11)、*MMACHC*(1p34.1)、*MMADHC*(2q23)、*LMBRD1*(6q13)。近年来还发现了几种新的致病基因，包括 *HCFC1*(Xq28)、*MCEE*(2p13.3)、*SUCLG1*(2p11.3)、*SUCLG2*(3p14.3)、*ABCD4*(14q24)。其中 HCFC1 为 X 染色体隐性遗传，其他为常染色体隐性遗传。Mut、cblA、cblB、cblH 缺陷型仅表现为 MMA，cblC、cblD、cblF 缺陷型则表现为 MMA 伴同型半胱氨酸血症。我国单纯型 MMA 约占 30%，95% 为 MUT 型；合并型 MMA 约占 70%，其中 cblC 占 99%。

(1) 重型：以 mut^0 型最常见，多于出生后 2~3 天正常喂养后发病，以反应差、呕吐、气促、抽搐、昏迷等为主，如不及时禁食病情可迅速恶化，因致死性酸中毒且碳酸氢钠无法纠正而致死。

(2)中间型：婴儿早期发病，以中枢神经系统异常为主。

(3)间歇型：婴儿晚期或儿童期发病。多在感染、饥饿、高蛋白饮食、外伤、劳累等诱因下发病，多表现为乏力、呕吐，如未及时处理可导致昏迷等。

(4)晚发型：成人期发病，多表现为精神异常。

3. 实验室检查

(1)生化检查：血氨增高、血乳酸增高、严重且无法纠正的代谢性酸中毒。

(2)血常规：常可见白细胞和血小板减少。

(3)血氨基酸和酰基肉碱谱分析(血串联质谱分析)：可见丙酰肉碱(C3)明显增高，且与乙酰肉碱(C2)的比值增高。

(4)尿有机酸检测(尿气相色谱分析)：可见甲基丙二酸增高，可伴甲基枸橼酸和3-羟基丙酸增高。

(5)血同型半胱氨酸检测：可明确甲基丙二酸血症是否合并高同型半胱氨酸血症。

(6)酶学检测：利用高效液相色谱法检测患儿外周血白细胞甲基丙二酰辅酶A变位酶活性，还未应用于临床。

4. 诊断

(1)临床诊断：①临床症状；②血串联质谱分析示丙酰肉碱(C3)增高且与乙酰肉碱(C2)比值(C3/C2)增高即可明确诊断。同时根据外周血同型半胱氨酸水平来了解是否合并高同型半胱氨酸血症。

(2)基因诊断：由于MMA的致病基因较多，在基因检测时应包含所有相关的基因，以免遗漏。根据基因检测结果可以准确分型。单纯型MMA中*MUT*基因突变为主，以c.729-730insTT(p.D244LfsX39)突变最常见(16.5%)；合并型MMA中99%为*MMACHC*基因突变所致，以c.609G>A(p.W203X)突变最常见，其次为c.658>660del AAG(p.K220del)突变。基因诊断标准：①MMA基因检测到2个致病突变，且血C3/C2增高和/或尿甲基丙二酸或甲基枸橼酸增高。②MMA基因检测到1个致病突变，血C3/C2增高和/或尿甲基丙二酸或甲基枸橼酸增高，排除丙酸血症和继发性血C3增高、尿甲基丙二酸增高。上述任一条均可诊断。

(3)维生素B_{12}诊断性治疗：通过维生素B_{12}负荷试验，可以判断是否为维生素B_{12}依赖型。方法为维生素B_{12}1.0mg肌内注射，每天一次，连续3~5天，复查血串联质谱和尿色相质谱，如C3、C3/C2、尿甲基丙二酸水平下降50%即为维生素B_{12}依赖型，预后良好。

5. 产前诊断

(1)基因诊断：在先证者基因突变位点明确的情况下，可行羊水细胞(孕16~20周)、胎盘绒毛膜细胞(孕9~14周)、孕妇外周血无创产前基因检测(孕16~20周)。如无先证者的基因检测结果，有先证者血的DNA，可通过家系连锁分析法进行产前诊断。还可让夫妻双方体外受精，从体外受精第3天的卵裂球取1~2个细胞或第5~6天的囊胚取3~10个外滋养细胞进行基因检测。

(2)羊水代谢物检测：在没有先证者基因检测结果和血DNA情况下也可进行。孕16~20周时，利用串联质谱检测羊水C3、C3/C2水平，气相色谱质谱检测羊水甲基丙二酸和甲基枸橼酸水平。如为合并型MMA，还可检测羊水总同型半胱氨酸水平。

(3)产前诊断标准：①检测到MMA相关基因2个致病突变位点，结合先证者基因结果，符合遗传规律；②检测到MMA相关基因1个致病突变位点，且羊水C3/C2值伴或不伴甲基丙二酸、甲基枸橼酸增高，或同型半胱氨酸增高；③羊水C3/C2值显著增高，伴或不伴甲基丙二酸、甲基枸橼酸增高峰，或同型半胱氨酸增高。以上任一条均可诊断。

(二)丙酸血症

丙酸血症(propionic acidemiam，PA)是由编码线粒体丙酰CoA羧化酶(propionyl-CoA carboxylase，PCC)亚单位基因*PCC-A*或*PCC-B*突变所致，*PCC-A*位于13q32，*PCC-B*位于13q21-22。临床表现和血串联质谱分析结果与甲基丙二酸血症极为相似。尿气相色谱分析有助于鉴别，尿3-羟基丙酸和甲基枸橼酸增多，而甲基丙二酸血症则为甲基丙二酸增高。通过绒毛或羊水细胞酶活性测定或PCC-A/PCC-B基因检测进行产前诊断。

(三)异戊酸血症

异戊酸血症(isovaleric acidemia，IVA)是由于*IVD*基因突变导致线粒体中的异戊酰CoA脱氢酶(isovaleryl-CoA dehydrogenase，IVD)缺乏，导致亮氨酸代谢途径中的异戊酸不能转变为3-甲基巴豆酸，异戊酸和异戊酸 CoA 在体内蓄积，产生神经系统毒性作用而发病。*IVD* 基因位于 15q14-15。根据 IVD 缺乏程度不明，临床表现不同可分为急性型和慢性间歇型。在新生儿期发病者为急性型，表现为出生后 1 周内（2~6 天）出现呕吐、喂养困难、反应差、嗜睡、抽搐等。实验室检查可见外周血白细胞和血小板减少、血氨增高、酸中毒、高血糖、低钙等，其排泌物有汗脚味。血串联质谱和尿有机酸分析可见血异戊酰肉碱和尿异戊酰甘氨酸水平增高而临床诊断。基因检测可最终确诊。慢性间歇型在婴儿期发病。产前诊断有赖于 *IVD* 基因检测结合羊水异戊酰甘氨酸测定或羊水细胞酶学测定。

（四）戊二酸血症

戊二酸血症Ⅰ型（glutaric acidemia，GA-1）：*GCDH* 基因突变导致编码的线粒体中戊二酰 -CoA 脱氢酶（glutaryl-CoA dehydrogenase，GCDH）缺乏，赖氨酸、色氨酸代谢途径中断，戊二酸、戊二酰 -CoA、3-OH- 戊二酸、戊二酰肉碱等在体内蓄积而发病。*GCDH* 基因位于 19p13.2。临床上以出生后不久出现喂养困难、呕吐、抽搐、酸中毒、血氨增高、智力低下为特征。血串联质谱分析可见戊二酸肉碱增高，尿有机酸分析可见 3-OH- 戊二酸及戊二酸肉碱增高而临床诊断。*GCDH* 基因检测和酶活性测定可确诊。

（五）多种羧化酶缺陷病

多种羧化酶缺陷病（multiple carboxylase deficiency，MCD）是因 *HLCS* 基因突变导致编码的全羧化酶合成酶缺乏 MLCS，也可由 *BTD* 基因突变导致生物素酶缺乏所致。*HLCS* 和 *BTD* 基因分别位于 21q22.13 和 3p25。前者多于新生儿期发病，表现为喂养困难和呕吐、肌张力低下、惊厥、皮肤损伤、尿味异常、乳酸性酸中毒、高氨血症等，尿有机酸分析示 3- 羟基异戊丙酸和 3- 羟基丙酸水平增高，而血生物素水平正常，确诊需靠 *HLCS* 基因检测和酶学检测。后者则多在婴儿后期发病，以酸中毒、高氨血症为特征，确诊需行 *BTD* 基因检测。

三、氨基酸代谢障碍

【枫糖尿病】

（一）发病机制

枫糖尿病（maple syrup urine disease，MSUD）是由于线粒体内复合酶中的 α- 酮酸脱氢酶（BCKD）缺陷导致 3 种支链氨基酸的酮衍生物脱羧障碍所致（图 2-10）。有学者也将其划分为有机酸代谢障碍类。

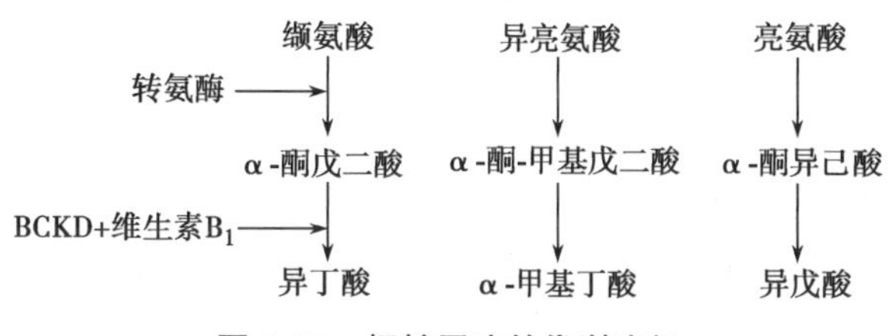

图 2-10　枫糖尿病的代谢途径

酶复合体由含有 24 个相同的双氢脂酰转环酶亚基、支链 α- 酮酸脱羧酶（E1）、特异性激酶（E3）和特异性磷酸酶组成。该复合酶系统的缺陷可导致 BCKD 活性降低。MSUD 相关基因主要有 E1-α 亚单位相关的基因 *BCKDHA*（19q13.1-2）、E1-β 亚单位相关的基因 *BCKDHB*（6q14.1）、二氢硫辛酰胺酰基转移酶（E2）相关的基因 *DBT*（1p31）、二氢硫辛酰胺酰基脱氢酶（E3）相关基因 *DLD*（7q31-32）。其遗传方式为常染色体隐性遗传，但存在遗传异质性。基因型与临床表型有较强的相关性，严重表现型多与 *BCDKHA* 基因突变相关，而轻型多与 *BCDKHB* 或 *DB*T 基因突变相关。

（二）临床表现

MSUD 的临床表现因 BCKD 复合体活降低程度不同而存在较大的差异，以尿、汗、耵聍中有特殊的枫糖味为特征。根据 BCKD 活性缺乏（或酮酸脱羧酶缺乏）或不足所致，可分为 5 型：经典型、间歇型、中间型、维生素 B 反应型和 E3 缺乏型，其酶活性分别为正常人的 0~2%、5%~20%、3%~30%、30%~40% 及 5%~10%。

1. **经典型**　又称新生儿型，是最常见且最严重的一型。出生 1 周后出现酮症酸中毒的症状，表现为喂养困难、呕吐、惊厥、肌无力或肌张力增高、昏迷等；实验检查有代谢性酸中毒、低血糖，尿 DNPH 试验会出现黄色沉淀，尿三氯化铁试验呈灰绿色等；氨基酸分析示血亮酸水平显著增高（可达 1 000~5 000μmol/L），异亮氨酸、缬氨酸水平增高，丙酸水平降低。如未及时诊断和治疗，多在数周或数月内死亡，且即使得到及时治疗，也可能出现智力低下和神经系统受损的后遗症（如运动障碍甚至瘫痪）。本型以 E1-α、E1-β、E2 亚单位缺陷为主。

2. **间歇型**　此型常在手术、感染、呕吐等应激下诱发，其临床表现与经典型相似，程度多较经典型轻，血亮氨酸水平 50~1 000μmol/L。以 E2 亚单位缺陷为主。间歇期可耐受正常饮食，应避免暴饮暴食。

3. **中间型** 多在 5 个月后发病，以较轻的神经系统症状为主，血亮氨酸水平 400~2 000μmol/L。以 E1-α、E1-β 亚单位缺陷为主。可试用维生素 B_1，需限制饮食。

4. **维生素 B_1 有效型** 临床与轻型相似，但用维生素 B_1 有效。可能为 *BCKDH*、*DBT* 基因突变导致维生素 B_1 连接点功能异常所致。维生素 B_1 用量为 100~500mg/d，用药 3 周以上出现效果，应限制饮食。

5. **E3 亚单位缺陷型** E3 除与 BCKD 活性相关外，还与丙酮酸脱氢酶、α- 酮戊二酸脱氢酶活性相关，除与中间型相似症状外，还有乳酸性酸中毒，神经系统症状相对严重。尿中乳酸、丙酮酸、α- 酮戊二酸增高。

（三）诊断

1. 临床表现，以及尿、汗液等有特殊的枫焦糖味。

2. 气相色谱 - 质谱分析检测血、尿、脑脊液的氨基酸和有机酸水平。

3. 基因检测。

【黑尿症】 黑尿症（alkaptonuria）是由于 *HGD* 基因突变导致尿黑酸 -1,2- 双（加）氧酶活性降低，黑尿酸氧化障碍使黑尿酸在血中蓄积产生软骨和心瓣膜毒性损伤。该基因位于 3q21-23，为常染色体隐性遗传。以尿液暴露于空气中后为黑色为其特征。早期可能仅表现为尿液变黑，成年后（多于 30 岁后）出现皮肤和巩膜色素沉着、骨骼疼痛、葡萄膜炎、尿石症、心脏瓣膜病等。诊断有赖于尿气相色谱 - 质谱分析和基因检测。治疗包括限制苯丙氨酸和酪氨酸的摄入，使用大剂量维生素 C。

【尿素循环障碍和高氨血症】

（一）发病机制

尿素循环又称鸟氨酸循环，是在肝细胞内发生的一系列生化反应，其功能是将蛋白质代谢过程中产生的氨生成尿素后经肾脏排出体外，其次是产生精氨酸。该反应共 5 步，前两步在肝细胞线粒体内完成，其他反应在肝细胞胞质中完成（图 2-11）。而氨还有一条代谢通路，就是在 N- 乙酰谷氨酸合成酶（NAG）作用下生成谷氨酸，再进一步代谢。因此，尿素循环过程中的任一酶和 NAG 的编码基因突变都将导致相关酶的缺乏使血氨无法代谢，而发生高氨血症。

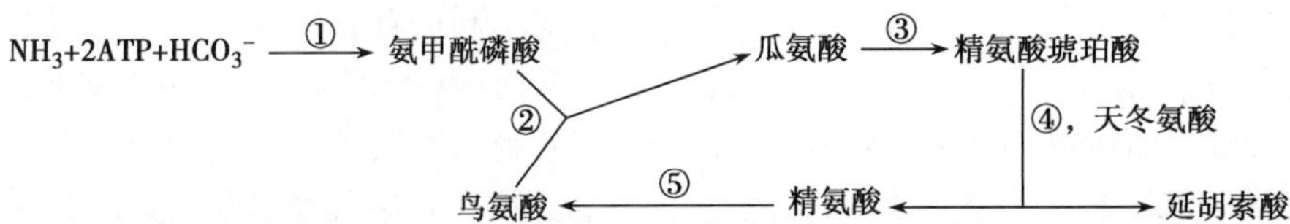

① 氨甲酰磷酸合成酶（CPS）；② 鸟氨酸转氨甲酰酶（OTC）；③ 精氨酰琥珀酸合成酶（ASS）；④ 精氨酸琥珀酸裂解酶（ASA）；⑤ 精氨酸酶（ARC）。

图 2-11 尿素循环

（二）分子病理

尿素循环障碍是该代谢过程中不同酶的缺乏可导致一系列疾病，包括：①氨甲酰磷酸合成酶缺乏症，致病基因为 *CPS I*，位于 2q35；②鸟氨酸氨甲酰转移酶缺乏症，致病基因为 *OTC*，位于 X21.1；③瓜氨酸血症Ⅰ型，致病基因为 *ASS*，位于 9q34.1；④精氨酸琥珀酸尿症，致病基因为 *ASL*，位置可能是 7cen-q11.2；⑤高精氨酸血症，致病基因为 *ARG1*，位于 6q23；⑥瓜氨酸血症Ⅱ型，又名 Crtrin 缺陷病，致病基因为 *SLC25A13*，位于 7q211.3，是因该基因突变导致编码的 Citrin 蛋白缺乏，影响线粒体内天冬氨酸在线粒体与胞质间的穿梭，使胞质内天冬氨酸缺乏，瓜氨酸代谢为精氨酸琥珀酸受阻而致病；⑦ N- 乙酰谷氨酸合成酶缺乏症，致病基因 *NAGS*，位于 17q21.31，是由于该基因突变导致编码的功能蛋白 NAGS 不足，使促催化的代谢产物 N- 乙酰谷氨酸（NAG）缺乏，NAG 是 CPS I 的变构激活酶，从而使 CPS I 水平虽正常，但活性低下而致病；⑧ HHH 综合征（高鸟氨酸血症 - 高氨血症 - 高瓜氨酸尿症综合征，又名鸟氨酸转位酶缺乏症），致病基因为 *SLC25A15*，位于 13q14，是由于该基因突变导致编码的鸟氨酸转位酶缺乏，使鸟氨酸无法自胞质转移至线粒体内，使氨甲酰磷酸代谢为瓜氨酸受阻，使鸟氨酸和血氨增高。此外，由于瓜氨酸是一种非蛋白质氨基酸，在体内不能合成氨基酸，而许多食物中（主要是瓜果类）中均含有瓜氨酸，当尿素循环中断后，虽内源性瓜氨酸减少，但仍会导致血中瓜氨酸增高，最终导致鸟氨酸、氨、瓜氨酸一同增高而引发 HHH 综合征。

（三）临床表现

不同疾病所致的尿素循环障碍与高氨血症，虽所缺乏的酶不同，体内蓄积的毒性物质也有区别，但临床症状极为相似（除瓜氨酸血症Ⅱ型），其发病早晚、严重程度与酶缺乏程度、血氨水平密切相关，发病越早病情越重。血氨在 100~200μmol/L 时，仅有轻度的神经兴奋和呕吐表现；血氨在 200μmol/L 左右时，会出现意识障碍、惊厥等；血氨在 300~400μmol/L 时，会出现昏迷。

1. **新生儿高氨血症**　多为酶完全缺乏，于生后 3~6 天内正常进食后发病，表现为喂养困难、呕吐、低体温、反应差、肌张力低下，继而气促、惊厥、昏迷、前囟隆起等，血氨多在 300μmol/L 以上，如不及时诊断和治疗多死于脑水肿。由于症状无特异性，而血氨增高和呼吸性碱中毒是其特点，当出现不明原因的上述症状时应及时查血氨，以免漏诊。

2. **晚期高氨血症**　多于进食大量蛋白质或感染等诱因导致高分解代谢时出现血氨增高，多于儿童或成人期发病，发病期症状与新生儿类似。

3. **瓜氨酸血症Ⅱ型**　通常在成人期出现症状，主要是神经系统受累，表现为意识错乱、行为异常（易激惹、喜攻击、过度亢奋等）、腹泻、睡眠障碍、癫痫和昏迷等。可在感染、某些药物、饮酒后诱发。

（四）诊断与鉴别诊断

根据临床症状，考虑高氨血症时，及时查血气、血氨，如血氨增高再行血氨基酸分析、尿有机酸分析、尿乳清酸测定和基因检测，进一步确定具体的疾病型（图 2-12）。

（五）治疗

1. **对症支持治疗**

（1）停止蛋白质摄入；以葡萄糖提供足量热卡来减少蛋白质的分解。

（2）促进蛋白质的合成代谢，足量输液，10% 葡萄糖 8~12mg/（kg·min）或在该液体中适时加入中性脂肪酸（1g/kg）和氨基酸（0.25g/kg）。

（3）适量应用抗生素并保证大便排出正常，以减少肠道产氨。

（4）控制脑水肿和呼吸衰竭、惊厥等。

2. **尽快清除血氨和其他有毒代谢产物**　血液透析、腹膜透析、血浆置换均有较好的疗效，无条件时，可先行交换输血。

3. **改变代谢途径**　由于所有尿素循环障碍患儿血精氨酸水平均低，且精氨酸有助于 ASA、ASS 缺乏时废氮的排出。而苯甲酸和苯乙酸可以与甘氨酸和谷氨酸盐结合，生成可排出体外的马尿酸和苯乙谷氨酸盐，从而减少体内氨的产生。

（1）CPS-I 和 OTC 缺陷：负荷量：L- 精氨酸 200mg/kg+ 苯甲酸钠 250mg/kg+ 苯乙酸钠 250mg/kg，

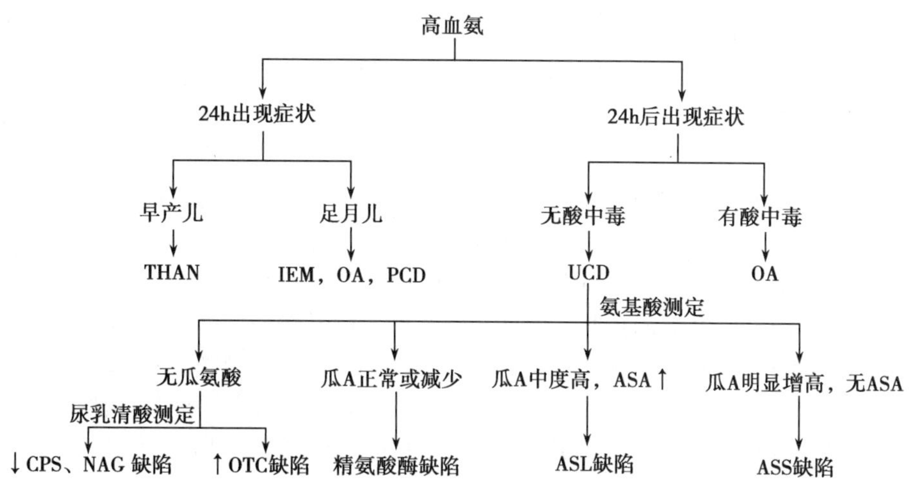

图 2-12　高氨血症鉴别诊断

加入10%葡萄糖25ml/kg，于1.5小时内静脉输入，再每天给予同等剂量24小时静脉维持，透析治疗中也需维持，直到血氨正常后改口服，剂量不变。

(2)瓜氨酸血症、精氨酸琥珀酸血症：L-精氨酸血用量需增加到600mg/kg，其他同前。而轻症精氨酸琥珀酸尿症可单用精氨酸。

4. **缓解期治疗** 限制蛋白质摄入，应控制在0.5~1.5g/(kg·d)。

5. **肝移植** 是此类疾病的根治方法。

(六)预后与预防

新生儿期起病者，预后差，存活者均有后遗症。晚期发病者，如在昏迷前治疗，预后较好，但感染等其他诱因可诱发急性发作，甚至发展为高氨血症危象。先证者基因型的确定和产前基因诊断是预防的方法。

四、线粒体和脂肪酸氧化障碍病

线粒体有机体能量工厂之称，其主要功能是脂肪酸β氧化与糖经电子转运链产生ATP。该类疾病种类繁多，根据其代谢的不同可分为脂肪酸β氧化障碍病和线粒体能量代谢病两大类。前者常归为脂肪代谢障碍类。新生儿期严重的致死性线粒体病主要有肉碱循环障碍、长链和极长链酰基CoA脱氢酶缺陷、长链3-OH-酰基CoA脱氢酶缺陷、丙酮酸代谢缺陷、线粒体电子呼吸链或转运链缺陷几个方面。

脂肪酸在线粒体内的β氧化途径十分复杂，主要分三个步骤：①肉碱循环，为脂肪由肉碱载入线粒体，合成酰基CoA。②β氧化循环，酰基CoA经多次β氧化降解为乙酰基CoA，同时产生ATP。③酮体合成，乙酰基CoA转化为酮体进入三羧酸循环产生ATP。由于脂肪酸不能氧化提供ATP，只能由糖酵解供能，导致糖的过度利用而出现低血糖；生酮障碍而致尿酮低。因此该类疾病的共同特征是低酮性低血糖。在长期饥饿时可发生严重的致死性低血糖昏迷。由于长期能量供给不足，可引发心、肝、脑等重要脏器的损伤。基因检测是诊断的关键，串联质谱分析对部分疾病诊断有帮助。治疗以低脂高糖喂养、补充肉碱为主。新生儿期发病的主要有肉碱棕榈酸转移酶Ⅱ缺陷病、戊二酸血症Ⅱ型、长链和极长链酰基CoA脱氢酶缺陷、丙酮酸脱氢酶复合物缺陷病、丙酮酸羧化酶缺陷等。

【戊二酸血症Ⅱ型】

1. **病因** 戊二酸血症Ⅱ型(glutaric acidemia Ⅱ, GA-Ⅱ)是由于线粒体内一组酰基CoA脱氢酶电子受体缺陷，使脂肪酸氧化障碍，导致体内戊二酸蓄积，供能障碍而发病。这类电子受体部分由线粒体基因编码，因此，有时核基因检测结果可能为阴性，需行线粒体基因检测。最主要的电子受体是电子转运黄素蛋白(ETF)、ETF脱氢酶、ETF泛醌氧化还原酶(ETF-QO)，相应的致病基因为*ETFA*(15q23-25)、*ETFB*(19q13.3)、*ETFDH*(4q32-qter)。为常染色体隐性遗传。

2. **临床分型** 临床上根据表型不同分为3型。

(1)伴先天畸形的新生儿发作型：为特殊面容(头大，前额高，鼻梁低平而短，还可见耳郭畸形)，其畸形(肺发育不良、脑发育不良、多囊肾、外生殖器畸形、腹壁肌肉缺损等)；生后2~3天出现肌张力低下、反应差、肝大等，有特殊的汗脚味；实验室检查示严重的低酮性低血糖、乳酸酸中毒、高血氨。

(2)不伴先天畸形的新生儿发作型：除没有先天畸形，其他同前。

(3)晚发型：于新生儿期后起病。病情轻重不一。多为反复肌张力低下、肌痛、食欲缺乏、呕吐、低血糖、代谢性酸中毒、肝大等。

3. **诊断** 在疾病发作期行尿有机酸分析及基因检测可确诊。

【肉碱棕榈酸转移酶Ⅱ缺乏症】 肉碱棕榈酸转移酶Ⅱ缺乏症(carnitine palmityl transferase Ⅱ deficiency, lethal neonatal, CPT2缺乏症)是由于肉碱循环障碍性疾病，由于*CPT2*基因突变导致长链脂肪酸不能转运入线粒体进行β氧化产生ATP而发病，是一种致死新生儿型疾病。*CPT2*基因位于1p32.3。出生后2天之内发病，表现为严重的低血糖、肌张力低下、肝大、心脏增大、心律失常、呼吸暂停、惊厥，随后出现肉碱缺乏而导致生长发育障碍。实验室检查：低酮性低血糖、血氨轻度增高、血总肉碱和游离肉碱水平均下降。确诊需行*CPT2*基因检测。治疗以高糖、低脂饮食为主，特别是控制长链脂肪酸的摄入。

【丙酮酸脱氢酶复合物缺陷病】 丙酮酸脱氢酶(PDH)复合物缺陷病，是由于该酶复合物缺陷导致线粒体能量代谢障碍而致病(图2-13)。PDH包含3个主要亚单位，分别为E1(α,β)、E2、E3，致病基因分别为E1α(Xp22.1-22.1)、E1β(3p13-q23)、E3

(7q31-32)。重症在新生儿期即可发病,表现为精神反应差、肌张力低下、惊厥、昏迷等,血气示严重的酸中毒,多在6个月内死亡。轻症者一般在6个月后出现症状,以智力低下、小头畸形、肌张力低下为主,50%患儿在3岁内死亡。

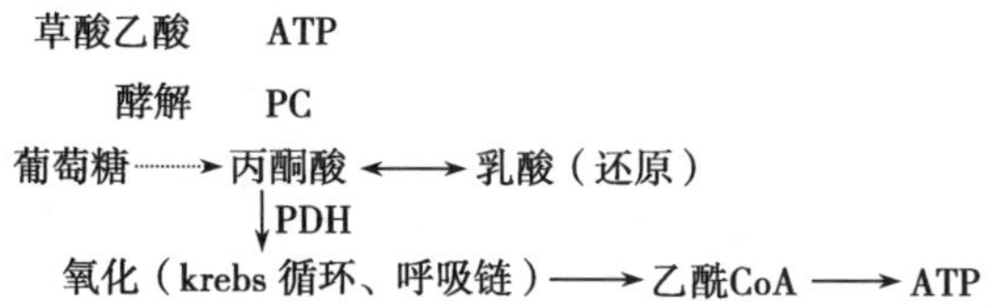

草酸乙酸　ATP
酵解　PC
葡萄糖 ⋯⋯→ 丙酮酸 ←——→ 乳酸(还原)
↓PDH
氧化(krebs 循环、呼吸链)——→ 乙酰CoA ——→ ATP

图2-13　线粒体能量代谢

【丙酮酸羧化酶缺陷病】 丙酮酸羧化酶(PC)是一种生物素依赖性功能酶,由于编码基因缺陷或依赖因子的缺陷可导致PC缺乏或活性不足,导致丙酮酸羧化障碍,不能正常产生ATP而致病。根据病情严重程度分为A、B两型。新生儿期发病的为B型,临床表现为严重的乳酸性酸中毒,部分可伴有脑发育畸形或面部畸形;A型症状相对较轻,多在3~6个月发病,以间断酸中毒为主要表现。实验室检查:血尿乳酸增高,而酮酸可增高也可降低,但乳酸/丙酮酸比值增高;丙氨酸增高,可伴高氨血症、低血糖等。诊断需基因检测。

五、其他类代谢性疾病

【糖原贮积症Ⅰ型】 糖原贮积症Ⅰ型(Vib Guerje disease,GSD)根据缺陷的酶不同分为GSDIa和GSDIb两型。前者是由于葡萄糖-6-磷酸酶(G6PC缺乏,导致糖原分解为葡萄糖的最后一步,由葡萄糖-6-磷酸转变为葡萄糖的过程障碍,使糖原无法分解为葡萄糖进行氧化供能而发病。为常染色体隐性遗传。后者是由于葡萄糖-6-磷酸转移酶(G6PT1)缺陷导致葡萄糖-6-磷酸在内质网上的转移障碍,使葡萄糖-6-磷酸不能进入代谢池进行代谢供能而发病。新生儿期以GSDIa多见,*G6PC*基因位于17q21。临床以反复低血糖、进行性肝大、乳酸性酸中毒为主要表现。但由于新生儿期,甚至婴儿期喂养频率高,低血糖可能不明显而易忽略而延误诊断。GSDIb相对少见,临床症状与GSDIa相似,但常伴有粒细胞减少而易反复感染、多发脓肿等。诊断需行基因检测或肝活检行G6PC酶活性测定。治疗以维持血糖稳定为主,但只能减轻或延缓疾病的进展和重要脏器并发症的进展。

【脑-肝-肾综合征】 脑-肝-肾综合征(zellweger综合征,ZS)是过氧化物酶体病中最严重的一种疾病。

1. **致病基因**　最常见的致病基因是*PEX1*,位于7q21,已发现的致病基因还有*PEX2*(8q21.11)、*PEX3*(6q24.2)、*PEX5*(12p13-31)、*PEX6*(6p11-21)、*PEX12*(17q21.1)、*PEX14*(1p36.22)、*PEX26*(22q11.21)。这些基因的突变导致过氧化物酶体生物合成障碍而致病。

2. **临床表现**　新生儿期表现为特殊面容(前额高而平、面平、囟门大、外耳畸形),颈部皮肤松弛,张力极低,发育落后,惊厥;眼病(角膜混浊、白内障、虹膜斑点等);多脏器发育异常,如脑(巨小脑回、神经元异位移行、胶质细胞增生、胼胝体发育不良)、肝(肝大、黄疸,肝囊肿等、)、肾(蛋白尿、肾囊肿),心(先天性心脏病)等。多于1岁内死亡。

3. **诊断**　确诊需要基因检测。

4. **治疗**　无有效治疗方法。

【MENKES病】 MENKES病(扭结发综合征)是一种生物合成缺陷病。因铜-转运ATP酶基因突变,导致该酶活性低下,结缔组织铜转运障碍,铜在结缔组织中沉积,使脑、皮肤、骨骼、毛发、血管等多系统受损。

1. **致病基因**　致病基因为*ATP7A*,位于Xq21.1。

2. **临床表现**　出生时即可见特殊面容(前额高,囟门大,小鼻,牙龈增生),皮肤松而软似天鹅绒样,随后在1个月内出现头发卷曲易断、低体温、肌张力低下,病情进行性加重而出现惊厥、昏迷。

3. **实验室检查**　X线检查可见骨质疏松,头骨见缝间骨,血生化检查可见血清铜和铜蓝蛋白降低。

4. **诊断**　确诊需行基因检测。

5. **治疗**　组氨酸铜200~1 000μg/d,可延缓疾病进展。多数于3岁内死亡,如在生后几天内开始治疗,部分可长期存活,且精神运动接近正常。

(李贵南)

第十九节　新生儿糖代谢紊乱

一、新生儿糖稳态

葡萄糖是胎儿期和出生后体内能量产生的最重要底物，不仅用于产生能量，还用于在肌肉和肝脏中建立糖原储备，在胎儿期最后 3 个月糖原储备增加最多。胎儿的葡萄糖消耗量[5~7mg/(kg·min)]高于新生儿[4~6mg/(kg·min)]和成人[2~3mg/(kg·min)]。正常情况下，胎儿没有内源性葡萄糖产生，而是来源于胎盘。新生儿的大脑约占葡萄糖消耗的 50%。大脑对葡萄糖的吸收不是胰岛素依赖性的，而是依赖在特定的葡萄糖转运蛋白帮助下形成的葡萄糖浓度梯度。这些蛋白水平在生命的第一周很低，随后会增加。在生命的最初几天，估计大脑的能量供应约有 70% 来自葡萄糖。除了葡萄糖以外，新生儿的大脑在某种程度上还可以用酮体和乳酸作为替代能源。但是新生儿最初的生酮水平较低，导致酮体水平低，因此乳酸可能在出生后的前两天成为更重要的燃料。在出生时，会发生全面的代谢适应，新生儿需要产生自己的葡萄糖，直到开始喂养为止。转化过程涉及几种激素，其中糖原、脂肪和蛋白质分解的开始（糖原分解、脂解、蛋白水解）产生内源性葡萄糖生成的底物（糖异生）。最新的数据表明糖异生不仅存在于肝脏中，也存在于肾脏等其他器官中。糖原分解和糖异生是出生后最初几个小时能量代谢的最重要来源。此后，脂解作用和随后的 β 氧化变得更加重要。尽管出生后代谢适应良好，但与年龄较大的儿童和成人相比，新生儿发生低血糖的风险更大：糖原储备有限，特别是早产或生长受限的婴儿中；在足月儿的生后前 1~3 天，早产儿相对更长时间，肝酶在糖异生和糖原分解中活性较低；大量的基础葡萄糖消耗与大脑与体重的比例增加有关；生后过度阶段胰岛素浓度过高，表明胰岛素释放的设定点发生了短暂的变化。

二、新生儿低血糖症

低血糖症是新生儿期最常见的代谢紊乱。然而，对于新生儿低血糖症的明确定义，尚无统一标准。目前国内多采用全血血糖低于 2.2mmol/L，作为新生儿低血糖的诊断标准，而低于 2.6mmol/L 为需要临床处理的干预值。

【病因】 新生儿由于以下一种或多种潜在机制而更容易发生低血糖：

1. **葡萄糖供应不足，糖原或脂肪储备低**　早产儿、宫内生长受限或小于胎龄儿因其出生时糖原储备少，脂肪组织少，且大脑相对较大而代谢需求增加，更容易发生低血糖。在超低出生体重儿（<1 000g）中，糖异生的相关酶以低水平表达。因此，他们产生内源性葡萄糖的能力较差，所以他们更容易出现低血糖。

2. **胰岛素生成过多或代谢需求增加导致葡萄糖利用增加**　糖尿病母亲婴儿和大于胎龄儿胎儿期胰岛素处于高水平，外周葡萄糖的利用增加，使他们在出生后即刻有发生低血糖的风险。胎盘通过易化扩散为胎儿提供直接的葡萄糖来源，从而使胎儿的葡萄糖浓度与母体水平呈正比。孕妇葡萄糖浓度的长期升高会导致胎儿高血糖，胰腺过度刺激，从而增加胎儿内源性胰岛素的产生。而胎儿胰岛素的高水平会在出生后持续存在，在没有持续的外源葡萄糖供应的情况下，导致葡萄糖的利用率增加进而出现低血糖。糖尿病母亲婴儿出生后动员糖原储备的能力降低，且儿茶酚胺水平低，相对的肾上腺皮质功能不全，进一步加剧了低血糖的风险。

3. **葡萄糖利用率增加**　围生期应激的新生儿（如胎儿窘迫、围生期缺血、母亲先兆子痫 / 子痫、败血症、低体温）或先天性心脏病的婴儿具有更高的能量代谢需求，增加了他们低血糖的风险。围产期应激会导致“低血糖高胰岛素血症”状态持续数天至数周，导致葡萄糖浓度持续低下，需要持续干预以维持血糖正常。

4. **药物因素影响**　产妇分娩期间服用药物，如 β 肾上腺素能保胎药物、丙戊酸、普萘洛尔和诱导麻醉药物，外源性胰岛素等药物均可能导致新生儿低血糖。

5. **内分泌及其他代谢性疾病**　生后 48 小时后的低血糖需注意潜在的内分泌及其他代谢性疾病。例如高胰岛素血症（先天性高胰岛素血症、Beckwith-Wiedmann 综合征、Soto 综合征等）、能量供应不足（先天性代谢性疾病导致糖原、氨基酸或游离脂肪酸不足）或皮质醇或生长激素缺乏（Costello 综合征、垂体功能低下、先天性肾上腺增生等）。

新生儿低血糖的母婴危险因素（表 2-15）。

表 2-15　新生儿低血糖母婴危险因素

母亲因素	婴儿因素
妊娠期糖尿病或妊娠期糖耐量异常	早产
子痫或妊娠期高血压	宫内发育迟缓或小于胎龄儿
过早妊娠，胎儿过大	大于胎龄儿
应用抗抑郁药物	围生期窒息，低体温，呼吸困难，败血症，先天性心脏病
应用宫缩抑制剂	延迟开奶
应用 β- 受体阻滞剂	胎儿先天性代谢性疾病或内分泌疾病
药物滥用	

【临床表现】 新生儿低血糖常缺乏典型的临床表现，常表现为反应差、哭声微弱、震颤、易激惹、惊厥、呼吸暂停或呼吸急促、嗜睡、喂养困难、吸吮无力、多汗、苍白、发绀、低体温等，无症状性低血糖更常见。

【诊断】 血糖测定是确诊和早期发现新生儿低血糖的主要方法，尤其对于无症状性低血糖尤为重要。对于存在母婴危险因素的婴儿应早期监测血糖。

【类型】

1. **早期过度型**　多见于窒息、重度溶血病、糖尿病母亲婴儿和延迟喂奶者，80% 的患儿血糖低而无症状。多发生于生后 6~12 小时内，只需补充少量葡萄糖<6mg/(kg·min) 即可纠正，常于 12 小时内达到正常血糖水平。

2. **继发性**　由某些原发病如窒息、硬肿症、败血症、低钙血症、低镁血症、中枢神经系统缺陷、先天性心脏病或突然中断高浓度葡萄糖输液等引起，低血糖症与原发病不易区别，如不检测血糖易漏诊。

3. **典型或暂时性低血糖**　发生于母亲患妊娠期高血压疾病或多胎，多为小于胎龄儿，80% 有症状，多见于出生时或生后 2~3 天，可伴发红细胞增多症、低血钙、中枢神经系统病变或先天性心脏病，新生儿期可反复发生低血糖。

4. **严重反复发作型**　多由于先天性内分泌或代谢性疾病引起，可伴有原发病如垂体发育不良、胰岛腺瘤、甲状腺功能亢进、亮氨酸过敏、半乳糖血症、糖原贮积症等临床表现。患儿对治疗的反应差，如孕妇曾经分娩过类似的患儿，再次怀孕时需要常规检查血、尿、雌三醇和其他相关检查预测本胎发病的可能。

【治疗】 治疗的最终目标是减少可能与低血糖有关的脑损伤和长期神经发育缺陷的风险。对所有的新生儿而言，尽早开始母乳喂养至关重要。对于有新生儿低血糖风险的无症状婴儿，建议在生后 1 小时内开始喂养，并在第一次喂养 30 分钟时进行初次血糖筛查。

1. **静脉输糖**　对于无症状者的处理尚存争议，目前国内处理原则一般为当血糖低于需要处理的界限值 2.6mmol/L 时，应静脉滴注葡萄糖液 6~8mg/(kg·min)，每小时监测 1 次血糖至正常。对于出现症状的低血糖患儿应立即静脉注射 10% 葡萄糖液 2ml/kg，速度为 1ml/min，随即静脉持续输入 10% 葡萄糖液，速度为 6~8mg/(kg·min)，根据血糖调节输糖速度至 10~12mg/(kg·min)。外周静脉输注葡萄糖的最大浓度为 12.5%，如果超过此浓度需要经中心静脉输液。治疗期间每 30~60 分钟监测 1 次血糖。如症状消失，血糖正常 12~24 小时，逐渐减少至停止静脉输注葡萄糖，并及时喂奶。生后 24~48 小时后溶液中应给生理需要量氯化钠及氯化钾。

2. **氢化可的松**　如果糖速>12mg/(kg·min) 血糖仍不能维持正常，可加用氢化可的松 5~10mg/(kg·d)。氢化可的松可减少周围组织对糖的利用，促进糖异生，增加胰高血糖素的作用。至症状消失，血糖恢复后 24~48 小时停止用药，激素疗法可持续数日至 1 周。在用氢化可的松之前应完善血糖、胰岛素和皮质醇检查，以检测下丘脑 - 垂体 - 肾上腺轴完整性。

3. **胰高血糖素**　对糖原储备充足的低血糖患儿可肌内注射胰高血糖素 0.02~0.3mg/kg（最大剂量 1mg），作用时间仅 2~3 小时，仅限于紧急暂时应用直至静脉输糖。其作用消失后血糖常下降，静脉输糖仍很重要。

4. **二氮嗪**　剂量 2~5mg/kg，每天 3 次口服，可用于持续高胰岛素血症的患儿，抑制胰岛素释放，一般在48~72小时起效。

5. **其他**　肾上腺素及生长激素罕用，仅用于治疗持续性低血糖。

6. **持续性低血糖**　低血糖持续7天以上或低血糖仍反复者为持续性低血糖，应检测胰岛素、生长激素、可的松、ACTH、TSH、胰高血糖素、血及尿氨基酸、尿有机酸、尿酮体等，进一步明确病因。

三、新生儿高血糖症

高血糖症（hyperglycemia）的诊断标准，目前国际上尚未统一。由于新生儿肾糖阈低，当血糖>6.7mmol/L时，即可出现糖尿。大多数教科书将足月儿全血血糖>7mmol/L、早产儿全血血糖>8mmol/L定义为新生儿高血糖。

【病因及发病机制】

1. **医源性高血糖**　是新生儿高血糖的一个重要原因，常见于早产儿。如葡萄糖输注速度过快、浓度过高，不正确的血糖测量方法导致错误评估血糖水平而补液等。

2. **糖代谢不稳定**　常见于早产儿或继发于败血症或应激，也常见于全静脉营养的小早产儿因糖耐受性差而引起的高血糖。

3. **糖稳态失衡**

(1)超低出生体重儿：因其肾功能不成熟和更多的水分流失，这些患儿有着更大的液体需求，也就意味着需要更多的液体和更多的糖。他们可能存在胰岛素抵抗和不成熟的胰岛应答，当其静脉输注葡萄糖时他们不能停止葡萄糖生成。

(2)早产儿/小于胎龄儿：输注葡萄糖的早产儿出现与胰岛素抵抗一致的胰岛素水平升高，可能由于其不成熟或外周受体的下调。暂时性高血糖也可见于糖稳态失衡的小于胎龄儿。

4. **败血症**　病因学包括应激反应、外周葡萄糖利用下降和胰岛素释放减少。与新生儿细菌血症相比，真菌血症更容易引起高血糖。高血糖可能是新生儿败血症的最早期表现。在假丝酵母感染的败血症中，血糖增高可能出现在早于临床症状的2~3天。

5. **高渗液体**　不充分的溶解可能导致高渗液体，进而引起新生儿暂时葡萄糖不耐受。胃肠炎引起的严重脱水可能引起高钠血症和高血糖。

6. **脂类输注**　新生儿在接受脂类输入时尽管输注的糖速很低也可能引起高血糖。脂类在右旋糖酐溶液中乳化。脂质成分可能与引起葡萄糖反应，降低外周葡萄糖的利用，抑制胰岛素的作用。

7. **应激**　疼痛，疼痛操作（静脉穿刺等），外科操作（手术和术后），NEC，急性颅内出血，缺氧，儿茶酚胺输注，呼吸困难，其他继发于皮质醇升高的高血糖。

8. **药物**　母亲产前应用糖皮质激素可能引起新生儿高血糖。可能引起新生儿高血糖的药物包括：咖啡因、茶碱（轻度升高）、类固醇（常见）、血管活性药物、苯妥英钠。

9. **新生儿糖尿病**　新生儿糖尿病在生后小于6个月发病，为基因缺陷引起而不是免疫缺陷病。遗传学分析新生儿糖尿病患儿6号染色体异常，*KCNJ11*和*ABCC8*基因异常。新生儿糖尿病患儿会出现代谢性酸中毒、酮症和糖尿。分为两型：

(1)暂时性新生儿糖尿病：基因异常（染色体6q24异常或KATP通道缺陷）导致胰岛发育异常引起。多数患儿为小于胎龄儿或宫内发育迟缓；在生后2天至6周内出现高血糖并需要胰岛素治疗。持续时间常大于2周，3~4个月后恢复。常见表现包括高血糖、脱水、糖尿、多尿、低胰岛素血症、酮症、代谢性酸中毒，无酮尿，正常或血尿暂时性的低C肽水平。33%的患儿有家族史，半数以上的患儿在青春期或成年后将发展为胰岛素依赖性糖尿病。

(2)永久性新生儿糖尿病：发病率较暂时性新生儿糖尿病低，发病于新生儿期且不恢复。基因异常（*KCNJ11*、*ABCC8*和*INS*基因）常见。与IUGR无关。

(3)胰岛素依赖性糖尿病：为一种自身免疫性疾病发病于儿童期或和青春期。

10. **特发性**　病因机制不清。

【临床表现】新生儿高血糖常无特异性临床症状。血糖升高显著或持续时间较长者可出现脱水、多尿、体重下降、发热等。严重的高血糖可引起颅内出血。

【诊断】主要依据全血血糖及尿糖监测。

【治疗】高血糖的标准治疗方法是减少摄入葡萄糖、应用胰岛素或两者结合。治疗高血糖的同时需注意维持合适的营养供给，促进宫外发育。

1. **初始管理**　查找引起高血糖的因素并去除。确保患儿没有接受过多的葡萄糖。降低葡萄糖的摄入。处理引起高血糖的所有可能因素（败血症、缺氧、疼痛、呼吸困难、药物)。

2. **过多的葡萄糖管理**

(1)尿糖阳性:尿糖≥+将增加渗透压变化的风险。逐渐下调静脉输注葡萄糖的浓度或减少输注的速度,下调速度为每2~4小时下调1~2mg/(kg·min)。多数未开始喂养的患儿需要5~7mg/(kg·min)的糖速以维持正常的血糖。需每隔4~6小时监测一次床边血糖,每次尿都需要测试尿糖。

(2)尿糖阴性:如果给予葡萄糖是为了增加能量摄入,在葡萄糖不随尿排出的前提下,轻度的血糖升高是可接受的。同样需每隔4~6小时监测一次床边血糖,每次尿都需要测试尿糖。

3. **葡萄糖代谢异常**　当一个新生儿出现高血糖,首先应考虑败血症。当出现败血症的临床表现,可给予抗生素治疗3天,血培养阴性后停药。

(1)降低葡萄糖浓度或葡萄糖输注速度直到血糖正常。不可应用浓度<4.7%的葡萄糖静脉输注,因为其低渗可能引起溶血进而导致高钾血症。

(2)尽早喂养:即使微量肠内营养也可以引起胰岛素的分泌。

(3)胰岛素:如果高血糖持续存在或出现渗透性利尿,需应用胰岛素。但是在何种血糖水平建议使用胰岛素,尚无统一标准(从10mmol/L至14mmol/L,也有个别报道建议大于16mmol/L)。胰岛素的应用有助于增加能量的摄入,提高葡萄糖的耐受性,促进体重增长。但也有文献报道新生儿期应用胰岛素将增加死亡率,增加2岁时行为及神经系统异常的风险。因胰岛素可引起低钾血症,因此在应用过程中需注意监测血清钾离子。

推荐剂量:

1)弹丸式给药:胰岛素0.05~0.1U/kg,15~20分钟静脉给入每间隔4~6小时给药一次。每隔30~60分钟监测血糖一次,如果应用2~3剂后血糖仍不理想则考虑静脉输注。

2)持续静脉输注:负荷剂量是胰岛素0.05~0.1U/kg,15~20分钟静脉输注,后持续静点0.01~0.1U/(kg·h)。每隔30~60分钟监测床边血糖,直至血糖正常。

3)胰岛素皮下注射0.1~0.2U/kg,每6~12小时给药一次。每隔60小时监测床边血糖,直至血糖正常。

4. **药物引起**　权衡和评估病情,如允许应停止应用引起高血糖的药物。

(富建华)

第二十节　新生儿常见电解质紊乱

一、钠离子紊乱

钠平衡障碍是最常见的电解质紊乱,人体钠离子主要存在于细胞外液。体液中钠含量的变化直接影响体液渗透压的改变,从而影响脱水的性质。根据血清钠含量的不同将脱水分为等渗性(血清钠为130~150mmol/L)、低渗性(血清钠<130mmol/L)和高渗性(血清钠>150mmol/L)。正常血清钠的维持除与每天摄入水及钠量有关外,主要与肾脏功能及体液中抗利尿激素(ADH)、醛固酮、利尿激素(心钠素)水平和交感神经系统功能调节有关。

【低钠血症】　血清钠离子浓度<130mmol/L称低钠血症(hyponatremia),是由多种原因所致的钠缺乏和/或水潴留引起的临床综合征。体液和体钠总量可以减少、正常或增加。低渗综合征均伴有低钠血症,但低钠血症的血浆渗透压亦可增高(高血糖症)或正常(高脂血症或高蛋白血症),即假性低钠血症。

(一)病因

1. **钠缺乏**　钠摄入不足和/或丢失增多,可引起失钠性低钠血症。

(1)孕母因素:孕妇妊娠高血压疾病应用低盐饮食,或在产前24小时或更长时间内连续应用利尿剂,通过胎盘引起胎儿利尿,体钠总量减少。

(2)肾脏因素:早产儿肾脏发育不成熟,肾小管对醛固酮反应低下,保钠能力差。

(3)饮食和消化道因素:腹泻、肠瘘、外科引流、肠梗阻等。人乳含钠低,长期仅哺喂人乳不另外补盐,在生后2~6周时常发生低钠血症。早产儿生长迅速,每天需钠量较大,如补充不足易发生低钠血症。

(4)尿排钠过多:利尿剂,失钠的肾脏疾病,如急性肾衰竭(多尿期)、肾病综合征(利尿期)、肾脏髓质囊性病等。

(5)皮肤丢失过多:如烧伤、烫伤。

(6)脑脊液引流。

(7)肾上腺盐皮质激素缺乏:各种原因引起的

肾上腺皮质功能不全，如肾上腺发育不全或不发育、肾上腺出血、暴发型脑膜炎球菌败血症、先天性肾上腺皮质增生症（21-羟化酶、3位羟脱氢酶或20、22-碳链裂解酶缺乏）、单纯醛固酮合成不足（18-羟化酶缺乏）。

(8)假性醛固酮缺乏症（远端肾小管和集合管对醛固酮不反应）。

2. **水潴留**　水摄入过多和/或排泄障碍，引起稀释性低钠血症。

(1)水摄入过多：①孕妇对胎儿的影响：产妇在分娩期接受催产素，后者的抗利尿作用使产妇及胎儿细胞外液扩张。若再给产妇静滴无盐或少盐溶液将使扩张加剧，新生儿生后可出现稀释性低钠血症。②口服或静滴无盐或少盐溶液过多。

(2)肾脏排水障碍：①肾脏疾病：急性肾衰竭、先天性肾炎或肾病；②ADH异常分泌，见于窒息、缺氧、感染、脑膜炎、颅内出血、HIE、肺炎、心肺功能障碍、外科术后、呼吸机治疗等；③充血性心力衰竭。

3. **体内钠重新分布**　钾缺乏症时细胞内液失钾，钠由细胞外液进入细胞内液，使血钠降低。

4. **假性低钠血症**　高血糖、高脂血症、高蛋白血症。

（二）病理生理

血清钠是决定细胞外液渗透压的主要因素，除假性低钠血症时血浆渗透压增高（高血糖）或正常（高脂血症和高蛋白血症）外，低钠血症都伴有低渗综合征。急性低钠血症使细胞外液渗透压降低，细胞内液渗透压相对增高，水由细胞外液向细胞内液移动，引起细胞特别是脑神经细胞肿胀，产生一系列神经系统症状，如烦躁不安、嗜睡、昏睡、昏迷和惊厥等。经过一定时间后（24小时内），脑细胞适应低渗状态，通过排出Na^+、K^+、Cl^-和/或将这些离子与细胞内蛋白结合，使脑细胞渗透压下降，水移出脑细胞，脑水肿减轻，症状缓解。慢性低钠血症时，由于中枢神经系统的渗透调节机制可使脑组织含水量恢复正常，不致引起中枢神经系统功能障碍。

（三）临床表现

急性低钠血症一般血清钠<125mmol/L即可出现症状。失钠性低钠血症的主要表现是低渗性脱水症状，表现为体重减轻、前囟和眼窝凹陷、皮肤弹性差、心率加快、四肢凉、血压下降，甚至休克。严重者可能发生脑水肿，出现呼吸暂停、嗜睡、昏迷或惊厥等。稀释性低钠血症者，体重迅速增加，水肿常较明显，严重者出现脑水肿引起的神经系统症状。

（四）诊断

根据临床表现和血清钠测定可确定诊断。低钠血症可有酸碱代谢紊乱，需注意。另外，还应确定是伴脱水的低钠血症还是水潴留导致的稀释性低钠血症。

（五）治疗

积极治疗原发病，去除病因，恢复血清钠水平。纠正低钠血症的速度决定于临床表现，治疗的目的首先是解除严重低钠血症的危害，使血清钠恢复到120mmol/L以上，而不是在短时间内使之完全恢复正常。

1. **失钠性低钠血症**　补充钠盐使血清钠和现存体液渗透压恢复正常。

(1)所需钠量(mmol/L)=(期望达到的血清钠浓度－测得血清钠浓度)mmol/L×0.7×体重(kg)[0.7×体重(kg)=体液总量]。

(2)轻症低钠血症，血清钠120~130mmol/L应缓慢纠正低钠，一般用2∶1含钠液按上述公式计算，先给计算量的1/2，根据治疗后的反应，决定是否继续补充。严重低钠血症有明显神经系统症状或血钠<120mmol/L时需紧急处理，应用3%氯化钠(ml)=(125－测得血清钠)mmol/L×0.7×体重(kg)/0.5或按12ml/kg提高钠10mmol/L计算，之后在24~48小时逐渐使血钠恢复正常。慢性低钠血症应缓慢纠正，一般需48~72小时。

32周以下的早产儿科通过增加钠盐摄入（每天2~3mmol/kg）来预防低钠血症，同时补充额外丢失的钠盐。母乳应强化，或使用含钠较高的早产儿配方奶。

2. **稀释性低钠血症**　限制水的摄入，清除体内过多的水，使血清钠、体液渗透压和容量恢复正常。体内过剩水量(L)=0.7×体重(kg)×[1-(测得血清钠浓度/期望达到的血清钠浓度)](mmol/L)，可予呋塞米1~2mg/kg静脉推注，以利于水的排出，液体入液量限制在生理需要量（不显性失水量+前日尿量）的50%~70%。对有明显症状的稀释性低钠血症在应用利尿剂的同时，可给予3%氯化钠提高血清钠到125mmol/L。效果不佳者，尤其在心力衰竭和肾衰竭肾脏排水障碍者，必要时进行腹膜透析治疗。积极治疗引起SIADH的原发病。SIADH多为暂时性的现象，随着原发病的好转而缓解。当血清钠恢复正常后，可试行增加进水量，如果血清钠下降，尿渗透压仍高，表示 SIADH 仍然存在，尚需限制进水量。若血清钠仍正常，排尿量增多，尿渗透压下降，水负荷能充分排出，则 SIADH 已消除。

在治疗过程中要密切进行临床观察，记录出入水量，监测体重变化、血清电解质、血气、血细胞比容、血浆及尿渗透压、尿钠含量等，随时调整治疗。

【高钠血症】 血清钠浓度大于 150mmol/L 称为高钠血症（hypernatremia）。可由单纯钠过多或单纯水缺乏所致，也可由于水缺乏伴轻度钠缺乏所致，均伴有高渗综合征，体液和钠总量可以正常、减少或增加。

（一）病因

1. **单纯钠过多** 不常见。见于稀释不当的口服补液盐或配方乳喂养时，或由于纠酸时应用碳酸氢钠过多。醛固酮增多症、充血性心力衰竭、肾衰竭等因肾脏排钠障碍等。

2. **单纯水缺乏** 在新生儿较常见。新生儿尤其是早产儿，体表面积较大，胎龄越小，不显性失水越多，当水摄入不足时可引起高钠、高钾、高糖和高渗综合征。母乳喂养儿的高钠血症也有报道。

3. **其他** 低张液体丢失过多而补液不足是高钠性脱水中最常见的原因，此时体内总钠量减少，但总水量减少或更多。腹泻常引起低渗或等渗性脱水，若补液不足或同时存在呕吐，高钠脱水也可发生。静滴甘露醇或高渗葡萄糖溶液、配制乳过浓、胃肠道外营养等也可因渗透性利尿的作用而引起高钠血症和脱水。此外，尿崩症、肾性尿崩症，高钙血症，高钾血症，急性肾衰竭（多尿期）等可因经肾脏丢失水、钠过多而导致高钠血症。

（二）病理生理

绝对或相对的水缺乏（钠过多）是高钠血症的共同特点，体钠总量可以减少、正常或增加。高钠血症时细胞外液渗透压增高，细胞内液渗透压相对降低，水由所有细胞的细胞内液向细胞外液移动，以维持细胞内外液的渗透平衡，是一种即时代偿现象。细胞外液容量回升，原有脱水者的脱水症状可得到某种程度的代偿，但是细胞却因失水而皱缩。由于脑细胞脱水，产生一系列神经系统症状，如烦躁、震颤、嗜睡、昏睡、昏迷和惊厥等，多发生在细胞外液渗透压迅速增高时。

（三）临床表现

高钠血症均有烦渴、少尿，但新生儿往往未被注意。由于细胞内脱水，黏膜和皮肤干燥。急性高钠血症在早期即出现神经系统症状，如发热、烦躁、嗜睡、昏睡、昏迷、震颤、腱反射亢进、肌张力增高、颈强直、尖叫、惊厥等。重症可发生颅内出血或血栓形成。

（四）治疗

积极治疗原发病，去除病因，恢复血清钠至正常。

1. **单纯失水性高钠血症** 增加进水量使血清钠及体液渗透压恢复正常。所需水量（L）=［（测得血清钠 -140）（mmol/L）×0.7× 体重（kg）］/140。先给计算量的 1/2，根据治疗后反应决定是否继续补充和补充剂量。纠正高钠血症（高渗）的速度不可过快，否则可发生脑水肿和惊厥。一般血清钠的降低不可超过 1mmol/（L. h）或 10mmol/（L. d）。此外，尚需补充生理需要的水量。

2. **混合失水失钠性高钠血症** 纠正高钠血症所需水量同上，尚需纠正脱水和补充正常及异常损失所需溶液量。可根据患者的需要分别计算，共同给予。

3. **钠潴留性高钠血症** 治疗在于移除过多的钠，暂时禁盐。肾功能正常的轻症患者可将过多的钠较快排出，必要时可应用袢利尿剂如呋塞米，加速钠的排出，同时适当增加水摄入量。肾灌注不良、肾功能障碍者，可进行腹膜透析。

二、钾离子紊乱

钾是细胞内的主要阳离子，仅有 2% 的 K^+ 在细胞外，细胞内液（ICF）的钾浓度约 150mmol/L，而细胞外液（ECF）仅 3.5~5.5mmol/L。钾的平衡主要依靠细胞膜的钠 - 钾 -ATP 酶（泵）调控，该酶可将 2 个钾离子泵入细胞内，将 3 个钠离子泵到细胞外，从而使细胞膜上产生电化学梯度。许多因素可影响该泵的活性，如胰岛素、胰高血糖素、儿茶酚胺、醛固酮、酸碱平衡、血浆渗透压、细胞内钾离子浓度等。钾大部分在胃肠道吸收，其吸收速度慢于钠的吸收。正常情况下，80% 的钾通过肾脏排泄，而至少 90% 的钾又经肾小管重吸收，经汗液或大便排泄的钾约 20%。钾在肾脏重吸收的部位主要在近曲小管和 Hengle 袢，通过远曲小管和集合管主动排泌，其排泌的量与钾的摄入量、远曲小管和集合管细胞中氢离子浓度、钠离子的重吸收等有关。如果机体摄入大量钾，组织细胞将进行调控，使进入血中的钾约80%到细胞内，以避免血清钾突然升高而危及生命。肾脏对于维持体内钠钾平衡十分重要，但是肾脏不能在未摄入钾的情况下停止机体对钾的消耗；很多药物都可以通过改变肾脏对钾的排泄和重吸收，引起高钾/低钾血症。

钾具有重要的生理功能。钾可参与细胞代谢，每合成1g糖原约需0.15mmol/L钾，合成1g蛋白质需0.45mmol/L钾。钾对于保持神经肌肉的应激性也很重要，细胞膜内外钾离子浓度决定了神经肌肉细胞的静息电位；由于血清钾浓度很低，如果细胞内仅1%的钾进入细胞外液，尤其是心肌细胞，即可发生传导异常甚至出现致死性心律失常。同时钾对于维持细胞内液的渗透压及容量、酸碱平衡也有着重要作用。

各种动植物类食物含钾丰富，人乳含钾约13mmol/L（初乳为74mmol/L），牛乳含钾约35mmol/L，新生儿需钾量约1.5~1.75mmol/kg，所以进食良好者不致缺钾。新生儿和婴儿的肌肉不发达，体钾总量较少，约35~40mmol/kg。新生儿生后约10天内血清钾较高，约5~7.7mmol/L，与生后早期红细胞破坏较多和肾脏排泄钾负荷的能力较低有关。摄入钾的90%由肾脏排出，小量由汗排出，结肠排钾量较少。肾脏是调节钾的主要器官。肾脏的保钾功能较保钠为差，当钾摄入减少或无钾摄入时，在初期尿钾排出量仍较多，4~7天降到20mmol/L以下，7~10天为5~10mmol/L。

【低钾血症】 血清钾<3.5mmol/L为低钾血症（hypokalemia）。钾缺乏时血清钾降低，但当存在影响细胞内外钾分布的因素时，血清钾可正常或增高，而体钾总量正常时，血清钾亦可降低或增高。

（一）病因

1. **钾摄入不足**　长期不能进食或进食甚少。

2. **钾丢失过多**　①经消化道丢失，如呕吐、腹泻、胃肠吸引、外科引流及肠瘘；②经肾脏丢失，如袢利尿剂、渗透性利尿剂、盐皮质激素过多（醛固酮增多症）、先天性肾上腺皮质增生症（11β-羟化酶或17α-羟化酶缺乏）、Bartter综合征、Liddle综合征、肾小管性酸中毒、碱中毒、低镁血症、高钙血症、不能吸收的阴离子增加（酮症酸中毒、青霉素、羧苄西林、氨苄西林、庆大霉素、克林霉素）；③其他，如烧伤、腹膜透析治疗不当。

3. **钾在细胞内外分布异常**　细胞摄取钾增加（钾过多移入细胞内）；碱中毒；胰岛素增多。

（二）病理生理

以低钾对神经肌肉兴奋性的影响最为重要。细胞内外K^+浓度的比值（$[K^+]i/[K^+]e$）决定神经和肌肉细胞静息电位负值的高低。而神经肌肉兴奋性（应激性）决定于静息电位（Em）与阈电位（Et）之差。ECF钾降低时细胞内外钾比值增大，静息电位负值增加，与阈电位之差加大，细胞膜超极化，兴奋性降低，导致骨骼肌及平滑肌无力，甚至弛缓性瘫痪和肠麻痹。但低血钾程度相同，病情轻重可有不同。腹泻时迅速失钾，Em负值加大，易出现症状。慢性失钾时，由于钾从细胞内循化学梯度向细胞外移出，使细胞内外K^+浓度均降低，$[K^+]i/[K^+]e$比值仅轻度增大或正常，因而神经肌肉兴奋性可轻度降低或正常。此外，影响神经肌肉兴奋性者除K^+外，尚有其他因素，如高钙血症（阈电位负值减低）、高镁和酸中毒可降低膜兴奋性，加重低血钾。反之可使低血钾减轻。酸（碱）中毒使血清钾增高（降低）。

缺钾对心肌的影响主要是电生理和收缩力的变化。由于ECF低钾使心肌细胞膜的钾通透性降低，心肌Em负值减小，Em与Et的差值变小，更接近Et，引起去极化的阈刺激值降低，导致心肌兴奋性增高。复极化2期增快变陡（S-T降低），使有效不应期缩短，而复极化3期减慢延长（T波低平或倒置），尤以本期末段兴奋性较高的超常期的延长更为明显（出现U波），使动作电位时间（Q-T或Q-U间期）延长。由于Em负值变小，动作电位去极化（0期）的速度降低，兴奋传导减慢（P-R延长，QRS增宽）。低钾时心脏的兴奋性增高、超常期延长和快反应自律组织（心房和心室特殊传导组织，包括希氏束-浦肯野纤维系统）的复极化4期（舒张期）自动去极化速度加快，使这些异位起搏点的自律增高，均易于发生异位节律。但低钾对慢反应自律组织（窦房结及房室交界组织）的自律性影响甚微。传导减慢和有效不应期缩短，可发生兴奋折返，引起房颤或室颤。传导性降低可导致传导阻滞。ECF低钾使动作电位过程中的钙内流增加，心肌细胞内Ca^{2+}浓度增高，心肌兴奋-收缩耦联增强，收缩力增强。但由于低钾可使心肌变性或灶性坏死因而使心肌收缩力减弱。

（三）临床表现

主要是神经肌肉、心脏、肾脏和消化道症状。神经肌肉兴奋性减低，精神萎靡，反应低下，躯干和四肢肌肉无力，常从下肢开始，呈上升型。腱反射减弱或消失，严重者出现弛缓性瘫痪。呼吸肌受累则呼吸变浅，平滑肌受累出现腹胀、便秘、肠鸣音减弱，重症可致肠麻痹。心率增快，心脏收缩无力，心音低钝，常出现心律失常，重症血压可降低。心电图T波增宽、低平或倒置，出现U波，在同一导联中U波>T波，两波相连呈驼峰样，可融合成为一个宽大的假性T波。Q-T（实为Q-U）延长，S-T下降。后期P波可增高似肺型P波。心律失常包括房性或室性期前收缩、室上性或室性心动过速、室扑或室颤、阿-斯综合征，可致猝死。亦可引起心动过缓和房室传导阻滞。慢性缺钾（大多超过1个月）可使肾小管上皮细胞空泡变性，对抗利尿激素反应低下，浓缩功能降低，尿量增多。缺钾时肾小管泌H+和再吸收HCO_3^-增加，氯的再吸收降低，可发生低钾低氯性碱中毒伴有反常性酸性尿。低钾时胰岛素分泌受抑制，糖原合成障碍，对糖的耐受降低，易发生高血糖症。由于蛋白合成障碍可导致负氮平衡。

（四）治疗

首先是治疗原发病，尽量去除病因，防止钾的继续丢失。尽早恢复喂奶，因为乳内含有较丰富的钾。钾剂治疗决定于低钾是由于钾分布异常或缺钾。单纯碱中毒所致钾分布异常，主要是纠正碱中毒。缺钾则需补钾。新生儿可静滴氯化钾，每天3mmol/kg，另加生理所需钾量，一般为4~5mmol/kg。静脉滴注氯化钾溶液的浓度和速度按其所需的补钾量和补液量而定，每天补液量较多者（腹泻脱水）浓度宜稍低（0.2%），滴速可稍快［8~10ml/（kg·h）］。补液量少者浓度可稍高，一般不超过0.3%，滴速减慢<5ml/（kg·h）。所补充的钾须经过ECF进入ICF，而细胞内外钾平衡需15小时以上，给钾量过大过快有发生高钾血症的危险。治疗期间需监测血钾及心电图，随时调整。严重脱水时，肾功能障碍影响钾的排出，必须先扩容以改善血液循环和肾功，有尿后再给钾。由于细胞内钾的恢复较慢，须持续给4~5天。严重缺钾或有经肾或肾外大量失钾者治疗时间更长。

【高钾血症】 新生儿出生3~7天后的血清钾>5.5mmol/L为高钾血症（hyperkalemia），通常血清钾>6mmol/L出现临床症状。血清钾增高常反映体钾总量过多，但当存在细胞内钾移向细胞外液的情况如溶血、酸中毒等时，体钾总量亦可正常或减低。

（一）病因

1. **钾摄入过多** 由于机体存在对摄入钾的适应机制，摄入钾稍多不致发生高钾血症，若肾功能障碍或钾从ECF移入ICF障碍，或短时间给予大量钾或静脉注射大量青霉素钾盐，则易发生高钾血症。

2. **肾排钾障碍（钾潴留）** ①肾衰竭；②血容量减少，如脱水及休克等；③肾上腺皮质功能不全，如肾上腺出血（见于缺氧、分娩损伤、早产儿、败血症、出血性疾病等）、肾上腺发育不全等；④先天性肾上腺皮质增生症（21-羟化酶、3β-羟脱氢酶或20，22-碳链裂解酶缺乏）；⑤潴钾利尿剂如螺内酯及氨苯蝶啶的应用。

3. **钾从细胞内释放或移出** ①大量溶血；②缺氧；③酸中毒；④休克；⑤组织分解代谢亢进；⑥严重组织损伤；⑦洋地黄中毒；⑧胰岛素缺乏；⑨去极化型肌松剂琥珀酰胆碱的应用。

（二）病理生理

高血钾（ECF钾增高）时，神经肌肉细胞内外钾比值（$[K^+]i/[K^+]e$）变小，Em负值减低，与Et的差值减小，兴奋性增加。但是，当血钾大量增加时，Em过小，钾内流的电梯度不足，兴奋性降低。Em降到等于或低于Et时，则兴奋性消失，所以低钾和高钾都可引起骨骼肌及平滑肌无力或瘫痪。当Em降低时，心肌去极化（0期）的上升速度及幅度降低（P波变低、增宽或消失，R波降低），兴奋传导减慢，可发生心房内、房室间及心室内传导阻滞（P-R延长，QRS增宽）。高钾使细胞膜的钾通透性增高，使钾外流加速，复极化加速，坡度变陡（S-T降低，T波高尖而窄），有效不应期及动作电位时间（Q-T）缩短。高钾时快反应自律组织（心房及心室特殊传导组织，包括希氏束-浦肯野纤维系统）的舒张期（4期）自动去极化速度减慢，自律性降低，但对慢反应自律组织（窦房结及交界组织）几无影响。由于有效不应期缩短、传导缓慢和可发生单向传导阻滞，易形成兴奋折返，引起室速、室扑或室颤。高钾使钙内流减少，心肌细胞内Ca^{2+}浓度降低，兴奋-收缩耦联减弱，收缩力降低。低钙、低钠、酸中毒和血钾迅速增高，可加重钾中毒。

（三）临床表现

主要是神经肌肉和心脏症状。神经肌肉兴

奋性降低，精神萎靡，嗜睡，躯干和四肢肌肉无力，腱反射减弱或消失，严重者呈弛缓性瘫痪。常从下肢开始，呈上升型。但脑神经支配的肌肉和呼吸肌常不受累。高钾可致乙酰胆碱释放，引起恶心、呕吐、腹痛。心脏收缩无力，心音减弱，早期血压偏高，晚期降低。心电图早期改变为T波高尖，底部较窄，呈帐篷样，振幅亦可正常。正常婴儿 $V_{1\sim3}$ 导联和左室肥厚的T波常倒置。高钾时可变为T波直立。重度高钾（7.5~10mmol/L）时除T波改变外，P波低平增宽，P-R延长，S-T下降（偶可抬高），以后P波消失，R波变低，S波增深。血钾>10mmol/L时QRS明显增宽，S波与T波直接相连呈正弦样波形。由于室内传导缓慢、单向阻滞和有效不应期缩短，可发生室速、室扑或室颤，最后心室静止。在心室静止前常有缓慢的心室逸搏心律。心室静止或室颤可反复发作，出现阿-斯综合征，可猝死。

（四）治疗

首先要除外标本溶血等所致的假性高钾血症。当患者无引起高钾血症的原因，又无ECG改变及高钾的临床表现时，更应提高警惕。并应注意新生儿生后10天内血清钾较高的生理特点。治疗主要是纠正高血钾和治疗原发病。停用钾剂、含钾药物及潴钾利尿剂，禁用库存血，暂停授乳和其他含钾丰富的食物。监测血清钾和心电图。

1. **轻症**　血清钾6~6.5mmol/L，ECG正常，停用含钾药物，减少或暂停授乳。给予阳离子交换树脂保留灌肠或用排钾利尿剂等，促进钾的排出。

2. **重症**　血清钾>6.5mmol/L，需进行紧急治疗，迅速采取以下措施：

（1）拮抗高钾对心脏的毒性作用：10%葡萄糖酸钙0.5~1ml/kg缓慢静脉注射，几分钟内显效，但维持时间较短（5分钟），只起暂时作用。如ECG无改善，可在5分钟后重复应用。但对于应用洋地黄的患儿须慎用钙剂。

（2）使钾由细胞外液移入细胞内液

1）20%葡萄糖10ml/kg（2g/kg）加胰岛素0.5U（每2g糖加0.5U），用30分钟静脉滴注。约在30~60分钟内生效，维持数小时，必要时重复使用。应用高张葡萄糖可刺激胰岛素分泌，停注后可能发生低血糖，可用5%或10%葡萄糖溶液静脉滴注维持，逐渐减量停用。

2）5%碳酸氢钠3~5ml/kg（2~3mmol/kg），缓慢静脉注射。在30~60分钟内生效，维持数小时，必要时重复使用。

（3）促进钾排出

1）阳离子交换树脂：常用聚苯乙烯磺酸钠（sodium polystyrene sulfonate，kayexalate）为 Na^+/K^+ 交换树脂，0.5~1.5g/kg加20%山梨醇10ml，保留灌肠（30~60min），每4~6小时一次。每克可结合钾0.5~1mmol，释放钠1~2mmol被吸收，应计算到钠平衡量内，尤其是肾衰尿少或心衰患者，以免引起水钠潴留和肺水肿。

2）排钾利尿剂：如呋塞米等可促进肾排钾。肾衰或醛固酮减低的患者反应不佳。但对于心衰和水肿者可促进排除液体及钾。

3）腹膜透析：需迅速降低血清钾时用之，例如肾衰及分解代谢亢进的患者。腹膜透析简便易行，效果良好，紧急情况下可用血液透析，效果更快。

三、钙离子紊乱

【新生儿低钙血症】　新生儿低钙血症（neonatal hypocalcemia）是指新生儿血清总钙水平低于1.75mmol/L（7mg/dl），或游离钙低于1mmol/L（4mg/dl），是新生儿惊厥的常见原因之一，主要与暂时的生理性甲状旁腺功能低下有关。

（一）病因和发病机制

母体的钙可经胎盘主动向胎儿转运，故胎儿通常血钙不低。妊娠晚期母血甲状旁腺激素水平高，分娩时脐血总钙和游离钙均高于母血水平，故使新生儿甲状旁腺功能暂时受到抑制。出生后因来源于母亲钙的供应中断，而外源性钙的摄入又不足，加之新生儿水平较低，骨质中钙不能入血，故导致低钙血症。

1. **早期低血钙**　是指发生于出生后3天内，多见于早产儿、小于胎龄儿、糖尿病及母亲患妊娠高血压综合征所生的婴儿。窒息、颅内出血、胎粪吸入综合征、RDS等各种新生儿缺氧性疾病因组织缺氧，磷释放增加，使血钙降低。

2. **晚期低血钙**　是指发生于出生3天后，高峰在第1周末，多见于牛乳喂养的足月儿。

主要是由于牛乳中磷含量高，钙磷比例不适宜，不利于钙的吸收；相对高的磷酸盐摄入和新生儿肾小球滤过率低，导致血磷过高，发生低钙血症。也可见于长期肠吸收不良的患儿。

3. **先天性甲状旁腺功能低下**　主要原因如下：

(1)母患甲状旁腺功能亢进：多见于母亲甲状旁腺瘤。由于母亲血钙增高，使胎儿甲状旁腺被严重抑制，胎儿甲状旁腺多比正常儿大，生后发生顽固而持久的低钙血症，应用钙剂可使抽搐缓解，某些疗程常需持续数周之久。

(2)暂时性先天性特发性甲状旁腺功能不全：是良性自限性疾病，母甲状旁腺功能正常，除用钙剂治疗外，还须用适量的维生素 D 治疗数月。

(3)先天性永久性甲状旁腺功能不全：由于新生儿甲状旁腺单独缺失引起，X 连锁隐性遗传，具有持久的甲状旁腺功能低减退和高磷酸盐血症。如合并胸腺缺如、免疫缺陷、小颌畸形和主动脉弓异常则为 DiGeorge 综合征。

(4)其他因过度换气导致的呼气性碱中毒，或使用碳酸氢钠等碱性药物，可使血中游离钙变为结合钙；换血治疗或输入过多库存血；长期使用排钾利尿剂等，均可使血钙降低。

（二）临床表现

症状轻重不同，主要是神经、肌肉兴奋性增高，表现为烦躁不安、肌肉抽动及震颤，惊厥等，惊厥发作时常伴有呼吸暂停和发绀。最严重的表现是喉痉挛，在新生儿不常见。早产儿出生后 3 天内易出现血钙降低，但缺乏体征，降低程度与胎龄成反比，可能与其发育不完善、血浆蛋白低、酸中毒、血游离钙与总钙水平比值高等有关。

（三）辅助检查

血清总钙<1.75mmol/L(7mg/dl)，血清游离钙<1mmol/l(4mg/dl)，血清磷>2.6mmol/L(8mg/dl)，碱性磷酸酶多正常。必要时还应检测母血钙、磷和 PTH 水平。心电图 Q-T 间期延长(早产儿>0.2 秒，足月儿>0.19 秒)提示低钙血症。

（四）治疗

1. **补钙**

(1)无症状高危儿但血清游离钙<1mmol/L(4mg/dl)时给予支持疗法，元素钙 24~35mg/(kg·d)，10% 葡萄糖酸钙溶液含元素钙 9mg/ml。

(2)伴有惊厥发作时应立即静脉缓慢推注 10% 葡萄糖酸钙溶液 1~2ml/kg，稀释 1 倍缓慢静脉注射，必要时间隔 6~8 小时再给药 1 次，每天最大剂量为 6ml/kg。若惊厥仍不能缓解，应加用镇静剂。惊厥停止后可口服补充元素钙 50~60mg/(kg·d)，病程长者可持续 2~4 周。注意静脉内快速推注钙剂可使血钙浓度迅速升高而抑制窦房结引起心动过缓，甚至心脏停搏，故静脉推注时应密切监测心率变化，维持心率 80 次 /min 以上，同时应防止钙剂外溢至血管外造成严重的组织坏死和皮下钙化。

2. **补镁**　低钙同时伴有低镁血症，若使用钙剂后惊厥仍不能控制，应检查血镁。若血镁<0.6mmol/L(1.4mg/d)，可肌内注射 25% 硫酸镁 0.4m/kg。

3. 甲状旁腺功能不全者须长期口服钙剂，同时用维生素 D(10 000~25 000U/d)或二氢速变固醇 0.05~0.1mg/d。

4. **调整饮食**　强调母乳喂养或钙磷比例适当的配方乳。

【新生儿高钙血症】　新生儿高钙血症(neonatal hypercalcemia)是指血清总钙量>2.75mmo/L 或离子钙>1.4mmo/L。

（一）病因

1. **低磷酸盐血症**　胃肠道外营养疗法输入磷量少，钙代偿性增加。

2. 维生素 D 过量或敏感，增加肠道对钙吸收，可因孕母摄入过多维生素 D 造成。

3. 甲状旁腺功能亢进症，新生儿患先天性甲状旁腺增生，或孕母患甲状旁腺功能低下或孕母与新生儿患肾小管酸中毒。

4. **Ca^{2+} 受体基因的突变**　新生儿可有严重的原发性甲状旁腺功能亢进症，或有家族性低尿钙高血钙症。

5. **病理生理机制尚未明确者**　特发性婴儿高血钙症、严重婴儿低磷血症、皮下脂肪坏死及蓝色尿布综合征。

（二）诊断

1. **病史**　母亲有维生素 D 摄入史、产伤史，家族中有高钙血症、肾结石、甲状旁腺功能异常或不明原因的婴儿死亡史。

2. **症状和体征**　生长指数低下；少食、多尿、呕吐、嗜睡、抽搐、肌张力减弱；特殊面容或有散在皮下脂肪坏死区。

3. **实验室检查**

(1)血清总钙，游离钙，磷，镁，ALP 及血清蛋白，PTH，25-(OH)D_3 异常。

(2)尿钙、磷及 cAMP 改变。

(3)X 线骨片：PTH 介导性高钙血症时 X 线呈特征性骨改变，如普遍脱钙，骨膜下骨质吸收，囊性变，颅骨板溶骨呈点状阴影。维生素 D 中毒或过量时长骨干骺端临时钙化带致密增宽，骨干皮质及骨膜增厚，扁平骨及圆形骨周缘增厚呈致密环状影。

(4) 超声、CT 或核素扫描：发现甲状旁腺瘤或腹部肾钙化等。

(5) 心电图：Q-T 间期改变。

(6) 肾功能检查：血、尿肌酐、BUN、肾小球滤过率等可异常。

(7) 母亲血钙、磷及有关实验室检测，必要时进行家族筛查。

（三）治疗

无症状者查找病因，进行病因治疗。重症或已出现症状者，除查找病因外应采取措施。

1. **内科治疗**

(1) 补液，利尿剂降低血钙：生理盐水 10~20ml/kg 静脉注射，再注射利尿剂，每次 2mg/kg，可抑制肾小管对钙的再吸收。

(2) 补磷：维持血清磷值在 3~5mg/dl，可口服磷酸盐 0.5~1.0mmol/(kg·d)，注意表面给予过量而出现腹泻或低钙血症。

(3) 糖皮质激素：对维生素 D 中毒、肉芽肿病、白血病、淋巴瘤等引起的高钙血症，给予泼尼松 1~2mg/(kg·d) 口服，对严重高维生素 D 血症、高钙血症或皮下脂肪坏死有效。

2. **外科治疗**　新生儿甲状旁腺功能亢进者应行甲状旁腺切除术。

四、镁离子紊乱

【低镁血症】　镁是体内第四位丰富的阳离子，50%~60% 镁储存于骨骼中。新生儿体内的镁来自胎儿期胎盘的主动转运。镁是体内许多酶的辅酶，在维持细胞膜稳定性神经细胞传导中起到重要的作用。当血镁低于 0.6mmol/L (1.5mg/dl) 时称为低镁血症，低血镁时，神经传导兴奋性增高，神经肌肉传导性增强，当血镁降到 0.5mmol/L (1.2mg/dl) 时可出现类似低钙惊厥表现，主要见于 3 个月以下牛乳喂养的新生儿，尤其是早产儿。

（一）分类

1. **遗传性低镁血症**　遗传性低镁血症又称家族性低镁血症，是一组基因缺陷导致的家族性遗传性疾病，根据缺陷基因不同分为 Gitelman 综合征、家族性低镁血症合并高尿钙和肾钙质沉着、常染色体显性遗传性低镁血症合并低尿钙、家族性低镁血症伴继发低钙血症、常染色体显性遗传低钙血症等，不同疾病发病时间及临床表现不尽相同，主要表现为肌无力、手足搐搦、惊厥等，发病时间在儿童期居多，但亦有新生儿期发病的报道，目前无根治方法，需终身补充电解质改善症状，预后与不同类型有关。

2. **新生儿暂时性低镁血症**　常见于各种原因导致的血镁储备不足、摄入减少、丢失增加，通常为一过性，常伴有低钙血症，通常针对原发病治疗后，血镁、血钙水平恢复正常，且不再下降，亦是与家族性低镁血症区别的主要特点。

（二）病因

1. **先天储备不足**　各种原因导致的胎盘转运减少都会导致新生儿低镁血症，如胎儿宫内发育迟缓、多胎、母亲患有低镁血症、胎盘发育不良等均可导致胎儿体内镁储备减少。

2. **镁摄入减少**　新生儿肝脏及肠道疾病、各种肠切除术后均可引起血镁吸收不良，各种消化道外原因禁食而没有补充镁盐亦会导致镁摄入减少，出现低镁血症。

3. **镁丢失增加**　经消化道丢失，如腹泻、长时间胃肠吸引；经肾脏丢失，如使用利尿剂、甲状旁腺功能减退、高钙血症等导致肾小管重吸收减少，尿镁增加。

4. **体内代谢及内分泌环境紊乱**　正如钙磷比例失调，磷镁在体内也存在相互抑制作用，当食用过多磷酸盐时可导致血镁降低，人乳中磷镁比例为 1.9∶1，而牛乳高达 7.5∶1，因此应用未改良的牛乳喂养时血镁及血钙均较母乳喂养低。甲状旁腺功能低下时，血磷增高（如新生儿早期、母亲患甲状旁腺功能亢进、糖尿病母亲婴儿等）及组织细胞损伤等血磷增高均会导致血镁降低。

新生儿低镁血症可引起甲状旁腺功能低下，同时导致肾及骨等靶器官对 PTH 反应低下，不能动员骨钙入血，从而引起低钙血症。

（三）临床表现

低镁血症通常无特异性表现，常以神经肌肉兴奋性增高为主，如烦躁、激惹、惊跳，严重可出现抽搐，惊厥每天最多可达十余次，新生儿可仅表现为眼角、面肌小抽动，肢体抖动，四肢强直及双眼凝视，每次持续数秒至数分钟不等，多能自行缓解，有的可表现为阵发性屏气及呼吸暂停。新生儿低镁血症可引起甲状旁腺功能低下，同时导致肾及骨等靶器官对 PTH 反应低下，不能动员骨钙入血，从而引起低钙血症，大约 2/3 的低镁血症伴有低钙血症，因此当低钙血症补钙治疗效果不佳时，需除外有无低镁血症。心电图主要表现为T波平坦、倒置及ST段下降，通常无特异性，Q-T间期正常可与低钙血症鉴别，严重低镁血症甚至可诱发心律失常。血清镁并不能准确反映体内镁的储存，测量24小时尿镁比血镁能更好地反应实际情况，低镁血症时尿镁是减少的。镁负荷试验，如只保留40%可出现症状。

（四）治疗

当临床出现抽搐、手足搐搦等表现时，立即肌内注射25%硫酸镁0.2~0.4ml/kg，每天2~3次。早产儿肌内注射镁剂可导致局部肌肉、皮肤坏死。通常给予1~4次惊厥即停止，惊厥停止后可将上述剂量硫酸镁加入葡萄糖液中静脉滴注，或改为口服10%硫酸镁1~2ml/kg，每天2~3次，总疗程7~10天。肠道吸收功能障碍时，口服剂量可加大至5ml/kg，但需注意过量高浓度硫酸镁口服易导致腹泻。口服硫酸镁过程中，每天应检测血镁浓度，在静脉给药时，如果出现肌张力低下、深腱反射消失或呼吸抑制等高镁血症表现，立即静脉推注10%糖酸钙拮抗高镁血症，剂量2ml/kg。

当低镁血症伴有低钙血症时，补充钙剂及维生素D往往不能取得疗效，甚至导致血镁更低，更强调使用镁剂治疗。

【高镁血症】 血清镁大于4mmol/L（10mg/dl）时称为高镁血症（hypermagnesemia），临床发生较少，多为医源性因素导致。

（一）病因

1. **母亲使用硫酸镁** 患妊娠期高血压疾病母亲使用硫酸镁治疗，镁离子容易通过胎盘转运至胎儿体内，导致胎儿血镁增高及新生儿早期高镁血症。

2. **镁盐经肠道摄入过多** 当新生儿使用硫酸镁导泻或灌肠时，镁盐经肠道吸收可引起高镁血症。

3. **肾脏排泄镁减少** 早产儿、围产期窒息及各种原因导致肾功能不全会导致肾小球滤过率减低，肾脏对血镁廓清能力减低会导致血镁增高。

4. **肠道外镁负荷增加** 当治疗低镁血症时，静脉输注硫酸镁剂量过大或过快时，可迅速引起血镁浓度升高。

（二）临床表现

高镁血症对神经肌肉接头有明显抑制作用，可引起神经肌肉阻滞、肌张力低下、呼吸抑制、循环衰竭等，临床表现取决于血镁升高程度。当血清镁升高至1.2~1.6mmol/L时患儿可出现肌张力减低、肠蠕动减慢，表现为粪便排出延迟；当血清镁升高至1.6~2.4mmol/L时可出现血压降低、尿潴留等；当血清镁升高至2.4~3.2mmol/L时，可有呼吸抑制、嗜睡、呼吸功能减低等；当血清镁升高至4.8mmol/L时可出现呼吸深度抑制、呼吸肌麻痹、昏迷等，严重病例可出现心律失常、心搏骤停等。高镁血症引起的抑制症状较难与围产期窒息等引起的抑制进行区分。

心电图主要表现为心率增快、减慢、房室传导阻滞、T波高尖及室性心律失常等。

（三）治疗

应保证充足水分供应及适当使用利尿剂。当出现呼吸、循环衰竭及中枢抑制表现时，应静脉推注糖酸钙2ml/kg，同时给予心电监护。当出现明显呼吸抑制时，可气管插管，给予呼吸支持治疗，当出现心律失常时应同时给予抗心律失常治疗。

（富建华）

第二十一节 新生儿急性肾损伤

新生儿急性肾损伤（acute kidney injury，AKI）是新生儿危重的临床综合征之一。相对儿童和成人，新生儿具有急性肾损伤易感性，由于遗传因素和宫内发育环境的影响，新生儿出生之后，单侧肾脏肾小球单位差异巨大，在300 000至1 800 000之间，肾小球单位数量，与新生儿急性肾损伤（acute kidney injury，AKI）的发生率密切相关，接近足月时，新生儿才能形成足够的肾小球单位，肾小管功能才能基本满足出生后的需要。另外，新生儿在血容量低下、休克、缺氧、低体温、药物中毒等多种病理状态下，肾脏在短时间内受到损害，出现少尿或无尿、体液紊乱、酸碱失调，以及血浆中需经肾排出的代谢产物（尿素、肌酐等）蓄积而浓度升高。新生儿急性肾损伤也可以是先天性肾发育不全的首发症状。

新生儿急性肾损伤发病率要高于其他重症人群。Andreoli等人临床研究提示，依据血清肌酐>1.5mg/dl诊断标准，危重新生儿AKI发生率为8%~24%，病死率为10%~61%，重度窒息新生儿AKI发生率为38%；早产儿AKI发病率可达到12.5%~18%，低出生体重儿AKI发生率在

19%~40%。

【病因】新生儿出生前、出生时及出生后的各种致病因素，均可引起AKI。按肾损伤性质及部位的不同，可将病因分成肾前性、肾性和肾后性三大类。新生儿AKI的发生，往往是多种因素叠加的结果。

1. **肾前性** 新生儿肾前性AKI的主要病因是肾血流减少，无肾实质损害。凡能使心搏出量减少或血容量不足的临床因素均可能引起肾血流灌注低下，导致肾前性AKI，肾前性新生儿AKI是最常见的病因，约占80%。新生儿肾血流灌注不足，最常发生在生后48小时以内的多种病理状态。首先是分娩过程中血液丢失，早产儿皮肤发育不成熟导致的不显性失水等，导致血容量不足。其次是脓毒症等导致毛细血管渗漏综合征，液体渗漏到组织间隙，导致血管内容量不足。最后是一些特殊情况，如腹腔压力过高，导致下腔静脉回流障碍或正压通气压力过高可影响静脉血回流使心搏出量减少等。

2. **肾性** 各种病因引起的肾损伤因素如不及时处理，可引起肾脏损伤，发生肾性AKI。肾性因素导致新生儿AKI约占全部新生儿AKI的11%。

(1)缺氧缺血性肾病：窒息时缺氧严重或持续时间延长可致不同程度的肾脏损害。我院报道重症新生儿窒息伴胎粪吸入综合征的24例中，6例合并肾性AKI(25%)。其他如呼吸窘迫综合征、持续肺动脉高压征、心力衰竭、低血容量休克、高黏滞血症、红细胞增多症、重度贫血等均为生后数日内新生儿肾性AKI的病因。此外，新生儿冷伤及严重感染等，也是新生儿肾实质损伤的重要病因。在我院新生儿冷伤并发的AKI中，肾性者占78.6%，主要见于伴有低体温、硬肿面积>50%、低氧血症和酸中毒的患儿。

(2)血管因素：新生儿肾脏血管阻力高，肾血流少。相对于成人，肾血流占全心输出量20%，新生儿出生时肾血流仅占全心输出量的5%，生后1周随之肾血管阻力下降，肾血流可以上升到全心输出量的10%。在此基础上，如出现肾动脉(或肾小动脉)血栓形成、栓塞及狭窄、肾皮质或髓质坏死、肾梗死、肾静脉栓塞(严重脱水、DIC、循环不良、糖尿病母亲婴儿)等肾血管病变均，肾脏血流会急剧减少AKI。有研究发现新生儿AKI患儿血中纤维蛋白降解产物(FDP)、血浆内皮素(ET)、D-二聚体(D-dimer,DD)水平均明显增高，提示血管内和/或肾内凝血导致肾血流减少，可能是AKI发生的重要因素。

(3)肾毒性物质：包括致肾毒性抗生素，如氨基糖苷类抗生素、多黏菌素、两性霉素等；易致肾损害药物，如吲哚美辛、妥拉唑林等；各种致肾毒害产物，如血红蛋白尿、肌球蛋白尿、过氧化物尿症、尿酸性肾病等。

(4)各种肾疾病：先天性肾发育异常，如双肾不发育、肾性病变、先天梅毒、弓形体病、先天性肾病综合征及肾盂肾炎等。

3. **肾后性** 肾后性因素约占新生儿AKI发病率的3%。主要为尿路梗阻引起的AKI，见于各种先天泌尿道畸形，如后尿道瓣膜、尿道憩室、包皮闭锁、尿道狭窄、输尿管疝等。也可见于肾外肿瘤压迫尿道或医源性手术插管损伤致尿道狭窄。

【临床表现】新生儿AKI常缺乏典型临床表现，根据病理生理改变和病情经过也可以将临床表现分为三期：少尿或无尿期、多尿期和恢复期，如果肾损伤极度严重，可能没有多尿期或恢复期。

1. **少尿或无尿期**

(1)少尿或无尿：新生儿尿量<25ml/d或1ml/(kg·h)为少尿，尿量<15ml/d或0.5ml/(kg·h)为无尿。正常新生儿93%于生后24小时内，99.4%于生后48小时内排尿。生后48小时不排尿者应考虑有AKI。新生儿AKI多数有少尿或无尿症状。新生儿AKI少尿期持续时间长短不一，持续3天以上者病情危重。近年来陆续有无少尿性新生儿AKI的报道，其病情及预后好于少尿或无尿者。

(2)电解质紊乱：①高钾血症，血钾>7mmol/L。由于少尿时钾排出减少，酸中毒使细胞内的钾向细胞外转移。可伴有心电图异常：T波高耸、QRS增宽和心律失常。②低钠血症，血钠<130mmol/L。主要为血稀释或钠再吸收低下所致。③高磷、低钙血症等。

(3)代谢性酸中毒：由于肾小球滤过功能降低，氢离子交换及酸性代谢产物排泄障碍等引起。

(4)氮质血症：AKI时蛋白分解旺盛，体内蛋白代谢产物从肾脏排泄障碍，血中非蛋白氮含量增加，出现氮质血症。

2. **多尿期** 随着肾小球和一部分肾小管功能恢复，尿量增多，一般情况逐渐改善。如尿量迅速增多，可出现脱水、低钠或低钾血症等。此期应严密观察病情和监护血液生化学改变。

3. **恢复期**　患儿一般情况好转，尿量逐渐恢复正常，尿毒症表现和血生化改变逐渐消失。肾小球功能恢复较快，但肾小管功能改变可持续较长时间。

【诊断】　新生儿AKI的诊断标准目前在临床上仍有争论，目前临床上依据血清肌酐水平进行诊断AKI，但新生儿人群，甚至是健康新生儿，出生后1~2周，血清肌酐水平处于动态变化过程。新生儿出生后1周内，血清肌酐水平会逐渐下降，下降速度与新生儿胎龄相关。基于以上原因，对于新生儿AKI，血清肌酐水平不是很理想的诊断指标，直到肾功能丧失25%~50%，才出现肌酐升高。目前，临床更倾向于血清肌酐动态变化而不是绝对水平来诊断新生儿AKI。

1. **新生儿急性肾损伤诊断标准**　目前主要应用改良KDIGO（Kidney Diseases：Improving Global Outcomes，KDIGO）定义，对新生儿急性肾损伤进行诊断和分期（表2-16）：

表2-16　新生儿急性肾损伤KDIGO定义

分期	血清肌酐水平（Serum creatinine，SCr）	24h尿量
0	SCr无改变或升高<0.3mg/dl	>1ml/（kg·h）
1	SCr在48h内升高基础值≥0.3mg/dl，7d内SCr升高基础值≥1.5~1.9倍	>0.5~≤1ml/（kg·h）
2	SCr升高基础值≥2~2.9倍	>0.3ml~≤0.5ml/（kg·h）
3	SCr升高基础值>3倍，SCr≥2.5mg/dl，或正接受透析	≤0.3ml/（kg·h）

2. **辅助检查**

（1）肾脏超声检查：为非侵袭性检查方法。能精确描述肾脏大小、形状、积水、钙化及膀胱改变。对疑有肾静脉血栓形成或无原因的进行性氮质血症者，应做此项检查。

（2）放射性核素肾扫描：了解肾血流灌注、肾畸形，并对肾小球滤过率能作系列对比性判断。

（3）CT及MRI检查：有助于判断肾后性梗阻。

（4）GFR的计算：由于应用经典的内源肌酐清除率评估GFR较复杂，临床可应用Schwartz公式计算新生儿GFR，评价新生儿AKI肾功能状态，其结果与应用内源肌酐清除率值呈显著正相关。Schwartz计算公式：GFR［ml/（min·1.73m²）］=0.55×L/Scr。L为身长cm，Scr为血浆肌酐mg/dl。

（5）生物学标志物：尽管血清肌酐是目前急性肾功能损伤最常用的诊断指标，但仍有一定滞后性。近几年研究发现了几个有助于新生儿肾损伤早期诊断的生物标志物，如半胱氨酸蛋白酶抑制剂C（cystatin C，Cys-C）、中性粒细胞明胶酶相关脂质运载蛋白（neutrophil gelatinase-associated lipocalin，NGAL）和肾损伤分子-1（and kidney injury molecule-1，KIM-1），在新生儿肾损伤诊断上敏感度要高于血清肌酐。

3. **鉴别诊断**　肾前性、肾性AKI的实验室鉴别，见表2-17。

表2-17　新生儿肾前性与肾性AKI的鉴别诊断

项目	肾前性	肾性
尿常规	正常	异常
尿钠（mmol/L）	<20	>25
FENa（%）*	<2.5	>2.5
尿渗透压（mOsm）	>350	>300
尿/血浆渗透压比值	>1.2	1.0
肾衰指数*（RFI）	<3.0	>3.0

$$^{*}\text{尿排钠分数}\%=\frac{\text{尿钠浓度}\times\text{血浆肌酐浓度}}{\text{血浆钠浓度}\times\text{尿肌酐浓度}}\times 100$$

$$^{*}\text{RFI}=\frac{\text{尿钠浓度}\times\text{血清肌酐浓度}}{\text{尿肌酐浓度}}$$

【治疗】　治疗重点包括：去除病因，保持水电解质平衡，供应充足热量，减少肾脏负担和肾替代治疗。

1. **早期防治**　重点为去除病因和对症治疗，防止AKI继续进展。如纠正低氧血症、休克、低体温及防治感染等。①肾前性AKI应补足血容量及改善肾灌流。此时如无充血性心力衰竭存在，可给予平衡盐20ml/kg，2小时静脉内输入，如无尿可静脉内给呋塞米2mg/kg，常可取得较好利尿效果。②肾后性AKI以解除梗阻为主，但肾前及肾后性AKI如不及时处理，可致肾实质性损害。

2. **少尿期或无尿期治疗**

(1)控制液量：每天计算液体出入量，严格控制液体入量 = 不显性失水 + 前天尿量 + 胃肠道失水量 + 引流量。液体管理的目标量出为入，优先保证必要的液体，如营养、药物和血制品。不显性失水与新生儿胎龄相关，不显性失水大约为 180~310ml/(m^2·d)，每天称量体重，以体重不增或减少 1%~2% 为宜。此期若水负荷多可引起心力衰竭、肺水肿、肺出血等危重并发症。

(2)纠正电解质紊乱：①高钾血症：高钾血症威胁生命，应停用一切来源的钾摄入。无心电图改变时，轻度血钾升高(6~7mmol/L)可用聚苯乙烯磺酸钠 1g/kg，加 20% 山梨醇 10ml，保留灌肠(30~60 分钟)，每 4~6 小时一次。每克可结合钾 0.5~1mmol，释放钠 1~2mmol/L 被吸收。需注意钠潴留，应计算到钠平衡量内，尤其是肾衰少尿或心衰患儿。有心电图改变者，血钾 > 7mmol/L，应给葡萄糖酸钙以拮抗钾对心肌的毒性，并同时应用碳酸氢钠。但若并发高钠血症和心力衰竭，应禁用碳酸氢钠。此外，可给葡萄糖和胰岛素。以上治疗无效时考虑做透析治疗。②低钠血症：多为稀释性，轻度低钠血症(血钠 120~125mmol/L)，可通过限制液量，使细胞外液逐渐恢复正常。血钠 < 120mmol/L，有症状时补充 3% 氯化钠。③高磷、低钙血症：降低磷的摄入，补充钙剂。血钙小于 1.8mmol/L，可给 10% 葡萄糖酸钙 1ml/(kg·d)，静脉滴注。可同时给适量的维生素 D_2 或 D_3，促进钙在肠道的吸收。

(3)纠正代谢性酸中毒：pH<7.25 或血清碳酸氢盐<15mmol/L 者，应给碳酸氢钠 1~3mmol/(L·kg)，或按实际碱缺失 ×0.3× 体重(kg)计算，在 3~12 小时内输入。

(4)供给营养：充足的营养可减少组织蛋白的分解和酮体的形成，而合适的热量摄入及外源性必需氨基酸的供给可促进蛋白质合成和新细胞成长，并从细胞外液摄取钾、磷。AKI 时应提供 167kJ(40kcal)/(kg·d)以上热量，主要以糖和脂肪形式给予。当输入液量限制于 40ml/(kg·d)时，应由中心静脉输注 25% 葡萄糖。脂肪乳剂可加至 2g/(kg·d)。氨基酸量一般为 1~1.5g/(kg·d)。少尿期一般不给钾、钠、氯。应注意维生素 D、维生素 B 复合物、维生素 C 及叶酸的供给。

(5)肾替代疗法(renal replacement therapy, RRT)：新生儿 AKI 的 RRT 时机，仍有争议，一般认为，在积极应用以上措施治疗如无效，且伴有下列情况，可给予肾替代疗法。指征：①严重的液体负荷，出现心力衰竭、肺水肿；②严重代谢性酸中毒(pH < 7.1)；③严重高血钾症；④持续加重的氮质血症，已有中枢抑制表现，或 BUN > 35.7mmol/L (100mg/dl)者。

新生儿常用的肾替代疗法包括腹膜透析(peritoneal dialysis，PD)、间断透析(hemodialysis，HD)和持续肾替代治疗(continuous renal replacement therapy，CRRT)。具体肾替代治疗方式，往往和各中心经验相关。

1)腹膜透析(PD)：是新生儿危重临床急救中最常应用的肾替代疗法，其特点是设备与操作简单，不需要采用血管穿刺与体外循环，其治疗过程中仅为高渗性透析盐溶液沿管道反复进入与流出腹腔，完成超滤与透析的两种作用。透析液循环路径的长度、液体的容量及渗透压浓度的大小可根据治疗目的而不同。与腹膜透析相关的并发症包括腹部外科合并症、坏死性肠炎、胸腹腔气漏及腹膜疝等。

2)间断 HD：更常用于血流动力学稳定、单纯严重氮质血症的 AKI 新生儿。如果合并液体超负荷，HD 可能会导致血流动力学不稳定。

3)CRRT：是 AKI 有效的救治手段，由于目前滤器和管道的设置，适用于儿童，并未考虑新生儿，CRRT 在新生儿的使用受到一定限制，但仍有许多临床医生做了很好的尝试。CRRT 模式包括连续性动静脉血液滤过(continuous arterio-venous hemofiltration，CAVH)、连续性静脉静脉血液滤过(CVVH)和连续性静脉 - 静脉血液透析滤过(continuous veno-venous hemodiafiltration，CVVHDF)。

动脉静脉滤过模式存在天然缺点。首先，需要以患儿自身动静脉压作为驱动力，新生儿动 - 静脉压约为 40mmHg，对许多滤器不足以提供足够的工作压力，难以完成治疗目标。其次，存在动 - 静脉短路，增加心脏容量负荷，可能造成体循环低灌注。

目前对于新生儿血液净化，多采用连续性静脉 - 静脉血液滤过(CVVH)、连续性静脉 - 静脉血液透析滤过(continuous Veno-Venous Hemodiafiltration，CVVHDF)，并取得很好的疗效。静脉 - 静脉方式进行肾替代治疗，可保证血流动力学稳定。泵提供动力，保证了滤器跨膜压。

【预后】 新生儿AKI预后和病因、胎龄密切相关，如合并先天畸形者预后更差。即使接受恰当的救治，新生儿AKI总体病死率在25%~50%，存活者远期随访也有不同程度的慢性肾功能不全。有研究显示，在新生儿AKI存活者3年的随访中，10%的出院者出现慢性肾病临床表现。从目前临床研究和动物实验结果来看，AKI并不是一过性的肾损伤，而可能是肾脏永久性损伤，只不过由于肾功能强大的代偿作用不出现临床症状而已。

（洪小杨　封志纯）

第八章 新生儿外科急诊

第一节 先天性食管闭锁与气管食管瘘

先天性食管闭锁与气管食管瘘(congenital esophageal atresia and tracheoesphageal fistula, EA-TEF)是一种严重的先天性畸形,发生率为1∶2 500~1∶4 000,无性别倾向,在早产未成熟儿中多见,约50%的患儿伴有其他器官的先天畸形,从而增加了治疗的难度和复杂性。目前,小儿外科对食管闭锁的治愈率已达90%以上,但对低体重出生儿和合并其他严重先天性畸形患儿的治疗,仍有待提高。

【病因】 至今,尚无统一的理论来揭示食管闭锁的发病原因和机制,涉及多种因素和多基因,以及复杂的基因和环境间的相互作用。

研究认为食管起源于前肠,故胚胎早期前肠的异常发育是导致食管气管畸形的根本原因。在对正常鸡胚的研究中证实,增生纵嵴的异常会导致气管食管分离障碍,从而发生气管食管畸形。然而,就其演化机制却存在着众多不同的看法。造成食管闭锁的可能原因为胎内压过高、食管腔上皮的闭塞、食管血供异常、局部组织分化生长异常及合胞体的概念。

【病理改变】 食管闭锁通常采用Gross五型分类法:

Ⅰ型:食管上端闭锁、下端闭锁,食管与气管间无瘘管,约占6%。

Ⅱ型:食管上端与气管间形成瘘管,下端闭锁,约占2%。

Ⅲ型:食管上端闭锁,下端与气管相通形成瘘管,此型临床最常见,约占85%;食管两盲端间距离>2cm为Ⅲa型,食管两盲端间距离<2cm为Ⅲb型。

Ⅳ型:食管上端、下端均与气管相通形成瘘管,约占1%。

Ⅴ型:食管无闭锁,但有气管食管瘘,形成H型瘘管,约占6%。

【临床表现】 胎儿期由于不能吞咽羊水,母亲产前检查多有羊水过多。新生儿出生后口腔及咽部有大量泡沫样痰,并不断向口鼻外溢出,第一次喂水或奶,小儿即出现剧烈呛咳,水或奶从口腔、鼻孔反溢;同时有发绀及呼吸困难,甚至窒息,经吸痰后可以恢复,但再次喂养,又出现同样症状;伴有食管气管瘘时,由于酸性胃液经瘘管反流入气管、支气管,很容易引起化学性肺炎或肺不张,然后继发细菌感染,出现发绀、气急、肺部湿性啰音。同时因大量气体随呼吸经瘘管进入胃肠道,腹部膨胀,叩诊鼓音。如系无瘘管者,气体不能经食管进入胃肠道,则呈舟状腹。

【诊断】 患儿母亲产前超声检查常有羊水过多史,孕32周以后B型超声检查发现食管上段盲袋征是产前诊断食管闭锁较为可靠的征象。

新生儿出生后口腔分泌物多(白色泡沫),第一次进食后即出现呛咳,胃管插入困难(8~10cm)。患儿口腔分泌物多,可伴有呼吸困难、发绀,双肺呼吸音粗,可闻及干湿啰音;远端存在气管食管瘘时腹部可膨隆,远端无气管食管瘘时腹部为平坦瘪塌状。胸腹平片检查可见到胃管卷曲在近端盲端,并了解腹部有无气体影;碘水造影显示食管盲端,判断食管盲端位置的高低。

超过50%的食管闭锁患儿合并其他器官的畸形,部分患儿合并两种或两种以上的畸形(VACTERL综合征),其中最常见为心血管系统畸形(23%),后面依次为四肢及骨骼畸形(18%)、肛门直肠及消化道畸形(16%)、泌尿系畸形(15%)等。

【治疗】 诊断确立后,食管端端吻合和气管食管瘘修补是唯一的治疗方法。

1. 一般治疗

(1)在转运患儿时,要注意保暖,需特别注意在转院过程中尽可能减少吸入性肺炎的发生,可将患儿置于头高位(斜坡位),每15分钟用针筒经导管吸出食管盲端及口腔咽部的分泌物,必要时可吸氧。

(2)新生儿置于暖箱内或辐射台时，上身抬高30°~40°，通过导管持续吸引食管盲端及口咽部的分泌物，同时应用抗生素、雾化治疗和吸痰等积极治疗肺炎。

(3)给予葡萄糖40~60ml/(kg·d)静脉输注，同时注意调整水电解质和酸碱平衡状态。

(4)常规给予维生素K剂。

(5)尽快完善必要的检查以判断伴发畸形，如心脏、颅脑、腹部、泌尿系彩超检查。

2. 手术治疗

(1)采用气管插管静脉复合麻醉。

(2)手术方式有开胸和胸腔镜两种：开胸手术时切口采用右侧第4肋间后外侧进路，胸腔内或胸膜外手术均可，如在术前发现存在右位主动脉弓，手术入路应改为左侧剖胸入路。

(3)先离断奇静脉，分离、缝扎并切断食管气管瘘，充分游离近端食管盲端，注意远端不宜分离过多，以免影响远端血供；再用可吸收缝线间断缝合食管两盲端，术中可经吻合口置入胃管，可帮助术后早期胃肠喂养。术后常规放置胸腔持续负压引流或胸膜外引流。对于两端相距较远的长段缺失性食管闭锁，可考虑先行胃造瘘术，再二期行食管闭锁修补术。

3. 术后处理

(1)根据患儿的一般情况，可选择在新生儿外科病房或NICU进行严密监护和呼吸管理，保持气道通畅，定时雾化吸入、拍背、吸痰，必须注意吸痰时插管不得超过气管瘘的距离，以免损伤结扎的瘘管造成复发；妥善固定胃管防止脱落，若不慎脱落，严禁重插；保持胸腔闭锁引流管的固定通畅。

(2)术后7天进行食管造影，了解吻合口愈合情况，如果出现吻合口瘘，保持胸腔持续负压引流，继续抗炎和全身支持疗法，绝大多数瘘会自行闭合，除非吻合口完全断离，才需要再次手术修补。

【预后】 食管闭锁的预后与及时诊断、患儿成熟度、出生体重、救治措施、肺部并发症、合并畸形和恰当的护理密切相关。近年来，随着我国对先天性食管闭锁的治疗水平的提高，治愈率已达90%，但对于一些复杂性食管闭锁的手术及并发症的处理，仍有许多需要努力的空间。

（李碧香）

第二节　先天性膈疝

【概述】 先天性膈疝(congenital diaphragmatic hernia，CDH)是膈发育缺陷(包括先天性横膈发育障碍、膈肌缺损)导致腹部脏器疝入胸腔。膈疝80%发生在左侧，右侧为15%，双侧为5%，是新生儿常见的急诊病症。疝入胸腔的脏器最常见的是胃、小肠、结肠、脾、肝脏和肾脏，多数患者在胎儿期腹腔脏器就已疝入胸腔，影响肺发育，导致肺动脉高压。受累的新生儿通常在出生后最初数小时内便出现轻至重度呼吸窘迫，甚至危及生命。随着产前诊断的发展和新生儿诊疗的改善，生存率也随之改善，但CDH婴儿仍存在显著的死亡和并发症风险。

【临床表现】

1. 产前表现　常规的产前超声筛查可在平均胎龄(gestational age，GA)24周时发现CDH，但不同研究所报道的检测敏感性差距较大。其他伴发异常(如心脏畸形)在CDH病例中的发生率约为50%，存在这些异常可提高检测的敏感性。

2. 出生后表现　CDH患者最常于出生后最初数小时或数日内发生呼吸窘迫。可表现为出生时即存在的急性呼吸窘迫(最常见)至极轻微症状或无症状，极轻微症状或无症状仅见于极少数患者，且在其年龄稍大后出现。

3. 晚期CHD　一般在婴儿期或婴幼儿出现症状，平均年龄为1.5岁，主要表现为呼吸系统症状(气促、发绀)、胃肠道症状(呕吐)或者两者都有，可伴有生长发育迟滞(视频2-4)。

视频2-4　先天性膈疝

【辅助检查】 胸腔及腹腔B超、胸片(胸腹立位片)、胸腹部CT检查。

【诊断】

1. 产前　许多CDH病例在产前通过常规超声筛查诊断。

2. 新生儿期

(1)产前诊断CDH患者：出现呼吸道症状。

(2)如果产前未诊断有 CDH,任何伴有呼吸窘迫的足月儿都应怀疑有 CDH,特别是呼吸音消失的足月儿。胸片显示腹内容物(通常是含有空气或液体的肠道)突入单侧胸腔且几乎没有明显充气的肺组织,可诊断 CDH,其他胸片发现包括纵隔结构(如心脏)向对侧移位、对侧肺受压,以及腹腔内含气肠道减少或消失引起的腹部体积减小。放置胃管可能有助于诊断,胸片可能显示胃管位于胸腔内或偏离预期位置。如果 CDH 发生在右侧,肝脏可能是唯一疝入的器官,胸片上表现为胸部可见明显的软组织肿块,而腹腔内无肝脏影。

【鉴别诊断】

1. **产前**　主要需要与先天性胸部病变鉴别,需考虑的疾病包括先天性肺气道畸形、支气管肺前肠畸形、支气管囊肿、支气管闭锁、肠囊肿和畸胎瘤。

2. **新生儿期**　对于具有呼吸窘迫的足月儿,主要包括肺发育不全的其他原因(如慢性羊水漏引起的羊水过少或肾发育不全/发育不良),以及 PPHN、胎粪吸入。主要是通过胸片、B 超、CT 检查进行鉴别。

3. **膈膨升**　指膈肌完整但因肌化不全而变薄,而出现部分膈抬高的现象。膈膨升情况下,菲薄、冗余的膜性膈可能会包裹腹部内容物移位进入胸腔,虽然严重的膈膨升可以导致肺发育不全和出生后呼吸窘迫,但其预后通常比典型 CDH 更好,与典型 CDH 一样,膈膨升是多种综合征(如 18- 三体综合征)的部分表现。

【预后的评估】受累婴儿的生存预后取决于一些产前可评估因素。出生后生存概率较低的情况包括:

1. 有染色体、微阵列、基因异常结果或临床表现提示为某种胎儿综合征患者。

2. **严重伴发畸形**　伴有其他严重先天畸形,如心脏、气道、肺等。

3. **肝疝入**　是一种不良预后因素,且无肝疝入是胎儿出生后存活最可靠的产前预测因素,有无肝疝入的生存率分别为 45% 和 74%。

4. **右侧 CDH**　有研究发现右侧 CDH 和左侧 CDH 婴儿的生存率分别为 50% 和 75%,且右侧 CDH 需要体外膜氧合(ECMO)比例更高。

5. **肺面积与头围比(LHR)低**　在心房水平位置横断面扫描胎儿胸腔时,LHR 可用于估计对侧肺大小和纵隔偏移情况。尽管 LHR 与生存率显著相关,但界定胎儿可存活的 LHR 下限值正逐渐下降,所以其预测能力也不如从前。LHR 对于并发症发生率比死亡率更有预测价值。LHR 较低对并发症发生率的预测作用优于对死亡率的预测。

6. **胎儿肺容量较低**　胎儿绝对肺容量或相对肺容量似乎有助于预测存活情况,并且在无肝疝入的胎儿中比 LHR 更有用,但估计胎肺容量的最佳算式尚未确定。一些小型研究显示,通过 MRI 测量出的肺容量约小于胎龄预期肺容量的 30% 时,尤其是<15% 时,胎儿出生后存活情况较差。

【治疗】

(一) 初始治疗

1. **插管通气**　产前诊断为 CDH 的患儿在产室插管。这可避免使用吹氧法(blow-by oxygen)和/或球囊 - 面罩,后两者会导致胃/腹部膨胀和肺压迫。婴儿应在低吸气峰压(peak inspiratory pressure,PIP)下(目标值<25cmH$_2$O)通气,尽量减少肺损伤。延迟气道充分通气可能促进酸中毒和缺氧,增加肺动脉高压的风险。

2. **鼻胃管**　插入鼻胃管,末端连接抽吸器持续抽吸,以减压腹内容物并减轻肺压迫。

3. **血压(BP)**　应给予血压支持,将平均动脉压维持在≥50mmHg,尽量减少右向左分流。血压支持包括使用等张液、正性肌力药(如多巴胺和/或多巴酚丁胺),以及氢化可的松。

(二) 抢救性治疗

1. **应用表面活性剂**　虽然有人建议应用表面活性剂治疗 CDH,但并未显示其可改善结局。但对胸片表现为肺泡萎陷不张提示呼吸窘迫综合征(respiratory distress syndrome,RDS)且胎龄≤34 周的新生儿,可考虑使用表面活性剂。

2. **一氧化氮吸入(iNO)**　对于接受了高呼吸机参数通气支持但仍有肺高压所致呼吸衰竭的患者,建议在使用体外膜氧合前使用 iNO。

3. **其他血管扩张剂**　如西地那非、波生坦,用于 CDH 患者的重度持续肺高压。

4. **体外膜氧合**　有研究使用 ECMO 能提高 CDH 婴儿的生存率。然而,应用 ECMO 后的结局很大程度上取决于患者选择标准,而不同中心的选择标准可能各不相同。一般参照以下标准:

(1)不能维持导管前 PaO$_2$ 饱和度>85% 或导管后 PaO$_2$>30mmHg。

(2) PIP>28cmH$_2$O 或平均气道压(mean airway pressure, MAP)>15cmH$_2$O。

(3) 补液和正性肌力药物不能纠正的低血压。

(4) 供氧不足伴持续代谢性酸中毒。

(三) 手术治疗

一旦诊断或怀疑诊断,应行气管插管和放置鼻胃管,持续抽吸以减轻肺部压力。此外,进行超声心动图以检测有无肺高压和/或心脏异常。患者管理(包括手术时机)应取决于患者的呼吸状态:

1. 如果症状轻微,仅接受极小程度支持,若无肺高压或肺发育不全的表现,则通常在出生后48~72小时进行修补。

2. 对于几乎没有肺发育不全且肺高压可逆转的患者,修复时机应延迟至肺高压消退和肺顺应性提高后。不同患者的手术时间各不相同,取决于对干预措施(稳定血压、氧合以及纠正酸中毒)的反应。大部分患者初期不稳定,但随后逐渐稳定,5~10天后可进行修补。

3. 如果患者对干预无反应而需要 ECMO 治疗(参照 ECMO 治疗标准),手术修补的时机存在争议。修补的时机取决于具体临床情况,目前有三种选择方式:

(1) 对于需要继续 ECMO 支持的重度肺高压患者,可在接受 ECMO 期间修补缺损。出血性并发症的发生率高,且一旦发生出血死亡率较高。目前研究意见不一致。

(2) 常用的方法:在肺高压消退且准备好撤除 ECMO 后才进行修补。一项回顾性研究纳入接受 ECMO 的 CDH 患者,结果显示,若患者可在修补前成功撤除 ECMO,生存率升高,手术出血率降低,且 ECMO 的总时长缩短。

(3) 撤除 ECMO 并恢复常规通气,然后再行 CDH 修补。该方法适用于可撤除 ECMO 的婴儿,以及存在 ECMO 的凝血、感染或机械性并发症时。

4. **手术方法**　先天性膈疝的外科手术采用膈肌修补术,开放手术采用经腹部手术更为多见。采用肋缘下切口,可以较为满意的进行脏器复位和手术修补,同时可以检查腹腔肠道可能合并的畸形。手术一般采用直接膈肌修补术,对膈肌缺损较大者可选择补片修补术。近年来腔镜微创手术修补膈疝手术取得了很好的效果,除婴幼儿膈疝可以选择经腹腔微创手术外,新生儿期膈疝经胸腔镜下手术能够取得很好的手术视野和提高手术修补的机会。微创手术具有创伤小、术后恢复快、手术切口小美观的优势。

(周崇高)

第三节　消化道穿孔

新生儿消化道穿孔是新生儿期因各种不同原因造成的消化道穿孔,其发病急、进展快、病情重,易引起水电解质、酸碱平衡紊乱,感染性休克等。缺乏典型临床表现,早期诊断不易,容易延误治疗,危及生命,是新生儿外科重点关注的临床问题。新生儿消化道道穿孔常发生在胃、十二指肠、小肠或结肠。

【病因病理】　几乎所有的新生儿消化道穿孔都被认为是缺血性坏死的结果。穿孔是"选择性循环缺血"的最终结果,"选择性循环缺血"是新生儿对缺氧、生理应激和休克的防御机制。微栓子现象也可能起作用。在生理应激(缺氧、低血容量等)的状态下,血液被选择性地从肠系膜血管分流到更重要的心脏和大脑。局部肠系膜缺血可发展为微血管血栓形成,以及随后的胃肠壁坏死和穿孔。

虽然缺血可能是潜在的问题,但其他因素,包括细菌定植、高渗喂养和不成熟的新生儿免疫系统也可能是致病因素。吲哚美辛在新生儿坏死性小肠结肠炎(NEC)的病因学中起作用,也可能在自发性胃肠穿孔中起作用,特别是早产儿。新生儿胃肠穿孔的危险因素包括严重胎儿窘迫的所有原因(胎盘早剥、紧急剖宫产等)。

【分类】

1. **胃穿孔**　新生儿胃穿孔一般于生后2~7天发病,多见于早产儿,尤其是极低体重新生儿,男女发病无显著差异,好发于胃大弯胃前壁。先天性胃壁肌层缺损是新生儿胃穿孔最常见的病因。先天性胃壁肌层缺损早期临床表现不典型,无前驱症状,诊断困难,误诊率高,胃穿孔后往往出现进行性腹胀、呕吐、气促、气腹后才被发现。

2. **肠穿孔**　不同病因导致的肠穿孔有其独特的临床特征。NEC 致肠穿孔者,常伴有便血,大多发生在早产儿或低出生体重儿,穿孔部位多见于回肠末端,腹部 X 线片可见肠壁积气和门静脉积气。肠闭锁导致的肠穿孔无正常胎便排出或仅有少量无色黏液排出。如产前检查提示胎儿腹水、肠段异常扩张或腹腔内钙化斑块和羊水过多，或未行产前检查的新生儿影像检查可见腹腔钙化斑，则提示胎粪性腹膜炎引起肠穿孔的可能性大。特发性肠穿孔全身症状轻、病变局限。先天性巨结肠导致的肠穿孔多发生在足月儿和回肠末端，发病年龄相对较晚，有便秘史。

【临床表现】 患儿常为早产或低体重儿，男婴发病较多，患儿多在出生后第1周(通常为2~7天)起病，起初表现为腹胀、食欲减退、呕吐、反应差、便血等，发生穿孔后，腹胀加重膈肌上升、呼吸困难、面色苍白、发绀、体温不升，晚期可出现严重脱水、败血症或感染性休克症状。

体格检查可见腹部膨胀如鼓，腹壁静脉清晰可见，腹壁皮肤发亮，腹部有压痛，有移动性浊音，重者腹壁发红、腹肌紧张、肠鸣音消失。

实验室检查示部分患儿静脉血C-反应蛋白(CRP)、降钙素原在短时间内迅速升高，部分患儿伴PLT减少、WBC升高或下降及贫血、凝血功能障碍。腹腔穿刺液培养多有细菌生长，多为需氧菌与厌氧菌混合感染。革兰阴性需氧菌多为大肠埃希菌、克雷伯菌属和肠杆菌。革兰氏阳性菌中以葡萄球菌及肠链球菌为主。厌氧菌以类杆菌为多见。晚期患儿有代谢性酸中毒的表现。腹部立位片大多数出现腹腔游离气体，其他还有肠管局限扩张、积气、液气平等肠梗阻表现。腹部彩超可见局限性肠管扩张、肠蠕动减弱、腹腔积液、门静脉及肠壁积气。

【诊断】 临床表现不典型，早期局部症状不明显，拒奶及全身感染可为首发症状，继而出现进行性腹胀、胆汁或粪汁样呕吐，可行辅助检查协助诊断。腹部立位X线片及腹部彩超是常用的诊断方法。常规查血常规、肝肾功能、电解质、凝血功能、C-反应蛋白、降钙素原，必要时做血培养。诊断标准：腹部立位片提示膈下游离气体，也可为包裹性或局限性气腹；腹部彩超提示腹腔积液、肠蠕动消失、肠坏死；腹腔穿刺证实腹腔内有消化道内容物。

【治疗】 一经确诊要立刻手术治疗。

1. **术前准备**　应立即给予持续胃肠减压，静脉注射抗生素，积极的液体复苏纠正水电解质、酸碱平衡紊乱。呼吸窘迫的婴儿需要插管和机械通气支持。严重腹胀者可行腹腔穿刺抽气抽液，以缓解腹胀改善呼吸困难症状。

2. **手术方法**　一般采用脐上横切口。进腹后吸尽腹腔内液体，探查穿孔部位并检查是否合并先天性消化道畸形，尤需检查胃后壁及十二指肠隐蔽处，警惕多发穿孔的可能。胃穿孔者可将穿孔边缘坏死组织切除后行修补术。大面积胃壁肌层缺损或广泛坏死者可行胃部分切除术。小肠穿孔感染较轻者，可行穿孔部位切除、一期肠吻合术，严重者可先行肠造瘘，待病情稳定后再二期行肠吻合术。结肠穿孔可行穿孔修补及近端肠造瘘术，也可在穿孔处作结肠造瘘。术中皆应清洗腹腔，必要时放置引流。

3. **术后处理**　将患儿放置暖箱内，注意保暖，尽快恢复正常体温，防止出现或加重原有的硬肿症。持续胃管减压，术后保持开放或定时吸引。防止出现呼吸衰竭，需要时气管插管呼吸机辅助呼吸。加强支持疗法，给予静脉内营养，注意液体及电解质的补充。根据培养及药物敏感试验调整抗生素。

新生儿消化道穿孔的病死率较高，近期报道病死率在30%~36%。NEC、早产、低出生体重、多发穿孔及延迟治疗是新生儿消化道穿孔死亡的危险因素。手术是唯一有效的治疗方法。早期手术可以提高患儿的预后，降低死亡率。

(李碧香)

第四节　先天性肠闭锁与肠狭窄

先天性肠闭锁和肠狭窄是指从十二指肠到直肠间发生的肠道先天性闭塞和变窄，是新生儿外科中一种较常见的消化道畸形，不同部位的肠闭锁与狭窄的发病率不完全相同。早些年本病的死亡率很高，近年来，随着诊断水平的提高、手术操作技术的改进、围术期治疗的重视与完善，尤其是肠外营养的应用，使本病的存活率显著提高，目前肠闭锁和肠狭窄的治愈率在95%以上。

【病因】 目前病因尚未完全清楚，病变发生的部位不同病因也不相同。多数学者认为十二指肠的闭锁与狭窄是由于胚胎发育期肠管腔化过程异常所致；而造成小肠和结肠闭锁或狭窄的原因，主要是在胎儿期肠道发育过程中，由于肠道局部血液循环发生障碍，使肠管发生无菌性坏死、吸收、修复等病理生理过程。有人归纳引起肠道血液循环障碍的几种因素：①机械性作用，如肠扭转、肠套叠；②血管分支畸形、缺如；③胎儿期炎症，如胎便性腹膜炎、坏死性小肠炎。

【病理】 肠道任何部位都可以发生闭锁或狭窄，肠闭锁最多见于回肠及空肠下部（36%~43%），其次是十二指肠及空肠近端（37%），结肠闭锁较少见。肠闭锁分为四型（图 2-14）：Ⅰ型：肠管外形连续性未中断，仅在肠腔内有一个或偶尔多个隔膜使肠腔完全闭锁。Ⅱ型：闭锁两侧均为盲端，其间有一条纤维索带连接，毗邻肠系膜有“V”形缺损 Ⅲa 型：闭锁两盲端完全分离，无纤维索带，毗邻肠系膜有一“V”形缺损；Ⅲb 型：两盲端缺损广阔，远侧小肠如刀削下的苹果皮样呈螺旋状排列。Ⅳ型：为多发性肠闭锁。

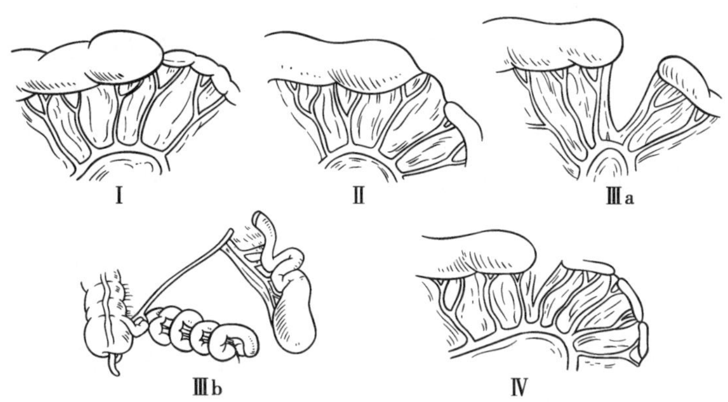

Ⅰ型：膜状闭锁；Ⅱ：盲端闭锁，两盲端之间有索带相连；Ⅲa：盲端闭锁肠系膜分离；Ⅲb型：“Apple-Peel”闭锁；Ⅳ型：多发性闭锁。

图 2-14　肠闭锁四型图示

肠闭锁小肠的长度较正常新生儿明显缩短，平均为 100~150cm，正常新生儿约为 250~300cm。而肠狭窄则以十二指肠多见，回肠较少见。肠狭窄多为瓣膜样狭窄，狭窄的程度不一，小的瓣膜中央仅有 2~3mm 直径的小孔，大的肠管局部略有细小的狭窄环。通过对肠闭锁两端肠管的病理学和免疫组织学观察发现肠壁的肌间神经丛存在，但神经节细胞存在明显减少、缺如或发育不良，从而可能导致术后肠功能恢复障碍。

【临床表现及诊断】 先天性肠闭锁或狭窄患儿，产前 B 超可见胎儿腹腔内异常扩张的肠袢，或结肠显示细小，出生后临床表现主要是肠梗阻的症状，症状出现的早晚和轻重则取决于梗阻的部位及程度。肠闭锁是完全性肠梗阻，主要症状为呕吐、腹胀和排便异常。呕吐出现的早晚与闭锁的部位有关，闭锁部位越高出现的时间越早，呕吐就越频繁。呕吐内容物为墨绿色胆汁或黄色粪水样物，少数高位肠闭锁部位在十二指肠乳头以上，呕吐物不含胆汁。

腹胀是肠闭锁的常见症状，腹胀的程度与闭锁发生的部位和就诊的时间有关。闭锁发生的部位越高，腹胀的程度越轻，在十二指肠和空肠近端的闭锁可能没有腹胀出现，仅能在上腹部看见胃型。低位肠闭锁可见全腹膨胀，随时间推移进行性加重。

胎便排出异常也是肠闭锁常见的临床表现。正常新生儿于出生后 24 小时内排出正常胎便，呈墨绿色。肠闭锁患儿出生后多无胎便排出，仅排出少量灰白色或青灰色黏液或颗粒，为闭锁远端肠管的脱落细胞和分泌物。在妊娠晚期，因肠扭转等因素引起的肠闭锁可有少量的正常胎便排出。

肠狭窄的临床表现没有特异性，显著狭窄的病例为完全性肠梗阻的表现，与肠闭锁无明显区别。多数肠狭窄患儿为不全性肠梗阻，表现为反复呕吐，腹胀视梗阻的部位与程度而不同。

腹部立位片对肠闭锁和肠狭窄的诊断有很大的价值。十二指肠的闭锁或狭窄可见双气泡征，低位肠闭锁可见高低不等的气液平面和扩张的肠袢。肠闭锁患儿行钡灌肠检查显示结肠管细小为胎儿型结肠。

【鉴别诊断】 应与先天性巨结肠症或先天性巨结肠同源病相鉴别。后者临床表现为腹胀、呕吐、胎便排出异常。腹胀和胎便排出异常较呕吐更为常见。有正常胎便排出，只是胎便排出延迟或排空延迟，有些患儿需要通过人工刺激辅助排便。通过洗肠后大多数患儿腹胀可暂时性消退。

【治疗】 手术治疗是挽救这种疾病患儿的唯一方法。肠闭锁的手术方式很多，但最终归纳为两大类，一期肠切除肠吻合术和一期肠造瘘二期肠吻合术。肠切除肠吻合术为首选的手术方式。

低位肠闭锁、全身情况差、肠穿孔或合并有胎粪性腹膜炎等情况，不适合一期肠吻合时才考虑行肠造瘘术。资料显示，Santulli Blanc 造瘘术（扩张近侧肠管与远侧肠管行“T”形侧端吻合 - 近端造口）或 Bishop Koop 造瘘术（近侧肠管与远侧肠管倒“T”形侧端吻合 - 远端造口）能促进远端肠管的功能恢复。对于瓣膜闭锁及肠狭窄的病例，可行瓣膜切除术，瓣膜切除必须彻底，否则术后可能造成不全性肠梗阻。

【预后】 肠闭锁和肠狭窄的治愈率很高，如果没有肠壁神经节发育异常引起的肠梗阻，长期的随访结果是令人满意的。

（李碧香）

第五节　新生儿先天性巨结肠

新生儿先天性巨结肠是消化道发育畸形中比较常见的一种，其发病率为 1∶(2 000~5 000)，以男性多见，平均男女之比为 4∶1。先天性巨结肠临床表现以腹胀、便秘为主，系病变肠管黏膜下神经丛和肌间神经丛神经节细胞缺如的消化道畸形。1886 年，小儿内科医师 Hirschsprung 首先予以描述，故也称为赫什朋病（Hirschsprung disease，HD）。

【病因】 先天性巨结肠肠壁肌间神经中神经节细胞缺如，是由于外胚层神经嵴细胞迁移发育过程停顿之故。导致发育停顿的原始病因，可能是妊娠早期由于病毒感染或其他环境因素，如代谢紊乱、中毒等而产生运动神经元发育障碍所致。近年来对病因学研究颇多，主要从胚胎发生阶段早期微环境改变及遗传学两方面加以深入的研究。表观遗传学、干细胞方面的进展逐渐增多，通过修饰、完善 HD 中提取的 GNCSC/GNCP 移植成为潜在的可能治疗策略。

【病理】 先天性巨结肠主要可分为两部分：异常扩张的结肠，壁肥厚，色泽苍白；在扩张肠段的远端为痉挛狭窄段，大小趋于正常，外表亦无特殊。在这两部分之间有一漏斗状的移行段。在新生儿期这两部分的区别不如儿童期典型。对痉挛段进行组织学检查发现肌间神经丛和黏膜下神经丛中没有神经节细胞，神经丛中神经纤维增生、粗大，排列紊乱，呈波浪或漩涡状。扩张段肠管的组织学改变较为复杂，神经节细胞可能缺如、减少，也可能变性；肌肉组织可能有肥大、变性；肠黏膜常有炎症及糜烂或溃疡改变；距痉挛段 15cm 以上的扩张肠管神经节细胞已正常。移行段的病理改变与痉挛段相同，是病变肠管的被动扩张所致，并不是无神经节细胞向正常神经节细胞的移行过渡。

【临床表现及诊断】 新生儿期先天性巨结肠的临床表现为急性肠梗阻，而婴幼儿和儿童期为慢性便秘和腹胀。急性肠梗阻的临床表现：

1. **胎便排出异常**　90% 以上的患儿有胎便排出延迟，24~48 小时没有胎便排出或有少量排出，但胎便排空延迟，2~3 天还未排空胎便。必须灌肠或用其他辅助方法才能将胎便排出或排空。

2. **腹胀**　大多数患儿存在腹部膨隆，腹壁静脉怒张，有时可见肠型及肠蠕动。如出现肠穿孔，腹壁皮肤发红发亮，腹部异常膨隆，影响患儿呼吸和循环。

3. **呕吐**　严重的腹胀肠梗阻时可出现呕吐，常为粪汁样物。

4. **直肠指检**　直肠壶腹空虚，指检可激发排便反射，手指拔出后有爆破性排气、排便，可帮助诊断。

5. **辅助检查**　新生儿先天性巨结肠还可通过辅助检查来协助诊断，包括钡剂灌肠、直肠肛管测压、直肠黏膜乙酰胆碱酯酶学检查及直肠壁组织学检查。钡剂灌肠常作为首选的检查，除可看见结肠的形态学改变外还可根据病变肠管的发生部位对先天性巨结肠进行分型，典型的钡剂灌肠可见痉挛狭窄段、漏斗移行段、扩张段。直肠黏膜活检为确诊的金指标。

【分型】 根据无神经节细胞缺如部位和范围临床上将 HD 分为四类：

1. **常见型**　痉挛累及全段直肠至乙状结肠远端，约占患病总数的 75%。

2. **短段型**　痉挛局限于直肠远端。

3. **长段型**　痉挛累及全段直肠、乙状结肠、降结肠，甚至横结肠。

4. **全结肠无神经节细胞症**　痉挛累及全部结肠。

【鉴别诊断】

1. **胎粪阻塞综合征**　症状类同于先天性巨结肠，胎便排出延迟，腹胀，直肠指检有大量胎便排出。开塞露刺激或盐水灌肠胎便排空后就不会再出现便秘、腹胀。

2. **先天性肠闭锁**　表现为腹胀、呕吐、胎便排出异常。肛门指检没有大便排出，仅有少量黏液或浅绿灰白色物，肠闭锁钡剂灌肠检查呈胎儿型结肠，但此时应与全结肠无神经节细胞症相鉴别，后者往往可自行或经辅助后排出少量正常大便。

【治疗】 先天性巨结肠除一部分超短段型外，一般均需行巨结肠根治手术。随着医疗水平的提高及先进医疗设备的配合，在新生儿期完全可以完成对先天性巨结肠的一期根治手术，但要做好新生儿围术期的各种准备，如纠正水电解质紊乱、贫血、营养不良等。术前的主要治疗为结肠灌洗，缓解腹胀。根据患儿年龄和肠管扩张情况，新生儿及婴儿肠管扩张不重者，洗肠 2~5 天即可手术；肠管扩张严重者，需要洗肠准备 7~14 天或更长时间。

手术方式目前多采取腹腔镜微创手术或经肛门巨结肠根治术。常见型 HD 和长段型 HD 行左半结肠切除患儿推荐腹腔镜辅助 Soave 或 Swenson 术；对于长段型 HD 行大部分结肠切除患儿应用腹腔镜辅助 Duhamel 术；对于全结肠巨结肠（TCA）患儿，腹腔镜辅助 Duhamel 术是推荐的术式。早期根治可以减少并发症的发生。

既往该病需到 1 岁左右或体重达 10kg 才手术，致使许多患儿出现高度腹胀及重度营养不良，有些患者被迫行肠造瘘分期手术或并发小肠结肠炎而危及生命。随着医疗技术的不断发展、诊疗技术的提高，在新生儿及小婴儿期行巨结肠根治术已达到了很好的效果。现代观点认为该手术不再受年龄及体重限制，一旦患儿通过辅助排便等保守治疗，腹胀仍不能缓解，并出现体重不增或营养不良时，应尽早手术。

（李碧香）

第六节 先天性肛门直肠畸形

先天性肛门直肠畸形（congenital anorectal malformation）占新生儿消化道畸形的第一位，其发病率约为 1:（1 500~5 000），男多于女。本病类型复杂，从简单的直肠会阴瘘等低位畸形到复杂的一穴肛畸形，畸形的类型不同所采用的手术术式也不同，其治疗效果也不同，大便失禁和便秘是术后常见的远期并发症。

【病因】 引起肛门直肠畸形的原因尚不十分清楚，目前认为绝大多数肛门直肠畸形是遗传因素和环境因素共同作用所致的复杂多基因病。

1. **遗传因素** 肛门直肠畸形在直系亲属中发生率为 1%，明显高于普通人群发生率（2‰~6‰），尤其是直肠会阴瘘和直肠前庭瘘更容易存在阳性家族史。目前对肛门直肠畸形患者进行基因突变筛查，发现 *CDXl* 和 *Hoxal3* 基因在个别患者中存在有意义的突变，提示这些基因也可能与肛门直肠畸形发生有关。

2. **环境因素** 研究证实，辅助生殖胎儿的出生缺陷发生率明显高于正常怀孕胎儿，尤其是肛门直肠畸形与辅助生殖的相关性更大。关于导致胎儿肛门直肠畸形的环境因素报道很多，其中包括母亲怀孕时患有糖尿病、过度肥胖、饮用过量咖啡、口服阿片类镇痛药、苯二氮䓬类抗精神病药物、甲硫氧嘧啶类抗甲状腺药物等。这些因素的致病机制还需要进一步研究证实。

【分型】 以前我国多采用 1984 年由 Wingspred 建立的分类法（表 2-17）。按性别分男、女两组，以耻尾线为界，各型又按解剖畸形分为若干亚型。

表 2-17 Wingspred 分类法

女性	男性
（一）高位	（一）高位
1. 肛门直肠发育不全	1. 肛门直肠发育不全
（1）并直肠阴道瘘	（1）并直肠前列腺瘘尿道瘘
（2）无瘘	（2）无瘘
2. 直肠闭锁	2. 直肠闭锁
（二）中间位	（二）中间位
1. 直肠前庭瘘	1. 直肠尿道球部瘘
2. 直肠阴道瘘	2. 肛门发育不全，无瘘
3. 肛门发育不全，无瘘	
（三）低位	（三）低位
1. 肛管前庭瘘	1. 肛门皮肤瘘
2. 肛门皮肤瘘	2. 肛门狭窄
3. 肛门狭窄	
（四）一穴肛畸形	（四）罕见畸形
（五）罕见畸形	

2005 年，肛门直肠畸形诊疗分型国际会议提出了新的分型标准，即 Krinkenbeck 分类法（表 2-18）。该分类取消了原有的高、中、低位分型，根据瘘管不同进行分类，并增加少见畸形，其目的是使其进一步实用化，为手术方式选择提供指导。

表 2-18 Krinkenbeck 分类法

主要临床分型	罕见畸形
会阴（皮肤）瘘	球型结肠
直肠尿道瘘	直肠闭锁 / 狭窄
前列腺部瘘	直肠阴道瘘
尿道球部瘘	“H 瘘”
直肠膀胱瘘	其他畸形
直肠前庭（舟状窝）瘘	
一穴肛	
肛门闭锁（无瘘）	
肛门狭窄	

【临床表现】 先天性肛门畸形的种类很多，其临床症状也不一，出现症状的时间也不同，有的患儿生后即出现急性肠梗阻症状，有的生后很久才出现排便困难，甚至少数患儿长期没有症状或症状轻微。绝大多数肛门直肠畸形患儿，在正常肛门部位没有肛门，婴儿出生后只要仔细观察会阴部即可发现。

1. **无瘘管型临床表现** 肛门闭锁不伴瘘管者均表现为低位肠梗阻症状。患儿出生后无胎粪排出，稍晚可出现腹胀、呕吐症状。体检：无正常肛门，高位肛门闭锁常合并骨盆神经和肌肉发育不良，臀部呈圆形，臀沟浅平。肛门皮肤稍凹陷或有皮嵴，患儿哭闹时肛门皮肤无冲击感或膨出。中间位或低位畸形者臀位较深，肛门处有冲击感。肛膜未破者透过薄膜可见深蓝色胎便影。

2. **有瘘管型临床表现** 有瘘管患儿排便口位置异常，男性由尿道口或肛门前皮肤瘘口排便，女性由前庭或阴道排便。男性瘘管多数细小，常伴低位肠梗阻症状。女性瘘管较粗大，可暂时维持排便，但瘘管无括约肌功能，稀便时失禁，干便时排便困难，久之继发巨结肠。体检：肛门闭锁或狭窄，肛门开口位置可能前移。瘘管外口开放者可用探针探查瘘管方向和长度，因有瘘管与泌尿生殖系相通，故易伴发上行性泌尿系感染和阴道炎。

【诊断】

1. 生后体检发现肛门正常位置无肛门或异位瘘口者（尿道口、阴道或前庭处的瘘口）即可确诊。直肠闭锁者，需要肛门指诊确定。测定直肠盲端与肛门隐窝皮肤间距离，有瘘者可用探针测试。直肠盲端位置较低者，患儿哭闹时，肛门隐窝处有冲动感。

2. **X 线检查**

(1) 骨盆倒立侧位片：出生 12~24 小时后摄倒立侧位片，确定 PC 线（耻骨中点与骶尾关节连线）和 I 线（坐骨嵴与 PC 线的平行线），测量直肠盲端空气阴影与 PC 线的距离。位于 PC 线以上者为高位畸形，位于 PC 线与 I 线之间为中间畸形，在 I 线以下则为低位畸形。

(2) 瘘管造影：可显示瘘管的方向和长度，与直肠、尿道和阴道的关系，同时应注意是否伴有骶尾椎发育不良，因其可影响术后的排便功能。

3. **B 超检查** B 超可测出直肠盲端与肛门隐窝皮肤间距离，>1.8cm 为高位，1.1~1.8cm 为中间位，<1.1cm 为低位。还可协助诊断并存的泌尿生殖系统和心脏畸形。

4. **CT 及 MRI 检查** 可检查盆底肌肉和肛门外括约肌的发育状况，尤其是耻骨直肠肌厚度及其与直肠盲端的关系，以便决定手术进路及排便控制肌群功能的修复。还可同时诊断脊柱、泌尿生殖系统的伴发畸形。

【治疗】 肛门直肠畸形的手术治疗应遵循以下原则：①挽救患儿生命；②术中尽量保留肛周括约肌的生理功能，减少对盆腔神经的损伤，避免损伤尿道；③对早产儿及有严重心脏畸形的患儿要简化手术操作，争取分期手术，先做横结肠或乙状结肠造瘘。

1. 低位肛门直肠畸形患儿行会阴肛门成形术，会阴肛门成形术适用于会阴瘘、肛门闭锁（低位无瘘）和直肠前庭瘘。一般须在生后 1~2 天内完成手术，直肠前庭瘘因瘘孔较大，在一段时间内尚能维持正常排便，可于 3~6 个月内完成手术。

2. 中高位直肠肛门畸形，由于存在内外括约肌、提肛肌发育不良，解剖位置异常，故中高位直肠肛管畸形治疗较困难，且术后并发症多而严重。中高位者先行横结肠或乙状结肠造瘘，待 3~6 个月后，行骶会阴、腹骶会阴或矢状入路肛门成形术。改良后矢状入路肛门直肠成形术（posterior sagittal anorectoplasty，PSARP）是目前治疗中、高位肛门直肠畸形的标准术式。后矢状入路解剖结构清晰，直视下确保在低位缝合瘘管，防止瘘管复发及憩室形成，且可最大限度地保证直肠在下拖过程中能穿过由肛提肌、深层括约肌和横纹肌组成的复合体中心，恢复其正常的解剖形态。腹腔镜辅助肛门成形术（laparoscopic assisted

anorectoplasty, LAARP）于 2000 年由 Georgeson KE 首次报道，现已得到了广泛应用。PSARP 及 LAARP 均可成功治疗中高位肛门直肠畸形。LAARP 不作为中位直肠畸形手术首选，因为这种方法需要广泛的直肠解剖从而可能损坏直肠神经和骨盆神经丛，使排便功能异常，但其对于高位无肛是一种很好的手术选择，能够达到较好的排便节制，伤口小，术后恢复快。还有一些其他的手术方式，如改良式 Mollard 术。改良式 Mollard 术即前矢状入路结肠经直肠盲袋肌鞘内脱出治疗高位肛门闭锁，能防止肥厚宽大的盲袋拖下后对肛门括约肌复合体的损伤，保留了直肠盲袋肌层内的神经反射功能，避免了直肠周围血管神经的损伤。

3. **肛门扩张术**　为避免肛门狭窄，术后 2 周开始扩肛。应使用适当尺寸的扩张器，新生儿从 7 号或 8 号开始，每天 2 次，每周增加 1 号，直至需要的尺寸。Pena 认为较为合适的扩肛器：1~4 个月用 12 号，4~8 个月用 13 号，8~12 个月用 14 号，1~3 岁用 15 号，3~12 岁用 16 号，12 岁以上用 17 号。每天 1 次，20~30 分钟，1 个月后改为隔天扩肛 1 次，并逐渐增大扩肛器直径，3 个月为一个疗程，一般持续半年左右。

肛门直肠畸形的首次手术很重要。术式选择不当，如仅做肛门成形，未处理尿道瘘；术中损伤组织过多或出现异常损伤，出现严重并发症，如因游离直肠不充分而导致直肠回缩，瘘管再发或瘢痕形成肛门狭窄等，不仅使再次手术很困难，更重要的时将明显影响治疗效果。术后排便控制能力为衡量预后的重要指标。低位畸形手术后排便控制能力一般较好。畸形的位置越高，排便控制肌肉与神经发育越差，术后排便控制能力越有可能发生问题。近年由于手术方式的改进，中高位畸形患儿的治疗效果也有了明显进步。

（李碧香）

第七节　动脉导管未闭

动脉导管（ductus arteriosus, DA）是胎儿主肺动脉和主动脉之间的血管连接，导致血液从肺血管床转移出来。孩子出生后，动脉导管会主动收缩并最终闭塞。若出生后动脉导管不能完全关闭，则可发生动脉导管未闭（patent ductus arteriosus, PDA）。早产是 PDA 最重要的危险因素之一。PDA 可伴随其他先天性心脏病变，特别是引起低氧血症的病变。当左向右分流的临床特征显得与目前考虑的特定心脏病变不相称时，应考虑到 PDA。根据 PDA 的结构及功能可分为单纯 PDA 和 PDA 依赖性先天性心脏病，单纯 PDA 占先天性心脏病总数的 9%%。女性发病较多，男女之比约为 1∶3。现就有关 PDA 的诊治阐述如下：

一、单纯型动脉导管未闭

【病理解剖】　婴儿出生后 10~15 小时，动脉导管即开始功能性闭合。大部分在生后 3 个月解剖关闭。1 岁以后仍未闭合者即为动脉导管未闭。动脉导管未闭的肺动脉端在肺总动脉与左肺动脉连接处，主动脉端在主动脉弓降部左锁骨下动脉起始部远端。长度在 0.2~3cm。根据导管形态，分为漏斗型、管型、窗型、铃型、瘤型。可合并其他畸形，如肺动脉狭窄、主动脉缩窄、室间隔缺损、大动脉转位等。

1. **漏斗型**　主动脉端较粗，而肺动脉端较窄，形成在主动脉端开口扩大成喇叭或漏斗状。此型临床多见。

2. **管型**　导管连接主动脉和肺动脉的两端直径一致。

3. **窗型**　导管很短，但直径很大。

4. **铃型**　导管两端粗而中间细。

5. **瘤型**　导管两端细，但中间呈瘤样扩张。

此外，在一些特殊情况下，肺动脉端为盲端。在 X 线上显示为动脉瘤。主动脉弓如属右位动脉导管，可由右肺动脉连于右侧的主动脉弓，或由左肺动脉连于左锁骨下动脉。也有左、右两侧均有未闭的动脉导管。

【病理生理】　由于动脉导管的开放，使主、肺动脉之间存在通路，通常情况下，体循环的压力高于肺循环压力，部分体循环含氧饱和度高的血液，在收缩及舒张期都通过动脉导管从主动脉向肺动脉分流。分流大小主要取决于以下三种因素：

1. 主动脉与肺动脉之间的压力差。
2. 动脉导管的直径与长度。
3. 体循环与肺循环之间的阻力差。

导管越粗，压力差越大，分流量就越大。因有大血管水平左向右分流，肺循环量增加，造成肺动脉扩张及压力增高，回流到左心房和左心室的血量增加，导致左心室肥大，甚至左心功能衰竭，体循环因分流至肺循环而血容量减少，周围动脉舒张压因舒张期有分流而降低，出现脉压增宽，肺循环压力升高。右心室排血时阻力增大，收缩期负荷量加重，右心室逐渐肥大。如肺循环持续高压，可进而引起肺小动脉壁的肌层及内膜的组织改变，形成器质性即梗阻性肺动脉高压。当肺动脉压力与体循环压力接近时，发绀可发生于轻微活动或哭吵时。若肺动脉压力超过主动脉，安静状态也可出现发绀，称为艾森门格综合征。此时低氧饱和度的肺动脉血经未闭动脉导管进入降主动脉，发绀在双下肢表现更为明显，左上肢可较右上肢更为明显，形成差异性发绀。

【临床表现】 与分流量大小及肺动脉压力高低有关。

1. 病史

(1) 导管小到中等，分流量小到中等，肺动脉压力正常或轻度增高者，往往无症状。多在体检或因其他疾病就诊时偶尔发现。部分患者可有活动后疲乏、气急、多汗等现象。

(2) 分流较大的导管可导致下呼吸道感染、肺不张和心力衰竭（伴呼吸急促和体重减轻）。体型一般较瘦长。

(3) 有较大分流的患者可出现劳力性呼吸困难。少数患者也可由于扩大的肺动脉压迫喉返神经而声音嘶哑。当肺血管发生器质性变化时，分流量减少或呈双向分流，患者可出现短期的症状改善，但随后在轻度活动后即出现心悸、气急、发绀。晚期可有咯血。自幼分流量大者，心衰缓解后可留有鸡胸、心前区凸起、赫氏沟等体征。

2. 体格检查（图 2-15）

(1) 发生心衰的婴儿可有心动过速和呼吸急促。

(2) 有水冲脉和脉压增宽（收缩压升高，舒张压降低）。但在分流较小的情况下，该特征不明显。

(3) 典型的动脉导管未闭病例可见心前区隆起，心尖冲动弥散强烈，在胸骨左缘第 2 肋间偏外侧可闻及响亮的连续性杂音，并向左上颈背部传导，伴有收缩期或连续性细震颤。出现肺动脉高压后，可能仅能听到收缩期杂音，肺动脉第二音亢进，肺动脉瓣可有相对性关闭不全的舒张期杂音。肺循环量超过体循环量 1 倍时，心尖区可闻及二尖瓣相对狭窄的低频率短促舒张中期杂音。

不典型的情况如肺血管阻力增加或婴儿期肺动脉压力相对较高时，主动脉与肺动脉之间压力差仅发生于收缩期，此时仅能听到单纯收缩期杂音，常易误诊为室间隔缺损。此外，在合并有其他畸形如房间隔缺损、室间隔缺损、肺动脉瓣狭窄时，杂音也往往不典型。

早产儿病例出现症状较早，心脏杂音为收缩期杂音而无典型的连续性杂音。大量右向左分流可导致左心衰竭（可表现为呼吸暂停或心动过速发作）、坏死性肠炎。

(4) 随着肺血管阻塞性病变加重，动脉导管的右向左分流会导致仅身体下半部分出现发绀。

【辅助检查】

1. 心电图 轻到中度的动脉导管未闭表现为正常的或左心室增大的心电图。巨大的动脉导管未闭可表现为双心室肥厚的心电图。如果发生肺血管阻塞性病变，表现为右心室肥厚的心电图。

2. X 线检查 动脉导管分流较小时，胸片可以是正常的。动脉导管有中度或重度分流时可发生不同程度的心脏扩大，左心房、左心室或升主动脉扩张，肺纹理增加。随着肺血管阻塞性病变的加重，心脏大小可变为正常，但肺动脉段显著突出，肺门血管影增大。

3. 心脏超声 胸骨旁切面或胸骨上凹切面可测量动脉导管大小（图 2-16）。

4. 心导管检查及心血管造影 典型的动脉导管未闭一般可不必作心导管检查，只是在确诊困难时选用。通常肺动脉平均血氧含量高于右心室 0.5% 容积以上，肺动脉压力可超过右心室。肺动脉高压有不同程度增高，有时心导管可自肺动

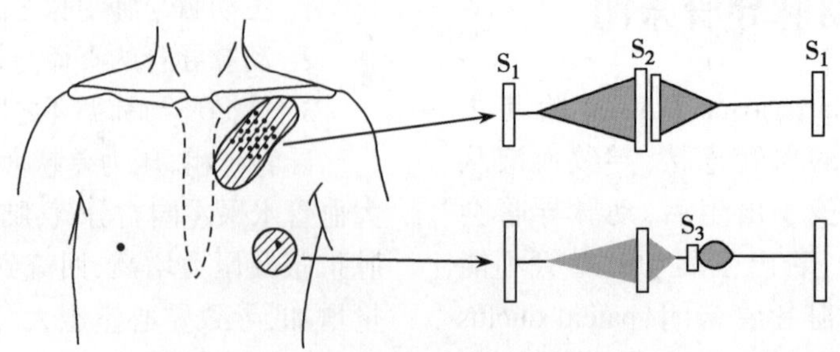

图 2-15　动脉导管未闭的心脏体检表现

在图中用点标出的区域可触及收缩期杂音。

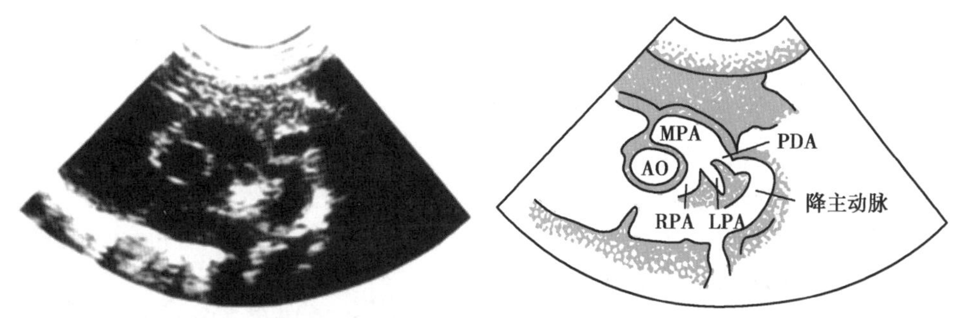

图 2-16　胸骨旁短轴切面显示主肺动脉（MPA）与降主动脉的动脉导管未闭（PDA）

AO：主动脉；LPA：左肺动脉；RPA：右肺动脉。

脉通过未闭动脉导管进入降主动脉。必要时作逆行主动脉造影，可见主动脉与肺动脉同时显影，并能明确未闭动脉导管位置、形态及大小。

【诊断】 根据典型杂音、X 线、心电图常可作出诊断。超声心动图及右心导管检查能进一步明确畸形部位、形态及大小。但需注意与主肺动脉间隔缺损、主动脉窦瘤破入右心、室间隔缺损伴主动脉瓣关闭不全等能引起连续性杂音的疾病进行鉴别。

【鉴别诊断】

1. **室间隔缺损伴主动脉瓣关闭不全**　为往返性杂音，而非持续性杂音，在胸骨左缘中部或下部可以听到。

2. **主 - 肺动脉间隔缺损（主 - 肺动脉窗）**　这种极为罕见的情况可见水冲脉，但杂音类似于室间隔缺损。在幼年早期就会发生充血性心力衰竭。

3. **主动脉窦瘤破裂**　表现为突然发作的胸痛和严重心力衰竭伴呼吸困难，持续性杂音出现在心底部，多见于马方综合征的患者。

【治疗】

1. **内科治疗**　防治呼吸道感染、心力衰竭及感染性心内膜炎。

（1）药物治疗：多用于早产儿或新生儿早期动脉导管未闭，可用布洛芬首剂 10mg/kg，第 2、3 剂 5mg/kg，间隔 24 小时，维持静脉滴注，维持 15 分钟，此为 1 个疗程，结束后，间隔 24 小时复查心脏彩超，若仍有治疗指征，可重复 1 个疗程，最多 3 个疗程。吲哚美辛 0.2mg/kg，间隔 12 小时，连用 3 剂或对乙酰氨基酚，15mg/kg，6 小时 1 次，连续用药 3 天。通过抑制前列腺素合成，促使动脉导管闭合。对于足月儿的动脉导管未闭无效。

（2）介入治疗：近年来，通过心导管介入堵闭动脉导管已经成为小儿动脉导管未闭的首选治疗方案，常用 Amplatzer 蘑菇伞及弹簧圈封堵。

介入治疗适应证：

Ⅰ类：PDA 伴有明显左向右分流，并且合并充血性心力衰竭、生长发育迟滞、肺循环多血，以及左心房或左心室扩大等表现之一者，且患者体重及解剖条件适宜，推荐行经导管介入封堵术。

Ⅱa 类：心腔大小正常的左向右分流的小型 PDA，如果通过标准的听诊技术可闻及杂音，可行经导管介入封堵术。

Ⅱb 类：通过标准听诊技术不能闻及杂音的“沉默型”PDA 伴有少量左向右分流（包括外科术后或介入术后残余分流）；PDA 合并重度肺动脉高压，动脉导管水平出现以左向右分流为主的双向分流，如果急性肺血管扩张试验阳性，或者试验性封堵后肺动脉收缩压降低 20% 或 30mmHg 以上，且无主动脉压力下降和全身不良反应，可以考虑介入封堵。

Ⅲ类：依赖于动脉导管的开放维持有效肺循环或体循环的心脏畸形；PDA 合并严重肺动脉高压，动脉导管水平出现双向分流或者右向左分流，并且急性肺血管扩张试验阴性。

2. **外科治疗**　手术最佳年龄为 1~6 岁。1 岁以内反复肺炎不能控制者可提前手术。动脉导管未闭合并感染性心内膜炎者，应在感染完全控制后数月施行手术，对无法控制者，也可在适宜抗生素治疗下，关闭动脉导管，但危险性较大。

【预后】 预后与分流量大小及并发症有关。分流量大者，早期容易发生充血性心力衰减，晚期可致梗阻性肺动脉高压。在并发症方面，最常见的为感染性心内膜炎。分流量小者可无症状，预后良好。近年来由于诊断水平与技术不断提高，早期介入或手术治疗，预后均良好。

二、导管依赖型先天性心脏病

动脉导管依赖型先天性心脏病属于复杂罕见先天性心脏病范畴。此类疾病的新生儿因难以承受由胎儿循环至生后循环的转变，往往体循环或肺循环系统受累严重，其生存必须依赖于各种体肺分流，尤其依赖动脉导管的开放才能维持适合的体循环及肺循环。这种依赖动脉导管开放维持循环的先天性心脏病统称为动脉导管依赖型先天性心脏病。

患有动脉导管依赖型先天性心脏病的新生儿，出生后可无明显症状，其临床体征也较为隐匿，因此临床上对具有此类心脏疾患的新生儿早期漏诊率可高达 25%，但随着肺血管阻力的突然下降及肺血流量的显著增加，症状也会随之出现。当生后数小时或数日若发生导管收缩，患者即可出现重度发绀、休克或循环衰竭。因此早期诊断及治疗具有重要意义。

【病因】 从病因上可分为环境因素（包括宫内感染、孕妇用药和环境污染等）和遗传因素。

1. **环境因素**　Wasserman 等研究表明父母吸烟与胎儿发生动脉干缺陷和肢体缺陷有关。Loffredo 等研究证实怀孕早期接触除草剂和灭鼠剂与完全性大动脉转位的发生有关。

2. **遗传因素**　研究表明，遗传因素会引起动脉导管依赖型先天性心脏病，相关基因见表 2-19。

表 2-19　遗传导致动脉导管依赖型先天性心脏病的相关基因

先天性心脏病	相关基因
左心房流出道梗阻	*TBX20*：在心脏干细胞、发育心肌以及与心内膜垫相关的内皮细胞中表达
肺动脉瓣狭窄	*JAG1*：编码 Notch 信号传导途径中的配体蛋白
主动脉弓异常	*TBX1*：参与早期咽弓动脉的形成
大动脉转位	*ZIC3*：通过 shh-ZIC3-Nodal 信号途径影响心脏的环化方向 *Nodal*：对心脏环化有重要意义 *CFC1*：参与胚层的形成和前 - 后体轴位置的确定
主动脉瓣狭窄	*Notch1*：与上皮间质转化有关，从而影响早期心脏瓣膜形成

【血流动力学】

（一）依赖动脉导管供应肺部血流的先天性心脏病血流动力学改变

1. **室间隔完整肺动脉闭锁**　胎儿血液不能从右心室射入肺动脉，大部分血液由于室间隔完整只能经三尖瓣回流入右心房，右心房滞留血液增多致右心房增大，然后血液通过卵圆孔流至左心，致左心增大，后经主动脉分布到全身。由于肺动脉闭锁，因此肺循环血流依赖于由降主动脉经动脉导管回流至肺循环。

2. **伴室间隔缺损肺动脉闭锁**　虽然肺动脉闭锁，但右心室血流可经室间隔缺损处进入骑跨的主动脉内，故左、右心大小仍对称，血流经主动脉分布到全身，且一部分血液从降主动脉经动脉导管回流至肺循环。

3. **轻、中度肺动脉狭窄**　血流动力学无明显改变。重度肺动脉狭窄的胎儿可见肺动脉血流速度增加。由于压力负荷增加可导致右心室肥厚，右心室腔缩小；可能会出现三尖瓣反流，右心房增大。由于肺动脉重度狭窄，患者肺循环只有小部分血液来自狭窄的肺动脉，大部分血液来自降主动脉通过动脉导管的回流至肺循环。

（二）依赖动脉导管供应主动脉血流的先天性心脏病血流动力学改变

左心室流出道梗阻时，左心室排血受阻，左心室压力负荷增大，左心室壁增厚或左心室发育不良，主动脉血流速度加快，可见主动脉狭窄后扩张及主动脉血反流。经卵圆孔分流至右心的血液增加，右心容量负荷增加，右心增大。

（三）室间隔完整的完全性大动脉转位血流动力学改变

对于室间隔完整的完全型大动脉转位，主动脉接受由形态学右心室来的血，肺动脉接受由形态学左心室来的血，血液通过卵圆孔及动脉导管混合，胎儿期生长发育不受影响。

【临床分类】 临床上根据先天性心脏病病理

生理特点可将其分为以下 3 类。

1. **动脉导管依赖的肺循环先天性心脏病**　通常具有右心系统梗阻或右向左分流病变，因经肺动脉参与肺循环的血流主要是通过动脉导管由体循环向肺循环提供，故此类患者临床上多表现为严重发绀，其代表疾病如法洛四联症（tetralogy of Fallot，TOF）的严重类型，伴有室间隔缺损的肺动脉闭锁（pulmonary artery atresia，PA），室间隔完整的重度肺动脉瓣狭窄（pulmonary stenosis，PS）或肺动脉闭锁，三尖瓣下移（Ebstein）畸形伴重度 PS 或 PA。在重度 PS 或 TOF 患者中，右心室仅有少量前向血流进入肺动脉，通过导管流入肺动脉的血流对于维持循环起着极其重要的作用。伴有室间隔缺损（VSD）或完整室间隔的 PA 患者，假如在胎儿出生前未建立足够的体肺侧支循环，则经动脉导管血流显得至关重要。如 Ebstein 畸形伴有重度三尖瓣关闭不全或三尖瓣发育不良的新生儿，因其肺血管阻力高，收缩期右心室难以产生足够压力，前向血流未能使肺动脉瓣充分开启，因此患者易表现为严重青紫。

2. **动脉导管依赖的体循环先天性心脏病**　此类患者血流主要由肺动脉通过导管流入主动脉，故动脉导管收缩或关闭时，临床上患者可出现明显低血压、休克或循环衰竭。其中包括多种左心系统梗阻疾病，如左室发育不良综合征（hypoplasticleft heart syndrome，HLHS），重度主动脉瓣狭窄（aortic stenosis，AS）或主动脉缩窄（coarctationof aorta，COA），主动脉弓离断（interruption of aortic arch，IAA）或其他伴有左心系统梗阻的复杂先天性心脏病。因该疾病患者需要以动脉导管开放来维持全身或下半身血流灌注，倘若出现动脉导管收缩，患者则可出现全身灌注减少、外周动脉搏动减弱，以及进行性酸中毒、少尿，甚至无尿等情况。

3. **其他动脉导管依赖型先天性心脏病**　主要为心房及心室水平无足够分流的完全大动脉转位（transposition of great arteries，TGA）和完全肺静脉异位引流（total anomalous pulmonary venous return，TAPVR）。在此类发绀型先天性心脏病中，倘若无足够的心房水平或心室水平混合，患者可出现严重青紫，所以必须依赖动脉导管开放来维持循环。

【主要临床特点】

1. **发绀**　无论何种类型的动脉导管依赖型先天性心脏病的新生儿，在房、室间隔完整或限制性房、室间隔缺损的情况下，血液无法实现充分混合，就可表现为明显的中心性发绀。当新生儿出现哭闹时，可使发绀进行性加重。

2. **持续气促或呼吸困难**　由于肺循环血流增多，大多都有气促或呼吸困难、喂养困难、易激惹和处于垂危状态。刚出生时，由于肺动脉阻力尚未迅速降，患者可不表现出临床症状；而随着肺动脉压力的下降，患者可逐渐出现明显气促。大多数动脉导管依赖的 TAPVR，尤其是伴有肺静脉回流障碍的心下型 TAPVR，发绀及呼吸困难更常见。其他动脉导管依赖的体循环先天性心脏病一般无临床可见的发绀，但通常有气促及明显呼吸困难。

3. **体循环低灌注、休克或循环衰竭**　多为左心系统梗阻性病变，如左心室发育不良综合征、重度主动脉瓣狭窄或主动脉缩窄和主动脉弓离断等。患有上述动脉导管依赖的体循环先天性心脏病的新生儿，随着动脉导管关闭，出现进行性加重的呼吸困难、皮肤湿冷、花斑纹。由于机体严重灌注不足所致酸中毒、休克、少尿、多器官功能障碍等病理生理机制，最终导致循环衰竭。

【诊断】

1. **血氧饱和度监测**　血氧饱和度监测是既简便又实用的首选诊断手段。尽管血氧饱和度监测其敏感性有限，尚不足使其成为唯一诊断手段，但由于其价廉、易操作的特点，结合体格检查，可有效协助减轻临床上的漏诊率。出现差异性发绀则为具有重要鉴别意义的临床体征。因此，四肢血氧饱和度监测对于避免临床漏诊动脉导管依赖的体循环先天性心脏病是非常有必要的。

2. **心电图检查**　可表现为电轴右偏、右心室肥大，偶可伴有右心房肥大。这些表现不具有诊断特异性，其临床意义较为有限。在 PA 和左心系统梗阻性病变出现严重发绀的患者，在酸中毒、休克、少尿、电解质紊乱等病理情况下，可诱发如心脏传导阻滞、心动过缓或心动过速等各类心律失常。

3. **胸部 X 线检查**　动脉导管依赖的肺循环先天性心脏病和伴重度 PS 的 TGA 通常胸部 X 线检查提示正常或肺循环血流减少。伴有共同肺静脉干及垂直静脉有梗阻的 TAPVR 可出现肺充血或肺水肿等特征性胸片表现，但临床上仍需要与肺炎、胎粪吸入及早期肺气肿等肺实质性病变相鉴别。动脉导管依赖的体循环先天性心脏病和未伴 PS 的 TGA 多表现出严重的肺循环充血情况。

4. **超声心动图检查**　是最有价值的诊断手段，可用于早期疾病诊断及排他性诊断。

5. **CT 和 MRI 检查**　增强 MRI 或薄层 CT 血管造影三维重建可为各种复杂先天性心脏病提供各种心血管结构的重要信息。因其检查时间较长，重症患者不易在床边获取资料，目前在常规检查上仍受限制。

【治疗原则】

1. **前列腺素 E**　动脉导管持续开放可为体循环提供血流，对新生儿早期存活至关重要。是有效的能使患者继续生长发育，从而为进一步外科或介入手术治疗获得最佳时机的治疗措施。对疑有导管依赖型先天性心脏病的患儿，需要 PGE_1 持续静脉滴注以维持动脉导管开放。PGE 具有血管舒张作用，可有效改善肺部或全身循环，并且在 PGE-EP4 介导的导管重塑中通过不同的信号通路（例如 c-Scr 和 cAMP 依赖性蛋白激酶 A 通路）发挥作用。EP4 由位于导管中部的细胞高度表达，某些基因的 EP4 依赖性表达，例如胶原蛋白 V Ⅲ、Cxcl15、Bves 和纤连蛋白，有助于平滑肌细胞迁移和导管重构。对于维持动脉导管开放的前列腺素 E 维持剂量远小于使其重新开放的必需剂量，通常从 0.01μg/(kg·min) 起始治疗，该剂量下呼吸暂停的发生风险也明显减低。有人建议通过床旁超声心动图确定 PGE_1 剂量，以找到适合每个患者的最佳剂量并减少副作用，如低钾血症、多尿和高钙、长骨皮质增厚（肥大）和骨膜反应。

2. **介入治疗**

（1）房间隔球囊造口术：如果动脉导管细小或已闭合，患者仅存限制性房间隔缺损或卵圆孔进行体肺循环混合时，应考虑急诊房间隔球囊造口术。

（2）肺动脉瓣射频或激光打孔术：在一些单纯肺动脉瓣环水平的肺动脉闭锁中可采用此类手术，先在肺动脉瓣射频或激光打孔后进行球囊扩张，此手术要求患者具有发育尚可的右心室，而且必须除外右心室依赖的冠状动脉循环，如球囊扩张不满意及动脉导管细小的部分患者还可同时进行动脉导管支架置入术。

（3）动脉导管支架置入术：并非所有的患者都适合动脉导管支架植入术。动脉导管开口的大小、开口的位置及动脉导管的形态均会对手术效果产生影响。动脉导管主动脉端开口于降主动脉近心端、肺动脉端开口于肺动脉干远心端或左肺动脉且动脉导管形态短直的患者，手术成功率较高。动脉导管形态迂曲、动脉导管肺动脉端开口大于 2.5mm 的患者不推荐行动脉导管支架植入术。

目前，大多数患者推荐使用冠状动脉裸支架，对于动脉导管支架型号的选择，公认以体重作为选择标准：①体重<3kg 的患者选用直径 3.5mm 的支架；②体重 3~4kg 的患者选用直径 4mm 的支架；③体重 4~5kg 的患者选用直径 4.5mm 的支架。近年来有学者应用自膨胀支架治疗 HLHS 患者，发现自膨胀支架术后导管狭窄率降低，二期手术更容易摘除，术后死亡率仅为 1.8%，同样有的患者需要植入重叠支架，原因与普通动脉导管支架相同，但血流动力学影响明显小于普通动脉导管支架。药物洗脱支架尚处于试验阶段，在动脉导管支架植入术中的优劣尚未明确。

3. **外科手术治疗**

（1）B-T 分流术：重度 TOF、室间隔缺损或完整的肺动脉闭锁早期可先行体肺分流术以促进肺动脉床发育。左心发育不良综合征、重度主动脉瓣狭窄或主动脉缩窄及主动脉弓离断患者，也可根据病情轻重及疾病分型考虑 Blalock-Taussig 分流或一次性根治术。

（2）动脉导管依赖的 TGA、TAPVR 应行大动脉调转术或肺静脉异位引流矫治术（视频 2-5）。

视频 2-5　动脉导管未闭的治疗

（陈　智　肖政辉）

第八节　新生儿皮下坏疽

新生儿皮下坏疽是新生儿期发病率较高的急性皮下感染，多为金黄色葡萄球菌感染引起的皮下组织广泛变性及坏死，在我国北方寒冷地区较为常见。该病好发于容易受压的背部、腰骶部、臀部，偶发于枕部、肩部、腿部及会阴部。部分新生儿断脐后，并发脐炎，如不重视可导致脐部皮肤感染扩散，从而引起腹部皮下坏疽。本病起病急，蔓延快，早期文献资料报道死亡率可达 5%~8%，对新生儿具有很大的威胁性。如果不积极治疗，容易并发败血症、肺炎、肺脓肿等，因此应尽早诊断和处理。

【病因】

1. **抵抗力差**　新生儿期免疫系统发育不全，对炎症缺乏局限能力；新生儿期皮肤极为娇嫩，屏障功能不全，局部免疫力不足；长期处于仰卧位，少体位改变，局部受压，造成循环及营养障碍；局部摩擦皮肤受损及大、小便浸泡等导致细菌的侵入而感染，从而发展为皮下坏疽。

2. **病原菌**　多数为金黄色葡萄球菌感染，少数为白色或柠檬色葡萄球菌、产气杆菌、大肠埃希菌、绿脓球菌等。致病菌常来源于产房、新生儿用具及带菌工作人员。因此严格的消毒隔离制度、加强新生儿护理，都是非常重要的预防措施。

【临床症状】

1. **好发部位**　好发于容易受压的背部、腰骶部、臀部，偶发于枕部、肩部、腿部及会阴部。

2. **局部病变**　典型的症状为红、肿、热、痛。起病较急、发展快，病变可在数小时内迅速扩散。开始为局部点片状红肿，局部皮温升高，与周边皮肤边界欠清，受压后皮肤颜色变白色，质地软，中央部分可转为暗红色。病情如进展，病变范围逐渐扩大，皮肤出现大面积发黑坏死。晚期皮肤多发缺血斑块，或呈黑紫色，溃破后流出稀薄脓液，皮肤可大片坏死脱落，有脓性分泌物流出。

3. **全身症状**　新生儿开始多表现为发热、哭吵不安、拒奶或呕吐，甚至昏迷等感染中毒症状。体温升高多为 38~39℃，甚至可达 40℃。严重者可并发肺炎及败血症。并发败血症后可出现感染性休克，出现呼吸衰竭或肾衰竭而死亡，故致死原因多为败血症。

【诊断】根据局部典型病变，诊断一般不难，由于发病急、进展快，必须强调早期诊断、早期治疗。每当新生儿有哭吵、拒乳时，应作全身皮肤检查，以免延误诊断而加病情。应注意仔细检查皮肤，尤其注意后背部、腰骶部、臀部等有无发红及肿胀。若出现皮肤局部的红肿、皮温升高、压痛，中央颜色稍暗红，表皮下积液或有漂浮感等症状；脐部开始有黄色分泌物，周边皮肤发红，范围逐渐扩大，并有压痛及漂浮感，需考虑本病。病情加重后，皮肤多发缺血斑块，或呈黑紫色，溃破后流出稀薄脓液，皮肤可大片坏死脱落，有脓性分泌物流出。严重的患儿可出现高热、拒奶或呕吐、腹泻、精神反应差；如出现呼吸急促、皮肤花斑纹、尿少多为感染性休克，病情危重。辅助检查白细胞有明显升高或下降，血培养或脓液培养细菌阳性，合并败血症可有血小板明显降低。

【治疗】

1. **局部治疗**　早期诊断、及时治疗是降低死亡率的关键。本病一经确诊均应尽早行脓肿切开引流，做多点多次对合引流小切口，切口范围在健康皮肤与病变皮肤交界处，留取脓液送培养及药敏检查。切开后用钳子分开皮下间隙，给予双氧水及生理盐水冲洗后，留置橡皮引流条或凡士林纱布引流。分泌物较多需每天换药 2~3 次。若红肿范围继续扩散，需再次切开病变部位至正常皮肤；若局部红肿无扩散，红肿逐渐消退，分泌物减少，创面形成肉芽组织，数周后可愈合。若出现局部皮肤坏死，应剪除坏死皮肤，给予换药。局部可使用表皮生子因子促进愈合。

2. **全身治疗**　除局部切开引流外，全身的支持对症治疗尤为重要。新生儿皮下坏疽多为金黄色葡萄球菌所致，早期根据经验使用大剂量的对金黄色葡萄糖球菌敏感的抗生素。尽快完善血培养药敏检查、脓液药敏检查，根据检查结果更改敏感抗生素。耐甲氧西林金黄色葡萄球菌（MRSA）感染可选用万古霉素、利奈唑胺等。发热需降温对症处理；合并感染性休克者，加强抗休克治疗。因患儿多合并消化道症状，暂禁食，心电监测生命体征变化、留置导尿管严密监测尿量；可静脉使用静脉丙种球蛋白增强免疫，监测感染指标及凝血功能变化，血小板降低可输血小板治疗，必要时输注白蛋白、血浆或冷沉淀等，支持对症治疗。

（李碧香）

第九章　新生儿常用的急救诊疗措施与操作技术

第一节　酸碱平衡紊乱

【概述】 酸碱平衡紊乱在新生儿期是常见的病理状态，不属于某种疾病，评估新生儿酸碱状态通常是通过测量血液中碳酸氢盐-二氧化碳(CO_2)缓冲系统的成分进行评估；当进行血气分析时，使用电极分别测量二氧化碳分压(PCO_2)和pH值，并用Henderson-Hasselbalch方程计算碳酸氢根(HCO_3^-)浓度。酸碱参数的正常值范围在动脉和静脉血样中不同，在不同检测仪器间也有差异：对于动脉血样，pH值的正常范围为7.35~7.45；HCO_3^-浓度为21~27mmol/L；PCO_2为35~45mmHg(4.7~6.0kPa)。取外周静脉血样，相对动脉血样，pH值范围低0.03~0.04，HCO_3^-浓度高1~2mmol/L，PCO_2高3~8mmHg(0.4~1.1kPa)。中心静脉血pH值范围通常比动脉血样低0.03~0.05，PCO_2高4~5mmHg(0.5~0.7kPa)，血清HCO_3^-几乎相同。

机体出现各种单纯型酸碱平衡紊乱通常伴有呼吸和肾脏代偿反应，可以减少HCO_3^-/PCO_2比值的变化，从而减少pH值的变化。同时存在一种以上酸碱平衡紊乱称为混合型酸碱平衡紊乱。根据患者病史、偏离预期的代偿反应，结合对Δ阴离子间隙和ΔHCO_3^-的分析，可以临床疑诊混合型酸碱平衡紊乱。新生儿尤其是早产儿代偿能力较差，因此容易引起失代偿状态。

临床医生对酸碱平衡紊乱患者的评估，可以按以下4步法评估：

1. **首先建立初步诊断**　根据血气分析的HCO_3^-、PCO_2和pH值作出初步诊断，如果代偿不充分或过度，提示混合型酸碱平衡紊乱。

2. **确定阴离子间隙是否升高**　如果升高，则分析阴离子间隙的增加值与HCO_3^-浓度下降值之比，即Δ阴离子间隙/ΔHCO_3^-比值。存在阴离子间隙增高型酸中毒时，这些变化数值相近；即Δ阴离子间隙应与ΔHCO_3^-的幅度相近。

3. 确立临床诊断。

4. 确定并解决每种异常的原因。

【酸碱状态的生理学和评估】 人体每天生成大量的酸性代谢产物，机体必须将其呼出、排泄、代谢为不带电的中性分子和/或进行缓冲，以避免发生致死性酸血症。成人人体每天生成约15 000mmol（运动、哭闹时明显更多）二氧化碳(carbon dioxide，CO_2)，其与水结合生成碳酸(H_2CO_3)。这些酸性物质会被代谢为中性产物（如葡萄糖），以及CO_2和水。正常情况下，这些有机酸的生成率和利用率相等，因此它们在细胞外液中的稳态浓度相对较低且稳定。

正常的CO_2通过肺排出、有机酸的代谢利用，以及非挥发性酸的肾脏排泄共同维持着酸碱平衡。肾脏要实现酸的排泄，需要氢离子与尿液缓冲物质结合形成可滴定酸，如磷酸盐($HPO^{4-}+H^+ \rightarrow H_2PO^{4-}$)、尿酸盐和肌酐，或者与氨结合形成铵($NH_3 + H^+ \rightarrow NH^{4+}$)。当肾脏必须排泄更多数量的酸时，主要的适应性反应是氨产生增加（源于谷氨酰胺代谢），最终尿液通过铵排出。

评估酸碱状态的常用方式是通过检测血液中碳酸氢盐-CO_2缓冲系统的成分，测量静脉血HCO_3^-时，通常使用离子选择电极直接测“总CO_2”来代替。直接测得的静脉“总CO_2”通常大约比同时计算出的动脉HCO_3^-高2mmol/L。

（一）血气分析指标和正常范围

不同血样本的血气分析内环境酸碱参数的正常值范围在动脉血样本和静脉血样本中不同，并且在不同实验室间或不同检查仪器也有差异。

1. **动脉血样本**　对于动脉血气样本，pH值正常范围是7.35~7.45；HCO_3^-浓度是21~27mmol/L；PCO_2是35~45mmHg(4.7~6.0kPa)，生后12小时内血气分析差异较大（表2-20）。

2. **外周静脉血样本**　因为摄取和缓冲了毛细血管循环中代谢产生的CO_2和组织血管床产生的有机酸，所以外周静脉血气的正常值有异于动脉血。如果使用止血带帮助静脉采血，应该在抽血前约1分钟松开，以避免缺血引起的异常。相对于动脉血，外周静脉血pH值范围低0.03~0.04，HCO_3^-浓度高1~2mmol/L，PCO_2高3~8mmHg（0.4~1.1kPa）。如果使用静脉测量指标进行连续监测，应定期与动脉测量指标对比。

表2-20　生后12小时内的正常血氧和二氧化碳分压

项目	5~10min	1h	5h	12h
$PaCO_2$（mmHg）	46.7+7.1	36.1±4.2	35.2±3.6	35.6+3.2
PaO_2（mmHg）	49.6±9.9	63.3+11.3	73.7+12.0	74.0±12.2

3. **脐带血样本**　有脐动静脉导管的患者，经常采中心静脉导管的血液样本分析。与脐动脉血样相比，脐静脉血pH值通常低0.03~0.05，PCO_2高4~5mmHg（0.5~0.7kPa），见表2-21。

表2-21　脐带动静脉血血气分析

项目	pH值	PaO_2（mmHg）	$PaCO_2$（mmHg）	HCO_3^-（mmol/L）
脐动脉血	7.27+0.08	25+19	45±10	22±3.7
脐静脉血	7.34+0.07	36+10	40±6	23±2.2

（二）血气分析指标

1. **pH值**　pH值是溶液内H^+浓度的负对数，细胞外液的pH值主要取决于血液中最重要的缓冲物质，即HCO_3^-和H_2CO_3两者含量的比值。正常HCO_3^-和H_2CO_3比值保持在20∶1。当某种因素促使两者比值发生改变或体内代偿功能不全时，体液pH值即发生改变，超出7.35~7.45的正常范围，出现酸碱平衡紊乱。

2. **二氧化碳分压**（$PaCO_2$）　由于张力不同，组织代谢产生的CO_2，从组织扩散至血液循环中，其中大部分由红细胞携带运送到肺，然后由肺排出体外。CO_2在血液中的运输形式：①物理溶解于血浆和红细胞内，这种情况所占的比例很少。②与血红蛋白的氨基酸结合，形成氨基甲酰血红蛋白。此结合反应迅速，不需酶的作用，不需通过H_2CO_3的形式直接进行。去氧血红蛋白结合CO_2的能力比氧合血红蛋白强3.5倍，体内1/4的CO_2是以氨基甲酰血红蛋白形式从组织运输到肺。③形成HCO_3^-。

$PaCO_2$代表物理溶解于血浆中分子所产生的压力或张力，反映肺泡通气量的水平。正常动脉血$PaCO_2$为35~45mmHg，平均为40mmHg；静脉血或毛细血管的$PaCO_2$为46mmHg；动-静脉血$PaCO_2$值相差并不是很大，所以，临床上监测$PaCO_2$时静脉血或毛细血管血标本与动脉血相似，均有较好的代表性。

$PaCO_2$低于正常说明通气过度，CO_2排出过多，见于呼吸性碱中毒或代谢性酸中毒时的呼吸代偿；$PaCO_2$高于正常说明通气不足，CO_2潴留，见于呼吸性酸中毒或代谢性碱中毒时的呼吸（抑制）代偿。

3. **实际碳酸氢盐**（HCO_3^-，AB）　指所采集的血标本中实际的$PaCO_2$和氧饱和度条件下，直接测得的碳酸氢盐浓度。它受呼吸及代谢两方面的影响。正常值为24mmol/L（范围21~27mmol/L）。一般的血气分析仪并不直接测定HCO_3^-，该值常通过PCO_2和pH计算得出。

4. **剩余碱**（BE）　指在标准环境下，即温度38℃、1个标准大气压、$PaCO_2$为40mmHg（5.32kPa）、Hb为150g/L并完全氧合的条件下，用酸或碱将人体1L血浆或全血滴定至pH=7.4时所需要的酸或碱的每升摩尔数。如需用酸滴定，表明受测血样缓冲碱量高则为碱过剩，用正值表示（即+BE），见于代谢性碱中毒；如需用碱滴定，表明受测血样缓冲碱量低则为碱缺失，用负值表示（即–BE），见于代谢性酸中毒。正常新生儿为（–10~–2）mmol/L，BE反映代谢性的改变，不受呼吸的影响，意义与SB大致相同。因反映了总的缓冲碱变化，故较SB更加全面。需要注意的是：临床上一般血气分析仪所测定的BE也是通过pH值和CO_2计算得出的，到呼吸（$PaCO_2$）的影响。

5. **阴离子间隙**（AG）　阴离子间隙反映了细胞外液未测定的阴离子和阳离子量的差值。未测定的阴离子（UA）包括血清蛋白（Pr^-）、HPO_4^{2-}、SO_4^{2-}和有机酸；未测定的阳离子（UC）包括K^+、Ca^{2+}和Mg^{2+}。按血浆中阴阳离子相等的原理，则已测定阳离子（Na^+）+未测定阳离子（UC）=已测定阴离子（Cl^-+HCO_3^-）+未测定阴离子（UA）。可根据血清中的Cl^-、Na^+、K^+、HCO_3^-等离子的含量计算。其公式为：$AG=(Na^++K^+)-(Cl^-+HCO_3^-)$。由于血清中$K^+$浓度很低，且相当恒定，故上式可简化为：$AG=Na^+-(Cl^-+HCO_3^-)$。

正常新生儿AG正常范围在5~15mmol/L，较不成熟的早产儿AG值偏高。根据AG值，代谢性酸中毒分为AG增高型代谢性酸中毒和AG正常型代谢性酸中毒。AG增高型代谢性酸中毒：缘于酸性物质摄入或产生增多，或排出减少所引起的酸性产物堆积，此时患者的血Cl^-正常，常见于新生儿低氧、低体温、严重的呼吸窘迫、感染等所导致的乳酸性酸中毒；AG正常型代谢性酸中毒：缘于H^+的堆积或HCO_3^-的丢失。在正常AG酸中毒，为对抗细胞外液容量的减少或维持离子的平衡，血Cl^-随HCO_3^-的丢失而成比例的增高。血清K^+、Ca^{2+}和Mg^{2+}的降低、血清蛋白或Na^+增加也可在无代谢性酸中毒的情况下引起AG的增高。

【酸碱平衡紊乱的定义】 通常，依据Henderson-Hasselbalch方程原理定义酸碱平衡紊乱：

1. **酸血症** 动脉血pH值低于正常范围(低于7.35)。

2. **碱血症** 动脉血pH值高于正常范围(高于7.45)。

3. **酸中毒** 细胞外液pH值下降的状态(氢离子浓度增加)。这种现象的原因可能是血清HCO_3^-浓度下降和/或PCO_2升高。

4. **碱中毒** 细胞外液pH值升高的状态(氢离子浓度降低)。这种现象的原因可能是血清HCO_3^-浓度升高和/或PCO_2降低。

5. **代谢性酸中毒** 使血清HCO_3^-浓度和pH值降低的异常。

6. **代谢性碱中毒** 使血清HCO_3^-浓度和pH值升高的异常。

7. **呼吸性酸中毒** 升高动脉血PCO_2并降低pH值的异常。

8. **呼吸性碱中毒** 降低动脉血PCO_2并升高pH值的异常。

9. **单纯型酸碱平衡紊乱** 存在上述异常中的1种，并且针对该异常有适当的呼吸或肾脏代偿反应。

10. **混合型酸碱平衡紊乱** 同时存在1种以上酸碱平衡紊乱。

根据患者病史、低于或高于预期的呼吸或肾脏代偿性反应，结合分析血清电解质和阴离子间隙，可以临床疑诊混合型酸碱平衡紊乱。例如，新生儿肺炎的患者因通气障碍预期会发生低氧血症和呼吸性酸中毒，是因呼吸衰竭引起。然而，如果患者还因长时间二氧化碳潴留出现代偿性代谢性碱中毒，同时因为缺氧导致组织产生大量酸性物质，则随后发生的乳酸酸中毒可能使升高的血清HCO_3^-降到正常值以下，引起酸血症，这种属于复杂的混合型酸碱平衡紊乱。

【酸碱平衡紊乱的代偿反应】 Henderson-Hasselbalch方程显示，pH值是由血清HCO_3^-浓度与PCO_2的比值决定的，而不是由其中单独一项的值决定的。每种单纯型酸碱平衡紊乱都伴随着代偿性呼吸反应或肾脏反应，其能限制该比值及pH值的改变。

当患者出现代谢性酸碱平衡紊乱使血清HCO_3^-减少(代谢性酸中毒)或使其增加(代谢性碱中毒)时，应当会有适度的呼吸代偿使PCO_2朝向与血清HCO_3^-相同的方向移动(代谢性酸中毒时降低，代谢性碱中毒时升高)。呼吸代偿降低了血清HCO_3^-与PCO_2比值的变化，因而减少了pH值的变化。在代谢性酸中毒或碱中毒中，呼吸代偿是一种快速的反应。例如代谢性酸中毒时，这种反应在30分钟内开始，并在12~24小时内完成。

当患者出现呼吸性酸碱平衡紊乱造成PCO_2增加(呼吸性酸中毒)或减少(呼吸性碱中毒)时，代偿发生于2个阶段。由于全身缓冲机制的作用，血清HCO_3^-出现快速的小幅度的变化(与PCO_2变化的方向相同)。如果这种呼吸性异常持续超过数分钟至数小时，肾脏会促使血清HCO_3^-产生较大变化(与PCO_2变化的方向相同)。HCO_3^-变化会减少pH值的波动改变。呼吸性酸中毒时，肾脏通过增加氢离子分泌来代偿(升高血清HCO_3^-浓度)，呼吸性碱中毒时，肾脏通过减少氢离子分泌和尿中HCO_3^-的丢失来代偿。肾脏代偿需要3~5天才能完成。因此，在急性(全身性缓冲而无明显肾脏代偿)和慢性(完全肾脏代偿)呼吸性酸碱平衡紊乱中，临床表现有很大不同。

代偿性肾脏反应和呼吸反应被认为，至少在一定程度上由感觉和调节细胞(包括肾小管细胞和呼吸中枢的细胞)内的pH值平行变化所介导。代偿反应的幅度与原发性酸碱平衡紊乱的严重程度成比例。

HCO_3^-浓度较高可能是由于代谢性碱中毒或慢性呼吸性酸中毒的代偿作用。相反，HCO_3^-较低可能是由于代谢性酸中毒或慢性呼吸性碱中毒的代偿作用。类似问题适用于较高或较低的PCO_2。为了评估酸碱平衡紊乱，必须测得Henderson-

Hasselbalch 方程式中 3 个变量（pH、HCO_3^-、PCO_2）中至少 2 个（如果测得 2 个变量，可以推算出第 3 个）。

患者的代偿程度通常由动脉 PCO_2 自正常范围的减少或增加来界定（代谢性酸碱平衡紊乱时），或者由血清 HCO_3^- 自正常范围的减少或增加来界定（呼吸性酸碱平衡紊乱时）。该推断方法是假定患者在发生酸碱平衡紊乱之前是正常的。因此，在缺乏已知的基线值资料情况下，若发生异常时患者的酸碱状态不正常，则很难准确判断。原发性酸碱平衡紊乱时可能出现的代偿机制及代偿程度，见表 2-22。

表 2-22 原发性酸碱平衡紊乱时可能出现的代偿机制及代偿程度

酸碱平衡紊乱	原发事件	代偿机制	代偿程度
代谢性酸中毒			
正常 AG	↓[HCO_3^-]	↓PCO_2	每 1mmol/L ↓[HCO_3^-]，PCO_2 ↓ 1-1.5mmHg
AG 增高	↑酸产生或摄入增加	↓PCO_2	每 1mmol/L ↓[HCO_3^-]，PCO_2 ↓ 1~1.5mmHg
代谢性碱中毒	↑[HCO_3^-]	↑PCO_2	↑[HCO_3^-]，PCO_2 ↑ 0.5~1mmHg
呼吸性酸中毒			
急性（<12~24h）	↑PCO_2	↑[HCO_3^-]	每 10mmHg ↑ PCO_2，[HCO_3^-]↑ 1mmol/L
慢性（3~5d）	↑PCO_2	↑↑[HCO_3^-]	每 10mmHg ↑ PCO_2，[HCO_3^-]↑ 4mmol/L
呼吸性碱中毒			
急性（<12h）	↓PCO_2	↓[HCO_3^-]	每 10mmHg ↓ PCO_2，[HCO_3^-]↓ 1~3mmol/L
慢性（1~2d）	↓PCO_2	↓↓[HCO_3^-]	每 10mmHg ↓ PCO_2，[HCO_3^-]↓ 2~5mmol/L

（一）代谢性酸碱平衡紊乱

1. 代谢性酸中毒

代谢性酸中毒是新生儿酸碱平衡紊乱常见的类型，常见病因见表 2-4。代谢性酸中毒的呼吸代偿使得血清 HCO_3^- 浓度每下降 1mmol/L 则动脉 PCO_2 将代偿性降低约 1.2mmHg（0.16kPa）。代谢性酸中毒的呼吸代偿在 30 分钟内开始，在 12~24 小时内完成。缓慢发生代谢性酸中毒时（如血清 HCO_3^- 在 12 小时内下降 5mmol/L），呼吸代偿未能产生预期的反应，通常提示患者有严重的基础性呼吸系统或神经系统疾病，但这种情况也可出现在发生急性代谢性酸中毒而机体无法完全出现呼吸代偿时。

有学者已提出几种预测关系以便确定代谢性酸中毒的呼吸代偿，包括：

（1）动脉 $PCO_2=1.5\times$ 血清 $HCO_3^-+8\pm2$（Winters 方程）。

（2）动脉 $PCO_2=$ 血清 HCO_3^-+15。

（3）脉 PCO_2 应该近似于动脉血 pH 值的小数点后数值（例如，如果动脉血 pH=7.25，则 PCO_2 约为 25mmHg，此时血清 HCO_3^- 浓度约为 10mmol/L）。

这些公式通常得出类似结果。由于目前没有数据证实哪些公式更加准确，读者可选择使用自己认为最容易记住和实施的公式。机体能够达到的最大呼吸代偿通常是有限度的。对于严重的代谢性酸中毒（例如，血清 HCO_3^- 浓度低于 6mmol/L），PCO_2 最多可以降到 8~12mmHg（1.1~1.6kPa）。另外，由于呼吸肌疲劳、基础性疾病等原因使这种代偿能够维持的时间也是有限的。

评估代谢性酸中毒患者代偿的另一个指标是计算血清阴离子间隙。代谢性酸中毒可能是阴离子间隙增高型、阴离子间隙正常型（高氯血性），或者正常和增高混合型。例如，严重腹泻时，粪便中丢失碳酸氢盐通常可引起阴离子间隙正常型代谢性酸中毒，但所继发的低血容量也能导致乳酸酸中毒和肾功能不全伴阴离子间隙增高型酸中毒。对于阴离子间隙增高型代谢性酸中毒，比较阴离子间隙的变化（Δ 阴离子间隙）与 HCO_3^- 的变化（ΔHCO_3^-）有助于分析病因。常见的新生儿代谢性酸中毒病因，见表 2-23。

表 2-23 新生儿代谢性酸中毒的常见原因

AG 增加	AG 正常
组织缺氧所致的乳酸酸中毒	肾脏碳酸氢盐丢失
窒息、低体温、休克、感染、RDS 等	未成熟儿的碳酸氢盐丢失 肾小管性酸中毒
先天性代谢缺陷	碳酸酐酶抑制剂应用
先天性乳酸酸中毒	胃肠道碳酸氢盐丢失
有机酸酸中毒	小肠引流
肾衰竭	肠造瘘、瘘管
晚发性代谢性酸中毒	腹泻
中毒	细胞外液扩容引起碳酸氢盐稀释
醛固酮缺乏	静脉输入氯过多

2. **代谢性碱中毒** 代谢性碱中毒的呼吸代偿应使血清 HCO_3^- 浓度每升高 1mmol/L 则 PCO_2 升高约 0.7mmHg(0.09kPa)。在严重代谢性碱中毒中，呼吸代偿也是有限的，动脉 PCO_2 通常不会超过 55mmHg(7.3kPa)。代谢性碱中毒的常见病因，见表 2-24。

表 2-24 代谢性碱中毒的常见病因

低氯(<10mmol/L)	高氯(>20mmol/L)
利尿剂治疗(后期)	Barter 综合征伴盐皮质激素增多
慢性代偿性呼吸性碱中毒的急性纠正	碱性药物的应用
鼻胃管的持续吸引	大量血制品的输入
呕吐	利尿剂的治疗(早期)
分泌型腹泻	低钾血症

(二) 呼吸性酸碱平衡紊乱

呼吸性酸碱平衡紊乱的代偿反应通常分 2 个阶段:

1. **急性代偿** 初始急性反应是由机体所有液体腔隙存在的多种 pH 缓冲分子产生的全身缓冲。这些分子带来的反应在数分钟内引起血清 HCO_3^- 增加(呼吸性酸中毒时)或降低(呼吸性碱中毒时)。这种急性反应作用相对轻微。

2. **慢性代偿** 肾脏所产生的持久的更大的代偿反应称为慢性代偿。这种反应始于原发性呼吸性异常发生后不久，但需要 3~5 天才能完成。由于这种随时间的差异，急性和慢性呼吸性代偿预期效果有所不同:

(1) 慢性呼吸性酸中毒时，肾脏以可滴定酸和铵的形式增加酸的排泄，产生更多的 HCO_3^-；肾小管对 HCO_3^- 的重吸收也增加，以维持较高的 HCO_3^- 浓度。

(2) 慢性呼吸性碱中毒时，肾脏减少酸的排泄(导致酸的正平衡，降低血清 HCO_3^- 浓度)并且排泄部分 HCO_3^-(进一步降低血清 HCO_3^- 浓度)。

肾脏的代偿反应的调节很精细。例如，在慢性呼吸性酸中毒并且肾功能相对正常的情况下，给予外源性 HCO_3^- 将导致尿液排泄过量的碱，而不会进一步升高血清 HCO_3^- 浓度。

急性呼吸性酸中毒的代偿反应使 PCO_2 每升高 10mmHg(1.3kPa) 则血清 HCO_3^- 浓度增加约 1mmol/L。如果持续存在 PCO_2 偏高，则血清 HCO_3^- 将继续逐渐增加，在 3~5 天后，该异常呈现慢性改变。在慢性呼吸性酸中毒患者中，PCO_2 每升高 10mmHg，血清 HCO_3^- 增加 3.5~4mmol/L。然而，一项针对病情稳定的慢性呼吸性酸中毒门诊患者的研究发现，PCO_2 每升高 10mmHg(1.3kPa)，血清 HCO_3^- 代偿性升高幅度更大，约 5mmol/L。

轻度至中度慢性呼吸性酸中毒[PCO_2 低于 70mmHg(9.3kPa)]的代偿反应导致动脉血 pH 值通常轻度降低或处于正常低限。因此，若轻度至中度慢性呼吸性酸中毒患者发生中度至重度酸血症，则通常表明同时存在代谢性酸中毒或叠加了急性呼吸性酸中毒。相反，动脉血 pH 值为 7.40 或以上时，提示同时存在代谢性碱中毒或急性呼吸性碱中毒。

急性呼吸性碱中毒的代偿反应使得 PCO_2 每降低 10mmHg(1.3kPa) 则血清 HCO_3^- 浓度下降 2mmol/L。如果 PCO_2 偏低持续超过 3~5 天，则该异常亦被视为慢性改变，PCO_2 每降低 10mmHg(1.3kPa)，血清 HCO_3^- 浓度应降低大约 4~5mmol/L。

(三) 混合型酸碱平衡紊乱

部分患者有 2 种、3 种或更多种相对独立的酸碱平衡紊乱。这些混合型异常包括代谢性异常联合型(例如新生儿肺炎诱导的呼吸性酸中毒加低氧血症诱导的乳酸酸中毒)、混合型代谢性和呼吸性异常(例如严重代谢性酸中毒继发呼吸性碱中毒)，以及更复杂的联合型。酸碱平衡紊乱患者的评估需要先识别根本的酸碱平衡紊乱，然后确定代偿程度是否适当，如果代偿不恰当，则提示存在第二种酸碱平衡紊乱，即存在混合型酸碱平衡紊乱。

如果代谢性酸中毒是主要的异常，动脉血 PCO_2 大幅高于预期的代偿反应则表明代谢性酸中毒和呼吸性酸中毒的混合型异常；而动脉血 PCO_2 明显低于预期则表明代谢性酸中毒和呼吸性碱中毒（可由采血时不适所致急性过度通气引起）的混合型异常。

如果呼吸性酸中毒是主要异常，则血清 HCO_3^- 应适当升高。如果血清 HCO_3^- 没有预期那么高，则还存在代谢性酸中毒，动脉血 pH 值可能大幅降低。而如果血清 HCO_3^- 高于预期，则呼吸性酸中毒合并代谢性碱中毒，动脉血 pH 值可能反而"正常"。

在阴离子间隙增高型代谢性酸中毒患者中，计算并解读 Δ 阴离子间隙和 ΔHCO_3^- 通常可以提示代谢性酸中毒和代谢性碱中毒的混合型诊断。

【诊断】 有 4 种主要的酸碱平衡紊乱：代谢性酸中毒、代谢性碱中毒、呼吸性酸中毒和呼吸性碱中毒。由于肾脏对呼吸性异常的代偿需要 3~5 天才能完成，原发性呼吸性异常可以进一步分为急性和慢性呼吸性酸中毒及呼吸性碱中毒。

（一）初始评估

酸碱平衡紊乱的准确诊断需要测定血清电解质以确定血清 HCO_3^- 浓度、血清钾（查找有无低钾血症或高钾血症，这类情况可伴随多种代谢性酸碱平衡紊乱），以及血清钠和氯化物浓度，以发现可能的低钠血症或高钠血症，并计算血清阴离子间隙。此外，在阴离子间隙增高型代谢性酸中毒患者中，分析阴离子间隙相对基线的增加值除以 HCO_3^- 相对正常水平的降低值（即 Δ 阴离子间隙 / ΔHCO_3^- 比值）可能有所帮助。

酸碱平衡紊乱的确诊需要测定动脉血 pH 值、PCO_2 及血清化学成分，以便发现潜在的异常并确定是否存在混合型酸碱平衡紊乱。然而，并非总是需要测定动脉血 pH 值。如果病史和血清电解质结果明确指向某个诊断，则可以做出推定诊断。例如，近期有严重腹泻史但先前健康的患者，如果存在血清碳酸氢盐偏低、低钾血症和正常的阴离子间隙，则可能不需要动脉血气分析。可以考虑该患者为阴离子间隙正常型代谢性酸中毒，因为没有理由怀疑慢性呼吸性碱中毒（该异常情况下，会代偿性出现血清碳酸氢盐偏低）。

测定外周静脉血 pH 值和 PCO_2 是另一种诊断操作，与动脉测定相比，该操作侵袭性更小且更方便。然而，静脉测量的结果有一些重大局限。因此，首选动脉测量。如果使用静脉测量指标进行连续监测，应定期分析与动脉测量指标的关联。

（二）诊断流程

1. **第 1 步**　建立初步诊断：

（1）代谢性酸中毒的特征为血清 HCO_3^- 偏低和动脉血 pH 值偏低；血清阴离子间隙可能升高或正常。

（2）代谢性碱中毒的特征为血清 HCO_3^- 升高和动脉血 pH 值升高。

（3）呼吸性酸中毒的特征为动脉 PCO_2 升高和动脉血 pH 值偏低。

（4）呼吸性碱中毒的特征为动脉 PCO_2 偏低和动脉血 pH 值升高。

（5）除了慢性呼吸性碱中毒和轻度至中度呼吸性酸中毒以外，代偿反应通常不会使动脉血 pH 值恢复正常。

因此，出现血清 HCO_3^- 和动脉 PCO_2 大幅改变时，动脉血 pH 值正常通常提示混合型酸碱平衡紊乱，如果动脉穿刺所致不适造成患者过度通气，这种混合型酸碱平衡紊乱可以包括医源性急性呼吸性碱中毒。

2. **第 2 步**　根据上文对各种异常的评估代偿程度。代偿水平大幅下降或过度提示混合型酸碱平衡紊乱。

必须综合考虑代偿反应与病史。这一点在呼吸性酸碱平衡紊乱中尤其如此，因为肾脏代偿发生在 3~5 天内。因此，急性呼吸性异常的预期代偿水平小于慢性呼吸性异常。如上所述，呼吸性酸中毒的正常代偿反应是 PCO_2 每急剧升高 10mmHg（1.3kPa），血清 HCO_3^- 浓度增加约 1mmol/L；如果潜在呼吸性异常持续 3~5 天或更久，则 PCO_2 每升高 10mmHg（1.3kPa），血清 HCO_3^- 增加大约 3.5~5mmol/L。

3. **第 3 步**　确定阴离子间隙是否增高，对代谢性酸中毒患者尤为重要。如果阴离子间隙增高，则分析阴离子间隙增加值与 HCO_3^- 浓度降低值之比（Δ 阴离子间隙 / ΔHCO_3^- 比值）。

4. **第 4 步**　最后一步是确立临床诊断。一旦确定一种或多种酸碱平衡紊乱，应确定并解决每种异常的原因。

【案例分析】

1. **病例 1**　新生儿因呼吸窘迫入院，出生无窒息史。动脉血显示 pH 值为 7.32，PCO_2 为 70mmHg

(9.3kPa),HCO_3^- 为 35mmol/L。HCO_3^- 超出正常范围约 11mmol/L,而 PCO_2 超出正常范围约 30mmHg。这些结果符合单纯型(完全代偿型)慢性呼吸性酸中毒的诊断。然而,这些结果也符合混合型酸碱平衡紊乱。例如,使 PCO_2 升高至 70mmHg(9.3kPa)的急性呼吸性酸中毒应该使血清 HCO_3^- 增加约 3mmol/L,达到约 27mmol/L。如果,在发生呼吸性酸中毒之前,呕吐(代谢性碱中毒)使血清 HCO_3^- 增加 8mmol/L,则急性呼吸性酸中毒和代谢性碱中毒(混合型酸碱平衡紊乱)的联合作用会导致相同的实验室结果。病史通常有助于区分这些可能的诊断。

2. **病例** 2　患者因腹泻入院。动脉血显示 pH 值为 7.24,PCO_2 为 24mmHg(3.2kPa),HCO_3^- 为 10mmol/L。pH 值较低提示酸血症,血清 HCO_3^- 浓度较低提示代谢性酸中毒。血清 HCO_3^- 浓度为 10mmol/L,大约比正常值低 14mmol/L。这会刺激呼吸代偿,使 PCO_2 降低 17mmHg(2.3kpa)(14 × 1.2=17),从 40mmHg 变为 23mmHg(从 5.3kPa 降至 3.1kPa)。这些结果与单纯型代谢性酸中毒相一致。上文引用的代偿程度的其他评估方程也得出类似结果。Winters 方程预测的 PCO_2 为 23mmHg(1.5x × 10+8 ± 2);"HCO_3^- +15" 法则预测的 PCO_2 为 25mmHg(3.3kPa)。此外,PCO_2 与动脉血 pH 值小数点后的数值相同。

PCO_2 显著高于预期值应考虑同时存在呼吸性酸中毒,例如,患者意识障碍并存在呼吸中枢抑制。另一方面,如果 PCO_2 低于 20mmHg(2.7kPa),则可能合并呼吸性碱中毒。代谢性酸中毒合并呼吸性碱中毒常见于脓毒症休克。

3. **病例** 3　判定呼吸性酸碱平衡紊乱的适当代偿反应可能更加困难,因为急性和慢性平衡紊乱的代偿反应不同。比如以下动脉血参数值:pH 值为 7.27,PCO_2 为 70mmHg(9.3kPa),HCO_3^- 为 31mmol/L。pH 值偏低和高碳酸血症提示患者存在呼吸性酸中毒。如果这是急性高碳酸血症,则 PCO_2 升高 30mmHg(4kPa)应该使血清 HCO_3^- 浓度增加约 3mmol/L(达到约 27mmol/L)。如果这是慢性高碳酸血症,血清 HCO_3^- 应增加约 11mmol/L(达到约 35mmol/L)。而测定值 31mmol/L 介于这些预期水平之间,可以有多种解释,包括:

(1)慢性呼吸性酸中毒叠加代谢性酸中毒,使血清 HCO_3^- 从 35mmol/L 降至 31mmol/L。这种情况可能发生于脓毒症出现乳酸酸中毒时。

(2)急性呼吸性酸中毒叠加代谢性碱中毒,使 HCO_3^- 从 27mmol/L 升至 31mmol/L。这种情况可以发生于因镇静药所致呼吸抑制的患者同时出现呕吐或正在使用利尿剂时。

(3)轻度慢性呼吸性酸中毒叠加急性呼吸性酸中毒。例如,某患者存在慢性呼吸性酸中毒,PCO_2 为 55mmHg(7.3kPa),相应的血清 HCO_3^- 为 30mmol/L。该患者随后发生肺炎,使 PCO_2 急剧升为 70mmHg(9.3kPa)。血清 HCO_3^- 可能会进一步升至约 31mmol/L。

(4)急性呼吸性酸中毒正在演变为慢性代偿(在 1~3 天之间)。

因此,只有结合临床病史和体格检查,才能做出原发性呼吸性酸碱平衡紊乱的正确诊断,即使动脉血参数值提示单纯型异常。该病例中,如果血清 HCO_3^- 浓度为 35mmol/L,则符合单纯型慢性呼吸性酸中毒。然而,急性呼吸性酸中毒联合代谢性碱中毒可以产生类似结果。病史通常有助于鉴别诊断。

【新生儿血气分析特点】

1. 生后血气的变化在宫内,血氧分压相对较低,胎儿血氧分压约为 25mmHg;生后随着呼吸的建立,PaO_2 迅速上升至 50~80mmHg(平均 70mmHg)。生后 12 小时内的正常血氧和二氧化碳分压,见表 2-25。

表 2-25　生后 12 小时内的正常血氧和二氧化碳分压

项目	5~10min	1h	5h	12h
$PaCO_2$ (mmHg)	46.7+7.1	36.1 ± 4.2	35.2 ± 3.6	35.6+3.2
PaO_2 (mmHg)	49.6 ± 9.9	63.3+11.3	73.7+12.0	74.0 ± 12.2

2. 新生儿出生时往往有混合性酸中毒,但随着呼吸的建立,呼吸性酸中毒迅速纠正,代谢性酸中毒持续较久,呈代偿性。足月儿生后 12 小时、早产儿 24 小时即可恢复正常。正常脐带血 PaO_2、pH、$PaCO_2$ 和 HCO_3^- 值,见表 2-26。

表 2-26　脐带血血气分析值

项目	pH 值	PaO_2 (mmHg)	$PaCO_2$ (mmHg)	HCO_3^- (mmol/L)
脐动脉血	7.27+0.08	25+19	45 ± 10	22 ± 3.7
脐静脉血	7.34+0.07	36 +10	40 ± 6	23 ± 2.2

动态监测新生儿血气分析是精确估计氧、通气和 pH 的金标准。所有非创伤性的血气测定方法都必须与动脉血气分析结果进行对照。患者需急性辅助呼吸支持时，常需要每 1~6 小时监测一次血气，病情稳定后可延长监测间隔；经皮动脉穿刺用于相对不频繁取血的患者，当需要频繁进行穿刺时，最好采用动脉内置管的方法。临床常用的有脐动脉插管或桡动脉置管进行持续动脉通路的留置，便于取血和持续动脉压力的监测。

标本的质量也会影响血气分析的结果。当患者近期受到刺激，如在清理呼吸道后不久、动脉穿刺引起哭闹等，可使血氧分压暂时降低；用于血标本抗凝的肝素使用过多时，由于肝素已与氧暴露，可使 pH 值降低、氧分压升高和二氧化碳分压降低。标本被输液稀释和气泡的混入也可影响测定结果。当标本被过多的输液液体混合后 $PaCO_2$ 被稀释而降低，而 pH 值由于血液本身的缓冲而变化不明显，结果使 BE 负值增加(因为血气分析仪测定的 BE 是通过 $PaCO_2$ 和 pH 计算的)，造成了代谢性酸中毒呼吸代偿的假象；静脉脂肪乳剂混入后一般不引起上述变化。低体温或发热可引起血气 PaO_2 值过低或过高的测定结果。毛细血管血或静脉血标本也可用于血气分析，但主要用于监测 $PaCO_2$ 和 pH 值，避免过多的动脉穿刺。当静脉血用于血气分析时，pH 值较动脉血低 0.02~0.04，$PaCO_2$ 值较动脉血标本高 6~10mmHg，但仍有参考价值；而 PaO_2 的参考意义不大。上述关系还受心输出量和代谢需求的影响。

（黄宇戈　封志纯）

第二节　液体疗法

新生儿的生理状态及某些疾病与婴幼儿有所不同，液体疗法应用广泛，体液的总量、分布及肾功能均有其特殊性，尤其是极低出生体重儿，如补液不当往往会导致症状性动脉导管开放、充血性心力衰竭、支气管肺发育不良（BPD）及脑室内出血等，故临床医师必须掌握正确的液体治疗。

【新生儿体液特点】

1. 总体液量、分布及生后体液的变化　新生儿液体总量多，妊娠周龄越小所占比例越多，其中细胞外液占体液中的比例亦越大，如足月儿总体液占 78%，细胞外液占总体液的 45%，28 周龄者总体液占 84%，细胞外液则占 56%。新生儿体液中电解质的组成也主要取决于胎龄，早产儿与足月儿相比，含有较多的钠、氯和较少的钾。

新生儿在生后头几天可出现尿量增多、尿钠排泄增多和体重下降现象，但不伴脱水和低钠血症，称之为生理性体重下降。足月儿可损失体重 5%~10%，早产儿可损失体重的 15%，生后第 5~7 天时降至最低，10 天后逐渐上升至出生体重，孕周越小者体重下降越多（表 2-27），需恢复至出生体重的时间越长。足月小样儿细胞外液较少，生后体重下降可不明显。

表 2-27　不同孕周体重下降百分率

妊周	体重下降（%）
26	15~20
30	10~15
34	8~10
38	5~10

2. 生后水丢失途径

（1）肾：随着胎龄增加肾功能渐趋成熟，新生儿尤其是极低出生体重儿肾功能不成熟表现：①肾小球滤过率低；②近端及远端肾小管对钠重吸收差；③浓缩及稀释功能较差，尤其是浓缩功能；④肾对碳酸氢钠、氢、钾离子分泌少。

新生儿，尤其是早产儿肾脏浓缩功能差，早产儿最大的尿浓度（600mOsm/L）明显低于足月儿（800mOsm/L）和成人（1 200mOsm/L）。足月新生儿尿液稀释能力是正常的，但早产儿该能力是下降的。新生儿尿液稀释和浓缩能力的降低对临床意义重大，过分的限制液体使新生儿特，别是早产儿处于脱水或高钠血症的风险，而宽松的液体摄入又使新生儿处于血管内容量超载和 / 或低钠血症的风险。

（2）肾外：①不显性失水（insensible water loss，IWL），包括经皮肤（70%）和呼吸道的蒸发（30%）失水。早产儿由于体表面积大，皮肤薄，角质层发育不完善，不显性失水量多。体重<1 000g 者每小时平均丢失约 2.7ml/kg；体重 1 000~1 500g 者每小时平均丢失 1.7~2.3ml/kg；体重 1 500~2 500g 者每小时平均丢失 1~1.7ml/kg；体重>2 500g 者每小时平均丢失 0.7ml/kg。环境温度高于中性环境温度时 IWL 增多，当>35℃时 IWL 可增高 3 倍。用光疗及开放式辐射床时可各增加 IWL 50% 左右，多活动、多哭吵时可增加至 70%，湿化吸氧及用热罩时可各减少约 30%。②其他途径丢失，如创口渗液、腹泻时大便丢失、胃肠引流液、造瘘液、腹腔渗液及胸腔引流液丢失等。

【维持液及电解质需要量】

1. **维持液需要量** 维持液是补充正常体液消耗和生长所需量，正常情况下包括不显性失水，尿、大便中水分丢失，以及生长期间新组织中的含水量四部分。新生儿每天实际所需液量与妊周、出生体重、生后日龄、环境温度及湿度、婴儿活动度、光疗及辐射床等因素有关，给液时必须将上述因素计算在内。生后 4 周内所需的液量，见表 2-28。

表 2-28 新生儿维持液需液量[ml/(kg·d)]

出生体重(g)	第 1d	第 2d	3~7d	2~4 周
<750	100~150	120~180	150~200	120~180
750~1 000	80~100	100~140	100~150	120~180
1 001~1 500	70~80	80~100	100~150	120~180
1 501~2 500	60~80	80~100	100~150	120~180
>2 500	60~80	80~100	100~150	120~160

2. **电解质** 电解质主要通过尿液排泄，生后第 1 天尿少电解质排出不多，所给液体可不含电解质，第 2 天开始需钠量：足月儿 2~3mmol/(kg·d)，早产儿(<32 周)2~5mmol/kg，需钾量均为 2~3mmol/(kg·d)。

【液体疗法时的监测及注意点】

1. **监测** 进行液体治疗时除定期作体格检查以评估有无液体过多(眼睑周围水肿)及液体不足(黏膜干燥、眶部凹陷等)表现外，尚需监测以下项目：

(1)体格检查

1)体重变化：反映体内总液量，每天固定时间、空腹、裸体测体重至少 1 次。

2)计算每天的总进出量(极低出生体重儿及水电解质有失衡倾向者，必要时每 8 小时计算一次)、正常情况下每小时尿量为 1~3ml/kg。

3)皮肤黏膜变化：新生儿皮肤弹性、前囟凹陷及黏膜湿润度不一定能敏感提示水或电解质失衡现象。

4)心血管症状：心动过速提示细胞外液过量或血容量过少，毛细血管再充盈时间延长提示心输出量减少或血管收缩，血压改变常提示心搏出量降低。

(2)实验室检查

1)血清电解质：每天至少 1 次测定血 K^+、Na^+ 为制订液疗计划时参考。早产儿血钠常偏低，根据不同临床情况有时需测 Cl^-、Ca^{2+}、K^+ 等。

2)尿比重：每天 1 次，最好维持在 1.008~1.012 之间。

3)血液酸碱平衡监测：血液 pH、HCO_3^-、BE 及 $PaCO_2$ 等，可间接反映血管内容量情况，当容量不足组织灌流差时常出现代谢性酸中毒。

4)血细胞比容：可作为液体治疗的参考，液量不足时有血细胞比容上升现象。

5)血糖及尿糖：尤其对低出生体重儿可作为调整输糖速率之用。

6)血浆渗透压：可反映细胞外液的张力，新生儿正常值为 270~290mOsm/L，生出 1 周后可用下列公式计算：

$$血浆渗透压=2\times Na^{+}+\frac{血葡萄糖}{18}+\frac{BUN}{2.8}$$

此处 Na^+ 以 mmol/L 计算，BUN(尿素氮)及葡萄糖以 mg/dl 计算。

2. **液体平衡的管理目标**

(1)第 1 天尿量应至少达到每小时 0.5~1ml/kg，然后增加至每小时 2~3ml/kg，尿比重 1.008~1.012。

(2)体重以每天 1%~2% 有序的下降，在生后第 1 周，预期的体重丢失足月儿可达 5%~10%，早产儿可达 15%~20%。

(3)超过出生第 1 周后，体重应以每天 14~16mg/kg 的幅度稳定增加。

(4)血清肌酐和电解质浓度应稳定下降到正常范围。

【特殊情况的液体治疗】

1. **极/超低出生体重儿**

(1)这些新生儿有更大的体表面积和不成熟

的皮肤抗蒸发屏障功能，经皮肤的 IWL 较多，超早产儿可能每天超过 200ml/kg，因此在生后易发生高钠血症、高血糖、高血钾和失水为特征的高渗综合征，但无尿少、酸中毒和循环衰竭的表现。

(2) 出生后因利尿所引起的变化：生后第 2~3 天(利尿期)，生后第 4~5 天(利尿后期)，利尿较多时水丢失多可见高钠血症，治疗时须定期监测血清钠。

(3) 糖耐受性差：在静脉输糖时应注意浓度及速度并监测血糖，一般糖浓度为 5%~10%，速度(无低血糖时)为 4~6mg/(kg·min)。

(4) 非少尿性高血钾：出生后的 1~2 天内可因肾小球滤过率较低及 Na^+-K^+-ATP 酶活力低等因素，导致 K^+ 自细胞内向细胞外转移。因此补钾也应等到生理性利尿发生之后和血钾<4mmol/L 才开始。

2. 新生儿呼吸窘迫综合征　呼吸窘迫综合征患儿在低氧、酸中毒状态下，肾血流减少，肾小球滤过率降低，当采用正压通气或并发气胸时抗利尿激素分泌增加导致水钠潴留，故建议限制液体和钠的摄入，直至利尿的发生。待生后第 2~3 天利尿开始临床症状好转后液量才可增加至 100~120ml/(kg·d)，但一般不超过 150ml/(kg·d)，给液过多，动脉导管开放的机会增加，并可并发坏死性小肠结肠炎或支气管肺发育不良(BPD)。呼吸窘迫综合征患儿的利尿期较生理性利尿略迟，近年来多不主张在少尿期内用呋塞米治疗，因呋塞米能帮助改善 RDS 病程，且可能会增加前列腺素 E_2 的分泌而促使动脉导管开放。

3. 动脉导管开放　PDA 是早产儿常见问题，特别是在出生后头几天中。在此期间液体量过多增加症状性 PDA 的发生率。液体过剩导致 PDA 风险增加的确切机制还不清楚，可能与缺乏等张性收缩有关。

4. 围产期窒息　围产期窒息患儿常有脑、心、肾的缺氧缺血性损害，严重病例有急性肾小管坏死、肾衰竭及心搏出量降低，并常有因抗利尿激素分泌过多的水滞留现象，故应限制液体入量，目前认为生后头 2 天补液量为不显性失水 + 尿量 −20ml/kg 负水平衡，使细胞外液容量缩减，第 3 天如尿量正常即可给生理维持量。窒息后血糖短期上升后即迅速下降，为减少脑损害应监测血糖，使血糖维持在正常水平，有明显代谢性酸中毒时应予以纠正。严重窒息有急性肾衰竭者，应按肾衰竭原则补液，仅补不显性失水(IWL)加前一天尿量，少尿期不给含钾液，少尿期后出现多尿、体重下降，需重新调整液体入量及电解质量。需要亚低温治疗的中、重度 HIE 患儿，鉴于低温时机体代谢率降低，故可能比无低温者需要较少的液体量。

5. 胃肠道疾病的液体治疗　腹泻补液原则与儿科患者相同，每天总液量应包括累计损失、生理维持及继续丢失三部分。累计损失量应根据脱水所致的临床症状及体重损失计算，体重损失占原有体重 5% 时为轻度脱水，约丢失 50ml/kg；10% 为中度脱水，约丢失 100ml/kg；15% 为重度脱水，约丢失 150ml/kg。新生儿因肾浓缩功能差，腹泻时短期内即可发展成严重脱水。故中、重度脱水应迅速静脉内重建容量，扩容液中如不含碱性液时，常因血液中碳酸氢盐的稀释有时反而有酸中毒加重现象，故扩容液中常需加入适量碱性溶液。

新生儿腹泻脱水者，不主张口服补液，提倡静脉补液。液体选择：严重血容量不足休克时，应先以 20ml/kg 等渗晶体液 30 分钟扩容，扩容液可重复应用至脉搏、灌流情况好转。此后根据血清钠值选择溶液性质(包括累计损失量及生理维持量)(表 2-29)。补液速度：等渗及低渗性脱水时，除扩容液外，其余液体(扣除扩容液后的累计损失量及生理维持量)于 24 小时内均匀输入。前 8 小时的继续丢失量应在后 8 小时内补入。高渗性脱水时，第 1 个 24 小时内仅补累计损失量的 1/2 及生理维持量，第 2 个 24 小时内补完全部累计量。

表 2-29　脱水时溶液的选择

测得的血清 Na^+ 值(mmol/L)			
>150	130~150	120~130	<120
补充溶液中的含 Na^+ 量(mmol/L)			
30~40	50~60	70~80	80~100
1/4~1/5 张液	1/3 张液	1/2 张液	2/3 张液
Na^+=31~38	Na^+=56	Na^+=77	Na^+=100

NEC 或胃肠梗阻因反复呕吐，或需胃肠减压及造瘘等情况，可导致水电解质的丢失。严重幽门梗阻者伴有酸性胃液的丢失，除脱水外有低血氯、低血钾及代谢性碱中毒。碱中毒时临床可表现为淡漠、低通气，某些婴儿可出现手足搐搦。而

下消化道梗阻疾病常有碱性肠液的丢失，导致代谢性酸中毒，静脉补液的原则是补以与引流液相仿的电解质溶液（表 2-30）。

6. **抗利尿激素不适当分泌综合征（SIADH）** 特征为少尿、水钠潴留、低钠血症、血渗透压降低，以及尿钠>20mEq/L。产生因素：①中枢感染、脑外伤、颅内出血等，使丘脑下部抗利尿激素分泌增多。②肺炎、气胸或机械通气时，因自肺回左心房的血量减少反射性的使 ADH 分泌增多，此外，肺部感染本身可使 ADH 分泌增加。③高应激状态使血浆 ADH 分泌增多。治疗应限制入液量，补充生理需要量的钠盐（2~3mmol/kg），还可同时应用呋塞米。当血 Na^+<120mmol//L 且有神经系统症状时，可用呋塞米 1mg/kg 静脉注射，每 8~12 小时一次，并可同时用 3% 的 NaCl 溶液 1~3ml/kg，同时监测血钠，当 Na^+>120mmol/L 且神经系统症状好转后限制入量即可。

表 2-30　体液的电解质含量

体液来源	钠(mmol/L)	钾(mmol/L)	HCO_3(mmol/L)	氯(mmol/L)
胃	140	15	/	155
小肠	100~140	5~15	/	90~120
胆汁	120~140	5~15	/	90~120
回肠造瘘术	80~140	15	40	115
结肠造瘘术	50~80	10~30	20~15	40
腹泻	10~90	10~80	30	10~110
脑脊液	130~150	2~5	/	110~130

7. **败血症休克时的液体治疗** 败血症可发展至休克，由于内毒素对心脏的抑制，血管活性物质如 NO、血清素、前列腺素、组织胺等的释放导致周围血管阻力降低血液重新分配致相对性低容量，又因炎症、毛细血管渗漏液体可漏至间质、肠壁、腹膜腔及小肠腔内，当病情进展至 DIC 时有血小板减少，皮肤、黏膜、肠腔出血，并可造成严重休克。治疗首先应给予容量复苏，先快速推注 10ml/kg 等渗晶体液（10~20 分钟）以后可重复应用，至组织灌注改善（1 小时内可用至 60ml/kg），尿量逐渐增加，意识反应好转为止。治疗过程中最好监测 CVP 使维持于 5~8mmHg，开始扩容时不用白蛋白，新鲜冰冻血浆仅用于凝血功能异常时。

8. **支气管肺发育不良时的液体治疗** 慢性肺部疾病开始时应适当限制液体摄入[120~140ml/(kg·d)]，避免容量过多致肺部情况恶化，维持每小时排尿量>1ml/kg，维持血钠水平于 140~145mmol/L 即可。因慢性肺部疾病时常有肺液潴留，利尿可不同程度减轻肺间质液及支气管周围液可使呼吸窘迫症状好转，肺顺应性改善及气道阻力下降，在用利尿剂 1 周时往往作用最大。由于利尿剂的应用常会导致低血钾、低血氯，甚至代谢性碱中毒，当 pH>7.45 时可能会导致神经性低通气，治疗中应注意血气及电解质的监测，必要时减少利尿剂用量及增加钾摄入。

9. **先天性肾上腺皮质增生症** 因缺乏 21- 羟化酶，醛固酮不足致肾严重失钠，典型患者常有脱水、严重低血钠及高血钾症，并伴有代谢性酸中毒等。生后 1~3 周时常出现失盐危象，治疗需根据脱水程度及电解质失衡情况进行补液，可用较多的生理盐水，必要时可补充 3% 氯化钠，使血钠上升至 125mmol/L，当血钾>7mmol/L 时可用葡萄糖 0.5g/kg 及胰岛素 0.1IU/kg，酸中毒时用碳酸氢钠 1~2mmol/kg，补液及补钠常需较长时间，待电解质失衡情况好转后即用盐皮质激素替代治疗，如用盐皮质激素不能恢复肾上腺皮质功能时可加用糖皮质激素。

（高喜容　庄　严）

第三节　换血疗法

【概述】 新生儿换血疗法主要应用于新生儿极重度高胆红素血症的治疗，是清除体内过高的非结合胆红素最快速有效的方法；同时能换出循环血中血型抗体和致敏红细胞，减轻溶血；还能清除循环血中的炎性因子、内毒素等而治疗严重败血症及药物中毒等。亦可用于纠正贫血。

【适应证】

1. 去除积聚在血液中不能用其他方法消除的毒素(其他方法包括利尿、透析或螯合剂等)

(1)异常升高的代谢产物如胆红素、氨、氨基酸等。考虑换血的胆红素水平见表 2-31、图 2-20。

(2)细菌毒素，严重感染败血症换血有助于清除细菌毒素。

2. 调整血红蛋白水平

(1)正常容量或高容量性严重贫血。

(2)红细胞增多症。

3. 调整抗体 - 抗原水平

(1)移除同族免疫抗体及附有抗体的红细胞。

(2)移除来自母体的自身免疫抗体。

4. 治疗凝血缺陷病，尤其当以单一成分输血不能纠正时。

【黄疸换血指征】

1. 出生胎龄≥35 周以上的晚期早产儿和足月儿可参照 2004 年美国儿科学会推荐的换血参考标准(图 2-17)，出生体重<2 500g 的早产儿换血标准可参考表 1。在准备换血的同时先给予强光疗 4~6 小时，若血清胆红素水平未下降甚至持续上升，或对于免疫性溶血患者在光疗后 TSB 下降幅度未达到 34~50μmol/L(2~3mg/dl)立即给予换血。

表 2-31　出生体重<2 500g 的早产儿生后不同时间光疗和换血血清总胆红素参考标准(mg/dl)

出生体重(g)	<24h		24~<48h		48~<72h		72~<96h		96~<120h		≥120h	
	光疗	换血	光疗	换血	光疗	换血	光疗	换血	光疗	换血	光疗	换血
<1 000	4	8	5	10	6	12	7	12	8	15	8	15
1 000~1 249	5	10	6	12	7	15	9	15	10	18	10	18
1 250~1 999	6	10	7	12	9	15	10	15	12	18	12	18
2 000~2 299	7	12	8	15	10	18	12	20	13	20	14	20
2 300~2 499	9	12	12	18	14	20	16	22	17	23	18	23

1mg/dl=17.1μmol/L

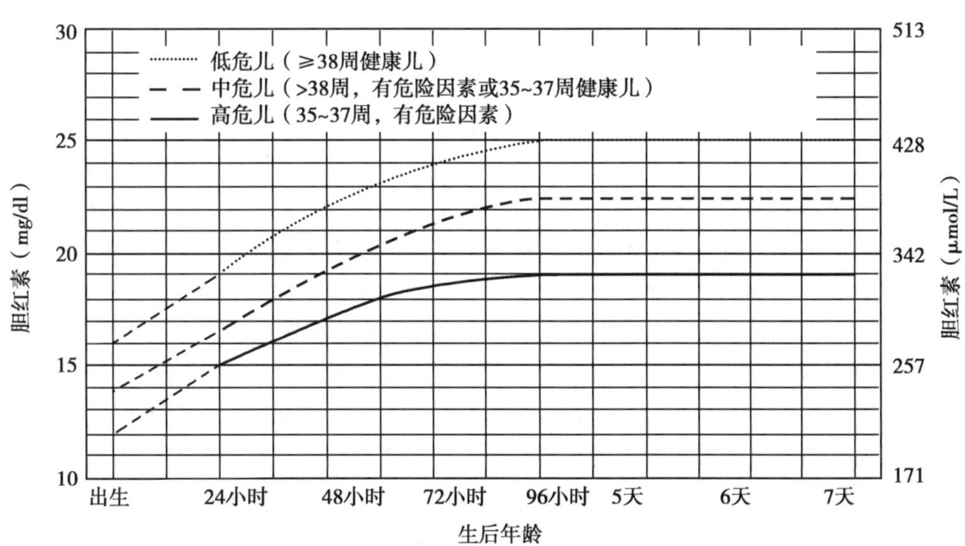

低危险因素的新生儿(胎龄≥38周，一般情况好)

中等危险因素的新生儿(胎龄≥38周，有高危因素；或胎龄35~37^{+6}周，一般情况好)

高危新生儿(胎龄35~37^{+6}周，有高危因素)

• 高危因素包括：新生儿溶血病，G-6-PD，窒息、缺氧、酸中毒、高热、低体温、严重感染、高碳酸血症、低血糖、低蛋白血症等

图 2-17　胎龄≥35 周新生儿生后不同时间换血血清总胆红素参考标准

2. 严重溶血，出生时脐血胆红素>76μmol/L（4.5mg/dl），血红蛋白<110g/L，伴有水肿、肝脾大和心力衰竭。

3. 已有急性胆红素脑病的临床表现者，无论胆红素水平是否达到换血标准，或TSB在准备换血期间已明显下降，都应换血。

4. 在上述标准的基础上，还可以B/A作为换血决策的参考。如胎龄≥38周新生儿B/A值达8.0，胎龄≥38周伴溶血或胎龄35~37周新生儿B/A值达7.2，胎龄35~38周伴溶血新生儿B/A值达6.8，可作为考虑换血的附加依据。

5. 随着游离未结合胆红素以及血浆白蛋白胆红素饱和度、呼末二氧化碳的检测的开展，将来可能引入这些指标作为个性化换血指征的指标。

【换血途径】 可选用其脐血管或周围血管。近年来多采用外周动静脉快速双通道同步换血术。选择较粗的外周动脉（如桡动脉、颞浅动脉或股动脉）、外周静脉（如大隐静脉、腋静脉、股静脉）双通道人工同步抽注换血。随着智能输血泵的应用，经外周动静脉全自动换血术也被证实安全有效。但注意需选择专用的输血泵，以避免一般输液泵可能造成的红细胞破坏。

【物品准备】

1. 手术应在严格消毒后的房间进行。房间中应具备辐射加温床、体温表、心肺监护仪、血压监测仪、复苏器及药品等。

2. 婴儿约束带、胃管、吸引装置、静脉置管装置、无菌手套。

3. **器械准备**　三通管4个，10ml注射器、20ml注射器若干个，采血玻璃管若干。放置废血用容器1个及静脉输液接管等。

4. 1U/1ml肝素，0.9%生理盐水，5%葡萄糖注射液，10%葡萄糖酸钙注射液，以及急救、复苏药物等。

5. 换血用血制品。

【血制品准备】

1. **换血用血制品选择**　随着输血管理的规范，目前已均按成分输血要求进行换血，因此全血换血基本不用。因此浓缩红细胞应尽量选择72小时内的新鲜血，溶血病患者的血制品应不含抗体不含抗原。排除溶血病的前提下，选择同患者血型。因此，Rh溶血病换血红细胞选择Rh血型同母亲且ABO血型同患者，血浆选择ABO血型和RH血型均可同患者；在有明显胆红素脑病的紧急情况下，无Rh阴性血时，亦可用ABO血型为O型或同患者的Rh阳性浓缩红细胞，血浆选择RH血型不限而ABO血型为AB型或同患者血型的血浆，但术后一定严密监测胆红素的并同，联系准备Rh同母亲的浓缩红细胞，防止需要第二次换血时急用。ABO溶血病，首选O型浓缩红细胞和AB型血浆。紧急情况下可选择与患者血型相同的血制品。其他疾病：如Coombs试验阴性的高胆红素血症、败血症等用Rh及ABO血型均与婴儿相同的同型血，紧急情况下也可选用O型浓缩红细胞与AB型血浆。红细胞与血浆比例为2~3∶1。可根据患者贫血情况酌情调整。由于换血均为紧急治疗，术前完全排除溶血病无法做到，湖南省儿童医院新生儿科近10年不同病因换血的病例超过2 000例，在没有排除溶血病的情况下血源均采用O型浓缩红细胞和AB型血浆，临床已证实其安全性及有效性。

2. **确定换血所需血量**　根据不同疾病确定换血量。

（1）双倍量换血：用于高胆红素血症，所需血量新生儿血容量的2倍（150~180ml/kg），Rh血型不合有严重贫血时需先以浓缩红细胞作部分换血待患儿稳定后再以浓缩红和血浆按适当比例换血。

（2）部分换血：用于红细胞增多症。红细胞增多症（用生理盐水或5%白蛋白）换血量的计算公式：

换血量（ml）= 血容量 ×（实际Hct– 预期Hct）× 体重（kg）/ 实际HCT

足月儿血容量为80~90ml/kg，极低出生体重儿100ml/kg；预期HCT为0.55~0.60（55%~60%）。

注：溶血病患者，胆红素未达换血水平，但贫血严重需要输血时，血型选择同换血。

【换血步骤】

1. **换血前的工作准备**

（1）换血前先予强光疗、白蛋白治疗。高胆红素血症无心力衰竭者换血前1小时用白蛋白1g/kg静脉慢注，Rh溶血病有严重贫血时应先以浓缩红细胞换血待血色素上升至120g/L以上时再行双倍量浓缩红和血浆按适当比例进行换血。

（2）血清胆红素结果出来后，与家长谈话，交代换血的必要性及可能发生的并发症，特别对于母亲为RH阴性者，有进行第二次换血的可能。换血后仍需继续治疗等。并签换血同意书。

(3)约血及交叉合血。分别约浓缩红细胞和血浆，血量150~180ml/kg。

(4)术前禁食一次，抽出胃内容物，必要时可予水合氯醛镇静。

(5)分别予静脉动脉留置针。

(6)严格执行查对制度，核对好用血。严格执行无菌操作。

(7)换血时置换出的第一管血留取标本做相关检查：如宫内感染、溶血全套等检查。

2. 换血过程中

(1)患者仰卧于辐射加温床上，固定好手脚并安置体温、心肺监护。换血应严格执行无菌操作，防止感染。

(2)选取好穿刺动静脉并常规消毒，穿刺成功后链接三通管，胶布固定后连接充满肝素生理盐水的注射器抽注润滑。

(3)换血过程中，心电、血氧饱和度等监测，每15分钟记录一次。每5~10分钟测血压一次。

(4)动脉留置出血和静脉留置入血，抽与注同时进行，同步、等量、等时。换血速度可根据体重确定，2~3ml/(kg·min)，一般每5分钟不超过20ml，控制全程在120分钟左右。

3. 换血后处理

(1)术后禁食一次。

(2)换血完毕后，继续予强光疗。白蛋白结合未结合胆红素，血型不合溶血性黄疸予静脉丙球结合抗体，阻断溶血发生。

(3)注意监测胆红素的变化，一般每4小时测TCB一次。继续心电、血氧饱和度检测。

(4)换血后应复查胆红素、血常规、血钙、血糖、电解质及血气分析等。根据血红蛋白结果，适当多输注10~15ml/kg浓缩红细胞。血清胆红素结果出来后，看换血效果，尽量避免第二次换血的可能。

【注意点】

1. 开始换血前必须稳定患者的生命体征，换血后必须密切监护，换血过程中必须详细记录每次进、出血量及液量，并记录生命体征(体温、心率、血压和氧饱和度)及尿量，注意严格无菌操作。注意监测血气、血糖、电解质、血钙及血常规。

2. 换血不能仓促进行，库血取回后需在室温中复温或专用特制温水器中复温使之接近体温后才可输注患者体内。需等容量匀速地抽出和输入血液，极低出生体重儿每次进、出血量应更少，速度应更慢。速度太快会影响效果及导致严重并发症，患儿不稳定时应停止或减慢换血速度。

3. 换血过程中当抽血不顺利时，首先应检查插管位置及有无堵塞，切忌用力推注液体或血液。

4. 操作暂停时，应将导管中的血液以肝素生理盐水冲洗干净。

5. 换血过程中如有激惹、心电图改变等低钙症状时，应补入10%葡萄糖酸钙1~2ml/kg，静脉注射。钙剂最好自另外静脉通路输入，无另外静脉通道者应先用肝素生理盐水冲洗导管后方可输入钙剂。

6. 换血后可发生TSB反弹，应继续光疗，并每4小时监测TSB。如果监测TSB超过换血前水平应再次换血。

7. 换血后的4小时内每隔1~2小时测血糖一次，以及时发现低血糖。

8. 换血后需禁食6~8小时，以后根据患者情况开始喂奶。

【换血并发症】

1. **血制品所致并发症**　传播感染性疾病如乙型肝炎、巨细胞病毒感染、人免疫缺陷病毒感染(AIDS)、梅毒及细菌等，随着成分输血的实施，输血相关感染发生率已得到极大控制。输血所致的溶血样反应及移植物抗宿主反应等，需严密观察。

2. **心血管并发症**　换血过程中偶可发生心律失常或心搏停止，进入血量过多会导致心力衰竭或循环衰竭，换血过程中切忌有空气和血凝块注入。不慎大量空气进入血液循环时因空气栓子可引起心搏骤停。

3. **代谢及电解质失衡**　低血糖、低血钙、低血镁、高血钾及酸中毒。

4. 与技术操作及插管有关的并发症。

5. 肠道缺血所致的坏死性小肠炎、肠穿孔、门脉气栓、肝坏死等。

(吴运芹　李贵南)

第四节　脐动脉与脐静脉插管术

一、脐动脉插管术

【适应证】

1. 主要适应证

(1)需要频繁监测血气。

(2)需要持续监测中心动脉血压。

(3)血管造影。

2. **次要适应证**

(1)换血。

(2)极早产儿早期作为输液通道。

脐动脉置管一般用于上述主要适应证,因有潜在的感染风险,一般导管的留置时间不超过2周。

【禁忌证】

1. 下肢或臀部有局部血供障碍。
2. 腹膜炎。
3. 坏死性小肠结肠炎。
4. 脐炎。
5. 脐膨出。

【所需器械】

脐动脉导管1根(体重<1.5kg早产儿用3.5F,体重>1.5kg用5F),文氏钳2把,直血管钳2把,有齿镊子2把,直眼科镊、弯眼科镊各1把,手术刀及刀柄1把,外科剪及虹膜剪各1把,三通开关(或T字形接管)1个,缝针,持针器,缝线,扎脐绳(用以止血),消毒布巾,消毒皮肤用品,输液泵,肝素生理盐水。

【操作步骤】

1. **所需插入深度估计**　测量脐至肩距离(即肩峰与脐的直线距离)以估计插管深度,测量后通过查表(表2-32)确定实际插管深度。

表2-32　根据肩-脐距离确定脐动脉插入深度

肩-脐距离(cm)	脐动脉高管置入深度(cm)	
	低位脐插管	高位脐插管
9	5	9
10	5.5	10.5
11	6.3	1.5
12	7	13
13	7.8	14
14	8.5	15
15	9.3	16.5
16	10	17.5
17	11	19
18	12	20

2. **置管后导管顶端所处的位置**　分为高位和低位两种:

(1)高位置管:导管顶端置于膈肌上方约1cm,在第6~10胸椎水平。

(2)低位置管:导管顶端置于降主动脉分叉下方,在第3~4腰椎水平。常采用低位置管。

采用上述位置的理由是脐动脉导管顶端不能放置在主动脉瓣与动脉导管之间或膈肌与降主动脉分叉之间,因为供应生命器官的重要动脉均在该段发出,输注液体等刺激可导致局部器官血栓或栓塞等并发症。

3. **插管操作**

(1)固定患儿,在完全无菌条件下(包括手术罩衣),用络合碘或2%氯己定、75%乙醇消毒脐部及其周围。用消毒巾覆盖附近区域,暴露面部以便观察。

(2)用细绳在脐带基部做一松的荷包形结扎,以备必要时系紧止血。在距离脐带跟部1~2cm处切断脐带。

(3)识别脐动脉(有2个动脉开口,较小,壁厚,处于收缩状态)。用镊子夹住动脉壁,用小无齿镊或探针扩张其管腔,或切开脐带,暴露脐动脉,在脐动脉壁上做一小切口,直至进入管腔。

(4)把三通开关接在插管上,用肝素化生理盐水冲洗,关闭三通开关插管的通路。将插管插入脐动脉腔,轻轻地推进到查表获得的长度,在脐环或在髂内动脉和股动脉的连接处可能分别会遇到两处阻力(约距体表1~2cm腹壁处和5~7cm膀胱处),可加压克服(图2-18)。

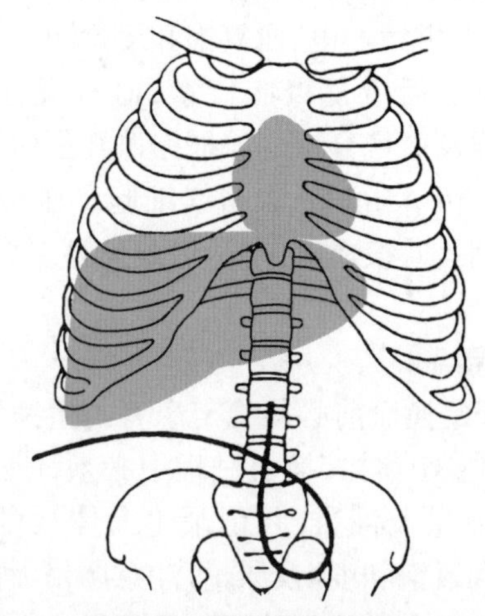

图2-18　脐动脉插管位置

(5)放开三通开关,可见到动脉回血和动脉搏动。

(6)做荷包缝合。

(7) 用胶布将插管作柱状或 H 形的桥状固定(图 2-19)。

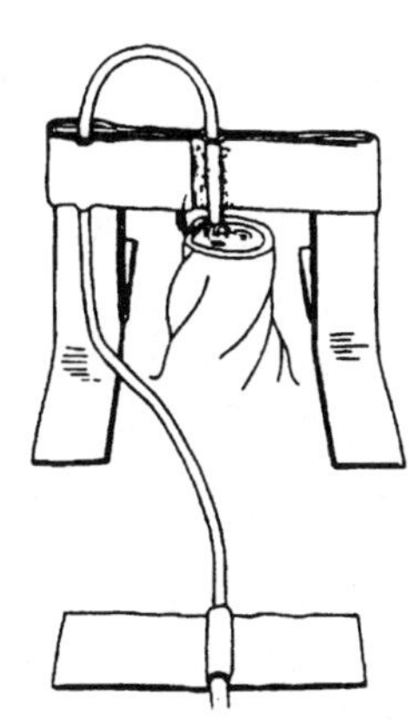

图 2-19　脐动脉插管固定法

(8) 用肝素化生理盐水(1U/ml)按 0.5~1ml/h 的速度持续输注。

(9) 用 X 线摄片确定插管位置,如插管尖端位置不正确,应适当调整。

【并发症及处理】

1. **感染**　应严格执行无菌操作,一旦缝合后不能再将导管向内推进。

2. **局部出血**　结扎过松可致出血。

3. **血管痉挛**　在插管后应经常检查腹股沟区和下肢的肤色有无苍白或发花,及时发现股动脉或其分支痉挛。一旦发生,应立即拔管。

4. **血栓**　插管内的血凝块引起的栓塞可致肾、肠和下肢缺血。可用肝素化生理盐水持续输注保持插管通畅。如果发生栓塞,则立即拔管。

(杜立中)

二、脐静脉插管术

【适应证】

1. 产房内紧急情况下给药、输液及抽血标本用。
2. 作中心静脉压监测。
3. 换血。

【禁忌证】

同脐动脉插管。

【器械】

同脐动脉插管,<3.5kg 者用 5F 脐血管插管,>3.5kg 者采用 8F 脐血管插管。

【注意点】

1. 导管前端不能置于肝脏血管、门静脉及卵圆孔处,而应置于静脉导管或下腔静脉处(X 线约位于膈上 1cm 处)(图 2-20)。

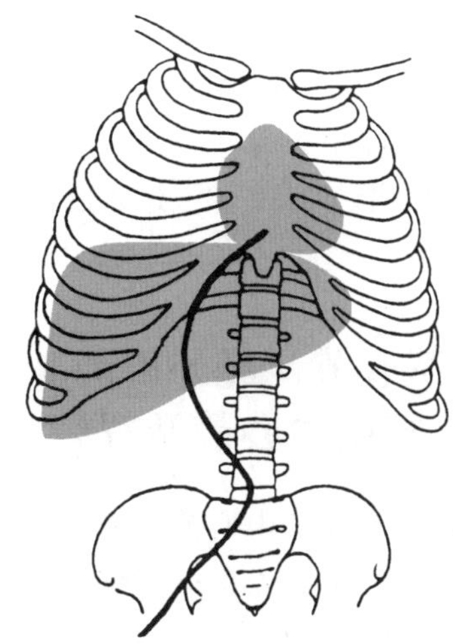

图 2-20　脐静脉插管位置

2. 换血时,导管仅需插至顺利抽得血液即可(一般为 5~6cm 处)换血前最好以 X 线检查导管位置,当导管前端位于门静脉或肝静脉分支处时不能换血。

3. 在换血过程中如遇抽血不畅不能再次推入导管。

4. 导管前端不在下腔静脉时,不能输高渗液。

5. 为避免空气进入导管,导管内应充满液体,导管之尾端应连好三通开关及输液装置。

6. 当经脐静脉输注高营养液时则不能同时测中心静脉压。

【操作步骤】

1. 测肩、脐距离,确定导管插入深度后再加上 1.5~2cm(为腹壁及脐残端长度)。

2. 按常规消毒脐周围皮肤、铺巾(同脐动脉插管)。

3. 将脐血管导管之尾端连接三通开关,再连 5ml 注射器,将 5U/ml 肝素生理盐水液充满导管及三通开关,检查无空气后关闭三通。

4. 找出脐静脉,轻轻将虹膜钳插入静脉,扩开管腔,插管前应去净管腔内凝血块。

5. 将导管插入脐静脉,当导管进入腹壁与水平面呈 60° 角的位置时,向头侧推进。若导管进入门脉系统或嵌在肝静脉时常有阻力,这时可拔出导管 2cm 轻轻转动,重新慢慢推入。导管通过静脉导管后即进入下腔静脉。

6. X 线定位确定导管位置。

7. 固定脐静脉插管(与脐动脉插管相同)。

【并发症】

1. 感染、败血症。
2. 血栓、栓塞。

3. **导管位置不良**　位于心脏时可产生心脏穿孔、心脏压塞、心律不齐等；当导管位于门脉系统可发生坏死性小肠炎、肠穿孔、肝实质穿破、肝坏死（因肝静脉栓塞或高渗液进入肝组织）等。

（杜立中）

第五节　经外周静脉穿刺中心静脉置管

经外周静脉穿刺中心静脉置管（peripherally inserted central venous catheter，PICC）是由外周静脉穿刺插管，其导管尖端定位于上腔静脉或下腔静脉，可用于为患儿提供中长期的静脉输液治疗，为患儿开辟了一条安全、有效的静脉通路。

【适应证及禁忌证】

1. 适应证

（1）需要长时间（大于1~2周）维持静脉通路。

（2）低出生体重或肠道手术患儿短期内不能达到足够肠内营养时，需经中心静脉置管输注静脉营养液。

（3）病情需要（如严重低血糖），需输注外周静脉无法耐受的高渗液体。

2. 慎用或禁用范围

（1）发生严重的感染。

（2）患儿本身的身体条件不能耐受置管操作，如凝血机制障碍、免疫抑制者。

（3）患儿对导管所含成分过敏。

（4）预定置管部位有静脉炎和静脉血栓的形成史。

【静脉选择】　新生儿PICC时首选贵要静脉，其次是肘正中静脉，头静脉为第三选择。

1. **贵要静脉**　PICC的首选静脉，90%的PICC放置于此。该静脉直、粗、静脉瓣膜较少。当手臂与躯干垂直时，为最直接的途径。

2. **肘正中静脉**　PICC的次选静脉。粗直，但个体差异较大，静脉瓣较多，血管分支多，易汇入小血管及腋下小血管。最理想的汇合：肘正中静脉汇入贵要静脉，形成最直接的途径。

3. **头静脉**　PICC的第三选择静脉。前粗后细且高低起伏，在锁骨下方汇入锁骨下静脉。

【PICC置管操作步骤】

1. **置管目的**　应用PICC的置入建立中长期静脉通路；保护静脉，减少长期频繁穿刺给患儿带来的痛苦；减少刺激性药物对血管的刺激，减少药物外渗对机体的损害。

2. **评估内容**　评估患儿的治疗方案；输液时间；评估患儿病情、意识、生命体征、心肺功能等；外周血管及局部皮肤情况；药物性质；曾经用药史、过敏史、手术史、不良反应史等；有无置管禁忌证；查阅患儿的血常规、肝功能、凝血全套、胸片等结果。

3. 计划

（1）置管者准备：具有PICC资质，戴手术帽，剪指甲，洗手，戴口罩。

（2）用物准备：PICC导管套件、PICC穿刺包、透明敷贴、无粉无菌手套、0.9%生理盐水1瓶，10ml注射器2个、10ml预冲式冲洗器1个、碘伏消毒液、75%乙醇、无菌棉签、皮尺、胶布、绷带、笔、PICC置管记录单、胸片检查单。

（3）患儿准备：再次核对腕带信息，取舒适体位，安慰患儿保持安静；置患儿于已预热的远红外线抢救台；连接血氧饱和度监护仪器；备好抢救用物。

（4）环境准备：置管环境符合无菌技术要求。

4. 穿刺步骤

（1）操作步骤（表2-33，视频2-6）

视频2-6　新生儿PICC置管操作

（2）健康教育：置管前要告知患儿家长置管的目的、费用及置管的相关并发症等，征得患儿家长的同意；置管后要指导患儿家长查看PICC导管相关情况，如有渗血、输液、穿刺点红肿硬结、导管脱出等异常情况要及时处理；至少每7天进行一次导管维护，遇特殊情况及时通知医护人员处理。

5. 评价

（1）导管尖端是否到达上腔静脉或下腔静脉。

（2）患者家属是否了解置管意义并配合置管及维护。

（3）是否出现PICC导管相关并发症。

【维护】（表2-34）

【注意事项】

（一）PICC穿刺时注意事项

1. 操作前签署PICC置管知情同意书，告知相关费用，医生下医嘱。

表 2-33　PICC 穿刺操作步骤

项目	顺序	要点与注意事项
素质要求	服装、鞋帽整洁，特别强调在进行操作前严格按照七步洗手法进行手卫生消毒	
操作前	1）用物准备 2）洗手，戴口罩，帽子 3）评估患儿，核对腕带信息，取合适体位测量 上腔静脉测量法：上肢外展 90°，从穿刺点至右胸锁关节再反折至第 3 肋间隙（或从穿刺点至右胸锁关节再加 1cm） 下腔静脉测量法：患儿仰卧，下肢与躯干呈一线，从穿刺点量至脐与剑突的中点或再加 1cm	查看有无置管知情同意书；以最高标准的无菌技术执行操作；评估患儿是否耐受；加强保暖注意安全；上肢首选贵要静脉，其次是肘正中静脉；下肢可选大隐静脉或小隐静脉
操作中	1）操作者戴无粉手套，铺无菌垫巾 2）穿刺部位消毒：75% 乙醇棉球 1 遍（皮脂多时 2~3 遍）、碘伏棉球 3 遍，以中心点围圆圈向外消毒，消毒范围为整侧肢体 助手：戴无粉手套后固定消毒肢体 置管者：消毒全手与腕部，充分待干 3）建立最大无菌区：操作者脱手套，洗手、穿隔离衣，戴无菌手套，铺大孔巾；助手依次递 PICC 导管、输液接头等用物；操作者检查导管的完整性，湿润导管，与助手核对刻度，修剪导管 4）助手洗手，穿隔离衣，戴无粉手套，扎止血带 5）穿刺：穿刺者 10°~30° 于血管上方进针，见回血后，降低角度再进 0.2~0.5cm 固定钢针，送入导入鞘，确保导入鞘进入静脉内；助手松止血带，从导引套管内取出穿刺针针芯，示指、中指压在血管穿刺点上方 6）送导管：穿刺者固定患儿穿刺肢体及穿刺鞘，助手用镊子缓慢以每次 0.2cm 速度送入导管；导管尖端到达肩部时，第二助手将患儿头偏向穿刺侧，下颌抵锁骨上缘，防止导管进入颈静脉（下肢穿刺时导管置入股静脉时，嘱第二助手将对侧肢体屈曲，膝盖紧贴腹部） 7）撤出插管鞘：导管尖端到达预定位置后，退出并撕裂导入鞘，匀速将带出的导管送至预定长度 8）抽吸与冲管：预冲式导管冲洗器抽吸回血，见回血推回，脉冲式冲管，正压封管 9）固定导管：无菌纱布按压穿刺点止血，清洁血渍；调整导管呈“S”形固定；穿刺点上方置小纱布；无菌胶布固定导管柄部；粘贴无菌透明敷贴：贴膜区无菌干燥，单手持膜，以穿刺点为中心，无张力自然垂放；交叉固定导管外露部分；做好导管标记：注明穿刺者姓名、穿刺日期和时间	严格按照无菌操作原则；整个无菌区域要大，避免有其他物品触及无菌区；按压在穿刺点上方可减少出血；送管速度要慢，以免刺激和损伤血管内膜，引起机械性静脉炎；送导管到达肩部时要防止导管误入颈内静脉；体外部分必须有效地固定，任何移动都意味着导管尖端位置的改变；新生儿臂围小要防止敷贴过大将整个肢体全部包围
操作后	1）测量穿刺侧肢体与对侧肢体的上下臂围或腿围 2）置患儿舒适体位，洗手脱手套 3）认真做好记录：穿刺过程，置入长度，所穿刺的静脉名称等 4）X 线定位并记录	每班必须严格交接班，观察肢体的循环情况；PICC 定位时，患儿置管处的肢端姿势应为内收和屈曲的自然功能位；理想的导管尖端位置：上腔静脉 - 右心房连接处，解剖位置 T_4~T_6，或在横膈水平的下腔静脉，理想位置位于 T_9 水平

表 2-34　PICC 维护

项目	顺序	要点与注意事项
素质要求	1. 服装、鞋帽整洁，特别强调在进行操作前严格按照七步洗手法进行手卫生消毒	
操作前	2. 确实患儿是否需要更换敷料：如穿刺部位渗血、渗液，或敷料松动、污染等完整性受损时需要立即更换敷料 3. 备齐用物、合理放置 4. 洗手、戴口罩	
操作过程	5. 打开 PICC 维护包；打开无菌透明敷贴、预冲式冲管注射器及正压接头外包装，放至无菌包内 6. 去除敷贴：操作者一手固定导管柄部，另一手以导管穿刺点为中心，零角度将敷贴从四周向导管穿刺点处剥离，最后从穿刺点下方至上方撕下敷贴 7. 消毒：助手洗手，戴手套；固定导管外露部分，协助抬高患儿穿刺肢体 操作者戴手套；正压接头连接预冲式冲管注射器排气备用；铺无菌巾，建立无菌区域 8. 敷贴固定：无菌胶带固定导管柄部；粘贴无菌透明敷料：贴膜区无菌干燥，单手持膜，以穿刺点为中心，无张力自然垂放； 9. 更换正压接头：无菌纱布包裹使用中的正压接头并拧开；消毒棉片包裹接口反复擦拭 15 秒；接备用正压接头，脉冲式冲管，正压封管 10. 加强固定：交叉固定导管外露部分 11. 标识：在标签贴上记录更换敷贴的日期、时间及维护者姓名，填写 PICC 维护记录单	去除敷贴时动作轻柔，避免损伤皮肤；消毒方法为：75% 酒精消毒穿刺点周围皮肤 1~3 遍，碘伏再消毒 3 遍，消毒范围大于敷贴范围；体外部分必须有效地固定，任何移动都意味着导管尖端位置的改变；新生儿臂围小要防止敷贴过大将整个肢体全部包围；每班需测量并记录

2. 在准备和放置导管前，应注意了解产品使用说明和指南。

3. 当使用穿刺针时，需要小心。由于锐气可能造成永久性、致残性伤害，建议用带有防针刺伤的安全防护装置的穿刺针。

4. 确认所有管腔均可顺利抽回血及冲洗后，拔除导丝。

5. 注意正确固定。

6. 导管尖端应放置于上腔静脉或下腔静脉。

7. 一根导管只能尝试一次置管。

8. 护士为单个患儿穿刺的次数不超过 2 次。

（二）PICC 置管后的注意事项

1. 开始治疗前通过拍胸部 X 线片来确定导管尖端位置，如果导管尖端不在上腔静脉而在下腔静脉，应通知专科护士共同处理。

2. PICC 导管的最佳保留时间尚未确定，应每天对穿刺部位进行观察、评估及记录。

3. 不得在 PICC 导管穿刺点以上使用血压袖带和压脉带。

4. PICC 导管拔出体外后，导管不得再次送入血管。

5. 不得在 PICC 导管上粘贴胶布。

【拔除】

（一）拔管指征

1. 双向血培养阳性，确诊导管感染所致败血症，需迅速拔管。

2. 静脉炎经处理后症状（包括条索状、红肿、疼痛）无改善，并加重，可见脓性分泌物，或出现导管相关性感染体征时，需考虑拔管。

3. 怀疑导管感染，在无菌状态下将导管尖端剪下 5~6cm，放置在无菌培养皿内做细菌培养，并记录撤出导管长度。

4. 患儿的治疗完毕，原则上不再保留导管，立即拔出。

5. 错位的导管不能调整至适宜位置，应拔出导管。

（二）拔管方法

1. 操作者戴手套。

2. 轻轻去除胶布及透明敷贴。

3. 用 10ml 空针回抽 1~2ml 血（避免导管尖端附着的纤维蛋白鞘脱落，形成血栓）。

4. 缓慢抽出导管，导管全部拔出后再用无菌棉签加压止血。

5. 碘伏消毒穿刺点。

6. 拔除导管应注意预防空气栓塞，可用示指、中指压穿刺点至出血停止。

7. 用无菌敷贴（无菌纱布）覆盖并按压5~10分钟。

8. 导管拔出后，评估穿刺部位皮肤、血管、导管长度，必要时采取护理措施，并记录于患儿病历。

9. 若拔管困难，局部热敷30分钟后再拔管。

10. 24小时后去除无菌敷贴。

（高喜容　庄　严）

第六节　辅助呼吸治疗

辅助呼吸治疗的目的在于改善通气、换气功能，纠正低氧和高碳酸血症，改善临床状态，为治疗引起呼吸衰竭的原发病争取时间。在相当长的时期内，时间切换、压力限制、持续气流式间歇指令通气（IMV）一直是新生儿辅助呼吸治疗的主导模式。近年来，新的新生儿呼吸方式逐渐被开发，如新型的持续气道正压装置（CPAP）、患者触发型新生儿呼吸机、压力支持、容量保证（volume guarantee，VG）模式或压力调节的容量控制（pressure-regulated volume control，PRVC）模式、比例通气（proportional assist ventilation，PAV）、高频通气、神经调节辅助通气（neurally adjusted ventilator assist，NAVA）、无创通气（noninvasive ventilation）等呼吸机方式的应用，已显示出更利于患者撤离呼吸机、减少肺损伤的优势。在各种新生儿辅助呼吸模式中，以无创呼吸机和常频机械通气临床应用最为普遍。

一、无创通气

【持续呼吸道正压呼吸】　持续气道正压呼吸（continuous positive airway pressure，CPAP）是用鼻塞或气管插管接婴儿呼吸机或专用CPAP装置进行辅助呼吸和氧疗方法。在CPAP时呼吸由患者自主进行，吸气时可获得持续的气流，呼气时给以一定的正压或阻力使呼气末气道压力不降到零，整个呼吸周期内气道压力均为正压。CPAP是新生儿最常采用的无创伤性呼吸治疗方法，适用于有自主呼吸能力、肺泡功能残气量减少、肺顺应性降低的肺部疾病，如RDS、肺水肿、肺出血、早产儿呼吸暂停及呼吸机撤离后的过渡。

（一）CPAP的应用原理和应用背景

单纯自主呼吸时的持续呼吸道正压称CPAP；与机械通气间歇指令通气（intermittent mandatory ventilation，IMV）联合应用时则称呼气末正压（positive end-expiratory pressure，PEEP）。CPAP经典的治疗对象是早产儿RDS。自1968年发现RDS患者存在呼气性呻吟（grunting）的实质是呼气时患者声门部分关闭以保持功能残气量的一种自我保护机制，1971年Gregory首次进行了CPAP治疗早产RDS的临床研究，从此，RDS的治疗成功率大为提高；1973年Kattwinkel首次报道早产儿使用双侧鼻塞进行CPAP。因大多数新生儿以鼻呼吸为主，且鼻塞较气管插管更为无创，目前CPAP多以鼻塞形式应用。近20年来，新生儿CPAP的应用重新受到重视，这与PS替代疗法的普遍开展而机械通气的需求减少、新型CPAP装置的应用，以及对肺萎陷性损伤的充分认识有关。肺萎陷性损伤（atelectrauma）的发生机制：一部分肺单位萎陷而需要较高的扩张压力，而其他的肺单位即使采用较高的吸气压力仍不能扩张，其结果是部分肺单位过度扩张，上述过程可致肺实质和肺泡的损伤。肺泡的萎陷和过度扩张的反复出现可引起炎症及细胞因子的释放，后者造成的进一步肺损伤又称生物性损伤。

CPAP应用后，除了增加肺容量外，由于能减少胸腔的扭转及稳定胸廓，使早产的呼吸形式更趋于正常；使气道扩张和横膈伸展，减少阻塞性呼吸暂停的发生；CPAP应用还可增加PS的释放。

（二）CPAP装置

CPAP可以通过呼吸机、专用的CPAP系统、气泡式CPAP（bubble CPAP）实现。可变气流CPAP装置是其中的代表之一；该装置能降低患者的呼吸做功，如IFD通过Bernoulli效应，经双喷射将气流直接射入鼻孔以维持恒定的压力；当患者需更大吸气流量时，通过Venturi原理可提供额外流量；当患者出现自主的呼气时，气流会出现射流翻转（fluidic flip）现象，后者又称为Coanda效应（指气体或液体在经过弯曲物体表面时有附壁倾向的效应），使气流易通过呼气端呼出。气泡式CPAP（bubble CPAP）也广为使用；有研究认为气泡式CPAP的水泡可产生振荡作用，频率为15~30Hz，能降低呼吸频率和每分通气量而不增加$PaCO_2$，有利于气体交换。

（三）CPAP的临床应用

CPAP临床主要用于肺顺应性降低的肺部疾病，如RDS、暂时性呼吸困难（湿肺）、肺水肿、肺出血、早产儿呼吸暂停、呼吸机撤离后的过渡等疾病和状态。患者的不同胎龄、基础疾病或疾病的不同阶段对 CPAP 的适应证有所差异。

1. RDS 使用 CPAP 应用指征

(1) 有呼吸窘迫，在头罩吸氧时需要氧浓度>30%。

(2) 头罩吸氧时需要氧浓度>40%。

(3) 在近期拔除气管插管者，出现明显吸气性凹陷和 / 或呼吸窘迫。

(4) 胎龄 25~28 周且有自主呼吸的早产儿在产房应用，以稳定肺功能残气量。

一般来说，RDS 患者在用 CPAP 时，FiO_2> 35%~40% 都应气管插管、应用 PS 和机械通气，或在 PS 应用后拔管继续 CPAP 应用。

2. 下列情况禁忌或不宜应用 CPAP

(1) 进行性呼吸衰竭不能维持氧合，$PaCO_2$> 60mmHg，pH 值<7.25。

(2) 先天畸形：先天性膈疝、气管 - 食管瘘、后鼻孔梗阻、腭裂等。

(3) 心血管系统不稳定(低血压和心功能不全)。

(4) 呼吸驱动不稳定，如中枢性呼吸暂停或无自主呼吸。

(5) 肺气肿、气胸、消化道出血、严重腹胀、坏死性小肠结肠炎、局部损伤(包括鼻黏膜、口腔、面部)。

3. 最佳 CPAP 的确定　理论上最佳 CPAP 指氧合和通气最佳而未出现诸如心血管系统的副作用；当 CPAP 超过最高压力时，心输出量会出现下降。CPAP 的应用压力一般以 4~6cmH_2O 开始，很少超过 8~10cmH_2O。临床上以血气分析、胸部 X 线检查等评估 CPAP 的最佳水平；X 线胸片显示的理想肺容量(肺下界)应在第 8~9 肋水平。当肺容量减少或肺水肿时应增加压力；而当肺过度充气或有气体滞留时应降低压力。当采用人工呼吸机气管插管进行 CPAP 治疗时，可利用呼吸机的压力 - 容量曲线图进行评估分析，以确定最佳的 CPAP 值。

4. CPAP 的早期应用问题　对已确诊为 RDS 者，早期应用 CPAP 可以减少后续使用机械通气的机会。对 25~28 周极低体重儿，相对于生后预防性气管插管机械通气，预防性应用 CPAP 并不能降低死亡或 BPD 的发生率，但生后 28 天需氧的比例减少、用机械通气天数减少、需表面活性物质应用的比例也显著减少。对于中、重度 RDS，生后气管插管应用 PS，然后即拔管给予 CPAP 应用，能减少气管插管机械通气的机会。

5. CPAP 临床应用的几种特殊情况

(1) 机械通气患者拔管后：早产儿在机械通气拔管后可出现呼吸衰竭，表现为呼吸暂停、CO_2 滞留、呼吸做功增加、需氧增加，常需要再次插管。在上述情况出现时，如首先试用 CPAP 在很大程度上可避免再次插管及机械通气。撤离机械通气后在气管插管状态下进行 CPAP 的过渡时间不宜太长，因为插管的管腔小，呼吸道阻力增加，使患者呼吸做功增加。

(2) CPAP 联合经鼻正压通气：鼻塞 CPAP 时联合经鼻间歇正压通气(nasal intermittent positive pressure ventilation，NIPPV)，在 NICU 的应用近年来较为普遍。该方法相对于气管插管正压通气而言是无创性的，可以稳定处于临界状态的肺功能残气量；对降低 $PaCO_2$ 效果较好，研究显示较常规的 CPAP 更能减少拔管的失败率。NIPPV 可以是非同步的，也可以是同步的，即 SNIPPV 模式。NIPPV 使用后可出现腹胀、胃穿孔等并发症，故应常规放置胃管排气。

(3) 双水平气道正压：双水平气道正压(bilevel positive airway pressure，BiPAP) 不同于 CPAP 只提供恒定的气道正压，其吸相、呼相的气道压力不同。BiPAP 在呼气相提供 CPAP，而在吸气相提供一定的正压支持，通常为 9~11cmH_2O，该水平压力与 CPAP 的差值即为实际压力支持。同步方式可通过流量触发或腹部传感器实现。由于 BiPAP 可设定额外的压力支持，使潮气量或每分钟通气量增加，因此通气效果理论上会优于 NCPAP。

(4) 新生儿复苏：带有 CPAP 功能的复苏器已被用于产房的新生儿复苏抢救，目的是减少由于无 PEEP 功能复苏器应用所产生的潜在肺损伤。

(5) 先天性心脏病或腹部外科术后：应用 CPAP 以改善肺功能和氧合。

(6) 鉴别发绀性先天性心脏病与肺部疾病：肺部疾病在应用 CPAP 后 PaO_2 可增加 10mmHg 以上，而发绀性先天性心脏病血氧增加不明显。

(7) 喉、气管疾病：以 CPAP 缓解喉软化、支气管软化和气管软化引起的气道塌陷。

6. CPAP 的撤离　尚无统一的 CPAP 撤离方法；逐渐降低 CPAP 压力时应观察患者的 SaO_2 状态、呼吸暂停和心动过缓的发生频率，以及呼吸做功情况。一般在 FiO_2<30%(最佳为<25%)，临床稳定、无呼吸暂停和心动过缓、无 SaO_2 降低才考

虑撤离 CPAP。对>32 周早产儿，当 CPAP 降至 4~5cmH_2O，无呼吸暂停和心动过缓、无 SaO_2 降低、FiO_2<25%，可撤离 CPAP。对<32 周早产儿，即使 FiO_2 已为 21%，也可能仍需支持，故应缓慢撤离。撤离不成功的标志：撤离时呼吸率增加、吸气性凹陷加重、需 FiO_2 增加等。

7. **CPAP 的并发症** 尽管 CPAP 属无创性的治疗方法，临床应用中也可出现并发症，包括鼻塞或导管的位置不正、堵塞、局部刺激和鼻中隔损伤、腹胀、肺过度扩张压迫肺毛细血管使静脉回流受限和通气/血流比值失调、压力过高（>8cmH_2O）引起心输出量降低、$PaCO_2$ 潴留、气漏等。NIPPV 频率过高还可引起非调定 PEEP（inadvertent PEEP）增加，使肺气体潴留。

【无创通气的其他模式】 机械通气患者拔管后：早产儿在机械通气拔管后可出现呼吸衰竭，表现呼吸暂停、CO_2 滞留、呼吸做功增加、需氧增加，常需要再次插管。在上述情况出现时，如首先试用 CPAP 在很大程度上可避免再次插管及机械通气。撤离机械通气后在气管插管状态下进行 CPAP 的过渡时间不宜太长，因为插管的管腔小，呼吸道阻力增加，使患者呼吸做功增加。

（一）CPAP 联合经鼻正压通气

鼻塞 CPAP 时联合经鼻间歇正压通气（nasal intermittent positive pressure ventilation，NIPPV）在 NICU 的应用近年来较为普遍。该方法相对于气管插管正压通气而言是无创性的，可以稳定处于临界状态的肺功能残气量；对降低 $PaCO_2$ 效果较好，研究显示较常规的 CPAP 更能减少拔管的失败率。NIPPV 可以是非同步的，也可以是同步的，即 SNIPPV 模式。NIPPV 使用后可出现腹胀、胃穿孔等并发症，故应该常规放置胃管排气。

（二）双水平气道正压

双水平气道正压（bilevel positive airway pressure，BiPAP）不同于 CPAP 只提供恒定的气道正压，其吸、呼相的气道压力不同。BiPAP 在呼气相提供 CPAP，而在吸气相提供一定的正压支持，通常为 9~11cmH_2O，该水平压力与 CPAP 的差值即为实际压力支持。同步方式可通过流量触发或腹部传感器实现。由于 BiPAP 可设定额外的压力支持，使潮气量或每分钟通气量增加，因此通气效果理论上会优于 NCPAP。

（三）温湿化高流量鼻导管给氧

新生儿非湿化的普通鼻导管吸氧常用流量为 0.5~2L/min，如进一步增加流量可引起气道黏膜干燥或出血。相对于普通流量鼻导管，高流量鼻导管（humidified high-flow nasal cannula，HHFNC）常用流量为 2~8L/min，通过无须密封的特制双鼻塞导管直接经鼻输入加温湿化的氧气或空氧混合气体。与 NCPAP 相比，HHFNC 临床应用方便，与患者接触界面舒适，便于护理且很少导致鼻中隔损伤。主要作用机制：①冲洗鼻咽部无效解剖腔，有潜在的降低 $PaCO_2$ 功效；②降低上呼吸道阻力及减少呼吸做功；③加温湿化的气体可以增强肺顺应性，提高气道传导性和防御功能，减少气流阻力，减缓机体热量的耗散。

1. **应用指征**

（1）早产儿呼吸暂停。

（2）NCPAP/NIPPV 撤离后。

（3）有创机械通气拔出气管导管后，出现的明显吸气性凹陷和/或呼吸窘迫时的辅助支持。HHFNC 的禁忌证与 NCPAP 相似。

2. **HHFNC 的参数设定及调节** 气体流量一般设置为 2~8L/min，FiO_2 根据维持 $TcSO_2$ 进行调节，范围为 25%~50%。撤离时间：当气体流量降低至 2L/min，FiO_2<0.25 时可考虑撤离。

3. **HHFNC 应用注意事项**

（1）HFNC 设备提供的气体应接近或达到正常气管内湿化后效果（温度 37℃，湿度 100%）。

（2）鼻导管应与鼻孔大小保持一定的比例，一般导管插入端的外径为鼻孔大小的 50%；外径过大、插管与鼻孔间隙过小不利于气体逸出，可增加气胸发生率。

（3）HHFNC 不推荐用于极低体重早产儿 RDS 的初始治疗。

（四）无创高频通气

无创高频通气（nasal high-frequency oscillatory ventilation，NHFOV）是近期出现的一种新兴无创通气模式。它是在 NCPAP 基础上叠加了压力振荡功能，与其他无创通气模式相比，优势：①有利于 CO_2 排出，减少 CO_2 潴留；②减少压力伤、容量伤的发生；③不需同步支持技术。其具体气体交换动力学机制目前尚不清楚。

1. **应用指征**

（1）无创通气模式失败后的营救性治疗。

（2）有创机械通气拔出气管导管后出现的明显吸气性凹陷和/或呼吸窘迫。

2. **禁忌证** 活动性颅内出血；其他禁忌证同

NIPPV。

3. **参数设置**　平均气道压(mean airway pressure，MAP)一般为 6~12cmH$_2$O，频率为 6~12Hz，振幅通常设置为 MAP 的 2 倍，振幅的设置不需要追求颈部、胸壁出现明显振动，以能观察到患者下颌抖动即为适宜，吸气时间比例 0.33~0.5，FiO$_2$ 根据 TcSO$_2$ 进行调节，范围为 0.21~0.40。治疗过程中，需根据患者病情的变化随时调整通气参数，提高 MAP 和 FiO$_2$ 可以改善氧合；提高吸气时间、振幅压力或降低频率可以增加潮气量，促进 CO$_2$ 排出。NHFOV 的撤离：患者病情趋于稳定后，可逐渐降低各参数，当 FiO$_2$<0.3，MAP<6cmH$_2$O 时，患者无呼吸暂停及心动过缓，无 TcSO$_2$ 下降可考虑撤离 NHFOV。

二、有创辅助通气

【新生儿机械通气的适应证】

1. **相对指征**　符合下列任一项者可作为机械通气的相对指征：

(1)频繁、间歇性的呼吸暂停，对药物干预无效。

(2)血气分析急剧恶化、机械通气估计难于避免时，可考虑早期应用。

(3)患者中、重度呼吸，为了减轻患者的呼吸做功负担。

(4)RDS 需要用肺表面活性物质治疗时。

2. **绝对指征**　符合下列任一项者可作为机械通气的绝对指征：

(1)长时间的呼吸暂停。

(2)PaO$_2$<50mmHg 而 FiO$_2$>80%(但不适合于发绀型先天性心脏病)。

(3)PaCO$_2$>60~65mmHg，伴持续酸中毒(pH<7.20)。

(4)全身麻醉者。

【新生儿常频呼吸机的基本要求】

1. **生理特点与呼吸机要求**　由于新生儿、婴儿的呼吸系统生理解剖特点与儿童及成人有明显的不同，呼吸机的设计要能满足婴儿呼吸生理需要：①潮气量较小，足月儿约 18~24ml，早产儿可<10ml；②潮气量因肺顺应性变化而易波动；③所需的呼吸频率快，最高可达 100~150 次 /min；④呼吸机的流速慢，在 2~30L/min；⑤机械无效腔和可压缩容积要小；⑥新生儿自主呼吸相对弱，呼吸同步触发相对困难，或需要更精密的同步触发装置。

2. **常用的呼吸机特性**

(1)定压型呼吸机：定压型呼吸机常为时间切换、压力限制模式，并有持续气流；可进行间歇指令通气(intermittent mandatory ventilation，IMV)或同步间歇指令通气(synchronized intermittent mandatory ventilation，SIMV)。定压即压力限制或压力控制，在吸气过程中压力达到一定限度即不再上升，并持续吸气，在预定的时限内维持预定的压力水平，并在到达预定的时限后压力下降转为呼气。在定压型呼吸模式下，吸气压力达到预定值后不再上升，如果有严重漏气，达不到预定的压力则吸气继续，直至吸气时间到达。在定压呼吸时，吸气时压力很快达到预调水平，气体在肺泡内均匀分布；在气道阻力较小或肺顺应性较好时，在相同压力下患者可获得较多的潮气量。例如在 PS 应用后，肺顺应性迅速改善，在相同的压力下肺潮气量明显增加，此时如不及时降低压力可引起肺的容量损伤。相反，在气道阻力增加或肺顺应性降低时，相同的压力所递送的潮气量可减少，使氧合不能改善。所以，定压型呼吸机缺点为潮气量不恒定，随肺顺应性、气道阻力的变化而波动。定压型呼吸机设计相对简单。

(2)定容型呼吸机：为了避免潮气量因肺顺应性的变化而不稳定，防止容量损伤，容量型呼吸模式在新生儿开始得到重视。考虑到新生儿气管插管周围常漏气，预设的容量并不一定能完全进入肺部，故用容量控制(volume controlled)、容量目标(volume targeted)、容量限制(volume limited)等名词代替容量型呼吸模式似乎更为合理。在定容型呼吸机应用下，吸气时呼吸机持续送气，直至容量达到预设值或预设的吸气时间已到达；气道压力随肺顺应性、阻力及呼吸道分泌物的影响而变化。定容型呼吸机的优点：患者所获得的潮气量保持稳定，避免了潮气量不足所致的通气不足或潮气量过大所致的容量损伤。定容型呼吸机的缺点：气道压力不稳定，如有气道分泌物堵塞时可使压力明显增加而达到压力的限制值，最终使递送的潮气量不足。另外，当气管插管意外插入右肺时，仅单肺接受总的潮气量，增加了该侧肺的损伤机会。

3. **新生儿呼吸机的常用触发方式**　患者对抗呼吸机时虽可通过镇静剂的应用、过度通气等方法使自主呼吸消失，但为达到此目的常需增加不必要的潮气量，使压力或容量损伤的机会增加、撤机困难。早年应用的压力触发型同步呼吸模式(patient triggered ventilation，PTV)，原理是患者的自主呼吸努力引起气道压力降低，触发呼吸机产生正压通气；但在新生儿的尝试未取得成功的经验，其原因是该触发模式太不敏感，患者需做功太多，呼吸机常不能探及新生儿，尤其是早产儿的自主吸气信号。新型的新生儿 PTV 模式最早报道于 1986 年，采用的方法是将传感器置于腹部，通过腹部运动信号来探测患者的呼吸努力；此方法对腹部传感器的固定要求较高，易受人工信号的干扰，自主呼吸努力出现至呼吸机开始送气的间隔太长，不能同时获得潮气量信号。此后其他新生儿的 PTV 模式也逐渐应用于临床。包括：胸部阻抗触发系统，其原理是以心电导联探及患者吸气时因胸廓扩张引起的两电极间的阻抗变化，此信号传输至呼吸机，启动正压通气；此方法较少引起自动触发，但不能同时获得潮气量信号，对胸部导联的放置部位要求较高。

流量触发是相对比较理想的新生儿 PTV 模式，目前应用较多，其原理是在呼吸机与气管插管的连接近端连接流量传感器。其种类可以是热线式，即患者的吸气气流通过金属线后使其温度产生变化，此信号触发呼吸机正压送气；也可是压力差异阀型，其原理是患者吸气气流引起两测压管之间的压力产生差异，以此信号触发呼吸机。流量触发模式的优点有容易操作、传感器同时能获得潮气量及每分通气量信号、触发敏感性相对较高等，缺点有传感器增加了额外的无效腔、相对较高的自动触发率等；热线型触发装置还可因分泌物附着于金属线而引起触发敏感性降低，及金属线网引起的呼气阻力增加、可能的 CO_2 滞留等。

神经调节的呼吸辅助触发模式：由膈肌收缩的电活动信号触发呼吸机的辅助通气模式是近年来发展的新技术，称为神经调节的呼吸辅助（neurally adjusted ventilator assist，NAVA）。该触发模式通过将双电极导管附于鼻胃管，插入食管达横膈水平。当中枢呼吸冲动发生后，膈肌收缩的电活动信号增加，呼吸机得到该信号后即给予患者辅助通气。在 NAVA 模式下，呼吸机的支持强度取决于膈肌收缩电活动信号的强弱，故是相对较理想的同步触发和辅助通气模式。

触发反应时间或称触发延迟是指患者的呼吸努力超过触发阈值后至呼吸机送气的间隔时间，该指标受到触发装置采样率和敏感性、呼吸机特性、湿化器、管道的机械参数等影响。触发延迟不能大于吸气时间的 10%，一般不大于 100 毫秒。触发系统的另一种评价指标是自动触发的易发率。自动触发是干扰信号所致的呼吸机正压通气，可发生于呼吸机触发敏感性设置过高、呼吸机管道的凝集水流动及气管插管漏过大等。

患者触发通气（PTV）的临床应用：临床研究显示新生儿 SIMV 应用较非同步呼吸模式更能改善氧合、降低患者的呼吸做功、减少血压和脑血流的波动，较少引起低碳酸血症，患者受到的应激较小。由于这些优点，推测 PTV 应用将降低气漏和早产儿 BPD 的发生。PTV 能减少呼吸机应用的天数，显著缩短呼吸机撤离时间。

【新生儿常用的通气方式】

有多种常频通气模式可供新生儿呼吸支持选择；正确理解各种模式的特点、差异和在不同疾病状态下适应证，对成功应用或撤离均有较大的意义。为了解和比较各种模式的差异，通过横向比较，可直观显示各模式特点、与自主呼吸的关系、触发机制、呼吸频率设置与实际通气频率关系等特性。

1. 间歇指令通气（IMV） 由临床医师设置机械强制的通气次数，患者在两次机械通气间隙，可借呼吸机的持续气流进行自主呼吸。在 IMV 模式，当呼吸频率减少时，其吸气时间不变，呼气时间延长，在此“呼气”时间，患者可自主呼吸，故逐步减少 IMV 可激发患者自主呼吸，使其由机械通气过渡到自主呼吸，最终撤离呼吸机。此模式的缺点是指令通气不与患者的呼吸同步，可发生在吸气或呼气相，使潮气量不稳定，出现气压伤和颅内出血的危险性增加。该模式的撤离常通过逐渐降低 IMV 的频率实现（图 2-21）。

2. 同步间歇指令通气（SIMV） 与 IMV 相似，由临床医师设置机械强制的通气次数，患者在两次机械通气间隙，可借呼吸机的持续气流进行自主呼吸，用于锻炼自主呼吸。SMIV 与 IMV 的区别在于前者强制通气的发生与患者的吸气同步，即按 SIMV 频率所设的间隙，给予可触发的窗口，呼吸机根据患者自主呼吸的发生在此窗口内触发，提供所设定的潮气量或压力。所以 SIMV 实际递送的强制通气可以比预设的确切时间稍提前或落后，但仍在允许的窗口期内。在 SIMV 模式，呼吸机必须具有同步触发功能；当患者出现呼吸暂停时，或自主呼吸的发生已过窗口期（窗口已关闭），呼吸机仍按预设的 SIMV 频率和压力（或潮气量）补充通气。SIMV 能减少人机对抗、镇静

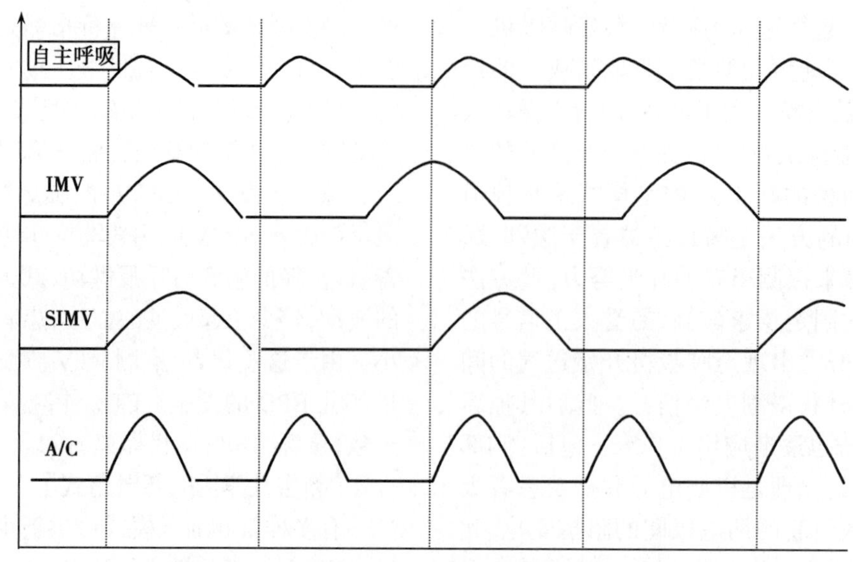

图 2-21　IMV、SIMV、A/C 模式与自主呼吸的关系

剂的使用及气漏的发生。该模式的撤离也是通过逐渐降低 SIMV 的频率实现的(图 2-22)。

3. **辅助控制呼吸**(assist control,A/C)　该模式的辅助通气根据患者的自主呼吸的频率,每次均给以触发,即机械通气的频率与自主呼吸的频率相同;所递送的压力或潮气量由临床医师预设。在 A/C 模式,常设置背景频率,作为在呼吸暂停或不能触发时的支持和保障;在存在有效自主呼吸情况下,该背景频率不起作用。A/C 模式的撤离不能以降低频率实现,而只能逐渐降低吸气峰值压力(PIP),或降低潮气量至 3~4ml/kg(如为容量型呼吸机)而实现。

4. **压力支持**(pressure support ventilation, PSV)　压力支持模式是压力限制、流量切换、患者自主呼吸触发的通气模式。在此模式中,吸气流量是根据患者吸气强弱而变化的。PSV 的目的是在患者自主呼吸时给予吸气压力辅助,当吸气流量降至 25% 时,吸气即中止,转为呼气。PSV 的应用克服了由于狭窄管径、高阻力的气管插管、呼吸机管道和呼气活瓣所致的患者呼吸做功的增加。虽然当患者呼吸能力足够强时 PSV 可单独使用,在多数情况下 PSV 与 SIMV 联用,即对在 SIMV 间隙的自主呼吸给以一定的正压辅助支持(图 2-23)。压力支持的水平由临床医师决定,通过压力支持水平的调节,可部分支持(一般不低于 10cmH_2O),也可完全支持(与 IMV 压力相同)。PSV 的主要功能是辅助患者呼吸肌的活动,降低其做功负荷,有助于呼吸机的撤离。因 PSV 属压力限制型,所递送的潮气量应视患者的呼吸力学情况而变。

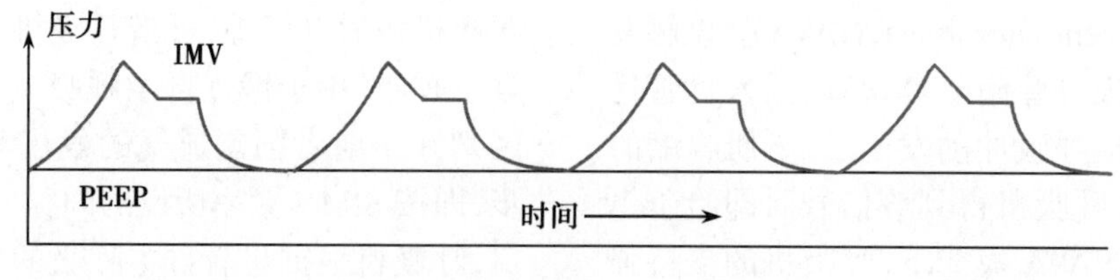

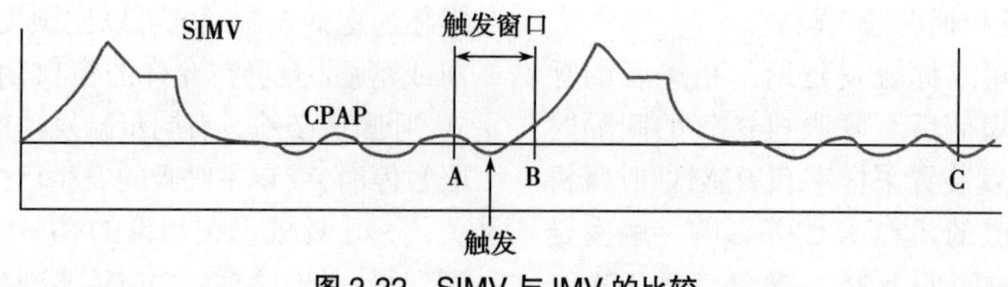

图 2-22　SIMV 与 IMV 的比较

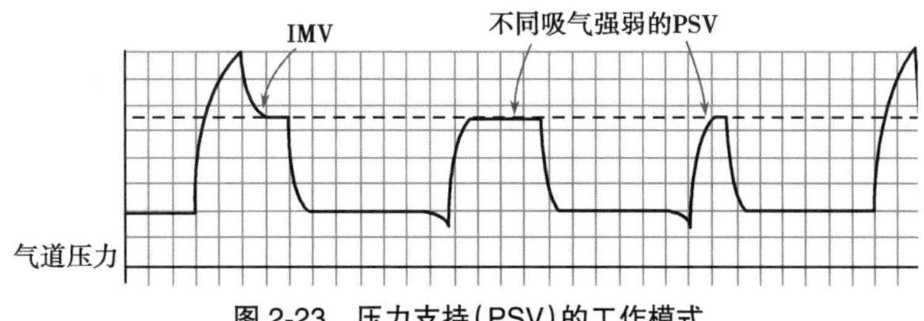

图 2-23　压力支持(PSV)的工作模式

5. **容量保证**(volume guarantee,VG)　压力限制型呼吸机在递送恒定的压力同时,随患者肺顺应性的变化实际潮气量变化很大,特别是在肺顺应性变化很大的患者难免会因容量过多引起潜在的肺损伤。为克服这些缺点,压力限制容量保证模式被用于临床。基本工作过程:以时间切换、压力限制模式开始,允许压力在所设置的最大限制内变化;确立目标潮气量,常设置为 4~5ml/kg;呼吸机自动、实时地根据此潮气量要求变动压力,以达到为满足设置目标潮气量的最小压力,避免容量损伤的发生。VG 自动代偿了顺应性、阻力和自主呼吸的变化。当患者肺顺应性改善时,因测定潮气量增加,呼吸机经 6~8 次呼吸周期逐渐将压力降低,直至呼出气潮气量与目标值相同。VG 模式采用的是呼出气潮气量及近端流量传感器,较少受管道阻力及气管插管漏的影响,故是较为理想的模式。VG 对临床上 PS 应用后肺顺应性有急剧变化者尤为适用。VG 可与 PSV 或 SIMV 联合应用,理论上可使呼吸机撤离更快。

6. **压力调节的容量控制模式**(pressure regulated volume control,PRVC)　此模式类似 VG。PRVC 使用时由临床医师设置目标潮气量与最高吸气压力限制;呼吸机递送尽可能满足此潮气量的最低压力。工作开始时先递送 10cmH$_2$O 的压力以监测和计算患者的肺顺应性;接着 3 次呼吸将递送计算出的所需压力的 75%,然后吸气峰压以每次 3cmH$_2$O 的幅度增加,直至达到目标潮气量。当患者的肺顺应性改善、潮气量增加时,吸气峰压以每次 3cmH$_2$O 的幅度降低。研究显示,PRVC 较 IMV 更能降低气漏、IVH、呼吸机应用时间及低血压的发生率。

7. **比例通气**(proportional assist ventilation,PAV)　在比例通气模式,呼吸机递送的压力在整个自主呼吸周期中都得到了伺服控制,即随着患者吸气气流(努力)的增加,呼吸机递送的压力随之增加,这样患者完全控制了呼吸机的频率、肺充气的时间和幅度。比例通气可能使呼吸做功减少,患者的舒适度增加。

【新生儿呼吸参数的调节】

1. **呼吸机的初始调节**　关于呼吸机的初始调节,综合相关诊疗常规或专著,可按表 2-35 进行初始设置。应该说明的是"常规"仅仅是在呼吸机初调时的基本原则,具体调节应根据患者的情况和疾病的性质而定。例如:RDS 早期因肺时间常数(TC)较短,吸气时间宜短;而 RDS 发展为 BPD 时,呼吸道阻力和时间常数较长,吸气时间应适当延长。一般情况下每次调节 1 或 2 个参数,每次参数变化的幅度不宜过大。在血气结果偏差较大时,也可多参数一起调整。根据血气的变化或血氧饱和度检测结果调整呼吸机参数,各人经验及习惯不同,只要根据机械通气气体交换和各参数的作用综合考虑、适当调节均可取得良好的效果。调节原则是在保证有效通气、换气功能的情况下,尽量使用较低的压力和 FiO$_2$,以减少气胸和氧中毒的发生(表 2-36,表 2-37)。

2. **呼吸机具体参数的意义及调节**

(1) 吸气峰压(PIP):指机械通气 IMV/SIMV 达到的最大吸气压力。压力型呼吸机应预先设置压力。对肺顺应性降低者应适当增加 PIP。

(2) 呼气末正压(PEEP):其作用与 CPAP 同,呼气末保持一定的正压,以防止肺泡萎陷,使部分因不张而失去功能的肺泡扩张。常与 IMV/SIMV 联用。新生儿 RDS 和肺出血常需要相对较高的 PEEP。

(3) 呼吸频率:呼吸频率是影响每分肺泡通气量的重要因素之一。在一定范围内,频率的增加可使每分肺泡通气量增加,PaCO$_2$ 下降。此外患者在机械通气过程中自主呼吸频率的变化也是影响通气的因素。当 PaCO$_2$ 增高时,可通过增大 PIP 与 PEEP 的差值(即提高 PIP 或降低 PEEP)或调快呼吸机频率来使 PaCO$_2$ 降低,反之亦然。当频率过高使吸气时间过短时,可影响潮气量的递

表 2-35　新生儿常见疾病机械通气初调参数

疾病	潮气量(ml/kg)	PIP(cmH_2O)	PEEP(cmH_2O)	频率(次 /min)	吸气时间(s)
呼吸暂停	4~6	10~15	2~4	10~15	0.4~0.5
RDS	4~6	10~20	4~6	20~40	0.3~0.4
MAS	4~6	15~25	3~5	20~40	0.4~0.5
肺炎	4~6	15~25	2~4	20~40	0.4~0.5
PPHN	5~8	15~25	2~4	50~70	0.3~0.4
肺出血	4~6	20~25	6~8	35~45	<0.5
BPD	5~8	10~20	4~5	20~40	0.4~0.7

表 2-36　增加氧合相关的呼吸机调节

调节对象	优点	缺点
↑ FiO_2	减少气压伤，容易调节	对 V/Q 失调无作用；在 FiO_2>60% 时对肺的直接毒性
↑吸气峰压(PIP)	达到肺开放压(critical opening point)，改善 V/Q	气压伤：气漏，BPD
↑ PEEP	维持功能残气量(functional reserve capacity，FRC)/预防肺萎陷，使气道开放和呼吸规则	使肺顺应性曲线更偏向“僵硬”；阻塞静脉回流；增加呼气做功和 $PaCO_2$，增加无效腔
↑吸气时间(TI)	能增加 MAP 而不增加 PIP	必须降低频率；在 PIP/PEEP 相对不变时，每分通气量较低
↑流量	使递送的压力呈“方波”，使 MAP 达到最大	较大的剪切力，气压伤的机会增加；在流量较大时阻力增加
↑频率	使用较低的 PIP 的情况下增加 MAP	非调定 PEEP 增加

表 2-37　增加通气和降低 $PaCO_2$ 的呼吸机调节

调节对象	优点	缺点
↑频率	容易逐步调节，减少气压伤	维持同样的无效腔 / 潮气量比
↑吸气峰压(PIP)	更好地大气量通气，改善无效腔 / 潮气量比	更多的气压伤；使肺顺应性曲线更偏向“僵硬”
↓ PEEP	使压力差更宽，降低无效腔，降低呼气负荷；使顺应性曲线更“陡”	降低 MAP；降低氧合；增加肺泡萎陷；对抗气道阻塞或关闭的功能减弱
↑流量	可允许较短的吸气时间和较长的呼气时间	更多的气压伤
↑呼气时间(TE)	在时间常数延长时可允许较长的时间进行被动呼气	缩短了吸气时间；减低 MAP；不利于氧合

送，这种频率过高而出现的潮气量递送障碍有一阈值点，时间常数(time constant，TC)越长，阈值频率越低。

(4) 平均气道压力(MAP)：MAP 不需要直接调节，一般由呼吸机自动计算得出。该指标与 O_2 的摄取密切相关，动脉氧合主要取决于 MAP 和 FiO_2。MAP 是一个呼吸周期中施于气道和肺的平均压力，受压力、频率和吸气时间的影响；MAP 值等于一个呼吸周期中压力曲线下的面积除以该周期所用的时间。公式：MAP=K×(PIP×TI+PEEP×TE)/(TI+TE)。K 为常数(正弦波为 0.5，方形波为 1.0)；TI 为吸气时间；TE 为呼气时间。

从公式中可见：提高 PIP、PEEP 及吸 / 呼(inspiration/expiration ratio，I/E)中任意一项均可使 MAP 值增大，使 PaO_2 提高。在考虑增大

MAP 时，应注意下列几个问题：① PIP 的作用大于 PEEP 及 I/E；②常用 PEEP 为 4~6cmH_2O，当 PEEP 超过 8cmH_2O 时，再提高 PEEP，PaO_2 升高则不明显；③过高的 MAP 可导致肺泡过度膨胀，静脉回流受阻，心搏出量减少，氧合降低，并可引起肺气压伤。除增加 MAP 外，提高 FiO_2 也是直接而有效的增加 PaO_2 的方法。

(5) 吸气时间：吸气时间（Ti）常根据患者的疾病性质、呼吸机频率、氧合情况和肺时间常数等调节。在 IMV 或 SIMV 的模式下，I/E 比显得不太重要，而重点是控制吸气时间。在设定吸气时间时，应考虑肺的时间常数。所谓时间常数（TC）是指吸气时气道开口的压力与肺泡压力达到平衡所需要的时间。TC 决定了吸气时间的设定，Ti 一般设在高于时间常数的 3~5 倍。RDS 早期肺 TC 较短，故呼吸机 Ti 可设置较短；随着 RDS 发展至 BPD，患者的 TC 延长，Ti 也应相应延长。RDS 患者用较快的频率和较短的 Ti 可使 BPD 及气漏的发生相对减少。

(6) 流量：新生儿呼吸机最小的工作流量至少要大于每分通气量的 3 倍（新生儿的每分通气量为 0.2~1L/min），但临床上常用的流量为 4~10L/min。较短的 Ti 常需要相对较大的流量。目前，多数新生儿呼吸的流量是自动调节的。流量太低时，由于在规定的时间内不能开放气道，可导致无效腔通气。流量太大时，由于气体引起湍流，尤其是在阻力较高的小管径气管插管应用时，可使潮气量降低。

(7) 吸入氧浓度：FiO_2 一般根据血氧监测的要求而调整。一般认为呼吸机应用时如 FiO_2 小于 0.6~0.7，其氧毒性对肺损伤的危险性小于呼吸机“容量损伤”的危险。

(8) 潮气量问题：对于容量型呼吸机或为了对压力型呼吸机设置目标潮气量时，应考虑具体的潮气量设定。一般主张将潮气量设置为 4~6ml/kg；相对于高潮气量，这种低容量策略能降低肺损伤等并发症。新生儿一般常能耐受的 $PaCO_2$ 为 55~60mmHg。

【机械通气的常见并发症】

1. **气道损伤**　长期插管所致的气道损伤，包括气管 - 支气管软化、气管炎症、声门下狭窄、肉芽肿形成、鼻中隔损伤（鼻插管患者）、坏死性气管 - 支气管炎等。

2. **气管插管并发症**　插管堵塞、插管意外拔出等。

3. **慢性肺损伤**　获得性大叶肺气肿、BPD 等。

4. **气漏综合征**　PIE、气胸、纵隔气肿、心包积气、气腹、空气栓塞综合征等。

5. **心血管系统并发症**　心输出量降低、PDA 等。

6. **其他潜在的并发症**　ROP、感染、喂养不耐受、发育迟缓、肺膨胀过度、IVH 等。

【新生儿呼吸机的撤离】　临床当疾病处于恢复期、感染基本控制、一般情况良好、动脉血气结果正常时，应逐渐降低呼吸机参数，锻炼和增强自主呼吸。一般先降低 FiO_2 和 PIP，然后降低频率，同时应密切观察胸廓运动、SaO_2 和血气分析结果。当 PIP ≤ 10~15cmH_2O，PEEP=2~4cmH_2O，频率 ≤ 10 次 /min，FiO_2 ≤ 0.4 时，如动脉血气结果正常，可转为 CPAP，维持原 PEEP 值；CPAP 维持治疗 1~4 小时，如复查血气结果正常，即可撤离呼吸机。

低体重儿自主呼吸弱，气管导管细，阻力较大，在气管插管下进行 CPAP 常会使撤离失败，故也可在呼吸机频率<10 次 /min 时，不经过 CPAP 过渡而直接撤离呼吸机。患 RDS 的早产儿，尤其是 VLBW 儿在拔管后常会出现肺萎陷，撤离呼吸机后给予鼻塞 CPAP 是通常采用的方法，可以减少再插管率和预防肺萎陷。拔管前一般不常规使用激素，但对曾有上气道梗阻所致的拔管失败者，短程激素应用有利于成功拔管；如拔管后因喉水肿出现明显的上气道梗阻，可用肾上腺素雾化吸入。对于 VLBW 儿，应用咖啡因可能有助于撤机。撤离失败的常见原因，见表 2-38。

表 2-38　撤离失败的常见原因

呼吸系统本身	非呼吸系统问题
中枢呼吸驱动力降低	营养问题
呼吸肌疲劳（衰竭）	神经系统问题
气道异常	伴有感染
局部肺萎陷	充血性心力衰竭

三、高频通气

高频通气（high-frequency ventilation，HFV）是治疗新生儿呼吸衰竭的重要手段之一。目前，对 HFV 的应用原理、如何应用及应用的适应证等已有了相对一致的认识。HFV 在新生儿呼吸衰竭，尤其是对 VLBW 或 ELBW 低氧性呼吸衰竭的应用取得了较好的临床经验。

【高频呼吸机的分类】

1. **高频正压通气**(high-frequency positive-pressure ventilation,HFPPV)　常频婴儿呼吸机一般均有该功能。在应用时可通过采用顺应性低的呼吸机输出管道,实现呼吸频率增高(最高可达150次/min)和相对减少吸气时间。当频率过高时,尽管每分通气量可能不变,但实际肺泡通气量可能受到影响。在HFPPV时,尽管潮气量较小,但仍然大于呼吸道解剖无效腔。

2. **高频喷射通气**(HFJV)　HFJV是以高压气源,通过小孔气管高频喷射提供潮气量而实现。其提供的潮气量可大于或小于无效腔,但不影响CO_2的排出。在喷射器射出高频气流时,会发生周围气体的带入,但只占总呼出气容量的小部分。HFJV常与常频呼吸模式同时(平行)使用,这样还能利用常频人工呼吸机的湿化功能和呼气末正压。HFJV与常频呼吸机平行使用时需用特殊的气管插管。

3. **高频气流阻断通气**(high-frequency flow interruption ventilation,HFFIV)　HFFIV与HFJV类似,它是通过间歇阻断高压气源、高频率提供较小的潮气量而实现通气。与HFJV不同,它没有喷射器,也不会将周围的气体带入。HFFIV的呼气是被动的,但个别呼吸机将能产生负压气流的Venturi装置附加于呼气系统,使呼气成为"主动"。因此,在某些文献中,将此型呼吸机称为高频振荡通气(high-frequency oscillation ventilation,HFOV)。

4. **高频振荡通气**(HFOV)　HFOV是目前新生儿高频通气中临床最多采用的方式。与其他高频呼吸机不同,HFOV呼气过程是主动的,潮气量的递送通过活塞泵、扬声器、振荡膜或主动负压源抽吸完成。HFOV通气时的潮气量一般小于解剖无效腔。不同高频通气呼吸机的工作特性,见表2-39。

表2-39　不同高频通气呼吸机的工作特性

HFV的分类	潮气量	呼气模式	气道压力波型	常用频率(次/min)
高频正压通气	>无效腔	被动	可变	60~150
高频喷射通气	>或<无效腔	被动	三角形	240~600
高频气流间断通气	>或<无效腔	被动	三角形	300~900
高频振荡通气	>或<无效腔	主动	正弦波	300~900

【高频呼吸的气体交换原理】　高频通气时的潮气量一般小于解剖无效腔。在HFV时如何进行气体交换,尤其是CO_2的排出,需用特殊的理论加以解释,许多机制至今仍不清楚。常频呼吸的生理学认为,肺在高频通气时,呼吸频率与CO_2排出的线性关系不再存在;实际上,在HFV时吸/呼比不变的情况下,CO_2的排出随呼吸频率的降低反而改善。目前,认为主要有下列原理参与HFV时的气体交换:

1. **肺泡直接通气**　即使潮气量小于解剖无效腔,近端的少量肺泡仍得到像常频呼吸机同样的通气。

2. **气体的带入**　在高频喷射呼吸模式中,运动中的高频喷射气流将静止的周围气体带入气道。

3. **肺泡间气体交换的不一致性**　与常频呼吸机一样,在高频呼吸时气体交换偏向于部分肺段。在高频率、低潮气量时,肺尖较肺底更易通气;相反,在低频率、高潮气量通气时气体偏向于进入肺底。在HFV,肺中央较肺周边更易通气。

4. **对流与流速的非对称性**　由于气体流速的变化而引起气体界面变化,使气体转运增加。在高频通气时,气流进入气道呈抛物线状,中间流速快于周边,使最终的气流运动方式为中间气体进入气道而周边气体流出气道(图2-24)。在气道分叉或流速较快的周边气道,由于气流速度的不对称,使流速更快。

5. **增强的弥散**　气体间的弥散是随机的,取决于气体间的浓度梯度、分子量与温度。HFV时的高速气体使弥散加快,并且可能是HFV时气体交换的重要方式。

6. **肺泡间的气体交换**　在HFV频率超过5Hz时,由于肺泡间的顺应性及阻力不同,相邻的肺泡通气的时间常数不同,肺泡的充盈和排空的速率也不同,这种速率的不同可引起肺泡间的气体交换发生(图 2-25)。

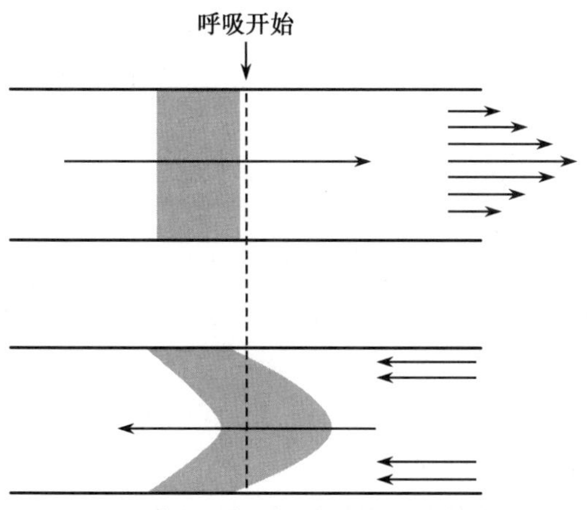

图 2-24 高频通气时的气流形态与气体交换

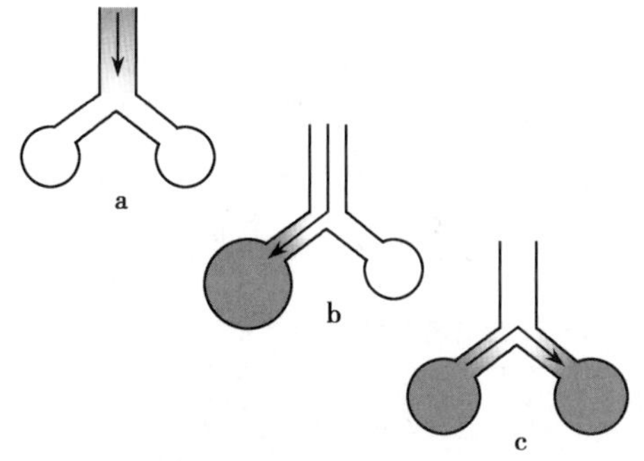

图 2-25 高频通气时肺泡间的气体交换

【高频通气的临床应用】

(一) HFV 的适应证

临床上常将 HFV 用于早产儿 RDS,对其他新生儿呼吸衰竭也可试用高频通气。在常频呼吸机应用失败后再用 HFV 可能有效;支气管胸膜瘘患者在 HFV 应用后气体从胸腔引流管的溢出量减少,对气管食管瘘也有同样的效果,这可能与 HFV 时较短的吸气时间有关。腹胀影响呼吸时,如 NEC、腹部手术后可使横膈抬高,降低呼吸系统的顺应性,而常频通气时较大的潮气量可进一步影响血流动力学,所以对腹胀患者采用高频通气可改善气体交换和血流动力学。高频通气也可与吸入 NO 联合应用,可出现协同作用,其机制是 NO 到达有通气的肺泡可使相应的肺血管扩张,缓解肺动脉高压。HFV 可募集或复张更多的肺泡,使肺通气达最佳状态,便于 NO 的进入、发挥作用。此外,高频通气也可作为呼吸衰竭在应用 ECMO 前的最后尝试。

是否将 HFV 作为首选方式用于治疗 RDS 尚存在争议。有多中心随机临床试验资料提示,HFV 用得越早,作为首选方式能减少 RDS 患者 BPD 的发生,缩短住院时间,减少 PS 用量,拔管提前,且不增加脑室内出血、PVL 的发生率。

下列情况可作为临床应用 HFV 的参考:①各种气漏、支气管胸膜瘘。②肺部均一改变的非 RDS 患者,如肺炎、PPHN;一般认为常频呼吸机 PIP>20~25cmH$_2$O,FiO$_2$>0.4~0.6,应用 HFV 常有效。③严重的非均一性肺部疾病,如 MAS,但应用时应注意气体的滞留。④肺发育不良,如膈疝所致的肺发育不良。⑤腹胀、严重的胸廓畸形。⑥足月儿严重肺部疾病已达 ECMO 应用标准时。⑦早产 RDS 可作为选择性应用,也可作为首选。

目前认为高频通气应用的目的主要有两个:其一,是在尽可能低的 MAP 条件下提供足够的通气,目的是减少气道压力,如应用于气漏综合征、肺发育不全、MAS、肺炎伴肺萎陷和伴有肺实质疾病的 PPHN 等;其二,是采用高频通气提供最佳的肺容量,如早产儿 RDS 时肺萎陷常较突出,而 HFV 可提供相对较高的 MAP,开放更多的肺泡。

(二) HFV 的具体应用方法

1. 高频呼吸机的选择 应用 HFV 时应考虑两个问题:①是否需用 HFV;②用什么形式的高频呼吸机。关于呼吸机的种类,前述的三种高频呼吸机都能提供极小的潮气量和达到提供最佳肺容量的目的,但对何种患者适合哪一种高频呼吸机尚无一致的认识;不同的疾病对选择不同型号的 HFV 及使用者对某种特定型号高频呼吸机的熟练程度与应用效果也有很大的关系。在治疗 PIE 时,常用较短的吸气时间,此时 HFJV 和 HFFIV 的吸 / 呼比是 1:5,较 HFOV 的吸 / 呼比(1:2)效果更好;HFJV 对有气漏的患者可能优于 HFOV。对于早产儿 RDS,目前多用 HFOV。

2. 高频通气时的不同气道压力策略 HFV 通气策略随应用对象的改变和对肺生理的深入了解而有较大的变化。早年应用 HFV 主要对象是常频呼吸机失败或为降低气道压力、避免肺过度扩张;而近年来的研究显示,HFV 最大的好处是以相对较高的 MAP 使肺均一扩张,而同时肺组织牵拉所致的剪切伤最小。一般在高频呼吸机应用于 RDS 时强调肺的募集(也称肺复张),使肺的扩张超过闭合压,此时采用相对较高的 MAP 策略;而当应用于气漏等疾病时,采用相对较低的 MAP 策略。具体 MAP 的调节和监测通过血氧监测及胸部X线检查所示的肺扩张情况而定。

3. **高频通气时的呼吸频率**　高频通气时频率的增加并不能使CO_2的排出成比例增加，相反，在频率过高时CO_2的排出会逐渐减少。一般患者体重越大或肺顺应性越好，所用的HFV频率越低，这也与不同体重时其身体的共振频率不同有关(图2-26)。以应用高频振荡通气(HFOV)为例，常将早产儿<1 500g者频率设为15Hz(900次/min)；>1 500g者频率设为10~12Hz(600~720次/min)；将吸气时间设置为33%。

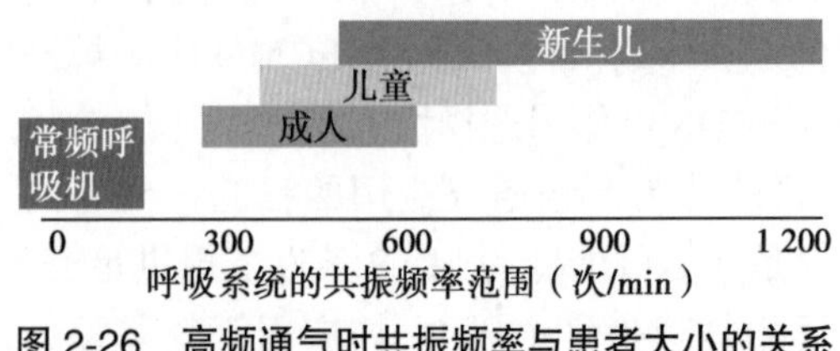

图2-26　高频通气时共振频率与患者大小的关系

4. **高频通气时的振幅**　在应用HFV时，振幅与CO_2的排出有较显著的关系。适当的振幅是以达到胸部振动为宜，应密切监测血气分析以避免低碳酸或高碳酸血症。

(三) 临床应用时的初调及调节

1. **HFV的初调**　HFV的初调值常根据患者疾病的性质、高频呼吸机的种类(HFOV、HFJV及HFFIV)、患者的体重等因素考虑。

(1) HFOV：①吸气时间：33%。②MAP：至少比应用常频呼吸机时的MAP高2~3cmH_2O；但对于有气漏综合征等患者，MAP的设置与常频通气时相同。③频率：10~15Hz。④振幅(ΔP)：根据胸廓运动和$PaCO_2$调节。振幅可初调至MAP数值的2倍；如超过3倍可引起气体滞留。

(2) HFJV：①频率：7Hz(或根据呼吸力学监测所得出的肺时间常数而定)；②吸气时间：0.02秒；③PEEP(MAP)：6~8cmH_2O(常低于常频通气MAP值20%，或根据氧合而定)；④振幅：根据胸廓运动和$PaCO_2$而定。

(3) HFJV时常用背景IMV：①频率：2~5次/min；②吸气时间：0.4~0.5秒；③PIP：与常频通气时相同。

2. **HFV的调节**　为了使氧合改善及FiO_2降低至<35%，可将MAP提高10%~20%，进一步增加MAP需有胸片指导，以免胸腔内压增加而使静脉回流障碍，心输出量降低。HFV应用早期可多次摄胸片检查。当撤离过程中出现肺萎陷时可再次提高MAP，以募集更多的肺泡。

临床上常根据$PaCO_2$对HFV进行调节：在频率不变的情况下，$PaCO_2$主要取决于振幅的变化，一旦患者的频率已确定，只有在患者病情有较大改变，如呼吸时间常数改变时才调整频率。振幅的调整应根据胸廓运动、经皮二氧化碳分压及血气分析值结果。振幅的调整范围应与$PaCO_2$变化幅度相适应，一般调整5%~10%。

3. **调节的参考(表2-40)**

(1) HFV时血气应保持的范围：①经皮血氧饱和度：88%~95%。②轻度的高碳酸血症是无害的，如无PIE和明显的气漏、无过度充气和胸片弥漫变化，$PaCO_2$可维持在40~55mmHg；如有并发症，更高的$PaCO_2$也可能允许。③pH值至少7.25，尚无证据显示更低的pH值无害。

(2) 肺充气的范围：HFV时肺容量测量困难，但可通过X线胸片进行估计。常通过评价横膈位置、肺的密度来进行估计。理想的肺充气应使右横膈顶位于第8后肋下缘，不超过第9~10肋之间。如患者有PIE、支气管胸膜瘘，所判断的肋间隙位置应比无并发症者高1个肋间。

表2-40　高频通气时氧合和通气变化时相应的调节措施

氧合降低	氧合过高	通气不足	通气过度
增加FiO_2	降低FiO_2	增加振幅	降低振幅
增加MAP 1~2cmH_2O	降低MAP 1~2cmH_2O	(如振幅已足够)降低频率1~2Hz	(如振幅已较小)增加频率1~2Hz

(四) HFV的安全性

在所有HFV相关的并发症中，较引起担忧的是早产儿IVH和PVL。在高频通气时IVH/PVL的发生机制是肺过度扩张和胸腔压力过高引起脑静脉回流受阻；此外，HFV时较易使CO_2排出，导致低碳酸血症在PVL发病中也起重要作用。临床上应用HFV时应尽可能避免低碳酸血症的发生。

(五) HFV的撤离

目前尚无统一的HFV撤离标准。患者可直接从高频呼吸机拔管撤离，也可过渡到常频呼吸机再撤离。

当患者血气与肺扩张达到要求时即应考虑开始撤机。应注意在撤离时当压力低于闭合压时，可引起肺泡萎陷。撤离时先降低FiO_2，一般当FiO_2降为小于0.4~0.6时才考虑降MAP。HFJV

降振幅时 MAP 同时会降低，为了避免 MAP 降低过快，可适当提高 PEEP。HFOV 在撤离时先降 FiO_2，然后降 MAP，每次降 1~2cmH_2O；根据血气分析情况调节振幅；在撤离时呼吸频率一般不需调节。对于稳定的患者，每 6~12 小时可适当降 MAP 或振幅；对于 VLBW 儿，当 MAP<6~8cmH_2O，FiO_2<0.25~0.3，可考虑拔气管插管；对于较大的新生儿，在相对较高的呼吸机参数也可拔管（视频 2-7）。

视频 2-7　高频通气

（杜立中）

第七节　重症新生儿的镇痛镇静管理

【概述】 在 20 世纪 80 年代以前，人们普遍认为，新生儿缺乏感知疼痛的神经发育能力，这导致新生儿在住院期间接受的疼痛治疗严重不足。目前，新生儿学在了解疼痛方面取得了长足的进步，但有效评估和治疗新生儿重症监护病房（NICU）所经历的各种类型的疼痛仍然是一个挑战。

【新生儿疼痛的生理学】

（一）定义

国际疼痛研究协会将疼痛定义为“一种与实际或潜在的组织损伤相关的、或用这种损伤的术语描述的、不愉快的感觉和情感体验”。当婴儿对疼痛作出反应时，涉及一系列生化、生理和行为反应。婴儿的反应有许多不同的层次，可以通过胎龄和发育来理解。有害的刺激会导致组织损伤，导致敏感物质的释放，如前列腺素、缓激肽、血清素、P 物质和组胺。这些化学物质产生一种冲动，然后传递到伤害性通道。痛觉是指暴露于不需要皮层参与或感知疼痛能力的有害刺激时发生的反射运动。

（二）疼痛传导途径的发育

1. **妊娠 7.5~15 周**　外周皮肤感觉感受器主要分布于口周、面部、手掌、腹部和近端。

2. **妊娠 8~19 周**　脊髓反射能够对有害的刺激作出反应，神经元分布于背根神经节。

3. **妊娠 20 周**　感觉神经末梢分布在黏膜和其他皮肤区域。

4. **妊娠 20~24 周**　涉及痛觉的丘脑传入神经到达板下区和皮层板。

5. **妊娠 23~27 周**　丘脑传入到达视觉皮层。

6. **妊娠 26~28 周**　丘脑传入到达听觉皮层板。

【新生儿疼痛的类型】

1. **产伤**　胎儿经产道或产钳助产会在头面部留下暂时性的痕迹或瘀伤，但主要的产伤性疼痛是由胎吸助产产生的。最常见的产伤是头颅血肿和锁骨骨折。对乙酰氨基酚缓释片可以缓解产伤性疼痛，对骨折疼痛、手臂和肩膀制动可能会有帮助。

2. **急性操作性疼痛**　NICU 中常见的操作性疼痛包括气管插管、机械通气、气道内吸引、胸腔闭式引流、ROP 筛查、中心静脉置管、留置针、足跟采血、腰椎穿刺、PDA 结扎及腹腔引流等。NICU 住院患儿，每天经历的操作性疼痛约为 5~15 次，最有效的减少此类疼痛的方式是进行集中操作。

3. **急性术后疼痛**　术后疼痛仍然是 NICU 的一个问题。术后疼痛的最大风险是治疗不足。常规疼痛评估应使用针对术后或长期疼痛的量表。治疗术后疼痛的关键点是交替使用止痛药，以达到最大程度的疼痛控制和最小的毒性。阿片肽类是首选药物，可持续或间断静脉给药。

4. **慢性疼痛**　慢性疼痛在新生儿学中仍需明确定义。有些人认为慢性疼痛是无法控制的急性疼痛的延伸。疼痛评估工具应包括对慢性疼痛的有效测量。对于新生儿慢性疼痛的治疗，仍需要进一步的研究。

【新生儿疼痛的评估】

新生儿疼痛评估最具挑战性的方面是对疼痛症状的认识。当评估早产儿疼痛时，仔细地观察和判断是至关重要的。评估必须包括生理和行为指标。

1. **新生儿常见的疼痛症状**　常见的疼痛症状包括心率加快、呼吸频率的变化、血压的波动，以及面部表情的变化，如皱眉、闭眼、鼻唇沟和口型变化、哭泣及活动增加。

2. **持续的疼痛症状**　经历长时间疼痛的婴儿可能表现出心率下降、呼吸频率下降、耗氧量减少、嗜睡、灌注减少和四肢冰凉。

3. **疼痛和不适** 区分婴儿的疼痛和不适对医护人员来说是一个挑战。早产儿，尤其是存在病理状态的早产儿，对疼痛的反应很小；经历过多次事件或长期疼痛的较大婴儿会存在对疼痛反应过度或不足。神经系统损伤或使用肌松剂的婴儿也对疼痛缺乏反应。

4. **疼痛评估量表** 常见有早产儿疼痛量表（premature infant pain profile，PIPP）（表 2-41）、新生儿疼痛和镇静评分量表（neonatal pain agitation and sedation scale，N-PASS）（表 2-42）、新生儿疼痛量表（neonatal infant pain scale，NIPS）（表 2-43），以及根据啼哭、血氧饱和度、生命体征、面部表情、睡眠状态（CRIES）（表 2-44）进行评估。

早产儿疼痛量表用于操作性疼痛和术后疼痛的评估。总分为 7 项之和，最低为 0 分，最高为 21 分，7~12 分表示存在轻至中度疼痛，可采取非药物镇痛，分值大于 12 分表示存在中至重度疼痛，在非药物镇痛基础上，需加用药物干预。

表 2-41 PIPP

项目	指标	0 分	1 分	2 分	3 分
	孕周	≥36	32~35	28~31	<28
操作前观察 15s	行为状态	活动 / 清醒，睁眼有面部表情	安静 / 清醒，睁眼无面部表情	活动 / 睡觉，闭眼有面部表情	安静 / 睡觉，闭眼无面部表情
	基础心率				
	基础氧饱和度				
操作后观察 30s	心率增加次数（次 /min）	0~4	5~14	15~24	≥25
	氧饱和度下降（%）	0~2.4	2.5~4.9	5.0~7.4	≥7.5
	皱眉	无	轻度	中度	重度
	挤眼	无	轻度	中度	重度
	鼻唇沟	无	轻度	中度	重度

表 2-42 N-PASS

项目	镇静		正常	疼痛	
	-2	-1	0	1	2
哭闹，易激惹	刺激（针刺，吸痰，抚摸）无反应	刺激有呻吟或微弱哭声	无激惹。刺激后适当的哭闹	易激惹，间断有哭声但可安慰（若已插管则为间断的无声哭泣）	哭声高调且不可安慰（若已插管则为持续的无声哭泣）
行为状态	刺激无反应，双眼一直紧闭或睁开，无自主活动	微小的自主活动，短暂的睁眼，吸痰有反应，对疼痛刺激有回缩	符合胎龄的行为状态	局促不安的，常清醒，无刺激或小刺激易可唤醒	踢腿，弓背，一直醒着，不符合胎龄或无法临床解释的无活动或刺激后只有很小的反应（如术后）
面部表情	嘴唇放松，流有口水，无面部表情	刺激有微小的面部表情	刺激有适当的表情	间断的疼痛表情	持续的疼痛表情
四肢肌张力	无握持反射，肌张力消失	握持反射，肌张力减弱	握持反射存在，肌张力正常	间断（<30s）发现有手和 / 或足的紧握或手指张开，但身体无紧绷	持续（>30s）有手和 / 或足的紧握或手指张开，且身体紧绷
生命体征	刺激后无变化，有通气不足，呼吸暂停或机械通气患儿无自主呼吸	下降<10%	正常范围内	HR，RR，BP 上升 10%~20%，SaO_2 76%~85%，2min 内又快速回升	HR，RR，BP 上升>20%，SaO_2<76%，又缓慢上升（>2min）

新生儿疼痛和镇静评分量表用于评估早产儿及足月儿的慢性疼痛、术后疼痛及机械通气时的疼痛。早产儿疼痛矫正：若胎龄<28 周，+3 分；28~31 周，+2 分；32~35 周，+1 分。各项相加总分>3 分提示患儿有疼痛，需干预治疗。镇静评分在 5~10 分之间提示存在深度镇静。

表 2-43　NIPS

项目	0 分	1 分	2 分
面部表情	放松	愁眉苦脸	
哭闹	不哭闹	呻吟	大哭
呼吸类型	放松	呼吸改变	
上肢	约束或放松	屈曲或伸展	
腿部	约束或放松	屈曲或伸展	
觉醒状态	睡觉或清醒	躁动	

新生儿疼痛量表用于评估早产儿及足月儿的操作性疼痛及术后疼痛。其中哭闹项，如果患儿插管哭不出声音，但有明显的嘴部活动也记录为大哭。NIPS 的总分为 6 项之和，最低为 0 分，最高为 7 分，分值愈高表示疼痛愈严重。

表 2-44　CRIES

项目	0 分	1 分	2 分
哭闹	无（非高调哭）	高调哭但可安抚	高调哭但不可安抚
SpO_2>95% 所需的氧浓度（%）	无	<30%	>30%
生命体征	心率和平均血压≤术前值	心率或平均血压增高但幅度<术前值的 20%	心率或平均血压增高但幅度>术前值的 20%
面部表情	无痛苦表情	表情痛苦	表情非常痛苦 / 呻吟
睡眠障碍	无	频繁觉醒	不能入睡

CRIES 量表用于评估胎龄 32~37 周的早产儿术后疼痛以及早产儿及新生儿的操作性疼痛，也可监测患儿对治疗的反应或恢复情况。各项的分值为 0~2 分，总分为 10 分，小于 4 分表示存在轻度疼痛，可采取非药物镇痛，分值≥5 分表示存在中至重度疼痛，在非药物镇痛基础上，需加用药物干预。生命体征在最后测量，以免惊醒患儿。睡眠障碍是基于记录 1 小时前的观察结果。

【疼痛的干预措施】

（一）非药物干预措施

适用于轻度操作性疼痛，短期疗效好，无副作用。与降低房间光照强度与音乐联合应用效果更佳。不能替代中重度疼痛的药物治疗。

1. **非营养性吸吮**　可以与口服蔗糖联合应用，用于缓解足跟采血、外周静脉穿刺及 ROP 检查时的疼痛。

2. **体位**　俯卧位可以减少婴儿的呼吸做功，以及对氧的需求。

3. **包裹**　将婴儿包裹在毯子中，能降低心率、增加血氧饱和度，以及使其更有安全感，可用于外周静脉穿刺前、ROP 检查及气管内吸引。

4. **渐进式屈曲**　将婴儿的胳膊和腿轻柔地置于屈曲体位，可以在外周静脉穿刺、ROP 检查及气管内吸引时，有效降低心率及缩短恢复时间。

5. **音乐**　对于胎龄大于 31 周的婴儿有效。有助于调节及降低心率，增加血氧饱和度。

6. **袋鼠式护理**　研究表明，袋鼠式护理能有效降低足跟采血时的疼痛反应。

7. **蔗糖**　在足跟采血时，与非营养性吸吮联合应用，能取得非常好的镇痛效果。采取口服蔗糖镇痛，应采用标准化流程。剂量为 0.012~0.12g 或 24% 的蔗糖 0.05~0.5ml，在足跟采血前 2 分钟给 1 次，采血后 1~2 分钟再给 1 次，镇痛效果最佳。对于胎龄在 27 周以上的新生儿，口服蔗糖镇痛均是有效的。已有研究证实，反复服用蔗糖镇痛是安全且持续有效的。尽管如此，在多次给药时仍应谨慎，并且口服蔗糖只能用于急性操作性疼痛。

（二）药物镇痛

大多数情况下，轻中度的短期疼痛最好通过非药物性干预。对于中重度疼痛，强烈建议在非药物镇痛基础上进行药物镇痛。需要使用药物镇痛的操作包括气管插管、机械通气、放置胸腔引流管、中心静脉置管、腰椎穿刺、PDA 结扎和放置腹腔引流管。新生儿常用的镇痛药物有：外用利多卡因与普里卡因共溶性合剂乳膏；0.5%~1% 利多卡因可用于局部浸润镇痛；吗啡、芬太尼、安定、咪达唑仑为全身用药。

1. **阿片肽类药物**　阿片类药物通过激活中枢神经系统中脑内啡肽，以及 μ、κ 和 / 或 δ 受体，启动信号跨导和激活抑制性的 G 蛋白，减少环腺苷酸(cAMP)的水平,使神经元兴奋性降低,减少神经递质释放而产生镇痛效应。

(1)吗啡:吗啡是成人镇痛的一线药物,也是新生儿镇痛常用的药物。吗啡主要作用于中枢神经系统和含有平滑肌的器官,如胃肠道和尿道。虽然吗啡可以口服、皮下注射和直肠注射,但静脉注射是早产儿最常见的使用途径。吗啡起效快,注射后约1小时达到高峰。对于新生儿,持续作用时间在新生儿可能为2~4小时。第一个小时的初始注射量为100mg/kg,用于维持注射的剂量为5~15μg/(kg·h)。当吗啡的血浆浓度为15~20ng/ml时,主要为镇痛作用,当血浆浓度在较高水平(125ng/ml)时,可产生镇静作用。

常规剂量的吗啡会产生呼吸抑制,是由于吗啡脑干呼吸中枢产生副作用。吗啡会降低外周血管阻力但不会影响心脏指数,因此对胎龄23~26周早产儿和存在原发性低血压的新生儿需谨慎使用。吗啡常引起组胺释放及支气管痉挛,这可能与特异质反应或大剂量应用有关。吗啡会降低胃动力,提高肛门括约肌和尿道平滑肌的张力,新生儿使用吗啡过程中必须对呼吸抑制、降低胃动力、尿潴留等副作用进行监控,吗啡的副作用可以用纳洛酮拮抗,剂量为0.1mg/kg。

(2)芬太尼:芬太尼是比吗啡有更高亲脂性的合成阿片类药物。这种较高的脂溶性使芬太尼比吗啡更快地通过血脑脊髓液屏障,产生镇痛效果。此外,芬太尼的镇痛作用是吗啡的80~100倍。芬太尼被肝微粒体细胞色素P450氧化成去甲芬太尼,其是一种不活跃的代谢物,经肾排出。芬太尼的清除在出生后迅速成熟,在足月婴儿出生后2周达到成人水平的70%。芬太尼的作用时间也比吗啡短(30~40分钟),这使芬太尼成为插管等需要快速诱导和从镇静和镇痛中恢复的理想药物。芬太尼还降低了肥大细胞释放组胺的倾向,并降低了血管舒缩中枢的活性。芬太尼的这些优点理论上使它比吗啡更不容易引起严重的低血压。由于这些优点,芬太尼已成为新生儿操作性镇痛最常用的合成阿片类药物。

芬太尼可以1~4μg/kg定时静脉推注,或者根据需要每24小时重复使用。如果需要长时间使用,可以从每小时1~2μg/kg开始逐渐增量知道达到满意的镇痛效果。芬太尼发生低血压的副作用较少,对胃肠道的影响也相对较小,不易引起尿潴留,缺点是缺少镇静作用和引起胸壁僵直的风险,更易成瘾和发生戒断反应。芬太尼的副作用同样可以用纳洛酮拮抗。

2. **苯二氮䓬类** 为镇静催眠药,通过抑制中枢神经系统,使人减少焦虑,产生睡意,并保持一种降低意识的状态。苯二氮䓬类药物在NICU中被广泛用于此类目的。然而,苯二氮䓬类药物并不具有镇痛作用。使用苯二氮䓬类药物的副作用包括呼吸抑制和低血压,特别是低血容量或心功能受损的患儿。

(1)咪达唑仑:一种速效苯二氮䓬类药物,起效快,持续时间短,镇静效果强,是目前较为流行的持续静脉滴注镇静药。咪达唑仑通常是静脉或肌内注射给药,剂量0.1mg/kg(允许范围0.05~0.15mg/kg),需要时每2~4小时重复一次,或持续静脉滴注,用药量需逐渐增加到理想的镇静效果,快速静推会导致呼吸抑制和血压下降。药物的副作用通常表现为过度嗜睡。咪达唑仑联合芬太尼会出现互动性减低和肌张力障碍,停药症状消失。长期使用可能会出现撤退症状。早产儿可能会发生癫痫样活动。

(2)地西泮:具有抗焦虑、催眠、抗惊厥、肌松和遗忘等苯二氮䓬类药物的特征性作用,但不具备镇痛作用。口服或静脉给药,不推荐肌内注射,剂量0.1~0.25mg/kg,每6小时一次,可以产生长时间镇静作用。地西泮会可抑制自主呼吸,从而使人机更合拍。

【气管插管的镇静镇痛】 NICU中,有20%的患儿会经历气管插管,而对于超低出生体重儿,接受气管插管的比例更高达50%。气管插管时的阵发性疼痛,会导致一系列生理反应,包括低氧血症;肺内压和全身性血压增高;激素释放增加,如儿茶酚胺和胰高血糖素;氧化应激产物增加,如丙二醛。此外,气管插管还可引起颅内压增高,导致脑室内出血;牙龈、口腔及声门损伤;疼痛还可增加插管失败的概率。非紧急气管插管前用药方案,见表2-45。

表2-45 非紧急插管前镇痛建议治疗方案

药物	推荐剂量
芬太尼	3~5μg/kg,静脉注射(缓慢静推)
琥珀酰胆碱	2mg/kg,静脉注射
阿托品	20μg/kg,静脉注射

【机械通气的镇静镇痛】 有创机械通气可导

致体内β-内啡肽水平增高，而β-内啡肽水平这与慢性疼痛有紧密联系。在新生儿早期长期或反复暴露于疼痛刺激，可导致疼痛相关的躯体感觉皮层激活增加，额顶叶皮层变薄、白质和皮层下灰质发育减少，从而产生远期影响，如运动和认知发展受损、智商降低、内化问题行为，以及成年后疼痛阈值降低。长期或反复暴露于疼痛刺激，可造成呼吸机依赖、低血压和神经元细胞凋亡。考虑到镇痛药物的安全性和有效性，对早产儿使用镇痛及镇静药物需要慎重。非药物镇痛可以作为一线措施或药物治疗的辅助措施。目前，非药物干预对新生儿机械通气镇痛效果的数据还是极其有限的。

NICU内不同住院阶段对于镇静的需求不同。机械通气初期需要深度镇静和镇痛，特别是当患者与呼吸机不同步，甚至“对抗”时。在疾病恢复阶段只需要低水平镇静和镇痛，如果镇静过度会导致撤机困难。因此，对于重症患儿需要选择正确的方法评估患者对镇静、镇痛的需求，以及相应的程度。随着同步通气技术和表面活性物质替代治疗的应用，人机对抗的问题明显改善，若存在人机对抗，在使用整体镇静药物前仔细评估是否可以换用无创或同步通气方式。

不推荐机械通气新生儿常规使用吗啡镇痛，对这类患儿的镇痛一定要依据对镇痛需要的个体化评估来进行。吗啡可用于术后或出生时有窒息需要机械通气新生儿的镇痛治疗。机械通气时，早产儿不常规持续静脉滴注芬太尼。可使用芬太尼镇痛的情况包括术后镇痛（特别是心脏手术后）和肺动脉高压患儿（原发性或继发与胎粪吸入综合征、膈疝或先天性心脏病）。芬太尼用于机械通气早产儿的镇痛，以及用于早产儿或足月儿手术、术后镇痛的有效性及安全性仍需进一步深入研究。胎龄23~26周的早产儿及存在低血压基础疾病的新生儿，在机械通气时使用阿片肽类镇痛治疗需要进行密切监护，因为阿片肽类药物会增加发生相关不良事件的风险。

镇静药物可以降低耗氧量，适用于休克或严重低氧性呼吸衰竭的机械通气新生儿，利于机械通气患儿的护理，如清理呼吸道，但是，镇静剂对部分新生儿不能提供镇痛作用，甚至会掩盖疼痛的临床症状。

【围手术期疼痛管理】 围术期镇痛的药物种类、给药途径和技术方法有多种，只有遵从多模式镇痛、及早给药、个体化给药的治疗管理原则，才能达到最佳镇痛效果，且减少药物的并发症。新生儿多模式镇痛常用口服或静脉药物有对乙酰氨基酚、非甾体类抗炎药物、强效阿片类药物（吗啡、芬太尼、舒芬太尼、羟考酮）、右美托咪定等。新生儿多模式镇痛常用的方法有区域阻滞、静脉镇痛、局部浸润阻滞，以及非药物疗法，如安抚奶嘴、蔗糖、按摩、音乐等。

新生儿围手术期疼痛评估多使用CRIES评分量表，当评分≥4分时，可给予静脉镇痛。静脉推注芬太尼1μg/kg，5分钟后可重复1次，共2次。此后，可给予静脉推注吗啡0.05~0.1mg/kg，可每3小时可重复1次，重复3次后仍然存在持续疼痛的，改为吗啡0.01~0.02mg/（kg·h）持续静脉滴注，每6~12小时可增加吗啡剂量0.01mg/（kg·h），直至起效；未插管者注意监测呼吸情况。开始持续静脉滴注后，若12小时内吗啡剂量增加次数>2次，考虑开始使用右旋美托咪定，0.35μg/kg负荷后，0.3μg/（kg·h）静脉滴注，若血压、心率维持在正常范围，每6小时可增加剂量0.1μg/（kg·h），最大剂量1.5μg/（kg·h）。

【NICU镇静镇痛质量改进措施】

1. 尽量减少致痛性操作，如气管内吸引、足跟采血等。
2. 制定口服蔗糖镇痛的标准化流程。
3. 经常进行疼痛评估。
4. 进行足跟采血、外周血管穿刺、非紧急气管插管、机械通气等操作时，需采取镇痛措施。
5. 进行术后疼痛管理。
6. 制定有效安全撤离阿片肽类药物的流程。

【总结】 疼痛是一个新兴的研究领域。关于新生儿疼痛的评估和治疗，还需要进行大量的研究。医护人员需要认真进行疼痛评分，仔细记录疼痛干预后的随访评分，以确保给予最优化的疼痛管理。新生儿疼痛管理需要标准化的流程及指南。新生儿疼痛的研究，应侧重于疼痛对脑发育的影响，包括短期及远期的影响。通过不断地研究和实践，能更充分地了解新生儿疼痛，更有效地进行疼痛管理，提高危重新生儿的生存质量。

（赵莉 程锐）

第八节 危重新生儿营养支持

营养是新生儿生长发育，维持正常生理功能、组织修复的物质基础，新生儿特别是早产儿各种营养物质储备少，重病时机体处于应激状态，基础代谢率增加；原发疾病或先天畸形伴有胃肠道功能障碍，使摄入营养不足，机体分解代谢加剧，体内蛋白质减少，影响组织修复和免疫功能，使危重新生儿存活困难；在需要用机械通气的新生儿，营养低下损害肺的发育，影响肺动力学和呼吸肌的功能，并可能对支气管肺发育不良更易感；新生儿脑的快速发育期自妊娠第三阶段延伸至生后18个月，危重新生儿即使存活，但若生后早期营养缺乏，将导致脑的重量和DNA减少，头围生长缓慢，影响日后智力发育和运动功能。

以往对危重症新生儿仅给予极少的营养，而将注意力集中于支持生命的抢救，由于对营养重要性认识的提高，营养产品、提供营养技术的改进，目前已能对危重患儿根据各种不同情况给予肠外营养（PN）、肠内营养（EN），以及部分肠外营养加肠内营养，使一些过去认为不能救治的危重症患儿获救并能获得适当的营养；并使过去由于过早给予肠内喂养而产生的疾病如吸入性肺炎、NEC等减少。

一、肠外营养

肠外营养（parenteral nutrition，PN）是当新生儿不能或不能完全耐受经肠道喂养时，完全或部分由静脉供给热量、液体、蛋白质、碳水化合物、脂肪、维生素和矿物质等来满足机体代谢及生长发育需要的营养支持方式。早期肠外营养对于在极低出生体重儿中提供适当的蛋白质和能量至关重要。早产儿肠外营养的"早期和积极"方法已被证明可以预防蛋白质分解代谢，诱导正氮平衡并改善出生后生长。一项荟萃分析表明，早期肠外营养对短期预后有益，并没有增加发病率和死亡率的证据。在给予肠外营养过程中，根据患儿的耐受情况，逐步加入肠内营养，直至肠内营养完全替代肠外营养。

【营养液的组成和应用】

1. **液体量**　因个体而异，需根据不同临床条件（光疗、暖箱、呼吸机、心肺功能、各项监测结果等）调整（表2-46）。总液体在20~24小时内均匀输入，建议应用输液泵进行输注。新生儿液体需要量一般原则是胎龄、体重越低所需液量越多，生后数日内因细胞外液减少，有生理性体重下降期，其程度应在10%~15%之内，至7~10天恢复至出生体重。肾脏在低氧、低血压时血流量减少易致肾小管坏死，可影响水的排泄，机械通气患儿若发生抗利尿激素分泌综合征也可影响水的排泄，在RDS、BPD、PDA及肾功能不全者要限制液量。根据各种影响因素，以及体重、尿量、电解质、皮肤弹性、心血管功能状态等定时评估和调整，特别是极低出生体重儿，在生后第一周内，需每12小时、24小时评估一次，增减液体供应量。电解质推荐需要量，见表2-47。

表2-46　新生儿不同日龄每天液体需要量［ml/（kg·d）］

出生体重（g）	第1天	第2天	第3~6天	>7天
<750	100~140	120~160	140~200	140~160
750~1 000	100~120	100~140	130~180	140~160
1 000~1 500	80~100	100~120	120~160	150
>1 500	60~80	80~120	120~160	150

表2-47　肠外营养期间新生儿每天所需电解质推荐量［mmol/（kg·d）］

电解质	早产儿	足月儿
钠	2.0~3.0	2.0~3.0
钾	1.0~2.0	1.0~2.0
钙	0.6~0.8	0.5~0.6
磷	1.0~1.2	1.2~1.3
镁	0.3~0.4	0.4~0.5

注：出生后3天内除有低钾证据外，原则上不予补钾。

2. **能量（热卡）**　能量的需要分为维持基础代谢、食物消化吸收合成、活动、温度调节及生长。早产儿需热卡90~120kcal/（kg·d），足月儿需热卡90~100kcal/（kg·d），并同时供给足量的蛋白质，可获正氮平衡，维持生长。能量需求受疾病影响，在心血管和/或肺疾病时，常有呼吸困难，呼吸功增加，能量消耗可增加，氧耗量随疾病严重程度而增加，感染、手术或寒冷时氧耗增加。BPD患儿对能量的需求高于一般早产儿，在病情不稳定阶段一般需要120~130kcal/（kg·d）的能量摄入才能获得理想的体重增长。能量来源的分配以糖占40%~50%、脂肪30%~40%、蛋白质7%~15%为合理。

3. **蛋白质** 供给蛋白质的目标是使新生儿氮贮存达到宫内生长速率。氨基酸的摄入要能维持正氮平衡和生长。推荐选用小儿专用氨基酸。目前,新生儿学家和营养学家普遍认为,在超低出生体重儿中,早期适当的蛋白质和能量摄入对于防止宫外生长受限是至关重要的。早产儿出生时能量储备有限,如果不在出生后立即补充肠内或肠外营养,则必须分解代谢蛋白质以满足其能量需求。

用量和用法:生后24小时内即可应用(肾功能不全者例外),从1.5~2.0g/(kg·d)开始,足月儿可至3g/(kg·d),早产儿可增至3.5~4.0g/(kg·d)。氮与非蛋白热卡的比例为1g:(100~200)kcal。

重症者蛋白质供给可减少,机械通气早产儿生后数天中供给1.5g/(kg·d)可满足需要,病情极不稳定者、患有PDA、外科手术、肾功能不全等,宜缓慢增加用量。肠外供给氨基酸可能是引起胆汁淤积的原因,特别是PN应用超过3周、伴有NEC、败血症或长期禁食者。

4. **碳水化合物** 供给碳水化合物的目的是维持新生儿正常血糖并促进生长。葡萄糖是主要的能量来源,也是全胃肠外营养(TPN)中使用最广泛的碳水化合物。葡萄糖每克提供3.4kal的热量,能提供每天30%~35%的热量需求。葡萄糖为非蛋白能量的重要来源,可以节省氮的消耗,葡萄糖也是脑代谢的唯一能量来源。

用量和用法:开始剂量为4~8mg/(kg·min),按1~2mg/(kg·min)的速度逐渐增加,最大剂量不超过11~14mg/(kg·min),注意监测血糖。葡萄糖浓度>12.5%应通过中心静脉提供。新生儿PN时建议血糖<8.33mmol/L。

新生儿对输入葡萄糖耐受力差,过量的葡萄糖输注有许多不利影响,包括能量消耗过多,耗氧量增加,血清渗透压增加,渗透性利尿,肝脏脂肪浸润和脂肪沉积过多,耐受程度和孕周有关,并有个体差异,在输注过程中出现高血糖时应积极评估,是否有感染、窒息或低体温等情况发生,及时纠正。产生高血糖原因可能是儿茶酚胺和胰高血糖素的释放,糖原分解加快或胰岛内分泌细胞损伤,功能失调所致。不推荐早期使用胰岛素预防高血糖的发生,如有高血糖(8.33~10mmol/L),葡萄糖输注速度按1~2mg/(kg·min)逐渐递减,如4mg/(kg·min)仍不能控制高血糖,可用胰岛素0.05U/(kg·h)。

5. **脂肪** PN脂肪可供给低容量热卡、必需脂肪酸及脂溶性维生素。非蛋白热能由脂肪和葡萄糖提供,较单用葡萄糖供给好,可以改善氮平衡,减少葡萄糖用量,降低内源性CO_2的产生。推荐PN脂肪的用量占非蛋白热卡的30%~40%;PN脂肪的另一重要作用是供给必需脂肪酸,特别是早产儿,生后3天内,如果不补充外源性脂肪,将发生必需脂肪酸缺乏,仅需给0.5g/(kg·d)即可防止必需脂肪酸缺乏。生后第一天给予PN脂肪可以耐受。脂类是能量的主要来源。1g脂肪提供9kal热量。脂肪乳剂是基于大豆油,或橄榄油和大豆油、橄榄油和鱼油的混合物。大豆基静脉脂肪乳剂不适合长期(>2周)肠外营养,因为它可能加速胆汁淤积和肝功能障碍的发展。鱼油脂肪乳剂是目前脂肪乳剂研究的最新进展。鱼油目前被发现存在于纯鱼油乳剂中,或者是30%的中链甘油三酯、30%的大豆油、25%的橄榄油及15%的鱼油的混合物(SMOF)。鱼油富含n-3多不饱和脂肪酸,尤其是二十碳五烯酸和二十二碳六烯酸。与大豆乳剂相比,使用SMOF混合物治疗肠外营养相关性肝病(PNALD)患儿能提高异常肝功能试验的分辨率。使用鱼油脂肪乳剂可以扭转肠外营养相关的胆汁淤积,但迄今为止,它还没有起到预防胆汁淤积的作用。

用量和用法:在生后24小时内即可应用,推荐剂量从1.0g/(kg·d)开始,按0.5~1.0g/(kg·d)的速度增加,逐渐增加至3.0~4.0g/(kg·d)。早产儿建议采用20%的脂肪乳剂。中长链混合型脂肪乳剂优于长链脂肪乳剂,橄榄油脂肪乳剂在短期内具有减轻脂质过氧化的作用。输入时间要维持20~24小时,在输入完毕后4小时查血清甘油三酯,应<2.26mmol/l,若为2.26~3.39mmol/L则应减量。如TG>3.4mmol/L暂停使用脂肪乳剂,直至廓清。

(1)脂肪输入对危重症的影响:急性肺损伤与慢性肺疾病:在急性肺损伤时,特别是早产儿,输入脂肪过多可影响肺功能。新近研究认为,可能是由于多不饱和脂肪酸在脂肪乳剂中转换为前列腺素引起血管运动张力改变,而产生低氧血症。虽然有肺部疾病者,应用脂肪乳作为部分能量来源是有利的,因为如果PN仅用高糖作为能源,代谢后增加的CO_2不易被已受损的肺排出,在需要用机械通气的患儿,势必要提高通气指标,对患儿不利。在呼吸衰竭急性期、肺高压时不宜用大剂量脂肪,仅限于用补充必需脂肪酸的量。

(2)高胆红素血症：游离脂肪酸在血液循环中与胆红素竞争和白蛋白结合，有增加胆红素脑病的危险，高胆红素血症的发生与游离脂肪酸/白蛋白比值高有关，如果血甘油三酯高，释放游离脂肪酸多，可能增加胆红素毒性，特别在早产儿，但有证据表明，新生儿PN脂肪用上述一般量，对血清总胆红素和未结合胆红素并无显著影响。由于PN用脂肪的益处大于潜在的危险，主张在高胆时不必禁用(有学者认为新生儿总胆红素>171mmol/L时禁用)，但要采用持续输入方法，并严密监测，避免产生高脂血症。

脂肪乳剂在光疗时，可产生脂质过氧化，形成自由基，造成组织过氧化损伤，特别是早产儿输注时，溶液和管道要用铝箔遮盖避光，同时给多种维生素。

(3)脂肪乳剂与感染：据研究，长时间用PN的患儿合并败血症时，单核-吞噬细胞系统被激活，可能对免疫功能有影响；PN供给脂肪可能和凝血酶阴性葡萄球菌菌血症有关；早产儿在败血症时，甘油三酯水平倾向于增高，与无败血症者比较，脂肪氧化速率低；PN还对血小板凝聚有影响，但必需脂肪酸对血小板功能有利，因而在败血症，DIC有血小板减少或凝血障碍时，要减少PN脂肪用量，但可以补充必需脂肪酸，并密切监测血清甘油三酯水平。

6. 维生素、微量元素

(1)维生素：肠外营养时需补充13种维生素，包括4种脂溶性维生素和9种水溶性维生素。新生儿肠外营养时的需要量见表2-48。因目前国内尚无小儿专用维生素制剂，临床上一般应用成人维生素混合制剂。

(2)微量元素：推荐量见表2-49。因目前国内尚无小儿专用微量元素制剂，临床上一般应用成人微量元素混合制剂。

【PN适应证与禁忌证】

1. 适应证

(1)先天性消化道畸形：食管闭锁、肠闭锁等。

(2)获得性消化道疾病：坏死性小肠结肠炎等。

(3)早产儿。

2. 出现下列情况慎用或禁用肠外营养：

(1)休克，严重水、电解质紊乱，酸碱平衡失调，未纠治时，禁用以营养支持为目的的补液。

(2)严重感染，严重出血倾向，出凝血指标异常者减少脂肪乳剂剂量。

表2-48　肠外营养期间新生儿每天所需维生素推荐量[剂量/(kg·d)]

维生素	新生儿推荐量
水溶性	
维生素C(mg)	15~25
维生素B_1(mg)	0.35~0.5
维生素B_2(mg)	0.15~0.2
烟酸(mg)	4.0~6.8
维生素B_6(mg)	0.15~0.2
叶酸(μg)	56
维生素B_{12}(μg)	0.3
泛酸(mg)	1.0~2.0
生物素(μg)	5.0~8.0
脂溶性	
维生素A(μg)	150~300
维生素D(μg)	0.8
维生素K(μg)	10.0
维生素E(μg)	2.8~3.5

表2-49　肠外营养期间新生儿每天所需微量元素推荐量[μg/(kg·d)]

微量元素	早产儿	足月儿
锌(μg)	400~500	<3个月250，>3个月100
铜(μg)	20	20
硒(μg)	2.0~3.0	2.0~3.0
铬(μg)	0	0
锰(μg)	1.0	1.0
钼(μg)	1.0	0.25
碘(μg)	1.0	1.0
铁(μg)	200	50~100

(3)血浆TG>2.26mmol/L时脂肪乳剂减量，如TG>3.4mmol/L暂停使用脂肪乳剂，直至廓清。

(4)血浆间接胆红素>170μmol/L时减少脂肪乳剂剂量。

(5)严重肝功能不全者慎用脂肪乳剂与非肝病专用氨基酸。

(6)严重肾功能不全者慎用脂肪乳剂与非肾病专用氨基酸。

【PN的并发症】

1. 中心静脉导管相关血行性感染　长期应用肠外营养比短期者更易发病。

2. **代谢紊乱**　如高血糖、低血糖、高甘油三酯血症、代谢性骨病。尤其应注意早产儿和长期应用者发生骨质减少。

3. **肝脏并发症**　如胆汁淤积、肝损害。与肠外营养持续时间、坏死性小肠结肠炎和败血症有关，而与静脉高剂量蛋白质无关。尽早建立肠内营养可以降低胆汁淤积发病率和严重程度。

二、肠内营养

危重症新生儿多伴有胃肠动力减弱、胃肠道缺氧缺血等情况，通常病情重、治疗时间长，住院期间更容易发生营养消耗和营养不良。肠内营养(enteral nutrition，EN)是危重症新生儿营养支持的重要手段，更快达到完全经口喂养，较早脱离 PN，可以有效降低高胆红血症、胆汁淤积症、早产儿骨病等疾病的发生率，改善临床结局，缩短住院时间和降低死亡率。目前多数学者支持在无禁忌证情况下，尽早给予微量肠内营养，其目的是促进胃肠道功能成熟，改善喂养耐受性，而并非以营养为目的，胃肠道结构和功能的完整依赖于肠内营养，禁食可使肠黏膜萎缩，绒毛变平和细菌移位，丧失关键屏障功能。

1. **营养评估的重要性**　美国肠外与肠内营养学协会(ASPEN)对于危重患儿营养支持的指南中强调应连续、动态进行肠道功能和营养风险评估，以指导营养干预方案的及时调整，降低不良预后的风险。

2. **危重患儿的合理能量及蛋白质需求**　危重患儿的营养支持应尽可能接近目标热量，目前大部分新生儿经肠道喂养达到 105~130kcal/(kg·d)，体重增长良好；早产儿需提高能量供应量约 110~135kcal/(kg·d)，甚至部分超低出生体重儿需达 150kcal/(kg·d)才能达到理想体重增长速度。当然，合理的营养支持不仅需要了解不同疾病及其严重程度下患儿的能量消耗，还应准确评估机体的代谢状态及规律，防止能量供给不足或过剩，实施个体化营养支持以保障能量供需平衡。优化营养支持策略不仅可促进蛋白质合成、减少分解，还可改善和延缓已发生的和潜在营养不良状态，并防治营养不良引发的并发症。

研究显示，高比例的蛋白质供给可能改善临床预后、降低并发症和病死率，因此对于处于高分解代谢状态的危重患儿，应尽可能早期供给蛋白质以促进正氮平衡。目前中国新生儿营养支持临床应用指南中肠内营养蛋白质推荐量为足月儿 2~3g/(kg·d)，早产儿 3.5~4.5g/(kg·d)[<1kg：4.0~4.5g/(kg·d)；1~1.8kg：3.5~4.0g/(kg·d)]。但对于危重患儿来讲，不同疾病种类决定了其后期的代谢状态，故仍应根据患儿的耐受情况采取个体化治疗。

3. **肠内营养依然是危重新生儿的首选**　肠内营养在维持危重患儿肠黏膜屏障、调节免疫机能和保护器官功能方面具有特殊意义。如果肠道有功能且能耐受，应首选肠内营养，并尽量减少肠内营养的中断次数以达到目标喂养量。先天性消化道畸形等原因所致消化道梗阻；怀疑或诊断 NEC；血流动力学不稳定：如需要液体复苏或血管活性药多巴胺>5μg/(kg·min)、各种原因所致多器官功能障碍等情况下应暂缓喂养。危重患儿病情稳定后应尽早开始微量喂养，首选母乳，以输液泵持续或间歇输注法经鼻胃管输注奶液 10~20ml/(kg·d)，可持续 3~5 天，并根据新生儿的喂养耐受情况个体化增加奶量，根据胎龄和出生体重适当缩短和延长间歇时间。如因母亲疾病状态或母乳不足导致不能母乳喂养者，可选择捐赠母乳或配方奶喂养。标准婴儿配方适用于胃肠道功能发育正常的足月新生儿或胎龄≥34 周、出生体重≥2kg 的早产儿，有高度过敏风险的新生儿首选适度水解蛋白配方；出生后已经发生牛奶蛋白过敏的新生儿，推荐使用深度水解蛋白配方或游离氨基酸配方。但游离氨基酸配方由于其渗透压高，不适用于早产儿。不耐受整蛋白配方乳喂养的肠道功能不全(如短肠、小肠造瘘等)者，可选择不同蛋白水解程度配方。虽然水解蛋白配方营养成分不适合早产儿喂养，但当发生喂养不耐受或内外科并发症时可以考虑短期应用。

综上所述，危重新生儿往往免疫系统和重要脏器功能受损，极易发生营养相关并发症，早期营养评估、制订合理的营养治疗方案至关重要。

(龚小慧)

第九节　危重新生儿转运

【概述】　危重新生儿转运系统(neonatal emergency transport system，NETS)是救治机构主动“把流动的新生儿监护中心”(neonatal intensive care unit，NICU)送到危重儿身边的双程转运系统。通过有计划、有组织、有领导的转运系统将基层医院与NICU联系起来，在NICU指导下及时对基层医院中的高危儿就地抢救、稳定病情及转至NICU，充分发挥优质医疗资源的作用，让高危儿得到最好的诊疗和护理。20世纪70年代初国外就开展了危重新生儿的转运工作，此后NETS在发达国家不断完善与普及；我国直至90年代起才开展危重新生儿的转运工作。由于转运过程中可能存在患儿病情恶化和死亡的风险，需实现安全、快速地转运，因此必须规范和优化NETS工作，以达到提高危重新生儿的抢救成功率，降低新生儿病死率的目的。

（一）危重新生儿安全转运的必备条件

1. 有配置完善、运行良好的新生儿转运设备。

2. 先进的医疗技术和较高的专业素养的新生儿转运团队。

3. 畅通的交通网络和通讯网络。

4. 基层医院、家属的认可配合。

（二）危重新生儿转运的目的

1. 对危重新生儿进行有效诊疗与监护。

2. 对患特殊疾病的新生儿（如先天畸形、外科疾病、胎龄≤32周，出生体重<1 500g）进行特殊的监测与处理。

3. 协调本地区各NICU间资源的利用（包括床位、设备、技术力量）。

4. 提高基层医院医疗水平，实现分级诊疗。

【转运指征】 正确掌握转运指征与时机，是危重新生儿成功转运及抢救的关键之一。总的原则是转运宜早，新生儿急危重症在出生后得到及时正规的治疗，可减低致残率及病死率。新生儿转运指征，见表2-50。

表2-50　危重新生儿转运指征

类别	表现
早产儿	出生体重≤1 500g及/或胎龄≤32周者
呼吸系统	吸入氧浓度>0.4仍缺氧、需机械通气、呼吸道有梗阻症状、反复呼吸暂停、二氧化碳分压升高、气胸等
窒息	经气管插管的新生儿，窒息后有神经系统异常（肌张力低、抽搐、抑制状态），复苏后仍处于危重状况等
循环系统	血压低、少尿、皮肤充盈不佳、休克或严重贫血、先天性心脏病
外科疾患	先天畸形需要立即手术治疗：气管食管瘘、胃肠道闭锁，膈疝、脊髓脊膜膨出、脐膨出、无肛等
产伤	产伤性颅内出血及其他
严重感染	败血症、脑膜炎等
其他	神经行为异常、频繁惊厥、严重黄疸需要换血治疗、急性贫血、频繁呕吐、腹泻、脱水、严重酸中毒、患儿情况不好而原因不明 有医疗纠纷时

【通讯联络及转运网络】

（一）危重新生儿转运机构

应设置危重新生儿转运中心，其主要职能是转运组织管理和质量控制。

1. **预备管理**　转运车辆、设备和药物由转运中心统一管理，应每天检查物品完备完好情况。车辆设备应做好定期保养，使其时刻处于良好的备用状态。各转运小组成员应保持通讯设备通畅，接到转运通知后应30分钟内出发。

2. **过程管理**　实行全天24小时值班制，及时合理调度车辆和人员。转运任务相关人员保持通讯设备畅通，以便及时联系，准确掌握转运动态。

3. **质量控制**　实行转运全程督导，登记转运工作各环节信息数据，并录入数据库，定期分析总结评估。

（二）通讯联络

良好的通讯联络是转运成功的重要保证，NICU内设有能24小时直接对外联系的转运专用电话。基层医院电话或视频向NICU详细报道患儿的情况，如姓名、年龄、出生体重、胎龄、出生时间、Apgar评分、病史、目前情况、转诊原因、转诊医院地址、医生姓名、电话号码等。NICU接到请求后，通过电话或视频向基层医院提出稳定患儿病情的具体建议，并估计转运小组到达的时间。基层医院接受建议，处理患者，出现新情况及时与上级医院联系。转运小组离开基层医院前，向NICU报道患儿情况，转运途中应保持和上级医院联系。患儿到达NICU后，应与基层医院联系，告知患儿病情。

（三）转运网络

建立区域性危重新生儿转运网络，由不同等级的危重新生儿救治中心和相关医疗保健机构组成，以NICU为中心，转运半径100~200km为宜（救护车转运），单程转运时间约2小时内为佳。若转运距离过远，宜采用逐级联网转运的方式或更快速的交通工具。

【转运设备】 转运设备包括交通工具、转运工具、医疗设备和药品、通讯设备等，在功能上成为一个整体，相当于一个"流动的NICU"。转运工具要求便于移动以及固定，所有耗电设备要求稳定、抗震及抗干扰性能好，并要求内置电池可供使用2~4小时，可接汽车电源或外置式蓄电池以保证正常工作。

（一）交通工具

根据距离远近，采用救护车、直升机或飞机，其中以救护车最常用；也可经高铁转运。

（二）转运设备和药品（表2-51）。

（三）通讯设备

转运服务中心应至少设置两条专线电话和一部移动电话，全天24小时值班接收转运信息。转运人员应分别配置移动通讯设备，保证信息联络通畅。某些区域性转运中心已经开始使用互联网远程医疗系统，实时监测并记录转运情况。

【人员配备与培训】

1. 转运是一个复杂的高度技术化的过程，必须有6个月以上NICU工作经验的工作人员参加，NICU应设立专门的新生儿转运队伍。每次转运派出医师、护士各1人。

2. 医师在转运小组中应起主导作用，是转运的组织者和决策者。转运小组成员不仅要有专业的知识和技能，还应具备良好的协调沟通能力、团队组织能力，以及在不同环境下设备的使用与维护等相关知识。

3. 参加转运人员必须经过严格的培训才能担任危重新生儿的转运工作。要求掌握：

（1）转运的指征与时机。

（2）熟练掌握新生儿复苏技术。

（3）能识别潜在的呼吸衰竭，掌握气管插管和T-组合复苏器的使用技术；熟练地掌握转运呼吸

表2-51　转运设备和药品

转运设备		药品配置
基本设备	便携设备	
转运暖箱	喉镜及各型号镜片	各浓度葡萄糖注射液
转运呼吸机	各种型号气管导管及喉罩	生理盐水
氧气筒（大）	氧气管	肾上腺素
便携氧气瓶	复苏囊及面罩	碳酸氢钠
T-组合复苏器	各种型号吸痰管	阿托品
空氧混合仪	各种型号胃管	多巴胺
心电监护仪	静脉注射相关物品	利多卡因
脉氧饱和度监护仪	胸腔壁式引流相关物品	呋塞米
微量血糖仪	电池	甘露醇
负压吸引器	体温计	苯巴比妥钠
急救箱	听诊器	葡萄糖酸钙
各种型号血压袖带	无菌手套	肝素钠
	剪刀及固定胶带	无菌注射用水
	标本收集容器	皮肤消毒剂

机的使用。

(4)能熟练地建立静脉通道,识别早期休克征象,熟悉药物与液体的紧急使用。

(5)能熟练识别和处理气漏、窒息、发绀、惊厥、低血糖、发热、冻伤、呕吐、腹泻、脱水、心律失常等常见危急重症。

(6)熟悉转运的交通工具与设备。

(7)能在运输的车辆上开展工作。

【转运方式】

(一)按出生前后转运分类

1. **宫内转运** 是将高危孕产妇转送到NICU或靠近NICU的围产中心分娩,是一种安全、节约、便利的新生儿转运方法。宫内转运的主要对象为早产、胎膜早破、多胎、妊高症、反复产前出血、宫内发育迟缓、Rh溶血病、胎儿畸形(估计能手术矫治的)、心肺功能不全、慢性肾衰竭或重症肌无力、既往有不良孕产史等。

2. **新生儿转运(生后转运)** 在某些情况下,如高危产妇、产时的并发症,未预计到的围产期情况等,生后转运也是很有必要的。我国目前危重新生儿转运以生后转运为主。

3. **产房待产** 在产前评估时发现新生儿生后必须接受治疗,则分娩前由上级危重新生儿救治中心的小组成员前往分娩地点,从分娩前接管高危儿,进行分娩时新生儿复苏、复苏后情况监测、转运等全程监管。待胎儿娩出后再次评估,决定是否需要转运。

(二)按使用的交通工具分类

分陆地、空中及水上转运。现各地区已逐步拓展为陆路、航空和水路结合的立体型交通网。

1. **陆上转运** 是目前最常用的转运方式,以救护车为主要运输工具。与高铁结合开展远程转运,可部分代替空中转运。

2. **海上转运** 转运途中噪声大听诊困难,需心电监护。

3. **空中转运** 仅用于路途远且病情严重者,省时但费用高。

(三)按范围分类

分院内转运和医院间转运。通常指医院间转运。

(四)按转运机构分类

1. **主动转运** 上级NICU以接回患儿治疗为主要目的的转运方式,主动转运相对而言更为安全。

2. **被动转运** 基层医院以送患儿前往上级NICU接受治疗为主要目的的转运方式。

【转运工作的具体实施】 危重新生儿的转运不是一般的运送患儿,而是在转送患儿的同时对其进行急救和监护。

(一)准备阶段

充分准备后再出发,准备工作应20~30分钟内完成。

1. 了解患儿情况、制订转运计划。

2. 转运前应将患儿的病情、转运的必要性、潜在风险、转运和治疗费用告知家属,获取患儿父母的知情同意和合作,并在知情同意书上签字。

3. 出发前检查所有转运器械物品是否齐全和功能完备,特别是气管导管、喉镜、复苏囊、氧气等出发前需再次检查并补充。

4. 和基层医院医生讨论如何在救护车到达前稳定患儿病情,按要求完成转运准备工作。

5. 转诊医院的地点要确定无疑。

6. 填写好转运前记录。

(二)稳定患儿病情及稳定家属情绪

到达当地医院后一定要做好稳定病情的工作,这是转运成功的重要保证。评估患儿是否稳定常用STABLE模式:S(sugar,糖):维持血糖和液体平衡;T(temperature,体温):维持体温稳定;A(airway,气道):确保气道通畅,必要时予气管插管、机械通气以维持有效通气;B(blood pressure,血压):监测血压、心率、血氧饱和度,注意有无重要脏器活动性出血,必要时使用药物维持血压稳定;L(lab work,实验室检查):有条件的情况下完善血气分析,维持水电解质平衡,如需使用抗生素,最好在抗生素使用前留取全血细胞计数和血培养标本;E(emotional support,情感支持):与患儿法定监护人讲解病情及转运过程中可能出现的意外情况,再次签署病情告知及转运同意书,稳定家属情绪,使其配合工作。使患儿尽可能达到最佳状态,完成病历及各种检查结果如血常规或血细胞比容的记录;做好转运前新生儿危重评分及新生儿转运死亡危险指数评分(mortality index for neonatal transport score,MINTS),见表2-52;带上母婴血样、有关的检验检查资料出发。

(三)转运途中

1. **转运过程中的护理流程** 同住院,应尽量减少转运环境对患儿造成的影响,包括过度噪声、振动、照明不良、环境温度和湿度变化、气压变化,

表 2-52　MINT 评分细则

MINTS	测定值	接到转运电话时的评分 ____年__月__日
pH	<6.9	10
	6.9~7.1	4
	>7.1	0
年龄	<1h	4
	>1h	0
1 分钟 Apgar 评分	0	8
	1	5
	2~3	2
	>3	0
出生体重	<750g	5
	750~1 000g	2
	1 001~1 500g	1
	>1 500g	0
PaO_2	≤22.6mmHg	2
	>22.6mmHg	0
先天畸形	有	5
	无	0
气管插管	有	6
	无	0

密闭的空间和有限的支持治疗也可能在转运的途中出现特殊问题。注意锁定暖箱的箱轮，减少途中颠簸对患儿脑部血流的影响；如果路况极差、颠簸严重，可将患儿抱于怀中，以减少震荡损伤。连接监护仪，加强对体温、呼吸、脉搏、经皮血氧饱和度、血压、肤色、输液情况的观察，对患儿的一般情况、生命体征、监测指标、接受的治疗、突发事件及处理措施进行详细记录。

2. **体温的管理**　将患儿置于转运暖箱中保暖，并连接体温监测，调节车内温度、暖箱温度温度，以确保患儿转运途中体温的稳定；无条件实时监测体温时至少每小时测患儿体温一次。

3. **呼吸的管理**　注意患儿体位，防止颈部过伸或过曲，保持呼吸道通畅，防止呕吐和误吸；如需机械通气，推荐使用转运呼吸机或 T- 组合复苏器，尽量避免长时间复苏气囊人工正压通气。注意防止脱管和气胸等并发症；如需呼吸机辅助通气患儿将气管插管刻度做好标记，监测标记变化以防脱管；气管插管患儿如突然出现病情变化，注意检查患儿是否出现气管插管移位、堵管、气胸及仪器故障等特殊问题并及时处理。

4. **循环的管理**　仔细观察肤色、肢端温度、毛细血管充盈时间了解皮肤灌注情况，适当调节输液速度，维持血糖，纠正酸中毒，控制惊厥，维持患儿转运途中内环境稳定；如无法建立静脉通路，可使用骨髓穿刺输液。

5. 保证留置各管路的通畅，如气管插管、胃管、静脉通路等。

6. **特殊外科患儿的稳定措施**

(1) 膈疝：禁食，插入大口径胃管(10F 或

12F)，引流胃内容物并防止胃肠扩张加重呼吸困难；如需辅助通气，应立即气管插管，不能用面罩复苏囊正压通气；建立静脉通路，持续补充液体及能量。

(2) 食管气管瘘或食管闭锁：应抬高新生儿头部，以防吸入胃内容物，轻轻插入胃管至遇到阻力后连接吸引器进行低压间断吸引；禁食，建立静脉通路，持续补充液体及能量。

(3) 腹裂或脐膨出：需要注意膨出器官的保暖保湿，按无菌要求给予保护，最好用肠袋；也可先用凡士林纱布覆盖肠管，再盖湿热无菌生理盐水敷料；调整体位时不能压迫膨出的器官；禁食，建立静脉通路，持续补充液体及能量。

(4) 后鼻孔闭锁：如果出现呼吸窘迫可用人工口咽部气道或气管插管。

(5) 皮 - 罗综合征：调整患儿体位以保持气道开放或用人工口咽部气道或气管插管；注意患儿可能合并腭裂。

(6) 胃肠道梗阻：禁食，插入大口径胃管(10F 或 12F)，引流胃内容物并防止腹胀；建立静脉通路，持续补充液体及能量，注意除生理需要量外，需根据引流量补充 1/3 张额外丢失量的液体。

7. 途中如果出现病情变化，应积极组织抢救，如有必要应及时按交通规则妥善停靠车辆。同时与上级 NICU 联络，通知 NICU 值班人员做好抢救与会诊准备。

8. **安全**　转运途中注意防止交通事故的发生，行车安全第一。强化医护人员的安全意识，每次转运都应系好安全带。保证车内急救设备(如暖箱、监护仪、氧气管等)的固定和安全防护。需为转运人员及设备购买相关的意外保险。

(四) 转运结束

1. 到达医院后，立即再次使用 STABLE 评估患儿血糖、体温、呼吸情况、循环情况、血气分析等，与家属谈话告知病情。

2. 转运经过、患儿病情的交接班。

3. 做好危重度评分。

4. 填好转运单。

5. 检查使用过的转运设备，做好消毒及物品补充，以备下次使用。

(五) 新生儿转运并发症

低体温、高体温，颅内出血，酸中毒，发绀等。

【转运表格与评价】

(一) 转运表格

1. **转运前记录**　求助医院的联络资料，患儿资料包括一般资料、检查资料、治疗情况与诊断，转运前稳定病情的措施、病情危重度评分。其中新生儿转运死亡危险指数评分(mortality index for neonatal transport score，MINTS)总分 40 分，15~19 分死亡率近 50%，而>20 分死亡率则高达 80%。

2. **转运中记录**　一般情况、生命体征、监测指标、接受的治疗、突发事件及处理措施。

3. **转运后记录**　入院时病情危重度的评分、诊断和转归。

4. **信息反馈表格**　求助医院资料，患儿一般资料，转运中简单资料，转归后的诊断和转归。转运组长半年审查转运记录一次，对转运较多的单位考虑给予技术指导。

(二) 转运效果评估

1. **转运反应性**　从接到转运通知至到达当地的时间差。

2. **转运有效性**　通过病死率做出评估。

3. **转运稳定性**　转运前后的危重度评分的变化。

4. **转运风险性**　以转运途中发生的病情变化及交通安全性来评估。

5. **转运满意度**　通过患儿家属及求助医院接受反馈表与再教育的反映来评价。

(高喜容)

第二篇参考文献

1. American Academy of Pediatrics, American Heart Association. Textbook of neonatal resuscitation. 7th ed. Elk Grove Village: American Academy of Pediatrics, 2016.
2. WYCKOFF MH, AZIZ K, ESCOBEDO MB, et al. Part 13: neonatal resuscitation: 2015 American Heart Association Guidelines Update for Cardiopulmonary Resuscitation and Emergency Cardiovascular Care. Circulation, 2015, 132 (Suppl 2): 543-560.
3. 中国新生儿复苏项目专家组 . 中国新生儿复苏指南 (2016 年北京修订). 中华围产医学杂志 , 2016, 19 (7): 481-486.
4. 中国新生儿复苏项目专家组 . 国际新生儿复苏教程更新及中国实施意见 . 中华围产医学杂志 , 2018, 21 (2): 73-80.

5. 邵肖梅，叶鸿瑁，丘小汕．实用新生儿学．5 版．北京：人民卫生出版社，2019.
6. 中国医师协会新生儿专业委员会．新生儿病房分级建设与管理指南．中华实用临床儿科杂志，2013, 28 (3): 231-237.
7. 超未成熟儿与超低出生体重儿研究协作组，广东省新生儿科超未成熟儿与超低出生体重儿存活情况分析．中华儿科杂志，2014, 52 (10): 729-735.
8. 超未成熟儿与超低出生体重儿研究协作组．超未成熟儿与超低出生体重儿临床救治结局分析．中华新生儿科杂志，2020, 35 (2): 108-112.
9. SWEET DG, CARNIELLI V, GREISEN G, et al. European Consensus Guidelines on the Management of Respiratory Distress Syndrome-2019 Update. Neonatology, 2019, 115: 432-451.
10. ROSENZWEIG EB, ABMAN SH, ADATIA I, et al. Paediatric pulmonary arterial hypertension: updates on definition, classification, diagnostics and management. Eur Respir J, 2019, 53 (1): 1801916.
11. CLOHERTY JP, EICHENWALD EC, STARK AR. Manual of Neonatal Care. 8th ed. Phi8ladelphia: Lippincott Williams & Wilkins, 2017.
12. 马思敏，杨琳，周文浩．新生儿惊厥诊断和治疗进展．中国循证儿科杂志，2015, 10 (2): 126-135.
13. 李婕，杨月霞，陈曦，等．左乙拉西坦与苯巴比妥治疗新生儿惊厥的临床随机对照研究．中华实用儿科临床杂志，2016, 31 (12): 910-914.
14. 李洋洋，秦炯，曾超美．新生儿惊厥的治疗．中华临床医师杂志，2017, 11 (09): 1613-1617.
15. ASLAM S, STRICKLAND T, MOLLOY EJ. Neonatal Encephalopathy: Need for Recognition of MultipleEtiologiesfor Optimal Management. Frontiers in Pediatrics, 2019, 7: 142-148.
16. FINDER M, BOYLAN GB, TWOMEY D, et al. Two-Year Neurodevelopmental Outcomes After Mild Hypoxic Ischemic Encephalopathy in the Era of Therapeutic Hypothermia. JAMA Pediatr, 2019, 174 (1): 48-55.
17. 极低和超低出生体重儿重度脑室内出血发生情况及其影响因素多中心研究 [J]. 中华儿科杂志，2019,(04): 258-264.
18. 戈明媚，吴冰，赵倩，等．磁共振梯度回波 T2*WI 与磁敏感加权血管成像序列对新生儿颅内出血的诊断价值．中国新生儿科杂志，2015, 30 (04): 282-285.
19. CERATTO S, SAVINO F. Vitamin K deficiency bleeding in an apparently healthy newborn infant: the compelling need for evidence-based recommendation. Italian J Pediatr, 2019, 45: 30-35.
20. NG E, LOEWY AD. Guidelines for vitamin K prophylaxis in newborns Eugene Ng1, Amanda D. Loewy2Guidelines for vitamin K prophylaxis in newborns. Paediatr Child Health, 2018.
21. Polycethemia. Cloherty and Stark's Manual of Neonatal Care. Eighth Edition, 2017.
22. 盛王涛，孙建华，贝斐，等．新生儿心律失常 128 例回顾性分析．中华新生儿科杂志 (中英文), 2018, 33 (6): 410-414.
23. BAN JE. Neonatal arrhythmias: diagnosis, treatment, and clinical outcome. Korean J Pediatr, 2017, 60 (11): 344-352.
24. DRAGO F BATTIPAGLIA I DI MAMBRO C. Neonatal and Pediatric Arrhythmias: Clinical and ElectrocardiographicAspects. CarElectrophysiolClin, 2018, 10 (2): 397-412.
25. KHATIB SM, STEVENSON WG, ACKERMAN MJ, et al. 2017 AHA/ACC/HRS Guideline for Management of Patients With Ventricular Arrhythmias and the Prevention of Sudden Cardiac Death. Circulation, 2018, 138: 272.
26. 中华医学会儿科分会新生儿学组，中国医师协会新生儿科医师分会感染专业委员会．新生儿败血症诊断及治疗专家共识 (2019 年版). 中华儿科杂志，2019, 57 (4): 252-257.
27. 杜立中．新生儿败血症诊断和预防面临的挑战中华儿科杂志，2019, 57 (4): 241-243.
28. 欧阳珊，周伟，王萍，等．《儿童、新生儿脓毒性休克血流动力学支持临床实践指南》更新内容解读．中华实用儿科临床杂志，2018, 33 (2): 100-102.
29. PUGN L, RONCHI A, BIZZARRIB, et al. Exchange Transfusion in the Treatment of Neonatal Septic Shock: A Ten-Year Experience in a Neonatal Intensive Care Unit. IntJMolSci, 2016, 17 (5).
30. DAVIS AL, CARCILL JA, ANEJA RK, et al. American College of Critical Care Medicine Clinical Practice Parameters for Hemodynamic Support of Pediatric and Neonatal Septic Shock. Crit Care Med. 2017, 45 (6): 1061-1093.
31. 中华医学会小儿外科分会新生儿外科学组．新生儿坏死性小肠结肠炎外科手术治疗专家共识．中华小儿外科杂志，2016, 37 (10): 724-728.
32. DEENEY S, HOWLEY LW, HODGES M, et al. Impact of Objective Echocardiographic Criteria for Timing of Congenital Diaphragmatic Hernia Repair. J Pediatr, 2018, 192: 99.
33. SATO M, HAMADA Y, KOHNO M, et al. Neonatal gastrointestinal perforation in Japan: a nationwide survey. Pediatr Surg Int, 2017, 33 (1): 33-41.
34. 郑珊．新生儿肠穿孔的正确诊断和处理．中华小儿外科杂志，2017, 38 (2): 81-82.
35. 夏仁鹏，李碧香，周崇高，等．新生儿胃肠穿孔 206 例病因分析及临床转归．中华新生儿科杂志，2017, 32 (1): 31-34.

36. 吴红军，钭金法，黄寿奖，等.新生儿消化道穿孔临床特点和预后分析.中华小儿外科杂志，2019, 40 (3): 222-227.
37. 汤绍涛.小儿外科手术要点难点及对策.北京：科学出版社，2017.
38. 中华医学会小儿外科学分会内镜外科学组.腹腔镜先天性巨结肠症手术操作指南(2017版).中华小儿外科杂志，2017 (4).
39. 袁正伟.先天性肛门直肠畸形病因学研究新进展.发育医学电子杂志，2016, 4 (1): 8-12.
40. 张翔.先天性肛门直肠畸形的病理改变与手术方式.临床小儿外科杂志，2017, 16 (3): 292-297.
41. 刘佳林，吴璇昭.先天性肛门直肠畸形的病因及手术方式研究进展.新乡医学院学报，2016, 33 (11): 1014-1016.

第三篇　系统性疾病

第十章　呼吸系统疾病

第一节　急性上呼吸道梗阻

呼吸道梗阻(airway obstruction)包括发生于呼吸道任何部位的正常气流被阻断。阻断的部位在呼吸道隆突以上,可能会迅速引起窒息,危及生命。阻断的部位在呼吸道隆突以下,影响支气管或小气道的气流,但不致立刻危及生命。急性上呼吸道梗阻不仅包括上呼吸道,还包括隆突以上所有气道的梗阻。上呼吸道梗阻危及患儿的情况取决于多方面的因素,包括梗阻的部位、梗阻的程度、梗阻发展的速度以及患儿的心和肺的功能状态。

【病因及临床表现】 以下是引起急性上呼吸道梗阻的常见病因,不包括呛食引起的喉痉挛、溺水窒息、捂热综合征等人为的现象。

1. 感染

(1)会厌炎、喉或声门下气管炎:是6~36个月儿童最常见的感染原因。一般有感染的证据,伴有发热,感染病原菌有病毒、细菌或者病毒合并细菌感染。会厌炎是威胁生命的细菌感染,比急性喉炎更加凶险,患会厌炎的高危因素是未进行全程或者未接种流感嗜血杆菌疫苗或免疫缺陷病的患者。

(2)咽喉壁脓肿:最常见于2~4岁幼儿,主要表现为突然出现发热伴有颈部疼痛、颈部僵硬和咽部疼痛,气道梗阻进展相对缓慢。

(3)扁桃体周围脓肿:最常见于学龄前期和青春期患者。典型表现为严重咽部疼痛(通常为单侧)、发热、声音嘶哑,可伴有流涎,一般很少出现急性呼吸困难和严重气道梗阻表现。

(4)传染性单核细胞增多症(infectious mononucleosis,IM):EB病毒感染引起,有典型IM临床表现,可伴有扁桃体明显肿大和黏膜水肿,而导致上呼吸道梗阻,虽然不常见,但可能是致命的并发症。

2. 异物　是引起婴幼儿窒息常见的原因,特别是<5岁的儿童在院前引起上呼吸道梗阻最常见的原因。异物主要是食物或者其他类小物体,大部分可通过咳嗽或者哽咽可自行清理,但也有一小部分需要进行干预处理。也需要注意食管异物,一般异物在环状软骨或气管分叉处食管中可引起气道压迫,可导致部分气道梗阻,该部位的异物也可能移位进入上气道而引起完全或者部分气道梗阻,一般患儿伴有吞咽困难、流涎。

3. 外伤　钝性或穿透性气道损伤,可直接累及喉、会厌、气道,面部及颈部外伤可导致软组织肿胀或出血,可引起气道梗阻,穿透伤要特别警惕张力气胸的发生。外伤对于儿童虽然发生率明显低于成人,但仍需要进行快速气道评估。注意创伤性声门损伤(一般是医院性损伤)、手术后声带麻痹等。

4. 上气道灼伤　有物理性和化学性损伤:物理性损伤最常见原因是烧烫伤;化学性损伤,如强酸、强碱等灼伤。可能在初期气道损伤不明显,但是水肿可能迅速发展,建议在水肿发生之前及时进行气管插管,不然可能存在器官插管困难的可能。

5. 过敏反应　全身或气道局部过敏反应可引起后咽和/或喉部明显水肿,可引起严重上气道梗阻,可突然发生,可伴有荨麻疹和面部肿胀等症状。紧急治疗需要及时肌内注射肾上腺素。

6. 先天发育畸形　多见于新生儿至1岁以内婴儿。常见病因:喉软化、声门下狭窄、气管软化、血管畸形(肺动脉吊带、双弓主动脉)、血管瘤等;先天性喉气管发育异常;先天性喉囊肿或肿瘤；先天性会厌囊肿；先天性大血管异常；先天性喉蹼、喉膨出、声门下狭窄。

7. **神经肌肉性疾病**　可引起口咽部肌张力降低(如脑瘫、先天性肌病或脑神经病)，可引起舌后坠导致上气道梗阻，有意识或轻度意识障碍者可使用鼻咽气道管通畅气道以解除梗阻。

8. **纵隔疾病**　纵隔肿块(淋巴瘤、神经母细胞瘤等)。

9. **气道出血(airway bleeding)**　可导致上呼吸道梗阻，鼻腔和口咽浅部抽吸，并控制出血，可解决气道阻塞。但是应注意潜在危险(如会厌炎或上气道异物)，经气道吸痰可能会加重气道梗阻，甚至出现完全气道梗阻。

病因的鉴别主要根据临床表现，根据不同病因可以选择不同的评估手段进行，如血常规、CRP、PCT、X线、CT、CTA、纤维支气管镜检查、血气分析、肌电图检查等。

【气道评估】　评估内容包括气道通畅性和呼吸状态，以识别出需要紧急气道管理的患者。

1. **轻度梗阻**　能说话(声音可能嘶哑)或哭时声音嘶哑，能良好通气，有吸气性喘鸣(哭泣、激动、兴奋或者呼吸急促时)，或偶尔有鼾声，有轻度吸气性三凹征，无张口呼吸。

2. **中度-重度梗阻**　呼吸急促，可见明显吸气性三凹征，吸气时间延长，出现明显通气功能障碍，可伴有低氧血症(SpO_2<91%)或面色发绀，可见有“嗅闻位”或“三脚架位”，伴有明显精神状态改变，可能需要进行紧急气道管理。

3. **完全梗阻**　明显呼吸困难，出现严重呼吸窘迫(鼻翼扇动、呼噜声、和/或明显胸骨上窝凹陷或锁骨上窝凹陷)，患者可以出现保护性动作(呕吐、咳嗽)以清理呼吸道，但不能发出声音，如果梗阻不能及时解除病情可迅速恶化，甚至出现心搏呼吸停止。此类患者应进行紧急通畅气道管理。

【治疗】

1. **恢复气道通畅**　急性上呼吸道梗阻患儿应立即设法使其气道通畅，尽量使患儿头向后仰。让患儿仰卧，抢救人员将一手置于患儿颈部，将颈部抬高，另一手置于患儿额部，并向下压，使头和颈部呈过度伸展状态，此时舌可自咽后部推向前，使气道梗阻缓解。若气道仍未能恢复通畅，抢救者可改变手法，将一手指置于患儿下颌之后，然后尽力把下颌骨推向前；同时使头向后仰；用拇指使患儿下唇回缩，以便恢复通过口、鼻呼吸。如气道恢复通畅后患儿仍无呼吸，应即刻进行人工气道的建立，及时给予机械通气。

2. **迅速寻找并取出异物**　如果气道已经通畅，但是患儿仍有明显的吸气性呼吸困难，并有异物吸入的可能，考虑有喉或主气管完全梗阻的可能，可通过突然增加胸膜腔内压的方法，以形成足够的呼出气压力和流量，使气管内异物排出。婴儿意识清楚者可采用背部叩击-胸部按压法(图3-1)，儿童意识清楚者采用腹部推压法。背部叩击-胸部按压法具体做法是施救者将患儿呈俯卧位放于膝上，头低于躯干，稳固地支撑头部，在给予患儿5次背部叩击后，将其作为一个整体一起转换至仰卧体位，给一次胸部按压，如上循环直到异物取出，或患儿意识不清进一步打开气道和尝试人工呼吸及解除气道梗阻。Heimlich手法(视频3-1)施救者取坐位，并使患儿骑在施救者两大腿上，面朝前，施救者以两手的中指或示指，放在患儿胸廓下和脐上的腹部，快速向上重击压迫，重复，直到异物排出。因为大部分吸入异物位于咽部稍下方的狭窄处，不易进一步深入，患儿因无足够的潮气量将阻塞的异物排出。但此时患儿肺内尚有足够的残气量，故对胸或腹部迅速加压，排出的气量足以将异物排出。上述方法如果未能排出异物，可以在硬质支气管镜或纤维支气管镜下取出异物。硬质支气管镜或纤维支气管镜取异物宜根据医生的习惯和条件应用(图3-2)。

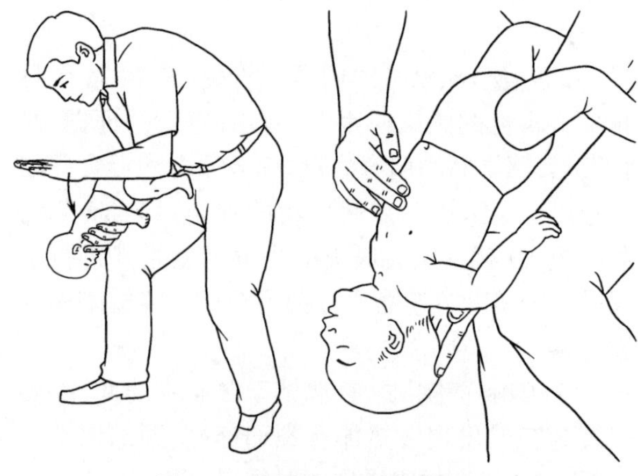

图3-1　背部叩击-胸部按压法

视频3-1　海姆立克法

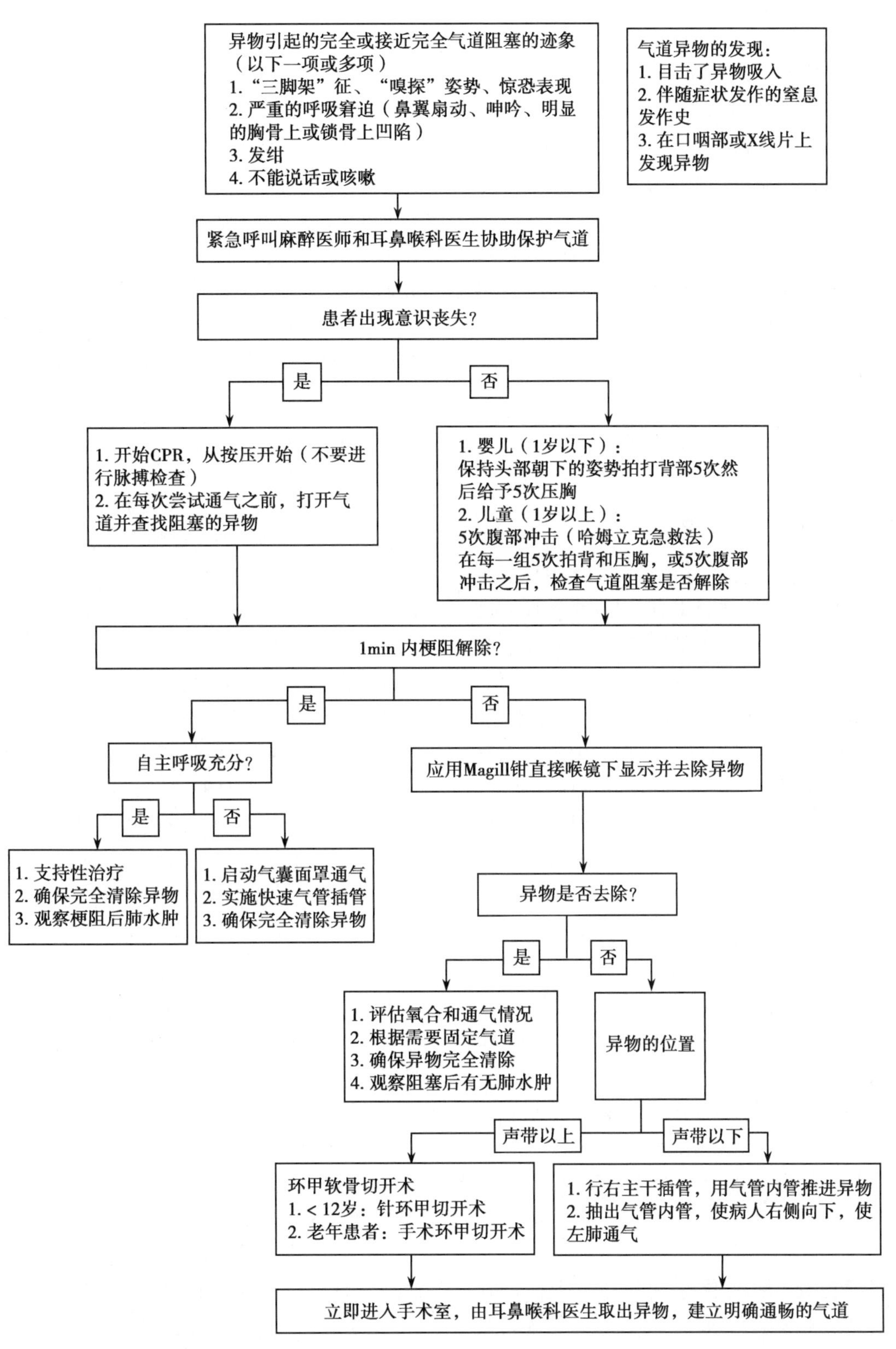

图 3-2　气管异物导致上呼吸道梗阻处理流程图

3. **气管插管、气管切开或环甲膜穿刺通气**　来不及用上述方法或用上述方法失败的病例以及其他情况紧急窒息时，如手足搐搦症喉痉挛、咽后壁脓肿、甲状舌骨囊肿等，可先作气管插管，人工气囊通气；必要时可作气管切开；来不及作气管切开时，可先用注射器针头作环甲膜穿刺，或连接氧气装置或机械通气装置，以缓解患者缺氧；然后再作气管插管或作气管切开，并置入套管。

4. **病因治疗**　引起上呼吸道梗阻的病因除了异物按上述方法抢救外，由其他病因所引起者应根据病因进行处理。

（卢秀兰）

第二节　先天性气道发育畸形

一、先天性喉软骨发育不良

先天性喉软骨发育不良是指婴儿出生后发生的吸气性喉喘鸣，可伴呼吸困难，出现吸气性三凹征。原因是喉软骨软化，所以又称“先天性喉喘鸣”，本病并不少见。

【病因和发病机制】　多为妊娠期营养不良、胎儿钙及其他电解质缺乏或不平衡导致的。喉软骨形态基本正常，但软弱，吸气时喉内负压使喉部软骨及所附组织塌陷，两侧杓会厌襞相靠近和颤动、会厌覆向声门，致喉狭窄产生喉喘鸣和呼吸困难。

【临床表现】

1. **临床症状**　婴儿一出生或出生后 1~2 个月就出现吸气性喉喘鸣声及胸骨上窝、锁骨上窝、剑突下凹陷。程度轻的仅在活动、哭闹时明显，安静和睡眠状态下无症状；严重的出现缺氧、发绀。症状可呈持续性，也可呈间歇性。有的患儿症状与体位相关，仰卧时明显，俯卧时减轻。先天性喉喘鸣的婴儿容易患呼吸道感染，而在呼吸道急性感染时上述症状会加重。无声嘶，不影响进食及吞咽。

2. **体格检查**　可闻喉鸣，可见“三凹征”。纤维喉镜或直接喉镜检可确诊，镜下见会厌宽大或明显呈卷叶状，杓会厌襞组织松弛，直接喉镜挑起会厌，症状可消失，纤维喉镜下可见会厌及杓状软骨的活动，吸气时，会厌、杓会厌襞向声门区塌陷覆盖，呼气时气流会将塌陷组织冲开。

【诊断与鉴别诊断】　根据病史、症状、体征及纤维喉镜或直接喉镜检，明确诊断并不难。要注意与舌根、会厌囊肿、喉蹼、急性喉炎引起的喉鸣及三凹征相鉴别，必须重视纤维喉镜或直接喉镜检查，有助于鉴别。

【治疗】　一般无特殊治疗，如果症状不严重，无须治疗，大多数患儿随着喉的发育，喉腔增大，喉软骨变硬，到 2~3 岁时喉鸣自行消失。平时注意加强营养，预防受凉、受惊，以免发生呼吸道感染和喉痉挛，加重喉阻塞。有呼吸困难时，可取患儿俯卧位或侧卧位减轻呼吸困难。

如遇呼吸困难严重的可行声门上修剪加会厌前固定术，紧急情况下应考虑气管插管或气管切开术。

二、儿童中心气道狭窄

中心气道狭窄（central airway stenosis，CAS）是指气管、双侧主支气管和右中间段支由于各种气管病变引起的气道狭窄，可导致患儿出现不同程度的呼吸困难，甚至窒息死亡。

【病因与分类】　中心气道狭窄的病因可分为先天性及后天性两大类：

1. **先天性中心气道狭窄**　可分为先天性气管支气管狭窄和气道外压引起的狭窄。前者最常见者为完全性气管软骨环，即气管膜部缺失，气管软骨环在气管后壁融合成环状，导致气管狭窄；后者以先天性心脏病、血管畸形等为多见，增大的血管及心脏压迫邻近气道致气道塌陷软化，常见于肺动脉吊带、双弓主动脉及锁骨下动脉异常等压迫气道。

2. **后天性中心气道狭窄**

(1) 损伤性狭窄：医源性及创伤性狭窄最为常见，如气管切开术和气管插管后的气道狭窄。

(2) 感染性炎症：最常见的是气管支气管结核，真菌感染也是原因之一。

(3) 非感染性炎症：儿童少见，如复发性多软骨炎和韦格纳肉芽肿。

(4) 气道肿瘤：儿童少见，主要有错构瘤、纤维瘤、多形性腺瘤、鳞状细胞乳头瘤等。

(5) 其他：包括结节病、骨化性气管支气管病及异物所致的狭窄等。

【临床症状】　主要表现为呼吸困难，伴或不伴咳嗽、喉鸣，严重者出现端坐呼吸，面色发绀。体征因病变部位、狭窄程度不同而不同，可表现为吸气性、呼气性或双相性呼吸困难，严重者可有三凹征和发绀。严重的声门下或气管狭窄时常可闻及吸气相鼾音，左、右主支气管或中间段支气管狭窄时可闻及双相性哮鸣音和患侧肺不张体征。

【诊断】 根据病史及体格检查怀疑此病后，可行以下检查辅助诊断：

1. **胸部影像学检查**　普通的胸部检查对儿童中心气道狭窄的诊断价值有限。少数患者可显示患侧肺不张。胸部CT检查是诊断儿童中心气道狭窄的重要方法，尤其是多排螺旋CT可以重建三维立体图像，建立虚拟气管、支气管图像，有助于判断狭窄的部位和程度，如果有肿块，可以行胸部增强CT了解肿块的强化程度及其与周围血管的关系，有助于判断病变程度、形态、侵犯深度及病变性质。如怀疑有心血管畸形外压气管，可行心脏增强CT及心脏大血管彩色B超了解心脏是否有畸形，房、室增大，大血管异常走行等压迫气管。

2. **支气管镜检查**　是诊断儿童中心气道狭窄的金标准。支气管镜检查可以直接观察气道的位置、狭窄程度，是内生肉芽、肿物还是外压，是否完全性气管软骨环均可在镜下发现，并可通过吸引、灌洗、活检而进行定性诊断。

3. **血气分析**　主要用于判定呼吸衰竭类型与缺氧的严重程度，不能用于判断气道狭窄的严重程度，因为即使为严重的气道狭窄，患者表现为极度呼吸困难，只要机体还能代偿，其血气分析尤其是PaO_2仍可能正常。但动脉血气分析的动态监测对于患者手术的安全性有极其重要的作用，术前、术中、术后均需监测。

【治疗】 选择适当的介入治疗技术可使儿童中心气道狭窄患儿获得良好效果。目前经支气管镜介入治疗的方法是通过热消融、冷消融（冻融或冻切）和气道扩张（球囊扩张或支架置入）技术，目的是快速达到通畅气道和防止窒息的作用。在临床工作中，往往需要联用两种或两种以上的方法，因此必须熟悉各种方法的优缺点及适用范围。

1. **消融技术**　通过热或冷消融使肉芽组织、瘢痕组织或肿瘤组织坏死、炭化，甚至气化，达到清除病灶的目的。主要包括热消融和冷消融。热消融指使用激光、电刀、APC等方法，使组织加热、坏死、汽化，从而达到减少病灶的方法。冷消融是指通过冻融使组织坏死或经冻切方式切除病灶。以下分别介绍几种常见消融技术：

（1）氩等离子体凝固术（argon plasma coagulation，APC）：又称氩气刀，是一种非接触式的电凝技术。可有效地将病变组织进行切除或消融，具有高效的止血效应。APC烧灼后组织表面导电性降低，电流优先通过电阻较低的组织表层，烧灼深度较浅（1~2mm），因此发生穿孔的概率很小。常应用于瘢痕形成的气道狭窄治疗和气道内肿块热消融的治疗，也可用于气道内出血后的止血。APC必须控制好烧灼的时间以及气道内氧气浓度，避免造成气道内起火导致气道烧伤和器械的损坏。

（2）钬激光治疗：钬激光是一种新型多用途医用激光，将病灶表面变白、凝固继而气化但不发生焦化。因为水对钬激光的吸收较强，所以其在组织中的穿透比较浅，只有0.4mm，对周围组织热损伤也很小，仅有0.5~1.0mm的热损伤带，其对病灶的凝固、气化是分层进行的，因此发生穿孔的概率也明显降低，因此，钬激光是最为安全的一种激光，更适合良性瘢痕增生性气道狭窄的瘢痕松解治疗。因为光纤纤细，可以通过直径2.8mm、操作管道1.2mm的气管镜，可适用于新生儿中心气道良性病变的治疗。

（3）冷冻治疗：冷冻是通过冷冻探针产生超低温来破坏组织细胞的一种方法，最低温度可达–80℃，有冻取和冻融两种方法。冻取是将冷冻探头的金属头部放在组织表面或推进到组织内，使其和周围组织冻结在一起，保持冷冻状态将探头及其黏附的组织一并取出。可反复多次冻取，直至将腔内的异常组织全部取出。如将冷冻探头放在组织表面或推进到组织内，持续冷冻0.5~1分钟，使冷冻探头接触部位的组织原位灭活消融，称为“冻融”。复温后可反复进行“冷冻、复温”周期，直至将异常组织全部融化消失。冻取主要用于摘除儿童气道内良、恶性肿物、异物、坏死物质等，并可对取出的组织进行病理学分析。“冻融”多应用于儿童良性气道狭窄的治疗，包括气道内创伤蹼、炎性增生的肉芽组织，以及气管支气管内膜结核等，也可用于消除气道内良、恶性新生肿物。但对腔外压迫所致的气道狭窄冷冻治疗无效。冻融治疗不促进肉芽组织增生且不易导致软骨的损伤，通常在热消融治疗接近气道壁时或球囊扩张后采用冻融治疗处理剩余病变，有利于减轻瘢痕再狭窄发生的速度与程度。并且冷冻治疗很少发生气道软化、塌陷的并发症。应注意，严重气道狭窄在开通气道之前不要使用冻融，因其可引起气道水肿，加重气道狭窄从而导致窒息。

2. **气道扩张技术** 纤维支气管镜下气道扩张技术主要有两种扩张气道的方法，包括高压球囊扩张和支架置入。

（1）球囊扩张术：原理是将球囊经纤维支气管镜的工作孔道到达狭窄处，再推注生理盐水将球囊扩充到预设的直径值，使其持续施压于狭窄部位组织，约1~2分钟，使狭窄部位产生多处纵向撕裂，从而达到扩张狭窄部位的目的。在儿科，球囊扩张术是气管支气管良性瘢痕性狭窄的首选治疗，对先天性气管蹼、创伤性蹼样狭窄等膜性气管狭窄有较好的治愈效果。对于感染所致的炎性肉芽增生以及坏死物阻塞，球囊扩张联合冷冻治疗，亦可有效解除梗阻。球囊还可用于扩张气管内支架。对完全性气管环等先天性骨性气管狭窄治疗效果欠佳，可能需要外科手术治疗。对于形成时间较长、韧性很强的瘢痕，采用球囊强力扩张时会导致张力向气道柔软的部分传导从而导致气道膜部的撕裂伤，严重者可导致气管-食管瘘。因此对于韧性较强、较厚的瘢痕，可先用针形电刀进行切割来松解瘢痕，然后再行球囊扩张治疗。球囊扩张成形术安全性高，但球囊扩张期间患者一直处于窒息状态，因此需在全麻下进行。球囊的大小要选择合适，要小于正常气管直径1mm左右，大于气道直径的球囊会导致气道撕裂造成纵隔气肿或者气胸，做好术前评估，术中采用“循序渐进，压力逐步加大”的治疗原则，可有效防止这一严重并发症的出现。

（2）气道内支架置入：气道支架是置入气管或支气管中用于维持气道开放的人造中空管状结构。适应证包括：①应用各种治疗方法疗效不佳，气道不能维持稳定的通畅；②在确定外科手术前临时放置；③外压性气道狭窄；④气管、支气管软化症软骨薄弱处的支撑。⑤气管、支气管瘘口或裂口的封堵。支架可根据材料分类：第一类为塑料管（通常是硅酮），优点是内腔表面光滑且外壁有钉状突起以增强支架的固定性，且易取出，继发瘢痕肉芽组织增生的发生率低于裸金属支架，且易处理；缺点是移位率高，管壁厚、管腔小，小婴儿无合适型号。第二类为普通金属支架，优点是壁薄、腔大、质硬；缺点是缺乏外展性弹力及柔韧性，需球囊扩张，且并发症发生率较高。第三类为记忆合金支架，优点是质软、壁薄、腔大、可塑性好、支撑力强、与组织相容性好且可永久放置；缺点是一旦置入即难以取出，可压迫、刺激、损伤周围组织（特别是血管），严重者可引起致命的大咯血。支架置入后近期并发症主要是支架移位或脱出、分泌物潴留、异物刺激性咳嗽、感染。支架置入后远期并发症主要是支架两端或支架网眼内肉芽组织增生、金属疲劳所致支架断裂、气道内感染、气管和支气管壁穿孔等。置入支架后往往还需要联合冷冻、热消融等多种介入治疗方式，维持气道通畅。并且由于肉芽的增生，儿童金属支架的取出也是难度极大，多以激光打断金属丝，逐条夹出，在此过程中支架易扭曲变形阻塞气道导致窒息，并且最终难以全部清除。因此，迫切需要儿科专用的覆膜气管支架。

3. **各种类型中心气道狭窄的个体化治疗**

（1）瘢痕挛缩：瘢痕挛缩性气道狭窄是最常见的获得性良性气道狭窄，多发生于气管切开、插管后、烧伤后、气道重建手术后。小婴儿的瘢痕挛缩多为蹼状网眼狭窄，相对容易处理、预后好，单用球囊扩张可取得较好疗效；年长儿或瘢痕时间长的瘢痕，则处理相对复杂、处理次数多，一般需要用针形电刀或激光切开松解瘢痕组织，再用球囊扩张，然后冷冻处理狭窄基底部，最后局部应用药物如糖皮质激素抑制瘢痕肉芽组织增生。

（2）外源性压迫：此型多见于各种良性病变（如增大的淋巴结、大血管或其他纵隔肿瘤等）压迫所致的外压型气道狭窄。如危及生命，可先置入临时气道支架解决通气问题，待压迫因素解除后尽快将临时放置的气道支架取出。对于无法解除的压迫，则只能放置永久的气道支架维持患者的生存。对于大血管压迫如动脉弓、肺动脉吊带等需要外科治疗移除压迫。如压迫移除后气管软化严重，也可放置支架解除狭窄。

（3）内生型气道狭窄：儿童多见于炎性肉芽增生，如气管插管、气管切开、结核、异物刺激等导致，少见于气道良性肿瘤。对于肉芽增生性气道狭窄来说，电刀、APC、冷冻等均具有满意的疗效，在处理小的病变或接近基底时，不建议使用烧灼范围或深度不容易控制的热治疗，容易导致气管穿孔和肉芽及瘢痕增生。基底部较浅及较窄的良性肿瘤，如脂肪瘤、单发的乳头状瘤等，内镜下直接切除，很少复发，易根治。基底部较深及较宽大的良性肿瘤，如纤维组织细胞瘤、神经纤维瘤等，内镜下无法切除干净，常复发，应采取外科手术切除。

(4) 气道软化：气管软化症是指由于各种原因造成的气管弹性纤维萎缩和减少，或气管软骨完整性受到破坏导致的气道变软且易塌陷的疾病。儿童多为先天性，获得性原因最常见的是瘢痕性狭窄合并气管支气管软化（部分是继发于多次气道介入热治疗后）；一些外压狭窄（如肺动脉吊带长期压迫），当外压解除后常发生气道软化。无症状的气道软化患者不建议给予任何干预措施，以观察为主。如果保守治疗无效或患者病情紧急，可以应用 CPAP，通过增加 PEEP 减轻气道塌陷保证气道开放，有一定的疗效。上述治疗无效时，应选择外科切除软化的气道或进行气管支气管成形术，如无外科手术指征，放置气道支架则是维持患者生命的唯一有效方法。

（黄建宝　肖政辉　赵斯君）

第三节　重症肺炎

肺炎是儿童最常见的疾病之一，本节重点对社区获得性肺炎进行阐述。社区获得性肺炎是一种常见潜在的严重性疾病，儿童发病率高，目前仍是儿童死亡率高的疾病之一。临床表现主要取决于病原菌、宿主及病情严重程度，主要表现为发热、咳嗽、呼吸急促等，但对于小婴儿可能咳嗽表现不明显，新生儿、小婴儿可能仅出现喂养困难、躁动不安或烦躁，而不表现为咳嗽。学龄期儿童可能表现为胸痛。当前社区感染性重症肺炎病原微生物多为急性病毒或耐药肺炎链球菌、流感嗜血杆菌、金黄色葡萄球菌等感染所致。医院获得性肺炎多为慢性病毒或耐药肺炎克雷伯菌、肺炎链球菌、金黄色葡萄球菌、肠杆菌和发酵菌等所致。引起社区获得性肺炎的常见病原菌，包括细菌（如肺炎链球菌、流感嗜血杆菌、金黄色葡萄球菌等）、肺炎支原体或衣原体、病毒（麻疹病毒、腺病毒、合胞病毒、流行性感冒病毒等）等。重症肺炎多由病毒感染或细菌感染，或病毒合并细菌感染所致。

肺炎在诊断时应该进行病情严重程度的评估，主要评估内容包括体温（T）、呼吸情况、是否有发绀、精神状态、氧合状态、进食情况、心率及毛细血管再充盈时间（CRT）（表 3-1）。

1. 鉴别重症肺炎病原菌的方法　检测血常规白细胞、降钙素原（PCT）或超敏 C 反应蛋白（hs-CRP）、C- 反应蛋白（CRP）有一定鉴别价值，细菌感染时白细胞、PCT 和 hs-CRP、CRP 增高明显，病毒感染时大部分不增高，但是毒力强的病毒可能也有增高，如腺病毒等。PCT 比 hs-CRP、CRP 更具有鉴别意义。PCT 作为一个敏感性较高的细菌感染性生物学标志物，它的增高不仅反映细菌感染，并能指导抗生素的治疗。目前以上指标都不能很好地提示一定是细菌感染。动态监测以上指标对于鉴别病原菌更加有意义。

表 3-1　婴儿及儿童社区获得性肺炎严重程度评估表

项目	轻症肺炎	重症肺炎
T	<38.5℃	≥38.5℃
呼吸情况	呼吸增快，但未达到重度的标准 轻度吸气性三凹征 无哮吼 无鼻翼扇动 无窒息 无气促	• ≤1 岁 >70 次 /min；>1 岁 >50 次 /min • <1 岁可见明显吸气性三凹征 • ≥1 岁出现明显呼吸困难 • 哮吼 • 鼻翼扇动 • 窒息 • 呼吸急促
皮肤颜色	正常	发绀
精神状态	正常	精神萎靡
氧合状态	正常（未吸氧下 SpO_2 ≥92%）	缺氧（未吸氧下 SpO_2<90%）
喂养	正常，无呕吐	婴儿喂养困难或脱水症（儿童）
心率	正常	心动过速
CRT	<2s	≥2s

2. 辅助重症肺炎的诊断项目　最常见有 X 线胸部检查、高分辨率 CT、肺部超声检查等。在临床过程中一定要把控好检查的适应证，以上影像相关的检查对于鉴别病原菌及评价病情严重程度有一定的帮助，重症肺炎的病因诊断更多应该结合临床特征进行综合判断。

一、腺病毒肺炎

腺病毒肺炎（adenovirus pneumonia）的主要病理改变是支气管及肺间质炎症，严重者病灶融合、气管及支气管上皮广泛坏死，支气管腔狭窄或闭塞，导致严重呼吸衰竭及肺外损害，主要肺部合并症包括闭塞性细支气管炎（bronchiolitis obliterans，BO）、支气管扩张和肺气肿等慢性阻塞性疾病。腺病毒感染通常发生于儿童、封闭或拥挤环境的人群。免疫力正常的人感染腺病毒通常为轻度“良性感染”，但在婴幼儿和免疫功能低下的患者中可引起严重危及生命的疾病，如肺炎、肝炎、胰腺炎、脑炎和播散性疾病等。

【流行病学】

人腺病毒（human adenovirus，HAdV）是无包膜单股双链 DNA 病毒，共有 A~G 等 7 个亚属、大约 90 个基因型。HAdV 3 型和 7 型是儿童腺病毒肺炎中最常见的血清型。社区获得性肺炎住院儿童中呼吸道分泌物检测 HAdV 感染约为 3.5%~9.4%。病毒亚型存在地区差异，近年来发现地区或国家间的腺病毒变异和交叉传播值得关注。我国报告成人免疫功能不全患者中，HAdV 55 型是发生严重肺炎合并急性呼吸窘迫综合征（ARDS）的重要亚型。一项多中心成人和青少年社区获得性肺炎调查中腺病毒肺炎占 5%，HAdV55 占 43.8%。说明 HAdV55 已成为我国成人免疫缺陷患者、儿童和青少年人群中腺病毒肺炎的主要血清型。

超过 80% 的 HAdV 感染发生在 4 岁以下儿童，特别是 2 岁以下婴幼儿。腺病毒感染可全年发病，没有明显季节性，但大多数流行病发生在冬季或早春，每年 1~5 月份为腺病毒感染高峰。

【发病机制】　腺病毒感染症状与宿主免疫状态相关。病毒入侵后机体可溶性因子、凝血因子 X（FX）、抗体和补体等触发 NF-kB 依赖的促炎症反应。腺病毒也可与细胞表面受体 β_3 整合素结合，胞膜破裂激活 IL-1a/IL-1R1 促炎级联反应，招募细胞毒性免疫细胞到达感染部位，清除病毒并形成高炎症反应。随着病毒 DNA 释放，胞内 DNA 感应信号途径也被激活，识别双链 DNA 断裂，使得腺病毒 DNA 复制得以停滞。腺病毒激活细胞免疫途径包括凝集素受体（lectin receptors，LRs）、Toll 样受体（TLRs）、炎性小体信号组成 AIM2 样受体（inflammasome signaling comprising AIM2-like receptors，ALRs）、NOD 样受体（NOD-like receptors，NLRs）和 RIG-I 样受体（RIG-1-like receptors，RLRs）等，以及自噬和干扰素（IFN）途径。

腺病毒通过早期表达 E1A，E1B，E3 和 E4 和病毒相关 RNA（virus-associated RNAs，VA-RNAs）Ⅰ和Ⅱ抵抗细胞的自身免疫防御。病毒感染约 18 小时后 VA-RNA Ⅰ和 VA-RNA Ⅱ在细胞质中聚集表达，通过多条途径参与病毒与宿主细胞之间的相互作用。VA-RNAI 通过抑制固有免疫蛋白双链 RNA 活化蛋白激酶（double-stranded RNA-activated protein kinase，PKR）、RIG-1 和 OAS1 阻止细胞的抗病毒效果，帮助腺病毒免疫逃逸。高表达 VA-RNAs 导致核输出蛋白 Exportin 5（Exp5）和细胞内核糖体 Dicer 酶（cellular endoribonculease Dicer）饱和，干扰 miRNAs 前体核内输出以及 RNA 剪切成熟；Dicer 处理后的 VA-RNA 片段与 RNA 诱导的沉默复合体（RNA-induced silencing complex，RISC）形成“mivaRNAs”，直接靶向细胞的特定基因，调控细胞基因表达。VA-RNAs 可能成为腺病毒防治的免疫靶点。人体分泌 α- 防御素和 β- 防御素在抵抗腺病毒感染中起重要作用。其中 α- 防御素占中性粒细胞总蛋白含量的 30%~50%，通过稳定病毒衣壳蛋白顶点稳定性，阻止其脱壳，进而阻止腺病毒传染。构建 HAdV 抗原特异 T 细胞能重建机体免疫，抵抗腺病毒感染；也有研究发现对免疫功能低下患者，通过增加淋巴细胞数量或 $CD4^+$ 细胞数量，增强腺病毒清除和提高存活率。

【临床表现】　腺病毒肺炎主要发生于婴幼儿，特别是 6 个月至 2 岁为高发年龄。除一般呼吸道症状外，发热症状突出，常达 39℃以上，持续时间可长达 4~7 天或以上。感染中毒症状突出，常面色苍白、精神差、呼吸窘迫或喘息等。血液白细胞总数不高或减少、C 反应蛋白正常或轻度升高，抗生素治疗效果差，与细菌性感染存在明显的差别。

一般轻症体温开始下降后，咳嗽、喘息、呼吸急促等症状也开始好转，约 7~10 天症状缓解。大约 1/3 患儿发展为重症，表现为持续高热或稽留热，发热可持续 5~10 天或更长。呼吸急促或窘迫，3~5 天发展至呼吸衰竭。急性期常见并发症包括继发感染（细菌、或真菌等多重感染）、塑型支气管炎、BO 等；恢复期或长期呼吸道后遗症包括支气管扩张症、BO、高透明肺（hyperlucent lung）等。部分婴儿出现生长发育落后与迟缓、神经系统后遗症。喘息和呼吸功能不全可持续 3~6 个月或更长。以上并发症与合并症是影响预后的关键因素。

【实验室检查】

（一）病原学检测方法

1. **免疫学方法** 包括直接免疫荧光法（direct immune-fluorescent antibody，DFA）、免疫胶体金技术等。通过留取鼻咽与气道分泌物进行快速免疫学方法检查腺病毒抗原，操作简便，但灵敏度低。一般需 1~2 小时左右可获取结果。

2. **病毒分离培养** 为病原检测的金标准，但阳性率低而且耗时周期长，实际临床意义有限。

3. **血清学检查** 通过血液标本测定腺病毒 IgM 抗体阳性，或抗体滴度升高 4 倍有诊断意义。

4. **分子生物学技术** 包括巢式多重 PCR 法、呼吸道测试条（respiratory panel，R-Panel）和宏基因测序等。通过留取呼吸道分泌物或体液标本等测定腺病毒 DNA 序列，能显著提高检测灵敏度和特异度，并能做到分型，为早期快速识别腺病毒感染的重要方法。

（二）器官功能状态检验

1. **血气分析** 重症病例重点观察 pH、PaO_2、$PaCO_2$、$ScvO_2$、血乳酸（Lac）等指标，结合肺力学检查计算 PaO_2/FiO_2、氧合指数（oxygen index，OI）等。也可同时测定动脉、中心静脉血血气指标计算动静脉氧分压差值（$P_{a\text{-}v}O_2$）与二氧化碳差值（$P_{a\text{-}v}CO_2$），协助判断组织氧代谢情况。

2. **生化值测定** 协助判断肝、肾、心脏、甘油三酯、纤维蛋白原（Fib）等反映重要器官功能的指标。

3. **免疫学检查** 包括体液免疫（免疫球蛋白及补体）、细胞免疫（T 细胞亚群）及自然杀伤细胞（NK 细胞），了解免疫功能状态。其中 NK 细胞数量对判断病情轻重有帮助，NK 细胞百分率<3% 可能预后不良。细胞因子系列包括 TNF-a、IL-6、IL-8、IL-10、IL-12、IL-18 等有助判断炎症反应与合并感染等情况。

【影像学检查】

1. **X 线检查** 是腺病毒肺炎初步诊断的首选检查。初期 X 线胸片两肺纹理增多、粗厚、毛糙，以两肺中内带明显，常伴有肺气肿，通常心影不大，符合支气管炎或毛细支气管炎征象变化。随着病情发展，出现向心性分布为主、单侧节段性实变为主或双侧散发与节段性实变，部分肺气肿。病灶融合可以下肺为主（图 3-3）。少数危重型病例或合并其他感染时可呈现 ARDS 样表现。

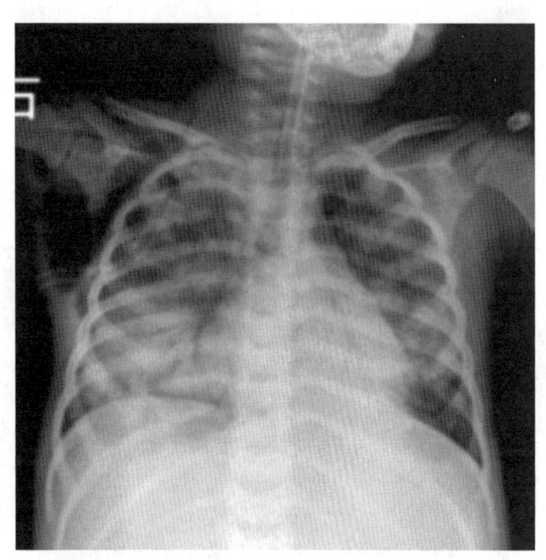

图 3-3 腺病毒肺炎急性期胸部 X 线检查

显示两肺片状渗出，右下肺融合，伴间质气肿

2. **CT 检查** 精确度高于普通 X 线，可以观察到 X 线难以看清楚的马赛克征、毛玻璃样、小叶中心结节、树芽征等小气道病变。高分辨率 CT 对于小气道病变的识别则更具优势，能提供重要的诊断依据的检查方法。重症患儿 3~7 天内双侧实变迅速发展，病灶增大或常伴有相邻肺部毛玻璃样征或胸腔积液。肺实变多以双肺团块状影为主，向心性分布，实变密度较高，多数实变影中可见支气管充气征，增强后强化较均匀，坏死或梗死少见，可有肺不张表现，部分可合并气胸、纵隔气肿和皮下气肿（图 3-4，图 3-5）。心影一般正常，偶有轻度增大。恢复期胸片一般表现为肺纹理增粗或肺部少许斑片状渗出。

【诊断】 根据流行病学史、临床症状及体征和影像学表现，结合腺病毒病原学进行诊断。病原学确认之前根据临床表现进行早期识别，及时进行病原学检查，采取隔离措施以及经验性治疗。小儿肺炎高热持续 3 天或以上、面色苍白、精神反应差、喘息、心率增快等，抗生素治疗效果不佳、白

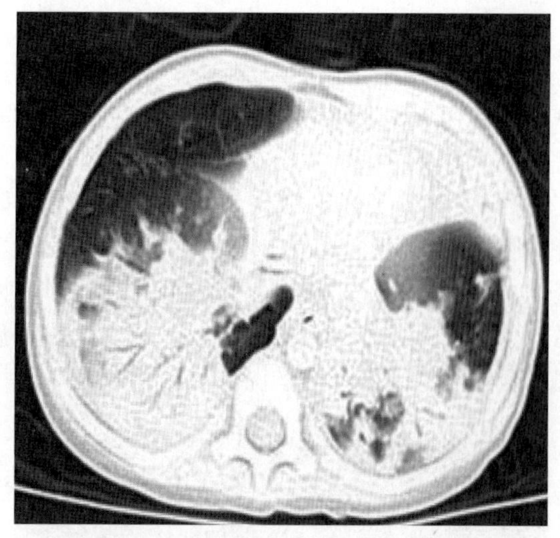

图 3-4　腺病毒肺炎急性期 CT 检查
两肺片状渗出，双肺背段肺融合，伴部分肺气肿

细胞仅轻度升高或降低、CRP 和 PCT 轻度升高的患儿，应当高度警惕腺病毒感染，尽早行病原学检查，以早期诊断。

合并基础疾病包括慢性心肺疾病、移植后或免疫功能低下、营养不良、发育障碍和神经 - 肌肉病变等患儿特别警惕进展为重症。高热 3~5 天以上，伴有精神萎靡、面色发灰、肝脏明显肿大或持续喘息的患儿，需评估器官功能状态。以下情况需进入重病室或监护病房进一步评估治疗：

1. 呼吸急促或重度喘息、经皮氧饱和度 ≤92%，或血气分析提示低氧血症及二氧化碳潴留。X 线与 CT 显示肺部阴影进展迅速，双肺多灶实变或明显胸腔积液；或伴肺不张；或明显肺气肿。

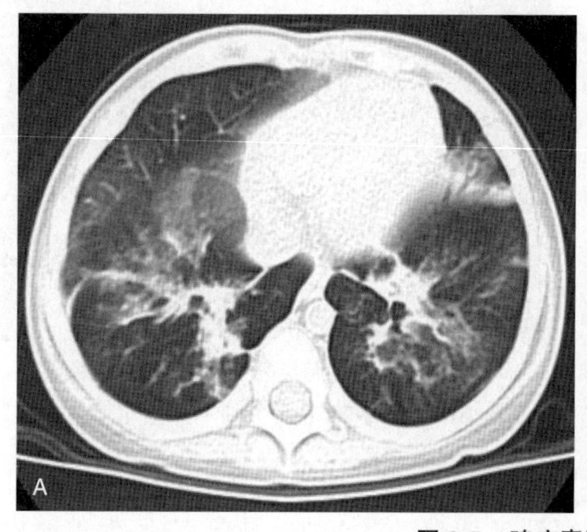

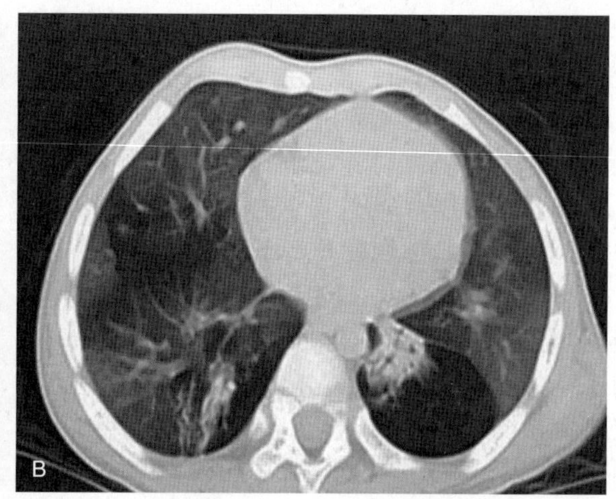

图 3-5　腺病毒肺炎恢复期 CT 检查
A. 树牙状增生伴间质气肿，可见毛玻璃样病变；B. 两肺片广泛毛玻璃样病变、“马赛克”征，部分肺透亮度增高

2. **注意以下器官功能障碍状态**　心血管、肝、肾、脑、胃肠、凝血功能等。出现心血管功能障碍需要使用血管活性药物，警惕毛细血管渗漏综合征的发生等。

3. **实验室检查**　白细胞明显降低、血小板降低、中 - 重度贫血；Lac 增高（>2mmol/L）；白蛋白降低；铁蛋白或乳酸脱氢酶明显升高。

【治疗】

（一）一般治疗

1. **对症治疗**　轻症患者多呈自限性，以退热、镇咳等对症支持治疗为主，清淡饮食，可以居家治疗，症状变化及时就诊。

2. **抗病毒治疗**　抗病毒药物如利巴韦林、阿昔洛韦、更昔洛韦对腺病毒疗效不确切。西多福韦通过抑制病毒的 DNA 聚合酶，使病毒 DNA 失去稳定性，抑制病毒的复制，针对免疫低下儿童腺病毒肺炎有报道，但其疗效和安全性尚未确定。

3. **慎用抗生素**　执行隔离措施和院感防控措施，避免交叉感染。继发或合并感染合理使用抗生素。

（二）重症病例治疗

保持气道通畅、适当氧疗、抑制过度炎症反应、保护脏器功能。严格掌握机械通气、体外膜氧合（ECMO）和血液净化、糖皮质激素、支气管镜检查等的应用指征和时机。

1. **氧疗**

（1）面罩吸氧或高流量鼻导管通气（HFNC）：HFNC 采用需用专门的高流量鼻导管，根据年龄体重调节气流量，婴幼儿为 2L/（kg·min），儿童为 30~40L/min。根据经皮氧饱和度监测调节吸入氧浓度，一般 30%~100%。气体需要加温湿化。无创氧疗 2~6 小时评估效果不佳、心率明显增快或呼吸困难加重时，及时改有创呼吸机氧疗。

(2) 机械通气：普通氧疗或无创通气 / 高流量通气治疗后病情无改善，呼吸窘迫明显、或频繁呼吸暂停、呼吸道分泌物不易清除和 PaO_2<50mmHg 或 $PaCO_2$>50mmHg 时，需及时气管插管机械通气。由于腺病毒肺炎病变的不均一性和易累及小气道，容易出现气胸和 / 或纵隔气肿，严重喘息和二氧化碳潴留常并存，机械通气参数应个体化设置，并做好镇静管理、严重病例可慎重选择肌松剂。合并 ARDS 时采用保护性肺通气策略，施行小潮气量通气、可允许的高碳酸血症、最佳 PEEP。中重度低氧性呼吸衰竭（PaO_2/FiO_2<150mmHg）肺部背段病变为主时，可俯卧位通气。

(3) ECMO 挽救治疗：文献报道重症腺病毒肺炎 ECMO 治疗成功率不高，至今没有公认的 ECMO 介入时机。通常机械通气 7~10 天以内，经保护性通气策略、限制性液体管理、俯卧位和神经肌肉阻滞剂等常规治疗 6~12 小时仍无改善，病情仍进一步发展。有体外生命支持治疗经验的 ICU 可以尝试 ECMO，具体参考指标：① PaO_2/FiO_2<80~100mmHg，或氧合指数（oxygenation index，OI）>20~40，或合并 $PaCO_2$>60mmHg 持续 6~12 小时以上。②合并心血管功能障碍，心指数（cardiac index，CI）<2.0L/（min·m^2），或血管活性药物评分>100。血管活性药物指数 =100× 肾上腺素［μg/（kg·min）］+100× 去甲肾上腺素［μg/（kg·min）］+10× 米力农［μg/（kg·min）］+1× 多巴胺［μg/（kg·min）］+1× 多巴酚丁胺［μg/（kg·min）］。ECMO 支持以静脉 - 静脉 ECMO（VV-ECMO）为主，合并严重心血管功能障碍者可采用静脉 - 动脉 ECMO（VA-ECMO）。

（三）肺外器官功能支持与维护

同其他重症。

（四）免疫调节治疗

1. **糖皮质激素**　糖皮质激素需慎重使用，患儿中毒症状明显，存在脑炎、脑病或噬血细胞综合征等并发症，或持续喘息等情况下，可以选择甲泼尼龙 0.5~2mg/（kg·d）或等量氢化可的松，静脉注射，连续 3~5 天。

2. **丙种球蛋白（IVIG）**　IVIG 对腺病毒肺炎疗效并不确切，重症患儿可选择性使用，一般 400~500mg/（kg·d），连续 1~3 天。有报道 1.0g/（kg·d），连用 2 天。

（五）血液净化

至今只有少量病例经验性报告，集中于 ECMO 支持下的联合治疗，主要用于肾替代和液体平衡管理肾替代治疗。腺病毒感染并发 AKI 情况下，常规液体限制治疗（婴幼儿输液量 60~80ml/（kg·d），年长儿按体表面积计算 1 200~1 400ml/（m^2·d）和使用利尿剂效果不明显，或出现明显电解质失平衡时，采用连续性肾脏替代（continuous renal replacement therapy，CRRT）或间歇性肾替代（renal replacement therapy，RRT），是目前已普遍接受的方法。肾替代治疗可以协助稳定心血管系统功能，清除有毒代谢产物并纠正严重的电解质失平衡。

治疗性血浆置换：通过置换弃掉致病因子，同时补充新鲜血浆或人血白蛋白等物质，同时可能补充抗腺病毒抗体。重症腺病毒肺炎合并严重脓毒症、肝衰竭和严重免疫功能紊乱及高炎症反应时，可以尝试血浆置换。

二、呼吸道合胞病毒感染

呼吸道合胞病毒（respiratory syncytial virus，RSV）是引起婴幼儿急性下呼吸道感染最常见的病原菌。RSV 感染是造成婴幼儿病毒性呼吸道感染住院的首要因素，严重危害儿童健康，尤其对早产儿、患有先天性心脏病或原发免疫缺陷。由于母传抗体不能预防感染的发生，因而出生不久的小婴儿即可发病。该病经空气飞沫和密切接触传播。国外偶有院内感染导致产科医院新生儿病房暴发流行的报道。RSV 感染的高危人群为早产儿、有支气管肺发育不良、先天性心脏病（特别是发绀型先心病、有肺动脉高压的左向右分流者）、囊性纤维性变及免疫抑制、神经肌肉病、有哮喘或特应性疾病家族史。

【流行病学】 RSV 感染呈全球广泛流行，其流行受地理位置、温度和湿度等因素影响。在北半球国家和地区，RSV 的流行存在明显的流行季，主要集中于 11 月至次年 4 月；在热带和亚热带，RSV 在潮湿的雨季感染率出现明显增高。我国北方地区 RSV 流行季开始于 10 月中旬，结束于次年 5 月中旬。我国北方地区 RSV A、B 亚型呈交替流行，与 B 亚型比较，A 亚型具有高流行的特点，并且 A 亚型流行季节开始时间会提前 3~5

周，持续时间延长约6周。研究表明，RSV的A、B两个亚型在一个国家或地区存在单一亚型流行为主或A、B亚型共流行的特征，且其中一个亚型流行一段时间后会被另一个亚型取代而继续流行。

【发病机制】RSV感染的致病机制较为复杂，受多因素影响，包括病原、气道上皮细胞相关因子、免疫系统反应、神经系统反应、宿主和环境等。RSV感染最易累及呼吸系统，其主要机制为气道阻塞、支气管平滑肌痉挛及随后的气道高反应性。RSV感染可引起气道纤毛和气道上皮细胞脱落，脱落的气道上皮细胞与中性粒细胞、纤维素、淋巴细胞在气道中积聚引起气道阻塞，同时黏液的过度分泌及气道的水肿加剧气道阻塞。RSV感染可引起支气管平滑肌痉挛。气管及支气管上皮可因炎性反应受损脱落，导致感觉神经末梢暴露，并释放活性物质导致支气管平滑肌痉挛；这些递质可反作用于外周靶细胞引起神经源性因子升高。神经源性因子除了增加感觉纤维的反应性，还可促进乙酰胆碱、感觉神经肽P物质等的释放，从而增加气道平滑肌细胞（ASMC）的收缩幅度。如神经生长因子（NGF）引起气道平滑肌持续紧张、影响副交感神经分布等。神经肽P物质通过增加ASMC内钙离子浓度，从而引起ASMC收缩力增加。同时能激活肥大细胞使其释放组胺、白三烯、IL-6、干扰素-γ及前列腺素D_2等，并具有强烈收缩支气管作用。婴幼儿RSV感染后易发生气道高反应性，这与后期的反复喘息和哮喘的发生密切相关。气道高反应性的发生与机体的免疫应答、神经调节机制和病毒的持续存在有关。RSV感染气道上皮后促进Th2和Th17淋巴细胞的分化，呈现Th2优势免疫应答。Th2型细胞因子的IL-13和IL-10是导致气道高反应性的关键因素。RSV感染后机体呈现Th17优势免疫应答后，IL-17作为主要的效应因子表达增加，可协同Th2型细胞因子应答增加气道高反应性的风险。此外病毒的长期存在可破坏气道微生态平衡，病毒可通过与宿主蛋白的相互作用，导致气道超微结构的适应性重塑引起气道高反应性。

【临床表现】RSV感染的临床表现差异很大，可以表现为症状轻微的上呼吸道感染或中耳炎，也可以表现为严重的下呼吸道感染，与患儿的年龄、基础疾病、环境暴露因素及既往的呼吸道感染史有关。RSV可以在高危患儿中引起重症感染，并可累及呼吸系统以外的脏器。

1. **RSV引起的上呼吸道感染** 儿童早期RSV感染大部分局限于上呼吸道，临床表现为上呼吸道刺激症状，如鼻塞、流涕、咳嗽和声音嘶哑等。查体鼻黏膜、咽部、球结膜、鼓膜等处可见充血、水肿等现象。同时，可伴有发热。

2. **RSV引起的下呼吸道感染** RSV感染患儿可以发展为下呼吸道感染，主要表现为毛细支气管炎或肺炎，多见于婴儿及<2岁儿童，毛细支气管炎患者病初通常存在2~4天的上呼吸道感染症状，如发热、鼻塞和流涕，之后很快出现下呼吸道症状，出现咳嗽、喘息，进一步加重出现呼吸急促、呼吸费力（呼吸做功增加）和喂养困难等。部分婴儿临床过程表现为肺炎，在前驱期的流涕、咳嗽等症状后，出现呼吸困难、喂养困难、精神萎靡等。查体可以发现呼吸做功增加的体征（鼻扇、三凹征等），严重时出现发绀，听诊呼气相明显延迟，可闻及双肺广泛哮鸣音及湿啰音。严重时伴有心动过速和脱水征。RSV毛细支气管炎临床有时难与RSV肺炎相鉴别。故世界卫生组织（WHO）建议将RSV引起的下呼吸道感染均作为肺炎来进行管理。RSV毛细支气管炎按照病情分为轻、中、重3型（表3-2），对临床工作有较大帮助。

表3-2 RSV毛细支气管炎病情严重度分级

项目	轻度	中度	重度
喂养量	正常	下降至正常一半	下降至正常一半以上或拒食
呼吸频率	正常或稍快	>60次/min	>70次/min
吸气性三凹征	无	肋间隙凹陷较明显	肋间隙凹陷极明显
鼻翼扇动或呻吟	无	无	有
血氧饱和度	>92%	88%~92%	<88%
精神状态	正常	轻微烦躁不安，易激惹	极度烦躁不安，嗜睡，昏迷

注：中-重度毛细支气管炎判断标准为存在其中任何一项即可判定

3. **RSV引起的其他系统疾病** 除了呼吸系统疾病，RSV感染可导致其他系统病变。心血管系统受累可以出现心肌损伤、右心功能不全等。少数研究报道，RSV感染后出现致死性间质性心肌炎、严重心律失常，甚至心力衰竭。中枢神经系统受累可出现中枢呼吸暂停、癫痫、RSV 脑病、RSV 脑炎、RSV 脑膜炎等。

【实验室及影像学检查】

1. 一般实验室检查　外周血常规检测常提示白细胞计数和中性粒细胞比例正常，而淋巴细胞比例明显升高。C 反应蛋白在正常范围。病情较重的小婴儿血气分析检查可有代谢性酸中毒和呼吸性酸中毒。

2. RSV 病原学检查　确定 RSV 感染诊断必须有病原学结果为依据。用于 RSV 检测的适宜样本类型主要包括鼻咽拭子、鼻咽部吸出物及支气管肺泡灌洗液等呼吸道样本。对正在进行机械通气的患儿最好采集气管内洗液或支气管肺泡灌洗液。不建议采集口咽拭子标本。可用于 RSV 检测的方法包括检测抗原、核酸、病毒分离、抗体。

3. 影像学检查　RSV 感染后的影像学表现无特异性，可表现为双肺纹理增多、小斑片状阴影、肺气肿，大片状阴影者极为罕见。建议中 - 重症患者行此检查。

【诊断和鉴别诊断】 主要根据临床表现和病原菌检查作出初步诊断。RSV 感染症状与副流感病毒感染、轻症流感病毒感染及轻症腺病毒感染临床上较难区分。重症流感病毒肺炎及重症腺病毒肺炎表现为持续高热，中毒症状及呼吸道症状重，临床表现远较 RSV 肺炎严重。出现持续严重喘息的患者，需要与先天性气道 / 肺部发育异常、先天性心血管发育异常（气道外压迫）、支气管异物、支气管哮喘等相鉴别。本病确诊主要依据病原学及血清学抗体结果。

【治疗】 RSV 感染的基本处理原则包括监测病情变化、供氧、保持呼吸道通畅和维持水电解质内环境稳定。

1. 细致观察并随时评估病情变化　临床医生需要反复评估患儿病情及变化。对处于疾病急性期的患儿，需要心电监护、血氧饱和度监测。

2. 保证呼吸道通畅　雾化吸入、拍背吸痰是简单易行和使患者获益的主要治疗手段之一。不仅有助于气道湿化和炎性分泌物的清除，而且由于梗阻解除和通气改善，使重症病例的呼吸性酸中毒、Ⅱ型呼吸衰竭迅速纠正，避免滥用碱性药物。

3. 保证充足氧疗　可使患儿获益的治疗方法，血氧饱和度持续低于 92% 者有吸氧指征。对有慢性心肺基础疾病的患儿需要更积极吸氧。对给予吸氧浓度>50% 仍不能纠正严重呼吸困难或窒息的患者，需转入 ICU 治疗，进行严密观察，必要时可行气道持续正压通气、高流量吸氧或气管插管机械通气。

4. 药物治疗

（1）吸入治疗：常规不建议吸入支气管扩张剂、高渗盐水、糖皮质激素。

（2）糖皮质激素：不推荐常规吸入及全身糖皮质激素治疗。

（3）肾上腺素雾化：一些学者认为患者使用肾上腺素雾化优于沙丁胺醇雾化，因为肾上腺素激活了 α- 受体，其介导的血管收缩可减轻气道黏膜的水肿。

（4）利巴韦林：对于正常宿主不推荐使用。骨髓干细胞抑制的患者推荐使用（雾化吸入、静脉输注或口服给药）。

（5）抗菌药物：除非有合并细菌感染的证据，否则不建议使用抗菌药物。

（6）白三烯受体拮抗剂：不推荐作为常规用药。对 RSV 感染后出现反复喘息的患儿可试用白三烯受体拮抗剂口服预防喘息发作，其治疗有效性尚需进一步证实。

（7）抗组胺类药物：可建议使用，但是患者获益不多。

（8）静脉注射免疫球蛋白（IVIG）：包括 RSV-IVIG 目前均不推荐使用治疗 RSV 肺炎，但可用于治疗免疫缺陷病患者合并 RSV 感染。

5. 呼吸系统外的其他系统受累的对症治疗　在此治疗基础上，当合并其他系统异常，如循环系统出现肺动脉高压、心律失常、心肌损害，甚至心力衰竭，神经系统出现嗜睡、昏迷等意识状态改变甚至抽搐等表现时，应积极给予相应的对症治疗。

【预防】

1. 家庭预防　加强对 RSV 感染及防治方面的宣教；提倡母乳喂养至少 6 个月；在 RSV 流行季节，限制高风险婴儿去儿童保育机构；在任何场所均应洗手（用肥皂洗手或含酒精的溶液洗手），尤其是高风险婴儿在暴露于有呼吸道感染风险的年长儿童时；养成良好的卫生习惯。

2. 医院预防　与患儿直接接触的人员均应在接触患儿前后消毒双手，如无法使用乙醇类消毒剂，应用肥皂和水勤洗手，并使用个人防护用品

(外科口罩、护目镜和隔离衣);推荐将患儿隔离于单人病房或与其他 RSV 感染患儿一起隔离于同一病房(集中隔离治疗患儿),在疾病暴发期间,应尽量避免照顾 RSV 感染患儿的医护人员也照顾非感染患儿;医务人员应持续接受相关教育,包括 RSV 感染的症状、流行病学、诊断和传播。

3. **药物预防**　帕利珠单抗是针对 RSV 的特异性抗体,尚未引进国内临床应用。

4. **疫苗**　目前没有可用的疫苗。多种基因工程疫苗、核酸疫苗、颗粒疫苗及新型 RSV 候选疫苗佐剂目前也正处于临床前和早期临床研发阶段。

【预后】　大多数 RSV 感染的患儿能完全康复,不遗留后遗症。但婴儿期 RSV 感染的患儿出现哮喘的概率约是健康婴儿的 4 倍。婴儿严重 RSV 感染后可能出现闭塞性细支气管炎(bronchiolitis obliterans,BO),这类患儿往往对传统治疗措施(包括呼吸道管理)不敏感。也有报道称婴儿期的严重 RSV 感染与成人慢性阻塞性肺疾病(COPD)有关,但目前尚不能证实这种气道的阻塞是由于 RSV 感染导致还是由于患儿特异性体质引起。

三、麻疹病毒性肺炎

麻疹(measles)是麻疹病毒感染所致的具有高度传染性的急性出疹性呼吸道传染病。1954 年科学家分离出麻疹病毒,在鸡胚上接种成功。1963 年引入麻疹疫苗之前,麻疹每年至少造成全球 260 万人死亡,死亡主要由于肺炎、脑炎等严重并发症。1965 年广泛接种麻疹疫苗以来,特别是 1978 年纳入计划免疫接种,麻疹的发病率和死亡率均明显下降。WHO 提出 2012 年消灭麻疹全球疫苗行动计划,但是至今麻疹仍未在地球上被消灭。肺炎是其最常见的并发症,主要见于重度营养不良或免疫功能低下的患者,由麻疹病毒本身引起的间质性肺炎大多不太严重,出现重症肺炎表现一般出现合并感染,常见病原菌多为细菌,如金黄色葡萄球菌、肺炎链球菌、流感嗜血杆菌等,也可同时合并其他病毒感染,发生混合感染患者可表现出现重症肺炎的改变,表现为持续高热、气促、发绀,甚至 ARDS,预后较差,占麻疹患儿死因的 90% 以上。

【病原学】　麻疹病毒属于 RNA 病毒,单股负链,分类上属于副黏液病毒科、麻疹病毒属,只有一个血清型,抗原性稳定,疫苗免疫稳定。麻疹病毒颗粒呈多形性球形结构,有 6 种结构蛋白,麻疹病毒有 A~H 共 8 个基因群,包括 23 个基因型。一般认为人类是麻疹病毒唯一的感染宿主,但猴类也可受其感染。病毒对热、紫外线、消毒剂均敏感,耐寒、耐干燥,所以冬春季流行。随飞沫排出的病毒在室内可存活至少 32 小时,但在流通的空气中或阳光下半小时即失去活性。

【流行病学】

1. **传染源**　麻疹患者是本病唯一的传染源,从潜伏期末至出疹后 5 天内,均有传染性,麻疹合并肺炎者传染期延长至出疹后 10 天。传染期内,患者的眼结膜、鼻、口、咽和气管等分泌物,以及尿和血液中均有此病毒。

2. **传播途径**　本病主要通过呼吸道分泌物飞沫传播,与患者密切接触或直接接触患者的鼻咽分泌物亦可传播。

3. **易感人群**　未患本病也未接种麻疹疫苗者为易感人群。易感者接触后 90% 以上均发病,发病后有持久的免疫力。

4. **流行特征**　麻疹的流行有一定的季节性,发病高峰多在冬、春季,全年均可有病例发生。麻疹疫苗预防接种后可获有效免疫力,但抗体水平可逐年下降。近年随着人口流动性增加,我国麻疹流行出现新的特点,小年龄儿童发病率较高,其中<1 岁儿童发病率最高(75.57/10 万),其原因可能是婴儿从通过预防接种获得免疫的母体获得的麻疹保护性抗体滴度较低,婴儿体内的抗体滴度在免疫接种前已经降低到不能产生保护性。

【发病机制】　麻疹病毒经空气飞沫到达上呼吸道或眼结膜,在局部上皮细胞、局部淋巴组织复制,感染后 2~3 天病毒入血后导致第一次病毒血症。随后病毒进入全身单核巨噬细胞系统中大量复制后,大约在感染 5~7 天后再次大量入血,形成第二次病毒血症,然后随血流播散至全身各组织器官。出现高热、皮疹等一系列临床表现,严重者导致心、肺、脑损害。

【临床表现】　感染麻疹病毒后 6~21 天内,没有任何症状,这个时期称为潜伏期。随后出现上呼吸道症状,如低热、轻微咳嗽、流涕、喷嚏、眼结膜充血,一般持续 3~4 天,即前驱期。发病 2~3 天后,90% 以上患者口腔颊黏膜上出现针尖大小白色点状突起,周围有红晕,这是特征性麻疹黏膜斑——柯氏斑,有诊断意义。1~2 天内可迅速增多融合，蔓延至整个颊黏膜，2~3 天后消失。

前驱期后病情加重，出现高热，体温可高达 39~40℃，咳嗽加重，感染中毒症状明显加重，精神差，并出疹，进入出疹期。皮疹通常先从耳后、发际开始，很快波及前额、面、颈部，自上而下至胸、腹、背、四肢，2~3 天遍及全身，最后发展到手掌和足底。皮疹为细小的红色斑丘疹，直径 2~5mm，压之退色，部分融合成片，皮疹之间皮肤正常。

出疹 3~4 天后，进入恢复期。在没有并发症发生的情况下，食欲、精神等全身症状也随之好转，体温渐退。按出疹先后顺序消退，由红色慢慢变为棕褐色，伴有色素沉着，表皮有糠麸样脱屑。无并发症的病程大约 10~14 天可痊愈。

肺炎是麻疹最常见的并发症，多见于 5 岁以下患儿。麻疹病毒本身引起的间质性肺炎大多发生在早期，病情多不严重。患者表现为发热、咳嗽，可有轻度气促，肺部出现湿啰音。合并了细菌或其他病毒感染可导致病情加重，是麻疹患者死亡的主要原因。病原体主要有金黄色葡萄球菌、肺炎链球菌、流感嗜血杆菌，部分为继发病毒性肺炎，也可发生多种病原体混合感染。重度营养不良、先天性心脏病、近期呼吸道感染病史、免疫功能低下者容易继发其他病原菌感染。继发感染主要表现为皮疹出齐后发热持续不退或发热好转后再度加重，咳嗽、气促症状加重，肺部啰音增多，中毒症状明显。麻疹患者急性期尤其起病一周内出现进行性呼吸困难、喘息、咳嗽、发绀加重，血气提示低氧血症或二氧化碳潴留应警惕重症麻疹肺炎。重症麻疹肺炎最后的共同通路是闭塞性细支气管炎。早期常导致呼吸衰竭，甚至合并 ARDS、气胸、纵隔气肿、皮下气肿等。

【实验室检查】

1. **血常规检查**　白细胞总数减少，淋巴细胞相对增多。若白细胞总数增高，中性粒细胞升高，C 反应蛋白增高，提示可能继发细菌感染。如淋巴细胞严重减少，常提示预后不好。

2. **多核巨细胞检查**　病程早期取患者鼻咽分泌物或尿沉渣涂片，瑞氏染色后镜检可见多核巨细胞。

3. **血清学检查**　ELISA 法进行麻疹特异性 IgM 抗体检测，出疹早期即可阳性。

4. **麻疹病毒抗原检测**　免疫荧光法检测鼻咽分泌物或尿脱落细胞中的病毒抗原，可早期快速帮助诊断。

5. **病毒分离检查**　前驱期或出疹初期取血、尿或鼻咽分泌物分离病毒。

6. **胸片检查**　麻疹病毒本身引起的间质性肺炎 X 线检查肺纹理增粗，肺小片状浸润，疹退后阴影消失较快。继发性肺炎肺部 X 线片可见大片融合病灶，可并发脓胸或脓气胸。

【诊断】根据流行病学资料、麻疹接触史、特征性的口腔黏膜斑和皮疹等临床表现和体征以及胸部 X 线的表现，结合鼻咽部分泌物、痰涂片检测，找到麻疹病毒荧光抗原，或组织培养中分离到麻疹病毒，可做出诊断。

1. **病史**　未接种过麻疹疫苗，有麻疹患者接触史。

2. **临床表现**　急性起病，上呼吸道卡他症状、咳嗽、气促、肺部有湿啰音、结膜充血、畏光、口腔麻疹黏膜斑、红色斑丘疹。疹退后，有糠麸状脱屑和棕色色素沉着。

3. 血常规、CRP、麻疹病毒血清 IgM 抗体阳性、PCR 法检测麻疹病毒 RNA 阳性、胸片检查可诊断麻疹病毒性肺炎。

【鉴别诊断】

1. **急性粟粒型肺结核**　发病急骤，常伴有高热、寒战、盗汗、消瘦、食欲减退、咳嗽，严重者有呼吸增快，与麻疹肺炎相似，但没有麻疹的典型皮疹，肺部往往无明显体征，部分肺部也有细湿啰音。X 线表现为双肺密布大小一致的分布均匀的粟粒状阴影，可与麻疹病毒性肺炎区别，根据结核接触史、结核菌素试验阳性、结核 T 斑点阳性、血沉增快、痰液检出抗酸杆菌可以鉴别。

2. **支气管异物**　有异物吸入史，突然呛咳，可有肺不张和肺气肿，如果病程迁延有继发感染则类似肺炎或合并肺炎就需要鉴别，可以做胸片 + 胸透、肺部 CT 或纤维支气管镜检查诊断。

【治疗】目前麻疹病毒性肺炎的无特效抗病毒药物，与其他病毒性肺炎一样，以对症支持治疗为主，对于重症麻疹性肺炎重点是保证通气、氧合、纠正呼吸衰竭，积极识别混合感染。

1. **一般治疗**　患者应按呼吸道传染病隔离至出疹后 10 天。卧床休息，保持室内空气新鲜，温度适宜，注意保持眼、口、鼻腔清洁，适量饮水，饮食宜清淡容易消化的食物。

2. **氧疗**　有缺氧表现者可鼻导管上氧，合并重症肺炎可 nCPAP 或高流量给氧，必要时气管插管呼吸机治疗。对于合并 ARDS 患儿，在肺保护性通气策略的应用上应注意个体化原则，因麻疹肺炎与甲型流感、腺病毒、禽流感等肺炎类似，常可出现气道黏膜上皮坏死和脱落、小气道梗阻，其所引起的 ARDS 与脓毒症、胰腺炎等肺外因素引起的 ARDS 不同，有其特殊性。

3. **对症支持治疗**　高热时酌情用小剂量退热药，控制炎症反应，咳嗽用祛痰止咳药；免疫缺陷患者可早期使用免疫球蛋白；要保证基本的热卡、营养、维生素的供给，维持水电解质和酸碱平衡。WHO 推荐补充大剂量维生素 A（20~40）万 U，每天 1 次口服，连续 2 天，有利于疾病的恢复。对于合并细菌感染者，根据常见病原菌可能常规覆盖肺炎链球菌、金黄色葡萄球菌、流感嗜血杆菌等，注意抗微生物品规及治疗疗程的合理选择。对于出现严重心、肺、肝、肾等功能障碍的患儿，酌情选用血液净化、ECMO 等方式进行抢救性治疗。

四、金黄色葡萄球菌肺炎

金黄色葡萄球菌肺炎（staphylococcus aureus pneumonia，SAP）是由金黄色葡萄球菌所致的肺炎，其病情重，病死率高。病原菌为金黄色葡萄球菌，由呼吸道入侵或经血行播散入肺。本病多发生于婴幼儿及新生儿，儿童也可发生，特别是有免疫功能低下的儿童。全年均可发病，以冬、春两季多见。易在医院内或婴儿室内发生交叉感染。随着抗生素的应用，特别是不合理的滥用，金黄色葡萄球菌的耐药菌株明显增加，自 1961 年 Jevons 首先发现耐甲氧西林金葡菌（methicillin resistant staphylococcus aureus，MRSA）以来，MRSA 在全球广泛播散，到 20 世纪 80 年代 MRSA 已成为院内感染的主要病原菌之一。20 世纪 90 年代以前，几乎 MRSA 感染均与医院（或其他健康机构）及医疗行为相关，这种来源于医院内的 MRSA 称为医院获得性 MRSA（HA-MRSA）。但 20 世纪 90 年代后期，在无医院或医疗机构接触史的健康人群中也发现有 MRSA 感染发生，且感染率不断升高，称为社区获得 MRSA（community acquired MRSA，CA-MRSA），其来源为社区的甲氧西林敏感的金黄色葡萄球菌（MSSA）获得了耐药基因 SCCmecIV 或 V。其毒力可能与 Panton-Valentine 杀白细胞素（PVL）有关。世界各地均有 CA-MRSA 感染的报道。CA-MRSA 通常仅对 β- 内酰胺类抗生素耐药，但随着时间的推移，对万古霉素耐药的金黄色葡萄球菌也先后在日本和美国出现，使得其治疗的难度不断增加。原发性金黄色葡萄球菌肺炎在病理改变以肺组织广泛性出血坏死和多发性小脓肿形成为特点。若继发于败血症之后，则除肺脓肿外，其他器官如皮下组织、骨髓、心、肾、肾上腺及脑都可发生脓肿。临床特点为起病急、病情严重、进展快、全身中毒症状明显。

【临床特点】

1. 发病年龄小，金黄色葡萄球菌肺炎常见于 1 岁以下的幼婴。CO-MRSA 平均年龄为生后 3 个月内，一般 30% 在 3 个月内，70% 在 1 岁以内。

2. 常出现高热。高热多发生在上呼吸道感染 1~2 天或皮肤小脓疱数日至 1 周以后，突然出现高热可伴有寒战。年长儿大多有弛张性高热，但新生儿则可低热或无热。

3. 起病急、病情严重、进展快、全身中毒症状明显。肺炎发展迅速，常表现呼吸和心率增快、呻吟、咳嗽、青紫等，痰液多为黄脓痰或脓血痰。可并发消化道症状如呕吐、腹泻、腹胀（由于中毒性肠麻痹）及嗜睡或烦躁不安或惊厥等感染中毒症状，病情严重者甚至可发生中毒性休克综合征。

4. 病程中易发生肺脓肿。脓胸和脓气胸是本病的特点，感染易扩散至其他部位，引起败血症和其他器官迁徙性化脓灶。

5. 部分患儿可出现各种类型皮疹，猩红热样或荨麻疹样皮疹。

6. 肺部体征出现早。肺炎早期便可出现较明显的体征，双肺有散在的中、细湿啰音，发生脓胸、脓气胸、皮下气肿时则有相应的体征。

7. 外周血白细胞升高，中性粒细胞增高。C 反应蛋白增高。白细胞一般超过 $(15\sim30)\times10^9/L$，中性粒细胞增高，白细胞内可出现中毒颗粒。小婴儿或重症患儿可减低至 $5\times10^9/L$ 以下，而中性粒细胞百分比仍较高。白细胞总数减低多示预后严重。C 反应蛋白增高。

8. **胸部 X 线检查特点**　①临床症状与胸片所见不一致。肺炎早期，临床症状重，而 X 线征象轻；当临床症状已好转时，在胸片上却表现重，出现肺脓肿和肺大疱等明显病变。②病变发展迅速。肺脓肿甚至在数小时内就可形成。③胸片上病灶持续时间长。2 个月左右阴影仍可能不能完全消失。

【诊断及鉴别诊断】　金黄色葡萄球菌肺炎早期诊断存在一定的困难。目前诊断主要是根据临床症状、体征和胸片，以及外周血常规改变等临床特点综合考虑。对于年龄小或免疫功能低下的儿童，起病急，全身中毒症状明显，肺炎症状迅速发展的需警惕本病。如近期有上呼吸道感染、皮肤小疖肿或乳母患乳腺炎等病史，则更支持诊断。X线上的表现如肺脓肿、大泡性肺气肿及脓胸或脓气胸等存在可作为金葡菌肺炎诊断的一个比较重要的依据，但需与其他细菌性肺炎所引起的脓胸及脓气胸鉴别。病原学检查对于金黄色葡萄球菌肺炎的诊断至关重要，痰、胸腔穿刺液、支气管镜灌洗液培养和血进行细菌培养阳性者具有诊断意义。结合病史需要甄别感染来源是社区还是卫生医疗机构，初步判定金黄色葡萄球菌的类别，细菌药物敏感试验可以进一步协助判断。

金葡菌肺炎需与下列疾病相鉴别：肺炎链球菌、流感嗜血杆菌或肺炎杆菌肺炎，原发性肺结核伴空洞形成或干酪性肺炎，气管异物继发肺脓肿及横膈疝等。

【治疗】 本病的一般治疗与支气管肺炎相同。主要包括监护及反复评估、一般治疗、抗感染治疗、清除病灶治疗。社区获得性金黄色葡萄球菌肺炎病情进展快，可能出现严重并发症。

1. 监护及评估 应每24~48小时重复进行血培养，直到无菌为止。血培养阳性的患者应该进行迁徙病灶的评估，评估时间至少超过72小时。

(1) 迁徙病灶的监测：注意观察有无脓毒性血栓性静脉炎、感染性心内膜炎或任何部位的脓肿(包括软组织、骨髓、肺部等)。

(2) 血药浓度监测：对于考虑MRSA接受万古霉素治疗的儿童，应该采用谷浓度监测指导剂量的调整，特别是对于肾功能不全的患者，成人建议将万古霉素浓度维持在15~20mcg/ml，但是目前无儿童的具体建议。

(3) 脏器功能监测：金黄色葡萄球菌感染合并中毒性休克综合征时容易导致多器官功能障碍，特别容易出现循环功能障碍、肝损伤、肾损伤等，特别在使用万古霉素时需要密切监测肾功能。

(4) 超声心动图：具有感染性心内膜炎的危险因素或体征和症状时应该进行该项检查。

(5) 动态监测炎症指标：血常规、CRP、PCT等对判断抗感染治疗疗效有一定价值。

2. 一般治疗

(1) 发热管理：严格控制体温，一般建议体温控制在38.5℃以下。

(2) 呼吸支持：对于伴随有肺炎或者呼吸衰竭的患者注意把控好呼吸机支持治疗指征。

(3) 液体疗法：保证充足的液体摄入，做好循环功能的监测，早期识别出脓毒症休克/中毒性休克综合征，并合理做好液体复苏和血管活性药物使用。

3. 抗生素的使用

(1) 经验性治疗：对于怀疑SAB感染的患者经验性治疗取决于感染来源和严重程序，需要权衡MRSA感染的概率，同时也取决于在肺炎的基础上是否合并了脓毒症、中毒性休克综合征、骨髓炎等。对于威胁生命的感染，经验性治疗建议选择万古霉素+苯唑西林/头孢唑林，最大程度覆盖到MRSA和MSSA。院内获得性感染首选万古霉素。社区获得性感染如果来自MRSA感染低风险区域(<10%)建议首选治疗为苯唑西林/头孢唑林；来自MRSA高风险区域(>10%)首选治疗为万古霉素。中毒性休克综合征患者使用苯唑西林/头孢唑林/万古霉素+克林霉素+静脉丙种球蛋白治疗。

(2) 精准治疗：一旦药敏结果回报，就应该立即修改抗菌治疗方案。

1) 对青霉素敏感SAB性肺炎：首选治疗为青霉素，用量(10~50)万U/(kg·d)，静脉滴注，每天4~6次。

2) 甲氧西林敏感的金黄色葡萄球菌(MSSA)：首选苯唑西林或头孢唑林。

3) 耐甲氧西林金黄色葡萄球菌(MRSA)：首选万古霉素或联用利福平或利奈唑胺或夫西地酸。万古霉素对肺组织和肺泡液穿透力弱，因此在使用万古霉素对MRSA肺炎特别是呼吸机相关性肺炎进行治疗时存在失败风险。有学者尝试万古霉素与其他药物相结合治疗MRSA，可提高疗效。

4. 肺炎合并脓胸或脓气胸时，如脓液量少可采用反复胸腔穿刺抽脓治疗，脓液如增长快、黏稠不易抽出，可考虑行闭式引流术。胸腔内注入抗生素的疗效不肯定。如果纤维素形成明显，引流不畅，在无气胸情况下建议使用尿激酶。

五、肺炎链球菌肺炎

肺炎链球菌肺炎(streptococcus pneumonae)是由肺炎链球菌所引起的肺部感染，占社区感染肺炎中的半数以上，是5岁以下儿童最常见的社区获得性细菌性肺炎。肺炎链球菌是人体上呼吸道寄居的正常菌群，大约40%的正常儿童鼻咽部携带此菌。可通过空气飞沫传播，也可在呼吸道自体转移。其通过多种机制紧紧附在鼻咽部上皮细胞，当机体抵抗力降低或大量细菌侵入时，可进入组织或穿越黏膜屏障进入血液并导致感染发生。气候骤变时机体抵抗力降低，发病较多，以冬、春季多见。支气管肺炎是儿童肺炎链球菌性肺炎最常见的病理类型，特别是婴幼儿，大叶性肺炎多见于年长儿，近年来已较少见到。病变以纤维素渗出和肺泡炎为主，一般为单侧肺，以左肺下叶多见。典型大叶性肺炎病变可分为充血水肿期、红色肝变期、灰色肝变期、溶解消散期，临床表现为急性起病、高热、寒战、气促、胸痛、咳嗽和铁锈色痰等症状。近年来由于抗菌药物的广泛应用，临床上症状轻或不典型病变较为多见。

【临床特点】

1. **发病年龄** 5岁以下儿童最常见的细菌性肺炎，在年长儿童多致大叶性肺炎，学龄前儿童可致节段性肺炎，婴幼儿则多为支气管肺炎。

2. **起病特点** 起病多急骤，突发高热、食欲减退、烦躁不安或疲惫。高热可达40~41℃，可有寒战。呼吸气促、呻吟、鼻翼扇动、面色潮红或发绀。年长儿童可有胸痛，患者多卧于患侧。病初咳嗽不重无痰，后可有痰，典型病例为咳铁锈色痰。早期多有呕吐，少数患儿有腹痛，易误诊为阑尾炎，部分幼儿可出现腹泻。轻症者神志清楚，重症者可有烦躁、嗜睡、惊厥、谵妄、昏迷等中毒性脑病表现，易误诊为中枢性神经系统疾病。严重感染时可伴发中毒性休克综合征、ARDS等。部分较大儿童唇部可见疱疹。

3. **肺部体征** 早期只有轻度叩诊浊音或呼吸音减弱，肺实变时可有典型叩诊呈浊音、触觉语颤增强并可闻及管性呼吸音等。消散期可闻及湿啰音。

4. **炎症指标** 白细胞及中性粒细胞、CRP明显增高。白细胞一般超过20×10^9/L，甚至高达(50~70)$\times10^9$/L，少数白细胞下降常提示病情严重；C反应蛋白>35~60mg/L，增高明显。降钙素原(PCT)升高。

5. **胸部X线检查** 早期仅见肺纹理增粗或受累的肺段、肺叶稍模糊。随着病情进展，肺泡内充满炎性渗出物，表现为一个节段或全叶大片阴影均匀而致密，少数患者出现肺大疱或胸腔积液，支气管肺炎则呈现斑片状阴影。在消散期，X线显示炎性浸润逐渐吸收，可有片状区域吸收较快，多数病例在起病3~4周后才完全消散。

【诊断及鉴别诊断】 早期肺炎链球菌肺炎缺乏咳嗽和肺部体征，易与其他急性发热性热疾病相混淆。对于高危年龄，在天气变化时出现高热、寒战、气促、胸痛、咳嗽等表现时应警惕本病，如出现咳铁锈色痰则诊断上更加支持。目前诊断主要根据临床症状、体征和胸片以及血常规等感染指标协助诊断，确诊则需要病原学依据，血和胸水培养检出肺炎链球菌是诊断的金标准，合格的痰标本培养阳性也可作为诊断参考。

鉴别儿童肺炎的病因非常困难的，但是根据患者的年龄可以大致判断引起感染的病原微生物的可能性，其中支原体肺炎和腺病毒肺炎在临床上经常需要与肺炎链球菌肺炎进行鉴别诊断。对于出现腹痛和头痛、惊厥等改变的患儿注意与阑尾炎和中枢神经系统感染性疾病相鉴别。

【治疗】

1. **一般治疗** 注意饮食和护理，避免过多不必要的操作，保证患儿的休息，注意室内空气流通，保持适当的室温和湿度，避免交叉感染。

2. **对症治疗** 高热时予以物理降温或口服布洛芬、对乙酰氨基酚等退热药；咳喘明显时重点做好呼吸道管理；烦躁不安可加重缺氧，可适当予以镇痛镇静；注意处理相关的并发症，如心力衰竭、呼吸衰竭、中毒性脑病、中毒性肠麻痹等。

3. **抗生素治疗**

(1)经验性治疗：需要结合患者的年龄、预防接种情况、流行病学史、临床症状和体征及实验室和影像学检查综合分析，患者如果具有细菌性肺炎的特征(如X线检查提示为大叶性或圆形实变，白细胞增高、CRP升高，有脓胸等)治疗需要经验性覆盖到该菌，对于任何年龄都是适用的。对于经过适当免疫接种<5岁儿童，考虑细菌感染者首选治疗为氨苄西林。对≥5岁年长儿童，轻症患者建议大环内酯类为首选治疗。

(2)精准治疗：培养结果阳性，可根据药敏结果进行选择，根据青霉素的MIC和临床表现进行更改治疗。

1)患者无脑膜炎的证据，青霉素MIC≤2mcg/ml，首选青霉素治疗；青霉素MIC>2.0mcg/ml首选头孢噻肟/头孢曲松。有脑膜炎的证据，青霉素MIC≤0.06mcg/ml，首选青霉素治疗；青霉素MIC

0.1~1.0mcg/ml，首选头孢噻肟/头孢曲松；青霉素 MIC ≥ 2.0mcg/ml，首选万古霉素 + 头孢噻肟/头孢曲松。

2）根据药敏提示不能选择青霉素治疗的患者，如无脑膜炎的证据，头孢曲松 MIC ≤ 1mcg/ml，首选头孢噻肟/头孢曲松治疗。有脑膜炎的证据，头孢曲松 MIC ≤ 0.5mcg/ml，首选头孢噻肟/头孢曲松；头孢曲松 MIC ≥ 1.0mcg/ml，首选万古霉素 + 头孢噻肟/头孢曲松。

六、百日咳

百日咳（pertussis）是由百日咳鲍特菌引起的以呼吸道症状为主要表现的急性传染病，病程较长，咳嗽症状可以持续 2~3 个月，故名“百日咳”。在百日咳疫苗问世之前，主要是婴幼儿发病，自普及百日咳疫苗预防接种后，特别是 1974 年全球实施扩大免疫计划以来，百日咳的发病率已明显下降。但是近 20 年全球百日咳出现了上升趋势，甚至发生局部暴发。小婴儿患百日咳可出现严重的并发症，包括呼吸暂停、肺炎、呼吸衰竭、抽搐等，少数可导致死亡。

【病原学】 百日咳鲍特菌俗称百日咳杆菌，为需氧菌，革兰阴性短杆状或椭圆形球杆菌，多呈单个分散存在。对外界抵抗力较弱，不能耐受干燥，对一般消毒剂敏感，日光直射 1 小时，56℃或加热 30 分钟均可杀灭。该菌主要侵犯呼吸道，人类是唯一宿主。

【发病机制】 百日咳鲍特菌侵入易感者呼吸道后，首先附着于纤毛上皮细胞，在局部繁殖并产生毒素，引起局部炎症坏死，上皮细胞纤毛运动障碍，使炎症产生的黏稠分泌物排出障碍，滞留的分泌物刺激呼吸道末梢神经，反射性地引起连续痉挛性咳嗽，直至分泌物排出为止。痉挛时患儿处于呼气状态，咳嗽暂停时，大量空气被吸入通过痉挛的声门而发出高音调似鸡鸣样的吼声。长期咳嗽刺激大脑皮质的咳嗽中枢可以形成持久的兴奋灶，在病愈后数月内，一旦受到一些非特异性刺激，如烟尘、蒸气、冷空气、检查咽部等，均可诱发痉挛性咳嗽发作。该菌不进入血流，主要造成局部组织损伤。机体感染百日咳鲍特菌后，可出现多种特异性抗体，如百日咳毒素（PT）或丝状血凝素（FHA）的 IgM、IgG、IgA 类抗体等。

【流行病学】

1. **传染源**　百日咳患者及带菌者为本病的传染源。约 76%~83% 来源于患儿的家庭成员，其中 55% 来源于患儿父母。流行模式已从过去的儿童-儿童模式转变为青少年（成人）-儿童模式。

2. **传播途径**　主要由呼吸道飞沫传播，病原菌随咳嗽、说话、打喷嚏时随飞沫传播，家庭内传播较为多见。该菌在体外生存力弱，间接传染的可能性小。

3. **人群易感性**　人群对百日咳普遍易感。因胎盘传入的母体抗百日咳抗体为非保护性抗体，不能保护新生儿，所以新生儿也可以发病。百日咳疫苗接种以来，发病率已明显下降，但发病年龄，从婴幼儿期分布到各个年龄阶段，其中仍以小于 6 月龄的婴儿发病率较高，青少年和成人病例也能见到。

4. **流行特征**　无明显季节性。全年均可发病，但较多见于冬、春季节。常为散发，而在集体机构中可发生局部流行。

【临床表现】 潜伏期 2~21 天，平均 7~10 天。典型临床经过可分为以下三期。

1. **卡他期**　从起病到阵发性痉咳的出现，一般 7~10 天。表现为类似感冒样症状，如低热、轻咳、鼻塞、喷嚏、流泪和乏力等症状。

2. **痉咳期**　该期 2~6 周或更长。此期无发热，出现特征性的阵发性痉挛性咳嗽。咳嗽发作时成串、接连不断的痉挛性咳嗽，10 余声或 20~30 声，患儿面红耳赤，张口伸舌，身体弯曲前倾，涕泪交流，表情痛苦，严重者口唇发绀，大小便失禁，部分患儿伴有咳后鸡鸣样尾音。然后又发生一次痉咳，反复多次，直到吐出黏稠痰液和胃内容物后咳嗽停止。痉咳有昼轻夜重的特点。情绪波动、恐惧、烦躁、哭吵、冷空气刺激、异味、室内有人抽烟、进食、检查咽部等时可诱发咳嗽。婴幼儿和新生儿由于声门较小，可无痉咳，但因声带痉挛使声门完全关闭，加以黏稠分泌物的堵塞而发生屏气、发绀、窒息，甚至惊厥、心脏停搏，此发作常在夜晚发生，若抢救不及时，可因此死亡。

此期常并发肺炎，表现有发热、呼吸增快、呼吸困难、双肺出现细湿啰音，还可并发肺不张、肺气肿及皮下气肿。痉咳不止，使脑部缺氧、充血、水肿并发百日咳脑病。

重症百日咳除百日咳症状外，还可出现反复呼吸暂停、低氧血症、心血管功能障碍、百日咳脑病等危重情况，甚至可危及生命。小于 4 月龄的婴儿，发生严重或致命性百日咳感染的风险增加。

3. **恢复期** 持续 2~3 周后，阵发性痉咳次数减少至消失。若有并发症，病程可迁延长达数月。

由于疫苗接种，部分百日咳患儿可无典型痉咳，只表现为长期咳嗽。

【并发症】

1. **呼吸暂停** 仅见于婴儿，主要见于小于 6 个月的婴儿，呼吸暂停通常与阵发性痉咳发作有关，但也可自然发生，与迷走神经刺激有关，是婴儿百日咳感染的重要临床表现。

2. **肺炎** 是最常见的并发症，常见于年龄小、营养差、痉咳严重的患儿。其病理改变显示有坏死性细支气管炎、肺泡内出血及纤维素渗出物，影响气体交换，可发生肺不张、肺气肿、纵隔气肿导致低氧血症。如出现肺动脉高压和/或心力衰竭，病死率可高达 80%。

3. **癫痫发作和脑病** 约 1%~2% 的婴幼儿患者可有新发癫痫发作，脑病发生率低于 1%。

【实验室及其他检查】

1. **血象检查** 白细胞总数增高，常达(20~50)×10^9/L，其中淋巴细胞为主，占 60%~80%，多为成熟的小淋巴细胞，甚至出现类白血病反应。有继发感染时中性粒细胞增高。

2. **细菌学检查** 目前常用鼻咽拭培养法，培养越早阳性率越高。

3. **血清学检查** ELISA 检测特异性 IgM，可作早期诊断。双份血清凝集试验或补体结合试验若抗体效价递增 4 倍可确诊。

4. **分子生物学检查** 用 PCR 检测患儿鼻咽分泌物的百日咳鲍特菌 DNA，具有快速、敏感、特异的诊断价值。

【诊断与鉴别诊断】 根据当地流行病学史、百日咳接触史、预防接种史，若患儿咳嗽剧烈，尤以夜间为甚，且无明显肺部体征、胸片无阳性发现，结合白细胞计数和淋巴细胞分类明显增高可以作出临床诊断。确诊需靠细菌学、分子生物学或血清检查。痉咳期患者较易诊断，但需与合胞病毒及流感病毒感染支气管炎(表 3-3)、支气管肺炎、气管支气管异物、肺门淋巴结核等疾病鉴别。

百日咳出现以下表现之一者，可诊断为重症百日咳：①反复呼吸暂停；②肺炎合并低氧血症(PaO_2<80mmHg)；③心血管功能障碍：肺动脉高压和/或心力衰竭、心源性休克；④百日咳脑病。

【治疗】

1. **一般治疗** 按呼吸道传染病隔离。为了避免诱发咳嗽，室内应保持安静舒适、空气新鲜、温度适宜，让孩子保持稳定的情绪。宜进食营养丰富、容易消化的食物，避免辛辣刺激性食物，补充各种维生素及钙剂。小婴儿容易突然发生窒息，应有专人守护。

2. **抗菌治疗** 大环内酯类抗生素对百日咳鲍特菌仍较敏感，为治疗首选药物。卡他期应用抗生素可以减轻甚至不发生痉咳，进入痉咳期后，抗生素通常不能缩短病程，治疗的目的是清除鼻咽部的病原体，减少传播。

(1) 红霉素：不推荐用于<1 个月的新生儿，1~5 个月推荐 40mg/(kg·d)，每天 4 次，连续使用 14 天；≥6 个月婴儿和儿童 40mg/(kg·d)，每天 4 次，连续使用 7~14 天。

表 3-3 百日咳与其他病毒感染比较

项目	百日咳组	合胞病毒或流感病毒组
阵发性咳嗽	90%	5%
咳嗽后呕吐	40%	20%
入院前症状(d)	11	3.4
入院前咳嗽持续时间(d)	10.7	3.8
无发热	80%	50%
充血发生率减少	45%	85%
发绀	65%	10%
急性危及生命事件、呼吸暂停或癫痫发作增加	25%	5%
白细胞平均计数(×10^9/L)	20.7×10^9/L	9.9×10^9/L
淋巴细胞绝对计数(×10^9/L)	13.3×10^9/L	4.9×10^9/L

(2)阿奇霉素:推荐用于治疗<1个月的新生儿、婴儿及儿童,小于1个月推荐10mg/(kg·d),连续使用5天;1~5个月推荐10mg/(kg·d),连续使用5天;≥6个月婴儿和儿童第1天10mg/(kg·d),第2~5天5mg/(kg·d)。

(3)克拉霉素:不推荐用于治疗<6个月婴儿。剂量15mg/(kg·d),每天2次,7天为一疗程。

(4)复方磺胺类:2个月以下婴儿和G-6-PD缺乏症者禁用,大于2个月儿童若存在大环内酯类禁忌证或不能耐受大环内酯类可选择,50mg/(kg·d),每天2次,疗程3~5天。

3. **对症治疗** 不建议对百日咳相关咳嗽给予对症治疗,特别是阿片类镇咳药,可对呼吸造成不利影响。应尽可能避免引起阵发性咳嗽的已知诱因(如锻炼、低温、鼻炎抽吸)。有研究显示尝试吸入型β-受体激动剂治疗对患儿是有益的。可酌情使用镇静剂,镇静剂能减少患儿因为恐惧、忧虑、烦躁、而诱发的痉咳,同时保证睡眠。痉咳严重的婴幼儿,床旁常规备用呼吸器,发生窒息时及时给予上氧、人工呼吸。痉咳期可用中医药治疗,改善症状、缩短病程。

4. **并发症治疗**

(1)合并有其他细菌感染肺炎时,给予相应抗生素治疗。肺不张可采取体位引流、吸痰、肺部理疗等,必要时用支气管镜检查及肺泡灌洗清除局部堵塞的分泌物。严重低氧血症、呼吸暂停需要呼吸机机械通气治疗。

(2)合并脑病时可用地西泮或苯巴比妥钠抗惊厥治疗。出现脑水肿需及时用甘露醇等脱水治疗,防止脑疝出现。

(3)换血疗法:有助于百日咳相关的呼吸衰竭,肺高压和心力衰竭治疗,但必须是在婴儿发生重度窘迫或多器官功能衰竭之前。对于小于4月龄的重症百日咳患儿且符合以下任一情况可采取换血疗法:①白细胞计数≥25×10^9/L伴淋巴细胞计数≥12×10^9/L,且存在以下一种或多种情况,如心源性休克、肺高压、器官功能衰竭;②白细胞计数≥48×10^9/L,且淋巴细胞计数≥15×10^9/L;③白细胞计数≥30×10^9/L、淋巴细胞计数≥15×10^9/L,且上升速度为24小时内升高≥50%;④换血疗法的其他指征包括脉率持续>170次/min,呼吸频率持续>70次/min及血氧饱和度<80%。

(4)体外膜氧合(ECMO):若婴儿经换血疗法未改善,可试用ECMO作为挽救生命的措施,但疗效欠佳。有一项回顾性研究,纳入61例接受ECMO治疗的百日咳儿童,结果显示病死亡率为70.5%。

【预防】

1. **管理传染源** 在流行季节,确诊的患者应隔离至有效抗生素治疗后5天,没有抗生素治疗,隔离至病后21天。对密切接触者应隔离观察至少3周,若有前驱症状应尽早治疗。

2. **切断传播途径** 保持室内通风,对痰液和口鼻分泌物进行消毒处理。

3. **保护易感人群** 预防接种是预防百日咳最有效的方法。未预防接种而有百日咳接触史者,主张药物预防,可口服阿奇霉素或红霉素。

七、肺炎支原体肺炎

【概述】 肺炎支原体(mycoplasma pneumoniae,MP)是儿童社区获得性肺炎的重要病原之一,为最小的原核致病微生物,缺乏细胞壁,革兰染色阴性,难以用光学显微镜观察,经飞沫和直接接触传播,潜伏期1~3周,潜伏期内至症状缓解数周均有传染性。肺炎支原体肺炎(mycoplasma pneumoniae pneumonia,MPP)在儿童社区获得性肺炎中占有一定的比重(10%~40%),是儿科医师广泛关注的临床问题。

【发病机制】 MP感染致病机制复杂,可能与以下因素有关:

1. MP侵入呼吸道后,黏附于上皮细胞表面,抵抗黏膜纤毛的清除和吞噬细胞的吞噬。

2. MP分泌毒素对呼吸道上皮造成损伤。

3. MP感染后机体产生了免疫应答反应,导致细胞及体液免疫功能紊乱,造成肺内及肺外的炎症损伤。

【临床表现】

1. **呼吸系统** 以咳嗽为主要表现。伴或不伴发热,发热以中高度发热多见,咳嗽可为干咳,也可有黏痰,偶有痰中带血丝,少数表现为百日咳样痉咳。重症病例可合并胸腔积液、肺不张、纵隔积气、气胸、坏死性肺炎等。

2. **其他系统** 皮肤损伤以斑丘疹多见,重者表现为斯-琼综合征(Stevens-Johnson syndrome);黏膜损伤通常累及口腔、结膜和泌尿道,可表现为水疱、糜烂和溃疡。心血管系统多为心肌损害,也可引起心内膜炎及心包炎、血管炎。血液系统以自身免疫性溶血性贫血常见,少数可见血小板减少性紫癜及单核细胞增多症、噬血细胞综合征、弥散性血管内凝血等。也有报道可导致肺、脑、脾脏等器官及外周动脉的栓塞。神经系统可有吉兰-巴雷综合征、脑炎、脑膜炎、脑脊髓膜炎和梗阻性脑积水等。消化系统多为肝功能障碍，少数患儿表现为胰腺炎。其他尚有肾小球肾炎和IgA肾病、中耳炎、突发性耳聋、结膜炎、虹膜炎、葡萄膜炎、关节炎及横纹肌溶解等。

3. **难治性肺炎支原体肺炎**(refractory mycoplasma pneumonia，RMPP)　尚无明确的定义，目前普遍接受的是指MPP经大环内酯类药物正规治疗7天及以上，临床征象及肺部影像学无改善，甚至加重者，可考虑为RMPP。年长儿多见，病情较重，常表现为持续发热、剧烈咳嗽、呼吸困难等，胸部影像学多表现为肺实变、胸腔积液，甚至有坏死性肺炎和肺脓肿。RMPP容易累及其他系统，甚至引起多器官功能障碍。

【影像学表现】 MPP的早期肺部体征往往不明显，如怀疑MPP应及时行胸部X线检查。可表现以下4种类型：①节段性或大叶性实质浸润影；②间质性改变；③点状或小斑片状浸润影；④单纯的肺门淋巴结肿大型。婴幼儿多表现为间质性或小叶性肺炎，年长儿则以肺实变及胸腔积液多见。胸部CT检查较胸片可提供更多的诊断信息，同时有助于与肺结核等其他肺部疾病相鉴别。MPP的CT影像可表现为结节状或小斑片状影、磨玻璃影、支气管壁增厚、马赛克征、树芽征、支气管充气征、支气管扩张、淋巴结大、胸腔积液、坏死性肺炎等。肺实变吸收慢，一般在4周时大部分吸收，8周时完全吸收。

【实验室诊断】

1. **病原学诊断**　分离培养：从肺炎患儿咽喉、鼻咽部、胸水或体液中分离出MP是诊断MP感染的可靠标准，但常规培养需10~14天，甚至更长时间，对临床早期诊断的意义不大。

2. **血清学检查**

(1)急性期和恢复期双份血清特异性IgG抗体检测：抗体4倍以上升高是肺炎支原体感染的确诊依据，但无早期诊断价值。

(2)血清特异性IgM抗体检测：IgM>1∶160有诊断价值。

3. **肺炎支原体DNA或RNA(PCR)检测**　可采集咽拭子或支气管肺泡灌洗液标本进行早期诊断。

【治疗】 MPP一般治疗和对症治疗同儿童CAP。抗生素采用大环内酯类抗菌药物，对于耐大环内酯类抗菌药物者，可以考虑其他抗菌药物。对重症和难治性MPP，可能需要加用糖皮质激素及支气管镜治疗。

1. **抗MP治疗**　不建议用于支原体感染急性上呼吸道感染治疗。

(1)大环内酯类抗菌药物：为首选药物。该类药物能选择性抑制MP蛋白质的合成。用于儿童MP治疗的主要是红霉素、阿奇霉素、克拉霉素、罗红霉素等。其中阿奇霉素每天仅需1次用药，使用天数较少，生物利用度高以及细胞内浓度高，依从性和耐受性均较高，已成为治疗首选。阿奇霉素用法：10mg/(kg·d)，每天1次，轻症3天为1个疗程，重症可连用5~7天，4天后可重复第2个疗程，但对婴儿，阿奇霉素的使用尤其是静脉制剂的使用要慎重。红霉素用法：每次10~15mg/kg，12小时一次，疗程10~14天，个别严重者可适当延长。停药依据临床症状、影像学表现以及炎性指标决定，不宜以肺部实变完全吸收和抗体阴性或MP-DNA转阴作为停药指征。

(2)非大环内酯类抗菌药物：对于大环内酯类药物耐药的支原体，可考虑使用四环素类(四环素、多西环素)、氟喹诺酮。四环素类抗菌药物作用于MP核糖体30S亚基，抑制蛋白质合成的肽链延长。该类药物因可能使牙齿发黄或牙釉质发育不良等不良反应，应用于8岁以上患儿。喹诺酮类抗生素与MP的DNA解旋酶和拓扑异构酶Ⅳ发生交替作用，干扰和抑制蛋白质合成，对MP有抑制作用。本药可能对骨骼发育产生不良影响，18岁以下儿童使用受到限制。虽然多篇文献报道RMPP病例应用环丙沙星或莫西沙星治疗取得较好疗效，但大部分病例联合应用糖皮质激素，且例数少、未进行对照，使用此类药物时应进行风险/利益分析。

(3)混合感染的治疗：MPP可能合并其他病原感染。若有合并其他病原微生物的证据，则参照CAP指南选择联用其他抗菌药物。

2. **糖皮质激素**　对急性起病、发展迅速且病情严重的MPP，尤其是难治性支原体感染可考虑使用全身糖皮质激素。一般采用常规剂量、短疗程，甲泼尼龙1~2mg/(kg·d)，疗程3~5天。

3. **丙种球蛋白**　不常规用于普通MPP的治疗，但如果合并自身免疫性疾病时如中枢神经系统病变、免疫性溶血性贫血、免疫性血小板减少性紫癜等，可考虑应用丙种球蛋白，一般采用1g/(kg·d)，疗程1~2天。

4. **儿科软式支气管镜术**　MPP患儿常有呼吸道黏液阻塞，甚至较大的支气管塑形分泌物栓塞，少数可有支气管炎症性狭窄甚至肉芽增生，及时解除呼吸道阻塞对减轻高热等症状、促进肺复张、减少后遗症的发生有重要意义。软式支气管镜可以通过局部灌洗、异物钳或活检钳、细胞毛刷等，清除下呼吸道分泌物与痰栓来通畅呼吸道。少数患儿存在黏膜肉芽组织增生或纤维化收缩导致支气管闭塞，可采用支气管镜下球囊扩张、冷冻等治疗。考虑到多数炎症性病变的可逆性及支气管镜尤其是介入治疗的侵入损伤性，该类患儿的介入治疗应严格掌握指征，仔细评估，权衡利弊。

（张育才　卢秀兰　臧平　刘静　肖政辉　袁远宏　赵祥文　黄健宝）

第四节　闭塞性细支气管炎

闭塞性细支气管炎（bronchiolitis obliterans，BO）是一种细支气管炎性损伤所致的慢性气流受限综合征。患儿在急性下呼吸道感染或急性气道损伤后，出现持续或反复的咳嗽、喘息、呼吸困难，肺高分辨率CT有马赛克灌注征等典型改变，肺功能显示不可逆的阻塞性通气功能障碍。儿童BO多与下呼吸道感染有关。目前无确切的发病率统计，感染后BO（post-infectious bronchiolitis obliterans，PBO）有报道，大约有1%的急性病毒性细支气管炎可能发展成BO。BO病理上表现为细支气管的部分或完全闭塞，临床表现为重症肺炎或其他原因引起的气道损伤后持续咳嗽、喘息、呼吸困难，严重影响儿童的身体健康和生活质量。近十年我国儿科医师才逐渐认识本病，诊断BO的患儿明显增多，但也不可避免地存在诊断过度或认识不足的情况。本节重点从BO的病理、常见病因、临床表现、相关检查、诊断及治疗进行阐述。

【病理特征】 BO是一个病理学的概念，由于炎症和免疫反应损伤细支气管上皮及上皮下组织，机体异常的上皮再生和组织修复导致病变发生，主要病理改变为狭窄性细支气管炎和增殖性细支气管炎。狭窄性细支气管炎表现为细支气管周围纤维化，压迫管腔，导致管腔狭窄闭塞，并为不可逆性损伤，其病变呈斑片样分布。增殖性细支气管炎则是管腔内肉芽组织增生为特点，尤其累及呼吸性细支气管、肺泡管和肺泡，具有潜在可逆性，此两种病变可同时存在。并可以伴有大气道的支气管扩张，肺不张，血管容积和/或数量的减少。

【病因】

1. **感染**　感染是儿童BO的首位发病因素。PBO最常见的病原是腺病毒。感染腺病毒的型别（特别是3、7、11、21血清型）及腺病毒肺炎急性期的严重程度与BO发生有关。麻疹病毒、肺炎支原体感染导致BO也较多见。其他病原感染如呼吸道合胞病毒、B族链球菌、流感嗜血杆菌、单纯疱疹病毒、流感病毒、副流感病毒3型、人类免疫缺陷病毒1型、衣原体、百日咳杆菌等均与BO发生相关。

2. **结缔组织病**

(1) 重症渗出性多形性红斑：又称Stevens-Johnson综合征（SJS），是儿童BO的常见原因之一。有报道称1/3的SJS患儿有气道上皮受损，可发生BO；

(2) 其他结缔组织病：如类风湿性关节炎、系统性红斑狼疮、硬皮病、干燥综合征等。

3. **吸入因素**　吸入有毒物质与BO的发生有关。

4. **骨髓移植及心、肺等器官移植**　骨髓移植后急性移植物抗宿主反应和实体器官的高危因素。骨髓移植前的状态、骨髓移植相关的疾病尤其是病毒性肺炎、免疫抑制剂的应用等也是BO的发病因素。

5. **其他**　如胃食管反流、药物因素、免疫因素等。部分患儿找不到明确诱因。

【临床表现】

1. **诱因**　有感染或其他原因引起肺损伤的前驱病史。

2. **症状**　轻重不一，多数表现为持续的咳嗽、喘息、呼吸急促、呼吸困难，运动耐受力差。易患呼吸道感染，使症状进一步加重。

3. **体征**　呼吸增快，呼吸动度大，有鼻扇、三凹征。肺部喘鸣音和湿啰音是最常见体征。杵状指/趾不多见。

4. **病程**　持续6周以上。

5. **治疗反应**　未合并感染时抗感染治疗不能使症状缓解，对支气管舒张剂反应差。

【辅助检查】

1. **肺功能和血气分析**　BO患儿的肺功能特

异性表现为不可逆的阻塞性通气功能障碍，随着病情进展可表现为限制性或混合性通气功能障碍，1 秒钟呼吸量（FEV_1）决定 BO 的严重程度。动脉血气分析显示低氧血症和 / 或伴随有高碳酸血症。

2. **影像学改变**

（1）胸部 X 线检查：主要表现为两肺过度充气，部分合并单侧透明肺（又称 Swyer-James 综合征），是由于幼年时患腺病毒肺炎、麻疹肺炎或百日咳后形成 BO，并伴有血管炎的改变，阻止了肺泡囊正常发育所致。影像学表现为单侧肺部分或全部透光增强、纹理稀少、体积减小。合并感染时可出现斑片状阴影。

（2）胸部高分辨率 CT（high-resolution computerized tomography，HRCT）检查：能更清楚地显示小气道病变，可见马赛克灌注征，是 BO 的主要征象。马赛克灌注征是指肺密度减低区与肺密度增高区夹杂相间呈不规则的补丁状或地图状分布的表现。肺密度减低区反映了由于狭窄性细支气管炎和增殖性细支气管炎造成的局部气体滞留和由于局部缺氧、血管痉挛造成的血流灌注减少，是 BO 的病变区域。相对密度增高区域反映的是代偿性的灌注增加、支气管扩张、支气管壁增厚。

（3）肺活检：是 BO 诊断的金标准，病检显示为纤维瘢痕组织形成并且影响小气道，但考虑到 BO 病灶呈补丁样分布，支气管镜穿刺活检阳性率非常低，即使是开胸肺活检也可因取不到病变部位而不能确诊，儿童病理取材更受限制。

【诊断】 由于 BO 病变呈斑片样分布，肺活检不一定取到病变部位，故临床应用受到限制。目前主要通过临床诊断，符合以下标准临床可诊断：

1. **前驱病史**　发病前患过急性严重的毛细支气管炎或病毒性肺炎及其他可引起细支气管损伤的疾病。

2. **临床表现**　急性发病后患儿出现持续或反复喘息或咳嗽、呼吸急促、呼吸困难、运动不耐受，双肺可闻及广泛的喘鸣音、湿啰音，并持续存在，达 6 周以上，对全身性激素和支气管扩张剂反应差。

3. **辅助检查**　胸部 HRCT 显示马赛克灌注征、支气管扩张、支气管壁增厚，肺功能显示小气道阻塞性通气障碍或混合性通气功能障碍，支气管舒张实验多为阴性。

4. **排除其他引起喘息的肺部慢性疾病**　肺结核、囊性肺纤维化、支气管肺发育不良、免疫缺陷病、α_1- 抗胰蛋白酶缺乏症等。

【鉴别诊断】

1. **支气管哮喘**　哮喘发作严重时也可出现马赛克灌注征，但是哮喘气道阻塞呈可逆性，抗哮喘治疗有效（支气管舒张剂实验阳性），HRCT 马赛克灌注征随病情好转可消失。

2. **弥漫性泛细支气管炎**　多伴有鼻窦炎、胸部 HRCT 显示双肺弥漫分布小叶中心结节和支气管扩张，小剂量红霉素有效。

3. **先天性气管、支气管、肺发育不良及血管发育畸形**　在小年龄儿童尤其多见，可表现为持续咳喘，肺部 CT 和纤维支气管镜检查、心脏彩超等检查可鉴别。

【治疗】 对于 BO 的治疗尚无确切的方案，有人主张长期应用激素，不是为了逆转严重的气道阻塞，而是为了减少气道高反应和继发于病毒感染和过敏的支气管狭窄。一些动物实验已经显示早期诊断、早期治疗能够阻断 BO 进展，而不可逆性的气道阻塞一旦形成，则无特效治疗。目前可应用于临床的治疗方法有：

1. **糖皮质激素**

（1）吸入治疗：临床症状轻微、病情平稳的可直接吸入，或作为全身应用激素的维持治疗，使用剂量如下：①射流雾化（适合于各年龄的儿童）布地奈德雾化液每次 0.5~1mg，每天 2 次；②其他吸入装置根据年龄选择合适的吸入装置，丙酸氟替可松（125μg/ 揿）+ 储物罐 1 揿，每天 2 次，布地奈德 / 福莫特罗（80μg+4.5μg）吸入剂，沙美特罗替卡松吸入剂（50μg/100μg）/ 揿，每天 2 次。

（2）全身应用：病情较重或在病程早期应用，治疗无反应或出现明显副作用（如免疫抑制、骨质疏松、生长发育迟缓等）时，需及时停用，可与吸入激素联合使用，可通过口服泼尼松龙或甲泼尼松片 1~2mg/（kg·d），1 个月后逐渐减量，总疗程不超过 3 个月。静脉滴注，一般对感染后有 BO 迹象或症状急危重者、SJS 有 BO 迹象、移植后 BO 患儿使用甲泼尼龙 1~2mg/（kg·次），每天 1~4 次，病情稳定后改口服。

2. **大环内酯类抗生素**　阿奇霉素有抗炎特性，有学者认为小剂量阿奇霉素口服治疗，可抑制某些细菌在气道的定植，而发挥抗炎作用和免疫调节作用，减少再次肺部感染、肺损伤的机会。推荐剂量：初始治疗建议阿奇霉素 5mg/(kg·d)，连续使用 5 天，然后每周 5mg/(kg·d)，连服 3 天，至少治疗 3 个月，经过至少 3 个月治疗，患者病情仍在进展，建议停用。使用阿奇霉素期间需定期监测肝肾功能。

3. **孟鲁司特**　研究显示成人肺移植后 BO 患者口服后，其肺功能指标可见明显改善。

4. **对症治疗**

(1) 氧疗和呼吸支持：防止患儿出现低氧血症，使血氧饱和度达到 94% 以上，危重患儿可给予持续呼吸末正压进行呼吸支持治疗。

(2) 支气管舒张剂：短效 β_2- 肾上腺素受体激动剂短期吸入缓解部分严重喘息症状，不建议单独使用，可联合糖皮质激素使用。

(3) 支气管肺泡灌洗：目前认为治疗无益，但是合并急性感染时可考虑使用该方法急性局部治疗。

(4) 抗生素：BO 易发生反复呼吸道感染，但患者有感染证据时可根据病原学检查结果选择抗生素使用。

(5) 营养支持：BO 患儿能量消耗较大，需要积极给予营养支持治疗。

5. **其他治疗**　肺部理疗、中药、肺移植等可根据情况选择。

【预后】 BO 预后难以确定，可能与引起 BO 的病因有关，PBO 预后相对较好，多数病情不再进展，绝大部分可存活，此类患儿病程中出现的临床好转可能以儿童不断生长发育有关，并不是细支气管病变消退的表现。其他原因导致的 BO 预后差，死亡率高。

（卢秀兰　赵祥文）

第五节　重症哮喘

支气管哮喘是一种以慢性气道炎症和气道高反应性为特征的异质性疾病，是由多种细胞，包括炎性细胞（嗜酸性粒细胞、肥大细胞、T 淋巴细胞、中性粒细胞等）、气道结构细胞（气道平滑肌细胞和上皮细胞等）和细胞组分参与的气道慢性炎症性疾病。这种慢性炎症导致易感个体气道高反应性，当接触物理、化学、生物等刺激因素时，出现反复发作的喘息、气促、胸闷、咳嗽等症状，常在夜间和 / 或清晨发作或加剧。具有诱因多样性、反复发作性、时间节律性、季节性、可逆性等特点。多数患儿可经治疗缓解或自行缓解。尽管对支气管哮喘的研究不断深入，防治技术的日益普及，但近二十余年来我国城市 0~14 岁儿童哮喘的累计患病率还是呈现明显的上升趋势，2010 年较 1990 年上升了约 1.5 倍，达到了 3.02%，部分地区则高达 7% 以上，接近发达国家的水平。

支气管哮喘是儿科的常见疾病，严重影响着儿童的身心健康。哮喘可反复发作，严重时病情急性加重，可迅速发展为呼吸衰竭，危及生命。如哮喘急性发作经合理应用支气管舒张剂和糖皮质激素等哮喘缓解药物治疗后，仍有严重或进行性呼吸困难加重者，称为哮喘危重状态（哮喘持续状态）；如支气管阻塞未及时得到解除，可迅速发展为呼吸衰竭，直接威胁生命（危及生命的哮喘发作）。出现以上情况，就是重症哮喘。

【病理生理】 哮喘时肺部突出的病理改变是支气管平滑肌痉挛、炎症细胞浸润和基底膜增厚。除外，气道黏膜炎症、水肿、上皮脱落混合细胞碎屑、黏液分泌增加及黏膜纤毛功能障碍，造成气道内栓塞物梗阻，导致肺不张、肺气肿和肺大疱等病变。哮喘危重状态的病理改变主要有 3 个 S：痉挛（spasma）、分泌亢进（secreation）及黏膜水肿（swelling）。死于哮喘持续状态的患儿尸检时发现，两肺过度膨胀，肥大细胞数减少；气道内有广泛的黏液栓。这些黏着力强的黏液栓由黏液、脱落的上皮细胞、嗜酸性白细胞及纤维蛋白降解产物组成。这些改变造成肺泡通气 / 血流灌注（V/Q）比例失调（低 V/Q）、气体交换障碍，临床表现为低氧血症。由于过度充气的肺区血流灌注减少，使呼吸（生理）无效腔增加。严重气道狭窄患儿气道阻力大幅度增加。尽管主动呼气，但呼气流速仍很小，呼气时间延长，吸气开始时肺泡内气体尚未完全排出，呼气末肺泡内呈正压，这种现象称"内源性或隐匿性呼气末正压"。

哮喘持续状态对循环系统的影响，主要与胸腔内压增高及肺过度充气有关。用力呼气时胸腔内压增加，右心回心血量减少，而强有力的负压吸气期使血流回心增加，右心充盈增加，室间隔移向左心室，使舒张期左心室充盈不完全；同时吸气期巨大的胸腔负压不利于收缩期心室排空，相当于心室后负荷增加；肺部过度充气时肺动脉压力增加，使右心后负荷增加。这一系列改变的总和，使吸气期心搏出量下降以及收缩压下降，形成奇脉。

哮喘持续状态时，常因呼吸肌的剧烈活动产

生的乳酸增多和利用与清除的减少，血氧减低等原因，使肌酸磷酸激酶活性升高及乳酸性酸中毒。

【临床表现】

1. **症状和体征**　重症哮喘时，原有咳嗽、气喘加重，面色青紫或苍白，口唇发绀，鼻翼扇动，呼吸急促、辅助呼吸肌收缩，心动过速、奇脉及大汗，甚至神志不清。年长儿主诉胸闷、气短，语不成句，不能平卧。年幼儿表现为烦躁、拒食。体检可发现肺部触觉震颤正常或减弱，叩诊过清音，听诊肺部呼气相延长和哮鸣音。但当有重症哮喘发作时，可以由于气道阻塞严重，呼吸音明显减弱，哮鸣音也减弱或消失，称"沉默肺"。

2. **血气分析**　早期动脉血氧分压（PaO_2）约6.65~9.30kPa（50~70mmHg），动脉血二氧化碳分压（$PaCO_2$）<5.32kPa（40mmHg），血pH值正常或稍升高。中期PaO_2约6.65~7.32kPa（50~55mmHg），$PaCO_2$上升至5.32kPa（40mmHg），血pH值仍可正常，此时应警惕呼吸衰竭的产生。哮喘持续较长时间后，广泛的细支气管被黏液痰栓塞，PaO_2进一步下降，常<6.65kPa（50mmHg），而$PaCO_2$明显升高>5.32kPa（40mmHg），而pH值<7.35，呈现低氧血症、CO_2潴留和酸中毒。此时若呼吸衰竭状态不及时有效处理，常危及生命。

3. **心电图**　显示心动过速、电轴右偏及P波高尖。这是由于肺泡过度充气及缺氧使肺小血管收缩，肺血流遇到较大阻力，造成了肺动脉高压。严重缺氧还可损伤心肌，使心率减慢，甚至停搏而死亡。因此心率减慢亦应警惕为病危的预兆。

4. **肺功能**　1秒钟用力呼气量（FEV_1）和最大呼气流速（PEFR）降低。如FEV_1下降，PEFR波动与基础相比>25%时，即使临床体征改变不大，也应对患者密切观察，如FEV_1明显下降，PEFR波动值>75%，应立即住院治疗。但在重症哮喘发作时难以配合肺功能测定，这时可以测定简易峰流速（PEF）或待病情稳定后再检测肺功能。

【识别高危患者】　主要根据危险因素和临床表现疾病进行评估，尽早识别出可能会出现致死性哮喘发作的患者。虽然目前没有单一症状可预示患者可能出现重症哮喘的可能，根据对患儿病情影响的大小分为主要危险因素和次要危险因素：

1. **主要危险因素**　呼吸困难和喘息的增加，夜间觉醒频率，一直使用短效β-受体激动剂，PEFR增加，哮喘发作控制不理想的患者，近期或发病时正在使用口服糖皮质激素，及患者治疗依从性差的患者，既往有过因为哮喘原因进行气管插管和机械通气，或在重症监护室进行治疗的患者，均需要警惕可能出现致死性哮喘发作的可能。

2. **次要危险因素**　环境特定因素的过敏，如对宠物毛发、尘螨等过敏。食物过敏，对特定食物的过敏具有临床意义，这是导致哮喘相关的死亡的重要危险因素。特殊药物的影响，阿司匹林和非甾体类抗炎药物诱发过哮喘发作的患者。运动后出现过哮喘发作的患者。遗传因素（过敏毒素C3aR和C5aR）与致死性哮喘的发作有一定的相关性。合胞病毒感染、吸烟等。

【鉴别诊断】　哮喘持续状态时必须排除心源性哮喘、慢性阻塞性肺疾病、上呼吸道梗阻或异物，以及肺栓塞。特别是无哮喘史的年长儿应特别需要进行鉴别诊断。心源性哮喘常有心衰的症状和体征。慢性阻塞性肺疾病时往往有既往肺部的慢性疾病史。上呼吸道梗阻或异物者，或有上气道的感染或异物吸入史。栓塞发作突然，其呼吸困难程度与PEFR或FEV1不成正比。哮喘患儿由于早期过度通气，其$PaCO_2$不升高，甚至反而轻度下降，一般都<5.32kPa（40mmHg），这是哮喘与其他慢性阻塞性肺疾病的不同之处。

对重症哮喘患儿要进行整体病情严重度评估和心肺功能分级评价，及时判断哮喘持续状态的严重程度是正确处理的前提。如最大限度药物治疗下病情仍恶化；呼吸困难影响睡眠及谈话，辅助呼吸肌收缩；心动过速，呼吸频率加快，奇脉；FEV_1明显下降或PEFR波动值>75%；$PaCO_2$升高，血pH值<7.25；神志障碍，明显脱水；哮鸣音和呼吸音减弱或消失；血压明显下降；吸入0.4（40%）氧气后仍有发绀等，皆提示哮喘处于危重状态。

哮喘急性发作常表现为进行性加重的过程，以呼气流量降低为其特征，常因接触变应原、刺激物或呼吸道感染诱发。其起病缓急和病情轻重不一，可在数小时或数天内出现，偶尔可在数分钟内即危及生命，故应及时对病情作出正确评估，以便即刻给予有效的紧急治疗。

【治疗】儿童哮喘危重状态的治疗需根据患儿年龄、发作的严重程度以及诊疗条件选择合适的初始治疗方案，并连续评估对治疗的反应，在原治疗基础上进行个体化治疗。早期识别重症哮喘、开放气道、持续监护、适宜的心肺功能支持和维持内环境平衡是成功救治重症哮喘的关键。同时平时应正确指导哮喘患者/家长在出现哮喘发作征象时及时使用吸入性速效 β_2- 受体激动剂，建议雾化吸入方法给药或使用压力定量气雾剂经储雾罐（单剂给药，连用 3 剂）。如治疗后喘息症状未能有效缓解或症状缓解维持时间短于 4h，应即刻前往医院就诊。

主要治疗方法有氧气治疗、糖皮质激素、支气管扩张剂、吸入性抗胆碱药和全身硫酸镁治疗。

（一）氧气治疗

重症患者常有明显的低氧血症，应给予充分饱和湿化的氧疗。吸氧浓度（FiO_2）以 30%~50% 为宜。鼻导管、面罩吸氧及无创正压通气（NPPV），以维持血氧饱和度在>94%，并进行心肺监护。纠正低氧血症有利于周围组织特别是呼吸肌的供氧；改善缺氧性肺血管收缩及降低肺动脉高压；防止支气管收缩作用引起的低氧血症。NPPV 目前认为对于重症患者是最大的获益，有一部分患者可以避免气管插管治疗。

1. **无创辅助通气（noninvasive positive pressure ventilation，NPPV）** 有面罩和鼻塞式两种方法，有 nCPAP、BiPAP 和高流量吸氧方式。重症哮喘首选的氧疗方法。

2. **气管插管和有创辅助通气（invasive positive pressure ventilation，IPPV）** 哮喘持续状态的患者应谨慎进行气管插管，气道的操作可能会加重病情，建议气管插管经验非常丰富的医师进行操作，并且实施气管插管和有创通气后应该做好气道管理、观察有无气胸的发生及低血压等。

(1) 气管插管的适应证：主要根据临床表现，严重且持续的呼吸增快（如不能说话），给予充分氧疗后患者仍有缺氧（高浓度 100% 吸氧下或者无创呼吸机辅助通气下 PaO_2<60mmHg）；意识状态的改变；呼吸或心搏骤停；出现中至重度的二氧化碳潴留不是气管插管的指征，但伴有严重呼吸性酸中毒或意识状态改变，应该给予气管插管。

(2) 有创机械通气的策略：哮喘患者能否成功进行机械通气取决于限制过度充气和气压伤的风险，可采用允许性高碳酸血症策略。通过减少分钟流量并在下开始吸气时能有充足的时间进行呼气，已达到降低过度充气的风险。在保持正常（恒定）吸气时间的同时降低 RR 会增加呼气时间，降低吸呼比值，减少过度充气和最大吸气压力（PIP），降低气压伤的风险。有人认为压力支持通气（pressure support，PS）是插管哮喘患者理想的通气方式。目前认为压力调节容量控制（pressure regulation volume control，PRVC）的通气模式是一种可选择的通气方式。这种通气模式的优点是使用最小的压力达到最佳的容量通气，但目前没有证据支持一种通风方式优于另一种通风方式。根据病情进行评估，表 3-4 中提供的儿童哮喘持续状态呼吸机辅助通气的初始参数调节供参考。对于 PEEP 的设置目前认为初始调节为 3~5cmH_2O，可根据患者情况以 1cmH_2O 增加，并且做好 PEEP 增加的效果评估，一般认为 3~8cmH_2O 可以成功治疗大部分哮喘患者，如果发生明显过度肺膨胀，甚至气胸，建议调整或降低 PEEP。

表 3-4 儿童哮喘持续状态呼吸机辅助通气的初始参数调节

参数	建议初始设置参数	最大建议设置参数
潮气量（Vt，ml/kg）	8~10	12
呼吸频率（RR，次/min）	8~10	16
吸气时间（Ti，s）	0.75~1	1.5
I∶E 比	1∶3~1∶5	>1∶3
吸气流量［Flow，L/(kg·min)］	4~10	4~10
分钟通气量［MV，ml/(kg·min)］	<115	<115
FiO_2	1.0	1.0
PEEP（cmH_2O）	3~5	8

（二）药物治疗 治疗目标是确保氧合和通气，减轻呼吸做功。

1. **糖皮质激素** 通常因为达到重症哮喘的诊断标准，入住 PICU 的患者建议静脉使用。首选治疗为甲泼尼龙，负荷量 2mg/kg，然后每次 0.5~1mg/kg，6 小时 1 次，最大剂量为 60mg/d。

2. **支气管扩张剂** 以吸入沙丁胺醇治疗为主，吸入性异丙托溴铵和静脉使用硫酸镁对一部分患者有效。一般建议在初始吸入支气管扩张剂无效时，可选择使用其他支气管扩张剂治疗。

(1) 吸入速效 β_2- 受体激动剂：作用机制是通过激活气道平滑肌中的腺苷酸环化酶，使细胞内 cAMP 增加、蛋白激酶 A 活化，从而抑制肌浆球蛋白的磷酸化，降低细胞内钙浓度，达到松弛气道平滑肌的作用，是重症哮喘发作的一线药物。首选雾化吸入，可使用氧驱动（氧气流量

6~8L/min）或空气压缩泵雾化吸入。药物剂量：雾化吸入沙丁胺醇或特布他林，体重≤20kg，每次 2.5mg；体重>20kg，每次 5mg；第 1 小时可每 20 分钟 1 次，以后根据治疗反应逐渐延长给药间隔，根据病情每 1~4 小时重复吸入治疗。如不具备雾化吸入条件时，可使用压力型定量气雾剂（pMDI）经储雾罐吸药，每次单剂喷药，连用 4~10 喷（<6 岁者 3~6 喷），用药间隔与雾化吸入方法相同。快速起效的福莫特罗也可在≥6 岁哮喘儿童作为缓解药物使用，但需要和吸入糖皮质激素（inhaledcorticosteroid，ICS）联合使用。

（2）硫酸镁：有助于危重哮喘症状的缓解，安全性良好。药物剂量：硫酸镁 25~75mg/（kg·d）（总剂量≤2g/d），分 1~2 次，加入 10% 葡萄糖溶液 20ml 缓慢静脉滴注（20 分钟以上），酌情使用 1~3 天。不良反应包括一过性面色潮红、恶心、低血压等，通常在药物输注时发生。如过量可静脉注射 10% 葡萄糖酸钙拮抗。

（3）抗胆碱制剂：能抑制气道平滑肌的毒蕈碱受体，使迷走神经的胆碱能张力降低，引起支气管舒张，还能阻止胆碱能反射所致的支气管收缩。短效抗胆碱能药物是儿童哮喘急性发作联合治疗的组成部分，可以增加支气管舒张效应，尤其是对 β_2- 受体激动剂治疗反应不佳的中重度患者应尽早联合使用。雾化药物剂量：体重≤20kg，异丙托溴铵每次 250μg；体重>20kg，异丙托溴铵每次 500μg，加入 β_2 受体激动剂溶液作雾化吸入，间隔时间同吸入 β_2 受体激动剂。如果无雾化条件，也可给予短效抗胆碱能药物气雾剂吸入治疗。

（4）静脉用 β_2 受体激动剂：一般建议在吸入支气管扩张剂治疗无效的患者中，建议使用。常用药物为特布他林，用法：负荷量 10μg/kg（10 分钟使用完），然后 0.1~10μg/（kg·min），根据患者临床表现，特别监测患者呼吸、心率、灌注及通气情况。如果没有静脉使用的特布他林建议使用皮下或者肌内注射肾上腺素，剂量：0.01ml/kg，1∶1 000 溶液（1mg/ml），最多 3 剂，最大剂量 0.5mg。

（5）氨茶碱：主要作用有磷酸二酯酶抑制剂活性的甲基黄嘌呤，一直以来是急性哮喘治疗的标准组成部分，但在过去的 30 年中，基本已经从急性哮喘的标准治疗中淘汰。仅用于对特布他林治疗无效的严重哮喘患者，但需要注意该类药物可能会引起心率增快，监测心电图、血药浓度。药物剂量：氨茶碱负荷量 4~6mg/kg（总剂量≤250mg），缓慢静脉滴注 20~30 分钟，继之根据年龄持续滴注维持剂量 0.5~1mg/（kg·h），如已用口服氨茶碱者，可直接使用维持剂量持续静脉滴注。亦可采用间歇给药方法，每 6~8 小时缓慢静脉滴注 4~6mg/kg。

（三）体液平衡

重症哮喘时往往有摄入量不足、呕吐及呼吸增快引起的气道非显性液体丢失增多等原因，患儿常伴有轻 - 中度脱水，需要予以及时纠正以维持血容量，也可避免呼吸道分泌物稠厚。但同时又需要注意在重症哮喘时常存在抗利尿激素的分泌异常，在治疗时应避免补液过快、过多，以防诱发肺水肿，一般只需使用 2/3 的生理需要量即可。如有脱水，初期一般用 1/3 张含钠液，最初 2 小时内以 5~10ml/（kg·h）输入，脱水纠正后，用 1/5 张含钠液维持。见尿后补钾，根据年龄及脱水程度，一般输液量每天约 50~100ml/kg。重症哮喘时的呼吸性酸中毒应以改善通气予以纠正，代谢性酸中毒常可用吸氧及输液来纠正，明显的代谢性酸中毒可使用碳酸氢钠，稀释至等张液（碳酸氢钠为 1.4%）滴注予以纠正。

（四）感染防治

重症哮喘常由病毒感染诱发，无须常规使用抗生素，但如同时合并有细菌或非典型病菌感染则需要早期识别，可通过监测血常规白细胞、CRP、PCT 及痰涂片等，如果有细菌感染的证据应该针对性给予抗感染治疗。

（五）镇静剂

当哮喘危重状态时如未作气管插管者，则慎用镇静剂，避免使用可能影响呼吸的药物。

（六）体外膜肺

在经过以上治疗后，患者仍不能获得缓解时，可给予该项治疗，不建议作为常规治疗措施。

（陈　强　卢秀兰）

第六节　气　胸

胸膜腔是不含气体的密闭的潜在性腔隙。当气体进入胸膜腔造成积气状态时，称为气胸（pneumothorax）。气胸可分为自发性、外伤性和医源性三类。自发性气胸又可分为原发性和继发性，前者发生在无基础肺疾病的健康人，较常见于身材单薄、消瘦的男性青少年；后者常发生在有基础肺疾病的患儿。外伤性气胸系胸壁的直接或间接损伤引起。医源性气胸则由诊断和治疗操作所致。游离胸膜腔内积气都位于不同体位时的胸腔上部。当胸膜腔炎症、手术等原因发生粘连,胸膜腔积气则会局限于某一区域,出现局限性气胸;由于积气进入胸膜腔,改变了胸膜腔内的负压状态,空气压迫肺组织使其向肺门处萎陷,萎陷的程度取决于胸腔内空气量的多少,以及肺和胸膜等的病理情况。

【病因】 小儿气胸的常见病因是感染,常继发于肺部感染,如肺脓肿、脓胸、肺结核、肺囊肿合并感染和耶氏肺孢子虫感染性肺炎等。病灶组织坏死,分泌物阻塞或部分阻塞细支气管,形成肺小泡或肺大疱,终因压力增高而破裂。此外,机械损伤,包括呼吸道异物、肺部挫伤、肺和胸腔贯通伤、肺和胸腔穿刺、人工机械通气、持续正压给氧时压力过高和/或呼气末正压调节不当等,亦可引起气胸。用力过猛,剧烈咳嗽、喷嚏、屏气或大喊大笑大叫等情况也可能成为气胸的诱因。

【临床类型】 根据脏层胸膜破裂情况不同及其发生后对胸腔内压力的影响,自发性气胸通常可分为三种类型:

1. **闭合性(单纯性)气胸** 破裂的脏层胸膜,其裂口处或因肺组织的弹性回缩,或因纤维和纤维素性渗出物将其自行封闭,一般胸膜腔内压仍低于大气压,肺泡气不再继续漏入胸膜腔。如果进行胸腔抽气,胸腔压力下降而不复回升,胸腔内残余气体会在数日内自行吸收,以维持胸腔负压。患侧肺萎陷使肺呼吸面积减少,通气血流失衡,影响肺通气和换气功能。

2. **开放性(交通性)气胸** 外界空气经胸壁伤口或软组织缺损处,随呼吸自由进出胸膜腔。空气出入量与胸壁伤口大小有关。伤口大于气管口径时,空气出入量多,胸膜腔内压几乎等于大气压,患侧肺将完全萎陷,丧失呼吸功能。患侧胸膜腔内压显著高于健侧,纵隔向健侧移位,进一步使健侧肺扩张受限。呼、吸气时,出现两侧胸膜腔压力不均衡的周期性变化,使纵隔在吸气时移向健侧,呼气时移向患侧,称纵隔扑动。纵隔扑动和移位影响腔静脉回心血流,可以引起严重循环功能障碍。患侧胸壁可见伴有气体进出胸腔发出吸吮样声音的伤口,称胸部吸吮性伤口。

3. **张力性(高压性)气胸** 支气、支气管或肺损伤处形成活瓣,气体随每次吸气进入胸膜腔并累积增多,导致胸膜腔压力高于大气压,故又称为高压性气胸。患侧肺严重萎陷,纵隔显著向健侧移位,健侧肺也受压迫,腔静脉回流障碍。高于大气压的胸内压,驱使气体经支气管、气管周围疏松结缔组织或壁层胸膜裂口,进入纵隔或胸壁软组织,形成纵隔气肿或面、颈、胸部的皮下气肿。

【临床表现】 症状轻重与有无肺基础疾病及功能状态、气胸发生的速度、胸膜腔内积气量及其压力大小因素有关。

1. **症状** 大多数起病急骤,多在原发疾病的基础突然恶化,出现呼吸加快、缺氧。婴幼儿大都在肺炎病程中突然呼吸困难。年长儿可有一侧胸痛,继之胸闷和呼吸困难,可有刺激性咳嗽。闭合性气胸根据胸膜腔内积气的量、产生的速度不同以及原有肺内病变范围的大小,症状可轻可重。积气量小时可无症状;积气较大量时,患儿出现呼吸困难。开放性气胸、张力性气胸时,由于胸腔内压升高,肺组织被压,纵隔移位,可有严重的呼吸循环障碍、烦躁不安、鼻翼扇动、口唇发绀、出冷汗、虚脱、颈静脉怒张、皮下气肿,甚至因缺氧而发生呼吸衰竭。

2. **体征** 取决于积气量的多少和是否伴有胸腔积液。少量气胸体征不明显。积气多者,可有呼吸急促、鼻翼扇动、发绀。患侧胸廓饱满,膈肌下移,呼吸运动和语颤减弱;气管与纵隔向健侧移位;叩诊呈过度清音或鼓音,听诊呼吸音减弱或消失;呼吸、心率加快。血压下降等。

【诊断】

临床上根据典型症状及体征可做出诊断,X线胸片或胸部CT检查可协助诊断。此外,B超、胸腔镜等对气胸的病因、诊断及类型的判断有一定价值。

1. **X线检查** 是诊断气胸的重要方法,可显示肺受压缩的程度、肺内病变情况,以及有无胸腔粘连、胸膜腔积液和纵隔移位等。一般摄立位后前位。气胸的典型表现为外凸弧形的细线条形阴影,称气胸线,线外透亮度增高,无肺纹理;线内为压缩的肺组织。吸气时纵隔移向健侧,呼气时纵隔返回原位,甚至移向患侧,引起纵隔摆动。若张力性气胸,气管、纵隔移位明显,如为右侧气胸,则心脏可完全移位至左侧胸腔内,患侧胸膜可通过纵隔后间隙疝向健侧,形成纵隔疝。

2. **CT检查** 肺窗出现在肺外围带状的无纹理区,透亮度增加,其内侧可出现被压缩的肺组织边缘。可见因气胸引起的气管、纵隔向对侧移位,同侧横膈下降。胸部CT检查对于小量气胸、局限性气胸，以及肺大疱与气胸的鉴别比X线检查更敏感；对气胸量大小的评价也更为准确。

【治疗】 目的是促进患侧肺复张，清除病因及减少复发。具体措施有保守治疗、胸腔减压、经胸腔镜手术或开胸手术等。应根据气胸的类型与病因、发生频次、肺压缩程度、病情状态，以及有无并发症等适当选择。

1. **一般治疗**　加强支持疗法，给予高热量、高蛋白及易消化的饮食。咳嗽时可给予止咳化痰药物；严格卧床休息，酌情给予镇静、镇痛等药物。原发于细菌感染的患者需要合理应用抗生素。及时经鼻导管或面罩给氧。必要时补充血容量、纠正休克；清创、缝合胸壁伤口等。对于病情稳定的小量气胸，首次发生的症状较轻的闭合性气胸，可以保守治疗，但需密切观察病情变化，尤其在气胸发生后24~48小时内。

2. **胸腔穿刺排气和闭式胸腔引流术**　气胸量≤患侧胸腔的20%，或气胸发生缓慢，呼吸困难较轻，心肺功能尚好的闭合性气胸患儿，可以先观察，一般经过1~2个月气体可以自行吸收。若气胸量>20%，引起呼吸困难，应胸腔穿刺抽气加速肺复张，迅速缓解症状。通常选择患侧胸部锁骨中线第2或第3肋间隙为穿刺点；如果是局限性气胸或包裹性积液积气，宜根据胸部X线片或胸部CT、胸部超声检查等确定穿刺点。积气量较多时可每天穿刺排气一次，抽气量的多少以不使纵隔迅速摆位，并使肺组织逐步复张为度，尚余小量积气可任其自行吸收。

闭式胸腔引流术的适应证：①中大量气胸、开放性气胸、张力性气胸；②经胸腔穿刺术治疗，患侧肺无法复张；③需使用机械通气或人工通气的气胸或血气胸；④拔出胸腔引流管后气胸或血胸复发者；⑤剖胸手术。引流导管应置于水封瓶的水面下1~2cm，使胸腔内压力保持在$-1cmH_2O$以下，胸腔内积气超过此正压，气体便会通过导管从水面逸出。水封瓶宜放置在低于患者胸腔的地方，以免瓶内的水反流入胸腔。密切观察气体和液体引流的情况，记录每小时或24小时引流量。闭式水封瓶引流后数日，胸部X线显示肺未能复张，此时应先通畅引流管，然后加用负压吸引闭式引流装置，使调压瓶内负压不低于$(-8\sim-12)cmH_2O$。闭式水封瓶引流数日后，水封瓶内未见继续冒出气泡，胸部X线显示肺已复张，患者自觉症状缓解，先夹住引流管，观察1~2天；如气胸不再复发便可拔除导管。

开放性气胸紧急处理的要点：立即将开放性气胸变为闭合性气胸，并迅速转送至医院。使用无菌敷料如凡士林纱布、纱布、棉垫，或清洁器材如塑料袋、衣物、碗杯等制作不透气敷料和压迫物，在患儿呼气末封盖胸部吸吮性伤口，并加压包扎。

张力性气胸是可迅速致死的危急重症。入院前或院内急救必须尽快排气，可用粗针头穿刺胸膜腔抽气减压，并安装闭式胸腔引流，以达到有效地持续排气的目的。使用抗生素预防感染。闭式引流装置可连接负压引流瓶，以加快气体排出，促使肺膨胀。

气胸患儿经上述处理，胸膜破裂口未能自行关闭，持续漏气而肺难以膨胀，患者症状明显，这时经单纯排气不能奏效，需考虑开胸或电视胸腔镜探查手术。可行粘连烙断术，促使破口关闭；亦可考虑手术结扎破裂口或肺叶、肺段切除等。

【预后】 预后依病因、是否有支气管胸膜瘘及是否有张力性气胸而异。限于局部的气胸，空气可以逐渐吸收。大量的气胸若能及时诊断、正确有效治疗，一般可以治愈。而张力性气胸属危急重症，处理不当可危及生命。有支气管胸膜瘘时的气胸，可能会迁延不愈，或可能合并脓胸，预后较差。

（陈　强）

第七节　纵隔气肿

【概述】 纵隔（mediastinum）是左、右纵隔胸膜之间的全部器官、结构和结缔组织的总称。纵隔的前界为胸骨，后界为脊柱胸段，两侧为纵隔胸膜，下界为膈肌，上界为胸廓上口。常以胸骨角平面为界将其分为上纵隔和下纵隔两部分，下纵隔又以心包为界分为前纵隔、中纵隔和后纵隔3个部分。纵隔气肿（penumo mediastinum，PM）即纵隔内存在气体的异常聚集，大多数患者积气量不多，症状轻微，但也有少数患者因合并张力性气胸或支气管断裂、食管破裂等，突然发生或大量气体涌入纵隔，压迫纵隔内器官，导致呼吸循环障碍，病情进展迅速，甚至可危及生命。

【病因及发病机制】

1. **自发性纵隔气肿**　是指纵隔内出现游离

气体，但未见明显外伤，常由自发性肺组织破裂引起。可由多种原因引起，如剧烈咳嗽、严重哮喘、癫痫发作、分娩、拔牙、举重等，常由于某些原因引起声门紧闭或吸气后屏气导致胸膜腔压力加大，气道内压上升引起肺内压升高，肺周边终末肺泡或肺大疱破裂，引起肺间质气肿，气体可使肺血管鞘被膜剥离，沿支气管、血管树至肺门，进入纵隔而形成纵隔气肿。一般在有慢性肺疾病如慢阻肺、肺大疱、肺间质病变的患者更容易发生，儿童多继发于严重哮喘后。

2. **创伤性纵隔气肿**　多见于由颈、胸部挤压伤、锐器伤等引起肺、食管、气管破裂导致气体进入纵隔，偶见于剧烈呕吐导致食管自发性破裂，也可见于腹部、会阴部及直肠外伤穿孔后气体经腹膜后间隙、食管裂孔处上升至纵隔而引起。

3. **医源性纵隔气肿**　常见于：

(1) 内镜检查(支气管镜、胃肠镜、腹腔镜和纵隔镜等)。

(2) 肺部活检、胸部及颈部的手术可导致气体沿颈部深筋膜间隙进入纵隔。

(3) 人工气腹和腹部手术时气体经腹腔及腹膜后膈肌裂孔进入纵隔。

(4) 机械通气，如通气所用的压力或潮气量过高易引起肺气压伤、从而导致气体进入纵隔而产生纵隔气肿。

【临床表现】

1. **临床症状**　纵隔气肿的临床表现与纵隔间隙的气体量，压力高低、发生速度和原发病等因素有密切关系。积气量少、起病缓慢者可无明显症状或仅有一过性胸骨下疼痛和胸闷、颈部不适感等；典型临床表现为 PM 三联症：胸痛、呼吸困难和颈部皮下气肿。如起病急、积气量多者可出现胸闷、气促、吞咽困难及胸骨后疼痛并向肩臂部放射。如上腔静脉受压严重或合并张力性气胸时，患儿可出现烦躁不安、脉搏细速、血压下降、意识模糊甚至昏迷。当合并纵隔感染，可出现相应的中毒症状：高热、寒战、呼吸困难等。另外，患儿常伴有引起继发性纵隔气肿的原发病的相应症状。

2. **体征**

(1) 皮下气肿：颈部、胸腹部以及双上肢甚至腹部都可以出现皮下气肿，触之有“握雪感”。

(2) 望诊可出现心尖冲动消失；触诊在纵隔内张力较小时无明显异常，当张力较大时触诊可显示语颤减弱；叩诊心界缩小；听诊心音遥远、心前区可闻及与心搏同步的特殊摩擦音(即 Hamman 征)。

(3) 上腔静脉受压时可出现呼吸困难、发绀、颈静脉怒张、奇脉等体征。

【辅助检查】

1. **胸部 X 线检查**　胸部正位片显示在后前位可见纵隔影增宽，纵隔两旁可见狭长的气体阴影，并可上升至颈部软组织，在下颈部气体表现为斑块阴影，并向外延伸，成为胸外壁的皮下气肿，纵隔胸膜内可见多发的不规则的透亮区或条索状透亮气带，以纵隔左上缘明显，与心脏间可有纵形线条样透亮气带相隔开；侧位片上，可见胸骨后、心脏后以及上纵隔有游离气体，后纵隔结构尤其是主动脉弓影异常清晰。

2. **胸部 CT 检查**　可显示环绕纵隔内的气体密度线条状影并将纵隔胸膜向肺野方向推移，有些可见纵隔内高密度线状影向上沿颈筋膜间隙向胸部皮下扩散。

【诊断及鉴别诊断】

1. **诊断**　除临床表现外，更主要的依据在于影像学检查，纵隔气肿的诊断往往是在行 X 线片检查时发现，对于临床上突然出现的胸骨后痛、呼吸困难加剧、发绀、平喘治疗无效时，需考虑继发性纵隔气肿并及时完善影像学检查。X 线检查提示纵隔两侧出现透亮带即可诊断。

2. **鉴别诊断**　该病易误诊为心绞痛、心肌梗死、夹层动脉瘤、肺栓塞、纵隔肿瘤等，完善胸片、心电图、心脏彩超等有利于鉴别诊断，必要时心绞痛可完善冠状动脉造影。

【治疗】　根据患者病情的不同程度，给予积极的治疗，治疗包括一般治疗、氧疗、针对纵隔气肿的处理　及病因治疗。

1. **一般治疗**　保持患者处于安静状态，给予适当补液、营养支持和适当的镇静、镇痛等。

2. **氧气疗法**　根据患者呼吸状态选择不同的氧气疗法，其中包括鼻导管吸氧、高流量鼻塞吸氧、无创辅助通气甚至有创辅助通气等。

3. **根据不同纵隔气肿对患者的影响采用不同的治疗方法**

(1) 无症状或轻微症状的纵隔气肿不需要特殊处理，休息、止痛、平喘、必要时抗生素治疗等及针对原发病积极治疗，密切观察即可。

(2) 对于可能导致严重后果的非张力性纵隔

气肿,可于颈部及胸部皮下组织积气严重的区域留置粗针头排气,对合并张力性气胸者需同时行胸腔闭式引流。及时排气,可有效避免气肿进一步加重。

(3)若纵隔积气量大,压力高或张力性纵隔气肿,出现纵隔内器官受压甚至出现呼吸或循环功能障碍时,可于胸骨上窝 2~3cm 处做一小横切口,剥离气管前筋膜,排气减压,紧急情况下,也可紧贴胸骨左缘第 2 肋间针刺排气,缓解紧急症状后积极原发疾病治疗防止气体继续进入纵隔。

4. 治疗原发疾病,如控制支气管哮喘的发作,对外伤引起的气管、支气管、食管等予以相应治疗。

(阳广贤　卢秀兰)

第八节　胸腔积液

胸膜腔是位于肺和胸壁之间的一个潜在的腔隙。在正常情况下脏层胸膜和壁层胸膜表面上有一层很薄的液体,在呼吸运动时起润滑作用。胸膜腔和其中的液体并非处于静止状态,在每一次呼吸周期中,液体由于压力梯度从壁层和脏层胸膜的体循环血管通过有渗漏性的胸膜进入胸膜腔,然后通过壁层胸膜的淋巴管微孔经淋巴管回吸收,胸膜腔内液体的量因持续滤出和吸收处于动态平衡而保持相当稳定。任何因素使胸膜腔内液体形成过快或吸收过缓,即产生胸腔积液(pleural effusions)。胸腔积液是肺、胸膜和多种肺外疾病所致的常见的临床症状,全球每 100 万人中就有 3 000 人罹患胸腔积液。

【分类】 按照液体的性质可分为渗出性与漏出性液体两大类,前者通常为炎症性病因所致,后者为非炎症性病因所致。胸腔积液又可分为原发性与继发性两类。前者因胸膜本身的疾病所致,后者继发于其他器官或全身性疾病,如感染性肺炎、各种原因的低蛋白血症等。按照积液所占据的部位,又可分为单侧性或双侧性,局限性或全胸性。局限性又可称为包裹性,可位于肺叶之间,肺与纵隔面之间或肺叶与膈肌之间。

【病因和发病机制】 引起胸腔积液的疾病很多,儿科最常见的是感染性,包括急性感染和慢性感染;非感染性包括肿瘤性、胶原组织疾病及全身性疾病等(表 3-5)。

【临床表现】

(一)症状

1. **胸腔积液本身所致症状** 呼吸困难是最常见的症状,多伴有胸痛和咳嗽。胸腔积液量少时症状可不明显;胸腔积液的产生和聚集越快、越多,呼吸困难越明显,甚至可有端坐呼吸和发绀。呼吸困难与胸廓顺应性下降,患侧膈肌受压,纵隔移位。

2. **不同病因所致胸腔积液的症状** 病因不同其症状有所差别。

(1)结核性胸膜炎常有发热,可伴有乏力、食欲缺乏、盗汗等结核中毒症状,患者起病时可有胸痛、干咳,随胸腔积液量的增加胸痛常缓解,而气促、呼吸困难症状加重。

(2)炎性积液:多为渗出性,多为急性起病,常

表 3-5　胸腔积液的发病机制、常见的病因以及积液的性质

发病机制	常见病因	胸腔积液性质
胸膜毛细血管内静水压增高	充血性心力衰竭、缩窄性心包炎、血容量增加、上腔静脉或奇静脉受阻等	漏出液
胸膜通透性增加	胸膜炎症(肺结核、肺炎)、结缔组织病(系统性红斑狼疮、类风湿关节炎)、胸膜肿瘤(恶性肿瘤转移、间皮瘤)、肺梗死、膈下炎症(膈下脓肿、肝脓肿、急性胰腺炎)等	渗出液
胸膜毛细血管内胶体渗透压降低	低蛋白血症、肝硬化、肾病综合征、急性肾小球肾炎、黏液性水肿等	漏出液
壁层胸膜淋巴引流障碍	癌症淋巴管阻塞、发育性淋巴管引流异常等	渗出液
损伤	主动脉瘤破裂、食管破裂、胸导管破裂等	血胸、脓胸、乳糜胸
医源性	药物、放射治疗、消化内镜检查和治疗、支气管动脉栓塞术,卵巢过度刺激综合征、液体负荷过大、冠脉搭桥手术、骨髓移植、中心静脉置管穿破和腹膜透析等	渗出液或漏出液

伴有发热、寒战、咳嗽、咳痰及胸痛等症状。肝脓肿所伴右侧胸腔积液可为反应性胸膜炎，亦可为脓胸，多有发热和肝区疼痛。

(3)心力衰竭所致胸腔积液：为漏出液，多为双侧胸腔积液，积液量右侧多于左侧；患者常有劳力性和夜间阵发性呼吸困难症状等症状。

(4)肝硬化的胸腔积液：绝大多数伴有腹水，并有消瘦、乏力、食欲缺乏、腹胀、腹泻、出血、贫血等症状。

(5)恶性肿瘤性胸腔积液：一般可伴有低热，很少出现高热，胸部持续性钝痛，伴有消瘦、乏力；胸腔积液常为中等量至大量，增长迅速，常需反复抽液以缓解压迫症状；此外常有原发部位肿瘤本身所导致的症状。

（二）体征

与胸腔积液的多少和部位有密切关系。少量胸腔积液常无症状，中至大量胸腔积液大部分有明显体征(表 3-6)。包裹性积液，叶间隙、肺底等处的局限性积液，可以不表现胸腔积液的症状与体征。

表 3-6　胸腔积液的体征

体征	少量胸腔积液	中至大量胸腔积液
视诊	常无明显体征	喜患侧卧位；患侧胸廓饱满，呼吸运动减弱、肋间隙增宽；
触诊	患侧胸廓呼吸动度可减弱；可触及胸膜摩擦感	气管向健侧移位；患侧呼吸运动受限；患侧触觉语颤减弱或消失
叩诊	常无明显体征	胸腔积液区叩诊浊音或实音；左侧胸腔积液时心界叩不出；右侧胸腔积液时心界左侧移位
听诊	常无明显体征，或有胸膜摩擦音	胸腔积液区呼吸音减弱或消失；胸腔积液区上方有时可闻及支气管呼吸音

【辅助检查】 临床根据胸腔积液的症状和体征、影像学以及胸部超声检查一般不难确定胸腔积液的存在。

1. **胸部 X 线检查**　是发现胸腔积液的基本方法。在立位胸片上可见到肋膈角变钝，积液量增多时则显示位于中下肺野的大片均匀致密阴影，上缘斜凹，由纵隔引向腋部，外侧高于内侧；大量胸腔积液，X 线下显示患侧胸部大部分呈均匀的致密阴影，肺尖仍可见到含气的肺组织，纵隔器官向健侧移位，膈肌下降，患侧肋间隙增宽。包裹性积液边缘光滑饱满，不随体位改变而变动，多局限于叶间或肺与横膈之间。肺底积液可仅显示假性膈肌升高和/或形状改变。多种体位照片结合 X 线透视有助于发现胸腔积液的存在。

2. **胸部 CT 检查**　有助于进一步确定胸腔积液的存在，同时也能观察肺部的病变。因胸水压迫性肺不张，普通 CT 对肺内占位性病变显示欠佳，若考虑为肿瘤性病变，宜首先选择胸部增强 CT。

3. **超声学检查**　超声诊断学可以准确地判断胸腔积液的存在，不仅可以确定胸腔积液的多少、部位，还可确定胸膜的厚度以及有无气体存在。超声检查也可用于估计胸腔积液量的多少，测量胸腔积液距离体表的深度和范围，指导胸腔侵入性操作如胸腔穿刺抽液、闭式插管引流和胸膜活检等。

4. **胸膜活检**　经皮闭式胸膜活检对胸膜原发性肿瘤或胸膜转移性肿瘤的诊断有重要意义，特别在多次胸腔积液常规检查及脱落细胞检查中，未能发现肿瘤细胞，而又高度疑似肿瘤时，可考虑胸膜活体组织检查，以帮助确定诊断。胸膜针刺活检具有简单、易行、损伤性较小的优点，阳性诊断率为 40%~75%。CT 或 B 超引导下活检可提高成功率。但是该项检查在儿童患者比较少用。

5. **胸腔镜或开胸活检**　对上述检查不能确诊者，必要时可经胸腔镜或剖胸直视下活检。由于胸膜转移性肿瘤 87% 在脏层，47% 在壁层，故此项检查有积极的意义。胸腔镜检查对恶性胸腔积液的病因诊断率最高，可达 70%~100%，为拟定治疗方案提供依据。通过胸腔镜能全面检查胸膜腔，观察病变形态特征、分布范围及邻近器官受累情况，且可在直视下多处活检，故诊断率较高，肿瘤临床分期亦较准确。临床上有少数胸腔积液的病因虽经上述诸种检查仍难以确定，如无特殊禁忌，可考虑剖胸探查。

6. **支气管镜检查** 对有咯血或疑有气道阻塞者可行此项检查。

【诊断与鉴别诊断】

(一) 区别漏出液和渗出液

诊断性胸腔穿刺是区别胸腔积液是漏出液还是渗出液的主要手段。临床上需要注意的是，胸腔积液的形成可以是多种机制共同参与的，故部分胸腔积液难以确切划分为漏出液或渗出液，且其区分标准亦不是绝对的，需要结合临床和其他检查结果综合分析才能得出正确诊断(表 3-7)。

表 3-7 胸腔积液渗出液和漏出液的鉴别

胸腔积液检查	漏出液	渗出液
外观	清澈透明，无色或浅黄色	颜色深，呈透明或混浊的草黄或棕黄色，或血性
凝固性	不凝固	可凝固
比重	1.016~1.018	>1.018
Rivalta 试验	阴性	阳性
蛋白含量	<30g/L	>30g/L
细胞数及种类	$<100\times10^6$/L	$>500\times10^6$/L
Light 标准*	不符合任何 1 条者	符合任何 1 条者
胆固醇含量	<1.56mmol/L	>1.56mmol/L
胸腔积液 / 血清胆红素比例	<0.6	>0.6
血清 - 胸腔积液白蛋白梯度	>12g/L	<12g/L

Light 标准*指：①胸腔积液 / 血清蛋白比例>0.5；②胸腔积液 / 血清乳酸脱氢酶(LDH)比例>0.6；③胸腔积液 LDH 水平>血清正常值高限的 2/3。符合 3 条中任何 1 条可诊断为渗出液。

(二) 寻找胸腔积液的病因

胸腔积液根据病因分为感染性(约占 80%)和非感染性。

1. **感染性**

(1)类肺炎性胸腔积液：为肺炎、肺脓肿和支气管扩张感染引起的胸腔积液。脓胸为积液稠厚、脓性外观者则称为脓胸，症状包括发热、咳嗽、咳痰、胸闷、胸痛、气促和呼吸困难。辅助检查：急性期 WBC、CRP 上升。慢性期血红蛋白、白蛋白降低。脓胸主要的病原有肺炎链球菌、化脓性链球菌、甲氧西林敏感金黄色葡萄球菌(MSSA)、耐甲氧西林金黄色葡萄球菌(MRSA)、肺炎克雷伯杆菌等。

(2)支原体或其他感染：支原体感染多见于年长儿，国内 MP 感染是导致儿童胸腔积液的主要原因之一，主要表现为发热或高热不退、顽固性咳嗽。特异性抗体及 PCR 是主要诊断依据。CRP 在细菌与 MP 肺炎合并胸腔积液时均升高。

(3)结核性胸腔积液：我国住院胸腔积液患者中约 40% 为结核性胸腔积液，表现为发热、咳嗽、盗汗、食欲缺乏、呼吸急促。一般咳嗽不剧烈，无喘息和咯血。在多数情况下，根据病史和临床表现，以及胸腔积液中腺苷脱氨酶(ADA)或 IFN-γ(血清学特异性和敏感性为 97%，胸水敏感性和特异性是 82%)增高，临床上也可以拟诊结核性胸膜炎。胸水培养阳性率较低、PCR 敏感度和特异度分别为 51% 和 98%。确诊结核性胸膜炎需要胸腔积液或胸膜活检标本中找到结核分枝杆菌，或胸膜活检有典型结核性肉芽肿改变；胸腔镜检下行胸膜活检虽操作简单易行、损伤性小，阳性率达到 60%~80%，但在儿童使用比较少。影像学检查仅 20%~40% 的结核性胸膜炎患者胸部 X 线或 CT 检查有活动性肺结核的影像学改变，胸部 CT 诊断价值优于胸片，50% 病例可发现肺部病灶如空洞、结节和实变等，肺门和 / 或纵隔淋巴结肿大或陈旧性钙化，胸膜结核瘤及骨骼受累等；胸部 B 超检查可证实积液存在、积液量及存在的明显分隔，B 超可引导胸腔定位穿刺。

(4)寄生虫感染：中国 5 大寄生虫：疟疾、血吸虫、丝虫、钩虫、杜氏利什曼原虫；主要来源于生食肉类、熏烤、腌制鱼肉；饮用涝坝水；或有明确的疫区接触史。

2. **非感染性** 恶性胸腔积液通常由恶性肿瘤胸膜转移或原发于胸膜的恶性胸膜间皮瘤所

致，前者占95%以上，其中最常见的为淋巴瘤和肺癌，但在儿童更多见为淋巴瘤。诊断恶性胸腔积液需要在胸腔积液或胸膜上找到肿瘤转移的病理依据，还应明确原发肿瘤的部位和性质。临床表现为胸痛、厌食、体质量减轻、肿瘤性发热等全身症状常见，并且常伴有原发肿瘤的症状。症状严重程度通常取决于积液产生速度。影像学对于明确恶性胸腔积液的原发肿瘤及其范围和分期很有帮助。胸部X线检查常能发现肺部的原发肿瘤或肺门/纵隔淋巴结肿大；胸部CT和PET-CT可进一步了解胸腔积液特征、相邻结构病变并定位原发性肿瘤。癌胚抗原（CEA）、糖链抗原（CA）15-3、CA19-9、CA125、非小细胞肺癌抗原（CFRA21-1）、神经元特异性烯醇化酶（NSE）等对诊断恶性胸腔积液有帮助，最新研究表明CEA对诊断腺癌性胸液敏感度和特异度分别是0.7，1.0，明显高于其他肿瘤标记物。病理学诊断是恶性肿瘤胸腔积液中约有40%~90%可查到恶性肿瘤细胞，反复多次检查可提高检出率；恶性肿瘤胸腔积液患者的经皮闭式胸膜活检的阳性率约为40%~75%。CT或B超引导下的胸膜活检可选择胸膜增厚部位进行活检以提高成功率。临床上怀疑恶性肿瘤胸腔积液而经上述检查未能确诊者，可考虑行胸腔镜检查。通过胸腔镜能全面检查胸膜腔，观察病变形态特征、分布范围及邻近器官受累情况，且可在直视下同时对脏层胸膜和壁层胸膜多处活检，必要时也可同时行肺活检，故对恶性肿瘤胸腔积液的诊断率较高（70%~100%）。临床上有少数胸腔积液的病因经上述诸种检查仍难以确定，如无特殊禁忌，可考虑行开胸探查和活检术。

【治疗】 胸腔积液为胸部或全身疾病的一部分，病因治疗尤为重要。

（一）治疗原发病

1. **化脓性胸膜炎** 应使用抗生素控制感染，开始可根据经验治疗，然后根据细菌培养和对抗生素敏感试验，根据耐药情况和耐药酶适当调整抗生素。动物实验证明不同抗生素穿透入感染性胸膜腔的程度有很大的差别，甲硝唑穿透性最好，其次是青霉素、克林霉素、万古霉素和头孢噻嗪；新喹诺酮类和克拉霉素的穿透性也很好；而氨基糖苷类抗生素不易穿透入胸膜腔。抗生素的使用剂量无须因为胸腔积液的存在而增加，不推荐常规胸腔内给予抗生素。

2. **结核性胸膜炎** 应规则、系统治疗结核病。糖皮质激素疗效不肯定。有全身毒性症状严重、大量胸水者，在抗结核药物治疗的同时，可尝试加用泼尼松口服。待体温正常、全身毒性症状减轻、胸水量明显减少时，即应逐渐减量至停用。停药速度不宜过快，否则易出现反跳现象，一般疗程约4~6周。注意不良反应或结核播散，应慎重掌握适应证。

（二）胸腔局部处理

包括临床观察、治疗性胸腔穿刺、胸腔插管闭式引流、胸腔内注入纤溶药物、电视辅助胸腔镜外科手术（VATS）松解粘连、开胸行胸膜剥脱术和松解粘连，以及开窗引流等多种方法。

1. 患者在侧卧位胸片、B超或CT扫描时示胸腔积液厚度<10mm者，可临床观察。对于需要引流的患者尽早引流。反复行胸腔穿刺抽液（可在B超引导下）有助于类肺炎性胸腔积液的治愈，但由于患者需行多次穿刺，可能因此导致住院时间延长，故目前临床应用逐渐减少。

2. 化脓性胸膜炎在控制全身感染的同时，应尽早地充分地排出胸腔的积脓，使受压的肺复张，并恢复其功能，尽可能减轻胸膜增厚和粘连的程度。在诊断性穿刺确诊为脓胸后，宜早期进行肋间插管作闭式引流。如果胸腔插管引流后患者临床情况和影像学得到改善，则胸腔导管应留置到每天引流液量小于50ml并且颜色转为清澈黄色为止。脓液过度黏稠，难以排除者，可注入0.9%氯化钠注射液冲洗数次。必要时还可间断加用控制性负压吸引。如果控制性负压吸引仍不理想，可在胸腔穿刺时向胸腔内注入尿激酶，胸腔内给予纤溶药物的理论依据是其可以破坏形成包裹的纤维蛋白膜而促进积液的引流，但其有效性目前仍存在很多争论，尚未推荐用于常规治疗。粘连性多囊性包裹性脓胸者，宜行手术开放引流。

3. 对于胸腔插管引流积液不充分者可考虑电视辅助胸腔镜手术（video-assisted thoracic surgery，VATS），VATS可以松解粘连、打断胸膜腔的多房性，以使胸膜腔得到彻底的引流，亦可帮助引流管放置到最合适的位置；另外还可行VATS下胸膜剥脱术。如果VATS不能使肺完全复张，VATS的切口可以扩大为开胸术以进行完全的胸膜剥脱术。对于胸膜增厚大于6个月并且肺功能显著下降的患者应考虑行胸膜剥脱术。

4. 开窗引流只适用于确定已经形成包裹性

脓胸之后，否则会引起气胸。在开窗引流之前，需先留置胸腔导管与大气相通一短暂时间，然后行胸部X线检查确定没有气胸后才可进行。

（三）营养支持治疗

加强护理，保证营养，补充各种维生素，纠正水电解质紊乱及维持酸碱平衡。必要时给予血浆、全血、氨基酸或白蛋白，食欲减退或拒食者可给予静脉高营养，以保证机体康复。

（四）对症治疗

对高热、剧咳、缺氧等，严密监测病情，必要时需气管插管机械通气。

（张芙蓉）

第九节 睡眠呼吸暂停综合征

睡眠呼吸暂停综合征（sleep apnea syndrome, SAS）在新生儿早期（生后6天）即有发病。自1976年Guilleminault等首次报道阻塞型SAS（OSAS）儿童病例以来，儿童SAS的真实发病率远比当时估计的1%~2%为高。儿童在觉醒时机体功能良好是睡眠质量好的金标准。正常情况下，儿童入睡前有一个短暂的睡眠潜伏期，然后在睡眠期间安静而舒适地呼吸。儿童的睡眠效率高，超过90%。儿童在夜间很少有行为觉醒，早上醒后精力充沛并准备学习和玩耍。在日间，儿童通常是非常警醒的，不会表现出困倦的迹象（可能包括活动过强和冲动控制差）。对于年龄较小儿童，某种频率的小睡是正常的。睡眠时打鼾、呼吸暂停、白天嗜睡等提示睡眠质量不佳。需要监测患者的睡眠状态，需要排除存在SAS的可能，如果存在SAS未予治疗儿童，可能存在中枢神经系统在内的生长、发育迟滞，发生率为27%~56%，会严重影响儿童的认知、行为及生理功能，临床效应可与注意力缺陷多动症相似，并有心理障碍、肺动脉高压，甚至猝死。

【定义与分型】

1. **定义** 睡眠呼吸暂停在成人评分标准中规定阻塞性呼吸暂停、低通气和呼吸努力相关微觉醒（respiratory effort-related arousal, RERA）必须持续至少10秒才能被评分，而儿科评分标准则规定这些事件必须持续至少2个呼吸周期（可能短于10秒，尤其是在婴儿和幼儿中）才能被评分。睡眠呼吸暂停综合征指每夜睡眠的7个小时中，呼吸暂停反复发作30次以上，或睡眠呼吸暂停/低通气指数≥5。未成熟儿可有长达20秒的中枢型睡眠呼吸暂停，而较大的婴幼儿及儿童阻塞型睡眠呼吸暂停<10秒也应视为异常；更为重要的是患者可表现有严重的低氧血症和/或高碳酸血症或睡时易醒。

2. **类型** 分三型

（1）阻塞型睡眠呼吸暂停（obstructive sleep apnea, OSA）：睡眠时口和鼻无气流，胸、腹式呼吸仍存在。

（2）中枢型睡眠呼吸暂停（CSAS）：睡眠时口和/或鼻气流及胸、腹式呼吸同时停止，胸肌、肋间肌活动亦停止。

（3）混合型：指在一次睡眠呼吸暂停过程中，先出现中枢型睡眠呼吸暂停，继而同时有阻塞型睡眠呼吸暂停。

【病因与诱因】

1. 儿童OSAS病因与成人明显不同，包括解剖因素、先天性疾病等。肥胖所致者亦不及成人常见。最常见的病因是扁桃体/腺样体肥大，其次有颅面畸形、脑瘫、神经肌肉疾病、Down综合征（50%可发）、肥胖（17%伴发）、哮喘、松软眼睑综合征。罕见病因有Rubinstein-Taybi综合征、糖原贮积症Ⅰ型、多发性神经纤维瘤等。

2. CSAS的确切病因尚未明了，可能与神经系统、神经-呼吸肌接头处、肌肉系统病变有关。低通气综合征在婴幼儿及儿童不常见但重要，如先天性中枢型低通气综合征（CCHS）是其中最为重要的类型。

3. **发生OSAS的危险因素**

（1）腺样体扁桃体肥大：是公认的OSA危险因素。扁桃体和腺样体的大小和位置受到遗传因素、感染和炎症的影响。有研究认为扁桃体和腺样体增大与OSA的严重程度增加并无明确的线性关联。

（2）肥胖：对于所有年龄段的个体，肥胖都是OSA的重要危险因素，但在青少年中尤为显著。青春期最强的OSA危险因素是肥胖、男性性别和腺样体扁桃体切除术病史。有研究纳入了37例中度至重度肥胖青少年（BMI>第97百分位数），并将OSA定义为呼吸暂停-低通气指数（apnea-hypopnea index, AHI）大于1.5；多导睡眠图（polysomnography, PSG）监测发现，其中45%的个体有OSA。

（3）其他：多种可缩窄上气道、影响上气道神经控制或影响上气道塌陷度的躯体、神经系统、骨骼或牙科疾病危险因素也是OSA的危险因素。婴儿期出现OSA的个体尤其可能有潜在的解剖学或遗传学异常。

【发病机制】

1. **OSAS机制不明** 睡眠时舌根和软腭向后移位紧贴咽后壁，致鼻咽、口咽闭塞，虽仍有胸、腹式呼吸，但口和鼻无气流而呼吸暂停；随缺氧加重，患者憋醒，上气道开放，气流恢复，当随着睡眠加深和气道不全阻塞，鼾声发作。窒息解除后，患者再次入睡当鼻咽、口咽完全闭塞后，重复上述过程。OSAS发病的解剖基础是头、颈部的骨性结构。具异常解剖结构的儿童的气道因而更为狭窄，加之上气道软组织丰富而肌纤维较少，易有OSAS表现。有报道OSAS儿童PCO_2唤醒阈偏高，而治疗后降低，提示OSAS儿童可能存在通气调节的缺陷，过敏体质是习惯性打鼾人群发生OSAS的危险因素。现在认为炎症机制也是发病因素之一，无论有无肥胖，OSAS儿童外周血炎症指标如C-反应蛋白均升高，可能与代谢紊乱（如胰岛素抵抗、脂类代谢异常等）有关，临床切除肿大的腺样体后，儿童CRP下降，则可能提示OSAS时炎症机制不仅仅与代谢有关。

2. **CSAS** 表现为缺乏对呼吸的自主控制，但未能肯定呼吸中枢的特异性病变。有报道，CSAS儿童颈动脉下及气道化学受体神经上皮小体（neuroepithelial bodies）大小及数量明显小于正常，可能与缺氧对呼吸的刺激作用减弱有关。某些相关的反射如肺牵张反射、上气道化学和机械反射、食管反射对CSAS的呼吸中枢有抑制作用。CSAS尚存在心脏自主神经系统调控方面的缺陷。

【临床表现】

1. **OSAS** 与成人相比，儿童中的日间嗜睡可能并不明显，但可表现为与年龄不相符的白天小睡，自诉困倦或在校期间、短程乘车时或乘坐校车时睡着。OSA可引起注意力不集中、学习问题和行为问题（如过于活跃、冲动、叛逆和攻击性），有时会使患者被诊断为注意缺陷/多动障碍（attention deficit hyperactivity disorder，ADHD）。在部分儿童中，治疗OSA可改善学习和行为问题。一些儿童会因为睡眠紊乱而出现易激心境或情绪控制困难。询问病史需要特别关注打鼾，尤其是频繁发生或声音较大的打鼾、睡眠期间出现呼吸困难或明显的呼吸暂停、夜间遗尿、日间注意力不集中、学习困难和行为问题。部分儿童有体循环高舒张压、左心室肥厚及心律失常（如窦性停搏、Ⅱ度房室传导阻滞、反常性心动过速——即在呼吸暂停时心动过缓，窒息解除后心动过速）。病情迁延可有生长障碍、神经心理并发症如行为、学习困难。注意面部和鼻部是否有异常，颅面畸形可提示上气道解剖学异常，如面中部发育不全、颌后缩、小颌畸形。口呼吸、长脸（出现腺样体面容）、鼻腔气流减少或闭塞性鼻音符合腺样体肥大的表现，而腺样体肥大可促进患者发生OSA。鼻黏膜或鼻甲肿胀提示慢性鼻充血；慢性鼻充血可能是变应性疾病的表现，尤其是当患者还伴有其他变应性的表现时，如黑眼圈、眼部肿胀或鼻横褶。临床医生还应评估患者是否有阻塞性的鼻中隔畸形或鼻内肿块。

2. **CSAS** 根据中枢驱动减弱分为清醒时高碳酸血症及无高碳酸血症两型。前者可伴有低氧血症、肺动脉高压、右心衰竭和红细胞增多症等。后者多无此类表现。

【辅助检查】

1. **头颈部侧位X线检查片** 可观察及测量相应的骨性和软组织标志，了解额面部有无畸形、气道阻塞，尤其是有无扁桃体、腺样体的肥大。

2. **上气道CT检查** 了解上气道结构、形态及周围组织的结构，测量上气道横截面积。电子束CT（快速CT）可获取一个呼吸周期内上气道变化的图像，并能测量咽部的顺应性。

3. **MRI检查** 较CT能更清晰地显示上气道结构（如后鼻孔闭锁、舌后坠、软腭过长等），对脂肪组织和含水量高的组织（如肌肉）显示更清楚，尚可随访治疗效果。OSAS患者上气道结构在矢状位呈椭圆形、咽部有过多脂肪沉积。

4. **血氧仪检查** Brouillette等报道血氧仪可作为腺样体肥大引起OSAS的直接确诊方法，可以监测睡眠呼吸障碍的类型及严重程度，对OSAS的预测价值可达97%，可作为本症的初筛检查。

5. **多导睡眠监测仪（polysomnography，PSG）检查** 被认为是诊断睡眠呼吸障碍的金标准。美国胸科协会推荐在儿童的使用指征有打鼾儿童睡眠结构紊乱、白天睡眠过多、肺心病、生长迟缓及难以解释的红细胞增多。PSG可同步记录脑电图及其睡眠周期变化、眼电图、下额肌电图、心电图、眼动图、身体运动、胸腹式呼吸、足活动、鼾声、口和鼻的气流压、体表血氧饱和度、睡眠姿势、CPAP 压 / 气道压、心率等指标，对呼吸状况、觉醒状态、睡眠结构、肢体活动等，可确诊有无呼吸异常，并对呼吸暂停分型，了解有无部分性气道阻塞、呼吸过快及通气不足，准确反映呼吸暂停的严重程度，并能判断疗效及指导治疗。

【诊断】

1. 临床标准　存在 1 种或多种下述临床症状：

(1) 打鼾。

(2) 在睡眠期间出现呼吸困难。

(3) 反常呼吸或阻塞性呼吸。

(4) 嗜睡、过度活跃、行为问题或学习问题。

2. PSG 标准　显示存在以下两种表现中的 1 种或都存在：

(1) 每小时睡眠期间出现 1 次或多次阻塞性呼吸暂停、混合性呼吸暂停或低通气。

(2) 阻塞性通气不足模式，定义为至少 25% 的总睡眠时间有高碳酸血症（$PaCO_2$>50mmHg），伴 1 种或多种下述表现：打鼾、鼻腔压力波形变低平、反常的胸腹壁运动。

3. 评估严重程度　根据临床症状和 PSG 表现（呼吸暂停、低通气、去氧饱和程度、睡眠紊乱）的严重程度可为治疗决策提供信息。采用睡眠呼吸紊乱指数（respiratory disturbance index，RDI）或呼吸暂停 - 低通气指数（apnea-hypopnea index，AHI）的初步分级，PSG 往往会报告 RDI 或 AHI。以下类别可用作判定严重程度的指数：轻度，OSA-RDI 或 AHI 为 1~4.9；中度，OSA-RDI 或 AHI 为 5~9.9；重度，OSA-RDI 或 AHI 为 10 以上。

【鉴别诊断】　右室肥厚、肺动脉高压：可用 X 线、ECG 及心脏超声检查相鉴别。

【治疗】　SAS 治疗主要由对因及对症处理两方面，包括扁桃体、腺样体切除、经鼻持续气道正压通气（NCPAP），行为矫治（如睡眠时的体位）、气管切开术、限制热量摄入以减轻体重等。

1. OSAS 病因治疗　一般因为由鼻孔至支气管间的一个或更多部位的解剖阻塞，扁桃体 / 腺样体肥大是儿童 OSAS 最常见的病因。如果因为腺样体增生引起的梗阻，并且达到需要外科手术治疗指征，应该给予外科治疗方案扁桃体、腺样体切除术，约 90% 儿童对此方案有效，无明显并发症。

2. nCPAP 及双水平气道正压通气（bilevel positive airway pressure，BiPAP）　均为 OSAS 有效、保守的治疗手段，可以克服咽部狭窄所致阻塞，在儿童及婴幼儿使用均有较好的依从性。该技术对睡眠时上呼吸道阻塞可提供及时、简便、经济的通气。经扁桃体、腺样体摘除后未治愈的 OSAS、颅面畸形、肥胖、部分遗传性疾病和扁桃体、腺样体切除择期手术者是理想的适应证。在实施腺样体扁桃体切除术或其他手术操作前，采用气道正压还可能有助于稳定重度 OSA 患者的病情。NCPAP 优点在于能避免手术和麻醉的并发症，一般维持压力 4~20cmH_2O，使 SaO_2>95%，或不发生呼吸暂停，并随患者生长定期评价缺氧状况。

3. 辅助治疗　如肥胖 OSA 患者可受益于减轻体重，而上颌骨缩窄的 OSA 患者则可受益于上颌快速扩弓。此外，还可考虑经鼻使用类固醇、鼻窦冲洗、体位疗法（如抬高床头）或畸齿矫正术。

（申昆玲）

第十一章　心血管疾病

第一节　严重心律失常

心律失常是因心脏激动产生和/或传导异常，致使心脏活动变为过慢、过快、不规则或各部分活动的顺序改变，或在传导过程中时间延长或缩短。在小儿心律失常中，窦性心律失常最为多见，过早搏动等异位心律亦较常见，其次是传导阻滞。严重心律失常是指可引起心排血量降低、心功能不全、休克等血流动力学紊乱并有可能导致心搏骤停等严重后果的心律失常（视频 3-2）。

视频 3-2　严重心律失常治疗流程

【诱因及病因】

1. **心脏原发性疾病**　是严重心律失常常见的原因。

（1）先天性心脏解剖畸形：先天性三尖瓣下移畸形易并发阵发性室上性心动过速、心房扑动；大血管转位常并发完全性房室传导阻滞；主动脉瓣狭窄和二尖瓣脱垂及法洛四联症外科矫正术后易发生室性心动过速。

（2）单纯心脏传导系统发育畸形：可引起先天性完全性房室传导阻滞。

（3）Q-T 间期延长综合征：易发生室性早搏、室性心动过速、尖端扭转型室性心动过速及心室颤动。

（4）后天性心脏病：风湿性心脏炎、风湿性心瓣膜病和感染性心肌炎可引起室性早搏、室上性心动过速、心房颤动及房室传导阻滞。

（5）急性心肌缺血：所有类型的心肌病以及急性心肌梗死或无心肌梗死的引起的心肌急性缺氧，可引起室性心动过速。

2. **心脏以外的原因**

（1）电解质紊乱：常见低钾血症、高钾血症、低镁血症，是引起心律失常的常见原因。

（2）药物：几乎任何一种抗心律失常药物都可直接引起或加重心律失常。奎尼丁、普鲁卡因酰胺、双异丙吡胺、吩噻嗪类药物可引起室性心动过速、尖端扭转型室性心动过速。静脉注射维拉帕米、胺碘酮甚至可造成心脏停搏。洋地黄中毒可致房室传导阻滞及室性早搏。

（3）急性中毒：有机磷农药中毒的心脏毒性表现可有窦性心动过速、房室传导阻滞、Q-T 间期延长，甚至为尖端扭转型室性心动过速，这类心律失常是有机磷农药中毒猝死的重要原因。

（4）其他：中枢神经系统病变尤其是颅内出血亦可发生心律失常；此外，心脏手术、心导管检查、喉镜显露气管插管过程中均可能出现严重心律失常；内分泌代谢疾病等。

【心肌电生理基础及发生机制】

1. **心肌电生理特性**

（1）自律性：是心肌在无外来刺激的条件下能自动而规律地发放冲动并使心脏收缩和舒张的特性。这种自律性来源于心脏传导系统的起搏细胞。在动作电位舒张期 4 位相时，静息电位不稳定，发生自动缓慢除极，当静息电位（约为 –90mV）一旦达到阈值（约为 –60mV），即可发生自发地除极过程而产生冲动。自律性是窦房结、特殊心房肌纤维、房室交界区等组织中起搏细胞所具有的特性。在正常情况下，窦房结产生冲动的频率最高，控制整个心脏活动，从而形成窦性心律。

（2）应激性兴奋性：是心肌细胞受到一定强度的刺激能引起反应的特性。心肌在一次激动后对接踵而来的刺激不产生反应，此期为不应期，初始阶段为绝对不应期，其后一段很短时间内，只有强刺激才能引起微弱的反应，称为相对不应期。但在病理情况下，于心室相对不应期开始之后，大约相当于 T 波顶峰，其应激性异常增强，如室性过早搏动发生在 T 波顶峰，易引起室性心动过速。

(3)传导性：是指心肌可将冲动传导到邻近组织的能力。心肌的传导性与应激性密切关联，在心肌的绝对不应期中传导中断，在相对不应期中传导速度明显减慢。如传导异常延长或中断，则发生传导阻滞。当心肌细胞受到有效刺激而兴奋时，细胞膜中对 Na^+、Cl^-、K^+、Ca^{2+} 等离子的通道发生暂时性改变，产生了有关离子的跨膜运动，形成动作电位，它包括心肌细胞的除极过程。心室肌动作电位 0 时相即相当于心电图 QRS 波。1 时相，Na^+ 通道关闭，Cl^- 内流，形成缓慢复极期，2 时相相当于 ST 段。3 时相，细胞膜对 K^+ 通透性增高，K^+ 迅速外流，膜内电位进一步下降直至静息电位水平，3 时相相当于心电图的 T 波。4 时相，通过三磷酸腺苷及三磷酸腺苷酶的作用，细胞膜的离子主动转运机能增强，使细胞膜内外离子浓度差逐渐恢复，维持稳定的静息电位(图 3-6)。

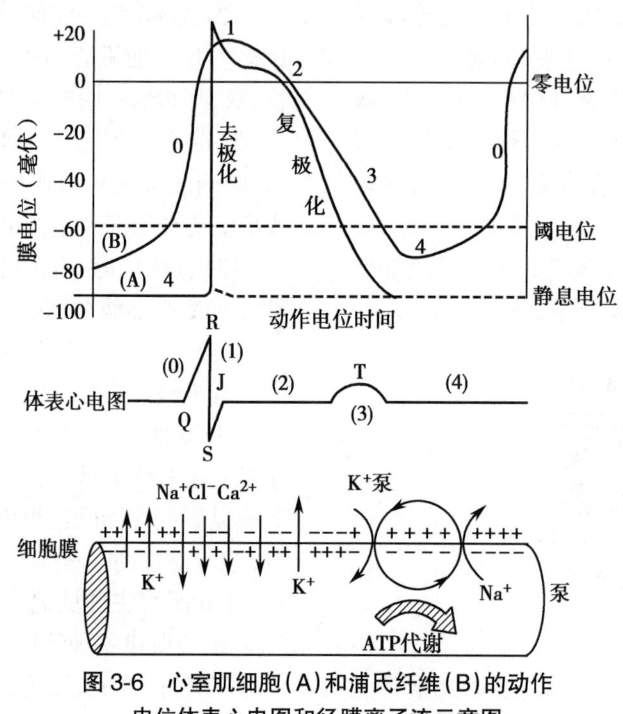

图 3-6　心室肌细胞(A)和浦氏纤维(B)的动作电位体表心电图和径膜离子流示意图

2. **根据心肌电生理特性将心肌细胞分为**

(1)快反应细胞(纤维)：包括心房肌细胞、心室肌细胞、房室束及浦肯野纤维。快反应细胞的静息电位为 -90mV，动作电位幅度大，传导快，具有较高的安全性，一般不易发生传导障碍或折返激动。

(2)慢反应细胞：有窦房结和房室交界区自律细胞。静息电位为(-60~-70)mV。兴奋时只有慢通道被激活，靠 Ca^{2+} 的内流形成动作电位，并形成 4 时相去极化的坡度。慢反应细胞常因传导缓慢，不应期较短，容易发生传导障碍和/或折返激动。当心肌缺血、梗死、炎症、缺氧、药物中毒(洋地黄等)及离子浓度变化(高血钾等)时，快反应细胞的快通道失活，钠离子流入发生障碍，快速反应除极受阻，而细胞激活仅依赖于缓慢的钙离子流入而出现慢反应。此时传导速度大大减慢，容易发生传导阻滞，折返激动及异位节律等心律失常。这种快反应细胞转变为慢反应细胞的特点，对了解心律失常的发生非常重要。

3. **心律失常的发生机制**

(1)快速型心律失常：主要系折返与自律性增高所致。折返是由于心脏组织的传导性和不应期失去平衡，当心脏内小冲动抵达处于不应期的组织时，这一冲动会偏离方向，通过双重传导途径，再次进入邻近心肌组织。此外，某一部位心肌的传导性不一致，可发生单向传导阻滞，亦可形成折返激动。自律性增高可能系正常自动调节机制发生变化或由于心肌缺血、损伤、低血钾、低血钙、缺氧等产生了自律性异常的病灶所致。尤其是这些原因造成了窦房结以外的起搏点自律性增高，超过窦房结而控制部分或整个心脏活动，即形成过早搏动或异位心动过速。

(2)缓慢型心律失常：主要是心脏传导系统有不同程度的传导阻滞所致。由于窦房结或房室结病变引起起搏与传导功能低下可发生病态窦房结综合征。

【诊断】 严重心律失常主要是通过心电图检查确定，但一般通过病史，临床症状及物理检查即可作出初步诊断(图 3-7)。

如有条件，可进行临床电生理检查，这对于病态窦房结综合征，阵发性室上性心动过速，室性心动过速及房室传导阻滞具有重要的诊断价值。

【治疗】 治疗严重心律失常的目的在于终止致死性心律失常并促使其向非严重心律失常转化，恢复并维持窦性心律，对不能转为窦性心律者使心室率接近正常范围；迅速纠正严重心律失常造成的循环障碍和对重要脏器造成的不利影响；

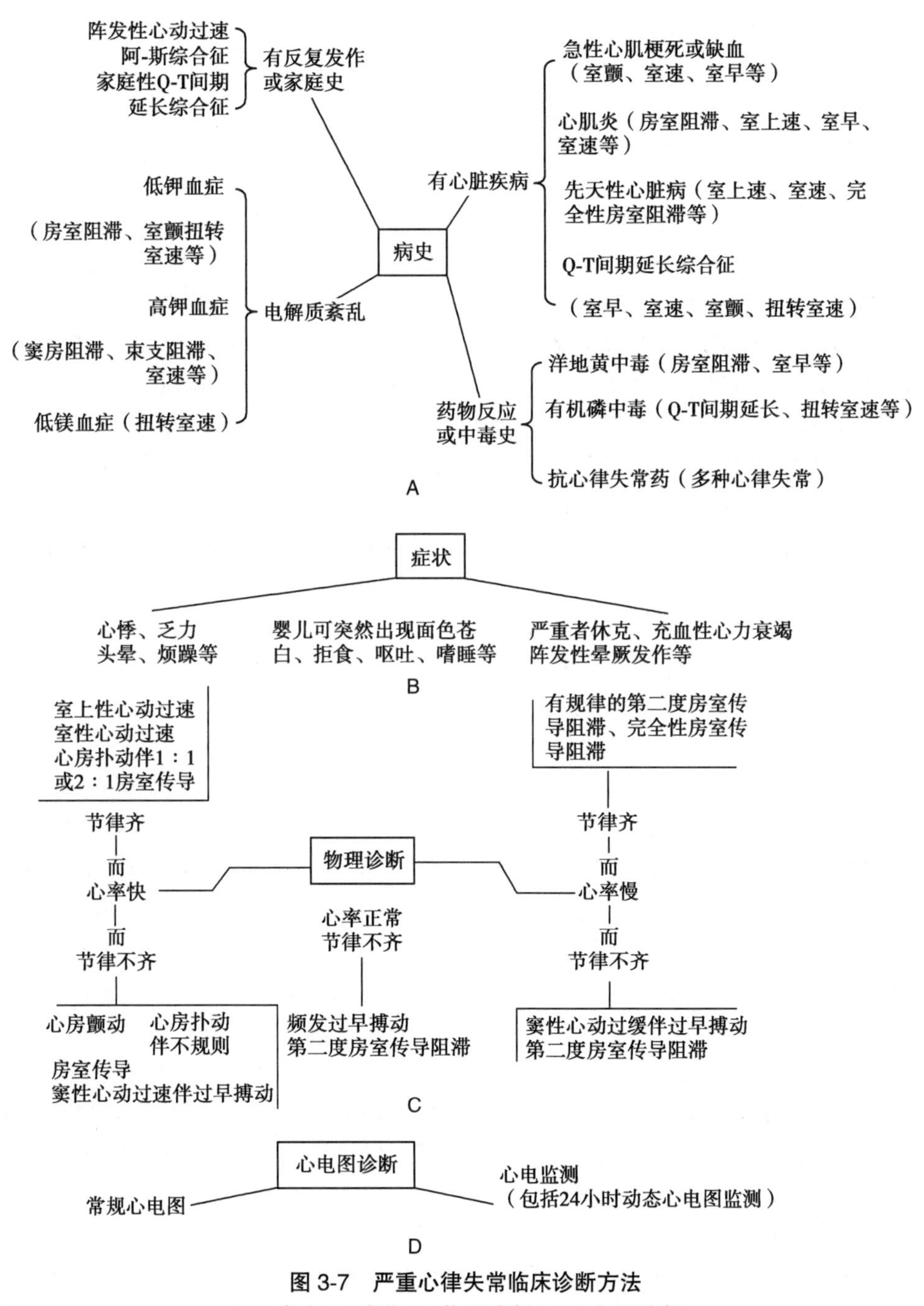

图 3-7　严重心律失常临床诊断方法

A. 病史；B. 症状；C. 物理诊断；D. 心电图诊断

积极治疗引起严重心律失常的各种疾病，电解质及酸碱紊乱，药物中毒等，预防复发，维持疗效。

（一）病因治疗

对已能确定病因的心律失常者，除各种器质性心脏病外，如急性感染，呼吸功能衰竭或心力衰竭、低血钾、低血镁，严重酸中毒和缺氧，地高辛中毒等引起或并发严重心律失常，应予针对性治疗。病因治疗十分重要，否则单用抗心律失常治疗不一定能成功。如治疗尖端扭转型室性心动过速需同时纠正低血钾、低血镁。若能完全去除病因，则不一定进行抗心律失常治疗。

（二）抗心律失常治疗

1. 快速心律失常

（1）窦性心动过速：窦性心动过速定义是窦房结放电率高于同年龄儿的正常值。窦性心动过速是一种常见的、正常的临床表现，通常由发热、脱水、疼痛和焦虑等良性因素引起。但也可能与贫血、感染、缺氧、甲状腺功能亢进、误食药物等病理因素相关，其他更严重的但不太常见的原因包括心脏压塞、张力性气胸、血栓栓塞等。心电图特征：心率增快，通常婴儿<220 次 /min、儿童<180 次 /min，P 波为窦性（Ⅰ、Ⅱ、aVF 导联直立），P-QRS-T 波顺序出现，QRS 波时限正常，节律规则。窦性心动过速的治疗更重要的是确定并治疗潜在的致病原因。

（2）室上性心动过速（super ventricular tachycardia，SVT）：是儿童较常见的心律失常。SVT 的心电图特征：窄 QRS 波心动过速（QRS≤0.09 秒，根据年龄有所不同），它和窦性心动过速的区别是：突然发病，婴儿心率>220 次 /min，儿童心率>180 次 /min，缺乏正常的 P 波，在紧张时心率变化很少（如静脉切开），QRS 波时限正常，节律绝对匀齐。

伴有休克的的 SVT 需使用同步电复律治疗，0.5~1J/kg，根据需要可增加到 2J/kg。已建立静脉通路者可予腺苷或三磷酸腺苷（ATP）弹丸式快速静脉注射，剂量为 0.1mg/kg，单次最大剂量小于 6mg；无效可使用第二剂，0.2mg/kg，最大剂量为 12mg。在准备同步电复律或静脉注射腺苷的过程中，可首先考虑以冰毛巾敷面刺激迷走神经，提高迷走神经张力尝试转律。

不伴休克的 SVT 可刺激迷走神经，如果刺激迷走神经失败，推荐腺苷或 ATP 静脉注射。腺苷或 ATP 无效者可考虑同步电复律，但无休克者一般不建议电复律。

其他还有多种其他抗心律失常药物可用于 SVT 的治疗，但其安全性均不及腺苷，可能发生心搏骤停等严重情况，在紧急情况下对病因未明确的 SVT 一般不采用，特别是维拉帕米可引起婴儿心搏骤停，因此不用于婴儿。对经上述措施后不能复律或转律后频繁复发者，建议请心脏科医师会诊后确定治疗方案。

（3）室性心动过速（ventricular tachycardia，VT）：室性心动过速常见病因包括心脏疾病、酸中毒、电解质紊乱等。心电图特征：频率增快的宽大 QRS 波>0.09 秒（根据年龄），形态一致，房室分离，P 波和 QRS 波不相关。有意识、可触及脉搏但有灌注不足表现的 VT 患者，由于有发生心搏骤停的风险，应使用 0.5~1J/kg 的同步电复律。如果首次电击无效，则增加能量 2.0J/kg 再次复律。如果再次复律仍无效，并且节律不符合尖端扭转型室性心动过速，可以先给予抗心律失常药物后再尝试复律。初始抗心律失常药物选择胺碘酮（5mg/kg，静脉滴注 20~60 分钟），无效可原剂量重复 2 次，最大 15mg/kg 或 300mg。如果胺碘酮无效，可考虑使用利多卡因（1mg/kg 静脉推注），随后以 15~50μg/（kg·min）输注。硫酸镁：用于尖端扭转型室性心动过速，剂量 25~50mg/kg，最大 2g，10~20 分钟静脉或骨髓内注射。无反应或无脉的 VT 患者处于心搏骤停，按儿童心搏骤停处理流程立即启动心肺复苏术。

（4）心房扑动和颤动：在儿童不常见，主要发生于有先天性心脏病、先天性心脏病（如 Fontan 手术）术后、预激综合征、风湿热或扩张性心肌病的儿童。心房扑动心电图特征为心率增快，房率通常快于室率，房率多在 200~500 次 /min，以 1∶1、2∶1 或更高比例下传，房率和室率均规则，P 波不明显，代之以大小、形态相同、节律规则、快速、连续的锯齿样扑动波。心房颤动心电图特征为心率增快，房率多在 350~600 次 /min，心室率不规则且慢于心房率，节律极不规则，P 波不清楚，代之以形态各异、大小不等、间隔极不规则的颤动波。可供选择的药物：①洋地黄类：对于房颤，若心室率太快症状明显者，尤其是伴有心力衰竭的患儿，均应快速洋地黄化，其后口服地高辛维持。洋地黄治疗的目的为减慢心室率，少数可恢复窦性心律。对于房扑，如室率太快，用洋地黄治疗也能使心室率减慢，患者症状明显改善。部分患儿在维持用洋地黄或停药过程中心房扑动转为窦性心律。有病态窦房结综合征或洋地黄中毒者禁用。②胺碘酮：可选择使用，每次2.5~5mg/kg静脉注射可转复为窦性心律，好转后口服维持治疗5mg/(kg·d)，分2次。药物治疗目标是控制心室率接近正常心率。③如上述方法无效，可采用同步直流电击转复治疗。

2. **慢速心律失常** 紧急治疗取决于心动过缓导致的血流动力学异常的严重程度：若心率<60次/min，有效通气、供氧后仍有灌注不良，则立刻以胸外按压开始心肺复苏，并静脉注射或经气管插管给予肾上腺素；若心动过缓持续存在或反复出现，则应考虑持续静脉输入肾上腺素或异丙肾上腺素，并准备安装起搏器。对迷走神经张力增高导致的心动过缓或不伴灌注不良的心动过缓，可予阿托品。

(1)窦性心动过缓：导致窦性心动过缓的危重病变包括缺氧、低血糖、甲状腺功能减退、低或高血钾、张力性气胸、心脏压塞、毒素、冠状动脉或肺动脉血栓形成、颅内压增高，钙通道阻滞剂、β-受体拮抗剂或地高辛中毒也可以表现为窦性心动过缓。心电图特征：RR间期延长，QRS时限正常，P-QRS-T顺序出现，P-R间期正常。通过治疗潜在病因常常可以纠正心率。如果不清楚病因，在氧合和通气充足的情况下，伴灌注不良的患者立刻开始胸外按压，同时使用肾上腺素。无灌注不良的患者则予阿托品0.01~0.02mg/kg静脉推注。儿童的最大剂量0.5mg，青少年1.0mg。

(2)完全性房室传导阻滞(complete atrioventricular block，CAVB)：心电图特征：P波规则出现，和QRS不相关，表现为房室分离，QRS时限正常(逸搏心律起搏点在希氏束)或增宽(逸搏心律起搏点在心室)，节律规则或不规则。抢救治疗措施：伴有灌注不良的严重CAVB，立刻开始心肺复苏，同时予肾上腺素静脉注射以提高心率，复苏后以异丙肾上腺素静脉维持。不伴灌注不良的CAVB：可予阿托品0.01~0.02mg/kg静脉推注或异丙基肾上腺素0.05~1.00μg/(kg·min)静脉输入，维持足够心室率。药物治疗无效的考虑安装起搏器。

3. **无脉性心律失常** 无脉性心律失常指体检未触及中央脉搏，心电图可有4种表现：心脏停搏、无脉性电活动、心室颤动、无脉性室性心动过速。

(1)心脏停搏：心电图特征：呈等电位线，无P-QRS-T波。急救治疗方法：立刻开始心肺复苏。

(2)无脉性电活动：无脉性电活动的发生和心肌广泛缺血缺氧、低血容量、心脏压塞、张力性气胸等有关。心电图特征：可见除室颤或室速外的其他心电活动，包括各种不同程度的传导阻滞和室性自搏，常见的是窦性心动过缓图形，但摸不到脉搏。急救措施包括：立刻开始心肺复苏，并尽早发现和治疗可逆性病因(概括为6H5T)，包括低血容量(hypovolemia)、缺氧(hypoxia)、高碳酸血症(hypercapnia)、高/低血钾(hyper/hypokalemia)、低血糖(hypoglycemia)、低温(hypothermia)、中毒(toxic)、创伤(trauma)、心脏压塞(cardiac tamponema)、张力性气胸(tension pneumothorax)、栓塞(thrombosis)。

(3)心室颤动(ventricularfibrillation，VF)和无脉性VT：VF为心室肌快而微弱的收缩或不协调的快速乱颤，其结果是心脏无排血，心音和脉搏消失，心、脑等器官和周围组织血液灌注停止。VF的心电图特征为：QRS-T波消失，呈大小不等，形态不同的心室颤动波，无P波。无脉性VT的心电图特征为：QRS时限增宽，呈规则的VT波形，但查体不能触摸到脉搏搏动，两者的急救治疗措施相同：在立刻心肺复苏的同时尽早除颤，除颤能量首次2J/kg，若无效第2次除颤起加大剂量至4~10J/kg。

心律失常处理流程，见图3-8~图3-11。

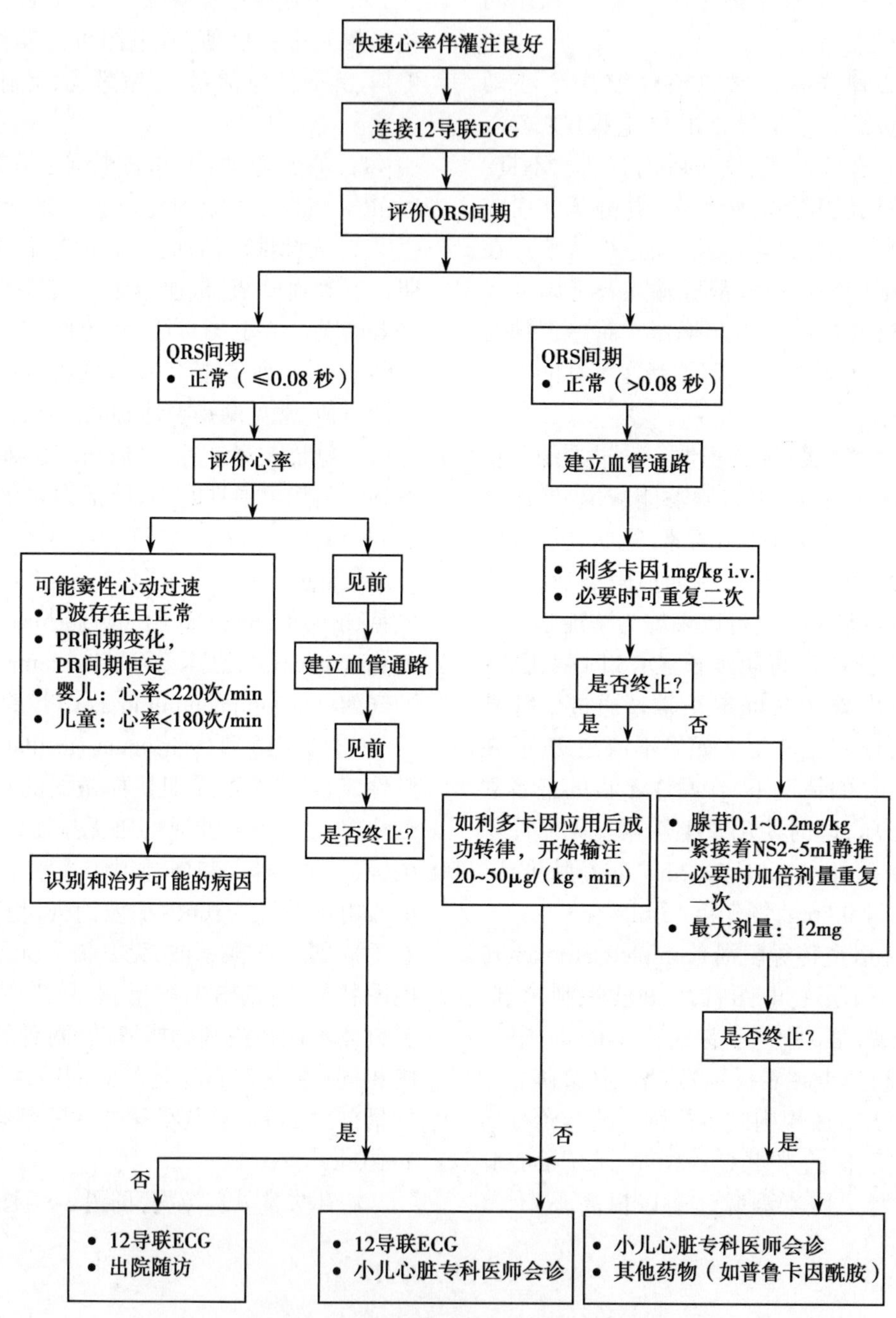

图 3-8　心动过速伴灌注良好的处理流程

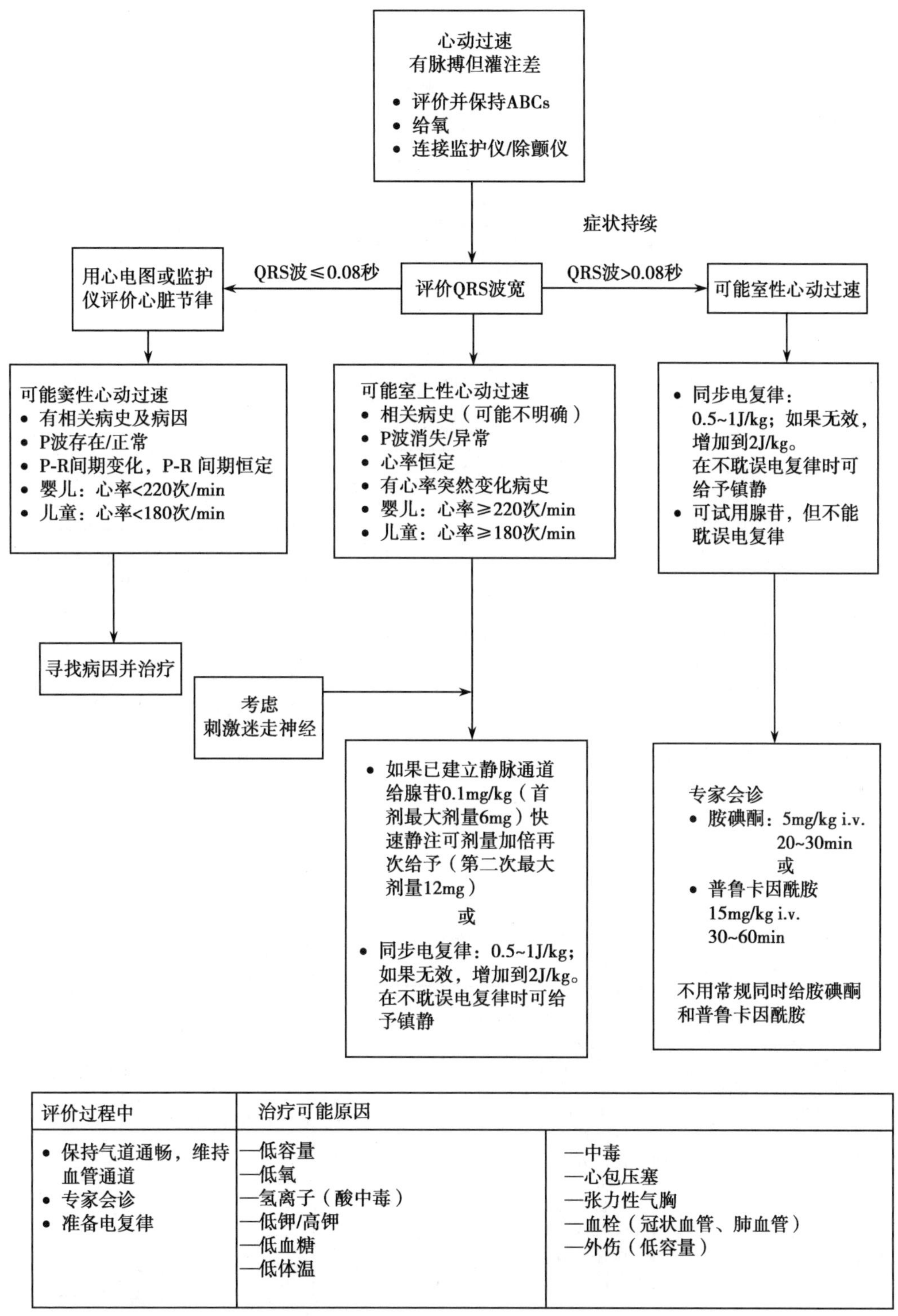

图 3-9　心动过速伴灌注不良处理流程

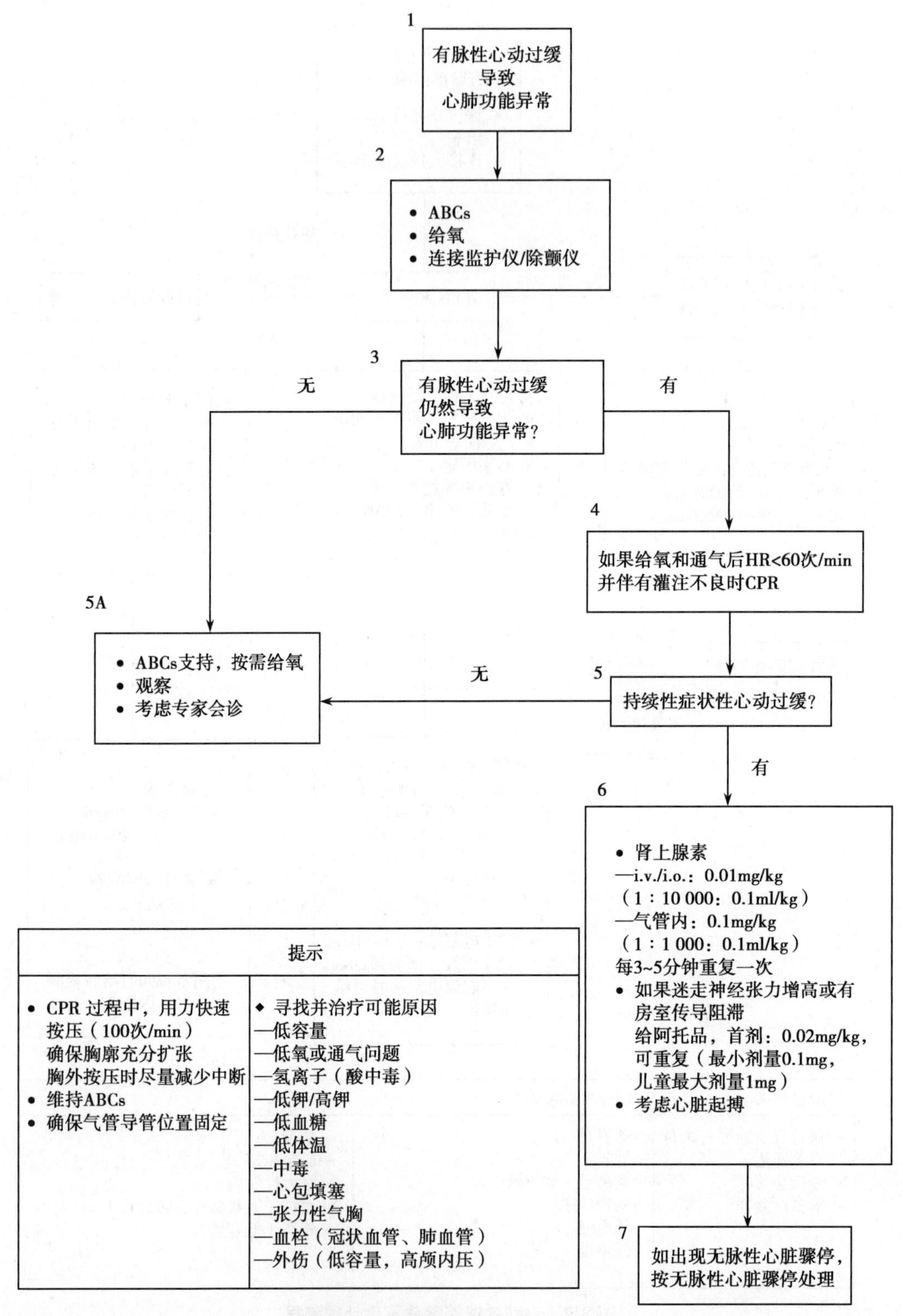

图3-10　有脉性心动过缓处理流程

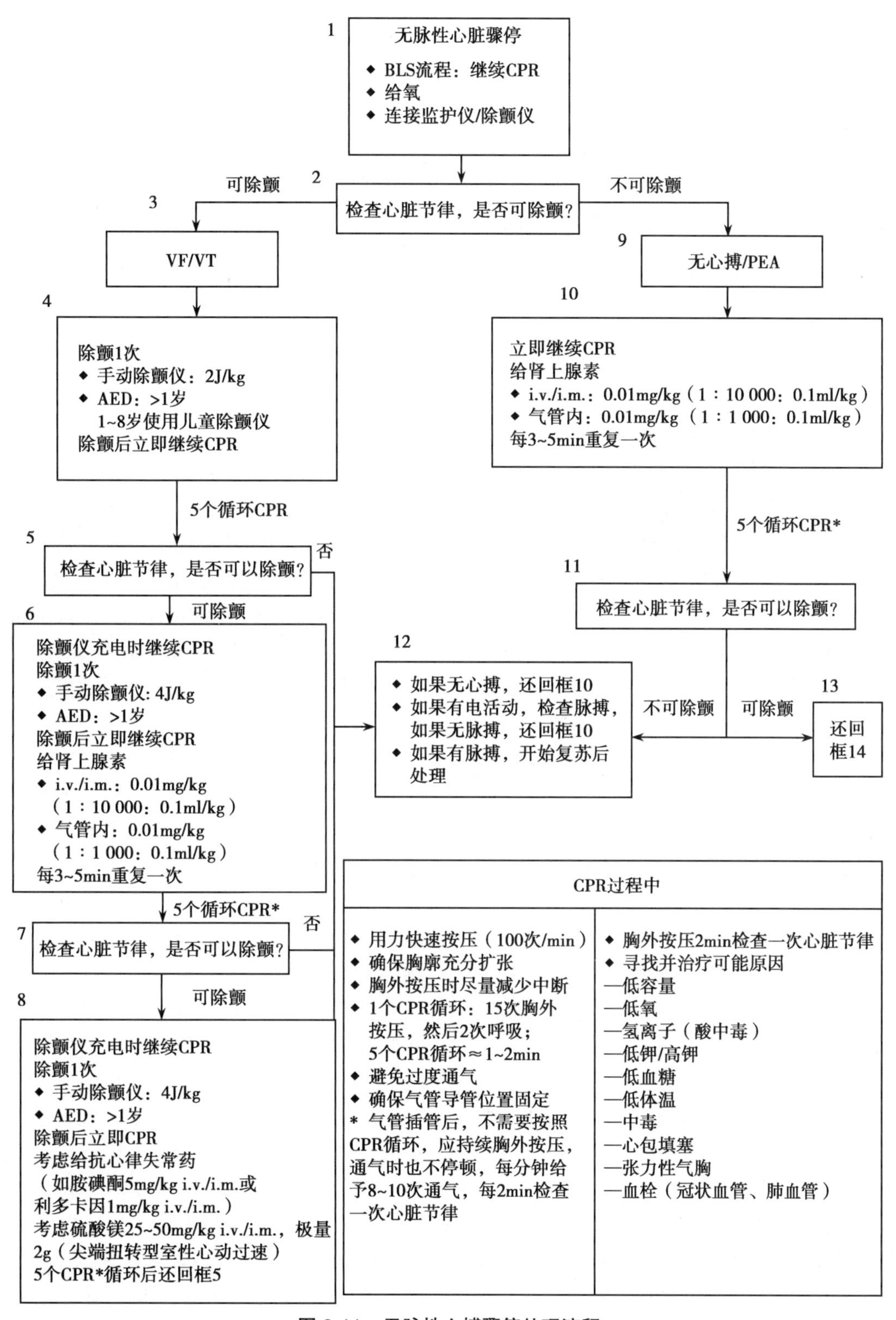

图 3-11　无脉性心搏骤停处理流程

（李 静　许 峰）

第二节　心 肌 炎

心肌炎是指心肌局限性或弥漫性炎症，其特征为心肌间质炎症细胞浸润、心肌细胞坏死及变性。心肌炎病因包括感染、非感染等原因引起，感染是最主要致病原因，病原体以病毒多见。心肌炎常为全身疾病的一部分，临床表现轻重不一，轻者可无症状，重者可致心力衰竭、心源性休克，甚至猝死。

【病因】

（一）感染性疾病

1. 病毒感染　近年来由于病毒学的进展已证明有多种病毒可致心肌炎，包括柯萨奇病毒（A和B组）、细小病毒B19、流感和副流感病毒、疱疹病毒、埃可病毒、脊髓灰质炎病毒、腺病毒、传染性肝炎病毒、麻疹病毒、流行性腮腺炎病毒、鼻病毒以及类疱疹病毒等；其中以柯萨奇病毒B组、细小病毒B19、A型流感病毒、疱疹病毒6型最常见。

2. 细菌感染　败血症或细菌感染伴严重脓毒症时均可因细菌直接侵犯心肌或毒素损害而并发心肌炎，常见的有金黄色葡萄球菌、脑膜炎双球菌、链球菌、肺炎链球菌、白喉杆菌、伤寒杆菌及流感嗜血杆菌等。

3. 其他感染　真菌（如念珠菌、组织胞质菌）、立克次体（如斑疹伤寒）、钩端螺旋体、寄生虫（如弓形体病）感染时亦可致心肌炎。

（二）结缔组织病

以风湿性心肌炎最常见，其他如川崎病、系统性红斑狼疮、幼年特发性关节炎、结节性多动脉炎等也可致心肌炎。

（三）中毒及过敏

某些药物如阿霉素、蒽环类化疗药物、环磷酰胺、儿茶酚胺、锑剂、依米丁、免疫抑制剂中毒、青霉素过敏反应等均可致心肌炎。

本节重点叙述病毒性心肌炎。

【发病机制】　病毒性心肌炎的发病机制尚不完全清楚，目前认为与下面几个因素有关。

1. 病毒直接损害心肌　一般认为在疾病早期，病毒可经血液循环直接侵犯心肌细胞及其他组织细胞并在细胞内复制，引起心肌变性、坏死和功能失常，细胞裂解又释放出病毒和细胞因子造成继发损害，新生儿以病毒直接损伤多见。

2. 免疫机制　临床上在病毒感染后，往往经过一段潜伏期才出现心肌受累征象，符合变态反应性疾病的规律，故可能有变态反应或自身免疫反应参与发病机制。在大部分心肌炎及扩张型心肌病患儿的血液中可检测到心脏特异性抗肌凝蛋白自身抗体和其他抗自身抗原抗体，提示存在自身免疫反应。研究表明，病毒侵蚀导致组织损伤而释放的细胞因子可引起炎症水肿和趋化炎症细胞，炎症细胞如单核巨噬细胞、淋巴细胞、中性粒细胞等在心肌间质中浸润引起细胞毒性反应、抗原抗体反应对心肌造成损伤，异常的免疫系统激活、过度的巨噬细胞活化可能是导致心肌炎患者病情急剧恶化的重要机制。

3. 自由基的作用　心肌缺血缺氧及炎症细胞浸润均产生大量氧自由基，作用于细胞膜中多不饱和脂肪酸，引发脂质过氧化反应生成脂质过氧化物（LPO）及其他自由基，导致细胞膜及亚细胞结构的破坏，使细胞溶解、坏死。近年来的研究已证明心肌炎患者红细胞超氧化物歧化酶（SOD）活性降低，血清LPO浓度增加，经自由基清除剂治疗后，随着病情好转，酶活性恢复正常，提示心肌炎的发病与自由基引发的脂质过氧化造成心肌损伤有关。

【病理】　心脏显示不同程度的扩大，外观上心肌非常松软。病变可为局限性、散在性或弥漫性。多以心肌间质组织和附近血管周围单核细胞、淋巴细胞及中性粒细胞浸润为主，少数为心肌肿胀、变性、凋亡、坏死、溶解等。心包可有炎性渗出，个别发生粘连。部分合并心内膜炎。慢性病例多有心肌间质炎症浸润、心肌纤维化形成的瘢痕组织、心内膜弹力纤维增生及心室附壁血栓。病变可波及心脏传导系统，引起心律失常，甚至持续终生。病理学改变与心肌炎临床表现严重程度并不呈对应关系，少部分临床表现为暴发性心肌炎的患者心肌病理学改变并不严重。

【临床表现】

（一）症状

心肌炎的临床表现轻重悬殊，轻者可无症状，或亚临床经过，病情严重者则可表现为心源性休克、急性充血性心力衰竭、严重心律失常，甚至猝死。典型病例在心肌炎出现前数日或1~3周有前驱症状，主要为发热、鼻塞、流涕、咳嗽、周身不适、咽痛、肌痛、腹泻及皮疹等。继之出现心脏受累症状，可表现为精神萎靡、苍白、乏力、多汗、食欲缺乏或恶心、呕吐、上腹痛等；年长儿可自诉头晕、心悸、胸闷、心前区不适或疼痛；重型患儿表现为烦躁不安、意识障碍、抽搐、呼吸急促、发绀等；以消化道症状、神经系统症状或呼吸系统症状表现为主时易被误诊。新生儿患病时病情进展快，常有高热、反应低下、呼吸困难和发绀，神经、肝和肺的并发症多见。

（二）体征

常在安静时出现心动过速，部分表现为心动过缓，心律不齐较常见。心尖区第一心音低钝，奔马律，一般无明显器质性杂音，有时可听到Ⅰ~Ⅲ级/SM杂音。合并心包炎者心界多明显扩大，可闻及一过性心包摩擦音。严重病例有心力衰竭者可出现水肿、气急、发绀、肺部湿啰音、肝大等。有心源性休克者则脉搏微弱、血压下降、皮肤发花、四肢湿冷。

（三）分型

临床上可分轻、中、重三型。

1. **轻型**　一般无明显症状及心功能障碍，心电图可见一过性ST-T改变。部分患者表现为非特异性症状，精神不好、乏力、食欲缺乏，第一心音减弱，心动过速，病程一般数周至数月，经治疗后预后良好。

2. **中型**　多有充血性心力衰竭表现，患者可表现拒食、面色苍白、呕吐、呼吸困难、烦躁不安、干咳，较大儿童表现头晕、心悸、乏力、腹痛、肌痛及心前区不适等，体查心脏扩大，伴心动过速、心律失常、心音低钝及奔马律、肝大等，心电图多有明显异常，病程往往长达一年至数年才逐渐恢复。

3. **重型**　起病急，可呈暴发性经过，患儿常突然出现严重心律失常、急性心力衰竭或心源性休克表现，完全性房室传导阻滞、室性心动过速、心室颤动时可导致抽搐、晕厥、猝死，可在数小时或数日内死亡。心力衰竭、心源性休克患者可出现烦躁不安、呼吸困难、末梢发绀、肺部湿啰音、肝大、脉搏微弱、血压下降、皮肤发花、四肢湿冷，未能及时治疗者常于数小时至数天死亡。如反复发作心力衰竭，则心脏明显扩大，可并发严重心律失常或栓塞等，远期预后差。

【实验室检查】

1. **一般检查**　急性期白细胞总数多增高，以中性粒细胞为主；部分病例血沉轻度增快。

2. **血清酶学测定**　血清谷草转氨酶（SGOT）在急性期大多数增高，但恢复较快。血清肌酸激酶（CK）在早期多有增高，心肌的同工酶（CK-MB）增高为主，且较敏感。血清乳酸脱氢酶（LDH）、天冬氨酸转氨酶（AST）、α-羟丁酸脱氢酶（α-HBDH）在急性期可升高，但特异性较差，血清乳酸脱氢酶同工酶增高在心肌炎早期诊断有提示意义。

3. **肌钙蛋白测定**　肌钙蛋白（cTn）调节心肌及骨骼肌中肌动蛋白和肌球蛋白的钙调控。血清肌钙蛋白（cTnT、cTnI）是诊断心肌损伤的高敏感性、高特异性指标，一般在发病后2~4小时开始升高，持续可达2周左右。

4. **B型利钠肽测定**　B型利钠肽（BNP）或N末端B型利钠肽（NT-proBNP）水平显著升高提示心功能严重受损，是心功能不全诊断、严重程度判断、病情转归评估的重要指标，但起病早期检查可正常或轻度升高，需短期内复查。

5. **病毒学检查**　从心内膜、心肌、心包或心包穿刺液中分离到病毒，或用病毒核酸探针在上述标本中查到病毒核酸，可病原学确诊。疾病早期从咽拭子、咽冲洗液、粪便、血液中分离出病毒，且恢复期血清抗体滴度比急性期升高4倍以上，急性期血中特异性IgM抗体阳性，病毒核酸探针从患儿血液中查到病毒核酸，均可作为病原学参考指标。

6. **心电图检查**　多数表现为ST段偏移和T波低平、双向或倒置，少数严重病例ST段上升与T波融合形成向上的单向曲线，或ST段下降与T波融合形成向下的单向曲线，酷似急性心肌梗死的早期变化，提示有广泛的心肌损伤。此外，可有QRS波群低电压，异常Q波，窦房、房室或室内传导阻滞、完全性右或左束支传导阻滞；各种期前收缩，以室性早搏最常见，部分呈联律、成对、多形性、多源性；非房室结及房室折返引起的异位性心动过速，心房扑动或颤动，心室扑动甚至心室颤动。

7. **X线检查**　心影可从正常大小至普遍扩大，搏动减弱，可伴有肺淤血或肺水肿，部分病例伴心包积液，有时可见少量胸腔积液。

8. **超声心动图检查**　轻症者可正常，重者可见心腔扩大，心室壁搏动幅度降低，心脏收缩功能异常，左室射血分数和短轴缩短率显著降低，室间隔或心室壁可稍增厚，室壁节段性运动异常，心包积液。

9. **MRI检查**　心脏磁共振成像诊断心肌炎具有高度敏感性和特异性，可显示细胞内及细胞间质水肿、心肌充血、毛细血管渗漏、心肌坏死、心肌纤维化。

10. **心内膜心肌活检**　被认为是心肌炎诊断的金标准，但疑诊为心肌炎患者中右心室心内膜心肌活检阳性率往往很低，且因有创导致患者依从性不高，应用有限。

【诊断与鉴别诊断】

（一）判断标准

中华医学会儿科学分会心血管学组心肌炎协作组于 2018 年提出以下儿童心肌炎诊断建议。

1. **心肌炎的临床诊断**

（1）主要临床诊断依据

1）心功能不全、心源性休克或心脑综合征。

2）心脏扩大。

3）血清心肌肌钙蛋白 T 或 I 或血清肌酸激酶同工酶升高，伴动态变化。

4）显著心电图改变（心电图或 24 小时动态心电图），包括以 R 波为主的 2 个或 2 个以上主要导联（Ⅰ、Ⅱ、aVF、V_5）的 ST-T 改变持续 4 天以上伴动态变化，新近发现的窦房、房室传导阻滞，完全性右或左束支传导阻滞，窦性停搏，成联律、成对、多形性或多源性期前收缩、非房室结及房室折返引起的异位性心动过速，心房扑动、心房颤动、心室扑动、心室颤动，QRS 低电压（新生儿除外），异常 Q 波。

5）心脏磁共振成像呈现典型心肌炎症表现，指具备以下 3 项中至少 2 项：①提示心肌水肿：T_2 加权像显示局限性或弥漫性高信号；②提示心肌充血及毛细血管渗漏：T1 加权像显示早期钆增强；③提示心肌坏死和纤维化：T_1 加权像显示至少 1 处非缺血区域分布的局限性晚期延迟钆增强。

（2）次要临床诊断依据

1）前驱感染史，如发病前 1~3 周内有上呼吸道感染或胃肠道病毒感染史。

2）胸闷、胸痛、心悸、乏力、头晕、面色苍白、面色发灰、腹痛等症状（至少 2 项），小婴儿可有拒乳、发绀、四肢凉等。

3）血清乳酸脱氢酶、α- 羟丁酸脱氢酶、天冬氨酸转氨酶升高。若在血清乳酸脱氢酶、α- 羟丁酸脱氢酶、天冬氨酸转氨酶升高同时亦有 cTnI、cTnT 或 CK-MB 升高，则只计为主要指标，该项次要指标不重复计算。

4）心电图轻度阳性，指未达到心肌炎主要临床诊断依据中显著心电图改变标准的 ST-T 改变。

5）抗心肌抗体阳性。

（3）心肌炎临床诊断标准

1）心肌炎：符合心肌炎主要临床诊断依据 ≥ 3 条，或主要临床诊断依据 2 条加次要临床诊断依据 ≥ 3 条，并除外其他疾病，可以临床诊断心肌炎。

2）疑似心肌炎：符合心肌炎主要临床诊断依据 2 条，或主要临床诊断依据 1 条加次要临床诊断依据 2 条，或次要临床诊断依据 ≥ 3 条，并除外其他疾病，可以临床诊断疑似心肌炎。

在诊断标准中，应除外的其他疾病包括：冠状动脉疾病、先天性心脏病、高原性心脏病、代谢性疾病（甲状腺功能亢进及其他遗传代谢病等）、心肌病、先天性房室传导阻滞、先天性完全性右或左束支传导阻滞、离子通道病、直立不耐受、β 受体功能亢进及药物引起的心电图改变。

2. **病毒性心肌炎的诊断**

（1）病毒性心肌炎病原学诊断依据

1）病原学确诊指标：自心内膜、心肌、心包（活体组织检查、病理）或心包穿刺液检查发现以下之一者可确诊，①分离到病毒；②用病毒核酸探针查到病毒核酸。

2）病原学参考指标：有以下之一者结合临床表现可考虑心肌炎由病毒引起：①自粪便、咽拭子或血液中分离到病毒，且恢复期血清同型抗体滴度较第 1 份血清升高或降低 4 倍以上；②病程早期血清中特异性 IgM 抗体阳性；③用病毒核酸探针从患儿血液中查到病毒核酸。

（2）病毒性心肌炎诊断标准：在符合心肌炎诊断的基础上：①具备病原学确诊指标之一，可确诊为病毒性心肌炎；②具备病原学参考指标之一，可临床诊断为病毒性心肌炎。

3. **心肌炎病理学诊断标准**　心肌炎病理诊断主要依据心内膜心肌活检结果：活检标本取样位置至少 3 处，病理及免疫组织化学结果 ≥ 14 个白细胞 /mm^2，包含 4 个单核细胞 /mm^2 并 $CD3^+T$ 淋巴细胞 ≥ 7/mm^2。心内膜心肌活检阳性结果可以诊断，但阴性结果不能否定诊断。

4. **心肌炎分期**

（1）急性期：新发病，症状、体征和辅助检查异常、多变，病程多在 6 个月以内。

（2）迁延期：症状反复出现、迁延不愈，辅助检查未恢复正常，病程多在 6 个月以上。

(3) 慢性期：病情反复或加重，心脏进行性扩大或反复心功能不全，病程多在 1 年以上。

（二）鉴别诊断

1. **风湿性心肌炎**　发病前 1~3 周常有溶血性链球菌感染史，血清中抗溶血性链球菌抗体增高。除心肌炎外尚伴其他风湿活动症状，如游走性关节痛、环形红斑或皮下小结。

2. **心内膜弹力纤维增生症**　重症多发生于 6 个月以下的小婴儿，常出现急性心力衰竭或心源性休克；X 线检查示心脏明显扩大，以左心室为主，左心缘搏动减弱；心电图及超声心动图均显示左室肥厚。本病也可能为病毒性心肌炎的发展结果，故两者鉴别尚需结合病程发展来考虑。

3. **脓毒症性心肌炎**　有明显细菌感染证据，往往伴有高热、精神萎靡、苍白等中毒症状，白细胞总数及中性粒细胞显著增高。

4. **克山病**　有一定的发病地区或发生于曾在病区居住 3 个月以上者。有一定的季节多发性。除心脏症状外无其他特征性表现。病程较长，易转为慢性。

5. **非病毒性暴发性心肌炎**　包括自身免疫性疾病、药物毒性和药物过敏等所致的急性暴发性心肌炎，此类患者有自身免疫性疾病史、毒性药物（特别是抗肿瘤药物）应用史、致过敏药物应用史，通常无病毒感染前驱表现，疾病发生凶险（视频 3-3）。

视频 3-3　心肌炎诊断

【治疗】对病毒性心肌炎目前尚无特效治疗，可视具体情况适当选择以下治疗措施。

（一）休息及营养

运动、情绪刺激、缺氧及营养不良均能加重心肌炎，故急性期应至少休息到热退后 3~4 周，有心功能不全或心脏扩大者应绝对卧床休息，避免情绪刺激与波动，减轻心脏负荷，一般总休息时间不少于 3~6 个月，病情好转或心脏缩小后可逐步开始活动。饮食宜清淡、易消化、富含营养，少食多餐。根据病情可予鼻导管、面罩吸氧或机械通气正压给氧。液体补充应量出为入，匀速补充，切忌液体快进快出。重型患者酌情使用质子泵抑制剂防止应激性溃疡和消化道出血，特别是应用糖皮质激素者。发热时可物理降温或糖皮质激素治疗，避免应用非甾体抗炎药。

（二）免疫调节治疗

1. **糖皮质激素**　治疗病毒性心肌炎尚有争论，对于心肌炎患者是否有益，现有证据还不足以作出确切结论。对于暴发性心肌炎合并致死性心律失常、心源性休克早期、足量使用糖皮质激素可抑制免疫反应减轻心肌损害。一篇荟萃分析纳入了针对儿童和成人患者的试验，结果显示，皮质类固醇治疗组患者的死亡率与对照组无差异（*RR* 0.93，95% *CI* 0.70-1.24）。危重病例可采用冲击疗法，用甲泼尼龙 10mg/kg，2 小时静脉输入，连续用 3 天，然后逐渐减量或改为口服。

2. **免疫球蛋白**　采用 IVIG 治疗儿童心肌炎的随机对照试验的数据不多，但一些临床证据提示该治疗可能有益。对两家儿童医院的一项回顾性研究分析了 21 例考虑急性心肌炎且接受大剂量 IVIG（24 小时输注 2g/kg）的儿童，并与接受传统支持治疗的 25 例历史对照作比较，接受 IVIG 治疗的患者在治疗后 3~6 个月时和 6~12 个月时的心室缩短率更大，3~6 个月时左心室舒张末期内径更小。接受 IVIG 治疗的患者在治疗后 1 年的生存率有改善的趋势。目前治疗建议大剂量丙种球蛋白用于危重病例，尽早足量，用法为 2g/kg，单剂 24 小时静脉输入；静脉输入大剂量免疫球蛋白，增加心室前负荷，可促使心力衰竭加重，故必须 24 小时内缓慢输入，并需观察心力衰竭症状是否恶化，有无过敏反应。

（三）急性左心衰竭的治疗

药物治疗包括利尿剂、降低后负荷药物（ACEI）、小剂量应用洋地黄类药物和酌情使用 β-受体拮抗剂。根据临床分度来进行药物和治疗选择（表 3-8）。

（四）心源性休克的治疗

暴发性心肌炎合并大量出汗、呕吐、腹泻等出现血容量不足时，可适当补液，根据血流动力学监测指标决定补液速度和量，除明显脱水外，补液速度需渐进，切忌太快；血压低可予多巴胺、多巴酚丁胺、去甲肾上腺素等。条件许可，应积极进行生命支持治疗（如呼吸支持、VAD、ECMO）。

（五）心律失常的治疗

快速心律失常导致严重血流动力学障碍患者

表 3-8　根据临床分度来进行药物和治疗的选择

分级	分度	举例	治疗
A	患者有发展为心衰的风险，但心功能及室腔大小正常	1. 有心脏毒性药物暴露史； 2. 家族中有继发性心肌病； 3. 单心室； 4. 先天性大血管转位纠正术后	—
B	患者心脏形态及功能异常，但没有症状	1. 主动脉关闭不全，伴有左室扩大 2. 有蒽环霉素暴露，伴有左心室收缩功能降低	ACEI（有左心收缩功能不全时）
C	患者有功能性及结构性心脏病，并且过去或现在有 HF 的症状	1. 有症状的心肌病 2. 先天性心脏缺损伴有右心功能不全	1. ACEI+ 醛固酮拮抗剂；口服利尿剂减轻液体超负荷；小剂量地高辛（使得伴随症状缓解） 2. 数周后稳定，患儿仍伴有持续性左室扩大和心功能不全，可增加 β 受体拮抗剂
D	患者伴有严重心力衰竭，并且需要特殊机械支持	在安静休息状态下，已经给予最大量药物治疗仍症状明显	1. 药物治疗，包括静脉使用利尿剂和 / 或强心剂（多巴胺、多巴酚丁胺及米力农等） 2. 其他：干预措施包括正压通气、心脏起搏、机械性支持和移植

需尽快电复律，电复律不能纠正或纠正后不能维持，需辅以药物治疗，可使用胺碘酮静脉注射，注射过程中需密切监测血压；血流动力学相对稳定者可根据临床表现和心功能状态选择抗心律失常药，不宜应用 β- 受体拮抗剂、非二氢吡啶类钙通道阻滞剂等负性肌力、负性频率类抗心律失常药物，胺碘酮静脉泵入为首选，避免快速静脉注射，心房颤动合并快速心室率时可应用洋地黄类药物。心动过缓者首选植入临时起搏器，因大部分重症患者度过急性期后可痊愈，急性期不推荐植入永久起搏器，病程 2 周以上，全身病情稳定后传导阻滞未恢复者再考虑是否植入永久起搏器；无条件植入临时起搏器时可暂时应用异丙肾上腺素、阿托品提高心率。

（六）生命支持治疗

生命支持治疗包括循环支持、呼吸支持、血液净化及肾脏替代。暴发性心肌炎患者存在血流动力学不稳定时应尽早使用主动脉球囊反搏（IABP）治疗，IABP 治疗仍不能纠正时应立即启用体外膜氧合（ECMO）治疗。暴发性心肌炎合并呼吸功能障碍推荐尽早呼吸支持治疗以减轻劳力负荷和心脏做功。血液净化及肾脏替代治疗通过去除毒素和细胞因子、减轻心脏负荷、保证水电解质和酸碱平衡等改善爆发性心肌炎患者预后，有条件者可尽早应用。

（七）改善心肌能量代谢治疗

可选用磷酸肌酸、辅酶 Q_{10}、果糖二磷酸钠、左卡尼汀和维生素 C。磷酸肌酸对心肌细胞具有双重保护作用，其一，磷酸肌酸直接进入心肌细胞，将 ADP 转化为 ATP，提供可直接利用的能量，其二，稳定细胞膜，减少自由基损害，从而保护心肌；剂量为 1 岁 0.5g/d，1 岁以上 1.0g/d，疗程 3 周，对该药过敏者禁用。辅酶 Q_{10} 是细胞代谢及呼吸的激活剂，通过改善线粒体呼吸功能、促进氧化磷酸化从而改善心肌代谢，并通过中和氧自由基减轻心肌细胞损伤，剂量为 1mg/（kg·d），分 2 次，连续 3 个月以上。果糖二磷酸钠可改善心肌代谢、减轻心肌细胞钙负荷、清除自由基，剂量为 100~250mg/kg，连用 2 周。左卡尼汀通过促进脂肪酸代谢为心肌提供能量，剂量为 10~20mg/（kg·d），溶于 5% 葡萄糖溶液 20~30ml，静脉滴注；左卡尼汀可能引起癫痫发作，需注意询问病史，对该药过敏者禁用。维生素 C 作为一种还原剂，有清除过多自由基的作用，且可增加冠脉血流量，改善心肌代谢，有助于心肌损害的恢复。剂量为 100~200mg/kg，用葡萄糖液稀释成 10~30ml，静脉注射，每天 1 次，疗程 1 个月。

（八）抗病毒治疗

病毒侵犯、复制引发的心肌直接损伤发生于疾病早期，有明确病毒感染证据的患者应尽早行抗病毒治疗，可选择奥司他韦或帕拉米韦（流感病毒）、阿昔洛韦（EB病毒、疱疹病毒）、更昔洛韦（巨细胞病毒、疱疹病毒）、α-干扰素、β-干扰素（肠道病毒、腺病毒）等。黄芪可能有抗病毒及保护心脏作用，可较长期口服。

（肖政辉）

第三节　感染性心内膜炎

【概述】 感染性心内膜炎（infective endocarditis，IE）是由多种病原微生物引起的心瓣膜和心内膜的感染。大血管内膜的感染，如血管瘘（如动脉导管未闭）或主动脉缩窄处的感染性血管内膜炎在临床表现和病理改变上也和IE类似。IE的临床表现与病原的侵袭能力、赘生物的形成、血管栓塞、免疫反应均相关，表现多变，可累及全身多个系统。基本的病理改变为心瓣膜、心内膜及大血管内膜表面附着疣状赘生物形成。抗感染及必要的外科手术干预是主要的治疗措施。

【病因及危险因素】

（一）病原体

大部分IE由革兰氏阳性球菌引起，国内资料显示IE最常见的病原体为草绿色链球菌（如血链球菌，缓症链球菌及变形链球菌等）与金黄色葡萄球菌，后者是急性IE最常见的病原，近年病例逐渐增加。其他球菌相对少见，包括凝固酶阴性葡萄球菌、β溶血性链球菌、肺炎链球菌、肠球菌。其他病原还包括HACEK菌组（嗜血杆菌属、放线杆菌属、人心杆菌属、艾肯菌属和金杆菌属）。真菌性IE病原以白念珠菌多见，立克次体，巴尔通体积衣原体引起的IE偶见报道。

（二）危险因素

1. **基础心脏病**　IE患儿绝大多数均有原发性心脏病变，而以先天性心脏病最多见，可见于法洛四联症、室间隔缺损、主动脉狭窄、主动脉瓣二叶畸形、动脉导管未闭、肺动脉瓣狭窄患者，其中发绀型先天性心脏病和左心病变患儿风险更高。后天性心脏病中以风湿性瓣膜病最常见，通常为主动脉瓣及二尖瓣关闭不全。这些心脏病变的共同特点是在心室或血管内有较大的压力阶差，产生高速喷射的血流，受累部位常在压力低的一侧，如室间隔缺损感染性赘生物常在缺损的右侧心室面、三尖瓣隔叶及正对缺损的右室壁；房间隔缺损时两侧心房间压力阶差小，通过缺损的血流速度慢，故很少发生IE。

2. **中心静脉置管**　在没有先天性心脏病的患者中，中心静脉置管是常见的危险因素。静脉置管可能导致右心IE。一方面可能由于直接损伤右心内膜表面，另一方面是可能干扰了正常三尖瓣的功能引起反流的血流束。

3. **口腔卫生与疾病**　日常生活中，咀嚼食物、刷牙和使用牙线时，细菌都会进入血液，是最常见的侵入途径。已证实口腔卫生、龋齿等口腔疾病、口腔手术操作和常见菌血症的发生率之间存在关联。

【病理】 本病的基本病变为心瓣膜、心内膜及大血管内膜表面附着赘生物。显微镜下赘生物主要由血小板栓子、纤维蛋白、细菌和坏死的心瓣膜组织形成。心瓣膜的赘生物可造成瓣膜溃疡、穿孔及破坏，且可累及腱索和乳头肌窦感染性动脉瘤（mycotic aneurysm）等。巨大的赘生物可堵塞瓣膜口。这些病理改变可导致急性血流动力学障碍，引起顽固性心力衰竭，是本病的致死原因之一。

赘生物受血流冲击可导致细栓子脱落。由于栓子的大小及栓塞的部位不同，可发生不同器官栓塞的症状并引起不同的后果。左心脱落的栓子可引起体循环器官的栓塞，最常见者为肾、脑、脾，其次为肢体和肠系膜动脉。右心脱落的栓子则引起肺循环的栓塞。微小栓子栓塞毛细血管产生皮肤瘀点，在小动脉引起内皮细胞增生及血管周围炎症反应，形成皮肤的欧氏小结（Osler nodes）。

肾脏的病理改变：①肾动脉栓塞引起梗死病灶；②局灶性肾小球肾炎；③弥漫性肾小球肾炎。后两种病变可能是微小栓塞或血管免疫性损伤所致。

神经系统的病变广泛，涉及颅内血管、脑膜、脑室膜、脑实质、脑神经和脊髓。主要病理改变为血管损害。感染性微小栓子可引起弥漫性脑膜脑炎、脑出血、脑水肿，脑软化及脑脓肿。颅内感染性动脉瘤破裂后可致脑内出血、脑室出血或蛛网膜下腔出血。

【临床表现】 IE临床症状可归纳为四个方面：全身感染症状、心脏表现、栓塞及血管症状及免疫征象。同时具备的典型患者不多。根据起病方式、病程及临床表现常可分为亚急性和急性IE。前者较为多见，常由草绿色链球菌感染自然瓣膜引起，后者更多见于婴幼儿、人工材料相关IE与金黄色葡萄球菌感染关系密切。

（一）全身感染症状

亚急性 IE 起病相对缓慢，发热可表现为低热或弛张热，乏力、食欲缺乏、体重下降，大龄儿童可诉全身不适，肢体或关节疼痛。急性 IE 起病急骤，高热、寒战，进展迅速，全身感染中毒症状重。贫血及脾大常有发生。

（二）心脏表现

1. **心脏杂音** 80% 以上患者可闻及心脏杂音，原有杂音可发生变化，也可能出现新的杂音，多因瓣膜受累导致关闭不全所致。

2. **心力衰竭** 可出现急性或慢性心力衰竭，表现为呼吸急促、水肿、尿少及血压下降，可由于瓣膜穿孔、腱索断裂或心室肌受累所致。

（三）栓塞及血管症状

由于微血管炎及微栓塞，患儿可出现皮肤黏膜瘀点、Janeway 损害（手掌或足跟无痛性小红斑或出血）。赘生物脱落引起血管栓塞可出现脑、心脏、肺、脾、肾、肠系膜血管及肢体动脉栓塞时的相应表现。

（四）免疫征象

包括指 / 趾甲下线状出血、Roth 斑（视网膜出血斑）、Osler 结节（指 / 趾尖红色疼痛性结节），临床较为少见。部分患儿可出现免疫性肾小球肾炎（血尿、蛋白尿、肾小球肾炎）。

【辅助检查】

1. **血培养** 是诊断的关键，应在抗菌药物治疗前 1~2 小时内于不同部位采血 3 次，不必选在高温时采血。采血量儿童 3~5ml，婴幼儿 1~2ml，血标本 2 小时内送检。已使用抗生素的患儿可在病情允许的情况下停药 3 天后采血。即使采取上述措施仍约有 10% 病例血培养阴性，根据可能的病原菌要采用适宜的培养条件并延长培养时间。

2. **超声心动图** 超声心动图检查可确定赘生物的有无、大小（赘生物>2mm 可检出）、位置及变化，尚可了解心瓣膜破损情况以及心脏血流动力学的变化，根据情况可选择经胸或经食管超声心动图以明确病情。

3. **其他** 其他实验室检查包括周围血象示进行性贫血，白细胞轻 - 中度增高，血沉增快。尿液检查常见蛋白、显微镜下血尿。部分自身抗体可呈阳性。

【诊断】 IE 表现多样，有时表现缺乏特异性，导致误诊或延迟诊断，对具有以下表现的患儿应警惕本病存在：①有心脏病或近期心脏手术病史，有中心静脉置管史；②明显的栓塞症状；③难以解释的发热及进行性贫血；④新出现的心脏杂音或原有心脏杂音发生变化。血培养阳性者可确诊。本病应与风湿热、结核、伤寒、系统性红斑狼疮、左房黏液瘤等疾病鉴别。

2010 年中华医学会儿科分会心血管学组、中华儿科杂志编委会共同制定了《儿童感染性心内膜炎诊断标准建议》（表 3-9）。

【治疗】

（一）抗感染治疗

应针对病原菌及早治疗。药物选择以细菌对药物的敏感性为依据，在等待血培养结果时进行经验性治疗。一般于抽血查培养后立即选用杀菌力强，并能穿透纤维素的抗菌药物，大剂量、长疗程（4~6 周）。治疗方案及剂量和用法，参见表 3-10 和表 3-11。

（二）手术治疗指征

1. 二尖瓣或主动脉瓣损坏，重度反流或赘生物堵塞导致心力衰竭。

2. 经过合适的抗生素治疗，持续发热及血培养阳性超过 7 天，并排除心外病因。

3. 心脏瓣膜穿孔、破损、瓣周脓肿或瘘道形成，赘生物增大呈现局部感染扩散。

4. 大型或有脱落风险的赘生物，特别是位于左心瓣膜上的赘生物，合适的抗生素开始治疗 2 周，发生 ≥1 次栓塞事件。

5. 真菌或多重耐药病原体引起的心内膜炎。

（三）其他治疗

其他治疗包括休息、营养丰富的饮食、铁剂等，必要时输血。并发心力衰竭时应用洋地黄、利尿剂等。

【预后及并发症】 抗生素问世之前本病的病死率几乎为 100%。20 世纪 50 年代后有明显改善，目前病死率在 5%~10%。50%~60% 确诊为 IE 的患儿有并发症，IE 并发症可分为心脏本身及心外并发症。心脏并发症包括心力衰竭、主动脉窦破裂、腔内导管梗阻或分流、瓣膜功能不全、心包积液、冠状动脉脓毒性栓子；心脏外并发症包括脓毒症、免疫复合物介导的血管炎和赘生物栓塞。

【预防】 应注意保护小儿牙齿及口腔卫生。积极治疗败血症和局部感染。心脏手术和心导管检查时注意无菌操作。对于有患 IE 高风险的儿童与其监护人，应了解口腔健康的重要性和掌握

表 3-9　小儿感染性心内膜炎的诊断标准

一、病理学指标

1. 赘生物(包括已形成的栓塞)或心脏感染组织经培养或镜检发现微生物
2. 赘生物或心脏感染组织经病理检查证实伴活动性心内膜炎

二、临床指标

1. 主要指标

(1)血培养阳性:分别2次血培养有相同的感染性心内膜炎常见的微生物(如草绿色链球菌,金黄色葡萄球菌,凝固酶阴性葡萄球菌,肠球菌等)

(2)心内膜受累证据(超声心动图征象)

①附着于瓣膜、瓣膜装置、心脏或大血管内膜、人工材料上的赘生物

②腱索断裂、瓣膜穿孔、人工瓣膜或缺损补片有新的部分裂开

③心腔内脓肿

2. 次要指标

(1)易感染条件:基础心脏疾病,心脏手术,心导管术,或中心静脉内置管等

(2)较长时间的发热(≥38℃),伴贫血

(3)原有心脏杂音加重,出现新的心脏杂音,或心功能不全

(4)血管征象:重要动脉栓塞、感染性动脉瘤、瘀斑、脾肿大、颅内出血、结膜出血、Janeway 斑

(5)免疫学征象:肾小球肾炎,Osler 结,Roth 斑,类风湿因子阳性

(6)微生物学证据:血培养阳性,但未符合主要指标要求

三、诊断依据

1. 具备以下(1)~(5)项任何之一者可诊断为感染性心内膜炎:

(1)临床主要指标2项;(2)临床主要指标1项和次要指标3项;(3)心内受累证据和临床次要指标2项;(4)临床次要指标5项;(5)病理学指标1项

2. 有以下情况时可排除感染性心内膜炎诊断:有明确的其他诊断解释临床表现;经抗生素治疗≤4d临床表现消除;抗生素治疗≤4d手术或尸检无感染性心内膜炎的病理证据

3. 临床考虑感染性心内膜炎,但不具备确诊依据时仍应进行治疗,根据临床观察及进一步的检查结果确诊或排除感染性心内膜炎

表 3-10　感染性心内膜炎的治疗参考方案

心脏	病原体	推荐方案	备选方案	疗程(周)
未矫正的瓣膜病或先天性心脏病	草绿色链球菌(30%~40%),其他链球菌15%~25%,葡萄球菌20%~25%(包括凝固酶阴性葡萄球菌)	万古霉素+头孢曲松/头孢塞肟或万古霉素+庆大霉素	达托霉素替代万古霉素	4~6
天然瓣膜,培养阳性	草绿色链球菌、牛链球菌,青霉素G MIC≤0.12μg/ml	青霉素G或头孢曲松/头孢塞肟	青霉素G或头孢曲松/头孢塞肟+庆大霉素	4~6
	草绿色链球菌、牛链球菌,青霉素G MIC>0.12μg/ml至MIC<0.5μg/ml	青霉素G+庆大霉素	万古霉素	
	草绿色链球菌、牛链球菌,青霉素G MIC>0.5μg/ml	青霉素G+庆大霉素或氨苄西林+庆大霉素	万古霉素	
	粪肠球菌 屎肠球菌	氨苄西林或青霉素+庆大霉素	氨苄西林+头孢曲松/头孢噻肟 如果青霉素过敏:万古霉素+庆大霉素	4~6

续表

心脏	病原体	推荐方案	备选方案	疗程(周)
天然瓣膜，培养阳性	肠球菌，青霉素敏感，庆大霉素耐药(MIC>500μg/ml)，链霉素敏感(MIC<1 500μg/ml)	氨苄西林 + 头孢曲松 / 头孢噻肟	氨苄西林或青霉素 + 链霉素	6
	肠球菌对青霉素、氨基糖苷类、万古霉素耐药	达托霉素 + 氨苄西林	利奈唑胺	
	肠杆菌或铜绿假单胞菌	头孢吡肟 / 美罗培南 + 氨基糖苷类		
	念珠菌、曲霉菌	唑类或棘白霉素类，应尽早手术治疗		
	MSSA	苯唑西林	头孢唑林或万古霉素	
	MRSA	万古霉素	达托霉素	
	不明病原(经验性治疗)			
	自然瓣膜或植入大于 1 年的人工材料(社区获得)	氨苄西林舒巴坦联合庆大霉素 ± 万古霉素 人工材料加利福平		4~6
	人工材料植入 1 年内感染或置入导管相关(院内获得)	万古霉素联合庆大霉素 + 头孢吡肟或头孢他啶 人工材料加利福平		4~6

表 3-11　感染性心内膜炎的抗生素参考剂量和用法

药物	用量	给药途径
青霉素 G	每天(20 万 ~30 万)U/kg，分 6 次，q.4h.	i.v.
头孢曲松	每天 100mg/kg，分 2 次，q.12h. 或 80mg/kg，Qd	i.v.
万古霉素	每天 40~60mg/kg，分 4 次，q.6h.	i.v.
头孢唑林	每天 100~150mg/kg，分 3 次，q.8h.	i.v.
氨苄青霉素	每天 200~300mg/kg，分 4~6 次，q.4h.~q.6h.	i.v.
庆大霉素	每天 3~6mg/kg，分 3 次，q.8h.	i.v.
苯唑西林	每天 200mg/kg，分 4~6 次，q.4h.~q.6h.	i.v.
达托霉素	每天 6mg/kg，Qd(<6 岁：10mg/kg)	i.v.
利福平	每天 15~20mg/kg，分 2 次，q.12h.	p.o.
头孢他啶	每天 100~150mg/kg，分 3 次，q.8h.	i.v.
头孢噻肟	每天 200mg/kg，分 4 次，q.6h.	i.v.
妥布霉素	每天 3~6mg/kg，分 3 次，q.8h.	i.v.
阿米卡星	每天 15mg/kg，分 2~3 次，q.8h.~q.12h.	i.v.
两性霉素 B	每天 1mg/kg，以 3~4h 输入	i.v.
两性霉素脂质体	每天 3~5mg/kg，q.d.	i.v.
氟胞嘧啶	每天 150mg/kg，分 4 次，q.6h.	p.o.

注：i.v. 代表静脉注射，p.o. 代表口服。儿童慎用氨基糖苷类抗生素，注意监测血药浓度。

保持口腔清洁的方法，对发绀型先天性心脏病的患儿需要特殊的牙周保护。美国心脏病协会和欧洲心脏病学会等发布的专家共识、指南建议限制具有患 IE 风险的患者预防性使用抗菌素，但在高风险的 IE 患者这个观点也存在争议。

（廖　莹　杜军保）

第四节　心脏压塞

【概述】 心脏压塞是指心包腔内的液体或者气体等积累致心脏明显受压及其所引起的一系列血流动力学异常。包括静脉压升高，心室充盈受限，动脉收缩压下降，以致发生心源性休克等。心脏压塞为急症，可危及患儿生命，心包腔引流减压是最确切有效的处理。

【病理生理学】 在正常情况下，小儿心包腔内含液体约 10~15ml，但是心包腔内压力与胸腔压力一致。当吸气时，心包腔为负压；当呼气时，则为正压。急性心包积液的含量和变化速度对循环功能的影响，主要取决于心肌情况和心包腔液体的容量和液体发生的快慢。如心力衰竭时，可增加 100~200ml 的心包积液，从而引起严重的循环障碍。当大量心包腔液体快速积聚时，即使心功能正常，也可导致循环受累。如心包顺应性差，积液会引起心脏压塞。

心包腔液体增多会导致心腔内压力稍高，使心室舒张受限，心室充盈不足，心搏出量减少，导致收缩压下降，末梢血管收缩使舒张压上升，脉压变小；心包腔内压升高也使静脉回流致右心受阻，导致静脉压升高。当心包腔液体迅速积聚引起急性心脏压塞，心搏出量急剧减少，则可发生心源性休克；在液体积聚较慢则发生亚急性或慢性心脏压塞，出现颈静脉怒张、水肿、肝大及奇脉等症状。

【病因】 引起心包积液或心包腔内出血的疾病或医源性因素都可以导致心脏压塞。小儿心脏压塞的常见原因为化脓性和结核性心包炎，其他如特发性心包炎、其他感染性心包炎、结缔组织病、心包膜肿瘤、尿毒症、外伤、心脏外科手术及心导管术后、接受抗凝治疗后也是较常见的病因。

【临床表现】

（一）一般症状及体征

1. **急性心脏压塞**　突然起病，患儿呼吸急促，可有腹痛、呕吐、胸痛，颈静脉压显著升高，心音遥远、动脉压下降（BECK 三联症）。左肺肩胛角与脊柱间叩诊实音，听诊出现管状呼吸音（Ewart 征），心源性休克患者出现四肢厥冷、心动过速、尿量减少、末梢循环差的表现。

2. **亚急性心脏压塞**　早期可无症状，达到界值后可出现呼吸困难、胸闷、腹部不适、外周水肿及心输出量不足（心动过速、收缩压下降）的表现。

（二）特殊特征

1. **奇脉**　当吸气时收缩压异常降低>10mmHg 时可发生奇脉，是严重心脏压塞时的常见表现。即在吸气时脉搏明显减弱。这是由于心脏压塞时吸气相胸腔负压有利于体循环静脉回流至右心，此时右心室充盈致使心包腔压力进一步升高。但因右室游离壁扩张受限，迫使室间隔向左室方向移位，导致左室充盈受限更加明显，每搏输出量骤减，收缩压显著下降，形成奇脉。对儿童患者，尤其对低血压者，宜检查颈动脉或股动脉，而非桡动脉。或采用血压计测量，如吸气末收缩压比呼气时降低（10mmHg）并可触及脉搏减弱时可肯定为奇脉。奇脉还可见于缩窄性心包炎、哮喘、张力性气胸及使用人工呼吸器时，并非心脏压塞所独有的体征。下述情况时奇脉可不显著，如明显左室肥厚、严重心力衰竭、房间隔缺损、休克、严重心律失常和呼吸快而不规则等。

2. **静脉压升高**　急性心脏压塞者绝大多数都有静脉压升高。患儿取坐位时颈外静脉充盈是静脉压升高的简易标志。也可出现颈静脉搏动、肝 - 颈静脉回流征阳性。判断静脉压有无升高的可靠方法是测定中心静脉压。

【辅助检查】

1. **X 线检查**　心包积液的 X 线影像显示心影呈梨形或烧瓶状，两侧心缘各弓消失，腔静脉影增宽，当卧位时心底部变宽。卧位与立位心影形状显著差异。无肺部并发症时肺野清晰无瘀血表现，这一点有别于心力衰竭的影像所见。

2. **心电图检查**　心脏压塞心电图表现没有特征性。可呈现急性心包炎或积液的心电图表现，如窦性心动过速、低电压、ST 段弓背向下抬高、T 波低平或倒置等。具有电交替（P 和 QRS 向量均随心搏而变化）现象反映了心脏在心包积液中的摆动，但电交替也可见于缩窄性心包炎，严重心肌损害等。

3. **超声心动图检查**　怀疑心脏压塞时的首选检查，对确定心包积液并评估其血流动力学影响有重要意义，同时有助于鉴别心脏压塞、缩窄性心包炎和限制性心肌病等情形。心脏压塞时，有意义的超声心动图表现：心脏在心腔内摆动；心腔塌陷，如舒张早期的右室流出道塌陷和/或舒张晚期和等容收缩期的右房游离壁内陷；心腔及血流随呼吸改变，如吸气时右室扩大，室间隔左移、左心室受压；下腔静脉扩张，并在吸气过程中扩张的下腔静脉直径回缩幅度小于50%，反映了中心静脉压显著升高。

4. 心导管检查　对心脏压塞的诊断并非必要检查。可发现中心静脉压升高，右房压、右室舒张末压、肺动脉舒张压、肺小动脉楔压、左房和左室舒张末压在暂停呼吸时无明显差别或几乎一样，即出现所谓的压力平台，吸气时右侧心腔压力上升、左侧心腔压力下降。

尽管上述检查对心脏压塞的确诊具有重要的意义，但对压迫症状十分严重的急性患者，要紧迫的还是心包腔减压治疗。

【诊断及鉴别诊断】　对于全身静脉压升高的患者，除外有明确的心脏瓣膜或心脏病变者，应想到心脏压塞的可能性。如果出现BECK三联症，同时呼吸急促，则心脏压塞的可能性大。对有外伤、感染、结缔组织病史或抗凝治疗中的患者，心脏压塞症状可不典型，即使血压正常，只要静脉压明显升高、出现奇脉，同时具有超声心动图等检查证实有心包积液，则应注意心脏压塞的可能。凡医源性因素所致心脏压塞，症状大多发生在即刻至1小时之内，个别发生在术后10小时左右，因此，任何心内创伤性检查或术后均要密切监护。外伤性心包积血，可迅速发展为急性心脏压塞。如已知的失血量与休克程度不成比例或经足够的输血但循环障碍不缓解者，应疑有心脏压塞。

心脏压塞应注意与缩窄性心包炎、充血性心力衰竭、肝硬化、大量胸腔积液进行鉴别。

【监护要点】　注意对有心脏压塞风险及已发生心脏压塞的患儿密切监测，观察症状及体征的动态变化。持续监测呼吸、脉搏、血压等生命体征，有条件应动态监测中心静脉压及右室、右房压力改变。

【治疗】

（一）心包腔减压

心包腔减压、积液引流是缓解心包腔压，减轻心脏压塞唯一有效的急救措施。心脏压塞患者的收缩压下降超过一定幅度（一般30mmHg）或出现血流动力学不稳定，是立即引流减压的指征。经皮心包穿刺术或手术引流均可选择。心包腔引流的相对禁忌证为严重肺动脉高压和凝血功能障碍。

1. 心包穿刺术

（1）部位及方法：心包穿刺术应在尽量心电监护及超声心动图引导下，在监护室或手术室内进行，已不推荐盲穿。常用穿刺部位：剑突下（剑突与左肋弓下缘交界处下方）、胸骨旁（胸骨左缘第5肋或第6肋间隙）、心尖（心尖部第5~7肋间隙）。穿刺前行超声心动图确定最佳进针区，即最接近胸壁超声探头且液深最大的积液区（选择至少1cm液深区域）的体表投影点，持针穿刺角度及轨迹应根据超声探头的扫描角度确定，以避免损伤肝脏、心脏、肺、乳内动脉（胸骨旁穿刺时应距胸骨左缘3~5cm）和每根肋骨下缘的肋间动脉等重要结构。

穿刺时，患儿一般取半卧位，不能配合者酌情镇静（注意镇静药物的血流动力学影响）。常规消毒、铺巾后，在穿刺点行局麻并向深部浸润。在超声探查后确定的预定穿刺点进针，皮下脂肪厚度进针1~3cm可达心包壁。如感觉穿刺针搏动，说明已近心脏，放开夹住针头与注射器之间橡胶管上的血管钳，试抽心包液。如未抽出，或边抽边退，或将针头退至皮下适当更换方向前进，一般多能抽液成功。一旦抽得液体，固定针头不得移动，抽液换管操作中防止空气进入。大量心包积液时，每分钟勿超过20~30ml，缓解症状所需的抽液量个体差异较大，操作过程中应注意患儿面色、呼吸、心等。抽液失败可改换其他部位尝试。

（2）抽出血性液体的性质判断：如抽出积液，不一定是心包引流成功，也可能是穿过了腹腔或者胸腔积液区；如抽出血性液，可能是心包积血，也可能是心包腔穿刺损伤冠状血管、划伤右心房或右心室壁造成出血，有时很难鉴别，应观察抽液后血流动力学能否改善协助判断。另外，血性心包液具有血细胞压积低于静脉血和不凝固的特点。

（3）抽出液的检查：抽出液体应留常规检查、细菌培养、生化和病理检查等。

（4）并发症：常见的有心律失常、冠状动脉或心腔针刺伤、血胸、气胸和肝损伤。

2. 手术引流　其优点是可以进行诊断性心包活检和心包切除术，但因需要全身麻醉，可能加重血流动力学损害。而对于穿刺困难的包裹性积液、创伤、化脓性心包炎或复发性恶性心包积液的患儿，可能更适合开放式手术方法，对血流动力学不稳定者可先进行经皮心包穿刺引流以减轻心脏压塞的程度。

（二）支持治疗

1. **血流动力学支持**　急性心脏压塞，尤其在血压下降，又不能立即做心包穿刺或穿刺失败的情况下，应静脉补充适当的液体以扩充血容量，增加心室的充盈。多巴酚丁胺等正性肌力药物可能使患者短暂获益。以上均不可替代心包腔引流减压的作用，应尽快做心包穿刺抽液，患者烦躁时可适当给予镇静剂。不推荐使用血管扩张剂。

2. **呼吸支持**　可用鼻导管、氧气面罩等方法给氧，尽量避免正压机械通气，以免增加心包压力，加剧心脏压塞。但如通过以上措施氧疗患者仍有明显气促和发绀、自主呼吸停止必须辅助通气时宜用间歇正压通气治疗，吸气峰压不宜太高。

（三）急救后的处理

穿刺后本已下降的中心静脉压又上升，表明心脏压塞复发。对复发性心脏压塞或大量心包积液患者，可采用心包腔内置管（前端有多个侧孔）行闭式引流的方法。连续引流堵管率较高，间歇引流（每4~6小时抽吸或根据症状、体征决定抽吸间隔），间歇期用无菌生理盐水或肝素化盐水冲洗留置管。引流不畅或引流通畅但积液反复增多可考虑手术引流加心包企切除术。

（四）病因治疗

心脏压塞的解除并不是治疗的结束，必须查找其原发病并予以治疗。如化脓性心包炎应采用有效抗生素；结核性心包炎则需给予抗结核等相关治疗。

（廖莹　杜军保）

第五节　肺高血压

肺高血压（pulmonary hypertension，PH）是不同病因引起的以肺循环血压升高为特点的一组临床病理生理综合征，儿童时期各个年龄阶段均可发病，严重者可引起右心衰竭甚至死亡。儿童PH在病因及病理生理机制等方面与成人有很多相似之处，但儿童有其自身特点，因此，在借鉴或应用成人PH诊治经验时应持审慎的态度。

足月儿出生3个月后，在海平面状态下、静息时右心导管检查测定的平均肺动脉压（mean pulmonary artery pressure，mPAP）≥25mmHg，则可定义为PH。肺动脉高压（pulmonary arterial hypertension，PAH）是指肺小动脉病变所导致的肺动脉压力和阻力异常增高，而肺静脉压力正常，目前儿童PAH的血流动力学定义为在海平面状态下、静息时，右心导管检查mPAP≥25mmHg，肺动脉楔压（pulmonary artery wedge pressure，PAWP）≤15mmHg，肺血管阻力指数（pulmonary vascular resistance index，PVRI）>3WU·m^2。

【分类】

依据病理表现、血流动力学特征以及临床诊治策略将肺高血压分为五大类（表3-12）。

【发病机制】　儿童PH发病机制迄今尚未完全阐明，研究显示PH的形成受环境和遗传因素的共同作用，血管收缩、血管重构和原位血栓形成是PH发生发展的重要病理生理基础，内皮细胞、平滑肌细胞、成纤维细胞、血小板、炎症细胞等细胞异常参与PH的形成，多种血管活性分子、离子通道、信号通路亦参与其中。

【病理生理】　PAH的病因多种多样，但肺血管重构是其基本特征。所谓肺血管重构是指肺动脉在受到各种损伤或缺氧等刺激之后，血管壁组织结构及其功能发生病理改变，包括内皮损伤和增殖、平滑肌细胞增殖、胶原沉积、血管周围炎症浸润，从而导致内膜增殖和纤维化、血管中层增厚、外膜增厚纤维化、管腔内原位血栓形成等。

【临床表现】

1. **症状**　儿童PH患者临床症状缺乏特异性，易被误诊和漏诊。婴幼儿患者表现为食欲缺乏、发育迟缓、倦息、多汗、呼吸急促、心动过速和易激惹。婴儿和年长儿哭吵或劳累后可出现发绀；儿童期之后，其症状与成人类似，最常见的为活动后气急、乏力，部分患儿可出现胸痛、胸闷、心悸、黑矇、咯血、头晕、腹胀等；严重右心功能不全可出现下肢水肿、腹胀、食欲缺乏、腹泻、肝区疼痛；肺动脉扩张可引起机械压迫症状，左侧喉返神经受压引起声音嘶哑，气道受压引起干咳，左冠状动脉主干受压导致心绞痛。晕厥是儿童PH患者的常见表现，主要见于IPAH或HPAH患者，先天性心脏病术后PAH患者可出现，艾森门格综合征患者少见。

2. **体征**　右心扩大可导致心前区隆起，肺动脉压力升高可出现肺动脉瓣第二心音亢进，三尖瓣关闭不全引起三尖瓣收缩期反流杂音，肺动脉

表 3-12 2013 年尼斯世界肺动脉高压大会肺高血压临床分类

分类
1. 肺动脉高压(PAH)
1.1 特发性肺动脉高压(IPAH)
1.2 遗传性肺动脉高压(HPAH)
1.2.1 *BMPR2* 基因突变
1.2.2 *ALK-1*、*ENG*、*SMAD9*、*CAV1*、*KCNK3* 基因突变
1.2.3 未知基因突变
1.3 药物和毒物诱导
1.4 相关因素所致(APAH)
1.4.1 结缔组织病
1.4.2 人类免疫缺陷病毒感染
1.4.3 门静脉高压
1.4.4 先天性心脏病
1.4.5 血吸虫病
1' 肺静脉闭塞病和 / 或肺毛细血管瘤
1" 新生儿持续性肺高血压
2. 左心疾病和 / 或缺氧所致的肺高血压
2.1 左心室收缩功能障碍
2.2 左心舒张功能障碍
2.3 心脏瓣膜疾病
2.4 先天性或获得性左心流入道或流出道梗阻,先天性肌病
3. 肺部疾病和 / 或缺氧所致的肺高血压
3.1 慢性阻塞性肺疾病
3.2 间质性肺疾病
3.3 其他同时存在限制性和阻塞性通气功能障碍的肺疾病
3.4 睡眠呼吸障碍
3.5 肺泡低通气综合征
3.6 肺发育性疾病
4. 慢性血栓栓塞性肺高血压
5. 多因素所致的不明机制的肺高血压
5.1 血液系统疾病:慢性溶血性贫血、骨髓增生性疾病、脾切除
5.2 全身性疾病:结节病、肺组织细胞增生症、淋巴管肌瘤病
5.3 代谢性疾病:糖原累积病、戈谢病、甲状腺疾病
5.4 其他:肿瘤性阻塞、纤维性纵隔炎、慢性肾衰竭、节段性肺高血压

瓣关闭不全引起肺动脉瓣区舒张期杂音;严重右心衰竭时可出现颈静脉充盈或怒张、肝脏肿大、下肢水肿、多浆膜腔积液、黄疸、发绀等;右心室肥厚可导致剑突下抬举性搏动,出现第三心音表示右心室舒张充盈压升高及右心室功能不全,部分患者可出现右心室第四心音奔马律。儿童 PH 患者即使肺动脉压力很高时出现水肿等右心衰竭表现远少于成人。

既往有先天性心脏病患者出现发绀和杵状指、趾,往往提示艾森门格综合征或复杂先天性心脏病,差异性发绀和杵状趾是动脉导管未闭合并 PAH 的特征性表现;反复自发性鼻出血、体表皮肤毛细血管扩张提示遗传性出血性毛细血管扩张症;肩胛区收缩期血管杂音提示肺动脉阻塞性疾病,如大动脉炎或纤维纵隔炎累积肺动脉;肺野外围血管杂音提示肺动静脉瘘可能;双肺吸气相爆裂音考虑肺间质性疾病。

3. **既往史、个人史及家族史** 儿童肺高血压患者应重点询问有无先天性心脏病、基因综合征、新生儿持续性肺动脉高压、支气管肺发育不良、发育性异常(肺泡毛细血管发育不良、先天性膈疝)、左室流出道梗阻、左心疾病、糖原贮积症、遗传代谢性疾病(甲基丙二酸尿症)、多发性毛细血管瘤(肝内门体分流)、睡眠呼吸暂停、反复鼻出血和皮肤毛细血管扩张史(遗传性出血性毛细血管扩张症)等。家族史应询问患者有血缘关系的亲属中有无确诊或可疑肺高血压患者;有无反复鼻出血和皮肤毛细血管扩张史;直系亲属有无习惯性流产史,有助于判断是否存在抗磷脂综合征。

【辅助检查】

1. **心电图**　可出现右心室、右心房肥厚,电轴右偏,合并左心疾病表现为双心房增大征象,RV1明显增高,P波高尖。PH患者常合并心律失常,主要为快速型房性心律失常。

2. **胸片**　PH患者胸片可见右心房、右心室增大,肺动脉段突出,肺门血管影粗密,外周肺血管稀疏,末端肺血管的稀疏“截断”现象,合并左心疾病的肺高血压患者胸片常有肺瘀血征象。

3. **多普勒超声心动图**　是诊断和评估PH最常用、最有意义的无创性影像诊断方法。超声心动图在判断PH、发现心内结构和/或功能异常、发现血管畸形、右心功能评估中作用极其重要。

4. **肺功能和动脉血气分析**　通过了解患者有无通气障碍及弥散障碍,可发现潜在的肺实质或气道疾病。

5. **胸部CT**　胸部CT通过提供心脏、血管、肺实质及纵隔病变的信息在PH病因诊断、肺血管介入评估、预后评估方面发挥重要作用。

6. **肺通气灌注显像**　肺通气灌注显像是筛查CTEPH的重要手段,比CT肺动脉造影敏感度更高,肺通气灌注显像阴性可排除肺动脉阻塞性疾病所致肺高血压。

7. **心脏磁共振(CMR)**　CMR是目前评价右心大小、形态、功能的“金标准”。PH患者CMR征象包括右心扩大、肺动脉增宽、钆对比剂延迟强化、肺动脉弹性减低、肺动脉瓣反流。CMR可用于评价PH患者病情严重程度和治疗效果。

8. **睡眠呼吸监测**　夜间低氧血症和阻塞性睡眠呼吸暂停是导致PH的重要因素,亦可导致PH治疗效果欠佳,可疑睡眠呼吸暂停症状、不明原因二氧化碳潴留、合并唐氏综合征先天性心脏病患者应常规进行睡眠呼吸监测。

9. **血液学检查及自身免疫抗体检测**　血液学检查主要用于PH病因筛查及判断器官损害情况。常规进行血常规、血生化、甲状腺功能、风湿免疫抗体、肝炎及艾滋病抗体检测,病因不明儿童PH需行同型半胱氨酸和血尿有机酸代谢检测排除甲基丙二酸尿症,CTEPH患者常规检测蛋白C、蛋白S、抗凝血酶Ⅲ活性、抗磷脂抗体、狼疮抗凝物、同型半胱氨酸、肿瘤标记物。所有PH患者均推荐基线评估和随访过程中进行NT-proBNP或BNP检测。

10. **腹部超声**　用于排除肝脏血管畸形、肝硬化、门静脉高压;PH患者合并右心衰竭时可出现严重肝脾淤血、肝静脉扩张、腹腔积液等。

11. **右心导管术**　右心导管检查是诊断PH的金标准,对于右心功能正常PAH患儿相对比较安全,但在右心衰竭患儿可能诱发肺高血压危象,甚至死亡,合并右心衰竭患儿需积极治疗,待心功能稳定且做好充分的围术期并发症防治准备方可行右心导管检查。

急性肺血管扩张试验(acute pulmonary vasodilator testing,APVT)是评价肺血管反应性的有效方法,对PAH治疗方法的选择及预后判断具有重要指导意义。对于可能长期服用钙通道阻滞剂的IPAH患者及先天性心脏病合并重度PAH的患者建议行APVT。急性扩血管实验常用药物有静脉用依前列醇、吸入NO、静脉用腺苷、吸入伊洛前列素。儿童IPAH的APVT阳性标准目前阶段可借鉴成人Sitbon标准,试验后mPAP下降≥10mmHg且绝对值≤40mmHg,心输出量增加或不变。APVT试验阳性者往往能通过长期口服钙离子通道阻滞剂取得满意疗效,而试验阴性者则治疗无效且有害。

12. **肺动脉造影**　可用于评价肺血管形态及血流分布,有助于CTEPH、肺血管炎、肺动静脉瘘、肺静脉狭窄、肺动脉内肿瘤的诊断。

【心肺功能评价】6分钟步行距离试验(6MWT)是客观评估PH患者运动耐量的常用方法,主要应用于8岁以上无智力障碍的患儿。心肺运动试验是从静息到运动整体定量评估心肺功能的重要检查方法,可用于学龄后PH患儿心肺功能的评估,PH患者的运动功能受损、有氧代谢能力和通气效率明显受损。WHO心功能分级是评价PH患者病情严重程度和预后的重要指标之一,可作为不同类型儿童PH患者病情恶化和生存率的预测指标,但不太适合于婴幼儿PH患者。

【风险评估】儿童PH患者病情严重程度及预后可通过右心衰竭、症状进展、晕厥、生长发育、WHO功能分级、血浆NT-proBNP水平、超声心动图、血流动力学指标等多个临床指标进行评估。

【诊断策略】 由于PH病因众多，分类复杂，建议疑诊PH的患者接受专业医师诊治，以利于寻找潜在病因和进行全面的诊断及功能评价。儿童PH的诊断思路，首先需考虑先天性心脏病相关的肺动脉高压、左心疾病相关肺高血压、呼吸系统疾病所致肺高血压，之后考虑慢性血栓栓塞性肺高血压，排除所有已知病因后考虑IPAH。

【治疗】

（一）病因治疗

儿童PH是一组多病因的疾病，许多儿童PAH属继发性，积极去除病因可从根本上解决PAH，对于APAH-CHD，早期手术关闭大的左向右分流可避免发生不可逆性的肺血管病变；左心疾病相关PH应积极治疗左心原发病变；因扁桃体肿大、腺样体肥大导致严重阻塞性睡眠呼吸暂停综合征相关PH的患儿可行扁桃体、腺样体切除术。

（二）一般治疗

包括：①运动康复训练；②避免高海拔造成的低氧；③预防感染；④心理支持等。

（三）支持治疗

1. **吸氧** 对慢性肺实质性疾病引起的PAH，低流量供氧可改善动脉低氧血症，减轻PAH；有严重右心衰竭及静息低氧血症的PAH患儿，应给予持续吸氧治疗。PH患者（先天性心脏病除外）外周血氧饱和度<91%或动脉血氧分压<60mmHg时，建议吸氧治疗，使血氧饱和度>92%。

2. **利尿剂** 失代偿右心衰竭往往合并水钠潴留，使用利尿剂可明显改善病情。容量不足，心导管测定右心房压力偏低，超声心动图提示左心室严重受压且血压偏低的患者及严重高血红蛋白血症的患儿需慎用。应用利尿剂期间需严密监测肾功能和血生化指标，避免出现电解质紊乱和血容量下降。

3. **正性肌力药物** 地高辛可改善PAH患儿心输出量，但长期效果尚不清楚，合并快速型房性心律失常时可考虑应用地高辛控制心室率。终末期PAH患儿采用多巴胺、多巴酚丁胺等正性肌力药物，可改善部分临床症状。

4. **口服抗凝剂** 抗凝药物使用存在争议，对于婴幼儿需权衡利弊；主要用于明显右心衰竭的PAH患儿、长期置管或高凝状态的PAH患儿。

5. **铁剂** 缺铁在PAH患者中较为普遍，可导致PAH患者运动耐量下降，病死率增加，此种铁缺乏与贫血无关，铁缺乏患者可予以铁替代治疗。

（四）钙通道阻断剂治疗

钙通道阻断剂（calcium channel blockers，CCBs）仅用于急性肺血管扩张试验阳性患儿，未行急性肺血管扩张试验或试验阴性、右心功能不全患儿禁用CCBs。艾森门格综合征患儿不建议应用CCBs，钙通道阻断剂不建议用于1岁以下患儿。

（五）前列腺素类药物治疗

前列环素（PGI2）为血管内皮细胞花生四烯酸的代谢产物，与前列腺素受体结合后，激活腺苷酸环化酶，增加细胞内cAMP浓度，从而发挥扩血管、抑制肺血管重构、抑制内源性血小板聚集作用。

1. **依前列醇** 半衰期3~5分钟，初始剂量为2~4ng/（kg·min），在此基础上以1~2ng/（kg·min）逐渐加量直到临床症状明显改善或出现明显副作用，儿童一般推荐剂量20~40ng/（kg·min）。突然停药可致部分患儿PAH反弹、肺高血压危象，使症状恶化，甚至死亡。主要副作用包括面部潮红、恶心、厌食、头痛、下颌痛、腹泻、腿痛、导管移位、静脉注射部位的相关感染和血栓形成等。

2. **曲前列尼尔** 皮下及静脉注射的起始剂量一般为1.25ng/（kg·min），根据患者耐受程度逐渐加量，目标剂量一般为20~40ng/（kg·min）。其主要副作用包括头痛和消化道症状。

3. **伊洛前列素** 半衰期为20~30分钟，每天需吸入6~9次，每次持续10~15分钟，儿童起始一般2.5μg，如耐受可逐渐增加至5μg。不良反应有咳嗽、皮肤潮红、头痛、下颌痛等。

（六）内皮素受体拮抗剂治疗

1. **波生坦** 是一种口服的非选择性ERA，具有ET_A和ET_B双重拮抗作用。儿童推荐剂量2mg/kg，每天2次。波生坦的最常见的不良反应是转氨酶升高，因此用药期间需至少每月复查一次肝功能，此外服用波生坦还有导致贫血和外周浮肿的风险。

2. **安立生坦** 是高选择性内皮素A受体拮抗剂，其在选择性阻断ET_A受体血管收缩作用同时维持ET_B受体的血管舒张作用和内皮素清除作用。儿童推荐剂量为1.25~2.5mg，每天1次。

（七）5型磷酸二脂酶抑制剂治疗

5型磷酸二脂酶（PDE_5）抑制剂是环磷酸鸟苷的降解酶，通过NO/cGMP通路发挥血管舒张作用，目前该类药物主要包括西地那非、他达拉非。

目前该类药物已成为我国 PAH 的一线治疗药物。

1. **西地那非**　年龄<1 岁：0.5~1mg/(kg·d)，分 3 次口服；体重<20kg，10mg，每天 3 次；体重>20kg，20mg，每天 3 次。不良反应有头痛、脸红、鼻塞、消化不良、低血压、视觉障碍、听力障碍、焦虑、阴茎异常勃起等。

2. **他达拉非**　是长效 5 型磷酸二酯酶抑制剂，推荐剂量为 0.5~1mg/(kg·d)，每天 1 次，不良反应有头痛、鼻塞、脸红、焦虑、低血压、鼻出血、视觉障碍、听力障碍、焦虑、阴茎异常勃起。

（八）一氧化氮治疗

吸入 NO 通过鸟苷酸环化酶(cGMP)途径使肺血管扩张，还可扩张通气较好部位的肺血管，促使血液氧合，改善通气 / 灌注比值。常用吸入剂量为 20~40ppm。长期吸入能够抑制内源性 NO 的产生，目前对长期吸入的疗效和安全性等尚不明确。

（九）靶向药物的联合应用

对于儿童 PAH 患者采用单药治疗病情不改善或有严重右心衰竭时，推荐早期联合靶向药物治疗。危险分层为低危的患者、疑诊为 PVOD/PCH 患者不推荐联合治疗。

（十）进展期右心衰竭的治疗

肺高血压合并重症右心衰竭的治疗原则包括积极治疗诱发因素、优化容量管理、降低右心室后负荷、应用正性肌力药物改善心输出量、维持体循环血压，气管插管可导致血流动力学不稳定，右心衰竭患者需尽量避免。肺高血压合并严重右心衰竭且药物治疗效果不佳时可考虑体外膜氧合(ECMO)进行救治。

（十一）心房间隔造口术

推荐用于 PAH 合并右心衰竭、反复晕厥患者，或持续优化靶向药物治疗后仍发生肺高血压危像患者。

（十二）降主动脉 - 左肺动脉分流术

肺动脉压力超过体循环血压的严重 IPAH 患者，可采用降主动脉 - 左肺动脉分流术姑息治疗。

（十三）肺或心肺联合移植

经充分的内科药物治疗，仍合并严重血流动力学受损、运动耐量显著降低和明显右心衰竭征象的肺高血压患者，可考虑行肺移植或心肺联合移植。

（肖云彬　肖政辉）

第六节　发绀型先天性心脏病缺氧发作

发绀型先天性心脏病，尤其是伴右室流出道梗阻者，如法洛四联症、大血管错位伴肺动脉瓣狭窄或右室双流出道伴肺动脉瓣闭锁等，常有突然缺氧发作(又称阵发性呼吸困难)，轻者为时短暂且呈自限性，重者可危及生命，为先天性心脏病常见急症之一，需积极进行抢救。以下重点讨论法洛四联症缺氧发作的特点及其处理。

【临床特点】

1. **诱因**　法洛四联症缺氧发作常见于 2 岁以下的婴儿，而年长儿较少见。发作最常出现在体循环血管阻力处于最低时，如常在晨起或喂奶后不久，啼哭及大便也可诱发。此外，贫血、直立性低血压(如蹲踞后突然站立)、脱水、发热等致体循环血管阻力急速下降时也可促使缺氧发作。情绪激动、酸中毒、心血管造影等可刺激右室流出道肌肉发生痉挛，引起一过性肺动脉阻塞，肺血流量突然减少，也可促使缺氧发作。

2. **症状及体征**　缺氧发作开始表现为呼吸加快、加深、烦躁、青紫逐渐加重，继之呼吸减慢、心动过缓，若持续时间稍长可致神志不清、抽搐、偏瘫甚至死亡。听诊时可发现心脏原有的杂音变轻或消失，待发作终止后，杂音又可重现。严重的缺氧发作伴有 pH 下降，出现明显的高碳酸血症和代谢性酸中毒。

【治疗】

1. **膝胸位**　发作轻者使其取膝胸位即可缓解。这种体位一方面可增加小动脉的阻力，以维持体循环的压力，减少心脏右向左分流，另一方面可减少腔静脉血回流。

2. **吸氧**　发作重者应立即吸氧，严重发绀时应经面罩给予 100% 浓度的氧。

3. **药物**

(1)吗啡：可镇静及缓解右室流出道痉挛，剂量为 0.1~0.2mg/kg 皮下注射。

(2)β- 受体拮抗剂：严重缺氧发作时，可给予去氧肾上腺素每次 0.05mg/kg 静脉注射，或普萘洛尔每次 0.1mg/kg 缓慢静脉注射。以往有缺氧发作者，可口服普萘洛尔 1~3mg/(kg·d)。

(3)碱性药物：为纠正酸中毒，给予 5% 碳酸氢钠每次 1.5~5.0ml/kg 静脉注射。也可根据血气分析的情况，计算碳酸氢钠用量。

(4)禁用地高辛等正性收缩能药物，以免加重右室流出道梗阻。

4. **一般护理**　平时应经常饮水，预防感染，及时补液，防止脱水和并发症。尽量保持患儿安静。有贫血者，应及早给予铁剂治疗以预防或减少缺氧发作。

5. **手术治疗**　轻症患儿可考虑于学龄前行一期根治手术，但临床症状明显者应在生后6个月内行根治术。对重症患儿也可先行姑息手术，如锁骨下动脉-肺动脉分流术(改良Blalock-Taussing手术)，待一般情况改善，肺血管发育好转后，再行根治术。

（陈　强）

第七节　高血压急症

高血压急症在儿童中并不常见，但一旦出现则可能威胁生命，正确处理及其并发症的预防依赖于及时识别和治疗。

【相关定义及概念】　儿童高血压定义为在3次或3次以上血压(blood pressure，BP)测量中，收缩压和/或舒张压大于等于第95百分位数。儿童高血压和成人一样分为两个阶段：1期高血压：收缩压和/或舒张压在第95百分位数和第99百分位数加5mmHg之间；2期高血压：收缩压和/或舒张压大于等于第99百分位数加5mmHg(图3-12)。

高血压急症是指血压急性严重升高伴有可能危及生命的症状或靶器官损害。血压通常升至远高于2期高血压的水平。但症状和/或终末靶器官损害是否存在，比血压升高的绝对值更重要。缓进型高血压患者可能有非常高的血压但无症状。而血压急性升高的患者，尽管其血压看起来仅中度升高，但也可能表现为高血压急症。

【病因】　成人高血压急症的主要病因是原发性高血压控制不良，儿童高血压急症和成人不同，更多是由于继发性高血压。高血压急症的病因随年龄不同有很大差异，基本与高血压的基础病因一致(表3-13)。新生儿大多是由于脐动脉插管引发主动脉或肾动脉血栓栓塞。婴儿高血压急症通常见于肾血管疾病或先天性肾脏畸形，还包括主动脉缩窄、嗜铬细胞瘤，颅内压增高以及医源性液体超负荷。儿童高血压急症通常见于肾小球肾炎、肾血管疾病或内分泌疾病。青少年虽然肾实质疾病也很常见，但子痫前期、拟交感神经药物中毒(如使用可卡因、苯丙胺)，以及5-羟色胺综合征才是青少年严重继发性高血压的重要病因。

【临床表现及诊断】

1. **高血压脑病**　高血压脑病是儿童最常见的高血压急症。表现包括头痛、神志改变(嗜睡、昏迷或意识模糊)、癫痫发作和易激惹(婴儿)。其他临床表现还包括面神经麻痹、视力改变和偏瘫。眼底检查可见视网膜动脉痉挛或视网膜出血。脑脊液压力可正常亦可增高，蛋白含量增加。

本症应与蛛网膜下腔出血、脑肿瘤、癫痫大发作等疾病相鉴别。蛛网膜下腔出血常有脑膜刺激症状，脑脊液为血性而无严重高血压。脑肿瘤、癫痫大发作亦无显著的血压升高及眼底出血。临床确诊高血压脑病最简单的办法是给予降压药治疗后病情迅速好转。但需要注意，如颅内占位病变、

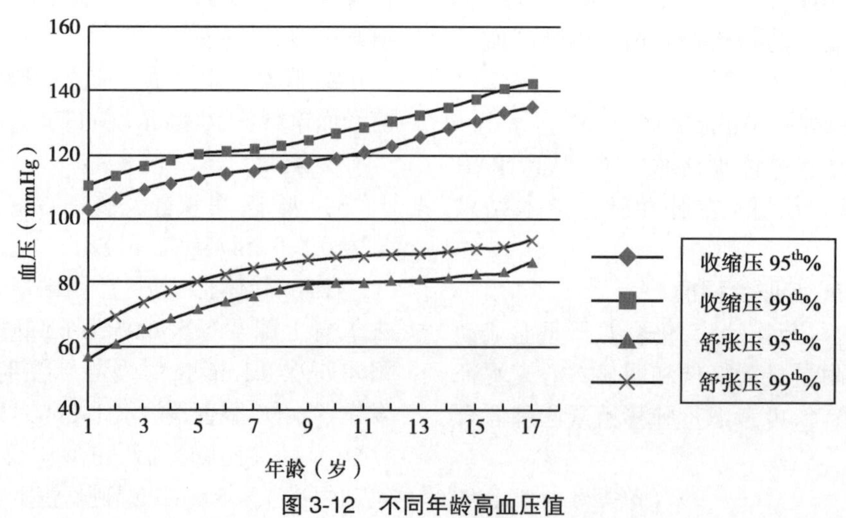

图3-12　不同年龄高血压值

表 3-13　儿童不同年龄段高血压急症和亚急症病因

婴幼儿期	儿童期	青少年期
肾血管疾病*	肾实质性疾病*	肾实质性疾病*
先天性肾脏畸形*	肾血管疾病*	原发性高血压(包括未遵医嘱治疗患者)
支气管肺发育不良*	主动脉缩窄	颅内压增高*
主动脉缩窄*	嗜铬细胞瘤	肾血管疾病
容量负荷过重	颅内压增高	子痫前期 / 子痫
颅内压增高	药物 / 中毒	药物 / 中毒
肾实质性疾病		嗜铬细胞瘤
肾静脉血栓		
先天性肾上腺皮质增生症		
肿瘤(例如,神经母细胞瘤)		

注:*高血压急症的常见原因

脑卒中或脑出血导致的颅内压增高不需要降压治疗。高血压脑病属于排除性诊断,只有在血压降至更加正常的自身调节范围后神经症状改善时,才能回顾性验证该诊断。

2. **高血压合并急性左心衰竭**　儿童期血压急剧升高时,造成心脏后负荷急剧升高。当血压升高超过左心所能代偿的限度时就出现左心衰竭及急性肺水肿。急性左心衰竭时,动脉血压,尤其是舒张压显著升高,左室舒张末期压力、肺静脉压、肺毛细血管压和肺小动脉楔压均升高,并与肺淤血的严重度呈正相关。当肺小动脉楔压超过4kPa(30mmHg)时,血浆自肺毛细血管大量渗入肺泡,引起急性肺水肿。急性肺水肿是左心衰竭最重要的表现形式。患儿往往面色苍白、口唇青紫、肤冷多汗、烦躁、极度呼吸困难。咯大量白色或粉红色泡沫痰。大多被迫采取前倾坐位。双肺听诊可闻大量水泡音和哮鸣音,心尖区特别在左侧卧位和心率较快时常可闻及心室舒张期奔马律等。在诊断中应注意的是,即使无高血压危象的患儿,急性肺水肿本身可伴有收缩压及舒张压升高,但升高幅度不会太大,且肺水肿一旦控制,血压则自行下降。而急性左心衰竭肺水肿患儿眼底检查如有出血或渗出时,可以考虑并有高血压急症存在。

3. **嗜铬细胞瘤和副神经节瘤引起的高血压急症**　嗜铬细胞瘤和副神经节瘤可间断或持续分泌过多的去甲肾上腺素、肾上腺素和多巴胺,从而引起阵发或持续性血压升高,以收缩压升高为著,可高达 26.8kPa(200mmHg)以上,舒张压相应增高。除了高血压外,经典的三联症包括发作性头痛、发汗和心动过速。其他临床表现还包括抽搐、手足发凉、腹痛和背痛,有时恶心呕吐,视物模糊,甚至发生急性肺水肿,心律失常或脑血管意外。可发生暂时性高血糖和糖尿。发作可持续数分钟至一天以上,一天数次或数日一次。皮肤或结合膜毛细血管扩张,腹部可能有肿块。

实验室检查是定性诊断嗜铬细胞瘤的直接依据,包括尿香草苦杏仁酸(vanillyl-mandelic acid,VMA)、血浆或尿儿茶酚胺(catecholamine,CA)、CA 代谢产物甲氧基肾上腺素或甲氧基去甲肾上腺素检测。影像学检查也是重要的诊断方法,CT 在诊断肾上腺嗜铬细胞瘤时,其敏感性可达到93%~100%,在诊断肾上腺外嗜铬细胞瘤中敏感性可达到 90% 以上。对于肾上腺外嗜铬细胞瘤诊断时 MRI 更有优势,它可明确肿瘤与周围大血管及脏器的关系,但是,不论是 CT 是 MRI 在诊断嗜铬细胞瘤时其特异性都在 50% 以下,需注意与神经母细胞瘤、肾上腺皮质肿瘤相鉴别。

【治疗】 对于高血压急症,不推荐口服给药,建议选用静脉用药。治疗原则包括:控制性降压以避免高血压诱发的永久性器官损害;防止降压过快引起终末器官缺血性损害。根据治疗原则制定治疗目标:治疗最初 8 小时血压下降不超过总计划降压值的 25%。如果降压过快,会引起不可逆性靶器官损害,包括缓进型高血压诱发的自身调节异常导致的永久性神经系统后遗症、视力障碍、心肌梗死和肾功能不全。治疗的最终目标是血压值达到使危及生命的症状和体征消失并防止进一步高血压靶器官损害的水平。一般而言，该值通常在特定年龄、性别和身高对应的第 95 到第 99 百分位数的血压值之间，但应根据每位患者的治疗效果进行个性化调整。

（一）静脉用药

1. **硝普钠**　为直接血管扩张剂，能同时直接扩张动脉和静脉，尤其是扩张冠状动脉，降低心脏前、后负荷，减少左室容量，减轻室壁压力，增加每搏输出量，减少心肌耗氧量。本药静脉滴注后立即起效，剂量为 1~8μg/(kg·min)，该药半衰期短，便于调整，可用于各种高血压急症，尤其是左心衰竭的患者。由于其副作用氰化物中毒，目前国际不再推荐作为一线药物，尤其是用于伴有肾脏损害的患儿或长期使用时，除非其他药物不能使用。

2. **艾司洛尔**　极短效选择性 β_1- 受体拮抗剂，能阻断 β_1- 受体降低心输出量，抑制肾素释放，并阻断中枢 β- 受体降低外周交感神经活性，从而发挥降压作用。大剂量时选择性逐渐消失。适用于除合并急性心力衰竭发作期以外的各种类型的高血压急症，尤其是围手术期包括手术麻醉过程中的血压控制。剂量：先给予负荷剂量 100~500μg/kg，初始输注 50~150μg/(kg·min)，根据血压上调达到最大剂量 300μg/(kg·min)。支气管哮喘，严重慢性阻塞性肺疾病，窦性心动过缓，二、三度房室传导阻滞，难治性心功能不全，心源性休克禁用。

3. **尼卡地平**　钙通道阻滞剂，主要扩张中小动脉，降低心脏后负荷，对静脉的作用很小。具有高度血管选择性，对椎动脉、冠状动脉和末梢小动脉的选择性远高于心肌，无明显负性肌力作用，在降压的同时能改善心、脑等器官血流量，对缺血心肌具有保护作用。初始剂量为 0.5~1μg/(kg·min)，根据血压逐步调整剂量，最大剂量为 4~5μg/(kg·min)。血压控制过程平稳，不易引起血压的过度降低，停药后不易出现反跳，无明显耐药性。该药目前国际推荐作为一线药物。

4. **酚妥拉明**　α 肾上腺素能受体拮抗剂，用于治疗循环儿茶酚胺过量（如嗜铬细胞瘤、可卡因或伪麻黄碱过量）引起的继发性高血压，经静脉快速给予，1 个月至 12 岁剂量为 0.1mg/kg，最大剂量为 5mg，给药时间 3~5 分钟；12 岁以上，每次 5mg。根据病情必要时可重复。

（二）特定的高血压急症

1. **高血压脑病**　为避免降压过快引起脑缺血，必须采用连续静脉输注降压药的方法。建议使用硝普钠、尼卡地平。但需要区分急性颅内损伤和颅内占位病变引起的相关高血压，后两者禁用降压治疗。

2. **肾脏疾病**　高血压急症合并急性肾脏损伤或基础慢性肾脏疾病的患儿的高血压急症，除了降压治疗外，根据肾损害的程度可能还需要透析治疗。建议选用钙通道阻滞剂（尼卡地平）及阻断肾素 - 血管紧张素系统药物。因为有氰化物中毒可能，应该避免选用硝普钠。

3. **主动脉缩窄**　一般术前不接受降压药物，但如果存在严重症状，在进行矫正手术前可考虑给予艾司洛尔。缩窄切除术后早期出现的高血压和肾素 - 血管紧张素系统的激活以及循环儿茶酚胺增多有关，建议选用尼卡地平、艾司洛尔，硝普钠因为可能增加心肌氧消耗，目前不是首选推荐。

4. **嗜铬细胞瘤和副神经节瘤**　嗜铬细胞瘤和副神经节瘤的体征和症状是由肿瘤分泌过多的去甲肾上腺素、肾上腺素和多巴胺所致，另外中枢交感神经兴奋增高也可能起有作用。手术切除术为主要治疗，但所有患者均应在术前接受药物治疗方案，以减少因儿茶酚胺释放所致的围手术期并发症风险。α- 肾上腺素能阻滞剂酚妥拉明常为初始治疗药物，在实现 α- 肾上腺素能阻滞后才可加用 β- 受体拮抗剂，还可以选用钙通道阻滞剂。

（三）持续进行降压治疗

在控制严重高血压的同时，要纠正和识别可能的基础病因。高血压急症一旦得到初步控制，进一步降压治疗建议由专科医生进行指导。

（李 静　许 峰）

第十二章　神经系统疾病

第一节　癫痫持续状态

癫痫持续状态(status epilepticus, SE)是一种以持续的癫痫发作为特征的病理状况，为常见的儿科临床急症，可以是急性病(如脑炎)的一个并发症，也可作为癫痫的一种表现发生。如果发作持续时间长，可造成不可逆的脑损害，甚至导致死亡，因此SE一旦发生就应该紧急处理。

【概述】 既往国内沿用的定义为一次癫痫发作持续30分钟以上，或者发作间期意识不能恢复的2次或2次以上连续发作达30分钟以上，均称为癫痫持续状态。由于对癫痫持续状态的研究和认识不断深入，所以在不同的历史时期，对癫痫持续状态所赋予的意义也不同。1993年国际抗癫痫联盟(ILAE)认定不管是单次发作，还是意识不能恢复的多次发作，都应超过30分钟才能称为癫痫持续状态。也有学者建议，5岁以上的儿童或成人，1次发作持续5分钟以上，或者两次或两次以上发作，其间意识不能恢复，可称为癫痫持续状态。2015年由中国抗癫痫协会主编的癫痫病治疗指南中提出的定义是：一次发作中，持续时间大大超过了具有典型癫痫的大多数患者的发作时间，或反复发作，在发作间期患者的意识状态不能恢复到基线期水平。ILAE于2015年对SE的定义进行了修订，修订后的定义结合两个时间点，具体而言，癫痫发作终止机制失效或导致癫痫发作时间异常延长(在时间点t1之后)的机制启动引起；并且可产生远期后果(在时间点t2之后)，包括神经元死亡、神经元损伤和神经元网络改变，取决于癫痫发作的类型和持续时间。t1表明SE的急诊治疗开始时间、决定应考虑或启动治疗的时间，t2表明预期可引发远期后果的时间，决定了应如何实施强化治疗以防止远期不良预后。对于全面惊厥性SE，ILAE定义规定，t1和t2分别为5分钟和30分钟。5分钟的时间窗与应开始紧急治疗的时间一致。对于其他类型的SE，尚未明确定义t1和t2的最合适时间间隔，尤其是非惊厥形式的SE。ILAE建议，对于局灶性SE伴意识受损，t1和t2分别为10分钟和大于60分钟；对于失神性SE，t1为10~15分钟。

有关儿童癫痫持续状态的流行病学资料，国内暂无大数据分析。2018年全球文献回顾表明每年每10万名儿童中有3至42名出现过癫痫持续状态，总死亡率约为3%。在美国，所有年龄段的癫痫持续状态患者的发病率在每年(18.3~41)/10万，所有年龄段惊厥性癫痫持续状态的发病率从1979年的3.5例上升到2010年的12.5例。也有学者提出目前对儿童癫痫持续状态发生率的估计因年龄而异。发病率在新生儿期最高，新生儿至1岁的发病率约为每10万人135~150例，在患有急性或慢性神经疾病的人群中发病率更高。该人群癫痫持续状态的急性症状性原因的发生率也较高，5~40岁的癫痫持续状态发生率相对较低。儿科人群特有的流行病学特征包括癫痫持续状态的复发率相对较高，更频繁地引起感染性或远期症状的原因，以及在没有癫痫诊断的儿童中更可能发生。在超过75%的病例中，癫痫持续状态可能是生命中的第一次发作，而首次发作癫痫持续状态的儿童只有30%的风险日后被诊断为癫痫。癫痫持续状态的发病率呈双峰U形在生命的第一年(0~4岁)和60岁以后的估计值最高。

【病因】 小儿癫痫持续状态最常见的原因是感染、发热，此外，还有抗癫痫药物应用不当、中毒与意外事故、先天发育畸形等。小儿癫痫持续状态的病因分布与年龄密切相关，如发生在婴幼儿癫痫持续状态，主要是由先天异常、热性惊厥、感染性疾病引起，而隐匿性癫痫持续状态或慢性疾病引起者多见于年长儿。此外，遗传因素在癫痫持续状态发生中也起一定作用，某些遗传综合征容易出现SE反复发作，如Dravet综合征、全面性癫痫伴热性惊厥附加症和Angelman综合征等。及时查明引起癫痫持续状态的病因和诱因，不仅有利于癫痫持续状态的治疗，也有利于癫痫持续状态的预防。

1. **癫痫**　小儿癫痫容易出现癫痫持续状态，且癫痫持续状态常可为癫痫病的首次发作。由小儿癫痫病引起者约占癫痫持续状态的 30%。造成癫痫患儿持续发作的常见诱因是用药不当，如患儿顺应性差、突然停药、减药太快、换药不当、服药不规则、抗癫痫药中毒、药物间的相互作用等，此外，情绪激动、剥夺睡眠、感冒、发热等也可为其诱因。

2. **热性惊厥**（febrile seizure）　在 3 个月至 3 岁的小儿，热性惊厥是引起癫痫持续状态的常见原因之一。尽管约有 5% 的热性惊厥呈持续状态，但其却可占该年龄组儿童癫痫持续状态的 30%。

3. **感染**　包括颅内感染和颅外感染。颅内感染急性期由于炎症的刺激、毒素和代谢产物的聚集、脑水肿、血管炎症或血栓形成等，可引起癫痫持续状态；后遗症期，由于脑实质的破坏、瘢痕形成、脑脊液循环障碍等，也可发生癫痫持续状态。颅外感染导致的癫痫持续状态，其原因可能是由于高热、急性中毒性脑病以及脑部微循环障碍引起脑细胞缺氧、组织水肿等所致。

4. **缺氧性疾病、脑血管病、脑外伤、脑肿瘤**　各种原因引起的颅脑缺氧缺血、卒中发作、外伤、肿瘤性疾病等，都可以导致颅脑功能障碍引起癫痫持续状态。

5. **中毒**　儿童常因好奇和识别能力差而误服药物、毒物等。毒物直接作用于中枢神经系统或由于中毒所致代谢紊乱、缺氧等间接影响神经系统而发生癫痫持续状态。包括化学药物、重金属、各种农药、有毒的动植物、变质食物等，如氨茶碱、异烟肼、阿托品、中枢兴奋剂、铅、汞、毒蕈、白果、霉甘蔗等。近几年对鼠药中毒引起的癫痫持续状态报道较多。

6. **代谢性疾病**　低血糖症、低钙血症、低镁血症、高钠血症、低钠血症、水中毒、苯丙酮尿症、半乳糖血症、维生素缺乏（如维生素 B_6）、肝性脑病、核黄疸、尿毒症晚期、线粒体脑病等。

7. **热性感染相关性癫痫综合征**（febrile infection-related epilepsy syndrome，FIRES）　并在难治性 SE 发作前 2 周到 24 小时有前驱热性疾病，SE 发作时可伴也可不伴发热。FIRES 是新发难治性 SE（new-onset refractorystatus epilepticus，NORSE）的亚类，NORSE 的特点是患者无活动性癫痫或其他现存相关神经系统疾病，没有明确的急性或活动性结构性、中毒性或代谢性 SE 病因。两者均表现为难治性 SE，病因尚不明确。

8. **其他**　如中枢神经系统遗传、变性、脱髓鞘性疾病，先天性脑发育畸形，如灰质异位、胼胝体发育不良、结节性硬化、空洞脑、脑裂畸形等。

9. 考虑危重患者合并非惊厥性癫痫持续状态的患者，还需要考虑其他药物诱导的因素，包括 β- 内酰胺类抗生素、氟喹诺酮类、异环磷酰胺、门冬酰胺酶、顺铂、环孢素、他克莫司等。某些情况下，非惊厥性癫痫持续状态是药源性可逆性后部白质脑病综合征的表现。

【病理生理】　癫痫持续状态是由限制孤立癫痫发作扩散和复发的正常机制受损所致，出现机制被破坏是由于兴奋过度和 / 或抑制无效。内源性兴奋过度 / 抑制无效时，可导致发作无限度持续，即形成癫痫持续状态。癫痫持续状态可导致脑损伤和全面代谢紊乱，而后者又可进一步加重脑损伤，因此，脑损伤既是癫痫持续状态的病因，又是癫痫持续状态的后果。

1. **脑内神经递质的改变**　谷氨酸是脑内主要的氨基酸兴奋性神经递质，癫痫持续状态时释放大量谷氨酸，谷氨酸与 N- 甲基 -D- 天门冬氨酸受体（NMDA）结合，使后者去极化，Ca^{2+} 内流，引起神经元进一步去极化，导致持久惊厥；谷氨酸还可激活钙通道和钠通道，使 Ca^{2+} 和 Na^{+} 内流，细胞外过量 Ca^{2+} 内流，引起细胞内 Ca^{2+} 浓度升高，Ca^{2+} 激活了钙依赖性蛋白酶和脂肪酶，降解细胞内的成分，导致线粒体功能衰竭，造成神经元胞体和轴突水肿、坏死。其他参与 SE 的兴奋性神经递质包括天冬氨酸和乙酰胆碱。

γ- 氨基丁酸（GABA）是脑内主要的抑制性神经递质，主要通过激活两类受体（GABAA 受体和 GABAB 受体）发挥其紧张抑制性调节作用。当 GABA 与 GABAA 受体结合时增加了细胞膜对 Cl^{-} 的通透性，使 Cl^{-} 内流，细胞膜超极化，产生抑制性突触后电位，减低神经元的兴奋性，抑制神经元放电。而 GABAB 受体位于突触前膜，被激活后可引起 K^{+} 通道开放，突触前膜去极化，产生突触前抑制。无论是由 GABAA 受体还是由 GABAB 受体介导的都是起抑制作用。但在癫痫持续状态时，突触前膜的 GABAB 受体能反馈抑制 GABAA 受体，使癫痫发作加重。

2. **缺血缺氧性脑损伤**　癫痫持续状态时脑代谢率保持较高水平，这是因为癫痫持续状态时：大量神经元膜发生快速而反复的去极化，致使能量大量消耗，因此脑放电区域急需大量三磷酸腺苷，以维持神经元细胞膜钠 - 钾泵和钙泵的功能，从而保持脑细胞膜内外的正常离子分布，避免脑损伤。只有增加脑组织的血流量，才能提供更多的能量和氧，并清除脑代谢产物，维持脑细胞活性和功能。脑组织的血流量与平均动脉压和脑的代谢活动程度有关，代谢活动加强，引起脑血流量增加。癫痫持续状态早期，由于脑组织代谢活动加强，同时由于血液循环中儿茶酚胺水平升高，全身血压升高，脑血流量增加。但这种代偿机制一般只能维持 30~90 分钟，到癫痫持续状态后期，全身血压下降，脑血流自身调节机制遭到破坏，当平均动脉压降低到 8.0kPa（60mmHg）以下时，脑血流量就显著下降，脑组织摄取葡萄糖和氧不足，最终导致神经元坏死和缺血性脑损伤。癫痫发作时，由于缺氧和能量消耗，导致线粒体功能障碍，线粒体功能障碍导致神经元能量供应不足，进一步加重脑损伤，也是导致癫痫发作持续的一个因素。

【分类】 癫痫持续状态的分类方法在国内外尚未完全统一，需要进一步的流行病学研究，以进一步重新定义儿科人群的长期结果。分类应适合小儿 SE 的特殊性，儿童 SE 的特殊病因通常与成人明显不同，即使癫痫发作的类型和持续时间相同，也会对这两类人群的预后产生影响。过去认为癫痫持续状态主要见于全面强直 - 阵挛发作，后来随着研究的深入，发现各种临床发作类型都有可能出现持续状态，因此 Gaustaut 等人提出了按癫痫发作类型进行分类的方法（表 3-14）。2001 年国际抗癫痫联盟（ILAE）结合发作类型和常见病因提出了新的分类方案（表 3-15）。

表 3-14　癫痫持续状态（SE）的分类

（一）全面性 SE 1. 全面惊厥性 SE （1）全面强直 - 阵挛性 SE （2）强直性 SE （3）阵挛性 SE （4）肌阵挛性 SE 2. 全面非惊厥性 SE （1）典型失神 SE （2）不典型失神 SE	（3）失张力性 SE （二）部分性 SE 1. 部分性惊厥性 SE 2. 部分性非惊厥性 SE（复杂部分性 SE） （三）不易确定类型的 SE 1. 轻微发作，癫痫性昏迷 2. 新生儿惊厥持续状态，如游走性发作

表 3-15　ILAE 持续性癫痫发作分类（2001）

全身性癫痫持续状态	部分性癫痫持续状态
全身性强直阵挛性 SE	Kojevnikov 持续性部分性癫痫
阵挛性 SE	持续性先兆
失神性 SE	边缘叶 SE（精神运动状态）
强直性 SE	伴偏侧轻瘫的偏侧抽搐状态
肌阵挛性 SE	

2015 年 ILAE 分类对 SE 分类做了重新定义，主要基于癫痫发作的症状学、病因、与 EEG 的相关性和年龄 4 个主要因素。考虑到小儿 SE 的特殊性，其中年龄和病因是最相关的因素，而不是癫痫发作的持续时间，以便确定儿童期 SE 长期后果的风险。2015 年 ILAE 分类的关键点是症状学：分为具有明显运动症状的癫痫持续状态，包括所有惊厥形式（CSE），而没有明显运动症状的癫痫持续状态代表非惊厥性的癫痫持续状态（NCSE），该分类还包括意识障碍的水平（昏迷与非昏迷）。详细分类，见表 3-16~ 表 3-19。

表 3-16　根据症状学分类

（A）具有显著运动症状
A.1 惊厥性 SE（CSE，强直 - 阵挛性 SE）
A.1.a. 全面惊厥性 SE
A.1.b. 局灶起源进展为双侧惊厥性 SE
A.1.c. 未知起源
A.2 肌阵挛性 SE（显著癫痫性肌阵挛）
A.2.a. 伴昏迷
A.2.b. 不伴昏迷
A.3 局灶运动性
A.3.a. 反复局灶运动性发作（Jackson 样发作）
A.3.b. 部分性癫痫持续状态（EPC）
A.3.c. 扭转性持续状态
A.3.d. 眼阵挛持续状态
A.3.e. 发作性麻痹（如局灶抑制性 SE）
A.4 强直性 SE
A.5 多动性 SE
（B）无显著运动症状（如非惊厥性 SE，NCSE）
B.1 NCSE 伴昏迷（包括所谓的“微小”SE）
B.2 NCSE 不伴昏迷
B.2.a. 全面性
B.2.a.a 典型失神持续状态
B.2.a.b 不典型失神持续状态
B.2.a.c 肌阵挛失神持续状态
B.2.b. 局灶性
B.2.b.a 不伴意识损害（持续性先兆伴自主神经、感觉、视觉、嗅觉、味觉、情感 / 精神 / 体验或嗅觉症状
B.2.b.b 失语持续状态
B.2.b.c 伴意识损害
B.2.c. 未知起源
B.2.c.a 自主神经性 SE

表 3-17　根据病因学分类

A. 已知病因（如症状性）
a. 急性（如卒中、中毒、疟疾、脑炎等）
b. 远期（如创伤后、脑炎后、卒中后等）
c. 进行性（如脑肿瘤、Lafora 病和其他进行性肌阵挛癫痫、痴呆）
d. 明确的电临床综合征中的 SE
B. 未知病因（如隐源性）

表 3-18　根据脑电图相关性分类

①部位：全面性（包括双侧同步样放电）、偏侧、双侧独立性、多灶性
②脑电图形式：周期性放电、节律性 delta 活动或棘慢波、尖慢波及其亚类
③形态：尖棘波程度、时相的数目（如三相波）、绝对和相对幅度、极性
④时间相关性特点：普遍性、频率、持续时间、每天图形时长和指数、起源（突发或渐起）及动态变化（进展性、波动性或静态性）
⑤调控：刺激诱导或自发性
⑥干预措施（药物）对于 EEG 的影响

表 3-19　根据年龄分类

新生儿（0~30 天）
婴儿（1 个月 ~2 岁）
儿童（ >2~12 岁）
青少年和成人（ >12~59 岁）
老年（ ≥60 岁）

【临床表现】

（一）惊厥性癫痫持续状态（convulsive status epilepticus，CSE）

在 CSE 中，根据典型临床表现诊断不难。在新的分类中，运动突出的 SE 症状包括：强直阵挛性 SE，肌阵挛 SE，局灶性，运动型、强直型和多动型。部分性癫痫持续状态（EPC）为局灶运动性发作的一个子类，EPC 的症状通常不仅仅是运动性的，也可以是感觉运动性的。

1. 强直 - 阵挛性癫痫持续状态（generalized tonic-clonic status epilepticus，GTCSE）　有明显的双侧强直阵挛性发作活动和意识丧失。GTCSE 是癫痫持续状态最显著的表现形式，有可能导致严重并发症，甚至死亡。主要表现为反复的强直 - 阵挛发作，间歇期意识不能恢复，这种癫痫持续状态可以从一开始就表现为全面强直 - 阵挛性发作，也可由局灶性发作演变而来。经过一段时间的发作后，惊厥活动逐渐减弱，后期仅表现为细微的肌肉抽动，如手指、腹部肌肉、面肌或眼震样的眼部运动，患者一般处于深昏迷状态，此时称为轻微癫痫持续状态（subtle SE）。全面强直阵挛持续状态（GTCSE）如不经处理持续一定时间后，所有的运动症状都会消失，但此时 EEG 仍可为发作期放电，持续性或间断性，广泛性或游走性出现，这时候则称为电 - 临床分离现象，又称为亚临床性的全面惊厥持续状态。

2. 肌阵挛性癫痫持续状态（myoclonic status epilepticus，MSE）　频繁的肌阵挛性抽动，可以是节律性也可以是非节律性的。肌阵挛性发作通常是全面性的，但也有局灶性的。主要累及躯干及四肢近端，以双上肢明显，患儿手臂、肩部可不停地抖动而使动作不稳，引起端杯洒水、掉物等；如累及下肢可引起站立不稳，甚至跌倒；患儿始终意识清楚，能意识到发作，但不能控制，这一点与其他全面性癫痫发作不同。

3. 局灶运动性癫痫持续状态　局灶性癫痫持续状态有许多临床表现，很大程度上取决于脑部致痫灶的位置。表现为肢体局部抽动扩散（即“杰克逊扩散”），或有广泛的单侧肌肉抽动，伴或不伴意识障碍。有一种特别难治的局灶运动性癫痫持续状态伴有持续时间很长、非常规律的抽动，称为部分性癫痫持续状态（epilepsia partialis continua，EPC）。EPC 可以持续很久，达数日、数周，甚至数十年。EPC 有许多可能的病因，包括局灶性和全身性病因，例如 Rasmussen 脑炎和其他炎性病因，中风，局灶性皮质发育异常和其他脑畸形，肿瘤性疾病，脑外伤，线粒体和代谢性疾病以及非酮症性高血糖。

（二）非惊厥性癫痫持续状态

非惊厥性癫痫持续状态（nonconvulsive status epilepticus，NCSE）被定义为长时间或重复性脑电图发作，无明显运动表现。临床相关性可能相差很大，也可能很细微，但必须持续至少 10 分钟。约 50% 的惊厥性 SE 患者将继续出现非惊厥性癫痫发作。非惊厥性癫痫发作的症状学是高度可变的，阴性症状包括厌食、失语症 / 缄默症、健忘症、紧张症、昏迷、精神错乱、嗜睡和凝视。阳性症状包括激动 / 攻击性、自动性、眨眼、哭泣、谵妄、妄想、面部抽搐、大笑、恶心 / 呕吐、眼球震颤、精神病和震颤等。

1. 典型失神发作持续状态 主要表现为不同程度的意识障碍,如反应迟钝、朦胧状态、行为懒散、冷漠、昏睡、定向力障碍、自主言语减少和语速减慢等,患儿常有自动症,故应与复杂部分性癫痫持续状态鉴别典型ASE的特征性EEG模式呈双侧同步棘慢波放电,频率为2.5~5Hz(最常见的是3Hz)。

2. 不典型失神持续状态 与典型失神不同,发作的起点和终点很难确定,常常逐渐发生,缓缓恢复,加上患儿本身有不同程度的智力障碍,反应迟钝,所以较轻的不典型失神发作很难确认,必须由EEG监测协助诊断。与典型ASE相比,其EEG棘慢波放电模式更慢,约1~2.5Hz,主要见于原有Lennox-Castaut综合征的患儿。

3. 肌阵挛性失神发作持续状态 肌阵挛性ASE非常罕见,多见于遗传性全面性癫痫。癫痫发作就像失神一样(突发凝视和意识障碍以及全面性棘慢波EEG),但每次棘慢波放电时都出现肌阵挛。肌阵挛通常很细微,累及眼睑或口周肌肉组织,但也可在中轴肌或肢体肌上明显存在。

【诊断和鉴别诊断】 癫痫持续状态是神经科急诊,迅速明确诊断是控制发作的前提;进一步明确病因、确定发作类型是控制SE及改善预后的关键;准确鉴别癫痫持续状态、假性癫痫持续状态及其他非痫性发作十分必要。

1. 确认癫痫持续状态诊断

(1)全面强直-阵挛性癫痫持续状态临床诊断并不困难,首次发作的患者主要基于发作形式和惊厥持续时间,对于既往曾有过SE的患者,再次发作时需要高度警惕,一旦考虑,应尽早开启治疗以改善预后。

(2)对于非惊厥性癫痫持续状态的患者,长程脑电图的检查显得尤为重要。一般来说,当患者行为或精神状态出现任何波动性或无法解释的改变时,需行EEG检查,并考虑NCSE,任何伴意识水平改变的急性幕上脑损伤也是如此。

(3)美国临床神经生理学学会发布了NCSE脑电图标准:①反复出现的全面性或局灶性棘波、多棘波、尖波、棘慢波或尖慢波,或其他>2.5/s的节律性电活动,持续时间10秒以上。②以上脑电活动同时,但节律性电活动<2.5/s,但伴有以下情况:a. 明确的临床发作现象,如面部抽搐、眼球震颤或肢体肌阵挛;b. 节律模式的明确演变,包括频率的增加或减少(>1Hz)、放电形态或位置的变化(节律活动逐渐扩散到或超出至少2个电极的区域);c. 有节律性θ波或δ波>1/s,附加标准为给予快速起效的抗癫痫药物或者苯二氮䓬类药物后,临床明显改善,或脑电图改善(如癫痫样放电消失以及既往缺失的背景节律重现)或两者兼而有之。

2. 在积极治疗的同时,查找SE的病因。

(1)病史:详细的病史询问,包括姓名、性别、年龄,发作时症状和伴随症状,是否伴有发热、脑病表现、偏瘫症状等,既往史特别是癫痫病史、个人史、家族史。对于癫痫患者,要仔细询问既往诊疗经过。

(2)详细的体格检查:包括SE时监测生命体征,瞳孔改变;SE后全面的神经系统体查、眼底检查等。

(3)实验室检查:作持续阶段监测生命体查,查血细胞计数、血生化、钙、镁、血糖、二便常规及肾功能等。发作控制后应注意行肝功能、血气分析、毒物检测及抗癫痫药物血浓度测定等检查。对伴有发热或有其他感染征象者应做血培养及腰椎穿刺等检查,脑脊液异常改变有助于颅内感染等疾病的诊断。在颅内压增高明显时,应先降颅内压,再做腰穿。必要时可检查尿糖、酮体、三氯化铁及尿氨基酸筛查试验等。高度怀疑遗传性病因的,需结合患儿临床表型特点选择合适的遗传学监测方法以明确诊断。

(4)神经影像学检查:头颅X线检查用于怀疑颅骨骨折、外伤性癫痫的诊断。颅脑CT对幕上肿瘤、脑室系统扩张、脑萎缩、脑结构改变、颅内出血、脑脓肿,颅内钙化等都有重要诊断价值。磁共振成像(MRI)对小儿中枢神经系统病变很敏感,对软组织的分辨率高,能早期检出灰白质微小病变。特别是怀疑结构性病因的癫痫患者,需要做MRI薄层扫描查找微小病灶,必要时结合功能MRI或者PET-CT检查。

(5)脑电图检查:在惊厥性癫痫持续状态时由于脑电图受到肌肉抽搐及患者活动造成的伪迹的干扰,脑电图的应用受到一定的限制。但脑电图对非惊厥性癫痫持续状态(如失神癫痫持续状态和复杂部分性癫痫持续状态)、细微发作型癫痫持续状态及亚临床型癫痫持续状态的诊断非常有帮助。常规脑电图检查时癫痫活动波形如棘波、尖波、棘慢波、高幅阵发慢波等的出现有助于对癫痫的诊断，并可根据脑电图区分发作类型，同时有助于颅内炎症、肿瘤、脓肿、瘢痕形成等颅内病灶的定位诊断，有利于选择相应抗癫痫药物进行治疗。还可结合临床判断预后。目前，国内许多医院开展了视频脑电图（Video-EEG）监测，这对于癫痫持续状态的诊断、分型和鉴别诊断都有决定性的意义。

3. **鉴别诊断**　尽管精神性（心因性）发作持续状态在小儿不如成人多见，但也是儿科临床常遇到的问题，在鉴别诊断时必须考虑。自从Video-EEG应用以来，发现难治性癫痫中，30%是精神性发作；而临床确认为精神性发作的患者中，12%是真正的癫痫；在住院的癫痫患者中，10%~30%可合并精神性发作。鉴别两者的重要手段是心理学试验与Video-EEG检查，特别是后者更为重要。精神性发作在Video-EEG上的表现：①录像记录到的发作，可与平时发作相同或不同。②有发作症状，但无相应的痫样放电。有时发作时的图形与动作伪差难于区别，此时应仔细观察发作停止即刻的背景电活动，如比发作前频率慢，可能是痫样放电，如与发作前背景电活动无区别，那就可考虑为精神性发作。③发作时“意识丧失”，但脑电图仍为α节律。④发作性症状缺乏痫样特征，如两侧抽搐不同步、出现骨盆的猛烈运动，头由一侧转向另一侧，稀奇古怪的发声等；癫痫发作时常瞳孔散大、角膜反射消失，而精神性发作无此表现。

【治疗】　癫痫持续状态常可导致脑损伤甚至可留下永久后遗症或导致死亡，因此积极有效地治疗非常重要。在治疗的各个环节，如现场急救、转运途中的处理、医疗机构的专业治疗等都必须及时恰当。既要分秒必争，又要适时合理（视频3-4）。

视频3-4　癫痫持续状态

（一）治疗原则

1. 尽快控制临床癫痫发作和脑细胞的异常放电。

2. 确保足够的脑氧供应，维持心肺功能，防治并发症。

3. 积极寻找病因及诱发因素，及时治疗原发病，避免诱因。

4. 发作停止后，应采取有效措施防止复发。

（二）一般治疗

1. 维持患儿的通气功能，保持呼吸道通畅。让患儿侧卧，松解领扣，及时清除口咽部分泌物，以防误吸引起窒息。

2. 吸氧，以保证脑和各脏器的氧气及能量供应。

3. 做好安全保护，防止碰伤、摔伤。

4. 保持室内安静和适宜的温度、湿度，减少一切不必要的刺激。

5. 如患儿高热，应立即物理降温；如怀疑低血糖，应给静脉注射葡萄糖；如怀疑维生素B_6缺乏，应给予维生素B_6；如系中毒或意外事故，应尽快给予相应处理。

6. 因为患儿癫痫持续状态常在家中、托幼机构、学校及其他院外环境中发生，故积极宣传癫痫持续状态的现场急救知识特别重要。如让患儿迅速脱离或避开危险环境，维持呼吸功能，注意患儿体位，不要强行制止患儿抽动。不必把硬性物品，如筷子、压舌板放入口中；也不必强行拉出舌头，否则影响吞咽功能；发作时不要喂水，以防窒息。分泌物多时应及时抽吸。在抽搐发作时，不要做人工呼吸。如果肌肉抽动停之后仍不能恢复呼吸功能，或有液体吸入窒息时，应及时做人工呼吸。为了迅速控制抽搐，而没有静脉注射条件时，可用咪达唑仑0.2mg/kg肌内注射，或给予地西泮灌肠，每次0.5mg/kg。如发作超过5分钟，或连续发作，或有外伤、意外事故等情况时，应立即呼叫救护车，送往PICU。

（三）全面性惊厥性癫痫持续状态终止发作治疗

2016年美国癫痫学会针对全面性惊厥性SE制订了SE治疗流程（图3-13）。该流程从稳定阶段（0~5分钟）开始，其中包括癫痫发作的标准初始急救。最初的治疗阶段应在癫痫持续时间达到5分钟时开始，并应在20分钟时结束。考虑到已证明的有效性、安全性和耐受性，建议首选苯二氮䓬（特别是咪达唑仑、劳拉西泮或地拉西泮）。尽管静脉注射苯巴比妥与初始治疗一样有效且耐受性良好，但与上述三种推荐的苯二氮䓬类药物相比，其给药速度较慢，使其成为替代性初始治疗而非首选药物。对于院前环境或没有三种一线苯二氮䓬类药物，直肠安定、鼻内咪达唑仑和口腔咪达唑仑是合理的初始治疗选择。初始治疗应作为一个足够的单剂量，而不是分成多个小剂量。最初的治疗不应两次给药，除了静脉注射劳拉西泮和地西泮外，这些药物可以重复使用一次。

第二个治疗阶段应该在癫痫发作持续时间达到20分钟，持续观察至40分钟。合理的选择包括磷苯妥英、丙戊酸和左乙拉西坦。没有明确的证据表明这些选择中的任何一种比其他的更好。如果三种推荐的治疗方法都不可用，静脉注射苯巴比妥是一种合理的第二治疗选择。

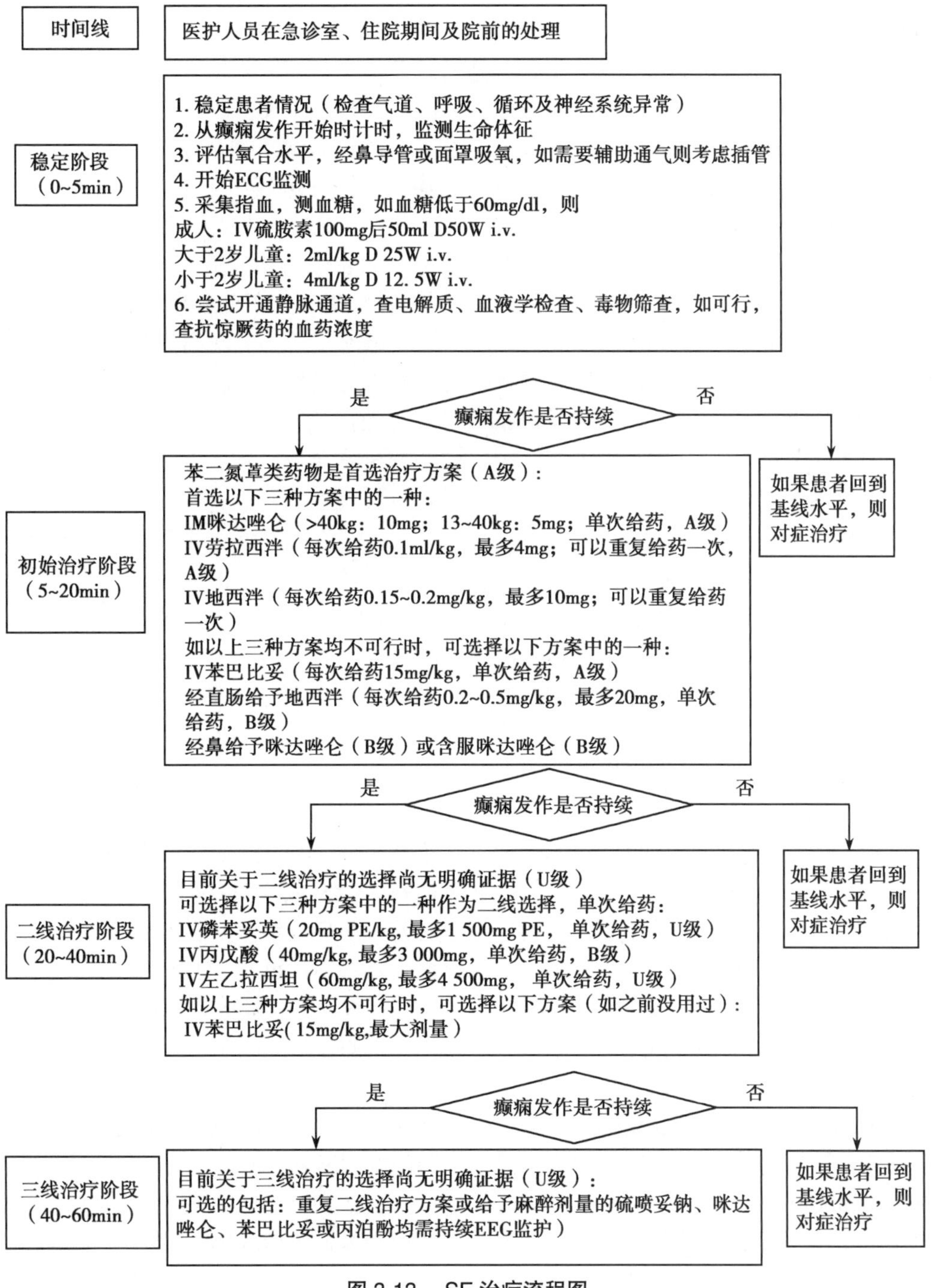

图3-13 SE治疗流程图

第三个治疗阶段应该在癫痫发作时开始持续时间达到40分钟。没有明确的证据指导这一阶段的治疗方案。与初始值相比治疗，第二次治疗通常效果较差，因此，如果第二次治疗不能阻止癫痫发作，治疗考虑应包括重复二线治疗或麻醉剂量的硫喷妥钠、咪唑安定、戊巴比妥或异丙酚（均需持续脑电图监测）。根据癫痫的病因或严重程度，患者可能会更快地经历这些阶段，甚至跳过第二阶段，迅速进入第三阶段，尤其是在基础疾病或重症监护病房的患者中。

（四）维持治疗

癫痫持续状态控制后，是否需长期口服抗癫痫药物治疗，还应根据具体情况而定，主要取决于原发病。对于一个反复癫痫发作的癫痫患儿，或具有进行性神经系统病变的患儿，无疑需长期规律服用有效的抗痫药；对于感染、中毒、外伤、缺氧等原因引起的癫痫持续状态，服抗癫痫药物的长短应根据其病情轻重、恢复状况而定；对于高热惊厥持续状态，或精神发育良好而无癫痫病史的特发性惊厥持续状态患儿，将发作控制后，在征得家长同意的情况下，可先密切观察，而不予长期抗癫痫治疗。

（五）病因治疗

通过病史、查体和必要的辅助检查，尽可能地查出原发病，如系颅内细菌感染，迅速给予抗生素治疗；如果是急性中毒，应给予解毒药物；如果由外伤造成，应及时清除颅内血肿或行减压手术；如系高热惊厥，则以降温为主；如有代谢紊乱，尽快给予纠正；如原有癫痫病儿，应查明诱因并给予去除，同时给予正规治疗；对于首发癫痫持续状态的癫痫患儿，控制惊厥后应给予酌情处理。

（六）治疗中的监测和评价

1. 密切注意发作情况准确记录发作类型、持续时间、发作后状态、意识水平、瞳孔大小等。

2. 及时测体温、脉搏、呼吸、血压等，并注意呼吸类型、节律及各生命体征的变化。

3. **心电监护** 特别是在使用苯妥英钠等止惊药时，进行ECG和血压监护更为重要。

4. **脑电监护** 有条件时用视频脑电监护（Video EEG monitoring）十分必要，它对于癫痫持续状态的诊断、分型、鉴别诊断、评估治疗效果、判断脑功能和预后都有重要意义，特别是对非惊厥型癫痫持续状态和微小发作型，用脑电图监护更为重要。

5. 随时测血生化血糖、血pH值或做血气分析，酌情调节输液的速度和成分，保持患儿的能量供应，维持水电及酸碱平衡。

6. **癫痫持续状态控制不理想的原因** 如果癫痫持续状态控制失败，除了考虑原发病的因素之外，其他因素也应考虑。如药物剂量不足，或用药途径不当，达不到有效血药浓度；或者误认为癫痫发作已被彻底控制，而实际上脑电异常活动仍在持续存在；或者癫痫持续状态控制后，而忽视了继续治疗，以致再次发作，造成短时间内不易控制。

（七）保护重要脏器功能，预防并发症

严重而顽固的癫痫持续状态不仅可造成脑损伤，而且可影响全身各重要脏器的功能，出现许多并发症。因此，在抗惊厥治疗的同时，要密切监测患儿的各脏器功能情况，维持足够的液体和能量供应，随时纠正低氧血症、低血糖、代谢性酸中毒和电解质紊乱；出现高热时积极予以退热处理；如出现呼吸抑制，应及时给予气管插管、人工通气等急救措施。如果出现心律不齐，应及时给予抗心律失常药物。保护各脏器功能，防止并发症极为重要。

（八）非惊厥性癫痫持续状态的治疗

一般而言，非惊厥性癫痫持续状态（nonconvulsive status epilepticus，NCSE）一旦诊断成立，应尽快给治疗，且使镇静最小化，以避免导致昏迷和气管插管或延长昏迷和气管插管的时间。对于大多数患者，治疗过程中应连续EEG监测。

NCSE的初始治疗建议静脉给予一种苯二氮䓬类药物（如咪达唑仑）联合一种无诱导昏迷作用的抗癫痫药物（如磷苯妥英/苯妥英、丙戊酸盐、左乙拉西坦或拉考沙胺）。磷苯妥英/苯妥英很可能是治疗NCSE最常用的静脉内抗癫痫药物，但在遗传性全面性癫痫中，丙戊酸盐是首选药物。

【预后】 癫痫持续状态可以是致病的，也可导致长期并发症，包括癫痫发作复发和神经系统问题。其结局同时也受发病年龄、发作类型、持续时间等因素的影响。

报道的儿童SE死亡率为3%~9%不等，死亡可由基础疾病所致，或者由SE的呼吸系统、心血管或代谢并发症所致，基础病因是死亡率的主要预测因素，3岁以下患儿的死亡率明显高于年长儿。SE导致的神经系统后遗症包括局灶性运动障碍、精神发育迟滞、行为障碍以及慢性癫痫，除癫痫以外，其他神经系统后遗症的发生率不足15%。神经系统后遗症通常由基础疾病而不是癫痫发作引起。不管是死亡率还是后遗症发生率，婴幼儿都比年长儿高，曾有一个统计，6个月以下小婴儿发生癫痫持续状态后，后遗症竟高达78%。

儿童首次癫痫发作时SE时，将来出现癫痫发作的风险很高，再发SE的风险也高于其他普通癫痫患者。SE后导致慢性癫痫的危险因素包括：远期症状性病因、异常EEG、睡眠中出现癫痫发作、之前有热性惊厥病史、发作后局灶性神经功能障碍（包括Todd瘫痪）。

总之，近年来由于诊断与治疗水平的提高，癫痫持续状态的病死率及后遗症发生率明显下降。

（吴丽文）

第二节　代谢性脑病

代谢性脑病（metabolic encephalopathy）是指体内生化代谢障碍引起脑组织内环境变化，进而导致脑功能紊乱的一组疾病总称。通常情况下代谢性脑病是一类可治疗性疾病。早期识别代谢性脑病并给予及时处理，对患者的预后极为重要。

【概述】 代谢性脑病是由不同代谢障碍引起全脑功能紊乱的一种临床综合征。轻者表现为行为障碍、精神异常，可伴惊厥发作、偏瘫等局灶性脑损害，重者则表现为昏迷、去大脑或去皮质强直。引起代谢性脑病的原因众多，包括氨基酸、有机酸、脂肪酸、糖等代谢异常以及线粒体功能障碍等，导致高氨血症、低血糖、酸中毒和能量缺乏，进而引起脑功能障碍。代谢性脑病常在婴儿期和儿童期发病，少数延迟至成人期。除少数疾病外，大部分急性代谢脑病在发病早期进行积极治疗，大多可以完全或基本恢复，但如果延误治疗或反复发作，有可能导致不可逆的神经系统损伤或死亡。正确的治疗有赖于快速准确的诊断，而各种遗传代谢病的诊断对实验室检查的依赖性很大，尤其是急性期的相关实验室检查，对明确诊断、指导治疗具有重要意义。

【病因及分类】 导致代谢性脑病常见的病因包括氨基酸代谢、有机酸代谢、尿素代谢异常、溶酶体贮积症、过氧化物体病、线粒体疾病、嘌呤和嘧啶代谢障碍、脂肪酸氧化障碍、碳水化合物代谢障碍、卟啉病、金属代谢障碍、先天性糖基化障碍等。由此类疾病继发的高氨血症、低血糖、酸中毒和能量缺乏常常是导致脑病的主要原因。

（一）氨基酸代谢异常

氨基酸代谢过程中酶缺陷常可造成相关氨基酸及其代谢物质的异常堆积和脏器损伤，以脑、肝脏、肾脏最常受累。氨基酸代谢异常进而导致中枢神经系统受累的疾病包括：苯丙酮尿症、遗传性高苯丙氨酸血症、四氢生物蝶呤缺乏症、组氨酸血症、枫糖尿症、同型半胱氨酸血症、非酮症性高甘氨酸血症等。

（二）有机酸代谢异常

有机酸是氨基酸、脂肪、糖中间代谢过程中所产生的羧基酸，有机酸代谢障碍是由于某种酶的缺乏，导致相关羧基酸及其代谢产物的蓄积，又称为"有机酸血症"或"有机酸尿症"。有机酸代谢障碍能引起神经系统损害的疾病包括：甲基丙二酸血症、丙酸血症、戊二酸尿症Ⅰ型、α-酮脂酸尿症、甲羟戊酸尿症、延胡索酸酶缺乏症、4-羟基戊二酰丁酸尿症、生物素与生物素酶缺乏症等。

（三）尿素循环障碍

尿素循环障碍是导致先天性高氨血症的最主要的原因。高氨血症可导致不同程度的神经系统及肝损害，严重时致死，早期诊断及合理的治疗是改善预后的关键。高氨血症的病因包括：

1. **尿素循环障碍**　氨甲酰磷酸合酶缺乏症、鸟氨酸氨甲酰基转移酶缺乏症、精氨酰琥珀酸合成酶缺乏症、精氨酰琥珀酸裂解酶缺乏症、精氨酸酶缺乏症、鸟氨酸-δ-转氨酶缺乏症。

2. **先天代谢性疾病继发性肝硬化**　肝豆状核变性、半乳糖血症、果糖不耐症、酪氨酸血症等。

3. **后天性疾**　肝脏疾病、新生儿一过性高氨血症、药物（丙戊酸等）、营养障碍等。

（四）溶酶体贮积病

该病是一组临床异质性强的遗传代谢病，累及多个系统，其中累及中枢神经系统的疾病包括：

1. **鞘脂类贮积病**　GM1神经节苷脂贮积病、GM2神经节苷脂贮积病、异染性脑白质营养不良、球形脑白质营养不良、Fabry病、戈谢病、尼曼匹克病。

2. **寡聚糖/糖肽类贮积病**　岩角藻糖苷贮积病、Schindler-Kanzaki病、唾液酸贮积病、天冬氨酰葡糖胺尿症。

3. **多种酶缺陷病**　黏脂贮积病、多种硫脂酶缺陷病。

4. 单糖 / 氨基酸单体　Salla 病。

（五）过氧化物酶体病

该类疾病几乎均会累及神经系统，其中单一过氧化物酶体酶缺陷疾病可引起中枢神经系统症状的疾病包括：X 连锁肾上腺脑白质营养不良、酰基辅酶 A 氧化酶缺乏、双功能酶缺乏。

（六）线粒体病

线粒体病是因为遗传基因的突变引起线粒体酶的功能缺陷导致 ATP 合成障碍而出现的一组多系统疾病，其中主要影响中枢神经系统的线粒体脑病包括：线粒体脑肌病伴乳酸血症和卒中样发作（MELAS）、肌阵挛性癫痫伴有破碎红纤维综合征（MERRF）、外周神经病、共济失调和视网膜色素变性（NARP）、亚急性坏死性脑脊髓病（Leigh 病）、肉碱缺乏症与线粒体脂肪酸代谢障碍疾病、Alpers 综合征等。

（七）糖原贮积症

糖原贮积症是一类酶的先天缺陷所造成的糖原代谢障碍性疾病。可导致机体低血糖进而导致意识障碍的疾病，包括Ⅰa 型糖原贮积症、Ⅲ型糖原贮积症、Ⅳ型糖原贮积症。

【发病机制】　代谢性脑病的发病机制复杂，不同疾病其致病机制亦不尽相同。代谢性脑病发病的可能机制包括脑血流量的改变，干扰神经递质物质的变化，大脑的能量状态和脑屏障功能的改变，毛细血管后静脉血管性水肿，脑水肿，代谢毒物蓄积，能量代谢的衰竭，自由基损伤，细胞去极化和细胞凋亡等。

【临床表现】　代谢性脑病常急性或亚急性起病，于感染、饥饿、手术等应激时好发。其临床表现可分为局灶性体征和全面性体征两种。局灶性体征主要为大脑半球和脑干的定位体征，全面性体征主要为弥漫性的大脑功能损害，主要包括精神异常、意识障碍、抽搐等。临床上首先出现意识状态的变化，这种变化可急可缓，随意识障碍程度的加深及体内酸碱平衡失调的出现，可出现呼吸模式的改变，患者可出现过度换气后呼吸暂停或潮式呼吸的表现。

（一）代谢性脑病共同临床表现

1. 新生儿期临床表现　新生儿期发病，一般病情较严重，症状没有特异性。

(1) 神经系统：神志障碍、肌张力改变、惊厥。

(2) 消化系统：拒食、呕吐、腹泻。

(3) 循环系统：心肌病变、心律失常、心力衰竭、心脏停搏。

(4) 代谢紊乱：低血糖、高血氨、代谢性酸中毒、乳酸酸中毒、酮中毒。

2. 儿童期反复发作时的急性临床表现　1/3 患儿在生后数月至数年发病，感染、饥饿和手术应激可能为其发病诱因。

(1) 昏迷：无神经系统症状的患儿可能由代谢性酸中毒、高氨血症、低血糖、酮症等引起，有神经系统症状的患儿可伴有惊厥、颅高压和头颅磁共振影像学改变，肝性昏迷可伴有肝大，肝功能异常和高血氨。

(2) 共济失调：表现为周期发作性共济失调和异常行为。

(3) 代谢紊乱：代谢性酸中毒、乳酸和酮体可正常或升高，血糖可降低、正常或升高。

3. 儿童期慢性渐进性临床表现

(1) 神经系统：发育迟滞、惊厥、感觉障碍、肌张力低下、共济失调、眩晕、嗜睡。

(2) 消化系统：食欲差、喂养困难、恶心、慢性呕吐、腹泻、营养障碍、体重不增等。

(3) 肌肉系统：肌无力、肌张力低下等。

（二）几种常见代谢性脑病的临床表现

1. 有机酸代谢异常　各类有机酸代谢障碍常有相似的发病形式，同一病种亦存在显著的个体差异，大致可分为以下 4 种形式：

(1) 新生儿、婴儿早期急性起病：约占有机酸代谢异常的半数以上，常在生后 2~3 天出现哺乳困难、反应差、呼吸急促，并随呕吐、意识障碍的出现急速进展，新生儿期死亡率极高。包括以下疾病：丙酸血症、甲基丙二酸血症、异戊酸血症、羧甲基戊二酸尿症、2- 羟基戊二酸尿症、戊二酸尿症、D- 甘油酸尿症、甘油尿症、多种羧化酶缺乏症。

(2) 间歇性发作：见于 β- 酮硫解酶缺乏症、异戊酸血症、多羧酶缺乏症、甘油尿症、戊二酸尿症Ⅱ型，脂肪酸 β- 氧化异常症。临床表现为呕吐、无力、嗜睡、意识障碍，一些疾患发作时可能出现肝大、心肌损害、低血糖、高氨血症、代谢性酸中毒等。

(3) 婴幼儿猝死：见于脂肪酸 β- 氧化异常症、羧甲基戊二酸尿症、甲基巴豆酰甘氨酸尿症。其临床表现为肌张力低下、心脏扩大、心肌损害、肝大、肝功能损害、高乳酸血症、高氨血症等。

(4) 进行性脑功能损害：新生儿期可无明显异常，常于婴幼儿期起病，表现为智力运动发育障碍、惊厥、肌张力低下、震颤、共济失调、喂养困难等。多见于戊二酸尿症Ⅰ型、α-酮脂酸尿症、甲羧戊酸尿症、延胡索酸酶缺乏症，4-羟基戊二酰丁酸尿症、生物素缺乏症。

2. **尿素循环障碍**　尿素循环障碍是导致先天性高氨血症最主要原因。高氨血症可导致不同程度的神经系统及肝脏损害，严重时致死。尿素循环障碍等疾病会出现血氨蓄积，氨对神经系统的毒性很强，患者的临床表现与血氨浓度密切相关。血氨低于100μmol/L时，患者表现多正常；血氨在100~200μmol/L时，可表现为兴奋、行为性格异常、呕吐、喂养困难、厌食蛋白倾向；血氨在200μmol/L时，则表现为意识障碍、惊厥；血氨在400μmol/L以上，表现为昏迷、呼吸困难、猝死。高氨血症昏迷时可导致脑水肿。

患者临床症状的严重程度取决于酶活性缺陷的程度。酶完全缺陷者病情最重，常于新生儿早期发病，哺乳后会出现暴发性高氨血症，死亡率极高；部分酶缺乏时，因程度不同有较大的差异，各年龄阶段均可发病，以婴幼儿期为多见。病程可呈渐进性，如慢性进行性智力损害、癫痫、行为异常，也可呈间歇性，常因感染、高蛋白饮食、饥饿、疲劳等诱发急性发作。

3. **线粒体病**　临床表现复杂多样，神经系统的症状是线粒体病最常见的临床表现。中枢和/或周围神经系统的症状常在疾病开始时就出现，并且几乎持续存在。在新生儿期，患儿可以出现嗜睡、吸吮无力、全身张力低下、惊厥、呼吸衰竭、伴乳酸酸中毒的致死性酮症昏迷。在儿童期，则以严重的脑病起病，经常在初期表现为头部控制不好，不会翻身、独坐，以后逐渐出现躯干张力低下、脑神经和脑干受累（如眼外肌瘫痪、反复发作呼吸暂停等）、小脑性共济失调、肌阵挛、惊厥、锥体束征、周围神经病、脑灰质萎缩和脑白质营养不良等。这些患儿经常出现发作性嗜睡和反复感染使病情逐渐加重。

（1）Leigh综合征：又称亚急性坏死性脑脊髓病，是线粒体脑病中的常见类型。其临床表现复杂，根据起病年龄不同，分为新生儿型、经典婴儿型、少年型及成人型。新生儿型开始表现为吸吮、吞咽障碍及呼吸困难，惊厥、肌张力低下，随后逐渐出现脑干功能失调及严重运动发育落后，常早期死亡。经典婴儿型常在1岁以内起病，发病前的精神运动发育多正常，起病后早期进展迅速，感染及高碳水化合物饮食可使症状加重，临床表现为进行性加重的精神运动发育落后、肌无力、共济失调、喂养及吞咽困难、呕吐、体重增长慢、警觉性降低、不能注视、肌阵挛等。呼吸节律改变、眼球运动障碍及其他脑神经征是此症的特征。部分病例周围神经和脊髓受损，腱反射消失，肌肉无力。起病后进展迅速，多于2岁内死亡。少年型少见，儿童期隐匿起病，或因发热、疲劳、饥饿等刺激诱发发病，逐渐出现痉挛性截瘫、共济失调、运动不耐受、眼震、视觉受损以及帕金森样表现，身高、体重多低于正常儿童。本型常经过一段较长的静止期后，在10余岁时突然出现急性或亚急性恶化，迅速进展至昏迷及严重呼吸抑制，最终死亡。

（2）MELAS综合征：又称为线粒体脑病-乳酸酸中毒-卒中样发作综合征，以反复卒中样发作为其突出的神经系统症状。累及中枢神经系统为本病最具特征性的表现，常为就诊的主要原因。可发生于婴儿期至成年早期，本组患儿出现症状的年龄为3~13岁（平均7.4岁）。很多患儿出现类似脑梗死所致的卒中样发作，依脑组织受累部位不同，临床出现不同的症状。部分患者出现偏头痛样发作（轻者影像学无改变，重者发作时出现枕区异常病灶），并可出现伴视野缺损的视力障碍，还可表现为发作性偏瘫、构音障碍或脑病症状。轻者可渐恢复，经过一段稳定期后再次发作，重者一次发作后即遗留不可逆损伤，如持久性肢体瘫痪。随病程延长及发作次数增多，常有认知功能减退。卒中样发作前部分患者有感染诱因，因此易被误诊为病毒性脑炎。本病常有惊厥发作。

（3）肉碱缺乏症与线粒体脂肪酸代谢障碍

1）急性脑病（Reye综合征样脑病）：表现为意识障碍、惊厥、低血糖、高血氨、肝功能异常等，类似Reye综合征。

2）猝死：长时间饥饿、疲劳、发热等可导致原发性肉碱缺乏症、脂肪酸β氧化障碍患儿猝死。

3）低酮症性低血糖：在发热、疲劳、饥饿等应激状态下，肉碱缺乏症患者可出现低酮症性低血糖，进而引发神经系统症状。

4）其余临床表现：学习困难、烦躁、惊厥等精神神经行为异常；肉碱缺乏导致食欲缺乏、便秘、呕吐；部分患儿因免疫力下降，出现反复感染；进行性疲劳、肌无力、肌张力低下，严重时瘫痪等骨骼肌损害；扩张型心肌病、心肌收缩无力、心律失常、心功能衰竭等进行性心肌损害；肝大、脂肪肝及肝功能异常等。

(4) Alpers 综合征：是以灰质受累为主的 *POLG* 基因突变所致的神经遗传性疾病。发病前智力运动发育可正常也可落后。临床特征为难治性癫痫、精神运动倒退、进行性肝功能衰竭或应用丙戊酸后发生急性肝功能衰竭。Alpers 综合征分为少年型、婴儿型和出生前型。本病常因感染或某些药物的应用导致癫痫发作加重及意识障碍。

4. 糖原贮积症

(1) Ⅰa 型糖原贮积症：又称肝肾型糖原贮积症，为糖原贮积症中最常见的一型。本病特征为巨大的肝脏、低血糖和乳酸性酸中毒，在儿童时期非常明显。患儿呈娃娃样幼稚面容，面部常伴毛细血管扩张，身材矮小。一般与生后 3~4 个月发现腹部膨隆或因查体时发现肝大，空腹低血糖明显，容易在清晨出现苍白、出汗，甚至惊厥、意识障碍等症状。

(2) Ⅲ型糖原贮积症：该型糖原贮积症在儿童时期多见，表现为典型的空腹低血糖、肝大及生长发育障碍三联症，类似Ⅰ型糖原贮积症的临床表现，但一般较Ⅰ型轻。

(3) Ⅳ型糖原贮积症：本病临床表现多样，包括肝脏、神经、肌肉、心脏受累，可单独出现或陆续出现，各年龄组均可发病。以神经肌肉受累为主的患儿其表现与发病年龄相关：围生期起病的胎儿表现为胎动少、羊水多和宫内窒息，胎死宫内；婴儿期患儿多运动能力发育不良，肌肉萎缩，肌张力减低，反射消失；儿童期患者表现为肌病或心肌病。

【辅助检查】

1. 实验室检查

(1) 血常规：部分病例可有白细胞和血小板降低。

(2) 尿液检查：葡萄糖、酮体、有机酸、氨基酸等检查。

(3) 血液生化检查：肝肾功能、心肌酶、电解质、凝血功能、空腹血糖、血氨、血乳酸、血气分析。

(4) 脑脊液检测：葡萄糖与血糖比值、氨基酸与血氨基酸比较（甘氨酸）。

2. 影像学检查　在大多数类型的代谢性脑病诊断上特异性不强，部分病例表现为两侧大脑半球白质水肿，扩散受限；两侧背侧丘脑、基底节区、脑干、皮质脊髓束走行区、头颅磁共振检查皮层下 U 形纤维对称性扩散受限。仅有 Wernicke 脑病患者的影像学表现有特异性。不同于其他代谢性脑病，其病变早期影像学表现具有特征性，可见第三、四脑室及中脑导水管周围灰质对称性的长 T_1、T_2 异常信号，Flair 表现为清晰的高信号。

3. 脑电图检查　代谢性脑病脑电图的变化大多数为对称性的波形变慢，血糖降低所致的代谢性脑病会出现波形变快。脑电图的变化与代谢性脑病有很好的相关性，但无法对各型代谢性脑病起到鉴别作用。但是，脑电图检查无创且方便、快捷、诊断阳性率高，应更多地用于代谢性脑病患者。

4. 特殊检查

(1) 血液筛查：血氨基酸和酰基肉碱分析。

(2) 尿液筛查：尿有机酸分析。

(3) 酶活性检查。

(4) 肌肉和皮肤活检。

(5) 基因芯片检查。

(6) 全外显子或全基因组测序。

【诊断及鉴别诊断】　代谢性脑病病因复杂，临床表现多样，无明确的诊断标准，易出现漏诊、误诊。早诊断、早治疗对代谢性脑病的预后极其重要。根据临床症状疑诊，并进行系统的病史采集、体格检查以及辅助检查即可作出诊断。

（一）诊断思路

1. 若考虑为代谢性脑病，则详细询问既往病史。

2. 若条件允许，停用毒性药物或镇静药物，行神经科体检，发现可能的局灶性神经功能缺损症状，为寻找病因提供依据。

3. 行基本的血液生化检测确定是否存在代谢紊乱（如低氧血症、高碳酸血症、低血糖、尿毒症、高血氨和内分泌功能障碍等）。

（二）体格检查

1. 皮肤和毛发　苯丙酮尿症患儿的皮肤和毛发色泽浅淡；多种羟化酶缺乏病患儿的皮肤有脱屑、糜烂；酪氨酸血症Ⅱ型可见疼痛性皮肤角化斑等；线粒体疾病时，部分患儿毛发增多。

2. 头面部　大头或小头畸形；眼可有眼震；异常面容，如三角形脸、前额斜短、小耳和低耳位、长人中、小下颌、高腭弓、舌体大而厚、磨牙发育不良等。

3. 腹部　部分患儿可有肝脏肿大。

4. 神经系统　可有肌张力增高或减低、肌力减低等；常有生长发育落后、智力障碍或学习困难。

5. **异常气味**　鼠尿味见于苯丙酮尿症；枫糖浆味见于枫糖尿症；臭脚汗味见于异戊酸尿症。

（三）鉴别诊断

在代谢性脑病的诊断中要注意与其他能够引起意识障碍的颅内疾病进行鉴别诊断，如脑炎、脑肿瘤、缺氧性脑损伤、颅内结构损伤类疾病等。

【治疗】 代谢性脑病需在急性期进行紧急处理，以降低病死率，减少持久性脑损伤。包括积极进行基础支持治疗及针对原发病因的治疗，即支持治疗，纠正电解质、钙和磷酸盐的失衡、酸中毒，控制癫痫，控制蛋白质和脂肪的分解代谢，防止颅内压力增高，清除有毒代谢产物，提供相应的维生素和辅助因子。部分患者需要特异性的药物治疗和饮食治疗。

（一）支持对症治疗

包括呼吸、循环支持。呼吸衰竭的患儿，行呼吸机辅助通气；应用含张力液体，维持血压、水、电解质、酸碱平衡；纠正低血糖；控制惊厥发作；同时代谢性脑病常合并脑水肿，应避免液量过多，注意脱水降颅压治疗；如果急性代谢脑病由细菌感染诱发，尚需使用相应抗菌素抗感染治疗。

（二）能量供应

1. 暂停蛋白质摄入。

2. **给予非蛋白物质提供足够的热卡**　静脉输注含有张力的10%葡萄糖120~150ml/(kg·d)，或葡萄糖6~8mg/(kg·min)；如发生高血糖，给予胰岛素（每小时0.2~0.3IU/kg）持续静脉输入，不减少葡萄糖的滴速与总量；如出现低血糖，则增加葡萄糖的输注；必要时静脉脂肪乳3g/(kg·d)提供额外的热卡，但应排除脂肪酸代谢障碍性疾病。

3. 当血氨正常或接近正常时，进行低蛋白饮食，最好在治疗后24~36小时进行。

（三）清除有毒代谢产物

急性代谢紊乱时，常有血氨、丙酸（丙酸血症）、亮氨酸（枫糖尿症）、甲基丙二酸（甲基丙二酸血症）等代谢产物的蓄积，产生脑损害。治疗上除阻止蛋白质分解，减少有毒物质的产生，还要加快其清除。

1. **药物**　当血氨>200μmol/L，静脉给予精氨酸300mg/(kg·d)、苯甲酸钠500mg/(kg·d)、苯丁酸钠250mg/(kg·d)［或500mg/(kg·d)口服］；如果尿素循环途径中N-乙酰谷氨酸合成酶缺乏，则应用N-氨甲酰谷氨酸100~150mg/(kg·d)。如有机酸、脂肪酸代谢异常，则静脉给予左旋肉碱300mg/(kg·d)。

2. **血液透析**　血氨和丙酸、亮氨酸等有机酸可以通过血透清除。当血氨>200μmol/L可给予血液透析治疗，稳定在100μmol/L以下时停止透析。

（四）提供相应的维生素和辅助因子

如枫糖尿症补充维生素B_1(150~300mg/d)；戊二酸血症Ⅱ型补充维生素B_2(50~150mg/d)；甲基丙二酸血症补充维生素B_{12}(1~2mg/d)；丙酸血症、多羧酶缺乏、丙酮酸脱氢酶及丙酮酸羧化酶缺乏补充生物素(10~20mg/d)；高胱氨酸尿症补充维生素B_6等。

（五）特异性药物

某些代谢性疾病已有特异性的药物治疗，如左旋肉碱治疗肉碱转运缺陷；青霉胺治疗肝豆状核变性；奥曲肽、二氮嗪治疗先天性高胰岛素血症等。

（六）特殊饮食治疗

某些氨基酸、有机酸、脂肪酸代谢异常的患儿，需提供去除相应氨基酸、有机酸、脂肪酸的特殊配方饮食，应由专业医师、营养师对其进行长期的饮食指导。

（七）器官移植

骨髓移植可用于治疗黏多糖病；肝移植可用于尿素循环障碍、酪氨酸血症等的治疗。

（八）基因治疗

是代谢性脑病治疗需要探索的方法。

【预后】 遗传代谢性脑病发病期除意识障碍外，常合并高血氨、低血糖、代谢性酸中毒和难治性惊厥。感染、手术、进食高蛋白等可诱发急性发作，危及生命。提高对代谢性脑病的认识，做到早诊断、早治疗，对降低病死率，减少持久性神经功能损伤非常重要。

（尹　飞）

第三节　吉兰-巴雷综合征

吉兰-巴雷综合征(Guillain-Barre syndrome)过去也称急性感染性多发性神经根炎，属交叉免疫反应所致的自身免疫性疾病。本病常发生在病毒感染或空肠弯曲菌感染后，亦有在接种疫苗（包括口服脊髓灰质炎糖丸）后由于免疫反应而发生。本病的病理特征为炎性脱髓鞘，故当前国际上亦多命名为急性炎性脱髓鞘性多神经根神经炎。临床特点是急性起病，渐进性，对称性弛缓性肢体麻痹。严重者常伴有脑神经麻痹及呼吸肌麻痹。

【病因及发病机制】 本病病原学与免疫发病机制的研究已取得较大进展，但确切病因待进一步深入研究，可能多种病因能引起此病。目前多数学者认为是与感染有关的自身免疫病，近年已获得血清学的证实。研究表明，患儿体内存在着某种病原的特异性抗体，这些病原体包括一些肠道病毒、呼吸道病毒、肝炎病毒、EB 病毒和空肠弯曲菌、支原体、弓形虫等。但是，在受损的神经组织、患者血清和脑脊液中，极少发现病原体存在的证据。除上述病原体的感染后可发生本病外，接种疫苗后也可发生本病。包括脊髓灰质炎糖丸服用后发生本病的报告国内外都可见到。本病患者的血清中可检测出抗周围神经组织的抗体，认为此抗体可引起脱髓鞘的病理改变。周围神经所含磷脂成分与本病发病有关病原所含磷脂成分相似。患者血清中抗神经抗体与抗病原体抗体的存在与病程相一致，故考虑这两种抗体可能是对相同抗原引起交叉免疫反应。此种抗体主要是 IgG 和 IgM，说明体液免疫在发病机制中的作用。另外，在实验性变态反应性周围神经炎的神经根周围，可见巨噬细胞浸润髓鞘的基底膜，所以亦有人认为本病是一种由细胞免疫介导的疾病。

【病理】 主要在神经根神经节部有水肿、淤血、髓鞘和轴索变性。髓鞘的最突出表现为节段性肿胀、空泡变性、囊样变性脱失。电子显微镜可观察到本病的病理特点是以脱髓鞘为主，髓鞘呈节段性脱失，吞噬细胞和单核细胞破坏施万细胞基底膜；施万细胞的改变是在脱髓鞘晚期出现，是脱髓鞘所造成的结果。脊神经前根较后根先受累。在脱髓鞘的相应节段，脊髓前角细胞和脑干运动神经核可见退行性变，但病变的程度不重。一部分患者的主要病变为运动神经轴索受累，这部分患者有人起名为急性运动轴索神经病，由于其临床特征与吉兰 - 巴雷综合征几乎一样，所以归属为吉兰 - 巴雷综合征的亚型更为合适。

【临床表现】 约半数以上患儿于神经系统症状出现前 1~3 周有前驱感染史，包括腹泻、上呼吸道感染、风疹、腮腺炎、支原体感染等。也有的患儿在前 1 天 ~6 周有接种疫苗史。

绝大多数患儿急性起病，以多发性对称性周围神经麻痹为主要首发症状，个别病例先有脑神经损害，2~3 天或 1 周内逐渐加重达到极期，少数以亚急性缓慢起病，2~3 周症状达高峰。进展期过后病情相对静止阶段约持续 2 周左右，以后进入缓慢的恢复期。临床主要表现：

1. **运动障碍**　为本病最突出最常见症状。表现为肢体的弛缓性麻痹。大多数双侧对称，偶有患儿双侧肢体略有差异，但差异程度肌力不超过一级。肢体麻痹一般远端重于近端，少数病例近端重于远端。肌张力减低。腱反射和腹壁反射减弱或消失。受累骨骼肌逐渐出现肌肉萎缩。

2. **脑神经麻痹**　严重患儿有脑神经损害。小儿脑神经损害发生率比成人高。脑神经麻痹常为几对脑神经同时受累。常见Ⅸ、Ⅹ脑神经受累，表现语音小，吞咽困难或进食、进水时呛咳，咽部分泌物引起气道反流，影响呼吸道通畅。Ⅶ脑神经损害时颜面无表情，Ⅺ脑神经损害时还可表现“滴状征”(dropsign) 阳性。少数重症患儿，除上述脑神经外，Ⅲ、Ⅳ、Ⅵ脑神经亦可受累。

3. **呼吸肌麻痹**　呼吸肌麻痹常发生在有四肢严重麻痹的患儿，小儿病例呼吸肌麻痹的发生率较成人高。发生呼吸肌麻痹时，肺活量减少到正常的 1/3 或 1/4，重者发生严重呼吸困难时，可出现胸式呼吸或腹膈矛盾呼吸。最重者呼吸肌完全麻痹，完全依靠人工呼吸机。

4. **自主神经障碍**　患儿常有出汗过多或过少，肢体发凉，面色潮红，心动过速或过缓，可有心律不齐，期前收缩，血压升高及不稳，可突然降低或上升，有时上升与下降交替出现。最严重的表现为心搏骤停。病情好转后，心血管障碍亦减轻。患儿还可以出现膀胱和肠道功能障碍，表现为一过性尿潴留或失禁，并还可有便秘与腹泻。

5. **感觉障碍**　感觉障碍不如运动障碍明显，一般在发病初期出现。主要是主观感觉障碍如痛、麻、痒及其他感觉异常等。有的患儿有神经干部位的压痛及直腿抬高时的牵拉性疼痛。胸段以上脊神经根受损时有颈部轻微疼痛或颈强直。

【临床分型】

1. **急性炎症性脱髓鞘性多发性神经病**(acute inflammatory demyelinating polyneuro-pathy，AIDP)　是 GBS 经典型，约占 85%~90%。

2. **急性运动轴索神经病**(acute motor axomal neuropathy，AMAN)　是 GBS 纯运动形式，主要涉及运动神经，提示轴突损伤，主要发生在中国北部，日本、墨西哥和南美也有发生，具有季节性发病，考虑与空肠弯曲杆菌感染有关，容易出现呼吸衰竭。

3. **急性运动感觉轴突神经病**(acute motor-sensory axonal neuropathy,AMSAN) 与运动轴突病变相似,具有更多的感觉障碍的症状,病情一般比较重,一般在儿童少见。

4. Miller Fisher **综合征**(MFS) 特征为外眼肌麻痹、共济失调和肌无力。有一部患者可以表现不完全,即没有共济失调的急性眼肌麻痹和没有眼肌麻痹急性共济失调。脑脊液和肌电图可出现 GBS 的典型改变。脑干听觉诱发电位可显示出周围和中央传导缺陷。

5. Bickerstaff encephalitis 是一种脑干脑炎表现形式,以脑病和反射亢进为特点,并伴有眼肌麻痹和共济失调等 MFS 的特征。临床表现与 MFS 相关,并且与 GQ1b 抗体相关,并且对静脉丙种球蛋白和血浆置换治疗有效。

6. **脑神经炎**(polyneuritis cranialis) 可出现急性双侧多发性脑神经受累(例如双侧面部物理、吞咽困难和声音障碍),并伴有严重的周围感觉丧失,可能与巨细胞病毒感染有关,脑脊液和肌电图与经典型 GBS 相似,MRI 显示脑神经根造影后增强,此类患者需要呼吸机支持的概率更高。

7. Pharingeal-cevical-brachial weakness 主要表现为咽、颈、臂、肱肌肉病变,主要特征性改变为急性口咽、颈部和肩部肌肉无力,伴有吞咽功能障碍,可存在面部肌肉无力。一部分患者症状与 MFS 重叠,另一部分患者伴有咽部、颈部无力。

【辅助检查】

1. **肌电图检查** 在诊断上有非常重要的价值,可显示下运动神经元受损。一般认为神经传导速度减慢与髓鞘受损有关,复合肌肉动作电位的波幅降低与轴索损害有关。另外,本病肌电图可显示 F 波的潜伏期延长或消失,F 波的改变常提示周围神经近端或神经根受损。

2. **脑脊液** 早期脑脊液正常。在病程 1 周后脑脊液虽然细胞基本正常而蛋白逐渐增高,3~4 周时达高峰。以后逐渐下降。这种蛋白细胞分离现象在半数以上患儿可见到。

3. **血液检查** 半数以上患儿早期有中性粒细胞增高,血清 IgG、IgM、IgA 可有增高。有些患儿血清中可查到抗神经髓鞘抗体。

【诊断】 典型病例不难做出诊断。通常依靠临床症状、体征及脑脊液变化及排除其他神经系统疾病的可能性后能确定诊断。特别是有条件做肌电图检查对诊断有重大帮助。以下几点可供诊断参考:

1. 病前有上呼吸道或消化道等非特异性感染,其后间隔一段时间发病。或病前 1 天 ~6 周有接种疫苗史。

2. 多为急性或亚急性起病,迅速出现对称性、进行性的下运动神经元性肢体瘫痪,肌张力降低、腱反射减弱或消失。

3. 可伴有脑神经损害和呼吸肌麻痹,但神志清楚。

4. 可有感觉异常及根性疼痛。

5. 脑脊液蛋白细胞分离现象。

6. 肌电图显示下运动神经元受损,有运动神经的传导速度减慢或动作电位波幅降低,以及 F 波的潜伏期延长或消失。

【鉴别诊断】 应注意与以下疾病的鉴别:

1. **脊髓灰质炎** 多见于未服脊髓灰质炎疫苗的小儿。因脊髓前角细胞受损的部位及范围不同,病情轻重不等。多先有发热,2~3 天后肢体出现不对称性麻痹,近端比远端重。亦可有延髓性麻痹、腹肌麻痹及脑神经损害。重者可伴有呼吸肌麻痹。腱反射减弱或消失,无感觉障碍。早期脑脊液细胞数常增多,蛋白多正常。肌电图检查显示神经元损害,这一点与吉兰 - 巴雷综合征有重要鉴别价值。脊髓灰质炎的确诊需依靠从粪便分离出脊髓灰质炎病毒,以及血清学检查脊髓灰质炎特异性 IgM 抗体或脑脊液中查出此抗体(1 个月内未服脊髓灰质炎糖丸),恢复期血清中 IgG 抗体滴度比急性期增高 4 倍或 4 倍以上。

2. **急性脊髓炎** 发病早期常见发热,伴背部及腿部疼痛。急性期可出现脊髓休克而表现肢体弛缓性麻痹,但脊髓休克解除后很快出现上神经元性瘫痪,肌张力增高,腱反射亢进及病理反射。此病有明显的病灶水平以下的束性感觉障碍和括约肌障碍,脑脊液显示炎性改变。

3. **脊髓占位性病变** 常见的病因有脊髓肿瘤、脊髓出血等,脊髓肿瘤可先为一侧间歇性神经根性疼痛,以后逐渐发展为两侧持续性疼痛。由于脊髓压迫,引起运动、感觉障碍,严重者出现脊髓横断综合征。大多数患者病情进展缓慢,腰膨大以上受累时,表现为下肢的上神经元性瘫痪及病变水平以下感觉障碍,常有括约肌障碍如排尿困难、尿失禁、便秘。脊髓出血一般有诱发因素:有出血性基础疾病患儿突然出现,或外伤、剧烈运动后，突然出现上述症状，可行脑脊液蛋白量增高，脊髓 CT 及 MRI 检查可助诊断。

4. **低血钾性周期性瘫痪**　有些地区散发低血钾性麻痹，表现为软弱无力，肢体可有弛缓性麻痹，以近端为重，严重者累及全身肌肉，甚至影响呼吸肌，发生呼吸困难。腱反射减弱。无感觉障碍。病程短，发作在数小时或 1~4 天即可自行消失。脑脊液正常，血钾低，心电图呈低钾波形。

5. **癔症性瘫痪**　情绪因素影响瘫痪，进展变化快，腱反射存在。无脑神经和呼吸肌麻痹，无肌萎缩。暗示疗法可影响病情。

此外，还应注意与颈椎外伤和颈椎疾病、重症肌无力、发作性麻痹性肌红蛋白血尿等病鉴别。

【治疗】 本病为自限性疾病，严重脑神经损害致分泌物反流气道造成呼吸困难和呼吸肌麻痹，患儿应用人工呼吸机度过危重阶段，是最重要的急救措施。对进展期如何控制病情，近几年通过静脉注射大剂量丙种球蛋白治疗方法的开展、血液净化疗法的开展都显示了良好效果。

1. **静脉注射大剂量丙种球蛋白(IVIG)**　在急性进展期静脉注射大剂量丙种球蛋白可以缩短患者的进展期，使病情提前停止进展，减轻症状，并能缩短麻痹静止期，使恢复期提前，促使早日恢复，并减少后遗症。

静脉注射大剂量丙种球蛋白对吉兰 - 巴雷综合征显示良好的治疗效果。一是要在发病早期应用；二是每天剂量要足够大，才能显示临床效果。剂量与用法：①每天静脉滴注 1g/kg，用 1 天或连用 2 天；②静脉滴注 2g/kg，用 1 天；③每天静脉滴注，剂量为 400mg/kg，连用 3~5 天。上述 3 种方法总剂量大约相同，但前 2 种效果更好。静脉滴注时应注意药物反应和输液反应。

2. **血浆置换疗法**　由于本病为交叉免疫反应所致自身免疫性疾病，使用血液净化方法将血液中自身抗体、抗神经髓鞘抗体、免疫复合物、致敏淋巴细胞及不明致病因子清除，对病情进展有良好的控制作用。大多数患者在急性进展期血浆置换 1~2 次后立刻停止进展，并在几天内进入恢复期。能明显缩短进展期和静止期。恢复期的恢复过程亦加快，减轻了病情程度，亦减少了后遗症的可能性。应用呼吸机的时间也大大缩短，脑神经损害恢复最快，亦减少了呼吸肌麻痹和自主神经受累的程度。血浆置换适应证：病情进展迅速、呼吸状态恶化，不能独立行走，需要机械通气或明显延髓功能障碍的患者。一般建议在症状发生后 7 天内进行，效果最佳。

3. **人工呼吸机的应用**　需要呼吸支持的患者能及时应用人工呼吸机，并做好呼吸管理，防止合并症，是降低病死率的最重要措施之一。

(1) 应用呼吸机的指征：GBS 患者需要应用人工呼吸机辅助呼吸及气管插管或气管切开的原因为：呼吸肌的严重麻痹，呼吸功能不全；以及由于第Ⅸ、Ⅹ脑神经(舌咽神经、迷走神经)的麻痹，吞咽功能减退或消失，分泌物不能咽下而导致反流至气管内，影响了通气，加上咳嗽无力，更容易气道阻塞和肺不张。呼吸肌麻痹和脑神经麻痹这两项原因加在一起，更增加了应用人工呼吸机的必要性。具体指征：①呼吸肌麻痹致呼吸功能不全，肺活量减少到正常的 1/3 或 1/4，或肺活量只比潮气量大 1 倍左右。这时呼吸肌极易出现疲劳而衰竭。②呼吸幅度减弱或消失，胸式呼吸减弱或消失，或者腹式呼吸减弱或消失，或胸腹式呼吸减弱。③口鼻腔分泌物增多，咳嗽无力，分泌物反流气管导致呼吸道阻塞，一侧或两侧肺底呼吸音减低。④呼吸浅促、安静状态下烦躁、鼻扇、口唇开始出现发绀等，此时情况更为严重。⑤合并肺部感染、肺不张等加重上述病情。⑥血气分析在吉兰 - 巴雷综合征患者应用呼吸机的指征中并不重要，因为肺活量大于潮气量时血气分析仍正常。待呼吸肌疲劳到一定程度即出现严重症状。所以吉兰 - 巴雷综合征患者在考虑是否应用呼吸机时不应过分依赖血气分析。往往在符合上述临床情况下虽然血气分析基本正常仍应考虑辅助通气。

(2) 呼吸机与人体的连接：GBS 患者可通过气管插管或气管切开与人工呼吸机连接。并由于呼吸道的开放，便于吸痰。气管切开便于吸痰且不容易脱管。病情严重，自主呼吸几乎消失(一旦意外脱管就有危险)，且年龄较大者可选择气管切开。而年龄较小的婴幼儿由于气管切开后拔管困难，或病情相对轻一些的患者可选择经鼻气管插管。

(3) 人工呼吸机的选择：由于 GBS 应用呼吸机的主要目的是解决通气问题，所以选用一般的定容型呼吸机即可，年龄较小患者可应用定时限压持续气流型呼吸机。

呼吸机应用中，良好的呼吸管理非常重要．应用呼吸机后，应观察两肺通气情况，听诊两肺呼吸音有无降低情况，并观察患者面色、精神、心率、脉搏、血压，特别要观察胸廓起伏。GBS患者应用人工呼吸机其$PaCO_2$应保持在35~40mmHg。

吉兰-巴雷综合征在应用呼吸机过程中，要进行充分的湿化，否则分泌物在呼吸道内阻塞，会造成呼吸机应用的失败，应选择良好的湿化器（加温湿化器）。除呼吸机的湿化器湿化外，在呼吸管理过程中，还要间隔一定时间向气管内注入生理盐水，每次可注入数毫升，并拍背吸痰。遇肺部呼吸音减低或出现管状呼吸音，并为分泌物阻塞所致时应加紧气管内用生理盐水每次数毫升反复冲洗、拍背，直到情况改善。

（4）呼吸机的撤离：呼吸有力，呼吸肌麻痹基本恢复正常，脑神经麻痹亦恢复正常，吞咽正常，咳嗽较有力，能将痰咳出，可逐渐通过IMV或PSV逐渐过渡到完全停机。

（5）应用呼吸机的并发症：GBS患者应用呼吸机时间较长，长期开放呼吸道，加上患者体质、营养状态的不佳，容易发生肺部感染（呼吸机相关性肺炎）。此种感染以革兰氏阴性杆菌多见，特别容易发生铜绿假单胞菌的感染，所以必要时要选用对铜绿假单胞菌敏感的抗菌药物。

4. **糖皮质激素**　大多数患者对糖皮质激素的疗效不显著，近年甲泼尼龙问世以来，用甲泼尼龙10~30mg/kg冲击治疗1~3天，有报告对控制病情有一定效果，尚需进一步临床观察。

对本病的变异型，如复发型GBS、Fisher综合征、脑脊髓神经根炎患者，激素治疗往往显示较好的效果，遇上述变异型患者可应用激素，早期足量，冲击治疗更好。冲击甲泼尼龙3天后改用泼尼松1mg/kg左右，数周后减量停药。总疗程3~8周，视病情所定，但应注意激素的副作用。

5. **自主神经紊乱的治疗**　一般的自主神经紊乱如出汗、窦性心动过速、窦性心动过缓、轻度血压升高和波动可不给予特殊处理。但对这种患者要密切监护心率，以防心搏骤停。一旦心搏骤停需立刻心脏按压，并加强人工呼吸，将机械通气改为人工捏球。并注入肾上腺素。心脏复苏后应积极进行脑复苏治疗。由于患者没有器质性心脏病，心搏骤停只是迷走神经张力高的结果，所以及时心脏按压并给肾上腺素后很容易复苏，加上大多数患者正在应用呼吸机，已有气管插管或气管切开，容易进行人工捏球进行呼吸，有利于心脏的复苏。所以应监测心脏情况，及时发现心搏骤停、及时抢救。

6. **其他药物治疗**　维生素B_1、维生素B_6、维生素B_{12}及呋喃硫胺等有利于损伤神经的修复，应长期应用。脑脊髓神经根炎或脑-神经根炎合并颅内压增高时可应用甘露醇降颅压，疗程3~5天或视病情而定。另外，近年生产出基因重组人细胞生长肽，能促进受损神经的修复，疗效尚待观察。

7. **营养**　当Ⅸ、Ⅹ脑神经麻痹，吞咽困难时需通过鼻饲管喂营养液和奶，牛奶中可增加其他鸡蛋、蛋黄、淀粉等，增加热量和蛋白质。吞咽功能恢复后给易消化、富含蛋白质的饮食。

8. **康复治疗**　恢复期的功能锻炼是最主要的康复治疗。麻痹肢体要经常给予按摩、活动关节，恢复期要增加被动活动和主动活动。如因长时间瘫痪而关节僵硬，应被动活动关节，使其能完全被动活动，疼痛严重时可涂用扶他林软膏于疼痛僵硬关节处，可减轻疼痛，有助于恢复关节功能。另外，理疗、按摩、针灸等在恢复期可作为辅助治疗。

9. **心理护理**　GBS患者虽然肢体瘫痪严重，甚至呼吸肌麻痹及脑神经麻痹，但最大特点是神志非常清楚，所以要特别关心患者的心理状态。由于应用呼吸机，患者不能用语言表达，加上脑神经麻痹时常有面神经的麻痹，双侧对称的面神经麻痹显示假面具脸，表情呆板，医务人员常常容易忽略患者的心理变化。所以要经常关心，询问患者，用各种方式去了解患者，向患者进行心理安慰。注意不要在患者面前讨论病情，不要使患者产生恐惧感。让患者对疾病恢复充满信心。恢复期鼓励患者锻炼，有条件时给患者创造音乐、电视等良好的视听条件。

（黄敬孚　卢秀兰）

第四节　暴发型流行性脑脊髓膜炎

暴发型流行性脑脊髓膜炎是由脑膜炎球菌引起的急性呼吸道传染病，临床起病急骤，病情危重，进展迅速，病死率高，是小儿时期较常见的危重急诊病。

【病因】暴发型流行性脑脊髓膜炎的病原体是脑膜炎奈瑟菌（Nm），系革兰氏阴性球菌，呈肾形或卵圆形，多数成对排列，0.8μm×0.6μm，具有典型的革兰阴性菌的细胞壁结构，包括质膜、细胞壁、荚膜和菌毛。细胞壁由肽聚糖、脂质、荚膜多糖（CPS）、脂寡糖（LOS）、外膜蛋白组成，荚膜和菌毛均与脑膜炎球菌的侵袭有关。该菌能产生毒力较强的内毒素。需氧及在5%~10%的CO_2，pH 7.4~7.6，35~37℃的条件下最易生长，体外生存力很弱，如不及时送检接种会产生自溶酶而自溶死亡。对干燥、寒冷、热及阳光和常用消毒剂均甚敏感，温度低于30℃或高于50℃时皆易死亡，具纤毛的脑膜炎球菌更易侵犯鼻咽细胞。此菌仅存在于人体，可自带菌者的鼻咽部及患者血液、脑脊液和皮肤瘀点中找到。

根据细菌荚膜多糖（CPS）的结构，可分为13个血清群：A、B、C、D、X、Y、Z、29E、W135、H、I、K和L。其中致病性最强的为A、B、C、W135和Y群。以往我国95%以上流行菌群为A群，随着A群脑膜炎球菌多糖疫苗在全国各地的应用，A群的发病率明显下降，2004年后，A群已由62%降至30%，而B群和C群流行以呈上升趋势。B群具有患病年龄小、病情重，易并发硬膜下积液和脑室管膜炎的特征。2004年以后，安徽省发生多起C群流行性脑脊髓膜炎的暴发和局部流行，报告病例61例，死亡8例，至2006年全国已有26个省份检测到C群，其中20个省市报告C群病例，C群Nm菌已成为我国主要流行菌群之一。该菌群有易传播、隐性感染比例高、起病急、进展快、死亡率高等特点。2007年广东省首报W135群病例，2008年以来广西省有聚集性W135病例，随之江苏、安徽相继报告W135群病例，2011年上海、北京、河北等13省份分离到W135菌株。2009年广西正常人群中分离到Y群Nm菌株。全球每年有一二百万流行性脑脊髓膜炎病例，死亡13.5万例，病死率>10%，侵袭性Nm菌>95%由A、B、C、W135、Y这五群引起，引起人们高度的关注。

【发病机制】 脑膜炎球菌经患者或带菌者鼻咽部的病菌通过咳嗽、打喷嚏等形成的飞沫直接从空气中传播，在空气不流通处2m以内接触者均有被感染的危险。间接传播的机会极少，但同睡、喂奶、接吻等亲密接触可传播给婴幼儿，尤其2岁以下儿童。

该菌自鼻咽部无纤毛的柱状上皮细胞黏附，增殖成菌落，此后的发展过程取决于人体免疫及防御与病原菌毒力和量之间的相互作用。如人体免疫力强，则可迅速将病原菌杀死，或成为带菌状态，或产生呼吸道感染的症状。若体内缺乏特异性杀菌抗体，细菌毒力增强时病菌才可从鼻咽部黏膜侵入血液，大多数菌血症患者可不治而愈，仅少数患者Nm菌快速增殖发展为败血症，继而累及脑脊髓膜形成脑脊髓膜炎。近年来研究发现，从患者脑脊液中分离到的细菌与带菌中分离的细菌有基因序列上的差异，提示病原菌致病力存在区别。病原菌侵入后，病菌本身或其毒素作用下激活补体和凝血级联系统产生炎症反应，炎性细胞开始浸润。LOS是一种细胞炎症反应的关键诱导物，诱导释放白介素-6（IL-6）、TNF-α等多种细胞因子和趋化蛋白，神经细胞释放活性氨基酸、产生一氧化氮（NO）、活性氧（ROS）、毒性氮氧化物（$ONOO^-$），导致和毛细血管渗漏，引起周围组织坏死，最终神经细胞功能损伤及多器官衰竭内皮损伤。该菌所产生的酶能切断局部IgA重链。先天性或获得性IgM缺乏或减少，补体C5~C8中先天缺乏均易发病，反复发作或易致暴发型流行性脑脊髓膜炎的原因。

暴发型流行性脑脊髓膜炎临床分为败血症休克型、脑膜脑炎型和混合型三种类型，研究证实CPS、LOS、菌壁的外膜蛋白、中性粒细胞和细胞因子的相互和多重作用导致血管内皮细胞损伤，发生微循环障碍致毒素中毒性休克，最终导致DIC是其主要病理生理基础。在败血症休克型期间，细菌侵袭皮肤小血管内皮，引起栓塞、坏死、出血与细胞浸润，从而出现瘀点或瘀斑。由于血栓形成，血小板减少及内毒素作用，内脏有广泛出血，肾上腺也可有出血、坏死等严重病变。细菌内毒素可激活体内反应系统（包括激酶系统、补体系统、交感-肾上腺髓质系统、凝血与纤溶系统等），产生多种生物活性物质及细胞因子，作用于微循环，以至微循环障碍，引起内毒素性休克，常发生DIC。临床上出现血压下降及出血现象。脑膜脑炎型则在形成败血症后，病原菌即可经血播散入脑脊髓膜，引起化脓性炎症。细菌毒素引起脑血管痉挛，脑缺氧，脑血管通透性增加，血浆外渗，加以脑实质炎症、充血和水肿，最终引起脑水肿，重度脑水肿引起呼吸衰竭。当水肿的脑实质向小脑幕裂孔及枕骨大孔突出时形成脑疝。脑膜脑炎型的发生亦与细菌毒素有关，Ⅲ型变态反应可能在发病机制中起某些作用，如在受损的血管内可以见到免疫球蛋白、补体及脑膜炎球菌抗原的沉积。混合型则具备上述两型的发病机制。

【病理】 败血症休克型主要病理改变是血管内皮损害、炎症、坏死和血栓形成，皮肤、心、肺、胃肠道和肾上腺有广泛出血。心肌炎和肺水肿亦颇为常见。

脑膜脑炎型主要病变部位在软脑膜、蛛网膜、脑室膜和脑脊髓膜。早期有充血、少量浆液性渗出以及局灶性小出血点。后期则有大量纤维蛋白存在。伴中性粒细胞浸润、血浆外渗、脑脊液混浊。渗出液在颅底和脊髓背侧沉积尤为显著。由于颅底部炎症和粘连可累及视神经、动眼神经、面神经、听神经等,造成脑神经损害。脑组织表面由于毒素影响而有退行性变。暴发性脑膜脑炎的病变以脑组织为主、有明显充血和水肿,产生高热、惊厥、昏迷等现象。细菌裂解后释放大量致炎症物质俗称内毒素,引起严重的微循环障碍。部分患者伴脑疝。慢性患者可由于脑室膜炎症使脑室孔阻塞,造成脑脊液循环障碍而发生脑积水。

【临床表现】 暴发型流行性脑脊髓膜炎较少见,但临床病情凶险,病死率高,可分为3型:

1. **败血症休克型** 小儿多见,成人亦非罕见。起病急骤,以高热、寒战、头痛、呕吐开始,中毒症状严重,精神极度萎靡,可有意识障碍或惊厥,前囟突起。短期内(12小时)出现广泛皮肤、黏膜瘀点及瘀斑,且迅速发展并融合成大片状皮下出血,中央坏死。同时有严重的循环衰竭、面色苍白、皮肤花纹且发绀、肢冷、脉细速、呼吸急促、血压下降等。脑膜刺激征大多缺如。早期脑脊液可澄清,很快呈化脓性改变。瘀点涂片及血培养检查细菌往往阳性。此型临床上有DIC表现。

密切观测败血症休克型病例临床病情的演变过程,是及时采取相应抢救措施的有力依据,需要注意以下几方面的情况:第一,仔细观察皮肤出现的瘀点瘀斑,包括大小、色泽、消长与融合的情况。要仔细查找,初时可能仅出现数个0.1~0.2cm大小的瘀点,可以先用笔圈出范围,并记录数量,继续动态观测瘀点的颜色、数量和分布范围。瘀点瘀斑的特征是颜色呈暗红色,压之不褪色,大小不等,分布不均,四肢躯干均可见。如瘀点瘀斑颜色变淡,无新增,表示疾病在好转。如数量增多、面积扩大、融合成大片表示疾病在加重。第二,如果患者皮肤出现苍白或发绀,肢端毛细血管充盈时间延长,提示毛细血管灌注不足,已发生休克。当肢端发冷,心率加快,血压正常或略偏低,提示早期休克;若症状加重,血压下降,皮肤湿冷,皮肤花纹,脉搏细速,提示中期休克;若上述症状进一步加重,出现肘部、膝部甚至躯干的厥冷,穿刺点血液不凝固,出血及多脏器功能衰竭,为晚期休克。第三,要详细记录每小时的尿量,必要时可留置导尿。

2. **脑膜脑炎型** 小儿为主,除高热、皮肤瘀点瘀斑外,脑实质损害的临床表现明显。突出表现为剧烈头痛、反复惊厥、并迅速进入昏迷。部分患者可发生脑疝。临床上有呼吸衰竭现象,表现为呼吸快慢及深浅不均,甚至呼吸暂停;瞳孔大小不等,边缘不整,对光反应迟钝或消失,眼球固定等。不及时抢救,可因呼吸衰竭而死亡。

脑实质受损脑组织明显充血和水肿导致脑水肿的临床观察十分重要,必须认真观察患者的神志、头痛、呕吐、囟门突起、惊厥及颈项强直等颅内压增高的症状及体征。如呕吐的次数、性质,颈项抵抗的程度,抽搐时间累及的部位、范围和程度,每一次持续的时间,两次发生间隔的时间。如出现剧烈头痛、烦躁不安、频繁喷射状呕吐、两眼凝视、反复惊厥、肌张力增高、瞳孔大小及对光反射的改变、呼吸节律的改变、血压增高等现象时,就要警惕发生脑疝可能。

3. **混合型** 兼有休克型与脑膜脑炎型的临床表现,病情危重,病死率高。

不同脑膜炎双球菌血清群所引起的暴发型流脑,临床特点有所不同,北京儿童医院报道,对104例B群流脑与98例A群流脑在发病年龄、合并症、暴发型的发生率及病死率的对照研究,结果发现B群流脑发病年龄小,合并症多;暴发型的发生率31.4%及病死率11.8%,较A群暴发型的发生率24.4%,病死率6.1%在统计学上差异无显著性,但临床资料显示B群有增多趋势,并提示B群脑膜炎双球菌致病力可能较强。文献记载北京地坛医院收治3例C群脑膜炎双球菌,患者全身出现大片瘀斑,腔道出血明显,并伴有严重的肾脏损害,酷似流行性出血热,其中2例死亡。据报道C群引发暴发型流行性脑脊髓膜炎较多见,约占50%的病例。X群脑膜炎的临床表现及病死率与A群相似。2000年在麦加朝圣的人群中出现的W135群流行,流行前期50岁以上患者占66%,后期为17%,患者症状重,可有严重的感染中毒性休克表现,或出现严重脑水肿,脑实质病变。可并发呼吸衰竭、DIC、肾衰竭、顽固性休克、肺部感染、上消化道出血、心肌炎、关节炎等出现多个脏器损害与功能衰竭,病死率高达18%。

6个月以内婴儿患暴发型流行性脑脊髓膜炎

病死率高，早期临床多不典型，常以呼吸道及消化道症状就诊，若同时伴有高热、头痛、精神差、面色苍白、瘀点瘀斑等暴发型症状与体征时，必须及时救治。

【诊断】

1. **病史**　在冬末春初流行季节或有流行性脑脊髓膜炎接触史，患者常以呼吸道及消化道症状就诊，同时伴有高热、头痛、呕吐、精神差，面色苍白发灰，迅速出现尿少、四肢末端发凉发绀、呼吸及心率增快等循环衰竭和/或呼吸衰竭等征象。

2. **体症**　皮肤瘀点瘀斑，脑膜刺激征可阳性。流行性脑脊髓膜炎患者在病初12小时内，约有95%皮肤迅速出现瘀点瘀斑并融和成片，因此，对患者全身的皮肤和黏膜要仔细检查。

3. **实验室检查**

(1) 血象：白细胞总数明显增高，一般在 $20\times10^9/L$ 左右，高者可达 $40\times10^9/L$，中性粒细胞占0.80~0.90。暴发型有DIC者血小板减少。

(2) 脑脊液检查：压力升高，外观混浊或米汤样，白细胞数每升可达数百万，以中性粒细胞为主，蛋白含量增高，糖明显减少。氯化物降低。如病初临床上有脑膜炎症状及体征，而早期脑脊液检查正常，应于12~24小时后复验脑脊液。脑脊液涂片和培养可发现病原菌。

(3) 细菌学检查：①涂片用针尖刺破皮肤瘀点表层，尽可能不使出血，挤出少许组织液，涂片染色后显微镜检查，阳性率高达80%以上。脑脊液经高速离心后取沉淀物做涂片的阳性率达60%~70%。②细菌培养应在使用抗生素前采血标本、脑脊液标本，培养阳性者作药敏试验。

(4) 免疫学检查：①特异性抗原：采用对流免疫电泳法（阳性率约80%）、乳胶凝集试验（85%~93%），ELISA或免疫荧光法灵敏度高、特异度强，快捷。②特异性抗体：间接血凝法，杀菌抗体试验，ELISA及RIA法检测（阳性率约70%），固相放射免疫法（SPRIA）（阳性率约90%）。③核酸检测：PCR检测病菌特异性DNA片段，更敏感，尤其对已用抗生素者（阳性率约92%）。多位点序列分型（MLST）方法检测菌株特异性基因序列，可区分A、B、C、W135、Y等五个常见流脑血清群。

(5) 快速非特异性方法：①RIA法检测脑脊液微球蛋白，流行性脑脊髓膜炎患者明显增高，且与脑脊液中蛋白及白细胞数一致，但在脑脊液尚正常时即可升高。②C反应蛋白动态观察，脑脊液中乳酸浓度和免疫球蛋白测定，乳酸脱氢酶及酶谱的检测，都有利于诊断化脓性脑膜炎。

【治疗】　抢救暴发型流行性脑脊髓膜炎患者必须争分夺秒，给予心电、血压、呼吸监护，记录出入液量，插导尿管记录每小时尿量，密切观察病情（意识、面色、肢体循环、心率、呼吸、尿量、皮肤瘀点瘀斑等）。

1. **抗生素治疗**　应尽可能在诊断1小时内开始静脉使用抗生素治疗。在开始抗生素治疗前应进行血培养和腰穿检查，在等待腰穿检查期间不应延误抗生素治疗。

(1) 经验性抗生素治疗：对于疑似（如革兰染色见革兰阴性双球菌）或培养证实为脑膜炎球菌感染的患者，经验性治疗包括第三代头孢菌素（如头孢噻肟或头孢曲松）。如果证实病原体对青霉素敏感，则可转为青霉素治疗，根据情况也可以继续使用头孢三代治疗。

(2) 青霉素：如果脑膜炎球菌分离株对青霉素敏感，则青霉素G的治疗效果会很好。如果分离菌株的青霉素最低抑菌浓度（minimum inhibitory concentration，MIC）<0.1μg/ml，则可使用青霉素，常规剂量是每天30万U/kg，最大剂量2 400万U/d，每4小时1次，静脉给药。对于青霉素MIC为0.1~1.0μg/ml的分离株，大剂量青霉素治疗有效，但优选第三代头孢菌素。

(3) 头孢三代：对青霉素并不完全敏感的患者，第三代头孢菌素是脑膜炎球菌感染的首选治疗药物，头孢塞肟每次40mg/kg，每6小时1次，或头孢曲松50mg/kg，每6小时1次。

(4) 对于不能耐受β内酰胺类药物的脑膜炎球菌感染患者，可选择氯霉素［100mg/(kg·d)，静脉给药，最大剂量为4g/d］）治疗。

(5) 磺胺药：易穿透血脑屏障，当脑膜有炎症时可达血浓度的80%~90%。但中国疾病预防控制中心研究发现A群16株（16株），C群3株（33株）耐药情况主要用于预防治疗。

(6) 疗程：抗生素治疗疗程会因初始疾病严重程度及患者反应而有所不同。患者感染的脑膜炎球菌对抗生素全敏感时，通常疗程为7天。

2. **脓毒症休克型**　除首选根据病情需要及病原菌选择合适有效抗菌药物外，应迅速纠正休克。扩充血容量，纠正休克。经扩容后仍有末梢循环障碍，可给予山莨菪碱(654-2)每次0.1~0.2mg/kg，间隔15~30分钟静脉注射，待四肢转暖、面色好转或微红、呼吸及循环改善后，逐渐延长间隔时间并减量至停用，一般维持12~24小时。

3. **减轻脑水肿**　建议20%甘露醇和高渗盐水联合使用，20%甘露醇每次2.5~5ml/kg静推，每4~6小时1次。高渗盐水使用3%氯化钠5ml/kg，每天可使用3次，注意监测血钠水平。

4. **糖皮质激素**　目前缺乏疗效的证据，在等待微生物学检查结果的同时，通常对细菌性脑膜炎成人和儿童给予经验性地塞米松治疗，目前尚无研究显示地塞米松对脑膜炎球菌性脑膜炎有益，一旦确定该诊断就应停用地塞米松。

5. **抗DIC治疗**　DIC是脑膜炎球菌菌血症或脑膜炎球菌性脑膜炎的严重并发症。虽然脑膜炎球菌感染时常见瘀点，当在给予充分抗生素治疗和支持治疗后仍有瘀点数量增加、融合性瘀斑、静脉穿刺部位持续出血，以及牙龈出血，则提示DIC。

6. **呼吸支持治疗**　对有呼吸衰竭的患者，建议尽早使用呼吸机辅助通气。做好呼吸支持的目标管理，可以使用短时间的过度通气，减轻脑水肿。

【监护及对症处理】

1. **密切观测病情**　暴发型流行性脑脊髓膜炎病情变化快，首先要对患者进行早期全面评估，判断有无休克征象或休克程度，要仔细观测患者的意识、面色、皮肤有无花纹，触摸肢端温度，监测体温、心率、血压、呼吸、动脉血氧饱和度、尿量等，要诊断正确，抢救及时。

2. **对症处理**　呼吸道隔离，病室安静，空气清新。根据不同症状采取相应治疗措施，高热时给予物理和药物降温；发生惊厥可应用止惊剂如苯巴比妥、地西泮等；有心功能衰竭时即予纠正；抗休克扩容一旦达到复苏目标，及时减慢速度和量，警惕肺水肿的发生；维护眼睛、口腔清洁卫生，保持呼吸道通畅，加强皮肤瘀点瘀斑的护理，防止继发感染和褥疮发生。

（赵国昌　朱启镕　卢秀兰）

第五节　单纯疱疹病毒性脑炎

病毒性脑炎(viral encephalitis)是指病毒直接侵犯中枢神经系统引起的脑实质的炎症，导致神经元损害及神经组织病变，临床表现为急性起病、发热、头痛、呕吐、惊厥或意识障碍。当病毒感染累及脑实质和脑膜且症状明显时，又称病毒性脑膜脑炎(viral meningoencephalitis)。儿童病毒性脑炎的发病率高于成人，约为16/10万，已成为儿童中枢神经系统感染的常见病、多发病，并成为危害儿童健康、致残甚至致死的重要原因之一。而单纯疱疹病毒(Herpes simplex virus，HSV)脑炎是最常见的重症病毒性脑炎，也是唯一有特效抗病毒治疗的病毒性脑炎。根据美国的调查结果，HSV脑炎的死亡率在新生儿为6.9%，儿童为1.2%。

【病因与发病机制】HSV脑炎属于高度散发的脑炎，全年均可发病。HSV脑炎几乎只由HSV1感染所致，只有新生儿HSV脑炎是以HSV-2为主。HSV病毒入侵中枢神经系统主要通过神经入侵途径，也有血源途径，有研究提示儿童更有可能通过血源性途径导致HSV脑炎。

1. **神经途径**　HSV通过外周神经和脑神经，沿着神经内膜、神经周围的施万细胞、外周神经的纤维细胞上行感染进入中枢神经组织。病毒一旦进入脊髓，则可沿内皮细胞或神经间隙随即播散。

2. **血源途径**　单纯疱疹病毒往往来源于呼吸道或胃肠道黏膜，病毒入血后感染血管内皮细胞、直接破坏脑微血管内皮细胞，通过血-脑屏障，进入中枢神经系统。

HSV的致病机制，除了已知的直接感染神经细胞，近年来越来越多发现异常的炎症反应也是另一种重要的致病机制，即HSV不仅通过直接的病毒介导脑组织坏死而引起脑损害，而且还通过宿主的异常免疫反应造成损害，从而导致疾病的高死亡率。研究发现，HSV脑炎涉及的炎症因素包括干扰素调节因子(interferon regulatory factors，IRF)3和7、趋化因子受体(chemokine receptor)CXCR3、Toll样受体(Toll-like receptor)TLK3，以及蛋白酶体/补体复合物等。

【临床表现】HSE的临床特点是快速进展的急性脑病表现，其特征为发热、意识障碍、精神行为障碍和/或局灶性神经系统症状和体征，例如癫痫发作或运动功能障碍。脑膜刺激表现也是常见的。临床表现通常在几天内发展，大约1/3的患者昏迷，严重者可导致死亡。不典型的HSV脑炎，例如亚急性或者轻症患者也有报道，也有表现为脑干脑炎的，但均不常见。

大多患儿先有前驱感染症状，如上呼吸道

感染或者疱疹病毒感染其他部位表现，如口唇或角膜疱疹，继而出现神经系统症状。发热通常是HSV脑炎疾病早期的持续症状，但有个别病例的病程最初数日可以没有发热。儿童HSVE的早期症状和体征可能是非特异性的，可能以脑膜综合征、嗜睡或行为障碍为唯一表现。越来越多的报道显示，急性岛盖综合征（acute opercular syndrome）可以是儿童HSVE的初始神经系统表现之一，这是一种少见的皮质型假性延髓性麻痹，即面-唇-舌-咽-喉-臂麻痹（facio-labio-glosso-pharyngo-laryngo-brachial paralysis），表现为面部、咽喉部、咀嚼肌、舌肌和臂丛神经支配的肌肉麻痹，即口-面瘫（特殊面容-面无表情、嘴半张伴流涎）、构音障碍和吞咽障碍，但是自主反射运动保留，如吸吮反射、咽反射、打哈欠和大笑等，称“自主-随意运动分离”，可能是颞叶外病灶，如岛盖区及顶叶病变所致。

【辅助检查】

1. **外周血白细胞计数**　无特异性改变，可正常或偏低，白细胞也可以升高。

2. **脑脊液常规检查**　白细胞数量增加，但主要以单核细胞（淋巴细胞）为主；蛋白增高；由于HSV脑炎容易导致坏死性出血，因此脑脊液常可见到红细胞增多。在少数情况下，在病初几天脑脊液可能是正常，或主要以多形核细胞增多为主，还可伴有糖降低，可能会导致误诊为其他的疾病，如细菌性脑膜炎，可能会导致延迟开始阿昔洛韦治疗，需要提高警惕。脑脊液中α-干扰素增加可以作为重要的早期诊断依据。

3. **病原学诊断**　目前脑脊液HSV的DNA PCR（聚合酶链式反应）检测是最重要的诊断方法，即金标准，其敏感性96%~98%，特异性94%~99%。起病4天内PCR检测可能为阴性，如果高度怀疑，应该在起病后4天复查HSV DNA的PCR检测。极罕见的情况下，尤其是儿童患者，HSV DNA的PCR检测可出现假阴性，有研究表明CSF的蛋白及白细胞数低的病程早期最容易出现这种假阴性。如果临床高度怀疑，而未找到其他可以解释的明确病因，仍然建议先按照HSV脑炎治疗，数日后复查HSV DNA的PCR检测。HSV脑炎可继发自身免疫性脑炎，如果出现自身免疫性脑炎的临床表现，需要做相应的自身免疫性抗体，例如NMDA受体抗体等。血清学或者脑脊液病毒抗体检测对于早期诊断意义不大，因为只有血清或者CSF HSV IgM抗体阳性才能支持诊断，但是通常要到病程10~15天后才能检测到。血脑屏障完整性检测矫正后的脑脊液/血液HSV IgG浓度比值增加提示有鞘内特异性HSV抗体反应，具有诊断意义。

4. **脑电图**　脑电图呈现脑病样异常，主要表现为慢波，其分布与脑实质受累的范围大致相当，呈局灶性或者弥漫性，也可有痫样放电。脑电图的异常表现常常比脑脊液、MRI异常更早出现，因此对于诊断HSV脑炎也更敏感，所有怀疑HSV脑炎的患儿均应尽快行EEG检查。但脑电图表现无特异性，只能说明有无脑实质损害（脑病），而不能直接提示病因，不能区分是感染性/免疫性脑病（脑炎），还是代谢性脑病等，也不能提示具体病原。脑电图背景异常的范围和严重程度可反映病变范围和脑损伤的严重程度，系列EEG检查有助于评价病变过程及预后。

5. **影像学检查**　主要用于评估脑炎病变的程度和范围，以及是否存在合并或者继发疾患。MRI显著优于CT，尤其在病程早期，MRI的DWI像对于发现HSV早期病变最敏感。大约80%~100%的HSV患儿存在脑MRI异常，最典型的表现是出血坏死性病灶，累及内侧颞叶、岛叶及额叶（尤其眶额叶），但也可能影响岛盖和顶叶等，在儿童约40%累及颞叶外脑区，而在成人仅为9%~15%，丘脑也可以伴随着岛盖或者顶叶一起受累。在64%~68%的病例中病变是单侧的。脑部MRI通常显示T_2和FLAIR皮层和白质的高信号，也可以有造影剂增强的区域。但是需要强调的是MRI正常不能排除HSV脑炎，尤其在病程极早期。

【诊断与鉴别诊断】HSV脑炎的诊断主要根据病史、临床表现、脑脊液检查和病原学鉴定。

（一）HSV脑炎的诊断

首先符合病毒性脑炎的诊断标准：

1. **主要标准（必须有）**（脑病表现）精神意识状态改变（altered mental status）持续>24小时，包括意识水平下降或者改变、嗜睡或者人格改变，无其他导致脑病的原因。

2. **次要标准**　①明确记录的发热≥38℃，起病前或后72小时内；②既往已存在的发作性疾病不能完全解释的全面性或局灶性癫痫发作；③新出现的局灶神经系统表现；④CSF：有核细胞数>5/mm^3；⑤神经影像学：脑实质异常，且为既往没有，或起病时表现是急性的；⑥ EEG：符合脑炎改变，且无其他可解释的原因；⑦除外各种脑病：外伤性、代谢性、肿瘤、酒精滥用、脓毒症及其他非感染性原因所致的脑病。

主要标准符合，同时符合2条次要标准的为可能脑炎；同时符合 ≥3 条次要标准为很可能脑炎。

3. **病原学确定**　脑脊液检出 HSV DNA（PCR 法）可确诊 HSV 脑炎。

（二）HSV 脑炎的鉴别诊断

在临床上应注意和下列疾病进行鉴别：

1. **化脓性脑膜炎**　化脓性脑膜炎早期轻症时，脑脊液改变可以与病毒性脑炎相似，应结合起病年龄、病史、治疗经过、外周血白细胞、急性炎症指标改变情况及病原学检查进行鉴别。

2. **结核性脑膜炎**　婴幼儿结核性脑膜炎往往急性起病，且脑脊液细胞总数及分类与病毒性脑炎相似，需要进行鉴别。结核性脑膜炎可有结核接触史，脑脊液糖和氯化物均低，伴有其他部位的结核感染，结合结核菌纯蛋白衍生物（PPD）试验、T-spot 试验和血沉等，可以鉴别。

3. **自身免疫性脑炎**　此症起病时可以类似病毒性脑炎，但是与 HSV 脑炎相比，此症一般不会有破坏性脑实质病灶（脑实质出血、坏死等），CSF 中可以检出相应的自身免疫抗体。但是，需要提醒的是 HSV 脑炎后可以继发自身免疫脑炎。

4. **其他**　须与颅内非炎症性脑疾病（脑血管疾病、遗传代谢性脑病等）及脓毒症性脑病相鉴别。

【治疗】HSV 脑炎的治疗主要包括对因治疗及对症支持治疗。

（一）病因治疗

1. **阿昔洛韦**　是 HSV 脑炎的特效药物，强调尽早、足量、足疗程使用。

（1）尽早：疑及病毒性脑炎，尚未明确病原时，即应开始阿昔洛韦治疗；明确为 HSV 脑炎时应该尽早使用阿昔洛韦。

（2）足量：10~15mg/kg，静脉注射，每 8 小时 1 次，一次最大量不超过 800mg，越早用越好。

（3）足疗程：儿童 HSV 脑炎常规疗程 15 天；对于新生儿 HSV-I 型脑炎，有研究发现在完成 21 天静脉用阿昔洛韦治疗后继续口服 6 个月的阿昔洛韦，其后续神经发育的预后更好，但是目前证据尚不足以支持常规使用，可根据临床情况酌情考虑。对于经过初始阿昔洛韦治疗后复发的患儿，建议 15~20mg/kg，静脉注射，每 8 小时 1 次，连用 21 天。

2. **膦甲酸**　是用于治疗阿昔洛韦无效的 HSV 脑炎的替代抗病毒药。

（二）对症支持治疗　对于病毒性脑炎也很重要。

1. **维持稳定呼吸循环功能**　必要时予以机械通气及血管活性药物。

2. **及时处理颅内压增高**　20% 甘露醇，0.5~1g/kg，每 4~6 小时 1 次，必要时可联合应用利尿剂、糖皮质激素等。

3. **控制惊厥**　尤其是癫痫持续状态（包括惊厥性及非惊厥性癫痫持续状态）。

4. 静脉用免疫球蛋白等可用于病毒性脑炎的辅助治疗。

5. **肾上腺皮质激素应用**　有争议，有研究指出可用于存在血管源性脑水肿，减轻炎性反应，但对预后并无明显改善。原则上必须在应用阿昔洛韦后才能使用。如果使用，地塞米松静脉滴注为首选，根据年龄和病情，不超过 5 天。

（三）恢复期及后遗症期治疗

对于重症恢复期患儿或留有后遗症者，应及早开始康复训练，如有癫痫发作，需要及时控制。

【预后】HSV 病毒性脑炎病程一般 2~4 周左右。轻者预后良好，重症患儿可留有不同程度的后遗症，包括肢体瘫痪、失语、失明、性格精神改变、症状性（继发性）癫痫和认知功能障碍等。急性期出现意识障碍的严重程度、意识障碍持续时间的长短，以及脑电图背景异常的严重程度、头颅 MRI 病变的严重程度都是判断预后的重要指标。

（姜玉武）

第六节　自身免疫性脑炎

自身免疫性脑炎（autoimmune encephalitis，AE）是指一类由自身免疫反应所介导的中枢神经系统炎症性疾病，主要临床特点为急性或亚急性起病，癫痫样发作、精神行为异常、认知障碍、自主神经异常等。自身免疫性脑炎并不少见，美国最新流行病学调查显示，截至 2014 年 1 月 1 日，AE 的患病率是 13.7/100 000，同期所有感染性脑炎的患病率为 11.6/100 000，两者无显著性差异；1995—2015 年 AE 的发病率为每年 0.8/100 000，同期感染性脑炎发病率为每1.0/100 000。AE中抗N-甲基-D-天门冬氨酸受体(N-methyl-D-aspartate receptor,NMDAR)脑炎最为常见,约占AE的80%,其次为抗富亮氨酸胶质瘤失活1蛋白(leucine-rich gliomas-inactivated 1,LGI1)抗体相关脑炎和抗γ-氨基丁酸B型(gamma-aminobutyric acid type B,GABAB)受体抗体相关脑炎等。自身免疫性脑炎根据抗体不同分为特异性抗原抗体相关性脑炎和非特异性抗原抗体相关性脑炎(如急性播散性脑脊髓炎、原发性中枢神经系统血管炎等)。

由于抗NMDAR脑炎是最常见的AE,在儿童尤著,因此,下面详细介绍抗NMDAR脑炎。

【病因及发病机制】 抗NMDAR脑炎是一种具有复杂而独特临床表现的脑炎,存在特异性抗神经元细胞表面NMDAR的GluN1亚基的抗体相关性免疫性脑炎。在儿童中目前能明确诊断的免疫性脑炎中是最常见的,在免疫介导的中枢神经系统炎症中排在第二位,仅次于急性播散性脑脊髓炎。抗NMDAR脑炎是体液免疫介导的针对NMDA受体的自身免疫障碍性疾病。

NMDAR是存在于神经元细胞膜上的一种兴奋性受体,由3种亚基组成:NRl、NR2及NR3。NRl是必需亚基,其他几种亚基以不同形式和NRl组成功能性NMDAR。NMDAR为离子型谷氨酸受体,在体内发挥着重要作用:调节突触传递、触发突触重塑、参与学习记忆等,其功能障碍与脑发育异常、精神行为异常、神经退行性变、药物成瘾等密切有关。NMDAR位于突触后膜表面,是兴奋性氨基酸(谷氨酸、天冬氨酸等)受体,其广泛表达于边缘叶、下丘脑、脑干等部位,抗NMDAR抗体与NMDAR的NR1亚基结合后,受体与谷氨酸作用的部位被覆盖并内化入胞内,从而造成细胞膜上的NMDAR数量可逆性减少,减少程度与自身抗体滴度相关,电生理试验也表明,抗NMDAR抗体作用于大鼠海马神经元后可导致NMDAR介导的突触后电流减弱。以上异常干扰神经元的正常信息传递,从而产生一系列临床症状。卵巢畸胎瘤中由于存在含有NMDAR亚单位的神经组织,推测与卵巢畸胎瘤相关的抗NMDAR脑炎是因受体异位表达诱发自身免疫系统紊乱所致。尸检病理研究发现,抗NMDAR脑炎主要是体液免疫介导(浆细胞浸润和IgG沉积),没有T细胞介导神经元丢失的证据。

【临床表现】

1. 抗NMDAR脑炎有较为特异性的临床表现,主要有6项核心症状。

(1)精神行为异常或者认知功能障碍。

(2)言语功能障碍(强直性语言、言语减少、缄默)。

(3)癫痫发作。

(4)运动障碍/不自主运动(肢体远端或口咽部自动症等)。

(5)意识水平下降。

(6)自主神经功能障碍或者中枢性低通气。

2. 按照其病程发展顺序将其分为5期,实际各期之间无明确分界。

(1)前驱期:约70%患者有前驱症状,表现类似病毒感染的症状如头痛、发热、咽痛、咳嗽、恶心、呕吐等症状。

(2)精神症状期:前驱期后数天至十余天出现精神症状,表现为焦虑、烦躁、易激惹、幻听、幻视、行为异常及刻板动作等。持续性含混不清的言语及紧张焦虑不安比较突出。当儿童出现上述症状时常常会被家长忽视。

(3)无反应期:病情进展,患者会出现意识水平下降,对刺激反应减弱,亦可与紧张、焦虑状态交替出现。

(4)不随意运动期:突出表现为锥体外系症状,口咽面部运动障碍最常见,如舔唇、咀嚼动作、做鬼脸等,其他如手足徐动、肌张力不全等,可以在精神症状期,也可以在无反应期。

(5)恢复期:恢复期较长,少数患者抗NMDAR脑炎的完全康复需要2年以上。

3. 病程中常伴有以下症状

(1)癫痫发作:以局灶性发作最为常见,严重者可出现惊厥持续状态。

(2)睡眠障碍(失眠和睡眠不安):可见于约75%儿童患者。

(3)自主神经功能障碍:中枢性通气功能障碍、心率增快或减慢、多涎、血压异常、尿便障碍、性功能障碍等,此类表现在儿童中出现的比例明显低于成人。

4. 儿童患者的临床特点

(1)前驱症状发生比例低。

(2)精神症状存在,但常常被忽视,从而延误治疗时机。

(3)癫痫发作、意识障碍、运动障碍往往是就诊的主要原因；儿童患者首发症状最多的是癫痫发作。

(4) 自主神经功能紊乱较成年人相对少见。

(5) 肿瘤发生比率明显低于成人。

卵巢畸胎瘤是此病的重要致病因素之一，所以当诊断抗 NMDAR 脑炎后，要认真排查肿瘤的可能性。年龄越小，肿瘤发生的可能性越小，12 岁以下儿童，仅 6% 的女童合并肿瘤，6 岁以下的女性患儿和 18 岁以下的男性患者肿瘤的发生率几乎为 0。

【辅助检查】

1. 脑脊液检查　压力正常或者升高，脑脊液白细胞数轻度升高或者正常，少数超过 $100 \times 10^6/L$，以单核细胞为主。脑脊液蛋白轻度升高，寡克隆区带可呈阳性，抗 NMDAR 抗体阳性。

2. 头颅 MRI 检查　无特异性表现，可无明显异常，亦可累及海马、大脑皮质、小脑、基底节等的长 T_1、长 T_2 信号，FLAIR 高信号，少数患者可有脊髓受累。

3. 脑电图检查　呈弥漫或者多灶的慢波，异常的弥漫性 θ 和 α 节律，偶尔可见癫痫波，异常 δ 刷多见于重症患者。常见的 EEG 模式顺次为：过度的 14~20Hz β 活动(excessive beta activity，EBA)，极度 δ 刷(extreme delta brush，EDB)，广泛的节律性 δ 活动(generalized rhythmic delta activity，GRDA)。

4. 肿瘤学检查　卵巢超声和盆腔 CT 有助于发现卵巢畸胎瘤。对于未发现肿瘤且年龄 ≥12 岁的女性抗 NMDAR 脑炎患者，建议病后 4 年内每 6~12 个月进行一次盆腔超声检查。

【诊断与鉴别诊断】

1. 诊断标准　确诊的抗 NMDAR 脑炎需要符合以下 3 个条件：

(1) 6 项核心症状的 1 项或者多项。

(2) 抗 NMDAR 抗体阳性：以脑脊液 CBA 法抗体阳性为准。

(3) 合理地排除其他病因。

2. 对于临床上高度怀疑而无抗体阳性结果的患儿，符合以下 3 项条件可以拟诊为抗 NMDAR 脑炎。

(1) 临床表型：急性或亚急性起病(病程小于 3 个月)，至少具有 6 项核心症状的 4 项。

(2) 辅助检查：均有以下至少 1 项阳性发现：①脑脊液，细胞数增多($>5 \times 10^6/L$)或者脑脊液寡克隆区带阳性)；②脑电图，慢波增多(局灶或弥漫性慢波)或节律异常，癫痫样放电或异常 δ 刷；③合理的排除其他病因。

若发现卵巢畸胎瘤，在临床表型中只需满足 3 项即可。抗 NMDAR 脑炎有其独特临床症状及演变过程容易识别，但其早期临床表现无特异性，少数病例仅以其中一项为突出表现，如精神异常、抽搐发作、肌张力不全等。因此多被误诊为以下疾病：病毒性脑炎、精神疾病、癫痫、其他免疫性脑炎。

3. 鉴别诊断

(1) 病毒性脑炎：既往抗 NMDAR 脑炎常被误诊为病毒性脑炎，但两者在临床表型及病情的演变过程有很大差异，可资鉴别。目前发现，在 HSV 脑炎后可继发抗 NMDAR 脑炎，需要引起重视，并与 HSV 脑炎再燃进行鉴别。

(2) 精神疾病：当患者仅表现为精神行为异常时，常常误诊，但随着疾病进展出现抽搐、认知障碍、意识水平下降、锥体外系等症状时易于区分。EEG 具有很好的鉴别诊断价值，如果精神症状伴有脑病样 EEG 异常(局灶或者弥漫性慢波，伴或者不伴痫样放电)，一般可排除单纯的精神疾病，而应该考虑各种脑病，包括自身免疫性脑炎。

(3) 其他自身免疫性脑炎如抗 Hu、CV2、Ma2 等神经元内抗体脑炎、桥本氏脑病等，在临床表现上有时与抗 NMDA 受体脑炎很难鉴别，需进行血清和脑脊液相关特异性抗体检查，如甲状腺自身抗体，抗 CV2/CRMP5 抗体、抗 Ma2 抗体、抗 Ri/Yo/Hu 抗体等以鉴别。

【治疗】　抗 NMDAR 脑炎的治疗主要为免疫治疗、肿瘤切除和对症治疗。

1. 肿瘤治疗　发现卵巢畸胎瘤尽快予以切除。

2. 免疫治疗

(1) 一线治疗：为糖皮质激素(首选甲泼尼松龙冲击治疗)、IVIg 或血浆置换。

(2) 二线治疗：包括利妥昔单抗、环磷酰胺，若一线治疗结束后 2 周效果欠佳，可考虑给予二线治疗。

(3) 长程免疫治疗：包括吗替麦考酚酯与硫唑嘌呤等，主要用于复发病例，也可以用于一线免疫治疗效果不佳的患者和肿瘤阴性患者。

3. 对症治疗　针对癫痫发作、精神症状及锥体外系症状的治疗。

【预后】 80% 左右的抗 NMDAR 脑炎患者功能恢复良好，患者早期接受免疫治疗和非重症患者的预后较好；而存在脑 MRI 异常、有感觉运动功能障碍以及治疗延迟>4 周，则与临床不良预后相关。对于经过一线免疫治疗和存在的肿瘤切除治疗，仍然进展或者不缓解，及时加用二线免疫治疗（环磷酰胺或利妥昔单抗，或两者合用），有肿瘤和无肿瘤患者症状改善率均有显著提高。重症抗 NMDAR 脑炎患者的病死率为 2.9%~9.5%，平均重症监护病房治疗周期为 1~2 个月。NMDAR 脑炎的治疗经常需要较长时间，少数患者甚至在起病 2 年内仍然可逐渐缓解。抗 NMDAR 脑炎患者复发率为 12.0%~31.4%，可以单次复发或者多次复发，复发的间隔平均为 5 个月，通常复发时的病情较首次发病时轻，或者可以仅出现单一症状；肿瘤阴性患者和未应用二线免疫治疗的患者复发率较高。

（姜玉武）

第七节　急性播散性脑脊髓膜炎

急性播散性脑脊髓炎（acute disseminated encephalomyelitic，ADEM）是以中枢神经系统急性炎症脱髓鞘为特征的细胞免疫介导的自身免疫性疾病。为免疫介导的临床表现多样的广泛累及中枢神经系统白质的特发性炎症脱髓鞘疾病。本病通常发生于急性感染或疫苗接种后，故又称感染后脑脊髓炎（postinfectious encephalomyelitis，PIE）或疫苗后脑脊髓炎（postvaccinal encephalomyelitis，PVE）。

【病因】 确切病因不明，根据临床表现不同其病因可分为：

1. **感染后脑脊髓炎（PIE）** 可由病毒感染（如麻疹、风疹、水痘、流感及腮腺炎病毒等）或非病毒感染性疾病（包括支原体肺炎、立克次体等）引起。

2. **疫苗后脑脊髓炎（PVE）** 可发生于狂犬病、牛痘、百日咳、脊髓灰质炎、乙脑、白喉、风疹、乙肝等疫苗接种后。

3. **特发性急性播散性脑脊髓炎（idiopathic encephalomyelitis）** 在发病前无疫苗接种史，亦无其他感染病史。

4. **急性坏死性出血性脑脊髓炎即急性出血性白质脑炎（acute hemorrhagic leukoencephalilis，AHL）** 被认为是 ADEM 的暴发型，临床经过凶险，病死率高。

【病理】 本病最显著的病理特点是在中枢神经系统的白质，围绕血管周围可见髓鞘脱失。疾病早期，尤其在中、小静脉周围，可见无数直径约 1mm 的脱髓鞘病灶，广泛分布于大脑、小脑、脑干和脊髓的白质，以脑室周围白质、视神经和颞叶明显。轴索相对完整。血管周围水肿且有明显的炎性细胞浸润，以淋巴细胞、浆细胞为主。在脱髓鞘区可见小胶质细胞和含脂的吞噬细胞。疾病晚期，病变周围胶质细胞增生，瘢痕形成。如果病情凶险，病程进展快，病理改变显示中枢神经系统白质坏死，出血明显者，称急性出血性白质脑炎。

【免疫学机制】 目前的证据表明，急性播散性脑脊髓炎是自身 T 细胞激活导致针对髓鞘或其他自身抗原的短暂性自身免疫反应。可能与以下机制相关：

1. **分子模拟假说** 发病前有病毒感染史或疫苗接种史支持这一理论。分子模拟假说认为，病原和宿主结构的部分相似诱导 T 细胞激活，但不足以使其耐受。动物实验结果显示，健康动物注射髓鞘蛋白可以诱发实验性自身免疫性脑脊髓炎（EAE）。

2. **以中枢神经系统感染作为触发因素的假说** 中枢神经系统感染继发自身免疫反应，造成血 - 脑脊液屏障破坏，导致中枢相关性自身抗原释放入血液，经淋巴器官加工，破坏 T 细胞耐受，发生中枢性变态反应。

3. **细胞因子的影响** 急性播散性脑脊髓炎患者脑脊液白细胞介素（IL）-4、10 和肿瘤坏死因子 -α（TNF-α）水平升高，外周血髓鞘反应性 T 细胞较正常人高约 10 倍，分泌干扰素 -γ（IFN-γ）的 $CD3^+$T 细胞数目增加，而分泌 IL-17 的 $CD4^+$T 细胞数目无明显改变，但后者在多发性硬化患者的脑脊液中显著升高。

4. **抗原抗体反应** 包括抗髓鞘少突胶质细胞糖蛋白在内的自身抗体谱，其生物标记物的作用在 ADEM 的发病机制和诊断中仍有争议，需进一步研究证实。

【临床表现】 本病可发生在任何年龄，常见于儿童及青少年。急性起病，病前 1 个月内常有上呼吸道感染、发疹性疾病、腹泻、支原体感染、疫苗接种史等。经过数天或数周后出现神经系统症状。病程一般呈单相性。根据临床受累部位情况可分3型,脑脊髓型即脑与脊髓均受累,脑型指脑症状突出,脊髓型即脊髓受累突出。

起病时发热可有可无,临床表现多样,以脑病症状为主时常有头痛、头晕、呕吐、惊厥、意识障碍表现:轻者嗜睡,重者昏迷并有精神症状即脑膜刺激症等。限局性脑病症状可有偏瘫、失语、视力障碍、手足徐动等。脑干症状可有脑神经受累,以面神经受累最常见。小脑受累可有共济失调、眼球震颤等。脊髓根据受累部位不同,可有四肢瘫、截瘫、主客观感觉障碍即括约肌障碍。少数患者可有周围神经受累,腱反射减弱或消失,可有深浅感觉障碍。

【实验室检查】 脑脊液正常或表现为白细胞计数、蛋白定量升高,聚合酶链反应(PCR)检测阴性,寡克隆区带(OCB)多为阴性或短暂性阳性,24小时鞘内IgG合成率增加。MRI是最重要的临床诊断工具,T_2WI和FLAIR序列表现为片状边界不清的高信号,多发、双侧不对称;病灶累及范围广泛,包括皮质下、半卵圆中心、双侧大脑半球灰白质交界区、小脑、脑干和脊髓受累;以丘脑和基底节易受累,病灶多不对称;胼胝体和脑室旁白质较少受累。

【诊断标准】 ADEM的诊断目前尚无统一的标准。仍然是排他性诊断。ADEM的诊断主要依赖于临床表现和影像学特点。

2013年国际儿童多发性硬化研究组提出了新的儿童ADEM诊断标准(必须具备以下所有标准):

1. 第1次多灶性中枢神经系统事件(很可能为炎症性脱髓鞘所致)。

2. 脑病症状(意识障碍或行为改变),且无法用发热进行解释。

3. 起病3个月后无新的临床或MRI病灶出现。

4. 急性期(3个月内)头颅MRI信号异常。

5. 典型头颅MRI表现,包括广泛、边界欠清晰及较大的(>1~2cm)病灶,主要累及大脑白质,白质区T_1低信号病灶极少见,可伴有深部灰质核团(如丘脑或基底核)病灶。典型临床表现一般在起病后3个月内会有变化,呈单相病程且占80%~90%。无论使用激素与否,在起病3个月后新出现的临床表现均被认为是新发事件。

该诊断标准取消了2007年标准中的复发性ADEM,仅保留了多相性ADEM,且对其诊断也进行了修订:

1. 2次符合ADEM诊断标准的发作,间隔至少3个月,且后续不再出现发作。

2. 第2次发作的症状、体征及MRI表现既可以与第1次相同,也可完全不同。

在第2次ADEM脑病事件发生后再次出现的疾病状态不认为是多相ADEM,很有可能发展为多发性硬化或视神经脊髓炎。从诊断标准来看,ADEM更应该被认为是一种综合征,而不是一种独立的疾病。

【鉴别诊断】

1. **急性病毒性脑炎** 病毒性脑炎是指病毒直接侵犯中枢神经引起的炎症,导致神经元损害及神经组织病变,临床表现为急性起病、发热、头痛、呕吐、惊厥、重症患儿出现意识障碍。病毒同时侵犯脑实质和脑膜时又称病毒性脑膜脑炎。

2. **多发性硬化**(multiple sclerosis MS) 是以病灶播散多发,病程常有缓解与复发为特征的中枢神经系统自身免疫性疾病,本病多见于欧美各国,MS多见于青壮年,儿童少见,婴幼儿罕见。

3. **视神经脊髓炎谱系疾病** 视神经脊髓炎谱系疾病(neuromyelitis optica diseases,NMOSD)是一种免疫介导的中枢神经系统脱髓鞘疾病,典型临床表现为多为长节段、横贯性脊髓炎和严重的视神经炎。经典NMOSD要求具备6项核心症状之一,包括急性单侧或双侧视神经炎、急性脊髓炎、极后区综合征、急性脑干综合征、急性间脑综合征、大脑综合征。

【预防与治疗】

1. 预防导致ADEM发病的病毒感染。正确掌握疫苗接种的禁忌证,防止或减少疫苗异常反应及ADEM的发生。

2. **治疗原则** 抑制炎性脱髓鞘病变进展,防止急性期病变恶化,减少后遗症形成。

3. 急性期主要通过免疫抑制剂而起到抗炎作用。

(1)降低颅压:限制液体入量,给予甘露醇0.5~1.0g/kg,每4~8小时1次,20~30分钟静脉注射,必要时加用呋塞米。

(2)糖皮质激素:对急性加重期效果较好,而对慢性进行性加重患者疗效不佳。甲泼尼龙20mg/(kg·d)用3~5天,改口服泼尼松,持续1~2周,逐渐减量,直至4~6周停药。大剂量激素治疗可引起心律失常、上消化道出血的风险,在治疗中应控制冲击速度并做好相应准备。长期应用激素的主要不良反应有电解质紊乱、消化性溃疡、骨质疏松、感染、血糖异常等。对激素反应差或抵抗者应尽快改为血浆置换或静脉注射丙种球蛋白治疗。

(3) 静脉用免疫球蛋白：总量2g/kg，可400mg/(kg·d)，连续5天。

(4)其他对症治疗：如降温、镇静、止惊(安定、鲁米那、水合氯醛等)、补充营养、维生素B族营养神经等。重视患儿每天出入量、热量及水电解质平衡。

【预后】 典型病程为单相病程，轻者预后良好。部分可残留运动障碍、视力丧失、认知受损及行为问题。极少数重症或爆发型者仍有死亡。

(杨理明　肖政辉)

第八节　发热感染相关性癫痫综合征

发热感染相关性癫痫综合征(febrile infection-related epilepsy syndrome，FIRES)是较罕见的严重癫痫性脑病，起病急、进展快、治疗困难、预后差，是一类儿童期危急重症。

【概述】 FIRES是较罕见的多发生于既往健康儿童的严重癫痫综合征，以难治性癫痫持续状态(status epilepticus，SE)发作前24小时至2周有发热感染病史为特征，SE发作时伴或不伴发热。曾经有不同名词用于描述这一疾病，包括FIRES、学龄期儿童致死性癫痫(devastating epilepsy in school aged children，DESC)、新发难治性癫痫持续状态(new-onset refractory status epilepticus，NORSE)、伴难治性反复部分性发作的急性脑炎(acute encephalitis with refractory，repetitive partial seizures，AERRPS)等。人们认为NORSE发生于成人，而FIRES则见于儿童。为了进一步规范使用这些术语，2018年第一届国际新发癫痫持续状态(NORSE)和FIRES研讨会对NORSE、FIRES等术语进行了重新定义。依据最新定义，NORSE是一种临床表现，而不是诊断，是指没有活动性癫痫或其他相关神经疾病患者在没有明确的急性或者活动性结构、代谢、中毒性病因情况下出现的新的难治性癫痫持续状态。而FIRES则是NORSE的一个亚型，它需要在难治性癫痫持续状态发生之前24小时至2周之间有发热感染，在癫痫持续状态发生时伴或不伴发热。这一定义对患者的年龄没有限制，既可以发生于儿童，也可发生于成人，但以学龄期儿童多见。虽然命名中提示有感染性病因，但通常无法确定明确的病原体，因此该病病因尚不明确。

【流行病学】 FIRES发生率低，国外数据显示FIRES在儿童和青少年中发病率及患病率分别为1/1 000 000、1/1 00 000。本病多发生于5~13岁儿童，男性患者更常见。由于缺乏特定的生物标志物，需要在排除其他疾病后依据临床表现才能诊断为FIRES，部分患者可能被误诊为其他疾病，如病毒性脑炎等。因此，FIRES的真实发病率及患病率可能被低估。

【病因及发病机制】 FIRES病因不明，发病机制尚不明确，目前存在多种假说。

1. **神经炎症机制**　FIRES中SE发生在发热感染之后，SE发生时通常是低热或者无发热，然而发热过程中产生的全身性和脑源性促炎细胞因子可能会减低后期癫痫发作阈值。最新研究认为全身感染后所释放的炎症因子导致癫痫发作相关脑区神经胶质细胞、神经元以及血脑屏障细胞成分的先天免疫机制激活，产生神经炎症级联反应，从而在癫痫发生中发挥重要作用。

2. **代谢机制**　发热时癫痫持续状态的急性发作可能诱发涉及能量代谢障碍的疾病，如线粒体呼吸链功能障碍或线粒体代谢途径障碍所致疾病。而线粒体功能缺陷的疾病可以在任何年龄发病，并且累及高代谢的组织，包括中枢神经系统。癫痫是累及中枢神经系统的线粒体疾病的常见表型，极有可能导致癫痫持续状态，部分学者认为线粒体功能障碍或其他代谢异常也可能是FIRES的发病机制之一。然而对患者脑脊液及血液进行相关代谢物质检测，如乳酸、氨基酸、血氨、极长链脂肪酸、维生素B_{12}、生物素等均未发现异常。MRI检查也没有发现线粒体呼吸链障碍的依据，少数患者肌肉、成纤维细胞的线粒体酶研究也没有发现异常。所有这些结果都提示线粒体功能障碍或者代谢性疾病在FIRES中的潜在作用尚不明确。

3. **自身免疫机制**　部分学者认为FIRES的发生可能和自身免疫机制有关，有研究在FIRES患者中检测到抗谷氨酸受体ε2(抗-GluR3)抗体、抗谷氨酸脱氢酶(抗-GAD)抗体及抗谷氨酸受体3(抗-GluR3)抗体等。少数电压门控钾离子通道相关蛋白(VGKC)复合物抗体滴度升高，少数患者免疫治疗有效。然而这些阳性结果并不具有重复性，对更多患者进行风湿类疾病、自身免疫性疾病（系统性红斑狼疮、Wegener 肉芽肿病、血管炎、桥本甲状腺炎、桥本脑炎等）相关生物标志物进行检测，未发现阳性结果。大多患者脑脊液蛋白电泳、寡克隆区带检测都没有发现有力证据。对免疫介导的神经系统疾病、癫痫等自身免疫性抗体，如 NMDA 型谷氨酸受体、抗 AMPA 型谷氨酸受体、GABAB 受体、VGKC 复合物抗体等进行检测，结果均为阴性。因此自身免疫机制可能是某些 FIRES 患者的主要发病机制之一，但也有可能是 FIRES 的继发反应而不是原发病因。

4. 遗传学机制　单基因突变和拷贝数变异（copy number variants，CNVs）是儿童癫痫脑病的重要病因。FIRES 患者和两类单基因突变所致的 Dravet 综合征（Dravet syndrome，DS）和 *PCDH19* 基因突变相关癫痫的患者有相似的表型：这两类疾病都是既往健康的患者突然在发热病程中出现抽搐或者癫痫持续状态，且没有证据提示脑炎或者中枢神经系统感染。此外，患者还逐渐出现认知及智力障碍。这些表现都提示这两种疾病可能和 FIRES 存在共同的病理机制。但是这两种疾病在临床上和 FIRES 还是存在差异的。DS 起病年龄较 FIRES 早，通常 1 岁以内起病，80% 的患者有 *SCN1A* 基因突变。智力障碍在发病后 1~3 年出现，热敏感通常持续终身。PCDH19 相关癫痫以女性患者多见，而 FIRES 男性患者更常见。而且癫痫发作具有丛集性发作的的特点，而不是癫痫持续状态。对 FIRES 患者进行基因检测，也没有发现 *SCN1A* 基因或者 *PCDH19* 基因突变的证据。既往有研究团队检测 FIRES 患者是否存在 CNVs，仅发现 1 例患者存在微重复变异，该变异和已知的致病性 CNV 存在 50% 的重复。然而，此变异遗传自表型正常的母亲，不能判定是患者出现 FIRES 的病因。总之，目前 FIRES 相关的基因或遗传学研究还比较少。FIRES 是否有遗传易感性还有待于进一步研究。

【临床表现】　典型的 FIRES 临床表现可分为三期。

1. 第一期（发热感染期）　既往健康的个体出现轻度非特异发热性疾病，常表现为上呼吸道和胃肠道感染等。

2. 第二期（急性期）　发热后 24 小时至 2 周后，出现癫痫发作，发作频繁并且迅速恶化，继而进展为癫痫持续状态。癫痫发作时可伴或不伴发热，50% 的患者癫痫发作时无发热。急性期发作高峰时患者一天可发作数百次，发作形式初期以局灶性发作为主，继而可表现为简单运动性发作、复杂部分性发作或者继发全面性发作（如全面性强直 - 阵挛发作）、面部肌阵挛等。发作间期意识不清，可表现为嗜睡甚至昏迷。部分患者有自主神经症状，如面色苍白、呼吸暂停、发绀等。药物治疗通常无效，使用镇静药可以停止或减少发作，但是一旦停止镇静药的使用又会再次出现癫痫发作。这一阶段可持续数天至数月不等，平均持续 3 周左右。

3. 第三期（慢性期）　急性期后癫痫持续状态逐渐减少或停止，进入慢性期。患者表现为药物难治性癫痫，并伴有不同程度的神经心理障碍。难治性癫痫在癫痫持续状态结束后数周至 3 个月后出现，每 2~4 周出现丛集性发作，发作类型与急性期类似。患者的神经障碍可表现为意识障碍，少数患者仅有轻微意识障碍，但部分患者可最终进展为植物人甚至死亡。患者的认知功能，包括情节记忆、语言功能、额叶功能等可受不同程度影响。还可出现行为、情绪异常，如愤怒、攻击、焦虑、感情淡漠等表现。

【辅助检查】

1. 实验室检查　血生化检查，如血氨、血乳酸、各类氨基酸、左旋肉碱、极长链脂肪酸、维生素 B_{12}、生物素、铜蓝蛋白、半胱氨酸、尿酸、转铁蛋白，以及其他血液或者尿液代谢产物均无异常。脑脊液常规、生化检查均正常，或者淋巴细胞计数稍增多。血液、脑脊液病原学检查均为阴性。免疫学检测，如免疫球蛋白、抗核抗体、抗 DNA 抗体、抗 Smith 抗体、抗 ANCA 抗体、类风湿因子等风湿免疫相关标志物均无阳性改变。血及脑脊液自身免疫性抗体大多为阴性，少数患者检测到抗谷氨酸受体 ε2（抗 -GluR3）抗体、抗谷氨酸脱氢酶（抗 -GAD）抗体、抗谷氨酸受体 3（抗 -GluR3）抗体和 VGKC 复合物抗体。

2. 神经影像学检查

（1）MRI：急性期患者头颅 MRI 检查大多正常，少部分出现异常改变，如单侧或双侧颞叶、海马和基底节区异常信号，岛叶、岛叶周围信号改变以及局灶性或弥漫性皮层水肿。少数患者 MRI 表现为丘脑、脑干异常信号，以及多灶性皮层下梗死、小脑水肿和出血等。慢性期 MRI 大多表现为全脑萎缩，部分患者 MRI 正常。部分患者急性期、慢性期头颅 MRI 都可表现为正常。也有少部分患者急性期 MRI 异常，随访时复查时可恢复正常。

(2) 正电子发射断层扫描(PET)：少数患者头颅 PET 检查发现双侧额叶、颞枕叶皮层出现大面积低代谢区。

3. **脑电图检查** 急性期背景异常，间期主要表现为弥漫性慢波，符合脑病的表现，可见局灶性、多灶性或广泛性的痫样放电，也有少数双侧独立或广泛性周期性放电的报道。发作期往往表现为局灶性游走性癫痫发作，可起源于额、中央、颞、顶或枕区，颞区或围外侧裂区域最常见，可见半球间突然的此消彼长的独特脑电模式，也可继发全面性发作。有研究发现在 FIRES 的超急性期，脑电图可监测到反复频繁的类似于极度 δ 刷(extreme delta brush，EDB)的 β-δ 复合波，癫痫发作具有特征性脑电模式 - 长时间的局灶性快波活动后逐渐出现节律性棘波或棘慢复合波，在发生难治性癫痫持续状态前癫痫负荷逐渐增加。慢性期间期及发作期异常放电分布与急性期类似。

【**诊断**】 因为缺乏特异性生物标志物，FIRES 的诊断通常基于临床表现。当健康的儿童在发热感染病程后出现难治性癫痫持续状态时，在排除其他疾病(如中枢神经系统感染、代谢、中毒、遗传学病因等)后，可诊断为 FIRES。

(一) 诊断标准

1. 多数患者儿童期起病，学龄期为高峰年龄。

2. 既往身体健康，没有神经系统疾病。

3. 癫痫持续状态或者各种类型的双侧局灶性、全面性抽搐急性发作，各种药物治疗下无效，持续数天或数周。

4. 抽搐前有发热性疾病或者其他临床证据提示感染。

5. 缺乏感染性脑炎或者代谢性疾病的证据。

6. 无异常行为或者运动障碍。

7. 相关神经免疫抗体检测阴性。

8. 频繁抽搐后迅速出现难治性部分性癫痫以及神经心理损害。

(二) 其他支持性证据

1. 脑脊液蛋白增多或者存在寡克隆区带，或者两者同时存在。

2. 免疫治疗有效。

【**鉴别诊断**】 FIRES 需和以下疾病进行鉴别：

1. **热性惊厥和热性惊厥持续状态** 通常在 6 月龄至 3 岁婴幼儿发生，在发热疾病的初期即出现惊厥，而 FIRES 癫痫持续状态时可伴或不伴发热，且一般为低热。热性惊厥和热性惊厥持续状态易控制，预后好。

2. **病毒性脑炎** 病毒性脑炎有时无法检测到病原体，较难和 FIRES 进行鉴别。但病毒性脑炎继发癫痫一般有静止期(数月至数年)，FIRES 无静止期。

3. **边缘性脑炎(limbic encephalopathy，LE)** 边缘性脑炎以近记忆缺失、精神行为异常和癫痫发作为主要特点，病变累及边缘叶，以海马海马杏仁核复合体为主。头颅 MRI 具有较高的敏感性、准确性，T_2 和 FLAIR 病灶呈高信号。感染性 LE 可检测到相应病原体，自身免疫性 LE 可检测到相关抗体。

4. **桥本脑炎** 桥本脑炎女性患者多见，儿童平均发病年龄为 12~14 岁，临床表现为认知功能损害、癫痫发作、运动障碍及精神症状，常伴血清甲状腺自身抗体(甲状腺过氧化物酶抗体、甲状腺球蛋白抗体、促甲状腺激素受体抗体)阳性。

5. **Alpers-Huttenlocher 综合征(AHS)** 由 *POLG1* 基因突变所致，2~4 岁是高发年龄，一旦出现癫痫，病程进展迅速。早期癫痫发作具有枕叶癫痫发作的特点：头痛、呕吐、肌阵挛，脑电图提示枕区痫样放电。头颅 CT 或 MRI 早期正常，后期提示胶质细胞增生，枕叶最明显，并出现广泛性脑萎缩。基因检测可以确诊。

6. ***PCDH19* 基因突变所致急性起病的热敏感癫痫** 女性患者多见，而 FIRES 男性更常见，癫痫多表现为丛集性发作，基因检测有助于本病的诊断。

7. **dravet 综合征** 起病年龄较 FIRES 早，通常 1 岁以内起病，80% 的患者有 *SCN1A* 基因突变。起病初脑电图可能正常，后期全面性尖波发放。智力障碍在起病后 1~3 年出现，热敏感持续终身。

8. **儿童原发性中枢神经系统血管炎(childhood primary angiitis of the central nervous system，cPACNS)** FIRES 还需要和脑血管造影阴性的小血管性 cPACNS(SV-cPACNS)进行鉴别。该病女性患者较常见，起病前有前驱感染。临床表现多样，根据受累部位出现不同的局灶或弥漫性神经功能障碍，如抽搐、肢体瘫痪、认知损害等。红细胞沉降率、C反应蛋白可轻度增高，ANA可呈阳性，而ANCA等自身抗体阴性。脑脊液白细胞多为轻度升高，淋巴细胞为主。头颅MRI检查可发现皮层及皮层下白质多灶性病变。PACNS是一种免疫性炎症性疾病，免疫治疗有效。

【治疗】

1. **一般治疗**　积极控制癫痫持续状态，减轻脑水肿，维持水电解质酸碱平衡，保持气道通畅，呼吸支持治疗。

2. **抗癫痫治疗**　急性期癫痫持续状态时对常规的高剂量抗惊厥药物无反应，可根据患者情况，选择静脉注射以下抗癫痫药物，如苯二氮䓬类、苯妥英钠、苯巴比妥、左乙拉西坦、丙戊酸等作为一线治疗。二线治疗通常需要使用麻醉剂，如咪达唑仑、戊巴比妥、硫喷妥钠、丙泊酚等。FIRES急性期麻醉剂减量十分困难，癫痫发作容易复发。静脉用药通常是首选，托吡酯、奥卡西平等口服抗癫痫药可作为辅助用药。使用巴比妥类或咪达唑仑麻醉诱导暴发-抑制昏迷是超级难治性SE的标准治疗方法，但是在FIRES患者中采用这种治疗方法仍然存在争议，长时间的暴发-抑制昏迷会使患者认知损害加重，导致更严重的后果。

3. **免疫治疗**　免疫治疗包括静脉输注丙种球蛋白[0.4g/(kg·d)，5天]、糖皮质激素[甲泼尼龙10~30mg/(kg·d)静脉输注3~5天，继而口服泼尼松1mg/(kg·d)]、血浆置换(每2天置换一次，共3~4次)、IL-1受体拮抗剂阿那白滞素等。部分患者免疫治疗有效，但目前还没有证据证实免疫治疗对FIRES一定有效。

4. **生酮饮食**(ketogenic diet，KD)　KD是一种模拟禁食状态下代谢过程的高脂肪、高蛋白、低碳水化合物的治疗方法，能够有效治疗难治性癫痫。KD对部分FIRES患者有效，癫痫可在2~6天内控制。KD治疗FIRES的原理可能与患者体内苯二氮䓬类受体含量提高有关。但是有丙泊酚麻醉联合KD治疗时患者死亡的报道，这可能与丙泊酚影响脂肪酸氧化，而生酮饮食时能量主要来源是脂肪酸有关，两者联合使用进一步加剧脂肪酸氧化障碍导致丙泊酚输注综合征，继而死亡。除口服生酮饮食外，FIRES急性期还可采用静脉生酮治疗。在FIRES急性期采用静脉生酮(2∶1)，癫痫发作明显减少，条件允许时转为肠内生酮治疗。静脉生酮可以作为不能耐受肠内生酮，但急需实行酮症达到治疗目的患者的短期疗法，但其耐受性、长期疗效等还有待进一步研究。

5. **迷走神经刺激术**(vagus nerve stimulation，VNS)　VNS可以控制SE恢复后的癫痫活动，目前已用于儿童SE、NORSE及其他难治性癫痫，效果显著。也有少数FIRES慢性期患者进行VNS治疗后发作频率减少的报道。

6. **其他治疗**　除以上治疗方法外，低温疗法、静脉输注硫酸镁也可能有效。

【预后】 FIRES预后差。由于癫痫发作时间长，难以用药物控制，而且没有确切的治疗方法能够将其有效治愈。急性期死亡率在10%左右，慢性期也高达13%，幸存下来的患者遗留不同程度神经心理障碍。

(尹　飞)

第十三章　消化系统疾病

第一节　急性腹痛

急性腹痛是小儿时期的常见症状，原因众多，是消化道疾病常见的症状，也可以是其他系统疾病的伴随症状。

【病理生理】 一般认为交感神经含有痛觉纤维，副交感神经含有牵拉、膨胀等感觉纤维，引起内脏痛的刺激主要是通过交感神经传导，骨盆区和食管是由迷走神经传导。腹痛部位与脏器的胚胎起源位置有关。如胃肠道起源于腹中线，故疼痛部位大多在腹中线上；疼痛的性质和程度与脏器的结构有关。空腔器官壁肌层对张力最敏感，梗阻时产生阵发性绞痛，实质脏器由于包膜扩张而引起持续性钝痛、酸痛或刺痛。

腹腔脏器本身痛觉并不敏感，腹痛的发生大体上可有三种形式：①绞痛：多由管状器官的肌肉痉挛和/或梗阻引起。故肠管、胆管及输尿管痉挛或梗阻，表现为阵发性绞痛。②钝痛：由器官被膜受牵扯引起，如肝、肾、阑尾及腹膜炎症肿胀所引起的被膜牵扯，多表现为持续性钝痛，疼痛部位多与器官病变所在的部位一致。③放射性痛：内脏疼痛通过自主神经沿着相应的脊神经放射到相应部位，如肝脏病的疼痛放射到右肩。此外，腹部以外的器官疼痛也有反射到腹部者。如大叶性肺炎可有严重的放射性腹痛。带状疱疹侵犯腹部脊神经时可出现较重的腹痛。消化功能紊乱引起的肠痉挛的机制为不消化的食物、胀气刺激、或副交感神经兴奋，引起一过性肠壁肌肉痉挛，暂时阻断肠内容物的通过，于是远端肠管发生强力的收缩及蠕动紊乱，随着蠕动的加强腹痛阵发性加重。典型病例的肠痉挛多发生在小肠，腹痛以脐周为主。远端大肠痉挛腹痛放射于左下腹，近端大肠和回肠痉挛，绞痛多放射于右下腹，降结肠或乙状结肠痉挛，绞痛常在大便前出现，较少儿童与幼儿痉挛可发生在胃和幽门部，绞痛以剑突下为主，少数儿童的痉挛发生于结肠肝曲或脾曲，绞痛以季肋部为主，多见于一侧。

腹痛的部位：上腹部中央疼痛可能来自胃、十二指肠、胆道或肝脏；脐周围痛多来自小肠、输尿管近端；下腹部耻骨上疼痛，可能是由结肠、直肠、输尿管远端、盆腔器官引起。当内脏病变，如感染累及腹膜壁层时，感觉即由体干神经传导至中枢，疼痛变得更严重。急性阑尾炎当病变局限在阑尾时，疼痛感觉在脐周围，当炎症达浆膜，延及腹膜时，右下腹阑尾区发生疼痛。

感应性疼痛：胸膜炎、心包炎、心肌炎可引起上腹部疼痛，膈肌周围受刺激可引起前腹壁疼痛，胸壁带状疱疹因刺激肋间神经而引起腹痛，脊柱结核、脊柱骨折可引起腹壁疼痛和腹肌强直。输尿管疼痛可放射到同侧腹股沟和股内侧上部；膀胱结石放射到阴茎；胆囊、肝脏病变可在肩胛部发生疼痛。腹膜后器官如肾脏、胰腺病变的疼痛，一般位于它们所处的部位。当胰腺炎渗出，侵及腹腔时，才出现前腹壁疼痛，幼儿及儿童在发生中耳炎、扁桃体炎或仅是高热时，往往伴腹痛，原因尚不明。

【临床表现】

（一）外科急性腹痛

1. **炎症性**　如急性阑尾炎。特点：①疼痛由模糊到明确，由轻到重；②疼痛为持续性；③右下腹病变所在部位症状和体征最明显；④全身中毒症状在腹痛之后出现。

2. **穿孔性**　如消化性溃疡穿孔。特点：①腹痛骤然发生，异常剧烈，如刀割样；②腹痛呈持续性，范围迅速扩大，腹肌板状硬，肠鸣音减弱或消失；③全身反应在穿孔之后。

3. **梗阻性**　如肠梗阻。特点：①起病大多急骤；②早期腹痛为阵发性，后期为持续性伴阵发性加重；③腹痛时可闻及肠鸣音亢进，气过水声或金属音；④全身反应在腹痛之后。

4. **内出血性**　如肝、脾破裂。特点：①起病急，多有外伤史；②腹痛持续，压痛和腹肌紧张较轻，反跳痛明显；③可有出血性休克；④腹部移动性浊音阳性，穿刺液为血性。

5. **扭转性**　比较少见，如急性胃扭转、卵巢囊肿扭转。特点：①突然上腹间歇或持续性疼痛，向背部放射；②频繁干呕，并有全身衰竭表现；③左上腹可触及紧张性包块；④胃管不能插入；⑤X线腹部平片在左上腹可见两个或一个液平面。大女孩患卵巢囊肿扭转可引起左或右下腹阵发性剧烈绞痛。肿物因血液循环障碍出血坏死可有腹肌紧张压痛，直肠指诊及双合诊触及盆腔内圆形肿物则可确诊。

（二）内科急性腹痛

1. **腹部病变所致**　①急性腹膜炎：如急性原发性腹膜炎，多见于肾病综合征伴腹水患儿，腹痛多在感染中毒同时出现，有发热与腹膜刺激征。②急性实质脏器炎症：如急性病毒性肝炎，腹痛是由于肝炎后肝脏迅速肿大，包膜被急骤绷紧，内脏神经末梢感受器受刺激所致。局部有压痛但无反跳痛。③急性空腔脏器炎症：如急性胃肠炎，腹痛因胃肠道黏膜炎症和肠管痉挛所致。有压痛，无反跳痛，全身症状先于或与腹痛同时出现。④腹腔淋巴结炎：如急性肠系膜淋巴结炎，腹痛多在右下腹，局部有压痛，无反跳痛，可有轻度肌紧张，有时可触及肿大并有压痛的淋巴结。⑤急性腹膜后脏器炎症：如急性肾盂肾炎，由于肾包膜急性伸张、绷紧，表现为急性腰腹痛伴肋脊点压痛和肾区叩击痛。⑥消化功能紊乱引起的肠痉挛：儿童时期最为少见，常在脐周痛，间歇发作，时痛时止，间歇期玩要如常，常在吃饭时痛。有腹痛主诉，但腹部缺少体征或仅有轻压痛。

2. **腹外疾病所致**　①呼吸系统疾病：小儿化脓性扁桃腺炎常伴有腹痛，但腹部无体征。大叶性肺炎和膈胸膜炎，可引起右或左上腹痛，并可向肩部放射，为躯体神经的牵涉痛。有时腹部可有压痛，甚至肌紧张，因无腹部的病理基础，深压并不加重，无反跳痛。②心血管系统疾病：如急性暴发性心肌炎，有时可表现剧烈腹痛。③神经源性疾病：如急性神经根炎可引起支配区域的急性腹痛，定位明确，可出现局部皮肤感觉过敏和肌紧张，但无压痛和反跳痛。腹型癫痫，腹痛特点是周期性发作，每次发作持续数分钟到几小时，间歇期一切如常，脑电图有异常改变，常伴有意识障碍，嗜睡流涎、肌肉抽动等。④代谢性疾病：糖尿病酮症酸中毒时，因严重水电解质紊乱，引起肌肉痉挛和阵发性剧烈腹痛。⑤中毒性疾病：铅中毒腹痛多发生在脐周或下腹部，呈阵发性绞痛，异常剧烈，无固定压痛点，喜按，无腹膜刺激征。⑥变态反应性疾病：如腹型紫癜、荨麻疹，腹痛部位不定，以绞痛和钝痛为主，有时异常剧烈，体征轻微，紫癜患儿可有便血、尿血和皮肤紫癜等。⑦其他：如流行性胸痛（柯萨奇病毒感染），侵犯腹部肌肉可出现腹痛；镰状细胞病的急性腹痛，伴腹肌紧张，肠鸣音消失，易误诊为外科急腹症。

（三）内外科急性腹痛的特点

1. **外科急性腹痛**　①起病急骤，多无先驱症状；②腹痛由轻到重，由含糊到明确，由局限到弥漫；③腹痛在先，全身症状在后；④一般均伴有腹膜刺激征；⑤体征局限于腹部，可有放射痛。

2. **内科急性腹痛**　①起病可急可缓，大多有先驱症状；②腹痛多由重到轻，比较含糊；③多先有全身反应，后出现腹痛；④多无明显的腹膜刺激征，多较轻，表现为症状重，体征轻。

【诊断】

（一）询问病史

1. **疼痛部位**　一般说来，腹痛部位常为病变所在。询问时必须叫患儿指明疼痛最剧烈的部位以利医生思考。但是小儿对腹痛定点不准确，较多的指向脐部，所以还要配合其他检查以确定病变位置。

2. **起病方式**　起病急重，来势迅猛，进展迅速，常提示空腔脏器的穿破、疝或结石嵌顿。起病由轻转重，多为炎症性疾病，如急性阑尾炎等。

3. **腹痛过程**　疼痛持续数秒或数分钟，常由于空腔脏器的膨胀或痉挛。疼痛持续数周而不缓解应考虑腹内肿物或胃肠器质病变。

4. **疼痛特征**　胃或肠穿孔呈割样或撕裂样疼痛；空腔脏器梗阻呈阵发性绞痛。

5. **放射部位**　胆绞痛可放射至右肩胛区，穿孔性十二指肠球部溃疡及胰腺疾病放射至背部。

6. **缓解方式**　双膝蜷曲，固定不动可减轻急性腹膜炎疼痛。

7. **伴随症状**　①恶心和呕吐：这可能是因为胃肠管腔被阻塞，逆蠕动和积液反流所致。有时呕吐物有胆汁与粪汁，同时有腹胀。②便秘：多见于肠梗阻和腹膜炎，是因为肠管不通，或肠蠕动减少，肠麻痹之故。③腹泻：多是肠炎或消化不良的表现，腹痛部位不固定，多伴有肠鸣音亢进。④便血：应考虑急性出血性坏死性小肠炎，腹型紫癜、婴儿阵发性腹痛、呕吐，兼有果酱样大便应立即想到肠套叠。多次脓血便首先考虑痢疾。大量便血而腹痛不严重，可能是梅克尔憩室出血。⑤体温高，呼吸急促兼诉腹痛，应考虑大叶性肺炎、胸膜炎，应作胸部X线检查。⑥泌尿系症状：腹痛伴尿频、尿痛、血尿，即使不太严重，亦应考虑泌尿系疾病。

（二）体格检查

腹痛的部位与性质主要靠患儿诉述，体检时又要使患儿合作以便检查出是否有压痛。肌紧张或肿物，年龄较小者往往不能合作，这就要依靠突然发生的反常哭闹、面色苍白、出汗、精神差和特殊体位来判断，对不合作的患儿最好采用对比法进行腹部检查。由母亲引逗使他不哭，或由母亲抱着喂奶，医生从侧面或背面以温和的手摸肚子，动作要轻柔缓慢，使患儿习惯于这种检查，然后反复比较各部位的反应。如仍哭闹不合作，可以给一次水合氯醛口服，待患儿睡眠后再检查。

检查腹部时应强调三层检查法：①浅层检查时，轻触腹部注意痛觉过敏（轻触即引起剧痛）及肠型或肿物引起的腹壁不平感；②中层检查时，轻按腹壁，注意压痛及肌紧张；③深层检查时，慢慢压至后腹壁，注意肿物的存在与性状，两髂窝与中腹要触及动脉搏动，肾区要求腹前后两手同时按压，互相接触，盆腔下腹要与肛门指检之手互相接触。

急性腹痛的病因诊断，应以腹部检查为重点，但仍不能忽视全身检查，以下体征常能提示病因。

1. **腹式呼吸受限** 见于急性弥漫性腹膜炎。

2. **胃型与肠型** 前者提示胃排空受阻，后者见于肠梗阻等。

3. **腹部膨满** 上腹膨隆见于急性胃扩张和胃扭转。

4. **肠鸣音减弱或消失** 见于麻痹性肠梗阻；亢进见于机械性肠梗阻、肠炎与消化不良。

5. **腹部血管杂音** 腹痛伴血管杂音见于腹主动脉瘤特别是夹层动脉瘤。

6. **肝浊音消失** 首先应考虑腹部空腔脏器穿孔。

7. **腰大肌征及闭孔肌征** 提示急性阑尾炎或盆腔脓肿。

8. **腹部压痛点** 如溃疡病压痛点、胆囊压痛点、麦氏压痛点等对诊断有一定意义。

【实验室检查】

1. 血液白细胞计数及分类、出凝血时间、血清电解质、血清淀粉酶、转氨酶、尿素氮、pH值、胆红素。

2. 尿pH值、酮体、糖、细胞计数、尿淀粉酶、卟啉。

3. **X线检查** 胸和腹部平片，尤其是立位平片。

4. **B超检查** 对胆、肾、输尿管等结石，肝或胰腺疾病都有重要意义，对腹部包块、液性囊肿、脓肿、腹水等的诊断有特殊意义。

5. **腹腔诊断性穿刺** 血性穿刺液对诊断腹部创伤、脏器破裂、急性坏死性胰腺炎、动脉瘤破裂、癌性腹膜炎等均有重要价值。渗出性穿刺液对细菌性或结核性腹膜炎、胰腺炎等有重要诊断意义。腹水淀粉酶，乳酸脱氢酶，胆固醇及病理检查对病因诊断均有很大参考价值。

6. **纤维内镜检查** 胃及结肠镜对上下消化道炎症、溃疡、肿瘤、腹膜炎症粘连以及其他病变都有重要诊断意义。

7. **CT检查** 对腹腔实质脏器的肿瘤、脓肿、肝胆、输尿管结石都有重要诊断价值。

【腹痛的鉴别诊断】

1. **急腹症** ①急性肠梗阻（先天性和后天性）；②器官和腹膜炎症，急性阑尾炎，胃肠穿孔性腹膜炎；③腹部外伤出血；④梅克尔憩室，卵巢囊肿扭转；⑤胆道与肾脏绞痛。

上述疾病有手术指征。

2. **选择性手术或诊断困难的疾病** 前者如急性坏死性小肠炎内科治疗中出现手术指征，长期疼痛或屡发出血的消化性溃疡，腹部肿瘤，包块等；后者如不能与阑尾炎鉴别的急性肠系膜淋巴结炎，不能肯定诊断的原发性腹膜炎，急性胰腺炎等。此类疾病虽不应手术，但如不剖腹探查不能排除应急诊手术的疾病。

3. **不应手术的内科性腹痛疾病** 有些属于胃肠道的内科病，有些属于非消化系统或全身疾病。如急性胃肠炎、细菌性痢疾、阿米巴痢疾、急性肠系膜淋巴结炎、小儿肠痉挛（由消化功能紊乱引起）。全身疾病有大叶性肺炎、过敏性紫癜（腹型）、带状疱疹、腹型癫痫、代谢紊乱时的腹痛。小儿可因腹泻、呕吐而致电解质紊乱、酸中毒、碱中毒、低血钾等有腹痛的表现，糖尿病酮症酸中毒时亦有腹痛。因此随时测定电解质，纠正脱水十分重要。

【治疗】 小儿急性腹痛最重要的是明确诊断。诊断明确后，如有手术指征应及时外科手术治疗；内科性疾病引起则分别积极治疗原发病。

（杨龙贵　赵祥文）

第二节　急性坏死性小肠结肠炎

急性坏死性小肠结肠炎（acute necrotizing enterocolitis，NEC）又称急性坏死性肠炎、急性出血性坏死性肠炎、节段性出血坏死性肠炎等。临床上以腹胀、呕吐、便血为主要表现，腹部X线平片以肠道充气、肠壁囊样积气为特征，病理上以小肠和结肠的坏死为特点。起病急骤，病情变化快，重症可出现败血症和中毒性休克，病死率较高。本病主要发生于儿童，多见于早产儿和低出生体重儿。

【病因及发病机制】 病因目前尚不完全清楚，可能与感染、早产、肠道微生态环境、喂养、遗传易感性、医疗行为等多因素有关。

1. **感染** 多数认为感染是NEC最主要病因。败血症、肠道感染或其他严重感染时，病原微生物或其毒素可直接损伤肠黏膜，或通过激活免疫细胞产生细胞因子，如白介素、肿瘤坏死因子、血小板活化因子、补体、血管紧张素等，导致肠黏膜损伤。NEC患者的粪便及血液中常可分离出各种病原微生物，如细菌、病毒、真菌等，其中以细菌多见，如肺炎克雷伯菌、大肠埃希菌、肠球菌、沙门氏菌、葡萄球菌等，常见病毒感染为轮状病毒，星状病毒、巨细胞病毒、冠状病毒、埃可病毒等病毒感染与NEC的发生也有关，常见真菌感染为白色念珠菌、毛霉菌。

2. **早产与低出生体重、肠道功能不成熟** 消化道发育不成熟，胃酸分泌不足，消化酶活力低，胃肠道动力差，肠黏膜分泌sIgA减少，T淋巴细胞和抗体反应弱，屏障功能减弱，当喂养不当、感染、肠壁缺血缺氧等时，肠黏膜易受损伤。

3. **肠壁缺血、缺氧** 围生期窒息、呼吸窘迫综合征、休克、DIC等导致肠壁缺血缺氧，微循环障碍，肠黏膜损伤，诱发坏死性肠炎。

4. **肠道微生态环境失衡** 健康肠道共生菌群是机体重要的生态平衡系统。在开奶延迟、广谱抗生素长期应用等情况下，肠道菌群正常定植过程遭到破坏或延迟，将导致肠道菌群结构发生改变，从而诱导健康有益的菌群转为致病性菌群，触发炎性反应。

5. **其他** 高渗乳汁喂养（>400mOsm/L）或某些渗透压较高的药物（如维生素E、吲哚美辛等）；遗传易感性；某些医疗行为，如动静脉置管、贫血输血、输注大剂量静脉丙种球蛋白、动脉导管开放等也可能增加NEC发病风险。

【病理变化】 从食管到结肠均可受累，但多见于回肠末端和近端结肠。病变呈散在灶性或节段性（与肠系膜血管走行有关）。可发生一段或数段，长度数厘米。受累肠管扩张，呈暗红色与正常肠段分界清楚；肠腔内有血性内容物，肠壁增厚较硬，肠间隔充血、水肿增宽。肠黏膜表面有散在的凝固性坏死灶，脱落后形成浅表溃疡，可有肠壁囊样积气。腹腔内可有脓性或血性渗出液。镜下所见主要为充血、水肿、出血、坏死；血液停滞，血栓形成和炎症细胞浸润；肌层平滑肌变性、断裂，肌间神经节细胞退变甚至消失。浆膜层可有纤维素性渗出。严重者引起肠壁全层坏死，甚至发生肠穿孔及腹膜炎。

【临床表现】 多发生于早产儿、低出生体重儿，可有不适当喂养史或缺血缺氧病史，早期临床表现多是非特异性的，腹胀和喂养不耐受通常是初始表现，数天后出现胃肠道表现甚至多器官系统功能障碍。部分儿童起病急骤，无前驱症状。

主要表现为腹胀、呕吐、便血，可伴腹痛、腹泻、发热及全身中毒症状。初起可有胃潴留、腹胀及呕吐，大便初为稀便，然后出现血丝便、血水便、果酱样便或脓血便，亦可呕吐咖啡样物质，病情进展可发展为呼吸衰竭、休克、DIC，甚至死亡。腹部体征早期可有不固定的压痛点，腹稍胀，但仍柔软，肠鸣音亢进；麻痹性肠梗阻时，腹胀明显，肠鸣音消失；腹膜炎时可有腹肌紧张、压痛、反跳痛；肝浊音界消失，提示已发生肠穿孔。

【临床分型】

1. **腹泻便血型** 以肠黏膜渗出性病变为主，腹软无压痛，内科保守治疗为主。

2. **肠梗阻型** 主要因为肠管肌肉层受严重侵害而浸润肿胀，肠管变得僵直丧失蠕动能力，临床出现麻痹性肠梗阻症状。

3. **腹膜炎型** 浆膜层亦有大量炎症浸润渗出，腹腔内有大量炎性渗出液，或因坏死而为血性液。临床上有腹膜炎症状。

4. **中毒休克型** 中毒症状严重，伴有面色苍白，精神萎靡无力，四肢厥冷，血压低甚至测不出，同时伴有血便、脱水及电解质失衡。

【辅助检查】

1. **实验室检查**

(1)血常规：白细胞计数增多或减少，核左移，可有红细胞、血红蛋白及血小板降低。血小板计数降低与NEC疾病恶化相关，血小板计数急剧下降，提示预后不良。

(2)大便常规：部分患儿血便、潜血试验阳性。

(3)血生化检查：可有凝血功能异常、血电解质紊乱、代谢性酸中毒、高血糖或低血糖等；PCT及CRP升高(早期可正常)。

(4)病原学检测：血、大便细菌培养及病毒学检测有助于诊断。

2. **X线检查**　是目前诊断NEC的主要手段。早期X线征象以动力性肠梗阻为特征，表现为小肠充气扩张，排列紊乱，内有中小液平，肠间隙增宽；疾病进展期X线检查可以发现肠壁积气，门静脉充气征，部分肠袢固定扩张，腹水，气腹等征象。肠壁积气是诊断NEC的重要依据，可呈囊样、线样或环形积气。当肠壁积气达一定量时，气体被间质血管吸收进门静脉及其分支内积聚，呈树枝状充气，透亮影自肝门向肝实质内由粗到细分布。门静脉积气征一般出现后6小时即消失，此征象提示肠道病变严重。当肠道全层坏死穿孔时，X线片示膈下游离气体。

3. **腹部超声检查**　可以动态观察肠壁厚度、肠壁血供、肠壁积气、肠蠕动、腹腔积液等，以及有无肠粘连包块等。

4. **其他检查**　如荧光素腹腔镜检查技术不仅可以诊断肠穿孔，还可以发现即将坏死尚未穿孔的肠段；近红外光谱技术用于测量毛细血管床和毛细血管后静脉水平上的局部组织血红蛋白氧饱和度，有益于评估肠系膜和肠组织灌注。

【诊断与鉴别诊断】　诊断依据包括诱发因素，呕吐、腹泻、进行性腹胀，便血或大便潜血试验阳性，腹部X线的特征性改变，典型病例不难诊断。

初期与轻症病例需与下列疾病作鉴别：

1. **新生儿出血症**　以胃肠道出血为主，但无腹胀，腹部X线片也无肠腔充气和肠壁积气。

2. **功能性肠麻痹**　缺氧、严重腹泻和败血症都可引起功能性肠麻痹，但无便血。

3. **急性肠套叠**　婴幼儿多见，腹部可摸到肠套肿物，钡或空气灌肠可以确诊和复位。

4. **绞窄性机械性肠梗阻**　为完全性肠梗阻，X线检查见有高张力肠积气的液平面，结肠无气。

【治疗】

(一)内科治疗

控制疾病进展，包括停止喂养、胃肠减压、使用抗菌药物、液体复苏、纠正酸中毒和电解质紊乱、维持血压稳定和呼吸功能等。治疗过程中密切观察，每6~8小时进行腹部超声或摄片检查等了解疾病进展情况。

1. **禁食**　是治疗本病的重点，临床一旦考虑有NEC可能，即应开始禁食，中度及重度腹胀者应同时进行胃肠减压。禁食时间一般为10天(7~14天)。过早恢复饮食有复发的可能。腹胀消失、粪便潜血阴转及X线片异常征象消失是试行进食的指征。开始进食需从少量逐渐增加。此时，如又出现腹胀和呕吐即应再行禁食至症状消失，重新开始试喂食。

2. **抗感染**　控制肠道内感染可减轻临床症状及缩短病程。抗菌药物治疗主要针对革兰阴性杆菌和厌氧菌，常用药物有氨苄西林、哌拉西林或第三代头孢菌素、甲硝唑等，肠球菌可考虑万古霉素，最好根据药物敏感试验结果选择敏感抗生素。抗生素疗程视病情轻重，一般7~10天，重症14天或更长。

3. **支持治疗**　维持水电解质平衡，每天供给液体量120~150ml/kg，根据胃肠道丢失和脱水情况酌情调整。禁食时间较长，可采用静脉营养，按每天90~110kcal/kg的能量供给，目前也有建议重症早期低热卡补充。

4. **其他治疗**　高热时降温，烦躁不安者予以镇静剂，氧疗纠正低氧血症，出现休克时抗休克治疗，严重贫血、血小板减少可输注血制品，改善微循环，防治DIC等。

(二)外科治疗

约20%~40%的患儿需要手术治疗。肠穿孔是NEC的绝对手术指征，若经内科积极保守治疗临床表现持续恶化，门静脉积气，腹水、腹腔阳性穿刺，腹部压痛、固定肠袢，腹壁红斑和进行性血小板减少、严重酸中毒、休克等也意味着需要手术治疗。

NEC的手术治疗原则是切除坏死肠管，减轻腹腔感染和脓毒症，同时尽可能保留肠道长度。手术方法包括腹腔引流术、肠切除肠吻合术及肠造瘘术。

【预后】　及早诊断，及时正确治疗，可防止疾病进展，降低病死率，是改善预后的关键。手术治疗的患儿，约有 25% 留有胃肠道远期后遗症，如短肠综合征、肠狭窄等，部分患儿可发生吸收不良、胆汁淤积、慢性腹泻、电解质紊乱等远期并发症。

【预防】 除强调和坚持母乳喂养外，通过添加生物活性成分以优化早产儿配方奶，有可能降低 NEC 的发生率或严重程度，但种类的选择、剂量、起始时间、疗程和安全性等均有待进一步研究；应积极治疗原发病，防止进入肠功能衰竭期。

（罗海燕）

第三节 重症急性胰腺炎

急性胰腺炎（acute pancreatitis，AP）在儿童并不常见，但其病死率却较高，尤其是重症急性胰腺炎病死率在儿童可高达 50%。

【病因】 儿童急性胰腺炎的致病因素与成人不同，主要包括特发性（原因不明，30%），腹部外伤（如车祸、虐待等），胰胆管系统畸形（如先天性胰胆管发育异常、先天性奥迪括约肌发育异常、胰腺分裂、胆总管囊肿、胆总管结石病等），并发于多系统疾病（如系统性红斑狼疮等），药物和中毒（如硫唑嘌呤、四环素、左旋门冬酰胺、丙戊酸、激素和免疫抑制剂等），病毒感染（如腮腺炎病毒、风疹病毒、柯萨奇 B 病毒和人类免疫缺陷病毒等），遗传因素和代谢异常等。在美国，腹部外伤占到了 17%~34%。

【发病机制】 急性胰腺炎的发病机制并未完全阐明，目前的共识是胰酶消化自身胰腺和消化周围组织所引起的化学性炎性反应而引发胰腺炎。源于细胞因子网络的免疫损伤被认为是重症急性胰腺炎发病的重要机制之一。虽然免疫功能紊乱导致重症急性胰腺炎的具体机制还不完全清楚，但有研究发现重症急性胰腺炎病死率高的主要因素包括早期阶段的免疫失调和后期的继发感染及胰腺坏死。

【临床表现】 在儿童，急性胰腺炎的症状和体征可以多种多样，但大部分表现为腹痛伴有呕吐、腹部压痛和腹胀。此外部分患儿可出现发热、心率加快、黄疸、低血压、腹肌紧张、反跳痛和肠鸣音减弱。腹痛可在 24~48 小时内急剧加重。在个别重症急性胰腺炎患儿可看到脐部或腰部皮肤出现青紫块，前者称 Cullen 征，后者称 Grey Turner 征，为外溢的胰液穿透腹部、腰部肌肉，分解皮下脂肪，引起毛细血管出血所致。重症急性胰腺炎由于常常并发全身炎症反应综合征、急性呼吸窘迫综合征、弥散性血管内凝血、消化道大量出血、全身或腹腔感染和多脏器功能障碍，因此病死率很高。

【临床分型】

1. **急性胰腺炎** 临床上表现为急性、持续性腹痛（偶无腹痛），血清淀粉酶活性增高 ≥ 正常值上限 3 倍，影像学提示胰腺有 / 无形态改变，排除其他疾病，可有 / 无其他器官功能障碍。少数病例血清淀粉酶活性正常或轻度增高。

2. **轻症急性胰腺炎**（mild acute pancreatitis，MAP） 具备急性胰腺炎的临床表现和生化改变，而无器官功能障碍或局部并发症，对液体补充治疗反应良好。Ranson 评分<3 分，或 APACHE-Ⅱ评分<8 分，或 CT 分级为 A、B、C。

3. **重症急性胰腺炎**（severe acute pancreatitis，SAP） 具备急性胰腺炎的临床表现和生化改变，且具下列之一者：局部并发症（胰腺坏死，假性囊肿，胰腺脓肿）；器官衰竭；Ranson 评分 ≥ 3 分（表 3-20）；APACHE-Ⅱ评分 ≥ 8 分；CT 分级为 D、E。

表 3-20 Ranson 评分标准

评分时间	评分指标	分值
入院时	1. 年龄>55 岁	1
	2. 白细胞>16×10^9/L	1
	3. 血糖>11.1mmol/L	1
	4. 血清 LDH>350IU/L	1
	5. 血清 AST>250IU/L	1
	6. hCT 下降>10%	1
入院后 48h	1. BUN 升高>1.79mmol/L	1
	2. 血清钙<2mmol/L	1
	3. PaO_2<60mmHg	1
	4. 碱剩余>4mmol/L	1
	5. 估计体液丢失>6L	1

【并发症】

1. **急性液体积聚**（acute fluid collection） 发生于病程早期，胰腺内或胰周或胰腺远隔间隙液体积聚，并缺乏完整包膜。

2. **胰腺坏死**（pancreatic necrosis）　增强 CT 检查提示无生命力的胰腺组织或胰周脂肪组织。

3. **假性囊肿**（pseudocyst）　有完整非上皮性包膜包裹的液体积聚，内含胰腺分泌物、肉芽组织、纤维组织等，多发生在急性胰腺炎起病 4 周以后。

4. **胰腺脓肿**（pancreatic abscess）　胰腺内或胰周的脓液积聚，外周为纤维囊壁。

【实验室检查】

1. 目前大多数学者认为 C 反应蛋白（CRP）及白细胞介素 -6（IL-6）是重症急性胰腺炎发生的实验记录最好的预测因子。发病后 72 小时 CRP>150mg/L 提示胰腺组织坏死可能。

2. 血清淀粉酶的测定对诊断急性胰腺炎有临床意义，但血清淀粉酶的高低与病情无明显相关性，在起病 2~12 小时血淀粉酶即升高，48 小时达到高峰，3~5 天逐渐恢复正常；尿淀粉酶在发病 12~24 小时升高，持续时间在 5 天以上。血脂肪酶在发病 4~8 小时升高，24 小时到高峰，8~14 天降至正常，较淀粉酶升高的持续时间长，这对诊断有重要的临床意义，尤其是血清淀粉酶恢复正常的患儿就具有较高的诊断价值。

3. 发病初期 24~48 小时行 B 超检查，可以初步判断胰腺组织形态学变化，同时有助于判断有无胆道疾病。但常规超声有局限性，近年来超声造影显著提高了常规超声对急性胰腺炎的诊断水平，能准确显示是否存在坏死灶，确定坏死灶大小，可判定皂化区内存活组织的多少，便于超声引导下的积液引流和冲洗。

4. CT 扫描及增强 CT 扫描是目前急性胰腺炎诊断、分期、严重度分级及并发症诊断最准确的影像学方法，增强 CT 是诊断的金标准。CT 影像上胰腺炎性反应的严重程度分级为 A~E 级。A 级：影像学为正常胰腺（0 分）；B 级：胰腺实质改变，包括胰腺局部或弥散性大；C 级：胰腺实质及周围的炎性反应改变，胰腺周围软组织也有炎性反应改变；D 级：除 C 级外，胰周渗出显著，胰腺实质内或胰周单个液体积聚；E 级：广泛的胰腺内、外积液，包括胰腺和脂肪坏死，胰腺脓肿。但 CT 对胰腺坏死的判断在时间上有一滞后期，只有起病 72 小时后进行增强 CT 扫描才能准确判断胰腺的坏死，同时增强 CT 对判断坏死灶有无感染不准确。

【治疗】　目前小儿急性胰腺炎的治疗也强调以非手术为主的综合治疗原则。主要包括支持治疗，加强监护；镇痛解痉，胰腺休息；防治感染；营养支持；中药治疗。近年来持续血液净化也被应用于重症急性胰腺炎的治疗中（视频 3-5）。

视频 3-5　重症急性胰腺炎治疗

1. **支持治疗**　尤其是防止低氧血症和保证充分补液，是急性胰腺炎患者治疗的关键。推荐于第一个 24~48 小时给予氧气，尤其是应用麻醉剂镇痛者。血氧饱和度 ≤95% 或其他临床表现提示低氧血症（包括劳力性呼吸困难或静脉输液不能纠正的低血压）时应进行血气分析。早期积极液体复苏对重症急性胰腺炎处理非常重要。多数专家建议至少在第 1 个 48 小时内液体速度在 250~300ml/h 以上，或维持尿量 ≥0.5ml/（kg·h）。临床上液体补充是否充分应通过监测生命体征、尿量和中心静脉压，根据血气结果，调整和补充钾、钙离子以及纠正酸碱失衡，应注意输注胶体物质和补充微量元素、维生素。同时，对急性胰腺炎患儿应加强监护，出现器官功能不全需转诊 ICU，特别是持续性低氧血症、静脉输液无效的低血容量和肾功能不全（如 Cr>2mg/dl）者应立即转诊 ICU。如患者需非常积极补液以纠正血液浓缩或存在劳力性呼吸困难，也需转诊 ICU 以利于监测心、肺状况，测算补液量及判断是否需插管及辅助通气。在发病早期，观察的重点应放在循环上，防止和纠正休克；同时注意肺功能变化，监测血氧饱和度，保证呼吸道的通畅；主要监测肾功能，每天复查肌酐和尿素氮，观察尿量和尿比重变化；密切观察腹部体征的变化，对大量血性腹水可考虑腹腔穿刺灌洗；病情稳定后，若腹部及其他体征和症状再次加重，应考虑感染的可能，复查血常规和腹部 CT 或 B 超，必要时做腹腔穿刺、抽液培养。

2. **禁食、胃肠减压**　可缓解腹胀、呕吐，更重要的是减少胃液、胃酸对胰酶分泌的刺激，从而减少胰酶和胰液的分泌，使胰腺得到休息。此外可使用药物来抑制胰腺的分泌，常用的药物有：①抑制胃酶药物：雷尼替丁、法莫替丁、奥美拉唑等可减低胃酸的分泌，并能抑制胰酶的作用。②抑制胰腺外分泌物：生长抑素及其类似物（奥曲肽）可以通过直接抑制胰腺外分泌而发挥作用，主张在重症急性胰腺炎治疗中应用。奥曲肽用法：首次剂量推注 0.1mg，继以 25~50μg/h 维持治疗。生长抑素制剂用法：首次剂量 250μg，继以 250μg/h 维持；停药指征为临床症状改善、腹痛消失和 / 或血清淀粉酶活性降至正常。乌司他丁作为一种广谱的胰酶抑制剂和膜稳定剂，也已广泛用于临床治疗该病，（10~20）万 U/d。疼痛剧烈时考虑镇痛治疗，麻醉药是首选的止痛治疗措施，包括每 2~4 小时给予哌替啶 1mg/kg。不推荐应用吗啡或胆碱能受体拮抗剂，如阿托品、654-2 等，因前者会收缩奥迪括约肌，后者则会诱发或加重肠麻痹。

3. **抗生素治疗**　对于轻、中型急性胰腺炎患儿，预防使用抗生素是无效的。对于重症急性胰腺炎，是否使用抗生素预防感染存在争议。有临床随机对照试验显示抗生素治疗并不能预防受感染的胰腺发生坏死，且高效广谱抗生素可能导致真菌二重感染的发生，因此美国急性胰腺炎临床指南推荐：除非有进一步的证据，不推荐坏死性胰腺炎患者预防性应用抗生素，间质性胰腺炎患者无指征常规使用抗生素。抗生素的应用应遵循：抗菌谱应以革兰阴性菌和厌氧菌为主，应脂溶性强，能够通过血 - 胰屏障，在局部达到有效浓度。推荐的经验治疗方案：

（1）碳青霉烯类：亚胺培南、美罗培南、多尼培南。

（2）青霉素 +β 内酰胺酶抑制剂：哌拉西林 - 他唑巴坦。

（3）第三、四代头孢 + 抗厌氧菌：头孢吡肟 + 甲硝唑 / 头孢他啶 + 甲硝唑。

（4）氟喹诺酮 + 抗厌氧菌：环丙沙星 + 甲硝唑，左氧氟沙星 + 甲硝唑。

经验治疗一般疗程为 1 周，后根据细菌培养结果选择抗生素，治疗应持续至病原菌从病灶中清除。要注意真菌感染的诊断，临床上无法用细菌感染来解释发热等表现时，应考虑到真菌感染的可能，可经验性应用抗真菌药，同时进行血液或体液真菌培养。

4. **血液透析 / 滤过治疗**　可直接清除血浆中的胰酶等，通过一定孔径的滤膜选择性地清除血浆中小于滤膜孔径的抗炎和致炎炎症介质和细胞因子，从而降低全身炎症反应强度和胰腺损害，使病情得到控制和好转，是目前早期清除重症急性胰腺炎患者血浆中胰酶、炎症介质和细胞因子的最有效方法。而且它能排出体内过多的水分，减轻组织间质水肿，改善组织的氧利用；清除代谢产物，纠正水、电解质、酸碱失衡，维持内环境稳定，为营养与支持创造条件，改善心、肺、肾、肝脏等器官的功能。目前对于重症急性胰腺炎患者何时开始血液净化治疗尚无定论。大多数学者认为，治疗时间越早疗效越好，一般应在确诊 48 小时内进行。血液净化治疗何时停用还没有统一标准，通常在患者临床症状改善，体温正常，血压平稳的情况下就可以结束；另外近年在炎症反应中更多趋向于推荐血浆置换和 / 或血液灌流联合血液净化 CRRT 技术。

5. **营养治疗**　已成为急性胰腺炎患者治疗中的一个重要环节。营养治疗的目的是要在不刺激胰腺分泌和加剧胰腺自身消化的基础上，满足新陈代谢的需要，提高机体对多因素刺激的耐受性。对于轻、中型的急性胰腺炎一般在病程的 4 天内即能进食，不需要空肠营养或静脉营养。对于重症急性胰腺炎根据病情发展和转归，分阶段选择营养途径及方式。在疾病早期，患者需要禁食、胃肠减压，肠外营养是较为理想的营养支持方式。但长期肠外营养及禁食状态会导致肠道黏膜萎缩，肠道通透性增加，肠道细菌和内毒素易位，触发 MODS 的发生，并导致胰腺二次感染，甚至胰腺坏死。因此在经过动态 CT 扫描等检查明确胰腺坏死灶局限、炎症减轻、渗出消退、无继发感染、胃肠功能恢复、全身状况稳定的条件下应尽早开始肠内营养。肠内营养有 3 种主要途径：①经鼻空肠置管；②经皮内镜空肠造瘘；③术中空肠造瘘。经鼻空肠置管由于其无创性应用较广泛，但在小年龄儿童，经鼻空肠置管较困难。肠内营养的实施宜从小剂量开始，循序渐进，根据患者的代谢情况，调整肠内营养的剂量，最好应用输液泵控制连续滴注。病情稳定后可过渡到口服饮食。进行肠内营养时，应注意患者的腹痛、肠麻痹、腹部压痛等胰腺炎症状体征是否加重，并定期复查电解质、血脂、血糖、总胆红素、血清白蛋白水平、血常规及肾功能等，以评价机体代谢状况，调整肠内营养的剂量。

6. **中西医结合治疗**　近年来中西医结合治疗急性胰腺炎正在被接受并迅速推广。中医药可通过清洁肠道、促进肠道动力恢复、维护肠道黏膜屏障和保护胰腺、抑制胰酶活性、减少炎性细胞因子的释放、抗氧化和清除自由基及改善微循环障碍来延缓病情恶化并促进疾病的恢复。对不需胃肠减压的患者实行“禁食不禁中药”的原则外，对必须进行胃肠减压的患者，可以定时从胃管鼻饲中药，将胃肠减压与鼻饲中药结合起来。常用复方清胰汤加减，酌情每天 3~6 次，注入后夹管 2 小时；单用生大黄 15g 沸水化开、滤渣，胃管内灌注，每天 2 次；芒硝腹部外敷，每次 500g，1 周左右更换。

7. **外科治疗** 急性胰腺炎患者仅少数需要手术，要严格掌握手术的指征和时机。在疾病早期，除因不能遏制的严重且影响呼吸等生命体征的腹腔间隔室综合征外，胆源性胰腺炎伴胆道梗阻、非手术治疗不能遏制病情的急剧恶化和暴发性胰腺炎均不再是绝对的手术指征。在疾病后期，手术指征主要针对胰周感染和其他局部并发症。近几年微创治疗在重症急性胰腺炎的手术治疗中占据了很重要的位置。包括辅助治疗的微创化和局部并发症的微创治疗，前者包括胆道引流微创化；B 超或 CT 引导下经皮腹腔积液引流，后者包括假性囊肿的穿刺引流、胰周脓肿的穿刺引流和胰腺坏死感染的微创治疗等。

（陆国平 张灵恩）

第四节 重症胆道感染

胆道感染主要包括胆囊炎和不同部位的胆管炎，分为急性、亚急性和慢性炎症。胆道感染主要因胆道梗阻、胆汁淤滞造成，胆道结石是导致梗阻的最主要原因，而反复感染可促进结石形成并进一步加重胆道梗阻。

一、急性胆囊炎

【病因及发病机制】

1. **急性结石性胆囊炎** 急性结石性胆囊炎（acute calculous cholecystitis）初期的炎症可能是结石直接损伤受压部位的胆囊黏膜引起，细菌感染是在胆汁淤滞的情况下出现。主要原因：①胆囊管梗阻：胆囊结石移动至胆囊管附近时，可堵塞胆囊管或嵌顿于胆囊颈，嵌顿的结石直接损伤黏膜，以致胆汁排出受阻，胆汁滞留、浓缩。高浓度的胆汁酸盐具有细胞毒性，引起细胞损害，加重黏膜的炎症，引起水肿，甚至坏死。②细菌感染：致病菌多从胆道逆行进入胆囊、或经血液循环或经淋巴途径进入胆囊，在胆汁流出不畅时造成感染。在我国引起胆道系统感染的致病菌中，革兰阴性细菌约占 2/3，前 3 位依次为大肠埃希菌、铜绿假单胞菌、肺炎克雷伯菌。革兰氏阳性细菌前 3 位依次为粪肠球菌、屎肠球菌、表皮葡萄球菌。14.0%~75.5% 的患者合并厌氧菌感染，以脆弱拟杆菌为主。

2. **急性非结石性胆囊炎** 急性非结石性胆囊炎（acuteacalculouscholecystitis）发生率低。病因仍不清楚。

【病理】

1. **急性结石性胆囊炎** 病变开始时胆囊管梗阻，黏膜充血、水肿，胆囊内渗出液增加，胆囊肿大。如果此阶段采取措施解除梗阻，炎症消退，大部分组织可恢复原来结构，不遗留瘢痕，此为急性单纯性胆囊炎。如病情进一步加重，病变波及胆囊壁全层，血管扩张，胆囊壁增厚，甚至浆膜炎症，有纤维素或脓性渗出，发展至化脓性胆囊炎。此时治愈后也产生纤维组织增生、瘢痕化，容易再发生胆囊炎症。胆囊炎反复发作则呈现慢性炎症过程，胆囊可完全瘢痕化而萎缩。如果胆囊管梗阻未解除，胆囊内压继续升高，胆囊壁血管受压导致血供障碍，继而缺血坏疽，则为坏疽性胆囊炎。坏疽性胆囊炎常并发胆囊穿孔。

2. **急性非结石性胆囊炎** 病理变化与急性结石性胆囊炎相似，但病情发展更迅速。致病因素主要是胆汁淤滞和缺血，导致细菌繁殖且血供减少，更容易出现胆囊坏疽、穿孔。

【临床表现】 主要症状为右上腹疼痛、恶心、呕吐，常伴发热、黄疸、厌食、便秘等症状，急性发作主要是上腹部疼痛。开始时仅有上腹胀痛不适，逐渐发展至呈阵发性绞痛；夜间发作常见，饱餐、进食肥腻食物常诱发发作。疼痛放射到右肩、肩胛和背部。如病情发展，疼痛可为持续性、阵发性加剧。患儿常有轻至中度发热，通常无寒战，可有畏寒，如出现寒战高热，表明病情严重，如胆囊坏疽、穿孔或胆囊积脓，或合并急性胆管炎。10%~20% 的患儿可出现轻度黄疸，可能是胆色素通过受损的胆囊黏膜进入血液循环，或邻近炎症引起奥迪括约肌痉挛所致。约 10%~15% 的患儿因合并胆总管结石导致黄疸。

体格检查：右上腹胆囊区域可有压痛，程度个体间有差异，炎症波及浆膜时可有腹肌紧张及反跳痛，Murphy 征阳性。有些患儿可触及肿大胆囊并有触痛。如胆囊被大网膜包裹，则形成边界不清、固定压痛的肿块；如发生坏疽、穿孔则出现弥漫性腹膜炎表现。急性胆囊炎可以通过临床表现进行分度（表3-21）。

表3-21 急性胆囊炎分度

严重程度	评估标准
轻度	胆囊炎症较轻，未达到中、重度评估标准
中度	1. 白细胞 > 18×10^9/L
	2. 右上腹可触及包块
	3. 发病持续时间 > 72h
	4. 局部炎症严重：坏疽性胆囊炎、胆囊周围脓肿、胆源性腹膜炎、肝脓肿
重度	1. 低血压，需要使用多巴胺 > 5μg/(kg·min) 维持，或需要使用多巴酚丁胺
	2. 意识障碍
	3. 氧合指数 < 300mmHg（1mmHg=0.133kPa）
	4. 凝血酶原时间国际标准化比值 > 1.5
	5. 少尿（尿量 < 17ml/h，血肌酐 > 20μmol/L）
	6. 血小板 < 10×10^9/L

注：中度胆囊炎：符合中度评估标准1~4项中任何1项；重度胆囊炎：符合重度评估标准

【实验室检查】 血液学检查，可出现白细胞升高及中性粒细胞增高，如有显著的核左移和中毒颗粒，则提示胆囊坏死或穿孔可能。胆色素升高，血清丙氨酸转移酶、碱性磷酸酶常升高，约1/2的患儿血清胆红素升高，1/3的患儿血清淀粉酶升高。超声检查可见胆囊增大、胆囊壁增厚（>4mm），明显水肿时见"双边征"，胆囊结石显示强回声，其后有声影，对急性胆囊炎的诊断准确率为85%~95%。必要时可做CT、MRI检查。

【诊断标准】

1. 典型的临床症状与体征。

2. **血常规检查** 可出现白细胞升高及中性粒细胞增高。

3. **肝功能检查** 可有胆色素、血清丙氨酸转移酶、碱性磷酸酶、谷氨酰转移酶等升高。

4. **X线检查**

（1）腹部平片：可见胆囊阴影扩大，或胆囊壁钙化，由产气细菌感染引起的，则囊腔内可见气体及液平，伴结石者，可见胆囊区结石阴影。

（2）胆囊造影：胆囊炎急性期一般不做，造影成功率低，且可加重肝脏负担。

5. **超声检查** 可显示胆囊大小位置及胆囊壁变化，如胆囊积脓时，则囊腔下半部有超细的超声光点，有胆囊结石时，阳性率更高。

【鉴别诊断】 典型的临床表现结合实验室和影像学检查，诊断一般无困难。需要作出鉴别的疾病包括消化性溃疡穿孔、急性胰腺炎、高位阑尾炎、肝脓肿、胆囊癌、结肠肝曲癌或小肠憩室穿孔，以及右侧肺炎胸膜炎和肝炎等疾病。

【预防与治疗】

1. 给予不刺激或少刺激胆汁分泌的流质或半流质饮食，严重者禁食，必要时胃肠减压。如禁食，则适当予以输液、营养支持。

2. 补充维生素及足量液体、纠正水电解质及酸碱代谢失衡。

3. **抗感染治疗** 对所有急性胆囊炎患者，尤其是重度患者应进行胆汁和血液培养。

（1）轻度急性胆囊炎常为单一的肠道致病菌感染。如果患者腹痛程度较轻，可以口服抗菌药物治疗，甚至无须抗菌药物治疗。

（2）中度和重度急性胆囊炎应根据当地病原学分布和细菌耐药情况、病情的严重程度、既往使用抗菌药物的情况、是否合并肝肾疾病选择抗菌药物。首先进行经验性治疗，在明确致病菌后，应根据药敏试验结果选择合适的抗菌药物进行目标治疗，并定期对疗效进行评估，避免不必要地长期使用抗菌药物。对中度急性胆囊炎，应静脉用药。经验性用药首选含β-内酰胺酶抑制剂的复合制剂、第二代头孢菌素或者氧头孢烯类药物。重度急性胆囊炎常为多重耐药菌感染，应静脉用药，首选含β-内酰胺酶抑制剂的复合制剂、第三代及四代头孢菌素、单环类药物。如果首选药物无效，可改用碳青霉烯类药物如美罗培南、亚胺培南/西司他丁、帕尼培南/倍他米隆等。急性胆囊炎抗菌治疗3~5天后，如果急性感染症状、体征消失，体温和白细胞计数正常可以考虑停药。需要强调的是，不适当地使用或过度使用第三代、四代头孢菌素以及碳青霉烯类药物可能导致耐药菌株出现。有研究指出，对成人而言，头孢哌酮/舒巴坦治疗胆道感染疗效确切，无明显不良反应，可作为首选药物之一。对于儿童也可选用该类药，效果欠佳时需要明确病原后指导用药。

4. **对症治疗** 给予镇静、止痛、抗痉挛的药物，减轻患者疼痛，保持安静，维持正常心血管系统及肾脏功能。可配合消炎利胆中成药治疗。

5. **解除梗阻**　对于急性结石性胆囊炎，任何抗菌治疗都不能替代解除胆囊管梗阻的治疗措施，胆囊切除是针对急性胆囊炎的有效治疗手段，应遵循个体化原则，正确把握手术指征与手术时机，选择正确的手术方法。大多数患者经非手术治疗能够控制病情发展，有下列情况者宜早期手术：①临床症状重，内科治疗不易缓解，有严重中毒性休克倾向；②治疗后腹部体征加重，有明显腹膜刺激征；③胆囊肿大明显，且紧张度大；④黄疸加深，确定有总胆管梗阻时。急性结石性胆囊炎最终需手术治疗，原则上应争取择期手术。急性非结石性胆囊炎的治疗原则是应尽早行胆囊引流治疗。一般经皮经肝胆囊穿刺置管引流术后复发率极低。但如果经胆囊引流后患者症状、体征没有明显改善，需考虑行胆囊切除术。

6. **手术治疗**

(1) 急诊手术的适应证：①发病48~72小时内者；②经非手术治疗无效或病情恶化者；③有胆囊穿孔弥漫性腹膜炎并发急性化脓性胆管炎、急性坏死性胰腺炎等并发症者。

(2) 手术方法：①胆囊切除术：首选腹腔镜胆囊切除，也可应用传统的或小切口的胆囊切除；②部分胆囊切除术：如估计分离胆囊床困难或可能出血者，可保留胆囊床部分胆囊壁，用物理或化学方法破坏该处的黏膜，胆囊其余部分切除；③胆囊造口术：对高危患儿或局部粘连解剖不清者，可先行造口术减压引流3个月后再行胆囊切除术；④超声引导下经皮经肝胆囊穿刺引流术：可减低胆囊内内压，急性期过后再择期手术，适用于病情危重又不宜手术的化脓性胆囊炎患儿。

【预后】

1. 急性胆囊炎的并发症主要有：胆囊穿孔、胆汁性腹膜炎、胆囊周围脓肿等，并发症发生率为7%~26%，总病死率为0~10%。急性胆囊炎患者一旦出现并发症，往往提示预后不佳。

2. 急性非结石性胆囊炎是一种特殊类型的急性胆囊炎，通常起病严重，预后比急性结石性胆囊炎差，总病死率为15%。

二、急性梗阻性化脓性胆管炎

急性梗阻性化脓性胆管炎（acute obstrutive suppurative cholangitis，AOSC）是急性胆管炎的严重阶段，也称急性重症胆管炎（acute cholangtis of severe type，ACST）。本病的发病基础是胆道梗阻及细菌感染。急性胆管炎时，如胆道梗阻未解除，胆管内细菌引起的感染没有得到控制，逐渐发展至AOSC并威胁患者生命。

【病因及发病机制】　胆道梗阻和继发性细菌感染是引起本病的主要原因，引起梗阻的因素多见于蛔虫，先天性胆道发育不良或狭窄，附近淋巴结肿大，胰头病变或先天性总胆管囊肿压迫胆管，亦可见于胆管结石。近年随着手术及介入治疗的增加，由胆肠吻合口狭窄、PTC、ERCP置放内支架等引起者逐渐增多。引起感染的细菌，多见于大肠埃希菌、铜绿假单胞菌、变形杆菌、葡萄球菌、链球菌、肺炎链球菌等，多为混合感染。感染途径有血液循环、淋巴管或沿胆管逆行侵袭。

【病理】　实验证明，当胆道因梗阻压力>15cmH_2O时，放射性核素标记的细菌即可在外周血中出现；而胆汁及淋巴液培养在胆道压力<20cmH_2O时为阴性，但>25cmH_2O时则迅速变为阳性。在梗阻的情况下经胆汁进入肝内的细菌大部分被单核吞噬细胞系统吞噬，约10%的细菌可逆行入血，形成菌血症。门静脉血及淋巴管内发现胆砂说明，带有细菌的胆汁也可直接反流进入血液，称胆血反流。其途径包括经毛细胆管-肝窦瘘进入肝静脉，胆源性肝脓肿穿破到血管，经胆小管黏膜炎症溃烂至相邻的门静脉分支，经肝内淋巴管等。细菌或感染胆汁进入循环，引起全身化脓性感染，大量的细菌毒素引起全身炎症反应、血流动力学改变和MODS。

【临床表现】　本病特点是发病急，进展快，病情重，男女发病比例接近，青壮年多见。多数患者有反复胆道感染病史和/或胆道手术史。本病除有急性胆管炎的Charcot三联征外，还有休克、神经中枢系统受抑制表现，称为Reynolds五联征。可分为肝外梗阻和肝内梗阻两种，肝外梗阻腹痛寒战高热、黄疸均较明显，肝内梗阻主要表现为寒战高热，可有腹痛，黄疸较轻。常伴有恶心、呕吐等消化道症状。神经系统症状主要表现为神情淡漠、嗜睡、神志不清，甚至昏迷；合并休克可表现为烦躁不安、谵妄等。体格检查体温常呈弛张热或持续升高达39~40℃以上，脉搏快而弱，血压降低。嘴唇、甲床发绀，全身皮肤可能有出血点和皮下瘀斑。剑突下或右上腹有压痛，可有腹膜刺激征。肝大并有压痛和叩击痛。胆总管梗阻者胆囊肿大。

【实验室检查】 白细胞计数升高，可超过 $20 \times 10^9/L$，中性粒细胞比例升高，胞质内可出现中毒颗粒。肝功能有不同程度的损害，凝血酶原时间延长。动脉血气分析可有 PaO_2 下降，饱和度降低。常见有代谢性酸中毒及缺水、低钠血症等电解质紊乱。

影像学检查：应根据病情选择简单、实用、方便的检查方法。超声可在床边进行，能及时了解胆道梗阻部位肝内外胆管扩张情况及病变性质，对诊断很有帮助。如病情稳定，可行 CT 或 MRCP 检查。对需要同时行经皮经肝胆管引流（percutaneous transhepatic cholangio-drainage，PTCD）或经内镜鼻胆管引流术（endoscopic naso-biliary drainage，ENBD）减压者，可行 PTC 或 ERCP 检查。

【诊断标准】

1. **症状和体征**　胆道疾病史，高热和/或寒战，黄疸，腹痛及腹部压痛（右上腹或中上腹）。

2. 实验室检查　炎症反应指标（白细胞及 C 反应蛋白升高等），肝功能异常。

3. 影像学检查　胆管扩张或狭窄、肿瘤、结石等。

【预防与治疗】 原则是立即解除胆道梗阻并引流。当胆管内压降低后，患者情况常能暂时改善，有利于争取时间继续进一步治疗。

1. **非手术治疗**　既是治疗手段，又可作为术前准备。主要包括：①维持有效的输液通道，尽快恢复血容量，除用晶体液扩容外，应加入胶体液。②联合应用足量抗生素，所有怀疑急性胆管炎的患者应立即使用抗菌药物，进行胆汁培养和血液培养。社区获得性与院内获得性急性胆管炎的致病菌不同。前者的致病菌多为肠道需氧菌，如大肠埃希菌、克雷伯菌属、肠球菌。后者的致病菌则为各种耐药菌，如甲氧西林耐药的金黄色葡萄球菌、万古霉素耐药的肠球菌以及铜绿假单胞菌。胆汁细菌培养若为阳性，提示急性胆管炎病情严重、预后不佳。在选择经验性治疗的抗菌药物时需综合考虑所选抗菌药物抗菌谱、急性胆管炎的严重程度、有无肝肾疾病、患者近期（1 年内）使用抗菌药物史，当地致病菌及其耐药情况、抗菌药物在胆汁中的浓度。在明确致病菌后，应根据药敏试验结果选择合适的抗菌药物进行目标治疗，避免出现双重感染或细菌耐药而导致治疗失败。轻度急性胆管炎常由单一的肠道致病菌，如大肠埃希菌感染所致，应使用单一抗菌药物治疗。首选第一代或二代头孢菌素（如头孢替安等）或氟喹诺酮类药物（如莫西沙星等）。由于目前肠道细菌普遍产生 β- 内酰胺酶，对青霉素类和头孢唑啉耐药，推荐使用 β- 内酰胺类 /β- 内酰胺酶抑制剂复合制剂，如哌拉西林他唑巴坦、头孢哌酮 / 舒巴坦、氨苄西林舒巴坦等。抗菌药物治疗 2~3 天后可停药。中度、重度急性胆管炎常为多重耐药菌感染（2 级），首选含 β- 内酰胺酶抑制剂的复合制剂、第三代和四代头孢菌素、单环类药物，应静脉用药。如果首选药物无效，可改用碳青霉烯类药物，如美罗培南、亚胺培南 / 西司他丁。如果怀疑铜绿假单胞菌感染，推荐使用头孢哌酮 / 舒巴坦、哌拉西林他唑巴坦。中度、重度急性胆管炎抗菌治疗应至少持续 5~7 天，之后根据症状、体征，以及体温、白细胞、C 反应蛋白来确定停药时间。需要强调的是，不适当地使用或过度使用第三代和四代头孢菌素以及碳青霉烯类药物可导致耐药菌株出现。③纠正水、电解质紊乱和酸碱失衡，常见为等渗或低渗性缺水及代谢性酸中毒。④对症治疗，如降温、使用维生素和支持治疗。⑤如经短时间治疗后患者仍不好转，应考虑应用血管活性药物以提高血压、肾上腺皮质激素保护细胞膜和对抗细菌毒素，应用抑制炎症反应药物，吸氧纠正低氧状态。⑥经以上治疗病情仍未改善，应在抗休克的同时紧急行胆道引流治疗。

2. **解除胆道梗阻的治疗**　任何抗菌治疗都不能替代解除胆道梗阻的治疗措施。轻度急性胆管炎经保守治疗控制症状后，根据病因继续治疗。中度、重度急性胆管炎通常对于单纯支持治疗和抗菌治疗无效，需要立即行胆道引流。首选内镜下的胆道引流术。①内镜十二指肠乳头括约肌切开术（endoscopic sphincterectomy，EST）：并发症发生率、病死率低于开腹胆道引流术，EST 的优势在于引流的同时可以取石，但重度急性胆管炎及凝血功能障碍时，不宜行该治疗。②内镜鼻胆管引流术（endoscopicn asobiliary drainage，ENBD）：并发症发生率、病死率低于开腹胆道引流术。此手术创伤小，能有效减低胆道内压，并能根据需要放置 2 周或更长时间。但对高位胆管梗阻引起的胆管炎引流效果不肯定。引流的同时可以进行胆汁培养。内镜下放置塑料胆道支架引流与 ENBD 的引流效果没有明显差异，但前者无法观察胆汁引流情况，无法行胆道冲洗和造影哺。③经皮经肝胆道引流术（percutaneous transhepaticbiliary drainage，PTCD）：可作为次选治疗方式。但由肝门或肝门以上位置肿瘤、结石或狭窄引起胆道梗阻所致的急性胆管炎，首选PTCD。如果患者内镜下胆道引流和PTCD失败，或存在禁忌证时，可考虑行开腹胆道引流术，先放置T管引流解除梗阻，待二期手术解决胆道梗阻病因。其操作简单，能及时减压，对较高位胆管或非结石性阻塞效果较好，但引流管容易脱落和被结石堵塞，且需注意凝血功能。④内镜下胰胆管造影术（endoscopic retrograde cholangiopancreatography，ERCP）：明确诊断为化脓梗阻性胆管炎，保守治疗无效，既往无胆道扩张病史，必须及时解决梗阻的患儿可考虑行ERCP。不建议单纯检查性ERCP，应同时给予切开奥迪括约肌、留置鼻胆管等治疗。有较高的技术要求，术前需充分评估病情。

3. **后续治疗**　急诊胆管减压引流一般不可能完全去除病因，如不作后续治疗，可能会反复发作。如患者一般情况恢复，宜在1~3个月后根据病因选择彻底的手术治疗。

【预后】　胆汁中存在细菌和内镜逆行胰胆管造影是急性胆管炎的危险因素。急性胆管炎的总病死率为10%~30%，死因大多是感染性休克以及多器官功能衰竭。

（赵红梅　肖政辉）

第五节　重型感染性腹泻病

【概述】　腹泻病是多种病原、多种因素引起的以大便次数增多和大便性状改变为特点的一组疾病。腹泻病是儿科第二位常见多发病，是儿童死亡的主要原因之一，每年约有500万~1 000万儿童死于腹泻。感染是儿童腹泻的主要原因，病原包括病毒、细菌、真菌和寄生虫，其中以病毒感染，尤其是轮状病毒感染最为常见。儿科急诊经常会遇到重型感染性腹泻病，有的属危重症需及时抢救，如严重脱水导致低血容量休克、离子紊乱、酸中毒；有的细菌感染引起者可能导致脓毒症或脓毒症休克、中毒性脑病，如中毒型痢疾；有的属烈性传染病需及时发现及时隔离，如霍乱。因此根据不同感染病因及主要病理生理采取恰当的治疗，能显著降低感染性腹泻患儿病死率。

【病因及流行病学】

（一）病毒感染性腹泻病

1. **常见病因**　重症腹泻最常见的原因是轮状病毒感染。轮状病毒和其他胃肠炎病毒不仅是儿童死亡的主要原因，也是导致疾病的重要原因。轮状病毒、星状病毒、杯状病毒科如诺如病毒，以及肠道腺病毒是人类病毒性胃肠炎的主要病原。

2. **流行病学**　世界范围内，轮状病毒每年约引起1亿5岁以下儿童腹泻、1 800万中度腹泻、50万死亡。好发于秋冬季，不像其他冬季流行的病毒（如流感病毒），是某一血清学或株流行所致，轮状病毒常是几种血清型在一特定社区流行1~2个季节。轮状病毒肠炎好发于6个月至2岁婴幼儿，2岁以上小儿多数感染过轮状病毒（显性或隐性），体内有了抗体，所以发病率也明显降低。小于3个月婴儿可被通过胎盘或母乳喂养的抗体得到保护。新生儿和成人密切接触后可以感染，但通常无症状。某些轮状病毒株可以长期定植在新生儿病房，感染几乎所有新生儿但不引起任何疾病。轮状病毒和其他胃肠病毒通过粪-口途径传播，常见儿童医院和儿童托幼机构流行。在患病前和病后数天病毒可在粪便中存活并有较高载量。易感人群仅需少量病毒即可感染。

诺如病毒感染性腹泻在全世界范围内均有流行，全年均可发生感染，感染对象主要是成人和学龄儿童，寒冷季节呈现高发。诺如病毒感染性腹泻属于自限性疾病，没有疫苗和特效药物，公众搞好个人卫生、食品卫生和饮水卫生是预防本病的关键。诺如病毒的潜伏期相对较短，通常为12~48小时。

星状病毒流行病学没有像轮状病毒那样明显，是儿童及婴儿轻中度腹泻的常见原因，医院内流行常见。肠道腺病毒有41、42和43型，无明显季节性，最常见于2岁以下婴儿，可院内感染但较轮状病毒和杯状病毒少。肠道病毒和冠状病毒也可引起腹泻。

（二）细菌性腹泻病的病因及流行病学

细菌感染也是儿童感染性腹泻的原因之一。分为侵袭性细菌感染和产肠毒素性细菌感染。除引起腹泻脱水及离子紊乱外，侵袭性细菌感染常引起脓毒症及脓毒症休克，甚至多脏器功能障碍。出血性大肠埃希菌腹泻还可引起溶血尿毒综合征。细菌性腹泻一般表现为散发，也经常有暴发报告。《中华人民共和国传染病防治法》规定，霍乱为甲类传染病；细菌性和阿米巴痢疾、伤寒和副伤寒为乙类传染病；除霍乱、细菌性和阿米巴痢疾、伤寒和副伤寒以外的感染腹泻，称为其他感染性腹泻，为丙类传染病。2011 年至 2012 年，在 39 种法定报告传染病的报告病例数中，其他感染性腹泻居第 4 位，细菌性和阿米巴痢疾居第 7 位。而 2019 年其他感染性腹泻病居第 5 位，细菌性和阿米巴痢疾居第 9 位。

1. **霍乱**　霍乱弧菌污染水和食物而引起本病传播，患者和携带者为传染源。从 2002 年开始，霍乱在我国总体处于低发水平，但局部地区暴发疫情时有发生，以食源性感染为主，特别是因霍乱弧菌污染水产品而引起的暴发占有较大比例，除了 O1 群 El Tor 型菌株的流行，O139 群霍乱弧菌也持续引起散发以及暴发。2006 年至 2012 年，我国平均每年报告霍乱病例 100 例左右，近年霍乱报告例数进一步下降。

2. **痢疾**　分为细菌性痢疾（志贺菌感染）和阿米巴痢疾，通过粪 - 口途径传播，食物、水源、日常生活接触和苍蝇均可传播，感染主要与环境卫生条件和个人卫生习惯有关。志贺菌可分为 4 个血清群，A 群（痢疾志贺菌）、B 群（福氏志贺菌）、C 群（鲍氏志贺菌）和 D 群（宋内志贺菌）。志贺菌都能产生内毒素。痢疾志贺菌能产生志贺外毒素，患者病情常较重；宋内志贺菌感染通常病情较轻；福氏志贺菌感染则易转为慢性迁延性腹泻。近年来，我国痢疾报告发病数和发病率整体呈下降趋势。

3. **致腹泻大肠埃希菌**　根据致病机制和细菌毒力，引起肠道感染的大肠埃希菌可分为 5 类。①肠产毒素性大肠埃希菌（enterotoxigenic E.coli，ETEC），是旅行者腹泻的重要病原菌，产生不耐热的肠毒素和 / 或耐热肠毒素，导致肠黏膜细胞分泌大量液体而致腹泻，腹泻物中含大量蛋白质。②肠侵袭性大肠埃希菌（enteroinvasive E.coli，EIEC），通过侵袭基因编码的蛋白介导侵袭和破坏肠上皮细胞，引起炎性反应和溃疡，症状与痢疾很难区分。③肠出血性大肠埃希菌（enterohaemorrhagic E.coli，EHEC），能产生溶血素、志贺样毒素（或称 Vero 毒素）等，故该菌又名产志贺样毒素大肠埃希菌（shiga toxinproducing E.coli，STEC），或产 Vero 毒素大肠埃希菌。已经证实有 40 余种血清型的大肠埃希菌产志贺样毒素，其中 O157∶H7 所占比例最大，O26、045、O111、O103、O121 和 O145 等也是常见产毒素血清型。STEC 能引起血性腹泻，部分患者并发溶血性尿毒综合征（hemolytic uremic syndrome，HUS）和血栓性血小板减少性紫癜等。2011 年德国产志贺样毒素的大肠埃希菌 O104∶H4 感染暴发，HUS 发生率约 22%。④肠致病性大肠埃希菌（enteropathogenic E.coli，EPEC），是引起婴幼儿腹泻最常见的病原之一。⑤肠黏附性大肠埃希菌（enteroadhesive E.coli，EAEC），其毒力基因编码蛋白介导集聚性黏附上皮细胞，阻碍肠道液体吸收，导致腹泻。我国河南省腹泻病原谱研究结果显示，门诊腹泻患者中占第一位的细菌性病原是致泻大肠埃希菌，分离率在 10% 左右。阳性率最高的是 EAEC，其他依次排序为 EPEC、ETEC、EIEC 和 EHEC。

4. **副溶血弧菌**　是一种嗜盐细菌，人的感染多来自海产品及海产品造成的交叉污染，在我国沿海地区夏秋季散发病例和暴发事件中较为常见。我国常见的副溶血弧菌的血清型为 03∶K6、01、04∶K8、O4∶K68、O1∶K25、O3∶K29 和 O1∶K56 等。河弧菌、拟态弧菌、创伤弧菌等弧菌也能引起感染性腹泻。

5. **沙门菌**　是人兽共患菌，有 2 500 多个血清型，以鼠伤寒和肠炎沙门菌最常见，一年四季都有发病。污染的动物、植物、加工食品和水都能引起感染，经常有食源性暴发。自患者分离的菌株常有多重耐药性。在我国，沙门菌是感染性腹泻最常见的细菌性病原，也是食物中毒暴发最常见的病原。

6. **弯曲菌**　是人兽共患菌，主要通过未彻底煮熟的鸡肉、被交叉污染的蔬菜、牛奶和水传播。在发达国家，弯曲菌感染年发病率为（44~93）/10 万。弯曲菌感染后腹泻常为脓血便，部分患者会发生严重的并发症，如吉兰 - 巴雷综合征、反应性关节炎和肠易激综合征（irritable bowel syndrome，IBS）。

7. **气单胞菌（嗜水气单胞菌、豚鼠气单胞菌和温和气单胞菌等）和类志贺邻单胞菌**　广泛分布于淡水环境中，能引起感染性腹泻，主要通过淡水产品或淡水产品的交叉污染传播，也有水产养殖从业人员感染的报道。

8. **蜡样芽胞杆菌**　为条件致病菌，部分菌株能产生肠毒素，有以突发恶心、呕吐为主和以腹痛、腹泻为主的两种类型。呕吐型多与食用未冷藏的剩米饭有关,腹泻型多与加工处理不当的食物有关。

9. **产气荚膜梭菌**　属于厌氧菌,A型菌产生的肠毒素导致腹泻,毒素可引起坏死性肠炎。食源性感染通常与室温下保存时间较长的动物性食品,特别是肉汤类食品有关。产气荚膜梭菌也是部分抗菌药物相关性腹泻(antibiotic-associated diarrhea,AAD)的病原菌。

10. **小肠结肠炎耶尔森菌**　该菌广泛分布于自然界,能产生耐热性肠毒素,进食被该菌污染的食物可引起肠炎。该菌在4℃左右也能生长,长时间冷藏的食品食用前如不彻底加热,有结肠炎耶尔森菌感染的危险。

11. **其他细菌**　艰难梭菌、金黄色葡萄球菌、铜绿假单胞菌和变形杆菌等,常为医院获得性感染,与广谱抗生素使用相关。

(三) 寄生虫

隐孢子虫、蓝氏贾第鞭毛虫、溶组织内阿米巴、人芽囊原虫。

(四) 真菌

念珠菌、毛霉菌及曲霉菌等可引起腹泻,常见于免疫缺陷病或长期广谱抗生素使用的患者。

【发病机制】

(一) 病毒性腹泻

病变主要在十二指肠和空肠。在小肠中,绒毛肠上皮细胞是分化的细胞,具有双糖水解等消化功能和葡萄糖和氨基酸共转运蛋白运输水和电解质等吸收功能。隐突细胞是一种未分化的细胞,缺乏刷状缘水解酶,是水和电解质的净分泌细胞。引起人类腹泻的病毒选择感染小肠绒毛顶端柱状上皮细胞,使细胞发生空泡样变性和坏死,微绒毛肿胀,排列紊乱和变短,受累的肠黏膜上皮细胞脱落,固有层淋巴细胞浸润,致使小肠黏膜吸收水分和电解质能力受损,肠液在肠腔内大量积聚而引起腹泻。另外发生病变的肠黏膜细胞分泌双糖酶不足且活性降低,使食物中复杂碳水化合物特别是乳糖的吸收不良而积滞在肠腔内,并被细菌分解成小分子短链有机酸,使肠液的渗透压增高。微绒毛破坏也造成载体减少,上皮细胞钠转运功能障碍,水和电解质进一步丧失。有人提出轮状病毒非结构蛋白(NSP4)具有肠毒素的功能。病理改变不一定与临床症状的严重程度相关,通常在临床腹泻症状消失前就恢复了。尽管常用的术语是肠胃炎,通常胃黏膜不受影响,虽然诺如病毒感染有胃排空延迟的记录。

病毒血症常发生在严重的原发性感染中,在免疫能力强的患者中极为罕见会出现胃肠外感染的症状,免疫缺陷患者也很少发生肝、肾受累。婴儿比年龄较大的儿童和成人更容易受到严重的肠胃炎病毒的感染,导致高发病率和死亡率,这可能与许多因素有关,包括肠道储备功能下降、缺乏特异性免疫以及非特异性的宿主防御机制(如胃酸和黏液)减少。病毒性肠炎大大增加了肠道对腔内大分子的通透性,并被认为增加了食物过敏的风险。

(二) 细菌性腹泻

各种侵袭性细菌感染可引起渗出性腹泻。这些细菌可直接侵袭小肠或结肠肠壁,使黏膜充血、水肿,炎症细胞浸润引起渗出和溃疡等病变。患儿排出含有大量白细胞和红细胞的菌痢样粪便。结肠由于炎症病变不能充分吸收来自小肠的液体,某些致病菌还会产生肠毒素,故可发生水样腹泻。

产毒性细菌主要引起分泌性腹泻。病原体侵入肠道后,一般仅在肠腔内繁殖,黏附在肠上皮细胞刷状缘,不侵入肠黏膜。细菌在肠腔释放毒素,通过抑制小肠对水盐的吸收,使小肠液总量增多,超过结肠的吸收限度发生腹泻,排出大量水样便,导致患儿脱水和电解质紊乱。某些毒素也可损伤肠黏膜,导致出血性腹泻。

【临床表现和诊断】

(一) 病毒性腹泻

1. **临床表现**

(1) 轮状病毒肠炎:自然病程一般在7~10天。临床表现有发热、解水样或成蛋花汤样便,每天5~10次至10多次,无腥臭味,有少量黏液,镜检可有少量白细胞。伴轻度呕吐,呕吐常发生在发病头1~2天,随后出现腹泻。吐泻严重者多伴有脱水酸中毒。40%~50%的患儿伴有咳嗽等呼吸道症状。近年来的研究,发现轮状病毒不单纯是肠道感染,而可发生全身性感染,可侵犯多个脏器。轮状病毒肠道外感染的报道也逐渐增多。轮状病毒肠炎一般型预后良好,但如合并肠道外感染则可引起严重合并症,因而对于轮状病毒肠炎不可掉以轻心,要密切关注严重合并症的发生与处理。

轮状病毒主要合并症包括:①心肌炎:检测轮状病毒肠炎患儿血清,发现50%左右有心肌酶异常，提示有心肌侵犯，有少数患儿可合并暴发性心肌炎而猝死。各地均有多起报道，常引起医疗纠纷。因而对精神面色差、心律不齐、心音低钝的患儿应尽早行心电图与心肌酶检测，以便早期发现并发心肌炎。②中枢神经系统侵犯：轮状病毒胃肠炎并发中枢神经系统损害逐渐被学者认同。但对于其发病率的报道不一，据统计，德国 2%，日本 2.6%，美国 1.2%，我国台湾和香港分别为 6.4% 和 5.7%。轮状病毒感染患儿常有惊厥及脑炎等。③其他脏器的侵犯：轮状病毒胃肠炎并发呼吸道、肾脏、肝、胆道等脏器损害的报道也逐渐增多。

(2) 诺如病毒：①轻症：该病毒以轻症为主，最常见症状是腹泻和呕吐，大便为稀便或水样便，其次为恶心、腹痛、头痛、发热、畏寒和肌肉酸痛等全身症状，有的有呼吸道症状。大便和血象通常无异常。诺如病毒感染病例的病程通常较短，症状持续时间平均为 2~3 天。有一项前瞻性随访研究发现病程中位数为 5 天，且年龄越小病程越长，其病程明显高于其他研究结果，可能与流行的诺如病毒毒株和研究设计不同有关。该研究还发现多数病例仅在病程第一天出现恶心、呕吐和发热，而腹泻持续时间较长。②重症：诺如病毒感染主要表现为自限性疾病，但少数病例仍会发展成重症，甚至死亡。住院和死亡病例的比例分别为 0.54% 和 0.06%，综述分析发现 GII.4 基因型诺如病毒引起的暴发中，住院和死亡比例更高，而医疗机构暴发出现死亡的风险更高。重症或死亡病例通常发生于高龄老人和低龄儿童。新生儿感染诺如病毒后，除出现与其他年龄组儿童同样的症状和体征外，还可能发生坏死性小肠结肠炎等严重并发症，有报道 1998 年 1 月费城一家医院的新生儿 ICU 中 8 名早产儿(平均胎龄 28 周)于出生后第 5 至 38 天内出现坏死性小肠结肠炎，其中 2 例死亡，6 名早产儿的粪便标本中诺如病毒阳性。新生儿坏死性小肠结肠炎主要累及小肠，但有一篇报道，3 名早产新生儿仅出现结肠缺血，没有小肠病变。③隐性感染：几项横断面调查对 5 岁以下儿童的隐性感染比例进行研究，研究对象主要来自社区中抽取的健康儿童，少数研究选自在医院就诊的无胃肠炎表现的患病儿童。研究结果显示隐性感染比例相差较大：英国一项大型研究和布基纳法索研究发现隐性感染比例超过 24%，尼加拉瓜、法国等研究在 8%~11.7%，而我国和越南的研究仅为 2.7%~2.8%。但健康儿童和非急性胃肠炎患病儿童的隐性感染比例没有明显差异。流行季节的隐性感染比例明显高于非流行季节。

(3) 其他病毒：星状病毒与轮状病毒表现类似，多较轻，脱水较少。腺病毒肠炎病程较长，通常 10~14 天。

2. **诊断**　在大多数情况下，根据临床和流行病学特征可作出诊断。大便常规通常没有白细胞和红细胞。血常规通常正常。虽然应急情况下血常规可出现白细胞中等程度升高，但没有显著的核左移。重症病例血气和电解质测定常有酸中毒和电解质紊乱。酶联免疫吸附法(ELISAs)在诊断 A 组轮状病毒、杯状病毒和肠腺病毒可达 90% 的敏感性和特异性。乳胶凝集试验也可用于 A 组轮状病毒检测，敏感性低于 ELISA。基于 PCR 的基因诊断技术，具有快速、特异和敏感的特点。粪便提取物检测轮状病毒和诺如病毒特异性基因，不仅有助于诊断，也是病毒性腹泻病分子流行病学调查的手段。

鉴别诊断包括其他感染性肠炎，如细菌或原虫，有时外科疾病也应注意如阑尾炎、肠梗阻、肠套叠，最初与病毒性肠炎类似。

(二) 常见细菌性腹泻的临床表现及诊断

1. **沙门菌感染**　是指伤寒、副伤寒甲、乙、丙以外的沙门菌感染，也称非伤寒沙门菌感染。其临床表现复杂多样。近年来伤寒与副伤寒发病率已有明显下降，而一些非伤寒沙门菌感染则有上升趋势。其中以鼠伤寒及婴儿沙门菌感染尤为明显。多侵犯 2 岁以下体质差的婴儿，尤其是新生儿。该病特点是病情重、合并症多、病死率高、传染性强、易发生院内传播，成为当前儿科及产科婴儿室关注的问题。

(1) 临床表现：潜伏期长短不一，最短者如食物中毒，仅数小时，但多数为 1~3 天。临床症状表现起病急，常伴高热，中毒症状重如嗜睡、昏迷、面色差，大便多样化，先为水样稀便，进而黏液、脓血便，严重者合并 DIC、肠功能衰竭时，可出现血水便。

临床可分为急性胃肠型、血流感染型(败血症型)、伤寒型与局部感染型。另有健康带菌者。

1) 急性胃肠炎或食物中毒型：此型约占 80%。以肠炎沙门氏菌和鼠伤寒沙门菌为主要病原。因吃了被这类细菌污染的食物而得病，如食物中不含活菌只有大量毒素，临床表现为急性食物中毒症状。潜伏期只有几小时，起病急，病程短只有1~2天。如食物中含活菌多而毒素少，则潜伏期可长达2~3天。起病较缓，病程可长到1周以上。症状为呕吐、腹泻，年长儿诉腹痛，伴高热。腹泻多表现顽固、难治。每天大便6~15次。粪便性质多样化，常常先为水样稀便然后成黏液便、脓血便，血水样便均有腥臭味，多伴有脱水、酸中毒。由于新生儿对水和电解质代谢调节功能欠完善，故易发生低钠血症。腹胀较常见，病重时可发生麻痹性肠梗阻，也可伴有肝大、脾大、咳嗽、肺部啰音、充血性皮疹、黄疸，严重者发生坏死性小肠炎并肠穿孔。

2）血流感染型、伤寒型：中毒症状重，热度高，热程长，此型约占4%~25%。表现为精神萎靡、嗜睡、惊厥、昏迷，充血性皮疹多见。此型可单独发生，也可与胃肠型并发，称混合型。此型易合并休克、DIC与脑水肿。病死率高。

3）局部感染型：婴儿多见。

A. 脑膜炎：约占13%，其中多发生在2岁以下。高发年龄为3个月以下的婴儿。亦可发生脑室膜炎。新生儿较多发生脑膜炎的原因可能与产伤有关。此类脑膜炎常合并颅内出血，病死率高达50%以上，约18%痊愈后存在后遗症。

B. 局部蜂窝组织炎：表现为不明原因的发热、哭闹不安，然后出现局部红、肿、热、痛，最后形成脓肿。脓肿切开引流以后很快愈合，脓液可培养出沙门氏菌。

C. 脐炎：脐部分泌物培养出鼠伤寒沙门氏菌。

D. 可并发心包炎或泌尿系感染。

E. 肺部感染：有些病儿就是以肺部感染入院，肺部常可闻及啰音，可表现为支气管炎或支气管肺炎。

（2）实验室检查

1）外周血：白细胞总数大多在$(10\sim20)\times10^9/L$；脓毒症或血流感染型较高，大于$30\times10^9/L$且可见中毒颗粒。

2）血培养及大便培养：取血5~10ml，不加抗凝剂，直接放入葡萄糖肉汤或葡萄糖肉汤加胆盐培养基培养，培养温度以42~43℃为适宜。确诊要依据细菌培养。鼠伤寒沙门菌培养必须要用增菌法，对粪便、脓液、脑脊液及环境中物品用盐水棉拭子涂抹的标本放在硒酸钠增菌液37℃孵箱增菌18天，然后接种于SS培养基。大便培养对诊断和抗生素治疗有帮助。

3）实验快速诊断法：采用菌体免疫膨胀试验。细菌在抗血清与杆菌肽的联合作用下用1%酸性亚甲蓝染色在显微镜下观察，可发现菌体明显膨胀。以此建立快速诊断，相关性符合率达75%。

（3）诊断依据

1）流行病史：有进食可疑污染食品史，周围有患者并有接触史。

2）临床表现：起病急、常伴高热、中毒症状重如嗜睡、昏迷、面色差、大便多样化，先为水稀便，进而黏液、脓血便，严重者合并DIC肠功能衰竭时，可出现血水便。

3）实验室检查：外周血白细胞增高。大便镜检可见多数白细胞或有红细胞。血流感染或菌血症型血培养阳性，粪便培养出沙门菌是确诊的依据。

2. 中毒型痢疾

（1）临床表现：中毒型痢疾好发于2~7岁小儿，起病急、发展快，突然高热，体温高达40℃，甚至出现41℃以上的超高热。发病早期即出现神经系统症状，精神萎靡、嗜睡、反复惊厥、昏迷，可于数小时内出现呼吸衰竭或循环衰竭而死亡。早期消化道症状常不明显，用温生理盐水灌肠，可发现脓血便，取粪便沉渣化验，有多数白细胞及红细胞。按临床特点不同可分为以下类型。

1）脑型：此型最多见，痢疾伴有惊厥患儿可占痢疾住院患者数的12%~45%，主要是颅内压增高的表现。轻度表现为面色发灰，精神萎靡、嗜睡、昏迷、惊厥，呼吸加快，四肢肌张力增高，血压正常或轻度升高，可有频繁呕吐或喷射性呕吐。重度或晚期患者，面色苍灰，血压偏高，反复惊厥，瞳孔不等大，呼吸节律不整、深浅不均、双吸气、叹息样呼吸等中枢性呼吸衰竭症状。有时严重惊厥1~2次或持续惊厥后，呼吸突然停止。

2）休克型：早期表现：①意识改变：烦躁不安或萎靡，表情淡漠，意识模糊，甚至昏迷、惊厥（多见于失代偿休克）；②皮肤改变：面色苍白发灰，唇周、指/趾发绀，皮肤花纹，四肢凉，若有面色潮红、四肢温暖、皮肤干燥为暖休克；③心率脉搏：外周动脉搏动细弱，心率、脉搏增快；④毛细血管再充盈时间≥3秒（需除外环境温度影响）；⑤尿量<1ml/(kg·h)；⑥代谢性酸中毒（除外其他缺血缺氧及代谢因素）。

晚期或失代偿期，除早期临床表现加重外，伴血压下降。收缩压<该年龄组第5百分位

或<该年龄组正常值2个标准差。即1~12个月<70mmHg；1~10岁<70mmHg+［2×年龄(岁)］；≥10岁<90mmHg。

3）肺型：即急性呼吸窘迫综合征，此型少见，常在脑型或休克型中毒型痢疾的基础上发展而来。呼吸增快，进行性呼吸困难，发绀，呼吸音减低，出现管状呼吸音、细小水泡音。X线检查两肺可见弥漫性、浸润性阴影，严重时出现“白肺”。早期病情较轻时，血氧分压下降较少，又称急性肺损伤。病情进一步发展，可致典型的急性呼吸窘迫综合征。

4）混合型：上述2型或3型同时出现或先后出现，病情严重、复杂。严重病例常合并弥散性血管内凝血、肾衰竭，偶尔合并溶血尿毒综合征。

(2）诊断：中毒型痢疾全年均可发病，以夏秋季发病率高。以高热伴反复惊厥起病，出现循环和/或呼吸衰竭的临床表现，可初步诊断为中毒型痢疾。患儿多有痢疾接触史或不洁饮食史。粪便检查(若未出现腹泻，可通过盐水灌肠取得粪便标本）发现多量白细胞、红细胞和巨噬细胞，有助于细菌性痢疾的诊断，最后确诊依靠粪便细菌培养。但粪便培养有假阴性，存在漏诊。例如，按临床标准诊断为细菌性痢疾的患者409例，其中经细菌学检查确定为福氏或志贺痢疾杆菌感染者仅19例，细菌学检查结果与临床诊断符合率仅为4.6%。有学者用多重PCR(multiplex PCR)同时扩增志贺菌侵袭质粒基因(ipaH)和侵袭相关基因位点(ial)基因，较常规培养生化检测志贺菌阳性率提高4倍多。PCR检测痢疾杆菌的致病基因有简便、快速、特异、敏感和不需培养等特点，经过更多地积累资料，有可能在临床应用。PCR检测痢疾杆菌的致病基因有简便、快速、特异、敏感和不需培养等特点。其他试验室检查也有参考价值。外周血白细胞总数升高，多在(10~20)$\times 10^9$/L，个别患者可出现类似白血病的反应，中性粒细胞比例在0.7以上，可看到中毒颗粒。在疾病早期，偶见白细胞不高者。心电图可见心律不齐、心率快，P-R间期延长，ST-T下降等心肌炎表现。血生化检查可发现血钾、钠、钙、镁降低，血糖升高。血气分析可有血pH值下降，低氧血症，二氧化碳分压升高。肺型患者有血气改变和典型的胸部X线表现。

(3）鉴别诊断

1）热性惊厥：6个月~3岁多见，多有高热惊厥史。在一次发热过程中，一般仅发作1次，连续2次以上者少见。惊厥后意识恢复清楚，面色红润。而中毒型菌痢惊厥者，可反复多次惊厥，恢复后，面色灰白或苍白，精神萎靡。

2）流行性乙型脑炎：临床表现为高热、惊厥、昏迷等，与中毒型菌痢脑型相似。但乙型脑炎起病较中毒型菌痢和缓，多在起病第3~4天后才发生惊厥。以意识障碍为主，休克极少。除意识改变外，还伴有明显颈项强直、喷射性呕吐等颅内压增高表现，克氏征(+)、巴氏征(+)。脑脊液检查异常，蛋白及细胞增多，糖及氯化物一般正常，乙型脑炎特异性IgM阳性。中毒性痢疾脑脊液多正常。乙脑病程中无腹泻症状，发病早期经流动灌肠取大便标本行常规检查无异常发现。

3）流行性脑脊髓膜炎：流脑多发生于冬春季，患儿70%以上可见皮肤、黏膜出血点及瘀斑，瘀点压片可找到革兰氏阴性双球菌。常有头痛、呕吐、颈项强直、克氏征(+)、巴氏征(+)。脑脊液压力增高、浑浊，细胞数多在数千以上，以中性粒细胞为主，蛋白增高，糖量降低。

4）大叶性肺炎：发病急，有胸痛及呼吸道征象，也可发生休克及脑水肿。外周血白细胞总数及中性粒细胞增高，胸部X线检查有大叶性或节段性阴影。

5）脱水性休克：腹泻合并重度脱水时，可出现低血容量休克。休克出现前有严重吐泻症状，相对中毒症状较轻，而脱水表现明显，如眼窝凹陷、口渴、皮肤弹性差，也不一定有高热。

6）其他疾病：如其他原因引起的休克，脑型疟疾等也应注意鉴别。

3. 霍乱

(1）临床表现：霍乱是由霍乱弧菌引起的急性肠道传染病。典型的临床表现为剧烈的腹泻、呕吐以及由此引起的重度脱水、电解质紊乱、低血容量性休克。病情发展迅速，如不及时救治，可死于多器官功能衰竭(MOF)，因霍乱传播快，并可大规模流行，该病被世界卫生组织(WHO)规定为必须实施国际卫生检疫的传染病之一。《中华人民共和国传染病防治法》也将其列为甲类传染病。一旦确诊需要立即采取严密隔离措施，并填传染病卡片立即上报。

(2）诊断：霍乱传染性强，扩散迅速，及时发现与确诊意义重大，首发病例容易漏诊或误诊，医生应熟悉霍乱的临床特点及具有很强的疫情观念，对可疑患者及时取粪便送检，要求并提醒检验人员作霍乱弧菌检查是非常关键的，检验人员必须按法定程序完成霍乱弧菌的检验，并尽快作出报告。

1）霍乱的临床诊断标准：凡符合下列3项之一者可确诊为霍乱：①有泻、吐等临床表现，化验诊断为霍乱弧菌；②临床表现典型，有潜伏期内接触史，且可除外其他病原引起的腹泻者；③流行期间，在疫区内有密切接触史，并在5天内出现腹泻者。

2）疑似霍乱的诊断标准：符合下述两项之一者可诊断为疑似霍乱：①首发病例临床征象典型尚未获得病原证实者；②流行期间有腹泻且不能用其他感染解释者。凡疑似霍乱病例，应先按霍乱作疫情处理，同时追踪观察，进一步诊断、治疗。

4. 出血性大肠埃希菌肠炎（enterohemorrhage escherichia coli enteitis，EHEC）

EHEC能引起人的血性腹泻者目前公认有O157∶H7、O26∶H11和O111等三个血清型，而O157∶H7则是占绝大部分。据美国3个医院统计，O157∶H7占当地腹泻病原菌的第3~4位。1996年日本发生O157∶H7肠炎流行，震惊日本全国并引起世界关注。日本为我国近邻，我国政府对此也高度重视，并设置了全国监视网。我国1986年、1990年分别从江苏徐州及山东莱州腹泻患者中检出O157∶H7菌株。1989年北京儿童医院和加拿大合作采用同位素探针DNA斑点杂交试验在门诊腹泻病儿中检测221例，发现EHEC15例，其中1例证实为O157∶H7，健康对照组108例发现EHEC6例，为带菌者。近年来，在我国局部地区也曾发现过O157∶H7肠炎小暴发，并有重症病例死亡。报道病例虽为数不多没有引起大暴发，亦应引起警惕。

（1）临床表现：O157∶H7肠炎主要的临床症状，典型患者有三大特征：①特发性、痉挛性腹痛；②血性粪便（血水便或脓血便）；③低热或不发热。严重者可导致溶血尿毒综合征及血栓性血小板减少性紫癜等两大并发症。

溶血尿毒综合征有三大症状：①急性肾衰竭；②血小板减少；③溶血性贫血。是由类志贺氏毒素引起，原来病死率50%，应用肾透析后病死率降至10%左右。

血栓性血小板减少性紫癜临床表现五联症：①发热明显；②血小板减少；③溶血性贫血；④肾功能异常（血尿、蛋白尿等）；⑤神经系统症状（头痛、谵妄、轻瘫、昏迷）。发生数少，但病死率高，可达70%。

（2）实验室检查

1）大便常规检查：一般表现为血水样便，镜检可见红细胞，也可表现为脓血性，镜检可见多量白细胞和红细胞。

2）粪便培养：检出出血性大肠埃希菌O157∶H7是确诊的重要依据。

（3）诊断：临床表现三大特征：①特发性、痉挛性腹痛；②血性粪便（血水便或脓血便）；③低热或不发热。出现以上特征性症状结合周边疫情可得出初步诊断，确诊需依据粪便培养。

严重合并症的诊断：溶血尿毒综合征的诊断在腹泻的基础上符合三大症状。血栓性血小板减少性紫癜的诊断在腹泻的基础上符合临床表现五联症。

（4）预后：本病是一种自限性疾病，自然病程5~7天。大多数患者经过对症治疗很快痊愈，只有发生两种合并症者预后严重。会带来严重后果或死亡。该肠炎致死的原因是类志贺氏毒素的作用，治疗的重点不仅要清除病原菌更重要的是要清除毒素，防止严重合并症的产生。

5. 艰难梭菌肠炎（又称伪膜性肠炎）　目前把它看作是抗生素相关性肠炎，病原菌为艰难梭菌（clostreidium difficile），该菌是正常人带有的共生菌，平时并不致病。由于滥用抗生素杀死了体内益生菌，使耐药性较强的艰难梭菌暴发增长引起伪膜性肠炎。

（1）临床表现：主要引起小肠及结肠黏膜急性坏死性炎症，并有伪膜形成。诱因是滥用抗生素及腹部手术。腹泻常发生在抗生素治疗后的第2~9天或手术后5~20天。临床表现有高热、中毒症状重（嗜睡、萎靡、谵妄），腹泻粪便为黄稀便、水样便，或水样黏液便，可有伪膜脱落，少数为血便，可伴有痉挛性腹痛，有时有压痛和反跳病，需与急腹症鉴别。严重者并发脱水、急性肾衰竭、休克或弥散性血管内凝血（DIC）等。确诊依据粪便作厌氧菌培养，分离出难辨梭状芽孢杆菌。及时诊断甚为重要，因艰难梭菌耐药性严重，仅对灭滴灵与万古霉素有效。

（2）诊断依据：①有以下情况者，需要高度警惕：抗生素暴露史，使用胃酸抑制剂，胃肠喂养装置（例如胃肠造瘘术或空肠造口管），恶性肿瘤，造血细胞或实体器官移植，炎性肠病，免疫缺陷病，腹部手术史等；②粪便外观水样带大量黏液，并见有脱落的伪膜，镜检可见多量白细胞；③乙状结肠镜检查可见伪膜性炎症；④对于临床高度考虑艰难梭菌感染的患者可进行艰难梭菌检测：大便标本检测艰难梭菌毒素或产毒性艰难梭菌，毒素检测是诊断的金标准。其他还有厌氧菌培养、抗原检测、基因检测等，但可用的检测方法不能鉴别是定植还是感染，需结合临床。

6. **金黄色葡萄球菌肠炎** 是近年来发现的严重感染性腹泻的一种，金黄色葡萄球菌也是肠道共生菌的一种，平时并不致病，本病发生于较长期应用抗生素的病儿，由于菌群紊乱、微生态失衡，导致金黄色葡萄球菌暴发增长感染，诱发本病。其中最严重者为耐甲氧西林金黄色葡萄球菌（MRSA），耐药性非常强，病死率高，多发生在院内感染。

（1）临床表现：高热中毒症状严重，嗜睡、昏迷、面色苍灰。病情进展快，可合并粪便稀水带黏液，量极多呈海蓝色，可见脱落的肠黏膜。常合并血流感染，感染难以控制，病情进展快，可很快发展为感染性休克或呼吸衰竭而死亡。

（2）诊断依据：①临床症状特殊，高热中毒症状严重，病情进展快，可并发感染性休克或呼吸衰竭。②粪便外观稀水带黏液，量极多呈海蓝色，可见脱落的肠黏膜。涂片镜检，可见大量革兰氏阳性球菌。③确诊依据粪便及血培养葡萄球菌阳性。培养出致病菌并做药物敏感试验，及时明确诊断甚为重要。

【治疗】

（一）脱水的预防与治疗

1. 脱水的评估（表 3-22）

表 3-22 评估患者脱水状况

表现程度	轻度脱水	中度脱水	重度脱水
失水量	5%（50ml/kg）	5%~10%（50~100ml/kg）	>10%（100~120ml/kg）
神态	精神稍差，略有烦躁不安	精神萎靡，烦躁不安	昏睡，昏迷
眼眶、前囟	稍凹陷	明显凹陷	深陷
皮肤	皮肤略干弹性稍差	干燥苍白弹性较差	皮肤发灰发花干燥弹性极差
口唇黏膜	略干燥	干燥	极干燥
眼泪	有	少	无
尿量	稍少	明显减少	极少或无
末梢循环	正常	四肢稍凉	四肢厥冷、脉弱、休克

2. **预防脱水** 从患儿腹泻开始，就给予口服足够的液体以预防脱水。母乳喂养儿应继续母乳喂养，并且增加喂养的频次及延长单次喂养的时间；混合喂养的婴儿，应在母乳喂养基础上给予ORS或其他清洁饮用水；人工喂养儿选择ORS或食物基础的补液如汤汁、米汤水和酸乳饮品或清洁饮用水。2002年WHO建议采用低渗RO-ORS（reduced osmolality oral rehydration salt 为1/2张）不仅治疗效果好，可减少大便量、缩短病程，并可防止出现高钠血症。建议在每次稀便后补充一定量的液体（<6个月者，50ml；6个月~2岁者，100ml；2~10岁者，150ml；10岁以上的患儿能喝多少给多少）直到腹泻停止。

3. **轻至中度脱水** 口服补液及时纠正脱水，应用ORS，用量（ml）= 体重（kg）×（50~75），4小时内服完；密切观察患儿病情，并辅导母亲给患儿服用ORS液。

以下情况提示口服补液可能失败：①持续、频繁、大量腹泻[>10~20ml/(kg·h)]；②ORS液服用量不足；③频繁、严重呕吐；如果临近4小时，患儿仍有脱水表现，要调整补液方案。4小时后重新评估患儿的脱水状况，然后选择适当的方案。

严重脱水或伴休克：①静脉输液：采用静脉用的糖盐混合溶液（须在医院进行）：先以2∶1等张液（2份生理盐水和1份1.4%碳酸氢钠）或生理盐水20ml/kg，于10~30分钟内静脉推注或快速滴注以迅速增加血容量，若休克无改善，可再予一剂10~20ml/kg，改善循环和肾脏功能，血压短时间难以恢复正常必要时可加用血管活性药；在扩容后根据脱水性质补充，等渗性脱水选用2∶3∶1液，

1/2 张液:2∶3∶1 液 =0.9% 氯化钠液:10% 葡萄糖:1.4% 碳酸氢钠(或 1/6M 乳酸钠);低渗性脱水选用 4∶3∶2 液,2/3 张液:4∶3∶2 液 =0.9% 氯化钠液:10% 葡萄糖:1.4% 碳酸氢钠(或 1/6M 乳酸钠)或 1∶1 加碱液 =0.9% 氯化钠液 100ml+10% 葡萄糖 100ml+5% 碳酸氢钠 10ml(2/3 张,相当于 4∶3∶2 溶液,便于配制),按 80ml/kg 继续静脉滴注,先补 2/3 量,婴幼儿 5 小时,较大儿童 2.5 小时;在补液过程中,每 1~2 小时评估 1 次患者脱水情况,如无改善,则加快补液速度;婴儿在补液后 6 小时,儿童在补液后 3 小时重新评估脱水情况,选择适当补液的方案继续治疗;一旦患儿可以口服(通常婴儿在静脉补液后 3~4 小时,儿童在静脉补液后 1~2 小时),即给予 ORS。②鼻饲管补液:重度脱水时如无静脉输液条件,立即转运到就近医院进行静脉补液,转运途中可以用鼻饲点滴方法进行补液。液体采用 ORS 液,以 20ml/(kg·h)的速度补充,如患儿反复呕吐或腹胀,应放慢鼻饲点滴速度,总量不超过 120ml/kg。每 1~2 小时评估 1 次患者脱水情况。

（二）低钠血症

当血钠<120mmol/L 时,可用高渗盐水纠正,初始可给予 3%NaCl 3~5ml/kg,将血清钠提高约 2.5~4mmol/L;如症状无缓解,可重复上述剂量,速度为 1~2ml/(kg·h)。所需钠(mmol)=［130- 实测血钠(mmol/L)］× 体重(kg) × 0.6。在 4 小时内可先补给计算量的 1/2~1/3,余量根据病情演变情况调整。需特别注意:严重低钠血症时,24 小时内血清钠的纠正速率不应超过 8mmol/L,以免发生渗透性脱髓鞘综合征损害脑功能。有酸中毒者使用碳酸氢钠或乳酸钠时,其中的钠也应计算在内。

（三）低钾血症

重度脱水患儿一般需采用氯化钾,每天 200~300mg/kg,分 3~4 次口服,或配成 0.15%~0.3% 浓度由静脉均匀输入,速度切忌过快,并需待有尿后才能静脉给钾。

（四）低钙血症

佝偻病患儿在输液同时即给口服钙片或钙粉,每次 0.5g,每天 3 次,若出现手足搐搦症,立即给 10% 葡萄糖酸钙 10ml,稀释后缓慢静脉滴注。

（五）补锌

急性腹泻病患儿能进食后即予以补锌治疗,大于 6 个月的患儿,每天补充含元素锌 20mg,小于 6 个月的患儿,每天补充元素锌 10mg,共 10~14 天。元素锌 20mg 相当于硫酸锌 100mg,葡萄糖酸锌 140mg。补锌作用:①有利于缩短病程;②能减轻疾病严重程度;③能增强免疫功能;④有助于防止愈后再复发;⑤能改善食欲、促进生长发育。

（六）继续喂养

通常不主张禁食。母乳喂养儿继续母乳喂养,小于 6 个月的人工喂养患儿可继续喂配方乳,大于 6 个月的患儿可继续食用已经习惯的日常食物,如粥、面条、稀饭、蛋、鱼末、肉末、新鲜果汁。鼓励患儿进食,如进食量少,可增加喂养餐次。避免给患儿喂食含粗纤维的蔬菜和水果,以及高糖食物。病毒性肠炎常有继发性双糖酶(主要是乳糖酶)缺乏,对疑似病例可暂时给予改为低(去)乳糖配方奶,时间 1~2 周,腹泻好转后转为原有喂养方式。

（七）控制感染

1. 抗感染药物应用原则　急性水样泻患者,排除霍乱后,多为病毒性或产肠毒素性细菌感染,不应常规使用抗菌药物;轻、中度腹泻患者一般不用抗菌药物。以下情况考虑使用抗感染药物:①发热伴有黏液脓血便的急性腹泻;②持续的志贺菌、沙门菌、弯曲菌感染;③感染发生在婴幼儿、免疫功能低下者、血流感染或有假体患者;④中、重度的旅行者腹泻患者。可先根据患者病情及当地药物敏感情况经验性地选用抗感染药物。研究表明,有适应证的重度细菌感染性腹泻患者,在培养结果和药物敏感试验结果明确之前采取经验性抗菌治疗,可缩短 1~2 天的病程。但应结合药物不良反应、正常肠道菌群是否被抑制、是否诱导志贺毒素产生,以及是否增加抗菌药物耐药性等情况来权衡利弊。EHEC 引起的腹泻患者是否使用抗菌药物宜慎重决定。由于出血性肠炎为一种自限性疾病,抗菌药物的使用并不能够缩短病程或住院时间,因而不主张使用抗菌药物。目前认为抗菌药物的应用还可能使细菌释放的志贺样毒素增多,增加 HUS 的发生率。尤其要避免使用可能有肾毒性的抗菌药物,如氨基糖苷类抗菌药物。

2. 抗菌药物的选择　应用抗菌药物前应首先行粪便标本的细菌培养,以便依据分离出的病原体及药物敏感试验结果选用和调整抗菌药物。若暂无培养和药物敏感试验结果,则应根据流行病学史和临床表现,经验性地推断可能的感染菌,同时参照所在区域公布的细菌药物敏感数据选择抗菌药物。对有适应证的社区获得性细菌感染性腹泻病，经验性抗菌治疗可以缩短1~2天的病程。

(1)霍乱：首先要做好液体疗法，同时采用诺氟沙星10~15mg/(kg·d)，或强力霉素(多西环素)首剂4mg/(kg·d)，以后2mg/(kg·d)顿服，3~7天为一疗程。也可选用复方磺胺甲噁唑、阿奇霉素。儿童尚可用第三代头孢菌素静脉滴注。

(2)痢疾：因病情危重一般静脉输入三代头孢菌素如头孢噻肟或头孢三嗪等控制感染。国内经验中毒型痢疾要及时采用山莨菪碱(654-2)为主综合疗法，可把病死率降低到1%以下，否则会造成不必要的死亡。

(3)出血性大肠埃希菌O157∶H7肠炎：该肠炎致死的原因是类志贺氏毒素引起的并发症，应用抗生素有发生HUS的危险，目前治疗主流观点是限制使用抗生素，如果无发热和血性腹泻的治疗主要是补液、避免止泻、不用抗生素，如果伴有发热和血性腹泻，有菌血症的风险，用阿奇霉素10mg/(kg·d)，静脉注射或口服，每天一次，连续三天。

(4)鼠伤寒(婴儿)沙门菌肠炎：对常用抗生素耐药率高，可选用环丙沙星，磷霉素。重症选用三代头孢霉素如头孢噻肟钠，每天100~150mg/kg，静脉滴入。对重症患儿要注意合并症休克及DIC的治疗。

(5)艰难梭菌肠炎：应立即停用一般抗生素，选用甲硝唑每天25~40mg/kg，分3次口服，或万古霉素每天40mg/kg，分4次口服(用万古霉素注射剂500mg+灭菌用水6ml配制放冰箱冷藏，可保存14天)，或每天16~24mg/kg，分2~3次静脉滴注。

(6)金黄色葡萄球菌肠炎：停原用抗生素，应根据药敏试验结果选用适当抗菌药。可选用新型青霉素Ⅱ 50~100mg/(kg·d)，分2次静脉滴注，或头孢噻肟钠100~150mg/(kg·d)，或头孢三嗪100~150mg/(kg·d)。如查明为耐甲氧西林葡萄球菌(MRSA)肠炎，则对各种青霉素及头孢菌素耐药，应选用万古霉素40mg/(kg·d)，分4次口服，或10~40mg/(kg·d)，分4次静脉滴注；或去甲万古霉素口服40mg/(kg·d)，分3~4次。静脉滴注16~24mg/(kg·d)治疗，备选利奈唑胺治疗。

(7)寄生虫所致腹泻病：少见。蓝氏贾地鞭毛虫和阿米巴感染可使用甲硝唑、替硝唑；隐孢子虫感染主要见于免疫功能低下者，可给予大蒜素。

(8)真菌性肠炎：应根据病情酌情停用原用抗菌药物，并结合临床情况选择适宜的抗真菌药物。

(八)其他治疗方法

对于已经发生了溶血尿毒综合征或肾衰竭的患者，则应及早采用血浆置换及肾替代治疗，可使病死率下降；对于血栓性血小板减少性紫癜则采用血浆置换有较好的疗效。

采用黏膜保护剂治疗可缩短病程，如蒙脱石散。可应用微生态制剂，如双歧杆菌、乳酸杆菌等。通常不主张应用止泻或止吐药。避免使用止泻剂，因可能增加毒素吸收。可酌情使用抗分泌药物，如消旋卡多曲，对肠毒素性腹泻有一定疗效。

可采用中医治疗：采用辩证方药、针灸、穴位注射及推拿等。

【医院内预防隔离措施】

1. 肠道门诊的设施　因感染性腹泻患儿有传染性，不能与普通患儿混在一起看病：①儿童医院和综合性大医院应设肠道门诊，配备专门诊室、厕所与化验员。最好挂号、收费、取药也分开。小医院至少也要设肠道病专室或专桌。②肠道门诊要配备专职医生、护士与卫生员。医护人员要穿隔离衣，看完患者要肥皂流动水洗手。③肠道门诊要有严格的消毒制度：每天要用新洁尔灭或84液作表面消毒并配合紫外线灯照射每天1~2次。肠道门诊每个月至少一次，采用过氧乙酸烟熏消毒。④患儿的粪便或尿尿布要经过漂白粉消毒。⑤夏季在规定时间内腹泻患儿粪便要做霍乱检测。⑥感染性腹泻患儿应立即填报传染病卡片。⑦如发现霍乱、出血性大肠埃希菌肠炎O157∶H7要填好传染病卡片并立即电话通报上级卫生部门。

2. 感染性腹泻病病房设施　感染性腹泻患儿不能与普通患儿混住一起，否则易引起交叉感染。儿童医院或综合医院应设肠道病病房，至少也要设肠道病病室。要求：①定期(至少每季度一次)采取工作人员双手及环境物品标本10~20份送细菌培养，监测病房污染率。②感染性腹泻新患者入院最好先放单间检疫，立即做快速检验诊断。如发现鼠伤寒与婴儿沙门菌患儿要放入单间严格隔离，工作人员入内要穿隔离室衣、帽、鞋。③腹泻病房工作人员应有良好的卫生习惯，每次检查完患儿一定要用肥皂洗手。医疗用具用后均需用 84 液消毒。④患儿屎尿布及被服不能丢弃地面。粪便需经漂白粉消毒后再倒弃。衣服、被单用高压蒸气灭菌，或煮沸 15~20 分钟，或用 0.3% 过氧乙酸浸泡 30~60 分钟。⑤儿科病房要有严格的消毒制度：每天要用新洁尔灭或 84 液作表面消毒并配合紫外线灯照射每天 1~2 次。各病室每个月至少 1 次，夏秋腹泻流行季节每个月 2 次采用过氧乙酸烟熏消毒。

（刘春峰）

第十四章　营养缺乏性疾病

第一节　硫胺素缺乏症

【概述】硫胺素缺乏症(thiamine deficiency)是因营养素中长期缺乏硫胺素而致的疾病,或称脚气病(beriberi)。硫胺素主要存在于酵母、豆类、猪肉、糙米、全谷类等食物中,而在白米或小麦粉等经过精加工的白色谷物中含量很低,因为加工过程会导致硫胺素损失。硫胺素分子在高 pH 值和高温环境下会变性,因此,烹煮、烘焙和罐装某些食物以及巴氏消毒均会破坏硫胺素。奶制品、水果和蔬菜中硫胺素的含量较少。硫胺素缺乏最常见于以精米(抛光米)或精加工的谷物为主要膳食来源的人群以及一些难民。膳食中硫胺素缺乏可导致 2 种临床表型:婴儿脚气病和 Wernicke-Korsakoff 综合征。

【病因】营养良好的母亲其母乳中可提供足够的硫胺素,大多数婴幼儿和大龄儿童的均衡饮食中也可摄取足量硫胺素而无须额外补充。硫胺素缺乏主要有以下原因:

1. **摄入不足**　谷物中的硫胺素约 80% 存在于谷物的外皮和胚芽中。如加工过度,去净外皮和碾掉胚芽则硫胺素大量丢失。另外淘米过分,烹调加热时间过长,或加入苏打都会造成硫胺素的损失及破坏。故在以大米为主食的地区易发生硫胺素缺乏,长期摄取以大量碳水化物为主食而缺乏肉食及豆制品的不均衡膳食者亦易致病。多种慢性疾病如厌食、呕吐使硫胺素摄入减少。接受全胃肠外营养未添加多种维生素的小儿,2~3 周后可发生硫胺素缺乏。

2. **吸收减少**　慢性腹泻、肠道寄生虫可降低硫胺素在十二指肠及小肠的吸收;肝功能有损害时可干扰硫胺素在体内的利用;某些药物如吡啶硫胺、羟基硫胺、安颇利胺、氯乙基硫胺等均为硫胺素的拮抗物质。

3. **需求增加**　甲状腺功能亢进、感染或高温、剧烈运动、孕妇、授乳等条件下均增加体内对硫胺素的需求;危重症、肿瘤(白血病)接受化疗、AIDS 等使硫胺素消耗增加,若不及时补充,亦易发病。

4. **其他**　常食生鱼及贝类者,因其含硫胺素酶可分解硫胺素;医源性硫胺素缺乏可见于静脉营养。

【临床表现】摄入不足 2~3 个月后即可出现硫胺素缺乏表现。早期症状不典型,常表现为疲劳、冷漠、易怒、抑郁、嗜睡、注意力不集中、厌食、恶心、胃肠道不适等。易被忽视,随着病情进展,可现脚气病的一系列典型表现,婴儿期脚气病常突然发作,病情危重。

1. **婴儿脚气病**　婴儿脚气病在 2~3 月龄时有明显的临床表现,常见于膳食中硫胺素缺乏的母亲母乳喂养的婴儿。其临床特征多样,心脏受累出现于脚气病的后期,最初征象是轻度发绀、呼吸困难,继而迅速出现心力衰竭表现,如烦躁、心动过速、第三心音、奔马律、心动过速、肝大,尚有意识障碍及惊厥。全身性水肿和下肢水肿、浆膜腔积液和静脉曲张常见。本病特征性的改变为高排低阻型心力衰竭,舒张压明显降低,可低于 60mmHg(8kPa),收缩压变化较小,脉压增宽,动静脉血氧差缩小。右心室扩大,心电图表现为 Q-T 间期增宽,T 波倒置和低电压。心脏受累主要表现为心肌细胞扩大和心肌脂肪变性。年龄较大的婴儿可能有类似无菌性脑膜炎的神经系统症状,包括躁动、无声哭喊、呕吐、眼球震颤、无目的性运动、意识改变和痫性发作,但脑脊液分析结果无异常。

2. **Wernicke-Korsakoff 综合征**　是硫胺素缺乏导致的一种极为严重的神经系统并发症。这一术语是指两种不同的综合征,分别代表该病的不同阶段。这两种综合征并不是独立的，而是同一疾病的两个阶段，有着不同的症状和体征。Wernick 脑病（Wernicke's encephalopathy，WE）是一种急性综合征，需要紧急治疗以防止死亡和神经系统并发症。Korsakoff 综合征（Korsakoff syndrome，KS）是一种慢性神经系统疾病，通常是 WE 造成的，其特征为短期记忆受损和虚构症，而其他认知功能基本正常。

【诊断】 根据有硫胺素摄入不足、吸收减少等病史，结合临床表现及辅助检查诊断。

（一）心型脚气病

1. 患儿或其乳母有长期（>3 个月）的硫胺素相对或绝对缺乏。

2. 心脏增大，伴窦性心律（通常为心动过速）、充血性心力衰竭。

3. 伴周围神经炎。

4. 伴周围性水肿。

5. ECG 呈非特异性 ST 段和 T 波改变，对硫胺素的治疗反应迅速。

6. 红细胞转酮醇酶活性明显降低，TPP%>15%，或尿硫胺素<50μg。如无前述测定条件，经硫胺素试验性治疗后患儿的心血管功能迅速改善（12 小时或更短），也是硫胺素缺乏的有力佐证。

7. 排除其他病因的心脏病。

（二）脑型脚气病

1. 患儿和/或其乳母有硫胺素的绝对或相对缺乏。

2. 有 Wernicke 脑病表现。

3. MRI 或 CT 检查见基底节区对称性的低密度灶。

4. 红细胞转酮醇酶活性明显降低，TPP%>15%，或尿硫胺素<50μg。如无上述测定条件，经硫胺素治疗后患儿眼肌麻痹迅速改善（12 小时或更短），可作为硫胺素缺乏的有力证据。

5. 脑脊液常规、生化及病原学检查均正常。

6. 硫胺素治疗显效迅速。

7. 除外其他原因的脑病。

【鉴别诊断】

1. **Leigh 脑病**　常染色体隐性遗传病，常见于婴幼儿，部分病例对硫胺素治疗初始有效应，但脑部病变更广泛，以脑干（98%）、脊髓（74%）最为显著，硫胺素继续用药后病情反而加重。

2. **亚急性坏死性脑脊髓病（SNE）**　症状与本病相似，硫胺素治疗亦可使其缓解，硫胺素测定可以鉴别。

3. **病毒性脑炎**　有消化道症状等前驱史，可有神经定位表现，37.1%~80% 脑脊液检查“正常”，但以硫胺素作试验性治疗无效。

4. **Wilson 病**　有神经及精神表现，血清铜蓝蛋白降低、尿铜增加，K-F 环可阳性，同时伴其他系统的损害。

5. **先天性心脏病**　多有生长迟缓、体重不增、喂养困难、反复呼吸道感染病史，在合并感染时易致充血性心力衰竭，多伴有呼吸系统前驱症状、心脏杂音等进行鉴别，用洋地黄制剂可控制心衰。

6. **其他**　如 CO 中毒、霉变甘蔗中毒等，有相应的病史可循。

【治疗】 以心血管病变为主要表现的婴幼儿治疗效果显著，对以神经系统症状为主要表现者起效较慢且往往不能完全改善。

（一）病因治疗

针对原发疾病或诱因进行治疗并改善饮食营养。

（二）硫胺素治疗

无胃肠道功能紊乱，口服硫胺素治疗是有效的方法，硫胺素 10mg/d，用 1 周；第 2 周起给予 3~5mg/d，直至临床症状消失。乳母无论有无硫胺素缺乏症状同时口服硫胺素，待患儿痊愈后改为维持量。心型脚气病患者必须尽早抢救。常用吸收快且作用较持久的优硫胺，首剂 50~100mg 肌内注射或静脉注射。以后宜隔 3~4 小时重复用药，直至心力衰竭控制后，改为每天 2~3 次，维持治疗 1 周。硫胺反应性巨幼细胞性贫血或其他硫胺素依赖性疾病需要用大剂量硫胺素治疗（100~200mg/d）。与疾病相关的贫血对硫胺素治疗敏感，胰岛素相关性糖尿病通过硫胺素治疗后得到有效控制。

（三）对症治疗

脚气病患者往往合并有其他复合维生素 B 缺乏，因此，需同时补充复合维生素 B 治疗。吸入氧气，静脉滴注适量 5% 碳酸氢钠等。

（四）注意事项

在治疗过程中应该注意以下事项。

1. 心型脚气病禁止静脉推注高渗葡萄糖，可导致心搏突然停止。

2. 不宜注射可拉明、山梗菜碱等呼吸兴奋剂，以防使机体耗氧量增加，反使抽搐加剧。不宜使用洋地黄控制脚气病心衰。

3. 禁用糖皮质激素，因其可使血糖升高、乳酸和酮酸被氧化的作用受阻而病情恶化。

4. 一般不宜静脉注射，如紧急情况下需要静脉使用时须根据说明书使用。

5. 用硫胺素治疗后，食欲缺乏、水肿和心力衰竭等症状可在24小时内消失，但周围神经病变和心肌损害则往往需数周至数月之后才逐渐恢复。

6. 给予硫胺素维持量，以免病情复发。

【预防】

1. 母乳喂养的婴幼儿，母亲饮食中摄入足量的硫胺素可以有效预防婴幼儿硫胺素缺乏，婴幼儿配方奶粉中均含有硫胺素的推荐摄入量。

2. 添加辅食，各种饮食包括肉类、多种或全麦谷物可提供丰富的硫胺素。

3. 当主食是精白米时，在饮食中需额外添加豆类和/或坚果类。将大米蒸熟或在碾磨前蒸带壳大米，可保留硫胺素和其他维生素。提高烹饪技术，如保留蒸汽水，减少粮食淘洗次数，缩短烹调时间均可避免硫胺素在食物制备过程中的丢失。

4. 人体不能制造硫胺素，贮存量也相当少，因而须经常性地补充，食物如玉米、小米、绿豆、豌豆、木耳、紫菜、鱼虾、酸奶、红枣、水果等均富含硫胺素。

5. 对并存吸收障碍及消耗增加的患儿，在积极去除病因的同时，应适当增加硫胺素的供给；对长期全胃肠外营养者，应加用5mg/d的硫胺素，并定期监测血丙酮酸、乳酸水平。

（钟　燕）

第二节　维生素C缺乏病

【概述】 维生素C（ascorbic acid，抗坏血酸）缺乏病是由于长期缺乏维生素C所引起的全身性疾病，现一般少见，但在缺少青菜、水果的北方牧区，或城、乡对人工喂养儿忽视辅食补充，特别在农村边远地区，仍因喂养不当而致发病。人体内不能合成维生素C，维生素C缺乏可导致胶原纤维形成障碍，细胞间结合质减少，毛细血管脆性增加，可有出血倾向，骨样组织形成停滞，易致骨折、骨骺或者骨膜下出血。

抗坏血酸是α-酮基内酯的烯醇形式，其结构极其近似于葡萄糖。许多显示出抗坏血酸生物活性的化合物都被统称为维生素C。除了灵长类动物、豚鼠和果蝇之外，大多数哺乳动物都能用葡萄糖合成维生素C。抗坏血酸通过能量依赖性主动运输过程在远端小肠被吸收。通常最高达100mg/d的膳食剂量几乎能被完全吸收。随着膳食浓度的增加，吸收比例会降低；治疗剂量（>1 000mg/d）可导致吸收率<50%。抗坏血酸的血液浓度受肾脏排泄的调节。过量的抗坏血酸会被肾小球过滤，并经肾小管重吸收至预定的阈值。脱氢抗坏血酸是抗坏血酸代谢的氧化产物，被动地穿过细胞膜，是红细胞和白细胞优先吸收的抗坏血酸形式。抗坏血酸在垂体、肾上腺、脑、白细胞和眼中的浓度最高。

抗坏血酸是一种可逆性生物还原剂（电子供体），对维持含有铁和铜的多种酶的活性很重要。抗坏血酸参与了以下生物过程：脂肪酸运输、胶原合成、神经递质合成、前列腺素代谢及一氧化氮合成。胶原合成过程该步骤受阻会导致伤口愈合受损、牙齿形成缺陷，以及成骨细胞和成纤维细胞功能障碍。它或许能减轻炎症反应，甚至减轻脓毒综合征。抗坏血酸可能促进强效血管扩张剂一氧化氮的合成。

【病因】 日常饮食中缺乏维生素C可导致维生素C缺乏病的发生。主要的原因为：

1. **摄入不足**　孕母营养适当的情况下婴儿出生时会有适宜的维生素C储备，故3个月以下婴儿发病较少。但是孕母饮食缺乏维生素C，新生儿也可患维生素C缺乏病。新鲜动物乳所含维生素C比人乳少，牛乳中含量一般只有人乳的1/4，经储存、消毒灭菌及稀释等程序后，所存无几。因此，用牛乳、羊乳或未强化乳粉、奶糕、面糊等喂养的婴儿，如不按时补充维生素C、水果或蔬菜，易致缺乏。年长儿如饮食中缺乏新鲜蔬菜、水果可致维生素缺乏。

2. **需要量增加**　生长活跃时，体内组织的维生素C含量相对不足。早产儿生长发育较快，维生素C的需要量大，应予较多补充。新陈代谢增加时，维生素C的需要量增加。急慢性感染性疾病如腹泻、痢疾、肺炎、结核等病时，维生素C需要量都增加。

3. **其他因素**　过度加热，维生素C被破坏。如长期摄入大量维生素C，其分解代谢及肾脏排泄增加以降低血浆维生素 C 浓度，如突停用大量维生素 C 可发生维生素 C 缺乏病，患有糖尿病、获得性免疫缺乏综合征、短肠综合征和慢性腹泻的患者即使摄入充足的维生素 C 仍可导致维生素 C 缺乏病。由于疾病导致的新生儿喂养延迟，也可能出现维生素 C 的缺乏。全肠外营养（TPN）的患者，肠外营养液中推荐足月儿给予维生素 C 80mg/d，早产儿 25mg/（kg·d），静脉注射。

【临床表现】

1. **全身症状**　起病缓慢，常出现激惹、软弱、倦怠、食欲减退、体重减轻及面色苍白等一系列非特异性症状，也可出现呕吐、腹泻等消化道紊乱症状，早期不易引起注意。

2. **局部症状**　下肢因骨膜下出血而出现肿痛，尤以小腿部最为常见。肿胀多沿胫骨骨干部位，压痛显著，皮温高但不红。患部保持特殊位置：髋部及膝关节屈曲，小腿外展如蛙状，不愿移动，呈假性瘫痪。由于剧痛，深恐其腿被触动，见人走近，便发生恐惧而哭泣。

3. **出血症状**　全身任何部位可出现大小不等和程度不同的出血，最常见者为骨膜下出血及牙龈黏膜下出血。

（1）长骨骨膜下出血：多发生在股骨下端和胫骨近端，膝部与踝部局部皮肤可见瘀点和瘀斑。

（2）牙龈出血：最重要和最早的表现是牙龈发炎、出血和肿胀。绝大多数见于已经出牙或正在出牙时。上切牙部位最为显著，也可见于正在萌出的磨牙或切牙等处，牙龈呈紫红色，肿胀光滑稍加按压便可溢血。如继发奋森氏菌感染，可引起局部坏死、腐臭与牙齿脱落，口腔黏膜亦可见出血或瘀斑。若颞颌关节内有出血，则在张、闭口时有疼痛。

（3）眼睑或结膜出血：眼部形成青紫色，眼窝部骨膜下出血可使眼球突出。

（4）其他部位出血：其他部分的皮肤亦可出现瘀点。病程晚期，偶有胃肠道、生殖泌尿道和脑膜出血，约 1/3 患者的尿中出现红细胞，但肉眼很少见到血尿。

4. **其他**　年长儿有时表现皮肤毛囊角化，婴儿常伴有巨幼红细胞贫血，由于叶酸代谢障碍所致，可能同时也缺乏叶酸；因影响铁的吸收与利用，亦可合并缺铁性贫血。

【诊断】　好发年龄（3~18 个月），典型的维生素 C 缺乏病具有明显的症状，诊断较易。隐性与早期坏血病因缺乏特异性症状诊断较难，应结合病史、临床表现及其他检查，作综合判断。

（一）病史

早产儿、人工喂养婴儿未添加含维生素 C 的辅食，或乳母饮食缺乏新鲜蔬菜或水果等。日常饮食中缺乏维生素 C 者 1 周至 3 个月就可能发生维生素 C 缺乏病。

（二）X 线检查

是诊断的重要依据，四肢长骨 X 线检查特征性改变为肋串珠、Frankel 线（干骺端一条白色致密的临时钙化线）、Wimberger 环（环绕中央稀薄骨化中心的一条白色粗钙化线）、坏血病线（邻近 Frankel 线的低密度横带），以及坏血病的特异性表现如鸟嘴症、干骺端横向骨刺。随病程进展，可见以下几种变化：

1. 骨皮质变薄，骨小梁结构萎缩，导致骨干透明度增加，如毛玻璃样。

2. 上述的稀疏点或稀疏缝增大，成为全宽度的黑色带，称“维生素 C 缺乏病带”。

3. 骨化中心亦如毛玻璃样，其周围绕以明显的白色环线，与骨干端相近处最为稠密。

4. 在骨骺端两侧线与增厚的骺线相连处，出现细小骨刺，由于它的位置伸向侧面，称“侧刺”。

5. 骨膜下出血处的阴影，使受累的长骨形如杵状或梭状，有时在长骨的两个远端出血，则形成哑铃状，经治疗后其轮廓更较清楚。

6. 在严重病例，还可出现骨骺与骨干分离和错位。

7. 肋骨前端增宽，其顶端圆突如压舌板状。

（三）实验室检查

对维生素 C 缺乏病诊断的帮助远不如 X 线检查简便。

1. **血浆维生素 C 浓度**　禁食后血浆的维生素 C 浓度>6mg/L（0.6mg/dl），可排除维生素 C 缺乏病，标本必须在收集后的 48 小时内测定。血浆维生素 C 水平随饮食摄入不同而变化，不能真实地反应体内维生素 C 储存量。但较低的浓度也不能证实维生素 C 缺乏病的存在，临床症状往往与血浆维生素 C 的浓度并不平行。

2. **白细胞-血小板层维生素 C 浓度**　通过草酸处理的血液经过离心沉淀出现的血块黄层，测定其维生素 C 浓度，是一较好证实维生素 C 缺乏的方法。其浓度正常值为 280~300mg/L（28~30mg/dl），当其含量降到零值，虽无临床症状，亦表明为隐性维生素C缺乏病。

3. **维生素C耐受试验**　维生素C 20mg/kg置于生理盐水制成4%溶液，静脉注射。如4小时后尿标本维生素C量>15mg/L（1.5mg/dl），可以排除维生素C缺乏病。

4. **维生素C排泄量**　给予患儿维生素C，然后测量尿液维生素C含量，正常值为20~40mg。坏血病患者尿液中维生素C排泄量减少。

5. **尿负荷试验**　口服维生素C 500mg，测定4小时尿中总维生素C含量，<5mg为不足，5~13mg为正常，>13mg为充裕。

6. **维生素C诊断性治疗**　用维生素C治疗有特效，可用以协助诊断维生素C缺乏病。最好的确诊方法为经维生素C治疗后，症状改善。肌肉痛和自发性出血在治疗2~3天后改善，牙龈病变在治疗2~3周后得到改善，骨病和瘀斑可在治疗几周后痊愈。

【鉴别诊断】

1. **化脓性关节炎**　多见于单侧肢体，并有局部红肿与灼热，全身症状显著，多有高热、中毒现象及白细胞增加。

2. **风湿性关节炎**　少见于2~3岁以下婴儿，且为游走性，主要表现在小关节，不伴有出血倾向。

3. **脊髓灰质炎**　可有发热，表现为弛缓性瘫痪，无肿痛。此时疼痛已不明显，且长骨X线检查无病理征象。

4. **血小板减少性紫癜**　表现为全身皮肤出血，血小板减少。

5. **过敏性紫癜**　表现为双下肢对称性皮肤青紫瘀斑，血小板正常。

6. **血友病**　出血和凝血时间及其他凝血试验和家族史予以鉴别。

7. **婴儿骨皮质增生症**　其周身症状及病变累及四肢骨骼可有压痛与维生素C缺乏病相似，但血沉增快及血清碱性磷酸酶增高，发病年龄多在生后6个月期间，维生素C缺乏病则多在6个月以后。

【治疗】

1. **维生素C治疗**　轻症患儿给予维生素C，每天3次，每次100~150mg口服。重症患者及有呕吐、腹泻或内脏出血症状者，应改为静脉注射，1次注完1天量。维持1个月或直到症状消失。

2. **对症治疗**　骨骼病变明显的患儿，应安静少动，以防止骨折及骨骺脱位。牙龈出血者应注意口腔清洁。同时维生素C含量丰富的食物。酌情适量补充维生素D、叶酸等。经治疗后轻症一般在1~2天内局部疼痛和触痛减轻，食欲好转，约4~5天后下肢即可活动，7~10天症状消失，约3周内局部压痛全消失。骨髓病变及骨膜下出血所致血肿的恢复需时较长，重者需经数月消失，一般不致发生畸形。

【预防】　体内不能合成维生素C，需通过饮食获取，维生素C的最佳食物来源有柑橘类水果及果汁、青椒、草莓、甜瓜、西红柿、菜花和绿叶蔬菜。

1. **孕妇和乳母**　维生素C的需要量约为每天80~100mg，可以保证胎儿和婴儿获得足够的维生素C。因此，饮食需含维生素C丰富的食物，如新鲜蔬菜和水果等。

2. **新生儿期**　母乳维生素C含量高，初生儿鼓励母乳喂养。

3. **婴幼儿期**　母乳喂养儿6个月可添加辅食，如萝卜汁、白菜汤、菜泥等。

4. **维生素C摄入量**　0~6个月为40mg/d，6~12个月为50mg/d，1~3岁为15mg/d，4~8岁为25mg/d，9~13岁为45mg/d，14~18岁为65~75mg/d。母孕期和哺乳期推荐摄入量分别为85mg/d和120mg/d。但在感染性疾病及腹泻时，维生素C的需要量将增加。吸烟或暴露于吸烟环境下的儿童，维生素C的需要量也增多。

（钟　燕）

第三节　婴儿手足搐搦症

婴儿手足搐搦症多见于6个月以内小婴儿，冬春季多见。主要由于维生素D缺乏、甲状旁腺代偿功能不足，致血中游离钙降低，神经肌肉兴奋性增高，引起局部或全身肌肉抽搐、喉痉挛等，故又称维生素D缺乏性手足搐搦症（tetany of vitamin D deficiency）或佝偻病性低钙惊厥。目前因预防维生素D缺乏工作的普遍开展，维生素D缺乏性手足搐搦症已较少发生。

【病因和发病机制】　血清钙离子浓度降低是本病的直接原因。正常小儿血清总钙浓度稳定在2.25~2.75mmol/L（9~11mg/dl），以蛋白结合钙、弥散钙、枸橼酸钙三种形式存在，三者中以钙离子生物活性最强。当血清总钙量低于1.75~1.88mmol/L

(7~7.5mg/dl) 或游离钙低于 1mmol/L (4mg/dl) 时，神经肌肉兴奋性增高，出现惊厥或手足搐搦。

维生素 D 缺乏时机体出现甲状旁腺功能低下的原因尚不清楚。维生素 D 缺乏时，血钙降低，甲状旁腺代偿性分泌甲状旁腺素增多，以维持血钙正常，当维生素 D 持续缺乏，甲状旁腺功能反应过度而疲惫或甲状旁腺代偿功能不全时，血钙即不能维持正常水平，发生低钙血症。

此外，导致血钙降低的因素：春夏季户外活动增多，使体内维生素 D 合成骤增，或用维生素 D 治疗之初，使未钙化的骨骼加速钙化，血钙大量沉着于骨骼，骨骼钙化加速，旧骨脱钙减少，血钙下降；年龄因素，6 个月以内婴儿生长发育最快，需要钙质较多，若饮食中供应不足，加之维生素 D 缺乏即易发病；母亲妊娠时缺乏维生素 D、未成熟儿与人工喂养儿容易发病；长期腹泻或梗阻性黄疸，使维生素 D 与钙的吸收减少，致血钙降低；维生素 D 缺乏症初期，若甲状旁腺未能代偿其血钙的降低，以致血磷正常而血钙降低，临床上出现低血钙症的表现而骨骼变化不显著；感染、发热、饥饿时，由于组织分解，磷从细胞内释出，血磷升高，使血钙下降；血液 pH 值升高时，如过度换气所致的呼吸性碱中毒，碱性溶液注射过量或酸中毒被纠正时，可加速钙离子在骨中沉积，致血钙降低。

【临床表现】 同时存在低钙血症和程度不等的活动期佝偻病表现。

1. 典型症状

(1) 惊厥：一般为无热惊厥，突然发作，表现为肢体抽动，双眼上翻，面肌痉挛，意识暂时丧失，大小便失禁等。发作停止后多入睡，醒后活泼如常。每天发作次数不定，每次持续数秒至数分或更长。轻者仅有惊跳或短暂的眼球上窜，意识清楚。多见于婴儿期。新生儿可只有屏气，面肌抽动或双眼凝视等。

(2) 手足搐搦：以较大婴儿、幼儿及儿童多见。表现为双手腕屈曲，手指伸直，拇指内收贴近掌心，足踝关节伸直，足趾强直下曲，足底呈弓状。

(3) 喉痉挛：主要见于婴儿。声门及喉部肌肉突发痉挛引起吸气性呼吸困难和喉鸣，严重者可发生窒息死亡。6 个月以内的小儿有时可表现为无热阵发性发绀，应高度警惕。

2. 隐性体征

(1) 面神经征 (Chvostek 征)：用指尖或叩诊锤叩颧弓和口角间的面颊部 (第 7 脑神经孔处)，出现眼睑及口角抽动为面神经征阳性。正常新生儿可呈假阳性。

(2) 腓反射：用叩诊锤叩击膝部下外侧腓骨小头处的腓神经，腓反射阳性者足部向外侧收缩。

(3) 陶瑟征 (Trousseau 征)：用血压计袖带如测血压样绕上臂，使血压维持在收缩压与舒张压之间，5 分钟内被试侧的手出现痉挛症状属陶瑟征阳性。

【诊断】 婴儿出现无热惊厥，抽后神志清楚，无神经系统阳性体征者，或较大幼儿及儿童出现手足搐搦者应首先考虑本病。如有引起低钙的原因，维生素 D 缺乏史，或已有佝偻病症状及体征者均有助于诊断。血清钙低于 1.75~1.88mmol/L (7.0~7.5mg/dl) 或离子钙低于 1.0mmol/L (4mg/dl) 则可确诊。静脉注射钙剂有效可作为诊断性试验治疗。

【鉴别诊断】

1. 其他无热惊厥性疾病

(1) 低血糖症：多发生于清晨空腹时，常有进食少或感冒、腹泻史，可出现惊厥、昏迷。血糖常低于 2.2mmol/L (40mg/dl)。口服糖水或静脉注射葡萄糖液后立即好转。

(2) 婴儿痉挛症：于婴儿期发病，发作时突然头及躯干前屈，上肢前屈内收握拳，下肢屈曲至腹部，呈点头哈腰状，伴意识障碍，发作数秒至数十秒自停，伴智力减退，脑电图示高幅异常节律波。血清钙正常，钙剂治疗无效。

(3) 低镁惊厥：常见于新生儿及婴儿，多为人工喂养，并有摄食不足或患腹泻史，也可由于遗传性镁吸收缺陷所致。当血清镁低于 0.58mmol/L (1.4mg/dl) 时即可出现低镁惊厥，表现为知觉过敏，触觉及听觉的刺激可引起肌肉震颤、手足搐搦、甚至惊厥及心律紊乱。25% 硫酸镁，每次 0.1~0.2ml/kg，深部肌内注射，每天 2 次，1~2 天内见效。临床上，对用钙剂治疗无效的无热惊厥，应考虑低镁惊厥的可能。

(4) 甲状旁腺功能减退：多见于较大儿童，临床表现为间歇性惊厥或手足搐搦，常数天或数周发作 1 次，主要特点为低血钙、高血磷、碱性磷酸酶正常或稍低，颅骨 X 线可见基底核钙化灶。

2. 本病可在感染情况下诱发，注意与某些感染性疾病鉴别。

(1) 急性喉炎：喉痉挛应与急性喉炎鉴别，后者表现为声音嘶哑伴犬吠样咳嗽、吸气性呼吸困难，可突然发作，多伴发热等上呼吸道感染症状，无低钙症状和体征，血钙正常，钙剂治疗无效。

(2) 中枢神经系统感染：脑炎、脑膜炎等多有发热和感染中毒症状，精神萎靡，食欲缺乏等，颅内压增高体征及脑脊液改变有助鉴别。体弱、年幼儿反应差，有时可不发热。

【治疗】 控制惊厥，解除喉痉挛，迅速补充钙剂，使血钙快速升至正常，然后给予维生素 D，使血钙、磷代谢恢复正常。

1. 急救处理

(1) 迅速控制惊厥或喉痉挛：地西泮每次 0.1~0.3mg/kg，肌内或缓慢静脉注射，或 10% 水合氯醛，每次 40~50mg/kg，保留灌肠。

(2) 氧疗：惊厥发作时立即吸氧，喉痉挛时应先将舌头拉出口外，做人工呼吸或加压给氧，必要时行气管插管，保持呼吸道通畅。

2. 钙剂治疗　迅速提高血钙浓度，10% 葡萄糖酸钙 5~10ml 加入 10% 葡萄糖溶液 10~20ml 静脉滴注或缓慢静脉注射（10 分钟以上），重症者每天可重复 2~3 次，直到惊厥停止后改为口服钙剂。不可皮下或肌内注射钙剂。

3. 维生素 D 治疗　维生素 D 每天 50~100μg（2 000~4 000IU）口服，重症病例或口服吸收困难可采用维生素 D（5 万 ~30 万）IU 肌内注射。1 个月后改为预防量。

（罗海燕）

第十五章　泌尿系统疾病

第一节　急性肾小球肾炎

急性肾小球肾炎(acute glomerulonephritis)简称急性肾炎,是以血尿、尿少、水肿和高血压为主要表现的肾小球疾病,是小儿泌尿系统常见的疾病。一般起病较急,起病前1~3周多有上呼吸道或皮肤前驱感染,溶血性链球菌感染最常见,占80%左右,也可在其他如葡萄球菌感染后出现。病程多在1年以内,如能及时诊治,预防急性循环充血、高血压脑病、急性肾衰竭发生,预后大多良好,绝大多数完全恢复,少数(1%~2%)可迁延不愈而转为慢性肾炎。

【病因与发病机制】 本病是A组β溶血性链球菌感染后免疫反应引起的弥漫性肾小球炎性病变,其发病机制已基本清楚。并非所有链球菌均能致病,按细胞壁上M蛋白来分,1、2、3、4、12、18、25、49型都是可以导致肾炎的菌株,其中12和49型最常见。

致肾炎的链球菌的某种蛋白成分作为抗原,刺激机体产生相应抗体,在体内形成抗原抗体复合物,沉积在肾小球并激活补体,引起一系列免疫损伤和炎症。至于链球菌的哪种蛋白起抗原作用一直有争议,曾认为内链球菌素(endostreptocin)是致病抗原,还有认为肾炎菌株相关蛋白(nephritogenic strain-associated protein)和前吸收抗(preabsorbing-Ag)是致病抗原,但这些细菌蛋白仅在少数患者肾小球中发现,因此不可能是主要致病抗原。最近Batsford等发现几乎所有患者肾小球中均有显著的链球菌致热外毒素(streptococcal pyrogenic exotoxin B,SpeB)的沉积,说明SpeB可能是急性链球菌感染后肾小球肾炎的致病抗原。

此外,某些链球菌株可通过神经氨酸苷酶的作用或其产物如某些菌株产生的唾液酸酶,与机体的免疫球蛋白(IgG)结合,改变其免疫原性,产生自身抗体和免疫复合物而致病。

【病理生理】 急性链球菌感染后肾小球肾炎的病理特点是弥漫性毛细血管内渗出性增生性肾小球肾炎。这些病变使肾小球毛细血管腔变窄甚至完全闭塞,导致肾小球血流量减少,肾小球滤过率减低,水钠潴留,细胞外液容量增加。临床上出现少尿、水肿、高血压,严重者发生循环充血、高血压脑病、急性肾衰竭。免疫损伤和炎症导致肾小球基底膜受损,血浆蛋白和红细胞、白细胞通过肾小球毛细血管壁渗出到肾小球囊中,临床上出现血尿、蛋白尿和白细胞尿。免疫损伤和炎症还导致全身毛细血管通透性增加,血浆蛋白渗出到组织间质,使间质蛋白质含量增高,达10g/L,故多表现为非凹陷性水肿。

【临床表现】

(一) 发病年龄、性别与季节

1. **年龄**　好发于3~12岁小儿,以学龄期儿童居多,华中科技大学同济医院统计7岁以上儿童占65.4%。

2. **性别**　男女均可发病,男性多见。

3. **季节**　全年均可发病,但春季、晚秋多发。

(二) 典型症状

一般都有链球菌感染的前驱病史,如上感、扁桃体炎、脓皮病等,经过1~3周潜伏期后出现以下典型症状。

1. **水肿**　是本病最常见也是最早出现的症状,轻重不等,轻者仅眼睑、面部少许水肿而重者水肿可涉及全身,为非凹陷性,甚至可有胸水、腹水。一般持续1~2周,水肿随尿量增加而消失。

2. **少尿**　一般每天尿量在200~400ml左右,尿色深。少尿标准:学龄儿童每天尿量<400ml,学龄前儿童<300ml,婴幼儿<200ml或每天尿量少于250ml/m^2;无尿标准:每天尿量<50ml/m^2。此时应警惕急性肾衰竭发生。

3. **血尿**　此为患儿就诊最多的原因,一般为镜下血尿,仅表现尿色深。约一半患儿有肉眼血尿,小便似浓茶;烟灰水样或洗肉水样。持续1~3周消失,而显微镜下血尿可延至半年,甚至1年才消失。

4. **高血压**　见于70%的病例。不同年龄组高血压的标准不同：学龄儿童≥130/90mmHg（17.3/12kPa），学龄前期儿童≥120/80mmHg（16/10.7kPa）；婴幼儿≥110/70mmHg（14.7/9.3kPa）为高血压。多数患儿在起病初期有高血压，患儿有头昏、眼花、恶心、呕吐。有时出现烦躁不安，应警惕高血压脑病发生。一般持续1~2周，随尿量增加、水肿消退而缓解。

5. **其他**　部分患者可出现腰痛及尿痛症状，高血压明显时常伴有头晕、头痛、恶心、呕吐和食欲缺乏等。

（三）严重症状

1. **循环充血及心力衰竭**　由于水钠滞留可导致血容量增加，表现为呼吸增快、心脏增大、肝脏肿大。严重时出现急性左心衰，表现端坐呼吸、频咳、吐粉红色泡沫痰。两肺底出现湿性啰音，心界扩大，心率加快，有时呈奔马律。患儿面色灰白，四肢发凉。如抢救不及时可因急性肺水肿迅速死亡。

2. **高血压脑病**　由于血压上升过高、过快所致。血压可高达20~26/14~18kPa（150~200/105~135mmHg）。表现剧烈头痛、频繁呕吐、眼花失明。严重时可出现惊厥、昏迷。

3. **急性肾衰竭**　常出现于疾病初期（1~2周），由于少尿或尿闭所致。表现头昏、乏力、恶心、呕吐、呼吸深快。血尿素氮升高、尿比重低。尿渗透压低、尿钠升高。如及时治疗病情可迅速好转。如果持续无尿则示病情严重。

【诊断】

（一）明确的前驱病史

上感、扁桃体炎或脓皮病及一定的前驱期（1~4周）。

（二）临床主要表现

水肿、少尿、血尿、高血压。但临床上约1/3患者可无高血压；部分患儿仅有水肿、高血压而无尿改变，故临床上凡具备两种主要表现即可诊断。

（三）辅助检查

1. **尿检查**　早期蛋白及白细胞较多，红细胞>5/高倍视野，白细胞>10/高倍视野，并可见多种管型（颗粒管型和/或透明管），后渐改变为以红细胞为主。

2. **血液检查**　可出现轻度贫血，肾功能不全时可出现中—重度贫血。血沉大多增快，少数甚至在100mm/h以上，一般1~3个月恢复正常。

3. **链球菌感染的证据**　80%以上感为前驱症状和50%以脓疱疮为前驱症状的患者有血清抗溶血素O抗体（ASO）水平增高，一般在感染后2~3周开始升高，3~5周达高峰，半年内恢复正常。皮肤感染后发病者ASO升高不多，但常有抗脱氧核糖核酸酶B（anti DNAse B）和抗透明质酸酶滴度升高，这些酶活性的增高都是链球菌感染的证据。

4. **免疫学检查**　血清总补体（CH_{50}）和补体3（C_3）水平的下降是诊断急性肾小球肾炎的关键，但下降水平与病变程度及预后无关；血清r球蛋白和免疫球蛋白IgG水平常增高、血清补体4（C_4）水平正常或轻度降低。降低的血清补体3多在1~2月内恢复正常，但少数3个月才恢复正常。

5. **肾活检**　早期表现为毛细血管内渗出性、增生性炎症，内皮细胞及系膜细胞增生，上皮下见沉积物并且呈驼峰样，后期以轻度系膜增生为主。严重患者可出现大量新月体。

6. **其他**　肾功能及电解质在一般病例为正常，合并肾功能不全时出现异常。ECG可表现为低电压、T波低平等改变。X线还可发现心影轻度增大，超声检查可见双肾正常或弥漫性肿大。

【鉴别诊断】

1. **尿路感染**　女孩多见，患儿常伴有发热、尿频、尿急、尿痛等症状；尿液检查以白细胞增多为主。有时可见成堆脓细胞；中段尿培养可获阳性结果。

2. **急进性肾炎**　半数以上患儿起病时同急性肾炎，但病情迅速进展，少尿加剧，肉眼血尿持续超过1个月，血沉明显增快，肾功能急剧恶化，贫血进行性加重，预后恶劣。

3. **慢性肾炎急性发作**　起病前常有肾炎病史，前驱症感染后很快（不到1周）即出现肾炎症状，常有难治性贫血，蛋白尿、血尿长期不消失，肾功能不良，预后差。

【治疗】　本病主要治疗为清除残余病原、对症及保护肾功能。

（一）一般治疗

1. **休息**　卧床休息直至水肿消退、血压正常及肉眼血尿消失。血沉正常后可上学，但尿Addis计数正常前应控制活动量。

2. **饮食**　急性期宜限制水、盐及蛋白质摄入量。盐摄入量控制在1~2g/d水平，伴肾功能不全时蛋白质摄入量宜减少。

（二）抗生素

主要目的为清除残余病菌，可用青霉素（20万~30万）U/（kg·d）或红霉素30mg/（kg·d）静脉滴注治疗1~2周。疑有其他病原时，可加用其他抗生素。

（三）对症治疗

1. **利尿** 轻度浮肿者可选用氢氯噻嗪［1~2mg/（kg·d）］和螺内酯［2mg/（kg·d）］口服。口服利尿剂效差或重度水肿患者可静脉滴注或肌内注射呋塞米1~2mg/kg。

2. **降压** 首选硝苯地平（0.25~0.5mg/kg，每天3~4次）口服或舌下含服。如血压仍不能控制可用尼卡地平（0.5~1mg/kg，每天2次）、氨氯地平、卡托普利［1~2mg/（kg·d），每天2~3次］、苯那普利、贝那普利、福辛普利等，还可使用哌唑嗪（0.02~0.05mg/kg，每天3~4次）口服。

（四）重症病例治疗

1. **急性肾功能不全** 维持水电解质及酸碱平衡，加强利尿，呋塞米每次3~5mg/kg。

2. **严重循环充血** 以利尿剂为主。伴明显高血压时，也可试用血管扩张剂，如硝普钠［1~2μg/（kg·min）］。上述治疗无效时可用血液滤过、血液透析或腹膜透析治疗。

3. **高血压脑病** 首选硝普钠静脉滴注，输注速度为1~5μg/（kg·min），最大量<8μg/（kg·min），使用时应避光，以免药物见光分解，存放4小时后药物应丢弃。也可用二氮嗪（3~5mg/kg）或佩尔地平［0.5~6μg/（kg·min）］静脉注射。对惊厥者可用地西泮（0.3mg/kg）静脉注射或苯巴比妥（5~8mg/kg）肌内注射治疗。

（五）肾上腺皮质激素治疗

一般患者不宜用肾上腺皮质激素，以免加重水钠潴留及高血压。对于持续大量蛋白尿者或临床病理有慢性化趋势患儿，可口服泼尼松治疗，剂量1~2mg/（kg·d），并逐步减量，疗程以1~2个月为宜。对于肾活检有大量新月体的患者可先以甲泼尼龙冲击治疗（20~30mg/kg），然后改为泼尼松口服治疗。

（六）恢复期治疗

在肉眼血尿、水肿、高血压消失后，可用中药如六味地黄丸（每次6g，每天3次口服）或白茅根（每天20g，煎服）等治疗，直至镜下血尿消失。

（周建华）

第二节 急进性肾小球肾炎

急进性肾小球肾炎（rapidly progressive glomerulonephritis，RPGN）简称急进性肾炎，系急进性肾炎综合征。临床上急性起病，出现血尿、蛋白尿、管型尿、水肿、高血压并且持续性少尿或无尿，呈进行性肾功能不全，最终在数月内（3个月左右）出现尿毒症。由于其主要的病理改变是广泛的肾小球新月体形成，因此，RPGN也常从病理角度被叫作“新月体性肾炎”。此外，RPGN多在2~3个月内出现肾衰竭，因而从肾衰出现时间上也有时被称之为“亚急性肾小球肾炎”。本病在儿童时期发病率较低，一般约占小儿肾小球肾炎的2%左右。

【病因与发病机制】 RPGN包含了由多种原因所致的一组疾病，如原发性急进性肾小球肾炎、继发于全身性疾病的急进性肾小球肾炎，以及在原发性肾小球病的基础上形成广泛新月体的新月体肾小球肾炎。

急进性肾炎根据免疫病理可分为三型，其病因及发病机制各不相同：按肾活检免疫荧光结果，本病可分为三型：Ⅰ型：肾小球抗基底膜抗体型，由于抗肾小球基底膜抗体与肾小球基底膜抗原相结合激活补体而致病，荧光下IgG和C_3呈线性沉积，血中抗肾小球基底膜抗体阳性，可有肺出血，因此也被称为Goodpasture综合征。Ⅱ型：免疫复合物型，因肾小球内循环免疫复合物的沉积或原位免疫复合物形成，激活补体而致病。此型患者常有前驱上呼吸道感染史，提示其致病抗原可能为某些病原体，免疫荧光下IgG、C_3呈颗粒状沉积。Ⅲ型：非免疫复合物沉积型：免疫荧光阴性，现在血中发现抗中性粒细胞胞质抗体（ANCA）阳性，因此也被称为ANCA相关性肾炎。

有些肾脏疾病如系统性红斑狼疮、过敏性紫癜、IgA肾病，甚至极少数急性链球菌感染后肾炎也可表现为急进性肾炎，它们一般表现为Ⅱ型（免疫复合物型）。

【病理】 肾脏体积常增大，病理类型为新月体肾小球肾炎。光镜下通常以广泛的肾小球囊腔内有大新月体形成为主要特征，病变早期为细胞新月体，后期为纤维新月体。Ⅰ型即抗基膜抗体肾炎，此型约占30%，新月体多，预后最差；Ⅱ型为原发性免疫复合物性肾炎，此型约占50%，预后较

Ⅰ型为好；Ⅲ型在免疫荧光镜下肾小球无免疫球蛋白沉积，此型约占 20%。

【临床表现】

1. 本病多发生于年长儿童，男孩多于女孩，但Ⅲ型女孩多于男孩。1/3~1/2 有前驱病病史，表现为病前 2~3 周内出现发热、乏力、关节痛、肌痛等上感症状或非特异表现。

2. 起病初期与急性肾小球肾炎类似，表现为水肿、少尿、血尿、蛋白尿、高血压等。但 2~3 周后，上述症状不仅不能缓解，反而加剧，出现持续性少尿、严重高血压及循环充血。

3. 肾功能在 2~3 个月内进行性减低，并出现尿毒症及酸中毒的表现，如恶心、呕吐、厌食、面色苍白、皮肤瘙痒、鼻出血、紫癜、呼吸深大、精神萎靡、表情淡漠。

4. **各种引起 RPGN 的原发病表现**　如由过敏性紫癜所致者，可出现双下肢伸侧对称性紫癜、腹痛、便血、关节痛等症状；由系统性红斑狼疮所致者，可出现多系统受损的表现；由 Goodpasture 综合征所致者，可出现咯血等症状。

【诊断和鉴别诊断】

（一）诊断要点

1. 既往无肾炎病史，发病较急。

2. 临床表现类似急性肾炎，典型病例具有急性肾炎综合征的表现。

3. 病情进行性恶化，数周至数月后即进入肾衰竭期。

4. 肺出血肾炎综合征患者还有咳嗽、咯血、肺间质炎症等表现。

急进性肾炎是一组不同疾病引起的综合征，如链球菌后肾小球肾炎、肺出血 - 肾炎综合征、狼疮性肾炎、结节性多动脉炎、韦格纳肉芽肿、过敏性紫癜肾炎等，确定其原发病有一定的意义。急进性肾炎的可靠诊断还有赖于病理组织学检查。

（二）辅助检查

1. **尿液分析**　常见肉眼血尿、大量蛋白尿、白细胞尿及管型尿，尿比重及渗透压降低。

2. **血常规检查**　多有严重贫血，白细胞及血小板可正常或增高。

3. **肾功能检查**　表现为血尿素氮、肌酐浓度进行性升高，肌酐清除率明显降低。

4. **免疫球蛋白检查**　多增高，表现为 γ- 球蛋白增高、IgG 增高、C_3 可正常或降低。降低主要见于狼疮性肾炎、急性链球菌感染后肾炎的患者。

5. **血中抗肾小球基底膜抗体检查**　阳性主要见于 Goodpasture 综合征，还可通过 ELISA 定量检测抗肾小球基底膜抗体的浓度。

6. **抗中性粒细胞胞质抗体（ANCA）检查**　阳性见于 ANCA 阳性的 RPGN。ANCA 可分为 C-ANCA 及 P-ANCA，前者阳性主要见于坏死性血管炎，后者阳性主要见于特发性 RPGN。

7. **超声检查**　双肾明显肿大且皮质回声增强，皮髓质交界不清。

8. **肾活检**　是诊断本病最重要的手段。光镜下超过 50% 的肾小球形成新月体，而且新月体的体积占肾小球体积的 50% 以上则可诊断为新月体性肾炎。免疫荧光检查可进一步将新月体肾炎分型。

（三）鉴别诊断

1. **慢性肾炎急性发作**　对过去无肾炎病史，出现少尿、无尿及肾衰竭表现的慢性肾炎患者，应根据病情进展速度较慢、双侧肾影缩小等进行诊断。这些也有助于同急进性肾炎相鉴别。

2. **急性坏死性肾乳头炎**　可引起急性肾衰竭。但该病多并发于糖尿病患者，常有较明显的肾区痛及尿路刺激症，尿中白细胞数多，尿培养有致病菌等可资鉴别。

3. **急性肾小管坏死**　常有较明确的病因，血尿、蛋白尿较轻，多为低比重尿等，这些可借以鉴别。

【治疗】

1. **一般治疗**　卧床休息、低盐饮食等一般治疗与急性肾炎相同。肾衰后还应摄入低蛋白质饮食，每天热卡 55~60kcal/kg，以维持基础代谢及氮平衡。每天入量不可太多以减少负荷。利尿可使用呋塞米和氢氯噻嗪降压可选用硝苯地平（0.25~0.5mg/kg，每天 3~4 次）、普萘洛尔（0.5~1mg/kg，每天 3~4 次，可逐步加量）、哌唑嗪（0.02~0.05mg/kg，每天 3~4 次）、尼卡地平（0.5~1mg/kg，每天 2 次）、卡托普利（12mg/kg，每天 2~3 次）。

2. **肾上腺皮质激素**　首选肾上腺皮质激素冲击治疗，甲泼尼松龙（methylprednisolone）15~30mg/kg，总量每天<1g，溶于 100~200ml 或 10% 葡萄糖中静脉滴注，一般应在 1~2 小时内滴完，每天 1 次，连续 3 次为一疗程。3 天之后可开始第二疗程，隔日冲击一次，共冲击 3 次。然后改为泼尼松 2mg/（kg·d），隔天一次顿服。

3. **免疫抑制剂**　免疫抑制剂是必不可少的治疗药物，首选环磷酰胺。最初在Kincaid-smith提倡的四联疗法中，采用环磷酰胺口服治疗，现为环磷酰胺静脉冲击治疗，剂量为0.5~0.75g/m^2，间隔半个月至1个月冲击一次。

4. **血浆置换或免疫吸附**　血浆置换主要目的是清除致病抗体如抗肾小球基底膜抗体、免疫复合物、炎性因子等。每次置换50ml/kg，隔天一次，持续2周或直至血中抗基底膜抗体消失。免疫吸附主要选择性地清除各种IgG抗体，可连续吸附数次，直至血中抗体消失。

5. **抗凝治疗**　可用肝素[0.5~1mg/(kg·d)，每天1~2次]，疗程10~14天，可连用2~3疗程。还可选用低分子肝素，其出血及降血小板的副作用要小于肝素。病情稳定后改为华法林初始剂量2.5mg，每天3次，3~5天后按凝血酶原时间调整，共用6个月。

6. **抗血小板治疗**　可选择潘生丁5~8mg/(kg·d)，每天3次，可连续应用6个月。

7. **联合治疗**　四联疗法指采用泼尼松2mg/(kg·d)、环磷酰胺3mg/(kg·d)、肝素或华法林，以及潘生丁5~8mg/(kg·d)，四种药物口服联合治疗。现多改进为甲强及环磷酰胺冲击治疗后，采用泼尼松、潘生丁、肝素或华法林持续口服及环磷酰胺间断冲击治疗。

8. **肾脏替代治疗**　尿毒症或严重高K^+、严重循环充血时，可用腹膜透析或血液透析、肾脏移植治疗。Goodpasture综合征患者肾移植后，血中抗肾小球基底膜抗体可作用于移植肾引起复发，因此肾移植前需透析半年直至血中抗体阴转后才能进行。

9. **中药**　可用川芎嗪4mg/(kg·d)静脉滴注2~4周抗凝治疗，尿毒症前期可用生大黄0.3~0.5g/(kg·d)口服或保留灌肠治疗，还可试用尿毒清(每次5g，每天3次)。

（周建华）

第三节　肾病综合征

肾病综合征(nephrotic syndrome)是小儿泌尿系统疾病中最常见疾病之一，系指由多种原因引起肾小球基底膜通透性增高导致大量蛋白丢失，并出现低蛋白血症、高度水肿和高胆固醇血症的一组临床症候群。本病在儿童极为常见，发病率为5万分之一。常见为原发性肾病综合征，预后大多良好。

【病因与发病机制】　肾病综合征按病因可分为原发性、继发性和先天性三类。原发性肾病综合征至今病因不明，占小儿肾病综合征的90%。继发性肾病可由感染(HBV、HCV、HIV、急性链球菌感染后肾炎、疟疾)、过敏或中毒(接种乙脑疫苗后肾病、药物)、遗传性疾病(Alport综合征、甲膑综合征)、结缔组织病(SLE、过敏性紫癜等)、代谢性疾病(糖尿病、淀粉样变)、肿瘤等疾病引起。先天性肾病主要有芬兰型先天性肾病综合征及弥漫性系膜硬化。

原发性肾病综合征发病机制目前尚不明确，大量证据表明与免疫异常特别是细胞免疫异常有关：①发病常与过敏和感染有关；②麻疹感染后可自行缓解；③检测出免疫异常：血IgG、IgA、CD4/CD8下降，非微小病变型常见免疫球蛋白和/或补体成分肾内沉积；④患者外周血淋巴细胞培养上清液经尾静脉注射可致小鼠发生大量蛋白尿和肾病综合征的病理改变，表明T淋巴细胞异常参与本病的发病；⑤激素和免疫抑制剂治疗有效。

近年发现有些患者为遗传异常，足细胞裂孔膜分子如nephrin、CD2-AP、podocin、actinin-4等基因突变导致其表达异常，最终发生肾病综合征。

肾小球毛细血管壁结构或电化学改变可导致蛋白尿，实验动物模型及人类肾病的研究看到微小病变时肾小球滤过膜多阴离子丢失，致静电屏障破坏，使大量带阴电荷的中分子血浆白蛋白滤出，形成高选择性蛋白尿，滤过膜静电屏障损伤原因可能与细胞免疫失调有关。非微小病变型常见免疫球蛋白和/或补体成分肾内沉积，局部免疫病理过程可损伤滤过膜正常屏障作用而发生蛋白尿，因分子滤过屏障损伤，尿中丢失大中分子量的多种蛋白，往往形成低选择性蛋白尿。

【病理生理】

原发性肾脏损害使肾小球通透性增加导致蛋白尿，低蛋白血症、水肿和高胆固醇血症是继发的病理生理改变。

1. **低白蛋白血症**　血浆白蛋白由尿中大量丢失是造成低蛋白血症的主要原因，胃肠道也可有少量蛋白丢失，但并非低蛋白血症的主要原因。肝脏合成蛋白的速度赶不上丢失的速度最终导致低白蛋白血症。

2. **高脂血症**　患儿血清总胆固醇、甘油三酯和低密度、极低密度脂蛋白增高，其主要机制是低蛋白血症促进肝脏合成脂蛋白增加，其中的大分子脂蛋白难以从肾脏排出而蓄积于体内，导致了高脂血症。持续高脂血症，脂质从肾小球滤出，可导致肾小球硬化和肾间质纤维化。

3. **水肿**　水肿的发生与下列因素有关：①原发性水清除障碍；②低蛋白血症降低血浆胶体渗透压，当血浆白蛋白低于25g/L时，液体将在间质区潴留，低于15g/L则可有腹水或胸水形成；③水钠潴留：血浆胶体渗透压降低使血容量减少，刺激了渗透压和容量感受器，促使ADH和肾素-血管紧张素-醛固酮分泌、心钠素减少，最终使远端肾小管钠、水吸收增加，导致水钠潴留；④低血容量使交感神经兴奋性增高，近端肾小管Na^+吸收增加。

4. **其他**　患儿体液免疫功能降低与血清IgG和补体系统B、D因子从尿中大量丢失有关，也与T淋巴细胞抑制B淋巴细胞IgG合成转换有关。抗凝血酶Ⅲ丢失，而Ⅳ、Ⅴ、Ⅶ因子和纤维蛋白原增多，使患儿处于高凝状态。由于钙结合蛋白降低，血清结合钙可以降低；当25-(OH)-D_3结合蛋白同时丢失时，使游离钙也降低。另一些结合蛋白降低，可使结合型甲状腺素(T_3、T_4)、血清铁、锌和铜等微量元素降低；转铁蛋白减少则可发生低色素小细胞性贫血。

【病理】

小儿按肾脏穿刺病理检查可分为微小病变(MCN)、弥漫性系膜增生性肾炎(MsPGN)、局灶节段性肾小球硬化(FSGS)、膜性肾病(MN)及膜增生性肾炎(MPGN)等。儿童以微小病变最多，约占肾病综合征的92%，其次为MsPGN及FSGS。

临床又分为单纯性及肾炎性两种。从实验室检查结果看单纯性肾病有T细胞功能异常；肾炎性肾病患儿肾小球内可见到IgG和C_3沉积，说明本病与机体免疫功能紊乱有关。

病理所见单纯性肾病80%以上属微小病变型；肾炎性肾病为膜性增生病变型、膜性病变型、增生病变型及硬化型等。

【临床表现】　按临床表现可分为单纯性肾病及肾炎性肾病。

（一）单纯性肾病

初发病例多见于2~6岁，男孩多见。主要表现为水肿，开始于眼睑、面部继而全身，为凹陷性水肿，严重时可产生胸水、腹水及阴囊水肿。因水肿患儿面色苍白，精神萎靡不振，食欲缺乏，常伴腹泻、少尿。一般无血尿及高血压。

1. **尿液检查**　蛋白尿+++以上，24小时尿蛋白定量>100mg/kg。

2. **血液检查**　血浆白蛋白下降(<30g/L)；血蛋白电泳示白蛋白减低，α_2球蛋白增高；血胆固醇增高>5.7mmol/L；血清补体正常，IgG减低，IgM、IgE增加；BUN、Cr正常。

（二）肾炎性肾病

学龄儿童及婴儿多见，男孩多见。水肿可轻可重。血浆白蛋白轻度下降，α_2球蛋白、γ球蛋白增高；常伴血尿和/或高血压，部分患儿血清补体下降，肾功能不同程度损害。

多数肾病儿童不需要进行诊断性肾活检，但对临床或实验室证据支持肾炎性肾病者，以及对糖皮质激素治疗耐药或频繁复发者，需作肾活检明确病理类型。

【诊断与鉴别诊断】　诊断肾病综合征并不困难，根据大量蛋白尿和低白蛋白血症即可作出诊断，高度水肿和高脂血症并非诊断必备条件。

在诊断建立后，需明确该病是否继发于其他疾病，如部分非典型链球菌感染后肾炎、系统性红斑狼疮性肾炎、过敏性紫癜性肾炎、乙型肝炎病毒相关性肾炎及药源性肾炎等，在排除继发性病因后方可诊断原发性肾病综合征。

肾炎性肾病须具备下列四项之一：①血尿：2周内3次尿红细胞>10/HP；②氮质血症：BUN>10.7mmol/L，并除外由于循环血量不足所致者；③高血压：用激素前，学龄儿童≥130/90mmHg(17.3/12kPa)，学龄前儿童≥120/80mmHg(16.0/10.7kPa)，婴幼儿≥110/70mmHg(14.7/9.3kPa)；④血C_3降低。

有条件的医疗单位应开展肾活体组织检查以确定病理诊断。

【并发症】

1. **感染**　肾病患儿极易罹患各种感染，感染又是患儿久治不愈和复发的主要原因。常见为呼吸道、皮肤、泌尿道感染和原发性腹膜炎等，其中尤以上呼吸道感染最多见，占50%以上。呼吸道感染中病毒感染常见。细菌感染中以肺炎链球菌为主，结核分枝杆菌感染亦应引起重视。另外肾病患儿的医院感染不容忽视，以呼吸道感染和泌尿道感染最多见，致病菌以条件致病菌为主。

2. **电解质紊乱**　常见低钠血症、低钾血症、低钙血症。其临床表现分述如下：①低钠血症：

多为稀释性低钠，表现为精神和食欲差、口渴不欲饮、四肢湿冷、血压下降；严重时可因神经细胞内水肿出现头痛、反应迟钝、嗜睡、抽搐、昏迷等。②低钾血症：表现为恶心、呕吐、食欲缺乏、腹胀、肠鸣音减低肠麻痹、膝反射消失、四肢无力；严重时心音低钝、心脏扩大，甚至发生心室纤颤、心搏骤停。③低钙血症：主要表现为神经、肌肉兴奋性增高；如手足搐搦（手腕部屈曲、拇指内收，另4只手指伸直；足踝部伸直、内收）；严重时出现喉痉挛造成吸气性梗阻、有喉鸣，甚至出现全身抽搐。

3. **休克**　因间质水肿、大量蛋白尿、低白蛋白血症，造成血浆胶体渗透压下降，导致血容量下降引起休克。也有部分患儿因合并严重感染导致感染中毒性休克，出现皮肤发花、四肢厥冷、血压下降。

4. **血栓形成**　因血容量下降、血液浓缩、血流缓慢，加之使用皮质激素造成高凝，易发生血栓，以肾静脉血栓最常见，其次为下腔静脉等。

5. **急性肾衰竭**　5%的微小病变型肾病可并发急性肾衰竭。

6. **肾小管功能障碍**　除原有肾小球的基础病可引起肾小管功能损害外，由于大量尿蛋白的重吸收，可导致肾小管（主要是近曲小管）功能损害。可出现肾性糖尿或氨基酸尿，严重者呈Fanconi综合征。

7. **生长落后**　久治不愈的肾病患者往往有生长落后。

【治疗】

（一）一般治疗

适当休息，适量蛋白饮食，水肿明显时应限水并低盐，症状缓解后不必继续限盐，恢复正常饮食。水肿较重伴尿少者可使用利尿剂。伴有高血压者可用血管紧张素转换酶抑制剂如卡托普利或钙通道拮抗剂治疗。不主张以抗生素作预防性用药，但有细菌性感染时即应使用抗生素。常用的药物有青霉素类、红霉素、磷霉素钠、头孢菌素等。

（二）糖皮质激素治疗

糖皮质激素为肾病综合征治疗的首选药物，常用泼尼松，每天2mg/kg，最大量≤60mg/d，分次口服，持续4~6周，然后视尿蛋白情况改为每次2mg/kg，隔天晨间一次顿服，持续4周骤停（短程疗法）或逐渐减量，总疗程6个月至1年（中长程疗法）。激素减量时应注意激素撤减综合征发生，表现有精神差、食欲缺乏、腹痛及腹泻，严重时四肢凉、血压下降。一旦出现即应给以扩容，可使用低分子右旋糖酐每次10ml/kg（最大量每天不超过250ml）静脉滴注，或血浆每次5~10ml/kg静脉输注，同时氢化可的松每次5~8mg/kg静脉滴注。

长期超生理剂量使用糖皮质激素还可见以下副作用：①代谢紊乱，可出现明显库欣综合征貌、肌肉萎缩无力、伤口愈合不良、蛋白质营养不良、高血糖、尿糖、水钠潴留、高血压、尿中失钾、高尿钙和骨质疏松。②消化性溃疡和精神欣快感、兴奋、失眠，甚至呈精神病、癫痫发作等；还可发生白内障、无菌性股骨头坏死、高凝状态、生长停滞等。③易发生感染或诱发结核灶的活动。④急性肾上腺皮质功能不全或称激素撤减综合征。

（三）免疫抑制剂

有加强激素疗效和防止复发的作用，主要用于NS频繁复发，糖皮质激素依赖、耐药或出现严重副作用者，与小剂量糖皮质激素同时使用。常用药有环磷酰胺：一般每天剂量2.0~2.5mg/kg，分次口服，疗程8~12周，总量不超过200mg/kg。或用环磷酰胺静脉冲击治疗，剂量10~12mg/(kg·d)，加入5%葡萄糖盐水100~200ml内静脉滴注1~2小时，连续2天为1个疗程，嘱多饮水，每两周重复1个疗程，累积量<150mg/kg。环磷酰胺副作用有白细胞减少、秃发、肝功能损害、出血性膀胱炎等，少数可发生肺纤维化。应注意其远期性腺损害。病情需要者可小剂量、短疗程、间断用药，避免青春期前和青春期用药。

除环磷酰胺外，还可根据病理类型选用环孢素A、苯丁酸氮芥、硫唑嘌呤、吗替麦考酚酯及雷公藤多苷片等。

（四）纠正电解质紊乱

1. **低钠血症**　如血钠在120~130mmol/L，临床无明显症状时，可给予利尿剂、口服钠盐或静脉滴注0.9%氯化钠注射液治疗；如血钠在110~120mmol/L，临床出现低钠表现时应使用3%氯化钠每次12ml/kg静脉滴注，在严密观察下（一般情况、血压）先用半量，如一般情况好转，血压回升，以后再缓滴余下的半量，并监测血钠再定下步治疗措施。

2. **低钾血症**　如血钾在3.0~3.5mmol/L，临床表现不明显，可口服10%氯化钾5~10ml，每天2~3次；如血钾<3.0mmol/L，有低钾表现时，每天应给予氯化钾0.15~0.2g/kg，配成0.3%浓度静脉滴注。

3. **低钙血症** 用10%葡萄糖酸钙5~10ml静脉缓注，如有抽搐尚需用地西泮或苯巴比妥肌内注射。如仍无效应考虑低镁血症存在，应测血镁，血镁低时用25%硫酸镁每次0.25ml/kg，深部肌内注射，每6小时1次，每天3~4次，至症状得以缓解后停止。

(五) 抗凝治疗

由于肾病往往存在高凝状态和纤溶障碍，易并发血栓形成，需加用抗凝和溶栓治疗。常用双嘧达莫每天5~10mg/kg，分2~3次口服；肝素每次0.5~1mg/kg静脉注射，每天1~2次；尿激酶每天(0.2~0.4)万U/kg，可分2次静脉缓注，7~10天为一疗程。

(六) 免疫调节剂

一般作为糖皮质激素辅助治疗，适用于常伴感染、频复发或糖皮质激素依赖者。左旋咪唑2.5mg/kg，隔天用药，疗程6个月。副作用可有胃肠不适、流感样症状、皮疹、中性粒细胞下降，停药即可恢复。还可用具有免疫调节作用的中药制剂，如虫草、黄芪等。

(周建华)

第四节 溶血尿毒综合征

溶血尿毒综合征(hemolytic uremia syndrome，HUS)是一种以微血管病性溶血性贫血、血小板减少和急性肾衰竭为特征的临床综合征。主要见于婴幼儿及学龄期儿童，是儿童急性肾衰竭的常见原因之一。HUS可分为典型和非典型两种类型。典型HUS患者多有血样便、水样便等消化道前驱症状。非典型HUS(atypical HUS，aHUS)又分为原发性aHUS及继发性aHUS。前者多有家族史，且易复发；后者与感染、药物、代谢病、器官移植、恶性肿瘤等相关。

【病因及发病机制】

(一) 感染因素

感染是导致HUS的最常见病因。大肠埃希菌、志贺痢疾杆菌、伤寒杆菌，肺炎链球菌等感染，以及柯萨奇病毒、埃可病毒、EB病毒、人类免疫缺陷病毒等均可诱发本病。

1. **产志贺样毒素(STx)** 产生志贺样毒素(STx)的大肠埃希菌可诱发HUS，多见于大肠埃希菌O157：H7(60%)亚型，其他大肠埃希菌血清型(O104：H4、O26：H11、O103：H2、O121：H19、O145：NM、O111：H8)也可引起。患者多有血样便、水样便等消化道前驱症状，又称腹泻后HUS(post-diarrheal HUS，D+HUS)或流行性HUS。STx的B亚单位与靶细胞上的Gb3受体结合，导致微血管内皮细胞损伤，引发相应症状。

2. **肺炎链球菌** 由肺炎链球菌感染所致的HUS称肺炎链球菌相关的HUS(streptococcus pneumonia-associated HUS，SP-HUS)，临床上少见，国外报道其发生率为0.4%~0.6%。多见于肺炎链球菌19A亚型，其他血清型如3、6A、12F、14等亚型也可致病。患者常为小于2岁的儿童，以肺炎起病，合并脓胸及脓毒血症。肺炎链球菌产生的神经氨酸酶可水解红细胞、血小板、肾小球内皮细胞表面的N-乙酰神经氨酸，使得细胞表面的Thomsen-Friedenreich(TF)隐蔽抗原暴露，然后与机体IgM抗体结合引发抗原抗体反应，导致HUS一系列的临床表现。

(二) 补体调节功能紊乱

人体在正常情况下，补体C3持续活化并裂解为C3a和C3b，但由于自身调控机制的运作，正常人体中补体C3的活化裂解始终处于较低水平从而避免了补体旁路途径的过度活化而攻击自身组织。HUS患者补体旁路途径失控，C3裂解产生C3b后结合B因子，C3bB复合物(C3转化酶)能够促进C3裂解使更多的C3b生成，C3b片段结合C3转换酶后形成C5转换酶，作用于C5使其裂解为C5a和C5b，C5b依次结合C6、C7、C8、C9后产生膜攻击复合物(MAC)，MAC作用于微血管造成内皮细胞损伤从而形成血栓性微血管病变。

补体H因子(CFH)、I因子(CFI)及膜辅助蛋白(MCP)是调控补体旁路途径活性的3个最重要的调控蛋白，CFI在MCP等调控蛋白的协同作用下能抑制C3转化酶的形成。目前50%~70%的HUS患者被发现补体基因变异或体内有H因子自身抗体，提示补体调控蛋白基因突变导致相应蛋白的功能丧失是此类患者补体旁路途径异常活化从而致病的重要原因。

(三) ADAMTS13缺乏

*ADAMTS13*基因突变导致ADAMTS13酶活性下降，或患者体内存在ADAMTS13自身抗体，抑制ADAMTS13酶活性，导致HUS发病。

(四) 其他因素

1. **药物相关HUS** 通过过敏机制诱发的HUS，以奎宁、噻氯匹定、氯吡格雷等药物多见。

通过药物剂量相关毒性引起的HUS以丝裂霉素C、喷司他丁、环孢霉素A、长春新碱等抗肿瘤药物最为多见。

2. 自身免疫紊乱相关的HUS　许多自身免疫紊乱疾病，如系统性红斑狼疮、抗磷脂抗体综合征、系统性硬化症及结节性多动脉炎等。

3. 移植相关的HUS　骨髓、肾、肝等移植后可发生HUS，可能是由于移植相关并发症，如严重感染或急性移植物抗宿主病造成的。

【病理】　以多脏器微血管病变、微血栓形成为特点。肾脏是主要的受累器官。肾脏活检病理表现为广泛的肾小球血栓形成。主要有三种表现：①肾小球病变：系膜增宽，毛细血管壁增厚、内皮细胞肿胀、管腔狭窄、内皮下间隙扩大可出现双轨，可伴有广泛毛细血管微血栓形成；②肾小动脉病变：小叶间动脉血栓形成、动脉内膜水肿、肌内膜细胞增生，伴肾小球缺血性改变；③肾小球及肾动脉病变同时存在。免疫荧光检查可见IgM、C3及纤维素沉积在肾小球血管壁；电镜可见毛细血管内皮细胞增生、肿胀和脱落，管腔内有红细胞碎片、血小板和凝集的纤维素。无论以何种表现为主，均不伴有明显的细胞增生及炎性细胞浸润。

【临床表现】

主要发生于婴幼儿和儿童，男性多见。散发多见，偶见暴发流行，全年均可发病，高峰季节为晚春及初夏。

（一）前驱症状

典型HUS患儿起病初表现为腹痛、非血性腹泻，70%患儿1~2天后出现血性腹泻，并常伴有呕吐、发热、白细胞升高等，少数前驱症状为呼吸道感染，前驱期一般为3~12天（平均7天）。非典型HUS常有药物、感染（非产STx毒素的病原微生物）、移植、自身免疫性疾病等诱因，其中肺炎链球菌感染引起的HUS临床表现严重，可伴有呼吸窘迫、神经系统症状及昏迷等。也有病例无前驱症状。

（二）典型症状

前驱期后5~10天（可迟至数周）突然起病，出现三大临床征象：

1. 微血管病性溶血性贫血　突然出现面色苍白，黄疸（约占15%~30%），头昏、乏力，血尿或酱油色尿，腰背部酸痛等。实验室检查表现为血红蛋白降低（中重度贫血），外周血红细胞碎片阳性，网织红细胞升高，血清间接胆红素增高，乳酸脱氢酶增高。

2. 消耗性血小板减少　因血小板减少，表现为皮肤黏膜紫癜或瘀斑、便血，少数患者有视网膜出血、硬脑膜下血肿等。

3. 急性肾衰竭　90%以上的患儿会出现急性肾衰竭，表现为少尿、无尿、氮质血症、高血钾、酸中毒，少数伴有高血压，少尿可持续数日、数周，少数可达数月。

【实验室检查】

（一）血液检查

1. 贫血　迅速发生，表现为中、重度贫血，血红蛋白可降至30~50g/L，其程度与肾衰竭程度不一致。网织红细胞增高常在5%以上，有时可高达18%~22%。

2. 血管内溶血　网织红细胞、未结合胆红素水平明显升高，血涂片可见红细胞形态异常，表现为大小不等、嗜多染、三角形、芒刺状及红细胞碎片等。

3. 血小板降低　90%的患儿病例出现血小板减少，可低至10×10^9/L，平均值为75×10^9/L，大多在2周内恢复正常。

4. 白细胞数升高　见于85%的患者，可达$(20\sim30) \times 10^9$/L。

5. Coombs实验　通常为阴性，但肺炎链球菌感染相关的HUS可为阳性。

（二）尿液检查

常表现为镜下血尿，10%患者有肉眼血尿，程度不等的蛋白尿、白细胞及管型，严重溶血者可有血红蛋白尿。

（三）肝、肾功能检查

均有不同程度的损害。表现为血清谷丙转氨酶、谷草转氨酶增高，总胆红素、间接胆红素增高；血乳酸脱氢酶升高；血尿素氮、肌酐增高；常出现血钾升高、血钠下降、二氧化碳结合力下降。

（四）特殊的病原学检查

Stx HUS患者大便中可检出大肠埃希菌O157∶H7和Stx毒素，或培养出产Stx大肠埃希菌，血清学检查可发现Stx及O157内毒素抗体，常在腹泻后6天内可诊断。肺炎链球菌感染相关的HUS痰培养肺炎链球菌。

（五）肾活检肾脏病理

肾脏病理检查对不典型的HUS具有较大的诊断价值，并且可以评估预后。急性期主要表现为肾小球内毛细血管袢内纤维素样血栓，内皮细胞肿胀，系膜细胞及基质轻度增生或出现系膜溶解，入球动脉、出球小动脉、小叶间动脉血栓形成。如病情迁延不愈，可出现肾小球硬化、小管萎缩与间质纤维化。

【诊断和鉴别诊断】 依据急性发作性溶血性贫血、急性肾衰竭及血小板减少等临床表现，作出HUS临床诊断并不困难，但需注意与多种疾病进行鉴别。

1. **血栓性血小板减少性紫癜(thrombotic thrombocytopenic purpura，TTP)** 两者的病理变化均为血栓性微血管病(TMA)，表现为内皮细胞损害、微血管内血栓形成。当肾脏病变突出，以急性肾衰竭表现为主，几乎无神经系统病变时称为HUS；当神经系统症状突出，血小板减少为主，肾脏改变轻时称为TTP。TTP多见于成人，HUS多见于儿童，特别是婴幼儿。

2. **自身免疫性溶血性贫血** 是指由于免疫功能紊乱产生某种抗体能与自己正常红细胞表面的抗原结合或激活补体，引起红细胞过早破坏而导致的一组获得性溶血性贫血。临床上患者有溶血的表现，球形红细胞亦明显增多。Coombs试验阳性可与HUS鉴别。

3. **发作性睡眠性血红蛋白尿(PNH)** 临床上以睡眠后发生阵发性血红蛋白尿；实验室检查有慢性溶血表现，红细胞和血红蛋白减少，网织红细胞增多，白细胞通常减少，血小板正常或减少，约半数患者有血细胞减少；骨髓象有核细胞增生活跃，以红细胞系统为主，部分有增生低下；酸化血清试验阳性是确诊本病的重要条件。尿内含铁血黄素试验阳性有重要辅助诊断价值。

【治疗】 HUS的主要治疗包括血浆治疗、透析、降压、抗凝、抗感染、纠正水电解质紊乱、免疫抑制剂等综合治疗。

（一）血浆疗法

血浆疗法是目前治疗HUS最有效的方法，已大大提高了HUS患者的生存率。对于SP-HUS，血浆治疗是禁忌的，因为血清中含有针对Thomsen-Friedenreich抗原的抗体可能会加重病情。

1. **血浆置换** 可清除患者循环中致病的自身抗体和过度活化补体成分，并补充补体调控因子，能控制急性期病情进展。血浆置换应在临床症状出现24小时内开始，每次血浆置换量为1.5倍血浆容量，即40~60ml/kg。建议每天置换1次，连续5天；之后每周5次，连续2周；继之每周3次，连续2周。争取达到血清学缓解，至少2周血小板>150×10^9/L，溶血停止，再考虑停止血浆置换治疗。

2. **血浆输注** 当受条件的限制不能实施血浆置换时，可采用新鲜冰冻血浆，每次输注10ml/kg，单次最大量婴儿<100ml，幼儿<200ml，年长儿<400ml。输注血浆时严密监测患儿的生命体征，尤其是血压、呼吸和出入量。必要时输注血浆后给予利尿剂减轻容量负荷，防止肺水肿的发生。

（二）急性肾衰竭治疗

按照急性肾衰竭治疗原则，严格控制水、钠入量，纠正电解质紊乱、氮质血症和代谢性酸中毒，补充足够的热卡。依据病情尽早开始透析治疗（腹膜透析或血液透析）。

（三）抗感染

对由于感染引起的HUS患儿是否应用抗生素尚存在争议，有学者认为大肠埃希菌O157∶H7感染儿童的抗生素治疗增加了发生HUS的危险，并使相关HUS的病死率大大提高。但是Meta分析结果显示：抗生素的使用并没有增加HUS的发病率，目前多数主张在早期应该使用有效、肾毒性小的抗生素。

（四）糖皮质激素及免疫抑制剂

糖皮质激素对典型HUS无效。针对抗H因子抗体阳性的非典型HUS患儿，急性期可以应用激素治疗，恢复期根据病情逐渐调整剂量。免疫抑制剂可以选用环磷酰胺或吗替麦考酚酯。免疫抑制剂的具体剂量疗程尚无统一标准。

（五）C5单克隆抗体

依库珠单抗(Eculizumab)是针对C5的单克隆抗体，作用靶点位于补体C5与C5转化酶的结合区域，通过抑制补体C5与C5转化酶的结合而减少膜攻击复合物的形成从而减轻炎症反应及靶器官损害。对遗传性和获得性非典型HUS患儿均有效，特别适用于血浆置换无效或依赖的预后较差的患儿。

依库珠单抗需静脉给药，成人常用方案是每次900mg，每周1次，连用4周后，改为每次1 200mg、2周1次继续使用，用药当天如需血浆置换，需在置换后1小时内加用600mg。研究认为依库珠单抗需要50~100μg/ml可以使补体免疫风暴完全阻断，但接近70μg/ml时就可以使C5复合物的水平恢复正常，故目前认为血药浓度在

50~70μg/ml 就可以取得满意的疗效。在应用该药之前 2 周,应进行脑膜炎球菌疫苗的接种,如果患儿来不及进行预防接种,强烈推荐预防性应用抗生素予以保护。

【预后】HUS 预后影响因素较多。婴幼儿预后较好,男性较女性预后好,流行型较散发型预后好,肾脏损害重者预后差,反复发作及有家族倾向者预后差,有中枢神经系统受累、顽固高血压、WBC ≥ 20×10^9/L、肾衰持续 2~3 周仍不恢复等都提示预后差。

（李志辉）

第五节　尿路结石

小儿泌尿系统结石症的发病率低于成人,在尿路结石患者中,儿童约占 2%~3%。小儿尿路结石常急性起病,常有出现无尿或急性肾衰竭时才来就诊。小儿尿路结石与特殊的代谢疾病及先天性解剖畸形有关。如胱氨酸尿涉及胱氨酸、鸟氨酸等的输送问题;特发性草酸钙尿是染色体显性遗传性疾病,有阳性家族史。尿路结石发病较早的小婴儿,提示先天性酶的缺乏,如原发性尿草酸盐增多症。而原发性甲状旁腺功能亢进导致的结石,发病开始已接近青春期。尿路梗阻的继发结石,一般在 5 岁以前发病。营养状况、生活方式、地理环境等多种因素又能影响尿路结石的成分及结石的部位,如贫困地区和营养不良儿童易发生以尿酸盐为主要成分的膀胱结石。例如我国广西山区,婴儿过早地食用糊状的大米粥,其中含有较高的草酸盐,加以婴儿摄入水分不足,尿量减少,尿中草酸盐含量增高,易形成以草酸盐为主要成分的膀胱结石。大、中城市儿童摄入过量的乳制品及动物蛋白,以致尿钙、尿酸含量增高,易发生肾结石。

【病因】尿液是一复合性溶液,尿液中离子浓度及 pH 值的改变,可使一些难溶解的盐类如草酸盐、磷酸盐、尿酸盐等呈过饱和状态,以晶体形式和胶体形式(如尿中的黏蛋白、葡萄糖氨基聚糖等基质)沉淀聚集而形成结石。小儿尿路结石主要成分为磷酸钙、草酸钙,其次为磷酸镁铵、尿酸、胱氨酸及嘌呤,尿酸和嘌呤结石为透光结石,X 线平片上不能显示。小儿尿路结石的形成与多种因素相关,既有解剖异常,尿路梗阻、尿液滞留、感染等原因,又与生活习惯、喂养方式有关,有些结石又继发于代谢性疾病。下面介绍几种常见的尿路结石病因。

1. **继发性结石**　是指继发于尿路梗阻、尿路感染而产生的结石。感染尿中的细菌产生尿酶分解尿素,使尿液碱化并产生过多的氨,导致镁、磷等沉积而形成磷酸钙结石等,这种结石是一种相对比较大的以细菌为底座的不透光的薄片状结石。继发畸形最多的是输尿管梗阻,例如肾盂输尿管连接部梗阻、膀胱输尿管连接部梗阻。治疗最重要的是解决原发疾病,解除输尿管梗阻,手术纠正解剖畸形,取出结石。

2. **高钙血症**　正常人中钙的代谢保持相对平衡状态,受激素的控制。肾小球滤过的钙约 98% 被肾小管重吸收,仅 2% 由尿中排出。任何原因引起的血钙含量过高都可以导致高钙尿症。尿钙量>4mg/(kg·24h)的极限量或尿钙 / 肌酐比值>0.25 为高钙尿症,从而形成钙性尿路结石,最常见为草酸钙。某些高尿钙的患者有家族倾向,推测可能属于多基因遗传疾病。甲状旁腺功能亢进所导致的高钙血症及高尿钙症常在青少年发病,钙从骨骼内动员出来进入血液,大量的高钙尿导致钙性的尿路结石,可伴有多发性骨折。其他罕见的原因包括皮质醇增多症,甲状腺功能亢进、肉瘤样病、维生素 A 过多症。针对病因治疗,可以预防钙性尿路结石的形成。

3. **胱氨酸结石 - 肾小管综合征**　胱氨酸尿是常染色体隐性遗传性疾病,发病率约 1/20 000,占全部尿路结石症的 1%,主要涉及肾小管对胱氨酸、鸟氨酸、赖氨酸和精氨酸的再吸收障碍,而大量排于尿中,其中胱氨酸溶解度最低,容易析出胱氨酸结晶,往往在患者的第一次晨尿中存在六角形胱氨酸结晶,尿定量分析胱氨酸>5.7mg/24h。治疗上可以通过碱化尿液和水化作用,来达到减少尿中胱氨酸浓度的目的,使胱氨酸排泄少于 800mg/d。

肾小管综合征是常染色体显性遗传性疾病,较常见。主要是远曲小管不能分泌氢离子到肾小管腔,不能酸化尿液,尿液 pH>5.4,有全身性酸中毒,产生磷酸钙尿路结石,可发展成肾钙质沉着。用枸橼酸钾和钠溶液纠正代谢性酸中毒并置换钾和钠的丢失,是治疗的首选方案。

4. **酶代谢缺陷**　酶缺乏形成的尿路结石为遗传性疾病,发病年龄较早,约 2~3 岁,即开始出现尿路结石的症状和体征。

(1)原发性高草酸盐尿症：草酸是代谢的最终产物，尿中草酸来源主要为内生性，高草酸尿症是尿中排出大量草酸，易形成结石。原发性高草酸尿症主要是代谢性酶缺乏，预后不良。

(2)黄嘌呤尿：黄嘌呤尿是常染色体隐性遗传性疾病，由于嘌呤氧化酶的不足，嘌呤和次嘌呤在尿中分泌增加，形成类似于尿酸结石。尿酸在尿中排泄减少，血浆尿酸水平<1mg/dl(1mg/dl=59.5μmol/L)。预防治疗包括控制食谱中嘌呤成分及增加水摄入量。

5. **尿酸结石**　当pH值接近7时，尿酸作为尿酸盐存在，是可溶性的。若尿中酸性产物过高，尿pH值<5.75时，不溶解的尿酸浓度增加，尿中酸性的尿砂可形成结石。在小儿，尿酸结石并不多见，约占5%~10%。骨髓增生性疾病，可伴嘌呤快速过多的转化，而产生大量的尿酸产物：尿酸肾病、痛风及黄嘌呤尿等，系嘌呤代谢异常产生过多尿酸；葡萄糖-6-磷酸酶缺乏症也可形成尿酸结石。短肠综合征合并慢性脱水及酸中毒，是尿酸结石最常见的原因之一。尿酸结石为可透X线结石，治疗原则是增加液体摄入量，稀释尿液，可以用碳酸氢钠等药物碱化尿液，使pH值接近6.5，黄嘌呤氧化酶抑制嘌呤醇，减少尿酸产物。

另外，任何原因引起肠道养料吸收障碍都可引起泌尿道环境改变，而有利于尿路结石的形成。如短肠综合征，大量液体的丢失，尿量减少，增加了溶质的浓度；镁吸收障碍，造成镁在尿中排泄减少，尿中草酸盐增加；蛋白质和磷酸盐吸收障碍，降低了尿中磷酸盐和硫酸盐的浓度，而后两者是钙的主要结合物。肠扩大膀胱和可控性尿路改流手术后，肠黏液积聚和慢性炎症有导致结石形成的倾向。

【临床表现】　肾结石发病无明显年龄差异，继发于肾盂输尿管连接部梗阻可能是常见原因。结石可单发或多发，双肾同时存在结石约占20%。多数病例有典型的肾绞痛，继之出现大量或微量甚至仅为镜下红细胞的血尿。婴幼儿表现为哭闹不安、骚动、面色苍白、出冷汗。有些无症状的静止结石，可经超声或泌尿系X线检查而被发现。

输尿管结石症状与肾结石相似，以绞痛和血尿为主，偶有尿频、尿急、尿痛症状。膀胱结石多与膀胱排尿异常、膀胱出口梗阻、尿液滞留有关。主要症状为尿痛、排尿困难，仰卧时可能得到缓解，站立时排尿剧痛，小儿牵拉阴茎，尿流中断、滴沥。

尿道结石多见于后尿道，结石一般都来自上尿路，引起尿痛及尿流梗阻，如结石嵌顿于前尿道，可于阴茎根部或阴囊中线处触及结石。

【辅助检查】

1. **尿液检查**

(1)尿常规：蛋白微量，有多量红细胞、白细胞、结晶；尿结晶检查对判断某些类型结石有特殊意义，常见的有草酸钙、磷酸钙和尿酸结晶。疼痛发作期，尿常规检查在高倍镜下发现红细胞>3/HP。

(2)测尿pH值：在自然饮食条件下，尿液pH值偏弱酸性，约在5.00~7.00范围，当尿液pH值<6.30时，形成泌尿系结石的概率增加。

(3)尿生化：测量24小时尿中钙、磷、草酸、胱氨酸及尿酸含量。

2. **血液检查**　测血钙、磷、蛋白电泳、尿酸、pH值、肌酐、血钾等。对于双肾复发性结石，可通过血清钙、磷及24小时尿钙、磷测定排除甲状旁腺功能亢进，必要时做钙负荷试验、快速输钙试验和肾小管磷回收试验。血清尿酸的测定有助于排除尿酸结石。

3. **超声检查**　由于B超检查的无创性、简便性及准确性，故可作为泌尿系结石的常规检查，超声可分辨泌尿道内2mm以上的结石；B超检查有助于对囊性、占位性、积水、结石等病变的鉴别诊断，特别是对X线不显影的尿酸结石意义更大。

4. **X线检查**

(1)腹部平片(KuB)：X线平片可直观的反映结石的部位、大小、数量、透光度。各成分的结石在X线上的致密度大小依次为：草酸钙>磷酸钙>磷酸镁铵>胱氨酸>尿酸，结石附近的骨皮质致密度约相似于磷酸钙的致密度。

(2)肾盂静脉造影(IVU)：排泄性尿路造影，可以了解肾盏、肾盂形态及肾功能情况，是评价泌尿系结石对肾功能影响必不可少的检查；对轻度肾功能不全病例采用双倍剂量或大剂量及延缓摄片，常有助于尿路更好地显影。

(3)逆行肾盂造影：对于IVU显影不良，或不显影患儿，采用输尿管逆行插管造影可能是值得推荐的有效方法，对KuB、IVU不能确诊的上尿路结石或透X线的结石及肾功能不全患儿尤其如此。

(4)CT：对于因患儿条件所限，B超、KuB、

IVU 检查均不能确诊的泌尿系结石患儿，可考虑行 CT 检查，对 X 线检查阴性结石或怀疑合并肾肿瘤患儿有重要的诊断价值．同样有助于结石与血块的鉴别。

5. **结石分析**　草酸钙或草酸钙、磷酸钙混合结石表面呈桑葚样，或为星状突起，多被血染成褐色，质较硬；磷酸镁铵 - 磷酸钙混合结石呈白色，表面粗糙，常为鹿角形，质地易碎；尿酸结石表面光滑或粗糙，呈黄色或褐色；胱氨酸结石表面光滑为黄蜡样，质地坚硬。

【诊断要点】

1. **临床表现**　烦躁、哭闹、呕吐；突然无尿、继之出现梗阻性肾衰竭表现。部分患儿可出现发热、肉眼血尿、脓尿等症状。

2. **检查**

(1) 尿液分析；尿液 pH 值测定，酸性尿有利于尿酸结石形成，碱性尿利于磷酸钙结石的形成。镜检可见红细胞、白细胞，有时可见盐类结晶。

(2) 血液检查：肾功能、电解质、血气分析、尿酸、碱性磷酸酶、甲状旁腺素等。

(3) 影像学检查：泌尿系系统 B 超、腹部平片、CT 检查及静脉肾盂造影检查有助于确诊。

(4) 结石分析，留取尿中结石分析其成分，有助于分析病因及指导治疗。

【鉴别诊断】

1. **急性阑尾炎**　表现为腹部不定位疼痛，转移性右下腹痛症状不明显，疼痛可表现较剧烈，尿常规检查可见红细胞或白细胞，早期与肾绞痛不易区别，但阑尾炎多伴发热并血象升高，B 超检查不能发现阳性结石，超声可发现有炎性改变的阑尾。

2. **胆道蛔虫**　对于经济欠发达地区来说，胆道蛔虫仍是小儿的常见病与多发病。胆道蛔虫所致的胆绞痛表现为突然发作的右上腹疼痛，大多局限于右上腹，存在反跳痛和腹肌紧张，墨菲征阳性，可出现发热、黄疸、血象升高，B 超检查可发现胆囊炎症，与泌尿系结石相鉴别。

3. **肾母细胞瘤**　肾母细胞瘤是小儿较为常见的恶性肿瘤，其发病率居小儿恶性肿瘤第一位；当肿瘤侵犯肾集合系统时可出现肉眼血尿，如果血块形成，可出现肾绞痛症状，临床表现与泌尿系结石相似；B 超、IVU 检查可发现肾脏占位性病变，肾盂、肾盏受压变形。

4. **膀胱横纹肌肉瘤**　该肿瘤在小儿泌尿系肿瘤发病率中居第二位，好发于膀胱三角区，无痛性生长，外观呈息肉样或葡萄样改变，可侵犯后尿道及前列腺，首发症状常常是尿路梗阻，改变可缓解排尿梗阻症状，尿常规检查可检出红细胞、白细胞，与膀胱结石的临床表现较为相似，B 超检查可鉴别。

5. **泌尿系结核**　近年来，结核性疾病有逐年增多的趋势，肾结核常表现为血尿、膀胱刺激症状及病肾钙化灶，与泌尿系结石临床症状相似，但泌尿系结核膀胱刺激症状更为明显，多为终末血尿，KuB 平片钙化影不规则，密度不均匀，结合胸片及尿抗酸杆菌检查可相鉴别。

【治疗】

1. **一般防治**　针对结石形成的原因，去除发病诱因，如解除尿路梗阻，控制尿路感染，可减少或防止结石发生。纠治代谢性疾患，大量饮水，稀释尿液，减少晶体沉淀，冲洗排出微小结石。根据结石种类和尿液酸碱度注意调节饮食，草酸钙结石，少吃菠菜、苹果、番茄、土豆、可可、巧克力等高草酸食物。高尿酸尿症避免吃高嘌呤的动物内脏，胱氨酸结石多食高纤维食物。

2. **药物治疗**　利尿剂，增加尿量。调节尿液酸碱度，尿液碱化，可应用柠檬酸钠，防治胱氨酸和尿酸结石。尿液酸化，可用氯化铵水解酪蛋白，预防草酸钙、磷酸钙结石复发。

3. **结石的处理**

(1) 开放性手术取石：继发性结石需要手术解决原发病，同时取石。适用于结石较大，或多角形、粗糙，估计不能从尿路排出，以及引起梗阻的结石。作为感染源的结石，有经常发生绞痛及大量血尿的结石，原则上都应该去除。自 20 世纪 80 年代始，成人尿路结石的去除方式飞跃发展，已大大减少了开放性手术取石的概率，对于小儿也有一些应用，取得满意效果。但在小儿，仪器和技术上还受到很多限制，因此开放性手术至今仍是取石的主要方法之一。肾盂切开或肾窦切开能去除绝大部分的肾结石。输尿管结石和膀胱结石也以手术切开取石为好。尿道结石如结石接近尿道外口，常用钳夹法，将结石夹碎，取出结石碎屑。后尿道结石用尿道探子推入膀胱，再按膀胱结石处理。

(2) 经腹腔镜取石：是新近开展的微创手术，经腰部进路，后腹膜操作，应用小儿腹腔镜，切开肾盂，抓钳取出结石，具有创伤小、恢复快的优点。

(3) 体外震波碎石(ESWL): 与成人相比,小儿体壁较薄,震波相对较强,结石容易击碎,小儿输尿管比较扩张,柔韧性较好,击碎的碎片容易通过。但在临床实践中,ESWL 并不被广泛应用,因为年幼儿体表小,组织器官脆嫩,震波冲击的同时,肾脏及其周围脏器易受到冲击,肾内可产生实质性瘢痕,或肺出血、胸壁损伤等并发症。另外较大的胱氨酸结石对 ESWL 不起反应,难以震碎。小儿肾盂输尿管连接部梗阻并发的结石,梗阻不解决,碎石无法排出,这些都成为 ESWL 在小儿应用受限的原因。

(4) 经皮肾镜取石术(PCNL): 全麻下经皮肾穿刺插入肾造瘘,然后依次扩张通道便于操作,在荧光屏监视下用超声能、电、水压或有色激光直接破坏结石,用水冲洗,还可应用各类器械,抓钳、套篮等将结石碎片取出。在成人,PCNL 已逐渐替代开放手术成为多数结石患者治疗的选择方式之一。目前,对微细 PCNL 的挑战在于镜体的改进及对激光等相关技术的要求,使之能适用于更小年龄的儿童以及能逆行操作处理肾结石。

(5) 输尿管镜: 针对输尿管石、膀胱结石,全麻下经输尿管内镜进路用超声技术或钬激光破坏结石,但小儿由于受输尿管镜尺寸的限制,开展要谨慎。

(郑　为　赵天望)

第六节　泌尿系感染

泌尿系感染(urinary tract infection,UTI)又称尿路感染或尿道感染,是指病原体直接侵入尿路,在尿液中生长繁殖,并侵犯尿道黏膜或组织而引起损伤。在儿童较常见,尤其是在小于 7 岁儿童。

导致儿童 UTI 的病原菌有多种,绝大多数 UTI 由细菌感染引起,但并非尿液中检出的细菌均是病原菌,只有该菌株能在尿液中繁殖、并定植侵犯尿路黏膜引起损伤时,才能称其为 UTI 的病原菌。儿童 UTI 致病菌以革兰氏阴性菌为主,其中大肠埃希菌居首位,可见于 60%~80% 的病例中,其他革兰氏阴性杆菌如变形杆菌、克雷伯杆菌、铜绿假单胞菌等也占一定比例,尤其是在泌尿系畸形的患儿中,非大肠埃希菌的比例较高。大约 5%~10% 的 UTI 由革兰氏阳性菌引起,多见于肠球菌属,还可见葡萄球菌、链球菌等。近年来肠球菌属感染有上升趋势,且耐药现象严重,这可能与尿路畸形(如膀胱输尿管反流等)有关,更与广谱抗生素的滥用有关,新生儿中,B 族链球菌所致的泌尿系感染明显高于其他年龄组。

【临床表现】

(一) 症状

急性 UTI 症状随患儿年龄的不同存在着较大的差异。婴幼儿 UTI 临床症状缺乏特异性。3 月龄以下婴幼儿的临床症状可包括: 发热、呕吐、哭吵、嗜睡、喂养困难、发育落后、黄疸、血尿或脓尿等;3 月龄以上儿童的临床症状可包括: 发热、食欲缺乏、腹痛、呕吐、腰酸、尿频、排尿困难、血尿、脓血尿、尿液混浊等; 年长儿可主诉排尿困难、尿频、尿急或血尿。

(二) 临床分型

目前 UTI 临床分类尚无统一标准,主要有下面几种。

1. 根据致病微生物种类分为特异性和非特异性感染,前者系指由真菌、病毒、结核、淋球菌、支原体、衣原体及寄生虫等所致的感染。后者是由一般细菌所引起的感染。

2. 根据感染部位分为上尿路感染和下尿路感染,前者主要为肾盂肾炎,后者主要为膀胱炎和尿道炎。

3. 根据临床起病急缓分为急性和慢性 UTI。急性 UTI 是指病程 6 个月以内者,慢性 UTI 是指病程 6 个月以上,病情迁延者。

4. 根据临床症状的有无分为有症状 UTI 和无症状 UTI。

5. 根据尿路有无解剖和功能异常分为复杂性和非复杂性 UTI。

6. 根据病程分为初发和再发性 UTI,后者又可分为复发和重新感染,复发是指再感染的病原体与原先的相似,而重新感染是由另一种新的病原体感染引起。

【实验室检查】

(一) 尿液分析

1. **尿常规检查**　清洁中段尿离心沉渣中白细胞 ≥5/ 高倍视野,可伴有血尿,急性肾盂肾炎患儿可有蛋白尿、白细胞管型尿。

2. **试纸条**　亚硝酸盐试验和尿白细胞酯酶检测阳性,两者联合检测可以提高 UTI 诊断的灵敏度和特异度。

(二) 尿培养细菌学检查

尿细菌培养及菌落计数是诊断 UTI 的主要

依据。通常认为清洁中段尿培养菌落数>10^5/ml可确诊，10^4~10^5/ml为可疑，<10^4/ml考虑为污染。但结果分析应结合患儿性别、尿液收集方法、细菌种类及繁殖力综合评价其临床意义。对临床高度怀疑UTI而尿普通细菌培养阴性者，应作L-型细菌和厌氧菌培养。

（三）影像学检查

常用的影像学检查有B超、静态核素肾扫描（DMSA）、排泄性膀胱尿路造影（micturating cystourethrography，MCU）等。影像学检查的意义在于：帮助UTI定位；明确尿路有无畸形；了解慢性肾损害及瘢痕。

1. **泌尿系B超**　首次发热性UTI均需行泌尿系B超检查，以明确泌尿系有无畸形。

2. dMSA　是诊断急性肾盂肾炎及评价感染6个月后有无肾瘢痕形成的金标准，对于除外扩张型膀胱输尿管反流（Ⅲ~Ⅴ级）也具有重要作用。

3. MCU　是确诊膀胱输尿管反流的基本方法及分级的金标准。一般用于复发性尿路感染的患儿。

4. **影像学检查方法选择**　依据年龄不同选择影像学检查方法。

（1）小于2岁者：首次发热性UTI行B超及DMSA检查。如果B超或DMSA检查异常，或是不典型UTI，建议在急性感染控制后进一步行MCU检查。如果B超和DMSA结果均无异常，密切随访观察，如有感染再发需行MCU检查。

（2）大于2岁者：首次发热性UTI需行B超检查；若超声异常，或临床表现不典型，或抗菌药物治疗48小时无明显好转者，则建议按上述≤2岁者完善相关影像学检查。

【诊断与鉴别诊断】

1. **诊断要点**　年长儿童依据其有尿频、尿急、尿痛等膀胱刺激征，再结合白细胞尿及菌尿即可以确诊。婴幼儿、特别是新生儿，常缺乏膀胱刺激征而常以全身表现感染中毒症状较为突出，易漏诊，对发热原因不明的小年龄患儿应行尿液检查及尿液细菌培养。清洁中段尿培养菌落计数≥10^5/ml或球菌≥10^3/ml，或耻骨上膀胱穿刺尿培养有细菌生长，即可确立尿路感染的诊断。

完整的UTI的诊断还应包括以下内容：①本次感染系初染、复发或再感染；②确定致病菌并做药敏试验；③有无尿路畸形如膀胱输尿管反流、尿路梗阻等，如有膀胱输尿管反流，还要进一步了解“反流”的严重程度和有无肾脏瘢痕形成；④感染的定位诊断，是上尿路感染还是下尿路感染。

2. **鉴别诊断**　UTI需与肾小球肾炎、肾结核及急性尿道综合征鉴别。急性尿道综合征的临床表现为尿频、尿急、尿痛、排尿困难等尿路刺激症状，但清洁中段尿培养无细菌生长。

【治疗】

（一）一般治疗

急性期感染症状重时，需卧床休息。多饮水以增加尿量，女童还应注意外阴部的清洁卫生。供给足够的热卡、丰富的蛋白质和维生素，改善便秘。

（二）抗菌药物治疗

抗生素是最重要的治疗手段，但须依据患儿的年龄、感染部位、有无全身症状、初发还是再发、有无尿路畸形、尿培养及药敏试验结果等，选择抗生素的种类、疗程、给药途径。

1. **上尿路感染**　≤3月龄婴儿予以静脉抗生素治疗7~14天。>3月龄婴儿建议口服抗生素，总疗程10~14天；如有感染中毒症状、脱水等或不能耐受口服抗生素治疗，可先静脉使用敏感抗生素治疗2~4天后改用口服敏感抗生素治疗，总疗程10~14天。

2. **下尿路感染**　推荐短疗程（2~4天）口服抗生素方案。

3. **抗生素疗效评估**　抗生素治疗48小时需评估治疗效果，包括临床症状、尿检指标等。若抗生素治疗48小时后未能达到预期的治疗效果，需重新留取尿液进行尿培养细菌学检查。

4. **预防性抗生素治疗**　对复发性UTI在控制急性发作后需考虑使用预防性抗生素治疗。选择敏感抗生素治疗剂量的1/3~1/4睡前顿服，首选呋喃妥因或磺胺甲基异噁唑。若小婴儿服用呋喃妥因伴随消化道副反应剧烈者，可选择阿莫西林-克拉维酸钾或头孢克洛类药物口服。如果患儿在接受预防性抗生素治疗期间出现了尿路感染，需换用其他抗生素而非增加原抗生素的剂量。

（李志辉）

第十六章　血液系统疾病

第一节　溶血危象

任何因素导致红细胞寿命缩短，机体（骨髓）造血不足以代偿使单位体积的血红蛋白值（Hb）及血细胞比容（HCT）低于正常值称为溶血性贫血。溶血性贫血按起病缓急分为急性及慢性溶血贫血；按发生部位分为血管内及血管外溶血；按病因及发病机制分为红细胞内在缺陷及红细胞外异常，前者由红细胞膜、红细胞酶及血红蛋白缺陷所致，后者可由免疫性及非免疫性因素所致。

在氧化性物质、感染或过劳等诱因下，红细胞被大量破坏，Hb急剧下降（下降幅度往往超过40~60g/L，或出现重度—极重度贫血而危及生命），患者迅速出现面色苍白，巩膜、皮肤黄疸加深，同时伴有发热、腹痛、厌食及呕吐，甚至休克、心力衰竭或急性肾衰竭等称为溶血危象。发生溶血危象时，必须紧急处理。应首先确定溶血危象病因（原发病和诱发因素），根据临床表现进行有关实验室检查，同时采取必要的措施进行紧急处理。

【病因及发病机制】

1. **急性感染**　急性感染是引起慢性溶血性贫血患者发生溶血危象最常见的原因，此种情况常见于有慢性溶血性贫血的基础性疾病患者，如遗传性球形红细胞增多症、红细胞葡萄糖-6-磷酸脱氢酶（G-6-PD）缺陷、镰状细胞贫血、自身免疫性溶血性贫血、不稳定血红蛋白病等，这类患者遇到感染等情况时可诱发溶血危象发生。

2. **G-6-PD缺陷与药物**　临床上常将G-6-PD缺陷分为五型：新生儿高胆红素血症、蚕豆病、药物诱发的溶血性贫血、感染诱发的溶血性贫血及先天性慢性非球形红细胞溶血性贫血Ⅰ型。在红细胞G-6-PD缺陷患儿中，除急性感染可诱发急性溶血外，蚕豆、有氧化作用的药物可诱发急性溶血，前者俗称蚕豆病，后者称药物性溶血性贫血。

3. **免疫因素**　作为抗原抗体反应的一种类型而特异发生者（此时称为免疫溶血反应 immune hemolysis），如同种免疫性溶血性贫血（新生儿ABO/RH血型不合）性溶血性疾病、自身免疫性溶血性贫血（AIHA）。

4. **其他因素**　包括物理、化学、生物学等因素（如机械的强烈振荡、加热或冻结、游离液渗透压的降低等），或由酸、碱、胆酸、皂角苷等化学因素所引起。此外，生物毒素如蛇毒、蓖麻毒等植物毒素均可导致溶血发生。另外，血栓性血小板减少性紫癜、抗心磷脂抗体综合征等也可导致溶血危象的发生。

【临床表现】　溶血危象具备以下临床特点：

1. 一般有较明确的病因，如感染、药物、食物、外伤、化学伤害等。

2. 起病急骤，突然发生寒战、高热、恶心、呕吐，较大儿童可诉腰背、四肢酸痛及脾痛。

3. 贫血与黄疸并行加重，伴面色苍白、全身乏力、心悸、气短、烦躁不安。

4. 脾脏较前明显肿大，肝不大或轻度肿大，可有肝脾区疼痛。

5. 急性血管内溶血者出现棕红色或酱油色尿，严重者发生急性肾功能不全、少尿或无尿、血尿素氮升高。

6. 血红蛋白急剧下降，发生重度，甚至极重度贫血而危及生命。

发热可能与红细胞急剧破坏、血红蛋白大量释放，亦可能与合并感染有关，上述症状持续7~14天后会自然缓解，但对病情重者需积极处理，由溶血危象引起的急性肾衰竭及休克等危重表现，在小儿不多见。溶血危象可反复发作，特别是在新生儿或婴儿。有的病例在急性危象发作前，已知存在慢性溶血性疾患，有的则在发作时通过检查，才明确原有疾病的诊断。

【实验室检查】

1. 血红蛋白1~2天内急剧下降或原有贫血突然加重（通常Hb下降超过30~40g/L或出现重度、极重度贫血）。

2. 末梢血中出现幼稚红细胞，可见豪-周

(Howell-Jolly)小体、卡波(Cabot)环、嗜碱性红细胞、多染性或点采红细胞。白细胞数可显著增高，血小板正常。

3. 网织红细胞增加更为显著，可达60%。

4. 血清间接胆红素突然或较前明显增高。

5. 血管内溶血者，尿液可呈棕红色或酱油色，尿隐血试验和Rous试验阳性。

6. 骨髓红细胞系增生极度活跃，中、晚幼红细胞显著增高，粒红比例倒置。

7. 慢性溶血性疾患有关的实验室检查以确定原发病的诊断。

8. Coomb试验阳性。

【治疗】

1. **输血**　贫血严重者应予输血，浓缩红细胞输注一般每次10ml/kg，可提高Hb 20~30g/L，以维持外周血Hb 60~90g/L水平。输血时应注意：

(1)对免疫性溶血性贫血所致的溶血危象，应严格交叉配血，输血应采取慎重态度，必要时可输入红细胞悬液或洗涤红细胞5ml/(kg·d)。

(2)输血速度要慢，1ml/(kg·h)。并密切观察，如发现有溶血即中止输血。

(3)一次输血量不宜过多。如病情危急，又无分离或洗涤红细胞的条件，可在输血同时应用大剂量糖皮质激素，如氢化可的松50~100mg，对G-6-PD缺陷的患儿，供血者宜先作G-6-PD筛选检查，并应尽量避免采用亲属血，以免输入G-6-PD缺陷者的血液，导致再次溶血。

2. **糖皮质激素**　因糖皮质激素具有抗炎减轻溶血和抑制抗体产生的作用。因此除治疗自身免疫性溶血而发生的溶血危象外，对疾病本身的治疗亦是首选药物，对发病急而症状严重的可给予氢化可的松10mg/(kg·d)，一般患儿可用泼尼松，剂量为2~2.5mg/(kg·d)，大剂量泼尼松于出现治疗反应后逐渐减量，于3~4周内停药。连用3周无效者，应减量并逐渐停药，改用其他疗法，如脾切除术或免疫抑制剂如硫唑嘌呤1.25~2.5mg/(kg·d)、达那唑15~20mg/(kg·d)等。对G-6-PD缺陷者的应用目前尚有争论，大多认为对控制溶血无明显效果。

3. **防治急性肾功能及循环功能障碍**　应注意补液，碱化尿液，维持水、电解质平衡，早期可用呋塞米，每次1~2mg/kg静脉注射。

4. **去除诱因**　由蚕豆或药物引起者，需及时停食蚕豆或停药。伴感染者应用抗生素。

5. **对症支持治疗**　对贫血严重，精神状态不稳定的患儿，应给予镇静、吸氧，防止严重脑缺氧及心力衰退竭的发生。合并DIC者应考虑抗凝治疗(如肝素、低分子肝素等)。

6. **治疗原发病**　根据患儿原发病的慢性溶血性贫血的种类，并根据患儿的年龄及对治疗反应等因素，对于红细胞膜、珠蛋白缺陷性疾病患儿(如遗传性球形红细胞增多症、HbH病等)，可考虑采用阿魏酸钠改善红细胞膜功能延长红细胞寿命的作用。脾脏明显增大者可以考虑脾切除，对免疫性溶血性贫血患者采用肾上腺皮质激素或免疫抑制剂。

【预防】感染是诱发溶血的主要诱因，特别是存在慢性溶血性贫血基础病的患者一旦感染，易发生溶血危象。因此，对这类患者尤应注意防治感染，必要时可静脉输注免疫球蛋白，以提高患者免疫力。必要时采用脾切除，肾上腺皮质激素或免疫抑制剂，反复输血及相关针对性治疗。

(李长钢)

第二节　急性贫血

急性贫血是指因各种原因导致血红蛋白(Hb)在短期内迅速下降(一般在2~5天内下降>30~40g/L)，是多种危急重症的临床表现之一。患儿常表现为发热、突然面色苍白、巩膜黄染、乏力、心悸或心动过速、血红蛋白尿等症，若Hb突然降至40~60g/L以下则属急性贫血危象。若贫血速度过快、过重，临床未予及时处理或处理不当将危及生命。本节就急性贫血的病因、诊断思路、处理原则及血液制品的应用作简要概述。

【病因】

(一)红细胞丢失过多过快

1. **血管损伤**　各种利器如刀、玻璃等导致大血管破裂出血；各种侵入性医疗操作致血管损伤，手术血管结扎不牢，压迫止血不彻底等。

2. **消化道出血**　各种胃肠疾病如糜烂性胃炎、消化道溃疡、梅克尔憩室、胃肠血管畸形(如动静脉畸形、遗传性出血性毛细血管扩张症等)，各种原因导致的门静脉高压症致食管静脉曲张、胃肠肿瘤、肠壁淋巴瘤等。

3. **凝血因子缺乏或血清抗凝物质**　新生儿及婴儿期维生素K缺乏、各种凝血因子缺乏性疾病(血友病甲最常见)、重症肝炎肝功能衰竭，肝硬化(如慢性活动性肝炎、肝窦状核变性)等。

4. **血小板(PLT)数量异常及功能障碍**　各种原因所致的PLT减少,如原发性血小板减少性紫癜、DIC、溶血尿毒综合征(HUS)/血栓性血小板减少性紫癜(TTP);血小板功能障碍性疾病如先天性血小板无力症等。

5. **新生儿**　胎儿-胎盘或胎儿-母体间输血、脐带结扎过早、脐带结扎不牢、颅内出血、血小板减少、凝血因子缺乏、出血性坏死性小肠结肠炎等。

(二)红细胞破坏过多过快

1. **先天性及获得性缺陷红细胞内在缺陷**　遇到感染等诱因时出现急性溶血表现。

(1)先天性红细胞内在缺陷:①红细胞膜异常:如遗传性球形红细胞增多症、遗传性椭圆形、棘形、口形红细胞增多症等。②红细胞酶缺乏:红细胞酶缺陷的相关疾病有20余种,均可引发贫血,其中以红细胞-6-磷酸葡萄糖脱氢酶(G-6-PD)缺乏、丙酮酸激酶(PK)缺乏等最常见。③Hb异常:包括地中海贫血及Hb病,如镰状细胞贫血、其他纯合子异常Hb病(HbS病、HbC、D、E病)、不稳定Hb病等。

(2)获得性红细胞内在缺陷:如阵发性睡眠性Hb尿(PNH),主要见于成人。

2. **红细胞外在异常**　主要见于免疫性溶血性贫血。

(1)自身免疫性溶血性贫血:①温反应抗体自身免疫性溶血性贫血:病毒感染(如EB病毒感染)、支原体感染、淋巴瘤、淋巴细胞性白血病、系统性红斑狼疮、药物诱发如奎尼丁型、青霉素型、甲基多巴型等;②冷反应抗体自身免疫性溶血性贫血:如阵发性寒冷性Hb尿、冷凝集素综合征。

(2)同种免疫性溶血性贫血:①血型不合输血反应;②新生儿溶血病,如ABO血型不合及Rh因子不合。

(3)非免疫性溶血性贫血:①急性重症感染:疟疾及产气荚膜杆菌、伤寒杆菌、霍乱弧菌、大肠埃希菌、葡萄球菌、流感嗜血杆菌、肺炎支原体、EB病毒感染等;②化学物品、药物、毒素等。

3. **机械损伤所致微血管病性溶血**　阵发性行军性血红蛋白尿、DIC、微血管病性溶血性贫血等。

4. **物理因素**　大面积烧伤、超剂量放射损伤等。

5. 脾功能亢进。

6. 低磷酸血症。

(三)急性骨髓抑制或造血停滞

急性再生障碍性贫血、急性造血停滞(又称再生障碍危象)。

(四)其他

肺含铁血黄素沉着症、噬血组织细胞增生综合征、重度代谢性酸中毒、水中毒、重金属中毒(如铊、汞中毒)等。

【病理生理】

急性贫血主要由以下几个方面所致

1. **单纯失血性贫血**　发生贫血的同时合并有效血液灌注量减少而引发的一系列病理生理变化。

2. **溶血性贫血**　有效血流灌注量不减少,但组织供氧能力下降。

3. **其他**　在原发疾病的基础上合并急性贫血,如败血症、弥散性血管内凝血、噬血组织细胞增生综合征等。

【临床诊治思路】急性贫血只是众多危重症的临床表现之一,需紧急处理,尽快查明病因,患者入院后须尽快明确以下几个问题:①贫血发生的时间及程度;②贫血的性质;③机体当前的循环状况,是否存在脏器功能不全及体内代谢失衡;④是否系免疫性溶血性贫血;⑤是否存在诱发急性贫血的基础病因;⑥出凝血功能状态如何;⑦应立即采取哪些相应的检验步骤和急救措施。

1. **病史**　详细了解起病的时间及可能的诱因,如外伤、蛇咬伤、放射线、近期有否感染及使用诱发贫血的药物或食物等,以及既往有无贫血、出血的病史和阳性的贫血家族史及输血史等。

2. **临床表现**　与贫血的程度,伴随的症状,有无出血、出血的量及时间有关;应注意有无发热、黄疸、神志、意识状况及循环状况等。

(1)失血性贫血:重点监测Hb水平、评估失血量(表3-23)、速度(时间)、机体循环状况,是否存在代谢性酸中毒、多脏器功能衰竭、DIC、血小板量及凝血功能等。①特别要注意是否存在外伤,有无肝、脾破裂,浆膜腔、腹膜后出血存在。临床表现与失血量及速度有关,出血量多可出现急性贫血及循环方面的表现。因体表常可无明显外伤痕迹或仅有轻微的外伤体征,甚至有时询问不出外伤史,特别是婴幼儿不能表诉自己的不适,容易延误诊治,详尽询问病史,认真体格检查及影像学检查非常重要。②急性消化道出血者呕血和黑便是上消化道出血的临床特征，鲜血便常是下消化道出血的临床特征。但是偶有上消化道大出血者根本无呕血及明显的消化道症状和体征，因大量出血，血液在肠道内逗留时间过短，而表现为鲜血样便。若为下消化道出血，如果血液在肠道内滞留时间过长也可呈现为黑便。③遗传性凝血因子缺乏以血友病甲最常见，临床以关节及深部组出血、血肿为特点，出血相对缓慢及隐匿，出血量难以估计，若未及时发现及处理也可导致重度贫血。继发性凝血因子缺乏或减少多为多因子缺乏或减少，常见于迟发性维生素 K 缺乏及严重肝脏疾病。长期使用广谱抗生素如头孢类抗生素易引发肠道菌群失调，继发性引起维生素 K 的缺乏，临床上应予以重视。④血小板功能缺陷（如血小板无力症）或当 PLT 低于 $(20\sim30)\times10^9/L$ 时可出现自发性出血，以皮肤黏膜出血为特征，低于 $10\times10^9/L$ 时可表现为严重的黏膜出血，可同时伴有泌尿道及消化道出血，甚至因失血性休克或颅内出血而死亡。大量失血时可同时伴有各种凝血因子和血小板的丢失和消耗，因此在检测凝血功能和血小板时也同时降低，从而可能影响临床判断。

表 3-23　失血量的临床判断

程度	失血量占血量	病理生理	临床表现
轻	<20%	对缺血耐受好的组织血流灌注少，如皮肤、肌肉	畏冷，苍白，血压、心率可随体位而变化
中	20%~40%	对缺血耐受差的器官组织灌注亦减少	口渴，皮肤湿冷，尿少，血压、心率在平卧，静息时亦有变化
重	>40%	心、脑等重要脏器灌注下降	烦躁不安，反应迟钝，神志模糊，脉细，呼吸快，血压下降甚至为零

体位改变心率血压变化判断法：先记录平卧时的血压与脉搏，后将患者改为半卧位 3 分钟后再测血压与脉搏，脉率增快<25 次 /min，无头晕，提示出血量不大或已补偿了急性出血；脉率增快>30 次 /min 或已发生头晕，提示出血量大或补偿不充分；体位改变时血压下降 15~20mmHg（1~7.5kPa）且有明显头晕，则出血量>30%，此法应在输液通路建立后进行，以防诱发休克。

根据血细胞比容（Hct）变化推算法：失血量 = $BV_1-(BV_1\times Hct)\times(Hct_1)$ 其中，血容量（BV_1）以体重 7%~8% 计，Hct_1 为估计血细胞比容，以 42% 计；Hct 为实测血细胞比容。

（2）急性溶血性贫血：遇到贫血患者应首先确定是否为溶血性贫血。若为溶血性贫血则应尽快确定：①是否为自身免疫性溶血性贫血或 Rh 血型不合；②应弄清是哪一类溶血性贫血；③是否存在先天 / 遗传性疾病的基础；④有否存在诱发本病的原因。

（3）急性贫血并出血、发热及原发病征的表现应注意：①是否为感染相关性疾病所致，如疟疾、伤寒、支原体、大肠埃希菌、铜绿假单胞菌、流感嗜血杆菌及 EB 病毒感染等；②是否为结缔组织病相关性疾病，如 SLE、幼年型全身性类风湿病；③是否存在其他与自身免疫性疾病相关性疾病，如噬血细胞增生症、恶性肿瘤等。

通过相关的检查，常可以找出原因，作出诊断。重症感染者因内毒素或外毒素及溶血毒素的双重作用下急性溶血常与感染性休克相伴，易发生代谢性酸中毒、DIC 等。若病因未能及时控制，则易导致多脏器功能衰竭而死亡。

3. 实验室检查

（1）血液学检查：了解贫血程度，红系代偿情况，有否诊断意义的特殊细胞。①血常规：注意 Hb 水平，各项红细胞指数（MCV，MCH，MCHC），Plt。血型鉴定（包括 Rh 血型）及网织 RBC 计数（RC）。②血细胞涂片：注意各类细胞形态（往往被临床医生忽视）。Coomb 试验：初步判定是否为自身免疫性溶血性贫血，为决定是否需输注洗涤红细胞提供依据。这对以往接受过血液输注及有可能诱发自身免疫性贫血的药物史的患者尤为重要。

（2）粪、尿常规：对不明原因突发的面色苍白的患者应特别注意询问有否黑便、鲜血便史，镜检有否红细胞，隐血试验；尿的颜色、量，有否 Hb 尿、尿胆原及管形尿等。

（3）凝血功能筛查试验：活化部分凝血酶原时间（APTT）、凝血酶原时间（PT）、凝血时间（TT）、纤维蛋白原测定（FIB）；应注意纤维蛋白降解产物（FDP）、D- 二聚体（D-D）水平等了解凝血功能状态，必要时进行促凝因子水平测定（如Ⅷ、Ⅸ等因子活性测定）。通过上述检查结合病史和临床表

现可以初步分辨 / 拟诊出大部分 RBC 类疾病、溶血性贫血的性质、是否合并凝血功能障碍。

(4) 其他实验室检查：血液生化及肝肾功能检查有助于了解当时机体功能状况。根据病情选择血培养、骨髓穿刺涂片检查；消化道出血者：选择急诊胃镜、纤维结肠镜及 ECT 检查等以帮助确定出血部位；其他检查包括：超声检查（如颅内、肝脾、关节等出血部位的检查）、CT 及 MRI 等，怀疑为血栓性血小板减少紫癜 / 溶血尿毒综合征者可行 ADAM13 活性及相关基因检测。

【急性贫血的处理原则及要点】 尽早查明病因，及时纠正贫血，防止出血进一步发生，保护和维持机体重要生命体征和体内酸碱平衡，维持理想的 Hb 水平和理想的凝血功能状态及血小板数量、防止并发症的发生是临床紧急处理的核心，是进一步查找原发病和选择正确治疗时机的重要环节。

1. 积极纠正贫血

(1) 急性失血性贫血：原则是以输注红细胞为主，视病情需要，必要时补充血浆成分和血小板。输血治疗以失多少补多少为原则。因此应尽可能准确判断出血量或根据患者 Hb 水平决定红细胞的输注量，动态观察患者的出血情况及出凝血功能状况，及时调整治疗方案。

(2) 溶血性贫血：应确定是单纯红细胞被破坏所致的溶血性贫血还是免疫相关性溶血性贫血，从而决定是否需要输注特殊血型的血或洗涤红细胞。

2. 确定患者就诊时出凝血状态 注意是否合并凝血因子的缺乏及血小板数量和 / 或功能的障碍（如 DIC、噬血组织细胞增多症等）。了解机体的出凝血功能状态，以帮助如何进行下一步的诊治。

3. 血液制品输注的选择 贫血主要输注红细胞以提高 Hb 水平，可有以下选择方式：

(1) 全血输注：现代输血理念已不主张输或少输全血，仅在以下情况下方考虑应用：①需补充大量红细胞者急性失血并伴有严重血容量降低。②换血疗法，用新生儿溶血症，经过换血可去除胆红素、抗体及抗体过敏的红细胞。③受血者的红细胞和血容量同时存在严重不足，又缺乏红细胞成分、血浆代用品时。但对输血或多次妊娠已产生白细胞或血小板凝集素（抗体）的受血者。因对血浆过敏引起荨麻疹反应，甚至重度过敏反应的受血者，以及可能将实施造血干细胞移植的受血者不宜应用全血。

(2) 红细胞悬液（悬浮红细胞）：红细胞悬液是将全血通过离心的方法将大部分血浆移去后，加入适量添加剂的红细胞成分，其特点是血浆已尽量被去除，输血相关的不良反应明显减少。适用于：①血容量正常的急慢性贫血需输血者；②外伤和手术引起的急性失血需要输血者；③妊娠并发贫血需要输血者；④心、肝、肾功能不全，及老年、小儿需要输血者。

(3) 滤白红细胞（去白细胞红细胞）：是目前最为推荐的血液品种（是指通过白细胞滤器过滤或其他方法去除绝大部分白细胞），因其 HLA 抗原作用较弱，减少了非溶血性发热输血反应及 HLA 同种免疫的发生，减少了传播 MCV 及其他血源性传播性疾病的风险。滤白红细胞过滤的过程中可能会丢失近 15% 的红细胞。目前主张有条件的话尽可能采用滤白红细胞输注，特别是需长期输血及准备移植的患者或因多次输血、妊娠已产生的白细胞或血小板抗体引起的输血发热反应者。

(4) 洗涤红细胞：是一种几乎去除了全部血浆和大部分白细胞、血小板等的红细胞成分（去除了 ≥98% 的血浆蛋白和>80% 以上的白细胞和血小板，可以保留 70% 以上的红细胞），可明显降低输血不良反应。适用于免疫性溶血性贫血和睡眠性血红蛋白尿的患者、存在抗 IgA 血浆蛋白抗体受血者或输注血液成分后发生过敏反应的受血者、高血钾症及肝肾功能障碍者，以及新生儿或宫内输血者。

(5) 辐照红细胞：对于免疫缺陷性疾病及接受造血干细胞移植的患者应予辐照的去白或洗涤红细胞。

4. 血液输注剂量 应根据患者贫血的程度和病情而定。一般来说，输注 6.5~7ml/kg 的全血可提高 Hb 约 10g/L。输注 3.5ml/kg 的红细胞悬液可提高 Hb 约 10g/L。但对终末期肾衰竭（尿毒症晚期）者不宜使用。滤白红细胞及洗涤红细胞各有最大不超过 15% 和 30% 的丢失，因此输注计算量可适当增加。

5. 在纠正贫血的基础上其他血液制品的应用

(1) 治疗性血小板输注适应证：①先天及获得性血小板功能障碍，如血小板无力症、尿毒症、阿司匹林类药物等所致的出血；②稀释性血小板减少：常因大量输注保存全血及红细胞引起，如血小板低于 50×10^9/L 伴有出血倾向者；③血小板生成障碍性血小板减少伴严重出血，如白血病、再生障碍性贫血、淋巴瘤、大剂量化疗和放疗、急性 ITP 出现大出血或需接受手术时。

(2) 预防性血小板输注的指征：一般预防性血小板输注的临界值为 10×10^9/L，但血小板 <20×10^9/L，伴有发热或感染或有潜在出血部位须预防性输注血小板，血小板 <5×10^9/L，须紧急输注血小板（以防颅内出血）。一般侵入性检查或腹部手术血小板应提升至 50×10^9/L 以上，但脑部、内眼、某些泌尿外科手术应将血小板提升至 100×10^9/L 以上。大出血情况下输血量达 1、2、3 个血容量，此时自体剩余血分别为 37%、15% 及 5%。凡血小板体低于 50×10^9/L，伴有微血管出血症状者须输注血小板。

(3) 以下情况不宜进行血小板输注：血栓性血小板减少性紫癜、输血后紫癜、未经治疗的 DIC、肝素诱发的血小板减少、脓毒血症和脾功能亢进上起的血小板减少等。特发性血小板减少性紫癜、血小板无力症无大出血症状及无须手术的情况下不需输注血小板。

(4) 血小板制品：从全血手工分离的浓缩血小板，每个单位（200ml 或 400ml）中经离心法提取的较纯的血小板应分别 ≥2.0×10^{10}/L 或 ≥4.0×10^{10}/L，容量分别为 20~25ml 及 40~50ml。机采血小板每袋（一个治疗单位）含血小板 ≥2.5×10^{11}/L，保存 24 小时的容量为 125~200ml/ 袋。保存 5 天的容量为每袋 250~300ml。

(5) 血小板输注剂量的计算：大多数成年患者，通常都给予 1 个治疗单位的浓缩血小板；年龄较小的儿童（ <20kg），给予 10~15ml/kg 直至 1 个成人剂量的浓缩血小板；年龄较大的儿童，应当使用 1 个成人剂量的浓缩血小板。

如果需要，可以更详细的计算血小板剂量（$\times 10^9$）。即：需要的血小板计数增加量（PI），患者的血液容量（BV，单位为升，估计方法为：患者体表面积 ×2.5，或成人按 70ml/kg 计算），校正因子（F）0.67（约 33% 的血小板进入脾），计算公式为：剂量 =PI × BV × F−1。例如，一位患者血液容量为 5L，血小板计数需要增加 40×10^9/L，则需要输注 300×10^9 即 3×10^{11} 剂量的血小板。建议血小板输注的时间应当在 30 分钟左右输完。在儿科输血中，相当于输血速度为 20~30ml/（kg·h）。

(6) 血浆制品的应用：急性贫血合并出血、凝血功能异常、凝血因子缺乏或消耗时应给予相应补充凝血因子、血浆或冷沉淀物。首先应区别是单一凝血因子缺乏所致还是多种凝血因子消耗引起的出血，然后再决定治疗方案。

所有凝血因子不足或缺乏所致的出血均可补充新鲜血浆，一般每次 10~20ml/kg，但应根据因子缺乏的种类及相应的半衰期，以及患儿所处的状态给予合理的剂量（表 3-24）。

表 3-24　凝血因子异常性疾病常用治疗简表

疾病	治疗
先天性凝血因子缺乏	
纤维蛋白原（因子Ⅰ）缺乏	局部止血，FFP 100ml/ 次，1~2h 内完成，冷沉淀（每单位含因子Ⅰ1.5g），开始 2ml/（kg·d），以后 1ml/（kg·d），或人冻干人纤维蛋白原（半衰期 96~144h）。基本预防目标> 0.5g/L 水平，手术时维持 1g/L 以上水平
凝血酶原（因子Ⅱ）缺乏	1. 局部止血；2. 静脉给药：新鲜血浆 15~20ml/（kg·d），PCCs 20~30IU/kg，活性>30% 时仅给抗纤溶药即可（半衰期 60~100h，平均 72h）
因子Ⅴ缺乏	局部止血，严重出血或术前：FFP15~20ml/（kg·d），术后 5ml/kg，每 12h 一次，共 10 天。PCCs 10~15U/kg（保持 FV 活性水平 >20%~25% 即 25IU/dl，半衰期 36 小时）
因子Ⅶ缺乏，血友病甲及乙抑制物阳性者出血及手术时	局部止血，血清或血浆 10~15ml/kg，3~4 天一次，PPC 5~10U/kg，4 次 /d。或重组活化 F Ⅶa 90~120mg/kg，初始时每间隔 2h 一次，然后逐渐延长给药间隔（半衰期 4~6h，但 rFVIIa 半衰期仅 2~4h）
因子Ⅷ缺乏（血友病甲）	首选重组人凝血Ⅷ因子，次选人凝血Ⅷ因子、冷沉淀物、FFP（15~25ml/（kg·d），q.12h.），轻型者可予 DDAVP，抗纤溶药，半衰期 8~12h

续表

疾病	治疗
因子Ⅸ缺乏(血友病乙)	首选重组人凝血Ⅸ因子,次选人凝血Ⅸ因子、PCC,FFP 或全血 15~20ml/kg。根据临床具体情况选择剂量(见相关章节)。半衰期 18~24h
因子Ⅺ缺乏(旧称血友病丙)	拔牙手术时,氨甲环酸即可。鼻、扁桃体手术予替代治疗 + 氨甲环酸;外科大手术,维持 FXI 水平约 45U/dl,持续十天,小手术,维持 FXI 在 30U/dl 水平约 5d,有条件予重组人凝血Ⅺ因子。有出血症状者 FFP 或全血 5~10ml/kg,隔天一次。半衰期 46~52h
VWD(血管性血友病)	对于Ⅰ型及部分Ⅱ型 VWD 患者可予 DDAVP,效果不佳者予 FFP 或全血 10ml/kg、冷沉淀,抗纤溶药。有条件予浓缩 vWF 复合 F Ⅷ制剂,或含高浓度 VWF 的人凝血 F Ⅷ
因子Ⅻ缺乏	出血症状少,必要时可输库存全血及血浆 50~100ml/ 次。半衰期 50~60h
因子 XIII 缺乏	冷沉淀物按每 10~12kg 一袋给予,每 3~4 周一次;FFP 10ml/kg,每 4~6 周一次。血浆 2~3ml/kg·次,2~3 周一次。有条件予人凝血因子 XⅢ。半衰期 7~13d

FFP(fresh frozen plasma 新鲜冰冻血浆);PCCs(prothrombin complex concentrates 凝血酶原复合物);rF Ⅶa(recombinant activated factor Ⅶ重组活化七因子);vWF(von Willebrand factor 血管性血友病因子);DDAVP 1- 去氨 -8-d- 精氨酸加压素

总之,急性贫血是多种危重症的临床表现之一,及时准确地进行诊断和积极正确的救治是临床医师必须具备的能力。因此,掌握急危重症的诊断方法,及时纠正贫血,控制出血,为进一步诊疗赢得时机,提高急性贫血的诊治水平非常重要。

(李长钢)

第三节　出血性疾病

一、免疫性血小板减少症

免疫性血小板减少症(immune thrombocytopenia,ITP)原称免疫性血小板减少性紫癜(immune thrombocytopenic purpura)或特发性血小板减少性紫癜(idiopathic/essential thrombocytopenic purpura),但临床上发现许多血小板减少的患者并无出血的症状和体征。2008 年国际工作组(International Working Group,IWG)提出了规范 ITP 的命名、定义及治疗结果评价标准的建议,又于 2010 年发表了有关 ITP 的调查和管理的国际共识。得到了国际上的一致认可。美国血液学会(ASH)等国家据此更新了 ITP 的诊疗指南。

ITP 是小儿时期获得性出血性疾病中较常见的一种疾病。儿童 ITP 的年发病率为(4~5)/10 万,以急性多见,以 5 岁以下小儿最多。国际儿童 ITP 工作组(Intercontinental Childhood ITP Study Group,ICIS)的统计发现:在 3 月龄至 1 岁的婴儿中,男女比例为 1.7∶1,而在年龄较大的儿童中,男女比例降至 1.2∶1。

【病因及发病机制】 ITP 的发病机制相当复杂,但已公认是一种获得性自身免疫性疾病,其特征主要是由于致病性抗血小板自身抗体产生和/或 T 细胞介导的血小板破坏以及巨核细胞功能受损等导致单一的外周血象中血小板减少。虽然现已认识到 T 细胞损伤,细胞因子失衡以及骨髓环境在发病过程起至重要作用。但 ITP 的发病机制仍不十分清楚。

1. 体液免疫反应异常

(1) 自身抗体(血小板相关抗体 PAIg):自身抗体介导的血小板破坏是公认经典的 ITP 发病机制。产生自身抗体的机制主要包括:分子模拟与交叉反应。如果外来抗原与机体有相似的抗原表位,即呈分子拟态。人体针对外来抗原产生的抗体既可作用于外来抗原,也可作用于与外来抗原表位分子结构相似的自身抗原,即“交叉反应”。这些抗体通常与血小板表面上丰富的糖蛋白结合。产生的 PAIg 抗体(主要为 IgG 抗体,也有 IgM 及 IgA 抗体)主要与整联蛋白 $\alpha_{\text{Ⅱ}\beta}\beta_{3(\text{GPⅡ}\beta\text{-Ⅲ}\alpha)}$ 又称血小板膜糖蛋白Ⅱb-Ⅲa(GP Ⅱb-Ⅲa)结合(约 80%),其余针对 GPIb-IX-V 复合物和其他血小板 GP(例如 GPIV、GPV)和整联蛋白 $\alpha_2\beta_1$(GPIa-Ⅱa)。它们与血小板结合并被“标记”后在脾脏和肝脏中的吞噬细胞中裂解。抗体介导的脾脏巨噬细胞 Fc 依赖性吞噬作用是 ITP 中血小板清除的主要途径。感染性因素存在条件下，人体产生的针对外来感染病原的抗体，由于分子拟态产生针对自身血小板膜糖蛋白产生交叉反应。感染诱发ITP的可能机制可能与此有关，多数集中于病毒，如：巨细胞病毒、EB病毒、HIV、肝炎病毒、人类细小病毒B19等，幽门螺杆菌与ITP的关系可能也与此有关。PAIg能与巨核细胞结合，抑制巨核细胞产生血小板。病毒抗原与相应抗体结合形成免疫复合物，沉积到血小板的巨核细胞上，使其破坏增多；病毒也可改变血小板膜糖蛋白结构，使其改变为“抗原”，机体进而产生自身抗体，破坏血小板；病毒还可直接感染巨核细胞形成核内病毒包涵体，导致血小板生成减少。

但临床上仍有近30%~40%的患者中未能检测到相关抗体，其原因可能是由于所用抗体试剂的稳定性所致，另一方面也提示还存在非依赖自身抗体的机制和其他未知的机制存在。

(2)表位扩展：在自身免疫性疾病的发生过程中，抗原递呈细胞（APC）摄取破坏的组织碎片并将自身抗原的隐蔽表位提呈给自身反应性淋巴细胞克隆，此现象称为表位扩展。在PAIg阳性的ITP患者中，除了检测到典型的表面糖蛋白抗体外，还发现了其他特异性抗体，如胞质蛋白抗体，提示血小板经历了抗原呈递细胞（APC）的内吞和蛋白降解，暴露出多种隐匿表位，然后被抗原呈递、激活可以识别这些新表位的T细胞产生共刺激信号，使B细胞活化，导致血小板相关抗体产生。同时也发现体细胞突变以及自身反应性B细胞克隆消除的缺陷等现象。

(3)B细胞的过度增殖与凋亡减少：B淋巴细胞的周期蛋白cyclin D、cyclin A具有促进B淋巴细胞从静止期向增殖期过度的作用，使大量B淋巴细胞活化、增殖、抗体生成增加。荧光免疫标记及流式细胞技术检测发现ITP患者中B淋巴细胞的周期蛋白cyclin D、cyclin A表达率明显高于对照组，且治疗后表达率明显降低，提示其与产生大量PAIg使血小板破坏增加有关。抗凋亡蛋白Bc-12的过度表达可能通过抑制B淋巴细胞的凋亡，促进B淋巴细胞尤其是自身反应性B淋巴细胞的过度增殖，产生大量抗体，导致血小板破坏增加。

PAIgG的早期研究表明，ITP中的抗体是多克隆的，后来采用DNA免疫球蛋白重链和轻链重排的分析，以及血液和脾脏B细胞的流式细胞仪检测表面Ig轻链的研究发现，至少有一些ITP患者具有克隆性B细胞增殖，这为CD20单克隆抗体利妥昔单抗在ITP中的应用提供了实验室依据。

(4)B细胞激活因子(BAFF)：是肿瘤坏死因子超家族成员之一，除具有促进B细胞存活的作用外，在维持生发中心反应、抗体的类型转换、T细胞的活化等方面均具有重要的调节作用。有研究表明BAFF在新诊断的ITP中扮演了重要角色。

2. 细胞免疫异常　ITP患者缺乏抗体检测也可能是由于非抗体介导的血小板减少途径有关。

(1)自身反应性T细胞的异常活化及T细胞亚群的失调：ITP患者外周血Th亚群增加，Ti下降，Tc增加，Ts降低，$CD4^+/CD8^+$细胞比值下降，提示细胞免疫异常；在ITP发病初期T淋巴细胞针对血小板表面糖蛋白上多个表位发生反应，产生多克隆增殖，随病程进展仅有那些识别免疫优势表位的致病性T淋巴细胞克隆选择性扩增，研究发现T淋巴细胞针对血小板表面糖蛋白2个优势表位的2个特殊区域异常，证实在ITP患者体内T淋巴细胞存在异常活跃的克隆性增生。对ITP患者以及健康对照者的$CD3^+$T淋巴细胞的基因芯片分析发现，$CD3^+$T淋巴细胞多个凋亡相关基因的表达有改变，提示T淋巴细胞多条凋亡途径改变。

$CD4^+CD25^+$调节性T细胞（Treg）异常：$CD4^+CD25^+$调节性T细胞是近几年研究发现的一种特殊的专职免疫调节细胞，主要通过抑制免疫效应细胞的增殖、分化及其免疫功能和抑制自然杀伤细胞、细胞毒T细胞等细胞功能来维持自身免疫平衡。调节性T细胞在多种自身免疫性疾病中都存在数量和功能上的异常。在免疫性血小板减少症的鼠模型中分离出了$CD8^+$Treg的几个亚群，这些亚群起着重要的免疫抑制作用。植入$CD8^+$T细胞的脾细胞衰竭小鼠会发展为更严重的血小板减少，且可通过$CD8^+$T细胞输注得到改善，表明CD8+T细胞总体上具有主要的保护作用，这归因于$CD8^+$T细胞亚群中的Treg细胞。体外实验显示，$CD8^+$Tregs可降低$CD4^+$T和$CD19^+$B细胞增殖以及CTL细胞毒性。此外，地塞米松治疗后$CD8^+$Treg亚群提高，同时降低了CTL，因此有效的类固醇治疗需要$CD8^+$T细胞的存在。但是，在抗GPIbα介导的鼠ITP模型中未观察到$CD8^+$Treg的增加，表明抗GPIbα的免疫应答可能不同于抗 GP Ⅱb Ⅲa。这些现象提示存在不依赖抗体的ITP,即难治性 ITP 不仅是 CTL 介导的疾病,而且还存在 $CD8^+T$ 抑制细胞量或功能缺陷,这与活动性 ITP 患者中 $CD8^+CD28$-Tregs 降低现象相吻合。

(2) Th1/Th2 失衡:$CD4^+$ 辅助 T 细胞在免疫系统起着重要的调节作用,通过分泌细胞因子、调节细胞对抗原的反应来调节免疫系统,防止自身免疫的发生。$CD4^+T$ 细胞可分为 Th1、Th2 两个亚群,前者通过分泌 IFN-γ、IL-2 和 TNF-β 等,作用于巨噬细胞和细胞毒 T 细胞参与细胞免疫;后者通过分泌 IL-4、5、6、10 和 IL-13 等细胞因子,促进抗体的产生,参与超敏反应。正常情况下 Thl/Th2 类细胞因子呈动态平衡,一旦发生偏移,则发生免疫紊乱。用双色流式细胞技术通过检测 CD195 和 CD30 在 ITP 外周淋巴细胞的表达,发现 ITP 患者血液中 Th1/Th2 明显较对照组增高,给予调节免疫治疗后 Th1/Th2 明显下降,从而得出 ITP 是一种 Th1 细胞占优势的免疫紊乱。张庆国等采用流式细胞术检测 ITP 患者治疗前后 Th1 细胞相关因子 IFN-γ、IL-4 等水平变化,发现治疗前上述因子表达增高,提示 Th1 与患者疗效密切相关。另外,在 ITP 患者中,已发现 Th1 和 Th17 细胞均被上调,而 Treg 细胞的数量和抑制功能降低。

(3) 细胞毒作用:除了抗血小板自身抗体外,研究发现 ITP 患者骨髓中 $CD3^+T$ 细胞和 $CD8^+T$ 细胞数量明显高于健康对照组,推测早在骨髓中血小板就受到 $CD8^+T$ 细胞的细胞毒作用而被大量破坏。利用基因芯片技术发现 ITP 患者体内存在参与细胞毒作用的基因表达明显升高,提示 $CD8^+$ 细胞毒 T 细胞($CD8^+CTLs$)在 ITP 的发生中也起到重要作用。CTL 具有增强的细胞毒性效应蛋白,如颗粒酶 B 和穿孔素,在 ITP 患者的循环和骨髓中数量增加,因此可能靶向和溶解血小板或巨核细胞。与 $CD4^+T$ 细胞一样,ITP 中的 $CD8^+T$ 细胞也被证明向 I 型(Tc1)极化,并通过增加干扰素 -γ 和肿瘤坏死因子 - α 的分泌而促进促炎状态。在小鼠 ITP 模型中,B 细胞衰竭的脾细胞在缺乏抗体的情况下介导血小板减少,并对 IVIG 治疗产生抗性。这表明,临床上 CTL 介导的 ITP 可能对针对抗体介导途径的治疗无效。

近年的研究发现:在具有 $CD8^+T$ 细胞阳性细胞毒性的 ITP 患者中,新鲜血小板的脱唾液酸化程度明显高于没有细胞毒性和对照的 ITP 患者。体外试验发现,来自 ITP 患者的具有阳性细胞毒性的 $CD8^+T$ 细胞显著地诱导了血小板表面的脱唾液酸化和神经氨酸酶 1 的表达以及肝细胞对血小板的吞噬作用。这些发现表明,$CD8^+T$ 细胞在 ITP 中诱导肝脏中的血小板去唾液酸化和血小板清除,也有研究发现,ITP 患者脱唾液酸化程度越高,治疗效果越差,提示抗体介导的脱唾液酸化可能是对标准 ITP 治疗产生抗药性的潜在原因,这可能是 ITP 发病的另一机制。

3. **巨核细胞异常**　骨髓巨核祖细胞在巨核细胞集落刺激因子和血小板生成素(TPO)调控下分化、增殖发育成熟并产生血小板。ITP 患者骨髓巨核细胞成熟障碍,表现为缺少胞质颗粒及血小板形成减少,胞质及胞核呈退行性变。ITP 患者巨核细胞超微结构存在凋亡和副凋亡现象,表现为线粒体空泡肿胀、质膜变厚、核内染色质浓缩。另外巨核细胞在成熟过程中细胞膜表面表达血小板膜抗原 GP Ⅱb/ Ⅲa、GP Ⅰb/ Ⅸ,能够被自身抗血小板抗体识别结合。体外实验证实了 ITP 患者的血浆含有抗 GP Ⅱb/ Ⅲa、GP Ⅰb/ Ⅸ的抗体,可抑制巨核细胞成熟,使血小板生成减少。另有研究发现,抗整合蛋白 $\alpha_v\beta_3$ 自身抗体不影响巨核细胞的增殖和分化,但能够影响前血小板的生成,通过阻断 SDF-1 介导巨核细胞的迁移和抑制 AKT 的磷酸化及抑制巨核细胞血管微环境中的附着,ITP 患者体内抗血小板抗体和巨核细胞结合影响巨核细胞的成熟和血小板的释放,并可能触发 ITP 患者体内巨核细胞程序性死亡。

4. **免疫介导的血小板减少分类(表 3-25)**

表 3-25　免疫介导的血小板减少分类

Ⅰ. 自身抗体介导的血小板减少
A. 原发性免疫性血小板减少
B. 继发性免疫性血小板减少
1. 抗磷脂综合征、SLE 及其他结缔组织病
2. 感染:HIV、HCV、HBV、幽门螺杆菌及其他细菌
3. 疫苗接种
4. 药物及化学物质
5. 恶性肿瘤包括淋巴细胞增殖性疾病
6. 移植
7. 常见变异性免疫缺陷病
Ⅱ. 异体抗体介导的血小板减少 / 血小板破坏
A. 胎儿 / 新生儿异体免疫性血小板减少
B. 输血后紫癜
C. 输注血小板后产生血小板异体免疫

总之，血小板减少症的原因是多种因素所致的，并且可能同时发生。

【诊断及鉴别诊断】

（一）临床表现

当外周血血小板数低于 30×10^9/L 时可有自发性出血的表现：以皮肤和黏膜出血最常见，表现为皮肤出血点、紫癜、瘀斑、鼻出血、齿龈出血；消化道出血和血尿；偶有颅内出血，是引起死亡的最主要原因。合理贴切的描述是：在建康儿童身上发生单纯血小板计数减少（血小板形态、功能无异常），以及与之有关的临床出血表现。除非有持续或反复活动性出血，否则不伴有贫血表现；没有肝脾淋巴结肿大等表现；通常不伴发热等感染表现。

（二）实验室检查

1. **血常规检查** 至少 2 次血常规检查发现血小板计数减少，除确定血小板数量外，需进行镜下血小板手工计数及血涂片复核血小板数目，检查血小板形态（如大血小板、小血小板或血小板内颗粒情况）、白细胞（数量、形态和包涵体）和红细胞（数目、形态），有助于与其他非 ITP 性血小板减少类疾病甄别，如假性血小板减少、遗传性血小板减少和淋巴造血系统恶性肿瘤性疾病的继发性血小板减少等。

2. **骨髓检查** 骨髓增生活跃，突出的骨髓变化是巨核细胞明显增多伴成熟障碍（偶有巨核细胞数正常）而骨髓其他细胞系成分、各阶段形态比例及增生情况正常。通常典型的 ITP 骨髓不是必检项目。骨髓检查的主要目的是排除其他造血系统疾病或遗传代谢性疾病。

3. **特殊的实验室检查（有条件单位可进行）**

（1）流式细胞术血小板膜抗原特异性自身抗体检测：单克隆抗体特异性俘获血小板抗原试验法，特异性和敏感性较高，可有助于鉴别免疫性与非免疫性血小板减少，但不能鉴别原发性与继发性 ITP。

（2）血小板生成素（TPO）：一般不作为常规检查，TPO 升高提示血小板生成减少，而 TPO 正常提示血小板破坏增加，有助于鉴别 ITP 与骨髓造血不良性疾病，如再生障碍性贫血、范科尼贫血或骨髓增生异常综合征等。

4. **其他有助于鉴别继发性血小板减少的检查** 如免疫性疾病相关的检查及病毒病原检查等，进行免疫性疾病相关的检查（包括基因检测）有助鉴别与遗传性免疫缺陷类疾病（如普通变异型免疫缺陷病：CVID）和获得性自身免疫性疾病（如系统性红斑狼疮、类风湿关节炎）继发的血小板减少鉴别。

（三）出血评分

经典 Buchanan 出血评分系统（表 3-26）用于量化出血情况及评估风险。中华医学会儿科分会血液组根据我国情况制定了更为简易的出血症状评分表（表 3-27），分值越高出血症状越重。

表 3-26 Buchanan 出血评分系统

出血分级	出血部位			
	皮肤出血	鼻出血	口腔出血	全身出血
0（无）	无新发出血	无	无	无任何部位的新发出血
1（轻微）	少量不确定的新发出血点（全身≤100 个）	仅在枕头等物品上或鼻腔内发现有血迹，无活动性出血或无需压迫止血	上颚或颊黏膜瘀斑	少量出血点（全身≤100 个）和 / 或直径≤3cm 瘀斑（全身≤5 个），无肌肉出血
2（轻度）	明确的新发出血点（全身>100 个）和 / 或瘀斑（全身≤5 个，直径≤3cm）	1 处以上活动性出血，压迫止血需时 15min 以内	1 处或多处颊黏膜血泡，有或无瘀斑，无活动性出血	大量出血点（全身>100 个）和 / 或直径>3cm 瘀斑（全身>5 个），无肌肉出血
3（中度）	大量新发出血点全身>100 个）和 / 或瘀斑（全身>5 个，直径>3cm）	1 处以上活动性出血，压迫止血需时 15min 以上	齿龈、口唇、颊黏膜或咽喉壁间断出血	黏膜出血（鼻出血、齿龈出血、口腔血疱、月经增多、消化道出血等），不需立即医疗干预
4（重度）	广泛分布的出血点和瘀斑（全身>5 个，直径>3cm）	反复，持续的大量出血	齿龈、口唇、颊黏膜或咽喉壁持续出血	黏膜或可疑体内（颅内、肺、关节、肌肉等）出血，须立即医疗干预
5（危及生命或致死）	–	–	–	颅内出血和危及生命的任何部位出血

表 3-27　出血症状评分

分值	出血症状								
	皮肤		黏膜			深部器官			
	瘀点 / 瘀斑 / 皮下血肿		鼻出血 / 牙龈出血 / 口腔血疱 / 结膜出血			内脏出血(肺、胃肠道、泌尿生殖系统)			中枢系统
	头面部	其他部位	偶发,可自止	多发,持续不止	伴有贫血	不伴贫血	伴有贫血	危及生命	
1		√							
2	√		√						
3				√		√			
5					√		√		
8								√	√

（四）诊断

1. **临床诊断标准**　ITP 的诊断是临床排除性诊断,其诊断要点如下:

(1)至少 2 次化验血常规检查显示血小板计数减少,血细胞形态无异常。

(2)脾脏一般不增大。

(3)骨髓检查:巨核细胞数增多或正常、有成熟障碍。

(4)排除其他继发性血小板减少症。

2. **按病期诊断**

(1)新诊断的 ITP(newly diagnosed ITP):指确诊后 3 个月以内的 ITP 患者。临床相当一部分患者因皮肤出血点、紫癜、淤斑及黏膜出血来诊,但并非所有 ITP 的患者均有出血表现,部分患者是在进行常规体检时发现血小板减少,有或无任何出血表现,常常无明确的诱因可循。

(2)持续性 ITP(persistent ITP):指确诊后 3~12 个月血小板持续减少的 ITP 患者。包括没有自发缓解的患者或和停止治疗后不能维持完全缓解的患者。

(3)慢性 ITP(chronic ITP):指血小板减少持续超过 12 个月的 ITP 患者。

当 ITP 患者经过多种治疗方案效果均不佳,出现下列三种情况应视为难治性 ITP:①脾切除后无效或者复发;②仍需要治疗以降低出血的危险;③除外了其他引起血小板减少症的原因确诊为 ITP。

3. **按病情分度**

(1)轻度:血小板 $>50\times10^9$/L,一般无出血征,仅外伤后易发生出血或术后出血过多。

(2)中度:$<25\times10^9$/L 血小板 $\leqslant 50\times10^9$/L,皮肤黏膜淤点,或外伤性淤斑、出血血肿和伤口出血延长,但无广泛出血。

(3)重症:具备下列一项者:① 10×10^9/L$<$血小板数$<25\times10^9$/L,皮肤黏膜广泛出血点、淤斑、大量鼻出血或多发血肿;②消化道、泌尿道或生殖道暴发性出血,或发生血肿压迫症状;③视网膜或咽后壁出血和 / 或软腭淤点、明显血尿、黑便或鼻出血,头痛、眩晕等,可为颅内出血的先兆症状。④外伤处出血不止,经一般治疗无效。

(4)极重度:具备下列一项即可:①血小板$<10\times10^9$/L,或几乎查不到,皮肤黏膜广泛自发出血、血肿及出血不止;②危及生命的出血或颅内出血。

（五）鉴别诊断

导致血小板减少的原因较多,需要与以下疾病进行鉴别:

1. **药物抑制性血小板减少症**　很多药物可抑制血小板的生成,包括:

(1)细胞毒药物:①烷化剂:如氮芥、环磷酰胺、苯丙酸氮芥等,抑制 DNA 复制,阻碍造血细胞的分裂与增殖,导致骨髓造血的再生障碍;②抗代谢剂:阿糖胞苷、巯嘌呤、MTX、硫鸟嘌呤等,可与各种不同的核苷酸或叶酸竞争,阻碍核苷酸代谢和 DNA 合成;③抗生素类药物:如柔红霉素、阿霉素(多柔比星)等,为细胞周期非特异性药物,影响细胞的代谢和 DNA、RNA 的合成。

(2)噻嗪类利尿剂:可选择性抑制巨核细胞生成血小板,多数患者骨髓巨核细胞减少,但血小板减少缓慢,病情较轻。

(3) 雌激素：引起血小板养活的机制尚不清楚。

(4) 其他药物：如氯霉素、胺胺类药物、苯妥英钠、抗甲状腺药物（如他巴唑、丙基巯氧嘧啶）、保泰松、苯、放射性物质、青霉素、链霉素等。糖尿病药物如氯磺丙脲、甲磺丁脲等也可引起血小板减少。慢性中毒也可导致血小板减少。

2. **药物免疫性血小板减少症**　可发生免疫性血小板减少的药物包括：①植物碱类，如奎宁、奎尼丁；②抗生素类，如青霉素、头孢菌素、链霉素、氯霉素、利福平、磺胺类等；③镇静止痉类，如巴比妥类、司眠脲、氯丙嗪、利舍平、可待因、哌替啶、苯妥因钠等；④解热镇痛药，如阿司匹林、保泰松、吲哚美辛、安替匹林、异丙嗪、水杨酸钠等；⑤磺胺衍生物质，如氯磺丙脲、甲磺丁脲等；⑥其他，如硝酸甘油、螺内酯、铋剂、氯喹、甲基多巴、丙硫氧嘧啶、地高辛、杀虫剂等。

3. **感染性血小板减少性紫癜**　包括病毒、病毒疫苗（风疹及麻疹疫苗较为常见）、细菌、立克次体、螺旋体、真菌、原虫、寄生虫等感染。

此外，还应与假性血小板减少、脾功能亢进、自身免疫性疾病、血栓性血小板减少性紫癜、遗传性及先天性血小板减少性紫癜、输血后血小板减少性紫癜、电离辐射、肿瘤骨髓浸润、周期性血小板减少（主见于成年人）及海绵状血管瘤等相鉴别。

【治疗】ITP 患者的治疗目标是达到避免大出血的血小板水平，而不是使血小板水平“正常化”。因此，大多数临床医生将血小板计数 $30\times10^9/L$ 作为治疗的目标阈值。

（一）一般原则

ITP 多为自限性，是否干预治疗取决于出血的症状，而非血小板数目。当 $PLT\geqslant20\times10^9/L$，无活动性出血表现，可先观察随访，不予治疗。在此期间，必须动态观察血小板数目的变化；如有感染需抗感染治疗。应充分与家长沟通使其了解 ITP 的病程及演变过程。仅有 3% 的患者出现严重的出血，并多在血小板 $<10\times10^9/L$ 发生颅内出血的概率约为 0.1%~0.5%，且发生颅内出血的危险因素有颅外伤和使用抑制血小板的药物，因此决定应用药物治疗 ITP 时应考虑多种因素：出血症状、血小板计数、社会精神因素。

1. **一般疗法**

(1) 适当限制活动，避免激烈活动，防止外伤。

(2) 有或疑有细菌感染者，酌情使用抗感染治疗。

(3) 避免应用影响血小板功能的药物，如阿司匹林及有关“活血化瘀”的中药等；有些食物摄入过多可影响血小板的功能，应适当控制，如香菇、木耳、番茄、鱼、大葱、洋葱等。

(4) 避免感染，慎重预防接种。

2. **下述的危险因素增加出血风险**

(1) 患病时间，随着患者患病时间延长，出血风险加大。

(2) 存在血小板功能缺陷。

(3) 合并凝血因子缺陷。

(4) 未被控制的高血压。

(5) 外科手术或外伤。

(6) 感染。

(7) 必须服用阿司匹林、非甾体抗炎药、华法林等抗凝药物。

3. 患者若有出血症状，无论此时血小板下降多少，都应采取积极治疗措施。

遇到以下情况时，血小板数的最低参考值分别为：口腔科检查 $\geqslant20\times10^9/L$；拔牙或补牙 $\geqslant30\times10^9/L$；小手术 $\geqslant50\times10^9/L$；大手术 $\geqslant80\times10^9/L$。

（二）紧急治疗

重症 ITP 患者（血小板计数 $<10\times10^9/L$），伴胃肠道、泌尿生殖道、中枢神经系统或其他部位的活动性出血或需要急诊手术时，应紧急处理，迅速将患者血小板计数提高至 $50\times10^9/L$ 以上。对于病情十分危急，须立即提升血小板的患者应给予随机供者的血小板输注（由于 ITP 患者血小板输注无效且增加后续治疗难度，故其他非危重症无需急救状态下不建议对不存在威胁生命出血的患者给予血小板输注治疗）；同时给予静脉输注免疫球蛋白［1.0g/(kg·d)，连用 2~3 天］和 / 或甲泼尼龙［10~30mg/(kg·d)］，最大剂量为每天 1.0g，连用 3 天，和 / 或促血小板生成药物。其他治疗措施包括停用抑制血小板功能的药物、控制高血压、局部加压止血、女性月经期避孕药口服控制月经过多，以及应用抗纤溶剂（如止血环酸、6- 氨基己酸）等；如上述治疗仍不能控制严重出血，可以考虑使用重组人活化因子Ⅶ(rhF Ⅶa)。

（三）ITP 的一线治疗

1. **肾上腺糖皮质激素**

(1) 泼尼松：1.5~2.0mg/(kg·d) 开始（最大剂

量不超过 60mg/d)，建议晨起顿服，血小板数目 ≥ 100 × 10^9/L 后稳定 1~2 周，逐渐减量直至停药，一般疗程 4~6 周。也可用等效剂量的其他糖皮质激素制剂代替。糖皮质激素治疗 4 周，如仍无反应说明治疗无效，应迅速减量至停用。应用时注意监测血压、血糖及电解质的变化及胃肠道反应，防治感染。

(2) 大剂量地塞米松(HD-DXM)冲击治疗：剂量 0.6mg/(kg·d)，最大剂量 40mg，连用 4 天，静脉滴注或口服用药。效果不满意时可以在上次应用后 24 天(即 28 天为 1 疗程)再次应用，反复 2~5 次，血小板数目稳定后即可停用。应用时，注意监测血压、眼压、血糖的变化，预防感染，预防骨质疏松，保护胃黏膜。在糖皮质激素治疗时要充分考虑到药物长期应用可能出现的不良反应。如长期应用糖皮质激素治疗部分患者，尤其是年长儿(>10 岁)，可出现骨质疏松、股骨头坏死，及时进行检查并给予二膦酸盐预防治疗。长期应用激素还可出现高血压、糖尿病、急性胃黏膜病变等不良反应，也应及时检查处理。另外 HBV-DNA 复制水平较高的患者慎用糖皮质激素。

2. IVIG 治疗：常用剂量 400mg/(kg·d)，连用 3~5 天；或 0.8~1.0g/(kg·d)，用 1 天或连用 2 天，必要时可以重复。IVIG 慎用于 IgA 缺乏患者、糖尿病患者和肾功能不全患者。

(四) ITP 的二线治疗

1. 促血小板生成类药物　包括重组人血小板生成素、艾曲波帕和罗米司亭。此类药物起效快(1~2 周)，但停药后疗效一般不能维持，需要进行个体化的维持治疗。

(1) 重组人血小板生成素(rhTPO)：TPO 通过刺激巨核细胞分化和成熟以增加血小板生成。剂量 300IU/(kg·d)，皮下注射，血小板计数 ≥ 100 × 10^9/L 时可考虑停药。应用 14 天血小板计数不升，可视为无效，可以考虑停药。

(2) 艾曲波帕：是一种口服非肽小分子 TPO-RA，与 TPO 受体跨膜结构域的 H499 残基结合刺激血小板生成。为口服制剂，建议空腹口服(餐前 1 小时及餐后 2 小时服用)；如食物中含有乳制品及富含多价阳离子(如铝、钙、铁、镁、硒和锌)的矿物质，则建议餐前间隔至少 2 小时或餐后间隔至少 4 小时服用；同时也要避免与其他药物同服。如同服其他药物，也需服药前间隔至少 2 小时或服药后间隔至少 4 小时服用。

1) 初始剂量：年龄 6~17 岁且体重 ≥ 27kg 者，50mg，每天 1 次；体重 <27kg 者，1.5mg/kg，每天 1 次。年龄 1~5 岁者(或体重 <27kg) 1.5mg/kg，每天 1 次。

2) 监测：用药期间每周检测 1 次全血细胞计数(包括血小板计数)，直至血小板计数稳定、无出血症状，随后可每个月检测一次。

3) 剂量调整：根据血小板计数进行剂量调整，使血小板计数维持在 ≥ 50 × 10^9/L。最大口服剂量不超过 75mg/d。

4) 不良反应监测：用药前、剂量调整阶段每两周、确定剂量后每个月，监测一次肝功能，包括 ALT、AST 和胆红素。若出现肝功能异常，应每周监测一次，必要时减量或停药。出现其他不良反应时，也应减量或停药。

2. 利妥昔单抗　系抗 CD20 单克隆抗体标准给药方案 375mg/m^2，静脉滴注，每周 1 次，共 4 次；小剂量方案每次 100mg，每周 1 次，共 4 次(或 375mg/m^2，单次应用)。

一般在首次注射 4~8 周内起效。使用时多数儿童耐受良好，但可出现血清病。使用半年内应注意获得性体液免疫功能低下。有资料显示成人和儿童的初始缓解率均为 57%，而 5 年持续缓解率在成年人中仅为 21%，在儿童中为 26%。

3. 脾切除　儿童患者应严格掌握适应证，尽可能地推迟切脾时间。在脾切除前，必须对 ITP 的诊断重新评价，仍确诊为 ITP 者，方可考虑脾切除术。脾切除的指征：①经以上正规治疗，仍有危及生命的严重出血或急需外科手术者；②病程 >1 年，年龄 >5 岁，且有反复严重出血，药物治疗无效或依赖大剂量糖皮质激素维持(>30mg/d)；③有使用糖皮质激素的禁忌证。建议在切脾前进行嗜血流感杆菌、脑膜炎双球菌、肺炎链球菌疫苗注射，切除后监测感染指标，对可疑感染积极开展抗感染治疗。对于切脾治疗无效或最初有效随后复发的患者应进一步检查是否存在副脾。脾切除术是治疗 ITP 有效且相对经济的治疗方法，80% 的患者可以达到初始缓解率，且有近 50%~70% 的患者获得持久缓解。

(五) 其他二线药物治疗

免疫抑制剂及其他治疗：常用的药物包括硫唑嘌呤、长春新碱、环孢素 A 及雷帕霉素等，可酌情选择。免疫抑制剂治疗儿童 ITP 的疗效不肯定，毒副作用较多，应慎重选择且密切观察。

1. **治疗选择时需要考虑**

(1)时机：对于慢性 / 难治性 ITP 才考虑使用。

(2)治疗的风险与获益：在可以观察和等待时尽量不考虑使用；使用前需要更多考虑药物给患者带来的风险，需要权衡利弊，鼓励医患共决策。

(3)尽量寻找比较明确的用药的实验室预判指标，进行靶向治疗。

2. 治疗种类很多，但由于缺乏足够的循证医学证据，儿科临床应用比较多的药物有：

(1)硫唑嘌呤：常用剂量为 3~5mg/(kg·d)，分 2~3 次口服，根据患者白细胞计数调整剂量。副作用为骨髓抑制、肝肾毒性。

(2)环孢素 A：常用剂量为 5mg/(kg·d)，分 2 次口服，根据血药浓度调整剂量。副作用包括肝肾损害、牙龈增生、毛发增多、高血压、癫痫等，用药期间应监测肝、肾功能。

(3)雷帕霉素

1)作用机制和靶点：能通过抑制雷帕霉素靶蛋白的功能，选择性扩增 Treg 细胞并维持其高效的免疫抑制活性作为一种新型免疫抑制剂，已被广泛地应用于治疗自身免疫病，也可用于治疗免疫性血小板减少症，尤其对 Treg 细胞水平低和双阴性 T 细胞百分比增高的慢性难治性 ITP 患者适用。

2)用法用量：推荐起始给药剂量为 1~2mg/m^2，每天 1 次，根据血药浓度进行调整。

3)需要定期进行肝功检测，注意同时服用的其他药物对血药浓度的影响。

(4)长春碱类：长春新碱(VCR)为 1.4mg/m^2(最大剂量为每天 2mg)，每周 1 次，缓慢静脉滴注，共 3~6 次。副作用主要有周围神经炎、脱发、便秘和白细胞减少等。

(六)其他新药

当前和新兴的 ITP 疗法主要包括抑制免疫应答介导的血小板破坏，促进血小板生成以及调节骨髓的微环境。包括 TPO 和 TPO 受体激动剂(TPO-RA)，靶向共刺激分子的单克隆抗体，靶向 Fc 受体(FcR)的药物和相关的下游信号通路，修复骨髓内皮细胞(BMEC)，并抑制血小板脱盐等。

1. TPO　受体激动剂(TPO-RA)除艾曲波帕外，罗米司亭或罗米洛司汀和阿伏特罗帕格，在治疗慢性 ITP 中也具有良好的疗效。罗米司亭是一种刺激性蛋白，尽管与人 TPO 没有序列同源性，但仍能与人 TPO 受体结合并激活该蛋白。罗米司亭作为肽分子，每周一次皮下注射给药。阿托莫帕口服时无饮食限制，其生物活性与艾托莫帕及罗米司亭相似。氨磷汀是一种细胞保护剂，它也可以刺激造血干细胞，对难治性 ITP 有一定的疗效。

2. **靶向 Fc 受体(FcR)和相关下游信号通路的药物**　福司他替尼是一种口服可生物利用的脾酪氨酸激酶(SyK)抑制剂，可通过抑制 Syk 抑制酪氨酸激酶依赖性 Fcγ 受体介导的巨噬细胞吞噬作用，从而减少血小板破坏，对慢性难治性 ITP 患者，无论是否曾接受脾切除术、利妥昔单抗、TPO-RA 等治疗，都不影响福司他替尼的疗效。

3. **罗扎诺西单抗**　是一种 Fc 受体(FcRn)阻滞剂。FcRn 在维持血浆 IgG 和白蛋白水平以及抗原呈递或吞噬作用中起着重要作用。研究表明罗扎诺昔单抗在人 FcRn 转基因小鼠和食蟹猴中均引起血浆 IgG 的剂量依赖性快速降低。其还可降低 ITP 中的抗血小板抗体以及其他自身免疫性疾病中的其他自身免疫抗体，而不会影响正常的免疫功能，因此可能成为 ITP 的潜在治疗方法。

4. **阻断共刺激分子**　包括抗 CD154 单克隆抗体、CD44 抗体和 CTLA4-Ig，可能起到免疫调节作用来治疗 ITP 以及其他自身免疫性疾病。

5. **磷酸奥司他韦**　可能会抑制血小板脱盐，从而减少肝脏中血小板的清除。

6. **阿托伐他汀**　可能对 BM EPC 有治疗 ITP 的潜力。

【疗效判断标准】

1. **完全反应**(complete response，CR)　定义为治疗后血小板数 ≥ 100 × 10^9/L 且没有出血。

2. **反应**(response，R)　定义为治疗后血小板数 ≥(30~100) × 10^9/L 且至少比基础血小板计数增加两倍，且没有出血。

3. **持续反应**(durable response，DR)　定义为达到 R/CR 并持续 ≥ 4 周。

4. **无效**(no response，NR)　定义为治疗后血小板数<30 × 10^9/L 或者血小板数增加不到基础值的两倍或者有出血。

5. **复发**　治疗有效后，血小板计数降至 30 × 10^9/L 以下或者不到基础值的 2 倍或者出现出血症状。

(1) 在定义 CR 或 R 时，应至少检测 2 次血小板计数，其间至少间隔 7 天。定义复发时至少检测2次，其间至少间隔1天。

(2) 2019 ASH有关ITP的诊疗指南对治疗反应及出血程度的定义如下：皮质类固醇依赖(corticosteroid-dependent)：持续需泼尼松治疗>5mg/d(或相同效价的其他糖皮质激素药)，或反复需服用糖皮质激素以维持血小板≥30×10^9/L和/或避免出血。持续反应(durable response)：6个月时，血小板计数≥30×10^9/L，且至少高于治疗前基础值的2倍。早期反应(early response)：开始治疗1周时，血小板计数≥30×10^9/L，且至少高于治疗前基础值的2倍。初始反应(initial response)：治疗后1个月时，血小板计数≥30×10^9/L，且至少高于治疗前基础值的2倍。大出血(major bleeding)：① WHO分级3或4级出血；② Buchanan评分严重级出血；③ Bolton-Maggs及Moon评分"大出血"；④ IBLS评分二级或更高；⑤威胁生命或脑出血的出血。轻微出血(Minor bleeding)：任何出血均未达到"大出血"的标准。

(3) 有关疫苗接种，MMR预防接种相关性的ITP患者，可以检测疫苗效价，如达到90%~95%可不再接种。

二、血友病

【概述】 血友病(hemophilia)是一种X染色体连锁的隐性遗传性出血性疾病。分为血友病甲(血友病A)、血友病乙(血友病B)，分别由于凝血因子Ⅷ(FⅧ)和凝血因子Ⅸ(FⅨ)的质/量的异常所致。以往还将凝血因子Ⅺ缺乏称为血友病丙(或PTA缺乏症)，现不再将其归为血友病之列。其发病率各国不一，世界血友病联盟报告欧美国家发病率约为5/10万~10/10万、日本约为10.4/10万、非洲约为5/10万，我国进行的流调结果约为2.73/10万。其中血友病甲占80%~85%，血友病乙占15%~20%。

【病理生理机制】 FⅧ及FⅨ均为正常内源性凝血通路情况下产生凝血酶所必需的关键因子。凝血过程大致分为三个阶段：①凝血活酶形成阶段；②凝血酶形成阶段；③纤维蛋白形成阶段。传统的凝血理论是以Mac Farlane的瀑布学说为基础，凝血过程是一系列酶促放大反应过程。由内源性凝血系统触发的凝血，首先由接触因子(因子Ⅻ)及PK、HK启动，其中活化的因子Ⅺ(Ⅺa)是关键成分，在钙离子(Ca^{2+})的作用下激活因子Ⅸ，从而触发血液凝固；组织因子启动外源性凝血系统，其与活化的Ⅶ因子(Ⅶa)及Ca^{2+}结合，形成FⅦ-TF复合物，这两个途径均需要FⅩ、FⅤ及Ca^{2+}形成凝血活酶；凝血酶原(FⅡ)在活化因子Ⅹ(FⅩa)、FV及Ca^{2+}、PF作用下转变为凝血酶(Ⅱa)；后者使纤维蛋白原(Ⅰ)裂解出四个蛋白肽(两个蛋白肽A，两个蛋白肽B)，然后形成纤维蛋白单体(α、β、γ)，再自动聚合成纤维蛋白多聚体(α、β、γ)2P，在因子ⅩⅢa及Ca^{2+}作用下相互交联，形成稳定的纤维蛋白凝块，从而完成凝血过程。现在研究发现，FX激活的主要生理途径是组织因子途径，组织因子和FⅦ共同激活FⅨ形成FⅪa，从而说明内源及外源性凝血系统不能截然分开，两者关系密切。由于FⅧ/FⅨ的缺乏，导致凝血通路受阻，影响凝血酶及纤维蛋白的生成，临床上出现出血表现。

【临床表现】 血友病A与血友病B的临床表现非常相似，临床上不易鉴别。自发性、活动性出血是重型血友病的特征。出血特点为延迟而缓慢的渗血，出血的频度与部位取决于患者体内的凝血因子水平、患者的运动强度、用药及饮食情况(如使用抗凝剂，影响凝血功能的药物及食物等)。出血严重程度与血浆所含因子水平相关。以1ml正常血浆含的因子的即100%水平，表示因子量定义为1个单位计，用活性的百分数表示因子水平(IU/ml)等于1ml正常血浆中因子的活性。根据FⅧ或FⅨ的水平将血友病分为三型(表3-28)。该表列举了血友病A/B因子水平与临床分型和出血表现的关系。

表3-28　出血严重程度与凝血因子水平之间的关系

严重程度	凝血因子水平	出血情况
重型	<1IU/dl(<0.01IU/ml)或<正常水平的1%	关节或肌肉自发性出血，大部分情况下没有明确的出血诱因
中型	1~5IU/dl(0.01~0.05IU/ml)或正常水平的1%~5%	偶尔出现自发性出血；轻微外伤或手术时出血时间延长
轻型	5~40IU/dl(0.05~0.40IU/ml)或正常水平的5%~40%	严重创伤或手术后出现严重出血，自发性出血罕见

重型血友病患者自发出血表现明显，生后4个月至半年左右开始无明显诱因反复出现躯干、腰背部、四肢、面部等部位皮肤青紫斑及皮下血肿。随年龄增长，活动增加，出血更加频繁，学步前无关节出血，以软组织出血为主，学步后开始由于负重及跌倒撞击而出现反复关节出血。但也有重型血友病患者仅表现为间歇出血或无出血临床表现，直至成年方被确诊。重型患者若未接受规范替代治疗，可发生反复关节出血，从而导致年长后出现血友病性关节病，是导致后天关节残疾的最主要的原因。颅内出血多见于新生儿期及幼年期，如果未及时诊断和处理常致死亡或导致相关神经系统后遗症。出血可发生于身体的任何部位，但以皮肤、肌肉及关节出血最为常见。其他部位有黏膜出血，如鼻黏膜出血、口腔、牙龈、消化道、泌尿道出血等；严重的出现内脏出血和颅内出血可危及生命（表3-29，表3-30）。

中型血友病可有血肿和关节出血，且常有明确的创伤的诱因。少数可发生关节畸形，大多在成年后出现，临床易被漏诊。

轻型血友病极少有关节出血，无关节畸形发生。临床出血表现不明显，大多仅有轻微的易被忽视的出血史。常常因外伤手术前检验或出现术中不易止血的情况时方被发现。

女性携带者无出血症状，FⅧ/Ⅸ水平正常，若FⅧ:C/FⅨ:C小于45%者可在手术和较大创伤后发生出血异常。极少数活性小于5%者，临床表现同中型血友病。

表3-29　血友病出血部位

严重	危及生命
关节（关节出血）	颅内
肌肉，尤其在深层（髂腰肌、小腿和前臂）	颈部/咽喉
口腔黏膜、牙龈、鼻腔和泌尿生殖道	胃肠道

表3-30　不同部位出血的大致频率

出血部位	大致频率
关节出血 在铰链关节内更为常见：踝关节、膝关节和肘关节 在多轴关节内不太常见：肩、腕、髋关节	70%~80%
肌肉	10%~20%
其他大出血	5%~10%
中枢神经系统（CNS）	<5%

【并发症及后遗症】颅内出血可致颅内占位性损伤，而致相应部位的脑神经损伤后遗症，严重者导致死亡；关节反复出血导致铁沉积及关节滑膜炎，软骨损伤最终致关节融合及相邻肌肉萎缩而致残；反复肌肉、软组织出血未能吸收而形成假肿瘤；由于血液制品及重组凝血因子的应用患者可能引发血源性病原菌，特别是病毒感染如HCV、HIV等；抑制物的产生给患者的治疗带来极大的困扰。

当患者（特别是婴幼儿）出现异常的瘀斑增多、黏膜出血、手术或外伤后过度出血、延迟出血、不寻常的血肿、无确定病因的关节肿痛等，应考虑出血性疾病的可能。应对可疑患者追问家族史，并进行相关实验室检查以确诊。

【实验室检查】

1. 筛选及确诊试验　疑为出血性疾病的患者需做以下筛选试验。包括：血小板计数、血小板聚集试验，以排除血小板异常导致的出血；凝血四项［凝血酶原时间（PT）、部分活化凝血活酶时间（APTT）、凝血酶时间（TT）及纤维蛋白原］。APTT延长的患者需考虑与FⅧ、FⅨ、FⅪ、FⅫ活性有关。血友病患者仅APTT延长，但部分轻型血友病患者APTT可在正常范围，如若高度怀疑本病，需进行确诊试验。血友病确诊试验包括：FⅧ、FⅨ活性（FⅧ:C、FⅨ:C）及von Willebrand因子（vWF）:Ag抗原检测，同时还应排除获得性血友病和血管性血友病（vWD）。若无条件开展因子活性检测的单位，可采用凝血酶原消耗纠正试验的方法进行初步诊断（表3-31）。

表3-31　凝血酶原消耗纠正试验结果判定

项目	FⅧ缺乏	FⅨ缺乏	FⅪ缺乏
APTT	延长	延长	延长
吸附血浆	纠正	不纠正	纠正
正常血清	不纠正	纠正	纠正

2. 分型　按照凝血因子活性水平，分为轻型、中间型、重型3型：凝血因子活性<1%为重型；1%~5%为中间型；>5%~40%为轻型。理论上，轻型、中间型、重型血友病患者分布大致各占1/3，但我国统计以重型患者居多，可能因医疗条件等原因与部分轻型、中间型患者未得到诊断有关。

3. 基因诊断　相关基因检测主要对患者及

家系进行检测以确定遗传学关系和产前诊断。当基因检测发现相应F Ⅷ(血友病A)或F Ⅸ(血友病B)病变基因是确诊血友病的直接依据。主要采用检测方法有DNA印迹法、寡核苷酸探针杂交法(DOHc)、聚合酶链反应(PCR),核苷酸序列分析法等。产前诊断可分别在妊娠8~10周采集绒毛膜DNA、妊娠第15周左右采集羊水进行基因检测,或20周左右在胎儿镜下取脐带血测定因子水平和活性。还可采取体外受精方式,从受精卵中取单个细胞进行性别及DNA测定。应注意的是约有三分之一的家系调查未能得到直接的遗传学证据,提示这部分患者可能产生了自发突变。

【诊断及鉴别诊断】 本病系X染色体遗传性出血性疾病绝大多数患者为男性,女性极为罕见。经详细访问出血史及家庭史及上述相应实验室检查可以明确诊断,但需与下列情况相鉴别。

1. 获得性血友病 非血友病患者各种原因产生了抗F Ⅷ或F Ⅸ自身特异性抗体,中和了凝血因子活性导致凝血功能障碍,临床表现类似于血友病,但此类患者往往为年长儿,成年人为主,男女均可发病,既往(自幼)无出血病史及家族史,常存在某些诱发因素如恶性肿瘤、自身免疫性疾病、感染、大手术等,导致免疫功能紊乱。实验室检查凝血结果与血友病可一致,包括AP1Vr延长、F Ⅷ:C或F Ⅸ:C减低,但其延长的APTT不能被1:1加入正常血浆所纠正。临床以大片皮肤青紫斑,皮下、肌肉出血为主要表现。

2. 血管性血友病(vWD) vWD是发病率最高的遗传性出血性疾病(发病率为0.5%~1.5%),但有出血表现者仅占1%。系常染色体显性或隐性遗传;出血表现与血友病不同,以皮肤黏膜出血为主要表现。鼻出血是最常见的出血症状。青春经女性常有月经过多的表现。确诊及分型需检测vwF抗原及活性(瑞斯托霉素辅因子活性,vWF R:Co)、血小板黏附和聚集试验、vWF电泳等。vWD2N型有时需要进行基因诊断明确。

3. 生理性凝血因子缺乏 生后≤6月龄的新生儿和婴幼儿,尤其是早产儿,F Ⅸ会有一定程度减低,一般为正常水平的20%~30%,但随月龄达6月龄后逐渐升至正常,需注意鉴别。

4. 继发性凝血因子缺乏 重症感染、营养不良、肝功能异常、遗传代谢性疾病、维生素K缺乏、DIC等时常可导致凝血因子水平下降,但上述情况发生时常常出现多种凝血因子缺乏,需鉴别。

【治疗】 治疗原则是以替代治疗为主的综合性治疗。①预防损伤出血极为重要,因此需加强防护,避免撞伤,避免肌内注射;②及时、有效处理血友病患者的出血,避免并发症的发生和发展,若需手术,应做好术前各方面的准备(如抑制物的检测,动态因子活性监测,充分的替代药品计算和规划;③禁服阿司匹林,非甾体抗炎药及其他可能干扰血小板聚集的药物,避免食用“活血化淤”中药,控制食用可影响血小板功能的食物,如香菇、木耳、番茄、鱼(特别是海鱼)、大葱、洋葱等;④做好血友病患者的登记管理,进行定期随访和医疗指导。本节重点讲解急性出血时的治疗。

1. 急性出血时的治疗 PRICE原则:一旦碰撞出血发生,应立即限制伤者活动(prohibition)、休息(rest)、局部冷敷(ice)和压迫止血(compression)、受伤肢体抬高(elevation)的原则。PRICE原则是肌肉和关节出血时除输注凝血因子以提高凝血因子水平外很重要的处理措施。及时制动使用夹板、模具、拐杖或轮椅可使出血的肌肉和关节处于休息及功能位,使用冰块或冷物湿敷可有效减少炎性反应。建议冰敷每4~6小时使用1次,每次20分钟左右,直至肿胀和疼痛减轻。

2. 替代治疗 出血后凝血因子替代治疗仍然是目前血友病最有效的急性出血的止血措施。原则是早期、足量、足疗程。替代治疗的剂量和疗程应根据出血部位及出血严重程度综合考虑。

(1)血友病A的替代治疗:首选人基因重组F Ⅷ制剂或病毒灭活的人血F Ⅷ制剂,无条件者可选用冷沉淀或新鲜冰冻血浆等。后两者由于存在血源性疾病传播的风险,故目前不作为首推治疗的选项。

输注1U/kg的F Ⅷ制剂可使体内F Ⅷ:C活性提高2%,F Ⅷ在体内的半衰期为8~12小时。故要使体内F Ⅷ保持在不出血的较高水平,需每8~12小时输注1次。

1)血浆冷沉淀:包含因子F Ⅷ、vWF、纤维蛋白原、纤维粘连蛋白及凝血因子XⅢ等。适于血友病A患者,所含F Ⅷ:C是新鲜血浆的5~10倍。适于轻、中型血友病A患者。价格低廉,制备简单,但存在血源性疾病传播的风险。

2)人新鲜冰冻血浆:含各种凝血因子,可用于血友病 A 及 B，每 1ml 血浆含凝血因子 1U 剂给予患者（但实际可能只含 0.8U/ml）。由于含量低，治疗性输注时所需量大，对严重出血及手术患者难以达到预防出血和止血效果。尤其是存在心肺功能不全患者难以耐受大量输注。

3）人基因重组凝血 F Ⅷ（rhF Ⅷ）及人血浆病毒灭活 F Ⅷ（pF Ⅷ）：rhF Ⅷ已是第三代产品不含人及动物血浆，pF Ⅷ也经过了严格的病毒灭活工序，病原菌的感染风险大大降低，因而优先推荐使用人基因重组凝血 F Ⅷ及人血浆病毒灭活 F Ⅷ。

使用 F Ⅷ量的计算方法：F Ⅷ首次需要量 =（需要达到的 F Ⅷ浓度 – 患者基础 F Ⅷ浓度）× 体重（kg）× 0.5；首剂用药后，依情可每 8~12 小时输注首剂的一半剂量至完全止血。

使用 F Ⅸ量的计算方法：F Ⅸ首次需要量 =（需要达到的 F Ⅸ浓度 – 患者基础 F Ⅸ浓度）× 体重（kg）；首剂用药后，依情可每 12~24 小时输注首剂的一半剂量至完全止血。

4）重组人活化的凝血因子Ⅶ（rhF Ⅶa）：由于 F Ⅷ或 F Ⅸ缺乏，凝血过程中血小板表面不能够形成 FX 激活复合物，从而无法大量产生凝血酶。高剂量的 rhF Ⅶa 可直接与活化血小板表面带负电的磷脂结合而活化 F Ⅹ形成 F Ⅹ a。后者催化产生足量的凝血酶促进纤维蛋白形成。同时 rhF Ⅶa 与患者 F Ⅶ酶原与 TF 竞争结合，局部形成更多的 F Ⅶa/TF 复合物，促使局部产生大量的凝血酶而发挥止血作用。由于本品价格昂贵，目前仅限于血友病 A/B 出现抑制物的患者。

5）人凝血酶原复合物（PCC）：PCC 含凝血酶原（F Ⅱ）、F Ⅶ、F Ⅸ、F Ⅹ。主要用于治疗血友病 B。对于血友病 A 主要用于出现抑制物患者出血时的治疗。

（2）血友病 B 的替代治疗：首选基因重组 F Ⅸ制剂，其次选用病毒灭活的人血浆 F Ⅸ（目前国内尚无该产品）或人血源性凝血酶原复合物，无条件者可选用新鲜冰冻血浆等（冷沉淀不含 F Ⅸ）。

与输注 F Ⅷ不同的是，输注 1U/kg 的 F Ⅸ制剂，只可使体内 F Ⅸ：C 活性提高 1%，F Ⅸ在体内的半衰期为 18~24 小时。因此，要使体内 F Ⅸ保持在治疗水平，需每 24 小时输注 1 次。严重出血或手术时可每 12 小时输注 1 次。

PCC 的首次剂量为 40~50U/kg，以后每次 10~20U/kg，每 12~24 小时一次维持；或根据病情，F Ⅸ：C 水平（达 15%~25%）调节 PCC 用量，直至出血停止。注意，输注过高剂量的 PCC 有可能会导致动、静脉血栓形成或 DIC 的发生。

3. 辅助治疗

（1）1- 去氨基 -8-D 精氨酸加压素（DDAVP）：是一种半合成的抗利尿激素，可促进内皮细胞（主要是 Weibel-Palade 小体）释放贮存的 vWF 及 F Ⅷ，也可促进组织型纤溶酶原激活剂（tPA）和组织型纤溶酶原激活剂的抑制剂的释放。适于轻型和中型血友病 A 患者的出血，对重型的患者无效。适用于>2 岁的患者，应用时需要限水，须行预试验。推荐剂量为 0.3~0.4μg/kg，50ml 生理盐水稀释后缓慢静脉滴注（至少 30 分钟），每 12 小时 1 次，可用 1~3d。使用后 F Ⅷ及 vWF 浓度升高>30% 或较前上升>3 倍为有效。试验有效患者也可使用专供血友病患者使用的 DDAVP 鼻喷剂喷鼻来控制轻微出血。

（2）抗纤溶药物：常用的抗纤溶药物有氨甲环酸、6- 氨基己酸、止血芳酸等。此类药物对口腔、舌、扁桃体、咽喉部出血及拔牙引起的出血有效，但对关节腔、深部肌肉和内脏出血疗效较差，泌尿系统出血时严禁使用。避免与凝血酶原复合物合用。使用剂量：6- 氨基己酸每次 50~100mg/kg，每 8~12 小时 1 次；氨甲环酸每次 10mg/kg，静脉注射或 25mg/kg，口服；氨甲苯酸每次 2~6mg/kg，小时 1 次。也可漱口使用，尤其在拔牙和口腔出血时，5% 的氨甲环酸溶液 10ml 含漱 2 分钟，每天 4 次，连用 7 天。

（3）肾上腺皮质激素：肾上腺皮质激素可降低血管通透性，对减轻肌肉水肿及对神经的压迫，减轻关节肌肉出血所引起的局部炎性反应有一定效果。但疗程不宜长。

（4）止痛剂：因外伤及出血引起疼痛时酌情慎用止痛剂，禁用阿司匹林和其他非甾体抗炎药。根据病情，选用对乙酰氨基酚和弱或强阿片类药物，或应用 COX-2 类解热镇痛药。

（李长钢）

第四节　暴发性紫癜

暴发性紫癜（purpura fulminans，PF）又名坏疽性紫癜、坏死性紫癜、出血性紫癜，系儿科危重症，1884 年由 Guelliot 首次描述，是一种少见的快速进展性血栓栓塞性疾病，常伴有皮肤出血和弥散性血管内凝血(DIC),可发展为多器官功能衰竭和大血管栓塞,病死率可高达 40% 以上。

【病因和发病机制】 本病病因不明,临床常见三种类型:①遗传性蛋白 C、蛋白 S 缺乏或称为遗传性暴发性紫癜;②自身免疫获得性蛋白 C、蛋白 S 缺乏,或称为特发性暴发性紫癜;③急性感染性暴发性紫癜(AIRF)。引起本病的主要原因有遗传性或获得性蛋白 C 或蛋白 S 抗凝途径异常,以及急性重症感染。脑膜炎奈瑟菌是急性感染性暴发性紫癜的最常见原因,其他致病菌包括肺炎链球菌、流感嗜血杆菌和 A、B 组链球菌等,近年还有金黄色葡萄球菌、水痘带状疱疹病毒感染引起暴发性紫癜的报道。其主要病理生理机制是严重脓毒症导致的急性炎症反应,激活凝血系统和补体系统,导致内皮细胞功能丧失。同时大范围的凝血物质激活进一步加剧凝血因子和血小板的消耗,抗凝和抗炎的蛋白如蛋白 C/ 蛋白 S 丢失,导致血栓形成和纤溶系统抑制,最终发展为 DIC。表现为微血管血栓和皮肤紫癜。可出现皮肤外其他组织的微血管血栓及出血性梗死,常见于肺、肾、中枢神经系统、肾上腺等,这也是 AIPF 导致多器官功能衰竭和高病死率的原因。

【临床特征】 为突然迅速进展的对称性皮肤紫癜,累及全身皮肤,以下肢密集,与其他暴发性皮肤损伤不同的是皮疹可在几小时内由瘀点迅速增大融合为直径为数厘米的瘀斑,基底肿胀坚硬与周围组织分界清楚,颜色由鲜红渐变为暗紫色,坏死后成为黑色焦痂,浆液坏死区发生疱或血泡,可融合成大泡,发疹的肢体可出现明显肿胀疼痛,主要死亡原因为器官功能衰竭、DIC、肾出血。

【诊断】 暴发性紫癜是原发病的伴随现象而非独立疾病,因此,儿科医生不能仅满足于诊断爆发性紫癜,而应积极寻找原发疾病。蛋白 C、蛋白 S 或抗凝血酶Ⅲ缺陷是其发病基础,这类缺陷常是先天性,亦可为获得性。带夹膜细菌急性感染是其发病直接诱因。许多患儿常有明确的上呼吸道感染、流行性脑脊髓膜炎、外科手术或烧伤感染病史。先天性无脾症或继发性脾功能减退尤易患此病。AIPF 主要依靠典型临床表现及皮疹分泌物、骨髓、脑脊液、血液等病原学检测。临床表现:①全身多发皮肤出血坏死,以四肢为主;②发热;③低血压;④ DIC。遗传性暴发性紫癜和特发性紫癜可进行蛋白 C 活性、蛋白 S 活性检测及基因测序等。

【治疗】 目前治疗主张置重症监护室进行综合治疗,包括抗生素、类固醇激素、液体复苏、儿茶酚胺等的治疗,以及低血钙、低血糖的防治,至于抗凝血酶、蛋白 C、组织纤溶酶原活性因子、血管扩张药的治疗尚有争议。

1. **抗感染治疗** 暴发性紫癜的主要病因为细菌感染,有学者主张在无病原学证据之前,对有感染征象且伴有皮肤瘀斑的患儿,首选第三代头孢菌素或联合使用能覆盖上述主要病原菌的抗生素治疗早期 PF,一旦病原菌明确后再重新调整抗生素。研究报道,早期有效使用抗生素可以使 PF 总体死亡率从 70% 降至 40%。值得注意的是,水痘带状疱疹病毒、EB 病毒等病毒感染也可并发暴发性紫癜,对于病毒感染患儿,早期抗病毒治疗有助于疾病康复。此外还应重视局部早期感染灶的清除,如脓肿引流等。

2. **蛋白 C 或活化蛋白 C 替代治疗** 蛋白 C 是一种具有抗凝活性的维生素 K 依赖蛋白酶,近来发现蛋白 C 基因突变,导致血浆蛋白 C 缺陷或其活性下降,易于发生微血管内血栓形成,与严重感染合并暴发性紫癜密切相关,是患者发生 PF 的根本原因,因此,提出在抗感染和抗休克的同时,使用外源性蛋白 C 或活化蛋白 C(APC)替代治疗,有助于凝血失衡纠正,可以减轻 PF 的组织损伤。F.Fourrier 等通过对 15 例脑膜炎球菌并暴发性紫癜患者研究发现所有患者血浆蛋白 C 水平明显降低,给予蛋白 C 替代治疗获得了较好疗效,并且发现蛋白 C 替代治疗时最小负荷剂量为 250IU/kg,每天维持剂量分别为 200IU/kg,没有发现任何副作用。至于蛋白 C 治疗的最佳时期、最佳给药剂量仍需进一步研究。但也有学者认为蛋白 C 并不能降低脓毒症性休克的病死率,因此,在使用蛋白 C 上存在不同看法。此外,单纯同源蛋白 C 缺陷,新鲜冰冻血浆可以有效替代。

3. **抗凝血酶Ⅲ(AT-Ⅲ)治疗** PF 时抗凝血酶Ⅲ减少,给予抗凝血酶Ⅲ替代治疗,可促其恢复正常,改善 DIC,且可促进脑膜炎球菌 PF 血浆蛋白 C 水平升高,另有研究发现所有脑膜炎球菌并暴发性紫癜患者抗凝血酶水平明显降低,给予抗凝血酶替代治疗获得了较好疗效,并且发现 AT 替代治疗时最小负荷剂量为 150IU/kg,每天维持剂量分别为 150IU/kg,安全有效。

4. **重组组织纤溶酶原活性因子(rt-PA)治疗** PF 时,纤溶酶原活性抑制因子浓度增加,纤维蛋白沉积，血管内血栓形成，多器官功能衰竭，rt-PA 有助于溶解血栓、改善外周灌注，半衰期 5 分钟，剂量为每小时 0.25~0.5mg/kg，重复使用，对脑膜炎球菌 PF 治疗有助。但 Zenz W 等通过对 62 例需要截肢或伴有顽固性休克的 PF 患儿使用 rt-PA 研究发现，其中 5 例患儿并发颅内出血，因缺乏对照，使用 rt-PA 是否引起出血尚不能确定。

5. **肝素治疗**　对处于高凝状态的患儿，肝素与抗凝血酶Ⅲ结合可抑制血栓形成，减轻皮肤坏死，早期可持续滴注肝素 100~200IU/(kg·d)或低分子肝素 75IU/(kg·d)，同时输注新鲜冰冻血浆和抗凝血酶Ⅲ，使用时须注意肝素耐受、停后反复、血小板减少和出血等现象。但也有学者认为其并无肯定疗效。

6. **Drotrecogin alfa 治疗**　Drotrecogin alfa 具有抗凝、抗炎活性，研究发现中心静脉持续给药每小时 24μg/kg，持续 96 小时，可使蛋白 C 活性增加，凝血功能改善，使用安全，并且发现血小板小于 30×10^9/L 并非绝对禁忌。

7. **外科治疗**　部分 PF 患儿经内科抢救存活后，虽然生命体征基本稳定，但约 90% 患儿全层皮肤软组织坏死，有时可深达肌肉、骨骼，愈后残留瘢痕，需要外科进一步处理，包括筋膜切开术、截肢术、皮肤移植术。外科治疗分为二期：一期清创、植皮、截肢；二期松解肌肉挛缩、治疗残肢溃疡，及时外科清创、截肢对降低死亡率起关键作用。PF 时，肢体肿胀，可引起筋膜腔综合征、并发横纹肌溶解使器官功能恶化，故所有患者都要监测筋膜腔压力，当筋膜腔压力大于 30mmHg 时，立即实行筋膜切开术，尽早适时筋膜切开术，可能减轻软组织坏死的深度，减少截肢。此外，对有遗传性 PC 基因突变的患儿，在手术、外伤、感染时可及时给予 PC 或 APC 制剂，以预防 PF 的发生。

总之，目前暴发性紫癜的治疗是包括原发疾病在内的一系列综合治疗，其中支持治疗、有效的血液成分(包括新鲜冰冻血浆及凝血因子)、抗感染仍是主要的治疗手段，抗凝血酶Ⅲ缺陷时给予抗凝血酶Ⅲ替代治疗。鉴于血栓和出血这一矛盾，抗凝剂的使用仍有争议，且剂量必须个体化。容量负荷过重时可考虑采用血浆去除术，难治病例可试用甲泼尼龙冲击或免疫抑制剂环磷酰胺治疗。随着继发感染的控制、支持治疗，以及其他治疗方法的应用，原发性 PF 死亡率明显降低；感染合并暴发性紫癜，液体复苏、抗生素及血管活性药应用非常重要，纠正酸碱失衡、电解质紊乱，早期给氧、机械通气有助于疾病康复。

(祝益民)

第五节　噬血细胞综合征

噬血细胞综合征(hemophagocytic syndrome，HPS)又称噬血细胞性淋巴组织细胞增生症(hemophagocytic lymphohistiocytosis，HLH)，是罕见的儿科危急重症，其本质是由于先天或后天的原因导致免疫细胞过度激活，分泌大量的细胞因子形成细胞因子风暴，导致多脏器功能损伤。HLH 的临床表现为持续高热、出血、肝脾肿大、骨髓、肝脾或淋巴结组织出现吞噬血细胞现象，20 世纪 80 年代以前，未治疗的 HLH 患儿生存率不足 5%。

【病因与分类】 HLH 由于触发因素不同，分为原发性和继发性两大类。

1. **原发性 HLH(pHLH)**

(1)家族性 HLH(FHL)：共有 5 个亚型，包括 FHL-1、FHL-2、FHL-3、FHL-4 和 FHL-5。FHL-1 相关的缺陷基因及编码蛋白至今仍未被确定，而 FHL-2 至 FHL-5 则分别对应了 *PRF1*、*UNCl3D*、*STX11* 及 *STXBP2* 基因及其相关编码的蛋白。

(2)免疫缺陷综合征相关 HLH：主要包括 Griscelli 综合征 2(GS-2)、Chediak-Higashi 综合征 1(CHS-1)和 Hermansky-Pudlak 综合征Ⅱ(HPS-Ⅱ)，缺陷的基因分别为 *RAB27A*、*CHSl/LYST* 和 *AP3β1*。

(3)EBV 驱动 HLH：X 连锁淋巴组织增生综合征(XLP)，包括 XLP-1 和 XLP-2(XIAP)，是最经典的 EBV 驱动 HLH，分别对应 *SH2D1A* 及 *BIRC4* 两种基因突变。其他 EBV 驱动 HLH 还包括 IL-2 诱导的 T 细胞激酶缺乏(ITK)、CD27 缺乏，以及镁离子转运基因(MAGTl)的突变。

2. **继发性噬血细胞综合征(sHLH)**

(1)感染相关 HLH(IAHS)：是继发性 HLH 最常见的形式，包括病毒、细菌、真菌及原虫感染等，其中 EBV 感染是最主要的诱因。

(2)恶性肿瘤相关 HLH(MAHS)：主要是淋巴瘤、急性白血病等。

(3)巨噬细胞活化综合征(MAS)：是 HLH 的另一种表现形式，全身性青少年特发性关节炎(sJIA)是 MAS 最多见的病因。

(4)其他类型的噬血细胞综合征：药物、器官和造血干细胞移植也可诱发HLH。罕见的HLH诱因还包括代谢性疾病，如赖氨酸尿性蛋白耐受不良和脂质贮积病等。对于未检测出目前已知的致病基因，但原发病因不明的患者仍归类于继发性HLH。

【发病机制】 原发性HLH因存在相关基因突变，细胞毒性T细胞(CTL)和自然杀伤(NK)细胞功能受损，导致抗原刺激物不能及时被清除，免疫反应持续存在且放大。这些活化的免疫细胞可释放细胞因子，继而激活巨噬细胞，最终导致单核巨噬系统吞噬血细胞现象、炎性细胞因子风暴、组织损伤、器官衰竭及其他炎性反应症状。继发性HLH是由感染、恶性肿瘤和自身免疫性疾病等引起免疫系统的过度激活，产生过多的细胞因子，最终导致高热、血细胞减少、脾大及噬血现象等临床症状。

【临床表现】

1. **发热** 间断或持续发热，体温常>38.5℃，热型不定，可呈波动性或迁延性，也可自行消退，少数可发生在病程的后期。

2. **肝、脾、淋巴结肿大** 肝脾大往往显著并呈进行性发展，脾大在起病初常不显著，但脾大更有临床意义，约有50%患者有淋巴结大，甚至为巨大淋巴结。

3. **出血、贫血** 出血由血小板减少和凝血功能障碍共同引起，可表现为皮肤黏膜、穿刺部位以及消化道、肺、中枢性出血等。贫血则由出血以及细胞因子抑制骨髓造血所致。

4. **中枢神经系统** 多见于FHL、EBV-HLH、轮状病毒感染相关HLH，有报道73%FHL在确诊时有CNS受累，临床主要表现为抽搐、活动障碍、脑神经损伤及智力障碍等。

5. **呼吸系统** 病变累及肺部可表现有咳嗽、气促、呼吸困难，听诊可闻及湿啰音，严重时可出现浆膜腔积液。

6. **其他** 约20%的患者可出现一过性皮疹，部分患者还可出现黄疸、腹水等；可有寒战、乏力、厌食、体重下降、胃肠道症状等。

【实验室检查】

1. **血常规检查** 多为全血细胞减少，以血小板减少和贫血最多见。

2. **肝功能检查** 可表现有低白蛋白血症，血清转氨酶不同程度升高或胆红素升高，与肝脏受累程度一致。

3. **凝血检查** 在疾病活动期，可有血浆纤维蛋白原减低，纤维蛋白降解产物增多，部分凝血活酶时间延长。

4. **脂类代谢检查** 病程早期即可出现高甘油三酯血症，此外，可有低密度脂蛋白增高和高密度脂蛋白减低。

5. **铁蛋白检查** 多数患者铁蛋白明显升高，该项检查与疾病的转归密切相关，可作为检测临床疗效的指标。

6. **细胞因子浓度检查** 动态监测细胞因子水平可以判断疾病严重程度及活动情况。可溶性CD25(sCD25)即可溶性IL-2受体α链明显升高是诊断HLH的重要标准之一，考虑到各实验室间的误差也可将sCD25>均数+2*SD*视为有诊断意义。其他细胞因子如IFN-γ、IL-10或IL-6等也可明显升高。

7. **细胞毒功能学检查** 包括NK细胞功能、CD107a、穿孔素、颗粒酶、Munc13-4等，持续性NK细胞功能明显下降，和/或流式细胞学检查NK/CTL细胞表面上述蛋白表达水平下降，应注意FHLH的可能性。

8. **腹部B超检查** 可明确肝、脾、腹腔淋巴结肿大情况，同时探查有无脏器实质异常及各种占位性病变，在助诊HLH的基础上进一步完善病因诊断。

9. **胸部CT检查** 肺部受累的患儿可表现为间质性肺炎，重者也可有斑片状或大片影等肺实质受累改变及胸腔积液等表现。

10. **头部MRI检查** 中枢神经系统各个部位均可受累，早期多表现为脑沟回增深、增宽等软脑膜受累改变，主要为淋巴细胞及噬血细胞浸润所致，继续进展可有脑白质高信号等脱髓鞘样改变，此外还可见脑萎缩、坏死等表现。

11. **脑脊液(CSF)检查** 如患者病情允许，HLH患儿均应进行脑脊液检查，如合并中枢受累，CSF中细胞数或蛋白升高，细胞以淋巴细胞升高为主，可有单核细胞，少部分患儿可见噬血细胞。脑脊液异常改变是HLH预后不良的重要因素。

12. **病原学检查** 用于鉴别感染因素导致的HLH，包括EBV、CMV、HSV、HIV、HHV-6、HHV-8、腺病毒和微小病毒B19等抗体及DNA的检测，以及支原体、结核、布氏杆菌、黑热病等相关检测，必要时行感染 EBV 的淋巴细胞亚群检测。

13. hLH 相关性基因检查　已发现约 20 余种基因缺陷与原发性 HLH 的发病密切相关，可通过基因测序的方法予以精确测定，具体基因包括 *PRF1*、*UNC13D*、*STX11*、*STXBP2*、*RAB27A*、*LYST*、*SH2D1A*、*BIRC4*、*ITK*、*AP3β1*、*MAGT1*、*CD27* 等基因检查发现有突变，应该结合 NK 细胞活性、CD107a 表达等功能试验结果综合判断。

14. 骨髓检查和骨髓活检　早期噬血细胞并不常见，与临床表现的严重程度不相平行，仅表现为反应性组织细胞增生，无恶性细胞浸润，晚期噬血现象阳性率高。注意不能因为骨髓未见噬血细胞就排除 HLH。故需多次、多部位骨穿。75% 患者确诊时噬血细胞阳性，主要吞噬 RBC，偶见 PLT 和 WBC。另有 25% 的患者 BM 内可无吞噬血细胞现象，因此 BM 内未发现噬血细胞不能排除 HLH，应密切结合临床。骨髓活检并非诊断 HLH 所必需，可用于鉴别肿瘤相关 HLH。

15. 病理学检查　受累器官病理活组织检查在单核巨噬细胞系统发现良性的淋巴组织细胞浸润，组织细胞呈吞噬现象，以吞噬红细胞最多，有时也吞噬血小板和白细胞。受累器官病理活检并非诊断 HLH 所必需的，但临床具有重要的鉴别意义，尤其鉴别有无肿瘤相关 HLH。

16. 其他检查　多数患者 LDH 明显增高，此外肾脏受累可有血尿、蛋白尿，重者可有氮质血症；脑实质受累时脑电图检测可有异常改变。

【诊断及疗效评价】

1. hLH-2004 诊断标准　目前公认的 HLH 诊断标准由国际组织细胞协会于 2004 年修订，符合以下两条标准中任何一条时可以诊断 HLH。

(1) 分子诊断符合 HLH：在目前已知的 HLH 相关致病基因，如 *PRF1*、*UNC13D*、*STX11*、*STXBP2*、*RAB27A*、*LYST*、*SH2D1A*、*BIRC4*、*ITK*、*AP3β1*、*MAGT1*、*CD27* 等发现病理性突变。

(2) 符合以下 8 条指标中的 5 条：①发热：体温≥ 38.5℃；②脾大；③血细胞减少（累及外周血两系或三系）：血红蛋白 <90g/L（新生儿 <100g/L），血小板 $<100\times10^9$/L，中性粒细胞 $<1.0\times10^9$/L 且非骨髓造血功能减低所致；④高甘油三酯血症和 / 或低纤维蛋白原血症：甘油三酯（空腹）>3mmol/L（即 265mg/dl）或高于同年龄的 3 个标准差，纤维蛋白原 <1.5g/L 或低于同年龄的 3 个标准差；⑤在骨髓、脾脏、肝脏或淋巴结里找到噬血细胞；⑥血清铁蛋白升高：铁蛋白 >500μg/L；⑦ NK 细胞活性降低或缺如；⑧ sCD25（可溶性白细胞介素 -2 受体）>2 400IU/ml 或 > 均数 +2*SD*。

2. 疗效评价　诱导治疗期间，建议每 2 周评估一次疗效。疗效评价的主要指标包括 sCD25、铁蛋白、血细胞计数、甘油三酯、噬血现象、意识水平（有 CNS-HLH 者）。

(1) 完全应答（CR）：上述所有指标均恢复正常范围。

(2) 部分应答（PR）：≥ 2 项症状 / 实验室指标改善 25% 以上，个别指标需达到以下标准：① sCD25 水平下降 1/3 以上。②铁蛋白和甘油三酯下降 25% 以上。③不输血情况下：中性粒细胞 500×10^9/L；中性粒细胞 $(0.5\sim2.0)\times10^9$/L 者，需增加 100% 并恢复正常。④ ALT>400U/L 者，需下降 50% 以上。

【鉴别诊断】

1. 传染性单核细胞增多症　传染性单核细胞增多症可出现不规则发热、淋巴结及肝脾大，血象两系或三系降低，但患儿血涂片可见异常淋巴细胞，血清中可出现嗜异性凝集素及 EB 病毒特异性抗体，EBV-DNA 阳性，故可鉴别，但本病可继发 HLH。

2. 败血症　败血症可表现为发热、肝脾淋巴结大，严重感染时可导致造血停滞，全血细胞减少，但患儿抗感染治疗有效，血培养阳性可确诊，本病亦可继发 HLH。

3. 系统性红斑狼疮　系统性红斑狼疮发热、肝脾大，伴有全血细胞减少，浆膜腔积液，肾脏损害，但多出现蝶形红斑或环状红斑，狼疮全套检测阳性可鉴别。本病还可继发 HLH。

4. 朗格汉斯细胞组织细胞增生症　本病可出现发热、肝脾大，血象两系或三系减少，但多有特异性皮疹、骨骼损害，病理活检病变部位病理活检可见 LCH 细胞浸润，免疫组化 CD1a 阳性或电镜见到 Birbeck 颗粒即可确定诊断。本病可继发 HLH。

5. 白血病　患儿发热、肝脾大、血象两系或三系减少而抗感染治疗无效，需考虑白血病的可能，骨髓检查可确诊。本病亦可继发 HLH。

6. 淋巴瘤　部分合并噬血现象的淋巴瘤由于早期原发灶较小或某些特殊类型淋巴瘤与本病相鉴别时极为困难。对这组患者应注意以下几点：①对淋巴结明显增大者尽可能完善病理检查以除外淋巴瘤可能；②巨脾或已接受化疗后脾脏回缩不满意或缩小后再次重度增大者需注意原发脾淋巴瘤可能，若条件允许可酌情考虑脾切除并送病理协诊。因此除早期需与淋巴瘤鉴别外，在治疗过程中随时都需通过骨髓常规、影像学检查、必要时淋巴结等组织活检与淋巴瘤鉴别。

【治疗】 HLH的治疗目的是通过破坏免疫细胞来抑制危及生命的炎症反应。

（一）早期治疗

HLH病情凶险，进展迅速。不及时治疗其生存时间很少超过2个月，所以早期、恰当和有效的治疗非常重要。疑诊HLH，需尽快（24~48小时内）完成所有HLH确诊检查及相关病因学检查，一旦符合诊断标准，应立即开始治疗。

（二）分层治疗

HLH是一类综合征，可由多种原因引起，治疗应强调个体化，根据不同病因进行分别对待。并非所有患者均严格按照HLH-1994方案完成全部疗程，对一些较轻的HLH患者（包括原发性HLH）单用激素可能控制病情。治疗过程中应密切观察病情变化，有条件的单位，可以监测细胞因子谱，随时评估，根据临床表现、细胞因子谱变化情况等评估结果及时调整治疗方案。对于难治复发患者在治疗过程中仍需不断查找原发病。

1. **原发病的治疗**　即根据引起HLH的不同原发病给予相应治疗。

2. **支持治疗**　合理处理感染、出血和多脏器功能衰竭等并发症是降低死亡率的关键。积极有效控制感染，治疗过程中要加强监测血常规、凝血功能、肝肾功能、电解质的变化，对于凝血功能异常者，积极补充凝血因子，必要时输注红细胞、血小板及加用粒细胞集落刺激因子（G-CSF），要加强脏器功能保护。血浆置换可以去除血液中的细胞因子，对于重症病例可能有一定帮助。对于存在基础免疫缺陷及低丙种球蛋白血症的患者，以及因HLH特异性治疗而发生低丙种球蛋白血症的患者，应给予IVIG，剂量为500mg/kg，每4周一次，同时予复方磺胺甲嘧唑预防卡氏肺囊虫感染。

3. **化疗**　目前以国际组织细胞协会的HLH-1994/HLH-2004方案为基础，主要包括糖皮质激素、依托泊苷和环孢素。HLH-2004与HLH-1994的区别在于，HLH-2004从治疗初始就同时给予了环孢素。但这一修正未对患病结局产生有统计学意义的促进。环孢素（CsA）与一系列初期副作用和禁忌证相关，因此HLH-1994方案仍作为目前的首选方案。

（1）诱导治疗（8周）地塞米松（Dex）：10mg/（m^2·d），静脉滴注或口服，每2周剂量减半，第7周1.25mg/（m^2·d），第8周减停。依托泊苷（VP-16）：静脉滴注，75~150mg/m^2，每周2次，用2周，每周1次/周，连用6周。临床症状较轻的继发性HLH患儿，VP-16的起始剂量可以为75~150mg/m^2，每周1次，而年龄较大的青少年或成人可将VP-16的剂量调整至50mg/m^2，每周1次。诱导治疗期间，建议每1~2周评估病情及HLH相关指标。

（2）鞘内注药：化疗前（患儿出凝血功能允许的情况下）和化疗2周时（化疗前CSF异常）行腰穿，若2周后复查腰穿CSF异常无改善（包括细胞数和蛋白）或中枢神经系统症状加重，开始鞘内注射甲氨蝶呤和地塞米松（MTX/Dex）治疗，每周1次，共4次，具体剂量如下：年龄<1岁，6mg/2mg（MTX/Dex）；1~2岁，8mg/2mg；2~3岁，10mg/4mg；>3岁，12mg/5mg。

（3）维持治疗（9~40周）：除外pHLH和MAS，第8周评估CR者不需要继续维持治疗，维持治疗的目的是需要移植的患者等待造血干细胞移植，诊断MAS的患者可按照相应的疾病进行维持治疗。Dex：口服，10mg/（m^2·d）×3天，每2周1次。VP-16：静脉滴注，100~150mg/m^2，每2周1次。血压稳定和肝肾储备功能良好的患者可加用环孢素（CsA）：口服，5~6mg/（kg·d），分2次，每12小时1次。血药浓度（谷浓度）不超过200μg/L。

（4）挽救治疗：初始诱导治疗后的2~3周应进行疗效评估，对于经初始诱导治疗未能达到部分应答及以上疗效的患者建议尽早接受挽救治疗。我国目前主要推荐下列挽救治疗方案：DEP（脂质体多柔比星+VP-16+甲泼尼龙）或L-DEP联合化疗方案（培门冬或门冬酰胺酶+脂质体多柔比星+VP-16+甲泼尼龙）以及混合免疫治疗（HIT-HLH）治疗方案（包括案抗胸腺细胞球蛋白+VP-16+地塞米松）。

4. **靶向治疗**　国内外一系列靶向药物如JAK受体拮抗剂（卢可替尼）、抗TNF-α单抗（英夫利昔单抗）以及CD20单克隆抗体（利妥昔单抗）等开始逐步在临床治疗中应用，在治疗难治复发性HLH中取得较好效果。但这类药物的应用目前都是以个案报道为主，很少有多中心大样本的临床研究数据，其治疗效果有待于进一步验证。

5. **异基因造血干细胞移植(allo-HSCT)** 指征包括:①持续NK细胞功能障碍;②已证实为家族性/遗传性疾病的患者;③复发性/难治性HLH;④中枢神经系统受累的HLH患者。即使患者的确切病因并未明确,当确诊HLH时也应开始寻找供者,因为发病至移植的时间是一个影响HLH进展和死亡的因素。移植应尽可能在患者药物治疗达到临床缓解后及时进行。在选择亲缘供者时应全面评估供者的NK细胞活性和脱颗粒功能检测、与HLH缺陷基因相对应的蛋白检测,以及HLH缺陷基因筛查,并检测EBV-DNA。一般情况下,明确诊断MAS的患者并不推荐allo-HSCT,而难治/复发的EBV-HLH和高侵袭性淋巴瘤相关HLH患者则可能从allo-HSCT中获益。

6. **不同的病因治疗存在一定的差异性**

(1)EBV感染相关HLH(EBV-HLH):HLH-1994可使患者的预后大大改善,EBV-HLH的严重程度不同,治疗分级和疗程也有所不同。病情迅速恶化者,必须及时给予依托泊苷治疗,不能延误。EBV在B细胞中复制,给予利妥昔单抗(375mg/m^2,每周1次,连用2~4次)可有效清除EBV患者体内的病毒库,治疗过程中,应监测铁蛋白、sCD25、细胞计数和EBV DNA水平,并根据上述指标的变化决定利妥昔单抗的给药次数。多数情况下,EBV均与T细胞和/或自然杀伤细胞的EBV感染有关,不能以利妥昔单抗替代糖皮质激素以及依托泊苷的抗T细胞治疗。

(2)淋巴瘤相关HLH(LAHS):有2种形式:①淋巴瘤诱导的HLH,发生在淋巴瘤治疗之前;②化疗期合并的HLH,在淋巴瘤化疗期间出现HLH可能是由于淋巴瘤疾病本身进展导致,也可能由于机体在免疫抑制状态下受到病原体诱导,或两者同时存在。淋巴瘤相关HLH的治疗应该先针对HLH还是淋巴瘤,目前尚无循证依据,需根据患者的不同状况决定。对于"淋巴瘤诱导的HLH"患者,推荐在开始肿瘤特异性治疗之前采用HLH-94或DEP方案控制HLH。HLH一旦得到初步控制,应积极过渡到原发病治疗(即标准的淋巴瘤化疗),有条件者可以考虑造血干细胞移植(HSCT)。对于"化疗期合并的HLH"患者,应暂停正在进行的化疗,给予针对性的抗感染治疗,对于重症患者给予剂量调整的VP-16联合激素(类HLH-94方案)治疗。对于淋巴瘤进展和感染同时存在的HLH患者,在积极给予有效抗感染措施的基础上,诊断HLH和淋巴瘤不应该被延迟。

(3)全身型幼年特发性关节炎合并巨噬细胞活化综合征(sJIA-MAS):目前大剂量激素仍是MAS一线治疗药物。糖皮质激素在病程急性期可予甲泼龙15~30mg/(kg·d),连续3天后可改口服泼尼松1~2mg/(kg·d)维持治疗。激素耐药或病情危重、进展迅速者使用环孢素2~8mg/(kg·d),分次静脉滴注,一旦控制,即改为口服治疗。疾病早期配合使用大剂量丙种球蛋白1g/(kg·d),连用2天。难治性患儿也可考虑使用VP-16。近些年,应用靶向药物、生物制剂等治疗MAS成为了研究热点。最新研究报告显示,阿那白滞素在儿童MAS治疗中可迅速缓解MAS相关症状,但部分患者在减量过程中MAS复发。托珠单抗是目前常用的IL-6受体单克隆抗体,尽管治疗部分MAS患者有一定疗效,但HLH/MAS循证指南并不推荐托珠单抗作为MAS一线用药。这是因为部分研究发现,在托珠单抗治疗期间即使sJIA得到控制,仍有部分患者发生MAS。此外,虽然sJIA-MAS患者使用托珠单抗后较少出现发热(可能与抑制了IL-6对急性期反应的促进作用有关),白细胞及铁蛋白水平较治疗前下降,但部分患者血小板减少仍会加重,低纤维蛋白原血症更为明显,甚至可能掩盖MAS病情,延误诊治。

(杨海霞 肖政辉)

第六节 肿瘤溶解综合征

肿瘤溶解综合征(tumor lysis syndrome,TLS)是指肿瘤细胞短期内大量溶解,释放大量钾、磷和核酸进入体循环所造成的一种肿瘤急症。可引起高钾血症、高磷血症、高尿酸血症、低钙血症和急性肾损伤为主要表现的一组临床综合征。最常发生在对高级别淋巴瘤(尤其是伯基特亚型)和急性淋巴细胞白血病(acute lymphoblastic leukemia,ALL)患者开始使用细胞毒治疗后。然而,TLS可自行发生,以及可在其他类型肿瘤存在增殖率较高、肿瘤负荷较大或对细胞毒治疗高度敏感时发生。严重者可致患者死亡,若能早期预防、早期发现和早期治疗,可有效避免严重并发症的发生。TLS发病率为1.1%~6%,死亡率有时高达36%,尽管采取一些预防和治疗措施,仍有25%的患者在化疗期间发生急性肾损伤。

【发病机制】 TLS发病机制主要是由于大量

细胞破坏，细胞内离子及代谢产物进入血液，导致代谢异常及电解质紊乱所造成。对增殖率高、肿瘤负荷大和/或对治疗高度敏感的恶性肿瘤开始使用细胞毒化疗、溶细胞抗体治疗或放疗后，甚至仅使用糖皮质激素治疗也可导致TLS的发生。

1. **细胞凋亡**　临床上治疗恶性肿瘤的基本策略是杀灭恶性增殖的肿瘤细胞，如常规细胞毒化疗和诱导细胞分化治疗。肿瘤细胞的死亡包括细胞凋亡和细胞坏死。细胞凋亡也称程序化细胞死亡，是多细胞生物体重要的自稳机制之一。它通过主动清除多余的、特异性或分化能力与机体不相适应的以及已经衰老的无功能细胞，在胚胎发育造型、细胞数量的精细调控以及清除潜在的危险细胞等方面挥发其特有的功能。目前大多数化疗药物是通过诱导细胞凋亡而清除肿瘤细胞的，常用的化疗药物如烷化剂、蒽环类、抗代谢类以及激素类等都引起细胞凋亡。当肿瘤细胞高度敏感或药物浓度超过一定程度时，就会引起大量细胞坏死，其代谢产物和细胞内有机物质进入血液，引起显著代谢和电解质紊乱，尿酸、磷酸盐、戊糖和氨基丁酸在血液中浓度急剧增高。另外大量细胞崩解，细胞内的钾大量释放血液中，引起血钾增高。严重的病例还会引起肾损伤，最终导致TLS的发生。

2. **高尿酸血症**　化疗后，大量肿瘤细胞溶解，核酸分解而使尿酸生成大大增多。体内尿酸大部分是以游离尿酸盐形式随尿排出，其等电点为5.14，达等电点时尿酸几乎以游离形式存在，而在肾小管尤其是集合管腔内pH值接近5.10，肾排泄尿酸有赖于肾小管过滤，近曲小管分泌和重吸收，排出量与尿酸在尿中的溶解度有直接关系。当肾脏不能清除过多尿酸，尤其是尿pH值低时，尿酸则以尿酸结晶的形式存在而很少溶解。尿酸结晶在肾远曲小管、肾集合管、肾盂、肾盏及输尿管迅速沉积，或形成尿酸盐结石，引起急性尿酸性肾病伴急性肾损伤，如不及时处理，病情恶化可危及生命。

3. **高钾、高磷、低钙血症**　化疗后细胞迅速溶解，大量细胞内钾离子释放进入血液，导致高钾血症。另外TLS发生代谢性酸中毒，使K^+-H^+交换增加，未裂解的细胞中钾离子大量释放到细胞外，及肾损伤后使钾排出减少均可导致高钾血症。肿瘤细胞溶解，大量无机盐释放入血可导致高磷血症，恶性肿瘤细胞中磷的浓度最高为正常细胞的4倍，肿瘤快速溶解常导致高磷血症，引起继发性低钙血症。当钙浓度与磷酸盐浓度乘积（钙磷乘积）超过60mg^2/dl^{2}时，磷酸钙沉积于肾小管的风险会增加，从而可导致急性肾损伤。此外，沉积于心脏可能引起心律失常。若钙磷乘积≥70mg/dl，可能需要肾脏替代治疗。

4. **黄嘌呤尿**　别嘌醇阻断了次黄嘌呤和黄嘌呤的分解代谢，导致这些代谢物的含量增加。黄嘌呤的可溶性比尿酸低得多，并且由于其pH比尿酸高得多，通过碱化尿液增加其溶解度远不及对尿酸的作用。因此，有严重TLS的患者在使用别嘌醇时存在黄嘌呤沉积于肾小管的风险，可能导致黄嘌呤性肾病或黄嘌呤性结石形成。由于未常规检测血清黄嘌呤水平，尚不确定其对急性肾损伤风险的影响。

【病因与高危因素】　接受治疗的血液系统恶性肿瘤患者最易发生TLS，但这类肿瘤中不同类型对应的TLS风险不同。

1. **疾病类型**　TLS主要发生于肿瘤细胞生长旺盛的疾病类型中，在儿童以淋巴系统恶性疾病为多见，如急性淋巴细胞白血病（ALL）和非霍奇金淋巴瘤（NHL），尤其是T系ALL和Burkitt-NHL更常见。

2. 某些肿瘤本身相关因素可能与更高的风险有关。这些因素包括：容易发生TLS的临床特征包括：肿瘤细胞增殖率高、恶性肿瘤对化疗敏感、肿瘤负荷大。肿瘤负荷大：表现为直径>10cm的巨大型肿瘤和/或白细胞计数>50×10^9/L，治疗前血清LDH>基础LDH的2倍、浸润器官或侵犯骨髓。

3. **肾功能状态**　已有肾病或肾毒性物质暴露、少尿和/或酸性尿、脱水、血容量不足或治疗期间补液不足导致肾损伤，是容易发生TLS的重要因素。

4. **治疗前高尿酸血症或高磷血症**　是发生TLS的临床特征之一，治疗前血清尿酸>446μmol/L需要提高警惕。

【临床表现】　TLS的症状主要来源于相关的代谢异常，即高钾血症、高磷血症和低钙血症。这些症状包括恶心、呕吐、腹泻、厌食、嗜睡、血尿、心力衰竭、心律失常、癫痫发作、肌肉痛性痉挛、手足搐搦、晕厥，以及有可能猝死。急性尿酸或磷酸钙沉积通常不会引起尿路相关症状，但是如果存在肾盂或输尿管结石形成，可出现腰痛。尿液分析通常显示酸性尿液中有许多的尿酸结晶或非结晶尿酸盐。

1. **发生时间**　常发生于化、放疗早期，多数在化疗后 1~7 天，也有报道 11 天后发生的。

2. **高尿酸血症和高钾血症**　高尿酸血症为 TLS 的特征性表现，几乎所有的患者均有高尿酸血症。高钾血症较为常见，血钾 > 6.0mmol/L 时可出现严重心律失常，严重时引起室性心律失常，甚至心搏骤停。

3. **高磷血症和低钙血症**　低钙血症可致心肌收缩功能降低，神经肌肉兴奋性增高。而血磷明显增高时磷酸钙会沉淀在肾小管内，诱发加重肾损伤。

4. **急性肾损伤**　肾损伤是 TLS 最严重的并发症，并且是导致死亡的主要原因。发生肾损伤的原因可能与血容量减少以及尿酸结晶或磷酸钙沉积堵塞肾小管有关。

【诊断】 TLS 一般发生于化疗后第 1~7 天，自发性 TLS 可发生于化疗前。目前诊断标准尚没有规范，部分学者建议，任何恶性肿瘤患者尤其是淋巴系统恶性肿瘤，且高肿瘤负荷者，实验室诊断 TLS：在开始化疗之前 3 天或之后 7 天内出现以下至少 2 种代谢异常：高尿酸血症、高钾血症、高磷血症和低钙血症。临床诊断 TLS 是指在满足实验室 TLS 诊断的基础上具有以下至少 1 项异常，且与治疗药物无直接关系或很可能无关：血清肌酐浓度 ≥ 正常值上限（ULN）的 1.5 倍、心律失常 / 猝死或癫痫发作。

【预防】 主要策略是静脉补液和使用降尿酸药物，通常根据 TLS 的估计风险来选择预防方法，TLS 风险取决于疾病本身、肿瘤负荷和采用的治疗方案。

1. **水化**　给予恰当的静脉补液可增加肾小球滤过率，防止尿酸等结晶的沉积。注意避免液体过量，并使液体均匀滴入，必要时加强利尿，建议开始治疗前 24~48 小时或治疗完成后 48~72 小时应用低渗盐水或等渗盐水 3 000ml/(m^2·d)，液体原则上不加入钾离子，输液量和速度应根据每个患者的情况而定，必要时适当使用静脉利尿剂，保持尿量不应少于 1 500ml/d 并纠正高磷低钙血症等电解质紊乱和保持酸碱平衡。

2. **碱化**　大量输液可冲洗沉积在输尿管，集合管，肾盂或泌尿道中的尿酸盐及磷酸钙结晶，同时可用 $NaHCO_3$ 使尿液碱化，pH 值保持在 7.0 左右。防止尿酸盐结晶引起肾脏的损坏。但是碱性尿易使钙、磷沉积而从另一方面损害肾脏，因此是否需要碱化尿液目前已受到了部分学者的质疑，研究显示在预防尿酸性肾病中起主导作用的是水化，因而认为碱化可能不是必需的。

3. **别嘌呤醇**　别嘌呤醇是次黄嘌呤的类似物，竞争性抑制黄嘌呤氧化酶，后者催化核酸嘌呤降解物次黄嘌呤和黄嘌呤形成尿酸。只要治疗前尿酸水平 < 476μmol/L，使用别嘌醇而非拉布立酶进行初始治疗，对于具有发生 TLS 风险的恶性肿瘤患者，别嘌醇可有效减少新尿酸的生成并降低尿路梗阻的发病率。别嘌醇是一种低廉的口服制剂，因此为发生 TLS 风险较低患者的首选治疗。目前有口服的别嘌呤醇 200~300mg/(m^2·d) 及静脉注射用别嘌呤醇制剂 40~150mg/m^2，每 8 小时一次，其作用时间为 18~30 小时。肾功能受损时，应适当减少其用量，但别嘌呤醇不能降低已存在的高尿酸血症。

4. **尿酸氧化酶**　尿酸氧化酶最初由真菌中提取出来，由于过敏问题，目前临床应用的多为人工重组蛋白制品。重组尿酸氧化酶与别嘌醇的作用不同，它不增加黄嘌呤浓度，可促进尿酸降解为水溶性比其高得多的化合物尿囊素，后者的溶解度是尿酸的 5~10 倍，它不仅可以预防高尿酸血症，还可用于治疗尿酸性肾病。对于大多数 TLS 高危儿童和成人患者，尤其是肾或心脏功能受损的患者，推荐初始使用重组尿酸氧化酶，而不是别嘌醇。但在葡萄糖 -6- 磷酸脱氢酶（G-6-PD）缺乏症患者中，尿酸分解产生的过氧化氢可引起高铁血红蛋白血症，严重时引起溶血性贫血，其禁忌证是 G-6-PD 缺乏症。

5. **合理用药**　注意肿瘤的化疗方式，尤其是高负荷淋巴系恶性肿瘤先从低强度化疗开始，如先用长春新碱和糖皮质激素，急性早幼粒细胞白血病患者先用维甲酸或砷剂诱导分化，以减慢肿瘤细胞溶解速度。注意慎用肾毒性药物，慎用造影剂。

【监测病】

1. **肿瘤状态**　根据白细胞数、肿瘤大小、分期、LDH 等肿瘤负荷情况，化疗前肾功能状态，及所应用化疗的强度，评估患儿发生 TLS 的危险度。

2. **临床表现**　少尿为其较特征性的表现，也是 TLS 的促发因素，除此之外早期通常少有特异性的临床症状，晚期可出现高钾血症、肾衰竭或低钙血症的相应症状。非特异症状是恶心呕吐，其他如胸闷、乏力、腹痛等也较多见。

3. 实验室指标　对于发生TLS风险较高的患者，应在开始化疗后4~6小时检测实验室TLS和临床TLS的参数(尿酸、磷酸盐、钾、肌酐、钙和LDH的血清浓度，以及补液量和尿量)，此后每4~8小时检测1次。对于所有接受尿酸氧化酶治疗的患者(因此被认为是TLS高危者)，应在首次给药后4小时复查血清尿酸水平，此后根据肿瘤溶解的风险和程度每6~12小时检测1次，直至血清LDH和尿酸水平恢复正常。对于接受尿酸氧化酶治疗的患者，应使用预冷管收集血液检测尿酸水平，取样后应立即置于冰上，并尽量在4小时之内完成检测。

【治疗】

1. 高钾治疗

(1)葡萄糖酸钙：可拮抗钾对心肌的毒性，一般用10%葡萄糖酸钙10~20ml或2ml/kg加入等量5%葡萄糖溶液中静脉滴注，5分钟开始起效，可持续1~2小时。

(2)高渗葡萄糖和胰岛素：可以促使钾离子进入细胞内，一般4g糖∶1IU胰岛素，15分钟起效，可持续12小时。

(3)纠正酸中毒：5%碳酸氢钠3~5ml/kg，加入等量5%葡萄糖溶液中静脉滴注，15分钟后若不纠正，可重复使用。

2. 高磷血症和低钙血症治疗　氢氧化铝凝胶可抑制肠道吸收磷而逐渐降低血磷，治疗高磷血症有助于纠正相关的低钙血症，学者们认为无症状的低钙血症一般无须补钙，因为这可能加重钙、磷沉积造成肾功能损害，仅在出现低钙症状时补充。

3. 急性肾损伤治疗

(1)支持治疗：包括调节水、电解质平衡和应用利尿剂使代谢产物排出。

(2)血液净化治疗：如若出现①明显少尿无尿，利尿剂无法纠正的；②肾功能进行性恶化，BUN>28.56mmol/L，Cr>530.4μmol/L，持续高尿酸血症，血尿酸>600μmol/L；③血钾>6.5mmol/L或心电图有高钾表现；④血磷迅速升高或严重低钙；⑤明显的水钠潴留。通常认为血液透析优于腹膜透析，因为它清除率快且更有效，为急症首选。血液透析的不良反应是感染和出血。目前有研究应用持续性血液滤过作为高危患者的预防手段，收到良好疗效。

【预后】　TLS准确的病死率目前并无报道。死亡的原因主要：①急性肾损伤：一旦发生，死亡率极高，需通过积极透析治疗才有可能挽救生命。②高钾血症：是死亡的重要因素之一，可导致严重心律失常、心搏骤停。③严重感染的发生常伴有全血细胞减少：常发生于广泛转移的实体瘤如乳腺癌等患者，化疗后发生，全身肿瘤明显消退，但最后死于与粒细胞缺乏相关的重症感染。因此，患者伴有感染时，应加强支持治疗，必要时使用造血生长因子。尽管TLS可导致患者死亡，如救治及时，患者预后良好。因为TLS的发生提示肿瘤对化疗高度敏感，原有的肿块、淋巴结及肝、脾大明显缩小，外周血及骨髓中幼稚细胞比例下降，患者常在短时间内达到完全缓解。晚期肿瘤发生后死亡，尸检证实体内肿瘤广泛坏死。

(翟晓文　卢秀兰)

第十七章　内分泌代谢疾病

第一节　肾上腺危象

肾上腺危象(adrenal crisis)是儿科常见急症之一,由各种原因导致肾上腺皮质激素分泌不足或缺如而引起的一系列临床症状,病情凶险,进展急剧,如不及时救治可致患儿死亡。

【原因】

1. **严重感染**　脑膜炎双球菌、金黄色葡萄球菌、肺炎链球菌、溶血性链球菌及革兰氏阴性杆菌引起败血症可引起急性肾上腺皮质功能不全,近年发现流行性感冒、流行性出血热也可引起本症。20世纪初Waterhouse-Frederichse首先描述了重症感染、双侧肾上腺皮质出血、坏死所致的肾上腺危象称之为华-弗综合征,感染的病原体和毒素使肾上腺和血管内皮细胞直接受损导致继发性血管内凝血,使肾上腺素发生出血性损害。

2. **急性肾上腺出血**　新生儿难产或窒息后复苏不当损伤肾上腺、缺氧损伤均可使双侧肾上腺出血;出血性疾病如白血病、血小板减少性紫癜、心血管手术及器官移植手术中抗凝药物使用过多均可导致肾上腺出血而诱发危象。

3. **药物使用过程中诱发肾上腺危象**　长期应用肾上腺皮质激素或肾上腺皮质激素治疗的患儿,由于垂体-肾上腺皮质功能受到外源性激素的反馈抑制,在突然中断用药或撤药过快、遇到严重应激情况未及时增加皮质激素,使处于抑制状态的肾上腺皮质一时不能分泌足够的肾上腺素而引起危象发作。此外,垂体前叶功能减退患者使用甲状腺制剂剂量过大,使机体新陈代谢旺盛,对皮质激素需要量骤然增加,也可诱发危象。

4. **慢性肾上腺皮质功能减退**　先天性肾上腺皮质增生症患儿,由于类固醇合成酶的缺乏不能合成适量的皮质醇,合成酶完全或部分缺乏在应激状态时可出现肾上腺危象。Addison病患者,由于丘脑及垂体病变所致之ACTH分泌不足而致肾上腺萎缩,遇到感染、外伤、手术等情况也可出现危象,但在小儿较少见。

肾上腺素分泌不足,包括糖皮质激素和盐皮质激素分泌不足,可短时间内发生代谢紊乱和脏器功能衰竭,表现为低血糖,血压下降,心排血量降低,肾血流量减少,肾小球滤过率减少,自由水排除障碍,远端肾小管对钠重吸收及排钾、氢、氨等离子功能下降,使体内水和氯随钠排出,细胞外液减少,血容量减少,病儿出现脱水、高钾和低钠血症,盐皮质激素分泌不足更加剧了钠、氯、水的丧失,也导致低血压,上述因素尚可引起肾前性氮质血症,诱发肾功能不全。

【临床表现】肾上腺危象因病因不同可有各自的临床特点,但有其共同的临床表现,累及多个系统。全身症状为精神萎靡、乏力,大多有高热,体温达40℃以上,亦有体温正常或低于正常者。可出现中-重度脱水,口唇及皮肤干燥、弹性差。原有肾上腺皮质功能减退的患儿,危象发生时皮肤黏膜色素沉着加深。症状大多为非特异性,起病数小时或1~3天后病情急剧恶化。各系统主要表现如下:

1. **循环系统**　由于水、钠大量丢失,血容量减少,表现为脉搏细弱、皮肤湿冷,出现花纹,四肢末梢冷而发绀,心率增快、心律不齐,血压下降、体位性低血压、虚脱,重症者血压测不出,呈现明显的休克及周围循环衰竭。

2. **消化系统**　糖皮质激素缺乏致胃液分泌减少,胃酸和胃蛋白酶含量降低,肠吸收不良以及水、电解质失衡,表现为厌食、腹胀、恶心、呕吐、腹泻、腹痛等。肾上腺动、静脉血栓引起者,脐旁肋下2指处可突然出现绞痛。

3. **神经系统**　精神萎靡、烦躁不安或嗜睡、谵妄或神志模糊,重症者可昏迷。低血糖者表现为无力、出汗、视物不清、复视或出现低血糖昏迷。

4. **泌尿系统**　由于血压下降,肾血流量减少,肾功能减退可出现尿少、氮质血症,严重者可表现为肾衰竭。

5. 原发病的表现。

此外,小儿常见的流行性脑膜炎伴华-弗氏

综合征，往往急性起病，出现寒颤，高热，烦躁，因剧烈头痛而躁动不安，呼吸急促，面色苍灰，口唇及甲床发绀，血压下降，皮肤黏膜广泛出血，出现瘀点和瘀斑，常并发弥散性血管内凝血，重者出现痉挛及神志不清。

【实验室检查】

1. **血常规及生化检查**　伴有严重感染的患者白细胞总数和中性粒细胞明显升高。一般患者周围血细胞中嗜酸性粒细胞明显增高，血小板计数减少。部分患者可出现凝血时间延长、凝血酶原时间延长、呈现低血钠血症和高钾血症，但血钾也可正常甚至降低，空腹血糖、血尿素氮、二氧化碳结合力均降低。血浆皮质醇降低。临床上怀疑急性肾上腺皮质功能减退时，应立即抢救，不要等待实验室检查结果。

2. **心电图检查**　呈现心率增快、心律失常、低电压、Q-T 间期延长。

3. **影像学检查**　在伴有感染时摄胸片可显示相应的肺部感染或心脏改变。结核病患者腹部平片可显示肾上腺钙化影。出血、转移性病变患者腹部 CT 显示肾上腺增大或占位表现。

【诊断或鉴别诊断】 在原有慢性肾上腺皮质功能减退症基础上发生的危象诊断较容易，若既往无慢性肾上腺疾病：所患疾病并不严重而出现明显的循环衰竭以及不明原因的低血糖；难于解释的恶心、呕吐；体检发现皮肤、黏膜有色素沉着、体毛稀少、生殖器官发育差；既往体质较差以及休克者经补充血容量和纠正酸碱平衡等常规抗休克治疗无效者。对于这些患者应补充葡萄糖盐水和糖皮质激素，待病情好转后再做促肾上腺皮质激素（ACTH）兴奋试验等明确诊断。

本症应与感染性休克等内科急症进行鉴别，感染性休克常以严重感染为诱因，在毒血症或败血症的基础上伴有 DIC，有时两者在临床上难于区分，但治疗原则相似，鉴别困难时可不予严格区分，诊断和治疗同时进行，以期稳定病情，挽救生命。

【治疗】 本症病情危急，应积极抢救。治疗原则为补充肾上腺皮质激素，纠正电解质紊乱和酸碱平衡，并给予抗休克、抗感染等对症支持治疗。此外，尚需治疗原发疾病。

1. **补充肾上腺皮质激素**　立即氢化可的松或琥珀酰氢化可的松 2mg/kg，缓慢静脉滴注，以后每 6 小时重复一次，第 1 天氢化可的松总量约 10mg/kg，然后按 5mg/(kg·d) 分次静脉滴注，连用 2~3 天。待患者呕吐症状消失，全身情况好转可改为口服。当口服剂量减至 1mg/kg 以下时，应加用 9α- 氟氢可的松，上午 8 时每次口服 0.05~0.2mg/d，使用过程中需仔细观察水、钠潴留情况，及时调整剂量

2. **纠正水电解质紊乱**　补液量及性质视患者脱水、缺钠程度而定，如有恶心、呕吐、腹泻、大汗而脱水，缺钠较明显者，补液量及补钠量宜充分。相反，由于感染、外伤等原因，且急骤发病者，缺钠、脱水不至过多，宜少补盐水为妥。一般采用 5% 葡萄糖生理盐水，可同时纠正低血糖并补充水和钠。应视血、尿量、心率等调整用量。还需注意钾和酸碱平衡。血钾在治疗后可急骤下降。

3. **对症治疗**　降温、给氧，有低血糖时可静脉注射高渗葡萄糖。补充皮质激素、补液后仍休克者应予以血管活性药物。有血容量不足者，可酌情输全血、血浆或白蛋白，因患者常合并感染，须用有效抗生素控制。

4. **治疗原发病**　在救治肾上腺危象的同时要及时治疗原发疾病。对长期应用皮质激素的患者需考虑原发疾病的治疗，如有肾功能不全者应选用适当的抗生素并调整剂量。因脑膜炎双球菌败血症引起者，除抗感染外，还应针对 DIC 给予相应治疗。

（陆国平　张灵恩）

第二节　糖尿病昏迷

糖尿病昏迷是由糖尿病引起的一组以意识障碍为特征的临床综合征。它包括两种临床类型，即糖尿病酮症酸中毒及糖尿病非酮症昏迷（高渗性昏迷）。它们是糖尿病的最常见、最危险的合并症。若不及时处理，常导致死亡。

【病因】 糖尿病的基本原因是胰岛的 β 细胞功能不足或胰岛素受体减少（或缺陷），常与遗传及肥胖有关。病毒感染或自身免疫可能共同促成糖尿病的发生。某些病毒，如腮腺炎、风疹、柯萨奇病毒等，可通过下列途径损害胰岛的 β 细胞：①直接侵犯并损害胰岛 β 细胞；②长期存在于细胞内作为慢病毒损害胰岛 β 细胞；③触发体内免疫机制产生抗原抗体反应而损害胰岛细胞。病毒可能与 β 细胞有共同的抗原决定簇，因此，当病毒引起的免疫反应产生抗体时，该抗体可同时

作用于病毒及胰岛的 β 细胞而破坏 β 细胞。约 80%~90% 的新发病患儿可在血中找到胰岛细胞抗体。

糖尿病昏迷的促发因素包括感染、创伤、呕吐、精神创伤及原来使用胰岛素治疗的患儿，胰岛素用量突然减少等。

【病理生理】 胰岛 β 细胞的破坏可导致胰岛素分泌的进行性减少。胰岛素是一种合成代谢激素。它对进食的反应由神经、体液及食物调节以允许食物控制性储存或应用。胰岛素参与食物的分解及葡萄糖的利用。它的分泌可分为两个阶段，即低胰岛素阶段(分解代谢阶段)及高胰岛素阶段(合成代谢阶段)。空腹时为低胰岛素阶段，此时糖原分解、葡萄糖异生、脂肪动员；在进食后为高胰岛素阶段，此时糖原合成，脂肪分解停止，1 型糖尿病患儿处于持续的低胰岛素阶段，进食不能使患儿进入高胰岛素阶段，反而使之恶化。

胰岛素主要促进葡萄糖磷酸化过程。胰岛素缺乏时，葡萄糖磷酸化过程不能进行，葡萄糖不能进行三羧酸循环，此时，肠道吸收来的葡萄糖不能被利用而堆积于血中造成高血糖、糖尿及多饮、多尿等症状。同时，氨基酸、脂肪酸及甘油等合成糖原作用加强(糖原异生)，于是，过多的脂肪代谢产物如乙酰乙酸、β 羟丁酸、丙酮等酸性代谢产物大量进入血液循环中导致了代谢性酸中毒或酮性酸中毒。

正常人的血浆晶体渗透压为 280~310mmol/L，血浆晶体渗透压由下列因素决定：

$$\text{血浆晶体渗透压}=2\left(Na^{+}+K^{+}+\frac{\text{血糖}}{18}+\frac{BUN}{2.8}\right)$$

当血糖浓度显著高于正常时，就可影响血浆的晶体渗透压。大量尿糖排出体外时，可引起渗透性利尿。此时，水分的损失常常显著地大于盐的损失，使血钠浓度升高，从而大大地增加了血浆晶体渗透压，造成了高渗性脱水。当血糖大于 33mmol/L(600mg/dl)时，可造成严重的细胞内脱水，导致意识障碍、癫痫样抽搐、偏瘫、中枢性高热，这就是高渗性昏迷或糖尿病非酮症昏迷。

在糖尿病时应激激素如肾上腺素、肾上腺皮质激素、生长激素、高血糖素等也可加重或恶化糖代谢。这些激素又称为反调节激素。肾上腺素可抑制胰岛素的分泌；肾上腺素、肾上腺皮质激素、生长激素都可拮抗胰岛素的作用；胰高血糖素可促进糖原分解、糖原异生、脂肪分解、酮体形成而降低葡萄糖的利用及肾脏的清除。

胰岛素缺乏以及血浆肾上腺素、肾上腺皮质激素、生长激素、高血糖素等共同作用使葡萄糖的产生失去控制、利用受到损害，因而发生高血糖及高渗状态。当血糖浓度超过肾阈时(9mmol/L 或 160mg/dl)，尿中就可以出现糖并由此而产生利尿、脱水及代偿性口渴。

【临床表现】

1. 糖尿病酮症酸中毒 糖尿病酮症酸中毒的患儿早期症状多为非特异性，虽然部分患儿有三多症状，但儿童多不明显。原来排尿习惯良好的儿童，若突然出现夜尿常是一个有意义的线索，化脓性皮肤病、女童出现念珠菌性阴道炎也是常见的表现及有价值的线索。在儿童期，胃肠症状如恶心、呕吐、腹痛等症状往往很明显，有时可类似腹部疾病。患儿可有腹肌强直、白细胞增高而酷似阑尾炎，也可能有血清淀粉酶增加，但这些症状一般不一定是外科急腹症的表现，绝大多数患儿的腹部症状都将随着胰岛素治疗及脱水、酸中毒、电解质紊乱的纠正而消失。

脱水、酸中毒常是糖尿病酮症酸中毒患儿的突出表现。严重时可有低血压、心动过速，但皮肤干燥、温暖、潮红是它的特点之一。酸中毒患者常出现呼吸急促、Kussmal 呼吸、呼吸出现丙酮气味。酸中毒严重时 pH 可低至 7.0 以下。

患儿一般都有不同程度的意识改变，轻的只表现为淡漠、嗜睡，重的可发展为昏睡或昏迷。出现糖尿病酮症酸中毒昏迷时，血糖常>16.7mmol/L(300mg/dl)，pH<7.30，实际碳酸氢盐常<15mmol/L，血酮>30mg/L 或血清 2 倍稀释时仍然阳性。

2. 糖尿病非酮症昏迷 非酮症高渗性昏迷的特征为严重的高血糖(常>33mmol/L 或 600mg/dl)和意识障碍。患儿可有严重的脱水、酸中毒，但血及尿中没有酮体或很少酮体，也没有丙酮味，呼吸急促浅表与乳酸性酸中毒一致，也可出现 Kussmal 呼吸。血清渗透压常高达 350mOsm/L 以上。这类情况常见于原有轻微糖尿病患儿。神经系统的症状与体征包括高热、癫痫样抽搐、偏瘫、巴宾斯基征阳性等。常可发生严重的神经系统损害。严重的高血糖可在几日内发生。患儿最初的高渗性利尿及脱水可由摄入更多的液体来代偿，但随着病情的进展，下丘脑的口渴中枢受到高渗的损害或者部分地由于原来存在的下丘脑渗透压调节机制受损，口渴机制也受到损害，因而不能依靠口渴机制来调节水分的进出，从而加重了高渗状态。在高渗性昏迷中酮体产生较少，这主要是由于高渗状态可减弱肾上腺的调解作用。

【诊断】 诊断糖尿病昏迷必需根据临床症状、血糖、尿糖、血酮、尿酮、血电解质、渗透压、血气分析来确定。凡血糖>16.7mmol/L，血 pH<7.30，HCO_3^-<15mmol/L，伴有血酮阳性、尿酮阳性者，可诊断糖尿病酮症酸中毒。若血糖>33mmo1/L，而尿酮轻微或阴性者，应考虑为高渗性昏迷。

糖尿病性昏迷必须与其他原因引起的昏迷及酸中毒相鉴别，这些情况包括低血糖、尿毒症、胃肠炎引起的脱水及酸中毒、颅内压增高等。

【治疗】 在确定高血糖及酮血症之后应对患者的血 pH、电解质、ECG 进行监护，如果怀疑败血症是糖尿病昏迷的诱因应取得血、尿培养及常规检查。治疗开始后应记出入量、血气、电解质的变化值及胰岛素的用量（视频 3-6）。

视频 3-6　糖尿病酮症酸中毒的诊断及治疗

糖尿病性昏迷的紧急治疗措施是扩张血容量、纠正水电解质及酸碱紊乱并开始胰岛素治疗。分述如下：

1. 液体疗法　最初的补液量应以体重的 10% 为基础然后根据实验室资料进行调整。由于糖尿病昏迷患儿都有高血糖及高渗状态，因此，即使 0.9% 的氯化钠对患儿的血浆渗透压而言也是相对低渗的，故对年长儿可给予 0.9% 的氯化钠或乳酸盐林格液，而对幼儿则可给予 0.45% 的氯化钠。损失液体总量的一半应在头 8 小时内补充，而其余的一半则在余下的 16~24 小时内补足。简易的补液法是第一小时内补给 0.9% 氯化钠 20ml/kg，第 2 至第 8 小时内平均 10ml/(kg·h)，溶液可为 0.9% 氯化钠也可给予 0.9% 氯化钠与 5% 葡萄糖各半的混合液。

应及早补钾，因为即使血钾正常甚至增高也必定有大量的钾盐丢失。当补充胰岛素时，大量的钾从细胞外转向细胞内也可导致低血钾迅速发生。当补入首批 20ml/kg 液体之后，若无急性肾衰竭，就应有尿出现。此时应在液体中将钾盐之浓度加至 20~40mmol/L（0.15%~0.3%）。应定期监测血钾浓度。心电图是简便的监测方法之一：血钾高时 T 波高尖，血钾低时 T 波低平，U 波出现。由于总的钾盐的丢失不可能在头 24 小时内就全部纠正，因此在整个补液过程中都应给予钾的补充。

2. 纠正酸中毒　关于碱性药物的使用问题，目前认为：当给予足够的液体、电解质、葡萄糖、胰岛素之后，酮体生成停止，原来生成的酮体经代谢转变成为 CO_2 经肺排出或转变成 $NaHCO_3$ 在远端肾小管中排出，所以，代谢性酸中毒可以自然纠正而不必过分强调使用碳酸氢钠。碳酸氢钠的使用有如下缺点：①给予碳酸氢钠后，碳酸氢根与氢离子结合变成碳酸而释放出 CO_2，CO_2 极易弥散通过血脑屏障而 $NaHCO_3$ 则不易通过血脑屏障，这样可加重脑组织的酸中毒；②根据公式计算出的碳酸氢钠值可能会使酸中毒纠正过度而造成碱中毒，碱中毒可以使氧离解曲线左移，使血红蛋白不易将氧释放给组织，这对严重的脱水、酸中毒、休克患者是极端不利的；另外，碱中毒可促使细胞外钾进入细胞内从而加重了低血钾的程度。但反过来说，当血 pH 值降至 7.1 或更低时，它可降低每分钟呼吸量，降低血管对儿茶酚胺的敏感性而产生低血压并使心搏出量降低，它还可增加对胰岛素的抵抗。因此，建议当 pH 值降低至 7.2 时才使用碳酸氢钠。当 pH 值在 7.1~7.2 时，给予 $NaHCO_3$1mmol/kg，当 pH 值低于 7.1 时给予 2.0mmol/kg，然后再根据 pH 值、碱缺乏来调整。碳酸氢钠应在 2h 内缓慢滴入否则可加重高渗状态，也可能引起心律失常。碳酸氢钠用量可根据下列公式：

碳酸氢钠的毫克分子数 = 碱缺乏 ×0.3× 体重或 =（22- 实际 HCO_3^- 含量）× 0.3× 体重

在使用碳酸氢钠时按计算值先给予一半，然后再根据血气值给予第二剂。

3. 胰岛素治疗　在酮中毒伴有昏迷、低血压的患者，应立即静脉注入胰岛素 0.1IU/kg，然后以 0.05~0.1IU/(kg·h) 持续滴入。这是一种简单、有效、得到普遍公认的方法，它可以提供持续而稳定的血浓度，其血浆浓度可达正常人作口服有葡糖耐量时所能达到的高峰胰岛素浓度。曾经一度认为胰岛素可吸附在玻璃瓶及胶管上，但目前已证明这并不存在。只要不与白蛋白及明胶制剂混合，胰岛素滴注是极为有效的。胰岛素应与氯化钠或葡萄糖分别以不同的管道及速度滴入，以免各自互相影响滴入速度。当血糖下降至16.7mmol/L（300mg/dl）时就应给予5%的葡萄糖滴入，同时，胰岛素剂量也应降至0.05IU/（kg·h）或改为0.25~0.5IU/kg皮下注射，每6~8小时一次并结合葡萄糖滴注直至患儿能耐受正常食物为止。在治疗的头12小时内，至少应每2小时监测血糖一次，其后的24小时内应每4小时监测一次。对于高渗性昏迷患者，胰岛素负荷量及维持量应各减少一半即0.05IU/kg及0.05IU/（kg·h），以免血糖急剧下降而造成脑水肿。

4. **其他治疗**　昏迷患者应进行气管插管以控制呼吸，防止分泌物、呕吐物吸入。休克患者应放置中心静脉导管及导尿管以监测中心静脉压及肾脏血流量。对高渗性昏迷患者的处理应十分小心，务必使血糖下降速度维持在3~4mmol/（L·h）[50~70mg/（dl·h）]，血糖下降过快带来的血浆渗透压的急剧偏移可造成急性脑水肿。有时即使十分小心，但由于脑血管壁的通透性增加（低血压的影响），也可能发生脑水肿及脑病，此时应按脑水肿及脑病处理，如给予高渗甘露醇、过度通气并进行颅内压监测。

应该着重指出：在治疗过程中，低血钾、低血糖也随时可能发生，因此，一旦有尿之后就应在输液内加入钾盐使其浓度在20~40mmol/L（0.15%~0.30%）之间。一旦血糖下降16.7mmol/L（300mg/dl）之后，补入液体就应是含0.45%氯化钠及2.5%葡萄糖的混合溶液，以免发生低血糖（表3-32）。

表3-32　糖尿病病昏迷患者治疗的具体方案

项目	第1h	第2~8h	8h以后
胰岛素	负荷量：0.1IU/kg 维持量：0.05~0.1IU/（kg·h）滴入	0.05~0.1IU/（kg·h）持续滴入	可皮下注射，剂量根据血糖、尿糖调整，使血糖在11~14mmo1/L或200~250mg/dl，尿糖+。皮下注射可于餐前30min内注入
水-Na	等渗含钠液20ml/kg	0.45%氯化钠或0.45%的氯化钠与2.5%葡萄糖混合液10ml/（kg·h）	意识恢复：口服 意识尚未恢复：0.45%盐水及2.5%葡萄糖
$NaHCO_3$	当pH<7.2时给予	—	—
葡萄糖		当血糖16.7mmol/L（300mg/dl）或下降速度>5.5mmol/L时	意识恢复：口服 意识尚未恢复：0.45%氯化钠及2.5%葡萄糖
K^+	—	有尿后给予含钾20~40mmol/L（0.15~0.30%）的溶液	意识恢复：口服 意识尚未恢复：给予浓度为10mmol/L的溶液

（张灵恩　何庆忠）

第三节　低血糖症

低血糖症是儿科急诊常见疾病，其本身诊断并不难，关键在于保持足够的警惕性。导致低血糖症的病因繁杂，常是某些疾病的首发症状或重要提示线索，需仔细甄别低血糖背后的潜在疾病。血糖是脑组织的重要能量来源，发育中的脑组织对低血糖尤为敏感，年龄越小，低血糖危害性越大，脑发育和脑功能的损害也更为严重。临床上需充分重视低血糖的危害，在高危人群，采取各种措施预防其发生，对已经发生的低血糖，需积极查找病因并及时施治。

【定义】　各年龄段低血糖的定义见表3-33，

此定义尚有争议，尤其在新生儿，既往文献多采纳1.7mmol/L（30mg/dl）为标准，新的文献则提示血糖小于2.5mmol/L（45mg/dl）即为不正常。但标准并非绝对，若患儿在一个较高的血糖水平上有低血糖症状，也应予以治疗。

表3-33　各年龄段低血糖的定义

年龄	血浆葡萄糖*（mg/dl）
3~24小时	<40（2.2mmol/L）
24小时~1个月	<45（2.5mmol/L）
1个月以上	<50（2.8mmol/L）

注：*全血葡萄糖水平较血浆值低10%~15%。

【低血糖的生理防御机制】

体内血糖的稳定有赖于正常激素水平调节和肝脏的功能，进餐后血糖升高，通过调节胰岛素分泌，使血糖在小时内降至空腹水平；夜间长时间不进餐，机体通过防御低血糖的机制（图3-14），维持血糖在正常空腹水平（80~120mg/dl），包括减少胰岛素的分泌和增加反向调节激素（胰高糖素、肾上腺素、生长激素和皮质醇）的分泌。以上激素的变化共同导致：①增加肝脏葡萄糖的输出；②增加葡萄糖以外的替代能源酮体；③减少糖的利用。肝脏葡萄糖输出增加最初源自肝糖原分解，通过抑制胰岛素分泌和增加胰高糖素分泌实现，肝糖原储备一旦耗竭，糖异生则作为体内葡萄糖的主要来源，皮质醇分泌增加导致肌肉蛋白质分解，产生生糖氨基酸如丙氨酸和谷氨酰胺等，肾上腺素分泌增加导致脂肪组织分解，产生甘油，生糖氨基酸和甘油通过糖异生途径转化为葡萄糖。葡萄糖利用的降低最初由胰岛素水平降低所致，后期则由反调节激素增加所致。脂肪组织降解所释放的游离脂肪酸，可被用为合成酮体，作为一种替代的能量物质，同时竞争性抑制糖的利用。因此一旦血或尿的酮体水平升高，提示机体将脂肪作为能量的来源。上述生理防御机制的任何环节出现问题，将导致葡萄糖利用增加，如高胰岛素血症，葡萄糖生成不足，如糖原累积病、反向调节激素缺乏等，引发低血糖的发生。

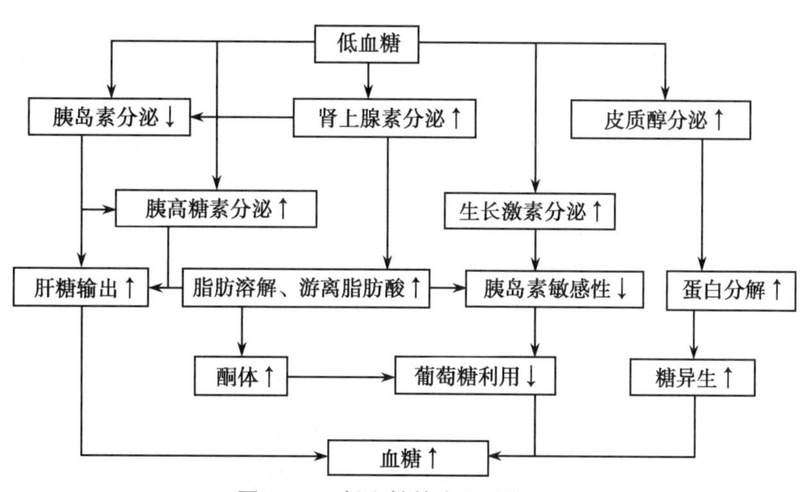

图3-14　低血糖的生理防御机制

【病因】各年龄常见病因见表3-34，年龄因素有助于低血糖病因的判断，总体而言，新发低血糖病例随年龄增加而降低。新生儿和婴儿期常见原因有高胰岛素血症、反向调节激素缺乏、先天代谢异常。在幼儿期，酮症性低血糖为最常见病因。在学龄儿童和青少年，多为使用胰岛素的并发症或产胰岛素的胰腺肿瘤。

（一）葡萄糖利用增加

1. **高胰岛素血症**　儿童时期可能的原因有母孕期患糖尿病、Beckwith-Wiedemann综合征、婴儿期持续性高胰岛素血症、产胰岛素肿瘤、胰岛素药物滥用。高胰岛素血症通过刺激骨骼肌吸收葡萄糖，导致葡萄糖过度利用，同时抑制肝脏糖原的分解和糖异生，引发低血糖。

表 3-34　低血糖症的病因

年龄组	分类		实例
新生儿期或婴儿期	生成减少	暂时性	早产、小于胎龄儿、窒息、多胎妊娠、母亲患妊高症
		持续性	糖代谢障碍(糖原贮积症,半乳糖血症、果糖不耐受症和糖异生异常);反向调节激素缺乏;氨基酸和有机酸代谢障碍
	利用增加	暂时性	血胰岛素升高:暂时性高胰岛素血症(糖尿病母亲婴儿) 血胰岛素正常:脓毒症、红细胞增多症
		持续性	血胰岛素升高:持续性高胰岛素血症、Beckwith-Wiedemann综合征 血胰岛素正常:脂肪酸代谢障碍
儿童期	生成减少		酮症性低血糖 反向调节激素缺乏;糖代谢障碍(糖原贮积症,半乳糖血症、果糖不耐受症和糖异生异常);肝功能衰竭、恶性疟、胃肠疾病;药物(水杨酸类、乙醇)
	利用增加		高胰岛素血症(产胰岛素肿瘤、胰岛素药物滥用)

婴儿期持续性高胰岛素血症:多种基因缺陷可引发胰岛素分泌调节障碍,导致高胰岛素血症。既往该病被称为"胰岛母细胞增生症",现称为婴儿内源性持续性高胰岛素血症性低血糖症(endogenous-persistent hyperinsulinemic hypoglycemia of infancy)。该病最常见类型与钾离子通道灭活(隐性 K-ATP 通道异常)或部分灭活(局灶性 K-ATP 通道异常)相关,通道由 2 部分组成,分别是 *ABCC8* 基因编码的磺脲类受体 1(SUR1)和由 *KCNJ11* 基因编码的钾离子通道(Kir 6.2)。其他不常见的基因缺陷包括:①编码葡萄糖激酶的 *GCK* 基因活化缺陷(发挥胰岛 β 细胞葡萄糖感受器的功能)和编码谷氨酸脱氢酶的 *GLUD1* 基因缺陷,后者伴高胰岛素血症和特征性持续的无症状性高氨血症,这两种疾病所致的低血糖发病更晚,药物治疗多能显效。②编码短链 L-3- 羟酰基辅酶 A 脱氢酶的 *HADH* 基因突变、编码肝细胞核因子 4α 的 *HNF4A* 基因突变、编码 UCP2 蛋白参与调节线粒体内膜质子渗漏的 *UCP2* 基因突变。③编码单羧酸转运体的 *SLC16A1* 基因缺陷(运动诱发的高胰岛素血症性低血糖)。仍有 50% 的高胰岛素血症患儿未能证实有基因缺陷,尽管发现某些患儿有不寻常的单一核苷酸多态性的缺陷。

2. 其他导致葡萄糖利用增加的疾病

(1)脂肪酸代谢途径的异常:如原发性肉碱缺乏、肉碱脂酰转移酶缺乏、羟甲基戊二酸单酰辅酶 A(HMGCoA)裂解酶缺乏,以及长、中、短链脂酰 CoA 脱氢酶缺乏,可干扰脂类代谢的供能,意味着机体只能依赖葡萄糖供能。上述疾病在长时间禁食或合并胃肠道疾患时出现低血糖。

(2)丙酮酸代谢障碍:如丙酮酸脱氢酶复合体缺陷、丙酮酸羧化酶缺乏和呼吸链缺陷,干扰丙酮酸进入三羧酸循环和葡萄糖有氧氧化产能过程,转而通过无氧酵解产能,因无氧酵解产能远低于有氧氧化,导致葡萄糖利用过多,血乳酸水平升高。空腹时血糖正常或轻度低血糖。

(3)其他导致葡萄糖利用增加的疾病:有脓毒症、甲亢所致的机体高代谢、红细胞增多症。

(二)导致葡萄糖来源不足的疾病

1. 生糖基质不足

(1)葡萄糖储备不足:见于早产、小于胎龄儿、多胎妊娠、母亲患妊高症、营养不良。

(2)酮症性低血糖:多见于年龄 18 个月至 6 岁的瘦小儿童,8~9 岁时自然缓解,常由长时间不能进食诱发,是排他性诊断。丙氨酸是该病唯一低值氨基酸,目前认为该病与饥饿状态下,通过肌肉蛋白分解产生丙氨酸(主要生糖氨基酸)不足有关,8~9 岁自然缓解可能因肌肉量发育增多。

2. 糖原合成酶缺陷(糖原贮积症 O 型) 由于肝脏餐后储备葡萄糖的能力不足,多表现为禁食后低血糖。本病进餐后葡萄糖不能合成糖原作为储备,而通过无氧酵解产能,因而出现餐后血糖和乳酸水平升高。临床表现与酮症性低血糖相似,故诊断酮症性低血糖前需重点除外该病。

3. 糖原分解和糖异生障碍 糖原分解障碍包括葡萄糖 -6 磷酸酶缺乏(糖原贮积症Ⅰa 型)、葡萄糖 6- 磷酸转移酶缺乏症(糖原贮积病 1b 型)、脱支酶(糖原贮积症Ⅲ型)、肝磷酸化酶缺陷(糖原贮积症Ⅵ型);糖异生障碍包括果糖 1,6- 二磷酸酶缺乏、磷酸烯醇式丙酮酸酸激酶缺乏、丙酮酸羧化酶缺乏。通过干扰葡萄糖的释放和异生,引发低血糖。

4. 遗传性果糖不耐受症和半乳糖血症 遗传性果糖不耐受症因果糖 1,6- 二磷酸醛缩酶作用受抑,使正常从甘油、氨基酸转变成葡萄糖的糖异生作用受阻,引发低血糖。半乳糖血症则主要因半乳糖-1磷酸水平升高，使葡萄糖磷酸变位酶作用受抑，阻止糖原转化为葡萄糖，引发低血糖。

5. 反向调节激素缺乏性低血糖　包括全垂体功能低下、生长激素缺乏和皮质醇激素缺乏（原发或继发）、肾上腺髓质缺乏反应、胰高血糖素缺乏等。正如前述，以上反向调节激素是维持体内血糖稳定的重要因素，肾上腺素和胰高血糖素单纯性缺乏临床颇为少见，以生长激素缺乏和皮质醇激素缺乏多见。

6. 氨基酸和有机酸代谢障碍　多种氨基酸代谢障碍都可以导致低血糖症，且同时伴有有机酸尿症，常引起明显低血糖症者包括单纯性3-甲基巴豆酰辅酶A羧化酶缺乏、3羟-3-甲基戊二酸血症、丙酸和甲基丙二酸血症、枫糖尿症、酪氨酸血症Ⅰ型、戊二酸血症Ⅰ型和Ⅱ型。

7. 中毒和其他疾病　乙醇、水杨酸、β受体拮抗剂、口服降糖药及胰岛素滥用等药物中毒，以及其他疾病如恶性疟疾、肝功能衰竭、腹泻病、吸收不良等均可导致低血糖。乙醇中毒通过抑制肝脏糖异生引发低血糖，水杨酸中毒既可致高血糖又可致低血糖，低血糖是由于增加胰岛素分泌和抑制糖异生所引发。

【临床表现】

1. 临床症状　低血糖的症状源于肾上腺素能活性增高所致自主神经系统兴奋表现及中枢神经系统缺乏葡萄糖的表现。新生儿和婴儿低血糖可无症状或出现非特异性表现，应保持足够的警惕。年长儿可表现典型的低血糖症状（表3-35）。

表3-35　低血糖的症状

儿童		新生儿和婴儿
自主神经系统兴奋表现（急性）	中枢神经系统表现（持续）	
多汗	头痛	颤抖
震颤	乏力	拥抱反射活跃
心动过速	表情淡漠或抑制	嗜睡
神经紧张、焦虑、烦躁	视力障碍	喂养困难
饥饿感	不安、易怒	易激惹
恶心、呕吐	语言、思维障碍	低体温
	精神不集中	呼吸困难、发绀
	意识模糊、智能减低	呼吸暂停
	性格行为改变	心动过缓
	昏迷、惊厥	昏迷、惊厥
	永久性神经损害	猝死

2. 体格检查　可提供重要的诊断线索，体型硕大提示高胰岛素血症；巨大儿伴巨舌、脐疝、脐膨出和巨大内脏提示Beckwith-Wiedemann综合征；皮下脂肪减少提示葡萄糖储备不足；身材矮小提示生长激素缺乏，若同时伴有中线面部畸形、视神经萎缩、小眼畸形和阴茎短小提示垂体功能低下；异常色素沉着见于肾上腺功能不全；过度通气提示酸中毒；肝脏增大或肝功异常见于糖代谢障碍、脂肪酸代谢障碍和氨基酸、有机酸代谢病。

【诊断和临床评估】　低血糖诊断并不难，应该强调，前述定义所规定的标准并非绝对，若患儿在较高血糖水平上出现低血糖症状，亦应重视并积极处理。以下三步法可助低血糖诊断及其与症状的因果关系：第一步：患儿出现可能或已知的低血糖症状；第二步：查血浆葡萄糖水平降低；第三步：纠正低血糖后症状迅速缓解。诊断低血糖后，需积极查找病因，除年龄因素对病因有提示意义外，病史询问非常重要。

（一）病史

1. 发病年龄　持续性高胰岛素血症常见于新生儿期或生后6~12个月；轻症先天性高胰岛素血症可在儿童或青少年期首次出现症状，年长儿童的高胰岛素血症性低血糖还应考虑产胰岛素胰腺肿瘤和外源性胰岛素滥用可能；生长激素和皮质醇缺乏常见于新生儿期或儿童早期；酮症性低血糖见于18个月至6岁的瘦小儿童；先天代谢病多在新生儿期或婴儿期发病，常在停止夜间喂饲或因疾病干扰正常喂养后诱发。

2. 围生期病史　孕周、出生体重、母亲孕期情况（如糖尿病史、多胎、妊高症等）。

3. 低血糖发生前24小时的进食情况　由于小儿低血糖多发生于饥饿或禁食后，需着重了解低血糖发生时间与空腹的关系，常可获重要信息。①进食后短时间（数小时）出现的低血糖，常提示糖原分解障碍或胰岛素分泌过多；②较长时间饥饿（10~12小时）后出现的低血糖，提示脂肪酸代谢障碍、糖异生异常或调控以上过程的激素异常。

4. 既往史和家族史　包括既往低血糖的发生情况，家族中有无类似低血糖发病或致死情况。对高胰岛素血症患儿，需询问既往手术病史，如胃旁路手术和胃底折叠术，糖尿病使用胰岛素和降糖药物史。

5. 毒物摄入情况　如水杨酸、乙醇、β-受体拮抗剂、口服降糖药、胰岛素滥用等。

6. **生长发育情况**　包括体格和神经系统发育评估。

（二）实验室检查

1. **床边血糖测定**　床边血糖测定仪已在新生儿病房、儿科急诊和 PICU 广泛用于低血糖筛查，但在血糖水平较低时检测结果不甚可靠，故在血糖仪测定值低于 60mg/dl（3.3mmol/L）时应测定血浆糖浓度。

2. **新生儿血糖筛查**　对无症状的新生儿是否常规监测血糖水平尚存争议，但对以下高危人群如糖尿病母亲婴儿、早产、大于或小于胎龄儿，需常规监测血糖。血糖监测在生后 2~3 小时内开始，每 4 小时一次，覆盖生后 24 小时，以期早期发现低血糖，减少低血糖危害。

3. **标本采集和检测项目**　若低血糖病因不明，低血糖发生时的血液标本对明确病因至关重要，治疗前应取 5~10ml 血置于肝素化管检测以下项目：血糖、各类激素水平（胰岛素、C 肽、生长激素、皮质醇、胰高血糖素）、乳酸、丙酮酸、β- 羟丁酸、游离脂肪酸、肉碱、支链氨基酸。收集尿液标本做酮体检测和有机酸分析。若有可能，同时做毒物筛查。若未能在低血糖发生时收集关键血、尿标本，则需临床复制低血糖的发生，多采用严密监测下的禁食试验，一旦血浆葡萄糖水平小于 2.5mmol/L，试验即可终止。各年龄段建议的禁食最长时间如下：<6 个月为 8 小时；6~8 个月为 12 小时；8~12 个月为 16 小时；1~2 岁为 18 小时；2~7 岁为 20 小时；>7 岁为 24 小时。应该强调该试验有一定风险，必须在严密监测下进行。实验前需提前测定血浆游离肉碱、总肉碱、酰基肉碱水平（串联质谱）和尿酰基甘氨酸，以除外中链脂酰 CoA 脱氢酶缺乏症，因本病在禁食期间可发生威胁生命的低血糖和高氨血症。禁食试验完成，患儿进餐后可检测餐后血糖和乳酸水平，若升高提示糖原合成酶缺陷。

4. **检测项目的临床意义**　正常机体长时间禁食情况下，血浆胰岛素水平应受抑（<5μU/ml，不能>10μU/ml），皮质醇水平应增至 550nmol/L 以上，生长激素水平应增至 6μg/L 以上；血浆游离脂肪酸水平应增加至 0.5mmol/L 以上，同时 β- 羟丁酸水平应增至 1mmol/L 以上，以产生替代能源。

（1）当血糖<40mg/dl 时，血胰岛素水平>10μU/ml，提示高胰岛素血症可能。确诊高胰岛素血症后，还应仔细鉴别婴儿持续性高胰岛素血症、胰岛细胞瘤、外源性胰岛素注射等疾病。胰岛细胞瘤的胰岛素分泌呈间断释放，与血糖浓度不相关，多见于年长儿；外源性胰岛素注射，血浆胰岛素水平常>100μU/ml，C- 肽水平不升高。

（2）尿酮体阴性或血 β- 羟丁酸水平不增加，提示高胰岛素血症和脂肪酸代谢障碍（肉碱缺乏或脂肪酸氧化障碍）；尿酮体阳性或 β- 羟丁酸水平升高，提示脂肪动员无异常，见于糖代谢障碍（糖原贮积症、糖异生异常、半乳糖血症、果糖不耐受）、反向调节激素异常、酮症性低血糖。

（3）若游离脂肪酸水平增至 3mmol/L 以上，而 β- 羟丁酸水平不增加，提示脂肪酸代谢障碍。

（4）血乳酸水平升高见于糖原分解障碍（Ⅰ型糖原贮积症）、糖异生异常（果糖 1,6- 二磷酸酶缺乏、丙酮酸羧化酶缺乏、磷酸烯醇式丙酮酸酸激酶缺乏）及呼吸链缺陷。

5. **其他实验室检查**

（1）胰岛素生长因子结合蛋白 -1（IGFBP-1）：可在禁食试验前后检测 IGFBP-1。正常情况下，IGFBP-1 受抑于机体胰岛素水平，禁食期间 IGFBP-1 随胰岛素水平降低而升高。若禁食期间血 IGFBP-1 降低或维持稳定提示高胰岛素血症。

（2）胰高糖素刺激试验：可在禁食试验后实施胰高糖素刺激试验，多数低血糖患儿葡萄糖水平不会增加，因为糖原储备在低血糖发生前已基本耗竭。但在高胰岛素血症患儿，由于内源性胰高糖素分泌和糖原分解被胰岛素抑制，在给予外源性胰高糖素刺激后（1mg 肌内注射或静脉推注），30~40 分钟后血糖提高 1.7mmol/L（30mg/dl）以上。而在糖原贮积症Ⅰ型患儿，即使在喂养情况下给予胰高糖素，血糖水平也不会升高。

（三）影像学检查

导致婴儿期持续性高胰岛素血症的病理有局灶性和弥漫性两种形式，常规腹部超声检查、计算机断层扫描（CT）扫描和 MRI 难以区分。国外采用 18- 氟标记 L- 多巴作为显像剂，进行正电子发射断层扫描（PET），可准确定位病变范围，对手术有重要指导意义。此外，PET-CT 扫描也可帮助定位产生胰岛素的肿瘤。对垂体功能减退患儿，头部磁共振成像（MRI）常用于区分垂体、下丘脑肿瘤还是先天性异。

（四）诊断流程

诊断流程见图 3-15。

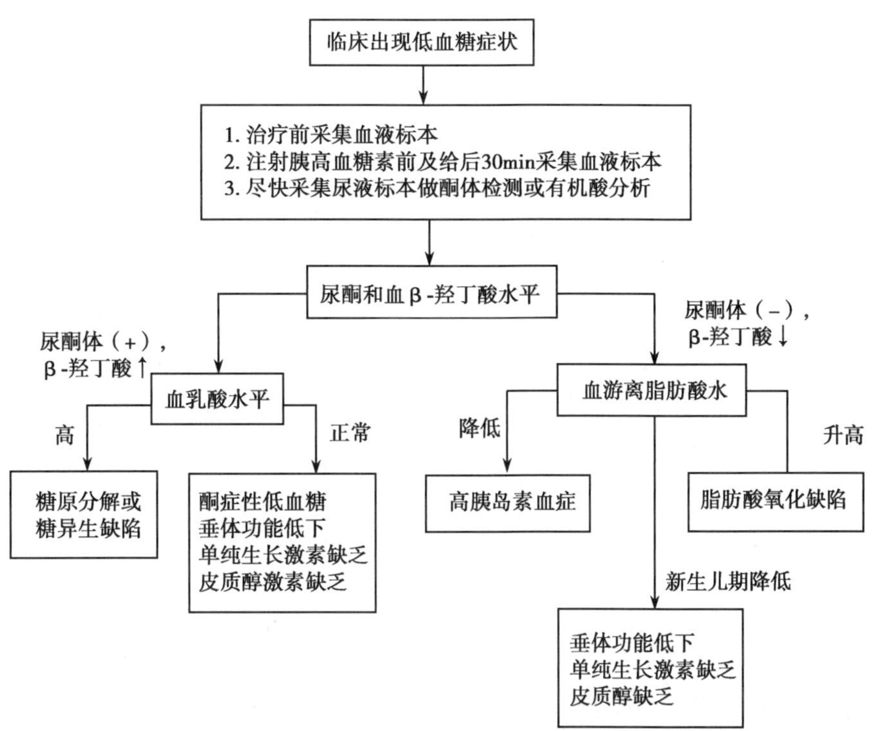

图 3-15　低血糖诊断流程图

【治疗】

（一）急救处理

临床一旦怀疑患儿低血糖，勿需等待血浆葡萄糖结果，即可给予治疗。维持血糖在 3mmol/L 以上。治疗前采取血液标本（5~10ml，肝素化管）供病因分析。

1. **新生儿和婴儿**　给予 10% 葡萄糖溶液 2.5ml/kg 快速推注，后继以 5~8mg/（kg·min）的糖液持续静脉滴注。

2. **儿童**　将 50% 糖溶液稀释到 25% 按 1ml/kg 快速推注，后继以 3~5mg/（kg·min）的糖速持续静脉滴注。

3. 若建立静脉通路困难，可给予胰高糖素 0.03mg/kg 皮下注射（最大量 1mg）。对某些（但不是全部）原因的低血糖有暂时疗效。用后必须继以葡萄糖静脉输注。

4. 对高胰岛素血症患儿，常需较高的糖液及较快的速度方能维持血糖正常水平，对持续性或顽固性低血糖［输糖速度超过 12mg/（kg·min）才能维持血糖在 2.2mmol/L 以上］，可考虑以下治疗：

（1）氢化可的松 5~10mg/（kg·d）静脉注射或泼尼松 1~2mg/（kg·d）分次口服。

（2）胰高糖素持续静脉滴注 0.005~0.02mg/（kg·h）。

（3）二氮嗪：新生儿和婴儿初始剂量 10mg/（kg·d），每 8 小时一次口服，起效剂量一般在 8~15mg/（kg·d）；儿童初始剂量 3mg/（kg·d），每 8~12 小时一次口服，起效剂量一般在 3~8mg/（kg·d）。

（4）奥曲肽 2~10μg/（kg·d），静脉或皮下注射，每 12 小时一次。

5. 若患者能进食，可开始口服葡萄糖 15g，10~15 分钟后复测血糖。

6. 一旦病情稳定，根据病史、体格检查和实验室检测结果明确病因，给予相应治疗。必要时请儿科内分泌专家会诊。

（二）长期治疗

取决于导致低血糖的基础疾病。

1. **饮食对策**

（1）对酮症性低血糖、糖原贮积症、游离脂肪酸代谢障碍、轻度高胰岛素血症，可采用多次喂养特殊设计的饮食，防止低血糖的发生。一旦因胃肠疾病或其他疾病不能进食，需尽快静脉输注葡萄糖。

（2）对半乳糖血症、果糖不耐受患儿，应规避上述物质，或采用特殊配方奶粉。

（3）对果糖 1,6- 二磷酸酶缺乏，应禁用含果糖食物。

2. **高胰岛素血症的分级治疗**　血糖治疗目标设定在 70mg/dl 以上。第一步多采用多次喂养方案；第二步使用二氮嗪；奥曲肽多作为二线用药，也可考虑使用钙通道阻滞剂（硝苯地平）。以上治疗失败或怀疑胰岛细胞瘤时，可考虑手术治疗。

3. **胰腺手术治疗**　对婴儿持续性高胰岛素血症性低血糖患儿，若证实为局限病灶，可考虑手术切除。若病变为弥漫性，多采取切除 95% 胰腺。若仍不成功，加用药物治疗或完全切除胰腺。对儿童时期患胰岛素肿瘤，需手术切除。

4. 对垂体功能低下或肾上腺功能不全，可采用生长激素和皮质醇替代疗法。

（周　涛　钱素云）

第四节　应激性高血糖

各种危重症疾患都是对患儿机体的严重损伤和刺激，在应激原和损伤因子如创伤、感染、烧伤、手术、缺氧、失血等强烈刺激下，内分泌系统能协助维持机体的自稳性，但内分泌反应又可加重应激时的代谢紊乱，如应激性高血糖和高糖性高渗血症。此外，在抢救过程中，纠正体液及酸碱失衡、渗透性脱水剂的应用、腹膜透析、肠外营养等治疗手段采用较多，稍有不当亦易造成医源性高渗性损害。近年来对危重病儿血糖、血渗透浓度监测发现，高血搪发生率约为 70%~80%，高渗血症发生率约为 25%，其中肾衰蝎、休克及多脏器功能衰竭者更易发生高渗血症。

【原因】

1. **胰岛素拮抗致危重症高糖性高渗血症**　正常情况下胰岛 β 细胞分泌的胰岛素经短暂的循环到达靶器官，并促进靶细胞糖代谢这一主要效应。若一定量的胰岛素达不到预期的靶细胞生物效应，即为胰岛素拮抗，也就是正常或高于正常的胰岛素却只能起到低于正常的生物效应。从胰岛素的产生、循环到作用于靶细胞，其中任何一环节异常都可影响胰岛素的作用，病因包括：① β 细胞分泌产物异常；②血液循环中存在胰岛素拮抗物；③胰岛素靶细胞缺陷。危重状态下各种疾病的突发强烈刺激致儿茶酚胺、皮质醇、生长激素、胰高糖素等分解代谢激素分泌增多，这些激素除直接刺激糖原分解，糖原异生增加外，还通过不同途径拮抗胰岛素的生物效应。此外，在危重疾病的各种突发强烈刺激下，胰岛素受体数目及受体最大特异结合率可受其影响而降低。危重应激早期高血糖主要是肾上腺素、去甲肾上腺素、皮质醇刺激肝、肌糖原迅速分解，后期高血糖除肝、肌糖原分解和肝、肾糖异生作用增加外，组织胰岛素拮抗起重要作用。应激早期胰岛 β 细胞可受交感神经兴奋和拮抗激素（肾上腺素、去甲肾上腺素）的抑制，但随着应激性血糖升高和胰高糖素升高的反馈刺激，胰岛素很快回升甚至高于正常，胰岛素水平虽高，但由于组织对其反应性和敏感性降低，这种胰岛素拮抗机制最终导致血糖升高和高糖性高渗血症。

2. 使用高浓度糖透析液进行腹膜透析。

3. 为纠正危重患儿营养不良或供给能量而使用高渗葡萄糖等肠外营养液或高渗鼻饲液。

高渗血症常使原发病加重，功能衰竭的脏器多而致病情复杂，随血渗透浓度（血渗透压，简称血渗）水平升高病死率亦随之增加。我们的研究结果显示，危重患儿血渗透浓度在 291~330mOsm/L 时，病死率为 20.6%，331~415mOsm/L 时，病死率达 70%。

【病理生理】 高渗血症病理生理的特点是在高渗状态的早期，细胞内液溢出细胞外，使细胞外液的容量得到部分恢复，故早期容量改变往往不甚明显。如此时缺水状态仍不能及时纠正，进展下去即造成细胞内严重脱水，影响细胞内代谢及生理功能，特别是脑细胞功能。若高渗状态发生速度过快，程度过强则易造成脑细胞严重脱水皱缩，附着的小血管受机械牵拉撕裂引起脑膜下血肿、脑实质点状出血等颅内出血；渗透压升高、血黏滞度增高，还可继发脑血栓形成；也可因弥散性血管内凝血引起出血。

在高渗状态的中、晚期，细胞外液缩减明显加重。高糖性高渗血症不像高钠血症那样能激发抗利尿激素释放和口渴机制，或因患儿渴觉减退、渴觉表达障碍（如昏迷）不能得以充分补偿，均为失水加重的重要原因。加之高血糖引起的强度渗透性利尿，使尿液大量排出，致使细胞外液缩减加重。严重脱水又使血糖、血渗进一步升高，如是形成恶性循环，易发展为循环衰竭。此外，在治疗高糖性高渗血症中可由于输入过量的低张液和过多的胰岛素而使血糖和血渗透压下降过快，引起脑水肿和颅内压增高。

因此，高渗状态的主要病理生理改变是体液容量的变化和高渗状态对脑的影响。

【诊断】 危重患儿血糖升高程度与病情轻重及预后有很高的相关性，病情越危急，应激越强，其血糖升高越明显，预后越差，因而血糖的变化可作为ICU常规判断病情和预后的辅助指标，对那些一开始血糖就迅速升高，特别是在严格控制外源性含糖液输入的情况下，血糖仍>15mmol/L者，常提示预后凶险。

当然血糖的升高除取决于应激的强弱和病情轻重外，还与患儿营养健康状况及疾病发展阶段有关，病前如有中、重度营养不良，病后代谢需要增加和极度衰竭的临终患儿，血糖升高可不明显，甚至明显降低，这表明，危重患儿糖代谢紊乱并非都表现为血糖升高，这一点值得注意。

1. **临床表现** 高血糖对神经功能具有损害作用，尤其在急性缺血缺氧情况下更趋严重，高渗血症患儿早期有口渴、高热及黏膜干燥等表现，此外还可有中枢神经系统症状及体征，如头痛、嗜睡、无力、烦躁、易激惹、肢体震颤、腱反射亢进、肌张力增高等，若进一步发展则可发生抽搐、昏迷、呼吸肌麻痹和死亡。上述症状出现与否，与高渗状态发生的快慢和血糖、血浆渗透压高低有关。血浆渗透压>330mOsm/L将出现定向障碍，>350mOsm/L时患儿出现呆滞、狂躁，甚至抽搐、昏迷。

2. **高糖性高渗血症的诊断** 血糖浓度>7mmol/L，血浆渗透压>290mOsm/L，再结合引起高糖性高渗血症的病史和临床表现，即可诊断高糖性高渗血症。如无条件做血渗透浓度测定，可通过电解质离子浓度、血糖和尿素氮计算得出血渗透浓度值(血浆渗透压计算值=2［Na^+］+血糖值+血BUN值，单位为mmol/L。出现以下情况时应考虑本症诊断并尽快检侧血糖、电解质、血BUN、血细胞比容、乳酸、血渗透浓度、尿糖及尿渗透浓度：①重度脱水甚至休克患儿尿量仍较多，经常规补液等治疗循环状态无改善；②原发病不能解释的进行性意识障碍、惊厥甚至昏迷，尤其存在有造成高渗血症的因素；③原发病不能解释的颅内出血或颅内出血经手术止血满意后又反复出血。

在诊断高糖性高渗血症时还应注意以下4个问题：①危重患儿高渗血症其血糖虽高，却不能被组织细胞充分利用，细胞外高糖，细胞内能量缺乏。胰岛素水平虽高，但由于组织对其反应性和敏感性降低，其降血糖作用甚微，因而临床上出现一个极不相称的现象：高血糖、高胰岛素血症并存，这与胰岛β细胞分泌胰岛素不足所致的1型糖尿病具有本质区别。②高糖性高渗血症患儿多伴有缺氧、酸中毒，甚至脏器功能衰竭和意识障碍，血糖升高同时伴有糖尿，临床极易误诊为糖尿病酮症酸中毒。③除非失水量过大，高渗性脱水早期对循环容量的影响相对较小，因此，切不可判断失水轻微而延误治疗。④计算血渗透浓度时，务必将电解质与血糖、血尿素氮同步测定。

【治疗】 危重状态下的高血糖多为一过性，常随应激原的解除以及外周组织胰岛素拮抗的改善逐渐缓解，处理原则为积极根治原发病和严格控制外源性葡萄糖的输入，经上述处理血糖仍持续升高并>15mmol/L者，可考虑试行外源性胰岛素治疗，但需严密监测血糖、血胰岛素浓度，以防低血糖和反跳性脑水肿的发生，危重患者推荐目标血糖维持在7.8mmol/L(140mg/dl)~10mmol/L(180mg/dl)。此外有学者对应激性高血糖儿童进行一年随访，发现他们在今后发展为1型糖尿病的危险性极大，因而认为并非所有应激性高血糖都是一过性代谢紊乱，对高血糖的危重病儿除积极处理外，还需作长期随访。

治疗目的：其一，输入电解质和液体是为了促使患者从休克中苏醒，并使内脏有适当的液体灌注；其二，逐渐恢复血浆渗透压正常，同时防止脑水肿的发生。

1. **补液量** 缺水量可按血渗透浓度实测值进行计算：

$$\text{缺水量(L)}=0.6\times\text{体重(kg)}\times\left(\frac{\text{血渗实测值}}{325}-1\right)$$

上式中325系指应矫正血浆渗透压值，即血渗值一般降至325mmol/L较安全。缺水量也可按体重的10%粗略计算。

2. **补液性质** 首批补液以等张盐水为好。如伴明显高钠血症或患儿有心血管疾病不能耐受时则先补入0.45%氯化钠。不用低渗液，因低渗液使血浆渗透压过快降低时可产生严重脑水肿。输入液体的渗透压应只比血浆渗透压低40mmol/L。这种液体用生理盐水加氯化钾20~40mmol/L溶液或加少量5%$NaHCO_3$配制(无酸中毒时不用$NaHCO_3$)。

3. **补液速度**　一般情况下为开始 4 小时补入总量的 1/3，其后 8 小时再输入 1/3，余下的在 24~48 小时内补足。

具体补液方案应依据患儿病情，并参考血压、中心静脉压、尿量及血渗浓度等动态监测值进行调整。例如，当中心静脉压<0.57kPa（4.4mmHg），少尿且尿比重高，尿 / 血渗比值超过 2xs 则应加快补入速度。

4. **补充胰岛素**　在临床治疗过程中发现有的病例对胰岛素抵抗，即无论采用小剂量或加大胰岛素剂量，血糖居高不下甚而进一步升高。这种病例常出现高血糖症和高胰岛素血症并存，我们的研究亦证实了这一点。因此，对这类患儿不宜先使用外源性胰岛素，而应充分补液、治疗原发病等，在综合治疗基础上血糖仍高时可谨慎地使用小剂量胰岛素持续静脉滴注 0.05~0.lIU/（kg·h）。

治疗中血糖下降速度宜控制在 4.4~8.3mmol/（L·h）［80~150mg/（dl·h）］为宜。纠正过快，尤其当血糖猛降至 13.9mmol/L（250mg/dl）以下时极易发生脑水肿。这对使用胰岛素治疗极为重要。因此，当血糖降至 16.7mmol/L（300mg/dl）左右时应停用胰岛素，并酌情给予 5% 葡萄糖液。

【医源性高糖性高渗血症的预防】

1. 采用全胃肠外营养支持或静脉输入葡萄糖液以前，应了解患儿血糖与尿糖情况。

2. 进行全胃肠外营养过程中，增加蛋白质补给而降低糖负荷。

3. 单位时间与全日葡萄糖的用量应逐渐增加，葡萄糖输入速率开始为 3~4mg/（kg·min），其后根据血糖监测情况逐步加快，但一般不超过 6~7mg/（kg·min）。

4. 监测尿糖及血糖。

（许　峰　卢仲毅）

第五节　水电解质及酸碱平衡紊乱

一、脱水

脱水（dehydration）亦称失水，是指液体摄入不足或丢失过多引起体液总量，尤其是细胞外液量的减少，脱水时除失水外，尚有钠、钾和其他电解质的丢失，故失水必有失钠，失钠也会导致失水。由于病因的不同，水钠损失的比例可有差异，因此临床分为等渗性脱水（混合性脱水、急性脱水）、低渗性脱水（缺钠性脱水、慢性脱水）及高渗性脱水（单纯性脱水）三种类型。

【病因】

1. **等渗性脱水**　常见于消化液大量丢失的患儿，如腹泻病、急性胃肠炎、胃肠减压等。

2. **低渗性脱水**

（1）钠进入量减少：如长时间禁盐的慢性肾炎或慢性充血性心力衰竭的患儿，输入过多不含电解质的液体。

（2）排钠量过多：如慢性腹泻，长时间呕吐，应用利尿剂，尤其呋塞米等袢利尿剂致大量排尿者。

3. **高渗性脱水**

（1）水摄入量不足：如供应不足，口腔、咽喉或食管疾病致饮水困难，昏迷患儿不能进食等。

（2）水丧失过多：如高热患儿、高温环境、大量出汗、尿崩症、使用大量渗透性利尿脱水剂（如甘露醇、高渗葡萄糖、尿素等）。

【诊断要点】

1. **脱水程度**　脱水程度临床分轻度脱水、中度脱水、重度脱水（表 3-36）。

表 3-36　脱水程度区别

项目	轻度	中度	重度
丧失水分量占体重（%）	5	5~10	>10
精神状态	稍差	萎靡或烦躁不安	极萎靡，重病容
脉搏	正常	快	快、弱
血压	正常	正常或稍低	休克
皮肤弹性	尚可、稍干燥	弹性差	弹性消失
皮肤温度	正常	稍发凉	发凉、发花
唇舌黏膜	稍干燥	干燥	干裂
前囟、眼眶	稍凹	凹陷	明显凹陷
腹部	平坦	下陷	舟状腹
尿量	稍减少	明显减少	极少或无尿

2. **脱水性质**　脱水性质分等渗、低渗、高渗三种类型（表 3-37）。

表 3-37　等渗、低渗与高渗性脱水的区别

项目	等渗	低渗	高渗
发生率(%)	40~80	20~50	2-12
失水、失钠比例	失水 = 失钠	失钠 > 失水	失水>失钠
血钠(mmol/L)	130~150	<130	>150
皮肤颜色	发灰、发花	发灰发花更明显	发灰可有、可无
温度	凉	冰凉	凉或热
弹性	不好	极差	尚可
潮湿度	干	湿而粘	极干
精神状态	萎靡	极萎靡	烦躁
口渴感	明显	不明显	极明显
尿量	减少	减少不明显	减少极明显

【治疗】脱水患儿均需补充液体，轻度脱水无呕吐者可口服补液，中度、重度脱水则需静脉输液。补液量包括三方面：①补充累积损失；②补充继续损失；③补充生理需要。危重患儿对上述三项需要，其中补充生理需要是每个疾病必需外，其他两项均应根据脱水程度和病情而定（视频 3-7）。

视频 3-7　液体疗法

口服补液：适用于轻度无呕吐患儿，应用 ORS 液，按每天 100~150ml/kg，分多次口服。

鼻饲管补液：应用于无静脉输液条件的中、重度脱水患儿，液体选择 ORS，以 20ml/(kg·h)，总量不超过 80ml/kg。每 1~2 小时评估脱水情况。

静脉输液：适用于中、重度脱水及呕吐者。输液双三原则：①三定：定输液量，定输液种类，定输液速度；②三先：先快后慢，先盐后糖，先浓后淡。第一个 24 小时输液量，见表 3-38。

表 3-38　第一个 24 小时不同程度脱水量和输液量(ml/kg)

项目	轻度	中度	重度
累计损失量	50	50~100	100~120
继续损失量	10~20	10~30	10~30
生理损失量	60~80	60~80	60~80
总输液量	90~120	120~150	180~200

如输液合理，第 2 天以后输液只补充继续损失量和生理需要量，继续丢失量用 1/3~1/5 张含钠液补充，生理需要量用 1/3~1/2 张含钠液补充。

1. **输液成分**　液体的组成根据脱水性质而定，一般等渗性脱水补给 1/2 张液体(2∶3∶1 液)，低渗性脱水补给 2/3 张液体(4∶3∶2 液)，高渗性脱水补给 1/3~1/5 张液体，无条件测定血清钠时，可按 1/2 张液体补给，以后随病情好转，逐步改为 1/4~1/5 张液体。

婴幼儿第一天的输液总量，轻度脱水时约 120ml/kg，中度脱水时约 150ml/kg，重度脱水时约 200ml/kg，先按照 1/2~2/3 量给予。营养不良儿童、肺炎、心肾功能损伤者，补液总量应酌减 1/4~1/3，学龄前儿童应减少 1/4，学龄儿童则需少输 1/3。有可能口服时，即可应用 ORS 口服补液。

2. **输液速度**　输液速度决定于脱水程度，原则上先快后慢，可将累计损失量（相当总量的 1/2）在 8 小时内滴完，如有休克（重度脱水）则将其中的液体配成等张液（2∶1 等张液或者生理盐水），按 10~20ml/kg，15~20 分钟静脉推注或快速滴注，以迅速增加血容量，改善循环和肾脏功能，扩容后重新评估脱水情况，如仍处于休克状态，则可重复使用等张液 1~2 次。补液总量的 1/2 应在最初 8~12 小时内补完，输注速度为 8~12ml/(kg·h)，扩容所用的液体包括在最初的 8~12 小时的补液内。所余继续损失及生理需要量（相当总量 1/2）在余下的 12~16 小时缓慢静脉滴注，输注速度约为 5ml/(kg·h)。

3. **纠正酸中毒**　常用 5% 碳酸氢钠或 11.2% 乳酸钠。

4. **纠正低血钾**　一般按 200~300mg/(kg·d) 补充，轻者可分 3 次口服，重者应予静脉滴注，浓度不应超过 0.3%，时间不应少于 6 小时，需在有尿后静脉滴注。

5. **纠正低血钙、低血镁**　佝偻病、营养不良患儿输液纠正酸中毒后易出现低钙惊厥，可给予 10% 葡萄糖酸钙 5~10ml 加 10% 葡萄糖 10ml 稀释后静脉缓推，长期腹泻后惊厥患儿用钙剂无效时应考虑低血镁，可用 25% 硫酸镁 0.2ml/kg，深部肌内注射，每天 3~4 次，症状消失后停药。

二、水过多

水过多（water excess）是指机体入水总量超过排水总量并在体内潴留，严重者称水中毒。水过

多常伴有电解质比例失常。

【病因】

1. **肾脏病变**　见于急性肾炎，急进型肾炎，慢性肾炎晚期，急、慢性肾功能衰竭少尿期肾血流量及肾小球滤过率降低致排水困难，而摄入水分未加限制引起水潴留，最常见于急性肾衰少尿期，过多输入葡萄糖液试图增加尿量而发生水中毒。

2. **抗利尿激素分泌过多**　严重感染，应激状态及颅脑疾患，异源性抗利尿激素分泌，如胰腺、肝、胸腺等组织的肿瘤，某些药物，如安妥明、氯磺丙脲等可刺激抗利尿及激素分泌。

3. **肾上腺皮质功能减退**　皮质醇分泌不足，使肾小球滤过率和肾髓质血流量减少，对下丘脑分泌抗利尿激素（ADH）抑制作用减弱，以及肾小管对 ADH 的敏感性改变，因而导致水潴留。

4. **医源性**　静脉或口服补水过多，或洗胃、灌肠吸收水分过多。

【诊断】

1. 有引起水过多病史及病因。

2. **临床表现**

（1）急性水过多：起病急，患儿思睡，精神萎靡，有凝视，肌肉抽搐，儿童可诉述头痛，重者有惊厥、意识障碍、昏迷及颅内高压表现，如发生脑疝可瞳孔不等大，呼吸、心搏骤停。

（2）慢性水过多：发展较慢，轻度水过多者，症状大多轻微，缺乏特征性表现，且常被原发病所掩盖，患儿可有乏力、疲惫、思睡、恶心、腹胀、呕吐、食欲减退，浮肿常不显著，但体重增加，严重者有肌肉疼痛，皮肝湿润、苍白，可有凹陷性水肿，血压可显著增高，以收缩压增高为著，脉压增高，累及心脏时可有心衰，累及中枢神经系统可出现精神、神经症状，如惊厥、昏迷。

3. **实验室检查**

（1）血浆渗透压和血钠明显降低，严重时血浆渗透压可降至 230mOsm/L 以下，血钠可低于 110mmoL/L。

（2）尿钠及尿氯增多。

（3）血清钾、氯及血浆蛋白降低。

（4）血液稀释：血细胞减少，血细胞比容、平均红细胞血红蛋白浓度、平均红细胞体积增大。

【治疗】

1. 积极治疗原发病及去除病因。

2. **轻、中度水过多**　严格控制水摄入量，形成水的负平衡状态，常可恢复，如有心衰、肾衰者应适当限制钠盐，并给利尿剂。

3. **急性重度水中毒**

（1）禁止摄入水分。

（2）应用 3%~5% 氯化钠溶液静脉滴注，首次 2ml/kg，约 1~2 小时静脉滴注，以后再根据病情重复滴注 1~2 次，或按 5% 氯化钠 7mg/kg 可提高血钠浓度 10mmol/（L·kg）。原则上将血钠提高到 120~125mmol/L，一般先用计算量 1/3~1/4，以后再根据病情决定是否再补给，一般补至症状基本消失即可，不要求血钠达到正常水平。

（3）快速静脉滴入 20% 甘露醇 2.5~5ml/kg，以利尿脱水，但少尿或无尿时应十分慎重以免血容量急剧增加造成心衰或急性肺水肿。

（4）袢利尿剂应用：呋塞米或利尿酸 1~2mg/kg。

（5）透析疗法：肾衰时难以处理的急性水中毒，可采用腹膜透析或血液透析治疗。

（6）对症治疗：如有脑水肿或肾上腺皮质机能减退者可酌情用地塞米松，有惊厥者可用安定、水合氯醛等。

三、高钾血症

血清钾浓度高于 5.5mmol/L 称高钾血症（hyperkalemia），由于溶血、酸中毒等危急重症使细胞内钾向细胞外转移致血钾升高。血清钾浓度 6~7mmol/L 为中度高钾血症，>7mmol/L 为严重高钾血症。

【病因】

1. **钾摄入过多**　通常是胃肠外原因造成，如静脉输入过多过速、使用青霉素钾盐（100 万 U 含钾 1.7mmol）等。由于肾脏有较强的排泄多余钾的能力以预防高血钾，故这种情况通常见于伴有肾脏排泄功能受损时。

2. **肾脏排钾减少**　急、慢性肾功能不全伴少尿、无尿；先天性肾上腺皮质增生症；原发（如 Addison 病）或继发性低醛固酮症（如慢性肾功能衰竭）；假性低醛固酮症；Ⅳ型肾小管酸中毒；充血性心力衰竭（因肾功能不全及药物等因素影响肾脏对钾的排泄从而发生高钾血症）及长期应用潴钾利尿剂如氨苯蝶啶。

3. **钾分布异常**　细胞内钾逸出增多，见于急性组织损坏，如大面积挤压伤、烧伤、外科大手术、严重感染；细胞溶解，如溶血；细胞内钾外移，见于代谢性酸中毒（血 pH 值每下降 0.1，血浆钾浓度即升高 0.3~1.3mmol/L)、组织缺氧、休克、临危患儿等。

4. **药物影响**　琥珀酸胆碱能抑制膜的复极化使血钾升高(复极化时细胞需摄取钾);洋地黄过量引起血钾升高的机制可能是通过抑制细胞膜 Na^+-K^+ 交换所致。

5. **假性高血钾**　细胞内钾浓度是细胞外液的 30 倍。在采集和处理血标本时红细胞破坏或者凝血过程中血小板释放出钾,都可能导致假性高血钾,应重新化验。

【诊断】

1. 临床表现

(1)患儿有引起高血钾的病因。

(2)患儿表现乏力,部分患儿可有乏力、淡漠、肌肉疼痛或抽搐、手足感觉异常、肌腱反射消失。严重者有弛缓性瘫痪、尿潴留,甚至呼吸肌麻痹。

(3)心血管系统:心悸、心音减弱、心率缓慢、心律失常(房室传导阻滞、室性早搏、室速、室颤)等。

(4)消化系统:恶心、呕吐、腹痛。

2. 实验室检查

(1)血清钾>5.5mmol/L,常伴二氧化碳结合力降低,血 pH<7.35。

(2)心电图:早期 T 波高耸而尖,呈帐蓬状,当血清钾达 7~8mmol/L,QRS 波逐渐增宽,R 波振幅降低,S 波加深,S-T 段压低,P 波扁平或消失,P-R 间期延长;血清钾 8~9mmol/L,增宽的 QRS 波可与 T 波融合而呈正弦波。此外,尚可出现各种心律紊乱的心电图改变。

【治疗】

1. **积极治疗原发病**　如纠正酸中毒、休克,有感染或组织创伤应及时应用抗生素及彻底清创。

2. 停用含钾药物,限制含钾丰富食物摄入,避免输库血,应供给足够的热量,以防内源性蛋白分解时钾释出而加重高钾血症。

3. 有确切高钾病因、明显临床症状及高钾心电图者应紧急处理。

(1)拮抗钾对心肌的作用:钙离子可使心肌细胞阈电位上移,使静息电位与阈电位间的差距增大,是拮抗高钾血症对心肌作用的最有效阳离子。常选用 10% 葡萄糖酸钙 5~10ml 加等量葡萄糖液,缓慢静脉注射,注射 10 分钟后如无效可重复注射,也可在有效后应用葡萄酸钙 10~20ml 加入 10% 葡萄糖 100~200ml 静脉滴注。应持续监测心电图。使用洋地黄的患儿在使用钙剂时应监测血钾水平。

(2)促使钾进入细胞内

1)胰岛素应用:50% 葡萄糖加正规胰岛素(4g 葡萄糖加 1U 胰岛素)。治疗期间应监测血糖水平避免低血糖的发生,且至少监测至胰岛素使用后 6 小时。

2)碱化细胞外液:应用 5% 碳酸氢钠 3~5ml/kg(最多不超过 100ml)快速静脉滴注,一天可重复 2~3 次。对少尿患儿而言,输注碳酸氢钠可能引起矫枉过正的碱中毒。需要注意的是,虽然碳酸氢钠起效很快,但该药仅临时使细胞外钾进入细胞内,总钾含量并未改变。因此在给予碳酸氢钠的同时,需要给予排钾治疗。如果患儿存在呼吸衰竭,应慎用碳酸氢钠,以免加重呼吸性酸中毒;此外,存在心力衰竭或肾衰竭的患儿尚应注意该药对液体负荷的影响。

3)β- 受体激动剂:β - 受体激动剂如沙丁胺醇,可通过刺激 Na^+-K^+-ATP 酶的活性使钾离子进入细胞内。沙丁胺醇可静脉注射或吸入治疗,但我国尚无静脉注射制剂。研究发现吸入 10mg 沙丁胺醇可使血清钾降低 0.6mmol/L。由于使用 β- 受体拮抗剂的患者中,近 40% 对沙丁胺醇的作用无反应,因此该药不能单独作为肾衰竭患者急性高钾血症的治疗手段。

(3)促使钾排出体外

1)排钾利尿剂促使钾从体内排出:呋塞米 5 分钟即可起效,剂量为 1mg/kg,最大不超过 40mg。或氢氯噻嗪 1~2mg/d。

2)阳离子交换树脂:每克树脂可结合 1mmol 钾,并释放 2~3mmol 钠。但由于可能发生高钠血症和坏死性小肠结肠炎,因此在新生儿主要用于难治型高钾血症;此外充血性心力衰竭、高血压及严重肝病患者应慎用。

3)肾脏替代治疗:肾脏替代治疗是降低血钾最有效的方法,严重危及生命的高钾血症可使用该疗法。可使用透析或持续静脉 - 静脉血液滤过,尤其适用于组织细胞大量破坏、肾衰竭患者的高钾血症。肾脏替代治疗方式的选择取决于患者的病情,尤其是血流动力学是否稳定。一般情况下,伴有血流动力学不稳定的患者可选择持续静脉 - 静脉血液滤过方式。

四、低钾血症

血清钾浓度低于3.5mmol/L，称低钾血症（hypokalemia）。血清钾降低1mmol/L，相当于体内钾丢失10%~30%。当血清钾<2.0mmol/L时可能危及生命。血清钾只能表示细胞外液中钾的浓度，其降低并不一定表示体内缺钾，而全身缺钾时，血清钾不一定降低。

【病因】

1. 长期摄入不足。

2. **肾脏丢失**　使用利尿剂，包括渗透利尿剂和碳酸酐酶抑制剂；肾小管缺陷，如肾小管酸中毒；酸碱平衡失调；内分泌机制，如Cushing综合征、原发性醛固酮增多症、糖尿病酮症酸中毒等。

3. **肾外丢失**　肠道丢失：腹泻、慢性导泻频繁灌肠，长期呕吐、胆汁引流、肠-皮肤瘘；皮肤丢失：大量出汗。

4. **钾在体内分布异常**　代谢性碱中毒及代谢性酸中毒纠正过程中，钾向细胞内转移；家族性低钾性周期性瘫痪，由于钾从血管内转移到身体其他部位，常伴有明显低钾血症。

【诊断】

1. 患儿有引起低钾血症的病因。当失钾的原因不明时，测尿钾有助于诊断，尿钾低于15mmol/L表明肾脏在保留钾，并提示失钾可能为肾外原因造成。

2. **临床表现**　低血钾时，细胞内外钾浓度的比率升高，跨膜电位梯度增大，以致静息电位与动作单位之间的差距值更大，这将阻碍冲动的形成、传导和肌肉收缩，可产生骨骼肌、平滑肌和心脏功能的改变。

（1）神经肌肉症状：骨骼肌无力，表现为活动困难，体检可有腱反射迟钝或消失，严重者（血清钾<2.5mmol/L）可发生软瘫痪，呼吸肌麻痹，平滑肌无力表现为肠麻痹，甚至发生麻痹性肠梗阻，表现为高度腹胀，常伴有肌肉酸痛、麻木感。

（2）心血管症状：由于心肌兴奋性增高，常可发生心律失常，严重者可以发生心室扑动或颤动，心搏骤停，偶可发生房室导阻滞。此外，心肌损害可有第一心音减弱、心脏扩大、心力衰竭等，血管平滑肌麻痹可引起血压下降、休克。

（3）肾损害：长期缺钾可使近曲小管上皮细胞空泡变性，导致失钾性肾病，肾小管浓缩机能障碍，出现多尿、夜尿、口渴、多饮等。

3. **实验室检查**

（1）血清钾测定<3.5mmol/L，严重低钾者血清钾<2.5mmol/L，常伴有代谢性碱中毒，致二氧化碳结合力、血pH标准碳酸氢盐升高，但尿仍酸性。

（2）心电图检查：S-T段降低，T波变低、平坦、双相、倒置，出现U波，Ⅱ或V_3导联T/U比值≤，T波与U波连成驼峰状，Q-T间期延长，P波振幅增高，P-R间期延长。

【治疗】

1. 积极治疗原发病。

2. 轻度低钾血症可多进食含钾丰富的食物，如谷类、肉类、鱼、蔬菜、水果、鲜橙汁等。口服氯化钾单次口服剂量为1.0~1.5mmol/kg（每次最大不超过40mmol），每天可根据病情口服3~6次。也可以按10%氯化钾2~3ml/（kg·d）补充，每天3次。

3. 重度低钾血症需静脉补钾，浓度一般不超过0.3%，全天总量可增至300~450mg/（kg·d），应均匀分配于全日静脉所输液体。由于细胞内钾的恢复较慢，每天总量的输注时间不少于6~8小时，需维持给钾4~6天。严重缺钾或有经肾或肾外大量失钾者，治疗时间更长。

补钾公式：10%氯化钾的量（ml）=（期望血清钾值－实测血清钾值）×体重（kg）×0.3/1.34。钾的换算：每克氯化钾=13.4mmol/L，20mmol/L的氯化钾=10%氯化钾15ml。

对于特别严重低钾血症，尤其血钾<2mmol/L时，可采用高浓度钾微泵持续推注方案补钾，输入钾浓度可高达0.8%，补钾速度0.3~0.5mmol/（kg·h）。治疗期间需监测血钾及心电图。

五、低钠血症

血清钠浓度低于130mmol/L，称为低钠血症（hyponatremia）。可分为轻度（Na^+131~134mmol/L）、中度（Na^+125~1 340mmol/L）及重度（Na^+<125mmol/L）。而急性低钠血症被定义为48h内发生的低钠血症，其临床症状较明显，易造成脑水肿。

【病因】　根据细胞液溶量的不同将低钠血症分为低血容量性低钠、正常血容量性低钠和高血容量性低钠。

1. **低血容量性低钠**　此类低钠体内总钠量和细胞外液溶量均减少，但失钠多于失水。

（1）肾脏丢失：①长期应用利尿剂，在袢利尿剂的影响下，肾脏不能适当的稀释和浓缩尿液。

常发生于治疗的头两周内，此期尿液丢失量最多。②渗透性利尿，如糖尿病酸中毒，以及甘露醇等高渗利尿剂应用后。由于渗透性利尿的刺激，肾脏即使在低血容量或休克时，也将持续排泄大量盐和水。③肾脏疾病：如慢性间质性疾病、急性肾衰竭多尿期、失盐性肾病，肾小管细胞对醛固酮不敏感，因此，在正常钠摄入量时，尿钠排出也增多。④近曲肾小管酸中毒，由于 HCO_3^- 重吸收障碍，因而迫使钠排泄。⑤肾上腺皮质功能不全。⑥代谢性碱中毒、钾不足等均可致低钠。

(2) 肾外丢失：①胃肠道丢失，最常见的原因是病毒性胃肠炎引起的腹泻、呕吐。此外，胃肠引流和胃肠道的瘘管，也将引起消化液的丢失，导致低钠。②大量出汗，在显性出汗时，汗液中含钠量增高，丢失钠增多，如大量出汗仅补充水分而不补充由汗中失去的电解质，即可造成低钠。③第三间隙液丢失，如胰腺炎、大面积烧伤、腹膜炎、腹水等均造成第三间隙液的丢失。

(3) 脑耗盐综合征（CSWS)：是脑内疾病导致肾脏排钠排水过多，临床表现为低血钠、低血容量、高尿钠的一组临床综合征。

2. **正常血容量性低钠**　此类情况体内细胞外液容量正常或轻微增加，体内总钠水平可不减少。

(1) 抗利尿激素分泌异常综合征（SIADH)：是指并非由于血浆高渗透浓度或血容量减少的生理性刺激引起，而是在种种临床疾病时发生的一组共同性的临床现象。儿科 SIADH 最常见的原因：①可引起丘脑下部血管升压素分泌增加的疾病：有效循环血量减少如低血容量、肾病、肝硬化、充血性心力衰竭、低醛固酮血症、低血压、低清蛋白血症；中枢神经系统疾病如脑炎、脑膜炎、颅内出血等；药物如环磷酰胺、长春新碱等；肺部疾病如肺炎、肺结核、支气管哮喘等；手术后、疼痛、应激等。②血管升压素异位分泌，儿科少见，多见于成人，多为肿瘤如十二指肠癌、胰腺癌、肺燕麦细胞癌等。由于 ADH 分泌增多，使远曲小管与集合管对水的通透性增强，肾脏游离水不能排出。尿量减少，尿浓缩，体内水分潴留，导致稀释性低钠血症。

(2) 医源性：静脉输入低张液体是医院获得性低钠血症的主要原因。住院患儿即使非危重状态，也常处于多种刺激 ADH 分泌的因素中，发生低钠血症的危险性远远高于健康儿童，故推荐使用等张液体作为住院患儿的维持液。

(3) 内分泌疾病：肾上腺皮质激素缺乏，甲状腺功能减退可伴有 ADH 分泌增多。

(4) 其他：如严重低钾血症时，由于细胞内外钾和钠离子交换增多，可加重低钠血症，有些慢性消耗性疾病，如结核、肿瘤、营养不良等可出现低钠血症，但原因不明，可能由于细胞内代谢改变、溶质减少，导致细胞内低渗，细胞内水分外渗。这些患者肾功能正常，其低钠血症常无临床症状，成为特发性低钠血症。

3. **高血容量性低钠**　此类低钠体内总钠量和水均增多，排水能力减弱，水潴留多于钠潴留。

(1) 全身性水肿性疾病：见于充血性心衰、肝硬变、肾病综合征，低钠主要是有效动脉血容量减少（低心排、外周阻力下降等），激活压力感受器，引起副交感神经的传入冲动减小，ADH 分泌增多，肾脏潴留水，导致细胞外液钠的稀释。

(2) 晚期急、慢性肾衰：可能由于饮食或静脉给液导致钠和水负荷过大。

【诊断】

1. **有引起低钠血症的原因**

2. **临床表现**　往往缺乏特异性临床表现，易被忽视。

(1) 一般症状：当血钠低于 130mmol/L，即可出现乏力不适、食欲减退、恶心、呕吐、惊厥等症状。

(2) 伴随症状：①低血容量性低钠，常表现脱水征，如昏睡、心动过速、直立性低血压、皮肤弹性和充实度差、黏膜干燥、泪及汗少、尿少、体重下降及氮质血症等；②正常血容量性低钠，临床上很少有明显的症状，缺乏水失衡的表现，体重增加，但无水肿，在 SIADH 时尿量减少；③高血容量性低钠，表现为外周水肿，可有肺水肿、尿量减少、体重增加。

(3) 神经系统症状：神经系统症状的严重性与血清钠浓度下降的速度和程度有关。急性低钠血症，其神经系统表现主要是脑水肿造成的。由于水中毒引起的急性低钠，血钠在 24 小时内降至 120mmol/L 以下时，可出现头痛、嗜睡、反应迟钝、肌肉抽搐等，血钠低于 115mmol/L 时，常出现惊厥、昏迷等严重症状。当由于钠减少和水的摄入使血清钠浓度在几天或几周内缓慢下降时，患儿通常很少有症状。慢性低钠血症可出现轻度偏瘫，共济失调和巴宾斯基征阳性，这是由于低钠导致神经功能的异常所致。

3. **实验室检查**

(1)血清钠<130mmol/L。

(2)尿钠:低血容量性低钠,如果肾功能正常,尿钠<20mmol/L;肾脏丢失者,尿钠>20mmol/L;正常血容量性低钠,尿钠>20mmol/L,尿渗透压增高;高血容量性低钠:全身水肿性疾病,尿钠<20mmol/L;肾衰引起者尿钠>40mmol/L。

(3)BUN常增高。

【治疗】

1. 积极治疗原发病,去除病因。

2. 轻症患者,血清钠浓度>120~130mmol/L,无神经系统症状,纠正原则是缓慢纠正低钠,从每小时升高0.5mmol/L开始,在24~48小时内逐步纠正,避免纠正过急,低钠血症纠正过快,液体快速进出脑组织可引起昏迷、渗透性桥脑脱髓鞘变和坏死。0.9%氯化钠溶液4ml/kg可提高血钠1mmol/L。

3. 严重者,有明显的神经系统症状或血钠低于120mmol/L的患者,不论病因为何,首先应迅速升高血钠,用高张盐使血钠升高到125mmol/L(血钠达此水平,症状常缓解),按3%氯化钠每公斤体重12ml提高血钠10mmol/L计算,在4小时内补完,并监测血钠。或按下列公式计算:需补充的mmol数=(130−实际测定钠mmol数)×0.6×体重(kg),先给予1/2的量输入。当出现惊厥或癫痫发作时,首先静脉注入地西泮0.2~0.3mg/kg或水合氯醛灌肠等予以止惊,同时立即用3%的氯化钠5~10ml/kg快速静脉输入迅速升高血钠,使血钠升高到120~125mmol/L。

4. 当患儿血钠达到125mmol/L后,下一步治疗应根据细胞外液容量分类采取相应的措施。

(1)低血容量性低钠:有脱水表现,可按低渗性脱水治疗,当伴有休克时先给等张液扩容,用0.9%盐水或2:1液,剂量10~20ml/kg,30~60分钟内输完,然后补1/2张液,一般不再给高张盐,输液速度,12小时输液体总量的75%,24小时输完。使血钠在24~48小时达到正常范围。

(2)正常血容量性低钠:治疗原则为限水、补钠、利尿三者结合。一般只需限水,一般病例可限制在正常生理需要量的50%~75%,重者严格限水,每天液体入量应等于不显性失水加前一天的尿量。严重的SIADH或急性水中毒,应迅速升高血钠:呋塞米每次1mg/kg,静脉输入,必要时6小时一次,然后静脉给高张盐,用法同前。

(3)高血容量性低钠:限制钠和水的入量,一般不通过补钠的方法来升高血钠,因这样将引起细胞外液容量的进一步扩充,可加重病情。另外,饮食中限制钠盐和利尿剂的应用可能有帮助。严重病例伴肾衰时,可行透析疗法,指征:①严重组织水肿、心力衰竭及肺水肿;②血钠<120mmol/L。儿童以腹膜透析为佳,它有简单、易行、安全、经济等特点。危重患儿可采用床旁持续肾替代(CRRT)治疗。

5. 慢性低钠血症,补钠不宜过快,以免发生脑桥及脑桥外脱髓鞘病变,在治疗的最初48小时内升高血钠的幅度避免>28mmol/L。

六、高钠血症

血清钠浓度高于150mmol/L,称高钠血症(hypernatremia)。特别是当血清钠>160mmol/L,为重症高钠血症,大多数患儿可出现“高钠血症危象”症状,早期表现为嗜睡、烦躁不安,进一步出现震颤、抽搐。甚至昏迷及死亡。当血钠>190mmol/L,称致命性高钠血症,可导致高病死率和严重的神经系统后遗症。

【病因】

1. **钠摄入过多** 也称盐中毒。见于心搏呼吸骤停复苏过程中过多输入碳酸氢钠,腹泻时自行口服食盐水,应用口服补液盐不适当及静脉补液输入过量的高张含钠液及0.9%盐水,新生儿和幼婴由于肾脏调节功能不健全,排钠能力差,故给予过量钠盐后,发生盐中毒的机会较儿童和成人为多。此外,摄入海水也可引起高钠血症(海水钠浓度480mmol/L)。

2. **失水**

(1)肾脏失水:①中枢性尿崩症(垂体后叶不能分泌ADH)和肾性尿崩症(肾脏集合管对ADH的反应缺乏),肾脏重吸收水分减少,发生稀释性利尿。但这两种尿崩症患儿大多渴感机制正常,因而能保持水平衡,一般不发生高钠血症。如果此时限制入水量或因丘脑下部疾患干扰了渴感,即可发生高钠血症。②糖尿病,尿糖排出,引起渗透性利尿。

(2)不显性失水增加:皮肤和呼吸道丢失的液体与血浆相比呈低渗性,如发热、持续高通气、癔症、代谢性酸中毒、呼吸道感染、环境温度过高都可使不显性失水增加。大量出汗也使水分丢失增多。

(3) 其他：丘脑下部机能障碍，影响渴感引起的乏渴（渴感缺乏），由于水摄入不足，导致高钠血症。

3. **水钠同时丢失，而失水多于失钠**　即高张性脱水。低张液丢失过多而未适当补充水分，是儿科患者中引起高张性脱水的常见原因，这种情况，体内总钠量减少，但水减少更甚。

(1) 腹泻时未及时补充液体，或同时有呕吐，可能引起高钠血症，口服乳糖、果糖可导致水样泻，伴高张性脱水。

(2) 渗透性利尿剂如甘露醇或甘油，由于过多排出低张尿，也可导致高钠血症。

(3) 先天性肾脏病：如梗阻性尿路病和肾发育不全时，肾小管功能不良，不能浓缩尿液，当同时有腹泻或呕吐，特别是伴有水摄入不足时，可以发生高张性脱水。

【诊断】

1. **有引起高钠血症的病因**

2. **临床表现**

(1) 神经系统症状：高钠血症能引起急性中枢神经系统功能障碍，甚至留下永久性神经系统后遗症，血钠>160mmol/L，大多数患儿可见急性症状。早期表现为嗜睡、烦躁不安，进一步可发展为震颤、抽搐、肌张力增高、腱反射亢进、昏迷及死亡。当高钠血症引起细胞内脱水，脑血管收缩和破裂时可能发生颅内出血。高钠血症常伴有低钙血症，可能引起中枢神经系统症状，低钙的机制不明。

(2) 高张性脱水：由于细胞外液的高渗状态，导致细胞内脱水，患儿表现口渴、尿量明显减少，脉率及血压无明显变化，皮肤弹性尚正常，很少发生休克。当严重脱水（丢失体重 10%），前囟、眼窝凹陷，皮肤弹性下降，患儿有高声喊叫，嗜睡与烦躁交替，恶心、呕吐、高热，晚期可出现周围循环衰竭。

(3) 钠入量过多者，除具有高张性脱水的某些表现，如口渴、尿少、高热、烦躁，还可有水肿、体重增加、血容量增加、脉搏增快、血压升高、心衰、肺水肿。

3. **实验室检查**

(1) 血钠>150mmol/L。

(2) 尿钠：由于低张液丢失引起高张性脱水患儿，尿钠浓度低（<10mmol/L）；渗透性利尿剂应用后尿趋于等张，尿钠浓度高（>20mmol/L）；水缺乏引起的高钠血症，尿钠根据细胞外流入是否减少而定。

(3) 常合并低血钙、高血钾、高血糖及代谢性酸中毒。

【治疗】

1. **积极治疗原发病**

2. **低张液丢失型**　如果脱水严重，并有休克，不管血钠液浓度是多少，应首先以等张液扩充血容量，用 0.9% 盐水、5% 白蛋白或血浆，10~20ml/kg，一旦组织灌注充足，应用 1/2~2/3 张含钠液补充，有尿后改用 1/4 张液继续补充，降低血钠。

3. **单纯失水型**　选用 1/4 张液或等渗葡萄糖液口服或静脉输入，所需水量参照下列公式：

$$\text{所需水量(L)}=0.6\times\text{体重(kg)}\times\left[\frac{\text{患儿血清钠(mmol/L)}}{140}-1\right]$$

4. **盐中毒型**　治疗在于移除过多的钠，暂时禁盐。由于血容量扩张，故可给利尿剂以引起 Na^+ 和水排出，而单独补充水分，可降低血钠。

5. **严重高钠血症（血钠>200mmol/L）**　腹膜透析或血液透析有助于降低血钠，用高糖（7.5%）低钠液。

6. **纠正高钠血症时应注意**

(1) 高钠血症时，由于机体代偿，细胞内自生渗透压的作用，当补低渗液过快，血清钠浓度迅速下降，水分进入细胞内，可造成脑水肿，或永久性神经损害。因此，急性高钠血症可按 1mmol/(L·h) 速率降低血钠浓度，慢性高钠血症按 0.5mmol/(L·h) 速率降低血钠浓度，24 小时不超过 8~10mmol/L 或 10~15mmol/(L·d)。使血钠浓度降至正常一般不少于 48 小时。

(2) 纠正高钠的速度比液体低张性的程度更为重要。

(3) 急性高钠血症患儿，可以迅速纠正血钠浓度，因为此时脑细胞内自生渗透压尚未生成。但在急性单纯钠过多患儿（如给予过量的钠），过快补液可引起高血容量和肺水肿，应予以注意。

七、低钙血症

血钙浓度<1.75mmol/L，称低钙血症（hypocalcaemia）。

【病因】

1. **维生素 D 缺乏**

(1) 日光照射不足：人体皮肤中的 7- 脱氢胆

固醇经紫外线的作用后转变为维生素 D_3，日照不足时，内源性维生素 D 生成减少。

(2)食物中维生素 D 摄入不足：人工喂养者易发生维生素 D 缺乏，牛乳中维生素 D 含量很少，不能满足婴儿需要。

(3)疾病影响：慢性肠道疾病，肝、胆疾病，肾脏疾病等可造成维生素 D 代谢加速。

(4)其他：如药物影响，长期口服苯巴比妥、苯妥英钠等抗癫痫药物，使维生素 D 代谢加速。

上述种种原因造成的维生素 D 缺乏，使肠黏膜钙吸收减少，肾小管重吸收钙减少，导致低钙血症。

2. **甲状旁腺机能低下**　甲状旁腺素的生理作用是促进肾小管对钙的重吸收，促进旧骨的溶解和吸收，动员骨钙游离入血，增加小肠钙的转换和扩散能力，使钙吸收率提高。当先天性甲状旁腺发育不全，新生儿暂时性甲状旁腺机能减退、外科切除或甲状旁腺受损伤等情况下均可造成低钙血症。

3. **碱血症**　如呕吐和胃管吸引，使胃液丢失，应用碱性药物、利尿剂等引起的代谢性碱中毒；肺过度通气引起的呼吸碱中毒，由于血 pH 值升高，影响钙的游离化和钙的吸收，使血钙浓度下降。

4. **镁缺乏**　低镁时可造成甲状旁腺素的合成、分泌减少，导致低血钙。

5. **其他**　急性胰腺炎或静脉内脂肪输入，均导致自由脂肪酸增多，与钙结合形成不溶性脂肪酸盐，使血钙浓度降低；低蛋白血症时，体内总钙量亦减少。

新生儿极易发生低钙血症状，常伴有甲状旁腺功能低下、维生素 D 代谢异常、低钙摄入或高磷摄入。

【诊断】

1. 有引起低钙血症的病因。

2. **临床表现**

(1)神经兴奋症状：钙可降低神经的兴奋性，故低钙时出现易激惹、烦躁、睡眠不安、多汗易惊、腱反射增强、肌张力增高等症状。

(2)惊厥：多见于婴儿期，表现为面肌颤动，双眼上翻，肢体抽搐，为无热惊厥，发作次数不定，抽搐过后精神、食欲良好。

(3)手足搐搦：以幼儿和儿童多见，发作时手足呈痉挛状态，手腕屈曲，手指强直，较大幼儿可诉手足发麻或不适。

(4)喉痉挛：主要见于婴儿，表现为突然发作的吸气困难，吸气时有喉鸣，重者可突然发生窒息、死亡。

(5)体征主要有：面神经征、腓神经征和人工手足搐搦症。

(6)极低出生体重儿由于在生后快速生长期内钙和磷摄入不足，或者由于对维生素 D 代谢缺乏相应的反应，常常骨骼钙化不足，因此放射线诊断的佝偻病和骨折发生率增高。

3. **实验室检查**

(1)血钙<1.75mmol/L，游离钙<0.85mmol/L。

(2)血磷常增高，可>2.58mmol/L，血镁可降低。

(3)尿钙阴性。

(4)心电图：Q-T 间期延长>0.4 秒，S-T 段延长，心脏阻滞，心室颤动。

【治疗】

1. **积极治疗原发病，去除病因**

2. **急救处理**　惊厥和喉痉挛，应立即给予镇静止痉，首选安定，每次 0.1~0.3mg/kg，肌内注射，可用苯巴比妥钠每次 7~10mg/kg，防止惊厥复发。喉痉挛立即将舌尖拉出口外，进行人工呼吸，必要时在阿托品应用下(解痉)行气管插管。

3. **钙剂治疗**

(1)10% 葡萄糖酸钙：1~2ml/kg(相当元素钙 9~18mg/kg)用等量葡萄糖液释后缓慢静推，症状好转后改为口服氯化钙。

(2)50g/L 氯化钙：0.2ml/kg 用葡萄糖注射液稀释后静脉缓注。轻症可口服，剂量为 100g/L 氯化钙每次 5~10ml，每天 3 次，稀释 3~5 倍，饭后服。

(3)乳酸钙：每次 0.3~0.6g，每天 2~3 次，需同时服维生素 D，以促进吸收。

4. **补充维生素 D**　维生素 D 缺乏引起的低钙血症，补钙同时加用维生素 D，剂量(30~40)万 U，肌内注射。

5. **伴有低镁者**　可给 25% 硫酸镁 25~50mg/(kg·d)，静脉滴注。

八、代谢性酸中毒

由于体内固定酸(如磷酸根、酸性磷酸钠、硫酸根、乳酸、丙酮酸、酮酸等非挥发性酸)产生过多或碳酸氢盐丢失过多，使血浆碳酸氢盐原发性减少，血 pH 下降到 7.35 以下，称代谢性酸中毒(metabolic acidosis)。其基本改变是[HCO_3^-]减少，BE 呈负值。

【病因】 阴离子间隙(anion gap，AG)是评价代谢性酸中毒(代酸)的重要工具，测定 AG 是寻找代酸病因的重要临床线索。AG 为未测定的血清阴离了与未测定的血清阳离子之差。因细胞外液的阴阳离子总量必须相等，因此，Na^+ + 未测定阳离子[UC]= [Cl^-+HCO_3^-]+ 未测定阴离子[UA]，即 Na^+– [Cl^-+HCO_3^-]= UA–UC = AG，正常值 8~16mmol/L。

临床上根据 AG 检验结果将代酸分为两大类。一般代酸伴 AG 升高，是由内源性酸产生过多引起的；正常 AG 代酸是由于胃肠道、肾脏丢失碳酸氢盐所致。

1. 正常 AG 型代酸

(1)消化道丢失碱：腹泻是儿科最常见的病因，腹泻时水样便与血浆比较含有较高浓度的 HCO_3^- 和较低浓度的 Cl^-，故腹泻丢失 HCO_3^- 而不丢失 Cl^-。小肠液、胆汁和胰液也含有较高的 HCO_3^- 和较低浓度的 Cl^-，故这些部位引流或瘘管形成均可引起高氯性代谢性酸中毒。此外，还见于输尿管乙状结肠吻合术后。

(2)肾脏丢失碱：见于肾小管酸中毒，其特点是远端肾小管不能分泌足量的 H^+(Ⅰ型)，或近端肾小管重吸收 HCO_3^- 障碍(Ⅱ型)。此外，见于碳酸酐酶缺乏或应用碳酸酐酶抑制剂，碳酸酐酶催化 HCO_3^- 解离，促进肾小管，特别是近端小管重吸收 HCO_3^-，故此酶缺乏或应用酶抑制剂(如乙酰唑胺)后，由于 HCO_3^- 离解反应延迟，阻滞了 HCO_3^- 的重吸收。

(3)其他：①摄入过多酸质：口服氯化钙或氯化镁，Cl^- 被迅速吸收，Ca^{2+} 或 Mg^{2+} 在肠道内与 HCO_3^- 结合后以不溶性碳酸钙或碳酸镁的形式排出，造成 HCO_3^- 的丢失。同样，服用氯化铵、静脉输入盐酸都可引起高氯性酸中毒。②稀释性酸中毒：静脉输入不含 HCO_3^- 的含钠液，使细胞外液容量迅速增加，HCO_3^- 被稀释，pH 下降。③高营养性酸中毒；静脉高营养输入含有机阳离子的氨基酸，代谢过程中释出 H^+、Cl^-，H^+ 与 HCO_3^- 结合，使血 HCO_3^- 减少，形成高氯性代谢性酸中毒。

2. 高 AG 型代酸

(1)酮症酸中毒：①糖尿病酮症酸中毒，由于酮酸、β- 羟丁酸和乙酰乙酸产生过多和利用不足引起；②饥饿性酮症酸中毒，胰岛素水平降低，酮酸产生增多，酸中毒多为轻度；③糖原累积病，由于低血糖，胰岛素释放减少以及乳酸和丙酮酸产生过多，通常引起酮症和乳酸混合性酸中毒；④此外，先天性氨基酸代谢异常，有机酸代谢异常均可表现为酮症酸中毒。

(2)乳酸酸中毒：最常见的原因是组织缺氧：低血压、低血容量或败血症，在缺氧和氧利用障碍时，糖无氧酵解，乳酸大量产生超过肝脏代谢能力时，便形成乳酸酸中毒。先天性碳水化合物代谢异常或丙酸酮酸盐代谢异常，也是儿科乳酸酸中毒的原因。

(3)外源性毒物：这在儿科是较常见的原因。水杨酸过量，早期出现呼碱，随后可出现酮症、乳酸酸中毒，并作为一种强酸直接减少细胞外 HCO_3^-。还可见于乙二醇中毒、甲醇中毒、副醛中毒等。

(4)急、慢性肾衰：肾衰时可滴定酸的排泄及产氨能力下降，故常表现高 AG 型代酸。

【诊断】

1. 有引起代谢性酸中毒的病因。

2. 临床表现

(1)呼吸深快是代谢性酸中毒的主要表现。呼吸幅度深，早于呼吸加快，严重时辅助肌参与呼吸运动。口唇樱红，呼气有酮味(似烂苹果酸气味)，面色苍白、发灰或发绀。

(2)新生儿和小婴儿呼吸深长不明显，而以呼吸频率加快、精神萎靡、面色灰白、口唇樱红为特征。

(3)严重的代谢性酸中毒可有恶心、呕吐，并可出现嗜睡、烦躁、惊厥、昏迷等神经系统症状，这些症状与脑脊液 pH 值下降的关系更大。

(4)代谢性酸中毒引起周围血管扩张、心率快，脉压大，严重酸中毒心肌收缩能力降低，心排血量降低，血压下降，室颤。

另外，在代酸的初期，可仅有 1~2 项阳性表现，如可表现为食欲减退、面色发灰，易被忽略；有时呼吸深长被误认为呼吸困难，应注意区别。

3. 实验室检查

(1)血气分析：pH 及 HCO_3^- 下降，BE 负值增大。

(2)血电解质：血氯常增高；血钠视病因而异，可正常、偏低或偏高；血钾应偏高，如有明显酸中毒而血钾正常，提示有钾的损失。

(3)尿为酸性：pH 4.6~6.2，肾小管酸中毒时，尿 pH ≥6。

(4)AG 正常或增高，AG 降低对诊断酸碱紊乱无临床意义。

(5)乳酸酸中毒时，血乳酸浓度>5mmol/L。

【治疗】

1. 积极治疗原发病，去除病因。

2. 对高 AG 型代酸，应以改善微循环，供给氧，改善机体的氧合状态，保持呼吸道通畅为主。

3. 正常 AG 型代酸，治疗的重点是减少 HCO_3^- 的丢失和补充碱。

(1)儿科常用的碱性药

1)碳酸氢钠：为碱性药物中首选，可口服或静脉滴注，能直接增加机体碱储备，中和 H^+。

2)乳酸钠：进入体内需在有氧条件下，经肝脏代谢，转变为 HCO_3^- 后才具有纠酸作用。此药作用缓和，造成碱中毒和因 $PaCO_2$ 下降过快而抑制呼吸的危险性较小。在缺氧、休克、组织灌注不足、肝功能不良和新生儿酸中毒时不宜采用。

(2)碱性药物的使用：一般主张 pH<7.30 时即补碱性液。①在无化验条件或病情较重化验结果尚未报告时，可按 5% 碳酸氢钠每次 3~5ml/kg，或 11.2% 乳酸钠每次 2~3ml/kg 计算给予，必要时可于 2~4 小时后重复应用。②已知二氧化碳结合力，可按下列公式计算：(40–X)×0.5× 体重(kg)= 5% 碳酸氢钠毫升数。(40–X)×0.3× 体重(kg)= 11.2% 乳酸钠毫升数(注：X 为患儿的二氧化碳结合力)。③已知血气分析，可按剩余碱值计算：(BE–3)×0.3× 体重(kg)= 应补碱性溶液的 mmol 数。5% 碳酸氢钠 1ml=0.6mmol，11.2% 乳钠 1ml=1mmol。④一般用等张含钠液，5% 碳酸氢钠稀释 3.5 倍，11.2% 乳酸钠稀释 6 倍。病情危重或需严格限制水入量的患儿可减少稀释倍数或不稀释。⑤机体有代偿和调节能力，可将碱性药物分次给予，密切观察病情，复查血气分析，大多数情况下，无须补足全量碱性药物酸中毒即可纠正。首次补碱可给计算量的 1/2，随时调整剂量，避免补碱过量。⑥碳酸氢钠在体内发挥作用，有赖于 CO_2 经肺排出，若通气功能障碍，则碳酸氢钠难于发挥治疗作用，并因 CO_2 潴留，加重酸中毒。

4. 严重酸中毒，当 pH<7.2 时，可致小动脉扩张，心肌收缩无力，导致循环衰竭。此时无论何种病因，均可适量应用碱性液，使 pH 达到 7.2~7.3。

5. 纠酸过程中，K^+ 进入细胞内，血清钾浓度下降，故应注意补钾。酸中毒纠正后，因游离钙减少而出现抽搐者，应补钙。

九、呼吸性酸中毒

由于肺泡通气障碍，导致体内 CO_2 潴留，血气 pH<7.35，$PaCO_2$ 原发性增高，称呼吸性酸中毒(respiratory acidosis)。

【病因】

1. 呼吸道阻塞　喉头痉挛或水肿、会厌炎、异物吸入、分泌物堵塞、溺水、吸入综合征等，可因鼻、咽、喉、气管部分梗阻，导致通气障碍。

2. 急、慢性肺疾病

(1)支气管痉挛：如哮喘、毛细支气管炎。

(2)慢性阻塞肺疾病：如支气管 - 肺发育异常(BPD)、肺纤维化。

(3)间质性肺疾病。

(4)肺炎、肺水肿、肺不张等。

上述情况可因肺顺应性降低，肺有效面积减少，导致通气障碍。

3. 胸腔与胸廓病变　胸腔积液、气胸、胸部手术或创伤、胸廓畸形、脊柱侧凸等均因肺与胸廓运动受限，导致通气障碍。

4. 神经肌肉病变

(1)呼吸肌麻痹：见于急性感染性多发性神经根炎、脊髓灰质炎、重症肌无力、肉毒中毒。

(2)呼吸中枢受抑制：如应用中枢神经系统抑制药品(麻醉药、镇静药、安定药)、脑干、脊髓损伤或肿瘤、Pickwickian 综合征(特征是肥胖、嗜睡、肺换气不足和红细胞增多症)。

【诊断】

1. 有引起呼吸性酸中毒的病因。

2. 临床表现

(1)早期：烦躁不安、摇头、多汗、头痛、肌震颤。

(2)呼吸系统：呼吸困难、加快，偶有节律不整，严重时面色青紫。

(3)神经系统症状：因脑血流量增加，可引起头痛、呕吐、视觉模糊、视乳头水肿等颅内压增高表现；$PaCO_2$ 达 9.33kPa(70mmHg)以上时，可发生 CO_2 麻醉，出现嗜睡、谵妄躁动、精神错乱，随着 $PaCO_2$ 的增高，意识障碍进行性加重，升高至 16kPa(120mmHg)时，可出现惊厥、昏迷。

(4)循环系统：心率加快，开始心搏出量增加，血压增高，以后下降；严重时心律失常甚至会突然发生心脏停搏、室颤。

(5)毛细血管扩张症状：四肢温、皮肤潮红、唇红、眼结膜充血、水肿。

3. **实验室检查**

(1)血气分析：pH<7.35，$PaCO_2$ >6.67kPa(50mmHg)，严重者可高达16kPa(120mmHg)；急性呼酸在12~24小时内肾脏代偿不明显，HCO_3^-很少超过32mmol/L，如HCO_3^->32mmol/L，则提示可能有呼酸并代碱；慢性呼酸(>3天)通过肾脏代偿，血HCO_3^-进一步增高，但一般不超过45mmol/L。

(2)血电解质：血钾轻度增高，慢性呼酸血氯多偏低。

【治疗】

1. 积极治疗原发病。

2. 首先清除呼吸道分泌物，及时吸痰、保持呼吸道通畅；解除支气管痉挛可用氨茶碱、异丙肾上腺素等β-受体激动剂治疗。

3. 氧疗低浓度(<40%)、低流量(1~2L/min)、温湿化吸氧。忌用镇静剂。

4. 呼吸性酸中毒，由于CO_2的弥散特性，加之细胞内碳酸氢盐浓度不能像细胞外液那样迅速调节，因此细胞内酸中毒可能比细胞外液酸中毒的程度更重，即呼吸性酸中毒时对细胞内pH值的影响比代谢性酸中毒的作用更大。此外，由于增加脑血流，加重脑水肿并有促发颅内出血的危险。因此，严重呼酸，经一般治疗无效，应行气管插管，人工呼吸机辅助呼吸。国外临床医师认为：$PaCO_2$ >8.0kPa(60mmHg)是机械通气的指征，如果$PaCO_2$增高，但<8.0kPa，是否使用机械通气应参考其他情况，如呼吸困难的严重程度、$PaCO_2$上升的速度、氧的需要情况及呼吸暂停发作次数等。使用机械通气时，注意$PaCO_2$不宜下降过快：急性呼酸，使$PaCO_2$维持在4~6kPa(30~45mmHg)；慢性呼酸，肾脏已有代偿，机械通气以维持pH值正常范围为依据，调节参数使$PaCO_2$每天下降1.33~2kPa(10~15mmHg)为宜。

5. **CO_2麻痹现象的治疗**　除作气管插管、机械通气以纠正CO_2潴留外，应注意降低颅内压，可短期内用脱水剂、肾上腺皮质激素。

十、代谢性碱中毒

细胞外液HCO_3^-浓度原发性增多，使pH值高于7.45，称代谢性碱中毒(metabolic alkalosis)。

【病因】

1. **H^+的丢失**　体内H^+的丢失，导致细胞外液HCO_3^-浓度等量升高。

(1)胃肠道丢失：儿科最常见的原因是呕吐(见于先天性肥厚性幽门狭窄、幽门痉挛)及胃管抽吸，因每分泌胃液1mmol H^+，就产生等量的HCO_3^-。严重呕吐和胃液抽吸，丢失大量H^+导致血浆HCO_3^-浓度升高，较少见的原因是先天性失氯性腹泻(一种常染色体隐性遗传病，肠道Cl^--HCO_3^-交换缺陷，Na^+-H^+交换正常，导致腹泻时Cl^-和H^+的丢失)。

(2)肾脏丢失：①应用利尿剂：噻嗪类和袢利尿剂(呋塞米、利尿酸)抑制接近K^+分泌部位的NaCl和水的重吸收，造成Cl^-的大量排出及K^+和H^+的丢失，水的排出增多，导致细胞外液容量缩碱。②盐皮质激素过多：内源性如醛固酮增多症、库欣综合征；外源性如激素应用，甘草和生胃酮摄入过多；Bartter综合征，均导致肾脏H^+和K^+的丢失而产生代碱。③慢性代偿性呼吸性酸中毒迅速恢复时，肾脏代偿转变为慢，继续重吸收HCO_3^-，排出H^+和Cl^-，导致代碱。④氯化物输入不足，单纯给婴儿应用不含Cl^-的含钠液，如碳酸氢钠，大剂量羧苄青霉素等均可导致Cl^-降低引起代碱。

(3)H^+向细胞内转移：主要见于严重低血钾，低钾发生碱中毒的原因：①细胞外液K^+减少时，细胞内K^+逸出，每逸出3个K^+，则有2个Na^+和1个H^+进入细胞内，结果细胞外液H^+减少。②低钾时，肾小管中Na^+-K^+交换减少，而Na^+-H^+交换增加，在钠重吸收的同时大量H^+排出。

2. **HCO_3^-的增多**　主要是摄入碱性物质过多，通常是医源性的，如纠正代谢性酸中毒时，心肺复苏、重症感染性休克等危重症抢救时，过量应用碳酸氢钠、大量输入枸橼酸钠抗凝血等。

3. **浓缩性碱中毒**　细胞外液所含Cl^-多于HCO_3^-，故细胞外液容量减少可引起轻度代碱，见于囊性纤维变性的婴儿。

【诊断】

1. 有引起代谢性碱中毒的病因。

2. **临床表现**　缺乏特异性症状和体征，且症状常被原发病掩盖。

(1)呼吸系统：呼吸表浅而缓慢，亦可出现呼吸不规则或呼吸暂停。

(2)消化系统：恶心、呕吐、厌食。

(3) 神经系统：淡漠、头痛、头晕，严重时因影响脑灌流导致中枢神经功能障碍。出现呼吸抑制、昏睡、昏迷等。

(4) pH 值增高时因血游离钙减少，易发生手足搐搦。

(5) 伴低血钾时，可有肌肉松弛无力、腹胀、心音低钝等。

3. **实验室检查**

(1) 血气分析：pH>7.45，HCO_3^- 及 BE 增高，$PaCO_2$ 代偿性增高。

(2) 血电解质：血钾、血氯降低，AG 可上升 5~6，血钙下降。

(3) 尿液：尿 Cl^- 测定有助于确定病因。

1) 尿 Cl^-<10mmol/L（盐水敏感性代碱）见于呕吐，胃管抽吸，先天性排氯性腹泻，高碳酸血症恢复后，摄入氯化物少及囊性纤维变性婴儿。

2) 尿 Cl^->20mmol/L（盐水抗拒性代碱）见于近期应用利尿剂，盐皮质激素产生或供给过多，Bartter 综合征，或严重低钾。

(4) 心电图：常示低血钾和血钙异常。

【治疗】

1. 积极治疗原发病，代谢性碱中毒除先天性肥厚性幽门狭窄和一些内分泌疾病外，多数情况由医源因素造成，故最主要的是预防医源性碱中毒的产生，纠酸切忌过度，一旦发生代碱，首先去除医源性因素，如停用碳酸氢钠、利尿剂、激素等，低钾、低氯所致者，及时纠正低钾血症和低氯血症。

2. **盐水敏感性碱中毒**　治疗的主要方法是静脉补充 0.9% 盐水，0.9% 盐水中含氯量比血浆高，可发挥酸剂作用，并能扩充有效循环血量。

3. **盐水抗拒性碱中毒**　如严重低血钾，此时用盐水治疗无效，应补充氯化钾，静脉补钾按每天 1~3mmol/kg 计算，浓度不超过 0.3%。

4. 严重患者，血清 Cl^-<70mmol/L，或 pH >7.6 时，应使用碱性药物。常用氯化铵，剂量可按氯化铵 0.2mmol/L 提高血氯 1mmol/L 计算，或 2% 氯化铵 1ml/kg 或氯化铵 16mg/kg 可降低二氧化碳结合力 1 容积 %，亦可按公式：氯化铵 (mmol)=(100- 患儿血氯 mmol/L) × 体重 (kg) × 0.3 先给计算量的一半，以后根据病情的酌情补给，用等量葡萄糖液稀释后静脉滴注，由于氯化铵在肝脏代谢，转变为尿毒和盐酸，故肝功能不良时禁用，此外，也可用盐酸。

5. **其他药物**

(1) 碳酸酐酶抑制剂，可抑制肾小管对 HCO_3^- 的重吸收，减轻碱中毒。

(2) 盐酸精氨酸，10% 盐酸精氨酸 100ml 含 H^+ 47.5mmol；大剂量维生素 C 静脉滴注，可酸化血液。

6. **补钙**　有手足搐搦者，用 10% 葡萄酸钙 1~2ml/kg 静脉滴注。

7. 持续胃管吸引患儿，可给组胺 H_2 受体拮抗剂，减少胃液的量和酸度。

十一、呼吸性碱中毒

由于过度通气，$PaCO_2$ 原发性减少，使 pH>7.45，称呼吸性碱中毒（respiratory alkalosis）。

【病因】

1. **中枢神经系统疾病**　如颅内感染（脑炎、脑膜炎）、脑损伤、脑肿瘤等，由于延髓呼吸中枢受刺激，产生通气过度。

2. **精神因素**　如精神紧张、过度兴奋、极度哭闹等也使呼吸中枢兴奋，换气增强。

3. **机械性换气**　见于人工呼吸机应用过程中，通气过度。

4. **低氧血症**　严重贫血、高海拔居住等，因低氧血症作用于周围化学感受器，引起换气增强。

5. **其他**　如高热、甲亢、肝昏迷、剧烈运动、代酸恢复期等均可引起通气过度，致低碳酸血症。

【诊断】

1. 有引起呼吸性酸中毒的原因。

2. **临床表现**

(1) 急性期：主要表现为呼吸深而快，可感胸闷、气急，转为慢性时，呼吸频率可正常，伴呼吸加深。

(2) 碱中毒时，血浆游离钙降低，可出现肌肉震颤、疼痛、手足搐搦，但如同时有低钾，可暂不发生搐搦，低钾纠正后，症状可出现，周围血管收缩可致口周和肢体麻木，有时可仅一侧肢体感觉异常。

(3) 严重呼碱（$PaCO_2$ < 3.33 ~ 4kPa，pH>7.5）可影响脑灌流量（$PaCO_2$ 降低 2.67kPa，脑血流量便降低 35%~40%），出现头痛、头晕、兴奋不安、昏厥、意识障碍等。还可引起心肌收缩力下降、心律失常、循环衰竭。

(4) 碱中毒时血红蛋白对氧的亲和力增强，加重组织缺氧。

3. **实验室检查**

(1) 血气分析：pH>7.45，$PaCO_2$<4.67kPa(35mmHg)，HCO_3^-下降。

(2) 血电解质：血氯、血钙、游离钙及血磷均下降。

(3) 脑电图改变。

(4) 心电图：Q-T 间期延长，心肌受损时，S-T 段压低，T 波倒置。

【治疗】

1. 积极治疗原发病，轻症患者原发病消除后，可自行恢复。

2. 重者应减少通气，保留 CO_2，用吸氧面罩进行重复呼吸，使之吸回自己呼出的 CO_2，可部分纠正低碳酸血症，使症状缓解。可适当吸入含有 3%~5% 的 CO_2 混合氧以提高 $PaCO_2$，因使用人工呼吸过度通气所致的呼碱，应立即调整每分通气量，或增加无效腔。

3. 伴有手足搐搦时，可给 10% 葡萄糖酸钙静脉滴注。

十二、二重酸碱失衡

同时存在二种单纯型酸碱失衡称二重酸碱失衡。病情较重，也较常见，其致病因素大都是在原发病基础上有合并症或治疗不当引起。

【代谢性酸中毒合并呼吸性酸中毒】

(一) 病因

多见于重症肺炎、呼吸窘迫综合性、严重肺水肿伴呼吸衰竭，在二氧化碳潴留的基础上，由于严重低氧血症、重症感染合并休克或微循环衰竭，使机体处于乏氧代谢状态，引起高 AG 代谢性酸中毒，病重时进食量少或不能进食，可致酮症酸中毒，心肺复苏后，心脏停搏引起的代谢性酸中毒特别严重，同时有呼吸停止，若不及时维持有效通气，可合并呼吸性酸中毒，若肺炎合并腹泻，则可致呼酸并高氯性代酸。

(二) 诊断

1. 有引起呼酸和代酸的病因。

2. **血气分析** 因呼酸和代酸时 pH 值均低，pH 值明显下降，$PaCO_2$ 增高提示呼酸，HCO_3^- 降低提示代酸，因受呼吸因素影响，AB>SB，BE 负值增大。

3. **电解质** 正常 AG 代酸时，血氯增高，混合性酸中毒时，代酸多为高 AG 型，故 AC 常>16，血氯降低。

(三) 治疗原则

1. 原发病治疗。

2. 保持呼吸道通畅，必要时气管插管，人工呼吸机应用，使 pH 值维持在正常范围。

3. 高 AG 代酸，以纠正低氧，控制感染，改善微循环为主，由于机械通气肺部氧合改善，代酸亦可减轻或完全纠正，仅少数需补碱，碱性药物纠酸，应在保证通气的前提下应用。pH 值明显降低时，应立即用碱性药提高 pH 值。

【呼吸性酸中毒合并代谢性碱中毒】

(一) 病因

见于急、慢性肺部疾病，伴二氧化碳潴留者，因频繁应用利尿剂或不适当地使用肾上腺皮质激素，引起低钾、低氯，并发代碱，心肺复苏时未建立有效通气情况下，补碱过量，亦可发生呼酸并代碱。

(二) 诊断

1. **有引起呼酸和代碱的原因**

2. **血气分析** 因酸、碱中毒互相抵消，故 pH 在正常范围；$PaCO_2$ 增高提示呼酸，HCO_3^- 增高超过代偿限度(呼酸预计代偿公式：急性呼酸：$\Delta HCO_3^- \uparrow = 0.1 \times \Delta PaCO_2 \pm 3$；慢性呼酸：$\Delta HCO_3^- \uparrow = 0.35 \times \Delta PaCO_2 \pm 3$)，即测得 HCO_3^-> 正常 HCO_3^-+ ΔHCO_3^-。如原发病为代碱，则 $PaCO_2$ 增高超过代偿限度，即测得的 $PaCO_2$> 正常 $PaCO_2$+ $\Delta PaCO_2$(代碱预计代偿公式：$\Delta PaCO_2 \uparrow = 0.9 \times \Delta HCO_3^- \pm 5$)。受呼吸因素影响，AB>SB(注△为变化值，无△为绝对值)。

3. **电解质** 常有低钾、低氯血症。

(三) 治疗原则

1. **原发病治疗**

2. 去除导致代谢性碱中毒的医源性因素，如停止利尿剂、激素、脱水剂的应用，纠酸切忌过度。

3. **呼酸的治疗** 因合并代碱，机械通气时 $PaCO_2$ 不宜下降过快，以维持 pH 值在正常范围为依据。

4. 在改善通气后呼酸可获纠正，但肾脏调节使碳酸氢盐恢复正常的过程较慢，常需数天才能纠正，一般不需应用酸性药物。

5. 注意补钾。

【代谢性酸中毒合并呼吸性碱中毒】

(一) 病因

见于感染性休克、多器官功能衰竭等患儿。一方面由于缺氧，微循环障碍发生高 AG 代酸，另一方面，这类患儿通气功能均较好，原发病使呼吸中枢受刺激，产生通气过度，特别是应用呼吸机时更易发生通气过度，导致呼碱。此外，肾衰竭伴高热时，由于肾脏排酸障碍及高热时通气过度，也可致代酸并呼碱。

（二）诊断

1. 有引起代酸和呼碱的病因。

2. **血气分析**　由于酸、碱中毒互相抵消，pH 基本正常；HCO_3^- 下降，BE 负值增大提示代酸，AB<SB；$PaCO_2$ 下降提示呼碱，其下降程度超过代偿限度（代酸预计代偿公式：$PaCO_2>(1.5\times HCO_3^-+8)\pm 2$），如原发病为呼碱，则 $HCO_3^-\downarrow$ 超过代偿限度，即：测得 $HCO_3^-<$ 正常 $HCO_3^-+\Delta HCO_3^-$（呼碱预计代偿公式：急性：$\Delta HCO_3^-\downarrow=0.2\times\Delta PaCO_2\pm 2.5$；慢性：$\Delta HCO_3^-\downarrow=0.5\times\Delta PaCO_2\pm 2.5$）（注 △ 为变化值）。

3. **电解质**　血氯增高，AG 增高。

（三）治疗原则

除积极治疗原发病外，此类代酸亦以高 AG 代酸为主，治疗同代酸并呼酸中代酸的治疗，因使用人工呼吸机不当所致的呼碱，及时调整每分通气量，减少通气。

【代谢性碱中毒合并呼吸性碱中毒】

（一）病因

见于肝功能衰竭、严重创伤、败血症等患儿，应用人工呼吸机治疗的病例中尚可见代碱并呼碱，代谢性酸中毒充分代偿者，输入碱性药物过多时，代酸过度纠正，但患儿呼吸的代偿机制一时尚不能终止，继续呼出较多的二氧化碳，即可出现代碱并呼碱。

（二）诊断

1. 有引起代碱和呼碱的病因。

2. **血气分析**　因代碱和呼碱时，pH 均高，故 pH 明显升高，HCO_3^- 增高、BE 正值增大提示代碱，AB<SB；$PaCO_2$ 下降提示呼碱。

3. **电解质**　血钾、血氯、血钙均降低。

（三）治疗原则

积极治疗原发病，减少通气，合理使用人工呼吸机，注意补钾，pH 明显升高时应用酸性药物使 pH 下降，酌情补钙。

【代谢性酸中毒合并代谢性碱中毒】

（一）病因

见于肾衰竭或糖尿病患儿伴有严重呕吐、输碳酸氢钠过量等。

（二）诊断

1. 有引起代酸和代碱的病因。

2. **血气分析与电解质**　因酸、碱中毒互相抵消，故 pH 基本正常，$PaCO_2$ 正常，AG 值增高提示代酸，HCO_3^- 可显示正常，但因增高的 AG 可消耗体内一部分 HCO_3^-，消耗的 HCO_3^- 应等于增高的 AG，即 $\Delta HCO_3^-=AG$，因此实测 $HCO_3^-+\Delta AG>$ 正常 HCO_3^- 则提示代碱（注 △ 为变化值）。

（三）治疗原则

除积极治疗原发病以外，AG 增高明显者以保护肾功能，维持足够循环血量使尿量增加，以期降低 AG；在以低钾、低氯与代碱为主要矛盾时，可给氯化钾，还可给予精氨酸，氯化钙。

十三、三重酸碱失衡

三重酸碱失衡（triple acid-base disorders，TABD）系指三种原发失衡并存于同一患儿，多数学者认为 TABO 的核心是在代谢性酸中毒（代酸）和代谢性碱中毒（代碱）同时存在的情况下合并呼吸性酸中毒（呼酸）或呼吸性碱中毒（呼碱），因此，将 TABD 分为呼酸型 TABD，即：呼酸 + 代酸 + 代碱，和呼碱型 TABD，即：呼碱 + 代酸 + 代碱。

【病因】 TABD 常见于多脏器损害、多因素作用的重危患儿，往往是原发病致呼酸或呼碱，而疾病的继发性损害或医源性因素又诱发代酸和代碱。

1. **呼酸型 TABD**　多见于重症肺炎、哮喘合并呼衰、心肺复苏后等，在二氧化碳潴留的基础上，不适当地用利尿剂、肾上腺皮质激素，以及呕吐、进食差等造成低钾低氯性代碱，严重低氧血症、微循环障碍、肾功能损害则导致高 AG 代酸。

2. **呼碱型 TABD**　原发病复杂多样，多见于多器官功能衰竭、感染性休克、重症感染、创伤、肝脏疾患等，这些患儿通气功能均较好，原发病均可致呼碱，代碱主要因呕吐、反复输血、胃肠持续引流、低钾血症或错误补碱所致，双重碱化作用使氧离曲线左移，同时又由于休克和肾功能损害，从而形成高 AG 代酸，但小儿呼碱呼 TABD 发生前的血气演变过程较为复杂，并非单一形式，可由于严重代酸，在通过呼碱代偿的基础上又给予过量补碱，或由于严重代碱，高度烦躁不安，或其他原因引起通气过度发生呼碱的基础上，又合并重度低氧血症所致的代酸，最后均导致呼碱型 TABD。

【诊断】

1. 临床上须有导致 TABD 的原发病和病理生理基础。

2. **TABD 的酸碱与电解质特点** TABD 中三种原发失衡或相互加强或相互削弱，每项指标的最终结果取决于各项因素的综合效应，呼酸型 TABD 与呼酸或混酸在血气上颇为相似，呼碱型 TABD 与单纯呼碱或呼碱合并代酸其酸碱指标相似。但在电解质方面，TABD 多有血 Cl^- 下降和 AG 升高，即，呼酸型 TABD 酸碱及电解质变化规律基本为 pH 值下降、$PaCO_2$ 升高、HCO_3^- 升高、AG 升高、Cl^- 下降，而呼碱型 TABD 则为：pH 值升高、$PaCO_2$ 下降、HCO_3^- 下降、AG 升高、Cl^- 下降。但两类 TABD 时 HCO_3^- 也可增高或下降，呼碱型 TABD 时，少数也有 pH 值下降。

3. **TABD 的诊断标准** 必须同时评估酸碱指标与 AG 值，并运用预计代偿方式，方可正确判断 TABD。

(1) 血气分析为呼酸或呼碱并代碱，同时 AG 增高，可确定为 TABD。

(2) 血气分析存在呼酸或呼碱，同时 AG 增高(代酸)，而且潜在的 HCO_3^- 超过代偿范围上限(代碱)亦可确定为 TABD。

"潜在"HCO_3^-(potential bicarbonate) 的概念，由于增高的 AG 可消耗一部分 HCO_3^-，因此根据增高的 AG(△ AG，△为变化值) 可了解所消耗的 HCO_3^-，由△ AG 与实测 HCO_3^- 之和可得出潜在的 HCO_3^- 量，即："潜在"HCO_3^-= 实测 HCO_3^-+ △ AG，由潜在的 HCO_3^- 与预计的 HCO_3^- 之差，可了解有无代碱存在。即：呼酸并 AG 增高，且实测 HCO_3^-+ △ AG> 正常 HCO_3^-+0.38 × △ $PaCO_2$ +3.78，可判断为呼酸型 TABD；呼碱并 AG 增高，且实测 HCO_3^-+ △ AG> 正常 HCO_3^-+0.49 × $PaCO_2$ + 1.72，可判断为呼碱型 TABD。

(3) AG 对 TABD 的诊断价值，AG 增高是发现 TABD 存在代酸的主要依据，然而并不够精确，文献报道，AG>20mmol/L 诊为代酸准确率为 80% 以上，由于诊断为 TABD 病例中，不少患儿可发生低血氯、低血钾、低钠血症或高钠血症等电解质紊乱，因而可能影响 AG 结果，此外，像长期应用羧苄青霉素、青霉素钠盐，输入较多的含枸橼酸钠血液或输入乳酸钠后，也可使血钠增高，因而使 AG 增高，这时并不表示存在高 AG 代酸。高 AG 代酸主要包括乳酸中毒、酮症酸中毒和肾性酸中毒，因此，直接测定这些酸性代谢产物是诊断高 AG 代酸更可靠的指标。

(4) 分析 TABD 的诊断时须注意：①在同时存在呼碱和代酸时，要判断何种失衡在先，因两者代偿机制不同，选用代偿公式也不同，否则可能得出不同结论；②呼酸或呼碱时，必须区别是慢性还是慢性病程中急性发作，因后者须选用急性代偿预计公式。

【治疗】

1. 积极治疗原发病，消除病因，保护和支持各脏器功能。

2. 抓住酸碱紊乱中主要矛盾慎重纠正。

(1) 对机械通气患儿，准确、及时调节呼吸机参数，使 pH 值维持在可接受范围。

(2) 7.50<pH<7.30 时可补酸或补碱：① TABD 时多呈高 AG 代酸，单纯补碳酸氢钠效果欠佳，而纠正缺氧，积极控制感染，补足血容量，改善微循环灌注及供给足够热量，减少乳酸血症甚为重要；②代酸以 HCO_3^-，先给 1/2 量，酌情再补；③代碱：低血钾所致代碱要补钾，血钾正常的低氯性代碱可用精氨酸、氯化铵治疗。

(卢秀兰 黄娇甜)

第六节 氨基酸代谢异常

一、支链氨基酸代谢障碍

氨基酸代谢障碍是小儿智力发育落后的重要原因，常见于苯丙酮尿症、先天性高氨血症、胱氨酸代谢病及支链氨基酸代谢异常等。严重智力落后的病例中，约 10% 有氨基酸代谢异常。本节主要叙述支链氨基酸代谢异常，因患儿常在发病时被危重症监护室收治，值得引起重视。

支链氨基酸是人体必需的氨基酸，支链氨基酸代谢障碍指亮氨酸、异亮氨酸和缬氨酸代谢过程的缺陷。三种不同氨基酸代谢酶的缺陷可导致不同的疾病，但多数以有机酸酸中毒为主要特征，临床表现为反复代谢性酸中毒，血浆阴离子间隙增大。此类疾病发病年龄可不同，大部分于新生儿和婴儿期发病，少数可至儿童甚至成人才发病。患儿于出生时一般正常，经哺乳数天或数周后出现症状，表现为拒食、反复呕吐、嗜睡、体重下降，严重病例可以出现惊厥、昏迷，甚至猝死。新生儿筛查能早期发现部分病例，近年来采用串联质谱

技术和气相色谱 - 质谱技术能对有机酸血症进行诊断和鉴别诊断。

支链氨基酸代谢障碍的治疗主要包括急性期治疗和长期治疗。急性期治疗主要包括：①补液和纠正酸中毒：患者因反复呕吐，可存在脱水、电解质紊乱，需积极补液及纠正电解质紊乱；通过改善灌注和清除毒性代谢产物，酸中毒常可以自动纠正，因此不必积极纠正酸中毒。②清除毒性代谢产物：轻、中症患者通过补液和营养支持毒性产物可得到有效清除，但重症患者需采用其他辅助技术，如持续血液透析 / 滤过较换血和腹膜透析更有效，能在数小时内清除代谢产物。间歇血液透析在新生儿和小婴儿往往不能耐受。③营养支持：营养支持至关重要，但成分组成和给予途径十分重要。轻症患者可管饲，重症患者则需要静脉营养。起初须给高能量、无蛋白质的营养成分；为避免急性蛋白质营养不良，无蛋白质饮食最好不超过 2 天，一旦毒性代谢产物减少应给予蛋白质以满足机体最低需要。④其他治疗：包括特殊维生素的补充（如生物素和维生素 B_{12}）；L- 卡尼汀 100~400mg/（kg·d）可补充尿液中的丢失并有部分解毒作用；氨甲酰谷氨 50~100mg/（kg·d）和苯甲酸钠（150~250mg/d）用于治疗继发的高氨血症。

长期治疗以饮食治疗为主。患儿需长期高热量、低蛋白饮食，并输入充足的维生素、矿物质和微量元素，但这些患儿常存在喂养问题并经常需要肠管喂养以维持良好的营养状态。L- 卡尼汀可防止因酰基卡尼汀的排泄而造成的体内缺乏。甲硝唑 20mg/（kg·d），每月 10~15 天，可减少胃肠道丙酸盐产生。近年来，苯甲酸铀（150~250mg/d）被认为可纠正慢性高氨血症和高甘氨酸血症。

二、甲基丙二酸血症

甲基丙二酸血症（methylmalonic acidemia，MMA）是常染色体隐性遗传病，临床表现为早期起病，严重的间歇性酮酸中毒，血和尿中甲基丙二酸增多，常伴中枢神经系统症状。

【病因及发病机制】 甲基丙二酸血症主要是由于甲基丙二酯辅酶 A 变位酶（methymalonyl-CoA mutase，MCM）或其辅酶钴胺素（维生素 B_{12}）代谢缺陷所致。甲基丙二酸是异亮氨酸、缬氨酸、甲硫氨酸、苏氨酸、胆固醇和奇数链脂肪酸分解代谢途径中甲基丙二酰辅酶 A 的代谢产物，正常情况下在 MCM 及维生素 B_{12} 的作用下转化生成琥珀酸，参与三羧酸循环。MCM 缺陷或维生素 B_{12} 代谢障碍导致甲基丙二酸、丙酸、甲基枸橼酸等代谢物异常蓄积，引起神经、肝脏、肾脏、骨髓等多脏器损伤。遗传性甲基丙二酸血症有多种生化酶缺陷，包括完全性变位酶缺陷（mut^0）型、部分缺陷（mut^-）、线粒体钴胺素还原酶缺乏（cblA）、钴胺素腺苷转移酶缺乏（cblB）和 3 种由于胞质和溶酶体钴胺素代谢异常引起的腺苷钴胺素和甲基钴胺素合成缺陷（cb1C、cb1D 和 cb1F）。mut^0、mut^-、cb1A 和 cb1B 时仅有甲基丙二酸血症，cb1C、cb1D 和 cb1F 时产生甲基丙二酸血症和同型胱氨酸尿症。

【临床表现】 起病早，一般于新生儿或婴儿早期发病。患儿出生时可正常，但迅速出现嗜睡、生长发育不良、反复呕吐伴脱水，出现代谢性酸中毒、呼吸困难、肌张力低下并发脑病。mut^0 型患儿比其他类型出现症状更早，80% 出生后 1 周内发病。

Cb1C 缺陷者均以神经系统症状为主，早发病例在生后 2 个月出现生长发育不良、喂养困难或嗜睡，迟发病例可在 4~14 岁出现症状，可有倦怠、谵妄和强直痉挛，或痴呆、脊髓病等，大多患者有血液系统异常，如巨幼红细胞贫血、血小板减少等。Cb1D 缺陷者一般发病较晚，表现为行为异常、智力落后和神经肌肉病变。Cb1D 缺陷者在生后 2 周出现口腔炎、肌张力低下和面部畸形。

Mut^0 与 cb1B 型较 mut^- 与 cb1A 并发症更为常见。主要表现：①神经系统损害：表现为惊厥、运动功能障碍及舞蹈手足徐动症等。②智力落后，有报道约 50%mut^0 型患儿，25% 的 cb1A 和 cb1B 型患儿的 IQ<80。③生长发育障碍，大多数患儿体格发育落后，尤其是新生儿发病的患儿和 mut^- 患儿。④肝肾损害，表现为肝脏肿大及肾小管酸中毒、间质性肾炎、慢性肾衰竭等。mut^- 和 cb1B 型多见慢性肾衰竭，其次是 cb1A，而 mut^- 较少见。⑤血液系统异常，多见巨幼细胞性贫血、粒细胞及血小板减少，严重时出现骨髓抑制。⑥免疫功能低下，少数患儿易合并皮肤念珠菌感染。⑦其他，患儿可并发肥厚型心肌病或血管损害、急慢性胰腺炎及骨质疏松。

【实验室检查】

1. **一般检查** 可见代谢性酸中毒、乳酸增加、电解质紊乱、血糖降低、血氨升高、尿酮体及尿酸增高、肝肾功能异常等。

2. **特殊检查** 通过气相色谱 - 质谱（GC-MS）

检测尿、血、脑脊液中有机酸和串联质谱(MS-MS)血丙酰肉碱是确诊本症的首选方法。MMA患儿尿液中甲基丙二酸、甲基枸橼酸和3-羟基丙酸显著增加。血液中丙酰肉碱、丙酰肉碱/游离肉碱和丙酰肉碱/乙酰肉碱升高。

3. **其他** 直接进行MCM活性检测和钴胺素缺陷定位,基因突变分析是MMA分型最可靠的依据。MMA患儿脑CT、MRI扫描常见对称性基底节损害。MMA伴惊厥患儿脑电图主要呈现高峰节律紊乱、慢波背景伴痫样放电,而无惊厥患儿脑电图为局灶性样放电和慢波背景。动态脑电图监测对评估MMA患儿脑功能、维生素B_{12}疗效及抗癫痫药物治疗均有意义。

【诊断与鉴到诊断】 用GC-MS检测尿、血、脑脊液中有机酸和MS-MS检测血丙酰肉碱能确诊本病。妊娠12~16周时可定培养羊水细胞或绒毛膜细胞中MCM活性以及钴胺素代谢物,通过GC-MS或MS-MS对羊水或母尿中可定量分析甲基丙二酸和酰基肉碱可进行产前诊断。应注意排除新生儿期其他原因引起的酮症酸中毒、钴胺素缺乏和单纯同型胱氨酸尿症。

【治疗】 原则为减少代谢毒物的生成和/或加速其清除。

1. **急性期治疗** 补液、纠正酸中毒为主,同时限制蛋白质摄入,供给适当的热量。若持续高氨血症,则需要通过腹膜透析或血液透析/滤过清除毒性代谢物。此外,可用左旋肉碱100~300mg/(kg·d),静脉滴注或口服;维生素B_{12} 1mg/d,肌内注射,连续3~6天。

2. **长期治疗** ①饮食治疗:原则是低蛋白、高能量饮食,使用不含异亮氨酸、缬氨酸、苏氨酸和蛋氨酸的特殊配方奶粉或蛋白粉,进食少量天然蛋白质。维生素B_{12}无效型患儿天然蛋白质摄入量控制在0.8~1.2g/(kg·d),蛋白质总摄入量婴幼儿期应保证在2.5~3.0g/(kg·d),儿童30~40g/d,成人50~65g/d。维生素B_{12}有效型患儿蛋白质饮食限制不需过于严格。②药物治疗:维生素B_{12}用于维生素B_{12}有效型的长期维持治疗,肌内注射每次1mg,每周1~2次,部分患儿可口服甲基钴胺素500~1 000μg/d;左旋肉碱促进甲基丙二酸和酯酰肉碱排泄,常用剂量为50~100mg/(kg·d),急性期可增至300mg/(kg·d),口服或静脉滴注;甜菜碱用于合并同型半胱氨酸血症患儿,500~1 000mg/d,口服;叶酸用于合并贫血或同型半胱氨酸血症患儿,10~30mg/d,口服;甲硝唑10~20mg/kg·d或新霉素50mg/(kg·d),可减少肠道细菌产生的丙酸,但长期应用可引起肠道菌群紊乱,应慎用;氨基甲酰谷氨酸50~100mg/(kg·d)及苯甲酸钠150~250mg/(kg·d)治疗,可改善高氨血症以及高甘氨酸血症。

3. **肝、肾移植** 治疗对于维生素B_{12}无效型且饮食控制治疗效果较差的患者可尝试肝脏移植治疗。肾移植可纠正肾衰竭并在一定程度上减少甲基丙二酸浓度,但其长期预后及移植存活率仍不确定。

4. **预后** 主要取决于疾病类型、发病早晚以及治疗的依从性。维生素B_{12}有效型预后较好,其中cblA型预后最好,70%健康生存;维生素B_{12}无效型预后不佳,mut^0型预后最差,60%死亡,40%发育显著迟缓。新生儿发作型患儿死亡率达80%,迟发型患儿临床进程较稳定且程度较轻。

三、丙酸血症

丙酸血症(propionic acidemia,PA)为常染色体隐性遗传病,是由于丙酰辅酶A羧化酶缺乏所致,临床上以反复发作的代谢性酮症酸中毒、蛋白质不耐受和血浆甘氨酸水平显著增高为特征,本病多在摄入蛋白尤其是富含支链氨基酸、甲硫氨酸和苏氨酸饮食后发作。

【病因与发病机制】 PA是由于催化丙酰辅酶A转化为甲基丙二酰辅酶A的丙酰辅酶A需羧化酶活性缺乏所致,患者细胞提取物中丙酰辅酶A羧化酶活性明显降低,为正常的1%~5%。丙酰辅酶A羧化酶由α、β两个亚单位组成,2个亚单位编码基因分别为*pccA*和*pccB*,*pccA*或*pccB*突变均可导致丙酰辅酶A羧化酶活性缺乏,进而体内丙酸及其前体丙酰辅酶A、甲基枸橼酸和丙酸甘氨酸等代谢产物异常增高,引起机体损伤。

【临床表现】 发病大多较早,在新生儿期表现为拒食、呕吐、嗜睡和肌张力低下,也可出现脱水、惊厥和肝大。部分病例发病较晚,表现为急性脑病,或发作性酮症酸中毒,或发育迟缓。神经系统症状以发育迟缓、惊厥、脑萎缩和EEG异常为主要特征。其他如肌张力异常、严重舞蹈症和锥体系症状多见于存活较长的患者。晚发者可以舞蹈症和痴呆为首发症状。

【实验室检查】

1. **一般检查** 可见代谢性酸中毒、电解质紊乱、血氨升高、血尿酮体及血甘氨酸升高等。

2. **特殊生化检查**　串联质谱检测结果显示血中丙酰肉碱、丙酰肉碱与游离肉碱比值、丙酰肉碱与乙酰肉碱比值及甘氨酸水平增高；气相色谱-质谱检测结果显示尿中有大量的甲基枸橼酸、3-羟基丙酸和丙酰甘氨酸。

3. **基因检测**　随着丙酸血症分子遗传学的研究进展，快速的基因诊断成为可能。*pccA* 突变位点主要集中在外显子 13、12、19 和 18，*pccB* 突变位点多发生于外显子 12、15、11 和 6。

【诊断与鉴到诊断】　通过测定血或尿中丙酸及其代谢产物浓度，以及白细胞或成纤维细胞中丙酰辅酶 A 羧化酶活性可诊断，但只有酶活性测定才能最终确诊。通过测定培养羊水细胞或绒毛膜绒毛组织酶活性，或羊水中甲基枸橼酸水平可进行产前诊断。需排除新生儿期其他原因引起的酮症酸中毒。

【治疗】　缺乏特异的治疗方法，急性期主要为对症治疗，以终止蛋白质摄入、静脉输入葡萄糖和纠正酸中毒为主，必要时进行腹膜透析和血液透析。长期治疗以控制蛋白质饮食为主。

1. **饮食治疗**　限制天然蛋白质饮食为主，给予不含异亮氨酸、缬氨酸、蛋氨酸和苏氨酸的配方奶，但要保证足够的蛋白质和能量。同时避免饥饿，抑制肌肉组织和脂肪组织代谢。

2. **口服药物**　左旋肉碱：有利于与体内的酸性物质结合，促进酸性物质的代谢和排出，急性期 100~200mg/(kg·d)，静脉滴注，稳定期 50~100mg/(kg·d)，口服；新霉素或甲硝唑：可抑制肠道细菌的繁殖代谢，减少肠道细菌代谢产生丙酸，新霉素 50mg/(kg·d)，甲硝唑 10~20mg/(kg·d)，但因长期使用抗生素可能导致肠道内菌群紊乱，不建议长期使用，可在急性期使用；氨甲酰谷氨酸：可明显降低血氨水平，减少尿丙酰甘氨酸的排泄，增加游离肉碱和总肉碱水平，从而改善 PA 患儿代谢稳定性。

3. **肝移植**　近几年肝移植作为一种治疗 PA 的方法已取得明显进步。有报道指出一些患者肝移植后临床症状明显改善，无需进行饮食限制和其他医学治疗。由于多数 PA 患儿伴有严重的脑损伤，肝移植应早期并且在患儿身高 >2*SD* 时进行。肝移植的预后与患儿身高增长延迟程度有关，身高 <2*SD* 患儿明显较无身高落后的患儿差。

四、枫糖尿症

枫糖尿症（maple syrup urine disease，MSUD）是一种常染色体隐性遗传病，患儿尿液中排出的大量 α- 酮 β- 甲基戊酸带有枫糖浆的气味而命名为枫糖尿症。在美国其发病率约为 1/180 000，但在近亲结婚率高的地区，发病率可高达 1/176。

【病因与发病机制】　枫糖尿症是支链 α 酮酸脱氢酶（branched-chain alpha-ketoacid dehydrogenase，BCKD）复合物缺陷所致，此复合物催化亮氨酸、异亮氨酸和缬氨酸的 α- 酮酸脱羧生成相应的支链酰基辅酶 A，并进一步代谢生成乙酰辅酶 A、乙酰乙酸和琥珀酰辅酶 A。BCKD 复合物由 3 个不同的催化部分（E_1、E_2 和 E_3）和 2 个调节酶部分（BCKD 磷酸酶和 BCKD 激酶）组成，E_1、E_2 或 E_3 的突变可导致枫糖尿病。亮氨酸可快速通过血脑屏障并代谢生成谷氨酸和谷氨酰胺，亮氨酸的积聚可导致神经系统症状，而血浆异亮氨酸的升高与尿中枫糖浆气味有关。

【临床表现】　典型的枫糖尿症是最常见和最严重的，BCKD 复合酶活性低于 2%，症状大多于生后 4~7 天出现，母乳喂养的患儿可在生后第 2 周出现症状。典型的始发症状包括喂养困难、呕吐、体重下降和嗜睡，病情可迅速进展，出现去大脑样痉挛性瘫痪、惊厥和昏迷，患儿尿液有枫糖浆味。大部分患儿于生后数月内死亡，少数存活者都有智力落后、瘫痪等后遗症。不典型的枫糖尿症起病可较晚而且临床表现各不相同。中间型较少见，酶活性为正常的 3%~30%，可在各年龄发病，表现为神经损害、不同程度的智力落后和惊厥。间歇型为第二常见类型，患者的体格和智能发育正常，多由于感染、手术、摄入高蛋白饮食等诱发，发作时出现共济失调、嗜睡、惊厥，甚至昏迷。维生素 B_1 有效型并不常见，其表现与中间型类似。E_3 缺乏型罕见，除伴有乳酸酸中毒外，其表现与中间型相似，这类患者除 BCKD 复合物缺陷外还伴有丙酮酸脱氢酶和 α- 酮戊二酸脱氢酶缺陷。

【实验室检查】

1. 新生儿筛查检测血中亮氨酸和异亮氨酸浓度，或支链氨基酸和芳香族氨基酸比例。

2. **特殊生化检查**　通过气相色谱-质谱（GC-MS）检测血、尿、脑脊液中的氨基酸和有机酸水平。①别异亮氨酸的测定可用于诊断枫糖尿症，即使亮氨酸水平升高，但别异亮氨酸在生后6天才会出现；②尿中α-羟异戊酸、乳酸、丙酮酸和α-酮戊二酸水平升高；③血中支链氨基酸和支链有机酸水平升高。

3. **酶活性测定**　可检测淋巴细胞、培养的成纤维细胞BCKD复合物的活性。

4. **产前诊断**　通过检测羊水细胞或绒毛膜细胞酶活性、突变分析或测定羊水中支链氨基酸浓度可进行产前诊断。

【治疗】

1. **急性期治疗**　尽快静脉输注葡萄糖，婴儿5~8mg/(kg·min)，同时胰岛素的输注有助于促进合成代谢；停止摄入支链氨基酸，给予全静脉营养；部分病例需行血液透析或腹膜透析以清除支链氨基酸和酮酸；基因重组生长激素皮下注射可减少组织蛋白分解。

2. **饮食治疗**　应尽早开始，终身坚持。目的是限制支链氨基酸的摄入使血中支链氨基酸浓度正常，而不损伤生长和智能发育。可使用不含或含少量支链氨基酸的配方奶和食物。

3. **维生素治疗**　硫胺素有效型可给予维生素 B_1 10~1 000mg/d。

4. **肝移植**　典型枫糖尿症患儿确诊后可考虑肝移植，术后见效快。

（陆国平　张灵恩）

第十八章　免疫性系统疾病

免疫系统包括中央免疫器官（骨髓和胸腺）和周围免疫器官（淋巴结、扁桃体、增殖体、肠黏膜淋巴组织、肝和脾），由免疫细胞和免疫活性物质组成。多数免疫活性物质由免疫活性细胞分泌。免疫活性细胞在中央免疫器官发育成熟，然后游走于各器官的血管、淋巴管、组织间隙和周围免疫器官中，执行各自的功能。免疫学功能是"识别自身、排除异己"，达到宿主与环境的平衡和维持自身稳定。

免疫性和免疫相关性疾病涉及各个器官，免疫功能异常与许多疾病的发病机制密切相关。虽然大多数免疫性和免疫相关性疾病较少出现危急征象，但也常因合并严重感染或器官衰竭而进入急诊室和重症监护病房（ICU），成为急救科医生必须掌握的内容。

第一节　原发性免疫缺陷病

免疫出生错误（inborn errors of immunity，IEI）或称原发性免疫缺陷病（primary immunodeficiency，PID）是由各种基因突变导致免疫细胞及其组成成分发生质或量的变化，引发机体对多种病原体易感性显著增加的一组异质性疾病。PID 以反复感染为突出特点，亦可伴发自身免疫、自身炎症性疾病、过敏及恶性肿瘤，这些情况是由于单基因种系突变引起的编码蛋白功能丧失或功能获得所致。根据 2019 年国际免疫学联合会（International Union of Immunological Societies，IUIS）公布的最新分类标准，至今已明确 400 余种 PID，确定的致病基因增至 430 种，共分为以下 10 类：同时影响细胞和体液免疫的缺陷、以抗体为主的缺陷、具有相关或综合征特征的联合免疫缺陷、免疫失调性疾病、先天性吞噬细胞数量和 / 或功能缺陷、固有免疫和先天免疫缺陷、自身炎症反应性疾病、补体缺陷病、骨髓衰竭及 IEI 的拟表型。

【临床表现】 原发性免疫缺陷病的临床表现由于病因不同而极为复杂，但其共同的表现却非常一致，即反复感染、易患肿瘤和自身免疫性疾病。多数原发性免疫缺陷病有明显家族史，在筛查可疑病例和找寻带病者时，家族史的询问尤为重要。

1. 反复和慢性感染 免疫缺陷最常见的表现是感染，特点为反复、严重、持久的感染。不常见和致病力低下的细菌常为致病的感染原。许多患儿常需要持续使用抗菌药物以预防感染的发生。

（1）感染发生的年龄：T 细胞缺陷和联合免疫缺陷病于出生后不久即发病，以抗体缺陷为主者，由于有来自母体的抗体，在生后 6~12 个月才发生感染。成人期发病者多为普通变异型免疫缺陷病（CVID）。

（2）感染的部位：以呼吸道最常见，如复发性或慢性中耳炎、鼻窦炎、结膜炎、支气管炎或肺炎。其次为胃肠道，如慢性肠炎。皮肤感染可为脓疖、脓肿或肉芽肿。也可为全身性感染，如败血症、脓毒症、脑膜炎和骨关节感染。

（3）感染的病原体：一般而言，抗体缺陷时易发生化脓性细胞感染。T 细胞缺陷时则易发生病毒、结核分枝杆菌和沙门菌属等细胞内病原体感染。此外，也易发生霉菌和原虫感染。补体成分缺陷好发奈瑟菌属感染。中性粒细胞功能缺陷时的病原体常为金黄色葡萄球菌。发生免疫缺陷病的致感染病原体的毒力可能并不很强，常呈机会感染。

（4）感染的过程：常反复发作或迁延不愈，治疗效果欠佳，尤其是抑菌剂疗效更差，必需使用杀菌剂，剂量偏大，静脉给药，疗程较长才有一定疗效。

2. 自身免疫性疾病和淋巴瘤 原发性免疫缺陷病患儿未因严重感染而致死亡者，随年龄增长易发生自身免疫性疾病和肿瘤，尤其是淋巴系统肿瘤，以 B 细胞淋巴瘤多见。其发生率较正常人群高数 10 倍乃至 100 倍以上。

PID 常并发自身免疫性溶血性贫血、血小板减少性紫癜、系统性血管炎、系统性红斑狼疮、皮肌炎、免疫复合物性肾炎、1 型糖尿病、免疫性甲状腺功能低退和关节炎等。

3. **其他临床表现**　某些PID除反复发生感染外，尚可有其他的临床特征，包括生长发育延迟或停滞、淋巴结缺如、特殊面容、自身炎症性疾病、严重过敏性疾病以及噬血现象等，了解这些特征有助于对这些特殊疾病作出临床诊断。

4. **过去史**　脐带延迟脱落是黏附分子缺陷的重要线索；严重麻疹或水痘病程提示细胞免疫缺陷；灰质炎活疫苗接种后发生麻痹提示低免疫球蛋白血症；卡介苗接种后的严重反应提示严重联合免疫缺陷病（SCID）、呈孟德尔遗传的分枝杆菌病（MSMD）如干扰素-γ/白介素-12轴功能缺陷、慢性肉芽肿病（CGD）和高IgM综合征（HIM）等；输血或血制品后发生移植物抗宿主反应（GVHR）提示T细胞缺陷等。

5. **家族史**　详细询问家族史，可能约1/4病儿家族中有因感染致早年死亡的成员。一旦发现家族中有可疑为原发性免疫缺陷病儿，则应进行家谱调查。

6. **体格检查**　生长发育延迟，营养不良和轻-中度贫血是诊断的重要线索。B细胞缺陷者，周围淋巴组织如扁桃体和淋巴结变小或缺如。全身淋巴结肿大者，见于X连锁淋巴组织增生征（XLP）。反复感染可致肝脾大，皮肤疖肿、口腔炎、牙周炎。鹅口疮等念珠菌感染证据可能存在。某些特殊综合征则有相应的体征，如小颌畸形见于胸腺发育不全；湿疹和出血倾向见于湿疹血小板减少伴免疫缺陷综合征（Wiskott-Aldrich syndrome，WAS）；共济失调和毛细血管扩张见于共济失调毛细血管扩张综合征（ataxia telangiectasia，AT）。

【诊断】　反复不明原因的感染和阳性家族史提示PID的可能性，确诊该病必需有相应的实验室检查依据，明确免疫缺陷的性质。免疫网络极为复杂，测定全部免疫成分包括不同的细胞和各种免疫分子的功能几乎是不可能的。一些实验技术在一般的医疗机构无法开展，需在研究中心进行。为此，在作该病的实验室检查时，可分为3个层次进行：①初筛试验；②进一步检查；③特殊或研究性实验。其中致病性蛋白分析及突变基因分析有助于原发性免疫缺陷病的确诊，发现携带者以及快速做出产前诊断（表3-39）。

表3-39　免疫缺陷病的实验室检查

初筛试验	进一步检查	特殊/研究性实验
B细胞缺陷		
IgG、M、A水平	B细胞计数（CD19或CD20）	进一步B细胞表型分析
B细胞计数（CD19或CD20）	IgG亚类水平	淋巴结活检
同族凝集素	IgD和IgE水平	抗体反应（ϕx174，KLH）
嗜异凝集素	抗体反应（破伤风、白喉、风疹、流感杆菌疫苗）	抗体反应（ϕx174，KLH）
抗链球菌溶血素O抗体	抗体反应（伤寒、肺炎球菌疫苗）	体外Ig合成
分泌型IgA水平	侧位X线片咽部腺样体影 特殊蛋白质测定（如BTK）	B细胞活化增殖功能 基因突变分析
T细胞缺陷		
外周淋巴细胞计数及形态	进一步T细胞表型分析	细胞因子及其受体测定（如IL-2、IFN-γ及IFN-α）
T细胞亚群计数（CD3，CD4，CD8）	丝裂原增殖反应或混合淋巴细胞培养	细胞毒细胞功能（NK，CTL，ADCC）
胸部X线片胸腺影	HLA配型	细胞毒细胞功能（NK，CTL，ADCC）
迟发皮肤过敏试验（腮腺炎、念珠菌、破伤风类毒素、毛霉菌素、结核菌素或纯衍生物）	酶测定：ADA，PNP 特殊蛋白质测定（如WASP）	皮肤，胸腺活检 胸腺素测定 细胞活化增殖功能 基因突变分析

续表

初筛试验	进一步检查	特殊 / 研究性实验
吞噬细胞		
WBC 计数及形态学	化学发光试验	黏附分子测定（CD11b/CD18，选择素配体）
NBT 试验	特殊形态学	WBC 动力观察
IgE 水平	移动和趋化性 吞噬功能测定 杀菌功能测定	变形性、黏附和凝集功能测定 氧化代谢功能测定 酶测定（MPO，G-6-PD，NADPH 氧化酶） 基因突变分析
补体缺陷		
CH50 活性	调理素测定	补体旁路测定
C3 水平	各补体成分测定	补体功能测定（趋化因子，免疫黏附）
C4 水平	补体活化成分测定	补体功能测定（趋化因子，免疫黏附）

注：ADA：腺苷脱氨酶；ADCC：抗体依赖性杀伤细胞；CTL：细胞毒性 T 细胞；G-6-PD：葡萄糖 -6- 磷酸脱氧酶；KLH：钥孔虫戚血蓝素；MPO：髓过氧化酶；NADPH：烟酰胺腺苷 2 核苷磷酸；NBT：四唑氮蓝，NK：自然杀伤细胞；PNP：嘌呤核苷磷酸酶；ϕx：嗜菌体。

【治疗】

1. **一般处理**　注重营养，预防和治疗感染，加强家庭宣教，增强父母和患儿对抗疾病的信心等。应鼓励经治疗的患儿尽可能参加正常的生活，如与其他正常儿在户外活动。不可接种活疫苗；已确诊为 T 细胞缺陷的患儿，不宜输血或新鲜血制品，以防发生移植物抗宿主反应。

一旦患儿发热或有感染症象时，应及时使用抗菌药物。治疗前要先取咽拭子、血或其他标本做培养，以便指导抗菌药物的进一步选择。抗菌药物的剂量应偏大，疗程较长，有时需住院监护。如果抗菌药物无效，应考虑霉菌、分枝杆菌、病毒和原虫感染的可能。

卡氏肺囊虫性肺炎（Pneumocystis carinii pneumonia，PCP）是细胞免疫缺陷病和 HIV 感染的重要并发症，当 $CD4^{+}$T 细胞计数 1 岁内婴儿<1 500/ml，1~2 岁<750/ml，2~5 岁<500/ml，年长儿<200/ml，或任何年龄组 CD4 细胞<25% 总淋巴细胞时应进行 PCP 的预防：甲氧苄啶（磺胺增效剂，TMP）每天 160mg/m² 和磺胺甲噁唑（SMX）每天 750mg/m²，分两次口服，每周服 3 天，用药期注意 WBC 计数。其他预防 PCP 的药物有羟乙磺酸戊烷脒和氨苯砜。一些情况需使用抗生素长期预防。

家庭中已发现免疫缺陷患者，且遗传形式已确立，应接受遗传学咨询，孕妊期应作产前筛查（产前胎儿基因分析），必要时终止孕妊，尽可能减少免疫缺陷新生儿的出生。

2. **替代治疗**　大约 80% 以上的 PID 伴有不同程度抗体缺乏，即低或无 IgG 血症。因此，替代治疗最主要是补充 IgG。其他替代疗法包括特异性免疫血清、输注白细胞和细胞因子。

（1）静脉注射丙种球蛋白（IVIG）：许多抗体缺陷病经 IVIG 治疗后，可使患儿症状完全缓解，获得正常生长发育。一般剂量为每月静脉注射 3% 的 IVIG 200~400mg/kg，治疗剂量应个体化，以能控制感染为尺度。10%IVIG 的剂量与 3%IVIG 相同。皮下 IgG 注射在国内尚未进行。替代疗法需终身进行。

（2）高效价免疫血清球蛋白：高效价免疫血清球蛋白（special immune serum globu-lins，SIG）是从免疫接种或自然感染的供体的血清中收集来的抗原特异性免疫血清，含有高效价特异性抗体。现正式用于临床的有水痘—带状疱疹、狂犬病、破伤风和乙肝 SIG。其他高价血清包括抗 B 组链球菌、铜绿假单胞菌、细菌多糖和 HIV。SIG 用于严重感染的治疗，也用于预防。抗呼吸道合胞病毒（RSV）单克隆抗体可用于预防高危婴儿感染

RSV。

(3) 血浆：剂量为 20ml/kg，必要时可加大剂量。细胞免疫缺陷儿需要给予血浆治疗时，为防止 GVHR，不宜用新鲜血浆，而代以冷冻库藏血浆(其中的 T 细胞被破坏)。

(4) 其他替代治疗：用于中性粒细胞缺陷患者伴严重感染时，而不作持续常规替代治疗。

(5) 细胞因子治疗：IFN-γ 治疗慢性肉芽肿病、高 IgE 血症和糖原贮积症 I 型，可改善吞噬细胞功能。粒细胞集落刺激因子(G-CSF)治疗先天性中性粒细胞减少症(Kosmann 综合征)和周期性中性粒细胞减少。IL-2 治疗严重联合免疫缺陷病和选择性 IL-2 缺陷病。

(6) 酶替代治疗：腺苷脱氨酶(ADA)缺陷者，可输注红细胞(其中富含 ADA)，使部分患者可获得临床改善。牛 ADA- 多聚乙二烯糖结合物肌内注射的效果优于红细胞输注。

3. **免疫重建** 免疫重建是采用正常细胞或基因片段植入患者体内，使之发挥其功能。以持久地纠正缺陷病。免疫重建的方法有干细胞移植和基因治疗。

(1) 骨髓移植：包括同种异体同型合子骨髓移植、同种异体半合子骨髓移植、无关供体骨髓移植。

(2) 脐血干细胞移植：无关供体配型脐血干细胞移植后发生 GVRH 的概率较无关供体骨髓移植少，成功率明显增高。

(3) 基因治疗：虽已可采用造血干细胞移植挽救部分患儿生命，但大多数患儿因无法获得满意供者、存在严重活动性感染、移植排斥反应等未能进行移植治疗或移植后死亡，而目前能彻底解决以上患儿生存瓶颈问题的唯一手段只有基因治疗。通过将正常的目的基因片段整合到患者干细胞基因组内(基因转化)，这些被目的基因转化的细胞经过有丝分裂，使转化的基因片段能在患者体内复制而持续存在。基因治疗尚处于探索和临床验证阶段，随着新的载体的不断研发，逆转录病毒载体或自失活慢病毒载体介导的基因治疗临床试验在欧美国家已经完成或正在开展，我国目前业已开始探索建立符合国情的致死性 PID 基因治疗策略并开展临床前实验。自失活慢病毒载体介导的基因治疗不仅能有效重建免疫功能，而且主要安全性担忧—病毒载体相关的肿瘤发生风险也大幅降低。此外随着基因治疗技术的不断突破，目前除了传统的随机插入一个完整正常基因拷贝的策略外，科学家们也在不断探索通过采用基因编辑工具介导的位点特异性的修复策略，使得基因治疗具有远阔的前景。

(杨锡强 赵晓东)

第二节 获得性免疫缺陷病

人类免疫缺陷病毒(human immunodeficiency virus，HIV)感染是获得性免疫缺陷病(AIDS)的病因。在 20 世纪 80 年代，儿童 HIV 的感染途径主要为输血和血液制品(如抗血友病球蛋白制剂)，而今多数新发生的儿童病例为母婴垂直传播。包括宫内感染、产时感染和产后感染，以产时通过产道感染为最常见。

【临床表现】 成人 HIV 急性感染综合征为流感样疾病，见于 50% 的患者，发生于初次感染 2 周至 2 月时，包括发热、无力、肌肉疼痛、头痛、皮疹和畏光。这些症状于 2~4 周内自行消失。围产期 HIV 感染者的上述症状不明显。儿童 HIV 感染的临床表现不同于成人 AIDS，约 15%~25% 的 HIV 感染新生儿于 1~2 月发病，若未治疗常于 6~9 个月死亡，约 60%~80% 的病例能存活到 6 岁，仅 5% 病例可能生存到成人。早期临床表现缺乏特异性，包括体重降低、反复和慢性腹泻、间质性肺炎、持续性鹅口疮、慢性腮腺肿大和各细菌性继发感染等。疾病的发展可分为以下 4 期：

1. **无临床表现期**(N) 无任何感染性症状和体征，或仅有轻微表现。

2. **轻微临床表现期**(A) 具有下列 2 个或更多的表现，但不严重：淋巴结病(双侧对称分布、>0.5cm，发生于 2 个部位以上)、肝脾大、皮炎、腮腺炎、反复或持续性上呼吸道感染、鼻窦炎或中耳炎。

3. **中度临床表现期**(B) 除 A 期的表现外，尚有以下表现：贫血(Hb<8g/dL)，中性粒细胞减少($<1 \times 10^9$/L)或血小板减少($<100 \times 10^9$/L，持续 30 天)，细菌性脑膜炎、肺炎或败血症(纯培养)；>6 月的婴儿持续 2 个月以上的口腔念珠菌病，心肌病，发生于出生后 1 月内的巨细胞病毒感染(CMV)，反复和慢性腹泻、肝炎，1 年内发作 2 次以上单纯疱疹病毒性口腔炎，出生 1 月内发生单纯疱疹病毒性毛细支气管炎、肺炎或食管炎，带状疱疹发作 2 次以上，平滑肌肉瘤伴有 EB 病毒感染，淋巴样间质性肺炎或肺淋巴样增生综合征，肾病，诺卡菌属感染，持续发热1个月以上，出生1个月内发生弓形虫感染，播散性水痘。

4. **严重临床表现期**（C）包括以下情况：严重反复和多发性细菌感染，包括脓毒血症、肺炎、脑膜炎、骨关节感染和深部脓肿；食管、气管、支气管和肺念珠菌感染；肺、肺门和颈淋巴结以外的播散性深部霉菌感染；隐球菌感染；隐孢子菌感染伴持续1个月以上的腹泻；出生1个月内发生巨细胞病毒感染，累及肝脾和淋巴结以外的区域；持续1个月以上的单纯疱疹病毒性黏膜溃疡，或出生1个月以后的单纯疱疹病毒性支气管炎，肺炎或食管炎；肺、肺门和颈淋巴结以外的组织胞质菌病；播散性结核病；卡氏肺囊虫性肺炎（PCP）；反复发作性沙门菌属（非伤寒）脓毒血症；发生于出生1个月以后的脑弓形虫感染；脑病（发育迟缓、智能倒退、后天性小头畸形或脑萎缩、麻痹、病理性反射征、共济失调和运动失调）；进行性多发性白质性脑病；卡波西肉瘤，淋巴瘤（主要侵犯脑内）；B细胞性、大细胞性或免疫学表型不明的淋巴瘤，Burkitt或免疫母细胞性淋巴瘤；体重持续丧失、慢性腹泻（每天至少2次稀便持续1个月以上）或发热1个月以上（持续或间歇性）。

【诊断】 新生儿疑有HIV感染的可能时，应于生后48小时内进行HIV病毒学检测，若结果为阳性，应另取血标本重复一次。若为阴性结果，应在生后14天、1~2个月和4~6个月时复查。对于围生期HIV传播风险较高的婴儿，建议在停止抗逆转录病毒预防或者推定治疗后2~6周（即2~3月龄）进行额外的病毒学诊断测试。

1. **抗HIV IgG抗体**　因母体抗体胎盘输入的影响，虽然有围产期HIV暴露，但没有其他HIV传播危险因素，也没有HIV感染的临床或病毒学实验室证据的非母乳喂养的儿童，部分直到24个月大时都可能残留有HIV抗体，因而18~24月龄以内婴儿抗HIV IgG抗体阳性不能作为诊断HIV感染的依据，有必要进行病毒学检测。>24月龄的婴儿，反复血清抗HIV IgG抗体阳性可诊断HIV感染。

2. HIV DNA PCR　出生2天的b亚型HIV感染新生儿阳性率为40%，2周时>90%。假阴性发生于非b亚型HIV感染的新生儿。

3. HIV RNA PCR　用于非b亚型HIV感染，<18月的婴儿测定结果阴性不能排除HIV感染。

4. **免疫学测定**

（1）血清IgG常增高，但抗原特异性抗体反应低下。

（2）外周血$CD4^+$T淋巴细胞测定　CD4计数优先于CD4百分比，仅在缺少计数时才考虑该百分比。$CD4^+$T细胞数量的减少表明HIV感染的严重程度，是AIDS病情进展或死亡的最直接标记，也提示机会感染的危险性（表3-40）。

表3-40　按年龄不同和$CD4^+$T细胞数量将免疫学状况分为3级

免疫学分级	小于12月（%）	1~5岁（%）	6~12岁（%）
1	≥1 500/mm³ （≥34）	≥1 000/mm³ （≥30）	≥500/mm³ （≥26）
2	750~1 499/mm³ （<26~33）	500~999/mm³ （<22~29）	200~499/mm³ （<15~25）
3	<750/mm³ （<26）	<500/mm³ （<22）	<200/mm³ （<14）

【治疗】 现有的抗逆转录病毒治疗尚不能达到清除HIV和治愈疾病的目的，但可延缓疾病，改变疾病的临床进程。

1. **使用抗逆转录病毒治疗的指针**

（1）<1岁的HIV感染婴儿（尽管无症状、免疫学正常和HIV RNA PCR低病毒负荷）。

（2）>1岁的HIV感染儿（尽管无症状、免疫学正常）伴有高病毒负荷（100 000复制物/mm^3）。

多项研究表明，早期抗逆转录病毒疗法（ART）的启动是有益的，在1岁以下的儿童中，CHER试验清楚地证明了立即开始抗病毒治疗的健康和生存益处。在对来自欧洲、南非和西非的19个队列的20 000多名1~16岁儿童的开放性观察研究发现，与直到CD4 T淋巴细胞计数减少至<350/mm^3时接受ART治疗相比，10岁以下儿童中接受早期ART与较低的死亡率和更好的生长相关。因而在2020年WHO发布的儿童HIV感染中使用抗逆转录病毒药物的指南中WHO专家小组建议对所有儿童，而不只是年龄小于1岁的儿童，快速启动抗逆转录病毒疗法（ART），快速启动的一个例外是结核病或隐球菌性脑膜炎患者。快速启动被定义为立即开始治疗或在HIV诊断后的几天内开始治疗。临床医生，患儿和监

护人等可能会根据患者的临床或社会心理因素推迟开始抗逆转录病毒疗法，WHO 专家小组强调了在就是否推迟治疗做出合作决定时应考虑包括艾滋病毒的体征和症状在内的临床因素。如果艾滋病毒儿童尚未开始抗病毒治疗，则医疗服务提供者应至少每 3~4 个月密切监测病毒学，免疫学和临床状况。建议对围生期 HIV 风险较高的婴儿进行 HIV 推定治疗，针对感染 HIV 风险较高的婴儿使用的两种药物治疗方案，详细方案可进一步参考该指南。

2. 抗逆转录病毒治疗方案　考虑到药物对不同细胞周期、进入神经组织和病毒耐药的影响，常用 3 种药物联合治疗。联合治疗可提高疗效，但也增加了药物的毒副作用，应有管理 HIV 感染患者的专家参与治疗方案的制定和监护。有关每种药物的详细儿科信息，请参见 WHO 指南附录 A：儿科抗逆转录病毒药物信息。

(1) 蛋白酶抑制剂(protease inhibitor，PI)：茚地那韦每次 500mg/m^2，每 8 小时一次；青春期为 800mg，每 8 小时一次。里托那韦每次 350~400mg/m^2，每 12 小时一次。奈费那韦新生儿 10mg/kg，每天 3 次；儿童为 20~30mg/kg，每天 3 次；青春期 750mg，每天 3 次。安普那韦 20mg/kg，每 12 小时一次，不宜用于 3 岁以下幼儿。

(2) 核苷逆转录酶抑制剂(nucleoside reverse-transcriptase inhibitors，NRTI)：齐多夫定，未成熟儿 1.5mg/kg，每 12 小时 1 次，疗程 2 周；以后根据胎龄调整剂量。新生儿 4mg/kg 口服，每 12 小时 1 次。儿童 180~240mg/m^2 口服，每 12 小时 1 次；体重超过 30kg 的青少年及成人剂量为 300mg，每天 2 次。二脱氧肌苷，新生儿和小于 3 个月的婴儿 50mg/m^2，每 12 小时 1 次。年长儿 90~150mg/m^2，每 12 小时 1 次(中枢神经系统受累者可适当加大剂量)；合并其他抗病毒药物时 DDI 用剂量为 90mg/m^2。青春期体重 ≥60kg 者 200mg；<60kg 者 125mg，每天 2 次。拉咪夫啶，新生儿 2mg/kg，每天 2 次；小于 3 个月的婴儿 4mg/kg，每天 2 次；3 月龄以上者 5mg/kg，每天 2 次；最大剂量不超过每天 300mg。扎西他宾，0.005~0.01mg/kg，每 8 小时 1 次；青春期为 0.75mg，每天 3 次，未用于新生儿。斯塔夫啶，1mg/kg，每 12 小时 1 次，青春期体重 ≥60kg 者，40mg，<60kg 者 30mg，每天 2 次；不用于新生儿；该药因严重的毒副作用，今年来已趋于淘汰。阿巴卡韦，每次 8mg/kg，每 12 小时 1 次，最大每次不超过 300mg，3 月龄以下婴儿不宜用。恩曲他滨、替诺福韦、及替诺福韦酯富马酸为近年来研发的有效治疗 HIV 的新药。

(3) 非核苷逆转录酶抑制剂(non-nucleoside reverse-transcriptase inhibitors，NNRTI)：奈韦拉平，通常用于防止围产期 HIV 传播。NVP 通常以逐步增加的较低剂量开始，逐步增加剂量可减少皮疹的发生。新生儿 5mg/kg 每天 1 次，14 天后改为 120mg/m^2 每 12 小时 1 次，使用 14 天后以 200mg/m^2，每 12 小时 1 次维持。8 岁以下儿童 120~200mg/m^2，每 12 小时 1 次(开始剂量为 120mg/m^2，逐渐增加到足量)。8 岁以上儿童 120~150mg/m^2，1 每 12 小时 1 次(开始剂量为 100mg，12 小时 1 次，共 14 天，以后逐渐增加到足量，每天剂量不应超过 400mg)。依发韦伦，每天 1 次，体重 10~15kg 为 200mg，15~20kg 为 250mg，20~32.5kg 为 350mg，32.5~40kg 为 400mg，>40kg 为 600mg；尽管 EFV 剂量建议适用于 ≥3 个月且体重 ≥3.5kg 的患者，但专家组不赞成在 3 个月至 3 岁的婴幼儿中使用该药，基于该药在成人和儿童中的疗效和耐受性的研究数据，建议用于 ≥3 岁儿童的 HIV 初始治疗。依米他韦、多拉维林及利匹韦林、为今年来研发的有效治疗 HIV 的新药。

3. 预防和治疗机会感染

(1) 卡氏肺囊虫肺炎(PCP)：PCP 在 HIV 感染儿童中的发生率达 2/3，1 岁内的病死率超过 60%。复方磺胺甲噁唑(TMP/SMZ)预防 PCP 的作用最好。不能耐受 TMP/SMZ 者可用戊烷脒或氨苯砜雾化吸入或静脉注射。HIV 感染者所生婴儿 4~6 周时开始预防性给药，直到能排除 HIV 感染为止。1~5 岁 CD4 T 细胞计数<500/mm^3 或百分数<15%，6~12 岁 CD4 T 细胞计数<200/mm^3 或百分数<15%，或有严重临床表现者应预防性用药。HIV 感染患儿中年龄小于 1 岁者无论 CD4 T 细胞计数及百分比正常与否，均需给予预防性用药，直至 1 岁，这时应根据上述特定年龄的 CD4 计数或上述百分比阈值重新评估。

TMP/SMZ 剂量为 TMP 每天 150mg/m^2，分两次口服，连服 3 天，停药 4 天。氨苯砜每天 2mg/kg(最大剂量不超过 100mg)一次口服。也可使用戊烷脒 300mg 气雾吸入(>5 岁的儿童)或每 2~4 周 4mg/kg 静脉注射。

(2) 细菌性感染：常见的细菌感染包括肺炎、败血症和脑膜炎，静脉注射丙种球蛋白有一定预防细菌性感染的作用，建议静脉注射免疫球蛋白以预防患有高球蛋白球蛋白血症（IgG <400mg/dl）的HIV感染儿童的严重细菌感染。发生细菌性感染，应即时使用有效敏感的抗菌药物，严重的免疫功能低下的HIV感染儿童，具有侵袭性或复发性细菌感染，需要给予涵盖广泛耐药菌的经验性抗菌治疗；对于怀疑血管内导管相关性败血症的HIV感染儿童，最初的经验疗法应同时针对革兰氏阳性菌和肠道革兰氏阴性菌，并同时具有针对假单胞菌和耐甲氧西林的金黄色葡萄球菌（MRSA）的抗生素。

(3) 结核病：有结核接触史（如家庭成员或托儿结构中有结核病患者）或PPD皮肤试验强阳性的HIV-1感染儿，应用异烟肼预防性治疗9~12个月。若患儿家庭成员或托儿结构中的结核病患者为多药耐药时，则应作药物敏感试验。对于确诊结核的HIV儿童，推荐的治疗方法是在2个月的强化治疗期间每天给予异烟肼、利福平、吡嗪酰胺和乙胺丁醇4药治疗，然后连续使用异烟肼和利福平至少7个月，并根据需要调整cART。对于结核累及骨骼或关节、中枢神经系统（CNS）或弥散性/粟粒性疾病而引起的肺外疾病的HIV儿童，建议的治疗时间为12个月，耐药菌应延长疗程。

(4) 病毒感染：水痘-带状疱疹病毒感染可用水痘-带状疱疹球蛋白（VZIG）。预防麻疹可使用麻疹、风疹和腮腺炎联合疫苗（MMR）。暴露于麻疹者应使用丙种球蛋白。巨细胞病毒感染应长期使用膦甲酸或更昔洛韦。单纯疱疹病毒感染可口服阿昔洛韦。

(5) 隐球菌脑膜炎：隐球菌脑膜炎在儿童病例中少见，建议联合使用两性霉素B脱氧胆酸盐（或脂质体两性霉素B）和氟胞嘧啶2周（诱导疗法），然后联合氟康唑至少8周（巩固疗法）。

(6) 念珠菌病：持续或复发性口腔和食管念珠菌感染的第一线药物为局部使用克霉唑。局部用药无效者，可口服酮康唑或氟康唑。食管念珠菌感染应静脉注射氟康唑或两性霉素或棘白菌素。

(7) 弓型虫感染：在治愈弓型虫眼部或中枢神经系统感染后，还应长期使用乙胺嘧啶-磺胺嘧啶和叶酸。此治疗方案也可用于预防首次弓型虫感染。

(8) 鸟分枝杆菌复合菌组感染（MAC）：1岁以下的儿童：CD4 T细胞计数<750/mm^3，1至2岁的儿童：CD4 T细胞计数<500/mm^3，2至6岁的儿童：CD4 T细胞计数<75/mm^3，≥6岁的儿童：CD4 T细胞计数<50/mm^3，为MAC感染的高危人群，可用克拉霉素或阿奇霉素预防用药。

4. **疫苗接种**　出生于HIV-1感染母亲的婴儿均应在生后接种卡介苗（此时免疫功能受到抑制最轻）。接种卡介苗后会出现较轻的并发症，包括接种同侧腋窝淋巴结炎、脓肿和瘘管，接种部位较持久的溃疡（持续时间6周以上）。新生儿期以后不能接种卡介苗，以防发生播散。

活疫苗（病毒或细菌）一般不用于免疫功能受抑制的患儿。使用减毒活疫苗MMR是一个例外，未发现明显不良反应。HIV-1感染儿也应按疫苗接种程序接受乙肝疫苗和白-百-破疫苗。2岁时可给予肺炎球菌多糖疫苗，蛋白结合肺炎球菌多糖疫苗可用于2岁以内的婴儿。在嗜血流感杆菌b流行地区，应给予蛋白结合Hib疫苗。年龄大于6个月者，每年应接种可能发生流行的流感病毒疫苗。

由于HIV-1感染儿的免疫功能被抑制，疫苗接种不一定成功，应了解疫苗接种后的免疫反应，如测定抗白喉，百日咳和破伤风抗体。暴露于水痘和麻疹者，应接受被动免疫血清；有可能发生破伤风的外伤，宜用破伤风抗毒素。

5. **心理咨询和支持**

(1) 心理咨询：在法律上应遵守医疗保密的原则，并以此作为医生和病家之间彼此信任的基础。虽然有时对患儿本人也要保密，但最终要让患儿知道，根据患儿的理解程度，逐渐告之病情的真相，并帮助他能理解疾病的过程，了解疾病的治疗需要和可能的并发症。临床心理学治疗师在帮助患儿处理各种面对的难题中起着重要的作用。

(2) 营养支持：HIV感染是一个消耗性疾病，故应给予营养丰富和高热能的饮食。必要时可给予间隙性或持续性胃管喂养或胃造口插管术，甚至完全肠道外营养以保持体重。不应给予生的或未煮熟的蛋、贝、肉类和未经消毒的乳品，以防食物污染引起的感染。

6. **母婴垂直传播的预防**　母体接受高效抗逆转录病毒治疗（HAART）和择期剖宫产可预防95%的新生儿发生HIV感染。

（杨锡强　赵晓东）

第三节　川 崎 病

川崎病（Kawasaki disease，KD）又称皮肤黏膜淋巴结综合征（mucocutaneous lymph-node syndrome，MCLS），是一种急性全身性中、小动脉炎。表现为发热、皮疹、球结膜充血、口腔黏膜充血、手足红斑和硬性水肿，以及颈部淋巴结肿大，约 20% 未经治疗的患儿发生冠状动脉损害。发病年龄以婴幼儿多见，80% 在 5 岁以下。流行病学资料支持其病因可能为感染所致，但均未能证实。

【临床表现】

1. 发热持续 5 天以上，抗生素治疗无效，体温 39~40℃以上，呈稽留热或弛张热，持续 7~14 天。

2. 双眼球结合膜充血，无脓性分泌物。

3. 口唇充血皲裂，口腔黏膜弥漫充血，舌乳头充血明显呈草莓舌。

4. 掌跖红斑，手足硬性水肿，恢复期指 / 趾甲和皮肤交界处出现膜状脱皮，指 / 趾甲有横沟（Beau 线），重者指甲 / 趾甲亦可脱落。

5. 多形性皮疹，可呈弥漫性红斑，肛周皮肤发红、脱皮，婴儿卡介苗接种处可有充血，结痂。

6. 颈部淋巴结肿大，单侧或双侧，直径在 1.5cm 以上，常为一过性。

以上表现可不完全出现，称为不完全型川崎病。一些病儿的症状发生于起病 10 天以后才陆续出现，影响及时诊断，称为延迟诊断型川崎病。

7. 其他表现如易激惹和烦躁不安，少数有颈项强直、惊厥、昏迷等无菌性脑膜炎表现。有腹痛、呕吐、腹泻、麻痹性肠梗阻、肝大、黄疸，血清转氨酶升高等消化系统症状。有咳嗽、关节痛、关节炎。心血管系统可有心包炎、心肌炎、心内膜炎、心律失常，甚至心肌梗死等。

【诊断】

1. 实验室检查

（1）血液检查：周围血白细胞增高，以粒细胞为主，伴核左移；轻度贫血，血小板早期正常，第 2~3 周增多；血沉明显增快，C 反应蛋白、α_2- 球蛋白、α_1- 抗胰蛋白酶等急相蛋白增高；血浆纤维蛋白原增高，血浆黏度增高；ALT 和 AST 可以升高。

（2）免疫学检查：血清 IgG、IgM、IgA、IgE 和血液循环免疫复合物升高。Th_2 细胞型细胞因子如 IL-6 明显增高。

（3）心电图：早期示窦性心动过速，非特异性 ST-T 变化；心包炎时可有广泛 ST 段抬高和低电压；心肌梗死时相应导联有 ST 段明显抬高，T 波倒置及异常 Q 波。

（4）超声心动图：急性期可见心包积液，左室内径增大，二尖瓣、主动脉瓣或三尖瓣反流；可有冠状动脉异常，如冠状动脉扩张、冠状动脉瘤、冠状动脉狭窄。

（5）冠状动脉造影：超声检查有多发性冠状动脉瘤或心电图有心肌缺血表现者，应进行冠状动脉造影，以观察冠状动脉病变程度，以指导治疗。

2. 诊断和鉴别诊断

（1）诊断标准：发热 5 天以上，伴临床表现 2~6 项中的 4 项者即可诊断川崎病，若不足 4 项，但超声心动图有冠状动脉损害，亦可确诊。对于>4 项主要临床特征，尤其是出现手足潮红硬肿时，热程 4 天即可以诊断；对于症状典型者，有经验的医生可以在热程 3 天作出诊断。

（2）鉴别诊断：本病需与败血症、渗出性多形红斑和幼年类风湿性关节炎全身型相鉴别（视频 3-8）。

视频 3-8　川崎病

【治疗】

1. 控制炎症

（1）阿司匹林：每天 80~100mg/kg，分 2~3 次服用，热退后 3 天逐渐减量，约 2 周左右减至每天 3~5mg/kg，维持 6~8 周。如有冠状动脉病变时，应延长用药时间，直至冠状动脉恢复正常。

（2）大剂量丙种球蛋白静脉滴注（IVIG）：剂量为 1~2g/kg 于 8~12 小时左右静脉缓慢输入，宜于发病早期（10 天以内）应用，可迅速退热和预防冠状动脉病变发生，同时合用阿司匹林。约 3%~10% 患者对 IVIG 无反应或反应较差，可重复使用一次。

（3）糖皮质激素：既往认为糖皮质激素不宜单独应用，因可促进血栓形成，易并发冠状动脉瘤并影响冠脉病变的修复，仅用于 IVIG 无反应者；然而目前研究认为糖皮质激素可缩短热程、降低冠脉病变风险，因而提出其可用于预估IVIG无反应和冠状动脉瘤高风险患儿的初始治疗。剂量为甲基泼尼松龙15~30mg/(kg·d)，连用3天。

(4)其他：英夫利昔单抗、依那西普、阿那白滞素等单克隆抗体以及环孢菌素和血浆置换在难治性患儿具有不同程度的疗效；而直接抑制NLRP3炎性小体被认为可能是治疗川崎病的更有针对性的治疗策略。

2. **抗血小板聚集** 除阿司匹林外可加用双嘧达莫(潘生丁)3~5mg/(kg·d)。

3. **对症治疗** 根据病情给予对症及支持疗法，如补充液体、护肝、控制心力衰竭、纠正心律失常等，有心肌梗死时应及时进行溶栓治疗。应用抗生素(如头孢菌素)治疗合并感染。

无冠状动脉病变患儿于出院后1个月、3个月、半年及1~2年进行一次全面检查(包括体检、心电图和超声心动图等)；有冠状动脉瘤者应密切随访，每6~12个月一次。应用IVIG患儿9个月内不宜进行麻疹、风疹、腮腺炎等疫苗预防接种。

(杨锡强 赵晓东)

第四节 渗出性多形性红斑

渗出性多形性红斑(Steven-Johnson syndrome)为急性、变态反应性、非化脓性、以皮肤黏膜为主要表现的全身炎症性疾病。变应原可为支原体、病毒、细菌、真菌、药物(磺胺、抗生素、抗惊厥药物和镇静剂)及食物。感染引起的潜伏期较药物所致的长。

【临床表现】

1. **皮肤损伤** 多样性表现，包括斑疹、丘疹、荨麻疹和疱疹，皮疹迅速融合成片，形成大疱，破溃渗液，形如烫伤面。皮损先出现于颜面和躯干，延及四肢。

2. **黏膜病变** 累及多处黏膜，首先见于唇和口腔，疱疹、大疱、溃疡和出血性结痂，伴有烧灼感和剧烈疼痛。迅即波及眼、上呼吸道、食管、胃肠道和肛周和外阴区。

3. **眼部损伤** 角膜溃疡、前葡萄膜炎、全眼球炎。

4. **内脏受累** 肺炎、心肌炎、肝炎、肠结肠炎、多关节炎、血尿、急性肾小管坏死和肾衰竭，严重者可致死亡。

5. 由于大面积表皮剥脱可致大量体液丧失和电解质紊乱，或继发严重细菌感染，甚至败血症。

黏膜和皮肤损害此起彼伏，病程持续4~6周。可遗留角膜瘢痕，视力障碍，食管、气管、阴道、尿道和肛门狭窄。严重的黏膜损伤和皮损>体表面积30%者称为中毒性表皮坏死松解症，全身中毒症状特别严重，预后不良。

【诊断】

实验室检查，如外周血中性粒细胞、血沉和C反应性蛋白增高，内脏受累者可有肝功能、肾功能异常等均非特异性。临床表现既足以作出诊断，应与川崎病、红斑性天疱疮鉴别。还应尽可能明确诱发本病的原因。

【治疗】

1. **支持治疗** 立即停用可疑的诱发药物。局部糖皮质激素用于眼部损害，并请眼科专家会诊。保持口腔清洁，涂搽甘油保护损伤的黏膜，餐前局部使用普鲁卡因或利多卡因可止痛。皮肤糜烂和溃疡，按烫伤处理，以生理盐水清洗和湿敷。不能进食者，可行肠道外营养。皮肤黏膜继发细菌感染者，应选用敏感的抗菌剂，但需使用低过敏反应的药物。

2. **糖皮质激素** 可能有减轻症状的效应，但尚无一致意见。常用剂量为甲基泼尼松龙1~2mg/(kg·d)。

3. **大剂量静脉注射丙种球蛋白(IVIG)** 每天1.5~2g/kg，连续3天，可减轻症状。

4. 发生严重内脏损害，出现生命体征危象者应进入ICU监护和治疗，目前有研究报道环孢素，TNF-α拮抗剂(英夫利昔单抗及依那西普)和血浆置换术(PP)对于重症患者具有益处，但需要进一步的随机研究以确定其有用性。

(杨锡强 赵晓东)

第五节 移植物抗宿主病和移植物排斥反应

器官移植(transplantation)是现代医学重要的治疗手段之一，已成为治疗许多危及生命的疾病的有效手段。已开展的器官移植有干细胞(骨髓、脐血和外周血)、肾脏、肝脏、心脏、肺、胰腺、甲状旁腺、骨骼和皮肤。移植物排斥反应是器官移植失败，甚至引起受体死亡的主要原因。受体主要组织相容抗原(MHC)，包括Ⅰ类MHC的HLA A和HLA B和Ⅱ类MHC的HLA DR与供体MHC配型不一致或不完全一致，将导致受体T细胞排斥供体移植物反应，造成移植失败。如果受体存在T细胞缺陷，供体移植物中的T细胞在受体中增殖和活化，并攻击受体的器官组织，发生移植物抗宿主病（graft versus host disease，GVHD）。除干细胞移植外，输注新鲜血液和血制品，因其中含有供体的T细胞，也可引起T细胞缺陷的受体发生GVHD。

Th_1 细胞及其细胞因子风暴在GVHD的急性期起主要作用，急性GVHD的效应细胞主要为细胞毒T淋巴细胞（CTLs），激活后进行扩增，迁移至靶组织，通过直接细胞毒作用或者产生炎性细胞因子造成器官损伤；NK细胞也参与了急性GVHD的过程；慢性GVHD中起主要作用的为致病性Th17、Tfh及 Th_2 等细胞，通过分泌IL-17、IL-4、IL-21、IL-6、IL-10等诱导B细胞活化增殖，辅助其产生自身抗体反应，发挥体液免疫应答效应，造成靶器官损害；此外形成的免疫复合物通过激活补体，介导抗体依赖性细胞毒性效应（antibody-dependent cell-mediated cytotoxic，ADCC）存在于移植排斥反应的全过程中。

【临床表现】

1. **急性GVHD**　常发生于造血干细胞移植后10~28天，表现为发热，黄疸，弥漫性红斑或斑丘疹，常开始于手掌，足底或头部，然后播散到整个躯干和全身，严重者出现疱疹、大疱和渗液极似大面积Ⅱ度灼伤。可伴有厌食、呕吐、水样腹泻、吸收不良及肠绞痛，严重时可有胃肠道出血。肝功能异常，如高胆红素血症、血清碱性磷酸酶、轻中度谷丙转氨酶及谷草转氨酶升高。GVHD的临床严重程度见表3-41。Ⅰ级仅有皮肤损害，预后良好；Ⅱ级多器官受影响，但不严重；Ⅲ级多器官受影响，非常严重；Ⅳ级危及生命，常致死亡。

表3-41　GVHD的临床严重程度

分级	皮损（体表面积）	肝脏（血清胆红素 mg/dl）	胃肠道（腹泻量/每天）
+（Ⅰ）	斑丘疹<25%	2~3	>5 00ml
++（Ⅱ）	斑丘疹占体表25%~50%	3~6	>1 000ml
+++（Ⅲ）	全身性皮疹100%	6~15	>1 500ml
++++（Ⅳ）	全身性皮疹伴大疱和脱皮100%	>15	严重腹痛伴或不伴肠绞痛

2. **慢性GVHD**　大约25%的生存期长于180天的异基因骨髓移植受体的急性GVHD症状可延续到移植后3个月，转为慢性GVHD。部分患儿无急性GVHD或在急性GVHD缓解后有一段静止期再发生慢性GVHD。无关配型供体和外周血干细胞移植者，易发生慢性GVHD，且更严重。其他发生慢性GVHD的危险因素为：供体和受体的年龄偏大、男性受体接受女性供体的干细胞、原发病为恶性肿瘤和移植前使用放射处理。临床表现相似于自身免疫性疾病，如面部皮疹、苔藓和硬皮病样皮损、关节炎、阻塞性毛细支气管炎和闭塞性胆管炎。慢性GVHD是干细胞移植后最主要的合并症和致死原因。仅有皮肤和肝脏损害者预后较好；若累及多器官，则预后不良，常因中性粒细胞减少和治疗GVHD的免疫抑制剂诱发严重免疫缺陷，导致反复危及生命的严重机会感染。常见的严重机会感染包括全身性念珠菌病、曲霉菌、巨细胞病毒（CMV）感染和EB病毒感染。

3. **移植失败**　通常在骨髓移植后2~4周出现植活迹象，表现为白细胞数升高，单个核细胞增多及外周血出现成熟中性粒细胞，骨髓检查可见骨髓增生，血小板及网织红细胞数增加。绝大多数造血细胞及免疫活性细胞为供体细胞，嵌合体状态主要见于原发性免疫缺陷病患儿。外周血造血干细胞移植者的骨髓功能恢复时间较早，植后7~10天即可见外周血白细胞数升高。由于受体和供体MHC不配型，移植物受宿主免疫反应排斥而死亡。早期移植物丧失的表现为移植术后第21天中性粒细胞 $<0.2\times10^9/L$；晚期移植物丧失表现为移植术后一段时间外周血出现供体细胞，随即发生全血细胞减少和缺如。CMV和疱疹病毒感染也是移植失败的原因。

【诊断】

1. **GVHD的诊断**　移植后出现皮疹、黄疸、发热和胃肠道症状应考虑GVHD，确诊有赖于皮肤、肝脏和内镜活组织检查：所有受累器官的血管内皮细胞损伤和淋巴细胞浸润，皮肤上皮细胞和毛囊受损，肝内胆小管破坏，胃肠道隐凹和黏膜溃疡。

2. **移植失败明确**　移植后外周血持续低下后上升后又下降，常伴以严重机会感染。

3. **机会感染的诊断**　应尽可能明确感染的病原体：移植后早期为念珠菌和曲霉菌感染，随即为CMV和EB病毒感染。

【治疗和预防】

1. **治疗**

（1）免疫抑制剂：临床表现为急性GVHD Ⅱ

级时应开始免疫抑制剂治疗，可联合使用2~3种药物。

1）糖皮质激素：大剂量糖皮质激素静脉注射（甲基泼尼松龙1g/d，连用3天）或口服（泼尼松每天5~10mg/kg，连用5天）常用于治疗急性排斥反应。单用泼尼松或泼尼松与硫唑嘌呤（每天1mg/kg）口服联合应用，可使50%~70%的慢性GVHD患者临床表现有所改善。

2）抗淋巴细胞球蛋白：糖皮质激素效应不够理想时，可加用抗淋巴细胞球蛋白（ALG，剂量为每天10~20mg/kg，连用5~14天）。OKT3抗体剂量为每天5mg，静脉滴注，连用10天。

3）他克莫司（FK506）：静脉滴入剂量为0.1mg/（kg·d）。一般不超过7天，改为口服0.3mg/（kg·d）。应测定血浓度以调节用药剂量，可长时间使用。

4）吗替麦考酚酯（MMF）：于移植后72小时开始使用MMF，成人剂量为每天2~3g，分两次口服，应测定血浓度。尚无儿童用量依据。

5）抗CD25受体α单抗：1mg/（kg·d）于100ml 5%糖盐水中静脉滴入，于1、4、8、15天各一次（共4次）。

6）其他：随着对GVHD病理生理学的研究进展和生物制药技术的发展，更多的针对各种细胞因子、细胞表面分子、细胞趋化因子、共刺激分子的单克隆抗体，以及mTOR、JAK1/2、组蛋白脱乙酰基酶、酪氨酸激酶、蛋白酶体抑制剂也已运用于难治性GVHD患者。然而有效方案需要取决于更多的随机、双盲、多中心临床研究，以及对患者进行科学的预后分级，制定针对性的个体化治疗方案。

（2）防治感染：经骨髓移植前预处理后，患者常有明显的粒细胞及淋巴细胞缺乏，移植后均有感染性并发症。免疫系统的2个主要成分在移植后恢复情况不同，发生感染的危险性分为三个阶段（表3-42）。

表3-42　骨髓移植后感染发生的阶段及导致感染的病原体

移植后阶段	感染的病原体
Ⅰ移植开始→移植物植活（2~4周）	中央导管革兰氏阳性球菌、肠道菌株早期霉菌感染、食管炎、霉菌性败血症
Ⅱ在移植物植活后初期（2~3个月）	霉菌：曲霉菌（处在层流室内者较少见），白色念珠菌性食管炎；病毒：CMV、腺病毒、EB病毒、呼吸道合胞病毒、肠病毒、副流感病毒及乳多空病毒
Ⅲ移植物植活后的后阶段	鼻窦炎和肺炎、肺炎球菌、嗜血杆菌、带状疱疹病毒85%见于皮肤，1/3可全身为全身性，后阶段为间质性肺炎

①大剂量化疗和输入供体骨髓细胞再生缓慢，使患者极易感染及出血。患者应隔离在具有空气层流设备的无菌病室中，工作人员应严格遵守消毒隔离制度，如洗手及空气过滤以滤去空气中的霉菌。

②早期预防性应用广谱抗生素、阿昔洛韦和两性霉素B，中性粒细胞绝对值达5×10^9/L时，才考虑停药。SMZ可预防卡氏肺囊虫所致的间质性肺炎。骨髓移植后每周静脉注射丙种球蛋白一次，可减少CMV肺炎及急性GVHD的发生。输粒细胞可致CMV感染的危险性明显增加，故不作为预防性应用。发生感染者，在明确病原体和药物敏感性的基础上，积极使用抗感染药物。IVIG可减少机会感染的发生。

（3）血小板低于20×10^9/L时，应输注血小板，以防止严重的自发性出血。由于新鲜全血或血浆中含有淋巴细胞，在使用前必需经25Gy照射，以防止发生GVHD。

（4）粒细胞-单核细胞集落刺激因子（GM-CSF）或粒细胞集落刺激因子（G-CSF）每天5μg/kg皮下注射或静脉滴注，可促进骨髓移植细胞的成熟和发育。

2. **预防**　虽然静脉注射甲基泼尼松龙，抗胸腺细胞球蛋白及单克隆抗体可用于治疗急性GVHD，但成功率有限。因此，预防排斥反应和GVHD的发生显得特别重要。

（1）组织抗原配型：尽可能选择与受体HLA配型相合的供体，可减少慢性排异反应的发生。移植前应仔细评估供受体间ABO血型相合情况及对供体HLA抗原特异性的致敏情况，可预防超急性排斥反应的发生。

(2) 免疫抑制剂：甲氨蝶呤(MTX) 0.3~1mg/(kg·d) 与环孢素 A 4~6mg/(kg·d) 联合预防性治疗；环胞菌素 A 应在移植后持续应用 6 个月，应测定血浓度早期峰值 1 200~1 400μg/L，谷值 200~350μg/L；4 月后均值为 200μg/L。具体方案为在取同种异体造血干细胞前一天起(-1 天)开始静脉滴注环胞菌素 A 每次 3mg/kg，一天二次，直至移植后 2 周左右；随后改为每天口服 3~5mg/kg(分 2~3 次服)，持续到移植后 180 天，并于移植后 +1，+3，+5 及 +11 天各用静脉一次(MTX 10mg/m^2)。

(3) X 线照射：凡 T 细胞缺陷者及接受强化疗的癌肿患者，当其需要接受新鲜血制品时，这些新鲜血制品在输入前均需接受 20~25Gy 放射线照射，以灭活这些血制品内存在的活性 T 淋巴细胞。

(4) 去除 T 淋巴细胞：将供体骨髓于移植前先在体外清除其中的 T 淋巴细胞(抗 T 细胞单克隆抗体 + 补体法、单克隆抗体与毒素结合法、大豆凝集素凝集法及绵羊红细胞凝集或玫瑰花技术)，可降低 GVHD 的发生率。

(杨锡强　赵晓东)

第六节　疫苗接种的不良反应

抗感染疫苗是人类对抗微生物感染的最有效方法。但是疫苗制剂对人体是一种异物，少数过敏体质儿童可发生过敏反应，减毒活疫苗对免疫功能低下的人群还可能引起疫苗性感染，发生严重的临床表现。

【临床表现】 百日咳 - 白喉 - 破伤风三联疫苗(DTP)的副反应主要由百日咳疫苗引起，可能发生局部及全身的副反应。百日咳全细胞疫苗的局部反应有红斑、水肿和疼痛，见于约 2/3 的接种者，重复注射者更多见。偶而注射部位可发生无菌性脓肿。接种 DTP 者，一半以上有全身反应如发热，可达 40℃以上。其他还有昏睡、烦躁和呕吐。这些反应可在几小时内发生，也可在接种后 1~2 天内发生。罕见的严重副反应是持续哭闹、高热(＞40℃)、虚脱和休克样状态，可发生在注射后几小时内，持续几分钟至几小时，一般可完全康复。是否引起惊厥、脑病，甚至永久性神经系统后遗症尚有争议。

10%~50% 接种麻疹疫苗的儿童有局部发热、硬结和触痛；3%~10% 有全身反应，如发热、不适和区域性淋巴结大。活麻疹疫苗(LMV)能导致原发免疫缺陷病和 HIV 感染患儿发生弥漫性麻疹发疹，甚至死亡。

风疹疫苗的副反应有皮疹、发热、淋巴结肿大等，1%~5% 接种的儿童可有关节痛和关节炎。口服脊髓灰质炎减毒活疫苗(TOPV)可使原发性免疫缺陷病，特别是抗体缺陷病患儿发生麻痹，TOPV 在肠道内持续复制，发生突变，并在粪便中排出。这种突变的 TOPV 有可能成为新的流行感染病毒株。

仅少数人接种乙型脑炎病毒疫苗有局部红肿、发热，个别有皮疹，偶见过敏性休克、紫癜和血管神经性水肿。近年有疫苗接种后群发性癔症的报道。

IFN-γ、IL-12、IL-12R 轴缺陷、高 IgM 综合征、慢性肉芽肿病和严重联合免疫缺陷病患儿接受卡介苗接种后可发生卡介苗感染，轻者表现为局部淋巴结肿大、瘘管形成和溢脓、接种处红肿和溃疡，重者可远处淋巴结炎、全身播散性卡介苗感染，累及肺、肝、脾、胃肠道，可致死亡。

【诊断】 疫苗接种后 8~24 小时出现全身症状，局部接种处红、肿、热、痛；接种 DTP 后出现神经系统症状等，可考虑疫苗的不良反应。

接种 TOPV 后发生麻痹者应测定血清免疫球蛋白，了解是否无丙种球蛋白血症。若患儿为无丙种球蛋白血症，应进行基因分析确诊，并上报国家疾病控制中心，以便检测患儿粪便排放 TOPV 及其突变情况。

接种卡介苗后发生卡介苗淋巴结炎或全身播散性感染者，应取淋巴结、血液、脑脊液、痰液等标本涂片和培养，以确诊卡介苗感染。同时进行免疫学和基因学诊断。

【治疗】 一般轻微不良反应，不必特殊处理，在短时间内即可恢复正常。发生严重过敏反应者可肌内注射 1∶1 000 肾上腺素 0.01~0.03ml/kg。极重患儿需要进入 ICU 进行生命体征的监护和管理。

在制备工艺过程中，可能使疫苗含有链霉素、新霉素和鸡胚组织蛋白，接种疫苗前应详细询问是否对这些物质过敏。

家庭中有原发性免疫缺陷病患者，为避免 TOPV 粪 - 口传播，家庭成员均不能接种 TOPV。发生麻痹者，在粪便排放 TOPV 时期内，患儿的粪便必须隔离和消毒处理。

(杨锡强　赵晓东)

第十九章　过 敏 反 应

第一节　血 清 病

【前言】 血清病是一种免疫复合物介导的变态反应性疾病，其主要表现为发热、皮疹、多关节炎及关节痛。最早被认识是在19世纪初，主要发生在利用异种抗血清治疗感染性疾病的患者身上，故称为血清病。血清病症状通常发生在接触异种抗原物后1~2周内，并在停止接触后数周内消退，整个发病过程呈自限性特征，预后良好。

【病因】 血清病的症状是由于人类蛋白质和异种蛋白之间形成免疫复合物的结果。含有异种抗原的药物是导致血清病的最常见的原因，包括接种疫苗（如狂犬病疫苗）、免疫调节剂（如利妥昔单抗、英夫利昔单抗）和抗毒血清。

血清病样反应与血清病不同，虽然临床表现类似，但血清病样反应不涉及免疫复合物的形成。临床上最常见引起血清病样反应的药物包括：青霉素、头孢菌素（头孢克洛最常见）、磺胺类、安非他酮、氟西汀和硫脲嘧啶。此外，有些感染也会导致血清病样反应的发生，包括链球菌感染和乙型肝炎。

【流行病学】 尽管血清病罕见，但在发病率方面，成人较儿童多见。一项针对72 000名患者进行的调查发现，在接受马抗狂犬病免疫球蛋白治疗的10岁以下儿童中，血清病发病率不到0.5%。对于高丙种球蛋白血症和丙型肝炎相关冷球蛋白血症性血管炎的患者，在接受利妥昔单抗输注治疗后，发生血清病的的风险较高。

【病理生理】 血清病是典型的免疫复合物病，属第Ⅲ型变态反应，人体接受异种血清后，经过7~14天的潜伏期，产生足量的抗体，此时人体内如尚残留异种血清抗原（即抗原过剩），则抗原-抗体相互作用形成可溶性免疫复合物，后者随血流广泛沉积于心、肾、关节腔及皮肤等处的血管壁上或组织间隙中。同时，免疫复合物的沉积激活经典补体途径，导致血液循环中补体C3和C4水平的降低。血补体C3和C4水平可用于血清病和血清病样反应的鉴别诊断依据（血清病样反应补体水平正常）。另外，补体系统的激活，组胺的释放，多形核白细胞的趋化，释放出组织损伤酶，增加血管通透性；血小板凝聚形成组织缺血，进一步增加组织损伤和关节腔炎症反应。血清病中出现的荨麻疹系IgE类抗体引起，而关节症状多与IgG和IgM抗体有关，血清病的不同部位的不同症状说明同一抗原诱导产生的不同类型的抗体可以引起不同临床表现。

【临床表现】

1. **潜伏期**　血清注射后经7~14天潜伏期，即出现发热、皮疹、淋巴结肿大、关节酸痛等症状。

2. **发热**　常为最先出现的症状，可高达40℃，但亦可在皮疹出现后或两者同时出现。

3. **皮疹**　主要为荨麻疹，以受压部位较多伴瘙痒。偶见麻疹样或猩红热样皮疹、环形疹、紫癜等，亦可见多种类型皮疹混杂。病情严重者出现血管神经性水肿，眼睑、面颊、手脚等处明显水肿，喉头水肿严重时可致喉梗阻。重要的是，血清病并不侵犯黏膜，以此可以与Stevens-Johnson综合征和中毒性表皮坏死松解症相鉴别。

4. **淋巴结肿大**　常有全身淋巴结肿大，特别是血清注射部位淋巴汇合区更为突出。常伴脾脏肿大。

5. **关节炎及关节痛**　关节炎不多见，但若出现时，大小关节均可波及，其中手、足、踝关节和肩部关节最常受累。关节疼痛症状较为常见，偶见局部红肿，但无化脓。

6. **其他系统症状**　有时可出现末梢神经炎、头痛或视物模糊、谵妄、惊厥、昏迷等神经系统症状，与水肿或多发性动脉炎累及神经组织有关。偶尔并发哮喘，特别症状出现较早的患儿并发哮喘的可能性较大。少数严重病例，可出现肾小球肾炎、肾病或肾功能不全。

对于血清病样反应，很少发生全身反应，通常仅表现为发热、关节炎、皮疹、荨麻疹和瘙痒。

【实验室检查】 临床医生应考虑以下实验室

检查，以评估其病因和器官系统受累情况：全血细胞计数与分类、血沉、C反应蛋白、总补体（CH50）、补体C3、补体C4、肝转氨酶、抗核抗体和类风湿因子。对于感染性疾病，根据病史，可进行包括乙型肝炎病毒筛选和EBV嗜异性抗体检测；如果怀疑心肌炎，应做心电图检查；对于伴有胃肠道症状患儿需进行大便检测；对于伴有神经系统症状患者需进行CT等神经影像学检查。

1. **全血细胞计数与分类**　白细胞减少或轻度增多，常并有嗜酸性粒细胞增高。

2. **炎症标志物**　血沉增快，C反应蛋白升高。

3. **血清补体**　CH50、C3和C4水平降低，严重病例下降更明显。

4. **尿常规**　偶尔可见少量蛋白，若出现肾小球肾炎，尿中可见大量蛋白与管型。

5. **血肌酐**　可能升高，但通常在停药后的几天内恢复正常。

6. 对羊细胞的福尔斯曼氏（Forssman）抗体常上升。

7. 由马血清引起的血清病，可检出有直接针对各种马血清蛋白质的IgG、IgA、IgM和IgE抗体。

血清病样反应通常不会伴随多器官系统受累，其实验室检测也不会出现低补体血症或肾功能不全改变。

【诊断与鉴别诊断】　临床表现结合注射异种抗血清或含异种抗原药物的病史，血清病的诊断并不困难。

血清病需与血清病样反应相鉴别，具有血清病样反应的疾病非常广泛，需要充分评估，包括：病毒疹（如切昆贡亚热、登革热）、急性风湿热、猩红热、川崎病、脑膜炎球菌血症、系统性幼年特发性关节炎、莱姆莱病、过敏性脉管炎（如IgA血管炎、急性发热性嗜中性细胞皮肤病、Stevens-Johnson综合征）和其他类型的药物反应（如出现嗜酸性粒细胞增多和全身症状的药物反应），以上疾病的特殊表现及实验室检测结果有助于鉴别诊断。

【治疗】　血清病为自限性疾病，临床上以对症治疗为主，主要是减轻症状、去除或减少抗原的暴露。大部分患儿可以在门诊得到有效治疗，对于伴有严重症状、多器官系统受累、具有潜在感染证据或其他更为严重病因的患儿需要考虑住院治疗。

1. 对于轻中度症状表现者，可以使用解热镇痛药和抗组胺药物，患者皮疹及瘙痒症状通常在用药后48小时内停止进展。

（1）抗组胺药物：①苯海拉明2~4mg/（kg·d），分4次口服。②扑尔敏0.35mg/（kg·d），分3~4次口服，新生儿和早产儿不宜使用本药。③氯雷他定12岁以上儿童：每天1次，每次10mg；2~12岁儿童：体重>30kg，每天1次，每次10mg；体重≤30kg，每天1次，每次5mg；1~2岁儿童：每天1次，每次2.5mg。

（2）解热镇痛剂：阿司匹林30~60mg/（kg·d），分4~6次口服，用于体温较高及并发关节痛者。

2. 对于严重病例（皮肤、关节、肾脏或神经系统合并症较重时），需要全身静脉使用糖皮质激素7~10天：如氢化可的松10mg/（kg·d），静脉滴注；或口服泼尼松1~2mg/（kg·d），分3~4次口服。

3. 喉头水肿引起梗阻时，可作气管插管或气管切开。

【预后】　血清病及血清病样反应预后均良好，大多数在去除抗原刺激后1~2周内即可痊愈。对于严重、反复发作病例或持续暴露者，其病程可能会持续较长时间。

【合并症】　一般来说，血清病不会引起长期并发症，到目前为止，没有大样本研究证明血清病的长期并发症。然而，在动物实验中证实，反复暴露导致血清病的反复发作会造成肾衰竭和死亡。然而，在再生障碍性贫血患者中应用抗胸腺球蛋白治疗的临床研究中心发现，由此导致的血清病患者预后良好。

【健康教育】　一旦发生血清病或血清病样反应者，一定要对患者进行相关健康教育，告知患者药品名称，确保避免再次接触。必须让患者明白，反复再次接触过敏物质，可能会导致更严重的后果。

（蔡小芳　刘智胜）

第二节　青霉素不良反应

自Fleming发现青霉素后，临床应用已超过半个世纪，以其抗菌作用强、疗效高、毒性低等特点，至今仍广泛用于儿科。由于青霉素长期而普遍的应用，其副作用已逐步为临床医师所认识和掌握，对其副作用（特别是过敏性休克）发病机制的研究也比较深入。现就青霉素的不良反应做以下阐述。

【过敏性反应】 在各类药物中，青霉素G最易引起过敏反应，抗菌药物所致的过敏性反应主要是由于抗原、抗体相互作用引起的变态反应。青霉素的抗原性很弱，不能以共价键与蛋白质牢固结合形成抗原复合物，但其降解产物则相反，其与蛋白质结合形成抗原复合物后，能刺激人体产生相应的抗体。因此，青霉素G所致的过敏反应，主要由其降解产物引起。降解产物是比青霉素G本身更为重要的致敏源。青霉素G的降解产物可分为大抗原决定簇（major antigenic determinants）和小抗原决定簇（minor antigenic determinants）两类，前者系青霉烯酸与体内蛋白质结合而成的青霉噻唑蛋白，在少数情况下青霉素G也可以直接与蛋白质结合而形成这一物质。后者包括青霉噻唑酸盐、青霉吡啶酸盐、青霉胺、6-氨基青霉烷酸（6APA）、聚青霉噻唑及青霉素本身等。由于抗原不同，临床引起过敏反应的类型亦各异。

1. **过敏性休克**　是青霉素G最严重的不良反应，可立即导致患儿死亡。与其他药物比较，青霉素G发生过敏性休克最多，据调查，青霉素G过敏反应的发生率为0.5%~2.0%；过敏性休克的发生率约为0.004%~0.015%（10万人中4~15人）；死于休克者，10万人中1.5~2人。

小抗原决定簇是青霉素G引起即刻过敏反应（包括过敏性休克）的重要原因，它能刺激机体产生IgE，并与决定簇结合吸附在肥大细胞和嗜碱性粒细胞表面，当机体再次接触青霉素G后，抗原与此IgE结合，使细胞膜内的腺苷酸环化酶受抑制，致使环磷酸腺苷（cAMP）的生成减少，大量组织胺释放（因cAMP有控制肥大细胞及嗜碱性粒细胞颗粒内组织胺释放的作用），与此同时血清素、慢反应物质也相继释放，缓激肽被激活，这些生物活性物质可作用于呼吸道、消化道及皮肤等，引起支气管痉挛、黏膜水肿、呕吐、腹泻、皮肤红肿及荨麻疹，并导致小血管扩张、血管通透性增加、有效循环血量减少、微循环障碍、组织缺氧、血压下降，形成过敏性休克。除过敏性休克外，IgE尚可引起全身皮肤潮红、瘙痒、支气管哮喘、喉头水肿、即刻型荨麻疹等即刻变态反应。上述反应均属I型变态反应。

过敏性休克的发生常极为迅速，可出现在皮试时，甚至在注射针头尚未拔出时发生，约半数患儿的症状发生在注射后5分钟内，注射后20~30分钟内发生者占90%，但也有个别病例于注射数小时后或连续用药过程中（甚至3周后）发病，一般症状出现越早，来势越猛，预后越差。12岁以下儿童过敏性休克比较少见，但小至1个月的婴儿亦可发生。青霉素的各种制剂及各种给药途径均可导致过敏性休克，但以肌内注射发生率最高。过敏反应的轻重与药物剂量的多少无关。多数患儿有变态反应史，少数患儿为特异性高过敏体质，甚至未接触青霉素G，仅闻到其气味亦能发生过敏。

过敏性休克出现时可见呼吸困难、发绀、脉搏微弱、血压下降、昏迷、肢体强直、惊厥等症状，若不及时抢救，严重者可在数分钟至数小时内死亡。预防过敏性休克，在于应用青霉素G时必须详细询问既往史，对有青霉素G过敏史的患儿，不宜再作青霉素G皮试。青霉素G皮试对预测过敏性休克起重要作用，注射处红肿直径超过1cm，用手触之有硬结感为阳性反应，此时绝对不能使用。如注射处稍隆起而周围不红肿为阴性反应。使用各种青霉素制剂必须做皮试，已停用青霉素G 24小时以上需再次使用时，应重做皮试，用药中调换批号时，应另作皮试。青霉素G与头孢菌素可以发生交叉过敏反应，但发生率不高，有认为对青霉素G过敏者，约91%~94%患儿对头孢菌素不过敏，由于有交叉过敏，因此，对青霉素G严重过敏者，用头孢菌素亦应特别小心。少数（约15%）患儿对头孢菌素过敏，而对青霉素G无交叉过敏反应。

2. **溶血性贫血（Ⅱ型变态反应）**　青霉素G降解形成的大抗原决定簇可牢固地结合在红细胞膜上，刺激机体产生抗药物-红细胞结合物的抗体，这种抗体绝大多数是IgG，个别是IgM。此抗体只破坏有药物结合的红细胞，而不破坏正常的红细胞，此种药物吸附型（或称本抗原型）免疫性溶血性贫血通常很轻，属血管外型，致敏红细胞在脾脏破坏，极少发生血管内溶血，多见于大剂量应用青霉素G时，但常规剂量亦可发生，并认为反复使用比首次更容易产生抗体。抗体通常在用药后1周内产生，可存留体内长达6个月。虽然用青霉素G容易产生抗体，但仅有2.3%~3%出现直接Coombs试验阳性，而且只有少数病例才发生溶血。血清学检查直接Coombs试验阳性，间接阴性。停药后溶血很快减轻，数周后血象恢复正常，直接Coombs试验60~80天转阴。

3. **血清病型反应（Ⅲ型变态反应）** 大抗原决定簇刺激机体产生特异性 IgG，后者可与青霉素 G 结合形成可溶性复合物，其发病机制与临床表现与异种动物蛋白注入人体内产生的血清病相同。

4. **接触性皮炎（Ⅳ型变态反应）** 与青霉素 G 经常接触的工作人员有发生接触性皮炎的可能，一般于接触后 3~12 个月内发生，停止接触后可望逐渐消退。

【毒性反应】 青霉素 G 肌内注射后局部疼痛较重，甚至可发生周围神经炎。全身大量应用可引起肌肉阵挛、抽搐、昏迷等神经系统反应。青霉素 G 偶可引致精神病发作。静脉滴注大剂量青霉素 G，应考虑到钠或钾中毒的危险性（因 100 万 U 青霉素 G 钾盐含钾 0.654g）。

【治疗】

（一）过敏性休克的治疗

在青霉素的不良反应中，以过敏性休克最为严重，若抢救不力或不及时，常会造成患儿死亡，熟悉并掌握过敏性休克的治疗方法甚为重要。

1. **就地抢救** 过敏性休克一旦发生，必须就地抢救，切忌等待或转院。

2. **立即停用青霉素** 若休克症状出现在注射青霉素过程中，必须立即停止注射。为局部用药或皮肤污染引起者，可用水将局部冲洗干净，以减少药物吸收。如患者为静脉用药时，停止输液，换掉输液器和管道，不要拔针，保留静脉通路。

3. **注射肾上腺素** 一经确诊，第一时间注射肾上腺素。

（1）对于没有发生心搏骤停的患者，首选肾上腺素原液（1mg/ml）肌内注射，首选股外侧肌内注射，标准剂量为 0.01mg/kg，但成人单次剂量不超过 0.5mg，儿童单次剂量不超过 0.3mg，可 5~15 分钟重复一次，可重复 2~3 次，如无效改静脉滴注。为简便使用，阶梯给药剂量按体重算，体重>50kg 时给 0.5mg；体重为 25~50kg 时给 0.3mg；体重为 7.5~25kg 时给 0.15mg；体重<7.5kg 时给药量约 0.15mg。

特别提醒：肾上腺素皮下注射吸收较慢，6~15 分钟后起效，国外皮下注射法早已停止使用。

（2）当肌内注射和液体复苏无效时使用静脉滴注，成人使用浓度为 0.001~0.002mg/ml（相当于 0.5~1 支 1ml/1mg 原液用 500ml 生理盐水稀释，混匀后浓度分别 1~2μg/ml），静脉滴注速度为 0.1~1μg/（kg·min），增加速度为每 2~3 分钟增加 0.05μg/（kg·min），如体重不详，初始为 2~10μg/min 给药；婴幼儿及儿童使用浓度为 0.01mg/ml，滴注速度同成人。

（3）血压骤降使用肌内注射和液体复苏无效、且静脉滴注不可用时可静脉推注，但应使用浓度为 0.1mg/ml（即 1 支 1ml/1mg 肾上腺素原液用生理盐水稀释至 10ml），3 分钟时间推注 0.05~0.1mg（即使用 3 分钟推注 0.5~1.0mL 稀释液），每 5~15 分钟可重复一次。

（4）对于发生心搏骤停者推荐静脉推注，给药剂量为 0.01mg/kg（1∶10 000 溶液 0.1ml/kg），最大剂量为 1mg，每 3~5 分钟重复一次。

（5）对有喉头水肿和支气管痉挛者，肾上腺素可吸入给药，使用浓度为 1mg/ml，用量为 0.5~2ml，每 4 小时重复一次。

4. **液体支持** 循环系统不稳定的患者，既需要肾上腺素又需要液体支持。因为如果没有有效循环血量，肾上腺素是无效的。可以用晶体或胶体溶液，通常为 0.9% 氯化钠注射液。起始量为 10~20 分钟内输入 20ml/kg。必要时可以重复使用。如果输液量超过 40ml/kg，要考虑多巴胺或肾上腺素等升压药支持。

5. **糖皮质激素和抗组胺药**

（1）糖皮质激素：早期大剂量静脉输注糖皮质激素可能降低晚期呼吸道疾病的风险，如琥珀酸氢化可的松（5~10mg/kg）或甲泼尼龙（1~2mg/kg）静脉滴注。但是，不应该把糖皮质激素作为严重过敏反应的一线治疗。激素起效不够快，尚未充分证实其能否降低迟发反应的危险。

（2）抗组胺药：可静脉或肌内注射给予抗组胺药，如苯海拉明和氯苯那敏，以缓解皮肤的相关症状。

国内常用的抗组胺药为异丙嗪。但是，异丙嗪可致 2 岁以下儿童呼吸抑制，甚至死亡，故 2 岁以下儿童应禁用。国内外指南均未推荐 10% 葡萄糖酸钙注射液用于严重过敏反应和心肺复苏的抢救；只有高血钾、低血钙或钙通道阻滞剂中毒时，钙剂治疗才有效，其他情况均不用钙剂治疗。

6. **高血糖素** 严重的过敏性疾病对使用肾上腺素无效的患者，尤其是那些应用 β- 受体阻断剂的患者，静脉注射高血糖素可能有效。

7. **其他治疗** 喉梗阻严重者，应作气管切开。合并肺水肿及脑水肿按相应方法处理。

8. 监护　严重过敏反应治疗好转后需要观察，但尚无证据提示需要观察多长时间。伴有呼吸系统损伤的患者，应该至少监测 6~8 小时；伴有血压过低的患者至少要监测 12~24 小时。

青霉素引起过敏性休克的死亡，常发生在发病早期，若症状持续较久，死亡的可能性即大为减少。生存病例大多于数小时至 1 天内恢复。

（二）其他过敏性反应的治疗

一般在停止应用青霉素后症状即可消失，必要时亦可应用抗组织胺药物，如西替利嗪、扑尔敏等。必要时肾上腺皮质激素也可使用。

对临床医师而言，重要的是要认识青霉素除引起过敏性休克外，尚可引起其他类型的过敏反应如血清病及对各器官及组织的过敏反应，这样才能做到出现症状时及时停药及对症处理。

（蔡小芳　刘智胜）

第二十章 感染性疾病

第一节 人禽流感

禽流感(avian influenza,AI)是禽流行性感冒的简称,是禽类的甲型流感病毒感染,又称真性鸡瘟或欧洲鸡瘟。禽流感病毒(avian influenza virus,AIV)在近两个世纪中不断地侵袭着全球,其中由其强毒株H5N1亚型引起的大流行,不仅给家禽养殖业带来了重大灾难,而且已经侵袭到人类,向全人类的健康提出了严峻挑战。人禽流行性感冒(以下称人禽流感)是由禽甲型流感病毒某些亚型中的一些毒株引起的急性呼吸道传染病。

【病原学】 禽流感病毒属正黏病毒科甲型流感病毒属,病毒颗粒呈多形性,其中球形直80~120nm,有囊膜。禽流感病毒基因组为分节段单股负链RNA,共有8个独立的RNA片段,每个RNA片段为1个基因。片段1~3分别编码聚合酶PB2、PB1和PA,片段4编码血凝素蛋白(HA),片段5编码核壳蛋白(NP),片段6编码神经氨酸酶(NA)片段7编码基质蛋白(M),片段8编码非结构蛋白(NS)。聚合酶蛋白为病毒基因表达和复制所必需的。HA和NA是流感病毒表面主要刺突蛋白,也是诱导机体产生中和抗体的主要抗原。M是一种非糖基化蛋白,在转录过程中产生2种mRNA,分别编码M1和M2,M除作为结构蛋白外,还参与调控病毒的转录和被感染细胞的胞核与胞质之间物质转运。NS包括2个开放的阅读框架分别编码NS1和NS2。依据外膜HA和NA蛋白抗原性不同,目前可将流感病毒分为18个H亚型(H1~H18)和11个N亚型(N1~N11)。大多数禽流感病毒不会导致人类患病,目前能够感染人的禽流感病毒主要有H5、H7、H9和H10亚型。其中,H5N1、H7N9和H10N8感染人类后引起重症肺炎,称为高致病性禽流感(HPAI)。

禽流感病毒对乙醚、氯仿、丙酮等有机溶剂均敏感。常用消毒剂容易将其灭活,如氧化剂、稀酸、卤素化合物(漂白粉和碘剂)等都能迅速破坏其活性。禽流感病毒对热比较敏感,但对低温抵抗力较强,65℃加热30分钟或煮沸(100℃)2分钟以上可灭活。病毒在较低温度粪便中可存活1周,在4℃水中可存活1个月,对酸性环境有一定抵抗力,在pH4.0的条件下也具有一定的存活能力。在有甘油存在的情况下可保持活力1年以上。裸露的病毒在直射阳光下40~48小时即可灭活,如果用紫外线直接照射,可迅速破坏其活性。

【发病机制】 人禽流感的主要发病机制是病毒表面的HA与呼吸道表面的纤毛柱状上皮细胞的特异性受体结合后进入细胞,并在细胞内复制。同时,NA协助病毒颗粒不断释放并播散,继续感染其他细胞,受感染的宿主细胞变性、坏死、溶解、脱落,产生炎性反应。病毒侵入呼吸道黏膜上皮细胞4~5天后,基底细胞层病变扩展到支气管、细支气管、肺泡和支气管周围组织,引发全身毒血症样反应。病理解剖显示,支气管黏膜严重坏死;肺泡内大量淋巴细胞浸润,可见散在的出血灶和肺不张;肺透明膜形成。

1. 禽流感病毒致病性分子机制 禽流感病毒基因组8个独立的RNA片段所编码的蛋白在病毒致病过程中均发挥一定作用。高致病性禽流感病毒HA蛋白裂解位点含有多个连续性碱性氨基酸(Arg),可以被多种胞内蛋白酶识别并裂解,而且碱性氨基酸的数目与病毒致病性相关。NA茎部氨基酸的长度及序列存在着极大的差异,该区域的长度影响禽流感病毒的致病力,H5和H7亚型毒株的共同特点是NA蛋白颈部区域发生基因缺失。

2. 跨种传播 禽流感病毒HA识别α-2、3唾液酸受体,该类受体主要分布于禽肠道上皮细胞。在人体下呼吸道即呼吸细支气管和肺泡也广泛分布α-2、3唾液酸受体,而在主气管、支气管和细支气管仅少量分布,从而导致禽流感患者易重症化。猪呼吸道内同时存在α-2、6唾液酸受体和α-2、3唾液酸受体,它因此成为流感病毒不同毒株基因重组或重排、产生新亚型毒株的“混合器”。此外，NA 和聚合酶蛋白也可以影响禽流感跨种间传播。

3. **炎性细胞组织浸润** 气道上皮细胞是禽流感病毒最先感染的细胞，感染后上皮细胞分泌 IL-6、TNF-α、粒细胞集落刺激因子（G-CSF）等多种细胞因子和趋化因子配体（CXCL）8、CXCL10、趋化因子 CCL5 等趋化因子，从而诱导多种炎性细胞迁移至感染局部。病毒感染后炎性细胞浸润发挥双刃剑效应，一方面促进病毒清除，另一方面介导肺组织免疫病理损伤，而禽流感病情转归最终取决于究竟哪一方面占据优势。

4. **细胞因子风暴** 人禽流感病毒肺脏中的靶细胞主要是Ⅱ型肺泡上皮细胞，H5N1、H7N9 病毒能够在这些细胞中复制，直接导致细胞的死亡。同时，病毒可能刺激机体大量产生各种细胞因子，造成所谓"细胞因子风暴"，引起多种细胞损伤，造成肺脏广泛的病变及渗出。在病毒感染之初，细胞因子主要由上皮细胞和内皮细胞分泌，包括 IL-6、CXCL9、CXCL10、巨噬细胞趋化蛋白（MCP）1/CCL2 和Ⅰ型 / Ⅱ型干扰素等，这些中性粒细胞、单核细胞来源 DC 细胞、炎性单核细胞进一步分泌 ROS、γ 干扰素、TNF-α、IL-22 等扩大炎症级联反应。病毒引发的Ⅳ型变态反应是导致进行性肺炎、急性呼吸窘迫综合征（ARDS）和多脏器功能障碍综合征（MODS）等严重并发症的根本原因。

【流行病学】

1. **传染源** 禽流感病毒广泛存在于许多家禽野禽之中，而迁徙的水禽特别是野鸭，排出禽流感病毒的机会最多，甲型流感病毒也见于人、马、猪等哺乳动物。提示甲型流感病毒有可能在一定程度上发生于不同宿主，是发生变异和新亚型起源的重要条件。流感病毒感染宿主范围的界限并不十分严格，可在不同种属的动物之间传播。

2. **传播途径** 冬春季多发，主要为接触传播，禽流感病毒 H5N1 亚型、H7N9 可通过病禽的分泌物、排泄物、受病毒污染的水源等直接感染密切接触者，其传播无需中间宿主。家禽接触了野生禽类的排泄物感染禽流感病毒发病，人类甲型流感（H5N1、H7N9）感染，迄今为止的证据符合禽 - 人传播，即人类通过密切接触受 H5N1、H7N9 病毒感染的家禽或家畜的粪便而传染。可能存在环境 - 人传播，还有少数未得到证据支持的人 - 人传播。

3. **易感人群** 人群普遍易感，任何年龄均可患病，无性别差异。从事家禽养殖业者、在发病前 1 周内去过家禽饲养、销售及宰杀等场所者以及接触禽流感病毒感染材料的实验室工作人员为高危人群。免疫功能低下人群、儿童和老人感染后往往症状较重，病情发展较快，尤其是感染 H5N1 禽流感病毒。世界卫生组织指出，应特别注意保护儿童，在已发现的感染病例中，12 岁以下儿童所占比例较高。

4. **流行特征** 禽流感 H5N1 病毒株具有在人类中引起感染并导致严重疾病的特殊能力。与 SARS 相比，病情进展更快，病死率更高。易合并多器官损伤，严重病例常出现弥散性血管内凝血（DIC），肝、肾、心肌等多脏器受损常见，而最常见且最严重的是呼吸衰竭。

【临床特征】

1. **临床表现** 潜伏期一般为 1~7 天，通常为 2~4 天。不同亚型的禽流感病毒感染人类后可引起不同的临床症状。感染 H9N2 亚型的患者通常仅有轻微的上呼吸道感染症状，部分患者甚至没有任何症状；感染 H7N7 亚型的患者主要表现为结膜炎。

重症患者一般均为 H5N1 亚型、H7N9 病毒感染，呈急性起病，早期表现类似普通型流感，主要为发热，体温大多持续在 39℃以上，可伴有流涕、鼻塞、咳嗽、咽痛、头痛、肌肉酸痛和全身不适，部分患者可有恶心、腹痛、腹泻、稀水样便等消化道症状。重症病例高热不退，病情发展迅速，几乎所有患者都有临床表现明显的肺炎，可出现急性肺损伤、急性呼吸窘迫综合征（ARDS）、肺出血、胸腔积液、全血细胞减少、噬血综合征、多脏器功能衰竭、休克及瑞氏（Reye）综合征等多种并发症，可继发细菌感染发生败血症。儿童禽流感患者病情恶化较成年人进展更快，易发生气胸和继发感染。患者于发病后 5 天左右发生呼吸困难，呼吸窘迫、呼吸急促和吸气期湿啰音是常见表现，痰量不等，有时为血性。放射学改变包括弥漫性、多灶性或斑片状渗出影、间质渗出物、节段性或叶性实变伴支气管空气征，患者多发生累及至少 2 个肺段的多灶性实变，病情进展为呼吸衰竭，与弥漫性、双侧性、毛玻璃样渗出及急性呼吸窘迫综合征（ARDS）表现相关。从发病到 ARDS 的时间是 6 天左右，还可发生呼吸机相关肺炎、肺出血、气胸和没有菌血症证据的脓毒症综合征。在泰国年龄小于15岁的患者中，病死率为89%，死亡时间平均为发病后9~10天，大多数患者死于进行性呼吸衰竭。

2. **实验室检查**

(1)外周血象与血生化：白细胞总数一般不高或降低。重症患者多有白细胞总数及淋巴细胞减少，并有血小板降低。转氨酶水平轻度或中度升高。患者还发生可能与皮质类固醇使用相关的明显高血糖，有的患者肌酐水平升高。

(2)病理学改变：具有严重肺损伤伴弥漫性肺泡损害的组织病理学改变，包括弥漫性肺泡损伤、间质纤维化、肺泡腔充盈纤维蛋白性渗出物和红细胞、透明膜形成、血管充血、肺间质区有淋巴细胞浸润和反应性纤维母细胞增生，为典型的病毒性间质性炎性改变。全身各器官的病理改变为一种巨噬细胞广泛吞噬红细胞、白细胞、血小板的现象，称为反应性嗜血细胞综合征。这些发现提示禽流感病毒感染与人流感病毒感染可能有不同的发病机制。

(3)病原学：病毒抗原及基因检测取患者呼吸道标本采用免疫荧光法(或酶联免疫法)检测甲型流感病毒核蛋白抗原(NP)或基质蛋白(M1)、禽流感病毒H亚型抗原。还可用RT-PCR法检测禽流感病毒亚型特异性H抗原基因。从患者呼吸道标本中(如鼻咽分泌物、口腔含漱液、气管吸出物或呼吸道上皮细胞)分离禽流感病毒。发病初期和恢复期双份血清禽流感病毒亚型毒株抗体滴度4倍或以上升高，有助于回顾性诊断。

(4)胸部影像学检查：H5N1亚型病毒感染者可出现肺部浸润，可表现为肺内片状影。重症患者肺内病变进展迅速，呈大片状毛玻璃样影及肺实变影像，病变后期为双肺弥漫性实变影，可合并胸腔积液。

【诊断】

1. **流行病学接触史**　发病前1周内曾到过疫点，有病死禽接触史，与被感染的禽或其分泌物、排泄物等有密切接触，与禽流感患者有密切接触，实验室从事有关禽流感病毒研究。

2. **诊断标准**　主要依据流行病学和临床表现确诊。一般血白细胞计数减少，淋巴细胞相对升高，血小板正常；血清禽流感病毒特异性抗体阳性，呼吸道分泌物可分离出禽流感病毒；甲型流感病毒抗原筛查。呼吸道标本甲型流感病毒抗原快速检测阳性。但仅可作为初筛实验，采用甲型流感病毒和H5亚型特异性单克隆抗体直接免疫荧光法、酶联免疫法检测呼吸道标本阳性者，应列为疑似病例。从呼吸道标本分离H5N1、H7N9 AIV，或血清微量中和试验检测H5N1、H7N9 AIV抗体阳性，或采用特异性血凝素基因反转录PCR检测呼吸道标本阳性则可确诊。

3. **鉴别诊断**　流行病学史不详的情况下，根据临床表现、辅助检查和实验室检查结果，特别是从患者呼吸道分泌物或相关组织标本中分离出特定病毒，或采用其他方法，禽流感病毒亚型特异抗原或核酸检查阳性，或发病初期和恢复期双份血清禽流感病毒亚型毒株抗体滴度4倍或以上升高，可以诊断确诊病例。临床上应注意与流感、普通感冒、细菌性肺炎、传染性非典型肺炎(SARS)、传染性单核细胞增多症、巨细胞病毒感染、衣原体肺炎、支原体肺炎、军团菌病、肺炎型流行性出血热等疾病依靠病原学检查进行鉴别诊断。

【治疗】

1. **隔离对症治疗**　对疑似病例、临床诊断病例和确诊病例应隔离治疗，加强支持治疗和预防并发症，特别在儿童和老年患者更应重视。抗生素仅在明确或有充分证据提示继发细菌感染时使用，合理应用解热、缓解鼻黏膜充血、止咳祛痰等对症药物。儿童忌用阿司匹林及其他水杨酸制剂防止Reye综合征发生。

2. **抗病毒治疗**　应在发病48小时内及早试用抗流感病毒药物，现抗流感病毒药物有离子通道阻滞剂和神经氨酸酶抑制剂两类。

(1)神经氨酸酶抑制剂：通过抑制病毒从被感染细胞中的释放，从而抑制病毒的复制和致病性。奥司他韦为新型抗流感病毒药物，对禽流感病毒H5N1和H9N2有抑制作用，一般成人剂量每天150mg，分两次服用。1~12岁儿童剂量根据体重计算每次给药剂量，每天两次，15kg以内的儿童每次给药30mg，16~23kg每次给药45mg，24~40kg每次给药60mg，40kg以上及13岁以上儿童剂量同成人。

(2)离子通道M_2阻滞剂：通过改变宿主细胞的表面电荷，抑制病毒穿入细胞及释放核酸，从而抑制甲型流感病毒株的复制，早期应用金刚烷胺和金刚乙胺可能有助于阻止病情发展，减轻病情，改善预后，某些毒株可能有耐药性。成人剂量每天100~200mg，儿童每天5mg/kg，分2次口服，疗程5天。肾功能受损者酌减剂量，应注意中枢神经系统和胃肠道副作用，老年患者及孕妇应慎用，哺乳期妇女、新生儿和1岁以内的婴儿禁用。

3. **重症病例的救治**

(1)建立急诊救治体系：人禽流感与SARS等都属于公共卫生应急事件，还具有高度散发、易侵袭儿童、病情进展迅速、死亡率高的特点。建立健全儿童公共卫生应急救治体系、提高儿童应急救治能力尤其重要。完整的急救体系包括院前急救、急诊室抢救和ICU三大部分的紧密配合，构成统一的整体才能发挥巨大的抢救效能。

(2)启动医院人禽流感应急预案：发现疑似病例，就须立即启动医院应急预案，才能及时进行严密隔离和医学观察，医疗救治小组就会即刻到位，专家组就能很快形成，后勤保障就可跟上，主管部门就会高度重视。

(3)明确救治重点：根据病情的严重程度、肺部病灶、脏器受累情况和效果评价等，人禽流感救治需经历危重救治期、强化巩固期和全面恢复期三个阶段。按照各期特点进行针对性的重点监护，采取相应救治措施，进行全面综合治疗。

(4)呼吸支持：是救治的重点，根据呼吸气促的程度决定氧疗方案，及时采用呼吸机无创正压通气，给予CPAP，加强呼吸道管理，配合超声雾化，雾化后翻身拍背，促进排痰。如果重症患者经无创通气治疗效果欠佳，需及早考虑实施有创通气。有创正压通气指征：给予患者规范无创通气治疗2小时后，出现下列情况之一，应及时改行有创正压通气：① OI仍 $<150mmHg$；②呼吸困难或窘迫改善不明显；③影像学检查显示，病变进展迅速。鉴于部分患者较易发生气压伤，应当采用ARDS保护性通气策略，肺保护性通气策略为：①小潮气量：6~8ml/kg标准体质量；②合理选择呼气末正压(PEEP)的水平，通常用10~20cmH$_2$O。

在上述措施不能达到满意的氧合水平($SpO_2 \leq 92\%$)时，应尽快考虑应用挽救性治疗措施：①肺复张，注意气压伤及对循环的影响。②俯卧位通气，注意通气管道的管理及安全以及体位对循环的影响。③高频振荡通气，对已发生气压伤患者可考虑使用高频振荡通气。④体外膜氧合(ECMO)，应用ECMO指征为：经过积极的机械通气治疗，包括采用挽救性治疗措施后，仍未能达到满意的氧合；在PEEP为15~20cmH$_2$O条件下，OI $\geq$ 40mmHg和/或pH $\leq$ 7.2(呼吸性酸中毒引起)，持续6小时以上。

(5)糖皮质激素治疗：探索小剂量中疗程糖皮质激素为主的综合治疗十分必要。近年来，有更多的对败血症、重症肺炎、ARDS的研究发现，糖皮质激素能迅速明显改善病情，减少病死率。对于病毒性疾病尤其是高致病性禽流感的存活病例许多使用了糖皮质激素。湖南省儿童医院成功救治的两例患儿采用小剂量甲泼尼龙2mg/(kg·d)，3~5天后改为泼尼松口服1mg/(kg·d)，并渐减量，经过2~3周治疗后，体温很快控制，肺部阴影吸收加快，改善了临床症状和预后。

(6)其他：免疫调节治疗静脉滴注丙种球蛋白目前不作为常规推荐，对于存在免疫缺陷和低IgG血症患者推荐使用，剂量400mg/kg，连用3~5天。同时还应用胸腺肽调节免疫治疗，提高机体免疫力。超微剂量的肝素治疗防止DIC的发生。保护器官功能，避免使用损伤肝、肾等脏器的药物。如果患者出现急性肾损伤，推荐使用肾脏替代治疗。本病为病毒性疾病，不应常规使用抗菌药物；但应当密切监测病情变化，一旦出现继发性细菌感染征象或存在细菌感染的高危因素，应选择抗菌药物治疗。早期肠内营养，保持肠道微生态平衡。还可应用维生素C、维生素E及中药丹参、川芎嗪改善肺血液循环，加用物理疗法等措施。卧床充分休息，多饮水，加强护理。

【预后】 人类禽流感的预后与感染的病毒亚型有关，感染H9N2、H7N7者大多预后良好，而感染H5N1、H7N9者预后较差，还与入院治疗的早晚和并发症的发生及年龄有关。入院治疗较晚者和出现并发症者预后凶险，病死率高。体温越高，热程越长，病情就越重；严重病例患者的卡他症状不明显，而肺部损害较重；白细胞降低及淋巴细胞减少也与预后相关。

(祝益民　卢秀兰)

第二节　新甲型H1N1流行性感冒

【病原学】 流感病毒是引起流感的病原体，属正黏病毒科(Orthomyxoviridae)。典型病毒颗直径为80~120nm，有囊膜。根据核壳蛋白(NP)和基质蛋白(M)抗原性的差异及其基因特征的不同，将流感病毒分为甲、乙和丙型。病毒颗粒内为核衣壳，呈螺旋状对称，为单股负链RNA病毒，基因组由大小不等的独立片段组成。甲、乙型流感病毒基因组均含8个节段，而丙型流感病毒仅含7个节段。甲、乙型流感病毒的囊膜上有许多放射状排列的突起糖蛋白，分别是血凝素（HA）和神经氨酸酶（NA），具有不同的表面抗原特性，丙型流感病毒无NA抗原。甲型和乙型流感病毒从形态上难以区分，两者在电镜下多为球型颗粒，但丙型流感病毒包膜上糖蛋白的排列方式与甲、乙型流感病毒不同，呈6面体，可以从形态上鉴别。根据HA和NA抗原性的不同，又将甲型流感病毒进一步分成不同的亚型。HA分为16个亚型（H1-H16），NA分为9个亚型（N1-N9）。

病毒适宜在较低的相对湿度和温度下生存。在无孔硬物表面可存活24~28小时，在塑料和不锈钢表面可存活时间大于24小时。在布、纸和餐巾纸上，可存活8~12小时，人手接触污染布和纸也可被传染。即使病毒量大时病毒在手上存活时间也少于5分钟，但此期间可能导致间接接触传播。流感病毒不耐热和酸，pH=3时无致病力，56℃ 30分钟可灭活。病毒对乙醇、碘伏、碘酊、石碳酸、漂白粉、紫外线敏感。

甲型流感病毒的重要特点是极易发生变异，其抗原性变异的频率之高是其他生物无法比拟的。HA和NA有两种变化方式：

（1）抗原漂移（antigenic drift）：宿主对病毒的选择性作用以及病毒的基因突变使某一病毒亚型的抗原性产生小幅度变异。抗原漂移可使其逃避宿主免疫的识别与清除，常引起局部流感小流行。

（2）抗原转换（antigenic shift）：病毒可以和其他病毒交换基因并进行重配（reassortment），产生一个新的亚型，引起大流行。

甲型流感病毒不仅可以引起人类疾病，也可感染动物。甲型流感病毒存在于猪、马、海豹、鲸、鸡、鸭等动物。猪流感主要由甲型流感病毒的H1N1、H1N2和H3N1、H3N2亚型引起。甲型H5N1病毒可导致禽类大范围的死亡。猪流感、禽流感和人流感一样，是一种常见的反复发作的病毒性传染病。已有人感染禽流感或猪流感的报道，但病例数有限。并未发现高致病性禽流感在人与人之间传播流行。

如果人流感病毒和禽、猪流感病毒经过抗原转换形成新的人类流感病毒毒株，人群对这种新的病毒毒株就没有免疫力。检测确定，引起2009年北美大流行的甲型H1N1病毒具有相同遗传类型。它含有来自4种不同流感类型的基因片段：北美猪流感、北美禽流感、北美人流感和欧、亚猪流感。美国疾病预防和控制中心已经确定这种新型病毒具有传染性，可以在人际间传播。尚无证据表明这种病毒在猪之间传播或者由猪传播到人，也没有证据显示食用经过加工的猪肉或其他猪产品可导致人类感染。因此，本次流感大流行初期，有人称之为“人感染猪流感”是不确切的，现已更名为新甲型H1N1流感（Novel Influeza A H1N1）。之所以称为“新甲型”，是为了与历史上的“西班牙流感”相区别，但通常也简称为甲型H1N1流感。

【流行病学】

1. 历史背景　20世纪，全世界曾爆发3次流感大流行。流感大流行以一种新型流感病毒在全世界范围内的迅速传播为特征。

2. 传染源　甲型H1N1流感患者为主要传染源。轻症患者及隐性感染者可能起重要作用，因这些人活动范围广，且人群很少对之采取适当的防控措施。健康带毒者排出病毒少，在传播疾病上作用不大。应注意，在潜伏期末的患者，虽未发病但已可从呼吸道排出病毒。目前尚无证据表明，患流感的猪成为传染源。

3. 传播途径　主要通过飞沫或气溶胶经呼吸道传播，也可通过口腔、鼻腔、眼睛等处黏膜直接或间接接触传播。接触患者的呼吸道分泌物、体液和被病毒污染的物品亦可能造成传播。

4. 易感人群　人群对甲型H1N1流感病毒普遍易感。最近的血清学研究显示，大约三分之一的60岁以上的美国老年人，血中有与甲型流感病毒H1N1呈交叉反应的中和抗体，而青少年则缺乏这种抗体或血中抗体水平很低。虽然这种抗体是否有保护作用尚不清楚，但墨西哥的资料表明，60岁以下的人群，似乎感染甲型H1N1流感的风险更大，重症也较多。

5. 流行特征

（1）流行季节：一般流感多发于冬春季节，2009年大流行开始于夏季。全球有74个国家出现甲型H1N1确诊患者，其中：亚洲16国，1 073例；美洲27国，25 529例；欧洲28国，1 723例；大洋洲2国，1 334例；非洲1国，10例，总计29 669例。

（2）患病年龄：甲型H1N1病毒更多地感染年轻人。在出现大规模和持久疫情的地区，大多数病例的年龄都在25岁以下。

（3）严重程度：资料表明，这次大流行在严重程度是中等的，绝大多数患者出现轻微症状并迅速康复。部分儿童患者病情较重，需要住院治疗。国内资料显示，全国3万多例住院患者中，5~14岁儿童住院率为2.4/10万。5岁以下病死率为1.2/10万，5~14岁为0.3/10万。阿根廷的研究发现，甲型H1N1流感儿童住院率比季节性流感高2倍，病死率增加了10倍。

【发病机制】 感染初期，流感病毒接触宿主上呼吸道上皮，病毒经过吸附粘着、融合、核蛋白核酸复合体释放入细胞质并转移至细胞核后，病毒进行转录、复制，然后各种病毒成分移行至细胞膜进行装配，形成新的有感染性的病毒体。新病毒颗粒脱离细胞表面后，又可以同样的方式侵入邻近的上皮细胞。病毒在细胞内反复繁殖复制可引起宿主细胞死亡脱落。病毒的大量释放，使呼吸道产生炎症病变。轻症病变仅有上呼吸道卡他性变化，重症可引起支气管炎及肺炎。病毒可经淋巴及血液循环侵入其他组织器官，引起相关脏器的病理改变，但这种情况较少发生。

HA、NA是决定病毒毒力的重要因子。HA是由三个相同单体构成的三聚体，它被宿主蛋白裂解酶切割分为HA1和HA2，才具有感染性。HA与宿主受体的结合、宿主切割酶的特性以及与切割位点的特性与病毒的致病性有关。高致病性流感病毒的HA切割位点的上游均含有多个碱性氨基酸插入物。这一结构可被体内广泛存在的碱性蛋白酶所识别和切割，增加了病毒的嗜组织性，结果病毒在体内会迅速全身扩散，导致全身多器官、多组织感染。而低致病性流感病毒HA的切割位点上游只有一个或两个碱性精氨酸，这种结构只能被存在于呼吸道和消化道内的精氨酸特异蛋白酶识别并裂解，因此，一般只在呼吸道和消化道内局部繁殖。NA也叫唾液酸酶是一种表面糖蛋白，在每一个流感病毒粒子中约含有100个这种蘑菇状的表面糖蛋白。NA对加速病毒在呼吸道的传播有非常重要的影响：首先，通过切除呼吸道黏液中的神经氨酸，防止病毒失活并提高病毒进入呼吸道上皮细胞的穿透力。其次，保证了病毒从感染细胞的释放。第三，防止了病毒从宿主细胞释放后形成聚集体。

【病理】 轻症患者，病毒主要附着于上呼吸道、气管及支气管的纤毛上皮细胞，引起鼻炎、鼻窦炎、咽炎、喉炎及弥散性浅表性气管支气管炎。重症患者，病毒附着于肺泡上皮细胞和肺泡巨噬细胞，引起弥漫性肺泡损害、坏死性细支气管炎和肺出血。甲型H1N1流感病毒在肺泡的靶点主要是Ⅰ型上皮，其次是Ⅱ型上皮。上皮损伤导致液体渗出并潴留在肺泡内。这会严重影响换气功能，造成低氧血症及严重呼吸衰竭。早期弥漫性肺泡损伤可出现肺泡上皮坏死，肺泡表面形成透明膜，肺泡毛细血管和肺部小血管内有纤维血栓形成。后期表现为Ⅱ型细胞增生，肺间质纤维化及淋巴细胞、浆细胞渗出。

流感病毒感染后继发金黄色葡萄球菌、流感嗜血杆菌、肺炎链球菌感染时，可出现广泛细胞坏死和明显的中性粒细胞渗出，即化脓性支气管肺炎，金黄色葡萄球菌、肺炎链球菌感染可能合并中毒性休克综合征的可能。重症甲型H1N1流感患者可有肺外器官的病理改变，如脑病、心肌炎及肌病。镜下可见心肌及腓肠肌点状坏死与纤维化。肝小叶中央静脉及汇管区周围广泛细胞脂肪样变及坏死。肺外器官病变可能是病毒直接侵袭造成，也可能是疾病发展到多脏器功能衰竭时的表现。

【临床表现】

1. **潜伏期**　一般为1~7天，多为1~3天。

2. **临床症状**　表现为流感样症状，包括发热、流涕、鼻塞、咽痛、咳嗽、咯痰、头痛、肌痛、乏力、呕吐和/或腹泻。临床表现可有较大差别，有的患者仅有轻微的呼吸道症状，甚至不发热，严重的则可有严重肺炎。大部分患者症状不严重，原有基础疾病者，病情较重可有并发症。2岁以下儿童易发生严重并发症。

新生儿和小婴儿流感样症状常不典型，可表现为低热、嗜睡、喂养困难、呼吸急促、呼吸暂停、发绀和脱水。儿童易出现喘息，部分儿童病例出现神经系统损害。

根据甲型H1N1流感诊疗方案(2010年版)，出现下列情况之一者为重症病例。①持续高热>3天，伴有剧烈咳嗽，咳脓痰、血痰，或胸痛；②呼吸频率快，呼吸困难，口唇发绀；③神志改变：反应迟钝、嗜睡、躁动、惊厥等；④严重呕吐、腹泻，出现脱水表现；⑤合并肺炎；⑥原有基础病明显加重。出现以下情况之一者为危重病例：①呼吸衰竭；②感染中毒性休克；③多脏器功能不全；④出现其他需进行监护治疗的严重临床情况。

【实验室检查】

1. **外周血象**　白细胞总数一般正常或降低，

部分重症病例可出现白细胞总数升高。

2. **血生化检查**　部分病例出现低钾血症，少数病例肌酸激酶、天门冬氨酸氨基转移酶、丙氨酸氨基转移酶、乳酸脱氢酶升高。

3. **胸部X线检查**　并发肺炎时，表现为肺内片状影，为实变或磨玻璃密度，可合并网、线状和小结节影。片状影为局限性或多发、弥漫性分布，较多为双侧病变。可合并胸腔积液。儿童病例肺内片状影出现较早，多发及散在分布多见，易出现过度充气，影像学表现变化快，病情进展时病灶扩大融合，可出现气胸、纵隔气肿等征象。

4. **病原学检查**

(1)病毒核酸检测：以RT-PCR法检测呼吸道标本(咽拭子、鼻拭子、鼻咽或气管抽取物、痰)中的甲型H1N1流感病毒核酸，结果可呈阳性。

(2)病毒分离：呼吸道标本中可分离出甲型H1N1流感病毒。

(3)血清抗体检查：动态检测双份血清甲型H1N1流感病毒特异性抗体水平呈4倍或4倍以上升高。

【诊断】仅凭临床表现本病很难与其他病原引起的上呼吸道感染相鉴别。甲型H1N1流感的诊断需要结合流行病学史、临床表现和病原学检查，进行综合判断，力争做到早发现、早诊断。

1. **疑似病例**　符合下列情况之一即可诊断为疑似病例。

(1)发病7天内与传染期甲型H1N1流感确诊病例有密切接触，并出现流感样临床表现。密切接触是指在未采取有效防护的情况下，诊治、护理传染期甲型H1N1流感患者；与患者共同生活；接触过患者的呼吸道分泌物、体液等。

(2)出现流感样临床表现，甲型流感病毒检测阳性，尚未进一步检测病毒亚型。

对上述2种情况，在条件允许的情况下，可进行甲型H1N1流感病原学检查。

2. **临床诊断病例**　仅限于以下情况作出临床诊断：同一起甲型H1N1流感暴发疫情中，未经实验室确诊的流感样症状病例，在排除其他致流感样症状疾病时，可诊断为临床诊断病例。

甲型H1N1流感暴发是指一个地区或单位短时间出现异常增多的流感样病例，经实验室检测确认为甲型H1N1流感的疫情。在条件允许的情况下，临床诊断病例可进行病原学检查。

3. **确诊病例**　出现流感样临床表现，同时有以下一种或几种实验室检测结果。

(1)甲型H1N1流感病毒核酸检测阳性。

(2)分离到甲型H1N1流感病毒。

(3)双份血清甲型H1N1流感病毒的特异性抗体水平呈4倍或4倍以上升高。

【预防】

1. **个人防护**　①与有流感样症状者保持至少1m距离；②避免触摸嘴和鼻部；③使用肥皂和水或酒精洁手液，经常保持手部卫生，尤其是在触摸嘴和鼻子以及可能感染的表面之后；④尽可能减少与可能染病者的密切接触时间；⑤尽可能减少在公共场合逗留的时间；⑥尽可能频繁开窗，增进室内空气流通；⑦戴口罩，需注意选择合适的口罩和正确的佩戴方法。在社区环境里，前5项措施可能比戴口罩更有效。

2. **管理密切接触者**　加强甲型H1N1流感病例密切接触者的管理工作，有利于延迟甲型H1N1流感的传播蔓延。可根据实际情况，对密切接触者进行指定场所集中医学观察或居家医学观察。医学观察期是指密切接触者与病例或污染物品等最后一次接触之日起顺延至第7天结束。居家医学观察的密切接触者及同居所的人员不得外出，集中观察的密切接触者应保障分室居住。医学观察期间，密切接触者如出现急性发热或呼吸道症状，应立即送定点医疗机构进行隔离治疗、采样和检测，并对与其有密切接触的全部人员进行医学观察。如密切接触者排除甲型H1N1流感，与其有密切接触的全部人员解除医学观察。

3. **疫苗接种**　能增加人群的免疫力和降低病毒的复制能力，能减慢感染扩散，降低流行峰值的高度，是目前最有效的控制流感流行的方法。

国际上批准使用的甲型H1N1流感疫苗主要有灭活流感疫苗和减毒活疫苗2类。国内研发的甲型H1N1流感疫苗系采用WHO推荐的甲型H1N1流感疫苗生产株，经过一系列加工制成，属于灭活流感疫苗。我国甲型H1N1流感疫苗免疫程序规定，无论成人还是儿童(3岁以上)，都只需接种1剂，剂最为15μg(0.5ml)。接种的部位和方法与季节性流感疫苗相同，都是上臂外侧三角肌处肌内注射。

青少年与成人接种甲型H1N1流感疫苗的免疫效果比儿童和老年人的好。甲型H1N1流感疫苗对人群的保护作用能持续90天左右。因此，应考虑对儿童和老年人开展双倍剂量疫苗接种；接种时间最好在甲型 HINI 流感流行期前 1~3 个月内,同时应每年接种一次,这样保护效果较好。

疫苗接种引起的局部不良应主要为注射部位疼痛,偶见红、肿、瘙痒。常见的全身不良反应有发热、头痛、疲劳乏力及头晕、恶心,偶见咳嗽、咽喉疼痛、关节疼痛、腹泻及胸闷等。此外,部分年幼儿童可能会出现轻微喘息。

对疫苗任何成分过敏的人都应禁止接种该疫苗。此外,有下列情况之一者也不宜接种:鸡蛋过敏史、疫苗接种过敏史及其他严重过敏史;患急性疾病、严重慢性疾病、慢性疾病的急性发病期、感冒和发热者;吉兰 - 巴雷综合征患者;未控制的癫痫和其他进行性神经系统疾病者;严重过敏体质者,如对硫酸庆大霉素过敏者;以及医师认为不适合接种的其他患者。

4. **药物预防**　适用于密切接触者中的高危人群。密切接触者是指在未采取有效防护情况下接触传染期甲型 H1N1 流感病例的人群,具体包括:诊断、治疗或护理、探视甲型 H1N1 流感病例的人员;与病例共同生活或有过近距离接触的人员;或直接接触过病例的呼吸道分泌物、体液;或可能暴露于病例污染的环境或物体的人员。

高危人群是指感染甲型 H1N1 流感病毒后易发生严重并发症甚至死亡的人群,包括:① 5 岁以下儿童(2 岁以下者更易发生严重并发症);② 65 岁及以上老年人;③妊娠妇女;④伴有以下疾病者:慢性呼吸系统疾病,心血管(高血压除外)、血液、神经、神经肌肉系统或者肾、肝、代谢、内分泌疾病,免疫功能抑制者(包括应用免疫抑制剂或 HIV 感染等致免疫功能低下者),19 岁以下长期服用阿司匹林者;⑤集体生活于养老院或其他慢性病疗养机构的人员。

在防控工作中,近 7 天内在无有效防护的情况下,密切接触传染期甲型 H1N1 流感疑似或确诊病例的医务人员、公共卫生人员、实验室和其他相关工作人员,也可给予预防性用药。

应早期(争取于暴露后 48 小时内)服用奥司他韦(Oseltamivir),成人口服 75mg,每天 1 次,连用至末次暴露后 7~10 天;未能于暴露后 48 小时内用药者,仍建议预防性用药,每天 1 次,连用至末次暴露后 7~10 天。美国疾病预防控制中心《新甲型 H1N1 流感患者和密切接触者抗病毒治疗临时指导意见(2009 年 5 月 6 日版)》,推荐了用药方案(表 3-43,表 3-44)。也可根据情况,适当使用中草药进行预防。

表 3-43　抗病毒药物的治疗及预防剂量

奥司他韦(口服)		治疗(5 天)	预防(7~10 天)
成人		75mg b.i.d.	75mg q.d.
儿童	≤ 15kg	30mg b.i.d.	30mg q.d.
	16~23kg	45mg b.i.d.	45mg q.d.
	24~40kg	60mg b.i.d.	60mg q.d.
	>40kg	75mg b.i.d.	75mg q.d.
扎那米韦(吸入)			
成人		10mg b.i.d.	10mg q.d.
儿童(≥ 7 岁)		10mg b.i.d.	10mg q.d.

表 3-44　1 岁以下婴儿奥司他韦预防剂量

月龄	10d 治疗剂量
<3 个月	一般不推荐
3~5 个月	20mg,q.d.
6~11 个月	25mg,q.d.

【治疗】

1. **一般治疗**　休息,多饮水,密切观察病情变化;对高热病例可给予退热治疗。

2. **抗病毒治疗**　金刚烷胺与金刚乙胺干扰甲型流感病毒外膜的 M2 蛋白离子通道以抑制核衣壳释放,阻碍病毒入侵,过去用于预防及早期治疗甲型流感病毒引起的流感。但金刚烷胺和金刚乙胺具有神经系统不良反应及耐药性等问题,其临床使用已受到限制。

目前,常用的治疗流感的药物为病毒 NA 抑制剂。NA 抑制剂按化学结构可分为唾液酸类似物、环己烯衍生物、苯甲酸衍生物和环戊烷衍生物等 4 类。已用于临床的药物有以下两种。

(1)扎那米韦:为唾液酸类似物,扎那米韦特异性抑制甲、乙型流感病毒的 NA,阻止子代病毒从感染细胞表面释放,防止病毒经呼吸道扩散,从而达到抑制流感病毒的作用。他对病毒 NA 表现出极强的抑制作用,而对人 NA 无作用,选择性非常好。口服扎那米韦的生物利用度很低,故临床采用局部给药的口腔吸入法。

(2)奥司他韦:为环己烯衍生物,具有与扎那米韦相似的抗病毒谱及抗病毒活性。与扎那米韦相比,他在结构上缺少甘油侧链和胍基,但其分子中脂溶性3-戊氧基与NA活性区域的疏水性袋囊形成强的相互结合。即2个极性基团的去除，增加了生物利用度，脂溶性3-戊氧基保存了与NA的结合活性。NA是流感病毒进化过程中的关键酶，不易产生变异，临床应用扎那米韦与奥塞米韦很少产生耐药性，而且两者作用于的位点不一样，也不易产生交叉耐药性。此外，两者还有毒副作用较小的优点（表3-45）。

表3-45　1岁以下婴儿奥司他韦治疗剂量

月龄	5天治疗剂量
<3个月	12mg b.i.d.
3~5个月	20mg b.i.d.
6~11个月	25mg b.i.d.

对于临床症状较轻且无合并症、病情趋于自限的甲型H1N1流感病例，无须积极应用神经氨酸酶抑制剂。感染甲型H1N1流感的高危人群应及时给予神经氨酸酶抑制剂进行抗病毒治疗。开始给药时间应尽可能在发病48小时以内（以36小时内为最佳）。不一定等待病毒核酸检测结果，即可开始抗病毒治疗。孕妇在出现流感样症状之后，宜尽早给予神经氨酸酶抑制剂治疗。对于就诊时病情严重、病情呈进行性加重的病例，须及时用药，即使发病已超过48小时，也应使用。对于危重或重症病例，奥司他韦剂量可酌情加至150mg，每天2次。对于病情迁延病例，可适当延长用药时间。

3. 其他治疗

（1）如出现低氧血症或呼吸衰竭的情况，应及时给予相应的治疗措施，包括吸氧、机械通气等。目前对是否使用无创机械通气，存在不同观点。有学者在甲型H1N1流感肺炎患者使用无创机械通气纠正了低氧血症，改善了呼吸衰竭症状。但也有人认为不宜首选无创机械通气，理由是无创通气不能降低气管插管率，甚至可能增加呼吸道病原的传播。

（2）合并休克时给予相应抗休克治疗。出现其他脏器功能损害时，给予相应支持治疗。

（3）出现继发感染时，应该动态评估是否合并细菌感染，如果考虑合并细菌感染，应该覆盖到金黄色葡萄球菌、肺炎链球菌和流感嗜血杆菌。国内约有23%的甲型H1N1住院患者继发感染，但却97%的患者使用了抗生素，提示存在比较严重的滥用抗生素现象。

（4）18岁以下患者避免应用阿司匹林类药物退热。

（5）对于重症和危重病例，也可以考虑使用甲型H1N1流感近期康复者恢复期血浆或疫苗接种者免疫血浆进行治疗。对发病1周内的重症和危重病例，在保证医疗安全的前提下，宜早期使用。推荐用法：成人100~200ml。儿童酌情减量，静脉输入。必要时可重复使用。使用过程中，注意过敏反应。

（6）糖皮质激素：据统计，国内42.6%的甲型H1N1流感住院患者，使用了糖皮质激素。墨西哥的治疗经验显示，合并肺炎的患者应避免常规使用糖皮质激素，因其并无益处。对病情严重者（如出现感染性休克、合并急性呼吸窘迫综合征），可考虑给予小剂量激素治疗。不推荐使用大剂量激素，因长时间、大剂量使用激素可致继发感染及延长病毒复制。

4. 中医辨证治疗

（1）轻症辨证治疗方案

1）风热犯卫主症：发病初期，发热或未发热，咽红不适，轻咳少痰，无汗。舌脉：舌质红，苔薄或薄腻，脉浮数。治法：疏风清热。基本方药：银花15g。连翘15g，桑叶10g，菊花10g，桔梗10g，牛蒡子15g，竹叶6g，芦根30g，薄荷（后下）3g，生甘草3g。煎服法：水煎服，每剂水煎400ml，每次口服200ml，每天2次；必要时可日服2剂，每6小时口服1次，每次200ml。加减：苔厚腻加藿香10g、佩兰10g；咳嗽重加杏仁10g、炙枇杷叶10g；腹泻加黄连6g、木香3g；咽痛重加锦灯笼9g。若呕吐可先用黄连6g，苏叶10g水煎频服。

常用中成药：疏风清热类中成药如疏风解毒胶囊、银翘解毒类、桑菊感冒类、双黄连类口服制剂，藿香正气类、葛根芩连类制剂等。儿童可选儿童抗感颗粒、小儿豉翘清热颗粒、银翘解毒颗粒、小儿感冒颗粒、小儿退热颗粒。

2）毒袭肺主症：高热。咳嗽，痰黏，咳痰不爽，口渴喜饮，咽痛。目赤。舌脉：舌质红，苔黄或腻。脉滑数。治法：清肺解毒。基本方药：炙麻黄5g，杏仁10g，生石膏（先煎）35g，知母10g。浙贝母10g，桔梗10g，黄芩15g，柴胡15g，生甘草10g。煎服法：水煎服。每剂水煎400ml，每次口服200ml，每天2次；必要时可日服2剂，每6小时口服1次。每次200ml。加减：便秘加生大黄

（后下）6g；持续高热加青蒿 15g、丹皮 10g。

常用中成药：清肺解毒类如连花清瘟胶囊、银黄类制剂、莲花清热类制剂等。儿童可选小儿肺热咳喘颗粒（口服液）、小儿咳喘灵颗粒（口服液）、羚羊角粉冲服。

（2）重症辨证治疗方案

1）毒热壅肺主症：高热不退、咳嗽重。少痰或无痰，喘促短气，头身痛；或伴心悸，躁扰不安。舌脉：舌质红．苔薄黄或腻。脉弦数。治法：解毒清热，泻肺活络。基本方药：炙麻黄 6g，生石膏（先煎）45g，杏仁 9g，知母 10g，鱼腥草 15g，葶苈子 10g，黄芩 10g，浙贝母 10g，生大黄（后下）6g，青蒿 15g，赤芍 10g，生甘草 3g。煎服法：水煎服，每剂水煎 400ml，每次口服 200ml，每天 2 次；必要时可日服 2 剂，每 6 小时口服 1 次，每次 200ml。也可鼻饲或结肠滴注。加减：持续高热加羚羊角粉 0.6g（分冲）；腹胀便秘加枳实 9g、元明粉 6g（分冲）。中药注射剂：喜炎平 500mg/d 或热毒宁注射剂 20ml/d，丹参注射液 20ml/d。

2）毒热闭肺主症：壮热，烦躁，喘憋短气，咳嗽剧烈，痰不易咯出，或伴咯血或痰中带血，咯粉红色血水，或心悸。舌脉：舌红或紫暗，苔黄腻，脉弦细数。治法：解毒开肺，凉血散瘀。基本方药：炙麻黄 6g，生石膏（先煎）45g，桑白皮 15g，黄芩 10g，葶苈子 20g，马鞭草 30g，大青叶 10g，生茜草 15g，丹皮 10g，生大黄（后下）6g，西洋参 10g，生甘草 3g。煎服法：水煎服，每剂水煎 400ml，每次口服 200ml，每天 2 次；必要时可日服 2 剂，每 6 小时口服 1 次，每次 200ml。也可鼻饲或结肠滴注。加减：咯血或痰中带血加生侧柏叶 30g、仙鹤草 30g、白茅根 30g；痰多而粘加金荞麦 20g、胆南星 6g、芦根 30g。中药注射剂：喜炎平 500mg/d 或热毒宁注射剂 20ml/d，丹参注射液 20ml/d。可加用参麦注射液 20ml/d。

（3）危重症辨证治疗方案

1）气营两燔主症：高热难退，咳嗽有痰，喘憋气短，烦躁不安，甚至神识昏蒙。乏力困倦，唇甲色紫。舌脉：舌质红绛或暗淡，苔黄或厚腻，脉细数。治法：清气凉营。固护气阴。基本方药：羚羊角粉 1.2g（分冲），生地 15g，元参 15g，黄连 6g，生石膏（先煎）30g，栀子 12g，赤芍 10g，紫草 10g，丹参 12g，西洋参 15g，麦冬 10g，竹叶 6g。煎服法：水煎服，每剂水煎 400ml，每次口服 200ml，每天 2 次；必要时可日服 2 剂，每 6 小时口服 1 次，每次 200ml。也可鼻饲或结肠滴注。加减：痰多加天竺黄 10g；神识昏蒙加服安宫牛黄丸；大便秘结加生大黄（后下）10g；痰中带血加生侧柏叶 15g、生藕节 15g、白茅根 30g。

中药注射剂：喜炎平 500mg/d 或热毒宁注射剂 20ml/d，丹参注射液 20ml/d，参麦注射液 40ml/d。

2）毒热内陷，内闭外脱主症：神识昏蒙、淡漠。口唇爪甲紫暗，呼吸浅促，咯粉红色血水，胸腹灼热，四肢厥冷，汗出，尿少。舌脉：舌红绛或暗淡，脉沉细数。治法：益气固脱，清热解毒。基本方药：生晒参 15g，炮附子（先煎）10g，黄连 6g，金银花 20g，生大黄 6g，青蒿 15g，山萸肉 15g，枳实 10g，郁金 15g，炙甘草 5g。煎服法：水煎服，日一剂，口服或鼻饲。加减：胸腹灼热、四肢不温、皮肤发花加僵蚕 10g、石菖蒲 10g。中药注射剂：喜炎平 500mg/d 或热毒宁注射剂 20ml/d，丹参注射液 20ml/d，参附注射液 60ml/d，生脉注射液或参麦注射液 40ml/d。

（4）恢复期辨证治疗方案：

气阴两虚，正气未复。主症：神倦乏力，气短，咳嗽，痰少，食欲缺乏。舌脉：舌暗或淡红，苔薄腻，脉弦细。治法：益气养阴。基本方药：太子参 15g，麦冬 15g，五味子 10g，丹参 15g，浙贝母 10g，杏仁 10g，青蒿 10g，炙枇杷叶 10g，生薏米 30g，白薇 10g，焦三仙各 10g。煎服法：水煎服，日一剂。

（宋国维　卢秀兰）

第三节　肠道病毒感染

肠道病毒属于小 RNA 病毒家族，传统上，肠道病毒分为脊髓灰质炎病毒和非脊髓灰质炎病毒，后者包括柯萨奇病毒、埃可病毒和肠道病毒。随着发现的血清型逐渐增加，基于遗传学的肠道病毒分类方法较传统的病毒分类法，能更精确地根据病毒的分子特点进行分类。国际病毒分类学委员会将肠道病毒重新进行分类，分为肠道病毒 A 组、B 组、C 组、D 组（表 3-46）。肠道病毒通过粪 - 口途径和呼吸道传播，引起人类不同类型的疾病，临床表现复杂多样，大多属轻症，但重症引起无菌性脑膜炎、脑炎、弛缓性瘫痪性疾病、心肌炎，也可危及生命，成人和儿童均可发病，尤其多见于小儿。本章分别介绍脊髓灰质炎病毒引起的脊髓灰质炎和非脊髓灰质炎病毒引起的其他肠道病毒感染。

表 3-46　人肠道病毒感染分型

属	组	血清型
人肠道病毒	A	A 组 柯萨奇病毒 A 组 2~8，10，12，14，16 肠道病毒 71，76，89~91，114，119
	B	柯萨奇病毒 A 组 9 B 组 1~6 埃可病毒 1~7，9，11~21，24~27，29~33 肠道病毒 69，73~75，77~88，93，97，98，100，101，106，107
	C	脊髓灰质炎病毒 1~3 柯萨奇病毒 A 组 1，11，13，17，19~22，24 肠道病毒 95，96，99，102，104，105，109，113，116~118
	D	肠道病毒 68，70，94

一、脊髓灰质炎

脊髓灰质炎（脊灰）是由脊髓灰质炎病毒（poliovirus）引起的急性传染病，多发生于 5 岁以下儿童，主要临床表现为发热及轻重不等的弛缓性瘫痪。由于近年我国大力实施强化免疫，已连续数年无本土病毒株引起的病例报告，已经达到消灭本病的目标。

【病原学】 脊髓灰质炎病毒是微小 RNA 病毒科，肠病毒属（Enterovirus）的成员，脊髓灰质炎病毒只有 3 个血清型：Ⅰ、Ⅱ和Ⅲ型。三型间一般无交叉免疫。引起瘫痪型疾病的多为Ⅰ型，而Ⅲ型很罕见。脊髓灰质炎病毒一般引起溶细胞性感染，即可直接破坏受其感染的细胞，引起其变性与坏死。由于缺乏脂质囊膜，微小 RNA 病毒，包括脊髓灰质炎病毒，对乙醚、氯仿和乙醇有抵抗。但是它们可被电离辐射、甲醛、氧化剂和苯酚迅速灭活。

【流行病学】 本病的传染源是受该病毒感染的人，包括患者和隐性感染者，注意经粪 - 口途径传播，包括密切接触。受此病毒感染者在潜伏期后期和发病早期，血液中有病毒存在（病毒血症），持续时间短暂，约 3~5 天。发病后咽部也可带病毒，可持续 10 天左右。粪便中排出病毒的时间较长，从发病早期至恢复期均可排出，最长可达 17 周，因此在急性期一定要严格地隔离患者、严密消毒处理患者的粪便。本病毒在发病早期有可能经咽部分泌物（包括飞沫）传播。发病有明显的季节性，以夏秋季为主，其他季节亦曾有散发病例出现。

【发病机制】 病毒经口进入人体，在咽部和回肠淋巴组织增殖，同时向外排出病毒。如机体抵抗力强，形成保护性抗体，患儿可无临床症状，形成隐性感染；少数患者病毒可侵入血液引起病毒血症，并侵犯呼吸道、消化道等组织引起前驱症状。此时如机体免疫系统能清除病毒则形成顿挫型感染；否则病毒可继续扩散到全身淋巴组织中大量增殖，并再次入血形成第二次较严重病毒血症病毒。此后病毒侵入脊髓及脑干等部的灰质细胞，起这些细胞的广泛坏死。但对于病毒如何感染神经元的机制，尚未确定，且有争议。

【病理改变】 脊髓灰质炎病毒为嗜神经病毒，主要侵犯中枢神经系统脊髓前角的运动神经元，对灰质造成永久损害，以颈段和腰段受损最严重，脑干及其他部位受累次之，使这些神经支配的肌肉无力，出现肢体弛缓性麻痹。对神经元的破坏伴有多形核白细胞、淋巴细胞和巨噬细胞等炎性细胞浸润。神经细胞有坏死溶解、有胶质细胞增生。临床症状取决于病变和严重程度，而非病变的分布，因为病变的分布基本在所有病例都是相似的。几乎所有致命性的重症病例都既有脊髓病变也有脑神经核和脑干的病变，即使没有延髓受累的体征。在发生瘫痪的最初几天，脊髓中的病毒量最大，到发病后 1 周时，脊髓中一般检测不到病毒，但炎症过程可持续数月。

【临床表现】 脊灰的潜伏期为 8~12 天，可短至 5 天，长至 35 天。脊灰的临床表现在不同患者可有很大不同，从无症状感染到严重瘫痪乃至死亡。根据临床表现特点，可将脊灰分为无症状型（又称隐性感染，90% 以上）、顿挫型（4%~8%）、脊髓瘫痪型、延髓瘫痪（脑干型）型、脑炎型等。

1. **顿挫型**　这一型患者有发热、头痛、咽痛、倦怠、食欲减退、呕吐和腹痛；但神经系统检查正常。这一型的病程短，数小时至 2~3 天。顿挫型脊灰可与许多其他感染性疾病难以区分，只有在脊灰流行时才可能疑及本型脊髓灰质炎。

2. **脊髓瘫痪型**　所有脊灰病毒感染者中，大约 0.1% 发生明显的瘫痪。

（1）前驱期及瘫痪前期：前驱期症状体征与上述顿挫型相似。经 1~4 天，热退，症状消失。此期相当于第一次病毒血症。此后患者经历 2~5 天的无症状期或静止期。然后进入瘫痪前期，突然重新出现发热，患者体温可达≥39℃，常伴有寒战不适、呕吐、颈强直。此时如检查脑脊液，则可发现有细胞数增高。这种双相式病程大约见于儿童病例的1/3，但在成人病例却罕见。肌肉疼痛、显著无力、感觉过敏肌肉痉挛或用力时震颤，以及颈背强直等，都是此期的主要临床表现。较大年龄患儿体检可见：①三脚架征：患儿坐起困难，需用两臂后撑在床上使身体形似三角形以支持体位，提示有脊柱强直；②吻膝试验阳性：小儿坐起后不能自如地弯颈使下颌抵膝；③头下垂征：将手置于患儿腋下并抬起躯干时，可发现头向后下垂。此时脑脊液已出现异常。患者可出现病理反射，如克氏征和布氏征阳性。瘫痪前期持续2~3天。

(2)瘫痪期：轻症患者出现单个肌肉瘫痪，严重时可致四肢完全瘫痪。瘫痪是弛缓性的，伸展反应消失。瘫痪的最大特征是不对称性分布，双侧受侵犯的肌群可不同。远端的肌肉比近端肌肉更易受累；下肢比上肢易于受累。手部大的肌群比小的肌群处于更大的危险。肢体受累的顺序和组合可不同。比较常见的是一侧下肢开始发生瘫痪，继而发侧上肢或双侧下肢和双侧上肢瘫痪。在婴儿几乎不发生四肢瘫痪。瘫痪发生时，腹壁反射先行消失，肢体肌腱反射减弱，继而消失。肋间肌亦可发生瘫痪，且不易被查觉，患儿只有腹式呼吸。当同时有吞咽困难时，可发生呼吸道分泌物聚积，可能被误诊为肺炎。儿童病例发生膀胱肌瘫痪，从而发生尿潴留或尿失禁者较成人病例少见。脊灰患者发生感觉神经异常者少见。当弛缓性瘫痪患者伴有感觉异常时，应当注意同其他病症，如吉兰-巴雷综合征鉴别。

(3)恢复期：瘫痪期一般持续1~2周，其后进入恢复期，瘫痪肌肉的功能逐渐恢复。一般从远端肌群开始恢复。瘫痪轻者1~3个月可恢复，但重者可能经数月更长时间才能恢复。部分病例很难或不能恢复。

(4)后遗症期：发病后1年以上，瘫痪肌肉功能仍不能恢复，即进入此期。由于运动神经元的坏死消失，相应肌肉永久丧失功能，可导致肢体肌肉萎缩、躯干或肢体畸形、脊柱弯曲、马蹄内翻或外翻足等。

3. **脑干型**　此型伴有脑神经支配的肌群，特别是软腭和咽部肌肉受累的表现。喉部肌肉受累不常见。延髓型麻痹引起话言困难、鼻音发声，有时可引起呼吸困难。当延髓循环和呼吸中枢受累时，患者的病情凶险。呼吸中枢的受损引起呼吸节律异常、呼吸变浅，尽管呼吸道通畅以及呼吸肌完好。脉率通常快；随着病情发展，可出现陈施呼吸，伴有精神错乱、谵妄、昏迷，常导致死亡。血管运动中枢的受累导致严重的循环衰竭，可出现心律失常。自主神经受累可致皮肤血管收缩，出现皮肤湿冷、发绀等。

4. **脑炎型**　主要表现为精神错乱和意识障碍，多出现于婴儿。该型是唯一的以出现惊厥为特征的脊髓灰质炎。与脊髓瘫痪型不同的是，该型可出现痉挛性瘫痪，表明上运动神经元受损。临床上与许多其他病原感染引起的脑炎难以鉴别。

【并发症】　呼吸肌麻痹者可继发吸入性肺炎、肺不张；尿潴留易并发尿路感染；长期卧床可致压疮、肌萎缩、骨质脱钙、尿路结石和肾衰竭；胃肠道的并发症有出血、肠麻痹和瘀血扩张等。

【实验室检查】

1. **血常规检查**　外周血白细胞正常或可升高。急性期血沉可增快。

2. **脑脊液检查**　瘫痪前期及瘫痪早期可见细胞数增多(以淋巴细胞为主)，蛋白增加不明显，呈细胞蛋白分离现象，对诊断有一定参考价值。至瘫痪第3周，细胞数多已恢复正常，而蛋白质仍继续增高，4~6周后方恢复正常。

3. **病原学检查**　一般在发病1周内可从咽部分离出脊灰病毒。发病后数周内可从粪便中分离到该病毒。但与许多其他肠道病毒不同的是，从脑脊液中很难分离出脊灰病毒。从脑脊液或死亡病例的或脊髓组织中分离出的病毒株，对于评价疫苗是否与疾病相关，具有重要意义。只有从中枢神经系统分离到病毒，经鉴定，才能说明与疫苗相关。

4. **血清学检查**　对病毒分离阴性，或无条件进行培养时，可用血清学方法诊断。血清和/或脑脊液中特异性IgM抗体的检出，血清或脑脊液中IgG抗体或中和抗体滴度在恢复期显著(4倍或更多)升高时均可确定诊断。

【诊断及鉴别诊断】　在已知有脊灰流行情况下，根据流行病学史、典型临床表现以及实验室检查，脊灰的诊断并不困难。但目前我国已消灭脊灰。遇到可疑的病例，应作全面仔细的病史询问、详尽的检查，留取急性期和恢复期血清、脑脊液和粪便标本。除作常规检验以外，一定要将留取的标本送到有条件作病原学、血清学，以及分子生物学检查技术的实验室或国家指定的参考实验室进行有关的检查。

鉴别诊断比较困难的是顿挫型以及前驱期和瘫痪前期的病例。此外，脊灰病毒引起的脑炎，与其他病毒引起的无菌性脑膜炎难以区分，须经实验室检查才可彻底鉴别。脊髓瘫痪型脊灰需与其他急性弛缓性麻痹（AFP）相鉴别。

1. **急性感染性多发性神经根神经炎（吉兰-巴雷综合征）** 脊灰患者一般都有发热，可有脑（脊髓）膜刺激征，起病急；瘫痪的特点是不对称的，很少伴有感觉异常，脑脊液呈细胞蛋白分离，多留有神经系统后遗症。吉兰-巴雷综合征则一般不发热，由远端开始的上行性、对称性、弛缓性肢体瘫痪，且远端重于近端，多有感觉障碍，面神经、舌咽神经可受累，病情严重者常有呼吸肌麻痹。多无脑膜刺激征，早期脑脊液呈蛋白细胞分离现象。脊灰患者瘫痪的进展或延伸很少超过4天，但在吉兰-巴雷综合征，瘫痪的进展或扩散可持续2周左右，常无遗留后遗症。

2. **横贯性脊髓炎** 患者有在临床上可确定某脊髓水平有运动和感觉功能的异常，而且瘫痪是痉挛性的，表明上运动神经元受损。括约肌功能的紊乱也较显著。

3. **家族性周期性瘫痪** 是一组少见的常染色体显性遗传疾病，常有家族史及周期性发作史，突然起病，发展迅速，对称性四肢弛缓性瘫痪。发作时血钾降低，补钾后迅速恢复。

4. **其他引起瘫痪的疾病** 还有由其他肠道病毒引起的瘫痪、癔症性瘫痪、白喉或肉毒中毒引起的神经病，以及因长骨骨髓炎、骨折、关节脱位等引起的假性瘫痪和伴有瘫痪的脑炎等。

【治疗】 对脊髓灰质炎尚无特异性抗病毒治疗药，因此其治疗是支持和对症治疗。前驱期和瘫痪前期患者，应卧床休息，注意患者水电解质平衡，适当给予镇静剂，对疼痛的肢体局部使用湿热敷，对减轻疼痛很有帮助。在瘫痪的急性期，卧床休息对防上瘫痪进展或扩展是必需的。对较大儿童病例，在床垫下放置木板，可减轻背部肌肉痉挛引起的疼痛。在下肢瘫痪病例，将脚放在与床面成直角的木板上，可防止发生足下垂。

1. **前驱期和瘫痪前期** 卧床休息，隔离40天。避免劳累、肌内注射及手术等刺激，肌肉痉挛疼痛可用热敷或口服镇痛剂。静脉滴注高渗葡萄糖及维生素C，可减轻神经组织水肿。静脉输注免疫球蛋白400mg/（kg·d），连用2~3天，有减轻病情的作用。早期应用α-干扰素有抑制病毒复制和免疫调节作用，100万U/d，肌内注射，14天为1疗程。

2. **瘫痪期** 瘫痪肢体置于功能位置，防止畸形。地巴唑0.1~0.2mg/（kg·d）顿服，10天为1个疗程，有兴奋脊髓和扩张血管的作用；加兰他敏能促进神经传导，0.05~0.1mg/（kg·d），肌内注射，20~40天为1个疗程；维生素B_{12}能促进神经细胞代谢，0.1mg/d，肌内注射。呼吸肌麻痹者及早使用呼吸机；吞咽困难者用鼻饲保证营养；继发细菌感染者选用适宜抗生素治疗。

3. **恢复期及后遗症期** 尽早开始康复训练，防止肌肉萎缩。也可采用针灸、按摩及理疗等，促进功能恢复，严重肢体畸形可行手术矫正。

【预防】 脊灰的预防措施主要是普遍的、严格的疫苗接种。除了HIV感染儿，基础免疫自出生2月龄婴儿开始，接种1剂灭活脊灰疫苗（IPV），3月龄、4月龄和4周岁时分别接种1剂脊髓灰质炎减毒活疫苗。未接种疫苗而与患者有密切接触的< 5岁儿童和先天性免疫缺陷的儿童应及早注射免疫球蛋白0.3~0.5ml/kg，每天1次，连用2天，可防止发病或减轻症状，以后应进行主动免疫。

发现急性弛缓性麻痹的患者或疑似患者，要在24小时内向当地疾病控制中心进行报告，及时隔离患者，自发病之日起至少隔离40天。最初1周应进行呼吸道和消化道隔离，其后进行消化道隔离。对有密切接触史的易感者要进行医学观察20天；如出现发热、呼吸道或消化道症状，隔离至症状消失后1周。所有AFP病例均应按标准采集双份大便标本进行病毒分离，并尽可能进行血清学检测。

二、非脊髓灰质炎的肠道病毒感染

非脊髓灰质炎的肠道病毒包括柯萨奇病毒、埃可病毒和其他肠道病毒。临床表现复杂多样，大多属轻症，表现为发热、呼吸道症状、皮疹等，但重症引起脑炎、神经源性肺水肿、心肌炎等，也可危及生命。

【病原学】 肠道病毒（enterovirus）具有许多共同特点：①属RNA病毒类，病毒颗粒核酸内核为单股RNA，核酸分子量2×10^6~2.8×10^6D，具有

6~9 个基因。根据 RNA 基因序列分析，同一组血清型的病毒壳体蛋白编码区 RNA 序列有 70% 以上同源性。②病毒颗粒形态、体积极小，为球形，直径 20~30m，有 32 个壳微粒形成的衣壳呈 20 面体，立体对称，病毒颗粒裸露无包膜，具有四种壳体蛋白 VP1、VP2、VP3 和 VP4，VP1~VP3 位于病毒颗粒表面，VP4 位于病毒颗粒内部。③肠道病毒耐酸(pH3.5)，对胃酸有抵抗力，对普通消毒剂如 70% 酒精、5% 来苏水等有抵抗作用：对氧化剂如 1% 过锰酸钾、1% 双氧水和含氯消毒剂较敏感，此外，对高温、干燥、紫外线等敏感，56℃、30 分钟可灭活病毒，有机物可保护病毒，病毒在粪便和污水中可存活数月。④肠道病毒在灵长类上皮样细胞中生长最好。常用的有猴肾、人胚肾、人胚肺、人羊膜和 Hela 细胞等。病毒在胞质内复制，迅速引起细胞病变，致使细胞变圆、坏死、脱落。柯萨奇病毒对乳鼠有致病性，可通过接种乳鼠来分离该类病毒。⑤在人类肠道属暂居性，与偶然经过肠道的病毒以及始终寄生于肠道的细菌群不同。⑥病毒可侵犯人体不同器官，引起临床表现复杂多样，病情轻重悬殊，但以轻型、隐性为多。

【流行病学】 肠道病毒感染在世界上传播很广，引起流行及散发病例，肠道病毒发生流行的强度、波及范围和严重程度与人群易感性、地区、季节、年龄以及流行的血清型有关。人群对肠道病毒普遍易感，潜伏期 3~6 天，但急性出血性结膜炎的潜伏期 24~72 小时。发病主要见于儿童。

1. **传染源**　有症状的患者及无症状或隐性感染者都是重要的传染源，尤以轻症和隐性感染者为传播病毒的主要传染源。在患病早期即可从其粪便和上呼吸道分离出病毒，病程第 1 周阳性率达高峰，以后渐降，一般在呼吸道持续排出病毒 1~3 周，在粪便持续排泄病毒可长达 2~3 个月，感染后持续排毒对于传播感染也具有重要意义。

2. **传播途径**　主要在人和人之间经粪 - 口传播，也可通过呼吸道分泌物传播，柯萨奇 A 引起的呼吸道感染即以此为主。亦可经接触患者皮肤、黏膜疱疹液而感染。间接经手、衣物、玩具等传播也不能忽视，尤其在集体儿童机构中。如肠道病毒引起的急性结膜炎泪中排病毒，经手和污染物传播。肠道病毒也可经胎盘自孕母传给胎儿引起胎儿宫内感染，新生儿分娩时暴露于母亲的具有感染性的分泌物和血液也可发生感染。

3. **人群易感性**　所有人群可发生感染并患病，小年龄儿童受染较成人为多，男孩较女孩易感。儿童大多数表现为有症状感染，成人大多数为无症状感染。人群监测及流行期调查多次证实 1 岁以下婴儿感染率较大龄儿童或成人高出数倍。但也有以侵犯成人和年长儿为主的流行，如流行性肌痛、急性出血性眼结膜炎、急性心肌炎，流行时成人发病较多。与脊髓灰质炎少见于 6 个月以下婴儿的特点不同，埃可与柯萨奇病毒在新生儿和小婴儿中并不少见，柯萨奇 B 组病毒常可引起新生儿脑、心、肝等脏器的严重感染但也有轻症发生。

4. **流行季节**　温带地区一般多以夏秋季流行为多，也有发生于冬季者，热带地区则四季均可发病。

5. **免疫力**　感染后人体可产生具有型特异性的血液中和抗体及补体结合抗体(IgA、IgG、IgM)，病后第 1 周即可出现，3~4 周后达高峰，以后渐降，仅对同型病毒具有较持久的免疫力。

【发病机制及病理变化】 柯萨奇病毒和埃可病毒由呼吸道或口腔至消化道侵入局部黏膜，病毒与宿主细胞膜蛋白受体结合，数分钟内即完成插入，脱衣壳和释放 RNA 基因入宿主细胞质中，进行装配和复制。肠道病毒在上皮细胞以及咽部或肠壁淋巴组织居留和增殖，可由此从口咽分泌物或粪便排出。病毒在黏膜下淋巴组织复制后发生第一次病毒血症，早期病毒复制不引起胃肠道和淋巴网状组织的组织病理变化，病毒经淋巴通道扩散至远端淋巴结、肝、脾和骨髓，并在这些器官进一步复制，导致持续性第二次病毒血症，病毒播散至靶器官如中枢神经系统、皮肤黏膜、心脏、肺、肝、胰、肌肉等，在该处增殖，引起各种病变，出现相应的临床表现。EV71 可进入脑干，激活交感神经释放大量儿茶酚胺，导致神经源性肺水肿和 / 或休克。多数感染者在大量病毒血症未发生前感染自限，表现为无症状感染或者暂时性症状。再次大量病毒血症时期就出现明显的临床症状，表现为发热、全身不适症状和脏器受累的特异症状，可伴有炎症性反应。某些宿主因素如在第一次小量病毒血症时有剧烈运动、过度疲劳、受寒、营养不良、妊娠、免疫力低下和 B 淋巴细胞免疫缺陷可加重疾病严重程度。原发感染后可获得持久稳定的型特异性免疫，不同型别的肠道病毒感染后不能提供交叉免疫保护，因此机体可重复感染。

重症肠道病毒感染患者可因病毒侵犯部位的

不同,见到不同脏器和组织的病理变化。EV71 感染所致的中枢神经系统病变以脑炎、脑干脑炎、脑膜脑炎、脑脊髓炎为主要病理学特征。表现为神经元变性和坏死、噬神经现象、血管套、脑实质内单核巨噬细胞 / 小胶质细胞弥漫或结节状增生,伴少量淋巴细胞浸润,脑水肿伴脑疝形成。呼吸系统表现为肺淤血和不同程度的神经源性肺水肿及肺出血。消化系统黏膜上皮未见病变,回肠末端黏膜固有层和黏膜下层内淋巴组织显著增生,淋巴滤泡内细胞凋亡严重。

【临床表现】 儿童约 90% 非脊髓灰质炎肠道病毒感染为无症状感染或者仅表现为非特异性发热。但其临床表现复杂而多样化,同型病毒可引起不同的临床综合征,而不同型别病毒又可引起相似的临床表现。体液免疫缺陷患儿可出现持续性中枢神经系统感染或皮肌炎样综合征,持续数月或更久。以下按不同症候群叙述:

1. **非特异性急性发热** 在小婴儿可被误认为细菌性败血症,通常表现为发热,或者伴有易激惹、嗜睡、胃食欲缺乏、呕吐、腹泻、出疹或者上呼吸道感染症状,没有母传抗体的新生儿感染后有发生播散性疾病的危险,死亡率很高。年长儿童可伴头痛、乏力、肌痛等,体征多无异常或有咽充血,周围血象正常。

2. **呼吸道感染** 上呼吸道卡他症状及咽炎是各种柯萨奇病毒及埃可病毒感染中常见的症状,柯萨奇病毒以 A21 及 A24 最常见,埃可病毒以 11 型最常见。许多肠道病毒可引起哮喘性支气管炎。埃可病毒 19 型曾在婴儿中引起下呼吸道感染,有持续的呼吸困难、青紫、缺氧等表现,并引起死亡。柯萨奇病毒 B 组引起鼻炎、喉气管支气管炎、毛细支气管炎和肺炎。肠道病毒也可引起重症肺炎,但不常见。

3. **出疹性疾病** 肠道病毒可引起急性非特异性皮疹、疱疹性咽峡炎、手足口病。

(1) 急性非特异性皮疹:以夏秋季较为多见,潜伏期大多为 3~6 天,出疹前多半有上呼吸道症状如咽痛、流涕等,伴有轻度或中度发热。皮疹大多在发热时出现,但也有热退始出疹者。皮疹的性质、形态数量和分布变化较多,大都为斑疹和斑丘疹,多见于柯萨奇 A9,埃可 4、9,引起的皮疹近似风疹,大小一般为 1~3mm,也有发生水疱疹(多见于柯萨奇 A5、A16)、荨麻疹(多见于柯萨奇 A9)及瘀点(多见于柯萨奇 A9、埃可 9)者。一般无痒感,也不脱屑,经半天至 2~3 天消退。不同形态的皮疹有时可同时存在,或分批出现。除皮疹外,有时全身或颈部及枕后淋巴结可肿大,有时也伴结膜炎及腹泻。柯萨奇 A9 病毒感染时可出现皮疹,先呈斑丘疹,后来于其中央出现小水疱,自面部、躯干至四肢,经 3~5 天后消失。柯萨奇 A16 型可致慢性或再发性皮疹。埃可病毒 6、9 型感染流行时,皮疹常与无菌性脑膜炎同时发生,多在起病 1~3 天内出现。以粉红或棕红色斑丘疹为多,状似风疹,但较后者为小。皮疹自头面发出,延至躯干,有时可融合成片,不痒,偶见呈瘀点,不易与流行性脑膜炎的瘀点相鉴别。皮疹大都于 1~3 天后退去,不留痕,不脱屑。有时于磨牙附近的颊黏膜及扁桃体上可见灰白色黏膜疹,舌上也可出现小疱疹,破后成溃疡。埃可病毒 16 型可引起特殊的出疹性热病,先有发热、咽痛、头痛、肌痛等前驱症状 1~2 天,成人较为明显,时间亦长,约 3~5 天。待热下降后数小时或 1~2 天,于面、颈、躯干可出现棕红色斑丘疹,直径约 1~2mm,皮疹多时可扩散到四肢,2~4 天后退去。口腔黏膜上亦可见黏膜疹,多位于咽、颊部及齿龈处。在婴幼儿本病易误诊为幼儿急疹。

(2) 疱疹性咽峡炎:是一种急性传染性咽峡炎,该病大都为柯萨奇病毒所引起,A 组 10、12、16、22 型皆可引起此病,B 组 1~5 型也可致病,但较少见,埃可病毒 3、6、9、16、17、25、30 型也可引起本病。疱疹性咽峡炎遍及世界各地,呈散发或流行,传染性很强,流行很快。夏秋季发病率最高,主要累及 1~7 岁小儿,潜伏期约为 2~4 天。常突起发热及咽痛,咽痛重者可影响吞咽。发热多为低度或中等度,亦可高达 40℃以上,甚至引起惊厥,热程大都 2~4 天。有时诉头痛、腹痛或肌痛,可伴发呕吐。初起时咽部充血,并有散在灰白色疱疹直径约 1~2mm,四周绕有红晕,2~3 天后红晕加剧扩大,疱疹不久破溃,形成黄色溃疡,数目多少不等大致在 5 个左右。此种黏膜疹多见于扁桃体前柱,也可位于软腭、悬雍垂及扁桃体上;但不见于齿龈及颊黏膜,故与单纯性疱疹病毒引起的疱疹性龈口炎迥异,且后者终年可见,无季节性。本症局部淋巴结不肿大,白细胞总数多属正常或略偏高。全身症状及咽部体征一般均在 4~6 天后自愈,偶有延至 2 周者。很少并发症,偶有并发腮腺炎者,但是 EV71 感染可并发严重的脑干脑炎和神经源性肺水肿。

(3)手足口病：主要由柯萨奇A16型和肠道病毒71性引起。此病特征表现为手、足、口、臀等部位出疹(斑丘疹、丘疹、小疱疹)，伴或不伴发热，多见于5岁以下小儿，夏秋季多见。年长儿及成人也可感染，但一般症状较轻，或为无症状的隐性感染。轻症一般病程短而轻，多于1周左右痊愈，皮疹不留瘢痕或色素沉着，需防止继发感染。少部分患者可发生中枢神经系统感染、心肺功能衰竭等并发症。近年来，EV71流行引起的手足口病暴发导致重症中枢神经系统并发症更为常见。典型的重症者临床表现分五期。

1)第1期(手足口出疹期：主要表现为发热，手、足、口、臀等部位出疹，可伴有咳嗽、流涕、食欲缺乏等症状。部分病例仅表现为皮疹或疱疹性咽峡炎，个别病例可无皮疹。此期病例属于手足口病普通病例，绝大多数病例在此期痊愈。

2)第2期(神经系统受累期)：少数EV71感染病例可出现中枢神经系统损害，多发生在病程1~5天内，表现为精神差、嗜睡、易惊、头痛、呕吐、烦躁、肢体抖动、急性肢体无力、颈项强直等脑膜炎、脑炎、脊髓灰质炎样综合征、脑脊髓炎症状体征。脑脊液检查为无菌性脑膜炎改变。脑脊髓CT扫描可无阳性发现，MRI检查可见异常。此期病例属于手足口病重症病例重型，大多数病例可痊愈。中枢神经受侵犯的危险因素包括：年龄<1岁、体温超过39℃、发热超过3天、嗜睡、抽搐、头痛、呕吐、高血糖(>150mg/dl)。

3)第3期(心肺功能衰竭前期)：多发生在病程5天内。目前认为可能与脑干炎症后自主神经功能失调或交感神经功能亢进有关，亦有认为EV71感染后免疫性损伤是发病机制之一。本期病例表现为心率、呼吸增快，出冷汗、皮肤花纹、四肢发凉，血压升高，血糖升高，外周血白细胞升高，心脏射血分数可异常。此期病例属于手足口病重症病例危重型。及时发现上述表现并正确治疗，是降低病死率的关键。

4)第4期(心肺功能衰竭期)：病情继续发展，会出现心肺功能衰竭，可能与脑干脑炎所致神经源性肺水肿、循环功能衰竭有关。多发生在病程5天内，年龄以0~3岁为主。临床表现为心动过速(个别患儿心动过缓)，呼吸急促，口唇发绀，咳粉红色泡沫痰或血性液体，持续血压降低或休克。亦有病例以严重脑功能衰竭为主要表现，肺水肿不明显，出现频繁抽搐、严重意识障碍及中枢性呼吸循环衰竭等。此期病例属于手足口病重症病例危重型，病死率较高。

5)第5期(恢复期)：体温逐渐恢复正常，对血管活性药物的依赖逐渐减少，神经系统受累症状和心肺功能逐渐恢复，少数可遗留神经系统后遗症状。

4. 中枢神经系统感染　肠道病毒是引起中枢神经系统感染常见病原，表现为无菌性脑膜炎综合征、脑炎、脑干脑炎弛缓性瘫痪性等疾病。肠道病毒可能通过以下两种途径侵入中枢神经系统：病毒突破血脑屏障或者沿逆行轴突运输系统扩散。

(1)无菌性脑膜炎：柯萨奇病毒B2~5、埃可病毒4、6、9、11、13、16、18、30型常被报道引起无菌性脑膜炎。A5型曾在新生儿中流行，发生轻型无菌性脑膜炎。2007年以后肠道病毒71型在中国大陆地区优势流行，引起手足口病暴发流行，并发无菌性脑膜炎的病例大多数与肠道病毒71型感染有关。肠道病毒引起的无菌性脑膜炎临床表现与其他病毒引起的差异不大。多于5~9月发病，起病可缓可急，伴厌食、恶心、呕吐、腹痛、头痛、咽痛、肌痛等症状。一般都有中等度发热4~6日，有时热退又可重起，呈双相热型。大多病起1~2天内出现脑膜刺激征，但常不如化脓性脑膜炎显著。脑脊液中细胞数增加，一般在100~200左右，偶有高达1 000以上，尤其埃可9型引起者细胞数可超过2 000，但也有个别病例始终无脑脊液细胞数增加。初起时以中性粒细胞为多，后期则以单核细胞为多，糖与氯化物正常，蛋白质略高，一般病程为5~10天，大都不发生瘫痪，有时可见暂时性肌力减弱，仅极少数病例可留有后遗症。

(2)脑炎：许多非脊髓灰质炎肠道病毒血清型在脑炎患者中被分离。在北美地区，肠道病毒与5%脑炎和11%~22%的病毒性脑炎有关。常见的血清型包括柯萨奇病毒A9、B2、B5，埃可病毒6.9以及EV71。脑炎临床表现轻重不等，可变现为轻度可以逆转的意识障碍、昏迷、去大脑强直和死亡。局灶性脑炎可表现部分运动性抽搐、偏身舞蹈病、急性小脑共济失调。脑脊液改变与无菌性脑膜炎相似。头颅影像学和脑电图可反映疾病的严重程度和病变的范围。新生儿脑炎变现为全身感染，通常是致死性或者残留永久后遗症。对于较大婴儿和儿童，预后较好，大部分患儿完全康复，仅有少数残留神经系统后遗症或者死亡。

EV71 通常引起重型脑炎，埃可病毒感染流行时也曾报告有脑炎病例，发生深昏迷、平衡失调、强直性瘫痪等。

(3) 脑干脑炎：肠道病毒 71 型引起的手足口病在亚太地区儿童中大规模流行，在流行地区发生重症脑干脑炎病例并死亡，多见于 5 岁以下儿童。发患儿童表现为肌阵挛、呕吐、共济失调、眼球震颤、眼球运动麻痹甚至延髓麻痹等症状，部分病例很快进展至神经源性肺水肿和心肺衰竭，及时抢救治疗，病死率仍高达 10%~20%。脑干脑炎并发肺水肿的患儿后遗症最严重，存在长期的呼吸和运动功能障碍。

(4) 类脊髓灰质炎样疾病：非脊髓灰质炎肠道病毒引起急性弛缓性瘫痪（AFP）与脊髓灰质炎病毒临床不能区分，需要通过病原学鉴别。虽然柯萨奇病毒及埃可病毒引起的中枢神经系统感染很少发生瘫痪，但在脑膜脑炎流行期间也曾有人报道不少病例出现暂时性肌力减弱，可高达 39%。EV71 暴发流行时可出现部分患者主要是儿童发生急性弛缓性瘫痪，伴或不伴脑炎。散发性急性弛缓性麻痹以肠道病毒 71 型最为常见，其次还有柯萨奇病毒 A7.9 型、柯萨奇病毒 B1~5 型、埃可病毒 6 和 9 型。除肠道病毒 71 型外，其他非脊髓灰质炎肠道病毒很少同时发生延髓脑炎，埃可 9 型流行时曾发现延髓受累病例，有面瘫、吞咽困难等。近年全球推广应用脊髓灰质炎疫苗，AFP 发病率已大大下降，故由其他肠道病毒引起的瘫痪性疾病更应引起注意。

(5) 其他神经系统疾病：也有少数报道有柯萨奇病毒 A2、5、9 型，埃可病毒 6、22 型引起吉兰 - 巴雷综合征，以及柯萨奇病毒 A9、B4 和埃可病毒型 5 引起急性横断性脊髓炎。

5. **心肌炎和心包炎**　临床表现起病突然、小儿拒食、出现呕吐、阵咳，伴有面色苍白、发绀及呼吸困难，状似肺炎。迅速出现心率显著增快，心脏扩大，心音低钝，奔马律、心包摩擦音，偶闻收缩期杂音，肝脏急剧增大，肺部出现啰音等心力衰竭现象。心电图检查见电压低心动过速、T 波倒置及 ST 段低平，超声心动图可见急性心室扩大，心脏射血系数减少等异常。年长儿或成人在出现心脏病症状之前常有轻、中度感冒及发热，继而有心悸、疲乏等。轻者为一过性，持续数日至数周而消失，也有持续 1~2 年或反复发作者。重症也可发生急性心力衰竭或猝死，大都因心肌缺血、梗死引起，或由于广泛心肌坏死炎症所致。

6. **流行性胸痛或肌痛**　主要临床特点为突然性肌痛，以胸、腹壁及膈肌附着点最为显著。柯萨奇病毒 B 组为主要病原，本病在世界上曾有多次暴发流行，亦见到散发病例，常由柯萨奇 A4、7，B1~6，埃可 6.9 型病毒引起，流行时除儿童外，青壮年也较多患病。潜伏期一般为 2~5 天，可延长至 2 周。常突起发热，诉阵发性肌痛，可涉及全身各处肌肉，而以胸腹部最多见，尤以膈肌和肋肌最易受累，成人诉述肋肌痛为多，小龄儿童腹肌受累更常见。肌痛限于腹部时可伴发腹肌强直及压痛，与阑尾炎不易鉴别，但本病疼痛多位于浅表肌肉层。肌痛性质不一，可呈刺痛、烧灼痛、紧压痛或胀痛等，轻重不一，重者甚至导致休克。肌肉活动时肌痛加剧，累及肋间肌、膈肌时呼吸浅表而加速，状似肺炎患者。疼痛可反复发作，并可转移位置，常集中于胸部。病程中除有高低不等之发热外，尚诉咽痛、恶寒、胃食欲缺乏、腹泻等症状。全身淋巴结和肝、脾可肿大。胸部 X 线检查常无异常发现，少数可见胸膜渗出。肌痛多半在 3~4 天后逐渐消失，热也下降。有 1/4~1/3 的患儿可反复发作，甚至迁延数周。血象无特异，偶见不典型淋巴细胞。本病多能自愈。

7. **急性出血性结膜炎**　本病传播快而广，常迅速形成大流行。肠道病毒 70 型、柯萨奇病毒 A24 是引起流行的病原。一般成人较小儿发病为多，潜伏期仅 1 天，临床表现主要为突然发生眼结膜红、肿、痛、流泪及脓性分泌物，可伴结膜下出血但极少累及巩膜或虹膜。全身症状少，病程约 1~2 周，有报告并发神经根炎及瘫痪。

8. **其他感染肠道病毒**　可导致呕吐、腹泻、腹痛、肝炎等消化系统受累。一些埃可病毒血清型尤其是 11、14 和 18 型可引起小婴儿腹泻暴发。肠道病毒肝炎在新生儿期以后很少见。柯萨奇病毒 B1~5 型和埃可病毒 11.22.30 型可引起胰腺炎，国外前瞻性研究已证实急性胰腺炎患者中 2%~20% 同时有肠道病毒感染。偶有报道柯萨奇病毒和肠道病毒 70 型感染引起腮腺炎，柯萨奇病毒 A9、B2.4.5 和埃可病毒 6 感染引起青少年睾丸炎。

【诊断】 肠道病毒感染因临床表现复杂，诊断上不能忽视流行病学资料及病毒学鉴定。某些典型症候群的出现，如流行性胸痛或肌痛、婴儿急性心炎、疱疹性咽峡炎等有助于提示诊断。细胞培养分离肠道病毒是标准的诊断方法。一般而言，大便、直肠拭子和咽部标本病毒含量最高，但疾病急性期还可以从尿液和血液中分离出肠道病毒，脑膜炎时可从脑脊液中分离出病毒。值得注意的是，许多A组柯萨奇病毒体外生长困难，甚至不能生长。用PCR法检测脑脊液中的肠道病毒RNA可在许多标准实验室和商业实验室进行。PCR法是一种比病毒培养更快速和更敏感的方法，可检出所有的肠道病毒，包括难以培养的肠道病毒。商业化的血清学检测难以标准化且缺乏特异性。

【鉴别诊断】 当这类病毒侵犯中枢神经系统时，需与流行性腮腺炎病毒引起的脑膜脑炎、乙型脑炎、单纯疱疹病毒脑炎、脊髓灰质炎、结核性脑膜炎及早期或经治疗的流行性脑脊髓膜炎鉴别。还应注意与其他出疹性疾病鉴别，在夏秋季遇到原因不明的皮疹及发热时，应考虑到肠道病毒感染。伴有皮疹的柯萨奇病毒及埃可病毒感染应与小儿出疹性疾病相鉴别。其他如流行性胸痛，当肌痛局限于腹部时应除外急腹症，前者压痛较浅，位于肌肉层。新生儿心肌炎则应与肺炎及败血症相鉴别，迅速出现心力衰竭为突出的表现，脑脊液检查有时可帮助诊断。轻度呼吸道感染和婴儿腹泻则大都无特殊临床表现可资鉴别。

【治疗】 应着重注意休息、护理与对症处理，板蓝根冲剂及维生素C为常用药物，有惊厥及严重肌痛者应给予镇静剂，急性心肌炎伴心力衰竭时应绝对卧床休息，用利尿剂、小剂量的洋地黄等治疗。有瘫痪出现时，则按脊髓灰质炎的瘫痪护理和治疗。对体弱年幼小儿支持疗法也不应忽视。此外，尚应注意预防继发感染。各种临床类型的具体治疗，可参阅各有关章节，在此强调对于重症手足口病治疗：

1. 神经系统受累治疗

(1)控制颅内高压：限制入量，给予生理需要量60~80ml/(kg·d)(脱水剂不计算在内)，建议匀速给予，即2.5~3.0ml/(kg·h)。注意维持血压稳定。

给予甘露醇0.5~1.0g/(kg·次)，每4~8小时一次，20~30分钟静脉注射，根据病情调整给药间隔时间及剂量。必要时加用甘油氯化钠或呋塞米。

(2)静脉注射免疫球蛋白：适用于第2、3期患儿，特别是出现精神萎靡、肢体抖动频繁；急性肢体麻痹；安静状态下呼吸频率超过30~40次/min(按年龄)；出冷汗、四肢发凉、皮肤花纹，心率增快>140~150次/min(按年龄)；重症病例高热、病情进展快者。1g/(kg·d)，用1~2天。

(3)酌情应用糖皮质激素治疗：第3期和第4期可酌情给予糖皮质激素治疗，第2期一般不主张使用糖皮质激素。甲基泼尼松龙1~2mg/(kg·d)；氢化可的松3~5mg/(kg·d)；地塞米松0.2~0.5mg/(kg·d)，病情稳定后，尽早减量或停用。个别病例进展快、病情凶险可考虑加大剂量，如在2~3天内给予甲基泼尼松龙10~20mg/(kg·d)(单次最大剂量不超过1g)或地塞米松0.5~1.0mg/(kg·d)，但是不推荐使用。

(4)其他对症治疗：降温、镇静、止惊。

(5)严密观察病情变化，密切监护。

2. 呼吸、循环衰竭治疗

(1)一般治疗：头肩抬高15°~30°，保持中立位，保持呼吸道通畅，吸氧。留置胃管、导尿管。确保两条静脉通道畅通，监测呼吸、心率、血压和血氧饱和度。在维持血压稳定的情况下，限制液体入量(有条件者根据中心静脉压测定调整液量)。

(2)呼吸功能障碍时，及时气管插管使用正压机械通气。

插管的指征：出现重症病例早期的临床表现者应该密切监测，尽早进行插管。有以下表现者应该选择气管插管：呼吸急促、减慢或节律改变；气道分泌物呈淡红色或血性；短期内肺部出现湿性啰音；胸部X线检查提示肺部渗出性病变；脉搏容积血氧饱和度(SpO_2)或动脉血氧分压(PaO_2)明显下降；频繁抽搐伴深度昏迷；面色苍白、发绀；血压下降。早期插管，呼吸支持是抢救成功关键。

建议呼吸机初调参数：吸入氧浓度80%~100%，PIP 20~30cmH_2O，PEEP 5~8cmH_2O，RR 20~40次/min(根据年龄调节)，潮气量6~8ml/kg左右。每半小监测血气，及时调整呼吸机参数。

(3)血管活性药物的应用：第3期血流动力学常是高动力高阻力，表现为皮肤花纹、四肢发凉，但并非真正休克状态，以使用扩血管药物为主。常用米力农注射液：负荷量50~75μg/kg，维持量0.25~0.75μg/(kg·min)，一般使用不超过72小时。血压高者将血压控制在该年龄段严重高血压值以下、正常血压以上，可用酚妥拉明1~20μg/(kg·min)，或硝普钠0.5~5μg/(kg·min)，一般由小剂量开始逐渐增加剂量，逐渐调整至合适剂量。第 4 期如血压下降，低于同年龄正常下限，停用血管扩张剂，可使用正性肌力及升压药物。可给予多巴胺 5~15μg/(kg·min)、多巴酚丁胺 2~20μg/(kg·min)、肾上腺素 0.05~2μg/(kg·min)、去甲肾上腺素 0.05~2μg/(kg·min)等。儿茶酚胺类药物应从低剂量开始，以能维持接近正常血压的最小剂量为佳。

(4) 容量复苏：休克病例在应用血管活性药物同时，给予生理盐水 10ml/kg 进行液体复苏，1 小时内输入，此后可酌情补液，避免短期内大量扩容。仍不能纠正者给予胶体液输注，但应慎重使用。

(5) 血液净化治疗：近年来血液净化日渐被认为是一种有效的清除炎性介质，纠正内环境紊乱的手段，有研究发现，在重症手足口病患儿应用血液净化治疗可以有效降低肺出血、循环衰竭的等导致死亡事件的发生率，可能可以作为针对重症手足口病例改善预后的有效治疗手段。

(6) 其他：维持血糖稳定，保护重要脏器功能，维持内环境的稳定；抑制胃酸分泌，可应用西咪替丁、奥美拉唑等；高热时及时使用物理及药物退热处理；惊厥时给予镇静止痉药物治疗；有效抗生素防治继发肺部细菌感染等。

3. 恢复期治疗：避免继发呼吸道等感染；促进各脏器功能恢复；功能康复治疗或中西医结合治疗。

【预防】 提倡卫生运动，加强体格锻炼和加强洗手均有助于防止本病的流行传播。避免接触感染者。尚无特殊方法预防这类病毒感染，因其病毒型别众多，未作制备疫苗的尝试。鉴于 EV71 所致的重症手足口病危害极大，目前已有 EV71 疫苗上市，包括减毒活疫苗、灭活全疫苗等。对肠道病毒感染流行期间隔离患者 2 周，并对接触者进行检疫，有助于阻止流行的发展。

（祝益民）

第四节　重症 EB 病毒感染

【定义】 重症 EB 病毒感染是指由 EB 病毒(Epstein-Barr vires，EBV) 感染导致的相关重症疾病。原发性 EBV 感染所致传染性单核细胞增多症(infectious mononucleosis，IM) 为良性自限性疾病，预后良好，但 EBV 感染相关疾病的临床表现复杂多样，有时不典型和缺乏特异性，且严重程度差异较大。少数可引起各种严重并发症，如急性喉梗阻、脾破裂、间质性肺炎及脑炎等。极少数个体在 EBV 原发感染后出现致命的并发症，称为暴发性 IM 或致死性 IM，死因常为噬血细胞性淋巴组织细胞增多症(hemophagocytic lymphohistiocytosis，HLH)、暴发性肝炎引起的严重出血倾向及肝功能衰竭。

【病因】 EB 病毒(EBV)是一种嗜淋巴细胞的 DNA 病毒，1964 年由 Epstein 和 Barr 首次在非洲儿童 Burkitt 淋巴瘤细胞中发现，属于疱疹病毒科 γ 亚科淋巴隐病毒属，被命名为人类疱疹病毒型(human herpes virus 4，HHV-4)，是已知的 8 种人类疱疹病毒之一。EBV 病毒颗粒由一个蛋白质膜包裹的线状双链 DNA 基因组，呈线状，蛋白膜位于衣壳和包膜之间，包膜内嵌有糖蛋白，这些糖蛋白对细胞向性、宿主范围和受体识别非常重要。成熟的病毒粒子在电镜下呈球形，直径约为 120~180nm。EBV 有两种亚型，它们在 EBNA2、-3A、-3B 和 -3C 的 EBNA 核抗原位点上存在差异。1 型主要分布在西半球和东南亚，而 1 型和 2 型在非洲同样普遍。EB 病毒依赖 DNA 聚合酶复制，表达上百种抗原，包括衣壳抗原、早期抗原、膜抗原、核抗原及淋巴细胞检测膜抗原等。EBV 具有感染 - 潜伏 - 活化的特性，可使受感染的淋巴细胞无限增殖的能力。EB 病毒在外界生存能力弱，体外仅能感染人类与部分灵长类成熟 B 淋巴细胞，增殖缓慢。主要通过唾液传播，也可通过输血和性传播。

【发病机制】 EB 病毒从口咽部侵入，在口咽部黏膜、唾液腺导管上皮细胞内复制，然后受过 CD21 受体感染黏膜下的淋巴细胞，尤其是 B 淋巴细胞，这些细胞进入血液循环而造成全身性感染，并可长期潜伏在人体淋巴组织中。EBV 感染可表现为增殖性感染和潜伏性感染或持续性感染。不同感染状态表达不同的抗原，增殖性感染期表达的抗原有 EBV 早期抗原、EBV 衣壳蛋白和 EBV 膜抗原，潜伏感染期表达的抗原有 EBV 核抗原、潜伏膜蛋白及小 RNA 产物(EBER)。在某些因素作用下，潜伏感染或转变为增殖性感染。增殖感染的细胞最终裂解并释放子代病毒，约有 10% 的感染淋巴细胞发生转化，成为无限增殖的淋巴母细胞。而持续感染的细胞内 EB 病毒可长期存在，或呈持续性低水平复制状态，表达持续感染的病毒产物，可诱导 T 细胞、NK 细胞或B细胞发生克隆性增殖，导致淋巴细胞增殖性疾病。

EB病毒主要感染B淋巴细胞、上皮细胞，偶尔感染T/NK细胞，故主要损伤人的免疫系统和上皮组织而导致相应的疾病。EBV初次感染后，机体呈现的免疫应答反应主要是被激活的（异型）淋巴细胞的显著扩增，这些细胞多为（70%以上）$CD8^+$细胞毒性T淋巴细胞（cytotoxic T lymphocytes，CTLs），CTL使大多数感染细胞溶解死亡；EB病毒也可感染T/NK细胞，在某种遗传背景下，被感染的T/N K细胞大量增殖，释放出大量的细胞因子，导致严重的炎症反应。

【病理】 一般病理改变淋巴结滤泡增多增大，生发中心增大，多见淋巴母细胞、组织细胞与淋巴细胞。EB病毒相关的淋巴细胞增殖性疾病表现为T区扩大，淋巴滤泡缩小、减少，甚至消失；病变主要为中小淋巴细胞以及多少不等的组织细胞，大细胞散在其中，轻至中度异型；淋巴结的间质及小血管增多。最典型的肝组织学特征是淋巴细胞窦状弥漫性浸润，呈单行或串珠状。门管区因淋巴细胞浸润而扩大，但偶尔也包括浆细胞、中性粒细胞和嗜酸性粒细胞。浸润的淋巴细胞成分主要包括反应性细胞毒性（CD8）T淋巴细胞、混合的自然杀伤细胞和罕见的EB病毒感染的B细胞。整个肝小叶结构仍然主要是完整的，虽然肝细胞可能显示轻度肿胀，空泡形成，脂肪变性和细胞凋亡。胆管损伤少见，汇合的坏死和淤胆型肝炎是罕见的。神经系统病变主要表现为神经元变性，血管周围出血和星状细胞增生，大脑皮层、基底节、小脑或脊髓等部位小单核细胞浸润。

【临床表现】 重症EB病毒感染主要有以下临床表现类型：

1. **重症传染性单核细胞增多症** 多出现在有免疫功能不全或缺陷的儿童，表现为急性起病，病情进展快，全身中毒症状重，多器官受损、并发症多、病死率高等特征。

（1）发热-咽扁桃体炎-淋巴结病三联症：几乎都有发热，常持续高热，伴精神反应差，且持续时间长，常超过2周以上。咽扁桃体明显肿大，表面有较多的白色甚至黄色膜状物渗出物，甚至发生急性上呼吸道梗阻或急性喉梗阻表现。全身表浅淋巴结肿大，以颈淋巴结肿大更突出。

（2）重症肝炎样表现：肝脾大，且呈进行性肿大，肝酶明显升高，部分伴有黄疸。可出现凝血功能异常，甚至表现为急性肝衰竭。

（3）其他表现：明显的眼睑水肿、全身性多形样皮疹或紫癜、脑膜脑炎、心肌炎、严重间质性肺炎、继发重症感染、恶性多克隆源性淋巴瘤、再生障碍性贫血、嗜血细胞综合征等。

（4）慢性活动性EB病毒感染（chronic active Epstein-Barr virus infection，CAEB）：EB病毒感染后异常抗EBV抗体增高和EBV-DNA升高，可出现慢性或复发性传染性单核细胞增多症样症状，同时易发展为淋巴瘤、病毒相关噬血细胞综合征、间质性肺炎、中枢神经系统病变进而发展为多脏器衰竭的的淋巴组织增生性疾病。多发生于幼儿期，主要表现为传染性单核细胞增多症样症状持续较长时间，一般超过3个月，持续或反复发热，伴有淋巴结肿大与肝脾大，间质性肺炎。常有肝酶升高、贫血、血小板减少或全血细胞减少等，可有黄疸、皮疹、蚊虫叮咬过敏及葡萄膜炎等。抗EB病毒相关抗体异常增高，血清或全血EBV-DNA载量显著升高。患者没有任何先前免疫异常的证据，也没有任何其他可以解释其病情的近期感染的证据。病情常反复反作，根据临床表现和EB病毒载量分为活动性疾病与非活动性疾病状态。大多数预后不良，病程中可出现严重的合并症，包括噬血细胞性淋巴组织细胞增多症（hemophagocytic lymphohistiocytosis，HLH）、淋巴瘤、DIC、肝衰竭、消化道溃疡或穿孔、冠状动脉瘤、中枢神经系统症状、心肌炎、间质性肺炎及白血病等。

【实验室检查】

1. **血常规检查** 白细胞计数明显升高，常超过$25 \times 10^9/L$，分类以淋巴细胞为主，≥50%和/或异型淋巴细胞增多≥10%。多伴有贫血，血小板减少或全血细胞减少。

2. **病原学检查** 各种血清EBV特异性抗体的临床意义详见表3-47。

表3-47 EBV血清特异性抗体及临床意义

抗VCAIgM	抗VCAIgG	抗EAIgG	抗NAIgG	临床意义
+	–/+（低亲和力）	–	原发感染早期/急性期	
+/–	+	+	–	原发感染急性晚期

续表

抗VCAIgM	抗VCAIgG	抗EAIgG	抗NAIgG	临床意义
弱 +/–	+(低 - 中亲和力)	+	+	原发感染恢复期
–	+(高　亲和力)	–	+	既往感染
–	+++	++	+	慢性活动性感染

3. **EB 病毒标志物**　采用聚合酶链反应技术检测全血、血清或血浆、组织液或病变组织中 EBV-DNA，使用免疫标记法检测样本中病毒抗原，或原位杂交法检测病变组织中的 EBERs。

4. **其他**　肝肾功能、心肌酶、T 淋巴细胞亚群等检测。

【并发症】

1. **神经系统并发症**　可发生脑炎、脑膜脑炎、吉兰 - 巴雷综合征及脊髓炎等。大多数可恢复，但为本病的主要死亡原因。

2. **血液系统并发症**　可发生自身免疫性溶血性贫血、血小板减少症等，免疫缺陷病或 CAEBV 活动期可发生噬血细胞综合征。

3. **脾破裂**　罕见，常发生于病程 2~3 周。

4. **心脏并发症**　少见，可见心电图异常，心肌炎、心包炎或冠状动脉瘤等。

5. **其他并发症**　常有间质性肺炎、眼部病变（葡萄膜炎或视神经炎）、肾脏疾病（肾炎、肾病综合征、溶血尿毒综合征）、腮腺炎、睾丸炎和中耳炎等。

【诊断】

1. **重症传染性单核细胞增多症诊断标准**　具有发热、咽峡炎、淋巴结病、肝脾肿大、眼睑浮肿等临床表现，同时具有一种或以上的相关并发症，病原学检查有 EB 病毒原发感染的证据，即可确定诊断（视频 3-9）。

视频 3-9　传染性单核细胞增多症

2. **慢性活动性 EB 病毒感染**　EBV 相关疾病的临床表现、持续时间超过 3 个月以上、EBV 病毒量的异常增高及组织病理损害与 EBV 感染相关联的证据。

【鉴别诊断】

1. 早期出现严重并发症，易因突出的器官或系统损伤而误诊为其他疾病，因此，应注意及时监测血常规、EB 病毒抗体谱及病变组织 EBV-DNA 检查帮助进行鉴别诊断。

2. 排除已知的自身免疫性疾病、肿瘤性疾病及免疫缺陷病所致的类似临床表现。

3. **基础疾病鉴别**　严重 EB 病毒感染性疾病，常在免疫缺陷病基础上发生，应注意进行相关疾病的检测如免疫功能检测、甚至基因检测。

【治疗】

1. **抗病毒治疗**　可酌情选择阿昔洛韦、更昔洛韦或伐昔洛韦等药物，具有抑制 EB 病毒复制的作用，可缩短热程，减轻严重并发症。疗程可至体温正常、临床症状明显好转即可停药，无须维持治疗。

2. **对症支持治疗**　需卧床休息，给予对症治疗，如退热、镇痛、护肝、保护受损器官功能等。

3. **糖皮激激素**　适应证：咽扁桃体严重病变或水肿、神经系统病变、心肌炎、溶血性贫血、血小板减少性紫癜等并发症的重症患者、短疗程应用糖皮质激素可明显减轻症状，首选地塞米松，0.3~0.5mg/(kg·d)，静脉滴注；或泼尼松，剂量为 1mg/(kg·d)，每天最大剂量不超过 60mg。短疗程 3~7 天。

4. **丙种球蛋白**　可改善临床表现，缩短病程。早期给药效果更好。丙种球蛋白 400mg/(kg·d)，静脉滴注，每天 1 次，疗程 5 天。

5. **慢性活动性 EB 病毒感染的治疗**　造血干细胞移植被认为是根治性方法。先进行联合化疗方案，积极控制疾病的活动状态，尽快接受造血干细胞移植。如表现为 EBV 相关噬血细胞综合征，按噬血细胞综合征化疗方案进行治疗。

（1）抑制活化的免疫细胞　泼尼松龙，1~2mg/(kg·d)；VP-16，150mg/(m^2·w)；环孢素，3mg/(kg·d)，共 4~8 周。

（2）清除感染的 T 细胞与 NK 细胞　联合化疗方案：①改良的 CHOP 方案（环磷酰胺 750mg/m^2，第 1 天；吡柔比星 25mg/m^2，第 1、2 天；春新碱 2mg/m^2，第 1 天；泼尼松龙 50mg/m^2，第 1~5 天）。② Capizzi 方案（阿糖胞苷 3g/m^2，每 12 小时 1 次，共 4 次；L- 门冬酰胺酶 10 000U/m^2，阿糖胞苷输

注 4 小时后静脉输注；泼尼松龙 30mg/m^2，第 1、2 天）。③高剂量阿糖胞苷方案（阿糖胞苷 1.5g/m^2，12 小时 1 次，共 12 次；泼尼松龙 30mg/m^2，第 1~6 天）。④ VPL 方案（VP-16 150mg/m^2，第 1 天；泼尼松龙 30mg/m^2，第 1~7 天；L- 门冬酰胺酶 6 000U/m^2，第 1~7 天）。

（3）造血干细胞移植，重建造血功能。

（李双杰）

第五节　新型冠状病毒感染

世界卫生组织于 2020 年 2 月 11 日将 SARS-CoV-2 感染的疾病命名为“COVID-19”。COVID-19 主要表现为发热和咳嗽，也存在乏力、肌痛、鼻塞、流涕、喷嚏、咽痛、头痛、头晕、恶心、呕吐、腹痛和腹泻等表现。相比其他人类冠状病毒感染，SARS-CoV-2 感染的传染性强、死亡率低。儿童病情较轻，预后相对良好；但有少部分儿童呈川崎病或不完全型川崎病表现，并进展出现全身炎症反应综合征、休克等临床表现。因此，儿童新型冠状病毒感染的防治工作不容忽视。

【病原学】 SARS-CoV-2 是一种不同于严重急性呼吸综合征（SARS）和中东呼吸综合征（MERS）的新型 β 属冠状病毒。SARS-CoV-2 有包膜，基因组全长约 30kb，为单股正链 RNA 病毒，呈圆形或椭圆形，常为多形性，具有 5′ 端帽状结构和 3′ 多个 A 尾结构。病毒基因组编码 16 种非结构蛋白（Nsps），4 种结构蛋白包括棘突蛋白（Spike，S 蛋白）、被膜蛋白（Envelope，E 蛋白）、膜蛋白（Membrane，M 蛋白）和核衣壳蛋白（Nuncleocapsid，N 蛋白），以及其他 9 个辅助因子，其中 S 蛋白是最重要特征性蛋白。S 蛋白可被水解为 S1 和 S2 两个亚基，S1 亚基含有一个受体结合结构域（receptor binding domain，RBD），负责特异性识别并结合细胞表面的受体；S2 亚基则介导病毒包膜与细胞膜融合。相比 RBD，S 蛋白的 C 端结构域（CTD）与 ACE2 结合亲和力更强；CTD 残基 A475 与 ACE2 残基 S19、N487、Q24、E484、K31、Y453、H34 相结合；CTD 残基 K417 位于核子域的螺旋 α3 区域，与 hACE2 D30 有离子相互作用；其他病毒 - 受体结合区包括 CTDY489、F486 与 ACE2 残基 F28、L79、M82 和 Y83。

SARS-CoV-2 病毒含有 RNA 依赖的 RNA 聚合酶，使得其基因突变和重组事件发生高。通过单核苷酸多态性的初步分析，已发现了两种亚型，分别命名为 L 型和 S 型；L 型比 S 型更具有攻击性和传染性。在国内，70% 的病例为 L 型；在国外还发现了其他变异型。最新的研究表明：SARS-CoV-2 病毒向 3 种类型进化趋势，A 型最接近蝙蝠基因组，多见于美洲，C 型多见于欧洲，B 型多见于东亚地区。不同地理位置、不同型别菌株可能与 COVID-19 的严重程度密切相关。

体外分离培养时，SARS-CoV-2 96 小时左右即可在人呼吸道上皮细胞内发现，在 Vero E6、Calu-3、Huh7 和 293T 细胞系中分离培养 24 小时后即能检测出，在 A549 细胞系中不能分离培养，这与细胞系是否表达受体 ACE2 或细胞蛋白酶 TMPRSS2 有关。

SARS-CoV-2 对紫外线和热非常敏感，56℃ 1 小时或 100℃ 5 分钟、10% 福尔马林、β- 丙内酯、75% 乙醇、含氯消毒剂、过氧乙酸和氯仿等脂溶剂均可有效灭活病毒，氯己定不能有效灭活病毒。

【流行病学】

1. 传染源　目前尚未充分阐明 SARS-CoV-2 的自然宿主和中间宿主。基因组序列分析：SARS-CoV-2 与 SARS-CoV 共有 75%~80% 的基因组序列，与蝙蝠冠状病毒序列有 96.2% 的相似度，与穿山甲共有 91.02% 的基因组序列；这些研究证实 SARS-CoV-2 来源于野生动物，蝙蝠和穿山甲可能是其自然宿主。已证实的传染源主要是 SARS-CoV-2 感染者，无症状感染者也可能成为传染源。

2. 传播途径　经呼吸道飞沫传播是主要的传播途径，近距离吸入感染者咳嗽或打喷嚏时所形成的带病毒飞沫极易被感染，密闭空间内极易发生经空气传播。在 COVID-19 患者胃肠道组织中能检测到 SARS-CoV-2 RNA，这提示消化道可能是 SARS-CoV-2 感染的途径。在粪便、唾液、泪液、结膜分泌物和尿液样品中也能检测到 SARS-CoV-2 RNA，因而接触传播可通过污染的手（接触患者分泌物、排泄物及其他被污染物品）接触口、鼻及眼部黏膜而感染。现有关于母 - 婴垂直传播的资料不足，需要进一步研究来验证 SARS-CoV-2 在孕妇体内垂直传播的可能性。

3. 易感人群　人群对 SARS-CoV-2 普遍易感，男女比例为 1.16∶1。在儿童病例中，各年龄组发表年龄小于 1 岁的婴儿占 18%，包括新生儿病例。相对于年长儿，新生儿和婴幼儿重症

COVID-19 发病率高,绝大多数预后良好,死亡率为 0.006%。

【发病机制】 SARS-CoV-2 感染的发病机制尚未充分阐明。目前认为 SARS-CoV-2 依赖于其表面 S 蛋白与组织细胞血管紧张素转化酶 2(ACE2)结合进入细胞,胞内跨膜丝氨酸蛋白酶 2(TMPRSS2)和半胱氨酸蛋白酶组织蛋白酶 B/L(CatB/L)启动 S 蛋白,S 蛋白裂解为 S1 亚基和 S2 亚基;S1 亚基与受体 ACE2 结合,而 S2 亚基有利于病毒与宿主细胞膜融合,病毒进入靶细胞直接引起组织损伤。SARS-CoV-2 比 SARS-CoV 与 ACE2 的结合力高 10~20 倍,这可能是 SARS-CoV-2 传染性强的原因之一。SARS-CoV-2 与 ACE2 结合在细胞内一起内吞,导致细胞 ACE2 减少,随后血清血管紧张素 2(Ang Ⅱ)升高。Ang Ⅱ不仅作为血管收缩因子,还通过血管紧张素受体 1 型(AT1R)作为促炎因子;Ang Ⅱ-AT1R 轴激活 NF-κB 和去整合素和金属蛋白酶 17(ADAM17)。ADAM17 诱导 IL-6Ra 转化为可溶性形式(sIL-6Ra),随后 gp130 通过 sIL-6Ra-IL-6 复合物在多种免疫细胞中激活 STAT3,继而激活 NF- κB 通路及 IL-6 放大器(IL-6Amp),诱导免疫细胞和非免疫细胞释放大量致炎细胞因子和趋化因子如肿瘤坏死因子 -α、白细胞介素 -1β、IL-6、粒细胞集落刺激因子、干扰素 γ 诱导蛋白 -10、单核细胞趋化蛋白 -1 和巨噬细胞炎性蛋白 1-α 明显升高,并在病变部位招募淋巴样细胞和髓样细胞如活化的 T 细胞和巨噬细胞,使 IL-6Amp 处于一个正反馈回路中,形成细胞因子风暴而引起组织损伤。SARS-CoV-2 感染无论是直接引起的组织损伤、系统性细胞因子风暴,还是两者的协同作用导致重症 COVID-19 患者多器官功能障碍或衰竭的机制还有待研究。

此外,还有研究表明:从外周血、脾脏、淋巴结、各器官淋巴组织分离的 T 淋巴细胞中检测到 SARS-CoV RNA,这提示 SARS-CoV 可直接感染 T 细胞。SARS-CoV-2 与 SARS-CoV 之间的 S 蛋白受体结合结构域具有高度的一致性,血液样本中也检测到 SARS-CoV-2 RNA。因此,SARS-CoV-2 有可能感染淋巴细胞尤其是 T 细胞,引发或促进淋巴细胞死亡,最终导致淋巴细胞减少而消弱宿主抗病毒反应。然而,淋巴细胞缺乏 ACE2 表达,SARS-CoV-2 对淋巴细胞的损害的具体机制仍待研究。

【病理改变】

1. **肺组织损伤** SARS-CoV-2 主要引起肺部病变。病理组织学的变化包括以下几方面:

(1)肺泡上皮改变:肺泡腔内见浆液、纤维蛋白性渗出物及透明膜形成,肺泡上皮细胞反应性增生和 / 或脱落,部分细胞鳞状上皮化生;渗出细胞主要为单核和巨噬细胞,易见多核巨细胞。Ⅱ型肺泡上皮细胞和巨噬细胞内可见包涵体。

(2)肺血管病变:肺泡隔血管可表现为增殖或管壁增厚,血管内或血管周围炎性浸润、纤维蛋白沉积、内皮细胞脱落或凋亡,还可出现血管充血、出血和微血栓形成。

(3)肺间质纤维化:部分肺间质和 / 或肺泡内水肿及炎性细胞浸润、肺泡腔渗出物机化,间质纤维细胞增生、纤维化、间隔胶原沉积,肺泡结构破坏。

2. **其他组织的损伤** 部分病例可伴有心脏、肝脏、肾脏及其他器官受累:

(1)心肌细胞可见变性、坏死,间质内可见少数单核细胞、淋巴细胞和 / 或中性粒细胞浸润。

(2)肝脏主要表现为轻度脂肪变性、斑片状肝坏死、Kupffer 细胞增生,肝血窦充血、汇管区见淋巴细胞和单核细胞细胞浸润,微血栓形成。

(3)肾脏表现为不同程度的急性肾小管损伤,肾小管上皮变性、脱落,可见透明管型。肾小球毛细血管扩张,间质充血,可见微血栓和灶性纤维化。

(4)脑组织充血、水肿,部分神经元变性。

(5)胃肠道可表现上皮细胞、内皮细胞损害和缺血性肠炎。

(6)脾脏常见表现为淋巴细胞坏死、数量减少,也可表现萎缩、充血、出血、梗死。

(7)此外,还可有皮肤表现为血管周围淋巴细胞或中性粒细胞浸润。胰腺、甲状腺和垂体受累不显著。

【临床表现】 多数儿童症状较轻,部分呈家庭聚集性发病,少部分感染后无临床症状。以发热、咳嗽等症状为主要表现,也存在乏力、肌痛、鼻塞、流涕、喷嚏、咽痛、头痛、头晕、恶心、呕吐、腹痛和腹泻等表现。潜伏期一般为 3~7 天,一般或多半不超过 14 天。按照病情的轻重,将本病分为无症状感染、轻型、中型、重型及危重型 5 型,有助于对治疗、监测及预后的判断,但对具体患者还要结合实验室检查,采取恰当的治疗措施。

1. **无症状感染(隐性感染)**　SARS-CoV-2 核酸检测阳性或血清特异性抗体回顾性诊断,无任何临床症状和体征,且胸部影像学正常。

2. **轻型(急性上呼吸道感染)**　仅表现为发热、乏力、肌痛、咳嗽、咽痛、流涕、打喷嚏等。查体示咽部充血,听诊无异常。有些病例可能无发热或仅有恶心、呕吐、腹痛、腹泻等消化道症状,影像学检查无肺炎改变,也无脓毒症表现。

3. **中型(轻症肺炎)**　频繁发热、咳嗽,多为干咳;其次为刺激性咳嗽,可能有喘息,但无明显低氧血症或气促,而肺部听诊可能有喘鸣音或痰鸣音和/或湿啰音。有些情况可能没有。

4. **重症肺炎**　符合下列任何 1 项者。

(1)出现气促:<2 月龄,呼吸频率(RR)≥60 次/min;2~12 月龄,RR≥50 次/min;1~5 岁,RR≥40 次/min;>5 岁,RR≥30 次/min,除外发热和哭闹的影响。

(2)静息状态下指氧饱和度≤92%。

(3)有呼吸困难表现:辅助呼吸(呻吟、鼻翼扇动、三凹征),发绀,间歇性呼吸暂停。

(4)意识障碍:出现嗜睡、惊厥。

(5)拒食或喂养困难,有脱水征。

(6)肺部高分辨率检查结果显示双侧或多肺叶浸润,短期内病变快速进展或出现胸腔积液。

5. **危重型病例**　符合以下情况之一:①出现呼吸衰竭,且需要机械通气;②出现休克;③合并其他器官功能衰竭,需入儿童重症监护室(PICU)治疗者。

值得注意的是,在欧美已有报道极少数病例呈川崎病或不完全型川崎病表现,包括发热、皮疹、结膜炎、唇红或肿胀、淋巴结肿大;还有合并胃肠道症状、全身炎症反应综合征、休克表现,需转至 PICU 进行器官功能支持治疗。

【实验室检查】

1. **血液学检查**　发病早期外周血白细胞总数正常或降低,淋巴细胞计数正常或减少,部分患儿出现肝酶、乳酸脱氢酶、肌酶和肌红蛋白增高。多数患儿 C 反应蛋白和红细胞沉降率升高,降钙素原正常。重型和危重型患者可伴有 D-二聚体、铁蛋白、肌钙蛋白、脑利钠肽、N 末端 B 型钠尿肽和多种炎症因子(白细胞介素(IL)-6、IL-4、IL-10、肿瘤坏死因子(TNF)-α)水平升高、白蛋白降低。

2. **病原学检查**　在鼻咽拭子、痰液和其他下呼吸道分泌物、血液、粪便、肛拭子等标本检测到 SARS-CoV-2 RNA。为提高核酸检测阳性率,尽可能留取痰液,实施气管插管者采集下呼吸道分泌物,标本采集后尽快送检。

SARS-CoV-2 血清特异性抗体 IgM 和 IgG 检测双阳性有助于确诊,但发病早期双阴性不能除外感染。单纯 IgM 抗体检测阳性必须排除非特异性反应。由于病毒感染后血清特异性抗体的产生并达到检测的阈值需要一定时间,而该病毒感染后其血清特异性抗体产生的动力学特征尚不清楚,但可用于回顾性辅助诊断和血清流行病学调查。

3. **影像学检查**　病变初期多无异常发现,随病情进展或重症表现为"白肺"。X 线平片检查易漏诊,建议不为首选。可作为复查比较时使用。

胸部 CT 检查可以表现正常,也可表现为单发或多发的局限磨玻璃影,淡薄云雾状或细网格状,内可见增粗血管影,少数呈局限实变影,位于胸膜下或支气管血管束旁,其中胸膜下肺外周最常见,多位于双下叶。病程进展期可表现为玻璃影增多或者范围扩大有融合趋势,进而呈弥漫性实变和或磨玻璃影混合、大片实变影、胸腔积液。间质纤维化罕见。

肺部超声表现为垂直伪影、胸膜不规则、胸膜下实变和白肺斑片状区域。对于有心脏受累者可行心脏 MRI,利用 T_1mapping 技术和 T_2-STIR 压脂像弥漫性心肌水肿,极少数有晚期钆增强提示纤维化或局灶性坏死。

【诊断与鉴别诊断】

1. **临床表现**

(1)发热、干咳、乏力和/或其他呼吸道症状;部分患儿可以无发热或低热。

(2)出现上述肺部影像学特征。

(3)发病早期白细胞总数正常或降低,或淋巴细胞计数减少。

(4)没有其他病原学可以完全解释的临床表现。

2. **流行病学史**

(1)发病前 14 天内曾到过或居住在境内有病例报告的社区,或境外疫情严重的国家或地区。

(2)发病前 14 天内与新型冠状病毒感染者有接触史。

(3)发病前 14 天内曾接触过来自境内有病例报告的社区,或境外疫情严重的国家或地区的发热或有呼吸道症状的患者。

（4）聚集性发病：14 天内在小范围内家庭、办公室、学校班级等场所出现 2 例及以上发热和 / 或呼吸道症状的病例。

（5）确诊新型冠状病毒感染的产妇所分娩的新生儿。

3. 病原学指标

（1）病毒核酸检测：采用实时荧光 RT-PCR 检测呼吸道、粪便或血液样本中病毒核酸，阳性是确诊依据。呼吸道样本阳性率最高，分为上呼吸道（鼻咽拭子和口咽拭子）和下呼吸道样本（痰液、气管吸出物及支气管肺泡灌洗液）。或对以上样本行病毒基因测序，与已知的新型冠状病毒高度同源，亦为确诊依据。采集样本须在Ⅱ级防护下实施。

（2）特异性抗体测定：采用胶体金法 / 量子点荧光免疫法检测 SARS-CoV-2 血清特异性抗体，其 IgM 抗体阳性或双份血清特异性 IgG 抗体阳转或滴度≥4 倍增高提示近期感染。抗体检测仅限于辅助或回顾性诊断，不应作为儿童确诊或治疗的依据。

4. 确诊依据

（1）有流行病学史中的任何 1 项，符合临床表现中任意 2 项者可疑诊。

（2）符合疑似病例标准的基础上，新型冠状病毒核酸阳性；或病毒基因测序与已知的新型冠状病毒高度同源；或血清特异性抗体 IgM 和 IgG 双阳性；或血清特异性抗体 IgG 由阴性转为阳性或恢复期较急性期 4 倍及以上升高，即为确诊病例。

鉴别诊断主要与流感病毒、副流感病毒、腺病毒、呼吸道合胞病毒、鼻病毒、人偏肺病毒、SARS 冠状病毒等其他已知病毒性感染鉴别，以及与肺炎支原体、衣原体肺炎及细菌性肺炎等鉴别，在诊断时要考虑新型冠状病毒与其他病毒和 / 或细菌混合感染的情况。

【治疗】 患者需要隔离，危重症者应尽早收入 PICU。目前特效药治疗，应给患者以全面支持、对症治疗和加强监护。

1. 一般治疗及监测　保证充足休息，保证充分热量摄入，多饮水，注意水电解质平衡，维持内环境稳定和微生态平衡；监测体征、氧饱和度等，保持呼吸道通畅，湿化气道，必要时给予氧疗。根据病情监测血常规、尿常规、CRP、肝肾及心肌酶学相关生化指标、凝血功能，必要时行动脉血气分析，及时复查胸部影像学检查。

2. 抗感染治疗

（1）抗病毒治疗：目前尚无特效抗病毒药物。洛匹那韦、利托那韦、阿比朵尔、羟氯喹、氯喹、干扰素、奥司他韦和利巴韦林的临床疗效尚不确定。因此，除临床试验外，不建议临床常规使用抗病毒药物。值得注意的是，合并流感病毒感染者可加用奥司他韦等其他抗流感病毒药物。

（2）避免盲目或不恰当使用抗菌药物，尤其是联合使用广谱抗菌药物。

3. 对症治疗　积极控制高热。体温超过 38.5℃伴有明显不适者，采用物理降温（温水擦浴、使用退热贴等）或应用退热药物治疗。常用药物有：布洛芬口服，5~10mg/kg；对乙酰氨基酚口服，10~15mg/kg。保持患儿安静，出现惊厥时需及时予以镇静。呼吸道分泌物增多者及时进行祛痰治疗，常用药物有：吸入用乙酰半胱氨酸溶液雾化吸入，每次 3ml（0.3g），每天 1~2 次，疗程 5~7 天；吸入用盐酸氨溴索溶液雾化吸入：与生理盐水按 1∶1 比例混合使用，2 岁以下患儿每次 1ml，2~12 岁患儿每次 2ml，12 岁以上患儿每次 3ml，每天 1~2 次，疗程 5~7 天。根据气道分泌物情况，必要时雾化后密闭式吸痰。有缺氧表现时，及时给予有效氧疗，包括鼻导管、面罩给氧、必要时经鼻高流量氧疗、无创或有创机械通气等。

4. 重症、危重病例的治疗原则　在对症治疗的基础上，积极防治并发症，治疗基础疾病，预防继发感染，提供器官功能支持。

（1）呼吸支持：当患儿使用标准氧疗后呼吸窘迫和 / 或低氧血症无法缓解后，应及时调整氧疗方案，可使用高流量鼻导管吸氧或无创通气；严密监测低氧血症改善情况，酌情给予有创机械通气。

（2）循环支持：应密切观察意识、皮肤情况、毛细血管充盈时间、血压、尿量及血乳酸水平等，以便早期识别休克。一旦发生休克，按休克治疗原则处理。

（3）其他脏器功能支持：密切监测患儿器官功能，包括神经系统、消化系统、泌尿系统、血液系统、凝血功能、水电解质酸碱平衡及内分泌内环境等。及时给予相应的器官功能支持，例如连续性肾替代治疗、体外膜氧合（ECMO）；对于难治性低氧，建议使用 V-V ECMO，只有在其他治疗无效的脓毒症休克患儿使用 V-A ECMO 作为挽救性治疗。

（4）糖皮质激素：在 COVID-19 的病程中能缩

短热程，但不能缩短成人或儿童肺部炎症吸收消散时间及住院时间，不能降低死亡率；且长期使用大剂量糖皮质激素会增加合并感染等不良反应的风险。因此，除非特殊原因，应避免常规使用糖皮质激素。

(5) 静脉输注免疫球蛋白(IVIG):IVIG 通常被用作免疫支持治疗。轻症患儿避免使用。危重症可选择使用。在成人或儿童 COVID-19 的治疗中，仍缺乏 IVIG 治疗的有效性证据。

(6) 康复者血浆治疗：恢复期血浆是危重症患者治疗的一种选择。来自成人的随机临床研究发现：在重症或危重症病例中加入恢复期血浆治疗并未改善患者 28 天内的临床结局。儿童目前缺乏相关的研究资料。

(7) IL-6 受体阻断剂："细胞因子风暴"包括 IL-6 在 COVID-19 合并多器官功能障碍和或衰竭中发挥重要作用。

5. **中医药治疗**　可根据患儿病情，当地气候特点及儿童体质特点等情况，进行辨证论治。

6. **心理治疗**　心理疏导对病情恢复有重要作用。如果患儿(尤其是年长儿)出现情绪不稳，恐惧或有心理障碍时，需要积极予以心理干预及心理治疗。

7. **治疗疗程**　体温恢复正常 3 天以上、呼吸道症状明显好转，肺部影像学显示炎症明显吸收，连续 2 次呼吸道病原核酸检测阴性(采样时间间隔至少 1 天)，可解除隔离出院或根据病情转至相应科室治疗其他疾病。

出院后仍应居家隔离 14 天，做好健康状况监测，佩戴口罩，注意粪便清洁处理，有条件者居住在通风良好的单人房间，减少与家人的近距离密切接触，分餐进食，做好手卫生，避免外出活动。建议在出院后第 2 周、第 4 周到医院随访、复诊。母婴垂直传播不能除外，确诊或疑似感染的孕母所生新生儿，生后应立即收入新生儿隔离室观察。

【预防】

1. **控制传染源**　疑似病例和确诊病例均应到指定医疗机构或集中隔离点进行救治或隔离观察。出院后居家隔离者或照顾患儿者尽量单间居住，正确佩戴口罩，正确执行手卫生，减少与共同居住者的接触机会，居室保持通风，患儿使用后的物品做好必要的清洁和消毒工作；口罩使用后应妥善处理。

2. **阻断传播途径**　流行时期应广泛向群众宣传防止传染 COVID-19 的方法。尽量少带去人群拥挤的公共场所，必要时甚至要听课、停去托幼机构，提倡小儿外出带口罩。不要接触和食用野生动物，避免前往售卖动物的市场。居室注意卫生，每天开窗数次通风。日常做好健康监测，自觉发热时要主动测量体温，尽量避免接触其他人员，并视病情及时就医。

3. **增强免疫力，保护易感人群**　接种疫苗是有效预防病毒感染的方法，目前新型冠状病毒疫苗研发工作正在进行中；这些疫苗包括灭活疫苗、减毒活疫苗、亚单位疫苗、病毒载体疫苗以及核酸疫苗。

已有的研究在母乳中尚未检测到 SARS-CoV-2 病毒核酸。鉴于母乳喂养的好处可能大于婴儿感染 SARS-CoV-2 的风险，故 COVID-19 的母亲应采取适当的预防措施以降低母乳喂养过程中通过气溶胶和密切接触传播的风险。此外，均衡膳食、补充维生素 D、充足睡眠、保持口腔健康、适量运动、作息规律、避免过度疲劳、提高自身免疫力是避免被感染的重要手段，保持情绪稳定和心理健康也很重要。

(郑　芳)

第二十一章 常见外科急症

第一节 急性阑尾炎

急性阑尾炎（acute appendicitis）是小儿外科急腹症常见疾病之一，可发生于小儿任何年龄，随年龄增大发病率逐渐增高，其中以5~12岁最为多见，5岁以下发病率逐渐减少，3岁以下更少，但也有新生儿阑尾炎的报道。

小儿急性阑尾炎发展快，病情重，穿孔率高，并发症多。1岁内婴儿的急性阑尾炎几乎100%发生穿孔，2岁以内为70%~80%，5岁时为50%。

【病因、分型及发病机制】 病原菌感染及阑尾管腔堵塞为主要的致病因素，大多为需氧菌和厌氧菌的混合性感染。本症分型为单纯性阑尾炎、化脓性阑尾炎及坏疽性阑尾炎三型。三种病理类型为阑尾炎进展的不同阶段。单纯性阑尾炎如炎症消退可痊愈并遗留瘢痕，甚至极少部分患者终身不再发作。因小儿的大网膜发育不健全，对炎症的局限包裹能力差，阑尾炎穿孔后易致弥漫性腹膜炎或者粘连形成炎性包块，形成阑尾周围脓肿。

【临床表现】 小儿阑尾炎症状体征常不如成人典型，年龄越小临床表现越不典型。

（一）临床症状

1. **腹痛** 是最常见、最早出现的症状。多从脐部开始，数小时后转移至右下腹，但也有的腹痛始终位于右下腹。发生穿孔时表现为持续性腹痛，阵发性加重，穿孔后腹痛有可能稍有缓解，部分患儿表现喜右侧屈髋侧卧位以减轻腹部张力减轻疼痛。

2. **发热** 早期多有低热、中等程度发热，当病情进展或阑尾穿孔引起腹膜炎时可出现高热。偶有患者无发热。

3. **恶心、呕吐** 亦为常见临床表现，多发生在发病初期。呕吐次数不等，多为胃内容物，有时混有胆汁。如发病数天后出现呕吐，伴腹胀、肠型与肠鸣音亢进，要注意是否发生了粘连性肠梗阻。

4. **腹泻** 较常见，早期多为消化道功能紊乱所致，晚期多与穿孔后感染未能控制，炎症刺激直肠有关，表现为里急后重。

5. **尿急、尿痛，甚至血尿** 多为脓液、炎症刺激输尿管、膀胱后引起的尿路刺激症状。

6. **阑尾穿孔** 突然自觉腹痛减轻而腹部压痛与肌紧张加重并出现腹胀，要警惕阑尾穿孔的可能性。病程在3天以上，炎症仍未控制，可形成阑尾脓肿。晚期可致粘连性肠梗阻出现腹胀，伴有肠型与肠鸣音亢进。

（二）临床体征

小儿自我表达能力差，且经常不配合体查，必须争取患儿和家属的合作，反复检查，仔细比较，极度不配合者在睡着情况下进行体检，以求获得较准确的阳性体征。

1. **右下腹压痛、反跳痛** 腹部固定压痛为阑尾炎的最重要体征，大多局限在右下腹，如病情进展，也可以为整个下腹或全腹。如炎症波及腹膜则出现腹肌紧张，重者伴有反跳痛。

2. **肛门指诊** 亦为常用检查手段，盆位阑尾炎常有直肠右侧壁触痛伴灼热感，通过双合诊可触及位于盆腔的阑尾脓肿，具有重要诊断意义。

3. 阑尾位置变异的病例，有时可通过结肠充气实验、腰大肌刺激征和举腿实验等帮助诊断，但此类实验不如成人应用广泛，可用于大龄儿阑尾炎的鉴别诊断。

【辅助检查】

1. **实验室检查** 血常规通常白细胞增高，增高的程度常与疾病的严重程度相关，中性比率增高的意义更大，但白细胞在正常范围者也不少见。血CRP及降钙素原在儿童急性阑尾炎患者中通常增高明显。

2. **腹部B超检查** 诊断阑尾炎具有较重要的意义，如探及肿胀阑尾可提示诊断。B超检查发现阑尾直径大于6mm提示阑尾肿大，其对阑尾炎的诊断价值优于CT等其他影像学检查。

3. **腹腔穿刺检查** 有时通过腹腔穿刺确定早期阑尾炎或对不典型病例进行鉴别诊断。穿刺点常选在麦氏点部位，穿刺液有大量脓球或涂片找到革兰氏阴性菌可提示诊断。

【诊断与鉴别诊断】

（一）诊断要点

1. 转移性或持续右下腹疼痛。

2. 发病初期常有恶心、呕吐。部分患儿出现腹泻、尿频、尿急等。

3. 早期多有低热、中等程度发热，病情进展或阑尾穿孔时可出现高热。

4. 右下腹固定压痛，常伴有肌紧张及反跳痛。病程超过 3 天，右下腹触及肿块，可能为阑尾脓肿。

5. 盆位阑尾炎肛门指诊有直肠右侧壁触痛伴灼热感或可扪及肿块样物。

6. 经麦氏点的腹腔穿刺液有大量脓球或涂片找到革兰氏阴性菌。

7. 血白细胞增高，中性比率上升。

8. B 超检查探及肿胀阑尾、粪石嵌顿或阑尾脓肿。

（二）鉴别诊断

本症需要与肠系膜淋巴结炎、急性胃肠炎、原发性腹膜炎、腹型过敏性紫癜、麦克尔憩室炎，以及各种引起呕吐、发热及腹泻的内科疾病相鉴别。

1. **急性肠系膜淋巴结炎**　多与上呼吸道感染同时存在，炎症累及回盲部的淋巴结时与急性阑尾炎相混淆。本病虽有右下腹轻微压痛但一般无腹肌紧张存在及反跳痛，且右下腹压痛不固定。白细胞计数升高程度不如阑尾炎，一般经卧床休息、输液和抗生素治疗数小时后即可明显减轻症状。

2. **急性胃肠炎**　鉴别要点：不洁饮食史，发热，以呕吐、腹泻为主；腹痛位置不固定，肠鸣音活跃；大便常规可见白细胞和脓性细胞。

3. **右髂窝脓肿**　脓肿一般位于腹股沟管的内侧，较阑尾脓肿的位置偏低，患儿髋部呈屈曲状，局部穿刺可见脓液，脓肿位置深压痛明显，应注意肛门周围外阴附近或患侧下肢有无炎性病灶。

4. **麦克尔憩室炎**　麦克尔憩室的位置与阑尾接近，腹部疼痛的性质与阑尾炎相似，当憩室炎有合并出血、肠梗阻、穿孔时，术前与急性阑尾炎不易区别，直至术中探查证实为此病，当术前考虑急性阑尾炎，而术中探查发现阑尾无明显病变或病变较轻时，需常规检查距回盲瓣 100cm 以内的回肠末端，检查有无麦克尔憩室炎存在。

5. **过敏性紫癜**　早期有腹痛出现但不局限在右下腹，随即出现散在的皮肤红色斑点、关节肿胀，有时便血。

6. **右侧肺炎或胸膜炎**　右下腹可出现轻度压痛，但腹肌紧张不明显，做胸部透视及拍片可确定诊断。

7. **肠痉挛**　学龄期儿童的肠痉挛可反复发作，病因不清楚，每次 10~20 分钟，无明显压痛点，疼痛可自行缓解，一般不需特殊治疗。

8. **卵巢囊肿蒂扭转**　右侧的卵巢囊肿蒂扭转可引起右下腹疼痛，因囊肿淤血、坏死血性渗液刺激腹膜出现压痛、反跳痛及肌紧张等体征，与阑尾炎相似，易误诊为阑尾炎。该症虽然腹部体征比较明显，但白细胞总数不如阑尾炎时增高明显，做腹部直肠双合诊可触及到球形包块，右下腹穿刺可抽出血性液体，即可确诊。

9. **原发性腹膜炎**　突然发生剧烈腹痛、呕吐，体温升至 40℃左右，全腹有弥漫性压痛、反跳痛及肌紧张，白细胞升高在 20×10^9/L 以上，与阑尾穿孔有时难以鉴别，但右下腹穿刺可得到稀薄脓汁，涂片为革兰氏阳性球菌。

10. **急性坏死性肠炎**　起病急骤，高热、腹痛、呕吐及有中毒症状，伴有血便，腹部检查可发现全腹胀、压痛不固定，多无肌紧张。

【治疗】　儿童各种类型的阑尾炎原则上均以手术治疗为主，一般采用阑尾切除术，并应力争做到早期诊断、及时治疗，可使手术操作简单、并发症减到最低限度。对于病程超过 3 天，甚至更长，右下腹形成脓肿者可以试用非手术治疗。

1. **手术适应证**　①急性单纯性、化脓性及坏疽性阑尾炎；②阑尾穿孔并局限性阑尾炎；③慢性阑尾炎急性发作。手术方式有剖腹阑尾切除术及腹腔下阑尾切除术，必要时加用腹腔引流术。

2. **非手术治疗**　适用于：①单纯性阑尾炎者（发病时间短，右下腹轻压痛或仅有深压痛），而患儿或家属因某些原因不同意手术者；②阑尾周围脓肿已局限者。非手术治疗宜暂禁食，选用有效抗生素抗感染输液治疗，包括对厌氧菌和需氧菌均有效的抗生素，首选广谱抗生素加抗厌氧菌药物。严密观察病情变化，如加重应及时手术。

（李　勇　肖雅玲）

第二节　腹股沟嵌顿疝

嵌顿性腹股沟斜疝是指疝内容物(肠管、卵巢等)进入疝囊后因内环口嵌顿窄缩而还纳困难或发生血液供应障碍的腹股沟斜疝,是小儿外科常见的急诊疾病。男、女孩均可发病,但男孩远多于女孩(20∶1)。嵌顿疝尽管多见,但由于小儿疝环和疝囊颈部较成人比较柔软,肠系膜血管弹性也较好,同时腹肌也欠发达,故发生嵌顿疝引起的肠坏死及卵巢、睾丸坏死病例不多见。

【临床表现及体征】

1. 不可回纳的单纯腹股沟或阴囊部肿块,无肠梗阻症状,有哭闹,难以安慰,一般发病时间较短,或既往有类似发作,病情轻者诊断容易。

2. 不可回纳的单纯腹股沟或阴囊部肿块伴明显肠梗阻症状,小儿以阵发性哭闹或腹痛伴腹股沟区包块来诊,伴有呕吐、便秘、腹胀,查体有时可见肠型,肠鸣音亢进,腹部透视或平片有肠梗阻征象。

3. 合并肠梗阻肠坏死表现,就诊过晚(嵌顿时间超过 24 小时),全身状况差,有脱水、酸中毒、精神萎靡、发热等中毒征象,腹胀、腹部压痛,局部阴囊皮肤变红、水肿或变紫,肿块硬,有明显触痛。

4. 女孩卵巢嵌顿以小婴儿多见,肿块出现时间不明,患儿多无哭闹,腹股沟区局部肿块,质地较硬伴轻触痛,最大特点是疝囊颈部不饱满,疝块可以移动,透光试验阴性,无肠梗阻征象,B 超检查基本可明确此肿块为卵巢。

5. 新生儿及小婴儿嵌顿疝,一般发病时间欠准确,有些患儿并无阵发哭闹,常表现为拒乳和腹胀等其他不适,腹股沟处疝肿块不大但有触痛,局部皮肤稍充血,B 超显示为肠管影像,肠梗阻症状出现较早,发生肠坏死的机会较大。

【诊断及鉴别诊断】 根据腹股沟区或阴囊部出现不能回纳的疼痛性包块时,首先应当考虑腹股沟嵌顿疝,结合既往有可复性腹股沟斜疝病史,诊断更加肯定,但仍有些患儿病史不清而使得诊断困难,特别是新生儿。常需要鉴别的疾病有:

1. **腹股沟急性淋巴结炎**　主要表现为局部的红、肿、热、痛,嵌顿疝早期患部皮肤不热,触痛亦不像急性淋巴结炎那样敏感。新生儿和小婴儿有时鉴别很困难,若 B 超亦诊断困难只能手术探查。

2. **精索鞘膜积液及 NUCKS 囊肿**　鞘膜积液及 NUCKS 囊肿的肿物有张力感,无明显触痛,透光试验阳性。有继发感染时会有触痛,但透光试验仍为阳性。

3. **睾丸及附件扭转**　肿物触痛明显,偶有恶心、呕吐,一般无进行性腹胀,局部体检如能在疼痛性包块下方扪及正常大小无疼痛的睾丸可排出诊断,反之确诊此病。

4. **睾丸炎**　睾丸肿大有触痛,但精索及外环处无异常改变。

其他需要鉴别的是隐睾、精索静脉曲张、睾丸附睾肿瘤等。

【治疗】 小儿嵌顿性腹股沟斜疝有非手术治疗和手术治疗。

1. **非手术治疗指征**

(1)发病不超过 12 小时,一般情况较好者。

(2)局部征象:腹部不胀,无压痛,局部皮肤无红肿及颜色发紫,肿块不硬且无明显触痛者。非手术治疗主要为腹股沟嵌顿疝手法复位。

2. **出现以下情况均采用手术治疗**

(1)嵌顿时间已超过 12 小时。

(2)手法复位失败者。

(3)女孩嵌顿内容物为卵巢。

(4)新生儿无法估计嵌顿时间者。

(5)全身情况差或已经有便血等征象者。

手术方式有嵌顿疝手术复位加疝囊高位结扎,近年来很多医院开展腹腔镜手术。

(李　勇　肖雅玲)

第三节　肠套叠

肠套叠是指某段肠管及其对应的肠系膜套入邻近肠腔内引起的肠梗阻,是小儿外科急腹症常见原因之一,在婴儿期尤其多见,2 岁以后肠套叠发病明显减少,5 岁后发病率更少,此时发病一般为继发性。男孩发病是女孩的 2~3 倍。

发病婴幼儿多为肥胖儿,肠套叠的发病春、夏两季多见,可能与春夏季呼吸道感染高发有关。

【病因及发病机制】 肠套叠病因尚不清楚,可能与患儿饮食改变、回盲部解剖因素、病毒感染、肠痉挛及自主神经紊乱及遗传因素有关。通常把肠套叠分成原发性与继发性两种。约 95% 的病例属于原发性,绝大部分肠套叠均发生在近回盲部,少数(2%~8%)肠套叠起始部在肠壁局部病变区,如息肉、麦克尔憩室、血管瘤、肠源性囊肿、肠壁淋巴样组织增生或恶性肿瘤等。

【分型】 肠套叠一般为顺行下行与蠕动方向一致,近端肠管套入远端肠管内。套叠的外层称为鞘部,进入里面的部分为套入部。肠管从外面卷入处称之颈部。通常套叠一旦形成,很少自动复位。套入部可因肠蠕动继续向前推进,多数病例可达左侧结肠,甚至乙状结肠、直肠而自肛门脱出。肠套叠的分型是按套入部的最近端和鞘部最远端的肠管而定名,一般将肠套叠分为六型。

1. **回结型**　最常见,此型约占 70%~80%。其起始部可以是回肠末端,套入结肠,阑尾亦不套入鞘内。

2. **小肠型**　即小肠套入小肠,根据近端发生在小肠的部位,又可分成空空型、空回型和回回型。此型仅占 2%~3%。

3. **结肠型**　病变仅涉及结肠,分为盲结型、结结型及盲肠袋套叠。此型仅占 2%~3%。

4. **盲型**　以回盲瓣为出发点。

5. **复杂型或复套型**　是整个已套的肠套叠再套入远端肠腔内。最常见是回回结型,即回肠先套入回肠,然后整个回回套叠再套入结肠。此型仅占 10%~15%。

6. **多发性肠套叠**　极其罕见,在肠道不同区域有分开的两个以上的肠套叠。

【临床表现】 阵发性哭闹或腹痛、呕吐、便血、腹部肿块是儿童急性肠套叠的 4 个主要症状。

1. **阵发性哭闹或腹痛**　特点为间歇性绞痛,在婴儿表现为突然出现阵发性的哭闹,患儿发出异样的高声哭叫,伴四肢乱动,这是一种腹痛的表现,经过 10~20 分钟后可恢复平静,甚至可入睡,但隔 5~10 分钟甚至更长时间又有反复发作。少数病例仅表现阵发性呻吟或烦躁不安或面色苍白现象。

2. **呕吐**　大部分婴儿及年龄较大儿童均有呕吐。婴儿发生呕吐较早,吐出物为奶块或所进食物。早期呕吐为肠系膜牵拉所产生的反射作用所致,较晚期呕吐物可为胆汁,甚至出现粪便样物,这也提示肠梗阻已十分严重。

3. **便血**　便血为婴儿肠套叠的特征,80% 病例可出现,血便可以在发病最初 3~4 小时出现,最常见为起病后 6~12 小时。大多数病例为特征性果酱样大便。在一部分病例,血便仅在第一次直肠指检时出现。当出血量多且呕吐剧烈时,可导致明显虚脱。

4. **全身情况**　患儿在发病最初数小时全身情况尚好,无发热或其他异常,但亦有食欲缺乏或拒奶者。随着发病时间延长,病情加剧,表现为精神萎靡淡漠或嗜睡,面色苍白。晚期全身状况恶化,出现高热、脉细速、白细胞增高等脓毒症休克表现,随之出现明显腹膜炎体征,为肠梗阻肠坏死表现。

【体格检查】 腹部体查早期腹部平坦,软而无压痛,亦无明显肠形可见,仔细扪诊 80% 病例在右上腹部多可触及腊肠状包块,稍可活动。肿块部位与肠套叠发生的时间与患儿肠系膜的长度有关。扪诊时同时可感觉到右髂窝有空虚感觉,此乃因回盲部上升入升结肠或横结肠之故。

【诊断】 具备上述症状,尤其是出现果酱样大便及腹部腊肠状肿块最具有特征。诊断大多可依据临床表现及体检予以明确,但有 10%~15% 病例缺乏典型的表现,则需作 B 超诊断,B 超对肠套叠的肠管横断扫描时可显示“同心圆”或“靶环”征,纵切面上呈“套筒”征。

【鉴别诊断】 凡出现阵发性腹痛、呕吐、血便和腹部包块的儿童,尤其是 2 岁以下的婴幼儿,除首先要考虑到肠套叠外,也需与一些疾病相鉴别:

1. **细菌性痢疾**　起病急骤,临床上出现哭吵、腹痛、呕吐,大便有黏液带血,往往易与肠套叠相混淆。但细菌性痢疾的患儿多发生于夏季,且有高热,大便常呈脓血便、细菌培养阳性等。当然在鉴别诊断困难时还可辅助低压诊断性空气灌肠明确,以免延误诊断。

2. **急性坏死性小肠炎**　起病急,来势凶,以腹泻为主,大便呈洗肉水状,中毒情况严重。尽管此病已少见,也需与肠套叠鉴别。

3. **过敏性紫癜**　腹型过敏性紫癜患儿也可有阵发性腹痛、呕吐,甚至可出现便血,故也可能与肠套叠混淆。但绝大多数在就诊时或观察治疗中有下肢关节疼痛及皮下出血点,混合型患儿亦可出现血尿。其中约有 25% 的腹型紫癜患儿也可伴发肠套叠,临床医师必须严密观察病情,必要时还需作诊断性空气灌肠。

4. **蛔虫性肠梗阻**　其临床表现也可出现腹痛、呕吐、腹部可扪及包块,有时症状与肠套叠相似。但蛔虫性肠梗阻很少发生在婴儿,且早期没有便血,多见于年龄稍大且卫生条件差没有常规驱虫的小孩,腹部肿块多位于脐区或脐下,腹部 B 超显示肠腔内蛔虫影像。

5. **其他**　如麦克尔憩室合并出血、结肠息肉、肠道肿瘤等可引起便血与肠梗阻。直肠脱垂患儿也要与少数晚期肠套叠脱出肛门相区分。

【治疗】肠套叠自行复位很难，且时间越长往往肠管坏死穿孔，故需作急症处理。处理分为非手术治疗与手术治疗两种。

1. **非手术治疗**　我国自20世纪50年代后应用空气灌肠复位，现已成为一种相当普及的非手术治疗方法，积累了颇为丰富的经验，致使肠套叠病死率下降到仅1%。近10年来，B超监测下水灌肠因复位成功率同空气灌肠，而水灌肠没有X线辐射，应用逐渐增多。目前钡剂灌肠在我国已很少采用，而以空气灌肠及水灌肠代之。

(1)适应证：病程在48小时内且全身情况尚可，无明显脱水及水电解质紊乱，无明显腹胀及腹膜炎体征的患儿适用。

(2)禁忌证：①病程超过48小时，而全身情况差；②腹部异常膨隆，腹部有明显压痛、肌紧张，怀疑有腹膜炎时；③小肠型肠套叠及3个月以下的婴儿肠套叠；④反复肠套叠，高度怀疑或已确诊继发性肠套叠。

2. **手术治疗**

(1)适应证：①非手术治疗禁忌证的患儿；②非手术治疗失败者；③小肠型肠套叠；④继发性肠套叠。

(2)手术方式：剖腹或腹腔镜下肠套叠手术复位术，如术中探查见有肠坏死穿孔者须行坏死肠管切除肠吻合术或肠造瘘手术。

（李　勇）

第四节　颅脑外伤

一、脑震荡

脑震荡(concussion)是颅脑损伤中最常见的类型，通常指头部遭受外力打击后，即刻发生短暂性昏迷、近事遗忘，以及头痛、呕心、呕吐、认知和情感障碍等一系列症状，但患者的神经系统检查无阳性体征。外界的暴力可分为直线性、旋转和成角的暴力，其中旋转性暴力认为导致脑震荡最主要的因素。目前，对于脑震荡的病理生理改变尚无清晰的阐述。有人认为因脑组织移位和旋转加速所致轴索损伤，属于弥漫性轴索损伤最轻的类型，能自行修复。

【临床症状】

1. **意识障碍**　颅脑外伤后立即出现短暂的意识丧失，历时数分钟乃至十多分钟，一般小于半小时，但部分患者无昏迷病史，只有短暂意识混乱或恍惚。但对于脑震荡较重的患者而言，可能发生较长昏迷，甚至死亡的可能。这可能与患者遭受较大的旋转暴力所致中脑、延髓等区域损伤，导致呼吸、心搏中枢损伤所致。

2. **精神症状**　患者可伴有恶心、呕吐、眩晕及乏力等，同时，往往伴有明显的近事遗忘(逆行性遗忘)现象。脑震荡恢复期患者常有注意力不集中、头昏、头痛、恶心、呕吐等，一般于数周至数月症状消失。

【诊断】脑震荡发生后，常用的CT、MRI等检查均为阴性，最重要的是根据患者病史及受伤机制判断。

【治疗】大多数脑震荡是自限的，病程也较短，无须任何特殊治疗，能自愈。当脑震荡患者合并创伤性意识障碍，头颅CT检查是必要的。

二、脑挫裂伤

儿童脑挫裂伤发生率总体较成人低，尤其是婴幼儿与学龄前儿童明显低于成人，而颅脑基本发育成熟的大龄儿童却与成人相似。儿童脑挫裂伤的发生机制与成人亦不相同。成人多易发生对冲性脑损伤，儿童则很少出现。3岁以下的儿童，对冲伤只占脑损伤的10%，3~4岁由于运动增多，对冲伤比例占25%，大龄儿童占70%。在病理表现方面，5~6个月前损伤所致脑损害多为脑白质的撕裂，2岁后儿童神经鞘化逐步发育，脑的坚实度也逐渐增加，即可见到与成人相仿的尖端朝向脑室的楔形挫伤。

【临床症状】

1. **意识障碍**　局灶性脑挫裂伤时昏迷时间常不超过30分钟，无持续昏迷；而广泛性脑挫裂伤时昏迷的时间较长，甚至为持续昏迷，因其多合并有脑干网状结构的损伤。

2. **神经系统定位体征**　依脑挫裂伤发生部位不同而表现各异，当损伤伤及额、颞叶前端等“哑区”可无明显症状，伤及脑皮层可有相应的瘫痪、失语、视野缺损、感觉障碍和局灶性癫痫等征象，有新的定位体征出现时应考虑颅内继发性损害可能。

3. **颅内高压**　为脑挫裂伤的最常见表现，如伤后持续剧烈头痛、频繁呕吐，或一度好转后再次加重，应明确有无血肿、水肿等继发性损害。有时儿童不能表示疼痛时，多表现为哭闹烦躁、易激惹。

4. **癫痫发作**　儿童脑皮质对损伤敏感，容易发生外伤性早期癫痫，以大发作和局限性发作为主。

5. **生命体征改变**　儿童脑挫裂伤时，常可见到不同程度发热、心率快、血压低等自主神经功能紊乱症状，这与儿童神经系统功能稳定性差及全身血容量小有关，但颅内高压引起生命体征变化却不如成人典型。

6. **脑膜刺激征**　与蛛网膜下腔出血有关，表现为闭目畏光、卷曲而卧，可有伤后早期低热、恶心、呕吐，1周后症状消失。

【诊断】 患者多有明确外伤史，如出现意识障碍深、持续时间较长，伴局限性神经系统定位体征和脑膜刺激征，腰穿脑脊液呈血性等即可确诊为脑挫伤。头颅CT检查为首选，可以确定脑挫裂伤的部位、程度和范围，以及是否并发脑水肿、蛛网膜下腔出血、颅骨骨折和脑肿胀等。

【治疗】 儿童脑挫裂伤的治疗原则包括：加强呼吸道管理，防止脑缺氧，控制ICP升高，防止脑疝的发生。

根据患儿脑挫裂伤的程度、一般情况以及是否合并继发性脑损害而采取不同的治疗措施。

1. 对于轻型和中型脑挫裂伤，治疗主要是对症处理，保持呼吸道畅通，给予止血、脱水、改善脑组织代谢等药物，加强营养支持，防治水电解质及酸碱平衡紊乱，同时密切观察病情变化，及时复查CT，警惕颅内血肿或严重脑水肿所致脑疝的发生。

2. 对有抽搐者应给予抗癫痫药物，同时吸氧。

3. 高热时应行降温治疗。

4. 对广泛严重脑挫伤患儿，应及时气管切开，可以及早行脑功能监测。

5. 若因挫碎脑组织肿胀水肿导致进行性ICP增高，保守治疗无效，或出现迟发性脑内血肿和继发性脑损害已有脑疝前期征兆时，应紧急开颅手术治疗。

三、颅内出血

【概述】 颅内出血是颅脑损伤的一类常见的继发性病变，可发生于颅内各处。有的可聚积成为巨大血肿，构成颅内占位性病变，有的可自行分解而被吸收。出血及血肿发生在脑的“哑区”者可不显示局灶症状，如发生在脑干等处虽小亦可致命。无论是哪种情况，当出血达到一定数量时，均将引起颅内压增高，并可进而促使脑疝发生。因此，颅内血肿是颅脑损伤中常见且最危险的继发性病变。

颅脑损伤中，儿童颅内血肿的发生率远较成人(10%左右)低，约为3%~5%。颅内血肿的主要危害是压迫、推移脑组织，引起进行性颅内压增高，形成脑疝，危及患者的生命。其中，除部分出血速度慢、血肿体积小、代偿能力强及脑水肿反应轻者外，一般需手术治疗。而且早期诊断和及时手术往往是使那些原发性脑损害较轻的患儿幸免于死残的决定性因素。

颅内血肿按其损伤病史和症状出现时间的不同，可以人为地分成三种类型。伤后3天以内者为急性型，3天以上至3周以内者为亚急性型，超过3周者为慢性型。此外，根据血肿所在解剖部位不同又可分为硬膜外血肿、硬膜下血肿、脑内血肿和特殊部位血肿。

【病因及病理生理】 颅内出血及血肿是由于外力致颅骨板障出血及脑膜血管、脑组织内血管破裂出血引起。颅内血肿的病理生理变化，主要有以下三个方面：

1. 脑血液循环障碍，除血肿压迫局部脑组织引起局部脑血液循环障碍和脑水肿外，主要是颅内压力增高，脑静脉回流受阻，脑血流瘀滞，引起脑缺氧和毛细血管通透性增加，产生脑水肿，致使颅内压力进一步增高而产生恶性循环。

2. 脑脊液循环障碍，随血肿增大，脑室、脑池、蛛网膜下腔缩小或闭塞，以及当脑疝形成时，中脑导水管受压或闭塞，均可使脑脊液循环障碍而致颅内压不断增高。

3. 脑疝形成，当血肿不断增大时，产生脑组织移位，而致小脑幕切迹或小脑扁桃体疝时，使脑干受压，生命中枢功能衰竭死亡。

【典型临床表现】

1. 颅内压增高症状

(1)头痛、恶心、呕吐，为脑外伤后常见的症状，如有颅内血肿，或重度脑挫裂伤，头痛剧烈，呕吐频繁。

(2)生命体征改变：一部分急性颅内血肿的患

者可以出现典型的Cushing综合征，即血压升高，脉搏和呼吸减慢。

(3)意识障碍：意识障碍出现的时间对于判断脑损伤的轻重及颅内血肿的类型有很重要的意义。中间清醒期的长短与颅内损伤的血管大小、出血速度有密切关系。如果损伤血管较大，出血速度较快，则中间清醒期短。如果损伤的血管较小，出血速度慢，则中间清醒期长。在中间清醒期后继发性昏迷之前，常出现躁动、嗜睡，然后进入再昏迷。凡有“中间清醒期”者，一般原发脑损伤不太重，多为脑震荡或轻度脑挫裂伤。“中间好转期”则见于较重的脑挫裂伤患者中，由于原发昏迷时间较长，经过一段时间后，患者神志好转，但尚未清醒，此时由于颅内血肿的原因致使神智恶化，进入再昏迷，在这两次昏迷之间，其神志变化称为“中间好转期”。某些颅内血肿的患者伴有严重的脑挫裂伤，意识障碍呈进行性加重，而没有“中间清醒期”或“中间好转期”。

(4)瞳孔变化：幕上血肿可引起小脑幕裂孔疝，此疝压迫中脑，同时刺激，随后压迫同侧的动眼神经，因此在意识变化的同时产生下列瞳孔变化：开始，脑疝接触中脑及动眼神经时，患者意识变为烦躁，继之嗜睡，此时患侧瞳孔缩小。随着颅内血肿增大，脑疝形成，压迫了中脑及动眼神经，此时患者处于浅昏迷，患侧瞳孔开始散大，光反射迟钝至消失。当脑疝进一步发展时，患者昏迷，患侧瞳孔明显散大，光反射消失，同时健侧瞳孔开始散大，光反射迟钝。当脑疝进入晚期时，患者深昏迷，双侧瞳孔散大，双侧光反射消失。此种瞳孔变化仅见于小脑幕裂孔疝，不见于枕骨大孔疝。

2. **局灶性症状**　表现为偏瘫，失语，局限性癫痫，偏侧感觉障碍，同侧偏盲，失用等。后颅窝血肿可以出现眼球震颤，共济失调，肌张力低下或强迫头位，病理性呼吸等。

3. **其他症状**　患者可能出现癫痫大发作，婴幼儿颅内血肿，可以出现前囟突出和头颅增大或失血性休克等。

【辅助检查】

1. **头颅CT检查**　为目前诊断颅内出血及血肿的最佳检查手段。它可以判定血肿的部位、大小、数目、脑组织受压情况、中线结构移位程度、脑室脑沟形态等，并能与脑挫裂伤及脑肿胀相鉴别。急性颅内血肿在CT扫描中，显示为高密度影，亚急性颅内血肿显示为高密度影或等密度影，慢性颅内血肿显示低密度度影或混杂密度影。急性硬脑膜外血肿表现为颅骨下方凸镜样高密度影；急性硬脑膜下血肿表现为颅骨下方新月形高密度影；急性脑内血肿表现为脑内高密度影，血肿周围常伴有低密度水肿区。

2. **头颅MRI检查**　一般不用于急性颅内血肿的诊断，颅内血肿的不同时期在MRI上的表现不一。

(1)急性期：在T_1加权像上为等信号，在T_2加权像上为较低信号。亚急性期：在T_1及T_2加权像上为高信号，血肿中心可显示为低信号。

(2)慢性期：在T_1加权像上信号降低，与脑组织等信号，T_2加权像上周边低信号，中心高信号，对于亚急性及慢性硬膜下血肿有明确的诊断价值。

【诊断与鉴别诊断】

1. **诊断要点**

(1)有明确头部外伤病史。

(2)伤后出现中间清醒期或中间好转期，或意识障碍进一步加重，头痛剧烈，躁动不安，呕吐频繁，血压升高，呼吸减慢和脉搏变慢，肢体活动障碍，失语，局限性癫痫等相关临床症状。

(3)行头颅CT或MRI检查，明确诊断颅内血肿。

2. **鉴别诊断**

(1)脑挫裂伤　伤后昏迷时间长，亦可出现偏瘫、失语等局灶性症状，可伴有生命体征改变及脑膜刺激症明显。行CT或MIR检查可资鉴别。

(2)脑血管意外　脑血管意外患者，常因脑卒中之后倒地，这使之与脑外鉴别困难，但脑血管意外患者发病时多突然出现剧烈头痛，然后意识丧失而倒地。脑血管造影或CTA检查可资鉴别。

(3)颅内肿瘤出血　多见于胶质瘤和转移瘤。发病前既有颅内压增高症状和脑局灶性症状。CT或MRI检查可资鉴别。

【治疗原则】

1. 颅内血肿的患者幕上血肿量在>30ml，或幕下血肿量在>10ml，或血肿厚度>10mm，或中线向对侧移位>5mm，或患者出现进行性颅内压增高症状时，提示有手术指征，绝大多数需手术清除颅内血肿，以解除脑受压和缓解颅高压症状。

2. 少数患者CT扫描示颅内血肿量小，中线结构无移位或移位不明显，神志清楚，无明显脑局灶性症状，在严密观察下，可经保守治疗，血肿一般在 2~3 周内吸收而治愈。

3. 急性颅内血肿经 CT 或 MRI 检查诊断明确后，应及时行开颅血肿清除术，在脑疝发生前解除脑压迫和颅高压，疗效较好。一旦出现脑疝的症状时，应在积极行手术前准备的同时，静脉给予高渗盐水（3%~7% 氯化钠）、呋塞米、激素、止血药等，争取在最短的时间内行开颅血肿清除术。

4. **减压术**　一部分颅内血肿患者在血肿清除术后由于脑挫裂伤严重并伴有严重脑水肿，脑组织膨出，以致硬脑膜无法缝合，骨瓣无法还纳，此时可考虑用骨膜、肌筋膜或硬脑膜替代物将硬脑膜行袋状修补，在骨缘下垫以明胶海绵，丢骨瓣减压缝合头皮或一侧或双侧颞肌下减压术。

（吴水华）

第三篇参考文献

1. CHATTERJEE D, AGARWAL R, BAJAJ L, et al. Airway management in larynxacheal injuries from blunt neck trauma in children. Peadiatr Anaesth, 2016, 26: 132.
2. Recognition of respiratory distresss and failure. Samaon RA, Schexnayder SM, Hazinski MF, et al. Pediatric Advanced Life Support Provider Manual. American Heart Asspciation, Dallas, 2016.
3. LYNCH JP, KAJON AE. Adenovirus: Epidemiology, Global Spread of Novel Serotypes, and Advances in Treatment and Prevention. Semin Respir Crit Care Med, 2016, 37 (4): 586-602.
4. LEE M, KIM S, KWON OJ. Treatment of Adenoviral Acute Respiratory Distress Syndrome Using Cidofovir With Extracorporeal Membrane Oxygenation. J Intensive Care Med, 2017, 32 (3): 231-238.
5. 史婧奕，王斐，徐婷婷，等．儿童重症监护病房重症腺病毒肺炎特点和救治方法探讨．中国小儿急救医学，2019, 26 (3): 190-194.
6. 中华医学会儿科学分会呼吸学组．儿童呼吸道合胞病毒感染诊断、治疗和预防专家共识．中华实用儿科临床杂志，2020, 35 (4): 241-250.
7. KORPPI M. Therapeutic strategies for pediatric bronchiolitis. Expert Rev Respir Med IF, 2019; 13 (1): 95-103.
8. 王卫平，孙锟，常立文．儿科学．9 版．北京：人民卫生出版社，2019.
9. 中华人民共和国国家卫生健康委员会．儿童社区获得性肺炎诊疗规范(2019 年版)．中国实用乡村医生杂志，2019, 26 (4): 6-13.
10. 符跃强，许峰．儿童耐甲氧西林金黄色葡萄球菌感染治疗进展．中华实用儿科临床杂志，2017, 32 (6): 416-419.
11. American Academy of Pediatrics. Pneumococcal infections. In: Red Book: 2018 Report of the Committee on Infectious Diseases, 31st ed, Kimberlin DW, Brady MT, Jackson MA, Long SS (Eds), American Acade my of Pediatrics, Itasca, IL, 2018.
12. 中华医学会儿科分会感染学组，《中华儿科杂志》编辑委员会．中国儿童百日咳诊断及治疗建议．中华儿科杂志，2017, 55 (8): 568-572.
13. CHERRY JD, WENDORF K, BREGMAN B, et al. An Observational Study of Severe Pertussis in 100 Infants ≤ 120 Days of Age. Pediatr Infect Dis J, 2018, 37: 202.
14. 中华医学会儿科学分会呼吸学组《中华儿科杂志》编辑委员会．儿童支气管哮喘诊断与防治指南 (2016 年版．中华儿科杂志，2016, 54 (3): 167-181.
15. 陈孝平，汪建平，赵继宗．外科学．9 版．北京：人民卫生出版社，2018.
16. GU Y, ZHAI K, SHI HZ. Clinical Value of Tumor Markers for Determining Cause of Pleural Effusion. Chin Med J (Engl), 2016, 129 (3): 253-258.
17. 中华医学会儿科学分会心血管学组，中华医学会儿科学分会心血管学组心肌炎协作组，中华儿科杂志编辑委员会，中国医师协会心血管医师分会儿童心血管专业委员会．儿童心肌炎诊断建议 (2018 年版)．中华儿科杂志，2019, 57 (2): 87-89.
18. LI YT, YANG LF. ECMO as an effective rescue therapeutic for fulminant myocarditis complicated with refractory cardiac arrest. Ther clin Risk Manag, 2017, 2: 1507-1511.
19. GOURIET F, LEVY PY, CASALTA JP. Etiology of pericarditis in a prospective cohort of 1162 cases. Am J Med, 2015, 128: 784. e1-784. e8.
20. ADLER Y, CHARRON P, IMAZIO M. ESC Scientific Document Group. 2015 ESC Guidelines for the diagnosis and management of pericardial diseases: The Task Force for the Diagnosis and Management of Pericardial Diseases of the European Society of Cardiology (ESC) Endorsed by: The European Association for Cardio-Thoracic Surgery (EACTS). Eur Heart J. 2015, 36 (42): 2921-2964.
21. 王卫平，孙锟，常立文．儿科学．9 版．北京：人民卫生出版社，2018.

22. GLAUSERT, SHINNARS, GLOSS D. Evidence-Based Guideline: Treatment of Convulsive Status Epilepticus in Children and Adults: Report of the Guideline Committee of the American Epilepsy Society. Epilepsy Curr, 2016, 16 (1): 48-61.
23. 中华医学会 . 临床诊疗指南 - 癫痫病分册 (2015 年修订版). 北京：人民卫生出版社 , 2015.
24. MUNTEANU T, CHIOSA V, GROPPA S. Updates on classification and management of status epilepticus. Moldovan Medical Journal, 2020, 63 (6): 36-44.
25. BERISAVAC I, DEJANA R, VISNJA V, et al. How to recognize and treat metabolic encephalopathy in Neurology intensive care unit. Neuro India, 2017, 65 (1): 123-128.
26. WIJDICKS EFM. Metabolic encephalopathy: Behind the name. Neurocrit Care, 2018, 29 (3): 385-387.
27. MAROIS C, QUIRINS M, HERMANN B, et al. Metabolic encephalopathies. Rev Med Interne, 2019, 40 (2): 88-97.
28. 周如梦 , 邵蓓 , 罗璨 , 等 . 中国南方 GBS 的流行病学和临床特点城乡差异分析 . 中国医学杂志 , 2019, 99 (43): 3432-3436.
29. 孟香沂 . GBS 谱系疾病治疗进展 . 国际儿科学杂志 , 2016, 43 (11): 847-853.
30. CHUNG A, DEIMLING M. Guillain-Barré Syndrome. Pediatr Rev, 2018, 39: 53.
31. ESTRADE S, GUIOMARD C, FABRY V, et al. Prognostic factors for the sequelae and severity of Guillain-Barré syndrome in children. Muscle Nerve, 2019, 60: 716.
32. STAHL JP, MAILLES A. Herpes simplex virus encephalitis update. Curr Opin Infect Dis, 2019, 32 (3): 239-243.
33. TYLER KL. Acute Viral Encephalitis. N Engl J Med, 2018, 379 (6): 557-566.
34. VENKATESAN A, MURPHY OC. Viral Encephalitis. Neurol Clin, 2018, 36 (4): 705-724.
35. ERICKSONTA, MUSCAL E, MUNOZ FM. Infectious and Autoimmune Causes of Encephalitis in Children. Pediatrics, 2020, pii: e20192543.
36. BARTELSF, KROHN S, NIKOLAUS M, et al. Clinical and MRI Outcome Predictors in Pediatric Anti-NMDA ReceptorEncephalitis. AnnNeurol. 2020.
37. DALMAU J, ARMANGUÉ T, PLANAGUMÀ J, et al. An update on anti-NMDA receptor encephalitis for neurologists and psychiatrists: mechanisms and models. Lancet Neurol, 2019, 18 (11): 1045-1057.
38. POHL D, ALPER G, HAREN KV, et al. Acute disseminated encephalomyelitis: Updates on an inflammatory CNS syndrome. Neurology, 2016, 87 (9 Supplement 2): S38-S45.
39. STADELMANN C, TIMMLER S, BARRANTES-FREER A, et al. Myelin in the Central Nervous System: Structure, Function, and Pathology. Physiological Reviews, 2019, 99 (3): 1381-1431.
40. ARMANGUE T, OLIVÉ-CIRERA G, MARTÍNEZ-HERNANDEZ E, et al. Associations of paediatric demyelinating and encephalitic syndromes with myelin oligodendrocyte glycoprotein antibodies: a multicentre observational study. Lancet Neurol, 2020, 19: 234-246.
41. HON L, LEUNG AKC, TORRES AR. Febrile Infection-Related Epilepsy Syndrome (FIRES): An Overview of Treatment and Recent Patents. Recent patents on inflammation & allergy drug discovery, 2018, 12 (2): 128.
42. SERINO D, SANTARONE M, CAPUTO D, et al. Febrile infection-related epilepsy syndrome (FIRES): prevalence, impact and management strategies, 2019, 15: 1897-1903.
43. VAN BAALEN A, VEZZANI A, HÄUSLER M, et al. Febrile Infection-Related Epilepsy Syndrome: Clinical Review and Hypotheses of Epileptogenesis. Neuropediatrics, 2017, 48 (01): 5-18.
44. CULLETON S, TALENTI G, KALIAKATSOS M, et al. The spectrum of neuroimaging findings in febrile infection-related epilepsy syndrome (FIRES): Aliterature review. Epilepsia, 2019, 60 (4): 585-592.
45. 唐维兵 . 新生儿坏死性小肠结肠炎的诊治现状 . 临床外科杂志 , 2017, 25 (12): 946-948.
46. 唐书庆 , 朱丽 , 张蓉等 . 新生儿坏死性小肠结肠炎 623 例临床特点分析 . 中华实用儿科临床杂志 , 2019, 34 (15): 1171-1175.
47. EATON S. Necrotizing enterocolitis symposium: Epidemiology and early diagnosis. J Pediatr Surg, 2017, 52 (2): 223-225.
48. ROBINSON JR, RELLINGER EJ, HATCH LD, et al. Surgical necrotizing enterocolitis. Semin Perinatol. 2017, 41 (1): 70-79.
49. 王晓晔 , 崔华雷 , 董亮等 . ERCP 在儿童化脓性梗阻性胆管炎治疗中的应用价值 . 中华小儿外科杂志 , 2017, 38 (2).
50. HIFFLER L, RAKOTOAMBININA B, LAFFERTY N. Thiamine Deficiency in Tropical Pediatrics: New Insights into a Neglected but Vital Metabolic Challenge. Front Nutr, 2016, 3: 16.
51. GOLRIZ F, DONNELLY LF, DEVARAJ S. Modern American scurvy experience with vitamin C deficiency at a large children’s hospital. Pediatr Radiol, 2017, 47: 214.
52. UDAY S, HÖGLER W. Nutritional Rickets and Osteomalacia in the Twenty-first Century: Revised Concepts, Public Health, and Prevention Strategies. Curr Osteoporos Rep, 2017, 15 (4): 293-302.

53. VURALLI D. Clinical Approach to Hypocalcemia in Newborn Period and Infancy: Who Should Be Treated?Int J Pediatr, 2019, 19: 4318075.
54. 靳有鹏 , 周丽 . 儿童惊厥的急诊处理 . 中华实用儿科临床杂志 , 2017, 33 (18): 1385-1387.
55. 国家儿童医学中心 (北京), 福棠儿童医学发展研究中心 (北京儿童医院集团) aHUS 管理协作组 . 中国儿童非典型溶血尿毒综合征诊治规范专家共识 . 中国实用儿科杂志 , 2017, 32 (6): 401-404.
56. LOIRAT C, FAKHOURI F, ARICETA G, et a1. An international consensus approach to the management of atypical hemolytic uremic syndrome in children. Pediatr Nephrol, 2016, 31 (1): 15-39.
57. 中华医学会儿科学分会肾脏学组 . 泌尿道感染诊治循证指南 (2016). 中华儿科杂志 , 2017, 55 (12): 898-901.
58. KAUSHANSKY K, PRCHAL JT, PRESS OW, et al. Williams Hematology Ninth Edition. 2016, 1967-1984.
59. 中华医学会儿科分会血液学组 , 儿童原发性免疫性血小板减少症诊疗规范 (2019 年版). 全科医学临床与教育 , 2019, 17 (12): 1059-1062.
60. NEUNERT C. American Society of Hematology 2019 guidelines for immune thrombocytopenia. Blood Adv, 2019, 23 (3): 3829-3866.
61. ZENG DF, CHEN F, WANG S, CHEN SL. Autoantibody against integrinα v β3contributes to thrombocytopenia by blocking the migration and adhesion of megakaryocytes. J, Thromb, Haemost, 2018, 16 (9): 1843-1856.
62. 中华医学会血液学分会血栓与止血学组 , 中国血友病协作组 . 血友病治疗中国指南 (2020 年版). 中华血液学杂志 , 2020, 41 (4): 265-271.
63. LANNOY N, HERMANS C. Principles of genetic variations and molecular diseases: applications in hemophilia A. Crit Rev Oncol Hematol, 2016, 104: 1-8.
64. 噬血细胞综合征中国专家联盟 , 中华医学会儿科学血液学组 . 噬血细胞综合征诊治中国专家共识 . 中华医学杂志 , 2018, 98 (2): 94-95.
65. 魏昂 , 李志刚 , 王天友 . 噬血细胞综合征发病机理及治疗研究进展 . 中华实用儿科临床杂志 , 2019, 34 (3): 227-230.
66. 张蕊 , 王天友 . 噬血细胞性淋巴组织细胞增生症——罕见病 , 大问题 . 中华儿科杂志 , 2019, 57 (10): 740-742.
67. 徐晓军 , 汤永民 . 2018 年国际组织细胞协会关于依托泊苷和骨髓移植治疗噬血细胞性淋巴组织细胞增生症的专家共识解读 . 中华儿科杂志 , 2019, 57 (10): 752-755.
68. LA ROSÉE P, HOME A, HINES M, et al. Recommendations for the management of hemophagocytic lymphohistiocytosis in adults. Blood, 2019, 133 (23): 2465-2477.
69. 黄志卓 , 王昭 . 北京地区儿童肿瘤相关噬血细胞综合征临床特征分析 . 中华实用儿科临床杂志 , 2019, 34 (23): 1812-1815.
70. 杨颖 , 李志刚 , 张蕊 , 等 . 儿童风湿免疫性疾病相关 HLH 发病机制及诊治研究进展 . 国际儿科学杂志 , 2020, 47 (09): 623-627.
71. SONMEZ HE, DEMIR S, BILGINER Y, et al. Anakinra treatment in macrophage activation syndrome: a single center experience and systemic review of literature. Clin Rheumatol, 2018, 37 (12): 3329-3335.
72. HALYABAR O, CHANG MH, SCHOETTLER ML, et al. Calm in the midst of cytokine storm: a collaborative approach to the diagnosis and treatment of hemophagocytic lymphohistiocytosis and macrophage activation syndrome. Pediatr Rheumatol Online J, 2019, 17 (1): 7.
73. 孙利 . 儿童风湿病国际相关诊治指南系列解读之四——儿童风湿病合并巨噬细胞活化综合征诊治指南解读 . 中国实用儿科学杂志 , 2020, 35 (04): 259-262.
74. HOWARD SC, TRIFIFILIO S, GREGORY TK, et al. Tumor lysis syndrome in the era of novel and targeted agents in patients with hematologic malignancies: a systematic review. Ann Hematol, 2016, 95: 563.
75. MAUDE SL, LAETSCH TW, BUECHNER J, et al. Tisagenlecleucel in Children and Young Adults with B-Cell Lymphoblastic Leukemia. N Engl J Med 2018; 378: 439.
76. ROEKER LE, FOX CP, EYRE TA, et al. Tumor Lysis, Adverse Events, and Dose Adjustments in 297 Venetoclax-Treated CLL Patients in Routine Clinical Practice. Clin Cancer Res, 2019, 25: 4264.
77. CHEUK DK, CHIANG AK, CHAN GC. Urate oxidase for the prevention and treatment of tumour lysis syndrome in children with cancer. Cochrane Database Syst Rev, 2017, 3: CD006945.
78. YU X, LIU L, NIE X, et al. The optimal single-dose regimen of rasburicase for management of tumour lysis syndrome in children and adults: a systematic review and meta-analysis. J Clin Pharm Ther, 2017, 42: 18.
79. 陈禹霖 , 许巍 . 低钠血症与低钠血症脑病研究进展 . 中国小儿急救医学 , 2019, 26 (7): 517-521.
80. 肖政辉 . 儿童危重症低钠血症与高钠血症危象 , 中国小儿急救医学 , 2015, 22 (10) 676-680.
81. KLIEGMAN MR, ST GEMEJW, BLUM NJ, et al. Nelson twxtbook pediatrics, 21th ed. Elsevier Inc, Philadelphia, 2019.

82. REZAEI N, AGHAMOHAMMADI A, NOTARANGELO LD. Primary Immunodeficiency Diseases, Springer, 2017.
83. TANGYE SG, HERZ W, BOUSFIHA A, et al. Human Inborn Errors of Immunity: 2019 Update on the Classification from the International Union of Immunological Societies Expert Committee. J Clin Immunol, 2020, 40 (1): 24-64.
84. KLINE MW, BLANEY SM, GIARDINO AP, et al. Rudolph pediatrics, 23st ed. McGraw-Hill Com, 2018.
85. MCCRINDLE BW, ROWLEY AH, NEWBURGER JW, et al. Diagnosis, Treatment, and Long-Term Management of Kawasaki Disease: A Scientific Statement for Health Professionals From the American Heart Association. Circulation, 2017, 135 (17): 927-999.
86. NOVAL RIVAS M, ARDITI M. Kawasaki disease: pathophysiology and insights from mouse models. Nat Rev Rheumatol, 2020, 16 (7): 391-405.
87. HASEGAWA A, ABE R. Recent advances in managing and understanding Stevens-Johnson syndrome and toxic epidermal necrolysis. F1000Res, 2020, 9: F1000.
88. CANNA SW, MARSH RA. Pediatric hemophagocytic lymphohistiocytosis. Blood, 2020, 135 1332-1343.
89. ZEISER R, BLAZAR BR. Acute Graft-versus-Host Disease-Biologic Process, Prevention, and Therapy. N Engl J Med, 2017, 377 (22): 2167-2179.
90. ZEISER R, BLAZAR BR. Pathophysiology of Chronic Graft-versus-Host Disease and Therapeutic Targets. N Engl J Med, 2017, 377 (26): 2565-2579.
91. 李小寒，尚少梅．药物过敏试验法．基础护理学，2017, 6: 388-395.
92. LIU QM, XIE CL. Deep-Sea-Derived Butyrolactone I Suppresses Ovalbumin-Induced Anaphylaxis by Regulating Mast Cell Function in a Murine Model. Journal of agricultural and food chemistry, 2018, 66 (22): 558.
93. MESSACAR K, SPENCE-DAVIZON E, et al. Clinical characteristics of enterovirus A71 neurological disease during an outbreak in children in Colorado, USA, in 2018: an observational cohort study. Lancet Infect Dis, 2020, 20 (2): 230-239.
94. COX B, LEVENT F. Hand, Foot, and Mouth Disease. JAMA 2018, 320 (23): 2492.
95. 儿童主要非肿瘤性 EB 病毒感染相关疾病的诊断和治疗原则建议．中华儿科杂志，2016, 54 (8): 563-568.
96. SCHECHTER S, LAMPS L. Epstein-Barr Virus Hepatitis: A Review of Clinicopathologic Features and Differential Diagnosis. Arch Pathol Lab Med, 2018, 142 (10): 1191-1195.
97. ZHOU P, YANG XL, WANG XG, et al. A pneumonia outbreak associated with a new coronavirus of probable bat origin. Nature, 2020, 579 (7798): 270-273.
98. RABA AA, ABOBAKER A, ELGENAIDI IS, et al. Novel Coronavirus Infection (COVID-19) in Children Younger Than One Year: A Systematic Review of Symptoms, Management and Outcomes. Acta Paediatr, 2020.
99. 刘茜，王荣帅，屈国强，等．新型冠状病毒肺炎死亡尸体系统解剖大体观察报告．法医学杂志，2020, 36 (1): 21-23.
100. 姜毅，陆小霞，金润铭，等．儿童新型冠状病毒感染诊断、治疗和预防专家共识(第二版)．中华实用儿科临床杂志，2020, 35 (2): 143-149.
101. YANG N, CHE S, ZHANG J, et al. Breastfeeding of infants born to mothers with COVID-19: a rapid review. Ann Transl Med, 2020, 8 (10): 618.

第四篇 急性中毒

第二十二章 中毒的诊断及处理原则

第一节 中毒的原因与途径

急性中毒是指人体在短时间内接触毒物或超过中毒量的药物后，机体产生的一系列病理生理变化及临床表现。小儿中毒多为急性中毒，以意外中毒为主，其原因主要与小儿无知、好奇、不能辨别有毒或无毒，以及婴儿常喜欢用口咀嚼物体的特点有关，也与小儿生活环境有关。据统计，家长和保教人员疏忽、医务人员粗心大意、餐饮人员不注意卫生也是造成小儿中毒的重要原因。近年来，青少年故意服用中毒有增加趋势。个别也有投毒仇杀情况。小儿中毒直接原因可归纳如下：

1. 药物或其他化学毒物用量、用法或保管不当，小儿易误服或接触而中毒，家长擅自给小儿滥用药物、医源性误用药物或药物过量，以及家庭常用的杀虫剂、鼠药、家用化学品保管使用不当均可造成小儿中毒。近年来，中毒以药物、农药、家用化学品多见。

2. 进食未经去毒处理的各种含毒动植物（如河豚、木薯等）或把毒物错误地当作普通食物（如毒蕈误作蘑菇、桐油误作食油、亚硝酸盐误作食盐等）食用。

3. 某些食物由于处理不当而产生毒性，进食过量则引起中毒（如肠源性发绀、肉毒毒素中毒等）。

4. 有毒动物蜇咬。

毒物进入机体可通过消化道吸收、皮肤黏膜直接接触吸收及呼吸道吸入三种途径。医源性误用药物则可有口服、肌内注射、静脉注射、灌肠、外用等不同途径。

（何颜霞 付 丹）

第二节 中毒的诊断

急性中毒的诊断主要根据毒物接触史、临床表现、实验室及辅助检查等明确。如有明确的中毒病史，诊断极易，否则，由于中毒种类繁多，临床症状及体征往往无特异表现，加之小儿不会陈述病情，有时诊断极为困难。遇以下情况要警惕急性中毒：①不明原因突然出现恶心、呕吐、头昏，随后出现惊厥、抽搐、呼吸困难、发绀、昏迷、休克，甚至呼吸心搏骤停等一项或多项表现者；②不明原因的多部位出血；③难以解释的精神、意识改变，尤其是精神、心理疾病患者，突然出现意识障碍；④在相同地域内的同一时段内突然出现类似临床表现的多例患者；⑤不明原因的代谢性酸中毒；⑥发病突然，出现急性器官功能不全，用常见疾病难以解释；⑦原因不明的贫血、白细胞减少、血小板减少、周围神经麻痹；⑧原因不明的皮肤黏膜、呼出气体及其他排泄物出现特殊改变（颜色、气味）。应从以下几个方面进行诊断：

1. 详细询问病史 包括病前饮食内容，生活情况，活动范围，家长是否从事接触毒物的职业，环境中有无放置杀虫、灭蚊、灭鼠等有毒药物，家中有无常备药，同伴小儿是否同时患病，年长儿是否可能故意服药等。

表 4-1　常见中毒表现及可能的毒物

中毒表现		可能的毒物
阵挛性惊厥 癫痫发作		农药、毒鼠强、有机氯杀虫剂、有机氟农药、拟除虫菊酯、二甲四氯、烟碱；医用药：异烟肼、中枢兴奋剂、氨茶碱、阿托品和乙胺嘧啶；植物毒物：马钱子、白果、马桑和莽草子
狂躁、幻觉		颠茄类、异丙嗪、氯丙嗪、乙醇、毒蕈、大麻、樟脑
肌肉麻痹		肉毒毒素、河豚、野芹、钩吻、乌头、毒蛇咬伤
呼吸困难无明显发绀		一氧化碳、氰化物、砷、汞
呼吸缓慢		安眠药、镇静药、麻醉药
肺水肿		有机磷、百草枯、安妥、氨水、水杨酸盐、毒蕈、毒气吸入
喉头水肿，黏膜糜烂		腐蚀性化合物
心动过速		肾上腺素、颠茄类、麻黄碱、茶碱、三环类抗抑郁药、甲状腺素
心动过缓		洋地黄、β- 受体拮抗剂、钙通道阻滞剂、夹竹桃、毒蕈、蟾酥、奎宁、奎尼丁、锑、钡
口干		颠茄类、磷化锌
流涎		有机磷、毒蕈、砷、汞、野芹、六氯环己烷、氯丹、水杨酸、吡唑酮类
失明		奎宁、甲醇、绵马贯众、一氧化碳、氯仿
色视		山道年、洋地黄、大麻、绵马贯众
发热		颠茄类、麻黄碱、磷化锌、硫氧嘧啶、白果、苯、发芽马铃薯
特殊气味	水果味	乙醇、盐酸碳氢化合物、氯仿、丙酮酸中毒
	枯草味	光气
	苦杏仁味	氰化物、苦杏仁苷
	大蒜味	砷、二甲基亚砜、铊、硒酸、有机磷
	臭鸡蛋味	硫化氢、硫醇等含硫化合物
	冬青油味	甲基水杨酸盐
	芳香味	苯类芳香烃、有机氯农药毒杀芬
	鞋油味	硝基苯
	挥发性异味	乙醇、松节油、樟脑、氨水、汽油、有机氯、乙醚、碳酸
皮肤黏膜颜色异常	发绀无明显呼吸困难，吸氧无改善	高铁血红蛋白血症、含硫化合物、胺碘酮
	口唇樱桃红	一氧化碳、氰化物
	黄染	米帕林（阿地平）、损肝毒物及溶血毒物引起的黄疸（磷、四氯化碳、蛇毒、毒蕈、苯的氨基或硝基衍生物、蚕豆病及氯丙嗪引起的黄疸）
	红色	硼酸、双硫仑反应、万古霉素
	潮红	颠茄类、乙醇、烟酸、血管扩张药、河豚
	干燥	颠茄类
	紫癜	抗凝灭鼠剂（敌鼠钠盐和溴敌隆）、氯吡格雷、糖皮质激素、肝素、华法林、水杨酸制剂

续表

	中毒表现	可能的毒物
呕吐物或洗胃液颜色异常	紫红色	高锰酸钾
	蓝绿色	铜盐、镍盐
	粉红色	钴盐
	黄色	硝酸盐、苦味酸
	亮红色	红汞、硝酸
	咖啡色	硝酸、硫酸及草酸
	棕褐色	盐酸
	暗处发光	黄磷
	无色或白色	碱类
尿色异常	蓝色	亚甲蓝
	棕褐 - 黑色	苯胺染料、萘、苯酚、亚硝酸盐
	樱桃红 - 棕红色	安替匹林、锌可芬、可以引起血尿及溶血的毒物
	橘黄色	氟乐灵
	绿色	麝香草酚
	黄色	引起黄疸的毒物、呋喃类

表 4-2　常见中毒综合征及其提示的毒物种类

中毒综合征	主要表现	提示的毒物种类
交感神经样中毒综合征	中枢神经系统兴奋，发热、皮肤潮红、心动过速、血压增高、瞳孔散大、多汗、抽搐	氨茶碱、咖啡因、减充血剂、苯丙胺、可卡因、摇头丸、苯环己哌啶、安非他明、麦角酰二乙胺
胆碱样综合征		
a. 毒蕈碱样综合征	心动过缓、流涎、流泪、多汗、瞳孔缩小、支气管分泌物过多、呕吐、腹泻、多尿，严重时可导致肺水肿	有机磷酸盐、毛果芸香碱和某些毒蘑菇
b. 烟碱样综合征	心动过速、血压升高、肌束颤动、肌无力等	烟碱样杀虫剂中毒、烟碱中毒、黑寡妇蜘蛛中毒
抗胆碱综合征	心动过速、体温升高、瞳孔散大、吞咽困难、皮肤干热、口渴、尿潴留、肠鸣音减弱甚至肠梗阻，严重可致谵妄、幻觉、呼吸衰竭等	颠茄、曼陀罗、毒蕈中毒（伞形毒蕈）、阿托品、抗组胺类药物、三环类抗抑郁药、解痉药、吩噻嗪类药物、盐酸环喷托酯滴眼液
麻醉样综合征	中枢神经系统抑制，呼吸抑制、血压下降、瞳孔缩小、心动过缓、肠蠕动减弱、低体温，严重时昏迷	可待因、复方苯乙哌啶、丙氧酚
阿片综合征	表现同麻醉样综合征	阿片类药物中毒、严重乙醇中毒、镇静催眠药中毒
血清素综合征	精神错乱、躁动、昏迷、震颤、肌阵挛、阵挛、反射亢进、僵硬、体温升高、心率增快、呼吸增快、血压升高、出汗、潮红、乏力、腹泻	单胺氧化酶抑制剂、选择性 5- 羟色胺再摄取抑制剂、哌替啶、右美沙芬、三环类抗忧郁药、左旋色氨酸
戒断综合征	心动过速、血压升高、瞳孔扩大、多汗、中枢神经系统兴奋、定向障碍、抽搐、反射亢进、竖毛、哈欠、幻觉	停用乙醇、镇静催眠药、阿片类、肌松剂（氯苯胺丁酸）、选择性 5- 羟色胺再摄取抑制剂 SSRIs 及三环类抗抑郁药

2. **现场检查** 注意患者周围是否留有剩余致毒物品，尽可能保留其饮食、用具以备鉴定。

3. **临床症状** 急性中毒首发症状多为呕吐、腹痛、腹泻，需与胃肠炎、细菌性痢疾、腹膜炎等相鉴别，但一般中毒早期不发热。年幼儿，尤其是婴儿，以惊厥为主要表现或表现为昏迷无法解释时应考虑到中毒的可能。

4. **体格检查** 首先要快速评估气道、呼吸、循环状况。若存在危及生命的紧急情况，应立即救治，随后或同时进行详细体格检查。检查时注意肤色、瞳孔、气味、口腔黏膜、尿色等有提示意义的中毒表现（表 4-1）及中毒综合征（表 4-2），同时检查衣服或皮肤上以及口袋中是否留有毒物。

5. 仔细查患者呕吐物、胃液或粪便中有无毒物残渣。

6. **常规实验室检查及辅助检查** 血生化、血糖、血气分析、乳酸、心电图、心脏超声、影像学检查等。

7. **特殊化验检查** 有助于诊断的简单化验，见表 4-3。

8. **治疗性诊断** 若症状符合某种中毒，但未能获得确切病史和诊断依据，在进一步诊断的同时，可试用该类中毒的特效解毒药，观察疗效。

9. **毒物鉴定** 是诊断中毒的最可靠方法，有条件时应收集患者的呕吐物、血、尿、粪便或可疑物品进行毒物鉴定。但往往难以及时获取毒物检查结果，故初始救治应根据临床判断进行。

表 4-3 几种中毒的简单化验

中毒	化验方法
一氧化碳	取血数滴加入水中成红色（正常黄色）
（煤气）	取血数滴加水 10ml，加 10%NaOH 数滴呈粉红色（正常绿棕色）
高铁血红蛋白	取血呈暗红色，放置空气中 15min 不变色，5~6h 后变色（正常 15min 变鲜红色，加氧后变色更快），硫血红蛋白 5~6h 后仍不变化颜色
无机磷	尿或呕吐物放置黑暗处有荧光
碘	呕吐物加淀粉变为蓝色
曼陀罗、阿托品	尿滴猫眼能散瞳
有机磷	血液胆碱酯酶活性降低
汞、砷	呕吐物 10ml 或含毒食物 10g 加 6% 盐酸 50ml，煮沸数分钟，加铜片 1~2 片，再煮 15min，铜片未变色无毒，变银白色为汞、变黑色为砷
铅	血涂片有点彩红细胞，尿紫质阳性
水杨酸盐	呕吐物或尿放在试管中煮沸加酸，然后加数滴 10% 三氯化铁变为红葡萄酒色
氯丙嗪	取尿液 1ml 加 4ml 浓磷酸轻轻摇匀，即呈现紫色

（何颜霞 付 丹）

第三节 中毒的处理原则

急性中毒的处理原则：①撤离中毒场所，迅速识别及处理威胁生命的情况；②清除未被吸收的毒物；③促进吸收入血毒物的清除；④及时应用解毒药物；⑤器官功能支持治疗。

（一）快速识别及处理危及生命的情况

医务人员应做好自身防护，快速评估患者的气道、呼吸、循环状态。对于心搏停止患者，立即进行心肺复苏；存在呼吸道梗阻时，紧急清理呼吸道、开放气道，必要时建立人工气道；循环不良者，给予液体复苏；惊厥者，给予止惊治疗等。

（二）清除毒物

1. **口服中毒** 包括催吐、洗胃、活性炭吸附、导泻、全肠灌洗、灌肠等措施。

（1）催吐：催吐曾是清除毒物的常用方法，但没有证据表明催吐能有效清除毒物，且存在误吸风险，对于大多数中毒患者，目前不建议使用催吐。对于清醒的口服中毒患者，催吐仍可考虑作为清除毒物的方法之一。催吐前应注意严格把握禁忌证：①昏迷（有吸入气管危险）；②惊厥（有加重病情的危险）；③食入腐蚀性毒物（有消化道穿孔、出血的危险）；④休克、严重心脏病、肺水肿、主动脉瘤；⑤近期有上消化道出血或食管胃底静脉曲张病史；⑥孕妇。

（2）洗胃：不推荐洗胃作为常规去除毒物的方法。循证医学表明，经口服急性中毒患者，多数未从洗胃中获益，相反可增加其发生并发症的风险。因此，是否洗胃应充分评估其获益与风险后决定，并做好知情告知。①适应证：任何摄入急性危及生命的毒物，其毒素可能仍然存在胃内，一般建议摄入后1小时内洗胃，但对于某些毒物或有胃排空障碍的中毒患者也可延长至4~6小时；对无特效解毒治疗的急性重度中毒，摄入超过6小时，仍可酌情考虑洗胃；对于农药中毒，例如有机磷、百草枯等要积极洗胃；对于药物过量，洗胃趋向于保守；已行气道保护的患者，洗胃指征可以放宽。②禁忌证：口服强酸、强碱及其他腐蚀剂者；食管与胃出血、穿孔者；无法维持气道且未行气管插管者。③并发症：吸入性肺炎；食管、胃穿孔；上消化道出血；水电解质紊乱；心律失常，甚至心搏骤停等。④儿童洗胃注意事项：洗胃前需抽净胃内毒物及内容物；毒物不明确时用生理盐水洗胃，毒物明确且有拮抗剂时，应用含有拮抗剂的液体洗胃（表4-4）；采用手工洗胃，不推荐洗胃机洗胃；左侧卧头稍低位；胃管应确实置于胃内；每次灌入胃内的液体量不超过该年龄胃容量的1/2（或每次20~100ml），回流液应尽可能抽出；直至回流液达到清澈无味为止。Y形管回流洗胃较容易操作。

(3) 活性炭吸附：活性炭可吸附大部分毒物，减少毒物从胃肠道吸收。因存在误吸等风险，是否使用活性炭应充分评估其风险和收益后决定。建议如下情况考虑使用活性炭吸附：摄入毒物在1小时以内（但不排除1小时后使用有效的可能性）、活性炭可吸附、患者能够配合。禁忌证：肠梗阻（绝对禁忌证）或者疑有肠蠕动减少（相对禁忌证）、无气道保护的意识障碍者、需要做内镜检查的患者。活性炭不可吸附的常见毒物有杀虫剂、酸/碱物质、重金属、铁剂、锂、溶剂等。活性炭使用剂量：单次使用：儿童每次0.5~1.0g/kg（小于1岁：每次10~25g；1~12岁：每次25~50g），青少年及成人每次25~100g（50g为常用量），或者活性炭与毒物的重量比为10∶1。在某些情况下，重复使用活性炭可中断毒物的肠肝再循环，促进毒物从肠黏膜向肠腔弥散，增强毒物清除。重复使用适用于分布容积低、半衰期长、固有清除率低的毒物，推荐用于卡马西平、氨苯砜、苯巴比妥、奎宁及茶碱中毒。重复使用时可采用每次1.0g/kg，4小时一次；或0.5g/kg，2小时一次；或首次负荷量按活性炭和毒物重量比10∶1给予，随后4~6小时一次，每次剂量为负荷量的50%，持续24小时。

(4) 导泻：不推荐单独使用导泻药物清除肠道毒物。常用导泻药物有硫酸镁或硫酸钠，一般剂量为250mg/kg，加水50~250ml口服，硫酸钠较硫酸镁安全，硫酸镁不适用于昏迷和肾功能不全者。禁忌证：肠梗阻或穿孔、近期肠道手术、休克、腐蚀性物质中毒。

(5) 全肠灌洗：经口或胃管快速注入大量的聚乙二醇溶液（成人2L/h，儿童500ml/h），从而产生液性大便，可多次注入直至大便流出物变清为止。全肠灌洗不作为常规应用。适用于不被活性炭吸附的毒物（锂、铁等）；肠内滞留时间长的药物，如一些缓释片、吞服大量毒品的肠道毒品携带者。禁忌证包括肠梗阻、血流动力学不稳定者。

(6) 灌肠：经导泻及全肠灌洗仍无排便，可以灌肠。视患者病情及是否排便，可给予多次灌肠。

2. **皮肤黏膜接触中毒**　立即脱去污染的衣服，用清水彻底清洗污染的皮肤。强酸或强碱接触者先用干布轻轻拭干后再冲洗，忌用中和剂，以免发生化学反应加重损伤。对不溶于水的毒物可用适当溶剂冲洗，也可用适当的拮抗剂或解毒剂清洗（表4-4）。强酸可用淡肥皂水或3%~5%碳酸氢钠溶液清洗。强碱用3%~5%醋酸或食用淡醋清洗。有机磷用肥皂水（敌百虫例外）或清水清洗。需注意有些毒物，如金属钾、镁、钠等不可用清水冲洗，应以凡士林或矿物油覆盖。皮肤黏膜发生糜烂、溃疡者，清洗后应外敷药粉或药膏防止感染。毒物溅入眼内，立刻用0.9%盐水冲洗，无0.9%盐水时用清水冲洗至少10~15分钟，忌用拮抗剂，然后送眼科处理。深入皮肤或黏膜内的毒物，应完全清除，毛发、指甲易残留毒物，应反复冲洗。

3. **吸入中毒**　立即将患者撤离现场，转移到空气新鲜处，有条件者应吸氧，并要保持呼吸道通畅，必要时给予人工通气。

4. **有毒动物蜇咬中毒**　在近心端扎止血带，局部冰敷及用相应的解毒剂。

（三）促进已吸收毒物的排泄

1. **利尿排毒**　适当静脉补液、应用利尿剂促进毒物排泄。主要用于以原形从肾脏排出的毒物中毒。

2. **碱化、酸化尿液**　①碱化尿液：弱酸性化合物，如水杨酸、苯巴比妥、磺胺类、甲氨蝶呤等中毒时，用碳酸氢钠静脉滴注，尿pH值达8.0能加速毒物排出。②酸化尿液：弱碱性毒物，如苯丙胺、士的宁、苯环己哌啶等中毒时，尿 pH<5.0 能加速毒物排出，可应用维生素 C 静脉输注。

3. **血液净化治疗** 血液净化是指把患者血液引出体外并通过某种净化装置，清除某些可清除的毒物。目前被认为是抢救重症急性中毒的最理想的方法。常用方法有血液透析、血液滤过、血液灌流和血浆置换等。临床上应综合分析毒物的分子质量、蛋白结合率、分布容积、内源性清除率等毒理学特性、摄入毒物剂量及患者病情选择适宜的血液净化方法，必要时可采取联合模式进行治疗。

(1) 血液透析(hemodialysis，HD)：基于扩散原理，利用半透膜两侧浓度差清除毒物，适用于高水溶性、小分子(分子量<500D)和部分中分子、低蛋白结合率和/或伴酸中毒毒物清除，如锂、铊、甲醇、二甲双胍、卡马西平、对乙酰氨基酚、巴比妥类药物、茶碱、苯妥英、水杨酸、丙戊酸中毒等，血液透析同时能纠正水电解质及酸碱平衡紊乱。

(2) 血液滤过(hemofiltration，HF)：模仿正常人肾小球滤过和肾小管重吸收原理，以对流方式清除体内过多水分和尿毒症毒素。清除范围一般分子量为小于 30~50kD 的中小分子毒素。临床应用较少，可用于铁中毒、铅中毒等。

(3) 血液灌流(hemoperfusion，HP)：血液流经装有固相吸附剂(活性炭或树脂)的灌流柱，通过吸附作用清除毒物。主要用于高蛋白结合率、高脂溶性和大中分子量的毒物清除。目前，血液灌流是抢救重度药物或毒物中毒的首选的血液净化方式。可清除的药物：巴比妥、去氧苯巴比妥、水合氯醛、氨甲丙二酯、安眠酮、乙氯维诺、苯妥英、丙戊酸钠、卡马西平、茶碱、氯霉素、丙吡胺、普鲁卡因酰胺、咖啡因、甲氨蝶呤、保泰松、苯乙哌啶酮、氨苯酚、解热镇痛药等。血液灌流也用于百草枯中毒、有机磷中毒、毒鼠强中毒、毒蛇咬伤、蜂蛰伤、毒蕈中毒等救治。血液灌流不能纠正水电解质及酸碱平衡紊乱，并可引起血小板、白细胞、凝血因子、葡萄糖、二价阳离子等减少，应予以监测并及时补充，必要时可联合其他血液净化模式进行治疗。

(4) 血浆置换(plasma exchange，PE)：将血液分离为血浆和细胞成分，弃去血浆，把细胞成分和所需补充的白蛋白、新鲜血浆及平衡液等按一定比例回输体内，达到清除毒物或药物的目的。主要用于清除分子量大、蛋白结合率高的毒物。临床用于洋地黄、三环类抗抑郁药、百草枯、生物毒(如蛇毒、蕈中毒)及砷化氢等中毒。可清除异常血红蛋白及红细胞碎裂片。缺点是血浆需求量大、来源受限、价格昂贵、存在经血传播病毒致感染的风险，不能纠正水电解质及酸碱平衡紊乱。

(5) 连续性肾脏替代疗法(continuous renal replacement therapy，CRRT)：为血液净化的一种特殊形式，是连续、缓慢清除水分和溶质治疗方式的总称。可同时实现透析和滤过功能，有的滤器还具有吸附作用。能稳定清除致病因子及炎症介质，重建和维持机体内环境稳定，恢复细胞功能，保护重要器官功能，不易引起病情的“反跳和反复”。

4. **腹膜透析** 能清除以游离形式存在于血液循环中的药物或毒物，清除相对分子量较大的中分子物质，适用于无血液净化技术的基层医院。

5. **高压氧疗法** 适用于各种中毒引起的严重缺氧。尤其适用于一氧化碳中毒，可促使一氧化碳与血红蛋白分离。

(四) 解除毒物的毒性

1. **防止毒物进一步吸收** 一般常用的有中和、氧化、沉淀或吸附药物，如强碱用弱酸(如食醋)中和，强酸用弱碱(如肥皂水、氢氧化铝)中和。牛奶或蛋清可作为吸附剂，保护黏膜，且对金属中毒能起沉淀作用。

2. **特效解毒剂** 有些中毒有特效解毒药，诊断一旦明确，应尽快应用特效解毒药。拟交感类毒物中毒，主要治疗是给予苯二氮䓬类药物，此外可能需要短效抗高血压药，如尼卡地平。应避免使用 β- 受体拮抗剂，因用药后会失去对 α- 受体的对抗作用，可引起反常性高血压。中毒种类与特效解毒剂及其用量和用法，见表 4-5。

(五) 器官功能支持治疗

在急性中毒的抢救中，各器官功能支持治疗是抢救成功的重要一环，要根据具体情况有计划、有目的地施行，主要是针对以下几个方面：①控制惊厥；②抢救呼吸衰竭；③抗休克；④纠正水电解质、酸碱平衡紊乱及贫血；⑤治疗和保护重要脏器(如心、肾、肝、脑、肺等)功能，预防多系统器官功能衰竭；⑥预防和治疗继发感染；⑦营养支持；⑧做好监护工作。

表 4-4　毒物局部拮抗剂及其作用

毒物	局部拮抗剂	作用
腐蚀性酸	弱碱(4% 氧化镁、氢氧化镁、石灰水)、牛奶、豆浆、蛋清	中和作用
腐蚀性碱	弱酸(稀醋,1% 醋酸)、果汁、橘子水、牛奶、豆浆、蛋清	中和作用
生物碱类	1∶5 000 高锰酸钾洗胃 2% 碳酸氢钠洗胃 1%~4% 鞣酸或浓茶 碘酊 15 滴加水 500ml	氧化作用 沉淀作用
砷	硫代硫酸钠 5~10g 豆浆、牛奶、蛋清 新配制的铁镁合剂(12% 硫酸亚铁溶液与 20% 氧化镁混悬液,临用前等量混合,用时摇匀)	形成硫化物 沉淀作用 形成无毒的亚砷酸铁
汞	牛奶、豆浆、蛋清 2.5% 碳酸氢钠洗胃 5% 甲醛次硫酸钠洗胃 硫代硫酸钠 5~10g	沉淀作用
无机磷	0.2% 硫酸铜洗胃 1∶5 000 高锰酸钾洗胃 3% 双氧水洗胃	沉淀为磷化铜 氧化作用 氧化作用
钡盐	2%~5% 硫酸钠或硫酸镁	沉淀为硫酸钡
含氰化合物	硫代硫酸钠 5~10g	形成无毒硫氰化物
铁	2% 碳酸氢钠	生成碳酸亚铁
氟化物、草酸盐	牛奶、石灰水、1% 乳酸钙、葡萄糖酸钙或氯化钙	生成氟化钙或草酸钙
酚类	温水或植物油	延迟吸收
水杨酸盐	5% 碳酸氢钠	减轻水电解质紊乱
福尔马林	0.1% 氨水、1% 碳酸铵或醋氨	生成无毒物
石炭酸	植物油	延缓吸收
碘	1%~10% 淀粉、面糊、米汤	使不具活性

表 4-5　常见毒物的特效解毒剂及其使用

中毒种类	有效解毒剂	剂量、用法及注意事项
砷、汞、金、锑、铋、铜、铬、镍、钨、锌	二巯基丙醇(BAL)	每次 2.5~5mg/kg,肌内注射,最初 2d 每 4h 一次,第 3d 每 6h 一次,第 4d 以后改为 12h 一次,7~14d 为一疗程
	二巯基丙磺酸钠	5% 溶液每次 0.1ml/kg,皮下或肌内注射,第 1d 3~4 次,第 2d 2~3 次,第 3d 以后 1~2 次 /d,共用 3~7d,总剂量 30~50ml
	二巯基丁二酸钠(DMS)	对酒石酸锑钾解毒力很强,约为 BAL 的 10 倍,成人剂量急性中毒首次 2g,加注射用水 10~20ml 中静脉注射,以后每次 1g,1~2 次 /d,危重患者可 1 次 /h,共 5~6 次,小儿酌减
	硫代硫酸钠	5~10% 溶液 10~20ml 静脉注射,每日一次,或 10~20ml 口服,2 次 /d(口服只能作用于胃肠道未被吸收的毒物)
铅、锰、铀、镭、钒、铁、钴、硒、铜、铬、汞、镉	依地酸钠钙(Ca-Na2-EDTA)	每次 15~25mg/kg 稀释成 0.3~0.5% 溶液静脉滴注,需 1h 以上滴完,2 次 /d,每个疗程不超过 5d,疗程间休息 2d,总疗程量依患者反应而定
	青霉胺	治疗慢性铅、汞中毒,100mg/(kg·d),分 4 次口服,5~7d 为一个疗程

续表

中毒种类	有效解毒剂	剂量、用法及注意事项
高铁血红蛋白血症、亚硝酸盐、苯胺、硝基苯、氯酸盐类、磺胺类	亚甲蓝	1% 亚甲蓝 1~2mg/kg，加 10% 葡萄糖液稀释后缓慢静脉注射，或 2~3mg/(kg·次)，口服，若症状不消失或重现，1h 后可再重复上量治疗，同时给予氧气吸入
	维生素 C	每日 500~1 000mg 加于 5%~10% 葡萄糖溶液内静脉滴注，或每日口服 1~2g（作用比亚甲蓝慢）
氢氰酸及氰酸化合物：桃仁、杏仁、李子仁、樱桃仁、枇杷仁、亚麻仁、木薯	亚硝酸异戊酯	吸入剂用时压碎安瓿，每 1~2min 吸入 15~30s，重复吸入至硝酸钠注射为止
	亚硝酸钠	6~10mg/kg 配成 1% 溶液静脉注射，3~5min 注完，注射前准备好肾上腺素，当血压急剧下降时，立即注射肾上腺素
	硫代硫酸钠	每次 0.25~0.5g/kg 稀释成 25% 溶液，静脉缓慢注射（10~20min）
	亚甲蓝	1% 亚甲蓝 10mg/kg，加 5%~10% 葡萄糖液 20ml，静脉缓慢注射，同时观察口唇，至口唇变暗紫色即停止注射
		以上三种药最好先注射亚硝酸钠，继之注射硫代硫酸钠，或先注射亚甲蓝，继之注射硫代硫酸钠，重复时剂量减半，血压下降时注射肾上腺素
有机磷化合物：1605、1059、3911 敌百虫、敌敌畏、乐果、其他有机磷农药	解磷定（磷毒、PAM）及氯磷定	每次 15~30mg/kg 稀释成 2.5% 溶液静脉缓慢注射或静脉滴注，严重患者 2h 后重复注射，并与阿托品同时应用，至肌肉颤动停止、意识恢复。氯磷定可作肌内注射
	双复磷	每次 15~20mg/kg 皮下、肌肉或静脉注射均可
	阿托品	严重中毒：首次剂量 0.05~0.1mg/kg 静脉注射，以后 0.05mg/(kg·次)，5~10min 一次，至瞳孔开始散大，肺水肿消退后改为每次 0.02~0.05mg/kg 皮下注射，15~30min 一次，至意识开始恢复，改为每次 0.01~0.02mg/kg，30~60min 一次 中度中毒：每次 0.03~0.05mg/kg，5~30min 一次皮下注射，减量指征同上 轻度中毒：每次 0.02~0.03mg/kg，口服或皮下注射，必要时重复 以上治疗均为瞳孔散大后停药，严密观察 24~48h，必要时再给药，同时合并应用解磷定比单用阿托品效果好，阿托品剂量也可减小
烟碱、毛果芸香碱、新斯的明、毒扁豆碱、槟榔碱、毒蕈	解磷定、氯磷定或双复磷	对烟碱、新斯的明、毒扁豆碱中毒有效，剂量同上
	阿托品	每次 0.03~0.05mg/kg，皮下注射或肌内注射，15~30min 可重复 1 次
阿托品、莨菪碱类、曼陀罗、颠茄	毛果芸香碱（匹罗卡品）	每次 0.1mg/kg，皮下或肌内注射，间隔 15min 注射 1 次，只能对抗阿托品类引起的副交感神经作用，对中枢神经中毒症状无效，故应加用短效的巴比妥类，如戊巴比妥钠或异戊巴比妥
四氯化碳、草酸盐	葡萄糖酸钙	10% 溶液 10~20ml 加等量的 5%~10% 的葡萄糖溶液，缓慢静脉注射
氟化物、钙通道阻滞剂中毒	氯化钙	3% 溶液 10~20ml 加等量的 5%~10% 葡萄糖溶液，缓慢静脉注射
麻醉剂、鸦片、吗啡、可待因、海洛因、度冷丁、美沙酮、其他鸦片类	纳洛酮	每次 0.01~0.1mg/kg，静脉、肌肉或皮下注射，必要时可 2~3min 重复用药。可持续静脉维持 5~20μg/(kg·h)
巴比妥类、水合氯醛、速可眠、硫喷妥钠	纳洛酮	剂量同麻醉剂中毒
	印防己毒素	每次 0.1~0.3mg/kg，肌肉或静脉注射，每 20min 可重复一次，直至角膜反射恢复

续表

中毒种类	有效解毒剂	剂量、用法及注意事项
氯丙嗪(冬眠灵)、奋乃静	苯海拉明	每次 1~2mg/kg 口服或肌内注射,只能对抗肌肉震颤
苯丙胺	氯丙嗪	每次 0.5~1mg/kg,6h 1 次,肌肉或静脉注射
肉毒中毒	多价抗肉毒血清	1 万 ~5 万 U,静脉或肌内注射
河豚中毒	半胱氨酸	动物实验可很快解毒
氟乙酰胺中毒	乙酰胺(解氟灵)	0.1~0.3g/(kg·d),2~4 次 /d 肌内注射,可连用 5~7d
苯二氮䓬类中毒	氟马西尼	每次 0.01mg/kg(最大剂量 0.2mg),缓慢静脉注射。必要时可间隔 1min 重复给药,最大累积剂量 1mg
对乙酰氨基酚	乙酰半胱氨酸	静脉给药方案:首剂 200mg/kg,加入 7ml/kg 的 5% 葡萄糖液或 0.9% 氯化钠中,静脉滴注 4h。第二剂 100mg/kg,加入 14ml/kg 的 5% 葡萄糖液或 0.9% 氯化钠中,静脉滴注 16h 口服给药方案:首剂 140mg/kg(果汁稀释减轻呕吐),之后每 4h 给予 70mg/kg,共 17 剂
降血糖药	胰高血糖素	0.05~0.15mg/kg,最大剂量 10mg,静脉注射,接着以 0.05~0.1mg/(kg·h)持续输注
麻醉药、三环类抗抑郁药	脂肪乳剂	20% 脂肪乳,首次负荷量 1.5ml/kg,快速静脉注射,随后以 0.25~0.50ml/(kg·min)持续静脉输注,至生命体征稳定 30~60min
高锰酸钾	维生素 C	

(何颜霞　付　丹)

第二十三章 食物中毒

食物中毒是指摄入了含有生物性、化学性有毒有害物质的食品或者把有毒有害物质当作食物摄入后出现的急性或亚急性疾病。食物中毒可分为五种类型：细菌性食物中毒、真菌性食物中毒、植物性食物中毒、动物性食物中毒、化学性食物中毒。本章主要涉及细菌性和真菌性食物中毒。

第一节 细菌性食物中毒

【病因】 细菌性食物中毒主要是因为食物在制作、储存、出售过程中处理不当，被细菌污染而引起。发病原因有两种情况：一种情况是由于细菌在肠道内大量繁殖引起急性感染，常见细菌为沙门菌属、大肠埃希菌、副大肠埃希菌、嗜盐菌、变形杆菌、韦氏杆菌等；另一种情况是细菌在食物中大量繁殖，产生毒素，肠道吸收毒素而引起中毒。前者，若食物经高温蒸煮，细菌被杀灭，即不致病；后者，食物虽经高温处理，因毒素不被破坏，食后仍可引起中毒。

【临床表现】 临床特点是短期内进食同种食物的人同时或相继发病，症状相似，主要表现为急性胃肠炎症状，如恶心、呕吐、腹痛、腹泻等，重者有脱水、酸中毒，甚至休克、昏迷，常伴发热。但不同细菌所致食物中毒又各具不同特点，常见细菌食物中毒特点如下：

1. **沙门菌食物中毒** 多因食用被该菌污染的肉类、蛋、鱼、牛乳、羊乳引起。潜伏期6~24小时，病初即有发热，并可呈持续高热。腹泻为黄绿色水便，有时为脓血便，并有里急后重，少数患儿出现皮疹，病程1~3周，重者可致死亡。

2. **葡萄球菌食物中毒** 多因食剩饭、剩菜引起。临床症状由肠毒素所致，潜伏期短，多在3小时以内发病，有恶心、呕吐、腹痛和腹泻，以呕吐最为显著。呕吐物可见胆汁，或含血及黏液。剧烈呕吐和腹泻可导致肌痉挛及严重失水，甚至休克，体温大多正常或略高。

3. **副溶血性弧菌(嗜盐菌)食物中毒** 副溶血性弧菌广泛存在于海水中，人体多因食入被该菌污染的海水产品及盐腌食物而导致中毒。潜伏期1~48小时，多数为6~20小时。起病急骤，常有腹痛、腹泻、呕吐、失水，可伴畏寒与发热。腹痛多呈阵发性绞痛，常位于上腹部、脐周或回盲部。腹泻多为黄水样或黄糊便，部分患儿排出血水或洗肉水样便，或为脓血便或黏液血便。但很少有里急后重感，少数患儿可致休克或昏迷，甚至危及生命。病程1~6天不等。

4. **肉毒杆菌食物中毒** 多因食用密封缺氧储存的食物(如罐头、腊肠、咸肉)引起，肉毒杆菌为革兰氏阳性厌氧梭状芽胞杆菌。缺氧条件下产生的细菌外毒素即肉毒毒素是引起中毒的直接原因，肉毒毒素属于神经毒素，是已知最致命的物质之一。目前已知肉毒毒素有8个血清型(A~H)，其中A、B和E型及F、G、H(罕见)可引起人类中毒。食源性中毒潜伏期12~48小时，甚至几天，主要损害中枢神经系统，并可作用于神经-肌肉接头处以及自主神经末梢，毒素阻碍胆碱能神经末梢释放乙酰胆碱而导致肌肉麻痹。因而中毒后胃肠道症状很少，多无发热，主要表现为神经系统症状，如头痛、头晕、眼睑下垂、复视、斜视、瞳孔散大、失音、吞咽困难、呼吸困难、共济失调、深浅反射消失，并可因呼吸肌麻痹而死亡。婴儿肉毒中毒临床表现：腹胀便秘、喂养困难、肌无力、脑神经受累、自主神经功能障碍等症状和体征，需与败血症、重症肌无力、吉兰-巴雷综合征、先天性代谢病等鉴别。国内婴儿肉毒中毒报道少见，可能与对该病的认识及检验水平不足有关，可能存在被低估的情况。

5. **蜡样芽胞杆菌** 蜡样芽孢杆菌是革兰氏阳性、需氧、芽孢杆菌，其芽孢能耐高温。蜡样芽孢杆菌主要污染含淀粉较多的食物，以剩饭多见，还有米粉、甜酒酿、面包和肉丸等。肠毒素是引起食物中毒的主要致病物质，包括呕吐型肠毒素及腹泻型肠毒素。呕吐型潜伏期0.5~5小时，主要表现为恶心、呕吐；腹泻型潜伏期6~12小时，主要症状是水样腹泻及腹痛。大多病情较轻，病程自限，为 1~2 天，但有个别急性肝坏死、死亡的报道。

6. **肠道其他细菌食物中毒**　变形杆菌、大肠埃希菌、副大肠埃希菌、韦氏杆菌及链球菌是人体条件致病菌，只有在条件适合、大量繁殖后才致病。这类中毒潜伏期短，一般 4~12 小时，症状轻，主要表现为腹泻，为水样便，无里急后重，发热少见。大肠埃希菌引起者，大便有特殊腥臭味。

【诊断】 集体发病者根据病史及临床表现即可作出诊断。散发病例诊断则较为困难，往往难与肠炎鉴别，须密切结合病史和临床经过进行判断。确定引起食物中毒的细菌种类则须做细菌培养，方可明确。

【治疗】 根据临床表现、进食时间、可疑食物等，酌情选择催吐、洗胃、导泻、输液、抗感染和对症支持等治疗。

1. **一般治疗**　卧床休息，初期禁食或进清淡流食。根据病情及失水情况决定补液量及性质。及时纠正水电解质及酸碱平衡紊乱。

2. **抗菌药物的选择**　通常不需要应用抗菌药物，可以经对症疗法治愈。症状较重考虑为感染性食物中毒或侵袭性腹泻者，应及时选用敏感抗菌药物治疗。

3. **肉毒杆菌中毒的治疗**

(1) 尽快排除毒物：催吐后用 1∶5 000 高锰酸钾溶液、2% 碳酸氢钠溶液或活性炭混悬液洗胃、导泻、高位灌肠等。

(2) 肉毒血清抗毒素治疗：为本病的特效疗法，一般在进食污染食物 24 小时内或肌肉麻痹前给予最为有效。多价抗毒素（1 万 ~5 万）U 静脉注射或肌内注射，或各半量注射，必要时于 6 小时后同量重复 1 次。已知型的可注射同型肉毒抗毒素 5 000~10 000U。使用前必须做过敏试验，如出现过敏反应，则需用脱敏方法给药。

(3) 婴儿肉毒中毒的治疗及预防：对婴儿肉毒中毒的治疗，主要是呼吸支持、脏器功能保护、营养提供等对症治疗。推荐使用肉毒毒素免疫球蛋白治疗婴儿肉毒中毒，但该药目前未在国内上市，有研究报道可使用丙种球蛋白支持治疗。婴儿肉毒中毒不推荐使用肉毒血清抗毒素及抗生素，因抗毒素可能会促进肠道肉毒梭状芽孢杆菌裂解而释放更多的毒素，抗生素可导致肠腔内肉毒梭菌溶解增加毒素的吸收。婴儿肉毒中毒的预防应加强哺乳用具的清洗消毒及提高手卫生意识。蜂蜜是污染肉毒芽孢的高风险食品，建议婴儿不要食用蜂蜜。

（何颜霞　付　丹）

第二节　真菌性食物中毒

由于食入霉变食品引起的中毒叫真菌性食物中毒。有些是急性中毒，死亡率极高；有些是慢性中毒，可发生癌变。

【病因】 主要由于谷物、油料或植物储存过程中发霉，未经适当处理即食用，或误服发霉变质的食物引起。也可由于在制作发酵食品时被有毒真菌污染或误用有毒真菌株引起。真菌性食物中毒的常见食物为发霉的花生、玉米、大米、小麦、大豆、小米、植物秸秆、黑斑白薯等。常见的真菌：曲霉菌，如黄曲霉菌、米曲霉菌、赭曲霉菌；青霉菌，如毒青霉菌、桔青霉菌、岛青霉菌、纯氯青霉菌；镰刀霉菌，如半裸镰刀霉菌、赤霉菌；黑斑病菌，如黑色葡萄穗状霉菌等。真菌中毒是因真菌毒素引起，多数真菌毒素通常不被高温破坏，因此被其污染的食物虽经高温蒸煮，食后仍可引起中毒。目前已知的真菌毒素有 150 余种。

【临床表现】 由于一种真菌可有几种毒素，而不同真菌又可有相同毒素，所以各种真菌性食物中毒可出现相似症状，但有些真菌中毒有其特殊表现，一般症状为消化道症状，如腹痛、腹胀、恶心、呕吐、偶有腹泻等，继之出现肝肾损害，如肝大、压痛、肝功能异常，有的出现黄疸（常见于黄曲霉菌、岛青霉菌中毒）、蛋白尿、血尿、尿闭（易发生于纯氯青霉菌中毒）。黑色葡萄穗状霉菌、岛青霉菌中毒表现为中性粒细胞减少或缺乏及血小板减少。有些真菌（如棒曲霉菌、米曲霉菌）中毒易引起中枢神经系统症状，如头晕、头痛、反应迟钝、躁动、运动失调，甚至惊厥、昏迷、麻痹等。真菌中毒损害机体各器官，患儿多死于肝、肾衰竭或中枢神经麻痹。病死率可高达 40%~70%。几种真菌性食物中毒特点如下：

1. **霉变甘蔗中毒**　致病真菌尚不清楚，但其所产生的毒素为亲神经性的。中毒时主要导致中枢神经系统损害。多在食后 5 小时内发病，轻者表现为胃肠功能紊乱，如恶心、呕吐、腹痛等，并可出现头痛、复视等神经系统症状。重症在出现上述症状后，很快出现抽搐、昏迷。抽搐呈阵发性、痉挛性，每天可多次发作。并有眼球上吊、瞳孔散大等，尚可发生急性肺水肿、呼吸衰竭、肝功能异常及血尿。发病3~5天后常有体温升高。重症患儿存活者常遗留神经系统后遗症，如全身性痉挛性瘫痪、去大脑皮层综合征等。

2. **黄变米中毒** 黄变米的产生与15种以上的真菌有关，主要发生于大米，也可发生在小麦和玉米，特点是米变黄色。黄绿青霉菌所产生的毒素属神经毒，毒素可选择性地抑制脊髓及延脑的运动神经元，引起进行性上升性麻痹，中毒后先出现下肢瘫痪，以后逐渐向上发展，出现膈肌和心肌麻痹，可由于呼吸麻痹而致死。岛青霉菌所产生的毒素为肝脏毒，中毒后出现肝大、肝功能受损，重者发生肝性脑病，最后可发生肝硬化。桔青霉菌所产生的毒素为肾脏毒，中毒后表现为中毒性肾病，并可有乙酰胆碱或毛果芸香碱样作用，引起血管扩张及支气管收缩等。

3. **黄曲霉毒素中毒** 黄曲霉毒素可由黄曲霉菌、寄生曲菌、溜曲菌、黑曲菌、灰绿曲菌、赤曲菌、温特曲菌、米曲菌等20多种真菌产生，其中黄曲霉菌最主要，它可寄生在各种农作物和粮油食品上，花生、花生油、玉米污染最严重。急性中毒主要产生肝肾损害、食欲减退及黄疸，并可表现为心脏扩大、肺水肿、痉挛、昏迷等，1周左右死亡，多数病例死前可有胃肠道大出血。慢性中毒可致肝癌、肾癌。

4. **食物中毒性白细胞缺乏症** 由镰刀菌属所致，也称败血性咽峡炎、脓血性咽峡炎或腐烂性咽峡炎。在该菌属中以犁孢镰刀菌和拟枝孢镰刀菌毒性最强，它们所生产的主要毒素为单端孢霉烯族化合物，可引起造血组织可逆性抑制、白细胞减少、内脏和消化道出血及血管内血栓形成等。急性中毒后表现为恶心、呕吐、咽痛，重症出现出血倾向、高热、惊厥、心力衰竭。亚急性中毒主要表现为造血功能障碍，出现白细胞减少，主要是粒细胞系统减少，淋巴细胞相对增高，同时可有血小板减少及贫血，并可有皮肤黏膜及脏器出血。可发生咽喉坏死。严重者可发生脑膜炎症状，病死率较高。

5. **臭米面中毒** 臭米面是我国北方农村将玉米、高粱米、小米等粮食以水浸泡发酵后制成的一种食物。由于有毒真菌污染而致中毒。可能为串珠镰刀霉菌或杂色曲菌的毒素所引起。中毒后主要表现为中毒性脑病、中毒性肝病及中毒性肾病，并可有胃肠麻痹及出血倾向。

6. **赤霉菌麦中毒** 小麦被赤霉菌属真菌污染后变成红色。赤霉毒素类为单端孢霉烯族化合物，属细胞毒，可导致出血性胃肠炎。急性中毒潜伏期10分钟至36小时，主要症状为恶心、呕吐、头晕，少数有精神抑郁、步态蹒跚等。一般持续2小时即可恢复正常。尚未见死亡病例的报道。

7. **黑色葡萄穗状霉菌中毒** 系由葡萄穗霉菌属的真菌所产生的毒素引起，主要引起造血组织的损害。许多组织可呈现出血及坏死。中毒初期表现为流涎、黏膜充血、颌下淋巴结肿大，持续8~12天或更长时间后，出现造血器官损害，开始白细胞增多，以后减少，并有血小板减少，凝血时间延长。最后出现高热、血小板及白细胞进一步减少，同时出现腹泻、脱水、黏膜坏死及出血，重症很快出现神经系统症状，可于72小时内死亡。

8. **灰变米中毒** 由半裸镰刀霉菌引起，主要表现为胃肠道症状。

9. **霉玉米中毒** 由镰刀霉菌及青霉菌属引起，主要为胃肠道症状。

【治疗】 目前尚无特效治疗，主要是迅速清除毒物，对症处理，保护重要脏器功能。

1. **尽早催吐、洗胃、导泻及灌肠** 洗胃液可用1∶5 000高锰酸钾溶液（已发生胃肠出血者，洗胃、灌肠应小心谨慎）。

2. **对症治疗** 应注意纠正脱水、酸中毒、肝肾衰竭及止惊、强心、止血等。

3. **抗真菌药** 对食入未经杀死真菌的食物而引起中毒者，应给予抗真菌药如制霉菌素：2岁以下（40万~80万）U/d，2岁以上（100万~200万）U/d，每天3~4次口服。

4. 加强护理，维持营养，病情严重者可酌情应用抗生素预防感染。

（何颜霞 付 丹）

第三节 棉籽、粗制棉籽油中毒

棉籽的主要毒性成分为棉籽酚类色素，可引起神经、血液、肝、肾等脏器组织细胞的损害。长期食用未精制加工的棉籽油或误服棉籽可致中毒。

【临床表现】 一般于食后2~4天出现中毒症状，如食欲缺乏、恶心、呕吐、头昏、头痛、腹胀、便秘、腹痛、四肢麻木、嗜睡、烦躁、昏迷、惊厥、肝大、黄疸、胃肠道出血，严重者心动过缓、血压下降、呼吸循环衰竭而死亡。此外尚可引起"烧热病"或低钾软病等。

【治疗】 食入不久者给予催吐、洗胃及导泻，食入半天以上者应行高位灌肠。对症治疗包括静脉输液、纠正脱水及电解质紊乱。可试用二巯基丙磺酸钠，每天一次，3 天为一个疗程，间隔 3~7 天进行第二疗程。低钾软病可适当补钾。

（何颜霞　付 丹）

第四节　桐籽或桐油中毒

桐树全株有大毒，致毒物质为桐酸，桐籽毒性最强，可刺激胃肠道，引起肝肾损害。误服桐籽或误用桐油作食物油可发生急性中毒。

【临床表现】 轻者恶心、呕吐、腹泻、头晕、头痛、脱水、酸中毒、肝大、蛋白尿，重者昏迷、惊厥、呼吸困难，甚至死亡。长期少量食用可致亚急性中毒，表现为胃肠道症状、乏力、水肿、皮肤潮红、下肢麻木、心脏扩大及心衰。

【治疗】 尽快洗胃、洗肠、纠正脱水及对症治疗。

（何颜霞　付 丹）

第五节　地瓜米中毒

地瓜又称凉瓜、土瓜、葛瓜、地萝卜等，是豆薯的根，其种子称地瓜米，又称豆薯子。含鱼藤酮、豆薯酮及豆薯素等毒性物质。主要毒害神经系统。误服可致中毒。

【临床表现】 食后不久即发生头昏、恶心、呕吐、无力、四肢麻木等症状，严重者呼吸浅慢、血压下降、昏迷而死亡。

【治疗】 尽快催吐、洗胃、导泻。误服时间较久者应洗肠、输液、抗休克、维持水电解质平衡等对症治疗。新斯的明每次 0.03~0.04mg/kg，肌内或皮下注射，可对抗地瓜米的毒性作用。

（何颜霞　付 丹）

第六节　四季豆中毒

四季豆又称菜豆、扁豆、芸豆等，含豆素和皂毒等有毒物质，其中豆素是毒蛋白，具有凝血的作用，加热可破坏。皂毒有溶血作用，并刺激黏膜，加热 100℃以上方能破坏。食入大量未熟透的扁豆可导致中毒。

【临床表现】 主要为胃肠症状，食后不久出现头晕、恶心、呕吐、腹痛、腹泻、腹胀、无力、四肢麻木，严重者出现脱水、酸中毒、急性溶血等表现。

【治疗】 一般中毒处理及对症治疗。

（何颜霞　付 丹）

第七节　荔 枝 病

荔枝病系由于连续多天进食大量荔枝，加以食物摄取量减少而引起的突然发作性低血糖症。多发生在荔枝产区的收获季节(6 月下旬 ~7 月中旬)。

【毒理】 荔枝的毒性成分及中毒机制尚未明确。已知其种子含 α- 次甲基环丙基甘氨酸，有降血糖作用。目前认为荔枝中含某种毒素可导致肝脂肪变性、食欲减退，以至体内储糖量减少而发生低血糖。

【临床表现】 主要为低血糖症状。多于清晨 3~8 点钟左右突然发病，表现为头晕、出汗、面色苍白、乏力、肢冷、心悸，部分患儿饥饿、口渴、腹痛或腹泻，严重者突然昏迷、抽搐、瞳孔缩小、脉细速、呼吸不规则、心律失常、血压下降，甚至死亡。

【治疗】 轻者给予糖水或葡萄糖液口服即可恢复。重症立即给予 10% 葡萄糖液 1~2ml/kg 静脉注射，继以 6~8mg/(kg·min) 维持至血糖正常，并对症治疗。

（何颜霞　付 丹）

第八节　菠萝过敏症

本症发生于对菠萝过敏者，致敏物质可能是菠萝蛋白酶。

【临床表现】 常于食后 10 ~60 分钟发病。主要表现为过敏性胃肠炎，如急性阵发性腹痛、呕吐、腹泻。部分患儿出现皮肤瘙痒及潮红、荨麻疹、四肢及口舌发麻、多汗等，严重者出现过敏性休克。

【治疗】 重点是预防及抢救休克，参见第一篇第五章过敏性休克。

（何颜霞　付 丹）

第二十四章 植物中毒

可引起中毒的植物种类很多。有的含剧毒不能食用，如毒蕈；有的属药材，使用不当引起中毒，如苍耳子、曼陀罗、杏仁、白果等；有些虽有毒，经适当处理可食用，如木薯、发芽马铃薯等。现将常见的有毒植物中毒介绍如下。

第一节 毒蕈中毒

毒蕈又称毒蘑菇，种类很多，所含毒素复杂，一种毒素可存在于几种毒蕈中，而一种毒蕈又可能有多种毒素，有些毒素的毒性极高，可迅速导致死亡。毒蕈中毒已成为我国食源性疾病中病死率最高的一类急症。预防措施是不要采摘食用野生蘑菇。

【毒蕈毒素分类及毒理】 目前，已知毒素种类有限，根据毒素结构和毒性进行分类，主要毒素及中毒机制如下。

1. **环肽类毒素** 为最主要的致死毒素，常存在于鹅膏属（致命鹅膏、致命白毒伞）、环柄菇属、盔孢伞属的部分品种中，主要包括鹅膏毒肽、鬼笔毒肽及毒伞肽。①鹅膏毒肽经胃肠道吸收快速分布到肝脏，经肾脏排泄，肝、肾为主要靶器官。中毒机制主要通过抑制RNA聚合酶Ⅱ活性，阻止mRNA转录和蛋白质合成，也可通过氧化应激，产生内源性因子，造成细胞凋亡，主要作用于肝脏。②鬼笔毒肽主要机制为干扰丝状肌动蛋白与球状肌动蛋白转化平衡，阻止细胞骨架形成，损害心、肝、肾、脑等脏器，尤以肝肾为甚。③毒伞肽与鬼笔毒肽中毒机制相似。

2. **奥来毒素** 为致死毒素，存在于丝膜菌属。毒素能抑制DNA、RNA、蛋白质大分子合成，造成细胞氧化应激损伤。肾脏为主要靶器官，引起急性肾衰竭。

3. **2-氨基-4,5-己二烯酸** 为致死毒素，存在于造成急性肾衰竭的鹅膏属中。有关中毒机制尚不清楚。

4. **环丙-2-烯羧酸** 为致死毒素，存在于造成横纹肌溶解型的亚稀褶红菇中。有关中毒机制尚不清楚。

5. **鹿花菌素** 见于鹿花菌及马鞍菌，其水解产物甲基肼可抑制谷氨酸脱羧酶的辅助因子吡哆醛，减少γ-氨基丁酸合成而产生毒性。甲基肼化合物可导致肝坏死和细胞色素P450的活性下降，出现急性溶血危象。

6. **其他毒素** 多为非致死毒素。①毒蕈碱类：具有胆碱能促进作用，中毒后表现为副交感神经兴奋症状；②裸盖菇素：为一类色胺衍生物，激动5-羟色胺受体，可产生精神错乱、幻视、烦躁、意识障碍等中毒症状；③异噁唑衍生物：可刺激N-甲基-D天冬氨酸（NMDA）受体和γ-氨基丁酸产生神经精神症状；④鬼伞毒：可诱发机体双硫仑样反应。

【临床表现及分型】 根据毒蕈种类、临床表现及损害主要脏器的不同，将毒蕈中毒进行分型（表4-6）。但毒蕈所含毒素复杂，有待不断总结与补充，如平菇、毒沟褶菌具有心脏毒性，可导致猝死；部分马勃菌可导致过敏性肺炎；杯伞菌可引起红斑性肢痛等。

【治疗】

1. **清除毒物，减少毒物吸收** 尽早、彻底洗胃，暴露时间超过6小时仍可酌情考虑洗胃，洗胃液可使用清水或1∶5 000高锰酸钾溶液。洗胃后可注入活性炭，成人50~100g，小儿1~2g/kg，症状严重者2~4小时后可重复使用半量。也可给予硫酸镁导泻。

2. **解毒药物的应用** 毒蕈中毒缺乏特效解毒剂，以下药物有一定疗效。

（1）巯基络合剂：环肽类中毒者可使用含巯基的解毒药，药物可与毒素结合，降低毒素毒力。①二巯基丙磺酸钠：儿童每次2.5~5mg/kg，肌内注射，每6分钟1次，症状缓解后改为每天2次，5~7天为1个疗程。②二巯基丁二酸钠：15mg/kg，稀释后静脉注射，每6小时1次，首次剂量加倍，症状缓解后改为每天2次，5~7天为1个疗程。

尚可用细胞色素 C(用前须先做皮试)300mg/d,可降低毒素与蛋白质结合,加速毒素的清除。

(2)青霉素 G:青霉素 G 可通过抑制 OATP1B3 受体,阻止毒素转运。青霉素 G 还可与血浆蛋白结合,置换已结合的毒素,加速毒素排出。用法:青霉素 G(30 万 ~100 万)U/(kg·d)静脉滴注,连续应用 2~3 天。

(3)水飞蓟素:水飞蓟素可与肝细胞运输蛋白结合,阻断毒素经肝细胞再摄取,降低肝肠循环,拮抗鹅膏毒肽对 RNA 聚合酶Ⅱ的抑制作用,还有抗炎、抗氧化及抗凋亡作用,广泛用于治疗毒蕈中毒。推荐用法:20~50mg/(kg·d)静脉注射。

(4)N- 乙酰半胱氨酸:N- 乙酰半胱氨酸具有抗氧化作用,能降低鹅膏毒肽诱导的肝细胞氧化应激和细胞凋亡水平,恢复肝内谷胱甘肽活性,儿童用法参考本篇第二十八章第三节对乙酰氨基酚中毒的治疗。

鹅膏毒肽相关中毒患者,推荐尽早选用青霉素 G、水飞蓟素、N- 乙酰半胱氨酸、灵芝煎剂及二巯基类等药物治疗。

(5)阿托品:　有毒蕈碱中毒症状者(如捕蝇毒及斑毒蕈等中毒),阿托品每次 0.03~0.05mg/kg,皮下注射或肌内注射,必要时 15~30 分钟重复一次,严重病例静脉给药。达阿托品化时,减量维持至病情缓解。

3. 肾上腺皮质激素的应用　适用于发生溶血者,心、脑、肝损害及有出血倾向者也可应用,可静脉滴入或口服。

4. 脏器功能支持治疗　包括纠正脱水,维持水电解质平衡,稳定循环,以及呼吸支持、护胃、保肝、护肾、防治脑水肿等治疗。出现溶血、出血时予以对症支持治疗。避免肝肾毒性药物的使用。

5. 血液净化　血液净化是治疗毒蕈中毒的有效措施,需根据不同临床表现选择血液净化模式。由于毒蕈毒素属于中、大分子,且毒蕈部分成分与血浆蛋白结合,推荐血液灌流(hemoperfusion,HP)治疗。如果患者存在急性肾损伤、电解质紊乱、代谢性酸中毒等内环境紊乱,可以选择血液透析(hemodialysis,HD)或连续性血液滤过(continuous veno-venous hemodiafiltration,CVVH)联合 HP,HP+HD 或 HP+CVVH 较单纯 HP 效果更好。对于伴随肝肾损害和溶血的患者,还可以选择血浆置换(plasma exchange,PE)或 HP+PE。

6. 肝移植　有研究报道,对于发生急性肝衰竭的患者进行肝移植,可提高存活率或延长生存时间。

表 4-6　毒蕈中毒临床分型

临床分型	种类	临床特点	预后
急性肝损型	鹅膏菌属、盔孢菌属、环柄菇属等	潜伏期通常>6h,一般 10~14h 初期表现为胃肠道症状,消化道症状可一过性缓解消失,即假愈期,36~48h 后出现黄疸,出血,凝血酶原时间延长,胆酶分离,急性肝衰竭,多器官功能障碍,甚至死亡	高致死
急性肾衰竭型	鹅膏菌属、丝膜菌属等	潜伏期通常>6h,表现少尿。血肌酐、尿素氮升高,急性肾衰竭	可致死
溶血型	桩菇属、红角肉棒菌等	潜伏期 0.5~3.0h,表现为少尿、无尿,尿血红蛋白、贫血、急性肾衰竭、休克、弥漫性血管内凝血,严重时导致死亡	可致死
横纹肌溶解型	亚稀褶红菇、油黄口蘑等	潜伏期 10min~2h,表现为乏力、四肢酸痛、恶心呕吐、色深尿、胸闷等,后期可致急性肾衰竭,因呼吸循环衰竭而死亡	高致死
胃肠炎型	青褶伞属、乳菇属、红菇属、牛肝菌科等	潜伏期绝大多数<2h,表现胃肠道症状,重度可出现电解质紊乱、休克	良好
神经精神型	鹅膏菌属、丝盖伞属、小菇属、裸盖菇属、裸伞属	潜伏期<2h,表现为出汗、流涎、流泪、谵妄、幻觉、共济失调、癫痫、妄想等	良好
光过敏性皮炎型	污胶鼓菌、叶状耳盘菌等	潜伏期最短 3h,通常为 1~2d,表现为日晒后在颜面、四肢出现突发皮疹,自觉瘙痒	良好

(何颜霞　付　丹)

第二节　亚硝酸盐类中毒

含亚硝酸盐类植物中毒，又称肠源性发绀，是由于过量食入含有亚硝酸盐类的植物而引起的化学中毒性高铁血红蛋白血症。易引起中毒的此类植物主要是一些蔬菜，如青菜、小白菜、韭菜、菠菜、甜菜、莴苣、卷心菜、萝卜叶及野生荠菜、灰菜等。这些蔬菜中均有大量的亚硝酸盐(0.2~0.5mg%)和硝酸盐(50~150mg%)，若制熟后放置时间过久变质或新腌制不久，在硝酸盐还原菌作用下，其中的硝酸盐被还原成亚硝酸盐，其含量可高达5mg%，食用该种菜类，便有可能中毒。若同时有肠道功能紊乱，肠道内硝酸盐还原菌(如大肠埃希菌、沙门菌)大量繁殖，则更易引起中毒。此外，饮用含有亚硝酸盐类的井水、果实、笼锅水，同样可引起中毒。

【毒理】 正常血红蛋白中的铁为二价铁，具有正常的携氧及释氧功能，高铁血红蛋白中的铁为三价铁，无携氧能力，高铁血红蛋白本身为棕黑色，并能抑制正常血红蛋白的携氧和释氧功能，正常人体内不超过0.2%，在当血中含量达1.5%时，皮肤黏膜即出现青紫，若20%的血红蛋白转变成高铁血红蛋白，则出现临床缺氧症状；若40%转变为高铁血红蛋白，则缺氧症状严重。亚硝酸盐为氧化剂，可使正常血红蛋白的二价铁氧化成三价铁，而形成高铁血红蛋白，导致各组织缺氧。

【临床表现及诊断】 发病常较急，多在食后0.5~3小时出现症状。轻者主要是皮肤黏膜青紫，尤以口唇、口周、甲床明显。一般不伴相应的缺氧症状。重者青紫加重，并伴头晕乏力、嗜睡、呼吸急促、心率加快、恶心、呕吐，甚至血压下降、心律不齐、昏迷、惊厥、呼吸衰竭而死亡，部分患儿有发热。该病的特点是患儿突然出现的青紫与缺氧不成比例。抽取患儿静脉血，在空气中振摇或用氧气吹后不变鲜红色，仍保持紫黑色；或直接滴入数滴1%氰化钾或氰化钠溶液，血液立即变为鲜红色，可证实高铁血红蛋白的存在。但需与硫血红蛋白鉴别，高铁血红蛋白在空气中放置5~6小时可变为鲜红色，而硫血红蛋白一直不变色。此外，可用分光镜检查吸收光带进行鉴别。及时行血气分析可检测高铁血红蛋白含量。

【治疗】

1. **一般急救处理**　迅速催吐、洗胃及导泻，进食较久者洗肠，并给予吸氧及其他对症治疗。

2. **应用特效解毒剂**　轻症者可口服亚甲蓝，每次3~5mg/kg，每天3次。重症者立即给予1%亚甲蓝1~2mg/kg，加10%葡萄糖液稀释后缓慢静脉注射(>10分钟)，若1~2小时症状不消失或重现，可重复注射1次。辅酶A及维生素B_{12}有协同作用。小剂量亚甲蓝进入体内后即被组织的还原型辅酶Ⅰ脱氢酶还原为还原型亚甲蓝而起到还原高铁血红蛋白的作用，当大量亚甲蓝进入人体后，还原型辅酶Ⅰ脱氢酶不能使其全部还原为还原型亚甲蓝，非还原型亚甲蓝为氧化剂，可使血红蛋白氧化成高铁血红蛋白，故禁大量快速给药或短期内多次给药。

3. 10%葡萄糖加入大量维生素C(0.5~1g)静脉滴注，或应用谷胱甘肽或细胞色素C均有利于还原高铁血红蛋白。

4. 严重患儿可输新鲜血液或换血。

(何颜霞　付　丹)

第三节　含氰苷果仁中毒

含氰苷果仁包括桃、杏、枇杷、李子、杨梅、樱桃等果子的核仁，这些核仁均含苦杏仁苷和苦杏仁苷酶，食用过量可发生氢氰酸中毒。另外，木薯处理不当或生食也可导致氢氰酸中毒。

【毒理】 苦杏仁苷遇水，在苦杏仁苷酶的作用下分解为氢氰酸、苯甲酸及葡萄糖。含氰苷果仁中毒即由于苦杏仁苷分解时产生的氢氰酸所致。中毒的原理为氢氰酸的氰酸离子在各组织细胞内能很快与细胞色素及细胞色素氧化酶的三价铁结合，使其失去传递电子的作用，而发生细胞内窒息，产生细胞中毒性缺氧症。对中枢神经系统的作用是先兴奋后抑制。呼吸麻痹是氢氰酸中毒致死的主要原因。小儿误服苦杏仁10~20粒，即可引起中毒。

木薯含有木薯配糖体，遇水在特殊酶的作用下水解出氢氰酸而致中毒。

【临床表现】 中毒症状的轻重，与熟食或生食该类果仁有关，充分加热后食入者症状较轻，也与果仁的种类有关，苦的桃仁、杏仁比甜的毒性高数十倍。一般多于食果仁后2~6小时内出现症状，轻者有恶心、呕吐、头痛、头晕、四肢无力、精神不振或烦躁不安等症状，并有心搏加快，呼吸深而稍快，体温正常或稍高。重者昏迷、惊厥、体温降低、血压下降、心率减慢、呼吸困难、呼吸不规则，多不伴青紫。进而瞳孔散大、对光反射消失、四肢阵发性痉挛、腱反射亢进或消失，最后呼吸显著变慢而不规则，往往死于呼吸麻痹。

【诊断】 主要依靠病史及症状，吐出物中可见毒物残渣，患儿呼气中有时可有苦杏仁味，可助诊断。必要时进行毒物鉴定。

【预防】 该类中毒多见于儿童，常因误食生杏仁引起，多发生在杏熟季节，因此应使家长了解这类果仁有毒，特别要教育儿童不吃生苦杏仁。糕点及饮料中采用杏仁、桃仁应严格加工。一般经热水浸泡至少1天，勤换水，然后去皮去胚，煮或炒熟，则毒性减低，但用量也不宜过多，医药用杏仁制剂应谨慎处方。

【治疗】

1. **快速识别及处理危及生命的情况** 必须先稳定患者的气道、呼吸和循环。不论脉搏血氧饱和度为多少，都应按需保护气道并给予高流量吸氧，必要时行气管插管呼吸机辅助通气。

2. **清除毒物** 谨慎催吐、洗胃、单次给予活性炭及导泻。洗胃液可用1∶5 000高锰酸钾溶液、3%过氧化氢或5%硫代硫酸钠溶液。

3. **对症支持治疗** 保持体温、止痉、静脉输液、稳定内环境等。

4. **特效解毒** 一旦确诊应尽快应用特效解毒剂。①亚硝酸盐和硫代硫酸钠联合疗法：适用于中毒较重者，亚硝酸盐能使血红蛋白转变为高铁红血蛋白，而氰酸根（CN^-）能与高铁血红蛋白形成氰化高铁血红蛋白，从而解除氰对细胞酶的抑制，但氰化高铁血红蛋白仍将离解释放出CN^-，故需立即注射硫代硫酸钠，使其中硫与氰形成稳定的硫氰酸盐，由肾脏排出。方法：立即将亚硝酸异戊酯1安瓿包于纱布内压碎，每隔1~2分钟吸入15~30秒，同时尽快配制1%亚硝酸钠溶液，6~10mg/kg，静脉缓慢注射，3~5分钟（此时应停止吸入亚硝酸异戊酯）。密切观察血压，备好肾上腺素，血压下降时应用，若血压明显下降应暂停注射亚硝酸钠。②若无亚硝酸盐，可用亚甲蓝代替，1%亚甲蓝每次10mg/kg（即1%溶液1ml/kg），加入5%~10%葡萄糖液20ml，静脉注射，口唇出现发绀即可停药，接着再给予硫代硫酸钠0.25~0.5g/kg稀释成25%溶液，静脉缓慢注射，于10~20分钟注完。症状未改善或反复者，可于1小时后重复上述药物一次，剂量减半。亚硝酸钠、亚甲蓝及硫代硫酸钠用量过大均可引起中毒，应用时应严密观察患者，防止过量中毒。中毒较轻者：应用亚硝酸钠、硫代硫酸钠或亚甲蓝三者中任何一种均可，剂量及用法同上。③依地酸二钴：解毒作用快而强，对呼吸、血压无明显影响，副作用小，可作为首选药物，其药理机制是钴与氰酸离子（CN^-）生成无毒的氰钴化合物，且钴与氰的结合力大于细胞色素酶与氰的结合力。用法为每次5~15mg/kg加入10%葡萄糖液40ml内静脉缓慢注射，必要时可重复应用。为增加疗效，还可在其后静脉注射硫代硫酸钠。④羟钴胺：是治疗氰化物中毒的解毒剂。羟钴胺与CN^-结合成无毒的氰钴胺，即维生素B_{12}，易随尿液排泄。羟钴胺起效迅速，对组织氧合没有不利影响，是氰化物中毒的优选疗法，可在儿童中安全使用。尽管尚未确定儿童的最佳给药方案，但有人推荐静脉给药70mg/kg（最大剂量5g）。

（何颜霞 付 丹）

第四节 蓖麻子中毒

蓖麻子俗称大麻子，是蓖麻的果实，为油料作物。蓖麻全株有毒。其毒性成分为蓖麻毒素和蓖麻碱，小儿生服蓖麻子4~6粒即可致死。中毒多因生食蓖麻子或误食蓖麻油所致。

【毒理】 蓖麻素是一种细胞原浆毒，可损害肝、肾等实质细胞，使之发生水肿、出血及坏死，并有凝集、溶解红细胞的作用，还可麻痹呼吸及血管运动中枢。

【临床表现】 多于食后3~24小时发病，少数迟至3天出现症状。最初为咽喉及食管烧灼感、恶心、呕吐、腹痛、腹泻，可有血性粪便（粪便中常可见到蓖麻子的皮屑）。并伴尿少、无尿、血红蛋白尿，严重者出现黄疸、贫血、剧烈头痛、嗜睡、惊厥，最后可因脱水、休克、呼吸抑制及心力衰竭而死亡。

【治疗】

1. 立即进行中毒的一般处理，如催吐、洗胃、洗肠、导泻、输液等。

2. 暂禁食脂肪及油类食物，可口服蛋清、冷牛乳、冷米汤，以保护胃黏膜。

3. 对症治疗，保护肝、肾功能，纠正休克及心力衰竭，发生溶血时应用肾上腺皮质激素，适当输血。严重病例尽早给予血液灌流或血浆置换治疗。

（何颜霞 付 丹）

第五节 白果中毒

白果又称银杏，是银杏树的果核，为中药的一种，用于治疗痰喘及妇女白带等症。又是干果的一种，在白果上市季节，当作果品熟食，但若食之过量或者生食，则可引起中毒。幼儿生食5~10粒即可致中毒。

【毒理】 白果肉质及种皮含白果酸，具有抑菌作用。其核仁中含白果二酚及白果酸等，对皮肤黏膜有刺激作用，吸收后作用于神经系统，中枢神经先兴奋后抑制，并可出现末梢神经障碍。

【临床表现】 中毒的轻重与年龄大小、体质强弱及服量有关，以惊厥为主要表现，年龄越小，中毒症状越重，预后也越差。一般于食后1~12小时发病，早期有恶心、呕吐、腹痛、腹泻及食欲缺乏等消化道症状。继之可出现烦躁不安、惊厥、呆滞、肢体强直、发绀、发热、昏迷、瞳孔对光反射迟钝或消失、瞳孔散大，最终出现呼吸与循环衰竭。可有白细胞总数及中性粒细胞中度或显著增高，脑脊液细胞数可增多、蛋白略增多、发热、白细胞偏高及神经症状易致误诊。

【治疗】 谨慎催吐、酌情洗胃、导泻等一般解毒措施；及时止惊、防治脑水肿等对症支持治疗。中药治疗：①急用白果壳30g，水煎服；②甘草15g，水煎服。

（何颜霞 付 丹）

第六节 发芽马铃薯中毒

马铃薯又称土豆，含茄碱，是一种弱碱性生物碱，也称马铃薯毒素，成熟马铃薯含此毒素甚微，不致引起中毒。在未成熟的绿色马铃薯或发芽马铃薯中，尤其在其发芽孔部及胚胎部，毒素含量增高数倍至数十倍，若高温煮熟煮透可破坏其毒素，但火烤或炒不易破坏其毒素。因而只有食用未经妥善处理的发芽或不成熟马铃薯才易中毒。

【毒理】 茄碱对胃肠道黏膜刺激性及腐蚀性强，对中枢神经系统有麻痹作用，尤其对呼吸中枢及运动中枢作用明显，并可产生溶血。急性中毒后的病理变化主要为急性脑水肿，其次为胃肠炎及肺、肝、心肌和肾皮质的水肿等。

【临床表现】 食入发芽马铃薯或未成熟的马铃薯后数十分钟或数小时即可发病。表现为咽喉部及口腔有烧灼感及痒感，上腹部烧灼感及疼痛、恶心、呕吐、腹痛、腹泻，反复吐泻可致脱水、酸碱失衡及血压下降，偶见黏液血性便，严重者体温可升高，并出现神经系统症状，如头痛、头晕、烦躁不安、谵妄、昏迷、抽搐、瞳孔散大、呼吸困难，甚者呼吸中枢衰竭。

【诊断】 依靠食入发芽马铃薯病史、临床表现及茄碱的微量化学试验可诊断。试验方法：切开马铃薯，在芽附近加浓硝酸或浓硫酸数滴，如变为玫瑰红色即证明有毒素存在。

【预防】 马铃薯的储存应注意保持凉爽、干燥、通风、无阳光，以避免生芽，生芽过多或皮肉已青紫变绿者，不应再食用。生芽不多者应挖除芽孔周围部分及发紫变青的皮肉，然后切碎加水浸泡，制熟过程中加少许醋，可促进茄碱分解。

【治疗】 无特异性解毒剂。主要为催吐、洗胃及对症治疗。洗胃液宜选用浓茶水、0.5%鞣酸溶液或1∶5 000高锰酸钾溶液，并应及时静脉输液，维持水电解质及酸碱平衡，对症支持治疗。

（何颜霞 付 丹）

第七节 烂白薯中毒

白薯亦称甘薯、红薯、地瓜、山芋等，霉烂后有毒。霉烂薯的病变部位呈暗褐色不规则圆形硬斑，表面凹陷，味苦，是由于真菌中的囊子菌寄生所致，称为白薯黑斑病，故烂白薯中毒也称白薯黑斑病。

囊子菌所产生的毒素具苦味，成分为4-薯醇。该毒素耐高温，不论水煮、蒸或烤均不能破坏其毒素，故生食或熟食均可引起中毒。

【临床表现】 一般在进食后24小时内发病。轻者有头痛、头晕、恶心、呕吐、腹痛、腹泻等，重者有呼吸急促、抽搐、瞳孔散大、发热、昏迷，甚至死亡。有报道食用霉变白薯制成的淀粉后中毒者，主要表现为急性溶血性贫血。

【治疗】 无特效治疗。中毒者应立即给予催吐、洗胃及导泻，同时对症治疗。

（何颜霞 付 丹）

第二十五章　动 物 中 毒

带毒的动物种类颇多，其带毒结构可为毒腺、毒牙或毒刺。各种带毒动物的毒性也很不相同，即使同一类动物(如毒蛇)其有毒成分也可有多种，如神经毒、心脏毒、凝血毒、出血毒、酶类等。小儿发生有毒动物中毒的常见原因：①不慎被带毒动物蜇伤、咬伤；②药用过量；③误食等。本章主要介绍有毒动物蜇、咬伤。

第一节　蜂刺中毒

【毒理】 不同种类的蜂所分泌的毒汁成分不同。黄蜂属的毒汁成分主要有组胺、5- 羟色胺、胡蜂激肽、磷脂酶 A、磷脂酶 B 和透明质酸酶等；蜜蜂毒汁则含蚁酸、组织多肽、蜂毒多肽、胆碱、盐酸、正磷酸、色氨酸、类脂质、透明质酸酶、磷脂酶 A、黏朊酶、硫、硫酸镁和挥发油等。这些毒汁成分可引起局部刺激，并有引起溶血、出血及中枢神经系统抑制的作用，严重溶血可致急性肾衰竭。

【临床表现】

1. **单个蜜蜂刺伤**　一般只有局部刺激症状，如灼痛、红肿及水疱形成。很少发生坏死。

2. **群蜂或黄蜂刺伤**　当时可昏厥，毒素吸收后可引起发热、头痛、恶心、呕吐、全身剧痛、烦躁不安、呼吸及吞咽困难、痉挛、休克、肺水肿、肝功能损害、黄疸、血红蛋白尿、尿少、无尿等，严重者可于数小时至数天内死亡。

3. **少数过敏的患儿**　可有过敏性鼻炎、荨麻疹、口舌麻木、口唇及眼睑水肿、喉头水肿、腹痛、腹泻等，严重过敏者可发生过敏性休克。

4. **其他**　尚有报道发生周围神经炎、三叉神经炎、中枢或周围神经脱髓鞘、重症肌无力、脑炎及脑栓塞等。

【治疗】

1. **局部处理**　有毒刺时，立即将毒刺拔出。患处涂氨水、碳酸氢钠等碱性药物，也可用南通蛇药外敷，或用紫花地丁、半边莲、七叶一枝花捣烂外敷。若伤口在口、咽部可搽涂硼砂甘油或甘油以消除水肿。

2. **全身用药**　0.1% 肾上腺素 0.2~0.5ml 皮下注射，也可用抗组胺类药物。若呼吸困难、肺水肿可注射阿托品或吗啡，以及应用肾上腺皮质激素，麻黄碱可使声门水肿减轻。

3. 必要时行气管插管或气管切开术。

4. **血液净化**　重度蜂刺中毒并发急性肾衰竭或多器官功能障碍的患儿应尽早给予血液净化治疗。

(何颜霞　宋　萍)

第二节　蝎 蜇 伤

蝎尾部有毒刺，蜇人时尾刺内的毒腺排出毒液，通过尾刺进入人体而引起中毒。

【毒理】 蝎毒是一种含有碳、氢、氧、氮、硫等元素的毒性蛋白——蝎毒素。蝎毒与蛇毒相似，是一种神经毒，对呼吸中枢有麻痹作用，对心血管、小肠、膀胱以及骨骼肌有兴奋作用，人被蜇伤后主要作用于中枢神经系统，表现为先兴奋后麻痹。

【临床表现】 一般蜇伤多无全身症状，被蜇处灼痛、麻木、红肿(红肿中心可出现斑点)，出现水疱或出血。如被巨大毒蝎蜇伤可出现全身症状，表现为头晕、头痛、流涎、畏光流泪、打喷嚏、鼻出血、感觉过敏、全身不适、肌肉疼痛、恶心、呕吐、血压增高或降低、体温下降、心动过缓、期前收缩、出汗、尿少、嗜睡、痉挛、抽搐等；严重者喉痉挛、胃肠道出血、急性肺水肿及呼吸中枢麻痹，偶可发生胰腺炎、胰腺囊肿、蛋白尿、血尿及血糖过高。经治疗后症状一般持续 24~48 小时，但神经系统症状可持续 1 周以上。蜇伤后最初 2~4 小时症状迅速发展提示预后不良。

【治疗】 立即拔出毒刺，挤出或吸出毒液，局部冷敷，以减少毒素吸收，也可用 2% 醋酸溶液冷湿敷。局部注射 3% 吐根碱 1ml，或麻黄碱注射液 0.5ml，也可用中药万应锭或蟾蜍锭、南通蛇药、二味拔毒散敷患处。较重的蜇伤，应在近心端扎止血带，切开伤口抽取毒液，并用3%氨水、5%碳酸氢钠溶液或1∶5 000高锰酸钾溶液清洗。伤口周围用0.25%普鲁卡因环形封闭。出现全身症状者给予输液、静脉滴注肾上腺皮质激素及静脉注射葡萄糖酸钙。有条件者注射抗蝎毒血清，同时给予对症支持治疗。

（何颜霞　宋萍）

第三节　毒蜘蛛蜇伤

人被蜘蛛蜇伤后的反应视蜘蛛的种类及个体的敏感性而不同，小儿反应较严重。一般为局部反应，毒蜘蛛蜇伤可引起全身症状。

【毒理】 致命红斑蛛的毒液为一种毒蛋白，有剧毒，毒力可能甚于蛇毒。主要损害神经系统，引起运动中枢麻痹，甚者可致死亡。一般只对15kg以下的小儿有致命危险。

【临床表现】 致命红斑蛛蜇伤中毒者，局部表现肿胀疼痛、苍白、皮疹等；全身表现可有精神不振、全身无力、头晕、头痛、恶心、呕吐、畏寒、发热、肌肉痉挛、呼吸困难、瞳孔缩小，甚者休克、谵妄、意识不清等。

【治疗】 同蝎蜇伤中毒。

（何颜霞　宋萍）

第四节　毒蛇咬伤

毒蛇咬伤是全球许多国家地区的一个严重的公共卫生问题，特别是在非洲、亚洲、中南美洲和大洋洲，每年影响180万~270万人，夺去8.1万~13.8万人的生命，造成40万例永久性残疾，2017年被世界卫生组织重新列入被忽视的热带病的A类，并于2019年启动预防和控制毒蛇咬伤全球战略，力争在未来12年内将因毒蛇咬伤而死亡和致残的人数减半。具有毒腺的蛇叫做毒蛇，种类很多，我国常见的有眼镜蛇、眼镜王蛇、银环蛇、金环蛇、竹叶青、烙铁头、蝮蛇、尖吻复蝰蛇等。毒蛇的毒腺位于头侧眼后下方的皮肤下面，有导管通至毒牙基部的毒牙鞘内，当毒蛇咬人时，头部肌肉压迫毒腺，毒液经导管，通过毒牙注入人体，并随血液或淋巴循环进入人体其他部位，引起中毒。可借助咬伤牙痕区别毒蛇和无毒蛇，毒蛇咬伤局部可见两颗较大呈“..”形分布的毒牙咬痕，亦有呈“：：”形，除毒牙痕外，还可出现副毒牙痕迹的分布形状；无毒蛇咬伤的牙痕比较浅而细小，个数较多，间距较密，呈锯齿状或弧形两排排列。

【毒理】 蛇毒是一种黏稠半透明液体，有特殊腥味，依毒蛇种类不同，颜色有乳白、淡黄、灰白、金黄或黄绿色等。蛇毒的致死的成分是不具酶活性的多肽类。不同种类的毒蛇具有不同成分及不同性质的蛇毒。大致分为以下几种：

1. **神经毒素**　是一种小分子蛋白质或多肽类，影响运动神经-骨骼肌传导功能。其作用方式可分为两种：①作用于运动神经末梢与骨骼肌接头处的突触后膜，与终板上的乙酰胆碱受体结合，从而阻止神经末梢释放的乙酰胆碱与胆碱受体结合，导致骨骼肌弛缓性麻痹。此种阻断作用不能被新斯的明对抗。②作用于运动神经骨骼肌接头处的神经末梢，先使末梢释放乙酰胆碱增多而致耗竭（2~4小时），最后导致末梢无足够的递质与胆碱受体结合，而使骨骼肌不能兴奋收缩而转入弛缓性麻痹。新斯的明有兴奋其骨骼肌作用，对外源性乙酰胆碱也有反应。

2. **血液循环毒素**　包括心脏毒类、凝血毒及出血毒。心脏毒类对各型细胞均有作用，引起细胞膜的难逆性除极化，使细胞的结构及功能发生障碍。对心肌毒害严重者可出现心肌坏死，引起各种心律失常，导致休克、循环衰竭、心搏骤停，其“直接溶血因子”可致溶血。凝血毒含有凝血酶成分，可使纤维蛋白原转变为纤维蛋白，有的还具有凝血活素样作用，能激活X因子，形成凝血活素，促使凝血酶原加速变为凝血酶，从而引起血液凝固。由于对凝血系统不同环节的作用，导致弥散性血管内凝血。出血毒对毛细血管壁细胞间黏合物有损伤作用，使血液外渗，蛋白酶可增加出血毒的活性，常导致广泛的难以制止的内外出血。

3. **酶类**　各种蛇毒均含有酶类，现已知的有磷脂酶A、5′-核苷酸酶、L-氨基酸氧化酶、蛋白酶、L-精氨酸酯水解酶、乙酰胆碱酯酶、抗胆碱酯酶等。其中蛋白酶、磷脂酶A、L-精氨酸酯水解酶与中毒作用有密切关系。蛋白酶可致咬伤局部肿胀、出血，甚至坏死，L-精氨酸酯水解酶能激活X因子，促使凝血酶原转变为凝血酶。磷脂酶A可使α-卵磷脂水解，释放出脂肪酸而变为溶血卵磷脂，产生一系列毒性作用，如可引起红细胞膜破裂而致溶血；促使肥大细胞释放组胺及5-羟色胺而产生局部反应；作用至横纹肌引起痉挛、肌肉肿胀，甚至肌溶解。

【临床表现】

1. **血液循环毒素表现** ①局部症状：局部肿胀剧痛，且迅速向近心端发展，可发生水疱、血疱、组织坏死、伤口出血不止，局部还可发生淋巴结炎、淋巴管炎，水肿消退慢、伤口难于愈合。②全身症状：出血倾向，表现为皮肤黏膜出血、鼻出血、消化道出血等，甚至发生颅内出血；发生溶血时表现为溶血性贫血、黄疸、血红蛋白尿，严重者可致急性肾衰竭；心脏受损表现为心音低钝、心律不齐，心电图可见ST-T改变、Q-T间期延长、心律失常、束支传导阻滞等，严重者可发生室颤、心力衰竭。由于出血、溶血及心肌损害，均可引起休克，表现为皮肤湿冷、血压下降、脉细速、呼吸急促、发绀、尿少及无尿，甚至死亡。此类中毒潜伏期短，局部症状重，易被重视而早期治疗。

2. **神经毒素表现** ①局部症状：局部表现轻，不易引起注意，有时仅有麻木感。②全身症状：主要为横纹肌弛缓性瘫痪，表现为眼睑下垂、复视、张口困难、吞咽困难、声音嘶哑、语音不清、四肢瘫痪、呼吸困难，甚至呼吸麻痹而死亡。此外，尚有头晕、嗜睡、流涎、恶心、呕吐、听力障碍、瞳孔散大、大小便失禁、发热、抽搐、昏迷等。其中以舌咽神经麻痹为早期特征。此类中毒潜伏期长，局部症状轻，易延迟治疗，故危险性更大。

【治疗】 毒蛇咬伤非常危险，必须尽快进行急救处理及全身治疗。

1. **局部处理** 咬伤后立即在伤口近心2~3cm处扎缚肢体，结扎紧度以阻断血液和淋巴回流为宜，每隔15~20分钟放松1~2分钟，以免肢体坏死。急救处理后，可以解除，一般不超过2小时。有条件时可试用负压吸出局部蛇毒，考虑使用可破坏局部蛇毒的药物，如胰蛋白酶、依地酸二钠（仅用于血液毒）进行伤口内注射，或1/1 000高锰酸钾溶液伤口内冲洗。严重肢体肿胀者可能需要筋膜切开减压，有研究显示休克、血红蛋白<110g/L、肿胀持续>24小时、INR>1.2与需要筋膜切开术相关联。

2. **全身治疗** 主要是应用抗蛇毒血清、中草药和蛇药成药等。①抗蛇毒血清：原则是早期用药、同种专一、异种联合。抗蛇毒血清有单价和多价两种。单价抗蛇毒血清只对同类毒蛇咬伤有效；多价抗蛇毒血清（含腹蛇、眼镜蛇、银环蛇等抗蛇毒抗体），对其中任何一种毒蛇咬伤有效。抗蛇毒血清可引发速发过敏反应（严重过敏反应、发热、寒战、心动过速等），也可在用药后8~12天出现迟发过敏反应（以皮疹为主），用前必须做皮肤过敏试验（抗蝮蛇毒血清及精制抗五步蛇毒血清皮试法：取0.1ml抗蛇毒血清，加0.9%盐水1.9ml稀释，皮下注射0.1ml，观察10分钟，皮丘不超过2cm未见红肿及“伪足”，即皮试阴性）。若皮试可疑阳性或者阳性，应试用脱敏注射。一般剂量为5 000~10 000IU溶于0.9%盐水或5%~25%葡萄糖液20~40ml中缓慢静脉注射，为预防血清反应可于用药前给予地塞米松或扑尔敏。静脉用药是抗蛇毒血清有效途径。在健侧肢体开通静脉通道更有利于抗蛇毒血清迅速进入血液循环。静脉推注时，应缓慢注入（≤2ml/min）；静脉滴注者，将抗蛇毒血清加入100~250ml生理盐水中1小时内滴入，滴速应先慢后快（初始时按25~50ml/h，输注10分钟，余量250ml/h滴入），用药开始1小时内应密切监测不良反应。如患者来院前已经作了局部加压固定或结扎者，应在滴入抗蛇毒血清数分钟后再解除固定或结扎（如结扎局部肢/指有疑似坏死表现者，应立即解除）。②中成药：对神经毒类或混合毒类毒蛇咬伤有作用，可选用广东蛇药、广西蛇药、蛇伤解毒片、广东湛江蛇药等；对血液循环毒类毒蛇咬伤，可选用南通蛇药、红卫蛇药、上海蛇药等。③中草药：常用于毒蛇咬伤的中草药有半边莲、土黄柏、万年青、鸭跖草、七叶一枝花、木芙蓉、白花蛇舌草、徐长卿、香茶菜、青木香、鬼针草、白芷、望江南、鱼腥草、山海螺等，取上述鲜草一至数种，洗净，捣烂取汁，每次20~30ml，口服，每天4~6次，首剂加倍，也可用其湿敷伤口。④新斯的明，对于神经毒类毒蛇咬伤患者常规应用，可提高存活率，促进恢复。⑤肾上腺皮质激素，宜早期大剂量应用3~5天，如氢化可的松每天8mg/kg，加入葡萄糖液中静点，也可用地塞米松。⑥抗组胺药的应用：可选用异丙嗪或扑尔敏，每天3次。禁用苯海拉明，因可抑制呼吸中枢。⑦不需常规预防性抗感染，对有局部组织坏死、伤口脓性分泌物或脓肿形成者，应给予抗感染治疗。⑧预防破伤风，常规使用破伤风抗毒素（TAT）或马破伤风免疫球蛋白，但破伤风皮试应避开抗蛇毒血清使用过程，至少在抗蛇毒血清使用1小时后再开始皮试和用药，以避免过敏或不良反应重叠。⑨对症支持治疗：酌情补液，保护重要脏器功能。⑩禁忌或慎用中枢抑制药、横纹肌松弛药及抗凝血药。

3. **血液净化** 重症患儿及早联合血液净化治疗能改善预后，提高生存率。

4. 未来有望研发出重组抗蛇毒血清与人单克隆抗体的寡克隆混合物，以改善毒蛇咬伤的治疗效果。

（何颜霞 宋萍）

第五节 鱼胆中毒

中医认为鱼胆具有“清热”“明目”“止咳平喘”的作用，民间用之治病，但由此可发生中毒，甚至导致死亡。多种鱼的鱼胆可致中毒，常见的有鲩（草）鱼、鲤鱼、青鱼、米子鱼、鲳鱼、包头鱼等，生食或熟食均可引起中毒，中毒的轻重主要与用量多少有关。

【毒理】 毒性作用尚未完全明了，可能与一般细胞毒相似，与胆汁中的胆酸、鹅去氧胆酸、鹅牛黄胆酸及鹅牛黄去氧胆酸等对细胞膜的作用，以及组胺类的致敏作用有关。以肝肾损害为主，病理变化为脏器毛细血管通透性增加，肝细胞变性，肾小管（尤其是近曲小管）急性坏死，严重者致急性肾衰竭。

【临床表现】 起病较急，多在食鱼胆后1~3小时出现症状，早期为胃肠道症状，晚期为肝、肾功能损害。表现为腹痛、恶心、频繁呕吐、腹泻（大便呈水样或蛋花汤样），发病后1~2天出现中毒性肝病及肾脏受损表现，如肝大、黄疸、尿成分改变（尿中出现蛋白、红细胞、颗粒管型）、少尿或无尿，甚至急性肾衰竭，部分患儿血压升高、发热，严重者可出现嗜睡、神志模糊、谵语、抽搐，甚至昏迷。有的还可发生中毒性心肌病。

【治疗】 无特效治疗方法，主要是中毒的一般处理及对症治疗，洗胃不应受时间限制，因鱼胆在胃内存留时间较长，不论时间早晚均应彻底洗胃。由于急性肾衰竭为主要死亡原因，故抢救成功的关键在于正确处理急性肾衰竭。补液时应注意肾功能，补液量不宜过大，并可应用肾上腺皮质激素。近年来主张早期进行血液净化治疗，根据患者的具体情况选择血液净化的方法，以避免发生多器官功能障碍，提高救治成功率。

（何颜霞 付丹）

第六节 河豚中毒

【病因】 河豚是一种海洋鱼类，有很多品种，每种含毒多少及部位不完全一样。河豚鱼的卵巢、睾丸、皮、肝、血液及鱼子均有剧毒，少数品种肌肉也含强毒。河豚鱼的有毒成分主要有河豚毒素和河豚酸。河豚毒素对人的致死量为7μg/kg，河豚毒素是一种非蛋白质、高活性的神经毒素，抑制神经细胞膜对钠离子的通透性，从而阻断神经冲动的传导，使神经末梢和神经中枢传导发生障碍，导致呼吸中枢和血管神经中枢的麻痹。

【临床表现】 河豚毒素很易吸收。一般在食后0.5~3小时发病，根据临床表现，将河豚中毒分为四度。Ⅰ度：口唇感觉异常，伴呕吐、腹痛、腹泻等胃肠症状；Ⅱ度：四肢和躯干感觉异常，末梢运动麻痹，但反射正常；Ⅲ度：肌肉运动失调、失声、吞咽和呼吸困难、心前区疼痛、发绀和低血压；Ⅳ度：意识障碍、惊厥、呼吸麻痹、严重低血压和心律失常，可因呼吸肌麻痹死亡。

【预防】 教育群众河豚有毒，不能食用，市场严禁出售河豚。

【治疗】

1. **毒物清除** 谨慎催吐、酌情洗胃及导泻，洗胃后灌入活性炭，继用泻剂，高位清洁灌肠。

2. **对症支持治疗** 静脉输液，并加维生素C、葡萄糖醛酸等，亦可用呋塞米或甘露醇等利尿剂加速毒物排泄，脑部低温保护，防治脑水肿。

3. **呼吸支持** 呼吸肌麻痹是河豚鱼中毒致死的主要原因，重症患者及时气管插管，机械通气是抢救河豚鱼中毒的关键。

4. **血液净化** 病情严重者应及早进行血液透析和血液灌流治疗。

5. **其他** 糖皮质激素可以减轻组织对毒素的反应；东莨菪碱可拮抗毒素对横纹肌抑制作用；纳洛酮能降低毒素对呼吸循环的抑制作用，可根据病情予以应用。

6. 因河豚毒素毒性很强，一旦发现个别人中毒，应及早将同批进食的其他人列为抢救对象。

（付丹 何颜霞 宋萍）

第二十六章 农药中毒

农药在农业生产中起着很大作用，目前农药的应用越来越广泛，随之它对环境的污染以及对人体的接触机会越来越多，造成中毒的情况并不少见。浙江省2006—2015年儿童农药中毒流行病学研究数据显示：儿童农药中毒主要发生在农村地区（78%），夏秋季多见，大多数病例发病年龄为学龄前儿童和青少年，总病死率为2.24%（66/2 592）。有机磷和氨基甲酸酯杀虫剂是大多数中毒的原因。除草剂和杀虫剂中毒死亡率最高，为3.13%（14/448）。农药中毒的途径可为食入、吸入或经皮肤吸收。小儿中毒原因：①误食农药；②误食被农药污染的食物；③误用沾染农药的食物用具或容器；④家庭不适当使用农药灭蚊、蝇、虱、蚤、臭虫等；⑤母亲接触农药后未认真洗手或未换衣服而给婴儿哺乳；⑥小儿在喷洒过农药的田地附近玩耍因吸入而中毒。

第一节 有机磷农药中毒

有机磷杀虫剂种类甚多，依其毒性大小分三大类：①高毒类：普特、甲拌磷、硫特普、磷胺、内吸磷、安棉磷、八甲磷、乙拌磷、久效磷、谷硫磷、对硫磷、甲氨磷、甲基对硫磷等；②中毒类：乙硫磷、敌敌畏、甲基内吸磷、二甲硫吸磷、茂果、乐果、倍硫磷、稻丰散、杀螟松、二溴磷等；③低毒类：敌百虫、马拉硫磷、灭蚜松等。高毒类少量接触即可中毒，低毒类大量进入体内也可发生危害，人对有机磷的中毒量和致死量差异很大。

目前我国常用的有机磷农药有对硫磷（1605）、内吸磷（1059）、甲拌磷（3911）、硫特普、敌百虫、敌敌畏、乐果等。小儿多由于用有机磷灭虱；配制或喷洒农药时接触有机磷液体或吸入有机磷气体过量；家庭用有机磷治虫、杀灭蚊蝇；误食；母亲喷洒农药后未洗手换衣就给婴儿哺乳等因素引起。

【毒理】 有机磷农药可经胃肠道、呼吸道迅速吸收，经皮肤吸收较慢，有大蒜臭味，在酸性溶液中稳定，遇碱分解失去毒性，但敌百虫易溶于水，在碱性溶液中可分解为毒力更强的敌敌畏；内吸磷、对硫磷、甲拌磷、马拉硫磷、乐果等经氧化后毒力更强。有机磷农药被吸收后经血液和淋巴分布到全身，肝脏最多，肾、肺、骨次之，肌肉及脑最少，其毒性作用主要是抑制胆碱酯酶的活性而产生一系列中毒症状。

人体的胆碱能神经包括中枢神经系统、运动神经、交感、副交感神经的节前纤维，副交感神经及部分交感神经的节后纤维。这些神经支配效应器官活动的冲动传导，是靠其末梢与细胞连接处释放乙酰胆碱，通过乙酰胆碱与胆碱能受体结合而产生效应。胆碱能受体分为毒蕈碱型及烟碱型，前者分布于胆碱能神经节后纤维所支配的心肌、平滑肌、腺体等效应器官，后者分布于自主神经节及骨骼肌的运动终板内。正常情况下，释出的乙酰胆碱于完成其生理功能后，迅速被存在于组织中的乙酰胆碱酯酶分解而失去活性，以保证效应器官的正常活动。当有机磷进入人体后，以其磷酰基与酶的活性部分紧密结合，形成较为稳定的磷酰化胆碱酯酶，使胆碱酯酶失去水解乙酰胆碱的能力，以致胆碱能神经末梢所释放的乙酰胆碱在体内大量蓄积，并抑制仅有的乙酰胆碱酯酶活性，使中枢神经系统及胆碱神经先过度兴奋，继而转入抑制和衰竭，表现一系列症状和体征：①毒蕈碱样作用：主要是乙酰胆碱兴奋胆碱能神经全部节后纤维产生的症状，即抑制心血管、收缩平滑肌、增加汗腺分泌、收缩虹膜括约肌和睫状肌等。阿托品类药物能对抗这些作用。②烟碱样作用：乙酰胆碱兴奋自主神经节及其节前纤维和运动神经产生的症状，运动神经兴奋表现为肌肉纤维颤动甚至挛缩，重度中毒或中毒晚期，转为肌力减弱或肌麻痹，甚至呼吸肌麻痹。自主神经节、节前纤维和肾上腺髓质兴奋，可使心血管兴奋，导致血压升高，心率加快。中毒晚期，可因血管麻痹发生循环衰竭。③中枢神经系统细胞突触间胆碱能受体兴奋，引起功能失调，导致中枢神经系统先兴奋后麻痹。呼吸中枢麻痹为中毒晚期的严重表现。

有机磷农药除能抑制胆碱酯酶外，还能抑制其他酯酶（如三磷酸腺苷酶等）及脂酶、胰蛋白酶、胰凝乳酶。

【临床表现】 中毒症状出现的时间和严重程度，与中毒途径、农药性质、进入量和吸收量，以及身体的健康状况有密切关系，急性中毒多在12小时内发病，大量口服者在5分钟内可出现症状，皮肤接触中毒者发病时间较为缓慢，但可表现为吸收后的严重症状。根据症状轻重和血液胆碱酯酶活力降低的程度，临床上可分为四级：

1. **潜在性中毒** 无临床表现，仅血液胆碱酯酶活力降低，为正常的70%~90%，此情况无须特殊处理，但为防止病情进展，需观察12小时以上。

2. **轻度中毒** 出现头昏、头痛、恶心、呕吐、流涎、多汗、视力模糊、四肢麻木等早期症状。血液胆碱酯酶活力下降到正常的50%~70%。

3. **中度中毒** 除轻度中毒症状外，尚有轻度意识障碍、步态蹒跚、语言不清，并有瞳孔缩小、肌肉震颤、流泪、轻度呼吸困难、支气管分泌物增多、肺部有干湿啰音、心动过缓、腹痛、腹泻、发热、寒战、多汗、血压轻度升高等。血液胆碱酯酶活力下降到正常的50%~30%。

4. **重度中毒** 除上述症状体征外，患儿多呈现昏迷，常有心动过速、房室传导阻滞、心房颤动等心律失常，以及血压升高或下降、呼吸困难、发绀、肺水肿、惊厥、大小便失禁或尿潴留、瞳孔极度缩小、对光反应消失、四肢瘫痪、反射消失等，可因呼吸麻痹或伴循环衰竭而死亡。血液胆碱酯酶活力下降到正常的30%以下。

吸入中毒者，呼吸道及眼部症状出现最早，口服中毒者常先发生胃肠道症状，皮肤接触中毒则以局部出汗和邻近肌纤维收缩为最终表现，并可出现接触性皮炎、红斑、水疱、糜烂等表现。急性中毒常有暂时性血糖升高及糖尿，但尿中无酮体，有时有氨基酸尿、微量血尿和凝血功能改变。

小儿有机磷中毒的临床表现有时很不典型，可主要表现为神经系统征象，如头痛、呕吐、幻视、抽搐、昏迷等；或主要表现为消化系统征象，如呕吐、腹泻、脱水等；或主要表现为循环系统征象，如心率减慢或增快、血压下降、休克等；可主要表现为呼吸系统征象，如发热、气促、多痰、肺部出现干湿啰音、哮鸣音等。少数病例仅以单项症状或体征为主要表现，如高热、腹痛、惊厥、肢体软瘫、行路不稳、全身水肿伴尿常规改变等。因此，有时临床误诊为脑炎、脑膜炎、急性胃肠炎、肠蛔虫病、中毒型痢疾、肺炎、肾炎、癫痫、急性感染性多发性神经根炎、其他药物（如巴比妥类、阿片类、氯丙嗪、水合氯醛）中毒等。

【诊断】

1. **有机磷农药接触史** 对可疑病例应详细询问病史，全面了解有关患儿的接触物及游玩场所。

2. **特殊气味** 呼出气、呕吐物或体表可有特异的蒜臭味。

3. **有胆碱能神经兴奋的表现** 如瞳孔缩小（中毒早期可不出现，晚期瞳孔散大，偶有中毒患儿不出现瞳孔缩小，或在瞳孔缩小前有一过性散大）、肌束震颤、分泌物增加如多汗、流涎、肺部啰音等。

4. **实验室检查** ①血液胆碱酯酶活力测定：胆碱酯酶活力降低到正常的90%以下，即有诊断意义。在农村和抢救现场，采用简便适用的溴麝香草酚蓝（BTB）试纸比色法，可在20分钟内测定胆碱酯酶活性的大致结果。操作方法：取耳血1滴（绿豆大）置于1cm×1.2cm大小的加有乙酰胆碱和溴麝香草酚蓝指示剂的试纸中央，用两块干净载玻片夹紧，保温（室温在30℃以下时，可贴身保温）20分钟，在光线充足处（不宜直接对着光源），以血斑点中央颜色与标准比色图比色。其判断标准见表4-7。②有机磷鉴定，检验患儿的呕吐物或洗胃时初次抽取的胃内容物，以及呼吸道分泌物、尿液、被污染皮肤的冲洗液、衣服，可证明有机磷化合物的存在，有时可协助早期诊断。

表4-7 试纸法胆碱酯酶活性判断

纸片颜色	红色	紫红色	深紫色	深蓝色
酶活性（%）	80~100	60	40	20

5. **试验性治疗** 对于临床可疑但又不能确诊的患儿，注射常规剂量阿托品后，若未出现阿托品化现象（颜面潮红、瞳孔散大、心动过速、口鼻干燥等），提示有机磷中毒，如出现阿托品现象表明非有机磷中毒，或仅为轻度中毒，静脉注射解磷定，如为有机磷中毒，病情应有所改善，对昏迷患儿试验性治疗往往反应不敏感，易致错误判断。

6. **鉴别诊断** 应注意与脑炎、中毒型痢疾、食物中毒、胃肠炎、肺炎、巴比妥类药物中毒等疾病鉴别。

【治疗】

1. **急救处理**

⑴接触及吸入中毒者，立即使患儿脱离中毒现场，迅速去除被污染的衣物、鞋袜等，用肥皂水、碱水或 2%~5% 碳酸氢钠溶液（敌百虫中毒则用清水或 0.9% 盐水）彻底清洗皮肤等被污染部位，特别要注意头发、指甲等处潜藏的毒物。如眼睛被污染，用 1% 碳酸氢钠或 0.9% 盐水冲洗，至少 10 分钟，然后滴入 1% 阿托品溶液 1 滴。

⑵口服中毒者，不论神志是否清楚均应尽早洗胃，即使中毒已 8~12 小时，仍应洗胃，以清除胃内残留毒物。洗胃注意事项：①为争取时间，宜采用插管洗胃，且与药物治疗同时进行。②洗胃溶液的选择，多数有机磷酸酯类在碱性溶液中分解失效，一般可用 1% 碳酸氢钠溶液或 1∶5 000 高锰酸钾溶液洗胃，但敌百虫中毒忌用碳酸氢钠等碱性溶液（因在碱性溶液中变成毒性更强的敌敌畏），对硫磷、内吸磷、甲拌磷、马拉硫磷、乐果、杀螟松、亚胺硫磷、倍硫磷、稻瘟净等硫代磷酸酯类忌用高锰酸钾等氧化剂洗胃（因硫代磷酸酯类氧化后毒性更强），故凡农药中毒种类不明者，最好用 0.9% 盐水或清水洗胃，洗胃溶液的温度不宜过冷过热，以 32~38℃为宜。③插入胃管后，先抽出胃内容物，再注入洗胃液，反复冲洗，直至抽出的胃液颜色与注入液一致，且无有机磷有蒜臭味为止，每次注入洗胃液不可过多，不应超过同年龄胃容量的 1/2，以免发生急性胃扩张或使胃内容物大量进入胃肠道。④洗胃完毕后，用硫酸钠导泻，忌用油性泻剂，可给予活性炭，以起到吸附作用。⑤如治疗症状不见好转，可考虑再次洗胃，因毒物吸收后可自胃黏膜分泌，对个别严重患儿可保留胃管，间断洗胃。

2. **解毒药物的应用**　特效解毒剂的应用原则为：早期、足量、反复给药，根据病情变化适量增减及维持。常用特效解毒剂有两类：一类是胆碱能神经抑制剂，即阿托品类；另一类是胆碱酯酶复能剂，常用药物为氯磷定、碘解磷定及双复磷。

⑴阿托品的应用：阿托品能拮抗乙酰胆碱的毒蕈碱样作用，提高机体对乙酰胆碱的耐受性，可解除平滑肌痉挛，减少腺体分泌，使瞳孔散大，制止血压升高及心律失常，同时也能解除一部分中枢神经系统的中毒症状，并能兴奋呼吸中枢，但对烟碱样作用无效，也无复活胆碱酯酶的作用。阿托品本身属剧毒药，过量可发生中毒，有机磷中毒者对其耐受性有所提高，使用可超过一般常用量，但应以达到和维持“阿托品化”（瞳孔散大、不再缩小，颜面潮红，皮肤干燥，心率增快，肺部啰音减少或消失，意识障碍减轻，有轻度躁动等）为度，切勿盲目加大剂量。可根据病情轻重、血液胆碱酯酶活性降低的程度决定用量。一般轻度中毒可单用阿托品治疗，中、重度中毒必须与胆碱酯酶复能剂合用。一般剂量及用法如下：

1）轻度中毒：阿托品每次 0.02~0.03mg/kg，口服或肌内注射，必要时 2~4 小时重复一次，直至症状消失为止。

2）中度中毒：阿托品每次 0.03~0.05mg/kg，肌内注射或静脉注射，根据病情 30~60 分钟重复一次，阿托品化后，逐渐减少药物剂量及延长给药时间。

3）重度中毒：阿托品每次 0.05~0.1mg/kg，静脉注射，特别危重患儿，首次可用 0.1~0.2mg/kg 静脉注射，以后改为每次 0.05~0.1mg/kg，10~20 分钟一次，必要时 5 分钟一次。至瞳孔开始散大、肺水肿消退后，改为每次 0.02~0.03mg/kg，肌内注射，15~30 分钟一次，直至意识开始恢复，改为每次 0.01~0.02mg/kg，30~60 分钟一次。

654-2 的药理作用与阿托品基本相同，毒性较小，其化量指标与阿托品相同，故也可用 654-2 代替阿托品。其用法为：轻度中毒每次 0.3~0.5mg/kg，肌内注射或静脉注射；中度中毒每次 1~2mg/kg，静脉注射；重度中毒每次 2~4mg/kg，静脉注射，必要时每隔 10~30 分钟重复给药一次。

长效托定为新型选择性抗胆碱药，有较强的中枢和外周抗胆碱作用，具有有效量小、作用持续时间长、毒副作用小的优点。成人用药剂量：首剂：轻度中毒 1~2mg/kg，中度中毒 2~4mg，重度中毒 4~6mg，重复剂量为 1~2mg。小儿酌减。

应用阿托品注意事项：①阿托品与胆碱酯酶复能剂合用时，阿托品剂量应适当减小。②判断阿托品化必须全面分析，不可只根据一两个指标进行判断，以免发生错误而耽误抢救机会。例如偶见有机磷中毒者瞳孔不缩小，呼吸循环衰竭可致心率增快，若误认为已经阿托品化，则可造成阿托品用量不足而影响治疗。反之，眼部污染者，用阿托品后瞳孔可不散大，循环衰竭者，颜面可不潮红，还有的患儿虽然阿托品用至中毒量，瞳孔仍不散大，皮肤仍苍白，若误认为阿托品用量不足而盲目加大剂量，则可导致阿托品过量中毒。③阿托品减量或停药不能太快，口服中毒者，胃肠道常可能有残留的毒物继续不断地吸收，故在病情缓解后，若减量或停药过快，病情可能反复，甚至发生致命性的肺水肿和呼吸衰竭，一般达阿托品化后，仍需维持用药 1~3 天，以后逐渐减少剂量及延长给药间隔时间，待中毒症状消失，瞳孔大小正常，不再缩小，可观察停药，观察 12 小时病情无反复时，方可完全停药，停药后仍需继续观察，若有复发征象，立即恢复用药。④警惕阿托品中毒，注意区别阿托品中毒与有机磷中毒（表 4-8）。出现阿托品中毒表现，应立即停用阿托品，并用毛果芸香碱解毒，不宜使用毒扁豆碱。如兴奋症状过于强烈，可选用地西泮、水合氯醛、氯丙嗪等药，但剂量不宜过大。

表 4-8 阿托品中毒与有机磷中毒的鉴别

	阿托品中毒	有机磷中毒
神经系统	有精神兴奋症状，如谵妄、躁动、幻觉、抽搐等	精神萎靡、昏迷或抽搐
抽搐特点	面部肌肉抽动、四肢肌肉痉挛、僵硬、强直性惊厥	腓肠肌、上臂肌震颤、蜷曲样痉挛性抽搐
皮肤	潮红、干燥	不潮红
瞳孔	极度扩大	多缩小
体温	高达 40℃以上	一般无高热

（2）胆碱酯酶复能剂的应用：胆碱酯酶复能剂能夺取已与胆碱酯酶结合的有机磷的磷酰基，使胆碱酯酶恢复其活性，也能与进入人体内的有机磷直接结合，对解除烟碱样作用和促使患儿苏醒有明显效果，但对毒蕈碱样症状疗效较差。对已老化的酶无复能作用（如中毒已超过 3 天，或慢性中毒者体内的乙酰胆碱酯酶已老化，难于使其复活）。对各种不同的有机磷农药中毒的疗效也有所不同，对对硫磷、内吸磷、甲胺磷、甲拌磷等急性中毒疗效良好；对乐果和马拉硫磷中毒疗效可疑；对敌百虫、敌敌畏等中毒疗效较差。对疗效不佳者应以阿托品治疗为主。双复磷对敌敌畏及敌百虫中毒效果较解磷定为好。此类药物在碱性溶液中不稳定，易水解成为有剧毒的氰化物，故不能与碱性药物配伍。复能剂均有毒性，切勿两种以上同时应用，且用量过大、注射过快或未经稀释直接注射均可引起中毒，须特别加以注意，与阿托品合用可取得协同效果。常用胆碱酯酶复能剂剂量及用法：①解磷定，是较早使用的复能剂，但因水溶性低而不稳定，使用不方便，已逐步为氯磷定所代替。剂量：轻度中毒：每次 10~15mg/kg；中度中毒：每次 15~30mg/kg；重度中毒：每次 30mg/kg，用 5%~25% 葡萄糖液稀释成 2.5% 的溶液，静脉缓慢注射或静脉滴注。严重患儿可于 2~4 小时重复，病情好转后逐渐减量，停药。副作用：可有咽痛、恶心、口苦、流泪、流涕等。若注射过快或剂量过大时，可有视力模糊、眩晕、头痛、心动过速，动作不协调，甚至抑制胆碱酯酶的活性和呼吸中枢。若药物漏至血管外，刺激局部组织，可产生疼痛。②氯磷定：水溶性好，疗效高，副作用小，使用方便，临床应用较多，剂量及用法同碘解磷定，并可肌内注射，但中、重度中毒静脉给药为好。副作用：偶有恶心、呕吐、头晕、视物模糊或复视，用量过大可引起癫痫样发作、呼吸抑制，此外，还有抗凝血作用。③双复磷：治疗作用强，但副作用也较大。剂量：轻、中度中毒每次 5~10mg/kg；重度中毒每次 10~20mg/kg，肌内注射或缓慢静脉注射均可，根据病情，可 30 分钟至 3 小时重复一次，病情好转后减量或停药。副作用：可有头胀、面部和唇麻木、灼热感等，剂量过大可引起室性期前收缩和传导阻滞。

（3）新鲜冰冻血浆：有成人研究显示，对于血清胆碱酯酶活性<1 000IU/L 的患者，在应用阿托品及胆碱酯酶复能剂的基础上，联合应用新鲜冰冻血浆输注（连续 3 天剂量递减：第 1 天 800ml、第 2 天 600ml、第 3 天 400ml），可加快临床症状改善，增加血胆碱酯酶活性，减少阿托品用量，减少 ICU 住院时间及病死率。

3. **对症治疗** 保持呼吸道通畅，及时清除口腔分泌物，必要时吸氧。发生痉挛时，可用短效镇静剂，如安定、水合氯醛，忌用吗啡等呼吸抑制剂。呼吸衰竭者除注射呼吸兴奋剂和行人工呼吸外，必要时作气管插管正压给氧。及时处理脑水肿和肺水肿，保护心、肝、肾功能，维持水、电解质平衡（尤其应注意反复洗胃可导致低张液体进入体内过多），严重病例应用肾上腺皮质激素。在抢救过程中还须注意营养、保暖、预防感染等问题。对于重度急性有机磷中毒患者，可在解毒剂及综合治疗同时尽早行血液灌流治疗，血液透析或 CRRT 治疗仅在合并肾功能不全或 MODS 等情况时进行。文献报道常规治疗无效时，应用新鲜冰冻血浆进行血浆置换，有较好临床效果，并可降低病死率。

（何颜霞 宋 萍）

第二节 有机氯杀虫剂中毒

有机氯杀虫剂种类很多，一般可分为以苯为合成原料的氯化苯类，如六六六、滴滴涕、氯杀螨、一氯杀螨砜等；不以氯为合成原料的氯代甲撑萘制剂类，如氯丹、七氯化茚、狄氏剂、艾氏剂、毒杀芬、碳氯特灵等。此外，尚有不少有机氯的混合农药，如有机氯加有机磷的农药有甲六粉（甲基1605加六六六）、敌六粉（敌百虫加六六六）、螟六粉（杀螟松加六六六）、除螟粒（1605加滴滴涕）等；有机氯加有机氯的农药有889和粘虫散（均为六六六加滴滴涕）等；有机氯加氨基甲酸酯的农药如西滴合剂（西维因加滴滴涕）。故发生中毒时，应详细了解所接触农药的具体品种，以便正确处理。最常用的有机氯农药为六六六和滴滴涕。

【毒理】 有机氯农药可经皮肤、呼吸道及胃肠道吸收而进入人体，对脂肪和类脂质有特殊的亲和力，且可蓄积于脂肪组织中。本类杀虫剂的毒理目前还不十分清楚，在体内的分布很大程度上取决于各器官组织中脂肪和类脂质的含量，其中毒机制一般认为系进入血液循环中的有机氯分子与基质中氧活性原子作用而发生去氯的链式反应，产生不稳定的含氧化合物，后者缓慢分解，形成新的活化中心，强烈地作用于周围组织，引起严重的病理变化。还有认为有机氯可影响三磷酸腺苷酶的功能而使细胞膜的通透性发生改变，主要累及神经系统、肝、肾及心脏，引起大脑运动中枢及小脑兴奋性增高，大脑皮质及自主神经功能紊乱，也可累及脊髓神经，促使肝、肾、心脏等器官发生营养不良性病变。六六六影响糖原代谢，使糖原分解增加。滴滴涕中毒量为10mg/kg，六六六中毒量为30~40mg/kg。

【临床表现】 中毒症状出现的时间、严重程度，因毒物的种类、剂型、量及进入途径不同而异，一般在30分钟至数小时发病。

1. **轻度中毒** 头痛、头晕、乏力、视物模糊、恶心、呕吐、腹痛、腹泻、易激动、偶有肌肉不自主抽动。

2. **中度中毒** 剧烈呕吐、出汗、流涎、肌肉震颤、抽搐、腱反射亢进、心动过速、发绀、体温升高等。

3. **重度中毒** 癫痫样抽搐发作、昏迷、呼吸衰竭或心室纤颤而危及生命。或有肝肾损害。呼吸道吸入中毒的患儿可有咽喉部不适、喉痉挛、气管炎、支气管炎、肺炎等，重症发生肺水肿，眼部污染者可引起剧痛、畏光、流泪等结膜炎症状。皮肤污染时可出现接触性皮炎或过敏性皮炎，有时可发生支气管哮喘。

六六六中毒时可有血糖升高及血钙减少。反复抽搐后可有精神改变（如健忘、失去定向力）或共济失调。

【诊断】 有机氯农药接触史及临床表现即可诊断。对可疑病例应收集呕吐物、接触物、尿液作毒物分析，以协助诊断。

【治疗】 有机氯中毒尚无特异性解毒剂，以对症治疗为主，采取综合措施急救。

1. **毒物清除** 吸入或经皮肤中毒者，立即使其离开中毒现场，并用2%碳酸氢钠溶液或清水冲洗被污染的皮肤。口服中毒者，谨慎催吐，酌情洗胃（1%~2%碳酸氢钠溶液），用硫酸钠或硫酸镁酌情导泻（勿用油性泻剂）。

2. **对症治疗** ①有烦躁或惊厥时，可用抗惊厥药物，如苯巴比妥类、水合氯醛、安定等。血钙降低者，可静脉缓慢注射10%葡萄糖酸钙。有脑水肿症状时，可用甘露醇降颅压。②呼吸困难者立即吸氧，必要时机械通气。③肝损害时保肝治疗，可静点葡萄糖液及维生素C，并有促进排毒作用。此外，应用能量合剂，B族维生素等各种神经细胞营养药。④忌用肾上腺素及其他交感神经兴奋药，因可引起心室纤颤（因有机氯可使心脏β受体对肾上腺素过敏）。

（何颜霞 宋 萍）

第三节 有机氮农药中毒

有机氮农药是一类内吸性广谱杀虫、杀螨剂，主要有杀虫脒、螟蛉畏、巴丹等，应用最多的是杀虫脒（原名氯苯脒、杀螟螨、克死螨）。属高毒类农药，大白鼠经口急性中毒半数致死量不超过500mg/kg。可通过皮肤、呼吸道和消化道进入人体而引起中毒。

【毒理】 杀虫脒进入机体后能迅速被吸收，主要分布于肝、肾，其次是脂肪、肌肉、肺、脾和脑组织，在组织内没有明显的蓄积作用。其原形及代谢产物能迅速地从尿、粪排出，尿中以其代谢产物对氯邻甲苯胺为主(约 64%)。

杀虫脒的中毒机制尚不清楚，据报道可能抑制一种单胺氧化酶，影响交感神经，但不影响副交感神经，对胆碱酯酶也无抑制作用。并有研究指出，杀虫脒能抑制细胞线粒体的氧化磷酸化作用，激活三磷酸腺苷酶的活性。

【临床表现】 主要是神经系统、泌尿系统、血液系统三方面的症状。

1. **神经系统** 一般为头晕、头痛、乏力、精神萎靡、反应迟钝、嗜睡、四肢麻木。嗜睡症状较为突出。严重中毒者，可出现昏迷、中毒性脑病、呼吸衰竭。还可以出现类似癔症样的抽搐，外界条件或精神因素可诱发，暗示后也能缓解，一天可发生数次。

2. **泌尿系统** 表现为出血性膀胱炎，常在中毒后 12 小时至 2 天出现尿频、尿急、尿痛，镜下或肉眼血尿，尿中还可出现白细胞和蛋白质。

3. **血液系统** 中毒 2 小时左右出现发绀，其特点是虽有发绀但并无气促，以口唇、鼻尖、指端明显。严重中毒时可有全身性发绀。

4. **其他** 皮肤接触处有烧灼感或麻、痒感、粟粒样丘疹，最后可有片状脱屑，尚有报道可出现心音低钝、心电图显示 Q-T 间期明显延长，但为可逆性。

【诊断】 根据病史、临床表现及尿中 4- 氯邻甲苯胺测定可作出诊断。

【治疗】 目前尚无特殊解毒剂，按一般中毒急救处理。洗胃可用 2% 碳酸氢钠或 1∶5 000 高锰酸钾溶液。根据病情给予吸氧、补液、中枢兴奋剂、升压药、利尿剂、能量合剂、维生素 C 等对症和支持疗法。出血性膀胱炎的处理：可给予酚磺乙胺、卡巴克络等止血剂，必要时用少量肾上腺皮质激素，用呋喃妥因防止继发感染。发绀严重者迅速给予亚甲蓝 1~2mg/kg(每次剂量不超过 200mg)，加入 5%~10% 葡萄糖液 40ml 中缓慢静脉注射，如发绀不退或再度出现，可根据病情于 2~6 小时后重复给药，24 小时剂量不超过 600mg，一般小剂量亚甲蓝重复应用 3~4 次后，发绀多可消失。注射亚甲蓝切忌药液外漏，本药不能作皮下或肌内注射，可口服或保留灌肠，每次 5mg/kg。

(何颜霞 宋 萍)

第四节 氨基甲酸酯类农药中毒

近年来，由于有机氯和有机磷农药的残留和抗药性问题，氨基甲酸类农药有较快的发展。目前主要有西维因、速灭威、害扑威、残杀威、灭火威、灭扑威、扑杀威、呋喃丹等 30 多种。除草剂有燕敌、燕麦灵等。本类农药可通过呼吸道、消化道及皮肤吸收而导致中毒。

【毒理】 氨基甲酸酯类杀虫剂引起中毒的主要机制是使胆碱酯酶氨基甲酰化，抑制胆碱酯酶活性，故中毒症状与有机磷中毒相似，但因其对胆碱酯酶的抑制速度及复能速度几乎接近，而复能速度比磷酰化胆碱酯酶快，故症状较轻，消失较快，病程较短。

【临床表现】 急性中毒的发病时间及轻重程度与药物进入机体的途径和量有关。经皮肤吸收者症状较轻，经皮肤或呼吸道进入者，多于接触后 2~15 小时发病，经口进入者 15 分钟即可发病。轻者以毒蕈碱样症状为主，表现为头晕、头痛、视力模糊、乏力、恶心、呕吐、腹痛、食欲减退、流涎、多汗等。重者除上述症状加重外，出现面色苍白、瞳孔缩小、胸部挤压感、肌肉震颤、脉搏及呼吸加快、浅昏迷等。皮肤接触处，出现皮肤潮红，伴刺痛、奇痒、充血疱疹等。

【诊断】 根据病史和临床表现可初步诊断，实验室检查：血液胆碱酯酶活力下降，尿中酚衍生物排出明显增加。注意与有机磷中毒鉴别。

【治疗】 主要用阿托品治疗，剂量和间隔时间依病情而定，严重病例也可静脉注射阿托品。肟类化合物不能使已氨基甲酰化的胆碱酯酶复能，并能降低阿托品的疗效，因此，不用胆碱酯酶复能剂。急救及对症治疗与有机磷中毒相似。

(何颜霞 宋 萍)

第五节 氟乙酰胺中毒

氟乙酰胺为有机氟内吸性杀虫剂，可用来防治多种害虫，效能较高，有剧毒。系无味无臭的白色针状结晶，易溶于水，化学性质稳定，残效期长，不易挥发，主要经口由于误服而引起中毒。通常情况下，经呼吸道和皮肤中毒的可能性不大，但可能通过破损的皮肤侵入人体引起中毒，食用被该农药毒死的鸡或狗肉也可发生中毒。人口服该药半数致死量约为 2~10mg/kg。

【毒理】 氟乙酰胺进入人体后脱胺形成氟乙酸，后者与三磷酸腺苷和辅酶 A 作用，形成氟乙酰辅酶 A，再与草酰乙酸作用生成氟柠檬酸而抑制乌头酸酶，使柠檬酸不能代谢为乌头酸，从而导致三羧酸循环中断，妨碍正常的氧化磷酸化作用，主要影响神经系统、消化系统、心血管系统与糖代谢。

【临床表现】 潜伏期一般为 15 小时，严重者可为 1 小时左右。

1. **轻度中毒** 头痛、头晕、视力模糊、黄视、无力、四肢麻木、肢体小抽动、口渴、恶心、呕吐、上腹部烧灼感、腹痛、心动过速、体温降低等。

2. **中度中毒** 除上述症状外，可有呼吸困难、分泌物增多、烦躁不安、肢体间歇性抽搐、血压降低，心电图提示轻度心肌损害等。

3. **重度中毒** 除上述症状外，可发生惊厥、心律失常（如期前收缩、房室传导阻滞，甚至心室颤动）、严重心肌损害、心力衰竭、呼吸衰竭、肠麻痹等。

【诊断】 根据农药接触史、神经系统和循环系统症状，血中枸橼酸量增高（正常全血含量为 2.5mg%），血氟含量增高（正常为 0.2~0.5mg%）即可诊断。无条件做实验室检查时，应与有机磷中毒、中暑及食物中毒鉴别。

【治疗】

1. **一般处理及对症治疗** 误食中毒者，立即催吐、洗胃及导泻，洗胃液体选择 1∶5 000 高锰酸钾，洗胃后给予氢氧化铝凝胶或蛋清保护胃黏膜。对症治疗包括输液，应用维生素 B_1、维生素 C 及能量合剂，以保护神经系统与心脏等，抽搐者可用苯巴比妥钠或地西泮。分泌物多者可给予阿托品肌内注射。出现脑水肿、心力衰竭、呼吸衰竭、心律失常者积极采用相应治疗措施。

2. **特效解毒剂的应用** 乙酰胺是一种“乙酸盐给予体”，在体内对氟乙酸有干扰作用，从而减少了氟乙酰胺对三羧酸循环的毒性作用，故有满意的解毒效果。乙酰胺剂量和用法：每天 0.1~0.3g/kg，分 2~4 次肌内注射，可连用 5~7 天。

3. **乙醇治疗** 在没有乙酰胺的情况下，成人可用无水乙醇 5ml 溶于 100ml 葡萄糖液中静脉滴入，每天 2~4 次，儿童酌减。

4. **对症与支持疗法** 重点是控制抽搐发作，可选用安定、咪达唑仑、苯巴比妥钠、水合氯醛等止痉药物。注意心、肾、肝、脑损伤，及时采取相应防治措施。

5. **血液净化** 严重中毒者及早应用血液灌流可取得良好效果。

6. **传统中药** 文献报道，西医基础上结合传统中药治疗，能有效改善重度氟乙酰胺中毒合并 MODS 患者的治疗效果。绿豆甘草汤口服，有解毒补气效果；大成汤保留灌肠，能够加速毒物排出，促进意识恢复。

（何颜霞　付　丹）

第六节　百草枯中毒

百草枯是一种高效能的非选择性除草剂，对人畜具有很强毒性，误服或自服（自杀）引起急性中毒，已成为我国农药中毒致死事件的常见病因。因其毒性大，很多国家已经禁止使用，我国也将逐步停止使用百草枯。百草枯中毒可累及全身多个脏器，肺是主要靶器官，可导致“百草枯肺”，早期表现为急性呼吸窘迫综合征（ARDS），后期出现肺泡内和肺间质纤维化，是百草枯中毒致死的主要原因，百草枯中毒总病死率为 25%~75%（包含吸入、误服、皮肤中毒），而口服 20% 原液者则高达 60%~80%，甚至 90% 以上。儿童百草枯中毒婴幼儿多数为意外接触，年长儿常为故意自杀行为。

【中毒机制】 百草枯属联吡啶杂环化合物，在酸性环境下性质稳定，遇碱性分解。可经消化道、皮肤和呼吸道吸收，其中口服中毒是主要途径。成人致死量为 20~40mg/kg。百草枯进入体内后几乎不与血浆蛋白结合，广泛分布于肺、肝、肾、甲状腺、胎盘、各种体液、脑脊液和肌肉中，以肺组织中浓度最高，约为血浆浓度的 10~90 倍。因此，百草枯中毒的特征性改变是肺损伤。百草枯对人体的毒性作用机制尚未完全阐明，多数学者认为百草枯是电子受体，可被肺Ⅰ型和Ⅱ型细胞主动转运而摄取到细胞内，作用于细胞的氧化还原反应，在细胞内活化为氧自由基是毒作用的基础，所形成的过量超氧化阴离子自由基及过氧化氢等可引起肺、肝及其他许多组织器官细胞膜脂质过氧化，从而造成多系统组织器官的损害。另有学者研究显示百草枯中毒可激活炎症细胞产生炎症因子，损伤线粒体，使细胞膜钙通道开放，影响细胞能量代谢，改变细胞内多种蛋白质功能，激活蛋白酶，加速细胞凋亡，改变酶活性等一系列作用,导致全身多脏器功能损害。

百草枯对皮肤黏膜有刺激和腐蚀作用,全身中毒可引起肺充血、出血、水肿、透明膜形成和变性、增生、纤维化等改变,此外,尚可致肝、肾损害,并累及循环、神经、血液、胃肠道和膀胱等系统和器官。

【临床表现】 百草枯中毒可引起全身多脏器功能损害,甚至多器官功能衰竭,以肺损害最为突出且严重。

1. **局部刺激症状** 皮肤污染可致红斑、水疱、溃疡和坏死等,可有指甲脱落;溅入眼内可引起结膜、角膜灼伤,并可形成溃疡;呼吸道吸入后,鼻、喉产生刺激症状、鼻出血等;经口摄入后,口腔、咽喉、食管黏膜有腐蚀和溃烂。

2. **肺损害** 表现为胸闷、咳嗽、憋气,出现进行性呼吸困难和发绀,两肺可闻及干、湿啰音,低氧血症难以纠正,符合急性呼吸窘迫综合征(ARDS)的表现。临床可见以下三类征象(有个别病例未见肺损害而治愈):①大量口服者,可于24小时内迅速出现肺水肿和肺出血,严重者甚至死亡;②非大量吸收者通常于1~2周内出现肺不张、肺浸润、胸膜渗出和肺功能损害,并发生肺纤维化;③无明显肺不张、肺浸润、胸膜渗出等改变,亦可缓慢发展为肺间质纤维化,最终可发展为呼吸衰竭而死亡。肺病理改变:早期肺泡充血、水肿、炎症细胞浸润,晚期出现肺间质纤维化。

3. **消化系统** 表现为恶心、呕吐、腹痛、腹泻,甚至出现肠麻痹、消化道出血、胃穿孔等。肝损害(约3~7天)表现为黄疸、转氨酶增高,甚至出现肝坏死。

4. **泌尿系统** 可有尿频、尿急、尿痛等膀胱刺激症状,还可出现少尿、蛋白尿、血尿、管型尿,甚至急性肾衰竭。多发生于中毒后的2~3天。

5. **循环系统** 可出现中毒性心肌炎、血压下降,甚至休克,心电图可有S-T段和T波改变、心律失常,甚至心包出血等。

6. **神经系统** 可出现精神异常、头痛、头晕、抽搐、手震颤、面瘫、脑水肿、嗜睡,甚至昏迷等。

7. **血液系统** 有报道发生贫血、血小板减少、弥散性血管内凝血等,个别病例出现高铁血红蛋白血症,甚至发生血管内溶血。

【实验室检查】

1. **胸部X线及肺CT检查** 中毒早期(1周内),主要表现为肺纹理增多、肺部透亮度减低或呈毛玻璃状;中期(1~2周),出现肺实变、同时出现部分肺纤维化;后期(2周后),出现肺纤维化及肺不张。

2. **动脉血气分析** 可表现为低氧血症、代谢性酸中毒、呼吸性碱中毒等。

3. **心电图检查** 表现为心动过速或过缓、心律失常、Q-T间期延长、ST段下移等。

4. **血、尿百草枯含量测定** 可评估病情的严重程度和预后。血浆百草枯浓度是目前预测百草枯中毒预后的相对可靠指标,具有较高的敏感度和特异度,但由于检测价格昂贵,其在大多数医院的使用受到限制。

5. **血常规检查** 可出现白细胞升高、贫血、血小板减少。荟萃分析显示,入院首次白细胞计数对患者预后具有一定预测价值,白细胞越高病死率越高。

6. **其他** 肝肾功能异常等。

【诊断】 根据百草枯接触史、肺损害突出,伴多系统损害等临床表现可作出诊断。肺损害严重者预后不良。必要时可取血、尿、洗胃液、剩余毒物进行毒物鉴定。百草枯要与其他农药中毒及其他引起严重肺损害的疾病相鉴别。

【治疗】 目前仍无特效治疗,治疗原则是减少毒物的吸收、促进体内毒物排泄、加强支持治疗。

1. **毒物清除** 洗胃和导泻要求"早、快、彻底"。口服中毒患者,现场可立即服肥皂水,既可催吐,又能促进百草枯失活,尽早用2%碳酸氢钠液或1%皂土溶液洗胃,紧急情况下也可用清水洗胃,洗胃操作要谨慎,避免引起食管、胃穿孔和出血。与中毒处理一般原则不同,百草枯中毒时,上消化道出血不是洗胃禁忌,可用去甲肾上腺素冰盐水洗胃。洗胃后立即采用"白+黑方案"进行全胃肠洗消治疗,"白"即蒙脱石散,"黑"即活性炭。具体用法:蒙脱石散30g溶于20%甘露醇250ml,分次服用;活性炭(粉剂)30g溶于20%甘露醇250ml,分次服用。首次剂量2小时内服完,第2天及以后分次服完即可。第3、4天甘露醇剂量减半,可加适量矿泉水稀释。因百草枯接触土壤后迅速分解失活,若无吸附剂也可用普通黏土经纱布滤过后制成泥浆液洗胃或口服。皮肤、衣物受污染应尽快脱去污染的衣物,用肥皂清洗和大量清水彻底冲洗皮肤,注意避免皮肤的磨损。百草枯溅入眼睛应立即用清水冲洗眼睛15分钟以上，局部应用抗菌药物，以防继发感染。清洗口腔可用多贝尔氏液或洗必泰漱口液。

2. **血液净化**　百草枯中毒患者要尽早行血液净化治疗。血液灌流(HP)和血液透析(HD)是清除血液循环中毒物的常用方法。HP 除百草枯效果较 HD 更好。近年研究发现 HP 加持续静脉血液滤过(CVVH)或 HP 加 HD 对提高 PQ 中毒患者的抢救成功率有较大作用。

3. **药物治疗**

(1)免疫抑制剂及大剂量糖皮质激素：成人早期联合应用甲基泼尼松龙(1g/d，连续 3 天)和环磷酰胺[15mg/(kg·d)，连续 2 天]，继用地塞米松 20mg/d 直至重度百草枯中毒患者的 PaO_2>80mmHg，如果 PaO_2<60mmHg，可重复应用甲基泼尼松龙联合环磷酰胺冲击疗法。有报道儿童早期给予甲基泼尼松龙冲击治疗，一般为 10mg/kg，然后逐渐减量到停止。有系统回顾与荟萃分析显示糖皮质激素联合环磷酰胺冲击治疗显著减少患者死亡率，未增加肝肾损伤，部分患者白细胞减少可在 1~2 周恢复。

(2)抗氧化剂：依达拉奉是一种强力抗氧化剂，有非常强的自由基清除能力，能降低包括 IL-6、TGFβ-1 和 TNF-α 在内的炎症因子，对百草枯引起的肾脏和肝脏损伤具有保护作用；虽不能减少百草枯中毒患者的肺纤维化，但能延迟肺部纤维化的产生和发展，增加患者生存时间，同时为后续治疗和预后提供了可能。超氧化物歧化酶(SOD)、谷胱甘肽、N- 乙酰半胱氨酸(NAC)、金属硫蛋白(MT)、维生素 C、维生素 E、褪黑素等治疗急性百草枯中毒，在动物实验有一定疗效，临床研究未获得预期结果。

(3)其他药物：竞争性拮抗剂普萘洛尔可与结合于肺的毒物竞争，使其释放出来，然后被清除，丙咪嗪也有类似的作用，但临床使用效果尚难做出评价。蛋白酶抑制剂乌司他丁、非甾体抗炎药水杨酸钠及血必净、丹参、银杏叶提取物注射液等中药制剂，对急性百草枯中毒的治疗仍在探索阶段。

4. **氧疗及机械通气**　高浓度氧吸入能增强百草枯的毒性作用，急性百草枯中毒应避免常规给氧。PaO_2<40mmHg、出现 ARDS 或肺纤维化时，给予间断低流量吸氧，必要时建立人工气道，进行正压机械通气。

5. **对症处理**　对呕吐频繁者，可用 5- 羟色胺受体拮抗剂或吩噻嗪类止吐剂控制症状，避免用胃复安等多巴胺拮抗剂，因为药物有可能减弱多巴胺对肾功能的恢复作用。对腐蚀、疼痛症状明显者，用镇痛剂如吗啡等，同时使用胃黏膜保护剂、抑酸剂等。针对器官损伤给予相应的保护剂，并维持生理功能。

6. **肺移植**　虽然肺移植已经有报道，但成功记录不多，且费用昂贵，供体来源困难。

7. **支持治疗**　还包括 ECMO 等治疗手段，疗效不肯定，且耗资巨大。

(付　丹　何颜霞　宋　萍)

第七节　除虫菊类及拟除虫菊类中毒

除虫菊系菊科多年生草本植物，其花部和茎叶部含除虫菊素。农业上所用防治果树、蔬菜及家畜害虫的除虫菊含除虫菊素 0.7%~1%，除虫菊乳油含除虫菊素 3%。除虫菊素为黄色油状液体，有清香气味，不溶于水，溶于各种有机溶剂，易被碱所皂化或被水解而失效。拟除虫菊类包括溴氰菊酯、氰戊菊酯。误服、皮肤接触及吸入均可中毒。小儿急性中毒多由于误服或吸入而发生。

【临床表现】　中毒后可出现恶心、呕吐、腹痛、腹泻、头痛、头晕、耳鸣、晕厥等。小婴儿尚有面色苍白、惊厥。过敏者可出现皮疹、过敏性鼻炎及支气管哮喘。

【治疗】　误服者立即给予 2.5% 碳酸氢钠或 1∶5 000 高锰酸钾溶液洗胃。并给予对症治疗，但不用阿托品。

(何颜霞　宋　萍)

第二十七章　杀鼠药中毒

小儿杀鼠药中毒较为多见，多因药品放置不妥，被小儿自取吞服，或误食被杀鼠药拌混的鼠饵所致，也可由于误食被杀鼠剂毒死的禽畜所致。杀鼠药从致毒机制上可分为神经毒性、抗凝血、增加毛细血管通透性、抗生育、干扰代谢药物等。除抗凝血杀鼠药外，其他类型杀鼠药因其毒性强、无特效解毒药或因解毒药起效慢、需多剂量用药等因素，目前已较少应用。抗凝血杀鼠药以破坏机体凝血功能，从而达到灭鼠目的，其毒性具有选择性，有特效解毒药，目前应用最为广泛。常见杀鼠剂中毒介绍如下：

第一节　磷化锌中毒

磷化锌（Zn_3P_2）由锌粉与赤磷加热制成，为黑灰色粉状和块状物，在空气中不断放出磷化氢气体，呈蒜臭味。属高毒类毒物，对成人的最小致死量约为 40mg/kg，误服拌有磷化锌的毒饵 2~3g 便有可能致死。

【毒理】 磷化锌口服后经胃液中盐酸作用产生磷化氢和氯化锌，两者对胃肠道黏膜有刺激和腐蚀作用，引起炎症、充血、溃疡及出血等。磷化氢由消化道吸收后，作用于细胞酶，影响细胞代谢，使细胞发生内窒息。中枢神经、呼吸、心血管系统及肝肾功能均受影响，以中枢神经系统受损最早最重。

【临床表现】 一般多在 48 小时内发病，可出现口腔、咽喉糜烂、疼痛、食管和胃内有烧灼样疼痛、口干、恶心、呕吐、腹痛、腹泻、呕吐物及粪便有蒜臭味，在黑暗处可见荧光，严重时呕吐物和粪便带血，甚至大量呕血。以后出现神经系统以及心、肝、肾等脏器损害，可表现为狂躁、谵妄、昏迷、惊厥、脑水肿、肺水肿、呼吸衰竭、血压降低、心律失常、心肌损害、肝大压痛、黄疸、皮肤弥漫性出血、肾衰竭等。

【诊断】

1. 病史及临床表现。

2. **实验室检查**　呕吐物及粪便中可检出磷，在暗处可发磷光。血液检查可有白细胞、血小板减少，凝血酶原减少，出血时间延长，并可有血糖降低。胆固醇、胆红素、磷、钙增加。尿中可出现蛋白、红细胞及管型。

【治疗】 无特殊解毒剂，主要是中毒的一般急救处理及对症治疗。

1. **急救处理**　口服中毒者立即用 1∶5 000 高锰酸钾溶液（可使磷氧化成磷酸酐而失去毒性）或 0.2% 硫酸铜溶液（使磷变为不溶性的黑色磷化铜）彻底反复洗胃，直至洗出液无磷臭澄清时为止；若无法立即洗胃可内服 0.5% 硫酸铜溶液，每次 5ml，10~15 分钟一次，共服 2~3 次或发生呕吐为止。也可先灌注适量液状石蜡于胃中（因其中溶解磷，但不被吸收），再以大量清水洗胃。或于前述洗胃口灌入适量液状石蜡置于胃中，最后用硫酸钠导泻。禁用硫酸镁导泻（因其在胃内可与磷化锌的反应物氯化锌作用生成卤碱而引起中毒）。禁用油类泻剂，禁食油类食物及牛乳，以防溶解后加速吸收。洗胃过程中应注意发生铜中毒，应细心谨慎，防止发生胃穿孔、出血。

2. **对症治疗**　输液，适量静脉注射 50% 葡萄糖液，给予保护肝和心肌的药物，如维生素 C、能量合剂等。防治肾衰竭。腹痛、剧烈呕吐时，可用少量阿托品。及时治疗肺水肿，呼吸困难时可用氨茶碱。有出血现象时根据病情给予止血药（但不宜使用维生素 K_1）。严重患儿可用血液净化或换血疗法。

（何颜霞　宋　萍）

第二节　抗凝血杀鼠药中毒

抗凝血杀鼠药主要为抗凝物质 4- 羟基香豆素（华法林）衍生物，第一代抗凝血杀鼠药包括敌鼠、克灭鼠、氯敌鼠等，长期广泛应用后在鼠类产生交叉耐药，现已少用。第二代抗凝血杀鼠药包括溴敌隆、溴鼠灵、鼠得克、杀它仗和 LM2219，其中以溴敌隆、溴鼠灵应用最为广泛，是目前杀鼠药中毒的主要类型。香豆素衍生物类杀鼠药也常被称为超级华法林或长效抗凝血杀鼠药。第二代抗凝血杀鼠药是在第一代的基础上以苯环取代甲基，具有多环侧链和更强的脂溶性，半衰期更长，毒性更大。国内一项研究显示，37 例进行了毒物检测的抗凝血杀鼠药中毒的患者，检出溴鼠灵者占 73.3%(26/37)，检出溴敌隆者占 13.5%(5/3 7)，二者共同检出者占 16.2%(6/37)。目前市场上的抗凝血杀鼠药主要为染成红、绿、蓝等鲜艳颜色的以谷物为基础的固体、甘草酒、糖浆、鼠道粉等制剂，在吸引了鼠类注意的同时也增加了儿童误服的概率。

【毒理】 抗凝血杀鼠药中毒主要引起凝血功能障碍，目前的动物实验证实其机制主要有两方面：

①抗凝血杀鼠药中的 4- 羟基香豆素和茚满二酮两类化合物能通过抑制肝脏维生素 K-1,25 环氧化物还原酶活性，阻止维生素 K 的还原型向氢醌型转化，从而阻碍维生素 K 的再循环，影响凝血因子Ⅱ、Ⅶ、Ⅸ、Ⅹ的生成与活化，产生抗凝作用，导致凝血障碍。但抗凝血杀鼠药不能阻止已活化的凝血因子发挥作用，只有当体内的维生素 K 依赖凝血因子耗竭后，才导致凝血功能障碍，同样抗凝血杀鼠药对体外输入的凝血因子也无破坏作用。因此抗凝血杀鼠剂暴露之后，通常要延迟 24~48 小时才会出现凝血障碍的实验室证据，体外输入补充凝血因子也可纠正患者凝血功能障碍。人体内维生素 K 依赖因子还包括抗凝因子蛋白 C 和蛋白 S，因此抗凝血杀鼠药中毒还可能导致血栓栓塞。②抗凝血杀鼠药的分解产物亚苄基丙酮，还可导致微血管壁受损，使血管壁脆性及通透性增强，导致出血。

【临床表现】 第一代抗凝血杀鼠药中毒患者多在摄入后 3 天内出现中毒症状。第二代抗凝血杀鼠药中毒常经过 3~5 天潜伏期后出现中毒症状，主要表现为凝血障碍，可呈现血尿、牙龈出血、鼻出血、黑便、呕血、便血、皮肤瘀点瘀斑、软组织血肿、月经过多、阴道出血、咯血、蛛网膜下腔出血、脑出血等；还可出现腹痛、腰腿痛、关节痛、低热、头痛等一系列的非特异性症状和体征。患者症状出现的快慢及严重程度取决于服毒剂量的大小，并与其成明显的正相关。若一次性大剂量摄入，也可在数小时内迅速发病，甚至数天内死，致死原因主要为颅内出血。慢性暴露者出血症状可在暴露后数月发生。少数个案可同时表现为血栓栓塞和出血，使得病情复杂化，可能与维生素 K 依赖抗凝血因子减少有关。更罕见的情况可发生血管性水肿导致气道梗阻、弥漫性肺泡出血、肠壁血肿致肠梗阻。

【实验室检查】 主要为凝血功能异常，表现为凝血酶原时间(PT)、国际标准化比值(INR)、活化部分凝血活酶时间(APTT)明显延长，而凝血酶时间(TT)、纤维蛋白原(Fib)、抗凝血酶Ⅲ活性在正常参考范围内。维生素 K 依赖凝血因子Ⅱ、Ⅶ、Ⅸ、Ⅹ比正常水平下降 25%~30%。而 PT、APTT 及凝血因子异常持续的时间较长，据报道最长可持续 13 个月。

【诊断】 临床诊断抗凝血杀鼠药中毒的依据包括：

(1)临床有广泛性多部位出血表现；

(2)明确或可疑杀鼠药接触史；

(3)PT、APIT 延长，纤维蛋白原(Fbg)、肝功能、血小板、D- 二聚体正常；

(4)维生素 K_1 治疗有效；

(5)凝血因子 Ⅱ、Ⅶ、Ⅸ、Ⅹ的活性减低；

(6)血液、呕吐物和 / 或食物等样品中检出抗凝血杀鼠药。

满足(1)~(3)即可以拟诊，加(4)可临床诊断，加(5)和 / 或(6)可确诊。诊断过程中应注意鉴别其他病因凝血病。

【治疗】

1. 毒物清除 皮肤暴露可用温和的肥皂和水清洗。对于经消化道摄入中毒者，目前尚无证据证实肠道去污疗法有益，也未证实胃肠道给予活性炭的有效性，原则上不推荐催吐、洗胃，若消化道暴露在 1 小时内，在无禁忌情况下可尝试洗胃、导泻，以及给予活性炭。

2. 止血治疗 维生素 K 为抗凝血杀鼠药中毒的特效止血药(特效解毒药)，临床主要使用维生素 K_1。目前对于维生素 K_1 的用药指征、剂量、给药途径、疗程均无统一共识及指南。临床用药可遵循下列原则：

(1)对所有怀疑抗凝血杀鼠药中毒者首先进行常规凝血实验室检查，如有异常还可检测血中维生素 K 依赖因子(Ⅱ、Ⅶ、Ⅸ、Ⅹ)水平，必要时进一步检查非维生素 K 依赖因子Ⅴ水平。暴露后即刻就诊凝血指标正常者，需 48~72 小时复查凝血指标。

(2) 对于无出血症状者在获得凝血实验数据前不推荐用药。毒物暴露后 48~72 小时无出血症状或实验室异常者也无须用药，继续观察。

(3) 急性出血者给予维生素 K_1 5~10mg/ 次，每天 2~3 次，或 0.1~3mg/(kg·d)，每天 3~4 次，肌内注射或皮下注射、静脉注射或口服，初始用药多静脉给药。重症者首次剂量可加大至 50~100mg/d，成人可达 500~800mg/d。一般需要维持用药，维持用药宜采用口服给药，可能需维持数周至数月。已有的报道，儿童维持剂量为 15~20mg/d，所需疗程 90~270 天不等。一般以停药 48 小时凝血实验室指标正常为停药指征。据报道，溴敌隆和溴鼠灵的血浓度 <10ng/ml 不会导致凝血异常，可以安全地终止治疗，而不会使患者面临出血风险。荟萃分析显示维生素 K_1 给药途径被推荐较多的为口服或皮下注射，对口服和静脉给药效果比较，在给药后 4~12 小时静脉效果优于口服，给药后 24 小时二者效果相同。肌内注射具有引起血肿风险，静脉注射有过敏反应风险(可速发或迟发)，临床用药时应权衡不同给药途径的利弊。

(4) 严重出血者，在给予维生素 K 的同时，还可给予新鲜冰冻血浆、凝血酶原复合物、Ⅶa，以达到快速止血效果；可给予大剂量维生素 C，酌情应用地塞米松或甲泼尼龙，以减少毛细血管通透性，使血小板增多，提高纤维蛋白原浓度，缩短凝血时间。

3. **其他治疗** 给予苯巴比妥治疗，可增加肝细胞微粒体活性，加速肝脏对毒物的清除。对于同时出现血栓栓塞表现者，可在止血治疗使凝血因子恢复正常基础上给予抗凝治疗。

(何颜霞 宋 萍)

第三节 氟乙酸钠中毒

氟乙酸钠($CH_2FCOONa$)是一种剧毒有机氟杀鼠剂，又称一氟醋酸钠、1080。为白色粉末状结晶。对人的致死量为 70~100mg。

【毒理】 氟乙酸钠可经消化道吸收，也易经皮肤吸收，中毒机制为干扰三羧酸循环(参考氟乙酰胺中毒)。

【临床表现】 误服后 6 小时即可出现中毒症状，表现为精神恍惚、烦躁不安、恶心、呕吐、流涎、麻木、上腹部疼痛、抽搐、心律失常。严重者可发生休克、心搏骤停及呼吸衰竭。

【预防】 本杀鼠剂对人畜剧毒，毒死的鼠尸也能引起二次中毒。故使用时必须采取严密的防范措施，须妥善保管及放置，剩余的毒饵及毒死的鼠、禽、畜必须及时处理，防止小儿接触。使用者也不能直接用手接触药液或毒饵。

【治疗】 误服中毒者尽快催吐、洗胃及导泻。皮肤污染时立即用清水彻底冲洗。同时静脉输液促进毒物排泄。应用苯巴比妥类镇静剂防治抽搐。解毒剂为乙酰胺，剂量：每天 0.1~0.3g/kg，分 2~4 次肌内注射。严重中毒者及早给予血液灌流治疗。

(付 丹 宋 萍)

第四节 毒鼠强中毒

毒鼠强化学名为四亚甲基二砜四胺(tetramethylenedisulfotetramine，tetramine，TEM)，简称四二四。毒鼠强于 1949 年首次合成，之后人们即发现其剧烈的毒性及可能对环境和生命健康带来严重的潜在危害。毒鼠强中毒具有中毒剂量小、作用快、死亡率高的特点，被世界卫生组织列为“极度危险”杀虫剂名单。于 1991 年我国已禁止使用，但一些不法商贩仍受利益驱使在非法生产与销售，导致毒鼠强中毒事件时有发生。

【毒理】 毒鼠强是一种强烈的中枢神经系统兴奋剂，尤其对脑干有兴奋作用，具有强烈的致惊厥作用。毒鼠强能与 γ- 氨基丁酸(GABA)受体结合，阻止 GABA 与其受体结合。GABA 是脊椎动物中枢神经系统的抑制性物质，对中枢神经有强烈而广泛的抑制作用，GABA 的作用被毒鼠强抑制后，中枢神经呈现过度的兴奋而发生惊厥，若不及时抢救患者常死亡。毒鼠强还可直接作用于交感神经，导致肾上腺能神经兴奋症状。毒鼠强可抑制体内某些酶的活性，如单胺氧化酶和儿茶酚胺氧化甲基移位酶，使其失去灭活肾上腺能和去甲肾上腺能神经递质的作用，导致兴奋增强，同时毒鼠强本身有类似酪氨酸衍生物胺类作用，使肾上腺素作用增强。毒鼠强属剧毒，比氰化钾强 100 倍，经消化道吸收迅速，但自体内排出缓慢。哺乳动物半数致死量(LD_{50})为 0.1~0.3mg/kg，人口服致死量为 0.1~0.2mg/kg。动物研究显示 Bcl-2 和 caspase-3 参与大鼠毒鼠强中毒的病理生理，靶器官为心、脑和肝。毒鼠强还显著影响培养海马神

经元内 Ca^{2+} 的动态变化，通过激活 N- 甲基 -D- 天冬氨酸（NMDA）受体导致神经元胞内 Ca^{2+} 立即短暂的升高。

【临床表现】 毒鼠强中毒主要表现为顽固性惊厥。摄入毒鼠强后潜伏期大多在 0.5~2 小时内，最快可 1~5 分钟内出现临床症状，在 5~10 分钟内猝死。开始表现为恶心、上腹部不适、头痛、头晕、乏力，很快发生全身抽搐。抽搐时头颈后仰、两眼上翻、牙关紧闭、口吐白沫、意识丧失、发绀、尿失禁、心动过速，可呈癫痫样大发作。每次发作持续数分钟至十多分钟，1 天内可发生数次至数十次，甚至呈惊厥持续状态，反复抽搐可导致低氧血症和脏器的缺氧损伤，严重者出现呼吸衰竭、心搏停止而死亡。

抽搐结束后患者清醒，但无法回忆发展过程。部分患者在抽搐控制后出现精神症状，如欣快、幻觉、多话、定向力障碍等。中枢神经系统损害一般为可逆性，不留后遗症，但重度中毒者可遗留不可逆脑损伤，遗留癫痫、记忆和学习困难或精神障碍等后遗症。

【实验室检查】

1. 骨骼肌痉挛、脑组织缺氧可致酶学指标 CK、CK-MB、LDH 增高。

2. 脑电图主要表现为广泛性慢波，可有癫痫样波。

3. 心电图多见心率增快或过缓，还可见室性期前收缩及心肌损伤或缺血表现，如 ST 段抬高或下移，T 波低平或倒置，QT 延长。

4. 外周血可有 WBC 升高，血钾、血糖降低。肝肾损害者出现相应的肝肾功能指标异常。

【诊断】 毒鼠强中毒诊断依据：

1. 有接触或食入鼠药史。

2. 以阵发性抽搐、惊厥为主要表现，可伴有精神症状及脑、心脏、肾脏、肝脏、胃肠等功能损害。

3. 血、尿、呕吐物、胃液毒物鉴定测出毒鼠强。

4. 需与中枢神经系统感染、颅脑外伤、脑血管病、代谢障碍等疾病鉴别。还需与神经毒性杀鼠剂氟乙酰胺中毒鉴别。后者潜伏期较长，一般为 15 小时，严重者可 1 小时左右。测定血、尿、呕吐物毒物鉴定可确诊。

【治疗】 毒鼠强中毒迄今尚缺乏明确的特效解毒剂。治疗原则：尽早彻底清除毒物，迅速控制抽搐，积极防止呼吸衰竭与脑水肿，纠正酸碱失衡和水电解质紊乱，保护心、脑、肝等重要脏器功能。实验研究提示反复联合应用苯二氮䓬类与 NMDA 受体拮抗剂治疗可能有效，一些 GABA 受体调节剂（包括咪唑安定、氟西泮、巴氯芬、异谷丙嗪和异丙酚）是可能的候选解毒药物。

1. **毒物清除** 口服中毒者 24 小时内应立即洗胃、导泻。中毒后 8 小时内胃肠道黏膜毒物浓度最高，故洗胃应尽量在中毒 8 小时内完成，以减少毒物的吸收，同时留置胃管，以便反复洗胃，之后胃管注入 50% 硫酸镁导泻，8%~10% 活性炭吸附残留的毒物。对惊厥患者应在惊厥控制后进行洗胃，有意识障碍及呼吸衰竭者，应在气管插管、呼吸机通气后洗胃。

2. **控制惊厥** 控制惊厥是挽救患者生命、减少并发症、提高抢救成功率的关键。

（1）苯巴比妥钠：首选药物为苯巴比妥钠，苯巴比妥钠可竞争 GABA 受体，拮抗毒鼠强兴奋中枢导致惊厥的作用。提倡早期使用，缓慢减量，长时间维持，一般应用时间 1~2 周。

（2）安定及咪达唑仑：安定静脉注射后迅速进入脑组织，通过促进 GABA 的释放或突触传递而发挥作用，随后大量分布至脂肪组织中，故作用出现快而维持时间短，一般作为联用药物。对全身抽搐、四肢痉挛、癫痫大发作的危重患者，咪达唑仑可持续静脉维持给药，一般先用负荷量 0.1~0.3mg/kg 静脉推注，继之给予维持量 1~10μg/(kg·min)。尽早控制抽搐，可获抢救成功。苯巴比妥钠与安定有协同作用，二者合用对控制抽搐效果较好。

（3）丙戊酸钠：是广谱的抗癫痫药物，通过抑制 GABA 转氨酶及谷氨酸脱羧酶，而增加脑内 GABA 的浓度；同时通过直接增强 GABA 受体活性而选择性增强突触后对 GABA 的反应而产生抗惊厥的作用。有研究报道，丙戊酸钠对毒鼠强中毒引发的惊厥治疗有效，是治疗毒鼠强中毒所致癫痫的合理选择。

（4）大剂量维生素 B_6：维生素 B_6 作为脱羧酶的辅酶，能催化谷氨酸生成 GABA 而达到止惊的作用。

3. **血液净化** 血液净化治疗是目前已被证实最能有效清除体内毒鼠强的方法。方法有血液灌流（HP）、血液透析（HD）、血浆置换（HE）、连续性静脉 - 静脉血液滤过（CVVH）、连续性静脉 - 静脉血液滤过及透析(CVVHD)等。HP适用于可吸附的中分子、环状结构的小分子、与血浆蛋白结合率较高的毒物;HD、CVVH、CVVHD适用于清除的药物或毒物必须是水溶性、低分子量,且不与血浆蛋白或成分结合的毒物。因此HP是毒鼠强中毒的首选方法。首次血液净化后24小时,血液中毒鼠强浓度有一定幅度的回升,这是因为人体脏器、组织中的毒物在体内再重新分布而释放入血。因此需要多次治疗,两次治疗时间宜在8~24小时之间。有文献报道在HP后继续进行CVVH或CVVHD能持续清除血中的毒鼠强,前者尤可有效防止反跳现象。也有报道称HP+HD效果最好,因为HD治疗可以清除血中炎症介质及氧自由基,减少多器官功能障碍综合征的发生。

4. 防治多器官功能障碍综合征

(1)呼吸支持:对于频繁发作性强直性抽搐、使用大剂量镇静剂无效的患者,应及早给予气管插管或气管切开,给予呼吸机辅助通气。

(2)控制脑水肿:尽早给予脱水剂,甘露醇或与呋塞米、地塞米松、甘油果糖、白蛋白等交替使用。

(3)有心、肝、肾、胃肠等功能障碍者给予相应的治疗。

5. 综合支持治疗　补足液量、利尿、维持水电解质酸碱平衡,积极防治感染。

6. 脑康复治疗　毒鼠强中毒反复抽搐导致脑缺氧损伤、中毒性脑病,急性期生命体征稳定后可遗留神经系统远期后遗症。应给予神经营养药物,尽早给予康复治疗,条件允许时及早进行高压氧治疗以减轻后遗症,改善最终预后。

(付　丹　何颜霞　宋　萍)

第二十八章 常用药物中毒

药物是人类用来与疾病作斗争的必不可少的物质,用以预防、治疗和诊断疾病。但是,只有正确而恰当地运用药物,才能达到防病治病的目的,否则,不但不能防病治病,反而会引起不良后果,造成药物中毒,甚至危及生命。近年来,小儿药物中毒呈现增多趋势。药品用量、用法或存放不当是造成中毒的主要原因。常用药物中毒介绍如下。

第一节 巴比妥类中毒

巴比妥类为应用最普通的催眠药物,目前已合成的巴比妥类有 2 500 余种,最常用于临床的巴比妥类药物有巴比妥、苯巴比妥及其钠盐、异戊巴比妥及其钠盐、丙烯戊巴比妥、戊巴比妥钠、硫喷妥钠等。一次应用这类药物 5~10 倍的催眠剂量,即可引起急性中毒。实际吸收的药量超过其本身治疗量的 15 倍时,则有致命危险。长期服用较大量的长效巴比妥类药物,可发生蓄积中毒,尤其肝、肾功能不良者更易发生,静脉注射速度过快,也可发生严重中毒反应。

【毒理】 巴比妥类药物易经胃肠道(包括直肠)吸收,其钠盐的水溶液肌内注射也易吸收。被吸收入血的巴比妥类分布于机体的一切组织和体液中,也易透过胎盘分布到胎儿组织。主要经肝脏氧化和肾脏排泄而消除。该类药物为中枢神经系统抑制剂,大剂量可直接抑制延髓呼吸中枢及血管运动中枢,并可直接损害毛细血管,造成大脑皮质及基底神经节的损害,包括血管周围细胞浸润、丘脑及豆状核壳部神经细胞变性。

【临床表现】 主要为神经系统症状,表现为头痛、眩晕、言语不清、视物模糊、复视、色觉异常、嗜睡、昏迷、瞳孔缩小(晚期扩大)、对光反射迟钝、腱反射消失、病理反射阳性。昏迷前可有一段兴奋期,出现狂躁、谵妄、幻觉、惊厥等。严重者可发生呼吸循环衰竭,表现为呼吸先快后慢、潮式呼吸、皮肤发绀、湿冷、脉搏快而微弱、血压降低甚至休克。偶致脑水肿、肺水肿,长效巴比妥类中毒后期可发生坠积性肺炎。部分患儿出现肝、肾损害症状,如黄疸、出血、尿毒症等。还可有发热和各型皮疹。

巴比妥类药物中毒,临床上常迅速出现昏迷,需与其他原因所致昏迷相鉴别。该类药物中毒时,呕吐物、尿、血液及脑脊液中均可检出巴比妥类药物。

【治疗】

1. **毒物清除** 口服中毒者应立即催吐、洗胃,即使服药超过 6 小时仍应洗胃,因此类药物可致幽门痉挛,在胃内停留时间较长。洗胃液可用 1∶5 000 高锰酸钾溶液、0.9% 盐水,但昏迷者禁忌催吐,洗胃也应小心。洗胃后由胃管注入药用炭悬液或通用解毒剂,并给予硫酸钠导泻(忌用硫酸镁,因镁离子有可能被部分吸收而加重中枢神经的抑制)。因巴比妥类药物灌肠引起中毒者,则用上述洗胃液洗肠。

2. **促进药物排泄** 输液,应用利尿剂如呋塞米、20% 甘露醇等,并应及时纠正酸碱失衡及电解质紊乱(酸中毒时,可促进巴比妥类药物透过血脑屏障而加重中毒),还应注意碱化尿液(因碱化尿液有利于巴比妥类药物由周围组织释出并经肾排泄),可适量用 5% 碳酸氢钠。

3. **保证气道通畅和充分换气** 给予氧气吸入,必要时行气管插管或气管切开,进行人工通气,加压给氧。

4. **透析及换血疗法** 严重患儿经上述治疗效果不佳时,可行血液或腹膜透析,或换血疗法。

5. **积极防治休克** 保护心、肾等脏器功能,给予营养支持,中枢兴奋剂弊多利少,一般不作常规使用,但在深昏迷、反射全部消失时,可酌情应用洛贝林、印防己毒素等药物。呼吸抑制时给予人工呼吸支持。

(何颜霞 齐 颖)

第二节 氨茶碱类中毒

氨茶碱的有效治疗量接近其中毒量,临床观察表明其有效血药浓度为10~20μg/ml,高于25μg/ml即可引起中毒,但个体差异较大,一般认为其中毒剂量为17~28mg/kg。发生中毒的原因主要有内服、直肠用药、肌内注射等药量过大、短期内频繁用药、静脉注射较大剂量或注射速度过快等。少数由于对本药的敏感性过高所致,以往有因静脉注射治疗剂量的氨茶碱引起死亡的报道。

【毒理】 氨茶碱的药理作用主要为通过抑制磷酸二酯酶的活性,使环磷酸腺苷(cAMP)的破坏减少,细胞内cAMP水平提高,而使支气管平滑肌舒张。其导致中毒的机制主要是由于对中枢神经系统有兴奋性,首先兴奋大脑皮质,继而兴奋延脑(包括呼吸中枢、血管运动中枢及迷走中枢)及脊髓。治疗剂量的氨茶碱还能增强心肌收缩,增加肾小球的滤过率,因而有一定利尿作用。但大剂量可引起肾损害,导致肾浊肿及出血。此外,对胃黏膜有刺激作用。

【临床表现】 口服中毒者,先出现消化道症状,如恶心、呕吐、腹痛、呕吐咖啡色物、便血等,同时可出现神经系统兴奋症状,轻者头痛、烦躁、耳鸣,重者谵妄、肌肉震颤、惊厥甚至昏迷,并出现呼吸加快、心动过速及其他心律失常、体温升高,可出现血压下降。肾损害时,可有多尿、尿意窘迫、血尿及蛋白尿。注射氨茶碱中毒常先出现心血管系统症状。严重病例可因肺水肿、肺栓塞、脑水肿、呼吸麻痹、心力衰竭等导致不良后果。中毒死亡的主要原因为全身持续惊厥、呼吸循环衰竭及心室颤动。过敏者注射后可发生过敏性休克,静脉注射氨茶碱速度过快或浓度过高可致心搏骤停。

【治疗】

1. **毒物清除** 口服中毒者,可通过反复口服药用炭(活性炭)减少其吸收。口服氨茶碱缓释剂导致中毒者,其吸收呈延迟性,药物可在胃中形成片状聚集物或胃肠结石,此时予以洗胃和活性炭治疗效果甚微,应考虑使用胃肠内镜检查和取出。

2. **控制惊厥** 有烦躁或惊厥时,给予地西泮、咪达唑仑或巴比妥类药物。

3. **对症支持治疗** 液体复苏纠正低血压和休克,纠正低钾血症、高血糖症和心律失常。

4. **血液净化** 有条件者,采用活性炭血液灌流是治疗重症茶碱中毒的有效方法。若无血液灌流,也可用血液透析。

5. 忌用麻黄碱、咖啡因、尼可刹米、肾上腺素及麻醉剂(吗啡、哌替啶等),因可增加氨茶碱的毒性。

(何颜霞 齐 颖)

第三节 退热药物中毒

一、对乙酰氨基酚中毒

对乙酰氨基酚具有退热、止痛作用,是目前常用的非处方解热镇痛药,儿童治疗剂量为10~15mg/kg,每4~6小时一次,推荐每日最大剂量75mg/kg,血药浓度为10~20μg/kg。儿童中毒剂量为150mg/kg,成人为7.5g/kg。用量过大,时间过久,可发生中毒,主要引起肝脏损害。

【中毒机制】 对乙酰氨基酚为乙酰苯胺类解热镇痛药,通过抑制中枢神经系统前列腺合成,影响下丘脑体温调节中枢,发挥解热镇痛作用,口服易吸收,90%~95%在肝脏代谢,主要与葡萄糖醛酸、硫酸及半胱氨酸结合,转变为无活性的代谢产物,经肾脏排出;小部分经肝微粒体细胞色素P540酶系统,代谢为对肝脏有毒性的代谢产物,即N-乙酰对苯醌亚胺(NAPQI),与肝内谷胱甘肽结合,失去活性。过量用药,因肝内谷胱甘肽储备耗竭,未结合的中间代谢产物产生肝毒性和肾毒性,甚至发生肝坏死。对乙酰氨基酚口服后30~60分钟血药浓度达峰值,过量服用后,血药浓度高峰在4小时左右,故摄入后4小时以内测量对乙酰氨基酚血浓度不能证明是否中毒,4小时后,血药浓度高于150μg/ml可诊断为中毒,长期内服对乙酰氨基酚可致肾损害,敏感体质的患者常规剂量服用对乙酰氨基酚也可引起急性肝损害。有文献报道,对乙酰氨基酚中毒可导致患者PCT显著增高,且与谷丙转氨酶及谷草转氨酶升高显著相关,机制尚不清楚。

【临床表现】 对乙酰氨基酚中毒分为四期。

1. 第一期,服药后0~24小时(胃肠道刺激期)。有食欲缺乏、恶心、呕吐、无力、面色苍白、出汗,偶见中枢神经抑制现象,肝功能正常。

2. 第二期,服药后24~48小时(潜伏期)。出现肝大、右上腹触痛、黄疸、转氨酶升高、凝血酶原时间延长、少尿或无尿。丙氨酸氨基转移酶是最敏感的肝毒性指标，升高提示肝细胞坏死。

3. 第三期，服药后 72~96 小时（肝功能衰竭期）。严重的肝毒性表现为黄疸、低血糖、反复恶心、呕吐、右上腹压痛、凝血功能障碍、肝性昏迷、肾衰竭、心肌病变等。转氨酶显著升高。

4. 第四期，服药后 4~14 天（康复或死亡期）。恢复良好的患儿，第 5 天肝功能指标开始好转，最终完全康复。少数患儿进展为脑病、肾衰竭、凝血障碍、高氨血症，甚至死亡。这类重症患儿要考虑肝移植。

【诊断】 根据过量服药病史以及以肝损害为主的临床症状，结合血药浓度监测可诊断。对乙酰氨基酚中毒应与导致肝损害的疾病及消化道疾病相鉴别。

【治疗】

1. **毒物清除**　口服中毒者，服药后 1~2 小时内可酌情给予催吐、生理盐水洗胃。如患者摄入单剂 ≥150mg/kg 或 7.5g 对乙酰氨基酚后 4 小时内就诊，在无相关禁忌证的情况下，建议予以口服活性炭治疗。若口服 N- 乙酰半胱氨酸，则不使用活性炭，以免影响 N- 乙酰半胱氨酸解毒效果。

2. **解毒剂**　N- 乙酰半胱氨酸能帮助肝脏恢复对苯醌胺的解毒功能，阻止肝坏死。在急性服用过量药物 8 小时内最有效。首剂 140mg/kg，用果汁稀释，以减轻呕吐，之后每 4 小时给予 70mg/kg，连用 3 天，连续用药 17 次。病情严重或无法口服时，可给予乙酰半胱氨酸注射液静脉滴注。目前临床常用澳大利亚推荐的 20 小时静脉给药方案：首剂 200mg/kg（最大 22g），加入 7ml/kg 的 5% 葡萄糖液或 0.9% 氯化钠中，静滴 4 小时。第二剂 100mg/kg（最大 11g），加入 14ml/kg 的 5% 葡萄糖液或 0.9% 氯化钠中，静滴 16 小时。该给药方案较传统的 21 小时静脉给药方案（首剂 150mg/kg，1 小时输注；第二剂 50mg/kg，4 小时输注；第三剂 100mg/kg，16 小时输注）不良反应发生率更低。传统的 21 小时给药方案用药后数小时内可发生过敏反应，研究显示发生率为 8.2%（528/6 455），其中绝大多数（75.4%）表现为荨麻疹、皮肤瘙痒、面部潮红等皮肤症状，极个别可发生呼吸困难和低血压等严重过敏反应，皮肤症状者应用抗组胺药物对症治疗可缓解。

3. **血液净化**　严重中毒者可用活性炭血液灌流清除血内毒物，肾衰时用血液透析。

4. **对症支持治疗**　包括各脏器功能保护及支持，尤其是监测和纠正凝血异常。

5. **肝移植**　有条件时，进行肝移植能减低肝衰竭患者的死亡率。

二、布洛芬中毒

布洛芬（ibuprofen）是镇痛、解热药，内服后的血清浓度峰值时间为 1~2 小时，99% 与蛋白结合，半衰期为 1.8~2 小时，大部分在 24 小时内代谢排出。误服过量可引起不良反应，儿童用量小于 100mg/kg 则无毒性反应，若剂量超过 400mg/kg，则有严重的中毒表现，如抽搐、昏迷。本药可抑制前列腺素合成，因此而产生毒副作用，如肾损害等。

【临床表现】 过量内服布洛芬在 4 小时之内，一般出现症状为恶心、呕吐、疼痛、倦怠、嗜睡、共济失调、代谢性酸中毒、昏迷、短暂的呼吸暂停、肾衰、低血压，惊厥少见。其他有眼球震颤、复视、耳鸣、暂时性耳聋、药物性皮疹、转氨酶升高。误服大剂量布洛芬后应注意监测酸碱平衡、肾功能等。

【治疗】 口服中毒，给予催吐、洗胃或灌服活性炭，并给泻剂，注意水、电解质、酸碱平衡，监测肝肾功能，对症治疗等。

三、水杨酸中毒

乙酰水杨酸（阿司匹林）是最常用的水杨酸药物，有抗炎、解热、镇痛和抗血小板凝集作用。广泛应用于疼痛、发热、风湿、类风湿、冠心病等的治疗。但是，儿童患急性呼吸道感染或水痘后服用该药，可能引起瑞氏综合征。因此，急性呼吸道感染引起发热的儿童不应使用阿司匹林。阿司匹林主要用于儿童风湿热和川崎病。阿司匹林中毒的主要原因是误服或长期过量服用。口服阿司匹林后，很快由胃及小肠上部吸收，2 小时后达血药浓度高峰，主要由肾脏排泄，24 小时约可排出中毒量的 1/2，如尿为碱性（pH 值 7.5 以上），则排泄加快 3 倍。

【发病机制】 高浓度的水杨酸盐，刺激呼吸中枢，引起过度通气，造成呼吸性碱中毒和代偿性代谢性酸中毒；由于呼吸性碱中毒，肾脏进行代偿，使钾、钠随尿大量排出，水杨酸抑制脱氢酶和氨基转移酶，阻断三羧酸循环，发生严重的代谢性酸中毒；阿司匹林抑制花生四烯酸代谢过程中的环加氧酶途径，前列腺素合成受阻，造成脂氧酶代谢产物白三烯增多，导致支气管痉挛，引发“阿司匹林哮喘”，甚至过敏性休克；酸性环境利于水杨酸进入大脑，患儿躁动、谵妄、惊厥和昏迷，可发生横纹肌溶解和急性肾衰竭；水杨酸对肺血管内皮细胞的毒性，可引起非心源性肺水肿；水杨酸盐能抑制肝脏合成凝血酶原，阿司匹林还影响血小板功能，导致机体出血。

【临床表现】

1. **消化系统** 阿司匹林对胃有较强的刺激作用，出现恶心、呕吐、腹痛，甚至消化道出血。

2. **水杨酸反应** 表现为头痛、耳鸣、视听力减退、嗜睡、出汗、腹泻等，严重者有精神紊乱、酸碱平衡失调和出血等，甚至休克。

3. **呼吸系统** 出现呼吸性碱中毒，多见于5岁以上患儿；可有哮喘、肺水肿。

4. **其他** 出现肝肾损害、出血倾向，孕妇服用阿司匹林可致新生儿出血。

严重中毒患儿出现谵妄、幻觉、精神错乱、肌肉震颤，甚至惊厥、昏迷、休克、肺水肿及呼吸衰竭。

【实验室检查】

1. 血细胞计数、血清电解质、血糖、血气分析。

2. 水杨酸检测胃洗出液或尿液做三氯化铁定性试验；血浆水杨酸浓度检测。

3. 肝肾功能、凝血功能检查。

4. 治疗过程中，必须监测血pH值、尿pH值、血电解质、血糖、肾功能、凝血酶原时间等。

【治疗】

1. **毒物清除** 对于急性水杨酸盐中毒并且有可靠气道保护的患者可给予活性炭进行胃肠道净化，不推荐通过洗胃或催吐来进行胃排空。酌情给予导泻或高位洗肠治疗。

2. **补液** 使用液体恢复血容量，然后按照需要进行静脉补液，即使外周葡萄糖水平正常，中枢神经系统的葡萄糖水平也可能降低，因此补充的液体应含葡萄糖。对低钾血症的患者，见尿补钾。

3. **碱化尿液** 加强水杨酸的清除，碱血症可以增加水杨酸离子含量，减少其进入大脑和其他组织。碱化目标是使尿pH值保持为碱性，为7.5~8.0，并且血清pH值不高于7.55。输入碳酸氢盐1~2mEq/kg，复查动脉血气分析，避免患者碱化过度。对于伴有低钾血症的患者，还应在上述液体中加入氯化钾。

4. **血液透析** 血液透析清除水杨酸盐的速度比全身碱化要快3~5倍。适应证：充血性心力衰竭、非心源性肺水肿、中枢神经系统抑制、惊厥、碱化难以纠正的顽固性代谢性酸中毒、肝功能衰竭、凝血功能障碍等。虽然血浆水杨酸盐浓度通常不作为需要透析的依据，但当急性摄入中毒时，血浆水杨酸盐浓度>100mg/dl；或者慢性水杨酸盐中毒时，血浆水杨酸盐浓度>60mg/dl，即应进行血液透析。

四、吡唑酮类退热药物中毒

吡唑酮退热药物包括氨基比林、安乃近、保泰松、羟基保泰松等，都是吡唑酮的衍生物。中毒原因多为误服过量或长期应用较大剂量所致，少数过敏者应用治疗剂量也可发生严重中毒反应。近些年来该类药物已禁止在儿科使用，减少了其中毒的发生。

【毒理】 本类药物均可影响造血系统，引起粒细胞缺乏，保泰松对胃有刺激性，并可促进肾小管对氯化钠和水的吸收，引起水钠潴留。对肝、肾有毒性作用。偶有过敏反应，引起再生障碍性贫血。

【临床表现】 中毒时可表现为恶心、呕吐、无力、精神兴奋、皮疹、盗汗、粒细胞减少、胃肠道出血、血尿、肝及肾功能损害、血小板减少、凝血酶原时间延长。严重者有发绀、谵妄、惊厥、休克、昏迷，有的可发生溶血性贫血、再生障碍性贫血。保泰松可引起水肿、血压升高，甚至心力衰竭和肺水肿。小婴儿可因体温过低、严重发绀、虚脱而致死。偶有注射治疗剂量后发生过敏性休克。

【治疗】 口服中毒者，酌情催吐、洗胃及导泻，洗胃液可用0.5%药用炭悬液、1∶5 000高锰酸钾溶液或温水。静脉输液促进毒物排泄，保泰松中毒时注意输液量及速度，忌用0.9%盐水。惊厥者可用止惊药物。血液系统受累时输新鲜血，给予肾上腺皮质激素、维生素B_4、鲨肝醇、辅酶A等药物，粒细胞减少加用抗生素防止感染。发生高铁血红蛋白血症时，可给予亚甲蓝1~2mg/kg，缓慢静脉注射。严重者可行血液净化治疗(如血浆置换、血液灌流)。

(何颜霞 齐 颖)

第四节　酒精中毒

酒精，化学名称乙醇，由淀粉或糖类经发酵制成。广泛用于工业及医用方面，各种酒类饮料中，乙醇为主要成分。酒精中毒可因误服过量乙醇或饮用酒类过多（俗称醉酒）引起。小儿对酒精耐受性较低。纯酒精的致死量，婴儿为6~10ml，儿童约为25ml。

【毒理】 乙醇吸收后，约90%在肝脏由乙醇脱氢酶和过氧化氢酶氧化为乙醛，由醛脱氢酶进一步氧化为水和二氧化碳。约2%乙醇不经氧化而缓慢经肺、肾排出。当酒精大量进入机体时，超过了机体的氧化速度，即可发生蓄积中毒。其毒理作用为抑制中枢神经系统，首先作用于大脑，以后逐渐延及延脑和脊髓。对大脑的作用先是减弱其抑制过程，继之出现皮层功能抑制现象，导致运动及神经精神的失常，延脑及脊髓功能受到抑制时，导致呼吸中枢麻痹。这些抑制作用与内源性阿片肽释放、酒精的代谢产物乙醛在体内与多巴胺缩合成阿片样物质，直接或间接作用于脑内阿片受体有关，其中作用最强的是β-内啡呔。

乙醇在氧化过程中生成大量的还原型辅酶Ⅰ(NADH)，还原氧化比（还原型辅酶Ⅰ/辅酶Ⅰ NADH/NAD）增高，使细胞内氧化还原发生异常，乳酸增高、酮体蓄积导致代谢性酸中毒；糖异生受阻，出现低血糖。

【临床表现】 病情轻重多与酒精进入量有关，并因人而异，临床大致可分为三期：

1. **兴奋期** 呼出气有酒气味，结膜充血，颜面潮红或苍白，欣快感，易于感情用事，言语增多，喜怒无常，粗暴无礼或安静入睡，可有呕吐。

2. **共济失调期** 步态蹒跚，动作不协调，精神错乱，言语含糊不清。

3. **昏睡期** 呈昏睡状态，皮肤湿冷，呼吸浅慢，可轻度发绀，脉细弱，呈休克状态，严重者瞳孔散大，躁动不安，抽搐，昏迷，甚至中枢性呼吸衰竭而死亡。

小儿酒精中毒时常无兴奋期，很快进入昏睡，不省人事，易因严重低血糖而发生惊厥。并可发生高热、休克、吸入性肺炎及颅内高压等。长期酗酒者可发生慢性酒精中毒。

【治疗】 一般醉酒者无需治疗，多饮浓茶或咖啡，可促使醒酒，并应注意休息、保暖。

1. **一般治疗** 由于乙醇会被迅速吸收、常诱发呕吐且不与活性炭结合，所以不建议对单纯酒精中毒的患者采取洗胃、活性炭吸附等治疗。应积极给予对症治疗，包括补液、抗休克、维持酸碱平衡、纠正低血糖等。

2. **拮抗剂** 纳洛酮为特异性阿片受体拮抗剂，能拮抗内源性阿片肽介导的各种效应，迅速逆转β-内啡肽对循环、呼吸的抑制作用；可通过血脑屏障，拮抗β-内啡肽对中枢神经系统的抑制作用，促使患者清醒。其半衰期30~60分钟，作用持续时间45~90分钟，所以常需要重复给药。剂量每次0.01~0.1mg/kg，静脉注射或肌内注射，静脉注射后1~3分钟即产生最大效应，持续45分钟；肌内注射后5~10分钟产生最大效应，持续2.5~3小时。必要时可1~2小时重复用药，也可静脉维持给药，先给负荷量：1.5~3.5μg/kg，以3μg/(kg·h)维持。

3. **脏器功能支持** 过度兴奋或惊厥者可用地西泮或氯丙嗪（禁用吗啡类或巴比妥类，以防加重呼吸抑制）。昏迷患者注意是否同时服用其他药物，脑水肿时给予脱水剂。注意管理呼吸道、吸氧，必要时人工呼吸支持，稳定循环功能。

4. **其他** 可给予维生素B_1、维生素B_6、烟酸胺、胰岛素等。

5. **血液透析** 血液透析可以直接将酒精及其代谢产物迅速从血中清除。有条件者，血液透析可作为危重症酒精中毒抢救的保障措施。

（何颜霞　付丹　齐颖）

第五节　避孕药中毒

避孕药分为女性避孕药和男性避孕药两大类，普遍应用的主要为女性避孕药，均含雌激素和孕激素。多数口服避孕药的剂型为糖衣片，小儿常由于将其当做糖丸误服而致中毒。

【临床表现】 中毒后主要导致假性性早熟，据报道误服后出现临床症状的时间1~3个月不等，误服量1至10余片。主要表现为双侧乳房发育伴乳晕着色，女童有外阴发育伴着色（男童可见包皮着色），可有阴道流血，但无周期性月经。体内促性腺激素水平包括FSH（卵泡刺激素）和LH（黄体生成素）正常，雌激素水平升高。盆腔超声检查子宫增大。骨龄及身高无异常。临床症状和体征随雌激素的排泄和灭活逐渐消失。

【诊断】

1. 有误服避孕药史。

2. 有上述假性性早熟的表现。

3. 排除各种器质性疾病所致的假性性早熟。

【治疗】 根据患者误服避孕药的剂量和就诊时间酌情给予催吐及洗胃等治疗。

（付 丹　何颜霞　齐 颖）

第六节　常见的成瘾药物中毒

成瘾物质的滥用目前已经是世界范围的公共问题和社会问题。在世界范围内，各种毒品的一生曾用率（life-timeprevalence，LTP）分别为：阿片类 1.0%，可卡因 1.9%，大麻 13.5%，苯丙胺类 2.6%。而国内对部分高发地区调查发现，非法成瘾物质的 LTP 高达 1.60%，并有逐年增加的趋势。大部分 5 岁以下小儿的摄入中毒是因为药物存放不当所致。年长儿和青少年中毒通常是有意识的滥用药物或有自杀企图。孕妇药物滥用可造成胎儿异常、新生儿撤药综合征，子女出现认知、判断、思维、语言和运动障碍等。

常见的成瘾药物有：

1. 麻醉药品

（1）阿片类镇痛药：海洛因（二乙酰吗啡，俗称白粉）、吗啡、阿片、美沙酮、可待因、曲马朵等。

（2）可卡因类：局部麻醉剂，包括可卡因、普鲁卡因、利多卡因、丙胺卡因和克勒克（crack）等。

2. 精神药品

（1）中枢兴奋剂：苯丙胺、甲基苯丙胺（去氧麻黄碱、冰毒）、3，4- 亚甲二氧基甲基安非他明（摇头丸）等。

（2）催眠镇静剂：巴比妥类、司可巴比妥、甲喹酮、水合氯醛等。

（3）致幻剂：也称迷幻药，包括氯胺酮（K 粉）、南美仙人球碱（麦斯卡林）等。

（4）大麻类：主要有效成分是四氢大麻酚。

3. 其他

（1）含可待因、阿片酊、麻黄碱等成分的镇咳药及其他感冒药：复方磷酸可待因溶液等。

（2）非处方镇静安眠药：如苯海拉明、异丙嗪（非那根）、晕动片（苯巴比妥、硫酸阿托品）等。现将常见的有代表性的易成瘾药物中毒分述如下。

一、阿片类药物

阿片类药物属于麻醉镇痛剂，包括天然阿片类生物碱和具有吗啡样药理作用的其他天然或合成、半合成的药物。这类药物在产生镇痛作用的同时也能诱发某种渴望，致成瘾，严重者常因呼吸抑制致死。常用的有吗啡（morphine）、可待因（codeine，甲基吗啡）、海洛因（二乙酰吗啡）、哌替啶（pethidine，dolantin，度冷丁）、美沙酮（methadone）、芬太尼（fentanyl）、曲马朵（tramadol）等。吗啡为其代表药物。

【毒理】 吗啡可经消化道、呼吸道吸收，皮下、肌内注射吸收亦良好。其主要作用部位在中枢神经系统，与中枢阿片受体有很强的亲和力，产生镇静、镇痛作用和欣快感；同时显著抑制呼吸中枢、咳嗽中枢；兴奋延髓催吐化学感受区；兴奋动眼神经，使瞳孔缩小；还可促使内源性组胺释放，使外周血管扩张，血压下降；又因 CO_2 潴留、脑血管扩张，使颅内压增高；兴奋平滑肌，提高胃肠、输尿管平滑肌及括约肌张力。吗啡可通过胎盘抵达胎儿体内，还可通过母亲乳汁排出而影响乳儿。长期用药突然停用时可引起戒断反应，可能因连续用药时负反馈作用使脑组织停止释放内源性阿片样活性物质，依赖于外源性吗啡所致。

【临床表现】

1. 急性中毒　误用大量药物后 10~60 分钟出现症状，也有迟至 6 小时者（因幽门痉挛，毒物迟缓下行）。初期有短暂欣快感、头晕及心动过速，随即感口渴、出汗、恶心、呕吐及眩晕，在短暂的兴奋以后，出现中枢神经症状，表现为兴奋不安、谵语、震颤、惊厥，中毒严重者表现为昏迷，瞳孔缩小如针尖大（晚期瞳孔扩大），呼吸浅慢而不规则，发绀，体温降低，脉速弱而不规则，皮肤苍白、湿冷，血压下降，呼吸循环衰竭。偶有发生蛛网膜下腔出血及过高热等，儿童死亡原因常是呼吸麻痹、误吸胃内容物及脑水肿。

2. 戒断反应　长期用药突然停用时可引起戒断反应。最早出现在停药后 8~16 小时，48~72 小时反应最剧，然后逐渐消失。其表现有：

（1）自主神经功能亢进，如交感神经兴奋性增高，引起瞳孔散大、鸡皮样皮疹、血压升高、心率增快或体温增高等；副交感神经兴奋引起呕吐、流泪、流鼻涕、腹痛及腹泻等。

（2）精神兴奋性增高，如惊恐、不安、打呵欠、震颤、失眠等,其中失眠持续时间较长,可达 4 周左右。

(3)肌肉关节疼痛,严重者可发生虚脱。

3. 新生儿撤药综合征(新生儿戒断综合征) 孕期妇女因疾病需要或某种不良嗜好而长期或大量服用镇静、麻醉、止痛剂或致幻剂,以致产生对该药品的依赖或成瘾时,药物可通过胎盘,使胎儿也产生对该药品一定程度的依赖。新生儿出生后,由于其血中药物浓度逐渐下降,从而出现一系列神经系统、呼吸系统和消化系统的症状和体征,称之为新生儿撤药或戒断综合征(neonataldrugwithdrawlsyndrome)。其临床表现有:

(1)中枢神经系统兴奋症状:颤抖、激惹、觉醒度增强、听觉过敏、睡眠困难、尖叫、惊厥、啃手指;肌张力增强、腱反射亢进、角弓反张、拥抱反射增强;活动过度可致膝、肘、足跟部皮肤磨损。

(2)胃肠功能失常:吃奶差或食欲亢进但吸吮动作不能协调、呕吐、腹胀、腹泻、脱水、体重不增。

(3)呼吸系统:呼吸加快但无其他呼吸困难表现,或呼吸暂停。

(4)循环系统:心动过速或过缓、血压升高。

(5)自主神经方面:多汗、鼻塞、频繁打呵欠和喷嚏、流涎、皮肤发花或肤色潮红、发热、体温不稳定。首发症状通常出现在 48 小时内,但也可延迟至 8 天发病,与母亲所用药物种类、剂量、用药时间的长短、末次用药距离分娩时间、胎龄和出生体重等有关。

【诊断】 根据用药史、上述临床表现可诊断。用药史不详者可进行实验室毒物分析。

1. 吗啡 ①提取残渣溶于浓硫酸为无色;加热至生白雾,溶液即显紫色;再放置冷却,加浓硫酸 1 滴,则迅速转变为紫堇色、血红色或黄红色而消失。②提取残渣加甲醛硫酸试剂 1 滴,呈洋红色,变为紫堇色,继变为蓝紫色。

2. 可待因 ①提取残渣加甲醛硫酸试剂 1 滴,呈蓝色。②提取残渣加 10% 水合氯醛 5 滴,再加糖浆 1 滴,摇匀,缓慢倒入 2ml 浓硫酸;于两种液体接触处呈现红色圈,放置后红色更显著。

【治疗】

1. 急救治疗 重点是缓解呼吸中枢抑制,促使自主呼吸恢复。

(1)吸氧:注意不可给纯氧,因为此时患者依靠低氧血症维持呼吸中枢兴奋,一旦吸入纯氧,则消除了这种调节机制,使呼吸进一步受抑制。

(2)必要时气管插管,机械通气。

(3)吗啡受体拮抗剂:①纳洛酮(naloxone,narcan):其化学结构与吗啡极为相似,可与阿片受体特异性地结合,其亲和力大于吗啡,能全部阻断吗啡与阿片 μ、κ 和 δ 受体结合;本身完全没有吗啡样作用。剂量:0.01~0.1mg/kg,但通常不必按此剂量计算。此药是极安全的解毒剂,应给予足够量以逆转阿片结合点。1 岁以下儿童,首剂给予 1 安瓿(0.4mg),以后酌情继用。年长儿给予 0.4~0.8mg,如无反应,随后给予 2~4mg。由于麻醉药的作用时间可长达 24~48 小时,而拮抗剂的作用只维持 2~3 小时,故需继续应用,直至麻醉作用不再出现为止。②烯丙吗啡(纳洛芬,nalorphinehydrobromide):能对抗本类药物引起的呼吸和循环抑制,并能升高血压,回升体温,缓解消化道痉挛等。儿童每次 0.1~0.2mg/kg,皮下、肌内或静脉注射,必要时每 10~15 分钟重复 1 次,总剂量<0.8mg/kg;新生儿每次 0.2mg,必要时可加至 5mg。

(4)其他治疗:①口服中毒者立即催吐(忌用阿扑吗啡催吐),并以 1∶5 000 高锰酸钾溶液洗胃,继以清水洗净(注射吗啡中毒者亦应洗胃,因可吸收入胃);在有肠鸣音时注入活性炭 1g/kg,并用硫酸钠导泻。②静脉补液,促进排泄,休克者给予抗休克治疗。监测肝肾功能、电解质,稳定血压。③昏睡尚未昏迷的患者应经常唤醒,以防并发吸入性肺炎;并可预防性应用抗生素。④其他对症处理。

2. 青少年成瘾的撤药治疗 对于可行走的青少年,给予地西泮 10mg 每 6 小时口服,用于治疗中度麻醉剂撤药反应。对于确诊的成瘾患儿,在监控条件下,联合给予可乐定治疗,可乐定逐渐减少剂量,持续 3 周以上以达到撤药目的。

3. 新生儿撤药综合征的治疗

(1)复方樟脑酊(含无水吗啡 0.4mg/ml):用于阿片类撤药综合征,可防止惊厥、激惹,控制呕吐、腹泻,增强吸吮力,效果优于苯巴比妥和地西泮。但具有潜在毒性,可引起嗜睡、便秘、中枢抑制、低血压、肾衰,并可与胆红素竞争白蛋白,早产儿禁用。剂量:每次 0.1ml(2 滴)/kg,每 4 小时一次,无效时可增加 0.05~0.1ml/kg,直至 0.2~0.5ml/kg,症状控制后 3~5 天减量,每次减总量的 1/10,减至 0.2ml/(kg·d),逐渐停药,疗程约 1~6 周。用药过程中注意避免过量引起呼吸抑制。

(2)美沙酮：用于治疗阿片类撤药综合征的药物之一。剂量：0.05~0.1mg/kg，口服或静脉注射，可每6~12小时用药一次，无效时可每次增加0.05mg/kg，症状控制后改为12~24小时一次，逐渐减量至0.05mg/(kg·d)，再停药。

(3)可乐定：为非麻醉剂，亦为近年来用于治疗阿片类撤药综合征的药物之一。剂量：口服首次剂量0.5~1.0μg/kg，以后维持量为3~5μg/(kg·d)，分4~6次口服。疗程平均13天。

(4)苯巴比妥：用于镇静、催眠、地西泮剂撤药综合征的效果良好，优点是比较安全。对控制过度兴奋及惊厥效果好，对麻醉剂类撤药综合征的效果不及上述药物，对吐泻等症状无效。用法：负荷量10~15mg/kg静脉注射，24小时后每6小时给予1~2mg/kg维持量，根据病情和血药浓度调整剂量，疗程10~14天。

(5)地西泮：对控制中枢神经系统症状效果好，但过度镇静可造成吸吮及喂养困难，静推可抑制呼吸、心动过缓，也可取代胆红素与白蛋白结合，对高胆红素血症者，尤其是早产儿慎用。开始剂量为0.5~1mg/kg，口服或静脉推注(稀释)每8小时一次。症状控制后逐渐减量。

(6)纳洛酮：仅用于产程中临时使用吗啡类麻醉剂过量引起的新生儿呼吸抑制。对于孕期有麻醉剂药瘾史的母亲分娩的新生儿，勿用纳洛酮，因其有引发严重撤药综合征的危险。

二、苯丙胺类兴奋剂

苯丙胺类兴奋剂(amphetamine-typestimulants，ATS)是苯丙胺及其衍生物的统称，包括苯丙胺、甲基苯丙胺(冰毒)、亚甲二氧甲基苯丙胺(MDMA、摇头丸)及其他一些精神兴奋剂(psycho-stimulants)。ATS具有药物依赖性(主要是精神依赖性)、中枢神经兴奋、致幻、食欲抑制和拟交感能效应等药理、毒理学特性。苯丙胺衍生物对精神依赖的潜力比苯丙胺更高、更强，毒害也更大。其中冰毒的制取、携带、使用较海洛因更方便。因此ATS正在逐步取代鸦片、海洛因、大麻、可卡因等其他毒品，成为全世界范围内滥用最广泛、危害最大的毒品。

ATS种类有很多，新的ATS衍生物还在不断地出现。这一类兴奋剂常见的有：①非法类兴奋剂：苯丙胺(安非他明，amphetamine，AM)、甲基苯丙胺(去氧麻黄碱，冰毒，methamphetamine)、3,4-亚甲二氧基甲基安非他明(摇头丸，3,4-methylenedioxymethamphetamine，MDAM，ecstasy)、3,4-亚甲二氨基安非他明(致幻性摇头丸，3,4-methylenedioxyamphetamine，MDA)；②合法类兴奋剂：麻黄碱(ephedrine)、茶碱(fenethylline)、伪麻黄碱(pseudoephedrine)、芬氟拉明(氟苯丙胺，fenfluramine)、哌甲酯(利他林，methylphenidate，ritalin)等。

【毒理】 ATS为非儿茶酚胺的拟交感神经胺化合物，具有强烈的中枢神经兴奋作用和欣快作用。其作用机制为作用于单胺类神经细胞突触前膜，促进神经递质(去甲肾上腺素、多巴胺、5-羟色胺)的释放、阻止递质再摄取、抑制单胺氧化酶的活性，使突触间隙神经递质水平升高。临床上用于治疗嗜睡症、麻醉药及其他中枢抑制药中毒、精神抑郁症等，还能抑制食欲，用于治疗肥胖症或减肥，利他林用于治疗轻微脑功能障碍。由于治疗剂量可引起精神愉快、欣快感，可致滥用和依赖性成瘾；偶尔发生强迫行为及幻觉、错觉；也可导致烦躁不安，诱发精神病。此外，还可引起颅内出血，机制可能为：①药物本身损伤脑血管。②兴奋心脏，使血管收缩，血压增高；溶剂不纯，引起脉管炎。③血小板凝聚并释放5-羟色胺。摇头丸可引起血管加压素(抗利尿激素)释放增加，导致体内水潴留，血钠下降，严重低钠血症者可引起脑水肿、惊厥，甚至死亡。低钠血症是公认的使用摇头丸的并发症。

【临床表现】

1. 苯丙胺和甲基苯丙胺(冰毒)

(1)急性中毒：常为自杀和吸毒过量所致，临床表现为中枢神经系统兴奋症状。轻度中毒：表现为瞳孔扩大、血压升高、脉搏加快、出汗、口渴、呼吸困难、腹泻、腹部绞痛、恶心呕吐、尿失禁、震颤、反射亢进、头痛、兴奋躁动等。中度中毒：出现错乱、谵妄、幻听、幻视、被害妄想等精神症状。重度中毒：心律失常、痉挛、循环衰竭、出血(颅内出血)、高热、胸痛、横纹肌溶解、昏迷甚至死亡。因全身肌肉过度兴奋、收缩产热导致恶性高热是冰毒急性中毒致死的部分原因。

(2)慢性中毒：比急性中毒更为常见，通常以重度神经异常症状为特征，还可出现明显的暴力、杀人或自杀倾向。临床表现为血压升高、心率加快、心律失常、发热、头痛、口干、过分活跃、意识紊乱、幻视、失眠、欣快，随后出现衰竭、抑郁以及昏迷。长期服用大剂量可导致突发精神异常。常见有抑郁、虚弱、震颤、胃肠道不适，以及自杀倾向等。

(3) 对胎儿的毒性作用：可使胎儿出现心血管发育畸形和骨骼发育畸形、低体重儿、早产、新生儿死亡率及宫内死亡率增加。有研究发现，吸食冰毒的孕妇，对其子女的行为生理可产生长期的不良影响，表现在认知能力、行为控制能力、判断能力和健康状况等方面。

2. 致幻性 ATS 类(MDAM、MDA 等) MDAM 服后约 30 分钟产生幻觉，体会到平和安详、欣快、随强烈的音乐刺激不自主摇摆。部分患儿体会到恐慌、妄想、抑郁、精神错乱。肌肉兴奋症状包括痉挛、抽搐、挛缩运动、咬牙。有的出现恶心、口干、视物模糊、发热、大汗，甚至虚脱。兴奋过后，感到嗜睡、肌肉痛、压抑、注意力不集中、头痛、烦躁不安等。急性中毒起于服药 20~60 分钟，2~3 小时达高峰，持续 8 小时，24~48 小时逐渐恢复。低钠血症是公认的使用摇头丸的并发症，严重低钠血症者可引起脑水肿、惊厥，甚至死亡。过量致死的主要原因还有既往有心血管疾病、心室颤动、高热、代谢性酸中毒、弥散性血管内凝血、横纹肌溶解、急性肾衰、肝衰等。

【治疗】

1. 口服者酌情洗胃，洗胃后注入活性炭。

2. 补液，维持水电解质平衡，纠正低钠血症、利尿，促进排泄。

3. 治疗药物

(1) 镇静：地西泮，严重精神症状，兴奋、烦躁或抽搐者可用地西泮静脉注射，一般兴奋失眠者给予地西泮口服。严重者联合氯丙嗪治疗。

(2) 精神症状的治疗：非常激动或有幻觉的病例，可经肠道外途径给予氟哌利多或氟哌啶醇。

(3) 降压：重度高血压给予酚妥拉明或硝普钠静脉滴注。轻、中度高血压可给予普萘洛尔、地西泮口服。

(4) 降温：恶性高热是由于骨骼肌代谢亢进所致，严重者可因恶性高热和高乳酸血症出现循环衰竭而死亡。降温措施可用物理降温(冰敷、醇浴)，肌肉松弛是控制高温的有效方法，可给予硫喷妥钠或肌肉松弛剂琥珀酰胆碱。

4. 注意监测电解质、血糖、尿素氮、肌酐、全血细胞计数、磷酸肌酸激酶，做心电图检查，可用于判断苯丙胺中毒的并发症。

当苯丙胺和巴比妥类联合使用时(减肥丸)，苯丙胺的作用先出现，随后出现巴比妥的抑制作用。对这些病例，需尽快停用苯丙胺，巴比妥应逐渐减量以防止撤药引起的惊厥。还应给予精神治疗。

三、局部麻醉剂

局部麻醉剂包括普鲁卡因(procaine)、可卡因(cocaine)、利多卡因(lidocaine)、布比卡因(bupivacaine)、卡波卡因(carbocaine)、丙胺卡因(prilocaine)等，主要对中枢神经系统起抑制作用，但中毒时可引起中枢神经兴奋、心脏抑制、血管扩张等，从而出现有关症状。其中，可卡因滥用较常见，详见本节第四部分。

【病因】 产科使用的局部麻醉剂可经过胎盘进入胎儿体内，胎儿肝脏不能对其进行有效代谢，导致中毒；偶因用于骶管阻滞或宫颈周围麻醉时，不慎将局麻药注射到胎儿体内，可使初生婴儿发生严重中毒症状。初生婴儿的肝、肾发育尚未成熟，对这些药物的代谢和排泄功能甚差。

【临床表现】 局部麻醉药中毒时，患儿出现头晕、呕吐、谵妄、惊厥、昏迷、休克等，甚至死亡。丙胺卡因中毒可引起高铁血红蛋白血症。

初生婴儿局部麻醉剂中毒的主要临床表现为呼吸无力、窒息、青紫、酸中毒、心动徐缓、肌张力减低；常见惊厥、瞳孔散大、对光反应迟钝或消失、眼 - 头反射消失等，严重者甚至死亡。以上症状一般在出生后 6~12 小时内出现，有些新生儿可在出生后立即发生。此外，新生儿由于低氧血症引起脑病，常在婴儿出生 12~24 小时以后出现类似症状。有时，在病婴的头皮发现穿刺针痕迹，并可于该部吸出少量药液。

【治疗】 摄入局麻药中毒者，应尽快催吐、洗胃(可用 1∶5 000 高锰酸钾溶液)。洗胃后注入活性炭和硫酸钠，皮肤及黏膜接触部位应仔细清洗。注射中毒者于注射部位近中心端用止血带缚扎，减缓吸收。或于局部注射生理盐水稀释药物，也可切开吸引。同时采取输液、纠酸、利尿等措施以促进毒物排出。发生高铁血红蛋白血症时，用 1% 亚甲蓝 1~2mg/kg，加入葡萄糖液，静脉缓慢注射 5~10 分钟，能及时缓解青紫。其他为对症及支持疗法和防止感染。忌用肾上腺素和吗啡。

初生婴儿局部麻醉剂中毒当有中枢抑制现象时，应迅速复苏、给氧，必要时应予机械通气，注射纳洛酮，同时洗胃、输液、纠酸、利尿等以排除毒物，亦可用换血疗法。发生惊厥时可用巴比妥类及地西泮等，心搏徐缓可用阿托品。其他为对症治疗。

四、可卡因

可卡因(cocaine)是从“古柯”树叶中提取的生物碱。属于局部麻醉剂，其毒性强，临床上只用做局部黏膜麻醉。导致其滥用的主要原因是其强烈的中枢神经系统兴奋作用(欣快感)。可卡因滥用可导致机体多个系统、脏器的损伤。

【毒理】 可卡因以高亲和力与神经递质多巴胺(DA)、5-羟色胺(5-HT)、去甲肾上腺素(NA)载体位点结合，从而抑制这些胺类重新摄入突触前神经元；以中等亲和力与钠离子通道结合；以较小亲和力与钙离子通道以及阿片受体、毒蕈碱受体、胆碱能受体和δ-受体结合。产生一系列效应：欣快、不易疲劳、神经兴奋、思维更清晰。这些奖赏效应可导致滥用和成瘾。其中，多巴胺能神经递质在可卡因成瘾中发挥主要作用。

【临床表现】 可卡因可通过胃肠道、吸入、静脉或破损的皮肤、黏膜吸收引起中毒。小剂量可卡因可使中枢神经系统兴奋，大剂量中毒时则抑制大脑皮质、延髓，引起呼吸抑制，大剂量静脉注射直接抑制心肌，使心搏停止。

1. **中枢神经系统症状** 开始多表现兴奋、言语增多、情绪不稳定、头痛、恶心、呕吐及小肌束震颤(以面部和手指为常见)，严重者出现阵发性强制性惊厥。病情继续发展表现为肌肉麻痹、反射消失、昏迷乃至死亡。

2. **循环系统** 脉搏加快或减慢，早期血压可上升，后期则血压下降。

3. **呼吸系统** 呼吸加快、变深，呼吸困难，发绀，最终可因呼吸麻痹而死亡。吸入可卡因可引起哮喘发作、肺梗死、纵隔气肿、气胸和呼吸衰竭。

4. **心脑血管** 甚常见，可出现心律失常、冠状动脉痉挛、心肌梗死。可卡因引起血压升高或脑血管收缩致供血不足可导致脑出血、脑梗死。

5. **消化系统** 经口摄入可卡因能引起胃肠道缺血性并发症，包括急性腹痛、出血性腹泻和休克。

6. **对胎儿及后代的影响** 可卡因可通过胎盘屏障转运到胎儿的血液循环中，使胎儿宫内发育迟缓、出生体重下降、身长和头围显著下降。生前暴露于可卡因的后代可损伤中枢神经系统，出现认知、判断、思维、语言和运动障碍。

【诊断】 根据用药史及上述临床表现可诊断。

【治疗】

1. **维持有效的呼吸、循环** 如出现呼吸麻痹应给予纳洛酮拮抗，并行人工呼吸。由于可卡因在体内迅速被破坏，如能维持中毒者生命1~2小时以上，则有复生希望。

2. **防止可卡因的吸收** 口服者应洗胃，洗胃后注入活性炭，继之用硫酸钠导泻。通过鼻黏膜吸收者用清水洗鼻道。排空膀胱以防进一步吸收。全肠灌洗已经用于体内填塞者和体内包装者，但其实用性和必要性还有待证实。

3. **对症治疗** 苯二氮䓬类具有抗焦虑、降低血压和心率、降低心肌氧耗的作用，用于伴有可卡因相关的胸痛、心肌缺血、惊厥的患儿，可作为可卡因中毒治疗的一线药物。高血压和冠状动脉收缩者给予硝酸甘油，拉贝洛尔、肼苯达嗪、艾司洛尔可良好地控制可卡因引起的高血压。

4. **滥用药的治疗** 目前对可卡因滥用者尚无特效药物治疗，不少对可卡因滥用有治疗效果的潜在药物已被确定，但还在进一步研究中。

(付 丹 何颜霞 齐 颖)

第二十九章 金属和类金属中毒

金属和类金属毒物指金属或类金属元素本身及其盐，金属的毒性由其内在的毒性决定，但也与剂量和侵入途径有关。短时间、大剂量接触毒物可引起急性中毒，长期接触可发生慢性中毒。

第一节 铅中毒

铅及其化合物均有毒，短时间大量接触可发生急性或亚急性铅中毒，长期接触可发生慢性铅中毒。引起铅中毒的口服剂量约为5mg/kg，成人致死量约50g。

【流行病学】 铅（Pb）是一种稳定的金属元素，原子量为207.2。公元前4000年左右，铅在冶炼银的过程中第一次被提炼出来。早在数千年前人们就已认识到铅中毒的后果，尽管如此，在许多国家含铅汽油、工业用铅、环境污染仍然是铅暴露的主要来源。世界上50%的铅中毒发生在东南亚地区，在2004年估计全世界儿童中有16%血铅水平大于10μg/dl，且90%生活在低收入地区。有文献报道，2007—2011年我国儿童平均血铅水平为58.88μg/L，平均儿童铅中毒率为12.29%

【病因】 小儿铅中毒大多经消化道摄入引起，摄入的方式可有：①婴儿舔食母亲面部含有铅质的化妆品，吸吮涂于母亲乳头的含铅软膏及患铅中毒母亲的乳汁；②不懂事的小儿啃食床架、玩具等含铅的漆层；③有异食癖的儿童吞食大量油漆地板或墙壁等脱落物；④食入含铅器皿内贮存、盛放的食物或饮料；⑤误服被铅污染的水和食物等；⑥误服过量含铅药物。此外，吸入含铅气体，长期在含铅环境中生活，也可发生铅中毒。中国儿童铅中毒文献荟萃分析提示：过去30年里34篇文献涉及儿童铅中毒的危险因素达30项，其中17项为主要危险因素，包括家用涂料、住所近交通主干道、被动吸烟、经常摄入含铅食物、日用品消耗频度、每日摄入铁和/或锌补充物、父亲或母亲潜在铅暴露职业、父亲或母亲受教育水平低、男性儿童、居住在工厂周围、吮手、必要洗手时经常不洗手、挑食、居住在建筑物一层、家庭中以煤为燃料、墙皮剥落。

【毒理】 铅进入人体后，最初经血液循环分布于全身，随后大部分贮积在骨组织中，少量存留于肝、肾、脾、肺、心、脑、肌肉、骨髓及血液，血液中的铅95%左右分布于红细胞内，血液和软组织中的铅浓度过高时产生毒性作用。由于感染、创伤、劳累、饮用含酒类的饮料或服酸性药物造成体内酸中毒时，可使贮存于骨内的不溶性铅转化可溶性铅，转移至血液，使血铅浓度大量增加而出现铅中毒症状。铅对机体各组织均有毒性，其中以造血系统、神经系统和血管方面的病变最明显。铅是带正电的金属，对带负电的巯基具有高亲和力，能抑制细胞内各种巯基酶的活性，抑制血红素合成过程中的酶，尤其是δ-氨基-γ-酮戊酸合成酶、δ氨基-γ-酮戊酸脱水酶（δ-ALAD），使δ-氨基-γ-酮戊酸（δ-ALA）形成卟胆原受到抑制。铅又可抑制铁络合酶，阻碍原卟啉与二价铁的结合，使血红蛋白合成障碍，并导致血红素合成过程中的中间产物蓄积，血液中δ-ALA，粪卟啉增高并自尿中排出。铅抑制红细胞膜ATP酶活性，使红细胞内钾离子逸出，钠离子增加，加之铅与细胞表面的磷酸盐结合成不溶性磷酸铅，使红细胞脆性增加，导致溶血。

大量蓄积的δ-ALA进入脑组织，与γ-氨基丁酸（GABA）竞争突触后膜上的GABA受体，影响GABA功能。血红素合成障碍所致的细胞色素合成减少，引起神经细胞线粒体功能障碍、氧化磷酸化障碍、线粒体和微粒体内钙蓄积、乙酰胆碱多巴胺平衡紊乱，从而导致铅中毒脑病和周围神经病。

血管痉挛是急性中毒一些典型症状的原因。铅中毒时，肾小动脉痉挛致肾血流减少，肾功能受损；肝内小动脉痉挛致肝缺血，肝细胞损害；皮肤血管痉挛致面色苍白（也称铅容）。铅抑制肠壁碱性磷酸酶和ATP酶活性，致平滑肌痉挛，发生腹绞痛（也称铅绞痛）。

【临床表现】

1. **急性中毒** 患儿口内有金属味，流涎，恶心、呕吐，呕吐物常呈白色奶块状（铅在胃内生成白色氯化铅），腹痛，拒食，烦躁，出汗。重症患者常有阵发性腹绞痛，并可发生肝大、黄疸、少尿或无尿、循环衰竭等。少数有消化道出血和麻痹性肠梗阻。发生中毒性脑病时突然出现顽固性呕吐，伴呼吸脉搏增快、共济失调、斜视、惊厥、昏迷、血压增高、视乳头水肿等颅高压表现。小婴儿则表现为前囟饱满、颅缝增宽、头围增大。病期长者有贫血，面容呈灰色（铅容），伴心悸、气促、乏力，因铅质沉着，指甲、牙齿染黑，但幼儿较少见齿龈铅线，较大儿童可有指/趾麻木、肢体瘫痪、腕踝下垂征（但婴儿期少见）。肋间肌瘫痪时可致呼吸困难，甚至呼吸衰竭。

2. **慢性中毒** 慢性中毒多见于2~3岁以后，一般从摄毒至出现症状约3~6个月，可表现为癫痫样发作、运动过度、攻击性行为、语言功能发育迟滞（甚至丧失），但无急性颅压增高表现，此类慢性脑病可以是急性脑病的后遗症。重症可有失明和偏瘫。视网膜点彩为铅中毒早期表现，但存在假阳性和假阴性。

X线检查，长骨干骺端呈白色带状密度增加，较佝偻病恢复期所见者宽大而显著，2岁以前患儿此改变不明显。

【实验室检查】 血铅、尿铅增高，血铅测定值的意义见本节诊断标准所述。尿铅正常上限值为0.39μmol/L（0.08mg/L）。周围血象可有红细胞和血红蛋白减少，点彩红细胞、网织红细胞及多染性红细胞增加，但非特异性改变，尿卟啉增加，正常上限值为<0.15mg/L，尿δ-ALA增高，正常上限值为6mg/L。对于有铅接触史，但无症状，尿铅正常的患儿给予依地酸二钠钙（$CaNa_2$-EDTA）500mg/m^2，单次肌内注射，进行驱铅试验，收集注射后8小时的尿，测尿铅含量，尿铅排出量>4.83μmol（1μg）/mg的$CaNa_2$-EDTA，提示患儿血铅浓度>2.64μmol/L（550μg/L）。

【诊断标准】 近年来随着对儿童铅中毒研究的深入和对儿童保健要求的提高，儿童铅中毒的概念发生了根本的变化。人们把注意力转向无症状的亚临床型铅中毒。目前儿童铅中毒的概念是指儿童体内血铅含量处在有损于其健康的危险水平。在临床上诊断儿童铅中毒，主要是根据儿童静脉血铅含量，而并不取决于有无相应的临床症状和体征。2012年美国疾病控制和预防中心（CDC）修订了儿童血铅水平升高的定义，原来参考值是100μg/dl（0.48μmol/L），现在参考值变更为美国国家健康与营养调查中1~5岁儿童血铅水平分布的第97.5百分位数，即50μg/dl（0.24μmol/L），高于此标准则可诊断为铅中毒。这一变化强调，铅的不可逆性神经发育损伤没有特定阈值，不存在安全或"非毒性"的血铅水平升高。

2006年，我国发布的《儿童高血铅症和铅中毒分级和处理原则（试行）》中诊断及分级标准：①高血铅症：连续两次静脉血铅水平为100~199μg/L。②铅中毒：连续两次静脉血铅水平等于或高于200μg/L；并依据血铅水平分为轻、中、重度铅中毒。轻度铅中毒：血铅水平为200~249μg/L；中度铅中毒：血铅水平为250~449μg/L；重度铅中毒：血铅水平等于或高于450μg/L。

【治疗】

1. **治疗原则** ①高铅血症：脱离铅污染源，卫生指导，营养干预；②轻度铅中毒：脱离铅污染源，卫生指导，营养干预；③中度和重度铅中毒：脱离铅污染源，卫生指导，营养干预，驱铅治疗。

2. **毒物清除** 误服含铅化合物或大量含铅药物时，酌情用1%硫酸钠或硫酸镁洗胃，以形成难溶性铅，洗胃后口服牛奶或生蛋清保护胃黏膜并用盐类泻剂1~2次导泻。腹部X线摄影显示有铅碎片或含铅异物的儿童可以使用平衡的聚乙二醇电解质溶液进行全肠道灌洗。在给予治疗的同时必须重视防止铅的继续进入。

3. **驱铅治疗** 包括非药物和药物驱铅治疗。

（1）非药物驱铅治疗：大多数没有急性中毒表现的儿童首选非药物驱铅治疗。含金属硫蛋白的生物饮品有助于排出体内的铅。

（2）药物驱铅治疗：药物驱铅治疗只用于血铅水平在中度及以上铅中毒。驱铅治疗时应注意：①慎用于儿童，需住院，在有经验的医师指导下进行治疗；②使用口服驱铅药物前应确保脱离污染源，否则会导致消化道内铅的吸收增加；③缺铁患者应先补充铁剂后再行驱铅治疗，因缺铁会影响驱铅治疗的效果。

1）依地酸二钠钙：目前仍为首选，儿童用量：15~25mg/kg（每日总量不超过50mg/kg），加入5%葡萄糖内，配成浓度为0.3~0.5%的溶液，在6~12小时内静脉缓慢滴注，或分2次静脉缓注，幼儿最大量1天不超过1g，连用2~3天，间隔5~10天为一疗程，一般可连续应用3~5疗程，以后根据病情间隔3~6个月再行驱铅治疗。小儿进行此项疗法时最好先用小剂量，如0.2g加入5%葡萄糖200ml中，在1小时以上缓慢静滴，如4小时内无不良反应，再用至上述剂量，用药过程中应注意查尿常规及肾功能，如有异常或无尿应立即停药。

2）二巯基丁二酸钠：首次1g加注射用水10~20ml，静脉注射，以后每次0.5~1g，每天1~2次，危重患者可每小时1次，共5~6次，此药水溶液不稳定，用时需新鲜配制。

3）二乙烯三胺五乙酸三钠钙（$CaNa_3DTPA$）：排铅效果亦较好，用法：15~30mg/kg，溶入0.9%氯化钠溶液中配成0.2~0.5%的溶液，静脉滴注。用3天停3天为1个疗程，或隔天1次，3次为1个疗程。

4）联合用药疗法：适用于重症患者或血铅值超过4.83μmol/L（1 000μg/L）者。用药方案，先用二巯基丙醇（BAL）每次4mg/kg，每小时1次，肌内注射；同时或稍后用依地酸二钠钙，每次12.5mg/kg（最大量每日75mg/kg）静脉或肌内注射（上述二药需在不同部位注射）；能口服的患者尽快口服青霉胺，20~25mg/（kg·d），分4次口服，每天最大用量1g（用药前需做青霉素皮肤过敏试验）。联合用药3~5天，停用2天后，可再行下1个疗程，在重复疗程中应酌情减少用量（依地酸二钠钙每天50mg/kg，二巯基丙醇每天15mg/kg），用药过程中注意患者肾功能，出现无尿即停用依地酸二钠钙，用二巯基丙醇过程中勿同时应用铁剂，无尿4小时以上应同时应用血液透析疗法。

4. 驱铅治疗方案

（1）中度铅中毒：用于驱铅试验阳性者。驱铅试验的具体方法：试验前嘱患者排空膀胱，按500~700mg/m^{2}的剂量肌内注射依地酸钙钠，加2%利多卡因2ml以减少肌内注射时的疼痛。用经无铅处理的器皿连续收集8小时尿液，测定8小时尿量（L）和尿铅浓度（mg/L），以下列公式计算出每毫克依地酸钙钠的排铅量比值I，I=尿量（L）×尿铅浓度（mg/L）/依地酸钙钠（mg）。I≥0.6驱铅试验为阳性；I<0.6驱铅试验为阴性。进行该项试验时应注意两个问题：①集尿器皿应在事先进行无铅处理，以确保尿铅测定结果准确；②8小时中应尽可能多饮水，以保证有足够的尿量，并收集8个小时内的所有尿液。

治疗首选二巯丁二酸。用法：剂量为每次350mg/m^2，每天3次口服，连续5天，继而改为每天2次给药，每次药量不变，连续14天。每个疗程共计19天。

对无法完全脱离铅污染环境的儿童则应采用依地酸钙钠进行治疗，用量为1 000mg/m^2，静脉或肌内注射，5天为一疗程。

停药4~6周后复查血铅，如等于或高于250mg/L，可在1个月内重复上述治疗；如低于250mg/L则按高铅血症或轻度铅中毒处理。

（2）重度铅中毒：选择二巯丁二酸治疗，方法同前。依地酸钙钠用量为1 000~1 500mg/m^2，静脉或肌内注射，5天为一疗程。

疗程结束后每2~4周复查一次血铅，如等于或高于450mg/L，可重复上述治疗方案；如连续2次复查血铅低于450mg/L，等于或高于250mg/L，按中度铅中毒处理。

血铅水平等于或高于700mg/L，应即复查静脉血铅，确认后立即在有能力治疗的医院住院治疗。根据患者病史，经口摄入的要排除消化道内大量铅污染物残留，必要时给予灌肠、洗胃等办法。采用二巯丁二酸和依地酸钙钠联合治疗。联合治疗应先用二巯丁二酸治疗4小时，当患者出现排尿后，方可使用依地酸钙钠，否则易导致脑细胞内铅含量过高，出现铅中毒性脑病。治疗期间应检测肝肾功能、水电解质等指标。

联合治疗结束后复查血铅，高于或等于700mg/L，可立即重复联合治疗方案；如果等于或高于450mg/L，按重度铅中毒治疗。连续驱铅治疗3个疗程后，应检测血中铁、锌、钙等微量元素水平，及时予以补充。并严密观察治疗效果。

5. 对症治疗　腹痛剧烈者可给予阿托品、654-2、维生素K等解痉，并可给予10%葡萄糖酸钙10ml稀释后缓慢静脉注射，即可减轻腹绞痛，又可使铅在骨骼沉着，降低血铅浓度。较大儿童可给予吗啡，控制惊厥可选用安定、副醛、苯巴比妥钠等药物。脑水肿时给予甘露醇降颅压，维持水电解质平衡。

【预防】　儿童高铅血症和铅中毒是可以预防的。通过环境干预、开展健康教育、加强家长和儿童的行为习惯的指导来切断或减少儿童铅暴露，对重点人群做有目的的筛查和铅水平监测，可以达到对铅中毒儿童早发现、早干预的目的。

（何颜霞　齐　颖）

第二节 汞 中 毒

金属汞及其化合物主要以蒸气和粉尘形态经呼吸道侵入人体，也可经消化道、皮肤黏膜进入人体。升汞、甘汞、白降汞、朱砂、大升丹、小升丹、九一丹、轻粉（水银粉、汞粉）等，分别为内服、皮肤涂布及直肠内使用的无机汞类药物，用量过大或持续应用时间过长均可发生汞中毒。升汞毒性最大，0.1g 即可致死，曾有因吸入含汞蒸气死亡者。引起汞中毒的原因还有误服含汞消毒剂（硫柳汞、红汞）、有机汞类农药（赛力散、西力生），食用汞污染水中的鱼、贝类、利尿剂汞撒利用量过大或静脉注射速度快。

【毒理】 汞与各种蛋白质的巯基，尤其是酶的巯基极易结合，且这种结合又很不易分离，从而使细胞的多种酶失活，阻碍细胞代谢，发生各种器官损害。汞进入人体后可很快分布于全身，但80% 蓄积在肾脏，故肾脏是汞中毒的主要靶器官，表现为肾高度充血、肾小管上皮肿胀或坏死。另外，汞对皮肤黏膜还具有直接刺激和腐蚀作用。

【临床表现】

1. **消化道症状** 食入汞化合物后口内有金属味，立即或数小时内出现大量流涎，口腔黏膜充血、糜烂，齿龈肿胀、溃烂，舌、舌下腺肿胀等表现。患者会有咽喉发紧和疼痛、恶心、呕吐、腹痛、腹泻、大便中含血及黏液，常有里急后重似痢疾，部分可发生胃肠穿孔、腹膜炎。

2. **呼吸道症状** 患者会有咳嗽、胸痛、呼吸困难、发绀等表现。吸入浓度超过 1 000μg/m^3 的汞蒸气时，可能发生严重且有潜在致命性的间质性肺炎。

3. **中毒性肾病** 口服汞盐数小时，吸入高浓度汞蒸气 2~3 天患者出现颜面及全身水肿，尿量减少或无尿，尿内含蛋白、红细胞及管型，严重者因急性肾衰竭而危及生命。

4. **皮肤表现** 多于中毒后 2~3 天出现，为红色斑丘疹。由四肢及头面部蔓延至全身，可融合成片或溃疡，严重者可出现剥脱性皮炎。

5. 重症可发生严重酸中毒、心肌损害、心力衰竭、休克、昏迷、惊厥。若为吸入中毒则有咳嗽，经皮肤吸收的慢性汞中毒可出现失眠、舌及四肢震颤、牙龈肿痛、触觉过敏及高血压等。

6. **幼儿慢性汞中毒综合征** ①肢痛症：临床表现为烦躁、淡漠、出汗、畏光、高血压、肌张力减低、神经炎、口炎、胃炎、各种皮疹、脱发、指 / 趾尖端及鼻部初呈粉红色，以后手足呈暗红色伴斑块状缺血区和充血区，掌（跖）部脱皮、皮肤发痒和手足剧痛，甚至指 / 趾甲脱落、肢端坏死。②水俣病：为甲基汞中毒，表现为肢体感觉障碍、疼痛、麻木、咀嚼和吞咽困难、言语不清、耳聋、视力障碍、畏光、共济失调、偏瘫、震颤、性格异常、智力迟钝、惊厥等。

【治疗】

1. **急性或亚急性汞中毒** 经呼吸道吸入者，需立即脱离中毒现场，清洗头发及沐浴，更换衣物；经口服中毒者，应立即用生蛋清、牛奶或豆浆等洗胃，有助于延缓汞吸收并减轻局部刺激。亦可选用 0.2%~0.5% 活性炭悬液、5% 甲醛次硫酸钠或 2% 碳酸氢钠等溶液洗胃（忌用 0.9% 氯化钠溶液）。洗胃一般在服毒后 15 分钟内进行，以免引起已腐蚀的胃壁穿孔，洗胃后应再给予牛奶、蛋清等口服，并同时用硫酸镁导泻。若摄入时间超过 4 小时，可作高位洗肠。口服元素汞的患者一般无须特殊治疗，因为胃肠道对元素汞的吸收微乎其微。

2. **对症治疗** 如纠正水电解质紊乱，口腔护理，多服碱性饮料，促使利尿、排汞等。发生肾衰竭者行血液透析或床旁持续肾替代（CRRT）治疗。

3. **驱汞治疗** 首选药物为二巯基丙磺酸钠、二巯基丁二酸钠，其次是青霉胺。急性中毒：5% 二巯基丙磺酸钠溶液 5mg/kg，皮下、肌肉或静脉注射，第 1 天每 4~6 小时 1 次，第 2 天每 8~12 小时 1 次，以后每天 1~2 次，共 3~7 天。慢性中毒：每次 2.5~5mg/kg，肌内注射，每天 1 次，连用 3~4 天，间歇 3~4 天为一疗程，依病情决定疗程，一般需 2~4 个疗程。二巯基丁二酸钠，儿童剂量：急性中毒，首次 30~40mg/kg 加注射用水 10~20ml，缓慢静脉注射（10~15 分钟注完），以后每小时 1 次，每次 15~20mg/kg，连用 4~5 次；亚急性中毒，15~20mg/kg，每天 2~3 次，连用 3~5 天；慢性中毒，每次 15~20mg/kg，每天 1 次，每周用 3 天停 4 天为 1 个疗程。青霉胺祛汞效果较差，但毒性较小，可口服，轻度或慢性中毒着可用，乙酰消旋青霉胺剂量为 20~30mg/（kg·d），每天 3~4 次口服，5~7 天为 1 个疗程。用药前做青霉素过敏试验。

（何颜霞 齐 颖）

第三节　砷 中 毒

元素砷无毒，砷化合物有毒，其中三氧化二砷（又称砒霜）毒性很大，为我国北方农村常用的拌种、杀灭害虫药。其纯品外观似食盐、糖、面粉、石膏等，可因误食、误用引起中毒。也可因食用含砷化合物污染的瓜果、蔬菜、水等引起中毒。小儿应用含砷药物剂量过大也是常见中毒原因。

【毒理】 砷为一种原浆毒，对体内蛋白质和多种氨基酸具有很强的亲和力，侵入体内的砷与多种含巯基的酶，如6-磷酸葡萄糖脱氢酶、细胞色素氧化酶、磷酸氧化酶、胆碱氧化酶、氨基转移酶、丙酮酸氧化酶等相结合，使酶丧失活性，使细胞的呼吸氧化过程发生障碍。砷还可直接损害毛细血管，同时也作用于血管舒缩中枢，使血管壁平滑肌麻痹，毛细血管扩张，血管通透性增加，血浆外渗，血容量降低。三氧化二砷和三氯化砷对眼、上呼吸道和皮肤均有刺激作用。

【临床表现】

1. 急性中毒

（1）急性胃肠炎：误服砷后数分钟至2小时即可出现，表现为口及咽喉干痛、烧灼、紧缩感、声嘶、恶心、呕吐、咽下困难、腹痛和腹泻。呕吐物初为胃内容物及米泔水样，继之混有血液、黏液和胆汁。大便初为大量水样，以后变为血性或为米泔水样混有血丝，重症极似霍乱。

（2）循环衰竭：在急性中毒24小时内常可发生休克，一方面由于砷直接作用于心血管系统，另一方面是由于急性胃肠炎引起的脱水和电解质紊乱的结果。表现为极度烦躁不安、血压下降、心音低钝、脉细速，常伴心律不齐。如休克短期不能纠正，常出现谵妄、抽搐、昏迷等中毒性脑病表现，少数病例因休克而死亡，胃肠道症状却不明显。严重病例中毒后24小时或数天发生呼吸衰竭、肝肾衰竭、中毒性心肌炎。

（3）血液系统症状：急性中毒后2~3周常出现贫血和粒细胞减少，血卟啉病发作，尿胆原强阳性。砷化氢中毒常有溶血现象。

2. 亚急性中毒　主要为多发性神经炎，表现为四肢感觉异常，初为疼痛、麻木，继而无力，甚至麻痹，出现腕、足下垂及腱反射消失等，或有咽下困难、发音及呼吸障碍。血管舒缩功能障碍可致皮肤潮红或红斑。

3. 慢性中毒

（1）消化道症状：口炎、鼻炎、鼻中隔溃疡穿孔，食欲缺乏，偶有恶心、呕吐、便秘或腹泻。

（2）皮肤症状：脱发、皮肤色素沉着、剥落性皮炎，手掌及足跖皮肤过度角化，指/趾甲失去光泽和平整状态，变薄且脆，出现白色横纹。

（3）肝脏和心肌损害。

【辅助检查】 中毒者发砷、尿砷、指/趾甲砷含量增高，口服大量砷时，腹部X线检查可发现其胃肠道有X线不能穿透的物质。

【治疗】

1. 毒物清除　在皮肤接触杀虫剂砷中毒时，立即除去被污染衣物，彻底清洗皮肤和毛发上的毒物，应当注意避免医务人员在救治时的自身污染。急性口服中毒者，若无禁忌证，应立即给予催吐，然后用微温水或0.9%氯化钠溶液，或1%硫代硫酸钠溶液洗胃（口服超过6小时或已呕吐，仍应小心洗胃），随后给予新鲜配制的氢氧化铁解毒剂（12%硫酸亚铁溶液与20%氧化镁混悬液，在用前等量混合配制，同时摇匀），口服或经胃管注入，可与砷结合成不溶性砷酸铁。每5~10分钟一匙，直至呕吐，停止给药。如无上述药物可给予活性炭悬液、牛奶或蛋清水（4只生鸡蛋清，加水约200ml拌匀）等，但因砷很难吸附于活性炭，故可能疗效有限。砷通常会导致腹泻，所以不给予泻剂。必要时血液净化治疗。

2. 特效解毒剂　急救处理的同时给予二巯基丙磺酸钠或二巯基丁二酸钠、青霉胺（剂量及用法同汞中毒）。

3. 对症支持治疗　静脉补液促进毒物排泄并纠正维持水电解质平衡。止惊、保护肝肾功能。如有严重贫血，可以换血，腹痛剧烈给予10%葡萄糖酸钙稀释后静脉缓注，发生剥脱性皮炎者可给予促肾上腺皮激素（ACTH）。

4. 慢性中毒　主要用青霉胺，用前收集24小时尿，测定尿砷，若>66.5μmol（50μg），可连续用药5天，10天后依据尿砷下降的快慢，若下降速度<66.5μg（50μg/24h），再给1~2个5天疗程，或用10%硫代硫酸钠溶液10~20mg/kg，静脉注射，每天1次。其他为对症治疗。

（何颜霞　齐　颖）

第四节 铁中毒

小儿铁中毒大多由于误食过量硫酸亚铁、铁糖衣片，以及过量进食铁强化食品所致，也可因食用铁锅煮的酸性水果而引起，注射铁剂过量可发生严重中毒。常用的铁剂中硫酸亚铁含有20%的铁元素，葡萄糖酸亚铁含12%，富马酸亚铁含33%。

【毒理】 三价铁化合物由于不被胃肠黏膜吸收而毒性小于二价铁化合物，但口服时可刺激和腐蚀胃黏膜，二价铁化合物大量口服后对全身有毒性作用，中毒的严重程度与被吸收的元素铁量有关，其毒性在于元素铁能在组织中蓄积，包括肝脏的巨噬细胞、心肌细胞，损害线粒体膜，阻碍电子传递，干扰氧化磷酸化及三羧酸循环，使细胞代谢紊乱，导致肝脏毒性、心肌病变及严重酸中毒。一次性摄入元素铁20~40mg/kg可产生自限性的胃肠道症状；40~60mg/kg可产生中等毒性，需要到医疗机构进行评估和治疗；若超过60mg/kg，则可导致重度中毒，甚至死亡。反复长期摄入或注射铁剂可引起肺、肝、肾、心、胰等脏器的含铁血黄素沉着症。

【临床表现】 误服铁剂后4~8小时，血清铁<500μg/dl提示明显中毒的风险低，>500μg/dl提示明显中毒可能。误服大量铁剂后中毒过程可分为五个阶段。

第一阶段：摄入后30分钟至6小时，临床表现为严重呕吐、腹泻（常为血性）和腹痛，大量容量丢失可导致低血容量休克。在摄入6小时内没有出现胃肠道症状的患者不太可能出现严重的中毒。

第二阶段：摄入后6~24小时，因为胃肠道症状通常已经消失，此阶段也被称为"静止期"。此时铁聚集在线粒体和各器官中。仔细的临床检查可以发现灌注不足的细微迹象，包括心动过速、苍白和疲劳。

第三阶段：摄入后12~36小时，铁剂导致细胞损伤，患者出现休克、肝脏、心脏功能障碍、急性肺损伤、代谢性酸中毒和多系统器官衰竭等，死亡通常发生在此阶段。

第四阶段：摄入后2~5天，也称肝期，患者出现暴发性肝功能衰竭和凝血障碍。

第五阶段：摄入后4~6周，常因胃肠瘢痕形成导致幽门狭窄、肠梗阻。呕吐常是这种迟发性后遗症的主诉症状。

【治疗】

1. **毒物清除** 口服中毒者，以往推荐的吐根糖浆催吐、碳酸氢钠或去铁胺洗胃等方法效果甚微且风险极大，活性炭不能吸附铁剂，目前认为，全肠道灌洗（WBI）是清除胃肠道铁剂的有效方法。当X线腹平片中显示含铁制剂时，可经胃管给予聚乙二醇电解质溶液（PES-ES），小年龄组儿童以25ml/（kg·h）、青少年或成人以1~2L/h的速率进行全肠道灌洗。停止灌洗的标准是直肠流出液变清亮，灌注后腹部X线平片无含铁制剂存在。活动性消化道出血，肠梗阻禁忌全肠灌洗。经以上方法治疗后仍有大量铁剂潴留于胃内时，可考虑做胃切开术取出。严重病例可给予换血、血液透析或腹膜透析治疗。

2. **螯合剂** 去铁胺是铁离子的特异性螯合剂，是中重度铁中毒的解毒剂。去铁胺治疗的适应证：①血清铁浓度为>500μg/dl（90mol/L）；②无论血清铁浓度高低，出现中度至重度中毒症状（如持续性呕吐或腹泻、休克、代谢性酸中毒、嗜睡或昏迷等）；③腹部X线可见大量药片。100mg去铁胺可螯合9.35mg铁元素，可通过皮下注射、肌内注射、静脉输注等途径给药。去铁胺半衰期短，以15mg/（kg·h）的速度持续静脉滴注的方式给药较好，成人及年长儿全天总量勿超过5g。虽然有文献报道根据病情严重程度去铁胺的输注速度最大可增至35mg/（kg·h），但剂量过大时可发生烦躁不安、低血压、惊厥等不良反应。无尿、严重肾脏病及对去铁胺过敏患者禁用。去铁胺进入体内后形成的铁氧胺复合物可使患者的尿液呈玫瑰红色或橘红色，提示排泄螯合铁，但不能以尿色深浅变化作为治疗的指导标准，推荐以患者代谢性酸中毒和休克等临床中毒症状的消失作为去铁胺螯合治疗的终点。一般治疗时间不宜超过24小时，长时间输注（>24小时）可能导致迟发型肺毒性。肌内注射剂量：儿童每次20mg/kg，每4小时1次。

促排灵、依地酸二钠钙能增加铁的排泄，可酌情使用。二巯丙醇在体内与铁形成毒性更大的铁盐，不宜应用。

3. **对症支持治疗** 给予气道保护和呼吸支持；静脉补液纠正脱水、酸中毒，积极防治休克，必要时输血或血浆等。

（何颜霞 齐 颖）

第五节　铊 中 毒

铊急性中毒多见于误服铊盐，意外事故突然吸入较大量的铊及其盐类的粉尘、烟雾，也可造成急性中毒，少数病例是由于误服含铊的灭鼠、杀虫、灭蚊药所致。

【毒理】 铊及其化合物主要经消化道和呼吸道进入体内，皮肤黏膜也可部分吸收。铊是抑制细胞有丝分裂的因子和全身细胞毒，可抑制细胞酶系统活性，使组织细胞的代谢发生障碍，如与线粒体表面的巯基结合，抑制氧化磷酸化过程，干扰含硫氨基酸代谢，并可抑制细胞的有丝分裂。神经系统对其毒性最为敏感，脱发是其毒性的特殊表现，可能是由于铊贮存于皮肤和毛囊中，直接抑制毛囊角质层生长，影响毛囊角蛋白的形成所致。

【临床表现】

1. **消化系统**　急性胃肠炎症状，口服大量铊盐者，症状常在数小时至 24 小时发生，表现为恶心、呕吐、口炎、腹痛、腹泻等，严重者胃肠出血。

2. **神经系统**　铊中毒性脑病，表现为头痛、嗜睡、精神错乱、幻觉、震颤、谵妄、惊厥、昏迷等。多发性神经炎症状常出现在急性中毒 3~5 天后或慢性中毒，表现为皮肤蚁爬感、针刺感、四肢麻木疼痛，由足跟向大腿上行性发展，下肢无力、行走困难，严重者瘫痪。此外，还可发生球后视神经炎、视神经萎缩。

3. **脱发**　为铊中毒的特殊症状，常于第 2 周出现全身性大量毛发脱落，一般脱落后可再生。

4. **皮肤**　中毒 3~4 周皮肤干燥、脱屑，可见皮疹、痤疮、色素沉着，手足过度角化，因指甲营养不良，可见指 / 趾甲有白色横纹（Mees 纹）。

5. **其他**　可出现关节疼痛、肿胀；肝、肾损害；心动过速及其他心律失常，齿龈炎及齿龈蓝线，严重病例可发生肺水肿、呼吸衰竭、休克。

【治疗】

1. **毒物清除**　如早期发现经口服中毒，应立即给予洗胃及导泻，谨慎催吐。洗胃宜选用 1% 碘化钾或碘化钠溶液 100~200ml 注入胃内，使铊成为不溶性碘盐，再给口服活性炭 0.5g/kg，同时给予盐类泻剂导泻，还可给予内服牛奶、生蛋清等。皮肤沾染时可用肥皂水或清水清洗。吸入中毒，应将患者迅速移离现场。

2. **解毒剂**　二巯基丙磺酸钠或二巯基丁二酸钠，应用方法同汞中毒，但效果不明显。双硫腙可与铊形成无毒的络合物，由尿排出，剂量为每天 10~20mg/kg，分 2 次口服，5 天为 1 个疗程，同时每天补 10% 葡萄糖 100ml。此药在临床试用时未发现特殊副作用，但给动物静脉注射可致糖尿病、甲状腺肿大及眼损害，故临床需慎用。普鲁士蓝有离子交换剂的作用，也可与金属结合，铊可置换普鲁士蓝中的钾，随粪便排出，临床报道效果满意。用法为洗胃后给予，剂量为每天 250mg/kg，分 4 次服用，每次溶于 15% 甘露醇 50ml 中口服，同时给予盐类泻剂及钾盐，重症可静脉注射碘化钠或硫代硫酸钠，必要时血液透析或换血治疗，含硫氨基酸，如胱氨酸、甲硫氨酸、半胱氨酸对慢性铊中毒有一定作用。

3. **对症治疗**　静脉输液维持液体平衡，并可促进毒物排泄，大剂量维生素 B_1 和 B_{12}，扩张微循环的药物如 654-2，对周围神经恢复有利。

（何颜霞　齐　颖）

第三十章　其　　他

第一节　三聚氰胺中毒

三聚氰胺(melamine),化学分子式 $C_3H_6N_6$,简称三胺,俗称蜜胺、蛋白精,又叫 2,4,6- 三氨基 -1,3,5- 三嗪、1,3,5- 三嗪 -2,4,6- 三胺、2,4,6- 三氨基脲、三聚氰酰胺、氰脲三酰胺。是一种三嗪类含氮杂环有机化合物,是重要的有机化工原料。主要用于生产三聚氰胺 - 甲醛树脂,广泛用于木材、塑料、涂料、造纸、纺织、皮革、电气、医药等行业。三聚氰胺物理性状为白色单斜晶体、无味,这与蛋白粉相仿。蛋白质主要由氨基酸组成,其含氮量一般不超过 30%,而三聚氰胺含氮量为 66% 左右。因检测饲料或奶粉中蛋白质含量常以氮含量来推测,所以,添加三聚氰胺的饲料或奶粉让人误以为其蛋白质比较丰富。三聚氰胺易于购买和生产,成本低廉,被不法企业、商人利用。

【毒理】 三聚氰胺形成泌尿系结石的机制尚不完全清楚。大鼠实验已证实三聚氰胺导致的肾结石其成分主要是三聚氰胺原形和尿酸的等摩尔混合物,动物实验表明长期服用三聚氰胺将导致尿酸性肾石病。2008 年,我国收治三聚氰胺污染奶粉致婴幼儿泌尿系结石的多家医院均报道其结石系三聚氰胺在体内代谢后形成的尿酸胺结石。当尿液 pH 值偏酸,即 pH 值<5.7 时,尿酸容易在尿路结晶形成结石,阻塞泌尿系统,导致梗阻性肾衰竭,并可继发泌尿系感染。三聚氰胺所致尿酸盐结石为泥沙样结石,不含钙质,为 X 线阴性结石,超声是目前筛查、诊断此类结石的主要手段。

【临床表现】 长期单一食用三聚氰胺污染奶粉,其主要临床表现为泌尿系结石,部分患儿并发泌尿系感染。三聚氰胺结石的发生与污染奶粉喂养多少和时间有关。文献报道发病年龄主要为 2 岁以下婴幼儿,高峰在 6~12 个月,最小年龄 50 天;奶粉喂养时间平均(8 ± 3)个月,最短奶粉喂养时间 50 天;男性患儿多于女性,这可能与男性血浆睾酮浓度高于女性和男性患儿尿道较女性狭长结石不易排出有关。其临床表现有:

1. **排尿困难**　不明原因哭闹,排尿时尤甚,尿呈滴沥状不自主排出、尿流中断、尿潴留,可伴呕吐。

2. 肉眼或镜下血尿,尿液混浊。

3. 急性梗阻性肾衰竭,表现为少尿或无尿。

4. 尿中可排出结石,如男婴结石阻塞尿道可表现为尿痛、排尿困难。

5. 可有高血压、水肿、肾区叩击痛。

6. 继发泌尿系感染者可出现发热、尿急等。

【诊断】

1. 有含三聚氰胺奶粉喂养史。

2. 上述临床表现中的一项或多项。

3. **实验室检查**　尿常规(肉眼或镜下血尿)、血生化、肝肾功能(引起肾功能障碍时尿素氮和肌酐升高)、尿钙 / 尿肌酐(一般正常)、尿红细胞形态(非肾小球源性血尿)、甲状旁腺激素测定(一般正常)。

4. **影像学检查**　首选泌尿系 B 型超声检查。必要时行腹部 CT 平扫和静脉尿路造影(无尿或肾衰时禁忌),有条件可行肾核素扫描评价分肾功能。

B 超诊断标准:

(1) 多切面显示肾盂、肾盏内 ≥ 4mm 团状强回声伴或不伴声影可诊断肾结石。

(2) 已诊断结石,肾盂并肾盏扩张提示梗阻。

(3) 仅见肾盂、肾盏扩张,未见结石,不能诊断本病。

【鉴别诊断】

1. **血尿鉴别**　注意排除肾小球源性血尿。

2. **结石鉴别**　结石一般为透 X 线的阴性结石,泌尿系 X 线片不显影,可与不透 X 线的阳性结石如草酸钙、磷酸盐等鉴别。

3. **急性肾衰竭鉴别**　注意除外肾前性及肾性肾衰竭。

【住院标准】

1. 结石致梗阻伴急性肾衰竭。

2. 结石伴有以下情况之一

(1)肉眼血尿。

(2)严重泌尿系感染。

(3)超声证实单侧或双侧肾盂和肾盏扩张,或输尿管扩张。

(4)尿道梗阻。

3. 重症标准　结石致梗阻伴急性肾衰竭。

【治疗】

1. 立即停止食用含三聚氰胺奶粉。

2. 内科保守治疗　补液、碱化尿液,促进结石的排出;纠正水、电解质及酸碱平衡紊乱。继发感染者给予抗感染治疗。保守治疗过程中密切检测尿常规、血生化、肾功能,复查B超(尤其注意肾盂、输尿管扩张程度和结石形态与位置的变化)。因结石较为松散或呈沙粒样,自行排出可能性较大。

3. 合并急性肾衰竭的治疗　首先应纠正高血钾等危及生命的情况,如应用碳酸氢钠及胰岛素,如条件具备尽早采取血液净化、腹膜透析等方法,必要时外科干预解除结石梗阻。

4. 外科治疗　经内科保守治疗结石形态和位置无改变,并且肾积水及肾损害加重,或者肾衰竭无条件进行血液净化或腹膜透析时,可手术解除梗阻。可选择膀胱镜逆行输尿管插管引流、经皮肾造瘘引流、手术切开取石、经皮肾镜取石等。因结石较为松散,尿酸成分为主,患儿为婴幼儿,体外震波碎石有较大的局限性,需慎重考虑。

【出院标准】　一般情况好转,肾功能正常,原梗阻解除,排尿通畅可出院。

【随诊】　建议泌尿系统超声及尿常规随诊复查时间为:

1. 未住院的结石患儿3个月。

2. 住院的结石患儿出院后1个月。

3. 有症状随时就诊。

4. 近年来动物实验研究表明三聚氰胺还有其他生物学作用,如诱发皮肤过敏,引起肝脏坏死,导致细胞凋亡、诱发癌症、使DNA结构改变,导致红细胞溶解,以及对免疫系统、生殖系统、神经系统的损害等。因此,对三聚氰胺中毒的儿童应进行长期的随访。

(付　丹　何颜霞　齐　颖)

第二节　克仑特罗中毒

克仑特罗(clenbuterol)又名双氯醇胺、氨双氯喘、氨哮素、克喘素,属于β_2-2受体激动剂。对支气管平滑肌有较强而持久的扩张作用,临床上主要用于治疗哮喘病。在20世纪70年代,国外有人发现猪饲料中添加了克仑特罗后能治疗猪哮喘,同时能促进肌肉特别是骨骼肌中蛋白质的合成,抑制脂肪的合成和累积,使动物生长速度加快,瘦肉相对增加。因此,便有意在饲料中加入克仑特罗成分,并冠之以“瘦肉精”的美名。用含瘦肉精饲料喂养的牲畜,其肉类特别是内脏经食用,会产生克仑特罗中毒的一系列症状,对人类的健康造成极大的影响。我国在1997年已明文禁止在畜牧饲料中添加瘦肉精。但仍有不法养猪户非法使用,致使中毒病例不断发生。

【毒理】　克仑特罗是在间羟酚类苯环上以氯原子取代两个间位的羟基,并在4位增加氨基衍生而成。对支气管的扩张作用是沙丁胺醇的100倍,是特布他林的165倍。口服克仑特罗的起效时间10~20分钟,2~3小时血中达最高浓度,作用4~5小时。人若摄入克仑特罗残留量>0.01μg/kg即可中毒。动物摄入瘦肉精后主要分布于肝脏,在肝脏中去甲基后从尿中排出,肌肉中含量较低。治疗剂量对心血管系统影响较小,剂量过大作用于心肌β_1-受体,可以引起心律失常;作用于骨骼肌,激动骨骼肌慢收缩纤维上β_2-受体,使之收缩增强、增快,肌肉快慢纤维收缩不平衡引起肌肉震颤;影响代谢导致低血钾、高血糖、低血镁、低磷酸血症、血中游离脂肪酸增加等。此外,会使原来亢进的交感神经受刺激后更加亢进。

【临床表现】　进食瘦肉精饲养的猪肉(内脏),其潜伏期为10分钟至6小时,因进食瘦肉精量的多少而不尽一致。主要表现有:

1. 头晕、头痛、乏力、恶心、呕吐、颜面潮红、发热,可伴有高血压。

2. 心慌、心悸,心率加速,可见室性期前收缩,ST段压低和T波低平或倒置。

3. 肌肉震颤,尤以四肢、面颈部明显。

4. 代谢紊乱,低血钾、糖尿病患者可出现乳酸、丙酮升高,并出现酮体。

5. 瘦肉精长时间食用,可能导致染色体畸变、诱发恶性肿瘤,甚至致人死亡。

【诊断】 瘦肉精中毒最可靠的诊断是中毒者的血、尿及所进食动物组织中的瘦肉精含量检测，但目前一般医院的实验室均未开展。临床诊断主要依据：

1. 有动物肉类(内脏)食用史。

2. 出现头晕头痛、乏力、心慌、心悸、肌肉震颤等表现。

3. 心电图改变。

4. 实验室检查有血钾、镁、磷酸盐降低，血糖升高，脂肪酸增加。

【治疗】

1. **毒物清除**　食用时间短者酌情催吐、洗胃、导泻，可给予 1∶5 000 高锰酸钾溶液洗胃，硫酸镁导泻。

2. **补液、利尿，维持水电解质平衡**　注意血钾低时应小心补钾，若在 β_2- 受体激动剂作用较强时，血内钾可移至细胞内而致血钾减少；若在 β_2- 受体激动剂经治疗而浓度下降时，钾又会从细胞内回到血液中而致血钾提高。故一定要监测血钾高低而进行相应补钾，只要血钾达到安全浓度即可，不要补至血钾标准值。

3. **保护心脏药物**　1,6- 二磷酸果糖、磷酸肌酸钠等。

4. **对症治疗**　中毒症状轻者，给予一般镇静剂(安定)可控制症状；快速性心律失常可应用 β- 受体拮抗剂如艾司洛尔、普萘洛尔或倍他乐克等；血压增高者给予卡托普利等治疗；中毒严重有脏器损伤者按相应脏器损伤处理原则处理。

5. 向当地疾病控制中心和卫生监督所报告。

(付 丹　何颜霞　齐 颖)

第三节　白电油中毒

白电油学名正庚烷，因为它具有高脂溶性和高挥发性，而且去污能力强，常在工业上用做清洗剂，是五金、电子、印刷和制鞋等行业广泛应用的化学物品。

【病因及发病机制】 白电油为无色透明液体，有强烈的芳香味，不溶于水，溶于无水乙醇、苯、氯仿、油等多数有机溶剂。主要经过呼吸道、消化道吸收。其蒸汽或雾对眼睛、黏膜和呼吸道有刺激性。本品对皮肤有强烈刺激性。慢性中毒主要表现为周围神经损害。急性中毒主要在生产加工或使用过程中接触大量本类化学物品或自服、误服所致。儿童多因误服装在饮料瓶中的白电油而引起急性中毒。

【临床表现】 临床常有局部烧灼感、咳嗽、喘息、喉炎、气短、头痛、恶心、呕吐等表现。

1. **呼吸系统**　咳嗽、喘息呼吸困难，严重者出现窒息性呛咳、咳血性泡沫痰、肺水肿等表现。

2. **消化系统**　恶心、呕吐，呕吐物中带血，洗胃时出现鲜红色血性物。

3. **神经系统**　头痛、烦躁不安，严重者昏迷。

4. **循环系统**　心率增快、休克表现。

5. **临床分度**

(1) 轻度中毒：常有烧灼感、咳嗽、喘息、喉炎、气短、头痛、恶心、呕吐等。

(2) 中度中毒：除上述症状加重外，出现呼吸表浅及困难、吐血、烦躁、意识模糊、心率快、四肢发冷、血压下降。

(3) 重度中毒：出现昏迷、肺水肿、脑水肿、休克等表现。

【实验室检查】 白细胞及中性粒细胞增高或正常，红细胞及血红蛋白下降；胸片动态变化：开始表现为肺纹理增多、增粗、边缘模糊不清，进一步出现浸润病灶，肺水肿征象，治疗好转后病灶吸收快。

【诊断】 白电油中毒可根据白电油接触史及口服史，结合临床突发烧灼感、咳嗽、喘息、喉炎、气短、头痛、恶心、呕吐等表现，可作出诊断。另外，胸片的动态变化也有助于诊断。

【治疗】 治疗原则：立即脱离中毒现场；清除进入人体内已被吸收或尚未吸收的毒物；对症治疗。

1. **毒物清除**　立即离开现场，脱去污染的衣服，清水冲洗皮肤。口服中毒者酌情给予植物油或牛奶洗胃并灌肠，洗胃时应特别注意气道保护，避免呕吐物误吸入肺内。给予胃黏膜保护剂，防止发生胃黏膜的严重损害或穿孔。

2. **对症治疗**　白电油中毒主要死因为肺水肿、呼吸中枢衰竭、休克等。因此对症治疗应以维持正常心肺脑功能为重点：保持呼吸道通畅，氧疗，严重者予以气管插管，机械通气；抗休克治疗；危重患者可输血；根据血气及生化检测结果，补充电解质，纠正酸中毒；烦躁不安或抽搐患者可给予安定、咪达唑仑、苯巴比妥等镇静止惊，有脑水肿时用脱水剂。忌用肾上腺素，以免诱发心律失常。

【预防】 普及相关预防中毒的健康知识教

育；药物或化学物品的容器要加标签；不能把毒物（白电油等）放在饮料瓶中；家长要妥善保管，不让小儿随便取到，以降低中毒的发生率。

（付 丹 门丽娜 齐 颖）

第四节 天那水中毒

香蕉水又名天那水，为无色透明易挥发的液体，有较浓的香蕉气味，挥发性极强，易燃易爆有毒，是危险品。主要用作喷漆的溶剂和稀释剂。其蒸汽与空气可形成爆炸性混合物，遇明火、高热能引起燃烧爆炸。香蕉水中毒无特效解毒剂，死亡率高。

【病因及发病机制】 急性中毒主要因在生产加工或使用过程中接触大量本类化学物品或自服、误服所致。可经皮肤、呼吸道、消化道吸收中毒。香蕉水主要由苯类、乙酸乙酯、乙酸丁酯、丙酮、乙醇、丁醇等多种有机溶剂按一定比例混合而成，微溶于水，能溶于有机溶剂。中毒后各种成分有独立毒性作用外，还有相互叠加作用，可造成全身多系统严重损害。患儿误服后快速吸收入血，肝肾脂质成分含量高，毒物容易进入，早期即可造成肝肾功能损害。

【临床表现】

1. **局部症状** 香蕉水对咽喉、消化道等局部黏膜有强烈腐蚀作用，误服后出现咽喉烧灼痛、口干、呕吐、消化道出血等症状。皮肤暴露部位出现干燥、干裂、皮炎等表现。误入眼内可致眼部化学性损伤，出现眼痛、眼红、失明、流泪、视物模糊等症状。

2. **肝脏损害** 黄疸、凝血功能障碍、肝功能酶学检查异常升高，甚至可致肝性脑病。

3. **神经系统** 头晕、意识模糊、昏迷。

4. **呼吸系统** 气促、呼吸困难、呼吸衰竭。

5. **严重中毒** 还可出现肾衰竭、弥散性血管内凝血、休克，甚至心搏停止。

【诊断】 香蕉水中毒可根据香蕉水接触史及口服史，结合临床常有突发流泪、咽喉痛、皮肤干裂、呕吐、意识改变等中毒表现，一般即可作出诊断。

【治疗】 治疗原则：立即脱离中毒现场；清除进入人体内已被吸收或尚未吸收的毒物；对症治疗。

1. **毒物清除** 立即离开现场，脱去污染的衣服。口服中毒者严禁催吐（因挥发性液体呕吐时容易吸入肺部，导致吸入性肺炎或化学性肺炎），可服牛奶等保护胃黏膜。眼睛接触者：用流动清水或生理盐水彻底冲洗，及时专科治疗。

2. **对症治疗** 对治疗应以维持正常心、肺、脑功能为重点，保持呼吸道通畅，清除呼吸道分泌物和口腔呕吐物，心搏停止者立即心肺复苏；呼吸衰竭者予以机械通气；积极防治脑水肿；根据血气及生化检测结果，补充电解质，纠正酸中毒；输液及鼻饲维持营养；可给予还原型谷胱甘肽、维生素 C、维生素 E 保护细胞组织免受损害，禁用肾上腺素、去甲肾上腺素、苯巴比妥类药物。

3. **血液净化** 香蕉水中毒无特效解毒剂，死亡率高，早期进行血液透析和血液灌流治疗，可提高生存率。

【预防】 天那水是有腐蚀性的易燃易爆有毒危险品，在其储存、运输、使用等方面应严格遵守行业规定，不能简单用饮料瓶分装。家长及相关工作人员要妥善保管，安全使用，避免中毒。

（付 丹 门丽娜 齐 颖）

第四篇参考文献

1. 中国医师协会急诊医师分会，中国毒理学会中毒与救治专业委员会．急性中毒诊断与治疗中国专家共识．中华急诊医学杂志，2016, 25 (11): 1361-1374.
2. 高恒淼．儿童急性中毒的快速识别与紧急处理．中国小儿急救医学，2018, 25 (2): 84-88, 93.
3. 郑丽娟，李小芹，于静，等．急性经消化道中毒患者临床特点及预后因素分析．中国小儿急救医学，2019, 26 (7): 502-506.
4. CHIEW AL, REITH D, POMERLEAU A, et al. Updated guidelines for the management of paracetamol poisoning in Astralia and New Zealand. Med J Aust, 2020, 212 (4): 175-183.
5. 中国医师协会急诊医师分会，中国急诊专科医联体，中国医师协会急救复苏和灾难医学专业委员会，等．中国蘑菇中毒诊治临床专家共识．中华急诊医学杂志，2019, 28 (8): 935-943.
6. 刘海燕，孙正芸．儿童毒蕈中毒．中国小儿急救医学，2018, 25 (2): 100-103, 108.
7. 中国医师协会儿科医师分会血液净化专业委员会．儿童血液灌流临床应用专家共识．中国小儿急救医学，2018, 25 (8): 561-568.

8. 中国蛇伤救治专家共识专家组 . 2018 年中国蛇伤救治专家共识 . 中华急诊医学杂志 , 2018, 27 (12): 1315-1322.
9. SENTHILKUMARAN S, THIRUMALAIKOLUNDUSUBRAMANIAN P, ELANGOVAN N, et al. Neutrophil gelatinase-associated lipocalin as an early diagnostic biomarker of acute kidney injury insnakebite. J Emerg Trauma Shock, 2019, 12 (4): 260-262.
10. JAYAKRISHNAN MP, GEETA MG, KRISHNAKUMAR P, et al. Snake bite mortality in children: beyond bitetoneedle time. Arch Dis Child, 2017, 102 (5): 445-449.
11. GÓMEZ-BETANCUR I, GOGINENI V, SALAZAR-OSPINA A, et al. Perspective on the therapeutics of anti-snakevenom. Molecules, 2019, 24 (18): 3276.
12. HERNANDEZ MC, RAYNOR M, BRUCE JL, et al. Surgical considerations for pediatric snake bites in low-and middle-income countries. World J Surg, 2019, 43 (7): 1636-1643.
13. YIMAER A, CHEN G, ZHANG M, et al. Childhood pesticide poisoning in Zhejiang, China: a retrospective analysis from 2006 to 2015. BMC Public Health, 2017, 17 (1): 602-609.
14. SUAREZ-LOPEZ JR, CHECKOWAY H, JACOBS DR, et al. Potential short-term neurobehavioral alterations in children associated with a peak pesticide spray season: The Mother's Day flower harvest in Ecuador. Neurotoxicology, 2017, 60: 125-133.
15. DAYANANDA VP, BHASKARA B, PATEEL GN. A study of effectiveness of fresh frozen plasma in organophosphorous compound poisoning in reducing length of Intensive Care Unit stay and in reducing need for tracheostomy. Anesth Essays Res, 2016, 10 (2): 268-272.
16. 李奕冰 , 张红华 , 张国秀 . 早期白细胞计数评估急性百草枯中毒患者预后的 Meta 分析 . 中华危重病急救医学 , 2019, 31 (8): 1013-1017.
17. CAO ZX, ZHAO Y, GAO J, et al. Comparison of severity index and plasma paraquat concentration for predicting survival after paraquat poisoning: ameta-analysis. Medicine (Baltimore), 2020, 99 (6): 19063.
18. XU YG, LU YQ. Systematic review efficacy and safety of immunosuppressive pulse therapy in the treatment of paraquat poisoning. J Zhejiang Univ Sci B, 2019, 20 (7): 588-597.
19. SUKUMAR CA, SHANBHAG V, SHASTRY AB. Paraquat: the poison potion. Indian J Crit Care Med, 2019, 23 (Suppl 4): 263-266.
20. 姚发华 , 黄栋 , 王予川 . 儿童抗凝血灭鼠药中毒临床分析 . 中华妇幼临床医学杂志 (电子版), 2017, 13 (6): 715-720.
21. KING N, TRAN MH. Long-acting anticoagulant rodenticide (superwarfarin) poisoning: a review of its historical development, epidemiology, and clinical management. Transfus Med Rev, 2015, 29 (4): 250-258.
22. DIANCE P, CALLELLO MD. Anticoagulant rodenticide poisoning: management. Uptodate, 2019, 5, 21.
23. Chong YK, Mak TW. Superwarfarin (long-acting anticoagulant rodenticides) poisoning: from pathophysiology to laboratory-guided clinical management. Clin Biochem Rev, 2019, 40 (4): 175-185.
24. LAUKOV M, VELÍŠKOV J, VELÍŠEK L, et al. Tetramethylene disulfotetramine neurotoxicity: What have we learned in the past 70 years ? Neurobiol Dis, 2020, 133: 104491.
25. ERIC JL. First-generation (typical) antipaychotic medication poisoning. UpTo Date, 2018.
26. 中华医学会变态反应学分会儿童过敏和哮喘学组 . 氨茶碱在儿童安全使用的专家共识 . 中国实用儿科杂志 , 2019, 34 (4): 249-255.
27. HUANG HS, HO CH, WENG SF, et al. Long-term mortality of acetaminophen poisoning: a nationwide population-based cohort study with 10-year follow-up in Taiwan. Scand J Trauma Resusc Emerg Med, 2018, 26 (1): 5.
28. TSCHIEDEL E, ASSERT R, FELDERHOFF-MÜSER U, et al. Undue elevation of procalcitonin in pediatric paracetamol intoxication is not explained by liver cell injury Alone. Ann hepatol, 2018, 17 (4): 631-637.
29. CHIEW AL, GLUUD C, BROK J, et al. Interventions for paracetamol (acetaminophen) verdose. Cochrane Database Syst Rev, 2018 (2): CD003328.
30. CHIEW AL, REITH D, POMERLEAU A, et al. Updated guidelines for the management of paracetamol poisoning in Astralia and New Zealand. Med J Aust, 2020, 212 (4): 175-183.
31. YAREMA M, CHOPRA P, SIVILOTTI MLA, et al. Anaphylactoid reactions to intravenous N-acetylcysteine during treatment for acetaminophen poisoning. J Med Toxicol, 2018, 14 (2): 120-127.
32. SAMPLE JA. Childhood lead poisoning: Clinical manifestations and diagnosis. Up To Date, 2019.
33. LI Y, QIN J, WEI X, et al. The risk pactors of child lead poisoning in China: a meta-analysis. Int J Environ Res Public Health, 2016, 13 (3): 296-309.
34. KLIEGMEN RM, STANTON BF, BLUM NJ, et al. Nelson Textbook of Pediatrics. 21st ed. Elsevier, 2018.

第五篇　意外事故

第三十一章　一氧化碳中毒

一氧化碳中毒(carbonmonoxidepoisoning)俗称煤气中毒,是由于吸入大量一氧化碳(CO)气体引起的中毒。吸入的CO与血红蛋白结合,形成稳定的碳氧血红蛋白(carboxyhemoglobin,COHb)使血红蛋白丧失携带氧的能力,并抑制氧合血红蛋白(O_2Hb)的分解,进而影响组织细胞供氧。吸入的CO还可与含铁的组织呼吸酶(细胞色素、细胞氧化酶等)结合,致使组织缺氧、窒息。CO中毒是最常见的中毒形式之一,其发病率高,死亡率高,存活者可有神经系统后遗症,是涉及公共卫生、毒理学和人类健康的重要的医学问题。中毒者临床表现不一,轻者类似轻微的感冒症状,患者头痛、胸痛,重则抽搐、昏迷,甚至死亡。一氧化碳中毒缺乏特异性的临床特征,故凡昏迷患儿应与CO中毒鉴别。

【病因】 含碳物质燃烧不全,煤气管道泄漏,均可使空气CO浓度升高引起中毒。正常空气中CO含量低于0.01%,当空气中CO含量高达0.04%~0.06%时,即可引起中毒,在CO含量达0.06%的环境中1小时即可出现中毒症状。吸入0.4%CO 1小时,血COHb达30%。当快速呼吸并作剧烈运动时,若吸入1%CO,2分钟后血COHb可高达30%。在美国中毒死亡病例中,CO中毒占首位,约占致死性中毒的1/2。烟雾吸入是CO中毒的原因。从烧伤死亡统计资料中发现,大多数死亡者并非死于烧伤,而是死于烟雾所致的吸入性肺损伤及CO中毒。引起CO中毒的原因:

1. 炼钢、炼焦、烧窑等燃烧过程中产生大量CO等有害气体,煤气、液化气或天然气管道泄漏逸出的大量CO气体,都可使空气中的CO的浓度达到有害程度。

2. 日常生活中,各种燃炉或取暖设备(以汽油、煤、煤油、木材等为燃料),均可产生CO,若室内门窗紧闭,或燃炉无烟囱或烟囱堵塞漏气等,致室内CO浓度升高引起中毒。烟囱倒风(即烟倒流)一是因烟囱设计不合理,二是因气候暂时或持续性低气压引起。在寒冷的北方地区,生活中CO中毒多见。近年在冬季雷雨天、飓风、地震或其他灾害引起电力停供期间,常有CO中毒的报道,可能与选用燃炉取暖有关。

3. 机动车尾气中含大量CO,可高达30%,在通风不良的停车场及停车场附近CO浓度高,机动车尾气是发生室外CO中毒的常见原因。

4. 吸入氧化亚甲蓝(油漆、涂料清除剂的成分),通过肝脏代谢产生的CO量可引起临床CO中毒。吸烟者烟雾中CO含量为0.1%~10%。

5. 火灾、自杀。

【发病机制】

1. **转运氧的能力低** CO吸入后迅速通过肺扩散到血液中并与血红蛋白(Hb)结合形成COHb,CO与血红蛋白结合的时间仅为O_2与血红蛋白结合时间的1/10,CO与Hb的亲和力比O_2与Hb的亲和力大200~300倍,而COHb的解离速度比O_2Hb解离速度慢约3 600倍。当吸入含有0.1%的CO气体达4小时左右,血液中的血红蛋白可能有50%的COHb,CO进入血中即与Hb结合成COHb,而游离存在的很少,故血中PCO极低。测定血PCO对CO中毒无帮助。当CO吸入后,大大抑制了O_2Hb的形成,使Hb丧失携带氧和递氧能力,使组织缺氧、窒息。另一方面,CO使2,3-二磷酸葡萄糖(2,3-DPG)生成减少,氧离曲线左移,O_2Hb中氧不易释出,从而加重组织缺氧,因无氧代谢增加而致酸中毒,CO中毒程度与COHb水平正相关。COHb水平取决于吸入CO的时间、吸入CO的浓度及肺通气量。

2. **血液氧分压降低** COHb不仅无携氧能

力，且可使血液中的氧分压降低。当动脉氧分压(PaO_2)<5.3kPa(40mmHg)时，血液内的CO可进入肌肉内与肌球蛋白结合，低氧压时CO与细胞色素氧化酶的铁结合增加，影响细胞的氧化代谢。由于CO与细胞色素氧化酶离解率很低，临床观察到即使只有短暂的缺氧，CO也能引起机体长时间的毒副作用。

3. **心脏损害** CO中毒后，心肌比骨骼肌结合更多CO，CO在心肌中与细胞内的肌蛋白结合，并损害线粒体的供氧，抑制心肌供能系统的氧化磷酸化过程。当COHb的水平达到20%以上时，可引起心脏的损害，病理改变主要为心肌缺血、白细胞浸润、心肌纤维变性及心肌灶性坏死，临床可出现心律失常、心肌酶升高和致死性心脏病发作。无心脏基础病变时，胸痛可能是心脏缺血的症状。对中、重度CO中毒患儿死亡率研究发现37%患急性心肌损害，其中38%的人在7.6年内死亡。

4. **中枢神经系统损害** CO中毒引起的中枢神经系统损害：①脑水肿；②脑再灌注损伤。脑组织对缺氧最敏感，急性CO中毒早期脑血管麻痹、扩张，脑容积增加。持续缺氧可致脑缺血软化、广泛脱髓鞘及血栓形成。主要病变在大脑皮层及基底节，成人以苍白球病变最常见，儿童以尾状核、壳核最常受累。临床表现有嗜睡、烦躁、抽搐、昏迷，严重者呼吸衰竭死亡。CO中毒的神经损害症状可发生在症状一度好转后，又再次恶化，此与"脑再灌注损伤"有关，再灌注损伤是由活性强的氧的自由基介导，有学者做动物实验证实了"再灌注损伤"的观点。用高压氧治疗有效，可减少脑后遗症及加快脑功能的恢复。

【临床表现】 CO为无色、无味、无臭的气体，被称为"隐形杀手"，开始吸入时无明显不适感觉，症状出现时表现为头昏、头痛、耳鸣、眼花、四肢乏力和全身不适，继之有恶心、呕吐、胸闷，甚至昏睡、昏迷、呼吸急促、血压下降以致死亡。CO中毒(COP)的严重程度与环境中CO的浓度、吸入CO时间的长短有关，血中COHb的水平直接反映严重程度，若同时伴有其他有毒气体(如二氧化硫或二氯甲烷等)会增强毒性，高温状态、伴发热、贫血、心肌缺血、脑供血不足或糖尿病及存在各种原因引起的低氧血症者病情严重。

(一) CO中毒临床分度

1. **轻度中毒** 血中的COHb的浓度为10%~30%，表现有头昏、乏力。

2. **中度中毒** COHb的浓度达30%~40%，表现有剧烈头部跳痛、恶心、呕吐、晕眩、视力模糊、胸痛、活动后呼吸困难、晕厥等。

3. **重度中毒** COHb的浓度大于40%，皮肤黏膜樱桃红色，神志模糊，精神错乱，步态不稳，多汗，呼吸、心率增快。当COHb的浓度达到50%时，则出现惊厥、昏迷、大小便失禁；COHb的浓度大于70%时，则出现呼吸中枢麻痹、心搏停止。部分患儿表现为"闪电样"病程，突然昏迷、呼吸困难、呼吸麻痹而死亡。重度CO中毒常伴有肺水肿、脑水肿、心律失常、氮质血症、胸及四肢出现水疱，并易引起继发性肺炎等并发症。部分患者出现神经系统后遗症。

(二) 一氧化碳中毒迟发性脑病

是指一氧化碳中毒后，在中毒症状改善，意识恢复正常一段时间后，再出现神经系统损害表现，发生率为0.2%~47%，有明显的假愈期，多发生在CO中毒后3~40天，最长在急性CO中毒后240天，甚至有些患者在吸入CO当时并无神经精神症状，而后表现为迟发神经精神损害，发病年龄多大于40岁，最小发病年龄10岁，亚急性起病，表现为：

1. 精神异常或意识障碍。
2. 锥体外系神经障碍。
3. 锥体系统损害。
4. 大脑皮层局灶功能障碍。
5. 脑神经及周围神经损害。

轻者只有细微改变，如神经衰弱、性格改变、轻微认知障碍，重者痴呆、震颤麻痹、感觉运动障碍、偏瘫、单瘫，这些后遗症可长期存在。中毒程度重、CO暴露浓度高、持续时间长、昏迷时间>4小时、有基础病、年龄超过40岁者易发生迟发性脑病。

【辅助检查】

(一) 血COHb测定

1. **定性法**

(1) 血液呈现樱桃红色。

(2) 血1滴加入一杯水中，呈微红色，正常人为黄色。

(3) 血1~2滴置于4ml蒸馏水试管中，加入10%氢氧化钠2滴，混匀后正常血液常现草黄色，如有COHb呈现粉红色。用氢氧化钠比色定性，简单易行，但假阴性、假阳性率高，应同期有健康对照血标本。

2. **定量法**　可用血氧定量计或气相色谱仪测定血 COHb 浓度值。也可通过血气分析仪用专用测试纸测 COHb 浓度，对诊断有重要意义。

（二）血清酶学检查

急性 CO 中毒（ACOP）时，磷酸肌酸激酶（CKP）、乳酸脱氢酶（LDH）、天门冬氨酸转氨酶（AST）、丙氨酸转氨酶（ALT）等酶增高达 10~1 000 倍，远高于急性心肌梗死的酶学增高程度，当对患者所处中毒环境不明确时，酶学检测结合血气分析有鉴别诊断意义。

（三）血 S100B 蛋白和神经原特异性烯醇化酶测定

S100B 是一种钙结合蛋白，存在于星状胶质细胞内，在神经元损伤和星状细胞凋亡时释放，升高提示脑损伤严重，当 S100B>0.165μg/L，预示患者会发生迟发性脑病，研究显示其敏感性、特异性高，分别是 90% 和 87%，初期检测到高浓度，6 小时后下降 4 倍。神经原特异性烯醇化酶（NSE）是一种糖酵解酶存在神经元的细胞质，当神经元损害时会升高，也提示脑损伤，但对迟发性脑病的预测能力比 S100B 弱。

（四）动脉血气分析

CO 中毒时低氧血症，PaO_2 最低至 20~30mmHg，早期低碳酸血症、呼吸性酸中毒，以后出现呼吸性酸中毒和代谢性酸中毒。CO 中毒纠正低氧血症后，纠正体内代谢和酸碱平衡紊乱很重要，应常规监测。

（五）肾功能检查

当肾功能损害时，BUN、Scr 明显增高。

（六）胸部 X- 线检查

了解有无肺水肿。

（七）脑 CT 检查

轻、中度 ACOP 有或无异常；重度 ACOP60%~80% 表现为脑水肿，伴或不伴病变。CT 病变：双侧大脑白质弥漫性低密度，灰质、白质交界不清，双侧苍白球对称性低密度灶，脑室缩小或脑沟、脑池变窄，脑水肿消退后，见苍白球及脑白质低密度影像，可伴脑萎缩，少数脑梗死。重症患者常规 CT 检查。

（八）脑 MRI 检查

对迟发性脑水肿的诊断优于 CT，可见脱髓鞘、梗死、软化灶。早期双侧苍白球、双侧大脑半球白质长 T_1、T_2，DWI、FLAIR 稍高或高信号，偶见内囊、大脑脚、黑质、海马异常信号；晚期半卵圆中心、侧脑室周围长 T_1、T_2，FLAIR 高信号，脑沟增宽、脑萎缩征象。

【诊断】 诊断 CO 中毒需要对本病有高度的认识和警惕性。有 CO 暴露史及中枢神经系统损害症状、体征和 / 或皮肤黏膜樱桃红色及 COHb 定性阳性即可确诊。

1. **病史**　有 CO 吸入史及临床表现即可确诊。在特定环境中毒诊断不难，在密闭室内洗浴昏厥或昏迷，在车库开动发动机昏厥或昏迷，很容易被医生或到场的救助者诊断为 CO 中毒。而另外一些患儿长期接触低浓度 CO，缺乏特异性临床表现就很难诊断。资料表明，慢性 CO 中毒单纯根据症状 98% 可能误诊。另外，昏迷患儿被送医院，脱离了中毒现场，没有注意到中毒环境就可能引起误诊。因未意识到 CO 中毒，常有家庭数人因不适就诊被诊断为“病毒感染”或“胃肠炎”，而患儿重新返回中毒环境，可能引起严重后果。故重要的是对本病的高度警惕性，对昏迷或有胸痛、头痛的患儿出现呼吸困难、恶心等症状应常规与 CO 中毒鉴别，重视病史询问，有无室内燃炉、室内通风情况、有无汽车尾气吸入、家中或周围人及宠物有何不适反应等。

2. **血 COHb 水平测定**　因 COHb 半衰竭期为 4~5 小时，检测血中 COHb 急剧升高是急性 CO 中毒的重要依据。对所有中毒或昏迷患者尽早采集血标本测 COHb 水平。正常人不吸烟者血 COHb<2%，吸烟者可达 5%~13%。血 COHb 定量测定对中毒程度和预后很重要。COHb 定性检测法简单易行，方法见辅助检查。

3. **测 CO 浓度**　周围空气测 CO 浓度，应在中毒现场及时取样，任何周围空气 CO 含量>100ppm 对人类健康是危险的，通过呼吸量器测患者呼气中 CO 浓度。

【预后】 轻度中毒者，及时脱离中毒环境、呼吸新鲜空气，数小时或次日即可恢复。重者可发生神经系统后遗症。严重 CO 中毒死亡率达 30%，CO 中毒发生昏迷或 COHb 浓度超过 25% 者，1/4~1/2 患儿至少 1 个月后留有后遗症。33% 的患儿性格改变，43% 记忆力下降，15%~40% 的存活者在治愈后有严重的神经精神症状。

【预防】 应提高全社会对 CO 中毒认识，广泛宣传 CO 中毒防护知识，防止 CO 中毒的发生。室内用煤炉时，必须具备安全设施如烟囱、小通气窗、风斗等，普及 CO 中毒的急救措施。强调 CO

对小婴儿的危害性和严重性。煤气使用后一定要关好开关，没有烟囱的煤炉要注意室内通风，最好夜间将煤炉放置室外；在含有CO的环境中工作时，一定要经常测CO含量，及时通告测定结果，并采取相应措施确保安全，如有头痛、头昏等症状出现时，应高度警惕CO中毒，及时处理。

【治疗】

1. **迅速脱离中毒环境** 将中毒者转移到空气流通处，以切断CO的继续吸入，避免救助人员在中毒环境逗留，转移患者时注意保暖，避免着凉。

2. **保持呼吸道通畅** 解开衣领，常规清理呼吸道分泌物或呕吐物，有气道阻塞时立即抽吸分泌物，以保持气道通畅。对昏迷患儿更应注意呼吸道通气情况，必要时作气管切开，或气管插管。对呼吸停止者，应立即口对口人工呼吸，尽快面罩加压给氧，或气管插管进行机械通气。监测心率、血压、呼吸，维持生命体征。

3. **纯氧吸入** 纯氧吸入是一氧化碳中毒最有效的治疗。正常情况下，常压吸入空气时血氧浓度为0.3ml/dl，常压下吸入纯氧时血氧浓度为1.5ml/dl，在3个大气压下吸入纯氧时血氧浓度为6ml/dl。正常室内CO排泄的半衰期为4~8小时，纯氧吸入后可缩至40~80分钟，故氧疗是CO中毒最重要的治疗措施。一旦确诊立即给予纯氧吸入。

(1) 常压吸氧：A. 鼻导管给氧，氧流量可达5~6L/min，采用双侧鼻导管方便有效；B. 面罩吸氧可达10L/min，选用贮氧袋面罩（以低流量氧提供高FiO_2）、文丘里（Venturi）面罩（无重复呼吸面罩），5~10L/min，吸入氧浓度越高，体内CO分离越多，排泄越快。C. 呼吸机给氧，高频通气呼吸机，可用于急救现场或院前急救，BIPAP双水平气道正压通气机，体积小，操作方便，人机同步性好，适用于意识不清、呼吸道通畅、痰不多患者的现场或院前急救。常压下持续纯氧吸入6小时，可以排出90%的CO。给予吸氧的同时评估中毒的严重程度、是否存在合并中毒，立刻检测全血细胞计数、血电解质、COHb，查心电图。

(2) 高压氧治疗：对重度CO中毒伴昏迷、有神经系统症状及心血管功能改变和/或血COHb水平>30%者，均为高压氧治疗的适应证。高压氧可增加血流中的溶解氧量，2~3个大气压高压氧时，动脉血的氧张力达2 000mmHg，而组织中达400mmHg，大大提高组织供氧，物理溶氧量比常压吸入空气时提高14~21倍，比常压下吸纯氧弥散氧量提高1倍，在3个大气压下吸入纯氧时血氧浓度为6ml/dl。高压纯氧吸入可促进COHb的解离。CO排泄的半衰期正常空气中为4~8小时，纯氧吸入后可缩至40~80分钟，当在3个大气压下吸入纯氧后缩短至20分钟，故高压氧疗可加速COHb的分解，加速CO的排出，可提高急性CO中毒的治愈率，避免或减少后遗症，具有清醒快，恢复早的优点，因此宜尽早使用，在中毒后4~6小时内，即可高压氧治疗，有统计早期高压氧治疗，有效率达95%以上。COP时高压氧治疗压力0.20~0.25MPa，舱内吸氧时间，每次45~60分钟，每天1~2次。高压氧治疗次数，依病情及治疗反应而定，连续治疗次数不超过30次。顽固性低氧血症、生命体征不稳定者暂缓高压氧治疗。高压氧治疗COP，快速有效，并可减少神经系统损害和后遗症，但价格比常压输氧贵，有时可发生气压伤、抽搐、肺水肿、幽闭恐惧综合征、体内自由基生成增加等高压氧治疗并发症。建议中、重度COP应尽早行高压氧治疗，起效快，改善预后，降低迟发性脑病发生率。

4. **对症治疗**

(1) 保持患者安静和休息，以减少体内氧的消耗，有抽搐者给予地西泮，每次0.2mg/kg，静脉注射止惊。

(2) 有酸中毒首先应在改善通气条件下，给予碱性溶液，以纠正酸中毒。

(3) 昏迷、呼吸抑制者可予中枢兴奋剂，如洛贝林、苯甲酸钠咖啡肌内注射。

(4) 给予ATP、辅酶A、细胞色素C等改善脑代谢。

应密切监测血清pH值和乳酸水平，行血气分析、心肌酶、心电图、胸片、S100B蛋白检查。

5. **输血或换血疗法** 目的是置换出体内蓄积的COHb，使之在短时间内得到氧合血红蛋白，以迅速改善组织缺氧状态。可一面输入新鲜血，一面放血，如血压稳定可放血300~400ml，在体外充氧后再输给患儿。

6. **脑水肿和肺水肿的治疗** 对嗜睡昏迷者应早期给予抗脑水肿治疗。脱水剂的选择和使用：参阅脑水肿、肺水肿章节。亚低温治疗：选择性脑部亚低温，通过颅脑降温，使脑部温度下降并维持在亚低温水平（33~35℃），肛温37.5℃，亚低温通过减低脑耗氧量，减少脑血流量，抑制炎症反应，减轻脑水肿。有昏迷者早期亚低温治疗，昏迷未清醒，亚低温持续 3~5 天，然后缓慢复温，复温不宜过快。

7. **糖皮质激素治疗**　糖皮质激素强大的非特异性抗炎作用，可减轻血管内皮水肿和血管内膜炎症，改善脑血液循环，减轻脑损害，促进肺泡细胞分泌表面活性物质，抑制肺纤维化，还可抑制体内自由基的生成，因其本身副作用，以及治疗和预防迟发性脑损害效果仍有争议，目前只在急性 COP 重症患者无禁忌证时用糖皮质激素改善病情，配合高压氧治疗效果更好。

8. **改善细胞代谢，促进脑细胞功能恢复**

(1) 促红细胞生成素（erythropoietin，EPO）：近年发现其在中枢神经系统产生，动物全身给药可减轻再灌注损伤和细胞凋亡，起神经保护作用。在一氧化碳中毒动物模型中，EPO 降低 S-100B，其作用呈剂量依赖关系。对 103 例 CO 中毒患者进行随机、前瞻性研究，皮下注射 EPO 和安慰剂，S-100B 水平降低，EPO 组更快，且中风评分也更好，发生迟发性神经后遗症更少。但另外的中风研究，EPO 也有负效应结果报道，显示 EPO 组死亡率更高。

(2) 富氢盐（hydrogen-rich saline）：无毒，使用便捷、安全，在日本用于治疗代谢紊乱。动物实验富氢盐可减少大鼠神经元的坏死和凋亡，改善 CO 中毒引起的神经行为功能，其可能作用机制是减少活性氧种类水平，提高内源性抗氧化酶。

(3) 依达拉奉（edaravone）：用于治疗脊髓损伤和缺血性脑损伤。易通过血脑屏障，清除自由基，抑制脂质过氧化反应，调控凋亡相关基因，在脑缺血、再灌注损伤及脑水肿时对脑组织有保护作用，国内用于重度 COP 急性期治疗。

(4) 纳洛酮治疗：重度 COP 后脑缺氧，脑内 β-内啡肽增多，引起中枢抑制，更加重脑缺氧。应用纳洛酮后可明显改善脑缺氧，抑制 CO 中毒后脑白质脱髓鞘和小脑蒲氏细胞变性，用纳洛酮治疗 CO 中毒，昏迷清醒时间明显缩短，且可降低迟发性脑病的发病率。

急性 COP 无特效治疗，最好的治疗方法是纯氧吸入，高压氧纯氧吸入效果更好，尽早给予纯氧或高压氧治疗，可减轻脑损害，降低迟发型脑病发病率。其他药物治疗效果有限。由于有迟发性脑病发生可能，急性 COP 后，即使症状轻微，也要充分氧疗，避免劳累、精神紧张，至少追踪随访 1~2 个月，以及时发现迟发性脑病并治疗。预防 COP 很重要，需全社会广泛宣传 COP 的预防及现场急救措施。医务人员凡遇意识障碍、昏迷患者，要想到 COP 的可能性。

（李长钢）

第三十二章　婴儿捂热综合征

婴儿捂热综合征（infant muggy syndrome）在寒冷季节较常发生，多见于农村中1岁以下的婴儿，由于过度保暖或捂闷过久所致，以缺氧、高热、大汗、脱水、抽搐、昏迷和呼吸循环衰竭为主要表现。新生儿期尤为多见，国内20世纪70年代临床报道后各地都有发现，以江苏、安徽、河南、山东等地较多。但命名尚未统一，有称闷热综合征、被捂综合征、蒙被（缺氧）综合征、衣盖过暖的婴儿中暑等。

【发病机制】 捂热过久或保暖过度是发病的基本条件。新生儿和小婴儿的解剖生理特点是体表面积相对比成人大，如足月新生儿体重只有成人体重的5%，而体表面积却为成人的15%，因此，散热也较成人快。如捂热过久或保暖过度后周围环境温度急骤增高影响了散热而使机体处于高热状态，必须代偿性地扩张末梢血管，通过皮肤蒸发出汗和呼吸增快以加速散热，由于高热使机体代谢亢进、耗氧量增加，加之被窝内缺乏新鲜空气和气道阻塞等导致缺氧。但小婴儿，尤其是新生儿无力挣脱"捂热"的环境，持续下去即可引起体内一系列代谢紊乱和功能衰竭，使病情迅速恶化，出现内环境失调和多系统器官功能损害或衰竭。

高热大汗后水分蒸发丢失，使细胞外液大量丧失，呈高渗性脱水、血液浓缩、血清钠升高和血浆渗透压增高，导致有效循环血量减少和微循环功能障碍，甚至发展成低血容量性休克，使组织细胞缺血缺氧和功能障碍，酸性代谢产物堆积体内而形成代谢性酸中毒。捂闷时呼吸道不通畅，肺通气功能和换气功能障碍引起低氧血症和高碳酸血症，出现呼吸性酸中毒。以上两种因素同时存在，使机体处于混合性酸碱平衡紊乱状态。高热时代谢亢进和严重缺氧使机体组织能量耗竭，不能维持正常离子转运而破坏细胞内外离子的动态平衡，加重电解质和酸碱平衡紊乱。患儿表现为面色苍白、哭吵不安、反应迟钝、失水、发绀、呼吸急促，甚至呼吸衰竭等。

正常脑组织血管丰富、耗氧最大，每100g脑组织约耗氧3.0~3.8ml/min，占全身总耗氧量的20%，完全缺氧的脑组织其氧在8~12秒钟内完全耗尽，贮存的能量物质也在2~3分钟内全部消耗。婴儿或新生儿因捂闷后脑血流量减少、脑组织缺血缺氧，酸性代谢产物积聚在脑组织内而产生酸中毒，脑细胞内Na^+-K^+-ATP酶减少、功能障碍影响代谢，以致脑细胞肿胀，使之发展成为脑水肿，出现抽搐、昏迷、凝视、尖叫、中枢性呼吸衰竭等。当缺血缺氧改善、脑血流恢复灌注后可产生再灌注损伤和血管源性脑水肿。脑细胞缺血坏死可使中枢神经系统产生永久性损伤，遗留癫痫、痴呆等严重后遗症。

心肌缺氧和酸性代谢产物蓄积可使心肌收缩无力，细胞内溶酶体膜破裂，释放溶酶体酶而破坏细胞器和整个细胞，与γ-球蛋白结构可形成缓激肽和血管舒缓素，导致周围血管扩张，有效回心血流量和冠状动脉血流量下降，出现心肌损害，表现为心律失常、心功能不全和血压降低。

肾实质缺血损害，使氮代谢产物、钾离子等不易排出而蓄积体内，与缺氧、酸中毒共同导致肾衰竭，出现少尿、水肿、高血压、血清尿素氮、肌酐和γ_2-球蛋白水平升高等。

血液浓缩、血流缓慢、有效循环血量减少和微循环障碍使血管通透性增加，易形成微血栓和DIC，出现皮肤瘀点、瘀斑，鼻出血，吐咖啡色样液体，解黑色大便、大便隐血试验阳性或肺出血等。

【临床表现】 一般具有明确捂热史，如怀抱小儿、乘坐车船、就医外出途中包裹过多过紧、被盖过严过厚，以及居室内温度过高等均可发生。多数起病前健康状况尚好，少数有咳嗽、流涕、发热及腹泻等上呼吸道或肠道感染症状。据统计，患儿94.3%来自农村，多有高热，体温可达41~43℃，全身大汗淋漓、湿透衣被，头部散发大量热蒸汽，病情危重，开始拒奶、哭声低弱。大汗后体温骤降或不升，全身湿冷，新生儿常可发生硬肿症。高热大汗使水分大量丢失出现脱水状态，表现有烦躁不安、口干、尿少、前囟及眼眶凹陷、皮肤弹性减退、脉搏细弱或消失、皮肤发花和厥冷，呈循环衰竭征象。若中枢神经系统受累，可有频繁呕吐、尖叫、反应迟钝、凝视、反复抽搐或昏迷。若呼吸系统受累,可出现呼吸困难、呼吸节律不规则或暂停、唇周及肢端发绀,新生儿易发生肺出血,甚至出现心律失常、腹胀、多系统功能衰竭。

【实验室检查】 血红蛋白正常或因血液浓缩而增高,白细胞总数增高,血小板计数正常或降低。部分患儿大便隐血试验阳性。因高渗性脱水大多数患儿血钠、血钾升高,血浆渗透压增加,多数二氧化碳结合力降低,重者血气分析 pH 值下降、动脉氧分压(PaO_2)降低和动脉二氧化碳分压($PaCO_2$)升高,呈现混合性酸中毒。重要器官功能受累时,血清谷草转氨酶、乳酸脱氢酶、肌酸磷酸激酶、谷丙转氨酶及血清尿素氮、肌酐等均可增加,部分心电图显示心律失常。PCT 增高与捂热过程有关,高热环境激发应激反应,导致 PCT 增高。有研究显示以发病 24 小时内血清 PCT 值为 10.6ng/ml 作为截点,预测发生 MODS 的敏感性和特异性分别为 79.3% 及 90.5%,AUC 为 0.924。

【诊断】 根据病史特点即可确立诊断:①在冬春季节,1 岁以内的小婴儿或新生儿有厚衣包裹、被褥捂热史;②高热、大汗后伴有高渗性脱水及循环衰竭症状,甚至体温不升;③有缺氧表现,发绀或面色苍白,有呼吸急促、节律不规则、心率增快等;④有肺、脑、心、肾等多系统器官功能不全的表现,如呼吸衰竭、脑水肿、心功能不全或循环衰竭等;⑤实验室检查有血液浓缩、血钠和血浆渗透压升高、二氧化碳结合力降低、pH 值下降、低氧血症及高碳酸血症等。本病起病急骤、发展迅速,易误诊、误治。应与新生儿脱水热、低血糖症、肺炎合并呼吸衰竭、颅内感染及婴儿猝死综合征等疾病进行鉴别。

【治疗】

1. **降温** 退热是治疗的基本措施,首先应立即去除捂热原因,撤离高温环境,将患儿移至空气新鲜和通风良好的地方,迅速采用物理降温法,如冰枕、温水擦浴等,勿用发汗药物,以免出汗过多加重虚脱。降温过程中大量出汗时用干毛巾随时拭净,新生儿应避免发生低体温和硬肿症。

亚低温疗法在婴儿中应用仍在摸索阶段,亚低温疗法不仅对脑损伤产生保护作用,而且对心、肝、肾等重要生命器官的功能恢复都产生重要影响。产生保护作用的机制包括:①降低细胞代谢率,改善细胞能量代谢,一般温度下降 1℃,细胞代谢降低 5%~7%;②抑制细胞毒性过程,包括抑制内源性有害因子的生成和释放。减少钙离子的内流,减少细胞结构的破坏等;③保护血脑屏障,减轻脑水肿;④减轻弥漫性轴索损害。

2. **给氧** 迅速给氧以提高血氧分压、血氧饱和度和血氧含量,改善机体缺氧症状和呼吸。合理选择给氧方式,如鼻导管、头罩、面罩气囊加压给氧,缺氧不改善者可选择高频喷射给氧、持续正压(CPAP)或机械通气等措施。

3. **止惊** 抗惊厥药物首选安定 0.2~0.5mg/kg 缓慢静脉注射,亦可选用 10% 水合氯醛 0.3~0.5ml/kg 灌肠,反复抽搐者给予苯巴比妥 8~10mg/kg 肌内注射。

4. **液体疗法** 补液纠酸是抢救的重要措施,应积极纠正失水电解质紊乱和酸中毒。输液量按 100~150ml/(kg·d),张力按 1/5~1/3 张给予,如有循环衰竭和酸中毒,先给予 2:1 液或等渗(1.4%)碳酸氢钠溶液 10~20ml/kg 进行扩容纠酸,速度不宜太快,避免发生脑水肿。已有脑水肿者应在输液的同时使用脱水降颅压药物,可用 20% 甘露醇每次 0.5g/kg、地塞米松每次 0.5~1.0mg/kg 短程应用,呋塞米每次 1mg/kg 与前两者交替使用。有高碳酸血症者,应在保持气道通畅、改善通气的基础上选用等渗性碱性药物和血管活性药物。有心衰者输液速度应严格控制,可在中心静脉压监测下输液,以免加重心脏负担,正确使用洋地黄类药物,保护心肌功能。

5. **高压氧治疗** 可加强氧在脑组织中的弥散和利用,使脑血管收缩,减轻脑水肿,对缩短病程、恢复意识和减少后遗症有效。宜在病情平稳后尽早使用。

6. **其他** 在综合治疗的基础上给予能量合剂、γ- 氨酪酸、维生素 C、维生素 E、自由基清除剂如超氧化物歧化酶(SOD)等药物,以促进脑功能的恢复。注意加强全身支持治疗和保证营养供给。

【预防与预后】 本病起病急、病情重,易累及全身多器官而致功能障碍。据国内综合报道,病死率高达 18.33%,且后遗症较多,出院存活者有 15% 遗留中枢神经系统后遗症,以继发性癫痫最多见,其次为脑性瘫痪、失明、失语、智能低下等。因此,加强预防是关键,应普及卫生宣教,提倡母婴分睡、勿蒙被过严或含着奶头睡在母亲腋下,出门时不要用衣被包裹得太紧、太厚,注意空气流通,乘车时需注意通风。另外,医务人员应提高对本病的认识,详细询问有关病史,及时诊断和处理是降低病死率的重要措施。

(祝益民)

第三十三章　中　暑

中暑是指暴露在高温(高湿)环境和/或剧烈运动一定时间后,吸热、产热、散热构成的热平衡被破坏,机体局部或全身热蓄积超过体温调节的代偿限度时发生的一组疾病,可表现为从轻到重的连续过程,临床表现差异大。目前的分类主要为中暑先兆、热痉挛、热衰竭和热射病。2019版《中国热射病诊断与治疗专家共识》强调了热射病是最严重的热致疾病类型。

【病理生理学】 人体的体温调节中枢,通过平衡产热和散热,使体温可在很窄的范围内保持稳定,以适应正常生命活动的需要。当身体的产热过多或环境吸收的热量过多,核心体温升高,体温中枢通过增加散热,以出汗和皮肤血管扩张使身体热量下降。散热的方式有蒸发、辐射、传导、对流。蒸发是热环境下散热的主要机制,但在相对湿度超过75%时无效。辐射、传导和对流,但当环境温度超过皮肤温度(通常是35℃),这些方法不能有效传导热。所以在高温高湿的环境里,散热受限制。

温度升高伴随氧消耗和代谢率增加,导致呼吸增强和心动过速,超过42℃时,氧化磷酸化解偶联,多种酶停止发挥功能。肝细胞、血管内皮和神经组织对这些影响最敏感,但所有的器官都可能受累。因此,这些患者有发生多器官功能衰竭的风险。

与成人相比,儿童在体温调节上有解剖和生理学的特点。儿童比成人的基础代谢率高,产生的热量更高。年幼儿童的体表面积与体重之比要比成人高,导致其在热的环境下热吸收率更高。儿童比成人的心输出量更低,这又进一步限制了运动期间的散热。

【临床表现】

(一)临床分期

根据临床表现,中暑可分为中暑先兆、热痉挛、热衰竭和热射病。

1. **中暑先兆**　在高温环境下,出现头痛、头晕、口渴、多汗、四肢无力发酸、注意力不集中、动作不协调等,体温正常或略有升高。如及时转移到阴凉通风处,降温,补充水和盐分,短时间内即可恢复。

2. **热痉挛**　是一种短暂的间歇发作的肌肉痉挛,可能与钠盐丢失相关。热痉挛常发生于初次进入高温环境工作,或运动量过大时,大量出汗且仅补水者。需转移到阴凉通风处平卧,补充盐水或饮用电解质溶液可迅速缓解热痉挛症状。轻症者可口服补液盐,脱水者应静脉输注生理盐水(0.9%NaCl溶液),并做好积极转运准备。

3. **热衰竭**　指热应激后以血容量不足为特征的一组临床综合征。严重热应激情况下,体液、体钠丢失过多,水电解质紊乱,但无明显中枢神经系统损害表现。临床表现:多汗、疲劳、乏力、眩晕、头痛、判断力下降、恶心和呕吐,有时可表现出肌肉痉挛、体位性眩晕和晕厥。体温升高,无明显神经系统损伤表现。热衰竭如得不到及时诊治,可发展为热射病。实验室检查:红细胞比积增高,高钠血症,轻度氮质血症,肝功能异常,肌酸激酶增高。如及时转移到阴凉通风处,平躺解衣,降温,补充水和盐分,可于数小时内恢复。

4. **热射病**　是指热环境暴露下核心体温不低于40~41℃,并伴有中枢神经系统功能障碍。热射病分为经典型热射病(classic heat stroke,CHS)和劳力型热射病(exertional heat stroke,EHS)。

(1)经典型热射病:是由暴露于高温环境引起的,更常见于不能避开炎热环境的较年幼儿童和有影响体温调节的基础慢性疾病的患者。

(2)劳力型热射病:一般发生于在高温高湿环境下进行剧烈运动的健康青少年。尽管EHS在高温高湿环境中更容易发生,但环境条件并非是必需的。

(二)器官功能受损的表现

1. **中枢神经系统受损**　早期即可出现严重神经系统功能障碍,特征为躁动、谵妄和昏迷。还可出现其他神经学异常表现,包括行为怪异、角弓反张、幻觉、去大脑强直、小脑功能障碍等。

2. **凝血功能障碍** 临床表现为皮肤淤斑、穿刺点出血及淤斑、结膜出血、黑便、血便、咯血、血尿、心肌出血、颅内出血等。合并 DIC 提示预后不良。

3. **肝功能损害** 重度肝损害是劳力型热射病的一个固有特征。天冬氨酸转氨酶(AST)、丙氨酸转氨酶(ALT)、乳酸脱氢酶(LDH)在发病后迅速升高,第 3~4 天达峰值,之后逐渐下降,而胆红素的升高相对滞后,通常在热射病发病后 24~72 小时开始升高。

4. **肾功能损害** 多与横纹肌溶解有关。表现为少尿、无尿,尿色深,为浓茶色或酱油色尿。25%~30% 的劳力型热射病患者和 5% 的经典型热射病患者出现急性少尿型肾衰竭。

5. **呼吸功能不全** 早期主要表现为呼吸急促、口唇发绀等,可发展为急性呼吸窘迫综合征。

6. **急性胃肠功能损害** 腹痛、腹泻、水样便、消化道出血较常见。

7. **心血管功能不全** 低血容量性休克,表现为低血压,心动过速、心律失常等。

8. **横纹肌溶解** 表现为肌肉酸痛、僵硬,肌无力,茶色尿、酱油尿,后期可出现肌肿胀、骨筋膜室综合征。

【治疗】 治疗原则:轻症患儿,及时降温,补充水和盐分,当血容量严重减少、电解质紊乱时需静脉输液,短时间内即可恢复。对于热射病的患儿,快速降温,持续监测体温,保护重要脏器功能,呼吸循环支持,改善微循环,纠正凝血功能紊乱,对出现肝肾衰竭、横纹肌溶解者,早期予以血液净化治疗。

1. **早期快速降温** 入院后立即将患者置于空调房间,持续头部覆盖冰帽,电子冰毯,静脉输注 4℃ 冰盐水等。对顽固性高热患者,可使用血液净化治疗,降温效果迅速。

2. **早期快速扩容** 入院后常规建立深静脉通路,积极液体复苏。合并凝血功能紊乱者可输注新鲜血浆,除补充有效血容量外,尚可补充凝血因子。

3. **维持脏器功能** 昏迷患者需气道管理时积极气管插管和机械通气,防止误吸,保证氧合。肾功能损害进行性加重、高钾血症、横纹肌溶解及机体核心温度居高不下者及时行血液净化治疗。长期昏迷的患者,高压氧可改善患者脑功能,加速苏醒。

(张新萍)

第三十四章　溺　　水

溺水是指水淹没面部及上呼吸道，继而引起窒息，导致生命处于危险状态。按照国际疾病分类法（ICD-10），溺水（drawning，W65-W74）被划归到疾病和死亡的外因（V01 — Y89）中的意外伤害（unintentional injury）。据 WHO 报道，意外伤害已成为大多数国家 0~14 岁儿童的第一位死因。

【流行病学】 我国儿童溺水死亡率存在明显的地域和城乡差别。溺水死亡地区主要集中在南方各省，包括四川、重庆、贵州、广西和江西等省的农村地区。农村绝大多数自然水体如池塘、湖、河、水库等无围栏，也无明显的危险标志，这些水体多数距离村庄、学校比较近，是儿童溺亡的主要发生地。不同年龄组人群溺水地点有所不同，1~4 岁主要发生在室内脸盆、水缸及浴池，5~9 岁主要发生在水渠、池塘和水库，10 岁以上主要是池塘、湖泊和江河中。溺水一年四季均会出现，但多发生于 4~9 月、雨季和较炎热季节。

【病理生理】 溺水后机体的变化依溺水的时间、水温、机体的神经系统反射情况不同而不同。致命或非致命性溺水开始通常表现为一段时间的恐慌、丧失正常呼吸模式、屏气及受害者为浮于水面上而努力挣扎。最终发生反射性地吸气用力，因误吸或当水接触下呼吸道时发生的反射性喉痉挛而导致低氧血症。低氧血症进而影响所有器官系统，且并发症和死亡的主要成因与脑缺氧相关。有研究认为，对于非致命性溺水患者来说，误吸液量超过 3~4ml/kg 很少见，血容量出现改变需要误吸液量超过 11ml/kg，而电解质改变需要误吸液量超过 22ml/kg，所以不再认为海水溺水和淡水溺水之间的区别很重要，两种类型的非致命性溺水均可导致肺顺应性降低、通气血流比例失调和肺内分流，造成低氧血症进而引起器官功能障碍。水温及存在污染物也可能影响转归。低氧血症是溺水的基本病理生理改变，最终可能影响体内所有组织及器官。

1. **肺**　液体误吸可导致不同程度的低氧血症。海水和淡水均可洗除肺泡表面活性物质，常导致非心源性肺水肿和 ARDS，肺功能不全可隐匿或迅速发生；症状和体征包括呼吸急促、湿啰音和哮鸣音。就诊时胸片或 CT 的表现范围很广，从正常到局部肺水肿、肺门周围肺水肿和弥漫性肺水肿。

2. **神经系统**　低氧血症和缺血可引起神经受损，导致脑水肿和颅内压升高。一些研究者认为，在受损后约 24 小时，可观察到颅内压进行性升高，反映的是神经系统受损的严重程度而非其病因。约 20% 的非致命性溺水者会遭受神经系统的损伤，即使心肺复苏成功也会影响功能恢复。

3. **心血管系统**　在非致命性溺水者中，常见继发于低体温和低氧血症的心律失常、心肌损伤，非致命性溺水后出现的初始心律失常包括窦性心动过速、窦性心动过缓和心房颤动，游泳（包括潜水）可能诱发 I 型先天性长 QT 综合征患者发生致命性室性心律失常。

4. **酸碱和电解质**　常观察到代谢性和 / 或呼吸性酸中毒。非致命性溺水幸存者通常不会发生严重的电解质紊乱，除非患者被淹没在特殊介质中，如死海，在此处，由于吸收了吞咽的海水，极度浓缩的海水可引起危及生命的高钠血症、高镁血症和高钙血症。

5. **肾脏**　淹没后极少出现肾衰竭，其通常是由低氧血症、休克、血红蛋白尿或肌红蛋白尿所致的急性肾小管坏死引起。

6. **凝血功能**　溶血和凝血病是非致命性溺水的罕见潜在并发症。

【临床表现】 临床症状与溺水的时间及吸入的水量有关。

刚跌入水时，可暂时屏住呼吸在水面上下浮动，吸入的水量可能很少，神志尚清楚，一般血压上升，心率加快，如被立即救起症状轻微。

溺水 1~2 分钟后，由于机体不能耐受长时间缺氧又开始呼吸，水经呼吸道进入肺内，引起激烈呛咳，经食管进入胃内引起呕吐，呛出物及呕吐物再被吸入肺内，从而加重呼吸道梗阻引起窒息。

也有的溺水后即反射性和引起喉痉挛，声门紧闭，没有或少量水吸入到肺，仍可因窒息致死。此时神志模糊、呼吸浅表不规则、血压下降、心搏减慢、反射减弱。

溺水 3~4 分钟后，可出现重度症状，表现为青紫、颜面水肿，眼、口、鼻黏膜充血，并有血性泡沫样物自口、鼻流出，四肢冰凉、血压下降，神志不清或烦躁不安，常有肺部啰音及心律失常，如吞入水过多可见腹部膨胀。

咳嗽、发绀和呼吸衰竭最为常见。可有血性泡沫痰从上呼吸道涌出，呕吐、腹胀及心动过速。淡水淹溺者常有心室纤颤、惊厥、谵妄、头痛等神经精神症状。海水溺水者口渴明显。

若溺于低于 20℃，甚至低于 5℃水中时，由于低温的刺激产生迷走反射，可导致心动过缓、室颤和心搏停止。

【诊断】 应迅速了解溺水的时间、水温、水的性质（淡水、海水、脏水）。获救时意识状态、有无自主呼吸、心率、瞳孔大小、对光反射、体温、血压及呼吸道分泌物的量及性质。弄清系单纯溺水或溺水前有无其他疾患（如癫痫、心脏疾患等），以及落水时有无骨折损伤。

【预后】 就诊时以下因素与预后不良相关：

1. 淹没的持续时间大于 5 分钟（最关键的因素）。

2. 超过 10 分钟才开始有效 BLS。

3. 复苏的持续时间大于 25 分钟。

4. 年龄大于 14 岁。

5. 格拉斯哥昏迷评分小于 5 分。

6. 在急诊科时仍持续呼吸暂停并需要心肺复苏。

7. 就诊时动脉血 pH 值小于 7.1。

目前无高质量的证据来确定不良神经系统结局的早期预测因素，并有研究报道在长时间淹没和缺氧后大部分神经功能可能恢复。但到淹溺后 24 小时仍无自发的目的性活动是不良预后的征兆，一项纳入 44 例溺水患儿的研究发现，所有未出现此功能恢复的患者，预后是死亡或出现严重的神经系统后遗症。

【治疗】

（一）院前急救

溺水发生后现场人员实施营救并即刻复苏可改善患者的结局。只要不影响救助者的安全并且不会导致患者从水中被救出的时间推迟，应尽早确定是否需要 CPR。通气是溺水患者最重要的初始治疗，并且救助者一到浅水区或较平稳的地方就应开始人工呼吸。要注意的是，在溺水患者中 CPR 的优先顺序不同于典型心搏骤停成人患者的 CPR 顺序，后者强调立即给予持续的胸外按压。如果患者对给予 2 次使胸廓起伏的人工呼吸无反应，救助者应立即给予高质量的胸外按压。然后根据标准指南进行 CPR（包括应用体外自动除颤器）。腹部冲击法或将水从肺中移除的其他体位引流法未被证明有效，有自主呼吸的患者应通过面罩给予高流量辅助供氧；窒息患者应进行气管插管；对核心温度低于 33℃的低体温患者应尝试复温，根据条件采用被动或主动复温方法。

（二）急诊科和住院处理

应持续进行院前复苏措施并根据指征确保气道通畅。

1. 做好目标管理，对于不需立即气管插管的有症状患者，应辅助供氧以维持 $SpO_2 \geq 94\%$，$PaCO_2$ 30~40mmHg。可通过 nCPAP 或 Bi-PAP 进行无创正压通气改善氧合，并可以减轻通气血流比例失调，把控好气管插管的指征：

（1）出现神经功能恶化的体征或不能保护好气道的患者。

（2）尽管给予高流量辅助供氧仍 $PaO_2 \leq$ 60mmHg 或 $SpO_2 \leq 90\%$。

（3）$PaCO_2 > 50$mmHg。

2. 大部分非致命性溺水者会由于担心病情严重或临床情况恶化而被收入院。有研究显示所有最终出现症状的患者均在溺水后 7 小时出现。在急诊科可使用以下的指南来对非致命性溺水者进行分诊：

（1）有症状的患者应被收入监护病房直至症状及生理紊乱缓解。

（2）对于无症状及有症状的青少年患者，通常推荐行心电图检查、检测血清电解质和肌酐。对于有症状的患者，检测血细胞计数及凝血酶原时间。对于特定情况，其他检查可能有用，如测定肌钙蛋白以评估心肌损害。

（3）应密切观察无症状患者约 8 小时，如有任何恶化即收入院。如果生命体征、脉搏血氧测定及所有检查（包括临近观察期结束时的胸片检查）均正常，并且在整个观察期没有发生临床恶化，可使患者出院并适当随访。必须给予明确的书面说明告知患者及家属，如有任何呼吸或其他问题要立即返回急诊科，并且患者必须由可靠的成人陪同。

(4) 有症状患者需住院给予支持治疗并处理相关的并发症。

3. 器官功能的监测和治疗

(1) 神经系统损伤：神经系统转归的主要决定因素为意识丧失的持续时间和就诊时患者的神经功能状态。住院治疗的目的是防止因持续缺血、脑水肿、低氧血症、水电解质紊乱、酸中毒和癫痫发作所致的继发性神经系统损害。有效治疗措施可能包括以下几个方面：

1) 床抬高：如果潜在的颈椎损伤已被排除，应将床头抬高 30°，但是有脑疝的高风险时慎用，并且对于是否有更积极的降低升高的颅内压的作用不明确，尚未被证实可改善结局，也很少采用。

2) 利尿剂：可被用来避免血容量过多，但也应警惕避免容量不足，这会降低心输出量和脑灌注，需要进行动态评估。

3) 过度通气措施：是作为将有脑疝风险的患者可紧急使用的一项暂时的治疗手段，通过减少颅内血容量来降低颅内压。但应避免长期的过度通气，因为它可以使血管收缩，从而减少脑血流量并加重脑缺血。

4) 控制癫痫发作：因为癫痫发作可增加脑氧耗和脑血流量，应积极控制。优选非镇静抗癫痫药（如苯妥英钠），因为这些药物不会抑制意识，因此不会增加神经功能评估的困难。

5) 避免使用神经肌肉阻断药：因这些药物可能掩盖神经系统体征。

6) 维持血糖在正常水平：高血糖和低血糖均可引起脑损伤。

(2) 呼吸系统：胸片可能无法反映肺部受累的程度，仅对有呼吸道症状的患者才推荐实施。支气管痉挛在非致命性淹溺中比较常见，其处理类似于急性哮喘发作，大部分患者建议使用 β- 受体激动剂可以得到迅速缓解。对于非致命性淹溺患者不推荐常规使用糖皮质激素。机械通气策略与其他因素引起的急性肺损伤一致。对于严重 ARDS 患者慎重评估后可以实施 ECMO 治疗，但目前未见有高质量的证据进行支撑。外源性补充肺表面活性物质目前也没有高质量的证据支持。

(3) 低血压：由于“冷利尿效应”，低体温患者可有明显的低血容量和低血压。这是因为在血管收缩的早期，血液转向身体核心部分，导致中枢容量感受器感知液体过剩并导致抗利尿激素生成减少。但是在处理时需要警惕缺氧性心肌病，应加强监测，优化补液和正性肌力药物的使用。

(4) 预防性抗感染：没有很好的证据支持对于非致命性淹溺的患者实施该治疗，仅对临床肺部感染的患者或者淹没于严重污染的水中的患者应用抗生素，如非致命性淹溺后出现肺炎，必须高度怀疑水媒病原体（如气单胞菌、假单胞菌和变形杆菌等）。

(5) 高压氧治疗：患儿恢复呼吸、心搏后，即可做高压氧治疗。可提高血氧浓度，增加氧含量；增加脑组织和脑脊液中氧含量，高压氧下脑组织和脑脊液中的氧分压均明显增高（2ATA 下可提高 7~8 倍）。因而可提高血氧弥散量，增加组织内氧的有效弥散距离，对改善脑缺氧有积极意义；有减轻脑水肿，降低颅内压的双重作用，从而打断脑缺氧、脑水肿的恶性循环，促进脑功能的恢复。但是对于生命体征不平稳的患者不宜实施。

4. 监护

(1) 脑干功能的监护：观察瞳孔反射、角膜反射、咽喉反射及自主呼吸等。反射恢复，表示脑干功能好转；反之，提示缺氧严重，脑干功能丧失。

(2) 心功能监护：注意有无心衰及心律失常。

(3) 监测水电解质平衡和血糖水平。

（李长钢　卢秀兰）

第三十五章　溺　粪

溺粪是学龄前儿童经常发生的意外事故。在我国南方农村常将粪池旷露于户外,防护设施简陋,小儿嬉戏不慎失足跌入事件时有发生。市区粪井因疏忽加盖或井盖被偷盗,而使小儿跌入的情况亦时有报道。因此,加强粪池、粪井的安全防护是防止发生溺粪的重要措施。溺粪后既有溺水的病理生理变化,也有粪中毒的临床表现,故病情复杂,应积极救治,认真对待。

【病理生理】 粪水中含有大量细菌及有毒物质,因此溺粪时除具有类似溺水的病理生理变化外,还有细菌、毒素及有毒代谢产物所致的一系列中毒反应和组织损害。

1. 类似溺水的变化 溺粪后吸入大量粪水或粪渣阻塞呼吸道,引起呼吸暂停窒息,使组织缺氧,代谢紊乱,水电解质平衡失调。曾有测定流水粪井中钠的含量为103mg/L、pH值为7.0,就含钠与酸碱度而言接近淡水。因此,粪水淹溺者,可出现血液稀释、血容量增加、肺水肿、充血性心力衰竭、低血钠、高血钾等,类似淡水溺水中毒的病理生理改变。

2. 粪中毒 是指粪池中细菌、毒素及化学毒物进入机体后所引起的一系列中毒反应。

(1)细菌及其毒素的作用:粪水中含有大量细菌,主要为革兰氏阴性杆菌,包括大肠埃希菌、副大肠埃希菌、铜绿假单胞菌等及其释放的毒素经呼吸道吸入及消化道吞入后,可引起吸入性肺炎、细菌性肠炎、败血症、严重感染及中毒症状。

(2)有毒物质的作用:粪水中含有大量胺类,如酪胺、腐胺、尸胺、组胺及吲哚等有毒物质。这些有毒物质进入体内后须经肝脏解毒,如吲哚经肝脏氧化变为吲哚酚,后者再与硫酸盐结合成为无毒的尿蓝母,由尿排出体外。如肝脏受累,或进入体内的上述物质过多,超过了肝脏正常的解毒功能,则过多的有毒物质存储体内,可影响卟啉的正常代谢,使中间产物吡咯物质增多,从尿中排出,因此出现棕褐色的双吡咯尿。动物实验表明,将狗溺粪水后,尿中出现大量粪卟啉Ⅲ,提示粪水中的有毒物质影响了卟啉代谢所致。

3. 硫化氢中毒 密闭的粪池、粪井中含有大量硫化氢气体,吸入后可立即引起死亡。硫化氢是一种无色、具有臭鸡蛋味的剧毒气体,比空气重1.19倍,在水中的溶解度为空气的2.5倍。按国家规定标准其浓度不能超过0.01mg/L,如超过1mg/L,即有致命的危险。因此,如跌入含硫化氢浓度高的粪井、粪池中,虽未吞入或吸入粪水,亦可在数秒钟至1~2分钟内"闪电"般的致死。常被误认为是触电所致。

4. 多脏器受累 溺粪者,毒血症症状突出,各重要脏器均可受累,而脑水肿的表现尤为突出。将溺粪后的实验狗不给予治疗,死后解剖发现:脑水肿明显,心肌浊肿,间质出血,肺不张,伴有炎症反应;部分血管周围及肺泡有出血,脾窦有中性粒细胞浸润,肝充血、脂肪变性及间质性肺炎;肠黏膜充血及点状出血、肾上腺皮质增生充血等多脏器受累的表现。

【临床表现】 溺粪大多病情危重,其严重程度与溺粪时间长短、吸入或吞入粪水的多少,以及粪池中有毒气体的浓度有关。

粪水吸入者,可有咳嗽、气促、发绀,口、鼻腔内有粪水流出,肺部出现干湿啰音。大量粪渣吸入者,可因窒息而死亡。大量吞入粪水者出现恶心、呕吐、胃部不适、腹胀、腹痛、腹泻,甚至便血,肝脾大,肝功能损害,以及发热、休克等表现。尿呈棕褐色或蓝色。

轻度淹溺者,被救起时,神志尚清醒,无明显症状和体征,但数小时后突然出现高热、抽搐、昏迷等表现。往往因此失去抢救机会。另有一部分患儿经抢救后病情一度好转,经数小时后又突然恶化而死亡,这种现象曾被称为"溺粪迟发危象"。

硫化氢中毒多系不慎跌入刚刚启盖的粪池或深粪井中,可立即丧失意识,呼吸麻痹,血压下降,昏迷而致死。

感染的症状多出现在经抢救1~2天后出现,

可有高热、咳嗽、胸痛、腹泻等症。

【诊断】 根据病史不难诊断,关键是应弄清溺于粪池中的时间、吞入或吸入粪水的量,获救时的神志意识状态、有无自主呼吸等。这对治疗措施的制定和判断预后有重要价值。

【治疗】

1. **现场抢救**　一旦发现溺粪,应立即将患儿从粪池中拉出,并及时清洁口腔及鼻腔,尽量促使"控出"吸入的粪水。并用手按压舌根,刺激咽后壁,使粪水吐出。脱下衣服,清洁全身皮肤,避免毒物经皮肤吸收。对呼吸和心搏停止者,应立即进行人工呼吸和胸外心脏按压,并积极设法转送医院抢救。对跌入刚启盖的粪池或深粪井中的患儿,抢救时应特别注意施救者防止硫化氢中毒。下井或下池营救人时,事先腰部必须系好安全带,屏住气将患儿救出。如有条件,可用鼓风机将井底硫化氢气体吹散后再下井。

2. **入院后的急救**　原则:保持呼吸道通畅,立即恢复呼吸心搏,清除吞入、吸入的粪水,积极控制感染和并发症。

(1)建立通畅的呼吸、恢复心搏、纠正低氧血症:无呼吸者,应予以气管插管或气管切开,吸出气管中的粪水及粪渣,并予以彻底冲洗。间歇正压通气给氧(IPPV)或呼气末正压通气给氧(PEEP)。加大氧流量或高频给氧,使用呼吸兴奋剂。心搏停止者立即给予心外按压,静脉推注0.1‰肾上腺素0.01~0.03ml/kg(0.01~0.03mg/kg),发生室颤者,立即除颤治疗。

(2)防止和减少细菌及毒素和有害物质的吸收:用肥皂水清洗全身,催吐。用1:5 000高锰酸钾水洗胃,然后从胃管注入硫酸镁导泻,促使吞入的有毒物质排出体外,同时给予新霉素或诺氟沙星,以控制肠道细菌生长。静脉输注液体改善循环,加强利尿以促进毒素的排泄。

(3)防治重要脏器受累:是抢救成败的关键,溺粪也像溺水者一样,可突然发生肺水肿而死亡。因此应严密观察,积极防治。一旦发生肺水肿,应严格控制液体量与速度,吸入经乙醇湿化的氧气并给予强心和利尿剂。可静脉推注20%甘露醇,每次0.5~1g/kg,或用呋塞米等利尿剂。如有抽搐、昏迷,提示存在脑水肿,除给予镇静剂外,亦应注意脱水疗法以降低颅压。出现心衰者,可给予毛花苷丙。

(4)控制感染:溺粪的患儿应按严重感染对待,给予广谱抗生素治疗至少3天,对轻症溺粪患儿,虽然症状不严重,但仍应留院观察,至少12~24小时。对有明显粪水吞入或吸入的患儿,应首先选用针对G^-菌的抗生素,如氨苄西林、诺氟沙星等。以后根据细菌培养结果及药物敏感试验及时调整有效抗生素。

(5)及时纠正酸中毒及电解质紊乱:已恢复正常通气功能,而有酸中毒者应积极予以纠正,可用4%碳酸氢钠稀释成等渗,按计算量的1/2~2/3静脉滴注。在抢救过程中如出现低血钾症,可将氯化钾稀释成0.3%浓度,均匀静脉滴注,并根据检测结果,调整剂量与滴速。

(6)全血交换疗法:中毒症状严重,经用一般治疗不见好转者可采用全血交换治疗,即用套管针从股动脉放血,60~80ml/kg,同时从周围静脉输入新鲜血,经过治疗后中毒症状缓解,病程缩短。如有设备条件,对中毒症状严重者亦可试用血液净化疗法,如血液滤过或血浆置换治疗等。

(7)对症治疗:有高热、昏迷者,可采用物理降温及亚冬眠治疗,使用肾上腺皮质激素,可提高机体对毒素的耐受性,减轻脑水肿、肺水肿,出现感染性休克者,可采用抗休克治疗。

(李长钢　赵祥文)

第三十六章 电 击 伤

当一定电流或电能量(静电)通过人体引起损伤、功能障碍甚至死亡,称为电击伤(electricaltrauma),俗称触电。雷击也是一种电击伤,属于高压电损伤范畴。轻度电击者可出现短暂的面色苍白、呆滞、对周围失去反应。自觉精神紧张,四肢软弱,全身无力。昏倒者多由于极度惊恐所致。严重者可出现昏迷、心室纤颤、瞳孔扩大、呼吸心搏停止而死亡。随着国家经济建设的发展,家用电器已逐步进入每个家庭,儿童触电事故电击伤的发生率也随之相应增高。我国农村每年因电击死亡约 5 000 人,其中不少为儿童。

【触电的原因】 引起电击伤的原因很多,主要系儿童缺乏对电的认知,不懂安全用电知识。儿童触电常为意外事故:6 岁以下通常是因为接触电线或电源插座;年龄较大的儿童通常因攀爬树上或电线杆上的输电线导致的高压电击伤。

归纳儿童触电的常见原因有:

1. 玩弄电器或电灯的插头、插座、电线等。

2. 室内电器插座安装过低,易被小儿触摸到,或用手指、钥匙、硬币、别针等掏挖。

3. 电线断落时,不知躲避,甚至用手触摸。

4. 攀登屋顶或树上捉鸟时误触电线。

5. 无防护设备去牵拉已触电的亲人或伙伴。

6. 雷雨时衣服淋湿,在大树下或屋檐下避雨或玩耍,或用铁柄伞而被闪电击中。

【触电的种类】

1. **单线触电** 身体触及一根电线,电流从身体触电处流入,又从触电处流出。

2. **双线触电** 身体接触两根电线,电流从一根电线接触处进入体内,从另一根电线接触处流出体外。

3. **跨步触电** 身体近高压电线落地处 10m 以内,两脚迈开时,电流从靠近电线的脚流入,从远离电线的脚流出。脚迈开距离越大,电位差亦越大,电流通过越多。

4. **雷击** 阴雨天被雷电击伤。

【发病机制】 电击伤通过 3 种机制导致损伤:①电流对机体组织的直接作用;②电能转换为热能,导致深部和表浅烧伤;③雷电击中、肌肉收缩或电击后跌倒导致的机械性钝挫伤。电击时产生的焦耳热是引起电灼伤的原因,但近几年来已观察到组织对热损伤和电损伤的反应有实质性的差别。焦耳热可引起部分组织的破坏。尤其是靠近皮肤接触部位的组织损伤。另有研究指出电损伤时可引起肌细胞膜的破裂,使大量的肌红蛋白从细胞内释放,花生四烯酸产生增加,细胞内游离钙增加。这些发现阐述了电休克和神经系统损伤发生的机制。

【影响触电损伤的因素】 电击损伤程度取决于电流强度、电压高低、人体的电阻、电流通过人体的途径、电流频率和接触时间。

1. **电流强度** 2mA 以下电流,手指接触产生麻刺感觉;10~20mA 电流,可使手指肌肉持续收缩,不能自主松开电极,并可引起剧痛和呼吸困难;50~80mA 电流,可引起呼吸麻痹和室颤;90~100mA、50~60Hz 交流电即可引起呼吸麻痹,持续 3 秒钟心搏即停止而死亡;220~250mA 直流电通过胸腔即可致死。

2. **电压高低** 通常儿童遇到的电击多数是 220V 的民用电或 380V 的工业用电,而不是高压电。电压越高或电流越大则对人体的损伤越严重。低电压强电流造成局部烧伤。一般(干燥)情况下,40V 电流即有组织损伤的危险;220V 电流,可造成室颤而致死;1 000V 电流,可使呼吸中枢麻痹而致死。220~1 000V 电流,致死原因两者兼有。高电压可使脑组织点状出血、水肿软化。

3. **人体的电阻** 潮湿条件下皮肤电阻较小,接触部位的电阻越小越易表现为全身反应。接触 12V 电流也有危险,20~40V 电流作用于心脏也可致死。冬季及皮肤干燥时,皮肤电阻可达 50 000~1 000 000Ω;皮肤裂开或破损时,电阻可降至 300~500Ω。

4. **电流通过人体的途径** 电流由一手进入,另一手或一足通出,电流通过心脏,可立即引起室颤；通过左手触电比通过右手触电严重，因为这时心脏、肺部、脊髓等重要器官都处于电路内。电流自一足进入，经另一足通出，不通过心脏，仅造成局部烧伤，对全身影响较轻。电流通过头部会使人昏迷，电流通过脊髓会使人截瘫，电流通过中枢神经会引起中枢神经系统严重失调而导致死亡。

5. **电流频率**　当电压在 250~300V 时，触及频率为 50Hz 的交流电，比触及相同电压的直流电的危险性要大 3~4 倍。而当电压更高时，则直流电的危险性明显增大。频率为 30~100Hz 的交流电，对人体危害最大。如果频率超过 1 000Hz，其危险性会显著减少。当频率为 450~500kHz 时，触电危险便基本消失。频率在 20 000Hz 以上的交流小电流，对人体已无危害，所以在医院的治疗上能用于理疗。

6. **接触时间**　通电时间越长损伤越大。人体处于电流作用下，时间越短获救的可能性越大。电流通过人体时间越长，电流对人体的功能破坏越大，获救的可能性也就越小。

【临床表现】

电击伤在临床上分为 4 类：①身体接触电路时会出现典型的电击伤特征，通常伴有入口伤和出口伤。这些伤口一般有助于预测电流路径，且皮肤表现可能会使医生严重低估内部热损伤的程度。②电弧击中皮肤但没有进入身体时会出现弧光放电（电弧）烧伤。③有电源时衣物着火燃烧会导致火焰损伤。④雷电击伤是由持续 1/1 000~1/10 秒的直流电接触引起，但是电压往往超过 1 000 万 V。光道雷电的峰值温度可在几毫秒内上升至 30 000K（太阳温度的 5 倍），因此会通过快速加热周围空气而生成高达 20 个大气压的冲击波。该冲击波随后可在人体中传播，引发机械性创伤。

触电组织的电阻、表面积及组织暴露量各不相同，因此电流的实际路线难以预测，内部器官损伤的类型和程度也极难推断。应以仔细地临床评估来指导治疗，评估时牢记表面表现可能不足以反映组织损伤或坏死的程度。

电击伤的临床表现多种多样，轻则为轻度的浅表皮肤烧伤，重则为多器官功能障碍和死亡。

1. **全身反应**　人体瞬间接触低电压小电流电源后，可有短时的头晕、心悸、惊恐、面色苍白、表情呆愣，甚至昏倒等。此时心脏受刺激是最早的表现，听诊可闻及早搏，心电图偶见结性心律。触电时间稍久或触高压电时，电流通过人体，可引起肌肉强烈收缩，此时身体可被弹跳摔倒而脱离电源，出现心律不齐、血压下降，甚至昏迷；抑或更紧贴电源而发生持续痉挛和严重的电休克，心室纤维颤动，迅即心搏呼吸骤停，如不及时抢救可迅速死亡。交流电易致心室纤维性颤动，高压电或雷电击伤多发生呼吸中枢抑制、心血管中枢衰竭、心肌变性、心室纤维断裂等改变。

2. **局部灼伤**　人体触电后，于接触电源及电流穿出部位可见“入电口”与“出电口”。于皮肤接触电源部位（入电口）和电流出口部位（出点口）由于皮肤肌肉等组织的电阻而引起瞬间高热或放电火花，局部组织发生严重灼伤。轻者皮肤被电火花烧伤呈 0.5~2cm 半圆形焦黄色或灰褐色干燥灼伤，偶见水疱，与正常皮肤界限清楚。重者损伤部位创面大，组织损伤较深，可深达肌肉和骨骼引起坏死，甚至皮肤炭化，骨骼断裂。Baker 报道最常见的电灼伤部位为手（57%）和脸（35%），其次为下肢（5%）、上臂（2%）及胸部（1%）。损伤部位的焦痂经 2~3 周开始脱落，可继发出血和感染。

3. **器官损伤**

（1）心脏：电击伤后的心律失常总体发生率估计为 15%；大部分心律失常为良性，在入院的头几个小时里发生。但急性电击心脏损伤可以因心搏停止（通常由直流电或雷电引起）或心室颤动（交流电）导致院前心搏骤停。心室颤动是最常见的致命性心律失常，在手 - 手电流通路患者中的发生率高达 60%。电击伤患者在心搏停止后可自行恢复窦性节律，但呼吸麻痹的持续时间较长，因此缺氧可能会导致心律变为心室颤动。房性心律失常、Ⅰ度和Ⅱ度心脏传导阻滞及束支传导阻滞也已有报道。据推测，右冠状动脉位于前部使得窦房结和房室结动脉更容易受累。ST 段和 T 波改变以及传导紊乱通常无须特定治疗就能恢复。心肌损伤较为罕见，但可由热损伤或雷电冲击波所致心肌挫伤引起。心脏挫伤是最常见的心脏病理表现，而心肌梗死罕见。其他罕见的心脏表现包括冠状动脉痉挛，以及凝固性坏死导致的心肌破裂。

（2）肾脏：横纹肌溶解可由大面积组织坏死引起，并且可并发血红素诱导性急性肾损伤。此外，液体血管外渗引起的血容量不足可导致肾前性氮质血症和急性肾小管坏死。

（3）神经系统：电击伤后，中枢神经系统和周围神经系统都可损伤。临床表现可能包括意识丧失、肌无力或麻痹、呼吸抑制、自主神经功能障碍及记忆障碍。周围神经损伤导致的感觉和运动障碍很常见。初始评估可能不会发现下肢无力，除非患者尝试走动。值得注意的是，这些障碍可能“不协调”，即感觉障碍与运动检查结果不一致。高压电击造成神经系统损伤时，临床表现可能会延迟至受伤数日至数月后才出现。

闪电性麻痹是雷电击伤所特有的暂时性麻痹，其特征为肢体有斑驳的蓝色且无脉搏搏动，下肢比上肢更常受累。这些表现可能是继发于血管痉挛，往往在几个小时内消退，但也可永久存在。被雷电击中的患者可能因自主神经功能障碍而出现瞳孔固定、散大或不对称。因此不能因为瞳孔固定、散大或不对称而停止复苏。雷电击中后的并发症包括缺氧性脑病、脑内出血、脑梗死，脊柱骨折也有报道。

(4) 皮肤：电击伤后可发生浅表层热烧伤、Ⅱ度烧伤和Ⅲ度烧伤。据估计，若每平方毫米皮肤表面暴露于 20~35mA 的电流并持续 20 秒，则皮肤温度会上升至 50℃，引起水疱和肿胀。每平方毫米皮肤暴露于 75mA 的电流且持续相同时间时，皮肤温度可上升至 90℃，可能会造成更严重的烧伤和炭化。烧伤最常发生于身体接触电流的部位及受伤时接触地面的部位。外部损伤程度不能用于判断内部损伤程度，尤其是低压电击伤。看似微小的表面烧伤可能伴有大面积肌肉凝固和坏死，以及内部器官损伤。雷电击伤引起头颅烧伤或腿部烧伤的患者更有可能死亡，这可能是因为后者遭受了更多直接通过身体的电流。电击伤会造成一种独特的烧伤特征，即“对吻烧伤(kissing burn)”。该伤痕出现于屈肌的皱褶处，即屈肌表面在紧邻关节处相互接触的地方。幼儿吮吸或咀嚼电源延长线时可能会发生口腔烧伤。焦痂分离时可能会出现唇动脉延迟性出血，有时是在损伤几日后发生。患者也有可能出现外貌缺陷，尤其是口角受累的时候。

(5) 肌肉骨骼系统：骨骼的电阻在身体各组织中最高，因此在触电时产生的热量最高。所以热损伤最严重的区域往往是长骨周围的深层组织，这有可能造成骨膜烧伤、骨基质破损和骨质坏死。除了烧伤相关损伤外，跌倒、冲击伤或在反复强直性肌肉收缩应力均可引发骨折。患者存在严重电击伤或神志改变时，应行颈椎影像学检查来评估骨折。深部电热损伤可导致组织坏死和水肿，以及急性骨筋膜室综合征，从而导致横纹肌溶解和/或内脏损伤。

(6) 血管、凝血系统：急性骨筋膜室综合征或电击所致小血管凝固可导致血管损伤。和雷电击伤相比，这种血管创伤在电击伤后更为常见。电损伤后有迟发性动脉血栓形成以及动脉瘤形成和破裂的报道，其原因是血管中层凝固和坏死。

(7) 其他：患者可发生白内障、前房积血、玻璃体积血及视神经损伤，尤其是在雷电击伤后。此外，50%~80% 被雷电击中的患者发生鼓膜破裂。感音神经性聋、耳鸣、眩晕及面神经损伤都有报道。内部器官(包括肺、胃、小肠及结肠)的损伤不常见。腹部确实受累时可并发瘘管形成、穿孔、继发性多重微生物感染、脓毒症和死亡。

【体格检查】

因严重触电而就医的患者很可能存在多种损伤(包括因跌倒或被抛出而发生的损伤)，应仔细检查，尤其要注意最常受累的器官和系统。严重触电后，有些损伤最初可能不太明显，必须频繁重新评估。

重要的评估内容包括：①气道、呼吸和循环。②心血管功能：评估心律。检查脉搏。③皮肤：针对烧伤进行视诊；查找水疱、烧焦的皮肤和其他病损；注意皮肤褶皱、关节周围区域以及口腔(尤其是幼儿)。④神经系统功能：评估精神状态、瞳孔功能、肌力和运动功能，以及感觉功能。⑤眼科检查：评估视力；视诊眼部，包括眼底镜检查。⑥耳、鼻、喉：鼓膜视诊；评估听力。⑦肌肉骨骼系统：通过视诊和触诊来评估有无骨折、急性骨筋膜室综合征等损伤的征象，一定要检查脊柱。

【辅助检查】 对所有电击伤者的基本检查应包括：血常规，尿液分析，基础血清电解质(包括钾和钙)，心肌酶谱分析，血清肌钙蛋白，肝、肾功能检查，特别是尿肌红蛋白测定、心电图及对疑似损伤的区域进行放射影像学检查。

【治疗】 对触电者应立即急救，分秒必争。

1. 迅速脱离电源立即切断总电源是最有效的急救措施之一。

(1) 关闭电源：如触电发生在家中，可迅速采取拔去电源插座、关闭电源开关、拉开电源总闸刀的办法切断电流。

(2) 斩断电路：如果在野外郊游、施工区因碰触被刮断在地的电线而触电，可用有木柄干燥的大刀、斧头、铁锹等斩断电线，中断电流。

(3)挑开电线：如果人的躯体因触及下垂的电线被击倒，电线与躯体连接得很紧密，附近又无法找到电源开关或总开关离现场较远，则救助者可站在干燥的木板或塑料等绝缘物上，利用现场一切可以利用的绝缘物，如干燥的木棒、扁担、竹竿、手杖、塑料制品、橡胶制品、瓷器、皮带或绳子等绝缘物将接触人身体的电线迅速挑开或分离电线或电器。

(4)拉开触电者：触电者的手部如果与电线连接紧密，无法挑开，可用大的干燥木棒将触电者拨离触电处。绝不能用手直接去推拉触电者，也不能用潮湿的物品去分离电源，以防自身触电。

2. **现场急救** 使触电者脱离电源后，应立即检查神志、呼吸、心搏及瞳孔等重要生命体征，边检查边急救。触电者脱离电源后往往神志不清，救助者应立即进行下一步的抢救。松解影响呼吸的上衣领口和腰带，使其呈仰卧位，头向后仰，清除口腔中的异物、取下义齿以保持呼吸道通畅。

(1)轻度电击伤：神志尚清醒，仅感心慌、四肢发麻、头晕乏力等，无须特殊处理，但应立即心脏监护，密切观察心脏、血压和呼吸变化，并警惕迟发性电休克的发生。

(2)呼吸骤停：当呼吸停止而脉搏尚存时，应立即行口对口人工呼吸。使仰卧，头偏向一侧，张开口，迅速清除口腔中血块及呕吐物等，使呼吸道通畅。行口对口人工呼吸(具体方法步骤详见第一篇第五章第一节心搏呼吸骤停与心肺脑复苏之“儿童心肺复苏流程”)，同时针刺人中和十宣穴或针刺膈神经或电脉冲刺激膈神经，以促使产生自动呼吸。如仍无效，应立即气管插管进行机械通气以维持呼吸。如无条件作气管插管或机械通气，可输注呼吸兴奋剂，如海俄辛、洛贝林或尼可刹米等。在心搏停止前禁用强心剂。

(3)心搏骤停：如心搏骤停而呼吸尚存，应立即做胸外心脏按压术。同时静脉注射 1∶10 000 肾上腺素 0.1ml/kg(0.01mg/kg)。如情况紧急，一时找不到血管，可经过环甲膜直接向气管内注入。此途径给药起作用时间可能比静脉给药更快，一般使用肾上腺素原液，剂量为 0.1mg/kg。5 分钟后可重复一次。如出现心室颤动，应在心电监护下，先用药物除颤，利多卡因首剂 1~2mg/kg 或普鲁卡因胺首剂 2~4mg/kg，稀释后缓慢静脉注射。如为心室细颤，可先用 1∶10 000 肾上腺素静脉注射，或直接从环甲膜向气管内注入，以提高心肌张力，使心室细颤变为粗颤，为电除颤创造条件。由于触电后心室纤维性颤动的发生率很高，电击除颤是项有效的抢救措施。目前以直流电除颤较常用，直流电胸外除颤所需能量开始为 2J/kg，如经两次电击无效可增至 4J/kg。

(4)心搏、呼吸骤停：人工呼吸和胸外心脏按压同时进行。心搏不恢复者可开胸直接心脏按压。触电后因呼吸、心搏停止，组织严重缺氧，可发生酸中毒，应配合使用碱性药物，碳酸氢钠为首选。在现场抢救时，肾上腺素与碳酸氢钠联合应用的效果，比单用肾上腺素或碳酸氢钠者好。

3. **心肺复苏后处理** 心肺复苏术使心搏呼吸恢复后，仍要继续观察病情变化，警惕发生心律失常及再度心搏骤停的可能。应继续维持血压，纠正酸中毒，防治脑水肿，预防肾衰竭和感染，加强营养等。

如有急性低血压，则应迅速检查有无继发于钝挫伤的胸腔或腹腔内出血。电击伤后可发生液体大量转移。临床在整个治疗过程中都应密切关注容量状态和电解质、心率、血压和尿量等生理指标，有助于指导液体复苏。中心静脉压监测可能有益于损伤更严重的患者。幼儿尿量目标应为 1.5~2ml/(kg·h)。早期治疗中应每 2~4 小时检测 1 次血清电解质浓度，尤其是钾浓度，具体取决于前一次检测结果、肾功能和临床状态。由于心肺复苏后，原严重缺血缺氧的组织器官恢复了血液灌流，即增加了发生再灌注损伤的机会，使各系统器官出现损伤的表现。因此对触电者心肺复苏后，及早使用抗脂质过氧化物的药物，如超氧化物歧化酶(SOD)，可避免组织损伤。此外，谷胱甘肽、维生素 E、维生素 C、别嘌呤醇等，亦有抗脂质过氧化的作用。钙通道阻滞剂可抑制钙离子内流，对缺血性心肺有保护作用，对防止心搏骤停有价值。常用钙拮抗剂有维拉帕米、戈洛帕米、硝苯地平、尼群地平等。

4. **局部电灼伤的治疗** 触电局部灼伤的处理与一般烧伤处理相同。创面要清洁消毒包扎，待坏死区域边界与正常组织明确分界后再切痂植皮，过早植皮不易成活。有条件者可行皮肤干细胞移植以促进皮肤再生修复。

5. **其他治疗** 触电因心搏和呼吸停止，组织缺氧，可造成严重酸中毒及脑水肿，甚至心肺梗死、脑软化等病变。电灼伤所致的肾脏改变比烧伤严重，类似挤压伤，故易出现急性肾衰竭。电击伤时由于肌肉强直收缩，可致关节脱臼或骨折。这些都要做出相应处理。对于神经系统损伤及肢体运动障碍，尽快给予高压氧治疗，以提高血氧浓度，增加血氧张力和弥散能力，并促使神经细胞代谢与修复，以促进神经系统早日恢复功能。

【预防】

1. 宣传安全用电的知识和方法，掌握日常工作电器安全使用的方法。

2. 经常检查各种电器安装是否符合标准，电线、电器是否漏电，对易发生触电的隐患应及时检修。

3. 狂风暴雨之后易发生漏电，若电线断落，不可走近，更不能用手触摸，应在四周做好标记提醒他人注意勿接近现场，然后立即报告有关部门修理。

4. 教育儿童不要玩耍和拆、装电灯插座、电线和电器等。室内插座要安装在小儿摸不到的地方。在没有断开电路前，不要用湿手或湿抹布擦电器。

5. 严禁私自架设电网。严禁乱接、乱拉电线或私自接线偷电。

6. 小儿在家庭中易发生触电事故的时间为上午 10~12 时、下午 4~6 时。这段时间正是家长外出上班，保姆忙于家务或准备做饭的时间。因此，要特别注意照看好小儿，防止意外触电事故的发生。

（易著文）

第三十七章　烧　伤

小儿烧伤程度与热源温度和接触时间密切相关，也与小儿皮肤娇嫩及自己不能消除致伤原因等特点有关。因此，同样条件下小儿烧伤时其损伤程度比成人严重。同样面积的烧伤，小儿比成人更易发生休克、失水及酸中毒。小儿机体抗感染能力较弱，且创面被污染的机会又多，因此发生局部和全身感染的机会也超过成人。

【病因】 烧伤是小儿经常遇到的意外事故。热力烧伤多由火焰、蒸汽、热水、高温金属等引起，化学烧伤由化学物质所致。日常生活中以热水烫伤多见，且多发生于5岁以下的小儿。该年龄组小儿对周围事物好奇心强，喜欢动手动脚，但又缺乏经验，因此易发生烧烫伤。新生儿及婴儿常因热水袋使用不当或衣裤、尿布引燃着火所致。故小儿烧伤部位多见于头面部、双手及会阴部，亦有大面积烧伤者。

【病理】 烧伤轻者仅使皮肤损伤，重者可使深部组织如肌肉、神经、血管、骨骼和内脏损害，大面积严重烧伤可引起全身多系统脏器的病理生理变化和并发休克、脓毒症、多系统器官功能衰竭等。

1. **局部病理改变**　温度越高，接触时间越长，损伤越严重。轻者局部毛细血管扩张、充血，有少量血浆渗到细胞间隙引起皮肤红肿。稍重者毛细血管通透性增加，血浆渗到细胞间隙引起组织水肿，并于表皮与真皮间形成水疱，甚至变性坏死。严重烧伤可致蛋白质凝固、组织脱水、全层皮肤坏死或炭化，形成焦痂。

2. **全身反应**　轻度烧伤一般无全身性反应。烧伤面积大于10%以上时，由于毛细血管通透性增加，血浆外渗，引起水、钠和蛋白质丢失，致血容量减少。肾脏缺血，抗利尿激素和醛固酮分泌增加，使尿量减少。深度大面积烧伤可破坏红细胞，引起血管内凝血、血栓形成，导致红细胞减少。烧伤48小时后渗出液回吸收，血容量增加，尿量增多。同时渗出物中有毒的物质和创面坏死组织的分解产物也被吸收到血液内，引起全身中毒反应如发热、心率增快、嗜睡、谵妄等称为“回收期毒血症”。严重烧伤患儿由于免疫功能被抑制，易发生脓毒症。

【诊断】 首先估计烧伤面积和深度以作为制订治疗方案的依据。

（一）烧伤面积计算

小儿头面部和双下肢的体表面积计算与成人不同，且随年龄增长而改变。应根据这个特点而制定的公式，常用的有九分法及手掌计算法。

1. **九分法**　此法将全身体表面积划分为若干的9%等分，儿童与成人在九分法上有相同之处，不同之处是小儿头大，年龄越小，头面部体表面积所占比例越大，两下肢面积越小：小儿头面颈体表面积（%）=9+（12－年龄）；小儿两下肢体表面积（%）=46－（12－年龄）。其余则与成人类似，即双上肢（%）=2×9，躯干（%）=3×9（含会阴1%）。

2. **手掌法**　小儿与成人相同，即将小儿手的五指并拢为身体表面积的1%，用于小面积烧伤的测定。

（二）烧伤深度的估计

目前采用三度四分法。即将烧伤分为Ⅰ度烧伤、浅Ⅱ度烧伤、深Ⅱ度烧伤和Ⅲ度烧伤。Ⅰ度和浅Ⅱ度烧伤称浅度烧伤，深Ⅱ度烧伤和Ⅲ度烧伤称深度烧伤（表5-1，视频5-1）。

【急救和转送】 必须抢救及时、处理得当、转送安全迅速。

1. **现场急救**　迅速脱离现场，尽快消除致伤原因。如开水烧伤，应立即剪开并去除衣裤，如酸碱烧伤应迅速脱去浸有酸碱的衣服后用大量清水冲洗。四肢烧伤可将肢体浸入冰水或冷水中约半小时。

2. **转送**　现场急救后迅速送往附近医院，在转运过程中须有专人护送，并作好急救准备。如已发生休克，应就地抗休克治疗。待休克纠正后再转送，以免休克加重或转运途中死亡。

【治疗】

（一）小面积烧伤的治疗

着重局部创面处理，预防感染，使创面及早愈合，防止畸形和功能障碍。

表 5-1 烧伤深度鉴别要点

烧伤深度	深度	病理	临床表现	愈合过程
Ⅰ度(红斑)	大表皮角质层,生发层健在	局部血管扩张、充血、渗出	轻度红、肿、痛、热、感觉过敏,表面干燥无水疱	2~3d 后痊愈,无瘢痕
Ⅱ度(水疱) 浅Ⅱ度	达真皮层,部位生发层健在	血浆渗出,积于表面和真皮之间	剧痛,感觉过敏,有水疱;泡皮剥脱后可见创面均匀发红、潮湿、水肿明显	约 2 周痊愈,不遗留瘢痕,可有色素沉着
深Ⅱ度	达真皮深层,有皮肤附件残留	局部组织坏死,皮下层渗出明显	痛觉较迟钝,可有或无水疱,基底苍白,间有红色斑点,创面潮湿;拔毛时痛,毛根有正常解剖结构,数日后,如无感染,出现网状栓塞血管	3~4 周痊愈,有轻度瘢痕
Ⅲ度(焦痂)	达皮肤全层,有时可深达皮下组织,肌肉和骨骼	皮肤坏死,蛋白凝固,形成焦痂	皮肤痛觉消失,无弹性,干燥,无水疱,如皮革状,蜡白、焦黄或炭化;拔毛不痛,无正常毛根解剖结构。数日后出现粗大树枝状栓塞血管	经 3~5 周后,焦痂脱落形成肉芽创面,小面积创面可由周围上皮爬行而痊愈,遗留瘢痕;面积稍大者,则需植皮方能痊愈

注意事项:①烧伤深度开始不易准确判定,待 2~3 天后才能分辨清楚;②烧伤深度可因压迫或感染而加深。因此治疗过程中须及时修正。

视频 5-1 烧伤

1. **清创术** 凡烧伤未满 24 小时的新鲜创面应尽早地在无菌条件下(如手术室)进行创面处理。先剃净创周毛发、剪短指 / 趾甲,用肥皂水和清水擦洗干净创周健康皮肤。然后用无菌棉花或纱布将消毒液(如 1∶10 络合碘)拭洗创面污物,除去褶皱和已脱落的疱皮(浅Ⅱ度水疱及贴附完整的疱皮不必除去)。吸干创面水分,酌情采用包扎或暴露疗法。

2. **包扎疗法** 四肢和躯干多采用包扎疗法,清创后创面上先放一层敷料(避免下次换药时粘连明显)。然后用吸水纱布(数层)和棉垫覆盖,绷带加压包扎。

3. **暴露疗法** 适用于头、面、颈、会阴部烧伤,或计划行早期切痂的Ⅲ度创面,或采用湿润烧伤膏治疗的Ⅱ度烧伤创面。清创后在创面上涂湿润烧伤膏或 1% 磺胺嘧啶银冷霜。注意无菌操作及室内保暖,以利创面完全暴露。

(二) 大面积烧伤的治疗

1. **早期处理** 大面积烧伤病情严重,治疗繁多。可按下列程序进行:①简要采集病史,迅速判断伤情;②对危及生命的症状、体征及时处理;③镇静止痛;④建立静脉输液(穿刺或切开)通道,鉴定血型、交叉配合、测二氧化碳结合力及血常规;⑤给氧;⑥插导尿管,记录每小时尿量、尿比重及酸碱度,送常规检查(注意有无血红蛋白尿及血尿);⑦制订输液计划;⑧选用有效抗生素及注射破伤风抗毒素;⑨病情平稳后清创处理;⑩清创后酌情采用包扎或暴露疗法。

2. **休克的防治** 大面积烧伤后易发生低血容量性休克,应及时给予抗休克治疗措施。积极补液恢复血容量。烧伤面积在 10% 以下时以口服补液为主,如口服盐开水、盐豆浆、肉汤等。面积在 10% 以上时应静脉输液,先根据烧伤面积计算总量。即按每 1% Ⅱ度、Ⅲ度面积每公斤体重需胶体和晶体量 2ml,算出第一个 24 小时输液量加当日需水量儿童平均 70ml/(kg·d),婴儿 100ml/(kg·d)。胶体与晶体比例为 1∶1 或 1∶2。胶体液以血浆、白蛋白、全血为主,必要时可适当输入低分子右旋糖酐、乳酸盐林格液等。酸中毒时应输入碳酸氢钠纠正酸中毒。

计算公式如下:①小儿烧伤后第一个 24 小时胶体晶体液,总量 = Ⅱ度(Ⅲ度)烧伤面积(%)× 体重(kg)× 2ml+ 每天生理需水量;②烧伤后最初 8 小时体液损失最快,故第一个 8 小时输入 24 小时胶体晶体总量的 1/2,余下 1/2 量在后 16 小时输完;③烧伤后第二个 24 小时输入胶晶体液量为第一个 24 小时烧伤面积计算出液量的 1/2+ 每天生理需水量(同第一个 24 小时)。

例如：4 岁小儿，体重 16kg，Ⅱ度烧伤面积 30%，计算输液量：烧伤后第一个 24 小时胶体晶体液总量 =16×30×2ml=960ml+ 每天需水量(16×70ml=1 120ml)。烧伤后 8 小时内输入胶体、晶体量 1 040ml，余量后 16 小时输完。

小儿烧伤后第二个 24 小时胶晶体液量 480ml，每天需水量 1 120ml，每天总液量 1 600ml。

可根据下列表现判断输液量是否已补足：①尿量：正常时婴儿尿量 10ml/h、儿童 20ml/h 表示血容量充足。低于此值表示补液量不足，应加快补液速度。②精神状态：安静、神清合作表示血容量已足。烦躁不安为脑缺氧、血容量不足的表现。③末梢循环改善的指征：肢端温暖、皮肤红润、浅静脉及毛细血管充盈良好，足背动脉搏动有力。④脉搏(心率)正常有力、血压正常、脉压增宽表示血容量已足。

3. **创面处理** 保护创面、减少污染和损伤，及时清创用药，预防局部感染，有利创面愈合，避免脓毒症，减少瘢痕形成，争取恢复功能。

(1) Ⅰ度、浅Ⅱ度烧伤创面的处理：Ⅰ度烧伤创面不需特殊处理，注意保护创面，防止外伤，3~5 天可自愈。浅Ⅱ度创面若无明显感染，应在无休克情况下行清创后包扎或暴露疗法(方法同小面积烧伤所述)。

(2) 深Ⅱ度、Ⅲ度烧伤创面的处理：深Ⅱ度和Ⅲ度创面先行清创术，一般多采用暴露疗法，保持创面干燥结痂，条件允许时，尽可能早期去痂植皮封闭创面。

(3) 感染创面的处理：患儿入院时间较晚，焦痂或坏死组织已开始溶解脱落或痂下感染化脓。应及时清除感染焦痂和坏死组织，达到充分引流。或用湿润烧伤膏，也可用纳米银抗菌凝胶外敷促使坏死组织脱落。如创面脓多肉芽水肿时，也可用高渗盐水纱布 4~6 层湿敷。若有铜绿假单胞菌感染坏死组织较多的创面不宜湿敷。宜用暴露或半暴露疗法。创面可用 1% 磺胺嘧啶银冷霜，或用纳米银凝胶和纳米抗菌敷料外敷。当创面周围出现蜂窝织炎时，应使用有效抗生素治疗。

4. **脓毒症的防治** 脓毒症是大面积烧伤常见并发症和引起死亡的主要原因。常见的细菌有金黄色葡萄球菌、铜绿假单胞菌和肠道革兰氏阴性细菌。近年来，真菌和厌氧菌感染也有上升趋势。脓毒症可发生在伤后任何一个阶段，而以烧伤早期和溶痂期(伤后 2~4 周)多见，警惕脓毒症的发生。

5. **合理使用抗生素** 小面积浅度烧伤可不用抗生素，大面积烧伤使用抗生素的原则是在烧伤后休克期内用一般抗生素如青霉素等。感染期改用广谱抗生素也可根据药敏结果选用有效抗生素，两种以上联合应用，足量静脉给药。如铜绿假单胞菌感染可选用多黏菌素 B、阿米卡星、头孢他啶等。金黄色葡萄球菌感染可选择新青霉素Ⅰ或Ⅴ、林可霉素、万古霉素等。大面积Ⅲ度烧伤切痂前后抗生素剂量需加大。在使用大剂量多种抗生素时，应注意继发真菌和厌氧菌感染的可能。

【小儿烧伤感染】 小儿烧伤并发脓毒血症、创面脓毒症与成人基本相似，本节就其某些特点叙述如下：

(一) 发生率

小儿烧伤的全身感染 - 脓毒血症和创面脓毒症的发生期、发生率、致病细菌都与成人相同，但发生率及死亡率略高于成人。感染仍是烧伤死亡的主要原因。

(二) 脓毒血症的发生时期

伤后 10 天以内发生的脓毒血症称早期脓毒血症，与休克关系密切，休克缺氧使内环境紊乱，削弱了全身和局部的防御能力，细菌侵入深层组织并大量繁殖，随着水肿回吸收而大量进入血流造成早期脓毒血症，早期脓毒血症一般比较严重，预后较差。伤后 2~3 周脓毒血症发生多是由于创面处理不当、广泛的创面自溶或者是切痂植皮失败所致。

(三) 脓毒血症的细菌种类

以致病性金黄色葡萄球菌和铜绿假单胞菌最多，其次是表皮葡萄球菌和肠道杆菌属。中小面积铜绿假单胞菌血症较少，而面积较大(>50%)且患者抵抗力低下，则极易发生铜绿假单胞菌或真菌脓毒血症。血培养的菌种绝大多数与创面细菌一致，与创面不一致者，则要寻找隐蔽病灶，特别是静脉切开或插管处的感染。

(四) 小儿烧伤脓毒血症的临床特点及诊断

1. **体温** 小儿烧伤后，体温常升高，因此单纯高热不能作为脓毒血症的诊断依据。但体温骤然升高或持续高热 40℃以上或骤然下降至 36℃以下者则有诊断意义。持续低温往往是严重脓毒血症病情重的表现，其细菌多以革兰氏阴性杆菌居多。

2. **心率增快**　小儿的心率极不稳定，任何刺激均可使其增快，不足以作为诊断脓毒症的依据，但心率持续数小时达 160 次 /min 以上，应引起注意。如果心率达 180~200 次 /min 以上，洋地黄治疗无效，尤其是有节律不齐者则有诊断价值。这种心率增快常伴有体温脉搏分离，严重者可出现奔马律或传导阻滞，如果心律逐渐减慢，甚至达正常以下，有时能听到单音节律，则是临终前的表现。

3. **呼吸**　呼吸改变较体温、心率变化更有诊断意义。比心率改变早，开始浅而快，可达 50~60 次 /min，进而为呼气延长性呼吸费力、呼吸窘迫或呼吸停顿等。点头呼吸、张口呼吸或抬肩呼吸则表示脓毒血症已到了晚期。

4. **精神症状**　6 个月以内的婴儿常表现为反应迟钝、不哭、不食、精神萎靡、疲软、表情淡漠、嗜睡、易惊醒或梦中惊叫哭闹或整夜不眠。有时也可表现为兴奋、烦躁不安、原因不明的哭闹、摸空、摇头、四肢乱动或持续不断地细微颤动、惊厥。3 岁以上儿童则可出现幻觉、幻视，迫害妄想或者贪食等成人常见的脓毒血症精神症状。也有表现为持续癫痫状态者。

5. **消化系统症状**　较成人出现早，常见，初起多为腹胀、食欲缺乏、厌食、呕吐、腹泻，每天数次，甚至数十次，大便稀薄，含黏液较多，但多无脓血。镜检可见少量血细胞及吞噬细胞，肠鸣音亢进。重者可出现肠麻痹，腹胀如鼓、胃扩张、严重脱水与酸中毒。

6. **皮疹**　皮疹、淤斑、出血点及荨麻疹等较成人烧伤脓毒血症时常见。金黄色葡萄球菌感染还可引起猩红热样皮疹，且多见于婴幼儿，而成人则极为罕见。

7. **创面变化**　小儿烧伤脓毒血症时，创面变化较多，较快。表现为创面、创周炎性水肿，脓疱疹，血管栓塞，肉芽组织污秽、暗晦或创面坏死斑，创面或痂下出血，创缘炎性浸润，生长停滞，创面不断加深。坏死斑较成人多见。创面和邻近烧伤的皮肤均可出现出血性坏死斑，坏死斑中细菌密集在血管外膜和肌层中。创面感染常见细菌是铜绿假单胞菌，其他革兰氏阴性细菌如变形杆菌、肺炎球菌等，也有致病性金黄色葡萄球菌。

8. **实验室检查**

(1) 白细胞增高较显著，$(20\sim30)\times10^9$/L 者多见，并有明显的核左移现象；有时白细胞，低于正常，除表示危险以外，还表明可能发生革兰氏阴性杆菌脓毒血症。

(2) 血培养可以是阳性。

(3) 儿童铜绿假单胞菌血症时可出现铜绿色蛋白尿。

(4) 易发生电解质紊乱，如酸中毒、低血钾、脱水，肾功能改变，尿素氮增加，肌酐上升、肌酐清除率降低。

(五) 脓毒血症的防治

小儿脓毒血症死亡率高，防治关键在于：①平稳地渡过休克；②正确处理创面；③增强机体的抵抗力—特别是营养支持；④合理使用抗生素。

（李　勇）

第三十八章　呼吸道异物

呼吸道异物系指喉、气管和支气管异物，分内源性及外源性两类。内源性为呼吸道内的假膜干痂、血凝块、干酪样物质堵塞。外源性为外界物质误入气道，通常呼吸道异物是指外源性异物，是耳鼻喉科常见急诊之一。多发生于儿童，是儿童意外伤害的主要原因之一。

呼吸道异物多发生于儿童，尤以5岁以下多见。湖南省儿童医院统计296例患儿，年龄最小5个月，最大13岁，其中5岁以下284例，占95.5%；3岁以下241例，占81.4%。

【病因和发病机制】

1. 呼吸道异物多发生于小儿，主要原因是小儿磨牙尚未生长，咀嚼功能不完善，喉的保护功能不健全，体积小而轻的异物易误吸入呼吸道。

2. 小儿自制力差，口内含有食物或小物品（如笔帽、大头针等）时哭笑、不慎跌倒，使异物易呛入下呼吸道。

3. 家长在给小儿喂食时，打骂、惊吓，致食物呛入呼吸道。

4. 手术时的意外，口腔、咽、喉手术时，器械中的配件或切除的组织滑落误吸。

【部位】 湖南省儿童医院统计的296例中，气管异物67例，占22.6%，支气管异物229例，占77.4%。其中右侧支气管131例，占44.3%；左侧支气管93例，占31.4%；双侧支气管5例，占1.7%。右侧支气管较左侧多的原因：①右主支气管与气管长轴相交角度小，几乎位于气管的延长线上，左主支气管与气管长轴相交角度大；②气管隆嵴部位偏左；③右侧肺呼吸量较大，吸入的力量也较大。也有一些报道，左支气管异物反较右支气管异物为多，可能是由于以上3个原因，右侧支气管异物被咳至气管内，而进入对侧支气管内；因右侧支气管异物已引起支气管黏膜炎症、肿胀或阻塞性肺气肿等并发症，影响空气吸入量，呼吸气流变小，咳至气管内的异物易进入左侧支气管，因此左侧支气管异物反较右侧支气管异物多。

【种类】 按异物性质分为：①植物性：花生仁、瓜子、豆类等；②动物性：鱼、猪、鸡等骨片；③化学制品：塑料笔帽、塑料玩具口哨等；④矿物性异物：大头针、别针、玻璃片、玩具上的玻璃灯泡等。

【病理】 病理改变与异物的性质、大小、形状、存留时间有密切的关系。

1. **异物的性质**　不同性质的异物所引起的病理反应各不相同。植物性异物含有游离脂酸，刺激性大，可引起严重的呼吸道黏膜急性弥漫性炎症反应，黏膜充血、肿胀、分泌物增多。铁质金属易氧化生锈，可引起局部组织溃烂，肉芽增生，瘢痕形成。动物性异物对呼吸道黏膜刺激性较矿物性异物为大，化学制品类异物对组织刺激较小。

2. **异物的大小和形状**　异物小，表面光滑，刺激性小，引起的病理反应轻，气道只部分受阻，吸气时由于支气管扩张，空气可吸入。而呼气时管壁回缩，管腔变小，空气排出受阻，因此远端肺叶出现肺气肿。异物大，停留时间长，黏膜肿胀明显，使支气管完全阻塞，空气吸入呼出均受阻，远端肺叶内空气逐渐被吸收，致阻塞性肺不张。病程长时，远端肺叶引流不畅，可并发支气管肺炎和肺气肿。

3. **异物存留时间**　异物存留时间越久，引起的病理变化越多、越严重，尤其是刺激性强，容易移动变位或存在支气管内形成阻塞的异物为甚。

【症状及并发症】 临床上将呼吸道异物分为4期。

第一期异物进入期：当异物通过喉部时出现喉痉挛、剧烈呛咳、呼吸困难，严重者很快发生窒息而死亡。

第二期安静期：当异物进入支气管后嵌顿于支气管内，可无症状或症状轻微。

第三期症状再发期：由于异物的刺激和感染，分泌物增多，引起咳嗽甚至出现高热。

第四期并发症期：并发感染可出现气管炎、支气管炎、肺炎、肺脓肿，支气管异物日久者可并发支气管扩张、支气管或叶支气管完全堵塞，可发生肺不张，支气管部分阻塞可发生阻塞性肺气肿。阻塞性肺气肿明显或剧烈咳嗽时，可出现不同症状：

1. **喉异物**　喉异物可引起喉痉挛，出现呼吸困难，若异物停留在声门裂，大者立即发生窒息死亡，小者出现呛咳、呼吸困难、发绀、喉喘鸣、声嘶或失声。

2. **气管异物**　异物在气管内刺激呼吸道黏膜而发生呛咳、气喘，较大异物位于气管隆嵴而使两侧主支气管通气受到严重障碍可发生严重呼吸困难甚至窒息，较小异物可在声门裂和气管隆突之间随呼吸气流上下活动，出现阵发性咳嗽。当呼气时异物随气流向上撞击声带，在喉部和气管部位触诊，可触到碰撞振动感。异物体积轻而小，能随呼吸气流在气管内上下飘荡，可闻拍翅声。当异物阻塞部分气管腔时，气流通过变窄的气道可产生哮鸣音。

3. **支气管异物**　当质轻体积小的异物尚能活动时，则有痉挛性高声呛咳，轻度呼吸困难。当异物嵌顿于支气管内某个部位时，可无症状或症状轻微，如两侧主支气管皆有异物阻塞，可立即窒息死亡。若一侧支气管或一叶支气管完全阻塞，空气不能入肺，而肺中空气逐渐被吸收，阻塞下方的肺部发生肺不张，如圆珠笔帽异物往往嵌顿于一侧支气管，使该侧支气管完全阻塞，可发生一侧肺不张；而大部分支气管异物引起支气管部分阻塞，吸气时支气管腔扩大，气体可经异物与支气管壁之间空隙入肺。呼气时支气管腔缩小或炎症肿胀之黏膜将异物卡紧，气体呼不出，异物呈活瓣样作用，因而并发阻塞性肺气肿。一侧主支气管异物可形成一侧肺气肿，一叶支气管异物可形成一叶肺气肿，若未及时取出异物，解除异物的活瓣作用，则肺气肿继续加重，可导致肺泡破裂，形成气胸、纵隔气肿、皮下气肿。

【诊断】

1. **病史**　异物吸入史清楚、症状典型，容易明确诊断。但幼儿不能清楚诉说异物吸入史，又无他人见到发生异物吸入时情况，尤其是症状不典型者，诊断比较困难，若有突然发生而又久治不愈的咳喘，并伴有或不伴有发热、憋气，或反复发生的支气管肺炎的患者，应考虑异物的可能。

2. **体格检查**　特别注意听诊及触诊。气管内活动异物可听到异物撞击声。张口咳嗽时更明显。触诊气管时有碰撞振动感，张口呼吸时可听到哮喘样喘鸣。并发肺气肿、肺不张时，肺部听诊患侧呼吸音减低或消失，肺炎则可闻及湿啰音。

3. **影像学检查**

(1) X线检查：① X线不透光异物：气管或支气管内透光异物如金属异物或者密度较高骨质异物，可发现异物影像。②气管内X线透光异物：气管内X线透光异物若引起活瓣状部分气道阻塞，可致两侧肺气肿和纵隔的矛盾运动。肺气肿：X线表现为两侧肺透亮度增高，两膈低平，胸廓长径和横径增大。透视下吸气和呼气时肺野透亮度改变不明显。纵隔矛盾运动：表现为纵隔在吸气时变大（即左右横径增宽），呼气时变小（即左右横径缩小），出现与正常呼吸时情况相反的纵隔变化。③主支气管内X线透光异物：肺不张：异物引起患侧主支气管完全阻塞时，可发生一侧性肺不张。X线片呈现患侧肺野均匀性密度增高，膈肌上升，气管和纵隔移向患侧；纵隔摆动：异物引起主支气管活瓣性部分阻塞时，则发生一侧肺气肿。患侧肺野透亮度增高，肺容积增大，膈肌下降，纵隔移向健侧。透视下呈现纵隔摆动，即呼气时纵隔被推向健侧，呼气时纵隔回至原处，检查纵隔摆动透视比胸片好，但诊断由异物引起的轻度肺炎、肺不张。则胸片比胸部透视好，应常规用两种方法检查。④肺叶、肺段支气管异物：支气管异物阻塞表现为肺叶或肺段的不张。X线片可见楔状或三角形均匀致密影。

(2) 多层螺旋CT扫描，对于儿童气管支气管异物行多层螺旋CT扫描后处理技术。包括多平面重建（MPR）、曲面重建（CMPR）、最小密度投影（Minp）、CT仿真内镜（CTVE），能显示异物的位置、大小、多少及与周围组织的关系，大大提高了术前诊断的准确性。特别适用于异物史不明确而有临床症状的患儿，对内镜操作起引导作用，避免内镜检查插管的重复性和异物摘取的盲目性，提高手术的成功率。

4. **内镜检查**　明确诊断气管、支气管异物主要的可靠的方法。

(1) 纤维支气管镜或电子支气管镜：该镜细、软，前端可调节方向，检查范围广，特别是诊断上叶、舌叶和肺叶以下各支气管异物更具有其特殊的优点。较影像学检查更为直观、可靠。对于异物史明确，而X线检查为阴性的患儿，应行纤维支气管镜或电子支气管镜检查，以防止漏诊。

(2) 硬管支气管镜：在行支气管镜检查的同时，准备好异物钳，发现异物即进行异物取出。

【治疗】异物时间短，或日期虽长但无并发症者，应尽早手术，因异物在气管支气管内随时有发生窒息威胁生命的危险。有阻塞性呼吸困难者应立即手术取出异物。如并发高热、脱水、衰竭或出现皮下气肿、纵隔气肿、气胸等严重并发症者，应先控制并发症，待病情缓解后再行异物取出术。病情严重、呼吸极度困难、设备缺乏、人员技术力量不足时，可先行气管内插管或气管切开术。气管插管比气管切开术更为快捷、有效，为抢救患儿生命赢得宝贵的时间，尤其是在基层医院，可先行气管内插管，再转运到上级有条件的医院，在支气管镜下取出异物，避免发生窒息及死亡。

1. **术前准备与麻醉** 对于支气管镜下取异物的麻醉问题，国内学者有不同意见，有主张不用任何麻醉即无麻，也有主张采用全身麻醉。阎承先主张全身麻醉，认为有如下优点：①如不用全身麻醉，手术时患儿用力挣扎，难以维持体位，增加取出异物的困难和危险。②对患儿心理和精神将造成不可估量之创伤。③患儿中枢不稳定，呼吸频率快，潮气量小，气管、支气管异物时，呼吸肌处于疲劳状态，手术时患儿用力挣扎，易引起呼吸衰竭。④小儿气管、支气管异物常有不同程度的缺氧，若不用麻醉，患儿用力挣扎，代谢增加，氧耗量增大，加重缺氧，甚至引起脑水肿、肺水肿或心力衰竭。⑤全身麻醉后，异物一次取出成功率增大。全身麻醉术前常规用抗胆碱药，以减少腺体分泌，保持气道通畅。如阿托品，术前30分钟肌内注射，0.01~0.02mg/kg，术中连续监测呼吸、心电图、PaO_2、$PaCO_2$。

2. **内镜下取异物**

(1)直接喉镜下取异物：①适应证：气管异物，特别是活动性异物和不易夹碎的异物，如西瓜子、葵瓜子等。②禁忌证：向上张开的别针、尖锐的钢针或图钉、小和易碎的异物。

(2)硬质支气管镜下取异物：①适应证：直接喉镜下不能取出和未取出的气管异物、支气管异物。优点：先检查到异物，然后取出，成功率高。必须根据患者年龄、不同异物选择不同型号支气管镜，不同长短异物钳和吸引管。硬质支气管镜下取异物，是最直接、最有效的方法，术中可通过支气管镜的侧孔输入氧气。②禁忌证：无明显禁忌证。

(3)纤维支气管镜下取异物

1)优点：在直视下看得清楚，夹得准确，可进入较细支气管取异物。对于张口困难、颈椎有病者亦可应用。

2)缺点：镜身是实体，部分阻塞呼吸道，且不能同时供氧，容易加重呼吸困难，异物钳头小，种类少，不能夹取较大的异物。

3)可视潜窥镜下取异物：对于细小的异物嵌顿于段支气管时，可在潜窥镜下寻找以防止异物残留，较大异物如笔帽、口哨等可用潜窥镜引导异物钳，牢固钳夹住异物，在直视下通过声门，可防止异物卡脱至声门下。

(4)气管切开取异物：适应证：气管或支气管巨型异物，有严重呼吸困难，估计在取出时异物可能被卡于声门处或被刮落，或喉部已有炎症；硬管支气管镜不能插入，直接喉镜或纤维支气管镜取不出者。

(5)开胸取异物：适应证：支气管或分段支气管内异物被嵌顿，如针、大头针、螺丝钉等异物，可行开胸取异物；已有支气管扩张、肺并发症，可考虑开胸行肺段或肺叶切除术，此法目前很少应用。

(赵斯君)

第三十九章　消化道异物

消化道异物是指不能被消化且未能及时排出而滞留在消化道内的各种物体。根据来源可分为内源性异物和外源性异物；根据嵌顿部位可分为食管异物、胃内异物、肠道内异物。消化道异物常发生于幼儿及学龄前期儿童，也是儿科急腹症原因之一。

【病因及发病机制】

1. **生理因素**　幼儿及学龄前期儿童正处于运动及大脑发育的快速时期，由于逐渐接触新事物，表现出更多的好奇心，却缺乏安全意识，导致6个月至6岁成为消化道异物的高发年龄段。

2. **生理性解剖因素**　消化道狭窄部位是发生异物嵌顿的最主要部位。其中食管有三个生理性狭窄：第一个狭窄为食管开口（咽食管交界），最窄处仅1.3cm；第二个狭窄相当于胸骨角或T_4水平（主动脉弓与左主支气管横跨压迫），距切牙约24~29cm；第三个狭窄位于相当于T_{10}水平（膈食管裂孔处），距切牙约33~40cm。在食管三个生理性狭窄中，第一个狭窄是异物嵌顿发生最高的部位；在胃内，异物容易滞留在幽门口及胃底黏液湖；肠道内，最容易引起异物嵌顿的则是十二指肠降段及回盲部。

3. **病理性解剖因素**　①消化道畸形：常见的如食管狭窄、食管裂孔疝、十二指肠隔膜、肠狭窄等；②炎性病变：如食管炎性狭窄、消化性溃疡并狭窄、炎症性肠病等，这些疾病导致消化道狭窄或窦道形成从而滞留异物；③肿瘤因素：如淋巴瘤、肠息肉等。

【临床表现】

1. **食管异物**　①疼痛及异物感：较大儿童可大致指出嵌顿部位疼痛或不适感，而幼儿可表现为流涎、拒食、哭吵、呕吐；②吞咽困难：吞咽时表情痛苦，难以下咽；③呼吸困难：异物压迫气管时可有发绀、喘鸣；④食管穿孔：如出现食管穿孔，可有剧烈疼痛，可迅速表现为呼吸循环衰竭，体查可扪及颈胸部皮下气肿。

2. **胃内异物**　如为小的、圆形的、光滑的异物，可无任何症状；如吞入尖锐的、腐蚀性的异物导致胃黏膜损伤，则可出现腹痛、呕吐、呕血症状；如为大的异物，堵塞幽门，可导致呕吐。

3. **肠道异物**　大部分可顺利通过，无明显临床表现；少数滞留在十二指肠降段、回盲瓣，表现出腹痛、呕吐、排便减少或消失；如出现尖锐异物导致肠道损伤、穿孔，可出现腹痛、便血、腹肌紧张。

【实验室检查】

1. **影像学检查**

（1）X线：①可诊断大多数消化道异物；②不透X线异物，可清楚显示位置、大小、形态；③可了解有无纵隔积气及膈下游离气体等并发症。

（2）CT：①对于有明确异物吞入史或高度怀疑消化道异物，但异物不显影者，CT可帮助诊断；②仍存在一定的漏诊率。

（3）造影：①对怀疑食管异物，异物透X线者，可选择上消化道碘水造影；②不常规推荐钡餐，可有误吸、包裹异物、干扰内镜检查的弊端。

2. **内镜检查**　检查和内镜下异物取出同时进行。喉镜：发现口咽部，食管入口上方异物。食管镜：用于食管异物的取出。胃十二指肠镜：①检查是否有上消化道异物；②对上消化道异物进行取出。

【诊断标准】

1. 异物吞入的病史和临床表现。

2. 影像学检查或内镜检查中发现异物。

【鉴别诊断】

明确的异物吞入史和典型的临床表现，结合影像学检查，诊断一般无困难。需要鉴别的主要是没有明确异物史，或透光异物，临床表现不典型者，内镜检查尤为重要。

【预防与治疗】

1. **治疗原则**　消化道异物一旦确诊，需根据患儿年龄、异物性质、大小、位置、停留时间等评估危险性，决定是否需紧急处理。

2. **治疗方式**　①自然排出：80%~90%的异物

可经消化道自然排出；②内镜处理：口咽部、食管入口上方的异物首选喉镜，食管中上段异物可选择硬式食管镜，十二指肠降段以上可选择胃镜，小肠部位科选择小肠镜，回肠末端、结直肠选择结肠镜；③外科手术处理：异物在消化道内出现严重并发症，如梗阻、穿孔、出血，或内镜下无法取出亦不能自行排出的异物等。

3. **急诊内镜处理的适应证**　①尖锐异物；②腐蚀性异物；③多个磁性异物或磁性异物合并金属；④食管内异物停滞>24 小时；⑤食管内异物出现吞咽困难、流涎等食管完全梗阻表现；⑥食管内异物出现呼吸困难、气促等气管受压梗阻症状；⑦胃或十二指肠内异物出现胃肠道梗阻症状。

4. **择期内镜处理的适应证**　①直径>2.5cm 异物；②长度>6cm 异物；③单个磁性异物；④未达急诊内镜水平的食管异物；⑤有症状但未达急诊内镜的胃十二指肠异物；⑥自然排出失败的异物。

5. **不同类型消化道异物的具体处理方式**

(1) 食管内异物：任何情况，食管内异物滞留时间不能超过 24 小时；在儿童，食管异物停留时间不确定，建议早期取出，尤其是高危异物，如尖锐物品、纽扣电池等。

(2) 胃肠道内异物

1) 短、圆、钝异物：如硬币、游戏币、圆珠等直径小者，若无胃肠道症状，可等待自然排出；直径 ≥ 2.5cm 的异物难以通过幽门，应选择内镜取出；3~4 周未排出或停留一位置超过 1 周，需行内镜或外科干预。

2) 长形异物：如棒棒糖棍子、挖耳勺、勺子、牙刷、指甲剪等长度大于 5~6cm 的异物。胃内及近端十二指肠，可于胃镜下取出；如入十二指肠远端后肠道需密切观察有无腹痛、呕吐、呕血、发热、黑便等症状，如异物不能排出或出现肠梗阻、肠穿孔，需外科手术治疗。

3) 腐蚀性异物：如电池等。如在胃内及近端十二指肠需急诊胃镜下取出；入肠道者应密切观察临床症状及体征，85% 会于 72 小时内自然排出，如不能排出和 / 或出现消化道穿孔者，需急诊外科手术。

4) 磁性物品：如磁珠、磁块等。在胃及近端十二指肠，可于胃镜下取出；进入肠道内的单个磁铁可密切观察，等待自然排出；如有多个磁铁进入肠道，需外科手术探查。

6. **预防**　小儿消化道异物是常见的儿童意外伤害，绝大部分为误吞，因此家长要提高防范意识，让孩子远离小的物品及危险的物品，要教育孩子不要把物品放在嘴边玩。

【预后】

1. 消化道异物预后总体来说一般恢复较好，除自然排出外，内镜治疗作为首选，创伤小、安全性好、成功率高。

2. 如消化道异物导致严重并发症，如食管穿孔、胃肠道多发穿孔、坏死等，则预后不佳。

（游洁玉）

第四十章　虐　待

儿童虐待(childmal treatment)的概念目前尚无统一界定。多数学者认同世界卫生组织1999年给出的界定标准,即在相关责任、权力和能力下,对儿童进行各种形式的躯体和精神的折磨、性虐待、忽视、放任、商业或其他剥夺,并导致儿童的健康、生存、发展及尊严受到实际或潜在的伤害。在各类儿童虐待的界定上,除了性虐待的界定较为统一外,躯体虐待、精神虐待和忽视的界定由于地区文化的差异,目前尚未有统一的界定,但学界普遍认同躯体虐待和精神虐待是施虐者的故意所为,造成了儿童身体和精神的伤害。而忽视是应当负有责任的照料者处于疏忽或者其他非故意的原因造成的儿童的身体或精神伤害。本章主要涉及躯体虐待、性虐待和忽视。

【流行病学】 儿童虐待存在于各个地区和经济文化环境,总体来说,对儿童虐待的识别率是远远不够的,实际发生率往往高于调查研究数据。儿童虐待的流行病学研究由于对虐待的具体标准以及调查方法不一,各研究报道的儿童虐待的发生率差异较大,很难比较。一项纳入14 239名母亲覆盖美国、巴西、印度等6个国家19个社区的调查显示,39%有躯体虐待儿童史。儿童性虐待和忽视更为隐蔽,难以发现,国外有学者对全球范围内217篇论文的荟萃分析显示儿童性虐待的发生率女孩为(164~197)/1 000,男孩为(66~88)/1 000。不同地区儿童虐待发生率的差异更多源于定义和调查方法的不同,文化或经济的差异并非主要因素。受虐的儿童往往同时受到多种形式的虐待,一项包括4 053名2~17岁儿童的调查显示,80%曾经历过至少一种虐待,66%受过一种以上的虐待,30%经历过5种或更多形式的虐待。多重类型的虐待较反复经历单一类型的虐待与儿童的创伤性症状关系更为密切。

我国近年对儿童虐待逐渐引起关注,全国妇联和联合国儿童基金会的一项调查显示,我国74.1%的儿童在成长期曾受到不同程度的虐待。但有关研究仍十分有限。采用中国3~6岁儿童忽视评价问卷进行的调查显示3~6岁儿童忽视的发生率在35%左右,男孩略高于女孩。特别需要关注的是近年农村留守儿童的忽视问题尤为突出,有待重视。国内6个省市2 508名大学生的性虐待调查示,有24.8%的女生和17.6%的男生在16岁前曾经历过1项或1项以上的性虐待,其中包括非身体接触的性虐待(女生20.0%、男生14.6%)和包括触摸在内的身体接触的性虐待(女生14.1%、男生7.8%)。

【发生原因和影响机制】 儿童虐待的发生原因较为复杂,往往有多种因素的共同作用,可归纳为个体因素、家庭因素、社区及社会因素三个方面。

1. **个体因素**　施虐者因素和儿童因素。儿童虐待的施虐者可以是父母或其他家庭成员、照料者、熟人、陌生人、老师或其他权威人士,甚至其他儿童。施虐者往往在儿童时期遭受或目睹过虐待。父母或照料者如果缺乏对正常儿童生长发育的认知、贫穷、缺乏社会支持、存在精神健康问题、自控力差、过于年轻、自卑、文化水平低、存在乙醇或物质滥用、缺乏养育技巧,更易发生虐待儿童。值得关注的是,在儿童性虐待中,有研究示将近50%的施虐者来自其他儿童或青少年。

与儿童有关的危险因素是指具备这些特点的儿童可能更易遭到虐待,但并不意味着儿童需为虐待负责任。这些特征包括具有外表或功能的残障、困难型气质、难以安抚、不能满足父母的期望、存在情绪或行为障碍,或者是意外怀孕的或多余的孩子。很多研究显示女孩较男孩更易遭受性虐待,严重的躯体虐待则男孩多见。儿童的年龄越小,发生致死性虐待的可能越大。学龄前和小学阶段发生躯体虐待的机会较大,随着年龄上升,躯体虐待的发生率呈下降趋势,而性虐待的发生率在青春期后增加。独生子女不是儿童虐待的保护因素。

2. **家庭因素**　包括家庭贫穷、亲子关系不良、家庭关系不和、存在家庭暴力、家庭成员有躯体或精神疾病、家庭成员间缺乏支持、缺乏亲朋好友的支持、家庭被孤立或受到歧视。

3. **社区和社会因素** 包括社区失业率高、居住条件差、家庭服务设施差、容易获得乙醇或毒品、容忍暴力、存在性别歧视或社会歧视、邻居流动性大、邻里关系缺乏支持。社会因素包括社会经济及健康和教育政策,社会文化对暴力的态度,诸如"打是亲,骂是爱"的教育观念的认同,社会对儿童虐待缺乏相应的约束政策。影视节目、电子游戏或公众媒体对躯体惩罚的暴露。社会文化在亲子关系中不注重儿童的倾向,以及存在儿童色情、童工等现象。

儿童虐待不但可使儿童躯体受到伤害致残、致死,也使儿童的正常身心发育严重受阻,给儿童的行为、社会化、认知和情感诸多方面造成难以弥补的伤害。与躯体虐待相比,长期忽视对儿童的危害常常更严重。遭受多重形式虐待的危害大于单一形式的危害,长期反复的虐待对儿童的危害最为严重。有研究证实儿童虐待可以造成脑影像学海马容量的减少。受虐儿童可出现情感和行为紊乱、低自尊、人际交往不良、认知和学习能力损害。儿童期遭受虐待的危害可延续到成年期,与成年期物质滥用、饮食失调、自杀、高危性行为、吸烟和睡眠障碍等均有关。儿童期有虐待史的成人更多存在人际关系不协调,并易患抑郁障碍、创伤后应激障碍以及其他精神障碍。一些躯体疾病的发生率也高于一般人群,如缺血性心脏病、癌症、脑卒中、慢性支气管炎、肺气肿、糖尿病等。受虐儿童成年后更易成为对儿童的施虐者,这种现象又称为"循环虐待"。

【临床表现】

1. **躯体虐待** 儿童躯体虐待的表现取决于虐待的形式和持续时间。包括:多部位的皮肤青肿、瘀紫和瘢痕,切割伤、撕裂伤、挤压伤、皮肤烧灼伤,头皮下血肿、骨折、内脏损伤、营养不良、脱水等,甚至致死。表5-2列出了需要疑有儿童虐待的损伤的特点。

头部损伤是婴幼儿最常见的虐待致死原因。典型的头部损伤如婴儿摇晃综合征,常发生于1岁以内的婴儿。婴儿被用力快速摇晃或猛力抛扔而出现一系列症状表现,根据损伤的严重程度不同而表现为喂养困难、呕吐、易激惹、嗜睡、不笑、呆滞、听力损害、不能抬头、抽搐、呼吸困难、瞳孔不对称、昏迷、死亡,检查可发现硬膜下或蛛网膜下出血、视网膜出血、颅骨细小的骨折,远期可造成脑瘫、智能发育迟滞、生长停滞、失聪失明、行为障碍。其中视网膜出血在受虐儿童多见,而在其他原因引起的颅脑损伤中较为少见,应作为疑有虐待的线索,但需除外出血性疾病等因素。

对受到父母虐待的儿童,在急诊室或PICU可观察到亲子关系不同寻常的表现,如父母对儿童的伤痛并不关心、冷漠、指责、态度粗暴,家长拒绝必要的检查或治疗。受虐待的儿童在诊室或住院时常表现胆小紧张、沉默退缩,害怕身体碰触,易受惊吓,对疼痛性操作耐受性强,不愿出院。

遭受虐待的儿童近期还可表现为自卑、焦虑、抑郁,伴有噩梦和夜惊、惊恐发作、惊跳反应、易激惹、警觉性增高,一些儿童长时间的情绪低落,缺乏快乐感,自尊心降低,行为退缩,甚至有自杀意念和自杀行为。有些儿童也可表现为攻击行为、欺负其他儿童,或对动物残忍和虐待、自虐自残等。

表5-2 儿童人为性损伤的评价

如果对以下任一问题的回答是肯定的,需要怀疑有儿童虐待的可能:
1. 损伤的部位或分布是不同寻常的吗?
2. 存在可辨认图案的青紫或标记,如鞋印、烟头烫印吗?
3. 损伤可以除外出凝血障碍所致吗?
4. 是否存在大人的咬痕或手掌印记?
5. 是否存在边缘清晰、深度一致的烧烫伤?
6. 是否有袜子手套样烫伤?
7. 是否同时存在不同愈合阶段不同受伤时间的损伤?
8. 照料者或儿童叙述的损伤经过与实际损伤的程度、性质或范围是不相一致的吗?

2. **性虐待** 儿童性虐待往往十分隐蔽,难以发现,性虐待造成的证据常在短时间内消失,如青春期前女孩的处女膜轻度损伤可在48小时内消失,因此对怀疑病例,应尽快做检查,搜集证据。性虐待儿童常因排尿排便疼痛、排尿困难、肛门或外阴出血、反复无明确原因的腹痛而就诊,如发现阴道流液、外生殖器或肛门红肿触痛、肛门松弛或瘢痕、身体的咬伤,遭受性虐待儿童还可表现为对暴露隐私身体和身体接触很随意、无所谓或特别恐惧,均应高度怀疑性虐待可能,需作进一步评估。

遭受性虐待的学龄儿童除了可以出现和遭受躯体虐待同样的情绪改变外,还可出现学习成绩的陡降,逃学、离家出走,青春期女孩可出现对母亲的明显敌对情绪。

3. **忽视** 包括医疗忽视、安全忽视、教育忽视、身体忽视、情感忽视、社会忽视 6 个亚类。临床上可见到的遭到忽视的儿童常表现为衣着仪容不整或与季节气候不符、精神萎靡、外貌憔悴、疲惫困倦、发育迟缓、体重过轻、营养不良，负有与其年龄不相称的责任，儿童的基本需求未能得到满足。常因为意外伤害而就诊，就诊往往不及时，延误治疗。常由父母以外的人陪同，父母表现为对儿童关心不足，不遵守医嘱，拒绝做必要的检查治疗和随访。

【诊断和鉴别诊断】 儿科临床所见虐待多以外伤的形式就诊或因其他原因就诊时被偶然发现，因此，对任何儿童外伤均应将儿童虐待作为鉴别诊断的内容加以考虑。对于病史叙述前后矛盾、儿童有自杀企图、反复因外伤就诊于急诊、生长停滞、衣着与气候不符、不能遵医嘱用药、延误就诊或治疗的儿童，应怀疑有儿童虐待的可能。可以通过仔细地询问病史和体格检查加以识别。需要单独和不同的家属及儿童交谈，搜集病史，以确认家属提供的病史的真实性。有时儿童因为害怕遭到施虐者的报复，不敢诉说受虐待的真实情况，需要医护人员做出安全的保证。对患儿进行全面详细的全身体格检查十分重要，特别要注意一些隐蔽部位的损伤。对疑有骨折的患儿应行长骨和颅骨的 X 线检查，疑有头部损伤的儿童应行头颅 CT 或 MRI 检查。有皮下出血、瘀青者，需做出凝血功能检查。对疑有遗传代谢疾病的应做相应的实验室检查。一些躯体疾病的表现可类似于儿童虐待的体征，需要与虐待作鉴别的情况见表 5-3。但有时可能同时存在两种状况，需要临床医生仔细判断鉴别。

表 5-3 儿童躯体虐待的鉴别诊断

损伤	鉴别诊断
青瘀	意外或非意外损伤、与文化习俗有关（如刮痧）、皮肤病、出血性疾病、遗传疾病（如 Ehlers-Danlos 综合征）、过敏性紫癜、胎斑
烫烧伤	意外、与文化习俗有关、皮肤病、皮肤感染、Stevens-Johnson 综合征
骨折	意外、产伤、先天性梅毒、白血病、成骨不全症、骨髓炎、佝偻病、坏血病、甲状旁腺功能亢进
头部外伤	意外、产伤、出凝血功能异常、感染、颅内血管畸形、代谢性疾病

儿童性虐待的受害者很少留有直接证据，由于外生殖器和肛门的损伤愈合较快，仅有 4%~5% 报道有性虐待史的儿童可找到躯体损伤的证据，包括生殖器及周围的损伤等，大多数儿童性虐待主要依据病史、性传播疾病史等间接证据。对任何儿童自我报道的性虐待史，均应给予重视，需要做与性传播疾病相关的实验室检查。但检查阴性或缺乏儿童报道并不能排除性虐待的诊断，需要交于儿童保护工作者进一步处理。儿童性虐待的直接证据是急性期无法用其他原因解释的外生殖器、肛门或会阴部瘀青及撕裂伤，直接从儿童身体部位取得精子，或妊娠阳性。但对会阴部损伤的原因做出判断时需要考虑到其他疾病或意外的可能，儿童的阳性报道往往是最为可靠的判断性虐待的依据。因此，临床上应尽量鼓励儿童自我报告以确认存在性虐待。表 5-4 描述了与疑有性虐待的儿童交谈时的注意点。建议尽量一次完成所有的询问，避免让受害儿童反复回忆诉说。交谈方式应与儿童的发育水平相符合。

表 5-4 儿童性虐待史访谈建议

向儿童介绍自己以及为什么会来和他 / 她谈话
询问儿童为什么会到这里来
使用简单明了的句子和词语
使用儿童能听懂的具体的名称
使用直接提问的方式
确认儿童的陈述
如果需要，可重复提问
询问儿童是否理解提问的问题
允许儿童写下答案或画出事件
如果可能的话，和儿童单独谈话，不用父母陪同
不要带有偏见、先入为主的观念、暗示或假设
询问疾病史、用药史、月经史和性史，以了解儿童的语言和发育状态
询问症状（包括躯体和情绪）
要求儿童描述事件经过
澄清疑问
询问儿童关心和害怕的问题

儿童虐待的一种特殊形式是代理性佯病症（Munchausen 综合征），监护人通常是母亲以各种手段杜撰或故意捏造孩子的病症，使孩子接受不必要的检查或治疗，甚至手术治疗，导致儿童心身

受到伤害。施虐的监护人通常有很强的控制欲，很难控制自己的情绪，经常伴有焦虑抑郁等症状。典型表现为反复辗转于各个医院，看上去非常有爱心的照料者，但却经常不遵医嘱，自行出院。他们这样做的目的并非获得利益，借此可与想要获得某种利益的诈病加以区别。临床诊断需要仔细了解病史和观察亲子互动，明确诊断往往需要足够依据，较为困难。

国际疾病分类标准第10版(ICD-10)对确定的或怀疑有儿童虐待设置的编码分别为T74.02-32和T76.02-32。目前，我国尚无儿童虐待的强制报告制度，虽然搜集证据不是医护人员的职责，但医护人员往往是最早接触受虐儿童的专业人员，医护人员对受虐证据的收集将有利于儿童的治疗和保护。搜集证据包括在治疗前对躯体损伤部位标注尺寸并摄片摄影，对疑有性侵犯的儿童采集体表、口腔或肛门生殖道的体液标本，对怀疑有性传播疾病者进行血液学检测，并保留完整的病史记录，必要时可给予录音录像。

【治疗和预防】 儿童虐待的治疗和预防需要多学科多方面的综合干预。包括：健全儿童保护的法律法规；媒体及公众宣传，降低社会对儿童虐待的容忍度；建立儿童保护机构网络，并配备专业人员，建立儿童虐待报告处置体系；开展父母支持计划，提高父母的养育技巧；对医疗健康人员进行相关培训，提高识别率，并给予恰当的处置；培养足够的训练有素的心理卫生工作人员，以提供及时的心理支持和治疗。临床上可以通过使用高危因素筛查量表，如国外学者使用的Kempe家庭应激量表(FSC)、Framingham安全问卷(FSS)、父母筛查量表(PSQ)筛查出高危家庭，并对于高危家庭和儿童进行预防性的干预，如定期上门访视、提供父母就业等措施以减少儿童虐待的发生。但有研究显示使用筛查量表与对照组相比，并不能提高儿童虐待的识别率。

对确认有儿童虐待的案例，需要尽早对儿童和家长进行治疗干预。

1. **儿童的治疗** 在治疗躯体损伤的同时，早期积极治疗儿童的心理创伤十分重要。包括提供安全的治疗环境和情绪的安抚。如果条件许可，儿童心理卫生专业人员应尽早介入评估和治疗，可采用聚焦创伤的认知行为治疗(TF-CBT)，学习放松技巧，鼓励儿童描述创伤经历，表达负面情绪，消除恐惧感、自卑感和社交退缩，建立相互信任的人际关系。治疗也包括亲子共同参加的会谈。但这种方法不适合于3岁以下儿童或有自杀企图的儿童。在PICU对患儿设立相对固定的护理人员，对缓解儿童的心理应激状态也能起到积极作用。儿童的心理干预往往需要持续较长时间，对多数住院儿童而言，需要在出院后继续心理治疗，因此需要建立出院后的随访计划，包括家庭访视，以确认儿童得到安全的养育和持续的支持。在治疗期间，除非有受到继续虐待的可能，儿童一般不应和父母隔离，但如果儿童存在明显的应激情绪反应，可暂时和施虐父母分开，包括住院心理治疗，以缓解儿童的危机情绪。性虐待对儿童心理行为的影响往往不同，因此适合采用个别治疗的方式来消除性虐待带来的心理创伤。但也有研究显示小组治疗有助于减轻遭受性虐待的青春期女孩的心理影响。

2. **父母的治疗** 影响父母虐待儿童的因素很多，大多数施虐父母的目的并非伤害儿童，因此，对施虐父母的治疗应尽量消除其危险因素，包括告知父母虐待的后果和法律责任、宣教儿童发育的知识、提高父母的养育技能。同时需要评估父母的精神健康状态，积极治疗父母的精神障碍，并提供社会支持、促进家庭就业和经济状况的改善。对存在家庭冲突、婚姻矛盾的家庭，可进行家庭治疗，促进沟通，改善家庭气氛和亲子关系。父母治疗的方式包括个别治疗、小组治疗、热线电话等，研究显示家庭访视有助于降低儿童虐待的发生率。如果施虐者是家庭以外的人员，父母可出现内疚感和愤怒情绪，有些父母会指责儿童负有责任，或对遭受性虐待的儿童歧视，担忧儿童的未来，因此，父母干预需要纠正不当的认知，减轻父母的心理压力，让父母能理解儿童的感受，并帮助儿童渡过危机，并提高监管养育能力。尤其是对于残疾儿童的家长，需加强家长养育能力的培训和社会支持，缓解家长的养育压力。

（高鸿云）

第四十一章　其他意外事故

第一节　腹部闭合性损伤

随着工业、交通业的发展，儿童意外伤害事故频繁发生，腹部闭合性损伤成为小儿外科常见的急诊之一。最多见的原因为坠落和车祸。儿童虐待造成的创伤目前也日益引起关注。尽管腹部创伤只占儿童外伤的 10% 左右，但是它是儿童致命外伤中最容易被忽略的创伤。因多数儿童不能准确叙述外伤过程及不适程度和部位，查体不配合，且常伴有其他部位伤，如脑外伤、胸外伤和骨折等，掩盖了病史和体征，而使其诊断不易明确，导致儿童腹部闭合性损伤的早期诊断比成人困难，容易导致严重后果。

【病因】 儿童闭合性损伤多由钝性外伤导致，常见原因有交通事故、跌落伤、打击伤、爆震伤、牵拉伤和挤压伤等。在发达国家交通事故伤最多，中国随着汽车保有量的增加，交通事故伤也急剧增多。儿童被虐待可以导致腹腔任何部位损伤，其中十二指肠血肿最为常见。

【特点】 儿童腹部闭合性损伤和成人相比有如下特点：①儿童对危险缺乏认识，缺乏自我保护意识，意外伤害发生率高。②儿童以较小的面积和体积吸收冲击力，使得传递的能量相对更高，受伤的概率更大、更严重。③保护上腹部脏器的肋骨、胸廓，因其钙化程度较成人低且更柔韧，所以更容易出现肝脏和脾脏的损伤。④儿童腹部肌肉发育不完善，抵御外部打击能力弱，容易出现腹腔内脏器的损伤。⑤受伤后，患儿对受伤忽视，不能得到及时的救治，延误治疗，错过最佳的救治时机。⑥儿童循环血容量少，一旦出现内脏损伤、内出血，短时间内出现休克，死亡率高。特别是肝脾损伤患儿，可造成更严重的失血。⑦出现腹膜炎后，腹痛不明显，体征不典型。⑧受伤后焦虑、恐惧和疼痛使得儿童哭闹，胃扩张，造成腹肌紧张，这样就会对腹部情况的评估造成困难。

【临床表现】 在接诊该类患儿时，应特别注意：详细询问家属或目击者患儿受伤时间、受伤部位、受伤机制、伤后出现的症状和治疗经过，以及伤后症状、病情的变化。要动态观察患儿全身、腹部体征的变化，特别注意有无休克的发生，以及腹膜炎的情况。

1. 持续性腹痛、恶心、呕吐常为腹内脏器伤的一般表现。

2. 腹膜刺激征、移动性浊音、肠鸣音减弱或消失是腹内脏器伤的重要体征，体征最明显处，常为损伤所在。

3. 钝性外伤较轻时仅造成腹壁损伤，表现为局部疼痛、肿胀、皮下淤血、皮肤擦伤或裂伤。肌肉断裂有血肿形成可触及肿块。受损部位有压痛，屈身静卧时疼痛减轻，腹肌紧张或增加腹压时疼痛加重，疼痛随观察时间延长而逐渐减轻。偶伴低热，多无全身症状。

4. 钝性外伤较重时可造成腹腔内实质性脏器损伤和空腔脏器损伤，二者可同时发生，表现不一。易受损器官依次为：脾脏、肝脏、肾脏、胃肠道、膀胱 / 尿道 / 输尿管、胰腺和腹腔大血管。

5. **腹内实质性脏器损伤**　受伤的器官有脾、肝、肾脏和胰腺等。常引起腹痛、大出血，导致失血性休克，并可伴有腹膜刺激征。出现口渴、烦躁或特别安静，皮肤、嘴唇、睑结膜苍白，毛细血管再充盈时间延长，脉快、脉弱、血压下降等情况，腹部在短时间内膨隆，轻微腹痛、腹胀。休克程度与失血量、失血速度有关。

6. **腹内空腔脏器损伤**　常见小肠、结肠、胃及十二指肠损伤。消化液、胆汁、血液的刺激导致剧烈的腹痛，腹肌紧张、压痛、反跳痛等典型的腹膜刺激征，并逐渐出现发热、腹胀、肠鸣音消失。

【辅助检查】

1. **血常规检查**　红细胞、血细胞比容和血红蛋白下降是腹腔内失血的表现。损伤初期，由于人体的应激反应，血液浓缩等原因，红细胞、血红蛋白和血细胞比容可以无明显变化。白细胞总数及中性粒细胞升高是机体对创伤的一种应激反应，临床诊断意义不大。

2. **血清淀粉酶或尿淀粉酶监测** 在伤后2天或更长时间持续升高，常提示胰腺损伤或胃肠道破裂穿孔，或是腹膜后十二指肠破裂。血尿是泌尿系损伤的重要标志，但其程度与受伤情况可以不成正比。

3. **诊断性腹腔穿刺和灌洗** 该方法简单易行，结果可靠，目的是检查腹腔内有无出血、肠道内容物和胰液。穿刺液为不凝的血液提示腹腔内出血，多为实质性脏器损伤；抽出含胆汁的液体则提示有上消化道或胆道损伤；带有粪臭的液体提示回肠远端、结肠破裂；而腹腔穿刺阴性并不能排除内脏损伤，应用穿刺插管腹腔灌洗法可提高阳性率。腹腔穿刺常选穿刺部位是左(或右)麦氏点。随着CT、超声等技术的应用，目前该方法应用较少，主要用于情况危重、血流动力学不稳定患儿，以及出现神志变化、怀疑有腹腔内实质脏器损伤引发腹腔大出血或其他情况需要急诊手术探查者。

4. **X线检查** 如伤情允许，或诊断不明确，可选择性地行X线检查，最常用的是胸片、平卧位及左侧位腹部平片。立位腹部平片虽然更有意义，但对于危重患儿却不适用。腹腔游离气体是空腔脏器破裂的证据，表现为膈下“新月形”阴影，或侧卧位时“穹窿征”和“镰状韧带征”或仰卧时的“双肠壁征”。“花斑状阴影”是腹膜后积气的X线表现，提示腹膜后十二指肠或结、直肠破裂穿孔。X线检查对于实质性脏器损伤诊断意义不大。

5. **超声检查** 腹部超声检查有经济、方便、可动态观察、无创、无痛等优点，对肝、脾等实质性脏器损伤的诊断帮助较大，可发现直径1~2cm的实质内血肿，确诊率高达90%以上。现在国外提倡临床医生FAST(focussed assessment sonograph trauma)超声检查，了解四部位有无积液：Morison窝(肝肾间隙、右结肠旁沟和右肺底)、脾肾间隙和左结肠旁沟、盆腔(Douglas腔和直肠子宫陷窝)及心包。该方法可以判断腹部和心脏有无损伤，特别是对血流动力学不稳定的患者，可以完全取代诊断性腹腔穿刺灌洗术。

6. **CT检查** 可静脉或口服造影剂来增强对比，进一步提高诊断正确率。对儿童腹内实质脏器的钝性伤检查准确率高，可清晰显示肝、脾、肾等器官的包膜是否完整，大小及结构是否正常。CT可发现空腔脏器小穿孔的少量游离气体，肠道损伤表现为肠壁增厚和腹腔内游离气体，增强扫描提示肠壁增强和肠管扩张。CT检查对肠道损伤的敏感性达到60%以上，特异性达到90%。对于胰腺损伤则需要增强薄层扫描。

7. **腹腔镜检查** 诊断准确率远高于B超、CT检查，可以避免因诊断不明而导致的病情延误，有助于临床医师对患者的处理，把握手术与非手术治疗的界线。安全，易开展，创伤和术后并发症远远低于剖腹探查。在施行腹腔镜探查中，实施顺序以“先全面，后局部，先实质，后空腔”为原则。目前，该技术已越来越广泛地应用于腹部外伤的检查。但该项检查对某些胸腹联合损伤，特别是胸膈损伤，由于气腹的影响，应列为腹腔镜检查的禁忌。部分患者开始无明确体征，须进行连续观察，如经反复检查及分析仍不能确定有无内脏损伤时，决不要犹豫，宁可及早开腹探查或腹腔镜检查，明确诊断，以免延误救治造成严重的后果。

【诊断与鉴别诊断】

1. 腹部有直接或间接暴力外伤史。

2. 临床症状常有腹痛、腹胀，伴有恶心、呕吐。可出现休克症状。

3. 腹部体征可有腹部压痛、反跳痛、肌紧张，可有移动性浊音，肝浊音界缩小或消失，肠鸣音减弱或消失。

4. X线检查，膈下可有游离气体。

5. B超、CT或MRI检查，对实质性脏器伤可确诊。

6. 诊断性腹腔穿刺或腹腔灌洗获得阳性结果。

7. 腹腔镜检查或剖腹探查明确诊断。

【治疗】 对腹部闭合性损伤，必须密切观察，反复检查，妥善处理，以免延误诊断和治疗。单纯腹壁挫伤多采用保守疗法，伤后24小时内局部作冷敷；24~48小时后改用热敷。腹腔内脏器损伤诊断明确或有探查指征，应尽快剖腹探查。根据各脏器伤情，采用适当术式。部分伤员开始无明确体征，须进行连续观察，如经反复检查及分析仍不能确定有无内脏损伤时，决不要犹豫，宁可及早剖腹探查或腹腔镜检查，明确诊断，以免延误救治造成严重的后果。

1. **常规处理** 监测患儿生命体征；防治休克；选用合适的抗生素治疗；纠正水电解质紊乱。

2. **拟行手术患儿，应做好充分术前准备** ①建立通畅的输液通道，休克患儿快速补充生理盐水或平衡液；②交叉配血，条件允许可以输注同型血；③留置胃管、导尿管，以利于尿量的监测；④联合使用抗生素，预防感染；⑤积极处理合并伤，特别是颅脑和胸部外伤，减轻脑水肿和肺水肿的发生。

（李　勇）

第二节　食管腐蚀伤

食管腐蚀伤是由于吞服强酸或强碱等腐蚀剂所导致的食管壁的化学腐蚀伤。碱性腐蚀剂灼伤引起组织液化性坏死，并可穿透入食管壁深层组织导致穿孔，所致瘢痕狭窄常较重；酸性腐蚀剂引起组织凝固性坏死，损伤较表浅，所致瘢痕狭窄相对较轻，常伴有胃损伤。由于儿童辨别能力有限，常常容易误服化学腐蚀性物质而造成食管烧伤，引起食管瘢痕狭窄及食管穿孔。因此，儿童是食管腐蚀伤的主要易患人群，尤以5岁以下儿童及幼儿最为多见。

【发病率】 本病发病率尚无确切统计。随着社会经济的发展，普通居民家中消毒剂等化学腐蚀品普遍应用，因误服消毒剂所致小儿口腔、食管腐蚀伤发病率有所增加，已成为重要的儿童意外损伤之一。近年来，随着人民物质生活的不断提高，人们日常接触强酸、强碱类物质的机会逐渐减少，食管化学腐蚀伤有所减少。但是发生在北方地区的病例仍然多于南方，农村多于城市。

【临床表现】

1. **急性期** 腐蚀伤的严重程度不同，急性期持续的时间也长短不一，多在一周左右。伤后可立即出现唇、舌、口腔、咽喉和胸骨后烧灼痛。幼儿表现拒食、哭闹不安、口涎外溢等。水肿累及喉部可出现声音嘶哑及呼吸困难，严重者可因喉梗阻而窒息。口唇、舌、口咽部可见水疱形成。此期应注意患者呼吸、体温、中毒症状等情况，严防休克及窒息。

2. **缓解期** 又称炎症消散期，持续约1~3周。此期急性炎症减轻，食管水肿及充血消退，口腔、咽部溃疡及食管浅层溃疡开始愈合，全身及局部症状逐渐缓解，吞咽功能部分恢复，可进一般饮食，有时可被误认为已痊愈。

3. **瘢痕狭窄期** 一般出现于腐蚀伤后第3~5周。此期创面开始修复，结缔组织增生，瘢痕形成并逐渐收缩。患儿再度出现吞咽困难且症状更加严重。若发生食管闭锁，则食后即吐或滴水不进。此期患儿逐渐出现酸碱失衡、水电解质紊乱及营养不良。

【治疗】 儿童食管腐蚀伤在不同时期的处理策略不同。

1. **急性期的处理** 本期急救处理十分重要，基本原则是抢救生命，尽快终止损伤进展，减少并发症和预防瘢痕狭窄。注意维持呼吸道通畅，抢救中毒性休克，纠正水及电解质紊乱，减轻疼痛，维持营养。

(1) 中和腐蚀剂及保护创面：强碱物质可用弱酸中和，以食醋、2%醋酸、果汁最为方便迅速；强酸物质则可服用肥皂水、2%~3%的氢氧化铝。此外，无论误服强酸或强碱物质，均可立即口服蛋清或植物油等以保护创面，使用越早越好，伤后2小时以内效果最佳，否则作用不大。急救处理后应禁食，可给予静脉营养，3~5天后开始进流食，再由半流食过渡到普通饮食。

(2) 对症及支持治疗：若损伤喉部出现呼吸道梗阻表现，应紧急处理喉水肿，酌情进行气管插管，并准备随时进行气管切开。注意抢救休克，预防肾衰，补液供给营养，纠正水电解质紊乱及酸碱失衡。伤后早期应静脉应用广谱抗生素预防感染。适时补充必需的维生素，必要时输血及血浆对伤后恢复有益。

(3) 肾上腺皮质激素的应用：目前意见尚不统一。多数学者认为，烧伤早期足量使用激素有助于预防和治疗休克减轻局部水肿及肉芽，促进创面愈合，减少纤维组织增生。尤其对于中度烧伤可能更有意义。一般是先用足量后递减至维持剂量先静脉给药后改口服，直到开始扩张治疗停药。但北京儿童医院通过对300余例食管灼伤患儿的观察，证实凡误服火碱者即使应用激素也无一例不发生食管瘢痕狭窄。因此，应用激素对于食管狭窄的预防效果目前尚无定论。另外，对于合并严重感染或食管可疑穿孔者，应禁用或慎用激素。

2. **缓解期的处理** 烧伤后1周左右，病情逐渐稳定，进入缓解期。由于Ⅱ度以上烧伤的患者日后发生食管狭窄几乎不可避免，所以本阶段的治疗以预防和减轻食管瘢痕狭窄为主。

对食管烧伤后瘢痕狭窄的预防措施主要有三类：药物、预防性扩张和食管留置扩张管。药物预防主要是用糖皮质激素以尽可能减少烧伤后瘢痕狭窄。同时以抗生素预防感染；预防性扩张是应用最广也是最为有效的手段。伤后3周左右可考虑开始预防性食管扩张，此阶段食管壁脆弱极易穿孔，应谨慎增加扩张管的型号，扩张时力度要轻，不可过于勉强。另外，早期在食管中留置扩张管或硅胶管也可能有助于减轻瘢痕收缩。

3. **瘢痕狭窄期的治疗** 进入瘢痕狭窄期的患儿，在治疗前，需进行X线或食管镜检查了解食管狭窄的部位和程度，食管有无溃疡、穿孔及憩室。并检查全身情况，若有营养不良及水电解质紊乱，需先行纠正。治疗方法大致可以分为食管扩张术和食管重建术两种。食管重建术适用于食管腐蚀伤所致瘢痕狭窄严重者或经扩张治疗无效的病例，以胃和结肠代食管最常应用。胃代食管有以下优点：①手术操作相对简单，对患者的创伤小，恢复较快；②胃与食管吻合较结肠易于愈合，手术并发症少；③术前不需作肠道检查及准备。有学者认为食管腐蚀伤后形成的瘢痕稳定时间需半年，故手术时间以半年后为佳。

（李 勇 肖政辉）

第三节 肩关节脱位

肱盂关节也称肩关节，儿童肩关节脱位非常少见。Rockwood报道一组44例肩关节脱位，主要为进入青春期的儿童。随着儿童进入青春期，其肩关节不稳定的发生率也有明显的增加，但骨骺发育未成熟的儿童肩关节脱位仍然少见。Marans等于1992年报道来自两个创伤中心的21例肩关节脱位，患者为骺板仍然开放的儿童。

【解剖特点】 肩关节由较大的半球形肱骨头与相对浅平的关节盂凹所组成，具有适应于上肢功能所需要的大范围的活动，因此，肩关节几乎不存在骨性稳定作用。肱骨头关节的表面积及其曲面的直径是相对扁平的关节盂表面积的3倍。盂唇使关节盂加深，关节囊、韧带复合结构是肩关节主要的稳定机制。肱盂关节的关节囊主要附着在肱骨近端的解剖颈上，但其内侧部分却附着在肱骨干近端。除了内侧部分，肱骨近端骺板的大部分是关节囊外结构，因此，如同多数儿童的关节损伤，关节囊坚固地附着在骨骺上，容易产生经骺板的骨折，而关节囊、韧带断裂则很少见，故发育未成熟的儿童，骺板骨折也比肩关节脱位更常见。

【损伤机制】 肩关节脱位按肱骨头的位置分为前脱位和后脱位。肩关节前脱位者很多见，常因间接暴力所致，如跌倒时上肢外展外旋，手掌或肘部着地，外力沿肱骨纵轴向上冲击，肱骨头自肩胛下肌和大圆肌之间薄弱部撕脱关节囊，向前下脱出，形成前脱位。肱骨头被推至肩胛骨喙突下，形成喙突下脱位，如暴力较大，肱骨头再向前移致锁骨下，形成锁骨下脱位。后脱位很少见，多由于肩关节受到由前向后的暴力作用或在肩关节内收内旋位跌倒时手部着地引起。后脱位可分为肩胛冈下和肩峰下脱位，肩关节脱位如在初期治疗不当，可发生习惯性脱位。

【临床表现】 外伤性肩关节前脱位均有明显的外伤史，肩部疼痛、肿胀和功能障碍，伤肢呈弹性固定于轻度外展内旋位，肘屈曲，用健侧手托住患侧前臂。外观呈"方肩"畸形，肩峰明显突出，肩峰下空虚。在腋下、喙突下或锁骨下可摸到肱骨头。伤肢轻度外展，不能贴紧胸壁，如肘部贴于胸前时，手掌不能同时接触对侧肩部（Dugas征，即搭肩试验阳性）。上臂外侧贴放一直尺可同时接触到肩峰与肱骨外上髁（直尺试验）。X线检查可明确脱位类型和确定有无骨折情况。

应注意检查有无合并症，肩关节有脱位病例约30%~40%合并大结节骨折，也可发生肱骨外科颈骨折，或肱骨头压缩骨折，有时合并关节囊或肩胛盂缘自前面附着处撕脱，愈合不佳可引起习惯性脱位。肱二头肌长头肌腱可向后滑脱，造成关节复位障碍。腋神经或臂丛神经内侧束可被肱骨头压迫或牵拉，引起神经功能障碍，也可以损伤腋动脉。

后脱位临床症状不如前脱位明显，主要表现为喙突明显突出，肩前部塌陷扁平，在肩胛下部可以摸到突出肱骨头。上臂略呈外展及明显内旋的姿势。肩部头脚位X线片可明确显示肱骨头向后脱位。搭肩试验（Dugas）阳性，患侧手靠胸时，手掌不能搭在对侧肩部。

【影像学表现】 X线征象是构成肩关节的肩胛骨、肩盂和肱骨头的两关节面失去正常平行的关系。按肱骨头分离的程度和方向，分为以下几型：

1. **肩关节半脱位**　关节间隙上宽下窄。肱骨头下移，尚有1/2的肱骨头对向肩盂。

2. **肩关节前脱位**　最多见。其中以喙突下脱位尤为常见。正位片可见肱骨头与肩盂和肩胛颈重叠，位于喙突下0.5~1.0cm处。肱骨头呈外旋位，肱骨干轻度外展。肱骨头锁骨下脱位和盂下脱位较少见。

3. **肩关节后脱位**　少见。值得注意的是，正位片肱骨头与肩盂的对位关系尚好，关节间隙存在，极易漏诊；只有在侧位片或腋位片才能显示肱骨头向后脱出，位于肩盂后方。

【治疗】

1. **手法复位**　脱位后应尽快复位，选择适当麻醉（臂丛麻醉或全麻），使肌肉松弛并使复位在无痛下进行。老年人或肌力弱者也可在止痛剂（如75~100mg哌替啶）下进行。习惯性脱位可不用麻醉。复位手法要轻柔，禁用粗暴手法以免发生骨折或损伤神经等附加损伤。常用复位手法有三种：

(1) 足蹬法（Hippocrate法）：患者仰卧，术者位于患侧，双手握住患肢腕部，足跟置于患侧腋窝，两手用稳定持续的力量牵引，牵引中足跟向外推挤肱骨头，同时旋转，内收上臂即可复位。复位时可听到响声。

(2) 科氏法（Kocher法）：此法在肌肉松弛下进行容易成功，切勿用力过猛，防止肱骨颈受到过大的扭转力而发生骨折。手法步骤：一手握腕部，屈肘到90°，使肱二头肌松弛，另一手握肘部，持续牵引，轻度外展，逐渐将上臂外旋，然后内收使肘部沿胸壁近中线，再内旋上臂，此时即可复位，并可听到响声。

(3) 牵引推拿法：患者仰卧，第一助手用布单套住胸廓向健侧牵拉，第二助手用布单通过腋下套住患肢向外上方牵拉，第三助手握住患肢手腕向下牵引并外旋内收，三方面同时徐徐持续牵引。术者用手在腋下将肱骨头向外推送还纳复位。二人也可做牵引复位。

复位后肩部即恢复钝圆丰满的正常外形、腋窝、喙突下或锁骨下再摸不到脱位的肱骨头，搭肩试验变为阴性，X线检查肱骨头在正常位置上。如合并肱骨大结节撕脱骨折，因骨折片与肱骨干间多有骨膜相连，在多数情况下，肩关节脱位复位后撕脱的大结节骨片也随之复位。

复位后处理：肩关节前脱位复位后应将患肢保持在内收内旋位置，腋部放棉垫，再用三角巾、绷带或石膏固定于胸前，3周后开始逐渐作肩部摆动和旋转活动，但要防止过度外展、外旋，以防再脱位。后脱位复位后则固定于相反的位置（即外展、外旋和后伸拉）。

2. **手术复位**　有少数肩关节脱位需要手术复位。适应证：肩关节前脱位并发肱二头肌长头肌腱向后滑脱阻碍手法复位者；肱骨大结节撕脱骨折，骨折片卡在肱骨头与关节盂之间影响复位者；合并肱骨外科颈骨折，手法不能整复者；合并喙突、肩峰或肩关节盂骨折，移位明显者；合并腋部大血管损伤者。

3. **陈旧性肩关节脱位的治疗**　肩关节脱位后超过3周尚未复位者，为陈旧性脱位。关节腔内充满瘢痕组织，有与周围组织粘连，周围的肌肉发生挛缩，合并骨折者形成骨痂或畸形愈合，这些病理改变都阻碍肱骨头复位。陈旧性肩关节脱位的处理：脱位在3个月以内，年轻体壮，脱位的关节仍有一定的活动范围，X线片无骨质疏松和关节内、外骨化者可试行手法复位。复位前，可先行患侧尺骨鹰嘴牵引1~2周；如脱位时间短，关节活动障碍轻亦可不作牵引。复位在全麻下进行，先行肩部按摩和作轻轻的摇摆活动，以解除粘连，缓解肌肉痉挛，便于复位。复位操作采用牵引推拿法或足蹬法，复位后处理与新鲜脱位者相同。必须注意，操作切忌粗暴，以免发生骨折和腋部神经血管损伤。若手法复位失败，或脱位已超过3个月者，对青壮年伤员，可考虑手术复位。如发现肱骨头关节面已严重破坏，则应考虑作肩关节融合术或人工关节置换术。肩关节复位手术后，活动功能常不满意，对年老患者，不宜手术治疗，鼓励患者加强肩部活动。

4. **习惯性肩关节前脱位的治疗**　习惯性肩关节前脱位多见于青壮年，究其原因，一般认为首次外伤脱位后造成损伤，虽经复位，但未得到适当有效的固定和休息。由于关节囊撕裂或撕脱和软骨盂唇及盂缘损伤没有得到良好修复，肱骨头后外侧凹陷骨折变平等病理改变，关节变得松弛。以后在轻微外力下或某些动作，如上肢外展外旋和后伸动作时可反复发生脱位。肩关节习惯性脱位诊断比较容易，X线检查时，除摄肩部前后位平片外，应另摄上臂60°~70°内旋位的前后X线片，如肱骨头后侧缺损可以明确显示。对习惯性肩关节脱位，如脱位频繁宜用手术治疗，目的在于增强关节囊前壁，防止过分外旋外展活动，稳定关节，以避免再脱位。手术方法较多，较常用的有肩胛下肌关节囊重叠缝合术（Putti-Platt 法）和肩胛下肌止点外移术（Magnuson 法）。

（梅海波）

第四节　肱骨髁上骨折

肱骨髁上骨折在儿童肘部骨折中最多发，发生率占肘部骨折的 50%~60%，多见于 5~8 岁儿童。男孩的发生率是女孩的 2 倍。常见的并发症是肘内翻和肘外翻；也有部分病例合并神经及血管损伤。

【分型】 肱骨髁上骨折分为伸直型和屈曲型。①伸直型：受伤时肘关节处于伸直位，外力通过手掌及前臂传导至肘关节所致；②屈曲型：受伤时肘关节处于屈曲位，外力由后向前作用于肘关节所致。Wilkins 复习 31 篇报道的 4 520 例骨折，得出如下结论：①伸直型骨折占 97.7%，屈曲型骨折占 2.2%；②神经损伤的发生频度依次为桡神经、正中神经和尺神经；③ Volkmann 缺血性挛缩的发生率为 0.5%。目前，文献中多采用根据骨折端的影像学表现进行的 Gartland 分类：Ⅰ型骨折无移位；Ⅱ型肱骨部分骨皮质完整，有轻度的成角畸形；Ⅲ型肱骨皮质完全骨折并骨折端移位。几乎所有肱骨髁上骨折均由意外创伤引起，其中约 70% 是由高处坠落伤引起，3 岁以下患者多因从床上或楼梯上跌伤所致，3 岁以上多因从秋千或其他游乐设施上跌伤导致。

【症状与体征】 当儿童因跌伤后出现肘关节疼痛和上肢活动障碍时，应考虑前臂和上肢的骨折可能。首先拍摄全上肢的 X 线片，排除多发性骨折或者微小骨折的可能，必要时拍摄对侧肢体的 X 线片作为对比。与肱骨髁上骨折相鉴别的的诊断包括桡骨头半脱位和隐匿性青枝骨折。肱骨远端有肿胀和压痛，主动活动受限，Gartland 分类Ⅲ型的骨折，有明显的肘关节移位变形，但是肘后三角关系正常。对所有患者必须进行详细的运动、感觉和血管方面的检查，确定有无神经血管的损伤，因为有 10%~20% 的Ⅲ型肱骨髁上骨折的患者存在神经损伤和血管功能障碍。

【影像学检查】 一般情况下，通过拍摄上肢全长的正侧位片可以获得明确诊断和分型。但是，有三种情况值得注意：一是幼儿低位髁上骨折需要与肱骨远端全骨骺分离骨折和肱骨外髁骨折鉴别；二是因为儿童的诊疗顺应性较差，造成 X 线检查时体位偏差影响诊断；三是拍摄肘关节侧位片时，必须使肱骨摆放于解剖位，而不是内旋或者外旋位。在遇到上述情况时，可以采用与健侧肘关节 X 线片比较、关节造影、MRI 检查和医师指导下重新进行 X 线片检查等方式来确定诊断。

【治疗】 肘内翻和肘外翻是儿童肱骨髁上骨折复位后的主要并发症，其发生与复位不良有一定关系，所以尽可能获得解剖复位，是预防肘内翻、肘外翻所必需的条件。Dameron 按照骨折类型，列举了四种基本治疗方法：①上臂侧方皮肤牵引；②过头骨牵引；③闭合复位和经皮穿针固定 + 石膏固定，或闭合复位和石膏固定；④切开复位和内固定。

1. **Ⅰ型髁上骨折**　对于无移位的Ⅰ型骨折用外固定如石膏管型治疗 3~4 周，可获得满意的结果。对于伸直型骨折可采用屈肘 90° 位石膏或者夹板托外固定，对于屈曲型骨折可采用伸肘位长臂石膏外固定。

2. **Ⅱ型髁上骨折**　Ⅱ型有移位的伸直型髁上骨折，可以通过手法闭合复位纠正成角畸形后采用屈肘 120° 石膏固定，如果软组织肿胀不能采用该角度石膏固定，则需要通过闭合穿克氏针固定骨折端后用屈肘 90° 石膏外固定 3 周。Ⅱ型有移位的屈曲型髁上骨折，在手法闭合复位纠正成角畸形稳定后采用肘关节过伸位长臂石膏外固定。对于不稳定屈曲型髁上Ⅱ型骨折，需要采用闭合穿克氏针固定骨折端后行伸直位长臂石膏外固定。

3. **Ⅲ型髁上骨折**　Ⅲ型有移位的骨折，无论伸直型或者屈曲型，复位相当困难。没有某种形式的内固定，几乎不可能保持复位后的位置。在通过牵引和手法闭合复位满意后，伸直型髁上骨折采用屈肘超过 120° 体位进行交叉克氏针固定骨折端，而屈曲型髁上骨折在肘关节过伸位进行交叉穿克氏针固定骨折端。术后伸直型髁上骨折可在屈肘 90° 位行石膏外固定，屈曲型髁上骨折在伸肘位石膏外固定。对于闭合复位不满意的Ⅲ型髁上骨折，则应该行切开复位和克氏针内固定手术，术后采用石膏外固定。切开复位的其他指征，包括需要冲洗和清创的开放性骨折、骨折伴发血管损伤等。切开复位可能产生并发症，如感染、血管损伤、骨化性肌炎、骨痂形成过量造成关节僵硬和减少肘关节活动范围等。如果选择切开复位和内固定，应在软组织肿胀减轻但不迟于5天时进行。伤后5天才作切开复位手术，可明显的增加发生骨化性肌炎的可能性。对于伸直型髁上骨折多选择外侧入路，对于屈曲型髁上骨折多采用内侧切口切开复位和内固定，建议术中切开深筋膜预防骨筋膜室综合征的出现。

【术后处理】 用上肢石膏后托固定3~4周。麻醉失效后，仔细检查尺神经、桡神经和正中神经功能。术后3~4周拔除克氏针，再用石膏后托固定。术后四周开始间歇性主动的肘关节伸展活动训练。由医师教会患儿和家长，如何在家中进行主动的功能活动。但应避免用力整复和作被动的肘关节活动。否则，会使儿童产生恐惧，并减少肘关节活动范围。

【早期并发症】

1. **骨筋膜室综合征** 其发生率虽然只占肱骨髁上骨折的0.5%，但却是肱骨髁上骨折最为严重的并发症。所以只要出现综合征的任何迹象，就应该作深筋膜切开减压准备。如果出现患肢的剧烈疼痛和有运动和感觉消失体征时，应该尽快作深筋膜切开减压手术。

2. **肱动脉损伤** 文献报道其发生率约占肱骨髁上骨折的10%。一般情况下骨折复位后血管受卡压情况会立即获得改善，血液循环随之恢复正常。如果在骨折复位5~10分钟后血液循环未恢复正常，可能需要进行肱动脉探查。

3. **神经损伤** 文献报道其发生率占为肱骨髁上骨折的3%~22%，正中神经、骨间前神经、桡神经或尺神经均可能损伤，混合性损伤也有报道。通常神经功能在术后2~3个月均能完全恢复。如术后2个月仍有神经麻痹，可能系神经受到骨痂的压迫。通过术后5个月临床和肌电检查仍无神经恢复的迹象，则有手术探查和神经松解的指征。探查时发现神经仍连续，神经松解术后将获得满意的结果。

【晚期并发症】

肘内翻是儿童肱骨髁上骨折最常见并发症。其发生的主要原因是骨折远端内移和旋转。根据文献报道，骨折远端的内翻性倾斜，是改变提携角的最重要原因，并显示出骨折远端旋转不引起肘内翻，但却是导致内侧倾斜的最重要的单一因素。矫正肘内翻畸形，需要行外侧闭合性楔形截骨手术。

（梅海波）

第五篇参考文献

1. ROSEJJ, WANG L, XU Q, et al. Carbon Monoxide Poisoning: Pathogenesis, Management, and Future Directions of Therapy. Am J Resp Crit Care Med, 2017, 195 (5): 596-606.
2. 张新萍，肖政辉．婴儿捂热综合征血降钙素原增高的意义．中国小儿急救医学，2015, 22 (5): 313-319.
3. 全军热射病防治专家组，全军重症医学专业委员会．中国热射病诊断与治疗专家共识．解放军医学杂志，2019, 44 (3): 181-196.
4. SCHMIDT AC, SEMPSROTT JR, HAWKINS SC, et al. Wilderness Medical Society Practice Guidelinesfor the Prevention and Treatment of Drowning. Wilderness Environ Med, 2016, 27: 236.
5. 方莹．儿童消化道异物的内镜处理．中华消化内镜杂志，2017, 34 (2): 80-82.
6. 中华医学会消化内镜学分会．中国上消化道异物内镜处理专家共识意见．中华消化内镜杂志，2016, 33 (1): 19-28.
7. BOEHNKE M, MIRSKY D, STENCE N, et al. Occult head injury is common in children with concern for physical abuse. Pediatr Radiol, 2018, 48: 1123.

第六篇　诊疗技术

第四十二章　血气和血氧饱和度监测

第一节　血气分析

血气分析是应用现代气体分析技术，对血液中所含气体成分或气体分压、氢离子浓度等进行直接的定量测定，并由此推算出有关参数，如 HCO_3^- 浓度、剩余碱、氧饱和度等，借以估计肺部气体交换及血液运输气体能力，并间接推算出心、肺功能。

血气分析仪主要由四个探头（即 pH 电极、甘汞参考电极、氧分压电极、二氧化碳分压电极）循环水浴吸引系统以及微型电子计算机组成。在危重患儿的抢救和监护工作中，它是不可缺少的工具。

【原理】 在标准状态下，大气压为 760mmHg（101kPa），氧、氮、二氧化碳、水分别占空气的 20.84%、78.62%、0.04%、0.50%，因而它们所产生的气体分压分别为 158mmHg（21kPa）、598mmHg（79.7kPa）、0.3mmHg（0.04kPa）、3.8mmHg（0.5kPa）。在肺泡内，由于吸入空气与原来已存在于气管、支气管及肺泡内的解剖无效腔中的气体混合，氧、氮浓度分别下降至 13.6%、74.9%，而 CO_2 及水蒸气的含量则分别升高至 5.3% 及 6.2%。即肺泡内氧、氮、二氧化碳、水的气体分压分别为 103mmHg（13.73kPa）、569mmHg（75.8kPa）、40.3mmHg（5.37kPa）及 47mmHg（6.27kPa）。

在血浆和组织液内，氧、氮、二氧化碳等气体成分均按物理学原则溶解于血浆和组织液中。以动脉血为例，其气体分压分别为 PaO_2 100mmHg（13.33kPa）、PaN_2 569mmHg（75.8kPa）、$PaCO_2$ 40mmHg（5.33kPa）。表 6-1 为人体不同组织及大气中各种成分的气体分压。

肺泡的氧分压与肺动脉血的氧分压之间有一个压力梯度，在肺泡内的氧分子借此压力梯度弥散到毛细血管内。它首先按物理学原理溶解于血浆中，以物理状态溶解于血浆的氧能随血浆自由地通过毛细血管壁而与组织及细胞接触，是细胞所能直接利用的氧。以物理状态溶解于血浆中的氧还需与血红蛋白结合，形成氧合血红蛋白储存于红细胞内而运至全身。

表 6-1　人体不同组织及大气各种成分的气体分压 [mmHg（kPa）]

气体分压	大气	肺泡	动脉血	静脉血
PO_2	158（21）	103（13.7）	100（13.33）	40（5.33）
PCO_2	0.3（0.039）	40.3（5.37）	40（5.33）	46（6.13）
PN_2	598（79.7）	569（75.8）	569（75.8）	569（75.8）

在组织液中，由于氧被细胞利用，组织液内氧分压降低，形成细胞与组织液、组织液与氧合血红蛋白之间的氧分压差。由于此种氧分压差，血红蛋白所结合的氧即解离而再次溶解于血浆中，源源不断地供给组织利用。

组织所产生的二氧化碳可与血红蛋白结合形成氨基甲酰血红蛋白而被红细胞带至肺部排出体外。部分二氧化碳可由血红蛋白中的碳酸酐酶作用生成碳酸，碳酸进一步离解为 H^+ 及 HCO_3^-。而 HCO_3^- 可经血流带至肾脏排出体外（图 6-1）。

氮是无生物学活性的气体，可在肺泡壁两侧迅速建立平衡，因此，氮在血浆与肺泡中浓度是一致的。血红蛋白与溶解于血浆中的氧的结合能力并不成线性关系，即并非氧分压增加一单位血氧饱和度也增加一单位，而是按其自身特有的规律与氧结合，此即氧合血红蛋白离解曲线（图 6-2~图 6-4）。曲线上段几乎平行于横坐标，即当氧分压为 100mmHg（13.33kPa）时，血红蛋白的 95%~98% 已经与氧结合，而且，此时即使氧分压继续增

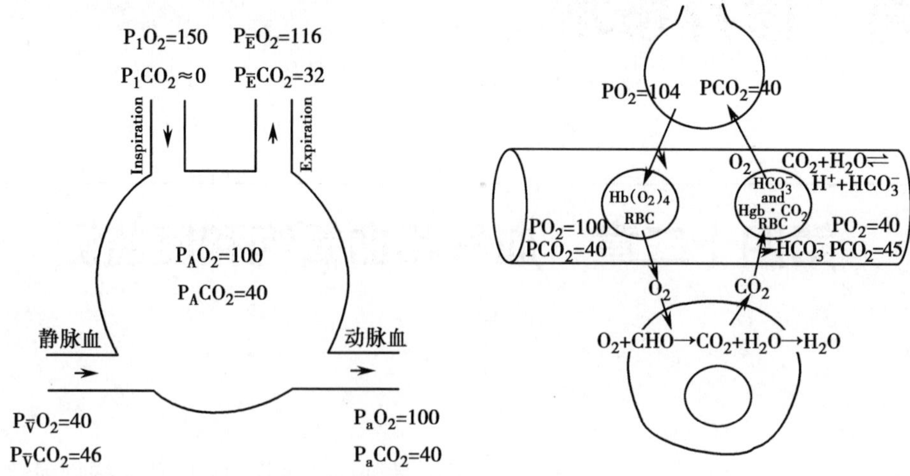

图 6-1 肺泡内和组织液中的氧及二氧化碳交换

加，血红蛋白的氧饱和度亦不会再继续地增加。曲线的中段为一陡峭的斜线，在此范围内氧分压轻微变动，即可引起血红蛋白与氧结合能力的急剧变化。

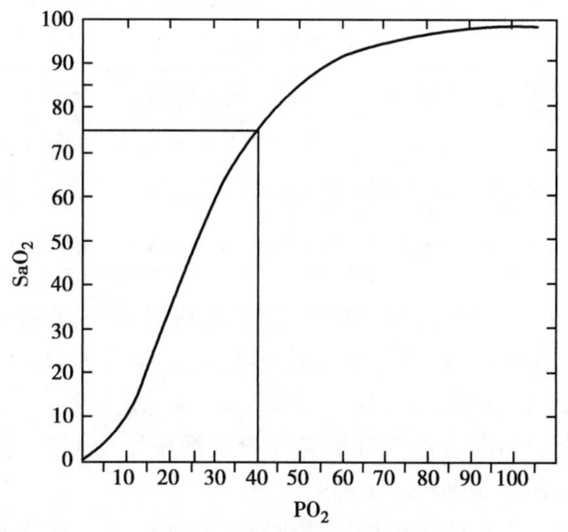

图 6-2 血红蛋白离解曲线

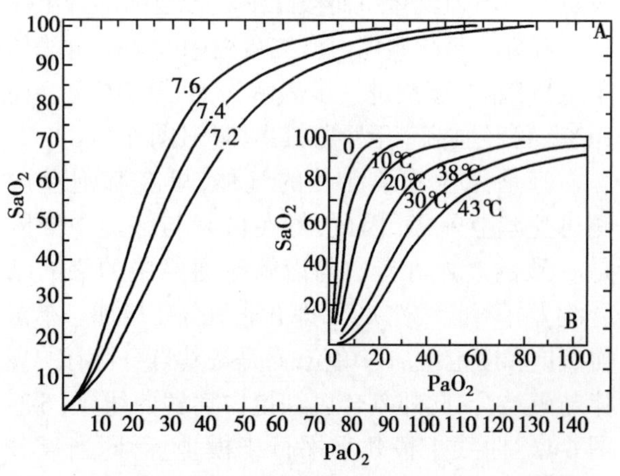

图 6-3 氧合血红蛋白离解曲线；体温升高、pH 值降低，曲线右移

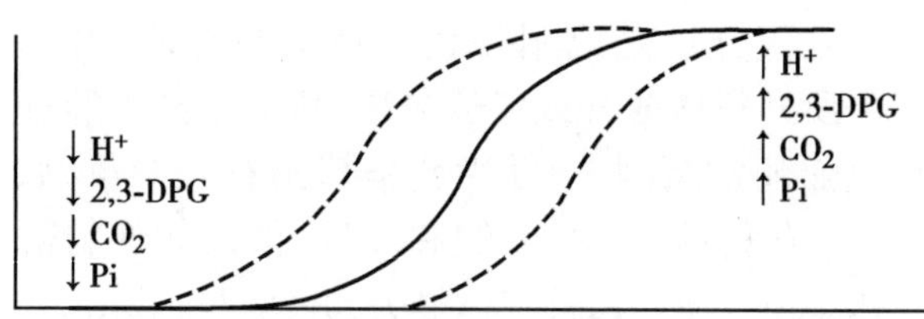

图 6-4 氧合血红蛋白离解曲线：各种病理生理因素对血红蛋白离解曲线影响（pH 值、$PaCO_2$、2,3-DPG、Pi）

在组织内的毛细血管中，由于以物理状态溶解于血浆中的氧已被组织所利用，血浆内氧分压较低，此时红细胞内的血红蛋白即迅速与氧分离而将氧通过血浆交付给组织。因此，当血液流经血氧分压低于 40mmHg（5.33kPa）的组织时，血红蛋白迅速与氧离解，组织即可得到充分的氧供应。当血液流经血氧分压低于 40mmHg（5.33kPa）的组织时，血红蛋白迅速与氧离解。

某些生理或病理生理因素可影响血红蛋白对氧的亲和力，即影响血红蛋白离解曲线。临床上最重要的是体温、pH 值、$PaCO_2$、2,3- 二磷酸甘油醛（2,3-DPG）。在 H^+、$PaCO_2$、2,3- 二磷酸甘油醛浓度增加、体温升高等情况下，氧与血红蛋白的亲和力降低，氧比较容易与血红蛋白分离，此即所谓血红蛋白离解曲线右移。反之，H^+、$PaCO_2$、2,3- 二磷酸甘油醛浓度及体温下降等情况下，氧与血红蛋白的亲和力增强，氧不容易与血红蛋白分离，氧合血红蛋白离解曲线左移。因此，在碱中毒、$PaCO_2$ 下降、2,3- 二磷酸甘油醛浓度及体温过低等情况下，即使 PaO_2 能维持正常低值，组织也可能缺氧。这在处理过度通气、体温过低及碱中毒的患儿时，尤其应该注意。

【pH电极的构成及工作原理】 pH 电极的外壳是一根玻璃管，内装含氯离子的 pH 稳定缓冲液（图 6-5），玻璃管中央为一条涂有氯化银的银丝，银丝浸泡在上述缓冲液中。玻璃管顶端为一层对 pH 敏感的玻璃膜。所谓 pH 敏感玻璃实际上是一种化学成分极为纯净的玻璃，它由氧化硅与碱金属离子如锂、钙等构成不定形结晶。在玻璃电极样品侧的氢离子，能从玻璃晶格中取代金属离子，使电极的玻璃膜两侧产生电势差。其大小取决于氢离子浓度。

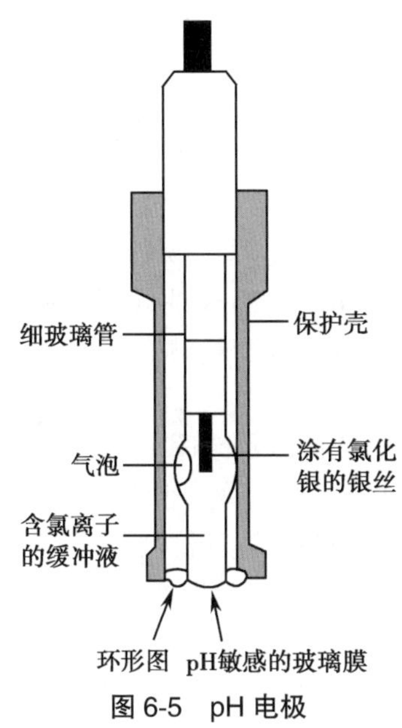

图 6-5 pH 电极

【甘汞参考电极】 与 pH 电极相对应的另一端为甘汞参考电极（图 6-6）。甘汞参考电极的外壳为一玻璃管或塑料管，管内盛有饱和氯化钾溶液。玻璃管中心为另一细小的玻璃管，玻璃管中装有甘汞。甘汞的一端通过一层金属汞与铂金丝相连，另一端通过棉花芯及瓷盖与其外的氯化钾溶液相接触。

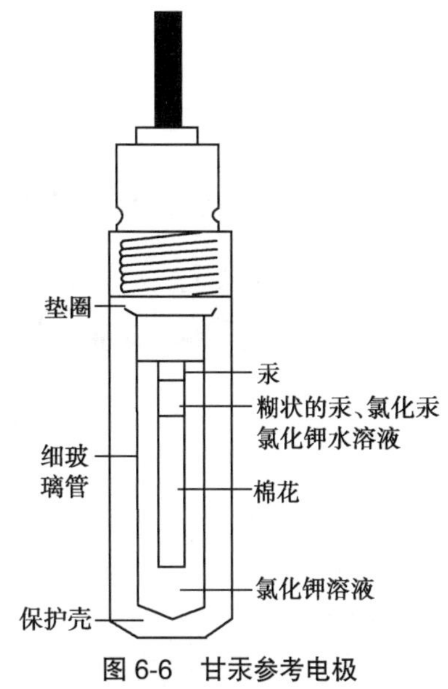

图 6-6 甘汞参考电极

pH 电极与甘汞参考电极通过导线分别与伏特计的两端连接。pH 电极敏感的玻璃膜与受检的血样接触。当血样与缓冲液的 pH 不一致时，玻璃管内外将出现电势差，这种电势差与玻璃管两侧的 H^+ 浓度成正比。甘汞参考电极通过氯化钾与标本接触，其作用是使 pH 电极与甘汞电极之间有稳定的电势差出现。这种电势差可以用伏特计测出。

电极的温度会影响电势差，故血气分析仪内装有恒温水浴装置，以保持血样在 37℃。电子计算机能够在极短时间内将结果显示于液晶数字显示屏上（图 6-7）。

【二氧化碳分压电极的构造及原理】 二氧化碳电极是用于测量二氧化碳分压的电极（图 6-8）。

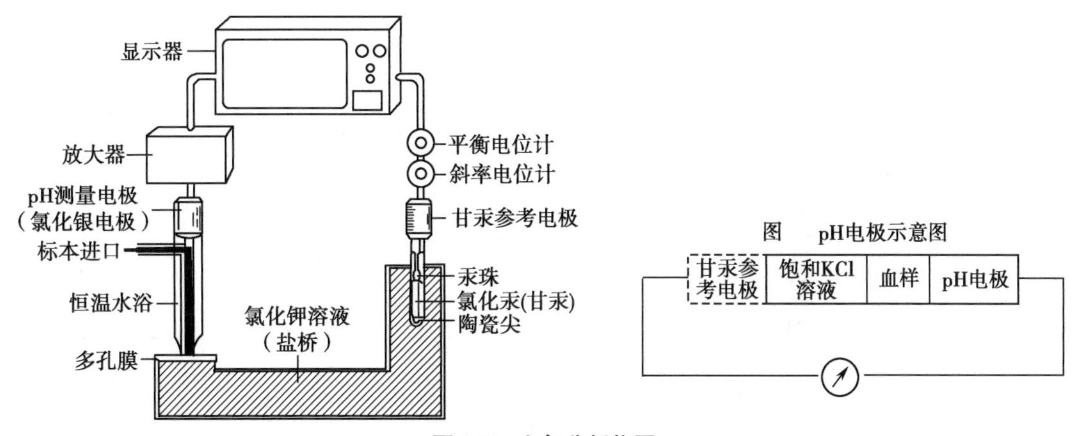

图 6-7 血气分析仪图

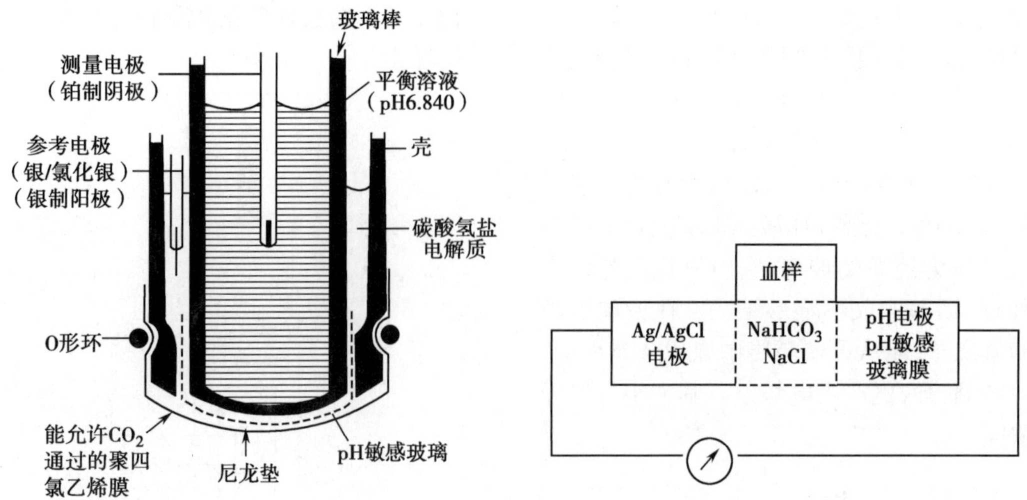

图 6-8 $PaCO_2$ 电极及其工作原理

它是一个改良的 pH 电极。主要由一个 pH 电极及一个环状的 Ag/AgCl 参考电极构成。两个电极装入同一塑料容器中，容器内装满 $NaHCO_3$/NaCl 溶液。塑料容器顶端覆以一层 12μm 厚的聚四氟乙烯膜。在聚四氟乙烯膜与电极之 pH 敏感膜间垫以疏松的尼龙泡沫隔垫。垫内充满 $NaHCO_3$/NaCl 溶液，聚四氟乙烯膜与血样直接接触。

由于聚四氟乙烯膜允许非离子化之分子如 O_2、CO_2、N_2 等通过而不允许离子通过，因此，血样中之 CO_2 就可以通过聚四氟乙烯膜弥散至 $NaHCO_3$/NaCl 溶液内并达到新的平衡。当二氧化碳溶解于 $NaHCO_3$/NaCl 溶液时，可与水发生反应：

$$H_2O+CO_2 \longrightarrow HCO_3^-+H^+$$

这就使溶液中的 pH 发生改变。当溶液的 pH 改变时，pH 敏感电极和外面之 Ag/AgCl 环状电极发生电势差，这种电势差可以利用伏特计检出。通过电势差之改变算出 pH 值，再由得到的 pH 值，经 pH 和 $logCO_2$ 的线性计算曲线得出 $PaCO_2$ 读数。这里的 pH 改变只与二氧化碳有关而与 pH 无关。

【氧电极的构成及原理】 氧电极是由 Leland Clark 在 1956 年发明的，因此，又称 Clark 电极（图 6-9）。它由阴极及阳极构成。阴极为一直径约 20μm 的铂金丝，它被包埋在绝缘的玻璃棒中，其顶端裸露。绝缘玻棒顶端及两侧均粗糙，可容纳一层薄薄的电解质溶液。

阳极由银及氯化银作成环状，包绕于玻棒之外。由于玻棒粗糙，故阳极、阴极之间有电解质溶液存在。溶液由 KCl、K_2HPO_4、KH_2PO_4 构成，阴

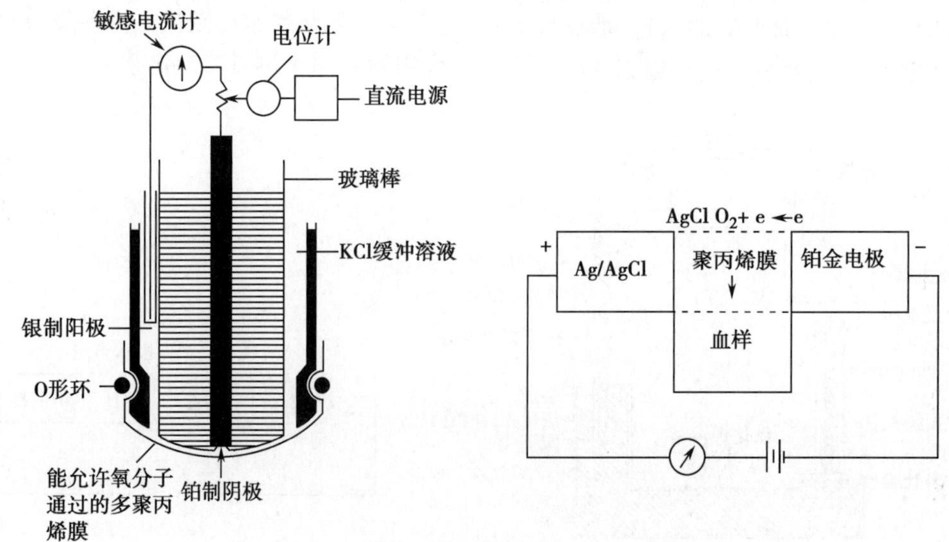

图 6-9 PaO_2 电极及其工作原理（Clark 电极）

极、阳极及电解质溶液共同装于塑料容器中。其一端由一层多聚丙烯膜包裹。K_2HPO_4 及 KH_2PO_4 是一对缓冲液，可维持溶液的 pH 稳定。在这一电路中，若向阴极和阳极间加以 0.3mV 的电势差，阳极就会产生电子并通过导线、电流计向阴极运动，同时阳极中的银氧化为氯化银。

其反应如下：在阳极：$4Ag \longrightarrow 4Ag^{+}+4e$

$4Ag^{+}+4Cl^{-} \longrightarrow 4AgCl$

在阴极：$O_2+4e \longrightarrow 2O^{2-}$

$O_2+2H_2O \longrightarrow 4OH^{-}$

$4K^{+}+4OH^{-} \longrightarrow 4KOH$

在此电路中，若两极电势差达 0.6mV 时，溶液中所溶解的氧将会全部被还原。此时聚丙烯膜外血样中的氧，就会向电极内之电解质中弥散，阴极和阳极中将连续不断地有氧化还原反应并形成电流。电流强度与血样的氧分压及氧弥散速度成正比。当弥散速度相对固定，电流强度就仅与血样中的氧分压高低相关。故由测得的电流强度就可计算出氧分压。即：

$$PO_2=\frac{I-I_0}{S}$$

氧分压计算公式：PO_2 为血氧分压；I 为实测的电流强度；I_0 为当 PO_2=0 时的电流强度；S 为敏感度。

【血气分析的临床意义】

1. **动脉血氧分压及其临床意义** 血氧分压是指以物理状态溶解在血浆中的氧所产生的气体张力。

血浆中血氧含量与氧分压有如下关系：血氧含量 = 血氧分压 × 氧的溶解系数。

正常吸入 21% 氧时，动脉血氧分压为 100mmHg（13.33kPa），氧的溶解系数为 0.003，故动脉血氧含量 =100 × 0.003=0.3（ml/dl）。即 100ml 动脉血中含有 0.3ml 以物理状态溶解于血浆中的氧。此量虽然很低，但它是组织能够直接接触利用的氧。肺泡的氧分压为 104mmHg（13.86kPa），静脉血氧分压为 40mmHg（5.33kPa），当静脉血流经肺泡时，红细胞中的血红蛋白迅速与氧结合。反之，在组织毛细血管中，血氧分压降至 40mmHg（5.33kPa）以下，动脉血中的血红蛋白即迅速与氧分离而将氧释放至血浆中。通过这种机制，血红蛋白将氧从肺部源源不断地运送到组织。正常人的血气值见表 6-2。

动脉血氧分压代表着能直接被组织利用的以物理状态溶解在血浆中的氧。它的高低与吸氧浓度、肺泡的弥漫程度、肺循环状态、心搏出量以及组织对氧的利用速度有关。因此，它是心、肺功能及组织利用氧的能力的反映。弥漫性肺部疾病、心动能不全、休克等情况下动脉血氧分压（PaO_2）明显下降。儿童低氧血症的评价值见表 6-3，新生儿低氧血症的评价值见表 6-4。

表 6-2 正常成人及儿童的血气值

动脉血氧分压 PaO_2	80~100mmHg（10.66KPa）
动脉二氧化碳分压 $PaCO_2$	35~45mmHg（4.67~6KPa）
混合静脉血氧分压 PvO_2	35~45mmHg（4.67~6KPa）
混合静脉血二氧化碳分压 $PvCO_2$	45~55mmHg（6~7.33KPa）
动脉血氧饱和度 SaO_2	96~99%
pH	7.36~7.44
标准碳酸氢盐 BH_2CO（SB）	22~26mmol/L
剩余碱或碱缺乏 BE/BD	+3~-3

表 6-3 儿童低氧血症的评价

项目	PaO_2 mmHg	(kPa)
正常	100	(13.33)
可接受之低值	>80	(10.66)
轻度低氧血症	60~80	(7.99~10.66)
中度低氧血症	40~60	(5.33~7.99)
严重低氧血症	<40	(5.33)

表 6-4 新生儿正常血氧分压

年龄	PaO_2 mmHg	(kPa)
出生时	8~24	(1.1~3.2)
生后 5~10min	33~75	(4.4~10)
生后 30min	31~85	(4.1~11.3)
>1h	55~80	(7.3~10.6)
1d	54~95	(7.2~12.6)
>1d	83~108	(11~14.4)

2. **动脉血二氧化碳分压及其临床意义** 血二氧化碳分压指以物理状态溶解于血浆中的二氧化碳的气体压力，它与血二氧化碳含量关系如下：二氧化碳含量 =$PaCO_2$ × CO_2 的溶解系数，二氧化碳的溶解系数为 0.03。正常人动脉血的二氧化碳分压为 40mmHg（5.33kPa），故：血二氧化碳含量 = 40 × 0.03=1.2（ml/dl），即每 100ml 动脉血中含有

1.2ml 的二氧化碳。

组织代谢产生的二氧化碳经血带到肺部排出体外。血二氧化碳分压对血酸碱度起着极其重要的影响，是决定血 pH 的重要因素之一。二氧化碳溶解于水后产生氢离子，即：

$$CO_2+H_2O \rightarrow H_2CO_3 \rightarrow H^++HCO_3^-$$

根据质量作用定律：

$$\therefore \frac{(H^+)\times(HCO_3^-)}{(H_2CO_3)}=K(常数)$$

$(H_2CO_3)=PCO_2\times0.03$（0.03 二氧化碳的溶解系数）

$$\therefore \frac{(H^+)\times(HCO_3^-)}{PCO_2\times0.03}=K(常数)$$

将此换算成负对数即：

$$-\log(H^+)=-\log K-\log\frac{PCO_2\times0.03}{(HCO_3^-)}$$

$$\because pH=-\log(H^+)$$

$$\therefore pH=-\log(H^+)=-\log K-\log\frac{PCO_2\times0.03}{(HCO_3^-)}$$

$$pH=-\log K+\log\frac{(HCO_3^-)}{PCO_2\times0.03}$$

此外 $-\log K$ 的值为 6.1，正常人的 (HCO_3^-) 为 24mmol/L，PCO_2 为 40mmHg（5.33kPa）：

$$\therefore pH=6.1+\log\frac{24}{40\times0.03}$$

$$=6.1+\log\frac{24}{1.2}$$

$$=6.1+1.3$$

$$=7.4$$

从公式可知 $PaCO_2$ 对血的 pH 有重大影响，任何原因引起的肺部气体弥散障碍，均可导致 $PaCO_2$ 升高并由此引起 pH 降低（即呼吸性酸中毒）。相反，任何原因引起的通气过度，均可导致 $PaCO_2$ 降低并由此引起 pH 升高（即呼吸性碱中毒）。

代谢性酸中毒可通过代偿机制使呼吸加深加快而排出大量的二氧化碳以维持 pH 的稳定。故代谢性酸中毒时 $PaCO_2$ 降低；反之，代谢性碱中毒时，通过代偿机制使呼吸变浅变慢，导致 $PaCO_2$ 升高，二氧化碳潴留，以维持 pH 稳定。

通过血气分析还可间接地计算出 HCO_3^-、剩余碱（BE）及血氧饱和度。

3. 标准碳酸氢盐及实际碳酸氢盐的临床意义 标准碳酸氢盐（standard bicarbonate，SB）是指在 37℃、Hb 为 100% 的氧饱和度的条件下，经用 $PaCO_2$ 为 40mmHg（5.33kPa）的气体平衡所测得的碳酸氢盐浓度。实际上，此结果是计算出来的而不是实测的。其计算公式如下：

$$pH=6.1+\log\frac{(HCO_3^-)}{PCO_2\times0.03}$$

解上方程

$$pH-6.1=\log\frac{(HCO_3^-)}{PCO_2\times0.03}$$

$$\therefore (HCO_3^-)=0.031\times PCO_2\times10^{(pH-6.1)}$$

故当测出 pH 及 $PaCO_2$ 以后便可计算出标准碳酸氢盐的浓度，这一步骤用血气分析仪中的微电子计算即可瞬间计算出来。标准碳酸氢盐不受呼吸因素影响，因此，是判断代谢性酸碱紊乱的可靠指标，其正常值为 21~26mmol/L（平均 24mmol/L）。但由于碳酸氢盐只是整个缓冲系统的一个组成部分，因此用它来判断整个机体的酸碱平衡变化仍有一定的局限性。

实际碳酸氢盐（actual bicarbonate，AB）是指未经 PCO_2 为 40mmHg（5.33kPa）的气体平衡处理的人血浆碳酸氢盐的真实含量。与 SB 相比，AB 包含了具体条件下呼吸因素的影响。在正常人，两者的数值应当是相等的，只有在体内酸碱平衡失调时，两者数值才会出现差别，当 AB<SB 时说明呼吸性碱中毒，AB>SB 时说明呼吸性酸中毒。

4. 剩余碱的临床意义 剩余碱（base excess，BE）指温度为 37℃、PCO_2 为 40mmHg（5.33kPa）时，用强酸或强碱将 1L 全血滴定至 pH=7.4 时所需的酸或碱的量。正常值为 ±3，平均为 0。在血气分析中，BE 值是计算出来的，而不是实测出来的，其公式如下：$BE=(1-0.014Hb)\times(HCO_3^--24)+(9.5+1.63Hb)\times(pH-7.4)$。

根据已测得的 Hb 值及计算出来的〔HCO_3^-〕值，代入上式便可算出 BE 值。和碳酸氢盐一样，计算机系统可以于瞬间提供 BE 值。

【三重酸碱紊乱（TABD）】 三重酸碱紊乱是指除单纯酸碱紊乱、双重（混合）酸碱紊乱以外的酸碱平衡失调。表现为三种类型的酸碱紊乱同时存在，即呼酸 + 代碱 + 代酸，或呼碱 + 代碱 + 代酸。他们是极为严重的代谢紊乱，可极大地增加病死率，必须引起临床医生的重视。

常规的血气分析只能提供单纯酸碱紊乱及双重（混合）酸碱紊乱的资料而不能提供三重酸碱紊乱的资料。测定阴离子间隙（anion gap，AG）可进一步检出与呼酸、代碱或呼碱、代碱同时存在的代谢性酸中毒，此即三重酸碱紊乱。

阴离子间隙（AG）的概念：阴离子间隙是指血浆中未测定的阴离子总数与未测定的阳离子总数之差。即：

阴离子间隙 = 未测定的阴离子总数 – 未测定的阳离子总数

已测定的阳离子的总数为钠 Na^+ 的总数，未测定的阳离子为 K^+、Mg^{2+}、Ca^{2+} 的总和。已测定的阴离子总数为 Cl^- 及 HCO_3^- 之和，未测定的阴离子包括乳酸、丙酮酸、硫酸、磷酸及某些外源性有机酸如水杨酸等。

由于血浆中阴离子与阳离子总数是相等的，所以：Na^++ 未测定的阳离子数 =Cl^- +HCO_3^-+ 未测定的阴离子数。

移同类项得：

未测定的阴离子数 – 未测定的阳离子数 = $Na^+-Cl^--HCO_3^-$

由于未测定的阳离子（K^+、Mg^{2+}、Ca^{2+}）数目相对固定，而且与 Na^+ 离子数目比较起来数量很少，故可以忽略不计。

所以：$AG=Na^+-Cl^--HCO_3^-$

AG 的正常值为 8~16（平均 12）。AG 增加说明未测定的阴离子数增加，即有机酸增加，是代谢性酸中毒的重要生化改变之一。临床上 AG 升高常见于下列情况：

（1）乳酸性酸中毒（心搏骤停、低氧血症）；

（2）酮性酸中毒（糖尿病、饥饿）；

（3）肾功能不全；

（4）外源性有机酸摄入（水杨酸）。

因此，当有呼酸、代碱或呼碱、代碱存在而同时有 AG 值升高时应诊断为呼酸、代碱、代酸或呼碱、代碱、代酸，即三重酸碱紊乱。

此外，单纯性代谢性酸中毒本身亦可根据 AG 值的高低分为高 AG 性代酸及 AG 正常的代酸。高 AG 代酸见于乳酸性酸中毒、酮性酸中毒、肾功能不全及外源性有机酸摄入。而 AG 正常的代酸则见于腹泻、肠瘘、胰（胆）瘘及应用过多的高氯性药物，如氯化钙、氯化镁及盐酸精氨酸等。

鉴别高 AG 及正常 AG 的代谢性酸中毒有助于对酸中毒的正确治疗。高 AG 性酸中毒的主要处理原则是改善通气及改善循环，而 AG 正常的酸中毒则需要用碱性药物治疗。

呼吸性酸中毒的代偿范围，呼吸性酸中毒的平均最大代偿范围，代谢性酸中毒的代偿范围，代谢性碱中毒代偿范围，分别见图 6-10~ 图 6-13，Siggaard-Andersen（西伽德 - 安德森）酸碱诊断（图 6-14）。

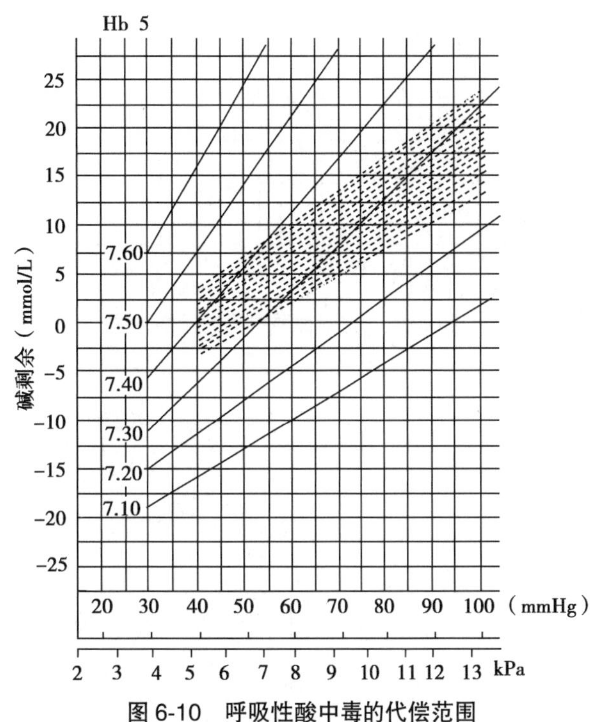

图 6-10 呼吸性酸中毒的代偿范围

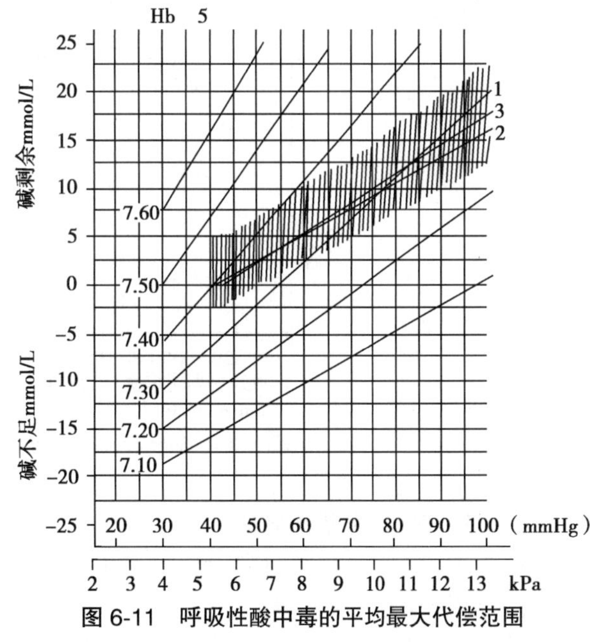

图 6-11 呼吸性酸中毒的平均最大代偿范围

【标本的处理】 作血气分析时，正确采集、处理、存放、送检血标本至关重要。任何标本处理不当可以大大改变检查结果，影响临床判断和治疗。虽然 可用动脉化毛细血管血，但若患者血压<95mmHg（12kPa）或心排血量严重减少时，不能用动脉化毛细血管血，因为此时容易有静脉血混入。

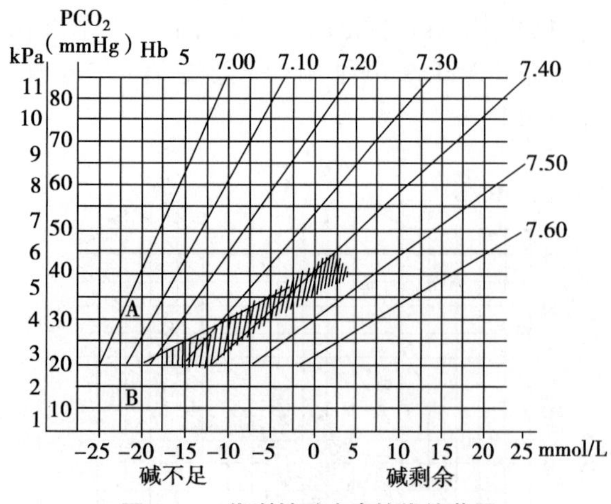

图 6-12 代谢性酸中毒的代偿范围

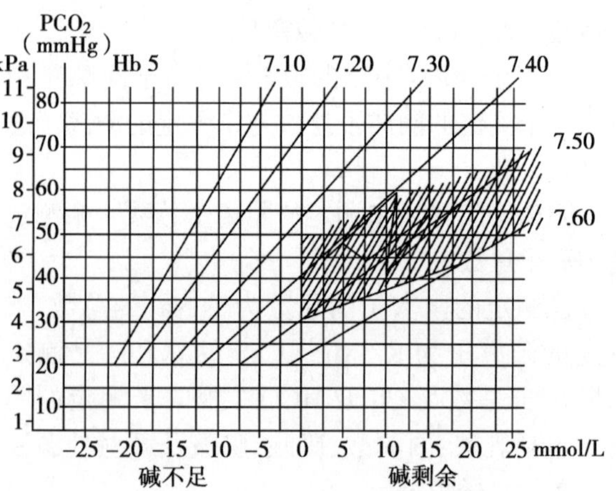

图 6-13 代谢性碱中毒的代偿范围

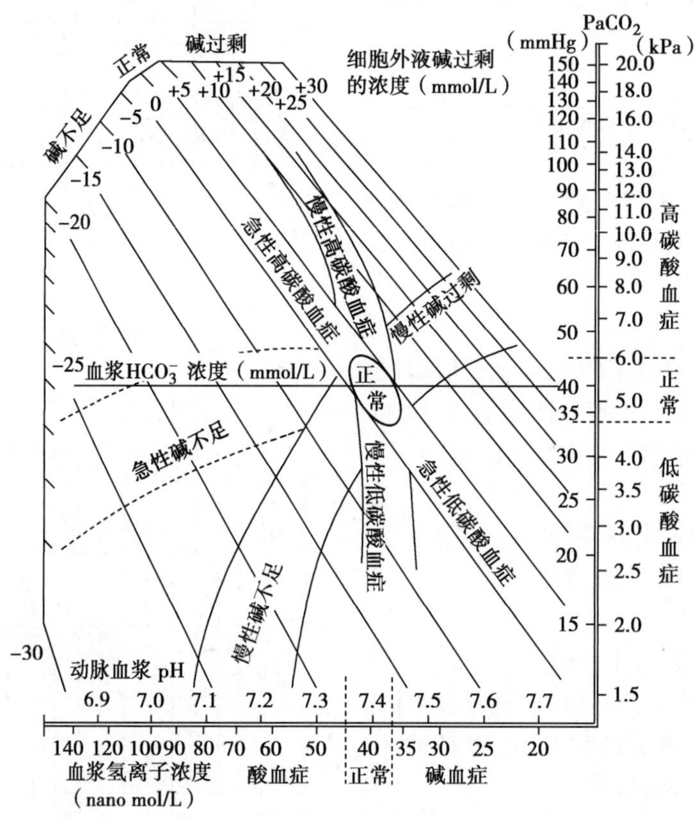

图 6-14 Siggaard-Andersen（西伽德 - 安德森）酸碱诊断图

1. 使用注射器采集动脉血

(1) 采血部位：常用桡动脉、肱动脉、股动脉，也可采用颞浅动脉足背动脉。

(2) 方法：①将适宜针头连接在 1ml 注射器上，先吸入每毫升含 500U 肝素生理盐水 1ml 湿润针筒，然后将肝素液及气泡尽量排空；②以此注射器取血 1ml，并排出气体；③立即将注射器针头插入橡皮塞中，使之与空气隔绝；④用两手掌搓旋注射器，使标本与管壁上之肝素液充分混匀，以达抗凝目的；⑤如不能立即送检标本，则应将标本及注射器放于冰盒中。

2. 使用输液用头皮针采集动脉血

(1) 采血部位：颞动脉或头皮其他小动脉，也可用桡动脉、肱动脉、股动脉。

(2) 方法：①将 25G 带侧翼的头皮针与干燥肝素化毛细管相联（图 6-15）。②直接用头皮针刺入动脉，即可见鲜血涌出。③待毛细管全部充盈后拔出头皮针。④取下头皮针，将 5mm 长之钢针插入毛细管中。注意不可有空气混入。⑤用橡皮泥或塑料盖封闭两端。⑥用磁铁在毛细管上来回移动，则血液与管壁上的肝素可充分混合（图 6-16）。⑦立即送检标本或将毛细管置于冰盒中，于 1 小时内检测。

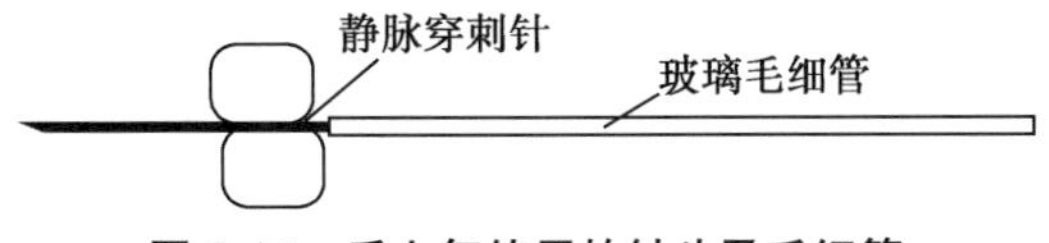

图 6-15　采血气使用的针头及毛细管

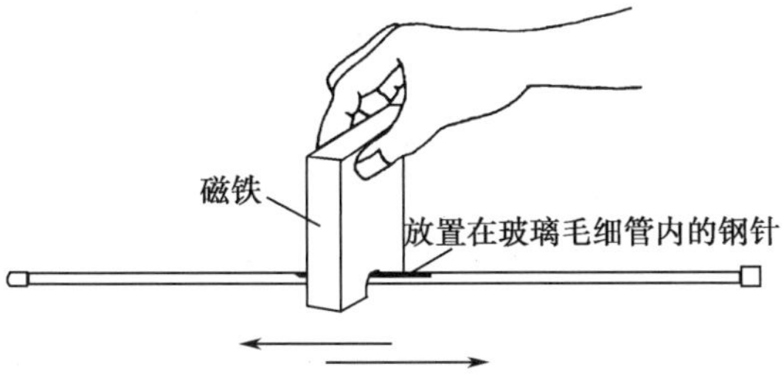

图 6-16　磁铁在毛细管上下来回移动

3. **动脉化毛细血管血采集法**

（1）采血部位：耳垂或新生儿足跟。

（2）方法：①将小热水袋或橡皮袋中装入 40~45℃热水。②以此袋热敷耳垂或足跟，或以 40~45℃热水浸泡足跟 5~10 分钟，直至局部皮肤呈玫瑰红色。此时局部动静脉短路开放使毛细血管血达到动脉化。③以采血针深刺耳垂或足跟达 3mm，待血自动流出。④拭去第一滴血。⑤待血滴重新形成后，将 80mm 长（容量 130~150μl）已肝素化的毛细管略微下垂地置于血滴中，待血自然充盈毛细管腔，注意：勿使空气进入。如毛细管中有气体相混，则可将其抬高以排除气体。⑥用橡皮泥或塑料盖封闭毛细管两端，立即送检或放置在冰盒中于一小时内送检（图 6-17）。

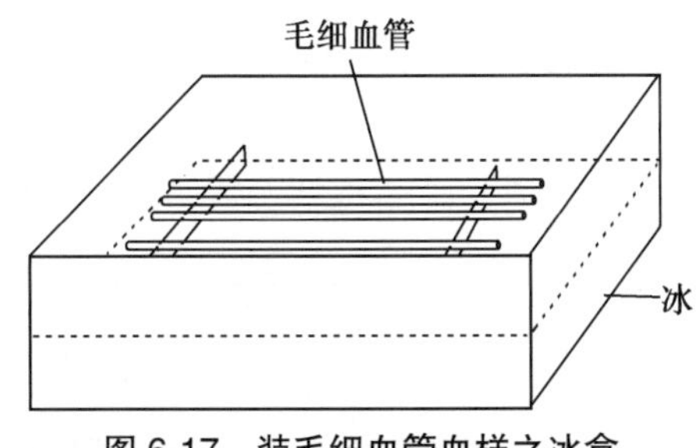

图 6-17　装毛细血管血样之冰盒

【采血及标本存放注意事项】

1. 采血应在停止吸氧 10 分钟后进行。若病情不允许停止吸氧，则应注明采血时吸氧浓度。

2. 肝素是唯一可用的抗凝剂。过多肝素可使 pH 值、PCO_2 值降低，PaO_2 升高。尤以 PaO_2 改变明显，其下降程度几乎与肝素溶液占标本的百分数成比例关系。

3. 血标本中不能有空气混入。因为空气的氧分压为 159mmHg（21.21kPa），二氧化碳分压为 0.25mmHg（0.03kPa），血标本与空气或混在血中气泡接触，必然会显著改变检查结果，使 PaO_2 大大升高，而 $PaCO_2$ 会明显降低。其升降程度取决于混入空气的多少或时间长短。在室温中，每过 10 分钟，标本中的氧将消耗 1/3（当 PaO_2 为 100mmHg 时，血氧含量为 3ml/L）。

4. 血标本应在 30 分钟内送检，否则因葡萄糖无氧酵解所生成的乳酸，将使 pH 值降低；在隔绝空气状态下，细胞呼吸将引起 PaO_2 下降与 $PaCO_2$ 增高。如在 10 分钟后，$PaCO_2$ 可升高 1mmHg（0.133kPa），pH 值降低 0.01；而 PaO_2 如上所述可下降 1/3。若不能及时送检标本，须将其保存在 0℃低温或冰盒中，防止氧消耗及二氧化碳产生，影响检测结果（图 6-18）。

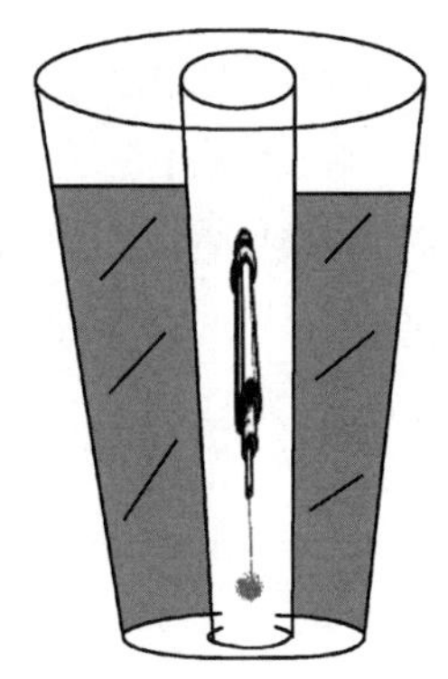

图 6-18　保存标本用冰罐

5. 在采集动脉化毛细血管血时，不可挤压耳垂或足跟，以免静脉血混入。

6. 在作热敷和热浴时须注意水温严防烫伤。

7. 玻璃注射器与塑料注射器采血所得结果并无显著差别。

血气分析主要用于分析动脉血标本，在 ICU 病室中，也常用于分析采自肺动脉的混合静脉血标本。玻璃注射器与塑料注射器采血的结果并无显著差别。

【血气分析的临床应用与血气诊断】　血气诊断包括：患者有无低氧血症，其程度如何；酸碱失衡的基本类型、代偿程度、代偿时间；是急性过程或慢性过程，有无混合性酸碱紊乱或三重酸碱紊乱，见表 6-5、表 6-6。因为一次血气检测仅代表取血瞬间血气状况，在作血气分析时，必须密切结合

表 6-5 酸碱代谢紊乱之分类及血气变化

分类	pH	$PaCO_2$	HCO_3^-	BE
单纯性酸碱代谢紊乱				
单纯性代谢性酸中毒				
失代偿	↓	↓	↓	↓
代偿	N	↓	↓	↓
单纯性呼吸性酸中毒				
失代偿	↓	↑	↑	↑
代偿	N	↑	↑	↑
单纯性代谢性碱中毒				
失代偿	↑	↓	↓	↓
代偿	N	↑	↑	↑
单纯性呼吸性碱中毒				
失代偿	↑	↓	↓	↓
代偿	N	↓	↓	↓
混合性酸碱代谢紊乱				
代谢性酸中毒 + 呼吸性酸中毒	↓	↑或 N	↓或 N	↓
代谢性碱中毒 + 呼吸性碱中毒	↑	↓或 N	↑或 N	↑
代谢性酸中毒 + 呼吸性碱中毒	不定	↓	↓	↓
代谢性碱中毒 + 呼吸性酸中毒	不定	↑	↑	↑
三重性酸碱代谢紊乱				
呼酸 + 代碱 + 代酸	不定	↑	↑	↑
呼碱 + 代碱 + 代酸	不定	↓	↑	↑

N= 正常

表 6-6 单纯酸碱紊乱代偿公式及代偿范围的预测

类型	原发性紊乱	继发性代偿	代偿范围	所需代偿时间	代偿极限
代谢性酸中毒	$[HCO_3^-]$ ↓↓↓	$PaCO_2$ ↓↓	$PaCO_2=1.5[HCO_3^-]+8\pm2$ $\Delta PaCO_2=1\text{–}1.4\Delta[HCO_3^-]$ $PaCO_2=0.9\times[HCO_3^-]\pm5$	12~24 小时	1.33kPa (10mmHg) 7.33kPa
代谢性碱中毒	↑↑↑	↑↑	$\Delta PaCO_2=0.4\text{–}0.9\times\Delta[HCO_3^-]$	12~24 小时	(55mmHg)
呼吸性酸中毒	$PaCO_2$	$[HCO_3^-]$			

病史患儿临床状况考虑血气诊断。必要时应有多次血气的动态监测，才能得出恰当评价及提出合理治疗意见。现代危重医学的发展，使诊断技术不断提高，诊疗方法也更完善。然而，不恰当的治疗有时可使病情恶化，导致内环境紊乱，甚至造成医源性疾病（如使用碱性药物不当及机器调节过度等）。

（何庆忠 卢秀兰）

第二节 脉搏血氧饱和度测定

脉搏血氧饱和度（pulse blood oxygen saturation，SpO_2）测定是使用脉搏血氧饱和度测定仪监测在动脉搏动期间血管床对光吸收的变化而测定动脉血氧饱和度。其原理根据氧合血红蛋白与还原血红蛋白对特定光谱的吸收量不同，用以测定氧合血红蛋白在总血红蛋白中所占的比例，借以判断患儿的呼吸及循环系统功能。血氧饱和度测定仪由周围部分与中心部分组成（图 6-19）。周围部分包括脉氧仪探头和缆线，探头为两个光源二极管及一个摄像二极管，每个光源二极管发出一种特定波长的光谱，光波波长为 660~940Å。光波通过搏动的血管床后到达摄像二极管，当光源二极管发出的光波通过毛细血管床时，由于氧合血红蛋白与还原血红蛋白对不同波长光的吸光度不同，故可通过分光光度计测出含氧及还原血红蛋白在血中的浓度，脉氧仪探头目前常用的有指套式、夹子式和缠绕式（黏附式和非黏附式）。血氧饱和度测定仪的中心部分为一微型计算机，用以计算氧合血红蛋白在总血红蛋白中的百分比，还可以通过脉搏搏动的频率计算出脉率。中心部分与心电、呼吸、血压等组件一道安装在综合监护仪中成为重症监护病室的必备设备（图 6-20），也可制成各种型号的便携型脉氧仪便于搬动。主要应用于麻醉科、儿科、呼吸内科、重症监护病室及使用呼吸机治疗时。

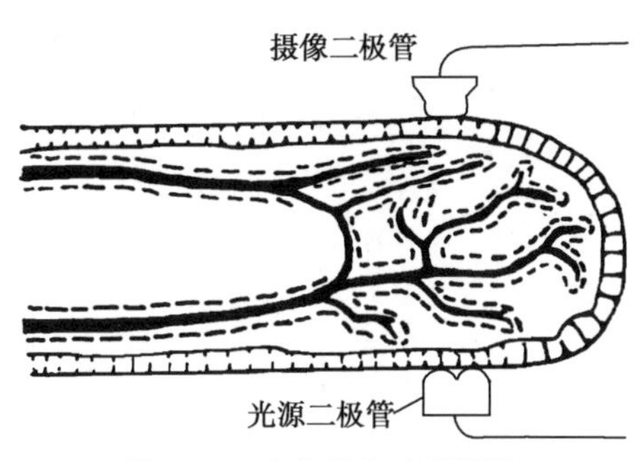

图 6-19　血氧饱和度监测仪

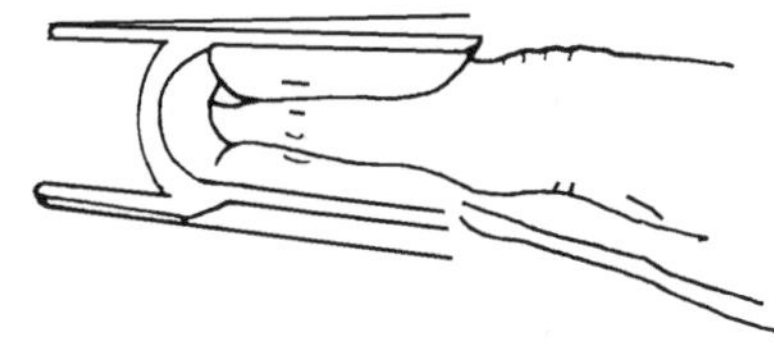
图 6-20　脉搏血氧饱和度测定仪

血氧饱和度和血氧分压的关系可用血红蛋白离解曲线表达（图 6-21）。

血氧饱和度在一定范围内和氧分压相关（表 6-7），即在一定范围内，SaO_2 随着 PaO_2 的升降而升降，但不成线性关系。从血红蛋白离解曲线可看出，当 PaO_2 接近于 100mmHg（13kPa）时，SaO_2 已经不能再增高，所以，SaO_2 可用于监测低氧血症，但不能监测高氧血症的发生，它可用于防止低氧血症但不能用于防止氧毒性。这一点对新生儿特别重要，因为新生儿在吸入高浓度氧时特别容易发生氧中毒。一般说来，除新生儿外，当 SaO_2 低于 95% 时即认为患者有低氧血症，是进行氧治疗的指征。当 SaO_2 低于 85% 时，即血氧分压低于 50mmHg，患者即可有发绀出现。如果吸入 50% 的氧后 SaO_2 仍低于 85%，就是进行气管插管及机械通气的指征。脉搏血氧饱和度（SpO_2）是一种常规的无创的监测手段，操作简单且安全。SpO_2 在患儿灌注良好、心律稳定、肢端温暖、存在轻中度低氧血症时与 PaO_2 具有较好的相关性（表 6-8），可一定程度上反映机体氧合功能。通过 SpO_2 可粗略的评估血氧分压，指导给氧的方式和给氧的浓度的调整，减少患儿抽血查血气的次数。但应注意 SpO_2 不如侵入式 SaO_2 测量的准确性高，当患儿存在严重的低氧、组织低灌注、肢端温度低、动脉搏动异常以及异常血红蛋白升高等情况时会影响 SpO_2 测量的准确性，我们在使用时应了解其局限，使其能更好在临床中应用。

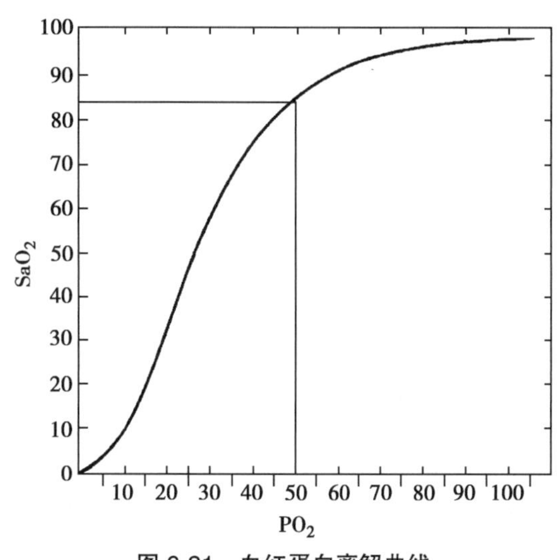

图 6-21　血红蛋白离解曲线

表 6-7　血氧分压与血氧饱和度的关系

PaO_2(mmHg)	SaO_2(%)
100	97.4
90	96.5
80	94.5
70	92.2
60	89
50	85.5

续表

PaO_2(mmHg)	SaO_2(%)
40	75.5
30	57.0
20	35.0
10	13.0

表 6-8 血氧分压与脉搏血氧饱和度的关系

PaO_2(mmHg)	SpO_2(%)
40	70(75)
50	80(83)
60	90(89)

（袁远宏 何庆忠）

第四十三章　临床常用治疗技术

第一节　输液泵的应用

【应用范围】 输液泵在现代急救及危重患者抢救工作中是不可缺少的医疗器械。它的主要用途为：

1. 用于准确控制单位时间内液体输注的量和速度，并通过控制单位时间内输入的液体容量，达到使药物速度均匀、用量准确并安全注入患者体内的目的；并且输注速度不受液面高度和患者体位变化影响。

2. 保证半衰期特别短、需持续滴入的药物，如儿茶酚胺类药（肾上腺素、异丙肾上腺素、多巴胺、多巴酚丁胺）、血管扩张药（硝普钠、酚妥拉明），以及需要精确控制剂量的药物如胰岛素、利多卡因等，能以准确的速度输入。

3. 对输液过程中的气泡、阻塞、输液完毕能自动报警，并且自行停止输液。

4. 患儿输入化疗药、新生儿输血。

5. 胃肠外营养。

【种类】 输液泵种类繁多，大致可分为两类：

1. **微量推注泵**　由微型计算机控制，步进电机通过减速器带动泵内丝杆缓慢匀速地转动，注射器后支架在丝杆匀速转动时，能实现匀速直线运动，微量推注泵是以交流或直流电为动力，推动注射器内活塞向前推注药液，实现匀速微量注射。它有单管、双管及多管等几种，装有定压及声光报警装置。

2. **输液泵**　输液泵是蠕动排以波动方式连续挤压充满液体的输液管，推动管内液体向下流动。传送带动得越快，液体被挤出越多，反之越少。输液泵由微机系统、泵装置检测装置、报警装置和输入及显示装置等 5 部分组成，输液泵装有蓄电池，可用交、直流电维持功能。输液速度可变动于 0.1~999ml/h。某些输液泵在输液容器及输液管道间安装一个有刻度的容量计，可每 1~2 小时放入一定量的液体，一旦输液泵发生故障时，不至于输入过多液体。若需同时输入多种液体，可将不同液体经三通或 Y 形管道输入。

【维护】

1. **日常维护**　每周一次。输液泵外科及电源线用湿润软毛巾擦拭，禁用乙醇；泵门内各个部位用无水酒精棉球擦拭后清水棉球擦拭；使用过程中，滴在泵上药液及时擦净；每月对内部电池进行充放电 1 次，防止电池老化；使用时轻搬轻放；注意防尘、除尘；保持电脑按键的灵敏度；不用时放在干燥通风处；避免剧烈震荡、阳光直射。

2. **设备检查**　每周一次；检查电源线是否完好，连接电源，绿色灯亮，说明电源线正常；按下“开”键检查电池电量。

（肖　娟）

第二节　危重患儿的营养支持治疗

重症患儿营养支持的目的，是适时补充适当营养物质，逆转急性蛋白质能量营养不良所致机体变化，恢复患儿抵抗力和修复能力，提高原发病治疗效果，改善预后。营养支持方法包括肠内营养（enteral nutrition，EN）和肠外营养（parenteral nutrition，PN）。与普通食物不同，营养支持所用的是包括氮源、碳水化合物、脂肪、电解质、多种微量元素和维生素组成的营养成分明确的肠内或肠外营养制剂。肠内和肠外营养各有其特点和局限性。营养支持方法的选择主要取决于患儿的胃肠功能状态。目前普遍认为，只要消化道还有功能，就应尽可能地利用，先尽量给予肠内营养。消化吸收功能良好者选用 EN，消化吸收功能严重障碍者选择完全肠外营养（total parenteral nutrition，TPN），介于二者之间则首选 EN，不足部分以肠外营养补充，即补充性肠外营养（supplementary parenteral nutrition）。临床医生应根据患儿情况，选择适当时机、方式和方案进行营养支持，并在使用过程中不断评估患儿病情变化和营养支持效果，及时调整营养支持的方式和方案。

【重症患儿代谢特点和营养素需求】

(一) 正常儿童的营养需求

1. 正常儿童热量和营养素需求 小儿的能量需求包括基础代谢、生长所需、活动所需、食物特殊动力作用及排泄消耗五个方面。正常生理状态下,按单位公斤体重计算小儿对热量和营养素的需求高于成人。不同年龄新生儿和儿童所需热量见表 6-9 和表 6-10。

表 6-9 不同日龄 / 周龄新生儿每天所需热量

日龄	热量(kcal/kg)
第 2~3 天	20~40
第 4~5 天	40~60
第 6~7 天	70~78
第 2 周	100~120
第 3 周	100~130
第 4 周	100~140

表 6-10 不同年龄儿童每天热量和蛋白质需要量

年龄(岁)	能量需要量(kcal/kg)	蛋白质需要量(g/kg)
<1	90~120	2.0~3.5
~7	75~90	2.0~2.5
~12	60~75	2.0
~18	30~60	1.5

2. 正常儿童的液量需求 按单位体重计算,小儿年龄越小,对液体的需要量越大。生理状态下新生儿和儿童的液量需要见表 6-11 和表 6-12。

表 6-11 不同年龄新生儿每天所需液量

日龄 / 周龄	液量(ml/kg)
第 2~3 天	30~50
第 4~5 天	50~70
第 6~7 天	80~100
第 2 周	110~130
第 3 周	140~170
第 4 周	150~200

表 6-12 不同体重儿童每天液体需要量

体重(kg)	所需液量(ml)
1~10	100× 体重
~20	1 000+50×(体重 -10)
>20	1 500+20×(体重 -20)

(二) 急性期代谢特点和营养需求特点

机体对多种损伤刺激,如创伤、脓毒症和急性炎症等做出的一系列代谢改变统称为急性代谢应激(acute metabolic stress,AMS)反应,与损伤类型、损伤严重程度、内源性代谢储备和 / 或储备动员能力有关。婴儿,尤其早产儿各项机能尚未发育成熟,严重影响 AMS 反应。损伤后早期细胞因子大量释放,随后激素水平迅速发生明显改变,反调节激素升高,同时出现促合成激素(如胰岛素 / 生长激素)抵抗,导致分解代谢增强,合成代谢受到抑制。AMS 反应时,内源性储备蛋白、碳水化合物及脂肪发生分解,以提供必要的反应底物、中间产物及能量,结果是体内游离氨基酸、脂肪酸等增高,出现"内源性营养素过剩"。蛋白质分解为游离氨基酸并进入肝脏成为急性时项蛋白合成和糖异生的底物。因此 AMS 反应以代谢亢进及高分解代谢为特点,导致内源性组织储备的丢失,并伴血糖 / 游离脂肪酸含量及氧化增加、能量消耗增加及蛋白质分解增加。生长发育是一个合成代谢过程,在 AMS 时被抑制。为恢复 AMS 反应所造成的损失,机体在恢复期出现适应性合成代谢。在儿童,这一阶段以体细胞生长恢复为主要特征。

重症儿童急性期能量需求和代谢状态及营养储备有关,在急性损伤应激时发生迅速变化。急性损伤可显著改变儿童能量需求。首先,急性损伤可引起与其程度、性质及持续时间成正比的分解代谢。损伤引起的分解代谢反应阶段,身体生长发育停滞,此部分能量需求大幅降低。重症患儿常需镇静且活动水平显著降低,进一步降低能量需求。重症监护病房控制室温、机械通气均使患儿能量需求显著降低。这些因素显著减少能量需求。尽管与损伤程度及持续时间有关的能量消耗增加已得到证实,但增加的能量消耗仍显著低于因生长发育停滞、活动减少、不显性热量丢失下降等减少的能量消耗。一项用 IC 法对接受机械通气的重症儿童代谢状况的研究显示,3 岁以下接受机械通气患儿高代谢、正常代谢和低代谢各占 35%、35% 和 30%;3~10 岁则仅 9% 患儿为高代谢,接近 49% 患儿为低代谢,42% 为正常代谢;10 岁以上重症儿童低代谢占 71%,正常代谢者 23%,高代谢仅占约 6%;因此,如果以健康婴儿及儿童能量需求预测值为基础,为处于 AMS 期的重症患儿提供热卡,可引起严重的过度喂养。

我国危重症儿童营养评估及支持治疗指南

(2018,中国)的推荐意见建议:急性期预估能量消耗参考目标值为1~8岁儿童50kcal/(kg·d),或5~12岁儿童880kcal/d;在降低PICU患儿病死率方面,肠内营养时蛋白供给量比能量更值得重视,建议蛋白1.5g/(kg·d)作为最低摄入参考值。美国危重病医学学会(Society of Critical Care Medicine)和美国肠外肠内营养学会(American Society for Parenteral and Enteral Nutrition,ASPEN)2017版重症儿童营养评估和支持治疗指南推荐:采用间接热量测定(indirect calorimetry,IC)法进行能量消耗监测,并根据每日能量消耗情况提供能量供给;如果不能采用IC法进行能量测量,可采用公式预估热量需求,建议采用Schofield公式,并剔除校正因子,以避免所提供的能量和营养底物超过患儿需求;在第1周末,危重症患儿的能量摄入至少达到目标能量的2/3,而不是全能量供给;最低蛋白质摄入量为1.5g/(kg·d)。

(三)恢复期代谢特点和营养素需求

当疾病进入恢复期后,机体功能开始恢复,合成代谢逐渐增强,应激导致过度分解代谢逐渐减弱至消失,出现追赶性生长,自主活动也逐渐增加,因而对热量和营养素的需求也逐渐增高。有研究表明,在疾病恢复期,热量消耗可达REE的2倍;如果考虑机体活动和生长所需,则可能达REE的3~4倍。对各种营养素的需求也恢复到正常水平,在追赶性生长时,甚至高于正常水平。

【营养支持治疗的实施】

(一)肠内营养

与肠外营养比较,肠内营养的优点表现为:维持胃肠道结构和功能的完整;降低肠内细菌移位可能;含有更完全的营养素;无肠外营养的某些并发症;容易实施且费用低廉等。

1. **肠内营养制剂**　肠内营养的有效实施有赖于临床医师充分了解肠内制剂的类别、组成、特性及制备要求。目前市售的肠内营养制剂按蛋白质来源可分为要素型(氨基酸型和短肽型)和非要素型(整蛋白型)两大类。

(1)要素型:氮源为游离氨基酸或蛋白质水解物短肽,以不需消化或极易消化的糖类、脂肪为能源,含有全面的矿物质、维生素和微量元素。要素型制剂营养成分全面,营养素极易消化,可被肠道完全吸收,因不含蛋白质和长肽,抗原性小,不易发生过敏反应。但其口感欠佳,应尽量采用管饲。氨基酸型以结晶氨基酸为氮源,几乎不需消化即可吸收,适用于严重消化功能紊乱以及对牛奶和多种食物蛋白过敏的患儿。短肽型以蛋白深度水解物为氮源,经少量消化过程便可吸收,适用于消化道功能紊乱、胰腺炎等儿童,又称预消化匀浆。

(2)非要素型:氮源为整蛋白。优点是营养全,渗透压低,口感好,对肠黏膜屏障功能有较好保护作用。用于胃肠功能相对较好的患者。

2. **肠内营养通路**

(1)经鼻或口放置胃管:适用于预计使用管饲时间<4~6周、胃功能良好的非胰腺炎患儿。多选用经鼻放置,新生儿、未出牙的小婴儿可经口放置,后鼻孔闭锁或严重狭窄、可疑或确诊的颅底骨折患儿必须经口放置。根据年龄和体重选择适当型号的胃管。优点是操作简单、容易放置、费用低廉。缺点包括鼻咽部刺激和容易发生鼻窦炎、胃食管反流和吸入性肺炎等并发症。

(2)经鼻十二指肠或空肠置管:适用于预计肠内营养时间超过6周、胃功能受损而肠功能基本正常、误吸风险较高和重症胰腺炎患儿。

(3)胃或空肠造瘘置管　适用于预计肠内营养时间超过6周、有高度误吸风险、鼻胃管或鼻肠管喂养途径建立困难,不能及时予肠内营养者。

3. **输注方式**　具体方式选择取决于患儿的状况、置管位置、胃肠功能等。

(1)间断输注:模拟普通进食,比较方便,但应用血管活性药物或吗啡等镇静剂的机械通气患儿常伴胃食管反流或胃排空延迟,可能较难适应。

(2)持续输注:重症患儿持续输注较分次注入更易耐受,常用于胃肠功能异常和幽门后置管的患者。如用鼻空肠管或空肠造瘘管,一般以1~2ml/(kg·h)的速度开始,每1~2天进行调整。根据患儿的年龄、体重及前一天耐受情况确定每日输入量。

4. **输注量的调整**　分次注入时,每次注入结束后其胃内残留量小于每次喂养量50%,则可增加营养量20%~30%;持续注入时评估较困难,粗略估计胃内残留<2小时喂养量,提示速度较为适中。当胃内残留量增加或出现腹胀、腹泻时,应考虑减量和减慢输注速度。肠内营养的浓度、喂养量和速率须从低值逐渐调节至患者能耐受又可满足需要。具体方法参考表6-13。

(二)肠外营养

指经静脉途径输注多种营养素混合溶液,为患者提供必需的营养素和热量。适用于胃肠功能

表 6-13 肠内营养输入方法和速度

方式	年龄	初始速度	增加速度	最终速度
持续输注	0~12 个月	1~2ml/(kg·h)	1~2ml/kg，q.2h.~ q.8h.	6ml/(kg·h)
	1~6 岁	1ml/(kg·h)	1ml/(kg·h)，q.2h.~ q.8h.	4~6ml/(kg·h)
	>7 岁	25ml/h	2~4ml/kg，q.2h.~ q.8h.	100~150ml/h
间歇输入	0~12 个月	5~10ml/kg，q.2h.~ q.3h.	每次 1~2ml/kg	20~30ml/kg，q.4h.~ q.5h.
	1~6 岁	8~10ml/kg，q.3h.~ q.4h.	每次 30~45ml	15~20ml/kg，q.4h.~ q.5h.
	>7 岁	90~120ml/h，q.4h.~ q.5h.	每次 60~90ml	300~500ml，q.4h.~ q.5h.

严重受损或基本丧失的患儿。

1. 肠外营养通路

(1) 外周静脉通路：适用于预计肠外营养时间不超过 1 周的患儿。常采用静脉穿刺针或短导管经皮下静脉穿刺，穿刺成功后即可连接肠外营养液输入。其优点是操作简单、容易实行，继发全身感染危险小。但维持时间短；管径细，输液速度受到限制；当营养液渗透压超过 600mOsm/L 时会导致静脉炎。因此经外周静脉输入的营养液葡萄糖浓度不能超过 12.5%，难以提供足够液体和热量，只适用于短时间、部分肠外营养支持的机械通气患儿。

(2) 中心静脉通路：具有耐受糖浓度高、维持时间长、液体外渗率低等优点，但操作相对复杂，容易出现严重并发症。为延长置管时间、减少并发症，除普通中心静脉导管外，近年逐渐开发、使用了经外周静脉放置中心静脉导管和植入式输液泵。新生儿还可选用脐动脉导管。预计肠外营养时间超过 7~10 天者，应选择中心静脉导管；需中、长期肠外营养者，应考虑经周围静脉置入中心静脉导管(peripherally inserted central catheter，PICC)、隧道式中心静脉置管或植入式输液港。经中心静脉输入的营养液葡萄糖浓度一般不超过 25%。

2. 肠外营养液的组成和输注

(1) 葡萄糖：在不输入胰岛素的情况下，葡萄糖输注速率一般可由 2~4mg/(kg·min) 开始。如存在应激性高血糖，则需适当降低葡萄糖的输注速率，以维持血糖正常，避免高血糖。随输注时间延长和病情好转，患儿对葡萄糖耐受能力增加，再逐渐提高至 6mg/(kg·min)。对糖耐受能力特别低的重症患儿，加用小剂量胰岛素可改善组织对糖的利用，加快输注葡萄糖的速率，增加热量摄入，及早达到患儿所需热量。小儿应激性高血糖使用胰岛素治疗的血糖值标准尚未确定，与成人相比，儿童更易出现低血糖，故胰岛素应在密切监测血糖的条件下使用。

(2) 脂肪乳剂：一般从 0.5~1.0g/(kg·d) 开始，若患儿耐受良好，每 1~2 天增加 0.5g/kg，最大剂量不超过 3.5g/(kg·d)。全天总量输入时间不短于 16 小时，最好 24 小时匀速输入。首次使用脂肪乳剂时，最初 15~20 分钟应缓慢输入，观察患儿是否有过敏反应。脂肪酸的氧化代谢在线粒体内进行。长链脂肪酸必须在肉碱参与下才能进入线粒体，疾病状态下因体内肉碱消耗增加可导致脂肪酸利用障碍；中链脂肪酸进入线粒体不需肉碱参与，因而利用率较高，但不能提供必需脂肪酸。故推荐使用含长链和中链脂肪酸的混合制剂。由于长链脂肪酸和间接胆红素竞争性与白蛋白结合，使游离间接胆红素浓度升高，增加胆红素脑病的风险，生后 1 周内的早产儿、高胆红素血症的新生儿最好不用长链脂肪酸制剂。脂肪乳剂可抑制血小板凝聚，因此血小板减少的患儿应暂时不用或慎用脂肪乳剂，以免诱发或加重出血。原有高甘油三酯血症的患儿则应暂时不用脂肪乳剂，以免加重高脂血症。脂肪产热是碳水化合物的 2 倍，呼吸商相对低(碳水化合物 1，蛋白质 0.9，脂肪 0.7)，适当增加脂肪的比例，不仅可减少 CO_2 生成，还可以减少液量。

常用的脂肪乳剂由大豆油制成，富含 ω-6 多不饱和脂肪酸，可提供足够的必需脂肪酸，但 ω-6 多不饱和脂肪酸在体内代谢过程中会产生较多的促炎因子，可能加重炎症反应。选择含 ω-3 多不饱和脂肪酸(如鱼油或含鱼油的产品)或 ω-9 单不饱和脂肪酸(含橄榄油)为主的产品，其中 ω-6 多不饱和脂肪酸含量较低，可减少炎性因子生成，有利减轻炎症反应，促进患者康复。含鱼油的产品还可减少肠外营养相关性胆汁淤积的发生。

(3)氨基酸：不可用成人氨基酸代替小儿氨基酸制剂。小儿氨基酸制剂中氨基酸种类、比例必须适合小儿需要，种类要多于成人，目前一般含 18~20 种氨基酸，且其必需氨基酸和总氮的比值应>3。支链氨基酸、酪氨酸、半胱氨酸比例适当高于成人用氨基酸。芳香氨基酸和硫化氨基酸的比例应适当降低。应添加牛磺酸。目前市场上销售的小儿氨基酸注射液浓度多在 5%~7%，均为 L- 结晶注射液，不含电解质和葡萄糖，渗透压 520~620mmol/L，pH 5.5~7.0。首次用量 0.5~1.0g/(kg·d)，若患儿耐受良好，每日每公斤体重增加 0.5~1.0g，最大剂量可达 3.5g/(kg·d)。氨基酸应与葡萄糖和脂肪乳剂同时或混合输入。

(4)矿物质：小儿宏量元素的需要量如下：钠离子 2~4mmol/(kg·d)，钾离子 2~3mmol/(kg·d)，钙离子 0.5~2mmol/(kg·d)，镁离子 0.25~0.5mmol/(kg·d)，氯离子 2~3mmol/(kg·d)，磷酸根 1~2mmol/(kg·d)。微量元素的补充可用微量元素制剂，剂量根据药品说明书决定。

(5)维生素：肠外营养时脂溶性维生素和水溶性维生素分别由特殊制剂提供，如维他利匹特、水乐维他等，剂量可参考药物说明书。维生素和微量元素是多种酶的辅助因子，能量转换、组织修复都需要多种酶的参与。机械通气患儿若存在营养不良或 HIV 感染，应适当补充维生素 A。

(6)特殊营养素：谷氨酰胺是人体最丰富的游离氨基酸，既可为蛋白质合成提供氮源，又可氧化提供热量，是肠黏膜细胞和免疫细胞的主要能量来源。但近年多项荟萃分析显示，肠外营养液中加入谷氨酰胺并未降低早产儿和严重胃肠疾病患儿的感染率和病死率，也不能降低手术后患者的感染率。目前不推荐小儿肠外营养时常规加入谷氨酰胺治疗。

3. 肠外营养的终止　若原发病好转，应考虑恢复肠内营养。须给予胃肠道充分的时间和条件“复苏”。可先经口、胃管等给予等渗葡萄糖溶液(5% 葡萄糖)，每次 1~2ml/kg 开始，每天 3 次。若能够耐受，逐渐增加量和次数，并改为 2∶1 稀释奶、1∶1 稀释的奶或肠内营养制剂喂养。若耐受良好，过渡到不经稀释奶或肠内营养制剂。增加肠内营养量的同时，注意相应减少肠外营养液的量。当经肠道喂养量>50ml/(kg·d)时，可逐渐减停肠外营养。

(三)补充性肠外营养

多数重症患儿保留有一定的胃肠功能，因此，根据胃肠道状态选择适当的肠内营养制剂和喂养方式，在此基础上，利用静脉途径补充肠内营养的不足部分。目前建议，对中低营养风险的患儿 1 周后添加补充性肠外营养，对重度营养风险患者添加补充性肠外营养的时间可适当提前。需注意，补充性肠外营养是指部分成分及量的补充，营养液仍需在 24 小时内匀速输入，以免发生代谢性并发症。营养支持过程中需根据胃肠道功能的变化，及时调整肠外营养在全部营养中所占比例，当肠外营养提供的能量低于全部能量的 20% 时，可停用。

【营养支持治疗的监测和相关并发症】

(一)营养支持治疗的监测

1. 肠内营养的监测　监测目的是观察是否可达到营养支持的目标，并及时发现或避免并发症。

(1)监测喂养管位置：喂养前必须确认管端位置。胃内喂养可通过吸引胃内容物证实。若管端应在十二指肠或空肠者，则需 X 线片证实。

(2)监测喂养耐受情况和并发症：胃内喂养初始每 3~4 小时检查胃内残留物体积，当浓度与体积可满足需要并能耐受时，可每日检查胃残留 1 次。若残留物过多，宜停止输注数小时或降低速率。胃排空延缓者不宜胃内喂养。

(3)监测每日出入量：肠内营养的体积与其他摄入的液体分开记录。

(4)监测血生化指标：喂养开始的第 1 周，每 1~2 天检查血常规及血生化分析，以后每周 2 次。

(5)监测体重变化。

2. 肠外营养的监测　及时准确的监测，可以了解患儿营养与代谢状况，及早发现和处理存在的问题，促进患儿尽快康复。但监测项目过多、频率过高会加重患儿负担，因此应根据具体情况决定监测项目和频率。表 6-14 可作为监测项目和频率的参考。

(二)肠内营养相关并发症

1. 机械性并发症

(1)喂养管位置不当：主要发生在鼻胃、鼻十二指肠或空肠置管者，插管时误将喂养管置入气管、支气管内。

(2)喂养管堵塞、脱出、拔出困难：喂养管堵塞最常见的原因是膳食残渣和粉碎不全的药物碎片

表 6-14 肠外营养的监测项目

监测项目	监测频率	
	第 1 周	1 周后
体检		
体重、身高、头围	每日 1 次	每日 1 次
心率、呼吸、体温	每日 8 次	每日 4 次
化验检查		
电解质(Na^{+}、K^{+}、Cl^{-}、Ca^{2+}、Mg^{2+}、P^{2-})	每日 1 次	每周 2 次
尿素氮、肌酐	每日 1 次	每周 2 次
葡萄糖	每日 1 次	每日 1 次
总、直接胆红素	每日 1 次	每周 2 次
转氨酶(AST、ALT)	每周 2 次	每周 1 次
胆固醇	每日 1 次	每周 1 次
甘油三酯、β- 脂蛋白	每周 1 次	每周 1 次
白蛋白、球蛋白	每周 2 次	每周 1 次
血常规(RBC、WBC、Hb、PLT)	每周 3 次	每周 1 次
血气分析	每周 3 次	每周 1 次
前白蛋白、转铁蛋白	每周 1 次	每周 1 次
血渗透压	每日 1 次	每周 2 次
血清氨基酸谱	每周 1 次	每周 1 次
尿糖、比重、pH	4 小时 1 次	每日 1 次
尿渗透压	每日 1 次	每日 1 次
尿尿素氮、尿肌酐	每日 1 次	每日 1 次
总入量	每日 1 次	每日 1 次
总出量	每日 1 次	每日 1 次
24h 尿量	每日 1 次	每日 1 次
24h 粪便量	每日 1 次	每日 1 次
24h 异常丢失量	每日 1 次	每日 1 次

粘附于管腔内,或是药物与膳食混合液凝固。发生堵塞后可用温水、胰酶等冲洗,必要时可用导丝疏通管腔。喂养管留置时间过长,固定不牢,或患者躁动、严重呕吐均可使喂养管脱出。肠内营养时,导管可嵌入胃肠壁黏膜或在胃肠内扭结,造成拔除困难,可剪断导管,让其自动排出。

(3)鼻咽、食管、胃损伤:可因插管时机械性损伤,或长期留置导管压迫鼻咽、食管、胃黏膜引起。插管时需选用质地软、口径细的导管,操作仔细轻柔,遇有阻力查明原因,不可强行插入。

(4)鼻窦炎和中耳炎:主要发生在鼻胃、鼻空肠或十二指肠置管者。由于长期置管妨碍鼻窦口通气引流及压迫咽鼓管开口引起。一旦发生鼻窦炎或中耳炎,在采取相应治疗措施的同时,及时拔除喂养管改用其他途径喂养,或自另外一侧鼻孔插管继续肠内营养。

(5)误吸和吸入性肺炎:是肠内营养常见且严重的并发症,病死率高。误吸最容易发生在胃内喂养者,一旦发生,对支气管黏膜和肺组织将产生严重损害,须立即停用肠内营养,并尽量吸尽胃内容物,立即吸出气管内的液体或食物颗粒,改行肠外营养;积极治疗肺水肿;应用有效的抗生素防治感染。床头抬高 30°~45°,尽量采用间歇性或连续性灌注而不用一次性灌注可预防其发生;对胃蠕动功能欠佳，易发生误吸的高危患儿，应采用空肠置管。

2. **物理性并发症**

(1) 恶心、呕吐、腹胀：多因输注速度过快、乳糖不耐受、膳食有怪味、脂肪含量过多等原因所致，须针对病因采取相应措施，如减慢滴速、加入调味剂或更改膳食品种。

(2) 腹泻：是肠内营养最常见的并发症。常见原因有：同时应用某些治疗性药物、营养不良和低蛋白血症、乳糖酶缺乏、肠腔内脂肪酶缺乏、高渗性膳食、细菌污染、营养液温度过低及输注速度太快等。发生腹泻后应首先查明原因，去除病因后症状多能改善。必要时可对症给予收敛和止泻剂。

(3) 肠坏死：罕见但病死率极高，多在喂养后3~15天起病。主要与输入高渗性营养液与肠道细菌过度生长引起腹胀，导致肠壁缺血有关。一旦怀疑肠坏死，应立即停止输入营养液，改行肠外营养，同时尽早明确原因，并予以相应处理。

3. **代谢性并发症**　肠内营养时代谢性并发症的发生率远较肠外营养低。

(1) 高血糖症和低血糖症：高血糖常见于接受高热卡喂养者，监测尿糖和酮体可及时发现高血糖。低血糖多发生于长期应用肠内营养而突然停止者，故肠内营养应逐渐停用。

(2) 电解质紊乱：定期检查血电解质并及时补充可预防。

(3) 高碳酸血症：摄入大量碳水化合物时，分解后 CO_2 生成增多，若肺功能欠佳，可致高碳酸血症。故应避免碳水化合物摄入过多。

(4) 再进食综合征：严重营养不良患者行肠内营养时，可导致严重肌无力、精神状态改变、心律失常、心力衰竭等，称为再进食综合征(refeeding syndrome，RS)。预防的关键是在开始行肠内营养时，给予少于实际需要的热量、钠和液体，避免心脏负荷过重及电解质的迅速改变。

(三) 肠外营养的并发症

1. **与导管相关的并发症**

(1) 置管损伤：多与静脉置管技术不熟练或操作不当有关。可发生气胸、血胸、空气栓塞、皮下血肿、臂丛损伤、纵隔血肿等，若导管位置不当，还可能发生心律失常、心包积液等。

(2) 感染：留置的静脉导管作为微生物侵入路径，可导致静脉入口处感染、细菌栓塞、败血症，多由微生物在导管内繁殖，使导管周围包裹的纤维蛋白和血液感染所致，其中以败血症最严重。常见病原菌为金黄色葡萄球菌、表皮葡萄球菌和白念珠菌。

2. **代谢并发症**

(1) 低血糖或高血糖：低血糖多因营养液输入突然中断或输糖速度过慢所致，严重低血糖可致脑损害。高血糖多因输糖速度过快引起，也可因应激状态下发生“胰岛素拮抗”使糖代谢紊乱引起。高血糖可导致渗透性利尿，引起水和电解质丢失过多。严重高血糖可致高渗昏迷。

(2) 电解质紊乱：常见钾、磷、镁的异常，出现异常时应分析原因，根据病因决定处理方案。

(3) 肝功能异常：多发生于开始肠外营养后的2~14天，表现为肝酶学指标和胆红素增高，停用肠外营养后多数逐渐恢复正常。近年来随着营养液配方的改善，肠外营养引起的肝功能异常逐渐减少。

(4) 胆汁淤积：不论成人还是小儿，肠外营养时均可发生胆汁淤积，其发生率与肠外营养持续时间呈正相关。有报道肠外营养超过6周，100%发生胆汁淤积。临床表现为肝脏肿大和黄疸。

(5) 高脂血症：脂肪乳输入量过大或速度过快可致高脂血症，严重者脂肪在肺毛细血管和巨噬细胞内积聚，表现为发热、黄疸、肝脾大、消化道出血、肺部弥漫性浸润，甚至发生抽搐、休克，称脂肪超负荷综合征。

(6) 高氨血症：与氨基酸制剂输入过多、过快有关。均匀输入氨基酸溶液或每日供给精氨酸1mmol/kg可预防。

(7) 高氯性酸中毒：与市售氨基酸制剂多为盐酸结晶体、氯含量高，所添加电解质液也多含氯有关。

(钱素云　高恒妙)

第三节　腹膜透析疗法

腹膜透析(peritoneal dialysis，PD)是儿童肾衰竭最常选择的肾脏替代治疗方式，主要是因为儿童单位体质量的腹膜面积为成人的2倍，血流动力学比较稳定，不需要建立血管通路，而且腹膜透析在技术上简单易行，这些均为儿童进行PD提供了极为有利的条件。

【适应证】 PD适用于急性肾损伤，慢性肾衰竭，高容量负荷，电解质、酸碱平衡紊乱，药物和毒物中毒，肝衰竭等。

（一）急性肾损伤

关于急性肾损伤（acute kidney injury，AKI）开始透析的时机存在较大的争议，争议的焦点是集中在但对于没有危及生命的内环境紊乱的AKI患者。

1. 公认的传统指征

（1）少尿或无尿>1天。

（2）严重水钠潴留或有充血性心力衰竭、肺水肿和脑水肿。

（3）急性肾损伤3期。

（4）血钾水平≥6.5mmol/L，或钾上升每天≥1~2mmol/L。

（5）难以纠正的酸中毒，或每天HCO_3^-下降≥2mmol/L。

（6）异型输血：游离血红蛋白≥800mg/L。

2. 扩展的指征

（1）难治性心衰中容量的去除。

（2）脓毒症中免疫的调节。

（3）容量过负荷过重时：预计相对容量过负荷>10%，心脏术后患者>3.5%~10%。

（4）合并肾外器官功能不全者，如呼吸窘迫综合征、肝功能衰竭、严重脑水肿。

（5）严重水、电解质、酸碱失衡等内环境紊乱。

（6）广泛挤压伤。

（7）严重的横纹肌溶解。

（8）急性重症胰腺炎。

（二）急性中毒

对于急性药物和毒物中毒者，应在毒物或药物进入体内8~16小时内进行腹膜透析。PD能够清除的药物和毒物如下：

1. 药物

（1）镇静药：巴比妥类、安定类、水合氯醛、副醛等。

（2）兴奋剂：苯丙胺、甲基丙胺。

（3）抗生素：对氨水杨酸钠、乙胺丁醇、异烟肼、利福平、阿米卡星、庆大霉素、卡那霉素、链霉素、万古霉素、氨苄青霉素、多黏菌素、氯霉素、磺胺类。

（4）消炎止痛药：水杨酸钠、阿司匹林、非那西丁、对乙酰氨基酚。

（5）抗心律失常药：奎尼丁、普鲁卡因胺。

（6）降压药：硝普钠、甲基多巴、二氮嗪。

2. 毒物

（1）醇类：乙醇、甲醇、丙醇、乙二醇。

（2）内源性毒素：氨、尿酸、乳糖、胆红素。

（3）金属类：铜、钙、铁、铝、镁、汞、钾、锂。

（4）卤化物：溴化物、氯化物、碘化物、氟化物。

（5）农药及灭鼠药类：乐果、敌敌畏、敌百虫、美乐灵、敌鼠强、氨基甲酸酯等。

（6）生物毒素：鱼胆、毒蕈。

（7）其他：硼酸、铬酸、枸橼酸钠、四氯氨、樟脑、砷、硫氰酸盐、苯胺、重铬酸钾、帕吉林、地高辛、四氯化碳、环磷酰胺、麦角胺、一氧化碳、奎宁、氟尿嘧啶、氯磺丙脲等。

（三）慢性肾衰竭

慢性肾衰竭的指征包括公认的传统指征及扩展的参考指征。

1. 公认的传统指征

（1）肾小球滤过率<15ml/（min·1.73m^2）伴有尿毒症状。

（2）无症状但肾小球滤过率<6mL/（min·1.73m^2），或每周尿素清除指数（Kt/V）<2.0。

（3）难以控制的容量超负荷或充血性心力衰竭。

（4）严重代谢性酸中毒（pH≤7.1，CO_2≤7.0mmol/L）。

（5）顽固性高血压。

（6）尿毒症性心包炎或尿毒症脑病。

（7）合并有明显的出血倾向。

2. 参考指征

（1）少尿。

（2）肾性贫血。

（3）较重的恶心、呕吐等消化道症状。

（4）皮肤瘙痒。

（5）嗜睡、注意力不集中、头痛、头昏等神经系统症状。

（6）较严重的生长发育迟缓。

【禁忌证】

（一）绝对禁忌证

1. 慢性持续性或反复发作性腹腔感染或腹腔内肿瘤广泛腹膜转移导致患者腹膜广泛纤维化、粘连。

2. 严重的皮肤病、腹壁广泛感染或腹部大面积烧伤。

3. 严重的腹膜缺损。

4. 外科难以修补的疝、脐膨出、腹裂、膀胱外翻等。

（二）相对禁忌证

1. 即将或3天内进行的腹部手术。

2. 没有合适的看护者。

3. 局限性腹膜炎。

4. 长期蛋白质及热量摄入不足，或过度肥胖者。

5. 高分解代谢者。

6. 腹膜透析难于清除的药物，或外源性物质中毒者。

【导管植入】

（一）导管选择

1. **急诊腹膜透析**　选用单涤纶袖套Tenckhoff管、直管。推荐用前者，可减少腹膜炎的发生。

2. **慢性肾衰竭**　按照年龄、身高、体重选择腹膜透析导管，插入腹腔内透析导管的长度约相当于患儿脐至耻骨联合的距离。

（1）体重<3kg的婴儿，选用单涤纶袖套Tenckhoff管。

（2）年龄>6岁，体重>30kg的儿童，可以应用成人型腹膜透析导管，如卷曲型的双涤纶袖套Tenckhoff导管及鹅颈卷曲导管。

（二）导管植入方式

儿童腹膜透析导管置入有三种方式：①外科手术置入导管；②经皮穿刺置入导管；③腹腔镜下置入导管。外科开腹手术置入在临床上最常用，对于新生儿及小婴儿临床上也常用经皮穿刺置入导管的方法。

【透析处方】

（一）腹膜透析液基本组成

常用腹膜透析液有乳酸盐透析液、醋酸盐透析液、重碳酸盐透析液三种。乳酸腹膜透析液对腹膜刺激小，但有肝功能损害者不宜用。含醋酸的腹膜透析液有扩张血管的作用，对腹膜刺激较大。重碳酸盐透析液的碳酸氢钠需临时加入，以防止发生碳酸钙结晶，适用于有肝脏损害者（表6-15）。

表6-15　腹膜透析液的基本成分

成分	浓度
葡萄糖	1.5~4.25g/L
钠离子	132~141mmol/L
氯离子	95~102mmol/L
钙离子	1.5/2.5mmol/L
镁离子	0.25~0.75mmol/L
醋酸/乳酸根/碳酸氢根	35~40mmol/L

（二）急诊腹膜透析

1. **PD方案**　儿童急诊腹膜透析方案包括急诊间歇性PD、潮式PD、持续性PD、高流量PD和持续流动PD。

2. **处方**　儿童急诊PD没有统一的处方，需根据患儿的体重、临床表现、容量状况来定，以达到合适的超滤量和相关生化指标的控制。儿童腹透液起始灌入量10~20ml/kg，或300~600ml/m^2，每天交换12~24次；如无渗漏和呼吸受限，可逐渐增加剂量至30ml/kg，或800ml/m^2。如果使用的是Tenckhoff导管无渗透风险，最大剂量可增至40~50ml/m^2，或1 100~1 400ml/m^2。<2岁的儿童灌入量每次不超过800ml/m^2。起始留腹时间30~40分钟，交换时间60~90分钟（包括灌入、留腹、流出时间）。

（三）慢性肾衰竭腹膜透析

1. **PD方案**　儿童慢性PD治疗方案主要是持续非卧床腹膜透析（CAPD）和自动腹膜透析。

2. **处方**　置管后2~6周开始透析。CAPD模式的起始灌入量为每次300~500ml/m^2（婴儿200ml/m^2），7~14天逐渐增加灌入量，白天增至800~1 000ml/m^2，夜间增至1 000~1 200ml/m^2，婴儿的最终交换灌入量不超过50ml/kg。最初建议交换每天4~8次；随着灌入量的增加，减少交换次数至每天3~5次，维持全天交换容量为4 000~5 000ml/m^2。白天每次灌入透析液后留腹4~6小时，夜间留腹6~9小时。

【并发症】

（一）非感染并发症

PD非感染并发症包括透析液渗漏、引流不畅、疝、腹膜功能障碍。针对不同的原因采取不同的措施。如：①透析液渗漏、疝：延缓或暂停透析1~3周，必要时手术修补；②引流不畅：可采用改变体位、肝素盐水冲洗PD管、外科手术等方式进行治疗；③腹膜功能障碍：改成血液透析治疗模式。

（二）腹膜炎

儿童腹膜炎的发生率较成人高，以革兰氏阳性菌感染居多，主要为凝固酶阴性葡萄球菌和金黄色葡萄球菌，其次为链球菌和肠球菌；革兰氏阴性菌感染中以假单胞菌较常见；真菌性腹膜炎在儿童较少。

1. **明确病原菌**　一旦考虑为PD相关性腹膜炎，留取腹腔引流液及血液标本送检细菌培养。

2. **避免堵管** 在腹膜透析液中加入500U/L肝素，阻止纤维蛋白凝块的形成。

3. **抗感染治疗**

(1)初始治疗：首选腹腔内给药，通常是联合应用第一代头孢菌素和第三代头孢菌素。给药剂量见表6-16。

表6-16 儿童腹膜炎腹腔内抗生素给药剂量

抗生素	持续给药		间歇给药每天1次
	负荷剂量	维持剂量	
头孢唑啉	250~500mg/L	125mg/L	15mg/kg
头孢呋辛	200mg/L	125mg/L	15mg/kg
头孢他啶	250~500mg/L	125mg/L	15mg/kg
头孢噻肟	500mg/L	250mg/L	30mg/kg
氨苄西林	–	125mg/L	–
替考拉宁	200mg/L	20mg/L	15mg/kg

(2)依据培养结果调整治疗方案：①革兰阳性菌腹膜炎的治疗：停用第三代头孢菌素，对于甲氧西林敏感葡萄球菌继续使用第一代头孢菌素，如为耐药使用糖肽类抗生素；肠球菌或链球菌需用氨苄西林；金黄色葡萄球菌腹膜炎疗程3周，其他革兰阳性菌腹膜炎疗程2周。②革兰阴性菌腹膜炎的治疗：停用第一代头孢菌素或糖肽类抗生素，继续使用第三代头孢菌素，可以根据药敏试验和患儿病情联用另一种抗生素。假单胞菌腹膜炎疗程3周，其他革兰阴性菌腹膜炎疗程2周。③培养阴性腹膜炎的治疗：培养阴性但治疗有效者，继续原治疗方案，疗程2周。如果治疗无效，重新检测引流液，如仍然阴性需考虑拔除透析导管。

(3)透析导管拔除：下列情况需拔除导管：复发性金黄色葡萄球菌腹膜炎合并隧道感染，复发性假单胞菌腹膜炎，真菌性腹膜炎，适当抗生素治疗72~96小时无效，出口处或隧道感染治疗1个月无效。

(李志辉)

第四节 血液净化

血液净化(blood purification，BP)是指应用物理、化学或免疫等方法清除外源性或内源性毒物、体内过多水分及血中代谢废物、自身抗体、免疫复合物等致病物质，同时补充人体所需的电解质和碱基，以维持机体水、电解质和酸碱平衡。根据RRT的特点目前不单纯仅应用肾衰竭，而逐步成为危重患儿脏器功能替代治疗的方法之一。因儿童的生理特点异于成人，因此小儿血液净化有其特殊性。并发症是阻碍儿童血液净化治疗开展的重要因素之一。目前随着医学的发展，小儿血液净化也在逐步发展。在近20年来，特别是近10年来已经逐步成为PICU的一项常规治疗方法，目前根据患者原发病及病情可选择的方式有：腹膜透析(peritoneal dialysis)、血液透析(hemodialysis)、连续性肾脏替代治疗(continuous renal replacement therapy，CRRT)、血液灌流、血浆置换和人工肝等。以下重点介绍血液透析、连续性肾脏替代、血液灌流和血浆置换治疗的相关临床应用。

一、血液透析

【基本组成部分】

1. **透析器(dialyzer)** 是溶质和水交换的场所，是透析治疗的核心部分，由透析膜及其支撑结构组成(图6-22)。其中血液流经部分称为血室，透析液流经部分称为透析液室。目前透析器构型以中空纤维型最常用。影响透析器性能的指标包括以下几个方面：①溶质清除效能，主要决定于透析膜的特性和膜面积。②水清除效能：以超滤系数(Kuf)为指标，一般常用透析器Kuf为2~60ml/(mmHg·h)。其中，Kuf<8ml/(mmHg·h)为低通量透析器；Kuf在8~20ml/(mmHg·h)为中通量透析器；Kuf>20ml/(mmHg·h)为高通量透析器。Kuf同时影响中、大分子的清除效能。③血室容积：一般来说，透析器膜面积越大，血室容积也越大，则体外循环血容量越大，对机体血流动力学影响大。高效透析器：主要是通过增加透析膜的面积来提高溶质清除率。故对小分子溶质的清除率提高较多。高通量透析器：提高膜的特性，故对水和中、大分子的清除率提高。

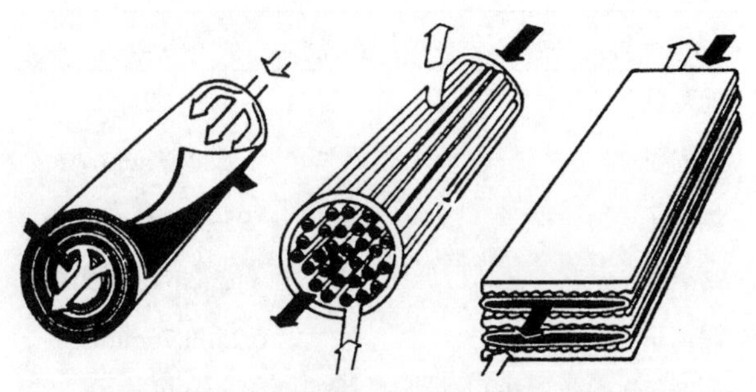

图6-22 不同种类的人工透析器结构示意图

2. **透析液(dialysate)成分** 包括电解质、碱基和葡萄糖三类。透析液电解质浓度与正常血清相近,并可根据患者病情调整。常用透析液的成分如下:钠 135~140mmol/L,氯 102~106mmol/L,钾 0~4mmol/L,钙 1.5~1.75mmol/L,镁 0.6~0.75mmol/L,HCO_3^- 30~35mmol/L。

3. **血液透析机** 血液透析机按其功能分为三部分:①透析液供给系统;②血液循环控制系统;③超滤控制系统。

【血管通路的建立】 血管通路指从血管内引出血液,进入体外循环,再回到血管内的通路。对血管通路的选择主要依据肾衰竭的类型、透析的紧急性、患者自身血管条件等因素。不同的血液净化技术对血流量的要求不同。永久性血管通路:动静脉内瘘,常用桡动脉与头静脉。临时性血管通路:①中心静脉插管:股静脉、颈内静脉和锁骨下静脉;②动脉直接穿刺。儿童需要血液透析治疗一般是急性肾衰竭,一般以选择临时性血管通路为主,并且选择静脉插管为主。

【适应证】

1. 血容量过多及血压过高引起的充血性心力衰竭、肺水肿、高血压脑病。

2. 尿毒症引起的严重恶心、厌食、水肿,尤其是伴有血小板功能障碍引起的胃肠出血。

3. 血 BUN ≥30mmol/L 或升幅≥4mmol/(L·d)[≈10mg/(dl·d)]或 Cr ≥ 500μmol/L 或升幅 ≥ 100μmol(L·d)[≈ 1mg/(dl·d)] 或 Ccr ≥120ml/(min·1.73m²)(肌酐清除率)。附:肌酐清除率的计算法。

$$Ccr=\frac{(140-\text{年龄})\times\text{体重}}{72\times Cr(mg/dl)}$$

4. 电解质及酸碱平衡紊乱。血 K^+ ≥ 6.5mmol/L;血 Na^+ ≤120mmol/L 或 ≥160mmol/L;持续性的代谢性酸中毒,当 HCO_3^- pH ≤ 7.20,特别是血容量过多,限制了碳酸氢钠的使用时;严重的代谢性碱中毒,当 HCO_3^- ≥ 35mmol/L 或 pH ≥ 7.6,(可用高氯醋酸盐透析液溶液,含 Cl^- 120mmol/L,醋酸 20mmol/L);血清钙 ≥ 12mmol/L。

5. 血清尿酸 ≥ 1 190μmol/L(20mg/dl)。

6. 急性药物、毒物中毒。某些药物和毒物分子量较小,水溶性高,与蛋白结合率低,可经透析膜清除。包括镇静安眠药、洋地黄类药物、抗生素等。

【并发症】

1. **低血压** 发生率约为 10%~30%,小儿血容量约为体重的 8%,所以透析器及血流管道内血量不能超过患儿体重 0.8%。因此,透析器及血流管道内血量低于患儿循环血量的 10%,则较安全;如超过 10%~15%,则透析时患儿经常处于低血容量状态,甚至出现低血压。故需选择适合不同体重的管路,如果对于体重低的患儿需要进行血液透析可以采用不同的方法进行预冲或选择连续性肾脏替代治疗,以尽量减少并发症的发生。

2. **失衡综合征** 发生的原因考虑与全身溶质失衡继发水重新分布有关,透析是组织浓度相对高于血浆浓度,形成血液与组织间的渗透压力梯度,从而水分进入细胞、肺和颅腔内,形成肺间质和颅内水分增多,表现为肺型和脑型透析失衡综合征。①肺型透析失衡综合征多发生在第 1~2 次透析结束后 4~6 小时,表现为呼吸困难、低氧血症和肺部阴影,特别容易发生在本身存在心功能不全、低蛋白血症、低钠血症和低氧血症的患儿中。②脑性失衡综合征多发生在首次透析后 2~3 小时,出现以神经系统表现为主的综合征,轻者表现为恶心、呕吐、血压增高。严重时嗜睡、癫痫样大发作、昏迷,甚至死亡。无神经系统定位体征。预防透析失衡综合征首先可通过控制血流速度和透析时间,减少溶质排除效率和避免血 pH 值迅速改变,可通过缩短透析时间和增加透析频率来预防。

首次透析时间一般为 2 小时,连续每天透析 2~3 次后延长至每次 3~4 小时,如透析前患儿血尿素氮达到 35.7~71.4mmol/L,为防止透析过程中渗透压下降,可静脉滴注甘露醇(0.5~1g/kg)。

二、连续性肾脏替代治疗

【CRRT 设备】

1. **仪器** 要求可配备小口径泵管或小儿治疗管路及滤器,具有较高脱水精度。CRRT 设备基本构成有血泵、超滤泵、透析液泵、补液泵及相关的平衡装置、补液加温装置,以及血液与透析液安全报警装置。目前的新型 CRRT 机型具备 4 个甚至 5 个泵,能够同时进行前/后稀释。同时机器本身必须有精确的液体平衡控制装置,通常采用 1~4 个电子秤进行容量控制,精确度可小于 0.3%,新型 CRRT 机均配置安全报警系统、液体平衡控制系统。

2. **滤过器（hemofilter）和管路** 是用一种特制的通透性非常高的半透膜材料制成。此血液滤过器连接在动-静脉或静-静脉之间。当血液流经滤过器的赛璐珞空心纤维管时，在空心纤维管两侧形成的压力差，使液体及小分子物质滤出体外。分子量小于 50 000Da 的溶质均可通过赛璐珞半透膜。其滤过率取决于滤过器的通透性、血流速度、半透膜内外压力差（平均动脉压 + 滤过器至收集袋的高度 – 血液胶体渗透压）。一般应选择高分子聚合膜、通透性高、生物相容性好、对凝血系统影响小的滤过器和管路，同时儿童还应该注意选择预充容积较小的滤器和管路。目前世界上比较常应用于连续性肾脏替代治疗的滤器见表 6-17。

表 6-17 儿童 CRRT 滤过器主要供应商

滤过器	膜的材料	膜型号	膜的表面（m^2）	预充容量（ml）
PHSF 400 gold	MT	PS	0.3	28
PHSF 700 gold	MT	PS	0.71	53
PHSF 700 gold	MT	PS	1.25	83
F-5	MT	PS	1.0	63
F-6	MT	PS	1.3	82
FH22	MT	C	0.16	11
FH66	MT	P	0.60	43
HF250	MT	PS	0.25	27
HF400	MT	PS	0.3	28
HF500	MT	PS	0.5	39
Multiflow 60	MT	AN69	0.6	92
Multiflow 100	MT	AN69	0.9	130
HF1000	MT	PAE	1.15	128
HF1400	MT	PAE	1.4	186

注：MT，微管；PS，聚砜类；AN69，聚丙烯；P，聚胺；PAE，聚芳醚砜；C，coprophane。

【血管通路的建立】 理想的血管通路是小儿 CRRT 成功的关键。儿童临床最常使用股静脉、颈内静脉或锁骨下静脉，儿童建议型号见表 6-18。

表 6-18 建议在 CVVH 管路型号的选择

体重	管路型号
新生儿	单腔 5fr（推荐）或双腔 7.0fr
3~6kg	双腔 7fr 或三腔 7fr
6~30kg	双腔 8fr
> 15kg	双腔 9fr
>30kg	双腔 10fr 或三腔 12.5fr
Fr，French	

【临床上常用的连续肾脏替代疗法有以下几种类型】

1. **缓慢连续超滤**（slow continuous ultrafiltration，SCUF） 主要是超滤脱水，不能满足清除肌酐等溶质。可通过建立动-静脉通道或静-静脉通道，液体流出速度很缓慢，一般控制在 1ml/(kg·h) 左右。主要应用于容量负荷过重，如充血性心力衰竭或肺水肿、肾功能不全尚未达到尿毒症阶段的水肿者，以及既需要大量静脉输液又需要实行液体控制者，如进行静脉营养、药物输注治疗等。

2. **连续静脉-静脉血液滤过**（continuous venous-venous hemofiltration，CVVH） 与 SCUF 不同的是液体滤出速度大大加快，因而需同时补充置换液，另外可以清除中分子溶质。根据补充置换液与滤过器的关系可分为前置换（prefilter replacement）、后置换（postfilter replacement）和前后置换。前置换是置换液和动脉端血液混合后再进入滤器；后置换是置换液和经过滤过器净化过的血液混合后回流到体内；同时进行前后置换，前后置换的比例可根据接受治疗者的具体情况决定。一般认为前置换方式滤器寿命较长，而净化血液的效率较低。

3. **连续性静脉-静脉血液透析**（continuous venous-venous hemodialysis，CVVHD） 应用低通量滤器，连续弥散清除更多的小分子溶质，不需要输入置换液，与透析比较对血流动力学影响小并清除溶质平稳，一般不并发失衡综合征。

4. **连续性静脉-静脉血液透析滤过**（continuous veno-venous hemodiafiltration，CVVHDF） 应用高通量滤器，补充置换液，可同时清除中、小分子溶质，弥补了 CVVH 对小分子溶质清除不足的缺陷。可用于高分解代谢的急性肾衰竭、全身炎症反应综合征（SIRS）。

【置换液配方】 CRRT 置换液的电解质原则上接近人体细胞外液成分，与标准的透析液成分基本相同，但应该根据患儿情况采用个体化液体配方。碱基有乳酸盐、碳酸根盐、醋酸盐、枸橼酸盐。最常用的是碳酸根盐。常用的配方所包括的成分有：0.9% 氯化钠、5% 葡萄糖、注射用水、25% 硫酸镁、5% 碳酸氢钠、10% 氯化钾、10% 葡萄糖酸钙或 5% 氯化钙，目前没有统一的配制比例。

【预充】 根据选择的管路和滤器的大小决定，体重 >15kg 的儿童，一般使用 0.9% 氯化钠 + 肝素 5U/ml，进行预充；小婴儿可使用血液或 4%~5% 人血白蛋白预充。

【抗凝剂的应用】

1. **全身肝素抗凝法** 肝素是目前临床 CRRT 常用的抗凝剂，治疗初始推注 20~50U/kg，以后使用持续泵入维持 10~20U/（kg·h），根据监测指标调整，维持滤器前激活凝血时间（ACT）在 180~220 秒（表 6-19）。

表 6-19　CRRT 抗凝方法

滤器前肝素抗凝 10U/（kg·h）
肝素 10~20U/（kg·h），密切监测 ACT
局部肝素化法：滤器前注射肝素，滤器后注射鱼精蛋白：肝素 100U 对等于鱼精蛋白 1mg
柠檬酸钠：滤器前用柠檬酸钠，滤器后用氯化钙，监测游离钙水平
低分子肝素

2. **局部体外肝素化法** 重症凝血功能异常，宜选择体外局部肝素化，在动脉端注入肝素后与血液混合，然后通过滤器后，在静脉端用等量的鱼精蛋白中和。

3. **低分子肝素** 生物利用度高且使用方便，但是无监测指标，剂量难以控制。

4. **无肝素法** 有致命出血性并发症，或者有出血倾向可能会导致出血并发症，需要进行无肝素化的 CRRT，多选择前置换，并且需用肝素预冲，开始后需要定期用生理盐水进行滤器和管路冲洗，并密切监测滤器的跨膜压（TMP）。

5. **枸橼酸钠溶液抗凝** 适用于 CVVH、CVVHD、CVVHDF，需要监测体外和体内游离钙水平。对于肝功能衰竭患者需要慎用，容易发生枸橼酸中毒。

【适应证】

1. 急性肾损伤伴有心血管功能衰竭、肺水肿、脑水肿、高分解代谢等。

2. SIRS 与 MODS　CRRT 可通过合成膜纤维的吸附、对流、渗透或诱导减少介质生成等机制使循环血内的炎症介质浓度降低，调节机体免疫功能紊乱状态，重建免疫系统稳定状态，对阻止 MODS 的发生起到至关重要的作用。

3. 重症急性胰腺炎合并器官功能障碍。

4. 肝功能衰竭、肝性脑病。

5. 挤压综合征。

6. 急性肿瘤溶解综合征。

7. **药物或毒物中毒** 当常规内科治疗不能缓解毒性作用或伴有严重肝肾功能损害危及生命时，应尽早选用 CRRT。

8. 电解质及酸碱平衡紊乱（参照血液透析）。

9. 持续高热，特别是恶性高热，用常规退热不能控制体温。

10. **慢性心力衰竭** 对利尿剂和血管扩张药反应差的终末期充血性心力衰竭患儿可选择 SCUF。

11. 心肺体外转流（ECMO 运转期间）。

【并发症】

1. 低灌注、低血压。

2. 接头松脱造成失血。

3. 气体进入管道造成气体栓塞。

4. 抗凝剂不当引起的并发症：抗凝不足导致血栓形成，导致治疗终止或者形成深静脉血栓；肝素过量引起出血：穿刺部位出血、肺出血等。

5. 导管相关感染。

三、血液灌流

血液灌流(hemoperfusion,HP)是一种体外血液净化方式,方法为使抗凝全血通过一个含吸附颗粒的装置(常为圆柱形)。主要用于清除血液中内源性或外源性毒物或致病物质,在一些中心也用于清除脓毒症患者的细胞因子。目前主要用于一些急性中毒、免疫相关疾病及脓毒症的特异性治疗。

【机制】 血液灌流是全血通过一个含有固定吸附颗粒的圆柱。分子量为100~40 000kD的毒素可被颗粒吸附,血液流出圆柱时被清除。分子量更高的溶质吸附效率较低。主要有两种吸附颗粒:活性炭和树脂(如碳氢聚合物聚苯乙烯)。活性炭对水溶性分子的亲和力更大,而树脂对脂溶性分子的亲和力更大。树脂型血液灌流柱在欧洲一些国家已经上市。吸附剂经调整后可选择性清除内毒素、细胞因子或抗体。

【设备】

1. **仪器** 血液泵和压力表的透析机设备、灌流机。

2. **灌流器** 包括活性炭或树脂,目前以活性炭使用为主,灌流器的选择取决于患者身材大小和所涉及的药物、毒物及疾病。对于儿童或体型很小的患者,应使用小尺寸灌流器。

【适应证】 清除标准血液透析不易清除的蛋白结合率较高的脂溶性毒素(即中毒)。一些中心也将血液灌流用于:去除脓毒症患者的细胞因子;清除自身免疫性疾病和其他疾病中的抗体和抗原抗体复合物;在肝衰竭时清除肝脏毒素。

1. **急性中毒** 可根据中毒物质的分子量及与蛋白结合率选择不同血液净化治疗,对于分子量在100~40 000kD,蛋白结合率较高的毒物和药物可作为首选治疗。

(1)百草枯中毒:在胃肠道清除的基础上,尽早进行监测,中毒后无特效解毒剂,应该尽早进行体外支持治疗,首选治疗方法为HP,如果能在摄入后4小时内行血液灌流治疗效果明显,但是一般非常难于实现。HP优于单纯HD。与高通量HD相比,HP的清除效果更好,并且可改善摄入百草枯个体的生存率。故如果已经伴有肾功能下降的患者可同时联合使用HD。

(2)其他药物中毒:包括巴比妥类、丙戊酸、卡马西平、氯氮平及去铁胺螯合后的铝剂等,建议首选血液灌流治疗。

(3)其他毒物:包括毒蕈中毒、黄蜂蛰伤后中毒、鱼胆中毒等。

2. **脓毒症** 目前有学者专门研发了含有抗生素多黏菌素B或聚苯乙烯二乙烯基苯共聚物的血液灌流装置,用于清除脓毒症或内毒素血症患者体内的细胞因子。欧洲和日本已批准这些装置的应用,目前国内未能获批使用。有研究显示其对于脓毒症休克、ARDS和体外循环后出现SIRS患者的血流动力学状态/血管加压药剂量和器官功能障碍有改善。

3. **其他** 用于清除致病性抗体和抗原抗体复合物相关的疾病,包括过敏性紫癜、系统性红斑狼疮、血管炎、抗肾小球基底膜病、天疱疮、特应性皮炎、吉兰-巴雷综合征、慢性炎症性脱髓鞘性多发性神经病、重症肌无力和多发性硬化,也可以用作ABO不相容肾移植的预处理方案。

【血管通路及抗凝】 参照CRRT,主要选择肝素或枸橼酸抗凝。

【治疗持续时间】 间歇性血液灌流常持续约3~4小时。由于装置已饱和,延长活性炭血液灌流时间不太可能再有清除效果。使用多黏菌素B柱清除内毒素的试验中,标准的治疗时间只有2小时。

【监测】 应尽可能监测血药浓度水平。但是,血药浓度监测回报时间过长,没有临床意义,主要根据临床症状决定是否需要继续治疗。应定期监测血小板水平,每次治疗可能会合并血小板计数下降的并发症。

【血液灌流最常见的副作用】

1. **血小板减少** 血小板计数通常在血液灌流后24~48小时内恢复正常。树脂引起的血小板减少可能比活性炭更严重。

2. **内环境紊乱** 低钙血症、低血糖。

3. **中性粒细胞减少**

4. **体温下降症**

5. **低血压**

四、血浆置换

血浆置换(plasma exchange,PE)是指去除患者血浆并用同种异体或自体血浆来替换,是通过血浆过滤器膜被清除体内的抗体、免疫复合物、炎症介质、蛋白结合物等,同时用新鲜血浆或蛋白溶液以后置换的方式取代滤出的血浆。血浆置换期间滤出的血浆绝不能输注给其他人。

【设备】

1. **仪器** CRRT机器。

2. **血浆分离器** 根据儿童体重选择不同型号的血浆分离器。

【适应证】

1. **治疗选择的条件** 至少满足以下一种情况才可考虑采用PE治疗：

(1)需去除的物质半衰期须足够长，体外清除的速度比内源性清除途径更快。

(2)需去除的物质须有剧烈毒性和/或常规治疗无效，因此才需要通过PE将其从细胞外液中快速清除。

(3)需去除的物质应足够大(分子量>15 000Da)，不易通过费用较低的净化技术去除，如血液滤过或高通量血液透析。

2. **治疗常见疾病**

(1)血栓性血小板减少性紫癜(thrombotic thrombocytopenic purpura，TTP)：通过血浆分离置换去除患者的血浆，并替换为供者血浆。TTP的治疗机制是补充ADAMTS13，并去除抑制ADAMTS13活性的自身抗体和残留的超大VWF多聚体。纠正ADAMTS13缺乏，继而恢复超大VWF多聚体的正常裂解，防止微血管血栓形成，并逆转器官损伤的症状。

(2)溶血尿毒症综合征。

(3)吉兰-巴雷综合征：病程4周内实施治疗认为都有效，通常为在疾病的8~10天期间治疗4~6次，已证实血浆置换可较早改善肌力、减少对机械通气的需要并能达到较好的恢复。

(4)重症肌无力：是对处于肌无力危象的重症患者的一种明确的治疗方法。

(5)慢性炎症性脱髓鞘性多发性神经病(chronic inflammatory demyelinating polyneuropathy，CIDP)：不作为首选治疗，对于通过常规治疗包括免疫抑制、免疫调节治疗患者仍处于活动期的患者可考虑使用。

(6)急性中毒：蛋白结合率高，体内代谢缓慢的毒物都可考虑使用。如：蛇咬伤、毒蕈中毒、黄蜂蛰伤后中毒、部分重金属中毒等。

(7)脓毒症合并多器官衰竭的患者。

(8)各种原因引起的严重炎症风暴(EB病毒相关的噬血综合征、坏死性胰腺炎等)、中-重度肝功能衰竭。

【PE血管通路建立】 参照CRRT。

【PE置换量】 40~60ml/kg。

【PE置换液】 对于大多数疾病，置换液首选新鲜冰冻血浆，还有5%白蛋白液、生理盐水或两者的混合液。临床情况不同，最佳选择常也不同。大多数疾病使用新鲜冰冻血浆。部分体重接近成人的患者也可选择5%白蛋白液；高黏滞血症使用生理盐水；如果考虑成本因素，可使用这两种液体的混合液。不应使用25%白蛋白液，可在医院内稀释至5%。

1. **新鲜冰冻血浆** 使用血浆时需要注意过敏的可能，置换前需要使用糖皮质激素静脉注射，同时在治疗中需要使用钙剂静脉注射，对抗枸橼酸。血浆用作置换液可补充置换的蛋白，在多次或连续每日操作后，凝血因子或免疫球蛋白不会显著丢失。但是，使用血浆比使用白蛋白更常引起并发症。

2. **5%白蛋白** 使用5%白蛋白好处是能够明显降低病原体传播和全身性过敏反应的风险。但是，患者可能出现置换后损耗性凝血病和免疫球蛋白净丢失。

3. **白蛋白/生理盐水混合液** 混合使用胶体和晶体溶液时，胶体液不应少于总输注量的50%。适宜的置换液中，5%白蛋白溶液与全血的比值为1∶1，生理盐水与剩余全血的比值为2∶1。例如，若置换量为3 000ml并使用1 500ml的5%白蛋白溶液，则应使用3 000ml生理盐水溶液替换剩余的1 500ml血液。

4. **生理盐水** 单用生理盐水不能提供足够的胶体渗透压，往往会导致明显水肿和/或低血压。因此不选择此作为置换液。

【PE持续时间】 一般2~3小时完成，需要进行动态监测生命体征及置换常见的并发症。

【PE并发症】 在置换期间出现的症状可能是由于容量转移、代谢并发症或机体对血浆或红细胞的反应。在置换过程中应监测血压、体温和其他生命体征，在评估出现常见的症状有：

1. **呼吸急促** 如果用血浆作为置换液，应考虑输血相关的肺损伤；液体过多引起的肺水肿，一般不常见，但是需要注意；支气管痉挛、荨麻疹或黏膜肿胀可能提示即将发生全身性过敏反应，可由血浆或红细胞引起；管路气泡引起空气栓子或者输注未充分抗凝而含有血凝块的血液引起肺栓塞的可能性不大，但是需要注意排除。

2. **低血压** 原因包括：枸橼酸盐诱发的低钙

血症，使用任何血制品都可能发生，但使用血浆时很可能更明显，PE 期间需要补充钙剂；血管内容量减少；急性冠脉综合征等急性冠状动脉事件可表现为低血压和胸痛，在儿童比较少见；血管迷走神经反应不常见，但会表现为低血压，伴脉率减慢、出汗、晕厥和 / 或胃肠道症状，处理方法包括放低患者头部、应用铵盐和暂停操作。

3. **血管置管并发症**　中心静脉置管的潜在并发症包括感染、疼痛、神经损伤、血栓形成、穿孔、夹层血肿、空气栓塞或动静脉瘘。如果采用外周静脉置管也可能出现上述很多并发症。确认静脉通路装置放置正确是最大限度减少某些并发症的标准做法。

五、免疫吸附疗法

免疫吸附（immunoadsorption，IA）疗法的研究开始于 20 世纪 50 年代，是近十年来快速发展的一种血液净化技术，是将高度特异性的抗原、抗体或有特定物理化学亲和力的物质（配体）与吸附材料（载体）结合制成吸附剂（柱），选择性或特异地清除血液中的致病因子，从而达到净化血液，缓解病情的目的。免疫吸附疗法不同于一般非特异的血液灌流。免疫吸附疗法是在血浆置换的基础上发展起来的新技术，其优点是对血浆中致病因子清除的选择性更高，而血浆中有用成分的丢失范围与数量更小，同时避免了血浆输入所带来的各种不良影响。

免疫吸附疗法分为血浆分离吸附和全血直接吸附。前者将患儿血液引出体外建立体外循环并抗凝，先将血液经过血浆分离器分离，再将血浆引入免疫吸附器，以选择性吸附的方式清除致病物质，然后将净化的血浆回输体内，达到治疗目的。后者不需要分离血浆，全血直接进入免疫吸附柱进行免疫吸附。1979 年，美国学者 Terman 等制备活性炭 DNA 免疫吸附剂并成功救治 1 例严重系统性红斑狼疮（SLE）患者，开创了免疫吸附治疗的先河。1982 年，Yamazak 等采用聚乙烯醇凝胶树脂连接氨基酸作为免疫吸附剂，治疗类风湿关节炎获得成功，为之后的安全临床应用奠定了基础。1985 年蛋白 A 免疫吸附疗法在瑞典进行首次临床使用。2001 年在英国伦敦召开了欧洲第一届 IA 研讨会，来自 17 个国家的 200 多位专家学者参加了会议，重点讨论了 IA 在风湿病、肾脏病、神经系统疾病、血液病和心血管疾病中的应用经验。至今，免疫吸附疗法在成人的应用已较广泛，在儿童的应用也已初见端倪。

【作用机制】

1. **清除致病物质**　很多疾病都是由循环中的致病因子造成的。这些致病因子包括自身抗体、循环免疫复合物、肿瘤坏死因子、白细胞介素、大量低密度脂蛋白、循环毒素和内毒素等。免疫吸附可以选择性地吸附清除这些致病因子。

2. **清除过敏毒素**　过敏毒素不仅可激活单核细胞和粒细胞，还可调节毛细血管通透性和血流动力学变化。免疫吸附可延迟过敏毒素对细胞因子释放的影响和由此产生的扩大炎性反应。

3. **免疫调节作用**　免疫吸附可调节患者的免疫功能，使脓毒症患者的白细胞介素 -1 和白细胞介素 -6 合成下降，抑制淋巴细胞增生和减少炎性介质释放。另外，免疫吸附还可恢复血浆因子、补体、凝血因子和调理因子功能，恢复损伤细胞及网状内皮细胞的吞噬功能，减少肿瘤细胞的封闭因子，增加肿瘤细胞对化疗药物的敏感性等。

4. **非特异性治疗作用**　免疫吸附可降低血清中的炎症介质，如补体和纤维蛋白原等。

【适应证】免疫吸附的适应证很广泛，包括：

1. 多种风湿免疫病，尤其是系统性红斑狼疮和系统性血管炎、混合型结缔组织病、类风湿关节炎等。

2. 免疫相关性皮肤病，如皮肌炎、银屑病、剥脱性皮炎、重症多形红斑等。

3. 肾脏疾病，与免疫相关的肾炎，包括紫癜性肾炎、IgA 肾病、急进性肾炎等。

4. 消化系统疾病，如暴发性肝衰竭、肝性脑病、原发性胆汁性肝硬化、梗阻性黄疸、重症胰腺炎等。

5. 神经系统疾病，如吉兰 - 巴雷综合征、重症肌无力、慢性炎症性脱髓鞘多发性神经根神经病（CIDP）、多发性硬化症、神经性肌强直综合征等。

6. 血液系统疾病，如冷球蛋白血症、巨球蛋白血症、自身免疫性溶血性贫血、免疫性血小板减少性紫癜、多发性骨髓瘤等。

7. 内分泌代谢病，如高脂血症、甲亢危象、肥胖症及 1 型糖尿病等。

8. 中毒，如有机磷中毒、百草枯中毒、毒鼠强中毒等。

【免疫吸附疗法的优点】免疫吸附从血浆置换发展而来，与血浆置换相比，有如下优点：①血浆置换选择性差，而免疫吸附是抗原抗体特异性结合，选择性高；②免疫吸附每次治疗血浆量为血浆置换每次置换血浆量3倍以上，治疗效果明显增加；③血浆置换时患者的血浆要丢弃，每次治疗要补充大量重要的凝血物质、纤维蛋白原及白蛋白，其有效性和治疗强度受到限制，而免疫吸附是将患者的血浆处理后重新输回患者体内，无血浆成分丢失，故其治疗强度可以根据病情的需要进行调整；④血浆置换需要输入新鲜血浆，而免疫吸附不需要置换液，消除了通过血液制品传染疾病的问题。

【基本操作流程】 免疫吸附疗法的基本操作流程是将患者血液引出体外，建立体外循环并抗凝，血液流经血浆分离器分离出血浆，将血浆引入免疫吸附器与免疫吸附剂接触，以选择性吸附的方式清除致病物质，然后将净化的血浆回输患者体内，达到治疗目的。有的免疫吸附装置不需要分离血浆，而可直接进行血液灌流式免疫吸附治疗。

免疫吸附的基本步骤：

1. **血管通路的建立** 股静脉或颈内静脉。颈内静脉留置单针双腔导管或直接穿刺外周静脉。

2. **免疫吸附剂预冲**

(1)预冲液标准用量为3 000ml。

(2)预冲液的配置：3 000ml中，分别为5%葡萄糖500ml、0.9%氯化钠2 500ml。其中500ml 0.9%氯化钠加100mg肝素、2 000ml 0.9%氯化钠中每500ml加20mg肝素备用。

(3)预冲时，先将动脉端管路充满液体再连接灌流器以避免把管路里的空气排入灌流器内而增加排气的难度。预冲采用先糖后盐的原则，在预冲过程中用叩诊锤轻轻敲打灌流器顶部以排气。其中含100mg肝素的0.9%氯化钠放到第5瓶（即倒数第2瓶）进行预冲，当瓶中剩下300ml液体时，将动静脉管路同时插入生理盐水瓶内进行闭路循环20分钟。最后，将高浓度的肝素生理盐水排完后再连接低浓度的肝素生理盐水含肝素20mg/L（即最后1瓶），彻底把高浓度的肝素生理盐水排出管路后即可上机。

(4)预冲流量50~100ml/min，并轻拍排空空气。

3. **血浆分离** 可用膜式血浆分离法，配用任何一种血液滤过机或专用血浆分离机。血浆流量与吸附柱吸附速度协调。

4. **体内肝素化** 血浆分离部分可用肝素抗凝，在血浆吸附部分则可用枸橼酸钠持续注入血浆中抗凝，枸橼酸钠的流量为血浆流量1/10。肝素首剂0.5~1mg/kg，每隔0.5~1小时用4~8mg，灌流结束前半小时停用肝素。如患者有出血倾向，结束时用鱼精蛋白中和肝素，剂量鱼精蛋白与肝素之比1∶1，缓慢静脉推注。

5. **血液流量** 成人从100~150ml/min逐步增加至200~250ml/min，儿童血液流速为50~100ml/min［2~3ml/（kg·min）］。一般体外循环血量大于8ml/kg时对小儿的血容量影响比较大，加上小儿血流动力学的不稳定，需采用同型血浆或全血预充。

6. **吸附时间** 2~2.5小时。

7. **回血** 空气回血法回血。要降低血液流量。结束时，把吸附器倒过来，动脉端在上，静脉端在下，用空气回血而不能用生理盐水，以免被吸附的物质重新释放入体内。

8. 注意环境温度在25~28℃。

9. 过敏出现普遍发生在上机后半小时内，为防止过敏反应，吸附前给静脉推注地塞米松5mg。术前给输注葡萄糖可预防灌流中出现低血糖反应。

【免疫吸附柱】 免疫吸附疗法的关键部分是免疫吸附剂与免疫吸附器。将具有免疫吸附活性的物质固定在高分子化合物上制成免疫吸附剂，前者称为配体，是与吸附对象发生吸附反应的核心部分；后者称为载体，能够通过交联或偶联的方式牢固结合或固定配体，并作为基质起构架和固定作用。配体的吸附活性本质是与吸附对象（致病物质）之间的选择性或特异性亲和力，即分子间相互作用，包括生物学亲和力（如抗原-抗体反应）和物理化学亲和力（如疏水交互作用）。

根据吸附剂与被吸附物质间的作用原理，可将吸附剂分为生物亲和型与理化亲和型。生物亲和型分为：①抗原抗体结合型吸附剂：是指吸附柱载体上固着的吸附剂通过抗原抗体相互作用吸附相应的物质；②补体结合型吸附剂：固定C1q，利用其结合免疫复合物Fc段的特性，吸附血液中的免疫复合物；③Fc段结合型吸附剂：以蛋白A为配体，吸附血液中的抗体，特别是IgG分子的Fc段。理化亲和型又分为：①静电结合型：通过吸附剂与被吸附物之间的静电作用吸附清除致病物质；②疏水结合型，利用吸附剂侧链的疏水基团与被吸附物间的疏水性结合，吸附清除目的物。生物亲和型与理化亲和型吸附剂各有利弊，生物亲和型吸附剂特异性高，但难以提纯和制备，也不便于贮存和运输；理化亲和型吸附剂则便于制备且活性稳定，但吸附性能相对较差。

配体必须具有适当的化学基团，这种基团不参与配体与蛋白质之间特异结合，但可用于活化和载体相连接。目前，被选用为免疫吸附剂配体的物质有葡萄球菌蛋白A(PA)、特定的抗原(DNA)、硫酸葡聚糖(DS)、特定的抗体(抗人LDL抗体、抗人IgG抗体)、C1q、聚赖氨酸、色氨酸、苯丙氨酸等。被选用为免疫吸附剂载体的物质包括：无机化合物(活性炭、多孔玻璃、硅胶等)，天然高分子(琼脂糖、纤维素、壳聚糖)，合成高分子(聚丙烯酰胺、聚苯乙烯、聚乙烯醇、聚乙二醇等)，炭化脂(以大孔吸附树脂用浓硫酸初步炭化，后经活化处理)。

对免疫吸附剂的要求：①对人体无毒，安全；②稳定的化学性质；③较高的机械强度；④良好的血液相容性；⑤易消毒、灭菌、储存。

根据吸附剂是否特异将免疫吸附柱分为两类：①非特异的免疫吸附柱，是相对特异，一种吸附柱可用于几种疾病；②特异的免疫吸附柱，仅用于所对应的疾病(表6-20，表6-21)。

表6-20 非特异的免疫吸附柱

器械名称	基质材料	配体	选择性应用
Immusorba	聚乙烯醇凝胶	色氨酸、苯丙氨酸	巨球蛋白血症等
Selesorb	纤维素	硫酸葡聚糖	抗DNA抗体、冷球蛋白、心肌磷脂
Ig Therasorb	纤维素	羊抗人IgG	扩张性心肌病等
Immunosorba	琼脂糖	葡萄球菌蛋白a	血友病等
Prosorba	硅酸酐	葡萄球菌蛋白a	类风湿关节炎等

表6-21 特异的免疫吸附系统

疾病和致病抗体	排除抗体方法	注释
重症肌无力	免疫吸附	
抗乙酰胆碱受体		排除封闭(性)抗体
扩张性心肌病	免疫吸附	
抗肾上腺素能受体		抗体对扩张性心肌病不完全特异
SLE	LJP394(抗SLE药)	LJP394消除致病的抗体和产生抗体的细胞
抗双链DNA抗体		
抗层黏连蛋白	免疫吸附	狼疮性肾炎特异的标志物

下面介绍几种常用的免疫吸附柱及用途：

(1)A蛋白免疫吸附柱：A蛋白是一种葡萄球菌细胞壁抗原，全称葡萄球菌A蛋白(staphylococcal protein A)，为单链多肽。A蛋白氨基末端有4个高度类同的FC结合区，可与血浆中致病性抗体，特别是IgG型抗体分子Fc段结合，治疗各种自身免疫性疾病，吸附方式为血浆吸附。适用于：①移植前高敏免疫状态的患儿，迅速清除抗HLA抗体；移植后可用免疫吸附联合抗排异药物强化治疗，可使排异反应逆转。②多种肾脏疾病：如ANCA相关性小血管炎性肾损害、狼疮性肾炎等，免疫吸附清除自身抗体及免疫复合物。③血液病：免疫性血小板减少性紫癜、自身免疫性溶血性贫血等。④神经系统疾病：重症肌无力、吉兰-巴雷综合征等。⑤免疫性疾病：系统性红斑狼疮、类风湿关节炎等。

(2)多克隆抗人IgG抗体吸附柱(Ig-Therasorb吸附)：以琼脂凝胶做载体，固定羊多克隆抗人IgG抗体，制成吸附容器。Ig-Thera-IgG抗体，制成吸附剂，装入吸附容器。Ig-Therasorb吸附的临床应用范围与A蛋白吸附柱相似，主要用于免疫相关性疾病。近期对扩张性心肌病的免疫吸附治疗显示了有益的作用。

(3)苯丙氨酸吸附柱(PH-350和PH-250吸附)：苯丙氨酸是疏水性氨基酸，侧链上的疏水基团可通过疏水亲和作用力与免疫球蛋白结合，其中对风湿因子及抗DNA抗体具有较高的选择性。以聚乙烯醇凝胶做载体，固定苯丙氨酸制成白色球形的吸附剂。用聚丙烯树脂制成吸附柱。吸附柱容量较大，为350ml、250ml两种，分别称PH-350、PH-250。为一次性单柱使用，吸附率随血浆处理量的增加而减少，限制了每次治疗的血浆处理量(一般为2 000~3 000ml)。苯丙氨酸吸附柱可用于自身免疫性疾病的治疗，尤其适用于多发性硬化症、吉兰-巴雷综合征、Miller-Fisher综合征、类风湿性关节炎、SLE的治疗。

(4)色氨酸吸附柱(TR-350吸附):色氨酸也是疏水基团,可通过疏水亲和作用力与免疫球蛋白结合,其中对抗乙酰胆碱受体抗体具有较高的选择性。用聚乙烯醇凝胶做载体,用色氨酸取代苯丙氨酸做配体制成吸附剂。吸附柱除在选择吸附性方面与PH-350不同外,在灭菌处理方法、生物相容性、吸附柱容量、使用方法、每次治疗的血浆处理量、治疗程序、治疗时可能发生的不良反应及注意事项均与PH-350相同。适用于重症肌无力、吉兰-巴雷综合征的治疗,效果均优于PH-350。

(5)C1q吸附柱:C1q可被用做一种新的免疫吸附治疗多功能配体,能吸附IgG-IgM复合物、纤维蛋白原、脂多糖、DNA、C反应蛋白等。采用此吸附材料治疗SLE是安全有效的。

(6)VRT101层黏连蛋白吸附柱:研究发现,与鼠狼疮自身抗体结合的层黏连蛋白VRT101抗原广泛存在于肾小球细胞外基质,是狼疮性肾炎特异的标志物。通过检测SLE患儿的血清,发现抗细胞外基质和抗层黏连蛋白的抗体滴度显著增高,且与狼疮性肾炎患儿的血清,高度选择地减少了抗VRT101层黏连蛋白抗体(95%),可以作为治疗SLE的新手段。

(7)硫酸葡聚糖纤维素(DSC)吸附柱:硫酸葡聚糖纤维素吸附柱是以纤维素做基质,能选择性移去循环中的DNA抗体、抗心磷脂抗体、IgG和免疫复合物,但不吸附总蛋白、白蛋白和补体。有学者用于治疗对单一药物治疗无反应的重症狼疮性肾炎患儿,收到良好的疗效。

(8)DNA免疫吸附柱:迄今为止,治疗SLE以特异性吸附DNA抗体更多见,取得了很好的疗效,但免疫吸附柱大多为国外生产。我国南开大学自20世纪70年代开始将DNA免疫吸附柱应用于临床。以球形碳化树脂为载体材料,用特殊包膜固定小牛胸膜DNA作为SLE患儿DNA抗体的抗原,具有对ANA、ds-DNA及其免疫复合物等致病性免疫活性物质特异性识别和吸附能力。此柱为一次性使用,可直接做血液灌流。适合于成人和较大儿童治疗的免疫吸附柱面积约为$1.4m^2$,适合于较小儿童的DNA 130面积约为$0.7\sim0.8m^2$。

(9)低密度脂蛋白(LDL)吸附柱:临床上常用吸附柱是羊抗人LDL吸附柱,其配体为羊抗人LDL、脂蛋白、aLP(a)抗体。这种抗体主要是用纯化的人LDL-LP(a)注入羊或经检验无甲型肝炎、乙型肝炎、丙型肝炎及HIV阴性患者体内,通过免疫反应产生抗人LDL-LP(a),可以大大降低血液中胆固醇水平。每个LDL吸附柱含有400ml(成人)或200ml(儿童)羊抗人LDL的琼脂糖CL-4B,每克吸附剂可以吸附4~6mgLDL脂蛋白。可应用于与高胆固醇血症相关的疾病,如冠心病的动脉硬化、周围动脉粥样硬化及血管闭塞性疾病等。

(10)HA280树脂血液灌流器(吸附柱):其吸附剂采用HA型中性大孔吸附脂,针对皮肤病相关致病因子,在树脂合成过程中调节树脂孔径至待定区间、调整树脂分子基团极性、调节包膜孔及亲脂性等,能有效地清除TNF-α、IL-1、IL-6等致病因子。国内儿科已有学者用于治疗重症过敏性紫癜,取得了满意的疗效。

(11)全血吸附脂蛋白吸附柱(DALI):DALI吸附柱以经丙烯酸包被的聚丙烯酰胺微球为吸附剂。通过电荷作用使带负电荷的聚丙烯酸配基与带正电荷的ApoB-LDL和Lp(a)结合,选择性吸附脂蛋白,是一种选择性和有效降低LDL胆固醇的方法。

(12)胆红素吸附柱(Medisorba BL-300):胆红素吸附柱的吸附剂是负离子交换树脂,外包膜聚甲基丙烯酸羟乙酯,柱内血浆容量300ml,一次性使用。能有效降低胆汁酸、总胆红素和直接胆红素。目前进入临床使用的免疫吸附柱见表6-22。

【免疫吸附疗法的常见不良反应及处理】 免疫吸附疗法临床应用安全,副作用小。如穿刺部位血肿、出血、低血钙、血容量扩张、低血压和低血容量等,发生率近3%~4%,而且反应很轻。由于术中采用完全封闭的体外循环,不需要输血及血浆,所以不会感染病毒。

1. 膜的生物不相容反应和过敏反应 在开始治疗前给予地塞米松5~10mg。治疗过程中可出现寒战,可能与血液灌流过程中体外循环血液无加热装置而引起血液温度下降有关,给予保暖后可缓解。

2. 凝血 免疫吸附治疗要求的抗凝比较严格,因一旦出现凝血,治疗将中止。所以,治疗开始前约30分钟给患儿全身肝素化,首剂肝素用量应根据患儿凝血状态调整,抗凝要个体化。结束后给予鱼精蛋白中和肝素。

3. 低血压 多由患儿血容量急剧下降所致。

表 6-22 目前进入临床使用的免疫吸附柱

型号	原理	载体	配体		复用
Immunosorba	亲和层析	琼脂糖 C1-4B	蛋白 A	血浆吸附	复用
Prosorba	亲和层析	硅土凝胶	蛋白 A	血浆吸附	不复用
Ig-Therasorba	亲和层析	C1-4B	羊抗人 IgG	血浆吸附	复用
IMTR-350	疏水层析	聚乙醇乙烯	色氨酸	血浆吸附	不复用
IMPH-350	疏水层析	聚乙醇乙烯	苯丙氨酸	血浆吸附	不复用
IMN-350	疏水层析	聚乙醇乙烯	硫酸葡聚糖	血浆吸附	不复用
DNA 免疫吸附柱	亲和	碳化树脂	DNA 分子片段	全血或血浆	不复用

如体外循环血容量(吸附柱内加管路内的容量)超过儿童循环血容量的 10% 时,患儿可能会出现低血压。目前临床使用的是成人用吸附柱,体外循环血量约 200ml,在治疗开始引血时血容量快速减少,常常出现血压下降。预防治疗措施:①治疗开始缓慢引血,或将预充液不放掉直接接上静脉回流端,以保证血容量平衡。必要时快速补充血浆、白蛋白、生理盐水等。对贫血患儿应用全血预充管路。②动态监测血压,血压下降时及时处理,必要时给予药物。③血压下降明显,经各种方法治疗无效时应立即停止吸附治疗,改用其他方法。

4. **高血压** 有的患儿在吸附前即有严重高血压,在吸附进行过程中可出现血压显著升高,可能与吸附降低了降压药物血药浓度有关。

5. **出血** 多为抗凝剂过量所致。

6. **溶血** 多为滤器破膜所致,要及时更换滤器。

7. **血小板减少** 有的患儿可出现血小板减少,但无明显临床表现,可能与吸附过程中损伤血小板有关。

【免疫吸附疗法的护理】

1. 根据患者各自的特殊情况耐心解释免疫吸附疗法的过程、作用及可能发生的反应,做好心理护理,使患者消除紧张感,愉快地接受治疗。

2. 治疗前保留好将用于治疗的动静脉血管,不在该处穿刺、输液或抽血。若患者血管条件太差,可行股静脉穿刺或颈静脉穿刺。

3. 免疫吸附机器上各管路的位置要求安装正确,尤其是有小关卡的地方,前后位置不能颠倒。紫外线、红外线监测管不能用手摸,要保持绝对清洁无异物。利用 pH 电极监测 pH 值,洗脱液 pH 值为 2.2,缓冲液 pH 值为 7.0。血浆探测器A、B 管的红外线监测和紫外线监测的精密度要求很高,在患者上机前各探测器要校准,以保证吸附质量。

4. 密切观察病情变化,防止并发症。注意使用血浆抗凝剂的副作用以及血压下降和过敏反应等。分离出的血浆用 2.2% 枸橼酸钠抗凝,以血浆流量的 8%~10% 进入循环。枸橼酸钠进入体内的副作用通常表现为四肢、口唇麻木,血压偏低。这是由于枸橼酸钠入血可引起低钙血症,应给予葡萄糖酸钙静注。血压偏低者同时将血流量减小并给予 0.9% 氯化钠静滴,症状自会消失。为了防止过敏反应的发生,在上机前先询问患者有无过敏史,若有过敏史,上机后 5 分钟内常规给予抗过敏药物。

5. 治疗过程中保证血路通畅,防止凝血、漏血。血液抗凝剂用肝素钙注射液,首次剂量为 0.8~1mg/kg。动脉流量必须充足通畅,维持在 100~150ml/min。若血流量不足时管道内有气泡,管路会抽动,主要由两种情况引起:①动脉穿刺针漏出血管,可调整穿刺针的角度改善流量,若得不到改善,须另行穿刺。②血压下降时血容量不足,对血流量也有影响。此时可将血流量减小并积极升压处理,待血压回升,血流量自会改善。观察静脉压的变化。静脉压增高主要由两种情况引起:①静脉穿刺针漏出血管,必须重新穿刺。②血路出现梗阻,可加大肝素剂量或用生理盐水冲洗血路。若管路出现凝块,必须更换新管路。若穿刺针有梗阻,须换新针重新穿刺,避免凝块进入体内。

6. 防止血浆分离器破膜,选择膜面积 ≥ $0.3m^2$ 的血浆分离器,治疗过程中跨膜压(TMP)< 120mmHg。若使用膜面积太小的血浆分离器或治疗中跨膜压过大,就易使膜破裂,红细胞漏出膜

外，呈洗肉水样改变。此时只有及时更换血浆分离器，以保证血浆分离。

7. 防止溶血。溶血是由于血浆分离器的TMP过大使血球吸附到纤维膜上导致破裂引起的。TMP主要受动脉压、静脉压、滤液侧压的影响。可从以下几点预防溶血的发生：①保证血路通畅：当动静脉通路接好后，让其循环一段时间，待血浆充分分离出来，同时也可观察血流量是否充足。②使滤液侧压保持在正常水平。当滤液侧压<0时，可相应增高血流量，减少血浆量；当滤液侧压>0时，则相应减少血流量，增高血浆量。通常血浆流量不能大于血流量的1/3。当溶血血红蛋白溶入血中，呈酱油样改变时可按上述方法处理，同时让缓冲液快速进入吸附柱冲洗，避免血红蛋白停留在吸附柱中影响吸附质量。

8. 根据成分参数改变血浆经过吸附柱的流速与时间。参数越高说明吸附越饱和，当参数降低时，可加大血浆流速，甚至加大经过吸附柱的循环时间，使血浆中的抗体充分得到吸附。

9. 利用负压作用回血浆。将血浆分离器倒置，加大出浆流速，减慢血流速，并打开血浆分离器旁路上的盖子，利用空气负压与出血浆比入血浆少的原理，将血浆分离器中的血浆也回入血中，可减少血浆的丢失。

10. 防止交叉感染。①进行免疫吸附治疗的患者有高度的选择性。必须经实验室监测排除甲、乙、丙、丁、戊、庚肝炎病毒，以及人类免疫缺陷病毒和梅毒感染。②使用一次性管道及血浆分离器。③治疗结束后用强酸的专用洗脱液8 000~10 000ml冲洗，蛋白A吸附柱以硫柳汞冲洗灭菌后保存；血脂吸附柱以叠氮钠冲洗灭菌后保存。④若病情急需治疗但患有传染病的患者，选择一次性吸附柱或专人专柱隔离治疗。

11. 治疗结束后压迫针眼，留院观察1天。吸附出的废液须妥善处理。吸附柱以硫柳泵或叠氮钠保存。

综上所述，免疫吸附治疗仅仅以清除自身抗体等致病介质为主要目的，是危重患儿疾病早期或极期的抢救措施，是一种对症治疗。术后如不配合药物抑制自身抗体的不断生成，则停止吸附治疗后极易出现抗体水平的反跳。所以必须联合应用糖皮质激素、免疫抑制剂或生物制剂等药物，才能使疾病得到稳定缓解。

（易著文）

第五节　氧气疗法

人体的一切正常生理活动离不开氧。人体摄入的糖、脂肪、蛋白质经过氧化分解才能为机体提供能量。组织细胞缺乏氧的供应，生物氧化作用就无法进行，机体的一切生理功能就不能维持。机体几乎没有贮存氧的能力，缺氧下器官的存活时间短暂，停止氧的供应后，脑组织约10秒钟，心脏、肝脏、肾脏约5分钟，横纹肌约2小时将失去功能。再经过一些时间，如脑组织5分钟、心脏20分钟，就进入不可逆阶段。缺氧所致的细胞代谢紊乱和器官功能障碍随时威胁生命。避免机体处于低氧状态，是氧疗的主要目的。不恰当的给氧也会带来危害。因此，在氧疗的各种监测下（包括吸氧浓度和血氧）给予正确、有效的氧疗，使血氧随时保持在合理范围是极为重要的。

【作用机制】 吸氧的直接作用为提高动脉血氧分压。动脉血氧分压增高后，由于氧合解离曲线的关系，使动脉血氧饱和度增加，其结果使动脉的血氧含量增加，改善组织的缺氧，使细胞酶能量代谢、氧化磷酸化的过程能够正常进行。脑、心、肾、肝等重要脏器的功能得以维持。同时，机体缺氧的改善，可减轻呼吸肌代偿缺氧而过度工作的负担，并减轻心脏负担。

呼吸性缺氧可用给氧的方法解决，但病因不同给氧效果亦异。通气不足引起的低氧血症比较容易被给氧纠正。而换气障碍的患儿往往需要提高吸氧浓度。当病变严重，通气/血流比例严重失调、肺内分流致严重低氧血症时，即便提高吸氧浓度，吸入高浓度氧也常常难以纠正低氧血症。此时需要CPAP或PEEP，以改善肺内分流来纠正低氧血症。循环功能不良或贫血引起的缺氧，给氧只能部分解决组织缺氧，应注意改善循环功能和纠正贫血。

【指征】

（一）临床指征

1. 发绀 发绀时患儿动脉血氧分压大多明显下降，动脉血氧分压往往在50mmHg（6.65kPa）以下，动脉血氧饱和度在85%以下，所以发绀是明确的给氧指征。但是，发绀出现的本质原因是血中还原血红蛋白含量>50g/L，所以影响发绀的因素除了低氧血症外，还有血红蛋白的含量、末梢循环状态等因素。有严重贫血时发绀不易出现，贫血时发绀与低氧血症的程度并不完全一致。

2. **呼吸异常**　包括呼吸费力、频繁呼吸暂停、呼吸过快或过慢，都是给氧的指征。

3. **心血管功能不全**　包括心力衰竭、心源性休克、心脏压塞等，此时影响氧的运输能力。应及早吸氧，并尽量提高吸氧浓度。

4. **心肺脑复苏**　心肺脑复苏中进行抢救时应尽量给高浓度的氧。

5. **休克**　各种原因休克的抢救时应尽量给高浓度的氧。

6. **颅内压增高症**　有脑水肿时应给予吸氧。

7. **严重贫血**　贫血时即便血氧分压和血氧饱和度不降低，但由于血红蛋白减少，携带氧的能力减低，血氧含量明显减少，所以宜早吸氧。

8. **严重高热**　高热时，氧消耗量增加，有低氧表现时应适当吸氧。

9. **意识障碍**　急性缺氧可使患儿烦躁不安，严重时影响意识，但并非特异表现。

10. **心率加快**　往往是缺氧的早期表现，但亦非特异表现。

（二）血气指征

1. **动脉血氧分压**　PaO_2<60mmHg 时应给予吸氧。根据氧解离曲线的特点，此时 PaO_2 再稍下降就会引起氧饱和度的明显减少，使组织供氧减少。

2. **氧饱和度**　动脉血氧饱和度（SaO_2）目前可通过经皮血氧饱和度来监测，经皮血氧饱和度（$TcSO_2$）测定方便、可靠、安全。SaO_2 或 $TcSO_2$ 低于 92% 时应吸氧。

【目标】临床上发绀消失、面色好转、安静、呼吸情况有改善。但呼吸情况的完全改善取决于病因的治疗结果。氧疗时应达到的血气目标一般在 PaO_2 60~85mmHg 以上，血氧饱和度（SaO_2 或 $TcSO_2$）在 92% 以上。早产儿避免由于吸氧使 PaO_2 超过 100mmHg。心肺复苏时不受上述限制。

呼吸衰竭时的氧疗目标定在一定范围的原因：①由于氧解离曲线的特点，此范围满足了机体对氧的需要；②尽量减少高浓度氧带来的潜在危害。

【方法】

（一）普通吸氧方式

1. **鼻导管和鼻塞**　有单侧鼻导管和双侧鼻导管、单侧鼻塞和双侧鼻塞（鼻塞周围是不漏气的）。

（1）单侧鼻导管，置鼻前庭：氧流量婴幼儿 0.5~1L/min，新生儿 0.3~0.5L/min。传统的单侧鼻导管（不带鼻塞）氧浓度难以超过 30%（FiO_2<0.3）。

（2）单侧鼻塞（即带鼻塞的单侧鼻导管）的吸氧浓度可超过 50%（FiO_2>0.5），但不可能达到更高的吸氧浓度。

（3）双侧鼻导管或双侧鼻塞吸氧浓度可以明显升高，双侧鼻塞吸氧必要时可达到较高浓度。双侧密闭不漏气的鼻塞还可连接 CPAP 装置，在患者不用气管插管的情况下应用 CPAP。

2. **面罩**　包括开放式面罩与密闭式面罩

（1）开放式面罩：是小儿吸氧时常用的方式，小儿使用时将开放式面罩轻置于口鼻前略加固定而不密闭。氧流量一定要足够大，否则会造成二氧化碳的潴留。吸氧浓度的高低通过氧流量的大小和面罩的远近（不密闭程度的不同）来调节。相应增加氧流量并将面罩贴近鼻部，有可能得到较高氧浓度。

优点：简单、方便。可以获得较高的吸氧浓度，满足患者的氧疗需要。

缺点：不易让面罩维持在固定的位置，监测氧合和吸氧浓度带来不便。另外，由于要求氧流量大，需要有充足的氧源。

使用时应注意以下两点：①面罩绝对不能密闭，要保持开放；②氧流量或空气氧气混合气体流量一定要大。忽视这两点会导致二氧化碳潴留。

（2）密闭式面罩为有活瓣面罩，单向活瓣控制气体流动方向，小儿呼吸频率快，力量弱，无法应用。密闭面罩不适合给小儿吸氧，只作为心肺复苏时配合复苏器用。

3. **氧气头罩（头匣）**　用有机玻璃制成，整个头部放在罩内吸氧。其基本特点同面罩。使用时增加氧流量可增加吸氧浓度。同面罩一样，需要保持足够的气体流量，否则会引起二氧化碳的潴留。必要时气体流量可达 10L/min 以上。优点：具有同面罩一样的优点，但比面罩位置固定，氧浓度恒定。缺点：罩内温度高，不适合发热患者或炎热季节用，所以应尽量选择容积大一些的头罩，最好罩内放入冰袋或冰杯降温。因为舒适性不够，目前很少使用此方法。

4. **氧气帐**　患者全身位于氧气帐内。其基本特点与面罩、头罩相同。同样，气体流量要足够大。这样才能避免二氧化碳潴留。其缺点为需要变化吸氧浓度时反应慢。

（二）特殊的吸氧方式

1. CPAP（continue positive airway pressure）即持续气道正压。本质上是在自主呼吸前提下给予呼气末正压。目的是治疗严重的Ⅰ型呼吸衰竭，即严重的换气障碍型呼吸衰竭。其作用为防止呼气末肺泡萎陷，减少肺内分流，纠正严重的低氧血症。指征：当严重的低氧血症用普通的吸氧方式，吸氧浓度大于 60%（即 FiO_2>0.6）时，PaO_2 仍低于 60mmHg 或 $TcSO_2$ 仍低于 90% 时，应该应用 CPAP（前提是没有明显的通气障碍，不需要通气支持）。目前尚无儿童统一指征，但患者应有较好的自主呼吸能力。临床常用指征包括：①轻至中度的呼吸困难，表现为呼吸促、三凹征、鼻翼扇动及发绀；②动脉血气异常。

（1）CPAP 装置与人体的连接：可通过密闭的、周围不漏气的双侧鼻塞、鼻咽管、鼻罩、面罩或者头罩，也可以是气管插管、气管切开。患者在呼气末，呼气压力减到和 CPAP 值一样时再也无法把气呼出，从而维持呼气末肺泡中的压力，达到防止呼气末肺泡萎陷出现肺内分流的目的。通过鼻塞与呼吸机连接完成 CPAP 是很好的方法。在基层，可以用最简单的方法进行 CPAP，即双侧鼻塞的一端接氧气，流量要大，另一端用静脉“随止”将出气管道半阻塞。CPAP 值的大小由氧流量的大小和“随止”阻塞出气管道的程度所决定。其方法能很好完成 CPAP 作用。虽然 CPAP 值不能测出有多少，但可根据患者缺氧情况的改善情况来调节，调节到患者发绀消失，口唇转红，呼吸频率较前减慢，呼吸较前平稳即可。

CPAP 达到预期效果时，CPAP 值一般需要 4~10cmH_2O（0.4~1kPa），但常有的患者病情严重，需要 15cmH_2O（1.5kPa）以上，甚至有个别情况需要超过 20cmH_2O（2kPa）。CPAP 每增加 1~2cmH_2O 或减少 1~2cmH_2O 都会对血氧产生很大影响。

（2）CPAP 在临床上主要用于纠正肺内分流所致严重低氧血症、肺水肿、肺出血等。临床上应用在各种原因所致 ARDS、新生儿呼吸窘迫综合征，肺孢子菌病（卡氏肺囊虫病）、肺含铁血黄素沉着症肺出血危象、脱屑性肺炎、溺水后肺水肿等。机械辅助通气停机后一般在拔管前应用 CPAP 过渡。气管软化症时 CPAP 也可起维持气管扩张的治疗作用。

2. 经鼻高流量湿化氧疗（HFNC）作为一种新的呼吸支持技术近些年来在 ICU 得到广泛应用。该设备主要包括空氧混合装置、湿化治疗仪、高流量鼻塞以及连接呼吸管路，能给患者提供相对恒定的吸氧浓度（21%~100%）、温度（31~37℃）和湿度（100%）的高流量（8~80L/min）气体，并通过鼻塞进行氧疗，具有很好的舒适性。

（1）作用机制：通过吸入高流量气体产生一定水平的呼气末正压、冲刷上呼吸道生理无效腔、用恒温恒湿的气体维持黏液纤毛清除系统功能以及降低患者上气道阻力和呼吸功等，从而改善患者的换气和部分通气功能。

（2）适应证：主要治疗轻 - 中度单纯低氧性呼吸衰竭（Ⅰ型呼吸衰竭）及对无创正压通气不耐受患者。相对禁忌证：①重度低氧性呼吸衰竭患者；②伴有严重通气功能障碍；③矛盾呼吸；④气道保护能力差，有误吸高危风险；⑤血流动力学不稳定，需要应用血管活性药物；⑥面部或上呼吸道手术不能佩戴者。

（3）HFNC 参数设置（Ⅰ型呼吸衰竭）：气体流量（flow）初始设置 30~40L/min（依据年龄体重调节），滴定 FiO_2 维持脉氧饱和度（SpO_2）在 92%~96%，结合血气分析动态调整。若没有达到氧合目标，可以逐渐增加吸气流量和提高 FiO_2，最高至 100%。温度设置范围 31~37℃，依据患者舒适性和耐受度，以及痰液黏稠度适当调节。

对于 ARDS 患者当应用 HFNC 时应密切观察，及时向有创通气转换。目前有一些临床指标有助于判断 HFNC 效果并识别转换的时机：

（1）在给予积极液体复苏（30ml/kg）并加用血管活性药物后，平均动脉压≤65mmHg。

（2）意识状态持续恶化（格拉斯哥昏迷评分≤12 分）。

（3）呼吸功能持续恶化，符合以下至少两条标准：呼吸频率>40 次 /min，呼吸窘迫表现无改善，气道分泌物增加，酸中毒持续加重，SpO_2<90% 持续 5 分钟以上或对氧疗效果反应差。

目前国内儿科正在逐步开展 HFNC 应用。在早产儿和新生儿中应用 HFNC 治疗 RDS，与 NPPV 相比疗效相当，对鼻部损伤小，可作为另一种可供临床选择的安全有效的新型无创辅助通气手段。

3. 有创呼吸机通气（常频和高频呼吸机辅助通气，详见相关第六篇第四十三章第六节和第七节）。

【注意事项】

（一）氧中毒肺损害

吸氧浓度大于 40%（FiO_2>0.4）称为高浓度

氧，吸氧浓度小于 40%（$FiO_2<0.4$）称为低浓度氧。长时间吸入高浓度氧，指连续吸高浓度氧超过 24 小时或 72 小时，可能会造成氧中毒肺损害，但有个体差异性。大部分的氧中毒肺损害是可逆的，只有新生儿及早产儿由于氧中毒肺损害出现支气管肺发育不全（BPD）时为不可逆表现，所以新生儿及早产儿要特别警惕氧中毒肺损害的问题。但前提是要在防止严重低氧，避免 $PaO_2<50mmHg$（6.65kPa）或 $TcSO_2<85\%$ 的情况，然后再注意氧中毒的问题。因为严重低氧对机体的损害是每个人都存在的，而氧中毒肺损害的发生只是可能性的问题，是有个体差异的。

氧中毒肺损害的表现：临床上可出现呼吸困难、胸闷、咳嗽、咯血、呼吸窘迫等。病理改变为肺泡壁增厚、肺间质水肿、炎细胞浸润、肺泡上皮增生、黏液纤毛功能抑制。肺毛细血管上皮也有肿胀、增生。肺泡Ⅱ型细胞功能抑制、肺泡水肿、透明膜形成。以上损害在停止吸氧或降低吸氧浓度后可恢复正常，也就是说是可逆性损害。

新生儿，特别是早产儿，发生氧中毒时可能会造成一种不可逆的肺损害，是一种继发的支气管肺发育不良。肺部可见弥漫的间质改变和细支气管上皮的改变，这种病理改变可转为慢性临床过程。在临床上原发病好转后重新出现发绀、呼吸困难等严重临床症状，给治疗带来很大困难。

（二）早产儿视网膜病

这是血氧分压过高后对早产儿特殊的影响，与吸氧浓度没有直接的关系。当动脉血氧分压高于正常，造成视网膜动脉血氧分压增高时，对体重小于 2 000g 的早产儿可造成晶状体后纤维增生，有时视网膜可出现剥离。以上损害只发生在早产儿，并且只与血氧分压长时间过高有关，与吸高浓度氧还是低浓度氧无关。所以，早产儿吸氧时，不仅要注意氧中毒肺损害的问题，还要监测动脉血氧分压，不能使动脉血氧分压长时间高于正常范围。肺功能良好的早产儿长时间吸氧，即便吸低浓度氧也可能造成动脉血氧过高而致眼的损害，这种损害往往也是不可逆的。

（三）肺不张

在气道不充分通畅时，吸高浓度氧容易造成肺不张。平时氮气在肺泡中起支架作用，肺泡中的氮与血液中的氮是动态平衡的，所以肺泡中的氮气不能被血液转运走。而吸入高浓度氧时氮的比例减少，氧被血液迅速带走，如果此时气道不充通畅，气体不能及时补充容易造成肺不张。

（四）长时间吸氧应注意湿化

高浓度氧对气管支气管黏膜上皮细胞的纤毛运动是有影响的。平时每根纤毛以每秒 20 多次的频率在不停地摆动，使气道中的黏液痰徐徐向上移动到咽部，高浓度氧影响纤毛摆动次数，进而影响对呼吸道分泌物的清除。只有湿化才能增加和恢复纤毛的摆动频率，发挥清除功能。

（黄敬孚 王晓敏）

第六节 机械通气

机械通气是利用机械装置来代替、控制或改变自主呼吸运动的一种通气方式，是在呼吸机的帮助下，维持气道通畅、改善通气和氧合、防止机体缺氧和二氧化碳蓄积，使机体有可能度过基础疾病所致的呼吸功能衰竭，为治疗基础疾病创造条件。在儿童重症中的应用越来越广泛，下面做简要介绍。

【定义】 机械通气又称为正压通气。在吸气触发后，预先混合的气体（即氧气和其他气体）被压入中央气道，随后流入肺泡。随着肺充气，肺泡内压力上升。终止信号最终使呼吸机停止将气体压入中央气道，中央气道压力下降。随后，气流会从压力较高的肺泡流入压力较低的中央气道中，从而被动发生呼气。

【适应证与禁忌证】 机械通气可完全替代或部分替代自主呼吸。机械通气的适应证为已经发生的急性或慢性呼吸衰竭，即氧合不足和/或肺泡通气不足。或者即将发生呼吸衰竭，可在病程的早期考虑机械通气。

（一）适应证

1. **呼吸暂停** 各种原因所致的呼吸暂停伴心率下降与发绀。

2. **呼吸衰竭** 血气 $PaO_2<50mmHg$，伴或不伴 $PaO_2>50mmHg$。

3. **临界呼吸衰竭** 氧合变差伴或不伴呼吸窘迫（呼吸频率婴儿>60 次/min，儿童>40 次/min；伴或不伴有三凹征、呻吟、鼻翼扇动），但血气尚未达到上述所列标准。

4. 心胸腹部及神经大手术前后，或术后腹胀、呼吸无力。

5. 伴有呼吸系统疾病如重症肺炎、哮喘持续状态、肺挫伤、呼吸窘迫综合征等。

6. 有神经肌肉系统疾患如多发性神经根炎、吉兰 - 巴雷综合征、重症肌无力、癫痫持续状态、中枢性低通气综合征等。

7. 中毒、颅脑外伤、脑水肿、颅内高压等。

8. 休克、肺水肿、心搏骤停等。

（二）禁忌证

没有绝对禁忌证。气胸患者应用机械通气时注意同时须行胸腔闭式引流。

【机械通气对机体的影响】

（一）对呼吸的影响

机械通气时呼吸道内压力及肺泡内压力均为正压，正压通气使气道及肺泡扩张，肺血容量减少，因此，机械通气时肺容积是扩大的。通过增加通气（V），建立正压通气将增加无效腔但可改善分流，从而改善 V/Q 失调和氧合。但是，在气道阻力最小、具顺应性的非重力依赖区通气最好。相比之下，气道阻力增加、僵硬的重力依赖区通气最差。同时存在气道疾病和实质性肺疾病患者的通气不均一性加剧。

（二）对心血管影响

自主呼吸时胸内为负压有利于静脉回流到右心房，而机械通气时胸内为正压不利于静脉回流。机械通气对心输出量影响取决于平均气道压高低，原发病对心血管影响及患者心功能代偿程度。机械通气心输出量下降原因是由胸内压升高引起；①静脉回流减少；②使左室舒张末压升高而容积缩小；③肺血管阻力升高；④冠状动脉血流减少；⑤神经反射性心肌收缩力下降。相对于这些不良影响，正压通气可能对存在左心室衰竭的患者有益，胸内压升高可以通过减少静脉回流和左心室后负荷来改善左心室效能。

【机械通气的常用术语】

1. **压力单位**　通气压力常用 cmH_2O 来表示，大气压常设为零，海平面大气压为 760mmHg 或 1 034cmH_2O（1mmHg=1.36cmH_2O），人为地将大气压设为 0，例如，机械通气时气道压为 +20cmH_2O 时，实际上压力为 1 034 + 20 = 1 054cmH_2O。

2. **跨肺压**　跨肺压（transpulmonary pressure，PL）或跨肺泡压，指胸膜腔与肺泡间的压力差。PL=PA–Ppl。PL 是维持肺泡扩张的压力，有时跨肺泡压等同于跨膜压。跨膜压（transmural pressure）用于定义胸膜腔压减去体表压。

3. **基线压**　基线压（baseline pressure）是指基线状态下的压力，基线压为零（或大气压），说明在呼气相或吸气开始前，没有额外的压力施加在气道开口处。有时基线大于零，如临床医师在呼气相选择了一个大于零的正压，即呼气末正压（positive end expiratory pressure，PEEP）。当临床医师设定了 PEEP 后，呼吸机在呼气时不让患者的压力回到零（大气压水平），PEEP 使得呼气末停留在肺泡中的气体增多，也就是说 PEEP 增加患者的功能残气量。由操作者即临床医师或呼吸治疗师设置的 PEEP，我们称之为外源性 PEEP（extrinsic PEEP），而通常文献所指的 auto-PEEP 或内源性 PEEP（intrinsic PEEP）是机械通气的一种并发症，是指在机械通气过程中，呼气末仍有额外的气体滞留于肺中并产生压力，常因患者呼气时间设置过短。

4. **峰压**　如图 6-23 所示，正压通气时，在每个呼吸周期内，压力表显示总会达到一个最高值，

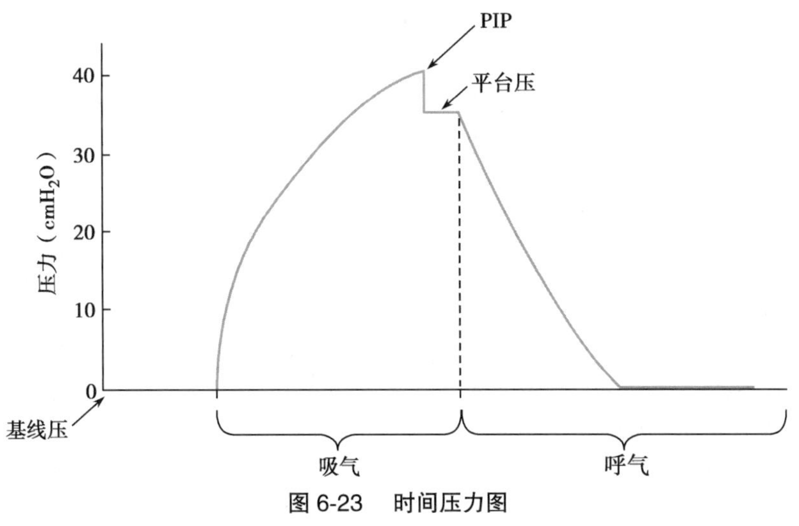

图 6-23　时间压力图

称为峰压(peak pressure,Ppeak),亦称为吸气峰压(peak inspiratory pressure,PIP);或气道峰压(peak airway pressure,PAP)。测得的PIP是两部分压力的总和。第一部分是气体克服气道阻力所需要的压力,即跨气道压(PTA);第二部分是肺泡内气体的压力,即肺内压(PA)(吸气末)=平台压。PIP = PTA + PA。值得注意的是吸气相的任一时点,压力表的任一压力都等于PTA+PA。

5. **平台压** 机械通气中另一个比较重要的压力指标是平台压(plateau pressure,Pplateau)。平台压在上一次吸气结束后,紧接着的呼气开始前测量的。测量时呼气已遏止了一个短暂的时间,大约0.5~1.5秒。也就是说,在吸气末屏气一定时间。若要测量平台压,呼吸机操作者须在呼吸机面板上选择"吸气末停顿"或"吸气末暂停"按钮。

平台压测定就等于在吸气末屏住呼吸。在屏住呼吸时,肺泡内与口腔内压力迅速平衡,相等,此时无气流通过。与此同时,呼吸肌放松、肺部弹性回缩力共同构成对已扩张肺的力量并产生正压,同时压力表上显示出压力读数。由于该压力是在呼吸停顿时测得的,其读数相对稳定,在压力时间曲线上显示出同一个压力一直不平,形似一个"平台"。

平台压常被作为"肺泡压"或"肺内压"的代名词,应该说这几个压力相近,但并不完全相等。严格地讲,平台压反应两部分压力,一为肺部弹性回缩力对肺泡内气体产生的压力;另一为呼吸机管道弹性回缩力对呼吸机管道内气体产生的压力(很小)。

6. 呼吸周期

(1)触发:一次机械通气呼吸的开始。通气可被定时器(呼吸器启动的通气)或者患者做功(患者启动的通气)所触发。由定时器启动的通气会根据预设的呼吸频率触发,而由患者做功启动的通气则在患者引起呼吸回路中的压力或流量出现足够变化时触发。

(2)目标:在吸气相进入肺中的目标,可以是容量或压力。如是气流以预设的流速(即,吸气峰流速),就达到一定的容量,如在吸气相给予设定的压力值,则是压力。

(3)切换:呼吸机终止吸气向呼气转换。信号可以是容量、时间或流速相关的。如达到预设潮气量、完成预设的吸气持续时间,或者吸气流速降低至预设的峰流速百分比。

【机械通气模式】

(一)呼吸机模式的类型

常用模式如表6-23,呼吸机模式的分为以下三类。

1. **强制呼吸** 由机器触发,由机器给予一次送气,患者不做功。如CMV。

2. **辅助呼吸** 由患者触发,由机器给予一次送气,机器做大部分工。如AC。

3. **自主呼吸** 由患者触发,患者做全部功,患者控制流量、容量、吸气时间。如CPAP。

表6-23 呼吸机常用模式类型

模式	目标	触发		切换	类型		
		机器	患者		强制	辅助	自主
CMV	容量	是	否	容量	是	否	否
	压力	是	否	时间	是	否	否
AC	容量	是	是	容量	是	是	否
	压力	是	是	时间	是	是	否
IMV	容量	是	是	容量	是	是	是
	压力	是	是	时间	是	是	是
APRV		是	是	流速	是	是	是
PSV	压力	否	是	流速	否	否	是
CPAP		否	是	流速	否	否	是

注:CMV,控制性机械性通气(controlled mechanical ventilation, CMV);AC 辅助控制通气(assist control, AC);IMV,间歇指令通气(intermittent mandatory ventilation, IMV);APRV,气道压力释放通气(airway pressure release ventilation, APRV);PSV,压力支持通气(pressure support ventilation, PSV);CPAP,持续气道正压通气(continuous positive airway pressure,CPAP)。

（二）通气的目标

1. **定容通气（也称容量控制通气）** 需临床医生设定峰流速、流量模式、潮气量、呼吸频率、呼气末正压（positive end-expiratory pressure，PEEP），以及吸入氧分数（fraction of inspired oxygen，FiO_2）。一旦达到设定的吸气时间，吸气结束。

吸气时间和吸呼（I∶E）比是由吸气峰流速决定的。增加吸气峰流速将减少吸气时间、增加呼气时间，并降低I∶E比。

气道压（峰压、平台压、平均气道压）取决于呼吸机的设置和患者相关的变量（如顺应性和气道阻力）。气道压高可能是由于潮气量大、峰流量高、顺应性差（如急性呼吸窘迫综合征、轻度的镇静）或气道阻力增加导致。

定容通气可通过几种模式实现，包括控制性机械性通气（controlled mechanical ventilation，CMV）、辅助控制通气（assist control，AC）、间歇指令通气（intermittent mandatory ventilation，IMV），以及同步间歇指令通气（synchronized intermittent mandatory ventilation，SIMV）。

2. **定压通气（也称压力控制通气）** 需临床医生设定吸气压的水平、I∶E比、呼吸频率、PEEP和FiO_2。在达到设定的吸气压后停止送气。

在定压通气时，潮气量是可变的。潮气量与吸气压的水平、顺应性、气道阻力和管道阻力有关。具体来说，当所设定的吸气压水平较高或顺应性良好，气道阻力小或呼吸机管道的阻力小时，潮气量将较大。相反，在定压通气期间，气道峰压是恒定的，其等于所设定的吸气压水平与外源性PEEP之和。例如，对于所设定的吸气压水平为20cmH_2O，外源性PEEP为10cmH_2O的患者，其气道峰压为30cmH_2O。

定压通气可采用与定容通气相同的模式给予。

3. **如何选择定容通气和定压通气** 目前研究结果发现两种通气模式在死亡率、氧合或呼吸功方面的差异无统计学意义。与定容通气相比，定压通气的优势是气道峰压较低、气体的分布更均匀（区域性肺泡过度膨胀的情况更少）、人机同步性更好，以及可更早停用机械性通气。与定压通气相比，定容通气的优势是可保持潮气量恒定，确保最低每分通气量。

以气道阻力增高为主的疾病，如哮喘等，宜选择定容通气模式如容量控制通气等；而在以顺应性增高为主的疾病中，如ARDS等，应选择定压通气模式如压力控制通气。当患者体重≤10kg时，可优选压力控制通气，以避免气压伤；当体重>10kg时，可优选容量控制通气，以保证潮气量稳定。

（三）常用模式

1. **辅助通气**（assisted ventilation，AV） 是在患者吸气用力时依靠气道压的降低（压力触发）或流量的改变（流量触发）来触发，触发后呼吸机即按预设潮气量（或吸气压力）、频率、吸气和呼气时间将气体传送给患者。

2. **控制通气**（controlled mechanical ventilation，CMV） 又称指令通气，呼吸机以预设频率定时触发，并输送预定潮气量（或吸气压力）。即呼吸机完全代替患者的自主呼吸。

3. **辅助-控制通气**（assist-control ventilation，A/C） 结合AV和CMV的特点，通气可以有患者或机器触发，并以CMV的预设频率作为备用。A/C模式是辅助通气（AV）和控制通气（CMV）这两种通气模式的结合，应用A/C模式时，患者可以支配自己的呼吸频率。如果患者的自主呼吸频率减低，低于后备频率，通气机即提供控制通气，直到患者的自主呼吸频率超过后备频率。因此，A/C模式既可以提供与自主呼吸基本同步的通气，又能保证自主呼吸不稳定患者的通气安全，提供不低于预设水平的通气频率和通气量。当应用A/C模式时，患者接受机械通气频率≥预设的频率，提示患者自主呼吸较强和较快，可产生过度通气（原因是压力不变，相应的潮气量×频率大于正常），故应及时调低压力或降低触发敏感度（增大其负值），一般触发灵敏感度设置既要避免过度敏感，导致过多触发，也要避免触发敏感度过低，造成费力触发。A/C模式可以容量切换型通气和压力切换型来实行。应用A/C模式时，预设频率应与实际频率相近，预设频率比实际频率慢太多，可导致反比通气和气体陷闭。应用A/C时应监测实际I∶E比。

4. **间歇指令通气**（intermittent mandatory ventilation，IMV） 呼吸机以预定的频率输送固定的潮气量（或压力），在两次指令通气间歇期，允许患者自主呼吸。患者如有自主呼吸，则按自己的频率和形式进行呼吸，其总的通气量=患者自主呼吸的通气量+呼吸机正压通气量；当应用较高频率IMV时，呼吸机可提供完全的通气支持,因此当患者无自主呼吸时,可应用较高频率时的 IMV;随着自主呼吸的出现和增强,应相应减低 IMV 的频率,撤机前则可使 IMV 的频率降至 5~10 次 /min,减少呼吸机的正压通气,以增强患者自主呼吸能力,达到依靠自主呼吸能保证气体交换的目的。此方式由于机器送气经常与患者的呼吸气相冲突即人机不同步,故可导致小气道损伤、CLD、脑室内出血和脑室周围白质软化等的发生。

IMV 的缺点:指令通气之外的自主呼吸也通过呼吸机进行,并没有得到机械辅助,需克服按需阀开放和呼吸机回路阻力做功。如果通过功能不佳的按需阀持久应用 IMV 就可能加重呼吸肌疲劳,增加氧耗,甚至使循环功能恶化。为了克服呼吸机回路的阻力,可加用 5cmH$_2$O 的吸气压力支持。

5. **同步间歇指令通气**(SIMV) 是指在机械通气时,在特定的触发窗内,呼吸机根据触发灵敏度的设定探知患者的吸气努力并即刻按预设的潮气量或压力给予一次强制通气,让指令通气的输送与患者的吸气用力同步。在触发窗这段时间以内,患者有能力触发呼吸机的,就给予一次辅助通气,如果过了触发窗,患者仍然没能成功触发,那么就给予一次强制通气。SIMV 时,在指令通气压力上升前常有患者吸气用力引起的负向拐弯波。在有些呼吸机用压力时间曲线的上升支颜色发生改变来表示该呼吸由患者触发(压力触发);或者用流量时间曲线的上升支颜色发生改变来表示该呼吸由患者触发(流量触发)。其目的是尽量让患者的自主呼吸与机械通气同步。

SIMV 的触发窗根据机型不同,可分为三种:①位于下一呼吸周期之前,长度为呼吸周期的 25%;②把强制通气的呼吸时间与 SIMV 的呼吸周期分开设定,比如 Servo i 就是这样的,设定强制通气的吸气时间(强制通气的吸呼比至少为 1∶2,这样,触发窗就是位于 SIMV 呼吸周期的起始部分,长度是强制通气吸气时间的 3 倍),或设定强制通气的吸呼比;③按 SIMV 呼吸周期的一定比例来设定触发窗,比如 PB840 就是整个呼吸周期的前 60%。

A/C 和 SIMV 之间的区别,举例说明如下:A/C 和 SIMV 都会设置一个最低的呼吸频率,假设这个呼吸频率为 20 次 /min。在患者没有自主呼吸时,A/C 和 SIMV 的表现是一样的,都是给患者 20 次 /min 的强制通气。在患者有自主呼吸触发时,A/C 模式是只要患者有触发,呼吸机就给一次强制通气,也就是说,如果呼吸机监测显示总呼吸频率为 32 次 /min 时,这 32 次都是强制通气,但都应该是患者触发的强制通气。而 SIMV 模式下,如果呼吸机监测显示总呼吸频率为 32 次 /min时,这 32 次里只有 20 次是强制通气,其余 12 次则是患者的自主呼吸。因此说 A/C 比 SIMV 对患者的支持程度要强一些。

SIMV 的优点:①降低平均气道压;②呼吸肌的连续应用,使呼吸肌功能得到维持和锻炼,避免呼吸肌萎缩,有利于适时脱机;③改善 V/Q 比例;④应用 SIMV,自主呼吸易与呼吸机协调,减少对镇静剂的需要;⑤增加患者的舒适感;⑥能较好维持酸碱平衡,减少呼吸性碱中毒的发生;⑦可根据患者需要,提供不同的通气辅助功,并具有预设指令通气水平的安全性。

临床上应用 IMV 和 SIMV,主要是在撤机时,作为控制通气到完全自主呼吸之间的过渡。此外,在很多情况下,IMV 和 SIMV 也已作为长期通气支持的标准技术。相比之下,对于需使潮气量恒定或需完全或接近最大通气支持的危重患者,可能更适合采用 AC 模式。

6. **压力支持通气**(pressure support ventilation,PSV) 是压力目标或压力限制模式,其每次呼吸均需患者触发,呼吸机给予支持。PSV 在患者吸气努力触发后,由呼吸机对患者每一次呼吸均同步给予支持。由患者启动吸气,由流速终止吸气。吸气时,气道压力升高到压力支持水平。吸气压力初始上升速度相对固定,且随呼吸机不同而不同。当应用 PSV 时,患者须具备稳定的、可靠的自主呼吸,呼吸机一旦感知患者的吸气努力时,立刻给予一个设定的恒定压力。应用 PSV时,需设定如下参数:吸气压力、PEEP、触发灵敏度。PSV 在减少患者呼吸做功方面起到非常有效的作用,呼吸功的减少大致与所加的压力水平成比例。在常用通气模式中,PSV 的人 - 机协调性好。

PSV 的主要缺点:①当患者气道阻力增加或肺顺应性降低时,如不及时增加 PS 水平,就不能保证足够潮气量,因此,呼吸力学不稳定或病情在短期内可能迅速变化者应慎用 PSV,此外,呼吸中枢驱动受抑制或不稳定的患者也应避免应用PSV;②为保证 PSV 时的安全,必须设置“窒息通气”作后备。

7. **双相气道正压通气**(biphasic positive airway pressure,BIPAP)　是正压通气的一种增强模式，允许患者在通气周期的任何时刻都能进行不受限制的自主呼气，并且在吸、呼气相末25%的时间内同步触发(递减波形)，因而能使患者与通气机之间得到较为满意的同步化，是一个开放性系统。Biphasic这一通气模式使患者有可能在两个不同水平的CPAP/PEEP上进行自主呼吸。其压力波形如同压力控制通气模式(PCV)，但差别在于这种模式能让患者在高水平压力和低水平压力上都能作自主呼吸。其每分钟通气量为两个CPAP/PEEP水平之间转换的通气支持所产生的潮气量，加上患者的自主呼吸产生的潮气量。BIPAP是一种时间切换-压力控制的有创通气模式，实际上就是双水平CPAP。相当于两个不同CPAP水平(Pinsp和PEEP/Pexp)之间时间周期切换的混合CPAP系统，呼吸机提供高水平压力或吸气相压力(Phigh/Pinsp)和低水平压力或呼气相压力(Plow/Pexp)，并按设定的吸呼时间[Thigh,Tlow,频率=60/(Thigh+Tlow)]进行切换。BIPAP呼吸机呼气活瓣是可自动调节，通过对一个CPAP阀施加两个不同层次的阻力或两个CPAP阀实现两个水平的CPAP，而两个压力水平各自的工作时间由设定的吸呼时间决定。双水平正压通气(BiPAP)属无创正压通气，双相正压通气(BIPAP)属有创通气。所谓Duo-PAP、Bi-level、Bi-vent模式均与BIPAP相同。

8. **气道压力释放通气**(airway pressure release ventilation,APRV)　气道压力释放通气是另一种BIPAP通气策略，是BIPAP的反比模式，即IR-BIPAP，患者在持续气道内压力带短暂压力释放情况下自主呼吸，自主呼吸仅在Phigh阶段进行，呼吸机提供高流量气体以保持一个几乎恒定的CPAP水平，保持了较人体在大气压下自主呼吸时更高的肺容量;CPAP短暂的下降通过肺自然顺应性使气体被动排出，清除二氧化碳。患者在两个水平压力下均可自主呼吸和均可获得压力支持。APRV是在CPAP气路的基础上以一定的频率释放压力，压力释放水平和时间长短可调。在压力释放期间，肺部将被动地排气，相当于呼气，这样可以排出更多的CO_2。当短暂的压力释放结束后，气道压力又恢复到原有CPAP水平，这相当于吸气过程。因此，APRV较CPAP增加了肺泡通气，而与CMV +PEEP相比，APRV显著降低了气道峰压。

9. **指令(最小)分钟通气**(mandatory/minimu-mminute volume ventilation,MMV)　根据患者性别、年龄、体重、体位和代谢情况等，呼吸机按预设的每分通气量给患者通气，确保患者的预设每分通气量的实现。当患者存在自主呼吸时，呼吸机补充不足的每分通气量，如大于或等于设定每分通气量，呼吸机停止送气。

MMV是SIMV的一种改进。通气模式的指令通气不是有节律地进行。若自主呼吸低于预置每分钟通气量时，呼吸机予以补足;自主呼吸达预置每分钟通气量时，则无指令通气;而患者无自主呼吸时，呼吸机按预置MV值和IMV频率全部以指令通气。

10. **压力调节容量控制通气**(pressure regulated volume controlled ventilation,PRVC)　是一种智能化通气模式，将压力控制通气(PCV)和容量控制通气(VCV)两种通气方式优点结合起来的新的通气模式，在受控制的尽可能低的吸气压下将设定的潮气量以压力限制方式提供给患者，机械通气后呼吸机自动测定一次患者胸廓/肺顺应性，根据容积-压力关系反馈地确定下一次要达到预设潮气量所需吸气压力水平。通常调至计算值的75%，每次调整幅度≤3cmH$_2$O更符合人体生理，同时由于吸气波形为减波，产生同样潮气量所耗压力减少。PRVC兼有VCV与PCV两种特点，但与二者又不完全相同。

PRVC独到之处是结合了VC(容量控制)和PC(压力控制)优点，在确保预设潮气量等参数基础上，每次均反馈调节下一次通气的吸气压力水平，使气道压力尽可能降低，同时吸气流速波型为减速波，气道阻塞时可减少涡流，从而减少压力消耗，降低吸气峰压，减少了正压机械通气的气压伤。潮气量恒定，可保障自主呼吸力学不稳定患者的通气安全，避免应用PCV时应密切监测潮气量和频繁调整吸气压力的需要;PRVC人-机协调较好，可减少或避免镇静剂或肌肉松弛剂使用。

11. **容量支持通气**(volume support ventilation,VSV)　如果将PRVCV与PSV联合应用，即为VSV。换言之，其基本通气模式是PSV，但为了保证PSV时潮气量的稳定，微电脑根据每次呼吸测定的肺胸顺应性的压力-容量关系，自动调节PS水平。以保证潮气量达预设值。

12. **适应性支持通气**（adaptive support ventilation，ASV）　是一种结合容积和压力两种控制模式优点的全自动通气模式。此种通气方式需预设分钟通气百分数、气道压报警上限值和患者体重三项参数，从通气工作开始的瞬间就持续监测每一次呼吸的肺顺应性、气道压力、呼吸时间常数等各项指标，根据最低做功原理自动调整潮气量和呼吸频率。通气目标是力求在患者当时的呼吸力学状态下，以最低的气道压、最佳通气频率和潮气量、最适宜的通气形式（控制或者辅助通气）来达到预定的每分钟通气量，从而避免压力伤、容积伤和呼吸急促。

13. **成比例通气**（proportional assist ventilation，PAV）　PAV 吸气时给患者提供与吸气气道压成比例的辅助压力，而不控制呼吸方式。PAV 可改善呼吸力学和自主呼吸的能力的储备。患者通过增加自主呼吸用力，可成比例地增加呼吸机的通气辅助功，使呼吸机成为自主呼吸的扩展。呼吸衰竭需要机械通气治疗的患者，其自主呼吸的比例大多降低，即呼吸用力大小与吸入气量（或吸气产生的流速）的关系不正常。为维护适当的通气和氧合、达到一定的吸气量和吸气流速，患者必须增加吸气用力，从而增加呼吸负荷，增大呼吸功，导致呼吸窘迫和呼吸肌疲劳。

如今常用的正压通气（容量、压力或时间切换）方法，虽能提供吸气气道正压和通气辅助功，但并不能纠正吸气用力和即时效果（产生的吸气量和吸气流速）间的不正常关系，因为提供的吸气压或吸气流速是预设的、非生理性的呼吸方式（如潮气量、呼 / 吸时比及流速方式）。例如，PAV 为 1∶1，就是说吸气气道压的产生有一半是由于呼吸肌的收缩，另一半为通气机是施加的压力，即无论什么时候和什么通气水平，自主呼吸肌和通气机各分担一半呼吸功。又如 PAV 为 3∶1，即通气机作 3/4 功，自主呼吸肌作 1/4 功。患者通过改变自己的呼吸用力，也可相应改变呼吸机提高呼吸的大小，而呼吸功比率维持不变。

PAV 的实施，关键是如何感知自主呼吸肌的即时用力，然后呼吸机才能按比率给予 PAV。

【参数设置】　一旦确定患者需要机械通气，临床医生就需要做出多项决策，包括需有创机械通气还是无创机械通气、机械通气的模式、支持的强度以及初始呼吸机参数设置。

（一）有创通气和无创通气

机械通气可以通过有创或者无创方式进行。有创正压通气有时候被称为常规机械通气或传统机械通气。该方法通过气管内导管或气管造口术导管进行通气。与之相对，无创正压通气（noninvasive positive pressure ventilation，NPPV）通过接合界面进行通气，通常是鼻塞或面罩。无创通气常用于新生儿疾病：NRDS、早产儿呼吸暂停；慢性神经肌肉疾病所致肺功能不全；阻塞性睡眠呼吸暂停；急性呼吸衰竭；有创通气的撤机过程。禁忌证：无自主呼吸、呼吸节律不规则、自主呼吸较弱、上气道梗阻、不能自行清除呼吸道分泌物的患者、腹胀或腹压过高、面部创伤畸形或严重皮肤过敏等、器官功能不稳定（如休克、严重上消化道出血、不能控制的心律失常）。

决定启动有创机械通气还是无创机械通气需考虑患者的整体临床情况，包括基础疾病及其严重程度和进展速度，以及患者的共存疾病。

（二）模式选择

机械通气模式的选择一般根据临床医生的熟悉程度和偏好。

（三）支持水平

通气支持的水平是指呼吸机满足患者通气需求的比例。通气支持水平是一个重要的注意事项，因为通气支持水平不足将不能让疲劳的呼吸肌得到充分休息，而过高的通气支持水平则可能会导致并发症。最佳的通气支持水平可以让呼吸肌得到充分休息，从而从疲劳中恢复，并且不引起呼吸肌萎缩。通气支持的水平取决于通气模式和其他设定参数。总的来说，ACV 趋向于提供最多支持，同步 IMV 可提供范围最广的支持，而压力支持则趋向于提供较少的支持。

（四）设置

启动机械通气时，需要考虑许多参数设置，包括触发模式和灵敏度、呼吸频率、潮气量、呼吸末正压（positive end-expiratory pressure，PEEP）、流速、流速波形和吸入氧分数（fraction of inspired oxygen，FiO_2）。

机械通气参数的设置是在呼吸机面板上进行，呼吸机面板包括控制部分（呼吸机参数设置区）、监视部分（患者资料区域）、报警部分（呼吸机状况区域），机械通气参数的设置原则一般应按照 3N2L 原则，即正常频率（f），正常潮气量（VT），正常吸呼比（I∶E）；低压力（PIP），低氧浓度（FiO_2）。

1. **氧浓度(FiO_2)**　选择具体氧浓度目标是使临床可接受的 PaO_2 维持在 60~85mmHg，ARDSnet 要求将 ARDS 患者 PaO_2 维持在 55~80mmHg 左右，将 SpO_2 维持在 88%~95% 左右。机械通气开始时，吸氧浓度可选为 100%，以防止任何可能出现的低氧血症，机械通气过程中应根据 PaO_2 测定结果来调节吸氧浓度。长期吸入高浓度氧对肺有毒性作用，因此通气治疗目的 FiO_2 应尽可能低，FiO_2 应设置使 PaO_2 为 60~90mmHg(新生儿)，而婴幼儿为 98mmHg(最高限值)。PaO_2>98mmHg 在早产儿会引起眼晶体后纤维增生，通常 $FiO_2$100% 不要超过 30 分钟，80% 不要超过 12 小时，低于 55% 可长期使用。一般情况下无呼吸系统病变患者吸氧浓度设置<40%，呼吸系统病变患者吸氧浓度设置 40%~80%，许多操作者开始时设定氧浓度为 1.0，然后以尽可能快的速度减少，不推荐持续使用纯氧因为它能快速导致吸收性肺不张，从长远看，可以导致氧中毒。但如果患者患有严重的疾病，需要高浓度氧，纯氧不能被限制。如在吸痰的前后及支气管镜操作过程中给予纯氧是需要的，任何可能对患者造成危险的操作都可以提供 100% 的氧浓度。

机械通气开始后需要根据经皮血氧饱和度调整氧浓度，血氧饱和度大于 92%(PaO_2≥60mmHg)是最普通可以接受的目标。在开始机械通气的 10~20 分钟内，收集动脉血样来评估通气和氧合是否妥当，正确的通气调整以血气结果为基础。

2. **容量参数**

(1) 潮气量(VT，ml/kg)：潮气量的设定是机械通气时首先要考虑的问题。容量控制通气时，潮气量设置的目标是保证足够的通气，并使患者较为舒适。呼出气潮气量较呼吸机设置潮气量更为精确，儿童潮气量一般为 6~8ml/kg。如果呼吸机使用时间较长，小婴儿一般不用带囊的气道插管，漏气在所难免，考虑机械无效腔或漏气，故监测呼出潮气量比吸气潮气量更重要。可应用压力控制通气模式，调整压力维持呼出潮气量在 6~8ml/kg。潮气量大小的设定应考虑以下因素：胸肺顺应性、气道阻力、呼吸机管道的可压缩容积、氧合状态、通气功能和发生气压伤的危险性。潮气量大于 12ml/kg 不被推荐，因为潮气量过高会引起肺内高压随之引起肺过度膨胀和肺损伤以及其他并发症。小潮气量(4~8ml/kg)设定对于限制性疾病有好处，可以防止压力过高肺泡过度膨胀，但是<4ml/kg 的潮气量会引起肺不张。使用小潮气量通气时联合使用 PEEP 非常重要，此举可预防肺内高压和膨胀。

(2) 分钟通气量[MV，L/(kg·min)]：目前多数呼吸机通过调节潮气量(VT)和呼吸频率(f)来调节分钟通气量(MV)，即：MV= VT×f。并由呼吸机自动计算出，不需预先设定。MV 需要根据气道压力、$PaCO_2$、患者的感觉和具体情况来调整。在临床工作中，当专业人员为机械通气设定参数时通常包括容量和频率而不特殊设定分钟通气量。然而呼吸治疗师必须清楚设定的频率和容量，必须反映患者所需的分钟通气量。

(3) 流量(flow，L/min)：流量可分为主供气流量和偏流(bias flow)，主供气流量大小设定主要是保证通气压力和容量恒定，如流量偏低，在特定模式供气时可出现 PIP 或 VT 达不到设定标准，根据患者吸气力量的大小和分钟通气量可在 5~30L/min 调节，压力限制通气时最佳气体流量为压力 - 时间波形呈方波，容量控制通气时容量 - 时间波形呈正弦波，CPAP 通气时压力波动不超过 0.2kPa。偏流(bias flow)为呼气相给出的供气管道气流，以清除管道 CO_2 并为流量触发提供背景气流，一般设定在 3~5L/min 左右。

3. **压力参数**

(1) 吸气峰压(PIP，cmH_2O)：在定压通气模式时需设置。总的原则该参数应根据气道阻力和肺顺应性而定，先设定目标潮气量，根据目标潮气量选择相应的压力。初调参数可按新生儿：15~18cmH_2O(肺内轻度病变轻)，20~25cmH_2O(肺内重度病变)；儿童肺内轻度病变 20~25cmH_2O，中度病变 25~30cmH_2O；严重病变>30cmH_2O。初调完毕后观察呼气潮气量是否达到目标水平，若未达到，宜上调压力，直到达到目标潮气量；若已超过目标潮气量，宜下调压力，直到达到目标潮气量。值得提醒的是一定要用呼出潮气量，因小儿气管若无气囊，多会出现气管插管旁漏气，故吸气潮气量不能反映肺部真实潮气量，用呼出潮气量更能接近真实潮气量。

定容通气模式呼吸机通气压力取决于潮气量、流速、气道阻力、肺部顺应性等因素。定压型呼吸机设有压力限制，以防止产生肺部气压伤。根据年龄和肺部疾病 PIP 一般不应超过 20~25cmH_2O，设置上应由低向高，调节吸气压力应以 1~2cmH_2O 为一个台阶，最佳 PIP 既要使肺泡打开，又要减少大流速气流对肺强烈冲击。

(2) 呼气末压(PEEP，cmH_2O)：呼气末正压水平的设置理论上应选择最佳呼气末正压，即对循环无不良影响，最大的肺顺应性，最小的肺内分流，最高的氧运输，最低的 FiO_2 时的最小 PEEP，临床上应用较为困难。一般认为采用 2~3cmH_2O 为低水平，4~7cmH_2O 为中水平，8~15cmH_2O 为高水平，更改 PEEP 每次以 1~2cmH_2O 为宜，拔管前 PEEP 推荐最低为 3~4cmH_2O，新生儿一般不主张使用高 PEEP(7~10cmH_2O)，有血流动力学不稳定的患者不能接受较高 PEEP，因易导致肺的过度膨张和回心血量减少。目前临床不推荐使用低水平 PEEP。

ARDSnet 推荐 FiO_2/PEEP 捆绑法设置 PEEP，见表 6-24，目前得到公认。儿科患者(除新生儿外)推荐最高 PEEP 不超过 18cmH_2O。

表 6-24 NIH ARDS 协作网 FiO2 及其对应 PEEP 值

FiO_2	.30	.40	.40	.50	.50	.60	.70	.70	.70	.80	.90	.90	.90	1.0	1.0
PEEP	5	5	8	8	10	10	10	12	14	14	14	16	18	18	20~24

在患者存在气道阻力过高，肺顺应性正常时，因多存在过度通气，PEEP 宜偏低。对气胸患者若未进行胸腔闭式引流，PEEP 宜偏低或为零，且须特别谨慎。

(3) 平均气道压(MAP，cmH_2O)：MAP 应尽可能地低以减少气压伤的危险。平均气道压过高(超过 15cmH_2O 时)发生致肺损伤和心脏压迫的可能性明显增加，一般应保持在 $<$15cmH_2O，如需更高 MAP 则应插入肺动脉导管行心输出量监测。平均气道压是决定氧合作用的因素，平均气道压由呼吸机参数如吸气流速，吸气峰压，I/E 比和 PEEP 所决定，由呼吸机自动计算出，不需预先设定。

$$MAP=\frac{PIP \times Ti+PEEP \times Te}{Ti+Te}$$

4. 时间参数

(1) 通气频率(f，次 /min)：设定呼吸机的机械通气频率应考虑通气模式、潮气量的大小、无效腔率、代谢率、动脉血二氧化碳分压目标水平和患者自主呼吸能力等因素。机械通气频率的设置不宜过快，以避免肺内气体闭陷、产生内源性呼气末正压，儿童应选择接近小儿正常呼吸频率：一般：新生儿 30~40 次 /min；婴儿及小儿 20~30 次 /min；年长儿 16~20 次 /min。

(2) 吸气时间(Ti，单位 s)、呼气时间(Te 单位 s)、吸 / 呼时间比(I∶E)：呼吸机一般只调节吸气时间(Ti)，儿童的吸气时间：新生儿：0.5~0.6 秒，婴幼儿：0.7~0.8 秒，年长儿：0.8~1.0 秒，成人：1.0~1.5 秒。吸 / 呼时间比是指一次自主呼吸或机械通气时，I∶E 比，通常 1∶1.5~1∶2 左右。该比值的调节，要考虑呼吸和循环两方面，既要使吸气在肺内分布均匀，肺泡气能充分排出，又不增加心脏循环的负担。

(3) 吸气屏气或吸气平台(EIP，%) 此参数仅见于定容通气模式如容量控制通气中，调节吸气末屏气的主要目的是改善气体在肺内的分布，促进肺泡内氧向血液弥散，减少无效腔通气，吸气、屏气或吸气平台占吸气时间 5%~15%，或占整个呼吸周期的 30% 左右，有血流动力学损害或患心血管疾病者，可设在 5%~7%。注意吸气平台压反应的是肺泡内压，此与 PIP 有区别。

5. 同步触发灵敏度(sensitivity) 灵敏度是一项常规设置以至于患者能通过流量或压力触发呼吸机。触发灵敏度有的呼吸机上也称为触发水平(trigger)，该参数用来决定呼吸机对患者自主呼吸的反应。灵敏度是指在该触发水平上，呼吸机能为患者自主呼吸所触发，降低灵敏度，则患者需要作出较大努力来触发一次呼吸；如灵敏度太敏感，患者很易触发呼吸机，造成实际呼吸频率的增加，导致通气过度。同步触发包括压力触发和容量触发。

压力触发一般设定 1~2cmH_2O，流量触发一般设定 0.5~2L/min。流量触发是现在流行的触发方式，因为它在两个方面比压力触发反应稍快。其一，在流量触发过程中呼吸气流不会停止，而压力触发过程中，需回路关闭，靠患者的吸气功使回路压力降到触发水平。其二，流量触发时，呼气时回路中存在气流，这种流量需要吸气流量控制阀保持开放。对患者来说，这样可以即刻提供大量需要的气流。压力触发时，在吸气阀开放和气流到达患者前，尚需回路压下降。

6. 叹气(sigh)功能 叹息在 IPPV 期间，每

隔一定的 IPPV 或时间,供给一个 1.5~2 倍的潮气量。目的在于预防长期 IPPV 时肺不张。实际上是模仿人体在正常安静呼吸一段时间后有 1~3 次深吸气设计的。

7. **湿化** 正常的自主呼吸可以提供 100% 相对湿度,温度 37℃,这些由鼻腔和上气道调节的功能因为侵袭性通气时都被破坏,所以在呼吸循环过程中必须加入湿化器。典型的加热湿化器包括带有温度读数的电气伺候控制加热器和温度报警。温度探针一般放置在接近患者的气道附近。温度的最高报警线设置在 37~38℃,以至于吸入的气体温度不会超过 37℃。最低温度报警值设置在 30℃。当前呼吸机多带恒温湿化器,温度自动调节(32~35℃),连接患者前应手感呼吸机管道近患者端接近体温,注意吸入气温度太高可影响肺功能,并可产生呼吸道灼伤,另外湿化过度可导致水潴留、心力衰竭、肺不张及肺部感染。湿化不足可造成分泌物干结,纤毛运动减弱,易发生肺部感染。任何时候患者呼吸回路中的温度都应该低于气体离开湿化器时的温度,注意较冷的环境会促进冷凝的过程(雨洗效应),循环中将会有冷凝水产生而影响通气效果。亦可应用人工鼻,但人工鼻多用于撤机,机械通气时应用效果不如湿化器。

8. **设定报警参数**

(1)压力限制:压力限制为呼吸机使用中第一道安全防线,如压力超过,形成压力平台,多余气体漏出,但不从吸气向呼气转换,一般设定高于设置 PIP 5~10cmH$_2$O,须根据患者的 PIP 和 PEEP 的变化而及时调整。低压报警一般设置在大约低于吸气峰压 5~10cmH$_2$O。高压报警通常在患者咳嗽、分泌物增多、顺应性下降或者气管导管及呼吸机管道存在打折、扭曲等。

低 PEEP/ 持续气道正压(CPAP)报警一般设在低于 PEEP 水平 2~5cmH$_2$O。报警一般说明 PEEP 或者 CPAP 下降,一般由于漏气引起。

(2)调节安全减压阀(POP~OFF):应用氧气瓶进行供氧的 PICU 及 NICU,安全减压阀为呼吸机第二道安全防线,一般可定在 60~80cmH$_2$O。打开压缩机后氧气源压力:0.35mPa(3.5kg/cm^2 或 50psi),空气压缩机压力:0.35mPa(3.5kg/cm^2 或 50psi),压力表指针指示绿色范围,表示可安全使用。

(3)窒息报警(APNEA):窒息报警用来监控强制性和 / 或自主呼吸。呼吸机停机或患者无呼吸时报警,窒息报警(APNEA)多设定大于 15 秒,在许多情形下,窒息报警设置,患者不会漏掉两次连续的机械通气,当窒息发生时,窒息设置为患者提供了完全的通气支持。

(4)低潮气量,低 / 高分钟通气量,低 / 高呼吸频率报警:这些参数的设置没有预定的水平,当设置报警值来表明患者情况的变化时,操作者必须运用他们的判断。报警不能设置的太敏感以至于它们被连续触发,建议如下:低呼气潮气量低于设置潮气量的 10%~15%;低分钟通气量:低于平均分钟通气量的 10%~15%;氧浓度:低于或高于设置氧浓度的 5%~10%。

(5)其他呼吸机的报警:包括低电压,呼吸机不工作,呼吸机回路发生故障,呼气阀漏气及设置参数不正确。例如,设置的参数(例如潮气量)超出了呼吸机的范围。

9. **根据血气进一步调节呼吸机参数** 常规在患者接通呼吸机后半小时应复查血气,以后按需复查血气,原则上第一天应每隔 6 小时复查 1 次血气,若患者血气平稳,可减少血气检查次数,但最少不得少于每天 1 次。若血气出现异常,首先要进一步排除其他因素的影响,如呼吸道是否通畅,是否被分泌物阻塞而影响通气,气管导管的位置是否正确,两肺进气是否良好,呼吸机送气是否正常,有否漏气等。调节方法:

(1)PaCO$_2$ 过高时,调整参数主要围绕可增分钟通气量的各参数进行。可从下列选择中优选一种进行调节并间隔半小时复查血气:①增加呼吸频率;②增加潮气量;③增加气道峰压(PIP);④降低 PEEP,本项不优选。目的在于提高驱动压即 PIP 与 PEEP 之差(PIP–PEEP)。有些呼吸机降低 PEEP 如 Servo-i、AVEA 等并不能提高驱动压,则不能选择该项,而应该直接调整高于 PEEP 的压力控制。

(2)PaCO$_2$ 过低时,与过高相同,调整参数主要围绕可降低分钟通气量的各参数进行。可从下列选择中优选一种进行调节并间隔半小时复查血气:①降低呼吸频率;②降低潮气量;③降低气道峰压(PIP);④增高 PEEP,本项一般不优选。目的在于降低驱动压。有些呼吸机降低 PEEP 如 Servo-i、AVEA 等并不能降低驱动压,则不能选择该项。

(3)PaO$_2$ 过低时,应分析原因:若此时 PaCO$_2$ 正常,应选择:①提高氧浓度;②提高 PEEP。但应注意对限制性疾病如肺炎、肺不张、ARDS患者不能一味只选择提高氧浓度，应注意选择提高PEEP，或根据ARDSnet配合选择吸入氧浓度及PEEP；对阻塞性肺疾病如哮喘、毛细支气管炎等应优选调节氧浓度，因高PEEP会加重业已存在的动态肺泡过度扩张。若此时$PaCO_2$增高，应注意增加分钟通气量后降低$PaCO_2$亦可改善氧合。

(4) PaO_2过高时，应选择：①降低氧浓度；②降低PEEP。

(5) 呼吸机各项参数对血气的影响（表6-25）。

表6-25 呼吸机各项参数对血气的影响

项目	FiO_2 ↑	PIP ↑	VT ↑	PEEP ↑	RR ↑	Ti ↑	MAP ↑
PaO_2	↑	↑	↑	↑	↑	↑	↑
$PaCO_2$		↓	↓	↓	↓	↓	↓

【呼吸机管理】

（一）呼吸机操作步骤

1. 连接管路，连接电源、氧气源、压缩空气气源。

2. 开机，选择新生儿、儿童或成人模式，开启呼吸机自检功能。

3. 调节呼吸机参数：根据呼吸模式调节呼吸频率、氧浓度、潮气量、PEEP、吸气流速、吸呼比、吸气压力、触发灵敏度等。

4. 呼吸机报警限设置。

5. 调节湿化器温度。

6. 连接模拟肺，确定呼吸机工作是否正常。

7. 连接患者，随时监测心率、心律、血压、血氧饱和度、潮气量、分钟通气量、呼吸频率、气道压力等变化。

8. 检查患者的通气效果，神志稳定、末梢循环良好、胸廓起伏平稳、人机协调良好等。

9. 人工通气20~30分钟后监测动脉血气分析，根据血气结果再次调整呼吸机参数。

（二）呼吸机使用常见安全问题

呼吸机使用对象多为危重症患者，正确使用呼吸机可帮助患者渡过疾病危险期或延长生命，而不正确地使用呼吸机可成为患者的"杀手"，加速患者的死亡。呼吸机使用临床风险是指对患者潜在的、直接或间接的伤害，甚至导致死亡。这些风险来源于使用人员的操作不当，维护保养质量不能满足临床的需求等。

1. **气管导管脱出** 常由于插管固定不牢固；翻身时未注意固定好呼吸机管道导致拉扯出；患者烦躁时未予适当镇静及约束不当等致自行拔管。

2. 气管导管堵塞、吸痰不及时；湿化器未打开或湿化器温度调节过低，湿化要求未达到。

3. **呼吸管路液体过多倒流入气道，导致窒息** 未及时倾倒管道中的冷凝液；呼吸机管道放置高于气道入口；湿化器中湿化液添加超过规定水量。

4. **呼吸机报警未处置** 呼吸机频繁报警，原因不明，不经处理而随意关闭报警，可能导致事故的发生。

5. **呼吸机故障报警功能失灵** 呼吸机发生故障或外接电源断电，机器应能立即发出报警，否则，也有可能导致危险的发生。

6. **呼吸机突然停止工作** 常见原因为电源问题，如电源短路；插座脱落；蓄电池耗尽等。

7. 呼吸机压力感应线脱落导致呼吸机不送气。

8. 呼吸机回路上、温湿器上活塞松动或脱落导致呼吸机不送气。

9. 呼吸机回路连接错误。气体未湿化，导致痰液黏稠，严重者可致插管堵塞。

10. 有些不能湿式消毒的呼气端过滤器误用水清洁而导致严重阻塞。

（三）气管插管护理

1. 随时检查气管导管插入深度，及时发现导管滑入一侧支气管或滑出。

2. 床头抬高30°~45°，头稍后仰，减轻导管对咽喉的压迫。

3. 导管做好插入深度标记并固定牢固，避免导管随呼吸运动上下滑动以损伤气管黏膜。

4. 注意口腔护理，每4~6小时用氯已定漱口液或过氧化氢、清水冲洗。

5. 口插管选用比导管略粗的牙垫固定，避免患者咬管。

6. 若气道阻力过大或导管过细，无效腔量大，可相应将气管导管远端剪短或减少呼吸回路上L型接头的连接。

7. 为防止气管套囊对气管黏膜的长时间压

迫，可采用最小漏气技术或最小闭合技术。放气前先行口腔、咽部吸引。放气后套囊以上的分泌物可流入气管，应经导管吸引。

8. 尽量避免呼吸机管路和接口处对导管和其支撑点的压迫，要充分利用呼吸机管路的支架。固定后听诊双肺呼吸音是否一致。

9. 气管拔除后密切观察患者，注意有无会厌炎、喉痉挛等并发症的发生，并给予简易 CPAP 给氧或鼻导管吸氧，以防低氧血症。

（四）机械通气患者的观察与护理

1. **一般生命体征的监护**　注意患者的体温、脉搏、呼吸、血压、神志变化及尿量等。体温升高通常是感染的表现，体温下降伴皮肤湿冷，是休克的表现。机械通气时气道压增高，回心血量减少，可引起血压下降，心率反射性增快。由于心输出量减少和血压下降，可引起肾血流灌注降低，抗利尿激素、肾素和醛固酮水平升高，可减少尿液的生成及排出。机械通气时，可抑制吸气，尤其当潮气量大时，可致自主呼吸停止。皮肤潮红、多汗和表浅静脉充盈，提示有二氧化碳潴留，脑组织对缺氧的耐受性很差，如患者通气不足、缺氧和二氧化碳潴留，首先表现为意识状态的改变，甚至昏迷。机械通气治疗得当，呼吸道保持通畅，缺氧和二氧化碳潴留缓解，神志转为清醒。

2. **一般观察项目**　①日均痰液量；②吸痰次数；③湿化不足，表现为痰痂形成；④湿化过度，表现为患者呼吸急促，痰液稀水样，血氧饱和度下降 3% 以上；⑤呼吸道刺激征，表现为刺激性咳嗽、血性痰或肺部哮鸣音；⑥呼吸道阻力增加，表现为呼吸频率增加 5 次 /min 以上或出现吸气性呼吸困难。

3. **胸部体征**　机械通气时，两侧胸廓运动和呼吸音应对称，强弱相等。否则提示气管插管进入一侧气管或有肺不张、气胸等情况。

4. **呼吸频率、潮气量、分钟通气量、气道压的监测**　机械通气过程中要密切观察患者的自主呼吸的频率、节律、与呼吸机是否同步。机械通气后通气量恰当，患者安静、自主呼吸与呼吸机同步。如出现烦躁，自主呼吸与呼吸机不同步，多由于通气不足或痰堵，应及时清除痰液，增加通气量。如自主呼吸较强过快，与呼吸机不同步，可给予镇静剂或肌肉松弛剂以抑制自主呼吸而达到控制呼吸。

5. **痰液黏稠度观察与分度**

Ⅰ度（稀痰）：痰如米汤或泡沫样，吸痰后，吸痰管玻璃接头内壁上无痰液滞留。

Ⅱ度（中度黏痰）：痰液外观较Ⅰ度黏稠，吸痰后少量痰液在吸痰管玻璃接头内壁滞留，但易被水冲洗干净。

Ⅲ度（重度黏稠）：痰液外观明显黏稠，常呈黄色，吸痰管常因负压过大塌陷，吸痰管玻璃接头内壁滞留大量痰液，不易被水冲净。

6. **血气分析**　是判断通气和氧合状况的主要依据，是机械通气治疗中监测的重要指标，并根据结果及时调整呼吸机的各项参数。

7. 呼吸机的主要功能是维持有效通气量。因此潮气量因视患者的病情、年龄、体重而定，一般按 6~8ml/kg 计算。要注意实际吸入潮气量的变化。

【气管内吸痰技术】

1. **有效排痰程序**

（1）评估：通过肺部听诊确定痰液潴留的部位。

（2）根据痰液的黏稠度进行气道湿化，并加大吸氧浓度。

（3）根据痰液潴留的部位调整患者体位，并配合胸部叩击使痰液移行入大气道易于吸引。

（4）气管内吸引。

2. **人工气道内分泌物的吸引**

（1）吸痰管的选择：采用除端孔外在不同高度有不等的侧孔的多孔吸痰管，并根据气管插管内径选择合适的吸引导管，吸引导管的外径不能超过气插管内径的 1/2，且长度要求超过气管插管 1~2cm。吸痰管太粗易增加气道阻力，增加呼吸肌做功，反之吸痰管太细不利于痰液的吸引。

（2）患者准备：准备吸引前，患者需接受吸 100% 高浓度氧 >30 秒。准备吸引时，可以通过增加呼吸频率或潮气量使患者过度通气。吸引时的过度通气可以通过临时调节呼吸机面板上的强制通气频率或手动复苏工具增加通气频率（注意：需保证足够呼气时间以完全呼出吸入潮气量）。

准备吸引前，患者可通过呼吸机叹气呼吸达到过度充气；通过增加呼吸机的潮气量设置来增加设定潮气量；通过手动设置呼吸机的叹气呼吸设置；或通过复苏囊手动通气。

密闭吸引有助于吸引过程中持续机械通气和供氧。后续过程中需使用脉氧监测仪评估患者的氧合。须向患者的人工气道中滴注生理盐水以稀释或使肺的分泌物松动。使用其他稀释液滴注的方法目前还缺乏对照研究。

(3) 气管内吸引：通过人工气道向气管内插入吸引导管，回抽导管时使用负压。操作必须无菌。吸引导管每通过一次人工气道是一次吸引过程，每次约 10~15 秒。需尽可能设置较低吸引负压，同时能够有效清除分泌物。没有实验数据支持最适宜的最大吸引值。湿化良好的情形下成人不超过 300mmHg；儿童 80~100mmHg；婴儿 60~80mmHg。吸痰时除做到无菌操作外，动作轻柔，吸痰管要轻轻插入，不要用力过猛；采用边捻转边吸引、边上提吸痰方法，防止拉锯式和边插边吸的损伤性吸痰。

(4) 后续护理伴随着吸引过程：患者需吸纯氧 ≥ 1 分钟。通过增加呼吸频率和 / 或潮气量使患者过度通气。需观察患者有无不良反应。

(5) 吸引不当的后果：主要有缺氧、心律失常等，其次有气道黏膜损伤、出血、感染；支气管痉挛和负压过高引起肺不张等并发症。

【呼吸机撤离】 呼吸机的撤离，简称撤机（weaning），是指应用机械通气的患者，在原发病得到控制，气体交换功能得到改善后，逐渐地撤除正压通气对呼吸的支持，恢复完全自主呼吸的过程。

(一) 撤机的临床指标

1. 患者一般情况好转和稳定，导致呼吸衰竭机械通气的基础疾病好转。

2. 感染控制，胸片无新的浸润病灶。

3. 自主呼吸增强，呼吸节律规整；咳嗽有力，能自主排痰，气道分泌物减少；降低呼吸机条件时，患者能自主代偿维持有效通气；吸痰等暂时断开呼吸机时患者无明显呼吸困难，无缺氧症。

4. 血流动力学稳定，多巴胺、多巴酚丁胺 ≤ 5μg/(kg·min)。

5. 电解质紊乱（钙、镁、磷、钾）已纠正。

6. 血红蛋白 ≥ 8g/dl；无显著腹胀。

7. 12 小时内未使用肌松剂。

(二) 撤机的生理指标

1. FiO_2 ≤ 0.4 时 SaO_2 > 90%，或 PaO_2/FiO_2 ≥ 150mmHg。

2. PEEP ≤ 5~8cmH_2O。

3. 呼吸频率（RR）< 35 次 /min。

4. 最大吸气负压（MIP）≤ -20~-25cmH_2O（成人）。

5. 潮气量（Vt）> 5ml/kg。

(三) 撤机方法

1. T 型管撤机技术 实行 T 型管撤机技术时，将呼吸机与患者断开，充分清理患者呼吸道分泌物。然后将 T 型管连接于气管导管外端。经过温化湿化的氧气从 T 型管左侧输入，右侧接贮气管。患者通过 T 型管进行自主呼吸，锻炼呼吸肌强度和耐力。氧气流量和贮气管容积决定 FiO_2 和 CO_2 重吸收量。当氧流量 > 10L/min 时，FiO_2 可达 50%。贮气管容积越大，FiO_2 越高，CO_2 重吸收越多。为了避免重吸收过多，氧流量应大于患者的分钟通气量。

初始可让患者在白天先经 T 型管自主呼吸 5~10 分钟，再接呼吸机通气 1~2 小时。以后根据病情可逐渐延长用 T 型管时间。用 T 型管期间，应严密观察患者呼吸、心率、血压、经皮氧饱和度变化，注意患者有无出汗、呼吸困难、烦躁等，并间断抽取动脉血行血气分析。

T 型管技术虽然简单易行，容易掌握。但须完全自主呼吸，无机械通气辅助支持，易诱发呼吸肌疲劳，有一定的危险性；也没有呼气末正压，难以防止部分未完全恢复的肺泡萎陷；T 型管直接向病室开放，吸入气的温度湿度和清洁度都难以保证；并且现代呼吸机设有多种可作为撤机技术应用的通气模式。因此，T 型管撤机技术现已不常用。

2. 持续气道正压（CPAP）撤机技术 CPAP 是在自主呼吸条件下，整个呼吸周期均保持气道内一定正压，可保证吸入气氧浓度。CPAP 的主要作用是增加功能残气量，防止肺泡萎陷，改善通气 / 血流比值，改善肺部氧合，减少呼吸作功。撤机中可交替使用 CPAP 和控制或辅助通气方式，逐渐延长 CPAP 条件下自主呼吸的时间，并逐渐降低 CPAP 水平，最后过渡到完全自主呼吸状态。一般当 CPAP 降至 3~5cmH_2O 以下，患者能维持 2 小时以上自主呼吸而氧合良好时提示撤机基本成功。由于 CPAP 装置不提供辅助通气作功，反而需要用力启动按需供气系统，会增加呼吸功消耗。因此，CPAP 作为撤机技术也较少应用。

3. 同步间歇指令通气（SIMV）撤机技术 经典撤机技术，亦是最常用的技术。此方式不限制患者自主呼吸，呼吸机以同步方式按预设频率向患者传送正压通气，使患者呼吸兼有自主呼吸和辅助呼吸成分。患者好转后，应首先降低吸入氧浓度及 PIP，然后降低吸气时间及 PEEP，一次只能降低一个参数，且循序渐进，可频繁小幅降低参数，注意降低 PIP 时，宜保证 VT 在 4~8ml/kg。每次降低一个参数时，均应密切监测血氧饱和度及呼出气 CO_2 或血气、患者临床状况，在各方面均平稳时，才能进行下一步操作，若不行，则回到上一个参数且等待时机。

当患者达到撤机标准且吸入氧浓度小于40%、PIP小于12~15cmH_2O时，可将呼吸机从A/C模式转换为SIMV模式，然后开始逐步降低SIMV通气频率，当通气频率降低到5~10次/min，达5~10次/min，维持2小时平稳可撤机。新生儿和小婴儿呼吸频快，SIMV时同步效果较差，且新生儿能量储备少，若脱机过程较长，消耗能量过多，易造成呼吸肌疲劳，导致撤机失败。

4. **压力支持通气（PSV）撤机技术**　PSV撤机正越来越受到欢迎。可根据需要，以一定的吸气压力辅助患者吸气，可不同程度分担患者的呼吸负荷，减少呼吸功耗。PSV模式下自主呼吸触发吸气，自主呼吸的大小对吸气时间、潮气量和吸气流速产生影响，但对预置压力水平无影响。起始压力以能达到正常潮气量为妥，逐渐减低支持压力（每次降低2~3cmH_2O），减少呼吸机做功，患者做功逐步增加，当PSV水平降低到仅用来克服呼吸机管道及气管插管阻力时，结合患者全身情况可拔除气管插管。PSV时吸气-呼气时间、吸气深度均由患者控制，协调性好，患者舒适和易接受。PSV可以单独使用，也可以与CPAP或SIMV联合使用。不易导致呼吸肌疲劳和患者不适感，但当肺顺应性和气道阻力改变时，相同PSV下通气量随之改变，故需调整压力支持水平。呼吸中枢受抑制者不能应用。

（四）撤机失败的常见原因

撤机失败是指：①SBT失败；②或在拔管后重新插管和/或再恢复通气支持；③或拔管后48小时内死亡。由于进行无创正压通气（NIV）不需要气管插管，因此有些患者拔管后，仍可继续应用NIV作序贯治疗。这种情况可称为“撤机正在进行时”（weaning in progress）。撤机失败可能是由于呼吸负荷增加或呼吸能力下降。常见原因如下：

1. 未具备撤离呼吸机条件，仓促撤机。

2. **气道分泌物潴留**　常由于肺部感染未控制、咳嗽无力、气道湿化不够、气管吸引不够等原因，使气道分泌物潴留，导致气道阻力增加，致呼吸做功增加。处理上应给予有效抗生素，加强气道管理，包括气体温化湿化、正确及时气管内吸引和胸部物理疗法（叩击、振动和体位引流）等。

3. **呼吸肌疲劳**　常见原因：①基础疾病未完全控制，呼吸肌功能未恢复或呼吸负荷太大，呼吸功增加；②心输出量降低；③低氧血症；④热卡供应不足；⑤机械通气过程中人-机不协调等。表现为呼吸急促或矛盾呼吸。治疗为积极治疗基础疾病，纠正血流动力学异常，纠正低氧血症、保证热卡供给，纠正营养不良，应用茶碱类药物增加膈肌强度，选用恰当的撤机技术，改善人-机协调性。

4. **呼吸中枢动力不足**　由于镇静、中枢神经系统感染或脑外伤等原因，导致呼吸频率缓慢或呼吸浅速。可使用呼吸兴奋剂或继续机械通气治疗。

5. **心理障碍**　患者长期应用呼吸机，产生心理依赖。表现为一旦撤机出现气急、心率加快、出汗和恐惧等。应做好患者的思想工作使患者主动配合撤机。对于呼吸机严重依赖者，有时采用夜间睡眠时减少呼吸机辅助，可利于撤机。

（五）拔管方法

拔管前4小时禁用肌松剂，拔管前4小时禁食或患者处于空腹状态。向清醒年长儿做好解释工作，消除恐惧心理。在拨管前、拔管后2小时及拨管后24小时应摄X线全胸片观察、监测患者肺部病变。对于带管时间长的患者，拔管前1~2小时静脉给予地塞米松0.5mg/kg或甲泼尼龙2mg/kg，有助于减轻喉头水肿，减少上气道梗阻的发生率。准备好物品，如负压吸引器、吸痰管、面罩、复苏囊、吸氧装置和喉镜等。

拔管时应充分吸净存留在口、鼻、咽喉部及气管内分泌物，放松套囊，再次吸引气管。给予50%~80%氧气1~2分钟后拔出气管导管，继续吸引口、咽部的分泌物，并将头偏向一侧，以防呕吐、误吸。拔管后注意用呼吸复苏囊进行正压给氧，以避免吸痰操作引起的负压所致肺不张，随后给予面罩吸氧或无创呼吸支持。

拔管后应密切观察呼吸道是否通畅，有无声音嘶哑，有无缺氧、呼吸困难和发绀。严密监测生命体征：心率、心律、血压、脉搏、神志、经皮氧饱和度。拔管后30分钟查血气分析，禁食4~6小时，听到患者出现哭声后开始喂食，防止在会厌反射未完全恢复的情况下将食物吸入气管。

应加强呼吸道管理：雾化、叩背、改变体位以协助患者咳痰，必要时可使用肾上腺素防止或治疗气道黏膜水肿。对高危病例做好再插管准备。若出现气道阻塞、呼吸窘迫、喘鸣、血气严重恶化等情况应及时再行插管。

对气管切开者，在决定拔管前，先换金属套管或者无气囊套管数天后再换较小的气管套管。更换小号导管24小时、无不良反应可堵管，堵管后呼吸阻力上升，呼吸费力，经吸氧、湿化、吸痰无效时，说明患者尚不具备拔管条件。若堵管24小时无不良反应，则可拔管。拔管前，先清洁皮肤创口，气管内充分吸痰，拔管再吸引窦道分泌物，伤口肉芽组织多应刮除，以蝶形胶布将伤口拉拢固定，再以无菌纱布覆盖。3~5天后切口一般可自行封闭愈合。

拔管成功是指拔管后没有正压通气支持而能维持48小时的自主呼吸。拔管失败是指拔管后48小时内需要重新插管，发生在拔管后6小时称为早期拔管失败，发生在拔管后6~24小时称中期拔管失败，发生在拔管后24~48小时称晚期拔管失败。

（张新萍　赵祥文）

第七节　高频通气

高频通气（high frequency ventilation，HFV）是指通气频率至少在正常呼吸频率的4倍以上、潮气量小于或等于解剖无效腔时的机械通气方法。由于不同年龄小儿正常时的呼吸频率不同，具体的高频通气频率尚无统一标准。一般以新生儿、儿童和成人划分年龄组的高频标准分别为：120次/min、60~90次/min和60次/min。高频通气是1959年由Emerson首次发展起来的新技术，随着时间的推移逐步衍生出多种高频通气方式。一般按照其气体运动方式将高频通气分为五类：高频正压通气（high frequency positive pressure ventilation，HFPPV）；高频喷射通气（high frequency jet ventilation，HFJV）；高频振荡通气（high frequency oscillatory ventilation，HFOV）；高频阻断通气（high frequency flow interruption ventilation，HFFI）；高频叩击通气（high-frequency flow interruption ventilation，HFFI）。

高频振荡通气以其可清除CO_2、不易引起气压伤、小潮气量、操作简便、副作用少的优点，在近年来逐渐成为高频通气的首选。经过多年的经验积累，高频振荡通气在儿科已经成为儿科重症治疗的首选通气方案之一，在ARDS、支气管胸膜瘘等疾病的治疗中，也逐渐扮演着越来越重要的角色。而其余四种通气方式由于各自的不足，在临床使用中越来越少见。

【概述】 1972年Lukeuheimer等人在心功能研究试验中发现，经气管的压力振动可以使狗在完全肌松的情况下维持时间氧合和动脉血二氧化碳分压正常；与此同时，加拿大多伦多儿童医院Bryan及Bohn等发现应用活塞驱动振荡器对健康狗进行研究时发现，在高频率、低潮气量及远端气道极低压力的时候，动物可维持正常的CO_2分压及O_2分压，由此开始了人们对高频振荡通气机制的探究。早期的高频振荡通气仅仅直接在气道上加用振荡器，后来发现这种方法短时间内虽然可以保证氧合和通气，但是长时间使用会造成严重的二氧化碳潴留。于是科学家改动了高频振荡装置，在振荡器和患者之间加用了持续偏流（bias flow）系统，该持续气流可以由高压气源提供，使用空氧混合器（blender）控制偏流的氧浓度，而且偏流很容易在振荡之前就得到足够的温湿化。这样，不但可以控制吸入氧浓度从而更好地改善氧合，也有利于清除进入管路的二氧化碳。这就是高频振荡呼吸机的雏形。HFOV可以直接调节气道平均压，维持肺泡及气道的开放和稳定，改善通气/血流比值，从而改善氧合（图6-24）。

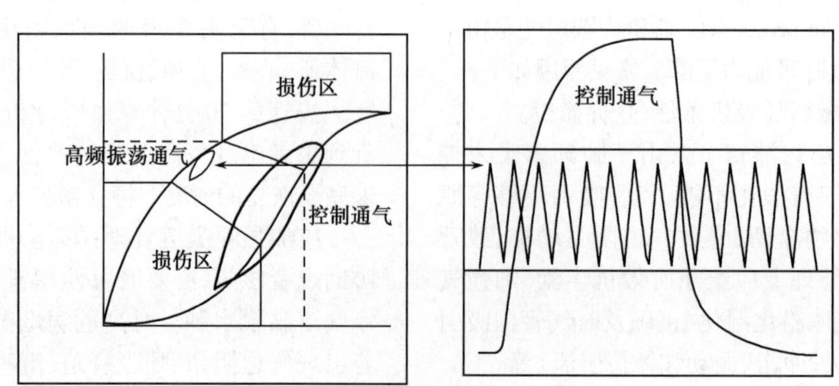

图6-24　高频振荡通气与控制通气比较

HFOV 与其他高频通气最大的不同点在于主动呼气。活塞的往复运动不仅提供了向气道内“推”的力，也提供了从气道往外“拉”的力。这种往复的力，使得气道内气体的运动呈现一种特殊的双向性，更有助于二氧化碳的排出。活塞驱动力越大，排出二氧化碳的效果就越好。

HFOV 稳定而波动很小的气道压力。极小容量（小于解剖无效腔量）的气体输送，可以减轻机械通气对肺的损伤。1994 年 Clark 等人在实验中就发现 HFOV 可以改善 ARDS 的多发小肺区不张；美国南加州大学对 93 例成人 ARDS 患者的研究则表明早期使用 HFOV 可以改善氧合，降低死亡率（最终死亡率 21.5%）。但 2013 年《新英格兰医学杂志》发表了两项关于 HFOV 救治 ARDS 及早期 ARDS 疗效的研究，发现 HFOV 不能降低成人 ARDS 病死率。由此可见，关于 HFOV 机制、治疗及其在儿科的应用，我们仍有许多未知需要去探索。

【高频振荡通气的气体交换机制】 HFOV 的特征是潮气量小于无效腔量，对于如此之小的潮气量究竟能否进行气体交换，科学家困惑了将近一个世纪。1915 年，Henderson 等进行了一个简单的实验，对着长玻璃管给予一揿烟气，发现在玻璃管中央形成了一条长长的薄薄的穿透性气流而非圆柱体的气流，说明很少的气体亦穿越很远，即小于无效腔量的潮气量有可能到达肺泡；1954 年，Briscoe 等应用质谱仪测定显示，只要吸入比无效腔量一半还要少的氦氧混合气，在肺泡气中即可能测定到氦气。他们由此得出结论认为，吸入如此少气体，亦可首先在无效腔气体的中央穿透，而气道周边的无效腔气则相对未受影响。这样即形成几种可以解释高频通气作用机制的假设。

1. 分子弥散　分子弥散实际上是常频和高频通气时气体穿过肺泡毛细血管屏障进行气体交换的主要方式。很早人们即发现，即使患儿呼吸完全停止，哪怕不给予人工正压通气，只要对气道给予高流量氧气，氧合依然能维持一定时间。20 世纪 40 年代，Whithead 等发现当患者肺部正常但呼吸停止时，应用高流量氧气输入气道，此时气道无任何对流气体，其氧饱和度依然能维持在 90% 以上，当然随着 CO_2 的逐步增高，这一方法不能维持太久。Lehnert 等显示当患者呼吸停止时，给予非常高流量氧气直接输入气管分叉处，患者 PaO_2 和 $PaCO_2$ 能维持正常长达 2 小时。这些均说明气体弥散是最重要气体交换机制。也能解释潮气量小于无效腔量的气体交换情况。

2. 对流

（1）团块运动：人体支气管树很不对称。在正常潮气量呼吸时，吸入气体通过团块对流直接到达气体交换处—肺泡毛细血管屏障；而当潮气量减少后，有一定比例的气体只能到邻近肺泡的气道开口处（图 6-25A），在这种情形下，肺泡可直接进行气体交换，远端肺泡可能根本无法获得新鲜气体，这些肺泡的气体交换则有赖于如下机制。

（2）气流或不对称流速剖面（图 6-25C）：我们一般会认为吸气流总是长方形即平直向前的，其实不然，吸气流气道中央部分突出向前，气道周边滞后，形成抛物线样向前气流。Schroter 和 Sudlow 在研究分叉处气体流速剖面时发现吸气时流速剖面要比呼气时流速剖面要更弯更斜。由此，有学者由于推测，由于气流方向不一致，流速剖面亦会不一致，潮气量较小亦能够进行气体交换。在吸气相，由于气管分叉且分级导致的气体横断面增加，产生黏性剪切力，加之气体惰性，由此发生吸气流速断面不对称。如此循环往复，必然导致每次振荡末的气体粒子双向来回运动及网格样运动。当介入新鲜气流即吸气时，由于局部区域的气体压力阶差，结合双向气流，富含氧气的气流流向远端，而富含二氧化碳的气流流向近端。

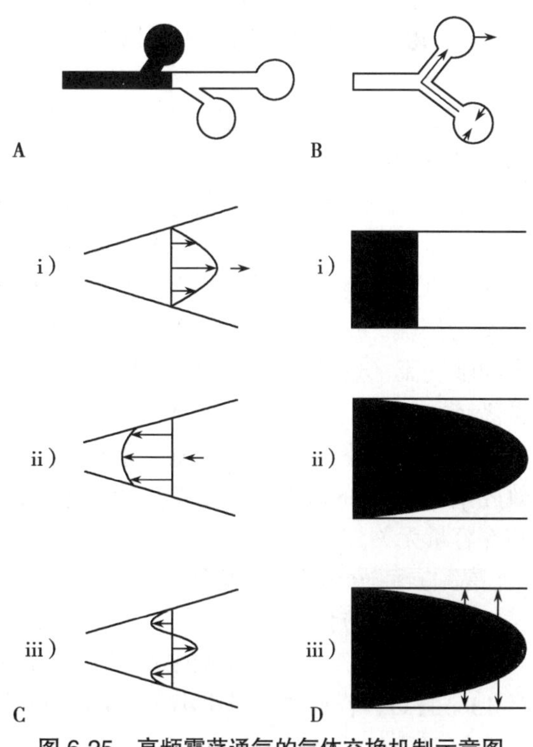

图 6-25　高频震荡通气的气体交换机制示意图

(3) 钟摆样运动(图 6-25B):1985 年,Lehr 等发现不同肺叶内部及不同肺叶之间肺部扩张的程度不一样,推定气体可以在不同的肺单位之间循环进出。其主要理论基础是 1956 年 Otis 等提出的不同肺单位其时间常数(TC)不一致,即肺部气体充盈或排空所需的时间不一样。相邻的肺泡或气体交换单位其气体阻力(R)及顺应性(C)不一样,TC=R×C。时间常数决定肺泡内气体充盈及排空的速度。由于相邻肺泡或相邻肺单位时间常数不同,其充盈或排空的速度就不一样,就有可能使得不同的肺单位或肺泡间产生气体交换。气体必然从"快"肺单位流向"慢"肺单位,气体在像"荡秋千"样"来回晃荡",其最终结果是改善了局部区域内的气体混合并改善气体交换。

(4) 强化气体运输:①强化扩散又称"泰勒扩散",指对流与弥散结合,相互作用,增强气体运送的行为。Watson 和 Talor 发现弥散过程中加入对流因素可以显著增强示踪分子的扩散能力。在振荡气流中,存在一种轴向对流,断面图显示为不对称流速。此外,在 HFOV 中,气道中存在大量的湍流,产生许多漩涡及钟摆样气流。网格状气流的结果是层流及气体的径向扩散(图 6-25D),促进了气体的混合。②心源性混合。Slutsky 提出一种理论模型来量化 HFOV 时心源性振荡对强化肺内气体混合的作用。心脏的泵性作用显示可以将气体分子弥散到终末肺泡的能力提升原先的 5 倍。

3. **理论模型** 上述各种理论均在解释 HFOV 时气体交换原理,但任何一项均无法圆满解答 HFOV 时气体交换机制。许多学者提出过多种模型,以 Slutsky 提出的模型较为有说服力。

Slutsky 认为,根据气体交换情况,肺可以分为三个区带:①大气道,这里气流为湍流,气体运送方式主要是对流和强化扩散;②小气道,这里气流主要为层流,气体运送方式主要是不对称流速所致同轴气流;③肺泡,气体交换方式主要为心源性振荡、钟摆样运动及分子弥散等。

应用这一理论模型,推测在潮气量(VT)小于无效腔量时,CO_2 的清除与 f×VT 呈线性相关,且与肺部容量无关,f 为频率。

【高频振荡通气的临床应用】

1. **HFOV 适应证**

(1) 肺部病变不均匀,如 ARDS,平均气道压超过 15cmH$_2$O。若平均气道压小于 15cmH$_2$O,但患儿病情恶化且呼吸机参数在不断上调,亦需考虑将机械通气由常频转为 HFOV。目前主张对 ARDS 患儿,应早期应用 HFOV,最好在诊断后 24 小时内应用。

(2) 对有些 PICU,达到 ECMO 氧合指数(OI)标准即 OI>40 的患儿,在进行 ECMO 治疗前,可先行 HFOV 试验,以观察氧合能否因为 HFOV 而改善。

(3) 早产儿若呼吸机参数较高,可及早转为 HFOV。

(4) 肺气压伤伴有肺漏气(有影像学证据表明有纵隔气肿、气胸、心包积气、气腹或者间质性肺气肿)。

(5) 脓毒症需要高参数通气。

(6) 新生儿持续肺动脉高压、先天性膈疝患儿需高参数通气的患儿。

2. **HFOV 的相对禁忌证** HFOV 无绝对禁忌证。但阻塞性肺疾病如哮喘可能不是最佳适应证,因哮喘患儿存在肺过度充气,而 HFOV 较为常见的并发症即为一侧或两侧肺出现过度充气。其他如急性气道痉挛、严重酸中毒、颅内压(ICP)升高、难以纠正的低血压(使用血管活性药物的情况下)使用高频通气时应特别谨慎。

3. **HFOV 副作用** 是指肺泡过度膨胀、气漏和低血压,上述副作用的发生率与常频通气(CMV)无统计学差异。

在新生儿临床研究中发现,副作用有肺膨胀过度、气漏、颅内出血、心动过缓、气管内痰栓和低血压,上述合并症与 CMV 的发生率无统计学差异。

HFOV 和 CMV 均存在着一些潜在危险性,包括通气过度和不足、温湿化不足和过度、脑室内出血(新生儿)、BPD、坏死性气管支气管炎、肺不张、低血压、气胸、心包积气、纵隔气肿。这些合并症的发生率和 CMV 相同。

4. **HFOV 初始设置原则** 关于 HFOV 操作部分,由于 SensorMedics3100A 是目前使用最广泛、最为经典的机型,我们以该机型为例,说明高频振荡通气的使用方法和步骤。

(1) 氧浓度(FiO_2):100%。

(2) 振荡频率:见表 6-25。

(3) 平均气道压(Paw):高于常频通气时 MAP 2~3cmH$_2$O。

(4) 振幅(ΔP):以能触及良好的胸壁振动为准,或在腹股沟处可以看见振动。

(5) 吸气时间百分比(Ti%):33%。

表 6-25　儿童振荡频率的设定参考值

患者体重	建议初始频率
<2kg	15Hz
2~12kg	12~15Hz
13~20kg	5~8Hz
21~30kg	7Hz
>30kg	6Hz
成人	3~5Hz

(6)偏流(bias flow):见表 6-26。

表 6-26　儿童 HFOV 时偏流的设置

年龄	偏流
早产儿	10~15LPM(l/min)
足月儿	10~20LPM(l/min)
小儿	15~25LPM(l/min)
年长儿	20~30LPM(l/min)

5. HFOV 初始设置(表 6-27)

(1)连接患者前,必须对呼吸机进行校准。

(2)使用高频振荡通气前需要对偏流进行主动加温湿化,温湿化交换器(人工鼻)和吸湿冷凝湿化器不能在 HFOV 使用。

(3)初始设置需注意事项

(4)当前的平均气道压:当前的常频呼吸机的设置参数常用作高频通气参数设置的参照。

(5)病理学情况:考虑病理学情况可以帮助设定呼吸机初始设置的目标,对于弥漫性肺泡病变,通气目标是恢复气体交换面积,复张肺泡和提升肺容量。在儿科患者,平均气道压的设置通常高于常频通气时平均气道压 4~8cmH_2O。

(6)合适的肺膨胀:可以通过影像学手段评估肺膨胀的程度 - 胸片显示在肺下界 9~10 后肋为宜。

(7)血流动力学情况:一般来说,中心静脉压(CVP)需大于 8mmHg。

6. 参数设置

(1)氧浓度(FiO_2):100%。

(2)平均气道压(Paw):初始设置高于常频通气时 MAP 2~3cmH_2O,然后增加 Paw 直至氧饱和度升至 90% 以上或者达到医嘱要求。当氧饱和度达到(95%)可以降低吸氧浓度的时候,此时的平均气道压可以维持一个较理想的肺容量。

(3)振荡频率:按照患者体重及气道顺应性调节。

(4)振幅(Δ P):初始设置为 40cmH_2O,观察患者的胸壁振动,增加Δ P 直到观察到胸壁振荡延续到患者骨盆处。增加振幅时以 5cmH_2O 为单位递增振幅,如果增加 20cmH_2O 后 $PaCO_2$ 仍很高,将频率降低 1Hz(目的是在保证气体交换的前提下,给予可能高的振荡频率)。推荐使用经皮二氧化碳监测,这样有助于更快地调节最佳通气参数。

(5)吸气时间百分比(Ti%):33%。大多数情况下,这个参数固定在 33% 不用改动,除非在振幅已经最大频率最小(3Hz)的情况下仍有二氧化碳潴留时,可以升高吸气时间百分比。增加吸气时间百分比也能略微增加 PaO_2,但这种影响很小。

(6)在患者使用 HFOV 之前,需要彻底吸痰和肺膨胀操作。肺膨胀操作:在患者使用 HFOV 之前使用肺膨胀有助于恢复有效肺容量和选择性最佳 Paw。呼吸机连接患者之后,不开启振荡,将 Paw 升至 30~40cmH_2O 维持 20~30 秒,然后调节 Paw 降回初始设置水平,开启振荡器。该操作在患者与呼吸机脱开后再次连接时,都需要重新进行(比如吸痰、转运以后等等)。另一种作法是患者与呼吸机脱开后再次连接时,开启振荡器,将 Paw 较原先升高 3~5cmH_2O,维持 20~30 秒,再返回原先参数进行 HFOV。

7. HFOV 失败标准

(1)不能有效改善氧合,24 小时内不能将吸氧浓度下降 10% 以上。

表 6-27　多中心研究时 3100AHFOV 参数设置值

治疗时间	FiO_2	频率(Hz)	Paw(cmH_2O)	ΔP(cmH_2O)	Ti%
开始	0.85(0.53~1.0)	15(10~15)	17(11~35)	45(26~75)	33(33~33)
治疗中	0.81(0.3~1.0)	15(4~15)	15(6~35)	41(11~80)	33(33~50)
撤机时	0.30(0.22~0.41)	15(15~15)	10(7~19)	31(10~43)	33(33~33)

备注:1Hz=60 次 /min。

(2)不能保证足够的通气量,$PaCO_2$>120mmHg,pH<7.15。

8. **HFOV 治疗中设置原则**

(1)氧合的调节:①为提高血氧分压,必要的话,可以增加 Paw 1~2cmH_2O。②通过胸片、氧饱和度和血压评估是否存在肺膨胀不全和过度膨胀。肺循环阻力的增加可以使氧饱和度和血压相继下降。③改善氧合最关键的在于最佳的 Paw 可以保证最合适的肺膨胀(一般高于常频通气平均气道压 10%~30%)。④通过拍摄胸片,可以评估肺膨胀的程度。当肺下界位于第九后肋时,肺的膨胀较合适。随着肺顺应性改善,应及时下调 Paw,以免肺过度膨胀。⑤病情改善时,先下降吸氧浓度直到降至 60% 以下,随后下降 Paw。Paw 应逐步下降,并保持正常的肺膨胀和 PaO_2。

(2)通气的调节:①初始的振幅设置应该以达到良好的胸壁振动为目标。②目标二氧化碳分压:50~60mmHg,采用允许性高碳酸血症,但需保证 pH ≥ 7.25。③调节 HFOV 通气的主要参数就是振幅,开始 HFOV 治疗时,应该设置振幅保证胸壁有明显振动。④如果振幅调至最高仍不能保证足够的通气量,可降低振荡频率,频率降低可以延长吸气时间,增加通气量。⑤如果 $PaCO_2$ 持续增高,可继续降低振荡频率,最低可降至 3Hz。⑥吸气时间控制了活塞往复运动中往前行进的时间,吸气时间百分比从 33% 升至 50%(不建议采用二者之间的设置,33% 和 50% 是常用的两个设置)有可能改善二氧化碳排出。如果没有特殊情况,该参数一般固定在 33%。⑦气管导管周围漏气有时也可改善高碳酸血症。通过抽掉气管导管套囊内的部分气体。抽气后应该及时调整 Paw 和偏流保证维持所需的平均气道压。⑧活塞位置:有一组闪光 LED 表示活塞的位置和振荡容量的大小,如果活塞位于一侧底端处,会影响活塞的运动、振幅和二氧化碳的排出。使用活塞调节旋钮调整活塞位置,调节时可影响通气参数。

(3)血流动力学要求:维持平均动脉压正常(成人>60mmHg),或者维持在临床可接受的范围。

(4)根据血气结果,对于 HFOV 呼吸机进行进一步调整,以达到最佳的通气和氧合效果(表 6-28)。

表 6-28 HFOV 治疗干预和基本原理的概要

FiO_2 和血气值	治疗干预	处理基本的原理
0.60 以上的 FiO_2		
高 $PaCO_2$ 且		
PaO_2 可接受	增加 ΔP	增加 ΔP 得到最佳 $PaCO_2$
PaO_2 过低	增加 Paw、ΔP、FiO_2	调整 Paw 和 FiO_2 改善 O_2 传输
PaO_2 过高	增加 ΔP,降低 FiO_2	降低 FiO_2 将高 O_2 的暴露减少至最小
0.60 以上的 FiO_2		
正常 $PaCO_2$ 且		
PaO_2 可接受	不采取行动	不采取行动
PaO_2 过低	增加 Paw、FiO_2	调整 Paw 和 FiO_2 改善 O_2 传输
PaO_2 过高	降低 FiO_2	降低 FiO_2 将高 O_2 的暴露减少至最小
0.60 以上的 FiO_2		
低 $PaCO_2$ 且		
PaO_2 可接受	降低 ΔP	降低 ΔP 得到最佳 $PaCO_2$
PaO_2 过低	增加 Paw/FiO_2、降低 ΔP	调整 Paw 和 FiO_2 改善 O_2 传输
PaO_2 过高	降低 ΔP,FiO_2	降低 FiO_2 将高 O_2 的暴露减少至最小
0.60 以下的 FiO_2		
高 $PaCO_2$ 且		
PaO_2 可接受	增加 ΔP	增加 ΔP 得到最佳 $PaCO_2$
PaO_2 过低	增加 FiO_2,增加 ΔP	增加 FiO_2 改善 PaO_2
PaO_2 过高	增加 ΔP,降低 Paw	降低 Paw 减小 PaO_2

续表

FiO_2 和血气值	治疗干预	处理基本的原理
0.60 以下的 FiO_2		
正常 $PaCO_2$ 且		
PaO_2 可接受	不采取行动	不采取行动
PaO_2 过低	增加 FiO_2	增加 FiO_2 改善 PaO_2
PaO_2 过高	降低 Paw, FiO_2	降低 Paw 和 FiO_2 减小 PaO_2
0.60 以下的 FiO_2		
低 $PaCO_2$ 且		
PaO_2 可接受	降低 ΔP	降低 ΔP 得到最佳 $PaCO_2$
PaO_2 过低	增加 FiO_2、降低 ΔP	增加 FiO_2 改善 PaO_2
PaO_2 过高	降低 Paw,降低 ΔP	降低 Paw

9. HFOV 治疗参数调节注意事项

(1) 偏流(bias flow): 偏流是持续气流,通过主动加湿器,以空氧混合器调节偏流的氧浓度。偏流为患者提供和补充新鲜气流和氧气,帮助排除呼出的二氧化碳。某些病例可能需要较高的振幅,应给予较高的偏流,以保证呼吸机管路内清除呼出气的气流大于患者的振荡气流。如果偏流不够,患者管路无效腔会增大以至于在增加振幅的时候,影响通气改善的效果(图 6-26)。

如果二氧化碳潴留情况一直不变,每 15 分钟增加气流量 5L/min。请记住,此时 Paw 调整控制钮必须逆时针转动,以维持 Paw 不变。

(2) 频率(f): 在大多数情况下,婴幼儿的频率设置在 12~15Hz,成人则在 4~7Hz。这与人体肺脏的共振频率有关。共振是一个物理系统在其自然的振动频率(所谓的共振频率)下趋于从周围环境吸收更多的趋势。在人体,共振频率下小气道阻力最小,弥散效率最高,即改善氧合和通气的效果最好。人体肺脏的共振频率如下: 婴儿为 12~15Hz; 30kg 以下儿童为 6~10Hz; 成人为 4~7Hz。人体气道纤毛系统的摆动频率一般是 1 000 次 /min,因此在高频振荡时,不会妨碍纤毛系统的运动。

频率的大小对通气效果有直接影响,其作用仅次于振幅。频率和通气量成反比,因此在 $PaCO_2$ 增高的情况下,应该降低振荡频率,这和常频通气截然不同。这是因为振荡频率越低,活塞有越多的时间移动,有助于气流的进出; 而随着频率的增加,活塞往复时间减少,通气量也随之降低(表 6-25)。

(3) 振幅(ΔP): 振幅的调节通过控制面板上的"Power"钮来调节。调节旋钮改变电流大小,由此控制与活塞和振荡膜相连的线性马达的驱动力。在固定的频率和气道平均压下,影响通气量(二氧化碳排出量)的唯一变量就是振幅。Power 增加,即振幅增加,活塞移动的幅度增加,振荡容量也就随之增加,从而通气量增加。在同样的 power 水平下,要增加振幅,可能需要降低频率,降低频率可以增加振荡容量。

振幅在通过气管导管时会有大幅度的消弱,研究表明内径 3cm 的气管导管可以削弱 85% 的振幅,而 8cm 的气管导管可以削弱 15%。因为振

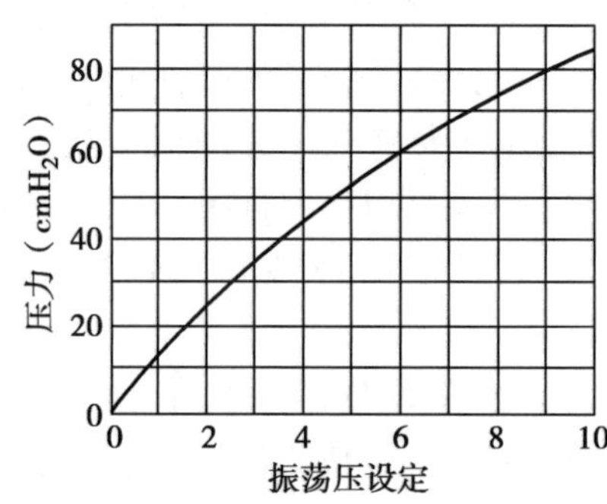

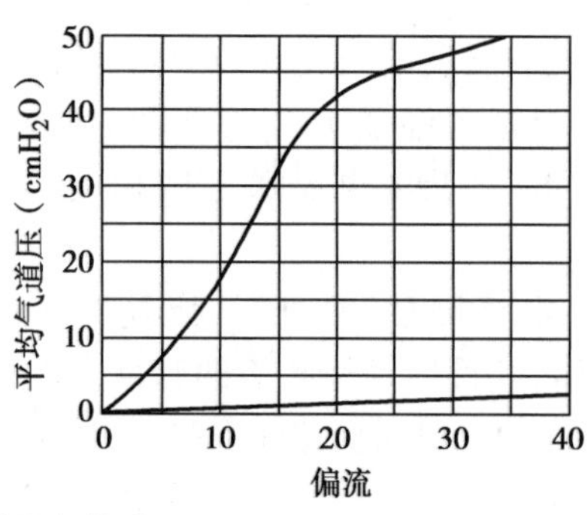

图 6-26　振荡压与偏流

荡幅度遇到阻力会降低，即便没有气管导管，气流在经过气道到达肺泡的途中也会削弱，而分泌物、气道狭窄等增加气道阻力的因素也会削弱振幅（图 6-27）。

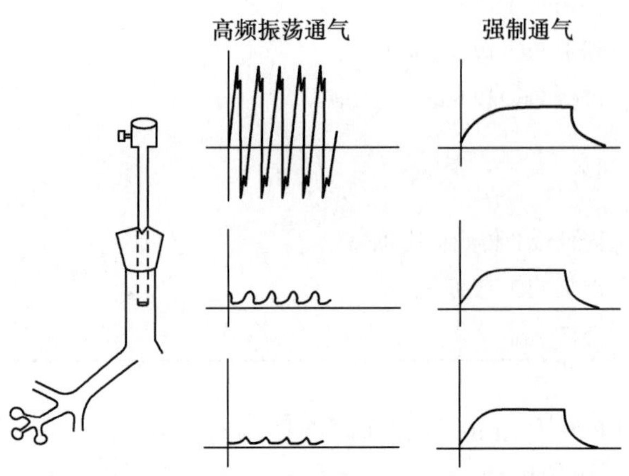

图 6-27 不同部位高频振荡通气与强制通气的压力衰减比较

但是这种削弱作用也保证了肺泡内的压力波动在一个极小的范围，这样可以最大程度地维持肺泡稳定，降低肺泡的损伤。

(4) 吸气时间百分比（Ti%）：在大多数情况下，33% 的吸气时间已被证明效果很好。如果在振幅和频率都不足以改善通气的时候，可以考虑将此参数升至 50% 以增加二氧化碳的排出（不建议采用二者之间的设置，33% 和 50% 是常用的两个设置）。

(5) 氧浓度（FiO_2）：高频通气的氧浓度设置原则类似于常频通气，在保证氧合的情况下，越低越好。

(6) 平均气道压（Paw）：平均气道压的调节通过一个旋钮实现。转动旋钮时，控制偏流末端的充气球囊阀大小，调节偏流的泄漏率来维持管内的压力。气道平均压的设置直接影响氧合，在固定的振幅和氧浓度下，Paw 的上升增加了肺容量，从而扩大了肺泡交换面积，因此可以改善氧合。

随着偏流温度和湿度的改变，Paw 可能随之发生变化。因此当管内温度上升或下降时（如湿化器内新注满水时），Paw 也要随之做相应的调整。

10. HFOV **基本策略（肺复张）** 肺复张是 HFOV 的基本策略，其目的是使萎陷的肺泡重新张开，并用合适的平均气道压保持肺泡张开，使振荡通气在最佳肺容量状态下进行，这样可以改善肺部通气和氧合，减少肺损伤。

急性肺损伤、ARDS 时大量肺泡萎陷、水肿，只依靠少数有功能的肺泡维持气体交换。肺的顺应性明显下降，从压力 - 容积曲线看肺部存在一个比较恰当的肺通气容积范围——“安全窗”。低于或超出该“安全窗”不但导致通气效率下降，且可进一步引起肺损伤。在过度扩张区域由于水肿液的积聚、表面活性物质减少、暴露在高浓度氧环境及高压力引起肺泡破裂导致肺损伤；而在肺不张或肺泡萎陷区域，肺泡及小支气管的反复开放关闭可直接导致肺损伤，局部的炎症反应、表面活性物质产生减少、局部低氧及其他部分肺的代偿性扩张均可导致肺损伤。因此机械通气时应避开肺容量的危险区域而使其处于“安全窗”。常规机械通气时常用呼气末正压使肺泡保持开放，并且肺容积和气道压力变化大，可使萎陷的肺泡重新张开。HFOV 时肺容积和气道压力变化相对较小，不能使萎陷的肺泡重新张开。要达到有效的气体交换，就必须用一平均气道压保持肺泡持续扩张，使肺处于“安全窗”。

HFOV 时进行肺复张，改善肺部力学特性，可避免由于肺泡闭合及张开时产生的剪切力所引起的损伤。同时由于肺容积处于最适状态，使肺内气体分布最大限度地处于均匀状态，减少局部肺过度扩张，改善通气血流比例，增加肺部氧合。增加肺部氧合后可以降低吸氧浓度，减少氧中毒的发生。降低吸氧浓度，减少肺损伤。肺复张策略是 HFOV 取得良好效果的基本前提。

11. HFOV **撤机** 使用高频通气治疗的患者很少直接从高频通气撤除呼吸机，拔除气管导管。通常 HFOV 的撤机指的是从 HFOV 转向常频通气的过程。但并不都是如此。从 HFOV 转向常频通气必须要考虑患者的原发病治疗情况，氧合和通气的状况，以及预估撤机后可能发生的情况。在氧饱和度 95% 以上，吸氧浓度 60% 以下，胸片显示肺膨胀合适的情况下，可以每 2~3 小时以 $1cmH_2O$ 步幅开始降低 Paw，视 $PaCO_2$ 水平，以 $5cmH_2O$ 为基础逐渐减低振幅，频率一般不用改变。当满足以下条件时，可以考虑撤机：

(1) 气胸和 / 或肺间质气肿已经消失或妥善处理。

(2) 平均气道压降至 $10\sim20cmH_2O$（婴幼儿）、$15\sim25cmH_2O$（成人）仍能维持较好的持续肺膨胀和氧合，平均气道压的下降不能太快，下降太快可能会破坏肺泡稳定性。

(3) 振幅降至 30cmH_2O(婴幼儿),50cmH_2O(成人)以下。

(4) 氧浓度 50% 以下仍能维持氧饱和度 90% 以上。血气结果正常,吸痰操作不会造成氧饱和度和 PaO_2 很大的变化。

【HFOV 注意事项】

1. **HFOV 监测**

(1) 监测胸片:HFOV 开始后每 4 小时一次;此后 24 小时,每 12 小时一次;第 5~8 天,每 24 小时一次;第 8 天,每 48 小时一次;此后每周一次。

(2) 动脉血气分析:最初 6 小时,每 1 小时一次;第 2 个 6 小时,每 2 小时一次;此后 12 小时,每 4 小时一次;第 2 天治疗期间,每 8 小时一次;每一次更变参数,1 小时后复查血气分析。

2. **HFOV 报警**

(1) 最大 Paw 报警应设置在目标 Paw 上 3~4cmH_2O。

(2) 气道平均压限制旋钮至最大位置。

(3) 最小 Paw 报警应设置在目标 Paw 下 3~5cmH_2O。

3. 3100A 呼吸机预设的报警限制,图 6-28 为该机型控制面板。

(1) Paw>50cmH_2O:当此报警时,呼吸机会自动停止振荡器,但偏流仍持续存在。这保证患者可以在一定的压力下进行自主呼吸,因为安全阀打开,Paw<20% 预设最大平均压(set max paw)的报警可能激活。

(2) Paw<20% 预设最大平均压(set max paw):该报警在实际 Paw 低于预设最大平均压 20% 时激活,直到引起报警的状态被纠正为止。按“45 秒静音”按钮可以消除报警音,但是红色报警灯仍然闪亮。当此报警发生时,呼吸机会自动停止振荡器,但偏流仍持续存在。这保证患者可以在一定的压力下进行自主呼吸。

(3) 报警消除后,通过按住“Reset”按钮使 Paw 上升,直到 Paw 升到一定程度,振荡器重新开始工作。或者手动停止振荡器,直到 Paw 达到目标水平,再手动开启振荡器。

4. **HFOV 时气道内吸引**

(1) 为了减少脱开管路进行气道内吸引期间的肺容量损失,建议使用封闭式吸引系统。

(2) 使用封闭式吸痰管时,不必断开人机连接,保证了在吸引期间仍有持续气流进入患者气道,但 Paw 在吸引时仍会降低,因此在吸引结束后可能需要肺膨胀操作。

(3) 吸引的操作过程和常频通气类似,但是 HFOV 治疗患者最好由两位医务人员共同进行吸引操作,在通气参数、生命体征发生改变时能做出及时处理。

(4) 吸引后氧饱和度<85% 时,ARDS 患者增加 Paw 5~10cmH_2O,或者给予纯氧吸入 2~3 分钟;肺气漏患者(如气胸或支气管瘘)增加吸入氧浓度。

(5) 如果需要脱开人机连接进行吸引,吸引完毕连接呼吸机时,可使用稍高的 Paw 维持 10~15 秒,必要时可以给予纯氧吸入 2~3 分钟。同时脱开连接的时间越短越好。

5. **HFOV 安装**

(1) 连接球囊阀控制管:绿色、红色和蓝色连接管是连接呼吸机和球囊阀的部分,使用前避免

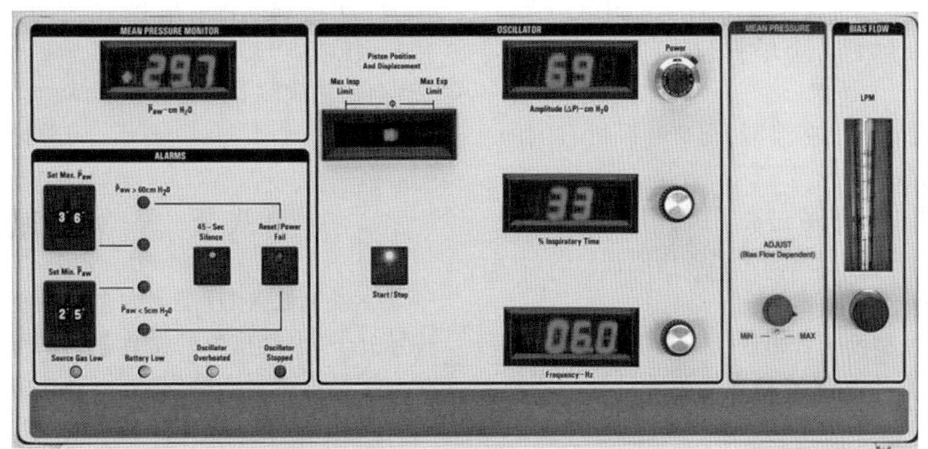

图 6-28　Sensormedics 3100A 呼吸机面板

与空气接触以避免污染。连接管两头设有一个旋转式锁扣，采用颜色标注，将之与相应颜色的球囊阀和呼吸机接口连接。

(2)连接振荡器、振荡盒和积水器组件：将振荡膜、振荡盒和积水器组件连接到振荡器，确保积水器收集管方向向下。

(3)使用四个丁字手柄扣件，固定振荡盒和脱水器。

(4)连接呼吸机管路：将3个球囊阀固定在管路上，按压球囊阀盖，直到听到"卡达"声表示固定完毕。装配时请注意不要接触蓝色的硅胶球囊，以免污染。将呼吸机管路连接至振荡盒，两个球囊阀朝上。用黑色的管路支撑臂固定管路。

(5)将管路中的测压管和呼吸机连接，测压管有一白色旋转式锁扣，与呼吸机相应颜色编码的接口连接。

6. **HFOV使用前校准** 为了保证通气稳定性和检测准确性，HFOV呼吸机在第一次使用前务必进行校准，使用一段时间需要定期校准。

(1)将3100A连接高压氧气源和空气源。

(2)连接到压缩空气源后将听到嗞嗞声，这是压缩空气流动的声音，用于冷却振荡器。

(3)打开呼吸机电源。

(4)根据流量计，设定偏流至20L/min(观察浮球中心处流量)。

(5)将"Set Max Paw"设置为59，将"Set Min Paw"设置为10。

(6)调节Paw旋钮至最大(顺时针满旋)。

(7)使用绿色胶质塞，堵住Y形管开口。

(8)按"45秒静音"按钮。

(9)按住"Reset"钮增加Paw，直到Paw显示值稳定。此时显示读数应该在39~43cmH_2O。

(10)如果读数低，检查呼吸机管路，观察是否存在漏气。

(11)如果确认没有泄漏，调整呼吸机右侧的校准螺钉，调节Paw。

(12)如果Paw读数过高，在使用校准螺钉进行修正之前，首先排除管路阻塞的可能性。

7. **HFOV使用前准备**

(1)将组装和校准后的呼吸机放在床边。

(2)连接高压氧气源和空气源并打开呼吸机电源。

(3)使用绿色胶质塞，堵住Y形管开口，根据患者需求，将偏流调节到15~30L/min。

(4)开启湿化器电源。

(5)将"Set Max Paw"设置为59。

(6)将"Set Min Paw"设置为10。

(7)调节Paw旋钮从最大位置(校准后)调节到中间位置。

(8)按住"Reset"钮增加Paw(持续按数秒)。

(9)按"45s静音"按钮。

(10)设置必要的Paw。

(11)调节空氧合和器设置必要的FiO_2。

(12)设置频率。

(13)设置吸气时间百分比。

(14)设置Power为4.0。

(15)启动振荡器。

(16)将Max Paw报警设置在目标Paw上3~4cmH_2O。

(17)将Min Paw报警设置在目标Paw下3~5cmH_2O。

8. **连接患者开始通气**

(1)开启呼吸机和加湿温化器的电源。

(2)整理呼吸机管路，保证冷凝水易于流入积水器。

(3)移除Y形管开口处的绿色胶质塞。

(4)将呼吸机连接患者。

(5)按住"Reset"钮增加Paw。

(6)调节Paw旋钮直至达到所需的平均气道压。

(7)启动振荡器。

(8)调节Power旋钮，直到从胸壁到骨盆处均可观察到振动。

(9)将Max Paw报警设置在目标Paw上3~4cmH_2O。

(10)将Min Paw报警设置在目标Paw下3~5cmH_2O。

(11)正确调节加温湿化器。

(曾健生 钱素云)

第八节 一氧化氮

一氧化氮(NO)是体内多种细胞产生的信息转导分子，也是重要的血管张力调节因子。外源性NO经气道吸入肺内，可以迅速弥散入肺泡周围组织，因而选择性扩张具有通气功能的肺泡周围肺血管。发挥降肺动脉压和纠正通气和血流比例失调，改善氧合的作用。吸入的NO在进入循环时立即与血红蛋白结合而失活，不会对外周血管张力产生影响。20世纪90年代以来，逐步开展了NO吸入治疗肺动脉高压和缺氧性呼吸衰竭的临床研究。现就NO吸入疗法的方法学和临床应用简述如下。

【NO吸入疗法的作用机理】

1. NO的生理和药理效应(图6-29)。

2. 外源性NO气体吸入的治疗作用

(1)扩张肺血管：是目前唯一有选择性的肺血管扩张剂。

(2)选择性的扩张肺血管，纠正通气/血流比例失调，改善肺氧合。

(3)扩张支气管。

(4)抑制中性粒细胞聚集和细胞因子产生，发挥抗炎作用。

由于目前NO吸入的治疗作用主要限于扩肺血管和改善氧合，因此NO吸入疗法必须在积极病因治疗基础上进行。

【NO吸入疗法的适应证】 NO吸入具有显效快、高选择性和无创等优点，但此方法从20世纪90年代开始临床应用，目前仍处于观察阶段，较公认的适应证包括：

1. 新生儿肺动脉高压 包括原发性和继发于RDS、胎粪吸入、败血症、重症肺炎的肺动脉高压，但对先天性膈疝所致肺发育不良的治疗效果较弱。

2. 急性呼吸窘迫综合征 联合应用仰卧位、更好的通气策略、PEEP和ECMO，NO吸入疗法可以明显改善严重ARDS患者的生存率。

3. 先天性心脏病 患儿术前肺血管敏感性和可逆性的评估、术后肺动脉高压危象以及术中体外循环相关的肺高压和急性右心室衰竭的治疗。

4. 预防或治疗移植后的移植物功能障碍 如心、肺移植。

【NO吸入疗法的禁忌证】

1. 对有出血倾向者，尤其是已有血小板减少或颅内出血者，应慎用NO吸入治疗。

2. 对已存在高铁血红蛋白血症或对高铁血红蛋白血症具有遗传敏感性人群，应禁用NO吸入治疗。

【NO吸入装置】 常用的NO吸入装置(图6-30)包括：NO气源(400~900ppm)、流量控制仪、气体混合装置、NO连接管道、NO检测装置等。一般主张在呼吸机吸气管道接近Y管处加入NO以减少NO与氧气接触时间，但也不宜直接从气管插管近端加入，以免NO与潮气气流混合不匀。目前国内多为NO治疗仪，包括气体配置(质量流量控制器)和气体监测(电化学传感器监测NO和NO_2浓度)。NO气源应严格按照GMP标准生产制备，NO气源应视为药物。因此，在气源和吸入装置尚未建立以前不宜进行临床应用。

【临床应用】

1. NO浓度选择 有人建议开始治疗的NO

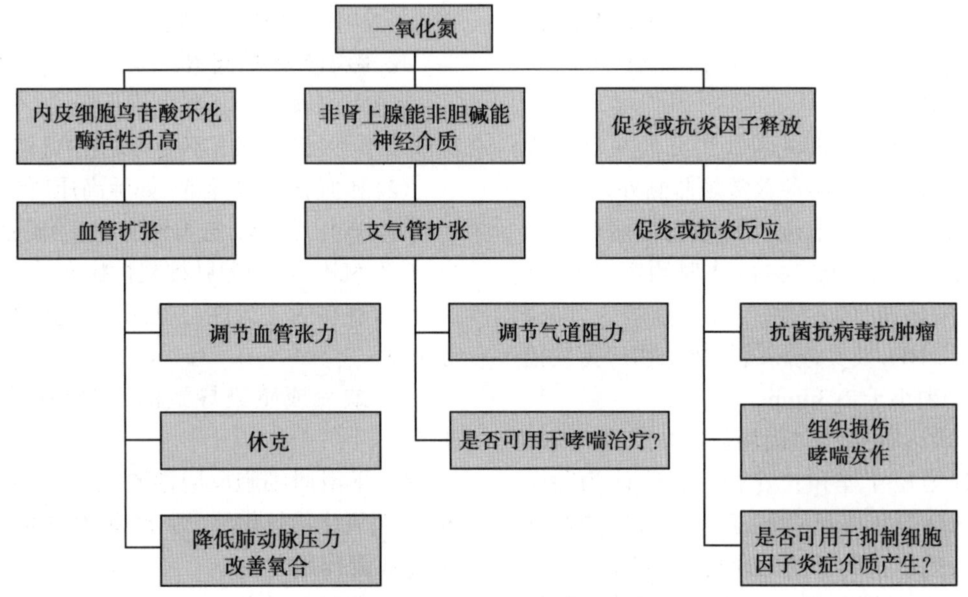

图6-29　NO的生理和药理效应

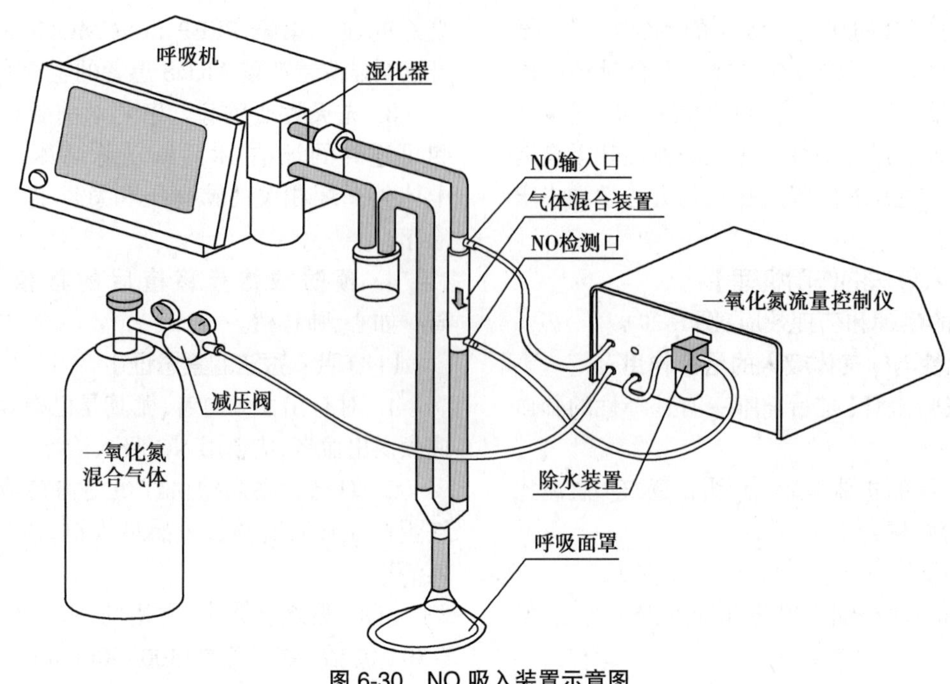

图 6-30　NO 吸入装置示意图

浓度可为 10~20ppm，如果 30 分钟无效，每 30 分钟增加 10~20ppm，最大至 80ppm。文献报道最低有效的 NO 浓度为 0.1~2ppm。关于最佳疗效的 NO 浓度和 NO 的剂量效应文献报道不一。可能与原发病以及当时的病理和病理生理状态有关，即不同类型的肺动脉高压或疾病的不同阶段使 NO 呈现不同的浓度 - 效应关系。因此，浓度选择应在有效的监测下个体化。在较长时间应用时，应力求找到有效的 NO 最低浓度范围。一般维持在 5~20ppm。具体操作时可先按公式：呼吸机气流量 / [（NO 气源浓度 ÷ 预定吸入 NO 浓度）-1］算出所需 NO 气源流量，最后根据 NO 和 NO_2 的浓度监测值经质子流量计精细调节 NO 流量，直至达到预定 NO 浓度。

2. **监测内容**　除机械通气患儿的血流动力学、气道力学和气体交换参数常规监测外，还应包括：高铁血红蛋白、血小板计数和出凝血时间监测。高铁血红蛋白可每 24~48 小时测定一次，如大于 5% 应酌情减低吸入浓度或停止吸入，同时可输血治疗。NO_2 及其他高氧氮化合物应持续监测，其浓度必须小于 2~3ppm。

3. **NO 吸入的持续时间和撤离**　有人将 NO 吸入疗法分为短疗程和长疗程。一般认为除了原发性肺动脉高压或某些缺乏病因治疗的情况外，NO 吸入应尽量给予短的疗程，目前文献报道 NO 吸入的最长时间为 52 天。首都医科大学附属北京儿童医院对 22 例急性呼吸衰竭患儿的 NO 吸入治疗时间为 8 小时至 5 天，平均（2.2 ± 0.8）天。事实上，NO 吸入时间取决于原发病的控制和 NO 副作用是否出现。为防止出现低氧血症和肺动脉高压反跳，NO 撤离时应先逐步降低浓度至 2~5ppm，停吸 NO 的最初 2 小时内应严密观测病情，以便及时调节呼吸机参数或再次 NO 吸入。

4. **疗效判断**　改善肺的氧合作用出现于 NO 吸入后十几分钟至数小时内。肺氧合的改善可以使吸入氧浓度得以相应降低。长期疗效如肺部炎症的控制，呼吸机应用的时间和病死率的下降则需进行多中心随机研究观察。

5. **影响疗效的因素**

（1）NO 传输障碍：如气道不畅、肺不张，肺泡或肺间质水肿，肺泡充气不良，肺泡内气体分布不匀。

（2）肺血管结构异常：如肺高压所致的肺血管平滑肌增生、肥厚；先天性肺泡毛细血管发育不良，肺发育不良，肺静脉梗阻性疾病。

（3）潜在的先天性心脏病：如完全性肺静脉畸形引流。

（4）缺氧或感染导致的心肌功能障碍、低血压等。

（5）平滑肌细胞反应性改变：如过氧化物生成过多，超氧化物歧化酶、鸟苷酸环化酶活性下降等。

6. **副作用**

（1）动物实验显示长期吸入 NO 或 NO_2 可对

肺泡上皮细胞造成损伤。

(2) 高铁血红蛋白血症、神经系统损害、细胞与基因毒性。

(3) 由于 NO 可以影响血小板内的 cGMP 水平，因此可能抑制血小板凝聚。

(4) 其他：如对 NO 合酶活性的影响，有待进一步观察。

【职业暴露安全性】

1. 美国职业安全和健康局规定：8 小时工作环境的空气 NO 和 NO_2 最高允许浓度分别为 25ppm 和 5ppm。

2. **短期接触的临界值**　5ppmNO_2 接触小于 15 分钟未见副作用。

3. **NO 外漏对环境的影响**　有资料显示：在无空气流通的 15m^3 病室内，NO 气源浓度为 1 000ppm，吸入时所需要的 NO 流量约 50~100ml/min（吸入 NO 浓度为 5~10ppm）情况下，如发生 NO 外漏 24 小时，此室内测得的 NO 浓度约为 5ppm。因此认为此种 NO 吸入环境是安全的。

【NO 吸入疗法展望】　虽然在疾病进程的晚期单独使用吸入 NO 不能改变患者的死亡率和机械通气时间，在炎性反应过程启动前给予吸入 NO 可能具有临床意义。它对循环的选择性作用（使正常血管收缩，使内皮功能异常的血管舒张）可以将血流重新分布至灌注不好的肺区域，而不改变全身的血流动力学。如果不仅在肺内而且在肺外（脑、肾、心肌）水平上它都能作为一种调节炎性反应的疗法，这些结果一旦被临床试验所证实，NO 将被常规加入麻醉和 ICU 通气系统中。

（杨梅雨　肖政辉）

第九节　体外膜肺

体外膜氧合（extracorporeal membrane oxygenation，ECMO）是抢救危重患者生命的新技术。由于用法不同，不同学者使用的术语也不相同，如“体外排二氧化碳”（extracorporeal CO_2 removal，ECCO2R），“体外肺辅助”（extracorporeal lung assist，ECLA）等，为了比较准确地反映这一新治疗手段的基本用途，一些学者推荐使用术语“体外生命支持”（extracorporeal life support，ECLS）。按国内习惯，本文仍使用术语 ECMO。ECMO 技术来源于心外科体外循环。20 世纪 70 年代为验证 ECMO 治疗严重呼吸衰竭的成人患者的疗效，美国国立卫生院组织了大规模的前瞻性临床研究，结果令人失望，ECMO 治疗与常规机械通气相比无明显差别，不能显著降低病死率。根据这一结果，一些美国学者放弃了使用 ECMO 治疗成人呼吸衰竭。但在新生儿呼吸衰竭急救中，ECMO 却发展相当迅速。北美、欧洲及日本越来越多的医院投入专门力量开展这方面的工作。1989 年美国成立了膜肺国际组织，目的是加速膜肺的临床应用和研究工作。ECMO 治疗技术不断成熟，挽救了许多危重患儿的生命。据统计，到 2019 年 12 月为止已约 28 000 例儿童接受了 ECMO 治疗，总体存活率 60%。本文对 ECMO 在儿科的临床应用及有技术相关问题做一下阐述。

【基本原理】　ECMO 的本质是一种改良的人工心肺机，最核心的设备是膜氧合器和血泵，分别起人工肺和心的作用。ECMO 运转时，血液从静脉引出，通过膜氧合器吸收氧、排出二氧化碳。经过气体交换的血，在泵的推动下可回到静脉（VV 通路），也可回到动脉（VA 通路）。前一种方式主要用于体外呼吸支持，后一种方式，因血泵可以代替心脏的泵血功能，既可用于体外呼吸支持，也可用于体外心脏支持。ECMO 可以在 ICU 内较长时间应用（数日至数周）。进行 ECMO 治疗，无须手术开胸，患者可以处于清醒状态。ECMO 主要用于治疗严重的呼吸衰竭和心力衰竭患者。

【主要仪器设备】

1. **膜氧合器**　是 ECMO 治疗的核心设备，性能好坏直接影响治疗效果。随着氧合器材料的发展，目前有硅胶、中空纤维和采用“无孔”的聚甲基戊烯（PMP）材料制成。不同材料性能有所不同，硅胶膜本身的通透性、面积大小、血层厚度（血层越薄，气体交换越迅速充分，但硅胶膜间的血层厚度很难小于 200μm）及清扫气流中氧的浓度影响小，影响氧吸收能力的主要因素是血流速度大小。如图 6-31 所示氧迅速通过硅胶膜从 A 点弥散至 B 点，然后以较慢的速度向血层中心扩散，离硅胶膜近的红细胞先被氧饱和，血层中心的红细胞后被氧饱和，因此血的氧合过程需要一定时间。若静脉血氧含量过低或血流速度过快，通过膜氧合器的血有可能氧合不全。通常用“额定血流量”这一术语来描述膜氧合器吸收氧的能力，其定义是：正常混合静脉血通过膜氧合器后氧饱和度能达到95%的最大血流量。额定血流量越大，膜氧合器吸收氧的能力越强。影响二氧化碳排出的因素除了气压梯度及膜面积大小外，清扫气流大小起关键作用，清扫气流越大，二氧化碳排出越多。与氧的吸收不同，血流量的增减对二氧化碳排出量的影响不大。Avecor膜肺有不同规格，可按临床需要进行选择（表6-29）。

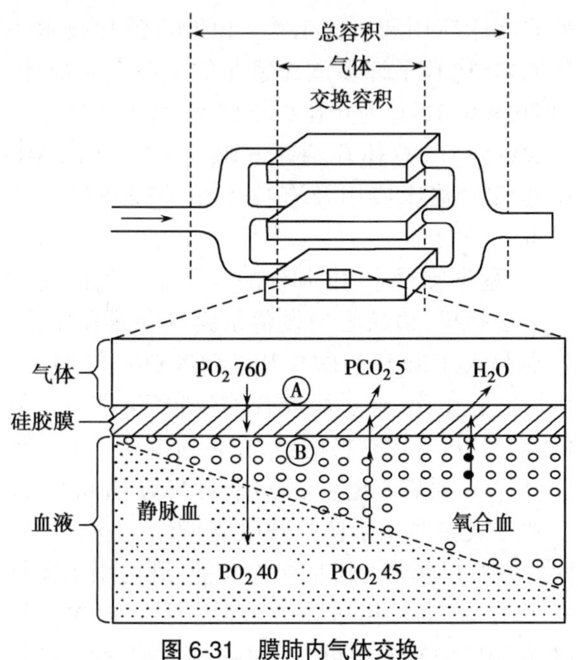

图6-31 膜肺内气体交换

另一类氧合器是中空纤维膜氧合器，过去主要用于短时间的心脏手术。这类氧合器由中空纤维集束制成。与硅胶膜不同，纤维膜有微孔。膜管分为内外两腔，管内走气管外走血。氧和二氧化碳通过纤维管膜进行气体交换。中空纤维集束在单位体积内有较大的有效膜面积，气体交换效率高，血流阻力低，易于预充。但因纤维管膜有孔，有血浆渗出，减少气体交换的缺点，使用过程中存在氧合器功能迅速衰竭的风险。因此，在相当一段时期内ECMO治疗多选用硅胶模氧合器。

新型中空纤维膜氧合器在选材及加工工艺上有了很大改进。如采用“无孔”的聚甲基戊烯（PMP），在纤维膜表面增加含有肝素的特殊涂层，既可防止血浆的渗出，增加生物相容性，减少炎症反应，又可减少活化补体系统，保护血小板功能，减少凝血及血栓形成。新型中空纤维膜氧合器可持续使用一个月或更长时间，避免了ECMO治疗过程中定期更换氧合器（表6-30）。对体重过大的患者，一个氧合器不够用，可并联多个氧合器使用。但应注意，PMP膜虽属“无孔”材料，实际存在微孔，气体可以通过。若纤维膜充血侧压力低于大气压，则气体可进入血液形成气泡。因此氧合器应始终保持比患者身体低的位置。

表6-29 Avecor膜肺规格

编号	0400-2A	0800-2A	1500-2A	12500-2A	13500-2A	14500-2A
面积（m^2）	0.4	0.8	1.5	2.5	3.5	4.5
预充容积（ml）	60	100	175	455	575	665
最大气流流量（L/min）	1.2	2.4	4.5	7.5	10.5	13.5
推荐最大气流流量（L/min）	0.35	1.2	1.8	4.5	5.5	6.5
推荐最大患者体重（kg）	4	11	19	70	95	≥96
血进出口口径（in）	1/4	1/4	1/4	3/8	3/8	3/8
顺应性（ml/100mmHg）	1.5	10	20	32	45	59
最大进出膜肺血压差（mmHg）	200	300	300	300	300	300
最大输出血流压力（mmHg）	400	400	400	400	400	400
最大跨膜压（mmHg）	750	750	750	750	750	750

表 6-30　中空纤维膜氧合器

技术参数	数值
血流	0.2~2.8l/min
预充量	81ml
有效气体交换面积	$0.8m^2$
最大氧交换	180ml/min
最大二氧化碳交换	140ml/min
有效热交换面积	$0.15m^2$
血流进出口口径	1/4″
纤维材料	聚甲基戊烯

2. **导管和管道**　能否从体内引出足够的血进行处理，是决定 ECMO 治疗效果的关键环节之一。静脉导管的规格制约着引血量大小，动脉导管及各种联接管道对血流量及血流内压力也有重要影响。不同导管及管道的口径、壁厚、长短、侧孔大小及数量有较大差别，为准确评估各种管道内血流量与压力之间的关系，合理地配置及联接 ECMO 循环管线，ECMO 专用管道型号及特点（表 6-31）。配置 ECMO 循环管路时，应该根据患者的年龄及体重选择合适的置管针型号及 ECMO 管道。

3. **热交换器和恒温水浴**　血液通过膜氧合器时，由于水分蒸发带走热量而温度降低，血在循环管道内也会受到室内空气的冷却。为避免回输低于体温血液的副作用，经过气体交换的血液回输到患儿体内前，必须用热交换器将血温升至 37℃。与膜氧合器相配套的热交换器由不锈钢材料制成，为减少预充血量并使血液在复温过程中均匀混合，热交换器内有 7 根薄壁细钢管，血液和温水分别在细管内外相对流动。热交换器一般垂直放置，可将血流内气泡阻滞在管上端，防止其回流引起栓塞。与外科体外循环不同，热交换器不是放在人工肺前，而是置于其后。恒温水浴通过管道向热交换器供应循环温水。用于 ECMO 治疗的水浴须有水温自动（根据血温探头测值伺服调节）及手控调节；血温超范围报警；水温超范围报警，高于 42℃时可自动切断电源；水浴内水量不足报警等。新型中空纤维膜氧合器与热交换器结合在一起，形成一个部件，缩小了体积，更便于操作。

4. **血泵**　能连续工作数日至数周，分两类：一类是滚压泵。泵输出量的大小与泵头管的口径，泵的转速及泵头对泵头管挤压程度有关，从泵的显示窗内可直接读出血流量值。优点是血流量不受泵后阻力的影响，缺点是长时间运转可磨损泵头内管道，严重时可使之破裂。另一类是离心泵。早期离心泵在低血流量时有产生溶血的副作用，且使用寿命较短。离心泵输血量受泵后阻力

表 6-31　ECMO 专用管道型号及特点

导管	连接管路	型号（French）	长度（cm）	不透 X 线的长度
Bio-Medicus Pedi ART	3/16	6	10	0.5cm
Bio-Medicus Pedi ART	1/4	8,10 12,14	10	4cm
Bio-Medicus Pedi VEN	1/4	8,10 12,14	10	4cm
Bio-Medicus percutaneous kit ART or VEN	3/8	15,17 19,21	18	4cm
Bio-Medicus percutaneous kit Femoral VEN	3/8	15,17 19,21	50	4cm
Bio-Medicus femoral VEN+introducer	1/2	23,25 27,29	50	4cm
直头单腔 stage R-angle VEN	1/4	12,14 16,18	37	
直头单腔 stage R-angle VEN	1/4 或 3/8	20,22	38	
直头单腔 stage R-angle VEN	3/8	24,28	38	

的影响，不适于与阻力较大的硅胶膜氧合器配合使用。这些限制了离心泵的使用。新型离心泵的轴承采用了蓝宝石材料，大大延长了使用寿命，泵内结构也有改进。由于新型中空纤维膜氧合器阻力低，适于和离心泵配套使用。理论上，离心泵比滚压泵产生气泡栓塞的风险小，但有不同看法，尚未形成共识。临床调查显示，滚压泵仍在使用，但有被离心泵取代的趋势(表 6-32)。

5. **囊容器及泵控仪** ECMO 治疗时，静脉血是靠虹吸作用引出，然后通过泵运向膜氧合器。若静脉引血量低于血泵输出量，则引血管道内会产生负压。负压的危害是引起溶血，产生气泡及引起栓塞，引血导管口的负压还可损伤右心房及上腔静脉内皮。通过囊容器及泵控仪系统的工作可避免出现这一危险情况。储血囊是一容积约 35ml 的柔软硅胶囊，接在引血管道的最低点，放置在囊容器内，后者通过导线与远隔的泵控仪相连。储血囊壁上附有压力传感器，当引血量下降储血囊充盈不足或萎陷时，刺激传感器向泵控仪发出电信号，通过泵控仪使泵停止转动，并发出声光报警信号。当血囊重新充盈后，通过一系列伺服控制，泵又恢复转动。使用离心泵时一般不用储血囊，但离心泵主动吸引血的压力不应超过 200~300mmHg，以免短时间产生过大负压力。为保证安全，泵前可配备一个有伺服功能的压力监测仪，若出现负压过大可自动调节泵速，离心泵转速应保持在 3 000r/min 以下。也可在引血管道上并入一个顺应性好的容器(Better Bladder)，以减少管道内压力的波动。

6. **压力监测仪** 在膜氧合器进出口处分别与压力监测仪相连，连续监测管道内压力大小。管道内压力不宜超过 400mmHg，以免引起管道破裂。ECMO 运行中，若发现膜氧合器进出口之间的压力差不断增大，提示膜氧合器功能障碍，若出现膜氧合器后压力增高，提示回输管道扭结不畅或血流量大而回输导管口径偏小。硅胶模氧合器阻力较大。中空纤维膜氧合器阻力小，进出口压力差一般不超过 100mmHg。如 Quadrox-ID Pediatric 中空纤维膜氧合器，当血流量 1.5L/min 时，进出口压力差仅 38mmHg。

表 6-32 不同 ECMO 设备及氧合器的特点

项目	Maquet	Medtronic	SORIN	Medos
离心泵系统				
	转速范围：0~5,000RPM	转速范围：0~5,000RPM	转速范围 0~3,500RPM	转速范围：100~10,000RPM
	流量范围：0~10LPM	流量范围：0~9LPM	流量范围：0~10LPM	流量范围：0~8LPM
	工作原理：磁悬浮驱动。无金属轴承，长时间工作不产热，不会对血液细胞产生破坏。	工作原理：离心泵驱动。有金属支撑轴，产热。	工作原理：离心泵驱动，固定叶片设计，微产热。	工作原理：离心泵驱动。有硬质聚丙烯材料支撑轴，微产热。
泵头	泵头预冲量：≤ 32ml	泵头预冲量：≤ 90ml	泵头预冲量：57ml	泵头预冲量：16~17ml
氧合器	渗透膜氧合器(MAQUET)，气体交换、变温，气、血、水各行其道。不会有血浆渗透，无气体渗出，不会产生气泡，适合长时间的使用	Silicone 硅胶膜氧合器	中空纤维氧合器	中空纤维氧合器
氧合面积	1.8m^2			1.9m^2
涂层套包	BIOLINE 涂层(肝素涂层)	Carmeda 涂层或 Trillium 涂层		
空氧混合器	能精确调节进入氧合器的空气和氧气的百分比，进行氧气的匹配供给	能调节进入氧合器的空气和氧气的百分比，进行氧气的匹配供给	能调节进入氧合器的空气和氧气的百分比，进行氧气的匹配供给	能调节进入氧合器的空气和氧气的百分比，进行氧气的匹配供给
	FiO_2 :0.21~1.0	FiO_2 :0.21~1.0	FiO_2 :0.21~1.0	FiO_2 :0.21~1.0

7. **血氧饱和度监测仪**　用光导纤维探头，可对引出的混合静脉血的氧饱和度进行持续监测。

8. **活化凝血时间(ACT)测定仪**　ACT 测定仪可迅速准确提供患儿的 ACT 值，为合理使用肝素提供依据，对减少出血并发症有重要意义。

【ECMO 治疗实施】 患者年龄和治疗方式可有不同，但基本操作方法相似，现以婴儿 ECMO 治疗为例简述如下：

1. 血管通路建立，多由外科医生或者有丰富经验的 PICU 医师完成。

(1) V-A 通路：静脉血管为保证引血量，静脉导管口径要适当大些，管端需有数个侧孔，静脉可选择颈内静脉和股静脉，动脉血管可选择右颈总动脉和股动脉。血管通路和导管型号一般根据年龄和体重进行选择。静脉引血量不足时，可增加另一条静脉插管引血（VV-A 通路）。导管型号选择（表 6-33）。股静脉 - 股动脉连接方式，见图 6-32。

表 6-33　管型号道选择参考表

体重(kg)	静脉(Fr)	动脉(Fr)
<3	8	8
3~6	12~14	10~12
7~15	15~19	14~15
16~20	19~21	15~17
21~35	21~23	17~19
35~60	25~27	19~21
>60	27~29	21~23

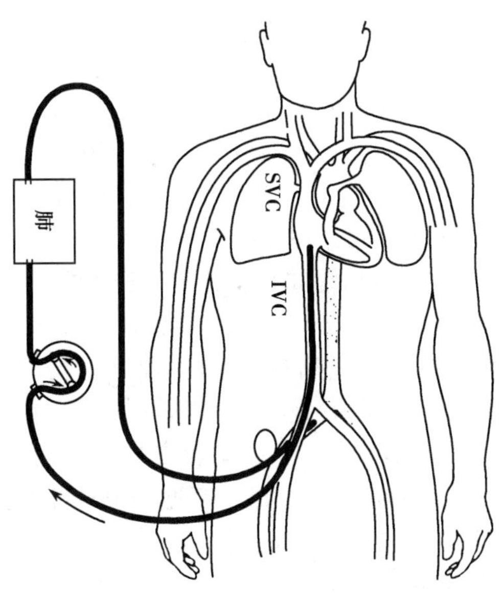

图 6-32　V-AECMO 连接方式

(2) V-V 通路：静脉通路可以选择：股静脉 - 颈内静脉或颈内静脉 - 股静脉（图 6-33）。

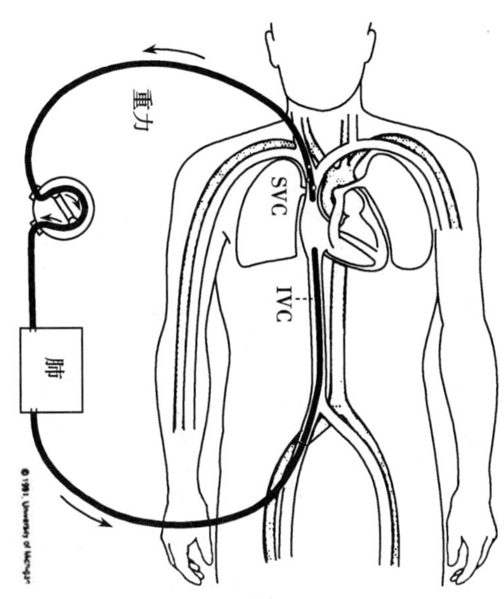

图 6-33　V-VECMO 连接方式

(3) 治疗模式的选择：根据病情及患者年龄选择不同的治疗模式，不同治疗模式各有优缺点（表 6-34）。

表 6-34　V-A 和 V-VECMO 的比较

项目	V-A ECMO	V-V ECMO
心脏支持	直接	无
肺的支持	气体交换能力佳	氧合血肺灌注
CVP	不准确	准确
肺 A 压	不准确	准确
肺血流	减少	正常
高氧血症	有可能	全身氧分压较低
SvO_2	准确	不准确
SaO_2	≥95%	80%~95%
氧合血液再循环	无	15%~50%
颈动脉损伤	颈总动脉结扎（儿童）	避免
全身栓塞	可能	较少
机械呼吸	少量	中度

2. **管路预充（由 ICU 医生和护士完成）**

(1) 平衡盐液预充管道，排除气泡，加入适量的白蛋白和血浆，使之覆盖在管道内壁，以减少血小板和纤维蛋白原的黏附。

(2) 根据 ECMO 管路容积选择浓缩红 + 血浆

进行预充，取代管道内的平衡盐液。

3. **设备联接** 静脉导管→引血管道（联氧饱和度仪）→储血囊（置于囊容器内）→血泵（联泵监控仪）→膜氧合器（联测压仪）→热交换器（联恒温水浴）→动脉导管或静脉导管（回体内）（图6-34）。

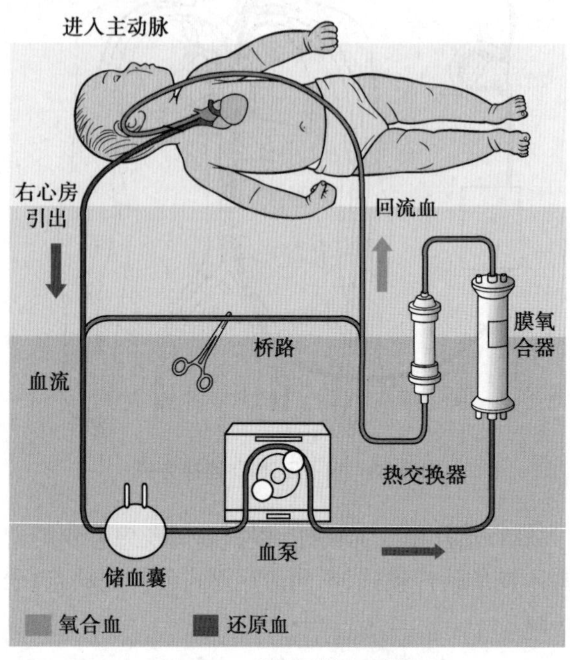

图6-34 膜肺联接示意图

4. **桥路** 在引血导管与回输血导管的近身体侧，需保留一条通道（有一部分通路无此结构）。ECMO治疗前放置血管导管及停止体外循环时有用，平时关闭。为防止形成凝血块，应定时开放桥路。

5. **患者管理** 通常需要ECMO医生（高年资的具有ECMO培训资质）和护士（具有ECMO培训资质）各一名，应特别注意：

（1）抗凝：这是ECMO治疗成功的关键，ECMO治疗与外科体外循环不同，血液抗凝水平低得多。肝素钠开始负荷量为100U/kg，维持量为10~20U/（kg·h），维持活化凝血时间（ACT）值180~200秒，APTT值60~70秒为宜，根据监测适度调整肝素剂量。

（2）目标管理：血小板50×10^9/L，血红蛋白应保持在90g/L以上，必要时给予输血小板和浓缩红细胞。

（3）维持水电解质平衡，血容量过多，患者出现水肿时，可给予利尿剂，甚至进行血液滤过。

（4）V-A通路血流量：完全的心肺支持，血流量一般为80~120ml/（kg·min），最高可达120~170ml/（kg·min）。通过监测平均动脉压、尿量及混合静脉血SO_2，可判断血流量是否满足身体需要。混合静脉血SO_2最重要，是反映血细胞比容、动脉血SO_2、心输出量及组织代谢率高低的综合指标，保持70%~75%为宜。若其值明显降低，应及时处理，可根据情况选择以下方法：①输血，使血细胞比容>45%；②检查膜氧合器功能，必要时进行更换；③增加血流速度；④患者代谢率较高时，可酌情使用镇静剂，肌松剂或适当降低体温。

（5）V-V通路血流量：一般为100~120ml/（kg·min），应根据尿量、毛细血管充盈时间、脉搏、血压、血pH值、血乳酸及肌酐等的测值，综合判断血流量是否充足，最好能保持动脉血SO_2>90%。因为输回体内的氧合血少量可再次被导管引出，静脉血SO_2测值的意义不十分大。

（6）呼吸管理：ECMO治疗时，肺应处于相对休息状态。呼吸机的条件通常为：吸气峰压20~25cmH_2O，PEEP5~10cmH_2O，频率10~12次/min，吸入氧浓度30%。潮气量可设为3~5ml/kg。

6. **ECMO治疗的撤离**

（1）V-A通路：若患儿胸部X线检查显示肺部病变好转，肺顺应性增加，心功能监测逐步恢复，呼气末CO_2、动脉PO_2、混和静脉血SO_2及平均动脉压测值升高，可逐步减少体外循环血量。当患者在低水平呼吸支持条件下，自身可保持血流动力学稳定及维持足够的氧合，可试着停止体外循环。停止ECMO治疗后，应适当调节呼吸机参数，稳定45~60分钟后，可以拔除血管导管。

（2）V-V通路：当各项临床检查结果显示好转，可逐步减少血流量。血流量减至10~30ml/（kg·min）后，仍能维持动脉血SO_2>90%，则可考虑停止ECMO治疗。适当调节呼吸机参数，稳定35~45分钟后，可以拔除血管导管。

【ECMO治疗婴幼儿及儿童呼吸衰竭】 当婴幼儿和儿童，患有严重危及生命的呼吸衰竭，常规治疗无效，而原发病是可逆的，原则上均可使用ECMO治疗。随着该项技术进一步成熟，目前治疗患者数逐步增多。根据国际体外生命支持组织2019年公布数据显示，已经有近11 000儿童实施该项技术。

1. **适应证**

（1）低氧血症呼吸衰竭：P/F比值<60~80

或 OI 值>40；A-aDO_2>470~605，8 小时；传统机械通气措施无效(包括 HFOV，吸入 NO，俯卧位等)；高气道压或存在气压伤危险，(CMV-MAP>20~25cmH_2O；HFOV-MAP>30cmH_2O)；严重低氧血症或高碳酸血症，趋向采用 VV-ECMO；(肺顺应性)Cres<0.5；肺损伤评分(Murray)>3；pH <7.0/PIP>40。

(2)高 CO_2 呼衰：高参数机械通气下 pH<7.1(如哮喘等)；低氧血症伴通气困难患者(ECCOR 可用于无低氧血症的患者，目前国内暂时不能使用)，病情快速恶化时应尽早启动 ECMO；慢性呼衰(BPD，肺气肿等)急性发作，预计病情可逆；囊性纤维病肺移植等待期；如果伴休克需要体外循环支持，可考虑用：VA-ECLS 模式，或杂交模式(VVA)。

2. **禁忌证**

(1)相对禁忌证：机械通气>14 天；新近脑手术/颅内出血(1~7 天)；预后不佳的慢性疾病。

(2)高危禁忌状态：婴儿百日咳肺炎；CMV/播散性 HSV 感染；严重多脏器衰竭；严重凝血障碍/血小板减少；再次 ECLS(因同样适应证)。

(3)绝对禁忌证：致死性染色体病(13 或 18-三体综合征)；严重脑功能障碍(广泛颅内出血，脑死亡，随着器官移植技术的发展，此项存在争议)；异体骨髓移植受者合并肺病；晚期恶性肿瘤。

【ECMO 治疗小儿循环系统疾病】心脏 ECMO 治疗目前选择的模式为 V-A 模式，随着技术的发展目前病例数也在不断增加，体外生命支持组织 2019 年公布数据显示已经有近 13 000 儿童实施该项技术。随着资料积累，现在认为心搏骤停后常规心肺复苏无效是应用 ECMO 的指征之一，称之为体外心肺复苏(ECPR)。VA-ECMO 能有效抢救心搏骤停患者最重要的是能迅速提供足够的心输出量，如果常规心肺复苏 15min 仍无效，可以立即应用早已用晶体液预冲好的 ECMO 治疗。据国际体外生命支持组织 2019 年公布数据显示已经有近 5 000 儿童因 ECPR 实施该项技术。

1. **适应证**

(1)心外科手术：术后早期心衰无法脱离体外循环。

(2)PICU 危重症：升压药/强心剂下仍有代谢性酸中毒，尿量减少> 6 小时。

(3)任何原因引起心搏骤停：CPR 有效但不稳定或 CPR 抢救 5 分钟无效。

(4)非外科性心力衰竭：心肌炎，心肌病，药物中毒。

(5)高危导管介入治疗需要选择性心脏支持。

2. **心脏 ECMO 治疗指征**　各种原因引起的低心排综合征：ScVO_2<50%；CI<2.0；难治性代谢性酸中毒；VIS>50；心肌炎伴随恶性心律失常(VT/VF)。

血管活性药物指数(VIS)=100 × 肾上腺[μg/(kg·min)]
+100 × 去甲肾上腺素[μg/(kg·min)]
+10 × 米力农[μg/(kg·min)]
+1 × 多巴胺[μg/(kg·min)]
+1 × 多巴酚丁胺[μg/(kg·min)]
VIS：< 50 一般危险；> 50~100 非常危险；> 100 极危险

3. **禁忌证**　疾病可逆性：治疗后患者能恢复至正常的可能性很小；CPR 抢救持续超过时间目前暂时不能界定，需要权衡预后及风险；年龄/体重一般能够经受手术者均不是 ECMO 禁忌证。

【ECMO 治疗并发症】ECMO 治疗过程中器械相关的并发症发生率比较低，相关的回顾资料显示在 ECMO 运行时各种并发症的发生率约 14.9%，发生严重并发症的原因与一次性材料和高质耗材使用时间过长有关，主要的问题有溶血、漏血、漏气及与患者密切相关的并发症。目前 ECMO 的设备都有报警设置，在进行 ECMO 运行期间一定要有专业的儿童 ECMO 团队成员在床旁进行监测，以防止运行过程中并发症的发生。职能是能够处理 ECMO 治疗期间发生的各种急诊事件。常见的并发症有：

1. **血栓(thrombosis)**　是常见的并发症，正确有效的抗凝也是比较难于预防血栓形成。要正确认识正常血栓(normal clots)，这种血栓很小，并且对患者没有潜在的危险，一般发生在氧合器的底部，发生时间是在 ECMO 运行几个小时或几天后。一般这种血栓不会进入血液管路和供氧管路内,也不会导致膜内压的变化,这种血栓应该是没有危害的。血栓的判断对于ECMO专家来说是非常困难,一般使用一个亮的发光灯来帮助发现血栓。ECMO专家应该能够使用三维彩超进行判断。管路的顶部一般都是很干净,但是底部或者边缘区域可能会有血栓存在。在管路和接头区域的血栓非常容易被发现,但是发现后要能确定是红色还是白色血栓、或是纤维蛋白素栓子。一般根据栓子的颜色进行判断,血栓一般有白细胞或红细胞裂解而成。纤维蛋白素栓子一般漂浮在接头处,这种栓子是因为纤维蛋白裹在裂解的细胞周围形成的固体栓子。这种纤维蛋白素栓子可以贴附在生物材料的表面,可以堵塞管路。黑色栓子一般形成比较早,并且主要发生在氧合器上面,其他部位如气囊内、离心泵头、动脉端导管和加热器处也可以发生。这些ECMO专家应该能够发现,并且需要实时监测。一旦发现和确认血栓影响了治疗效果,阻塞管路或有部分进入患者的危险情况时,ECMO专家要立即决定更换ECMO材料。这种决定一定要在未完全失效并还能控制的情况下实施。

2. **空气栓塞**(air embolism) 大约发生率占全部并发症的4%,主要是由静脉端的气泡在循环过程中变成空气栓子而到患者身上。循环过程中有两种压力:一端为正压,另一端为负压。负压是指从静脉端引出静脉血至静脉壶血内的压力。正压是指从血泵通过膜再到动脉端。目前使用自动的调节系统可以提高患者的安全性。当发现有空气栓子的处理是立即停止血泵,然后夹住靠患者的动脉端,以防止空气进入患者体内。将桥打开,夹住静脉端,停止体外循环。假如空气已经进入患者体内,保护性策略应该立即采取:如果患者已经停止ECMO,将患者的头尽量低位,尽可能让空气进入患者脑部循环,而排出体外,当患者已经平稳,认为采用高压氧减压是可取的。如果气体已经进入冠状动脉,并已经导致急性心源性呼吸困难,建议使用大剂量的正性肌力药物。

3. **氧合器失效**(membrane oxygenator failure) 聚甲基戊烯氧合器这种膜的使用比硅树脂的氧合膜发生的并发症明显减少,中空纤维氧合器近年也进行了不断改进,但是血浆漏出仍是潜在的问题。需要更换氧合器的状态:出现氧气或二氧化碳的交换减少;膜前压力显著增高反应可能在氧合器内已经有血栓形成;从气体出口可见血液漏出。

4. **管道脱落**(tubing rupture) 这种并发症的发生率比较低,大约是0.3%。然而聚氯乙烯管路的应用变得更容易损伤或断裂。专业人员需要对ECMO的循环系统进行全面的评估,确保管路没有被卡住,特别要注意的是是否扭转或损坏。使用带有保护套的管钳可以减少钳齿对管桥和其他部位的管路损伤。

5. **导管的问题**(cannula problems) 位置置入过深或者过浅而导致灌注的异常;置管导致血管损伤而引起动脉夹层;甚至损伤冠状动脉和影响脑血流量;导管导致的左心衰和心源性晕厥;主动脉瓣关闭不全;甚至导致潜在的左室心肌损伤或穿孔等。

6. **患者相关的并发症**

(1)肾损伤:ECMO治疗期间容易继发全身炎症反应综合征和毛细血管渗漏综合征。肾损伤经常发生,可能与炎症反应综合征或者ECMO治疗早期血流动力学不稳定有关。一旦发生使用呋塞米维持液体平衡未能实现时,就需要进行肾脏替代治疗。

(2)血液相关并发症:溶血、血栓性疾病、出血、凝血功能障碍和血小板降低。注意监测尿的颜色和HCT,有条件的医院需要监测游离血红蛋白,发生溶血需要动态监测,必要时需要更换ECMO套包;肢体缺血坏死,常见的股动脉置管的患者,目前采用下肢远端再灌注可使该并发症明显降低;接受ECMO治疗的患者出血的发生率为30%~50%,并可能危及生命,出血原因与凝血功能因子和血小板在ECMO运转中消耗有关,需注意监测,发生严重出血或未达到目标管理需要及时补充。

(3)神经系统相关并发症:颅内出血、静脉窦血栓形成、脑梗塞、抽搐。神经系统并发症的发生与预后密切相关,应该做好监测,可采用近红外波谱分析(nearinfrared spectropy,NIRS)监测脑组织局部氧饱和度,动态监测脑电波对于脑功能评估有一定价值。

(4)心血管:心肌顿抑(myocardial stun)、心内膜缺血、缺氧再灌注损伤、高血压。动态监测心功能情况,根据不同情况给予相关处理。

(5)肺脏:肺间质纤维化、肺炎、肺实变。与原发病有关,及ECMO运行期间体位的变化密切相关。

(6) 感染：在 ECMO 运行期间需要特别关注的问题。

（卢秀兰 宋国维）

第十节 肺保护性通气策略

机械通气广泛用于救治呼吸衰竭的历史已接近 40 年。虽然机械通气在临床医疗过程中挽救了许多垂危患者的生命，但随着时间的延续和有关研究的深入，呼吸机应用对患者产生的危害和损伤，即呼吸机相关肺损伤（VALI），正在被逐步认识和关注。这些损伤在一些难治性呼吸衰竭和 ARDS 患者群体中表现特别突出。1967 年首次 ARDS 用于临床诊断以后的 3 年中，研究发现 ARDS 患者在机械通气时出现肺过度膨胀，当时认为该现象是由于机械通气在治疗患者的同时，对膨胀不均的肺组织施加的压力过高。尸检也显示这些患者存在肺出血和透明膜形成。在以后的 20 年中这一现象未受到足够的重视。1990 年后呼吸支持治疗及相关研究进入了快速发展时期。许多研究发现大潮气量会导致 VALI，而限制潮气量和气道压力可以防止肺过度膨胀，允许动脉二氧化碳张力偏高（允许性高碳酸血症）可以使 ARDS 病死率降低。因此，临床医师逐步认识实施降低肺损伤通气策略的重要意义。

【呼吸机相关肺损伤的发生及其危害】 气压伤（barotrauma）和容积伤（volutrauma）首次被一项动物研究证实。内容为机械通气压力或容量过大可以引起肺水肿。动物小鼠被分别用绑扎胸腹部法限制肺扩张来造成低潮气量高气道峰压治疗模型。高潮气量和高气道峰压动物出现肺泡渗出性肺水肿和超微结构病理变化，而绑扎胸腹动物未出现肺水肿和显微镜下病理结构变化。此外用铁肺（iron lung）进行大潮气量负压通气动物也出现肺泡渗出性肺水肿，由此说明除高气道峰压外，大潮气量也是引起呼吸机相关性肺损伤的原因之一。容积伤的发生与吸气末肺容量过大（全肺膨胀状态）有关。在 ARDS 患者进行机械通气时，吸气平台压（最能反映吸气末肺容积）应保持低于 35cmH_2O，并以此为基础来实现小潮气量目标。然而气道峰压不仅取决于肺泡容量和内压，还受呼吸阻力和呼吸机管理阻力的影响。

实验证实在呼气末低肺残气容积条件下进行机械通气也可引起肺损伤（低呼气末肺容积）。在动物实验给予 45cmH_2O 吸气峰压通气条件下，附加 10cmH_2O 水平的 PEEP 后，能够使动物组肺水肿程度减轻。PEEP 的优点还在于能够通过降低潮气量来降低肺组织压迫，呼气末压力也有利于减少肺泡内毛细血管内渗出以及保护肺表面活性物质功能。有学者认为高潮气量和零 PEEP 不利于病情控制。即使在同等吸气压力条件下，小潮气量高 PEEP 疗效也优于大潮气量和低 PEEP。ARDS 中，在炎症渗出及气道壁水肿压迫时小气道会发生闭塞。细小气道或肺泡单元随呼吸周期的反复打开和关闭（即肺复张与肺不张）会导致局部产生剪切力增加而导致肺组织损伤（萎陷伤，atelectrauma）。如果以每分钟 15 次呼吸计算，病变肺泡每天受到剪切力作用可达 2 万余次。而给予 PEEP 则可以在整个呼吸周期内有效维持远端气道开放和肺泡扩张。

临床上 VALI 的影响可以超出肺脏，并参与和导致多脏器功能衰竭的发病机制。VALI 时一些促炎症介质释放增加，这些炎症介质进入体循环后引起系统性器官功能异常和功能衰竭。这些炎性反应刺激而产生的有害全身炎症反应被称为生物伤（biotrauma）。研究发现，给予零 PEEP 和高潮气量机械通气时，支气管肺泡灌洗液（BALF）及血清中的炎症因子较原先显著增高，最高可增加数十倍。这些炎症因子包括肿瘤坏死因子（TNF-α）、白细胞介素 -1β、白细胞介素 -6、巨噬细胞炎症蛋白 -2（macrophage inflammatory protein-2）等。临床研究结果也提示采用肺保护通气策略患者 BALF 中的炎症因子水平较多脏器功能衰竭患者低。在临床诊治中，对于炎症介质水平的变化，还需要与感染的影响进行鉴别。此外，研究结果还提示大潮气量通气会反复刺激免疫系统，所产生的效应与细菌脂多糖毒素的作用类似。肺泡反复打开和关闭还可促进细菌播散和进入血液，并诱发呼吸机相关肺炎。

VALI 的发生受机械通气影响很大。对于正常人的肺脏，由于肺内的压力和气流与生理环境非常匹配，不会发生 VALI 问题。然而，ARDS 的病变肺脏却在没有明显有害机械通气刺激下还是很容易发生 VALI。一项 VALI 发病的重要因素为肺损伤时的非均匀性肺部病变。X 线胸片中肺广泛浸润是ARDS患者病变的共同特征之一。然而，胸部CT影像却显示背侧和重力下坠区域的肺叶受累最严重。病变较轻和顺应性较好的肺叶在实施实变肺叶肺复张或维持肺泡开放治疗时会呈现出过度膨胀状态。有研究表明，ARDS存活者中许多患者在背段肺叶病变的同时，前部肺叶也存在显著病变。

在呼吸机相关肺损伤病理生理研究中经常采用静态压力-容积曲线（PV曲线）分析，尤其是肺复张和过度膨胀间的曲线区域。低位拐点（LIP）代表肺泡复张所需的压力和容积，高位拐点（UIP）以上为肺顺应性开始下降的区域，该拐点提示肺泡将会过度膨胀和产生损伤。基于上述概念，理想的通气策略应将潮气通气放置在曲线中顺应较好的中间区段，介于LIP和UIP之间。通过该曲线的分析，一般将PEEP设定在低位拐点以上作为理想位置，目的为有效防止肺泡的反复打开和关闭（周期性肺不张）。该机制为肺保护通气策略的核心部分。将PV曲线用于VALI分析仅能粗略地反映一些基本问题。其中原因：①患者通常缺乏病前肺生理容积，后者是PV曲线中分析所需的重要参考指标；②在PV曲线的LIP处位置，并非所有复张肺泡均需要达到该压力水平，同样，UIP点也不能反映从此肺泡开始过度膨胀，而只能反映此时肺复张已完全，此后顺应性会下降；③PV曲线中很难反映实际肺复张和不张情况，机械通气时的压力容积动态变化与实际静态PV曲线有所不同。

【肺保护性通气策略的主要内容及临床实施】

1. **机械通气时进行压力控制/容量控制** 传统机械通气需要设置呼吸频率，潮气量和吸气流量。其优点为在压力峰值限定范围内，患者呼吸顺应性发生变化时实际每分通气量维持恒定。另一种通气模式为压力控制通气，呼吸机在给予吸气压时，送气流量为递减气体，其送气量受肺力学机制和吸气压力高度的影响。临床上许多专业呼吸机具备上述两种不同通气模式功能供临床治疗选择。有关容量控制和压力控制两种模式在ARDS患者中的疗效方面，两者的区别很小。大样本临床研究结果显示：与患者预后相关因素是呼吸机参数设置，非通气模式。对于通气参数中最重要的是限制气道峰压和进行小潮气量通气。对于机械通气时的保护性通气策略参数设置，见表6-35。

表6-35 肺保护性通气策略参数选择

呼吸机参数	设置	呼吸机参数	设置
通气模式	同步/控制通气	氧合目标值	
潮气量（Vt）	6ml/kg	动脉氧分压（PaO_2）	7.3~10.7kPa
吸气峰压（PIP）	<30cmH_2O	脉氧饱和度（SpO_2）	88%~95%
呼吸频率（RR）	6~35bpm	PEEP	5~24cmH_2O
吸呼比（I/E）	1∶1~1∶3	吸入氧浓度（FiO_2）	根据PEEP和SpO_2调整

2. **最佳PEEP的选择** PEEP能促使肺泡内液体向肺间质移行，改变肺内液体分布，改善肺内氧合。有研究将肺压力容积曲线与肺复张和动脉血氧提高进行了相关性分析。给予PEEP后胸膜腔内压增高，如果给予同样的潮气量可能会加重肺过度膨胀，导致无效腔增大、肺泡毛细血管闭塞以及循环下降。对于ARDS等严重肺水肿患者，临床上确定最佳PEEP较为困难，目前还无相应参考值供临床医师参考。同时在确定最佳PEEP方面仍存在不同观点。有研究报道认为患者肺内各个部分的病变程度与最佳PEEP数值间的差异很大。在临床应用方面各患者之间实际使用的PEEP差异也很大。从理论上看，如果将PEEP设置高于PV曲线低位拐点（LIP），可以防止肺萎陷和肺不张。在PEEP设置高于LIP条件下，ARDS患者PV曲线的中段可能较短，当潮气量较大时在吸气末将使肺泡过度膨胀，从而导致损伤。因此，潮气量选择时应注意PEEP的设置情况，避免高容量或容量不足的关键在于对于这些患者如何去选择PEEP水平和小潮气量防止肺过度膨胀。近年来主张采用P-V曲线环吸气支还是呼气支的LIP出现新的争论，呼气支LIP代表了呼气闭合的开始。NIH ARDS协作网LPVS推荐的治疗方案采用最佳PEEP的选择（图6-35）。

3. **俯卧位通气** 俯卧位治疗ARDS用于改善氧合首次在1976年报道，有些患者经体位改变治疗获得了令人满意的效果。俯卧位机械通气改善血氧的主要机制目前认为是患者背侧大量水肿和萎陷肺泡得到了复张。肺水肿患者机械通气时的体位将呼吸时的潮气容积引向非重力压迫的肺叶区域，而背部下坠部位的肺叶则因肺泡渗出及

设置方法	参数设置													
FiO_2	0.3	0.4	0.4	0.5	0.5	0.6	0.7	0.7	0.7	0.8	0.9	0.9	0.9	1.0
PEEP（cmH_2O）	5	5	8	8	10	10	10	12	14	14	14	16	18	18~24

图 6-35 NIH ARDS 协作网 LPVS 推荐的治疗方案采用最佳 PEEP 的选择

压迫闭塞而发生实变和萎陷。俯卧位通气时，由于重力分布的反置和背部胸膜压力的下降，肺通气分布均匀性改善。俯卧位除具有促进肺复张、改善潮气量肺内分布、防止小气道肺泡反复开放和关闭以及减轻不张肺组织和充气肺组织之间过度牵拉等作用的同时，还可能具有间接预防呼吸机相关肺损伤的作用。部分研究结果提示 ARDS 患者在早期采用俯卧位和进行周期性叹息通气治疗后，可以获得良好的治疗效果。一项多中心随机对照临床研究对 ARDS 患者俯卧位治疗开始后 10 日内每日进行观察，患者每日至少给予 16h 俯卧位，尽管患者的氧合指标改善，但在临床病死率方面未见显著下降。因此，在 ARDS 等严重呼吸衰竭患者的治疗中，俯卧位仅作为一种改善肺泡氧合和肺力学机制的辅助治疗方法。

俯卧位治疗存在的问题包括气管插管和静脉导管的脱出或易位、腹内压增高、面部水肿、眼球损害以及感染扩散问题。在远端气道，由于气流速度很慢，潮气呼吸不足以推动分泌物移动。在机械通气中，如果缺乏或无力咳嗽的情况下，重力作用将承担驱动周围气道分泌物的主要动力。尽管重力对排痰具有重要意义，但在肺炎早期，下坠肺叶肺泡内液体在体位改变后会随重力流向其他非病变区域，导致远处肺叶感染和病区扩散。也有研究认为合理的 PEEP 水平可以减少继发感染的发生。目前对于不对称肺病变者的最佳体位选择尚无统一意见。2012 柏林指南给出了俯卧位通气的最新指南：P/F 指数小于 100mmHg 的重度 ARDS。

4. **肺复张手法**（recruitment manoeuvres） 间歇性给予大潮气量叹息通气可以补偿因小潮气量而导致的肺容量减少。该方法可以通过呼吸机设置完成，也可用手动控制完成。主要采用的方法包括控制性肺膨胀技术（sustained inflation，SI）、PEEP 递增法（incremental PEEP，IP）和压力控制法（PCV 法），儿童主流推荐 PEEP 递增法。有报道叹息通气可使肺内血液分流下降 26%，动脉氧提高 50%。然而叹息导致的肺膨胀是否不利于肺损伤的救治尚不清楚。肺复张手法可改善早期 ARDS 患者的氧合。这些患者胸壁通常还未受到累及，肺复张的疗效较好。研究证实在不给予 PEEP 情况下，ARDS 患者即使单次呼吸也会出现肺泡萎陷。因此对于机械通气吸痰中脱开呼吸机的患者，在结束后可给予肺复张手法恢复肺泡扩张，如吸痰结束后给予 CPAP35~40cmH_2O，持续 30~40 秒，然后再恢复原通气参数治疗。

5. **高频通气** 高频通气治疗具有很小的潮气量和很高的通气频率（>60 次 /min）等特点，为肺保护通气策略的实施提供了很好的条件。如维持呼气末肺泡扩张（开放肺泡）和肺容量以及小潮气量（1~5ml/kg）。高频通气临床治疗已有多年经验。在与传统机械通气比较疗效方面，最初临床研究报告未能发现其能降低病死率，成人研究未发现有力证据。目前高频喷射通气（HFJV）和高频振荡通气（HFOV）是两种较常用的通气模式，HFOV 与 HFJV 有不同特点。前者潮气量（1~3ml/kg）由呼吸机内振荡器的脉动压力产生。振荡压力建立在平均气道压水平上（与 CPAP 相似）。使用前需设置通气频率，吸气时间和振荡功率，工作时气道压力在平均气道压水平上下波动。HFOV 的呼气过程为主动过程，有利于减轻肺泡气陷现象。HFOV 已被广泛用于新生儿肺透明膜病等疾病的治疗，同时用于减轻肺泡牵拉（通过小潮气量）损伤。但至今研究未能发现 HFOV 能显著改善 ARDS 病死率。至今已有 3 项随机对照临床研究显示 HFOV 的有效性和安全性，但与传统通气的病死率方面比较，结果未见显著差异。但其中比较的对象为小潮气量治疗的 ARDS 患者。

6. **液体通气** 液体通气（LV）是在机械通气时将全氟碳液体灌入肺泡，消除气相液体界面，以利于防止 ARDS 病变肺泡萎陷。全氟碳（PFCs）表面张力较低，对氧和二氧化碳溶解度稳定。全液体通气是将液体充满肺后使用特殊呼吸机进行氧气交换。该方法较为繁琐且昂贵。部分液体通气（PLV）是指将功能残气量容积的 PFCs 灌入肺内，然后用传统通气模式进行治疗。在 PFCs 的具体剂量计算和使用上，目前国际上仍无统一标准。有报道大剂量使用可引起气漏和液体外漏并发症。此外，小剂量 PFCs 可以改善肺力学机制，提高通气治疗效果尽管液体通气操作简单、安全，但目前尚无研究结果显示能显著提高 ARDS 存活率。

【小结】 急性肺损伤 /ARDS 患者采用小潮气量通气和防止肺过度膨胀的临床重要性已得到公认。至今尚未见其他有效方法能降低 ARDS 病死率。几乎没有病例因高碳酸血症（增高颅内压）而病情恶化。小潮气量通气策略适用于所有肺损伤患者。需要强调的是保护性通气策略降低病死率的重要机制为减少血浆内细胞因子浓度，但机制的明确需要进一步深入研究了解这些因子在 ARDS 病程中的变化和相互关系。

（陆国平）

第十一节 腔镜应用

一、电子胃镜和肠镜

【概述】 电子胃镜和肠镜在危重症患儿中的应用包括两个方面，即诊断与治疗。电子内镜对小儿消化道大出血、消化道梗阻、小儿重症贫血、小儿消化道异物的病因及病变性质的诊断均有较大的价值，通过电子胃镜、电子结肠镜、电子小肠镜检查，可以对全消化道开展无盲区的内镜检查，发现全消化道各种病变并且能够行病理活检进一步检查。

【胃肠镜检查】

（一）小儿电子胃镜

1. **胃镜类型** 小儿胃镜：专为儿童设计的直视式胃镜，该镜操作灵活方便，受检者痛苦少，适用于各种年龄儿童。还有多种型号外径在 5.0~7.5mm 的小儿电子胃镜。成人细径胃镜：外径在 9.0~9.8mm 范围，活检孔也较大，适用于年长儿及内镜治疗。

2. **胃镜检查适应证**

（1）诊断适应证：不明原因上腹痛或脐周疼痛；上消化道出血，如呕血、黑便；不明原因呕吐；吞咽困难、吞咽痛；难治性胃食管反流病（GERD）；腐蚀性异物；不明原因腹泻；炎症性肠病（IBD）；移植物抗宿主病（GVHD）；不明原因胸痛；不明原因贫血；体重减轻、生长迟缓；其他系统疾病累及上消化道。

（2）治疗适应证：上消化道异物或食物嵌塞；经胃镜放置营养管；上消化道出血；食管、胃底静脉曲张；上消化道狭窄；息肉切除；贲门失弛缓症内镜下治疗；经皮内镜下胃造瘘（PEG）。

3. **胃镜检查禁忌证**

（1）绝对禁忌证：有严重的心肺、神经系统疾病或处于休克昏迷等不能耐受者；疑有腹膜炎、严重腹胀者；用于诊断上消化道穿孔。

（2）相对禁忌证：有出凝血机制障碍的出血性疾病者；有腹水者；有发热、急性咽喉炎、扁桃体炎者；严重脊柱畸形。

4. **胃镜检查术前准备** ①掌握每个患儿胃镜检查的适应证和禁忌证。②向患儿及家长讲清楚检查的目的，配合检查的有关事项，消除患儿恐惧心理。③检查所有器械是否完整、安装是否确切，胃镜室应备有氧气及抢救药品。④检查前一天晚上 8 时后禁食、禁水、禁药，哺乳期婴儿术前禁奶 6 小时，幽门梗阻患儿禁食或进流质 3 天，钡餐检查 2~3 天后再行胃镜检查。⑤术前镇静剂：3 个月以下婴儿多不用镇静剂，也不用麻醉，但检查需时间较长如钳取难度较大的异物时，需由麻醉医师协助进行无痛全麻技术。过度紧张和不合作患儿，术前 30 分钟给 10% 水合氯醛 0.5ml/kg 保留灌肠，或地西泮 0.1~0.3mg/kg 静脉注射。⑥咽部麻醉：术前 15~30 分钟用 2% 或 1% 利多卡因咽部喷雾麻醉，隔 5 分钟一次，连续 2~3 次，或术前 10 分钟口服祛泡剂 2~4ml。⑦术前 30 分钟肌注阿托品 0.01~0.02mg/kg，但如能迅速完成胃镜检查亦可不用此药。

5. **检查步骤** 插镜程序和注意事项：患儿取左侧卧位，松开领口、裤带，双下肢自然屈曲，头略向后仰，助手扶持患儿头部并把紧患儿口中牙垫；采用单人或双人插镜法；当镜身通过咽喉后，即应在直视下操作，依次自食管、贲门、胃体、胃窦直至幽门，进入球内至十二指肠降部观察，进入十二指肠后注意气量应适量，必要时将过多气体吸出；退镜过程中应上下、左右方向依次仔细观察十二指肠降部、球部及胃内各部，胃窦、胃角、胃体、胃底和贲门，必要时对胃底及贲门部采用高位翻转和正面观察；胃镜退出贲门前应吸出胃内气体，将胃镜操作角度旋钮松开，使胃镜可曲部呈笔直状态，然后退入食管观察，直至全部退出；操作过程中，有专人陪同，给予安抚，并密切观察患儿反应；病理活检通常在观察完毕退出该部位前进行，胃窦部常规取2块，胃内局限性病灶应活检、球内病变必要时活检，活检后观察有无异常出血，必要时止血。取出组织用10%的福尔马林固定，而后送病理检查。

6. 术中、术后注意事项　术中始终保持患儿体位不变，插镜时要对准食管口进镜，切勿盲目进镜，以防损伤局部黏膜造成疼痛、出血，甚至食管入口后壁薄弱部发生穿孔；术者动作要轻、快、准确、注气勿过多、以防胃过度胀气，退镜前抽出胃内气体。术后留观半小时，禁食、禁水2小时，至咽喉麻木感消失后，取活检者术后1天恢复正常饮食。嘱咐家长如患儿不适及时就诊。

7. 并发症的处理和预防　胃镜检查是一项比较安全的技术，并发症概率低，主要有以下几种：麻醉意外、插管损伤、胃穿孔、咽痛、腹痛、低氧血症。预防的关键是尽少使用全麻，小儿胃镜检查必须由专人进行，并且有专人护士给予安抚和观察。

（二）小儿电子结肠镜

1. 类型　小儿全结肠镜检应选择中长型（140cm左右）结肠镜，一般主要用PCF型小儿结肠镜，其外径为11.6mm，有经验者可采用细径成人结肠镜代替。

2. 适应证

(1) 诊断适应证：下消化道出血；不明原因腹痛；不明原因腹泻；IBD；肛周病变（肛瘘、肛周脓肿）；肠息肉；GVHD；不明原因贫血；体重不增、生长迟缓；其他系统疾病累及下消化道。

(2) 治疗适应证：肠息肉切除；结肠狭窄；下消化道出血；下消化道异物；乙状结肠扭转回复。

3. 禁忌证

(1) 绝对禁忌证：有严重的心肺、神经系统疾病或处于休克昏迷无法耐受者；疑有肠穿孔、腹膜炎、腹腔内有广泛粘连者；严重的坏死性肠炎、巨结肠危象、完全性肠梗阻。

(2) 相对禁忌证：有出凝血机制障碍的出血性疾病者；肠切除7天以内；近期有肠穿孔；明显腹胀者。

4. 术前准备　首先要保持生命体征平稳，危重患儿由专人监护；常规测出凝血时间和血小板计数，了解病情，已做过X线钡灌肠患儿要阅读X线片及报告单，估计病变部位与性质，向患儿及家长说明检查程序和目的，消除恐惧心理；肠道准备：结肠镜检查前1天进食半流质或流质饮食。肠道清洁剂包括聚乙二醇（polyethylene glycol，PEG）电解质散、乳果糖、镁盐等，还可以服用刺激性泻药如番泻叶。对于2岁以内婴幼儿，术前1天进食流质饮食，给予生理盐水溶液清洁洗肠进行肠道准备，必要时给予口服肠道清洁剂。如果病情特别危重，不宜服用肠道清洁剂但可多次行清洁洗肠。术前用药：一般不需特殊用药，紧张与不合作者可给予适当镇静及无痛麻醉技术。

5. 检查方法　检查前先排尽粪水，再换上后裆开洞的检查裤，取左侧卧位，操作者左手持镜，右手进镜；先做直肠指诊，了解有无肿块及肠腔狭窄，并注意肛门有无痔疮、肛裂等。插镜的基本原则：循腔进镜避免滑进，少注气，气多则抽，不进则退，钩拉法取镜身，避免结圈，变换体位，手法防袢。注意粪渣过多影响视野者、肠腔狭窄不能通过者、广泛糜烂溃疡出血而进镜困难者、腹痛难忍不合作者，皆应立即终止进镜，切勿强行插入；退镜观察中应遵循退退进进原则，防止骤退，必须注意皱襞后、肝曲、降乙移行部后侧所谓"盲区"的暴露，以防遗漏小病灶。退镜时应逐渐抽气，降低肠腔压力，减轻检查后腹胀和防止迟发性穿孔；活检应慎重，原则上在退镜时肠腔减压，肠壁变厚时施行，但对于微小病变，为了防止退镜时遗漏或费时反复寻找，也可在进镜时施行。

6. 术后处理　检查活检处有无出血，用镇静剂和麻醉的患儿待清醒后，无不良反应时方可离院。

7. 并发症　因大肠肠腔细、肠壁薄，极个别发生穿孔、出血，但只要严格掌握适应证、禁忌证，熟练进行检查、治疗、取病理，严格遵守操作规程，可避免并发症的发生。

（三）电子小肠镜

由于小肠的解剖特点使小肠疾病的早期诊断非常困难，小肠镜的临床应用为小肠疾病的诊断提供一个良好的手段。在儿童中应用的小肠镜为双气囊电子小肠镜及单气囊电子小肠镜，采用上下结合方式的检查，基本完成了对整个消化道的彻底无盲区检查。电子小肠镜检查基本上要使用无痛麻醉技术。

1. 适应证　①潜在小肠出血（及不明原因缺铁性贫血）；②疑似克罗恩病；③不明原因腹泻或蛋白丢失；④疑似吸收不良综合征（如乳糜泻等）；⑤疑似小肠肿瘤或增殖性病变；⑥不明原因

小肠梗阻；⑦外科肠道手术后异常情况（如出血、梗阻等）；⑧临床相关检查提示小肠存在器质性病变可能；⑨已确诊的小肠病变（如克罗恩病、息肉、血管畸形等）治疗后复查；⑩小肠疾病的治疗：如小肠息肉切除术、小肠异物（如胶囊内镜等）取出术、小肠血管病变治疗术、小肠狭窄扩张术等；⑪困难结肠镜无法完成的全结肠检查；⑫手术后消化道解剖结构改变导致十二指肠镜无法完成的ERCP。

2. 禁忌证

(1) 绝对禁忌证：严重心肺等器官功能障碍者；无法耐受或配合内镜检查者。

(2) 相对禁忌证：小肠梗阻无法完成肠道准备者；有多次腹部手术史者；孕妇；其他高风险状态或病变者（如中度以上食管 - 胃静脉曲张者、大量腹水等）；低龄儿童（小于 4 岁）。

3. 术前准备 推进式小肠镜检查的术前准备同胃镜，患者术前禁食不少于 12 小时，经肛插入法者检查前准备同结肠镜。

4. 并发症 小肠镜检查的并发症较少见，总体并发症发生率低于 1%，最常见的并发症为消化道出血、穿孔及胰腺炎，其他包括腹胀、腹痛、咽喉肿痛、黏膜损伤等。

【内镜下治疗】

（一）内镜止血治疗

小儿消化道大出血常见原因有：食管静脉曲张、胃十二指肠溃疡、糜烂性胃炎、胆道出血、麦克尔憩室、肠重复畸形、肠息肉、结肠炎、炎症性肠病、血管畸形，部分可以行电子内镜下治疗，下面介绍儿科常用的内镜止血治疗方法。

1. 药物喷洒止血

(1) 适应证：①局限性的较表浅的黏膜面糜烂或溃疡面出血；②贲门黏膜撕裂综合征；③内镜下黏膜活检术后或息肉切除术后止血。

(2) 操作方法：常规插入内镜，行急诊内镜检查；见到活动性渗血病灶后，从活检管道插入塑料管，先以蒸馏水冲洗病灶表面渗血、血块，继之局部喷洒止血药物，常用的是：① 10% 孟氏液 10~20ml 从塑料管喷洒，观察数分钟，出血停止后退镜。② 0.1% 去甲肾上腺素生理盐水溶液：首次喷洒 20~50ml，观察 5 分钟，若仍继续出血，可再喷洒 1~2 次，但总量不宜超过 100ml，以免导致胃肠黏膜坏死。③纤维蛋白酶生理盐水溶液：纤维蛋白酶 3 万 IU 溶于 30ml 生理盐水中，在内镜直视下喷洒出血灶上，必要时每 8 小时一次。④组织黏合剂：聚氨酯、环氧酯、羧基氢化丙烯酯等组织黏合剂操作时，可先用生理盐水或去甲肾上腺素生理盐水溶液冲洗出血灶表面，冲洗管伸出镜端 3cm 以上，防止喷药时组织黏合剂反流于内镜上。先将 2~3ml 组织黏合剂喷在出血灶上，观察聚合膜形成及止血情况，如仍有出血，可再喷洒一次，若出血已停止即可退镜。导管应随内镜一起退出，不能经活检管道拉出，以免黏合剂污染或阻塞管道。

2. 局部注射药物止血

(1) 适应证：①溃疡面显露的小血管出血；②贲门黏膜撕裂综合征；③ Dieulafoy 病变出血；④局限性血管畸形出血；⑤胃肠道早期癌或息肉内镜下切除术后止血；⑥十二指肠乳头切开术后止血；⑦食管静脉曲张硬化剂注射。

(2) 操作方法：常规插入内镜，行下消化道出血紧急内镜检查，发现活动性出血灶后，用蒸馏水冲去渗血。从活检管插入注射针，直视下向每一病灶周围黏膜下注射，4~6 点，每点注射高渗盐水 ~ 肾上腺素混合液 1.0~2.0ml，视病灶大小，总量约 6~20ml。纯酒精于出血的血管周围 1~2mm 处注射 3~4 点，每点注入纯酒精 0.1~0.2ml，穿刺深度应浅，缓慢注入。观察数分钟，渗血停止即退出内镜。

(3) 注意事项：纯酒精注射时穿刺深度应浅；注射下段直肠黏膜药物可经直肠下静脉丛进入体循环，可引起心血管不良反应，注射过量时易发生肠黏膜溃疡。

3. 高频电凝止血

(1) 适应证：①溃疡病出血；②局限的胃黏膜糜烂出血；③胃肠息肉切除术后出血；④贲门黏膜撕裂综合征；⑤小血管畸形出血；⑥十二指肠乳头切开术后止血。

(2) 禁忌证：①大面积弥漫性黏膜糜烂出血；②深溃疡底部出血。

(3) 术前准备：术前必须询问病史，进行体格检查，以便先对出血原因作临床估计；对于下消化道大出血、有休克或血压不稳者，应先予快速输血、输血以补充血容量、纠正休克后再进行此项手术；在病情允许的情况下，可进行冰盐水冲洗，并尽量将积血、积液抽出，使视野清晰。

(4) 操作方法：选用有绝缘装置适于高频电凝治疗的内镜及高频电切机。检查高频电发生器及各种电极连接有无故障；常规插入内镜。找到活动性出血灶后，先冲洗清理病灶，插入电凝治疗器，将电凝器接触出血点（应距镜面 2~3cm），以凝固电流（指数 3~4，通电 2~3 秒）至局部黏膜凝固发白为止，轻轻撤离电凝器，观察 1~2 分钟，出血停止后退镜。

（5）注意事项：应先从出血灶周围电灼，如不能止血，最后再电凝出血点；电凝时电凝器勿紧密接触出血血管，以免烧灼后撤出电凝器时撕裂焦痂而再出血。

4. 金属钛夹止血

（1）适应证：①急慢性消化性溃疡出血，直肠溃疡出血；② Dieulafoy 病；③非门脉高压性胃底静脉瘤并发急性大出血；④贲门黏膜撕裂综合征；⑤结肠憩室出血；⑥内镜治疗术后出血，如组织活检后出血、息肉切除术后出血、十二指肠切开术后出血等；⑦直径小于 0.5cm 的穿孔并发出血。

（2）术前准备：术前必须询问病史，进行体格检查，以便先对出血原因作一临床估计；对于消化道大出血、有休克或血压不稳者，应先予快速输血、输液以补充血容量、纠正休克后再进行此项手术。在病情允许的情况下，可进行冰盐水冲洗，并尽量将积血、积液抽出，使视野清晰。

（3）操作方法：插入内镜、行急诊内镜检查；镜下找到出血部位；通过活检孔道将夹钳送入肠腔，将外管 A 向后牵拉，金属小夹子顶端外露。调整内镜的位置，使金属小夹对准裸露的基底，接触后并轻轻按压。再将操作部的 B 部向后牵拉，金属小夹即可将出血的血管夹紧，然后向前推压 B 部，金属小夹即与持夹钩脱离而留置在出血部。

5. 皮圈套扎止血法

（1）适应证：主要是用于出血间歇期的食管静脉曲张，紧急止血技术仅限于有相当经验内镜技术检查者及无其他止血方法可采用时；Dieulafoy 病出血的控制以及消化道息肉残端动脉出血也可采用此方法。

（2）术前准备：术前禁食 12 小时以上；食管静脉曲张破裂大出血时，有休克或血压不稳定时，应予快速输血、输液以补充血容量，纠正休克后再进行手术；术前适当使用镇静药物。

（3）操作方法：插入电子胃镜行紧急胃镜术；镜下找出血部位；在内镜通过活检孔道送入结扎器，多用多连环结扎器如赛德 4、6、10 连发结扎器，结扎时要选择静脉明显隆起处，环行多部位结扎，被结扎静脉出现红色症为释放静脉结扎器内镜下标准，一次治疗过程中，通常最多结扎数不超过 10 个，结扎过程中如并发大出血，应尽可能对准出血点结扎止血，如无法结扎出血点或结扎失败立即退出内镜，采用硬化剂或组织黏合剂栓塞止血术紧急止血。

（4）注意事项：谨防治疗引起食管撕裂伤及出血和擦伤。

（二）胃肠息肉的内镜下切除术

小儿胃肠息肉有单个或多发性息肉，一般以肠息肉多见，胃息肉为炎症性息肉或 P-J 综合征等。一般单发息肉多为幼年型息肉，症状一般较轻，多发性息肉可有结肠息肉病，家族性遗传性息肉 P-J 综合征，由于多发性息肉可引起患儿慢性失血出现重度贫血及肠梗阻并发症，重症可危及生命，对于多发性胃、小肠、结肠息肉，治疗较困难，需要长期进行电子内镜检查监视，同时，可在内镜下分批行胃、小肠、结肠息肉电切治疗。

1. 适应证 各种大小的有蒂息肉和腺瘤；直径小于 2cm 的无蒂息肉和腺瘤；多发性腺瘤和息肉，散在分布，数目较少。

2. 禁忌证 有内镜检查禁忌者；直径大于 2cm 的无蒂腺瘤和息肉；家族性腺瘤病；多发性腺瘤，局限于某部位数目较多，密集分布；内镜下形态已有明显恶变者。

3. 术前准备 认真校试所有需要器材，工作正常才能使用；了解患者病史和体格检查，尤其凝血机制有无异常如有异常者应该纠正后才能施行手术；术前用药见胃肠镜检查基本知识，但在小儿结肠息肉摘除时，应禁忌用甘露醇法。

4. 操作方法 首先在内镜下做常规检查，一旦发现息肉，观察其部位、大小、形态、数目。然后选择适当圈套灼除器，利用调节内镜前端弯角、旋转镜身、改变患者体位等方法，使息肉置于视野的最佳位置，即整个息肉清晰暴露在视野中，息肉与镜端相距 2cm 左右，插入圈套器，打开圈套器，圈套面与息肉相互垂直。套住息肉，如有蒂息肉应该套在距息肉蒂 0.2cm 正常黏膜上，无蒂息肉套在基底稍上方，令助手轻轻地、缓慢关闭和收紧圈套器。一旦钢丝收紧后即可通电，当见到肠腔内有白色烟雾，收紧部黏膜发白，此时可先电凝、后电切，反复间断多次通电，或用混合电流间歇通电，每次通电时间为数秒钟，逐渐割断。然后用息肉抓持器抓持割下之息肉，随内镜退出，送病理学检查。

5. **注意事项** 息肉摘除后仅有少量渗血一般可不作处理，如出血较多，无论是即刻、早期或迟发性出血均可使用内镜下止血的各种措施。

（三）消化道异物的内镜下取出术

小儿胃内异物多因患儿无知不慎从口中吞入，一般细小钝性异物可直接从消化道排出。结肠直肠异物，如果是从口腔摄入，异物已通过食管下段、幽门、回盲部，三个狭窄部位进入结肠后一般可自行排出，不需特殊处理，但一些尖锐的异物（如钉子、棒棒糖棒）嵌入胃十二指肠、空肠、回肠、结肠直肠黏膜时，需要在内肠镜下取出，大多数结肠异物是小儿玩耍不注意从肛门插入，如笔套、玩具或患儿家长测肛表时不小心将体温计插入肛门，进入直肠结肠，结肠直肠异物可引起出血，穿孔等并发症，对于尖锐异物或停留时间较长的异物需在电子内镜下取出。

1. **适应证** 凡有胃十二指肠、小肠、结肠直肠异物嵌顿或表面有棘刺易损伤消化道黏膜均需在内镜下取出。

2. **术前准备** 胃食管、胃十二指肠、小肠异物要禁食6小时以上，结肠直肠异物肠道要清洁干净；儿童或不合作者以及取出困难者，可用全麻；了解异物的性质，形状、大小、停滞部位及时间。

3. **操作方法** 内镜常规插入；插入内镜后，尽量吸净胃肠液，确定异物的位置、形状、大小，观察异物与黏膜有否粘连，可根据异物位置，适当调整患者体位，将异物调至视野正中，并调整异物长径与胃肠腔成平行，即可轻轻同内镜一起拔出。

4. **取出器械的选择** 长条棒状异物：常见的有竹筷、胶管、铜笔、体温计、玻璃试管、牙刷等。可用三爪钳、鳄嘴钳或V形钳、扁平钳等取；球形异物：如果核等可用篮型取石器套取；扁平形异物：如金属币、纽扣、锯条、缝针及鸡、鸭、猪骨等，可用钳取器或活检钳取出。如为小的铁质异物，可经内镜插入专用磁棒，吸住异物后随内镜一起推出。

5. **注意事项** 根据异物的形状，尽可能使异物纵轴与胃食管、结肠长轴平行；钳取尖锐异物时，应使尖端向下，以免取出时损伤肠腔黏膜；取玻璃异物时不可用力过大，以防损伤黏膜；术后要仔细观察有无消化道损伤（如出血、穿孔等），必要时留医院观察。

（四）消化道梗阻内镜下治疗术

食管、胃十二指肠狭窄、梗阻，是由于先天畸形如贲门失弛缓征、先天性幽门肥厚狭窄、十二指肠隔膜，幽门溃疡引起幽门狭窄或强酸强碱引起烧伤后食管幽门狭窄等，结肠梗阻可因结肠良性狭窄或吻合口狭窄或肠蛔虫梗阻引起，恶性肿瘤引起，结肠梗阻较少见。

1. **适应证** 各种原因引起食管、胃、幽门狭窄；结肠吻合口狭窄；结肠息肉引起结肠梗阻；肠蛔虫引起结肠梗阻。

2. **器械** 气囊扩张器，食管、胃、结肠用；圈套器，各种类型如椭圆形、三角形等；鼠齿钳；内镜：前视型各种内镜皆可应用；高频电切机；X线设备，备电视装置的X线机。

3. **术前准备** 同内镜检查前处理。

4. **操作方法** ①食管、幽门、结肠狭窄扩张术：原则上应在X线透视下进行，插管法同一般内镜检查；观察狭窄部位，在体位标志狭窄部位、边观察边经活检管道送入导线，越过狭窄部位，在透视下抵达狭窄部位；边拔内镜边送导线，在透视监视下留置导线，拔出内镜。在透视下经导线正确地诱导至狭窄部，缓慢注水使球囊扩张，进一步确定球囊中段位于狭窄处；使压力表压力达到所需球囊大小，每持续3分钟后抽瘪球囊，内镜观察黏膜出血情况，如无明显穿孔和出血，可于3分钟后再次向球囊注水扩张3分钟，如此重复3次；拔出球囊及导丝，再次内镜观察扩张情况并确定有无并发症。②食管支架置入术：插入内镜，从活检孔插入导丝，将导丝置于狭窄下段的食管或胃内，退出胃镜；循导丝缓慢推入支架倒入器，在X线监视下确认支架中心部位处于狭窄段的中点并覆盖病变的上下端（若不在X线监视下进行，需用特制测距器固定位置）；打开保险，缓慢拉开外套管，用内套管顶住支架防止其移位，在胃镜监视下观察支架膨胀情况，约10分钟后支架完全膨胀；退出支架导入器；再次插入胃镜，检查支架安装情况，检查胃及食管有无损伤和出血。③经口内镜下食管括约肌切开术（POEM）：用于贲门失弛缓的治疗，操作方法：胃镜前段附加透明帽，进镜后确认食管胃结合部（EGJ）距门齿的距离，常规于EGJ上方10cm处进行食管壁黏膜下注射，纵行切开黏膜层1.5~2.0cm，显露黏膜下层；分离黏膜下层，建立黏膜下“隧道”；胃镜直视下从“隧道”入口下方2cm处开始，从上而下，由浅至深纵行切开环形肌束至 EGJ 下方 2cm 以上；将黏膜下“隧道”内和食管胃腔内气液体抽尽，冲洗创面并电凝创面小出血点和小血管，多枚金属夹对缝关闭黏膜层切口。④胃、肠息肉电切术：(见肠息肉的内镜下切除术)。⑤肠道蛔虫梗阻解除术：在结肠镜直视下用鼠齿钳抓取虫体，逐条牵拉，解散蛔虫团，然后经结肠镜向肠腔内注入 300~500ml 氧气进行驱虫治疗。

（五）内镜引导下置管术

内镜引导下置管技术属定点管道放置技术，可应用于多种口咽疾病、食管上括约肌功能障碍、食管术后吻合口漏、食管狭窄、幽门狭窄、重症胰腺炎等，包括内镜下鼻胃管、鼻十二指肠管及鼻空肠管的置放，可用于肠内营养治疗，避免肠外营养并发症，相对安全，既能支持全身营养又能保护黏膜屏障，促进肠道功能恢复。

1. 适应证　鼻胃管的放置可用于洗胃、鼻饲、胃肠减压及观察有无上消化道出血；鼻十二指肠置管适用于胃轻瘫、胃癌、食管贲门癌术后、胆囊切除术后及十二指肠溃疡慢性穿孔患者；鼻空肠管放置适用于消化道瘘、短肠综合征、炎症性肠病、急性胰腺炎、慢性消化性疾病及鼻十二指肠置管术适用患儿。

2. 术前准备　同胃镜检查。

3. 操作方法　①鼻胃管放置：特殊患儿如食管狭窄、食管支气管瘘等需在内镜引导下放置鼻胃管，将胃管润滑后从鼻孔插入，约进入 15cm 后进胃镜，在咽喉部见鼻胃管，用异物钳钳住鼻胃管前端，将鼻胃管送入胃腔，助手固定鼻胃管后松开异物钳，退出胃镜即可；若食管狭窄胃镜不能通过，则放置导丝，尽可能深放，退出胃镜留置导丝，在导丝引导下将胃管置入胃腔。②鼻十二指肠管放置：先对食管胃腔进行细致检查；胃镜经幽门进入十二指肠 10~20cm，将导丝进活检孔插入，直视下顺入十二指肠肠腔，将胃镜与导丝反向退出口腔(导丝需留置在十二指肠内)，再将营养管经导丝顺入十二指肠肠腔，退出导丝，从鼻腔经咽置入另一管，与营养管在口腔外汇合，经后鼻道拉出营养管并固定于鼻翼。③鼻空肠管置入：润滑空肠管前端，经鼻腔插入，随吞咽向下插入至 50~55cm，并证实在胃内；插入胃镜，用异物钳夹住空肠管前端，送至十二指肠乳头以下 20cm，将异物钳与空肠管停留原地，胃镜尽可能往后多退出，随后撤出异物钳，再与胃镜一同小心退出；经 X 线透视确定空肠管进入空肠。

4. 注意事项　对于鼻十二指肠管和鼻空肠管置入术后患者，予以多潘立酮口服促胃动力 1 天；选用细软、稳定性好的鼻饲管，保证舒适度，降低脱管的发生率；复查 X 线片明确导管末端位置。

（六）经皮内镜下胃 / 空肠造瘘术

儿童经皮内镜下胃 / 空肠造瘘术是在内镜引导下，经前腹壁切口，将导管直接插入胃 / 空肠内，以建立肠内营养通路。该技术可预防营养不良，补充经口摄入障碍或摄入不足，避免误吸风险，提高患儿依从性及治疗效果。

1. 适应证

(1)经皮穿刺内镜下胃造瘘(PEG)适应证：食管梗阻、吞咽困难或吞咽障碍、颌面畸形、闭合性颅脑损伤或其他疾病预计需要管饲时间大于 30 天(慢性肾衰竭、囊性纤维化、严重糖尿病胃轻瘫、肿瘤、慢性感染如 HIV、心脏疾病及克罗恩病等)。

(2)经皮穿刺内镜下空肠造瘘(PEJ)适应证：胃动力障碍、胃出口梗阻、有误吸高风险、上消化道术后、胰腺炎、需直接小肠喂养、反复鼻空肠置管失败、不能耐受手术或既往多次胃肠手术史患儿。

2. 禁忌证　①凝血功能障碍及出血性疾病；②严重腹腔积液；③腹膜炎；④食管严重狭窄或梗阻，无法进行上消化道内镜操作；⑤位置异常(消化道畸形、既往胃次全切除术或肝大)；⑥严重疾病导致重要器官如心、肺、肾、肝等衰竭。

3. 术前准备　①排除禁忌证，完善术前检查(血尿粪常规、肝肾功能、凝血功能、胸片、心电图)；②器械准备：电子胃镜、异物钳、经皮内镜下胃 / 空肠造瘘装置；③全身麻醉下进行；④其余同内镜检查前处理。

4. 操作方法

(1)经皮穿刺内镜下胃造瘘术：经典拖出法：胃镜经口 - 食管进入胃内，轻柔注气使胃膨胀，于左上腹光点最亮处，用手指轻压腹壁，定位并标记穿刺点。消毒皮肤，于穿刺点切开皮肤约 0.5cm。内镜直视下，穿刺针经皮肤切口进入胃内，退出针芯，于外套管内置入导线。活检钳钳取导线，随内镜一同退出至口腔外，连接 PEG 导管与导线，牵拉前腹壁导线，使 PEG 导管经口 - 咽 - 食管到达胃内，并经腹壁切口拉出至皮外。拉紧 PEG 导管，使胃壁与前腹壁紧贴以防出血，固定 PEG 导管的腹壁外盘片。胃镜检查 PEG 导管位置,确认局部皮肤无发白。

(2)经皮穿刺内镜下空肠造瘘术:胃镜经口-食管-胃-十二指肠到达空肠,于左上腹腹壁外光点最亮处定位并标记穿刺点。消毒皮肤,于穿刺点切开皮肤约 0.5cm。内镜直视下,穿刺针经皮肤切口进入空肠,退出针芯,于外套管内置入导线。活检钳钳取导线,随内镜一同退出至口腔外,连接 PEJ 导管与导线,牵拉前腹壁导线,使 PEJ 导管经口-咽-食管-胃-十二指肠到达空肠,并经腹壁切口拉出至皮外。拉紧 PEJ 导管,使肠壁与前腹壁紧贴以防出血,固定腹壁外盘片。内镜检查 PEJ 导管位置,确认局部皮肤无发白。

5. **注意事项** 术前、术中和术后 6 小时,预防性使用抗生素。确定穿刺部位无其他内脏器官,肥胖儿的穿刺点可能定位困难。造瘘导管固定后,内镜检查确定局部胃或空肠黏膜无发白。

(七)逆行胰胆管造影检查

逆行胰胆管造影检查(ERCP)是在十二指肠镜直视下,经十二指肠乳头或副乳头,逆行注入造影剂,经 X 线透视显示胆胰管,是胰腺、胆道疾病重要的诊断手段之一,同时可进行一系列内镜下治疗,如十二指肠乳头括约肌切开术、内镜鼻胆管引流术、胆道内支架引流术、网篮取石术等,在成人中被大量应用。但由于儿童胰胆系统疾病发病率相对较低,以及儿童外科医生和消化内科医生缺乏相关练习,限制了 ERCP 在儿童中的应用。

1. **适应证**

(1)胆道适应证:胆道闭锁、胆总管囊肿、胆总管结石、胆道寄生虫、原发性硬化性胆管炎、胆道肿瘤、胆道出血、胆道手术前后评估、术后和损伤后胆漏或胆道狭窄的诊断和治疗。

(2)胰腺适应证:复发性胰腺炎、慢性胰腺炎、胰腺肿物、急性胆源性胰腺炎、乳头狭窄、Oddi 括约肌功能异常、胰胆管汇合异常、主胰管狭窄、胰腺分裂、胰腺结石、胰腺假性囊肿、十二指肠旁索带、术后和损伤后怀疑胰漏。

(3)其他:不明原因的上腹痛或梗阻性黄疸需除外胆道及胰腺疾病者,其他检查发现胆道或胰腺异常需明确诊断者。

2. **禁忌证** 上消化道严重狭窄或梗阻,十二指肠经无法到达十二指肠乳头处;非胆源性急性胰腺炎;严重的胆道感染及胆道梗阻无引流条件;严重疾病导致重要器官如心、肝、肺、肾等衰竭;凝血功能障碍及出血性疾病;碘造影剂严重过敏。

3. **术前准备** 排除禁忌证,完善术前检查,除常规检查外需完善肝胆胰超声、MRCP 或胰腺 CT 评价胆道及胰管形态。儿童一般选择全身麻醉。

4. **器械准备** 十二指肠镜及相关配件(导丝、造影导管、乳头切开刀、取石器、碎石器、气囊、扩张探条、扩张气囊、引流管、支架等;内镜专用的高频电发生器、注射针、止血夹等);X 线透视及摄影设备;造影剂及镇静药物。

5. **操作方法** 十二指肠镜进镜至十二指肠降部,寻找纵行皱襞,沿纵行皱襞寻找主乳头;乳头开口进行插管,据胰、胆管解剖走行"轨道",力求深插管,进行选择性造影,避免导管在胰、胆管共同管道内注入造影剂,导致胰、胆管共同显影;若经主乳头插管有困难,而胰管造影有强烈适应证,如怀疑胰腺分裂症,可考虑副乳头插管造影,采用推进式插镜法;插管成功后,注入造影剂前,先摄腹平片作对照,排除伪影。

6. **术后处理** 目前国际上对术后是否预防性应用生长抑素或其类似物抑制胰酶分泌尚无共识;为预防感染,造影后应常规使用广谱抗生素 2 天;术后 3 小时急查血淀粉酶,次日晨复查血淀粉酶、血脂肪酶及电解质,有升高者继续复查,直至恢复正常。如血淀粉酶不超过正常 2 倍,且无腹痛,可开始进水,无不适次日可进食米汤,并逐步过渡至低脂饮食;淀粉酶若超过正常值 2~3 倍以上,且持续腹痛,应疑为术后急性胰腺炎,需继续禁食,急查腹部 CT,并加强抗感染治疗,给予生长抑素或其类似物抑制胰酶分泌;注意观察患者有无腹痛、恶心、呕吐、发热、黄疸加深及腹膜刺激征等异常情况。

7. **并发症** 包括急性胰腺炎、胆道感染、出血、穿孔等。

(八)电子结肠镜肠道灌洗在急性重症胰腺炎治疗中的应用

急性重症胰腺炎时,胃肠道受累肠黏膜屏障功能障碍,导致细菌异位和内毒素吸收,引起胰腺坏死组织感染、腹腔脓肿和全身脓毒血症等,与病情进展和转归密切相关。结肠是体内细菌和内毒素最大的储库,在重症胰腺炎治疗过程中备受关注,实践证明导泻与结肠清洁能改善病情的发展与转归,在结肠镜下进行肠道灌洗可同时检查结肠黏膜的受累情况,及时发现坏死出血等并发症,并能有效清除肠道及结肠减压，减少结肠胀气时的感染，为手术创造良好的条件，并可减少医源性肠损伤的发生。

1. **适应证** 重症胰腺炎患儿腹部X线平片示肠管扩张，肠腔内有大量积气，气液平面等麻痹性肠梗阻，为结肠减压及肠道清洁可行结肠镜下结肠灌洗。

2. **术前准备** 心电监护，输液补充血容量，生命体征平稳。

3. **操作方法** 采用电子结肠镜，边进镜，边用外用生理盐水冲洗，结肠腔内通常有褐色或深绿色黏稠物附着于黏膜表面，将其自黏膜表面冲洗下来并吸走，显露结肠黏膜。在进镜过程中，尽量避开肠腔内形成粪便，不要企图冲散粪块并吸走，以免堵塞内镜吸引孔道。到达回盲部且肠道洗干净后，退出结肠之前，于回肠末段或回盲部肠腔注入清胰汤200ml。在退镜过程中再次清除肠腔残留粪渣并尽量吸尽腔内气体和冲洗液。随后继续给予导泻及灌肠治疗。如果在结肠灌洗后第二天腹胀仍无明显改善，肠鸣音无明显恢复，可再次应用结肠镜行结肠灌洗。

4. **注意事项** 操作过程中，密切观察生命体征；行结肠镜检查治疗时避免注气过多加重腹胀；在退出结肠镜前尽量抽出肠道气体，以达到结肠减压目的。

二、纤维支气管镜

纤维支气管镜技术作为一种内镜技术进入临床将呼吸系统疾病的诊断和治疗带入了一个新的时代。经过30多年的发展，纤维支气管镜技术应用在临床上已得到了很大的发展。无论在呼吸系统疾病的诊断，以及危重患者的呼吸道检测和干预治疗方面，纤维支气管镜技术显示了其独特的发展潜力，并且得到了快速发展。

纤维支气管镜应用于儿科也已有30余年，1970年后，Robert E.Wood开始将纤维支气管镜特殊技术对婴儿和儿童支气管树进行直接检查。之后，他通过初期的努力，建立了小儿纤维支气管镜检查基地。小儿纤维支气管镜技术在呼吸道疾病诊治中的开展，进一步拓展了小儿肺科的发展领域。至今为止，纤维支气管镜技术仍在不断根据临床需求进行改进，使之更符合临床领域诊治之需求。其微创和内镜直视下进行操作的特点使许多疾病的诊断过程简化，对一些原来无法诊治的疾病进行诊断和干预也成为可能。

儿科纤维支气管镜应用的最低年龄已进入新生儿和早产儿，其应用指征范围也在不断扩大。诊断方面主要涉及呼吸道慢性疾病，呼吸道疑难疾病，呼吸系统严重感染，呼吸系统急症以及小儿呼吸道畸形等；治疗方面主要涉及气道清理，异物清除，气道内给药，辅助建立人工气道，人工气道护理等。

以往认为，纤维支气管镜在某种程度上仅仅是一种临床操作，而现已被作为各种呼吸道疾病诊断和一些治疗上的重要措施。纤维支气管镜在临床诊治的某些方面显示了其自身的优势：如直视下进行观察，在指定位置获取标本，对某些治疗进行定位和评价，以及进行止血，取异物治疗等。此外，与硬质气管镜比较，纤维支气管镜操作患者容易耐受，一般患者不需要进入手术室或全身麻醉即可完成检查。临床医师通过专业培训，可以掌握并完成纤维支气管镜的整个操作。

【纤维支气管镜检查适应证及禁忌证】 纤维支气管镜对于一般呼吸系统疾病方面主要用于明确疾病诊断，其中包括一些急诊和危重病并发症。而治疗干预则主要用于一些急诊和危重患者的抢救，以及少数疾病的特殊治疗（如支气管内堵塞术，气管内激光治疗等）。技术的提高使一些新的疾病也被列入了纤维支气管镜诊治的指征，如镰状细胞病和哮喘等并发的塑型支气管炎。儿科常用的纤维支气管镜应用指征（表6-36）。指征中对气道异物的指征未加以限定，因为在一般情况下气道异物也可在手术室用经硬质气管镜（开放式，机械通气下）进行检查治疗。

表6-36 纤维支气管镜应用适应证

诊断性检查	治疗性干预
喉喘鸣	异常组织和异物清除术：黏膜栓，支气管塑型
发音低弱或嘶哑	黏性物，气管内肉芽肿
支气管异物	塑型支气管炎（急性胸腔综合征）
持续/反复肺不张	外科手术协助（气管内堵塞，止血）
肺部感染性疾病病原学诊断	胸部外伤怀疑有气管支气管裂伤或断裂者
持续喘息	气管内药物滴入
慢性咳嗽/咯血	困难气管插管的协助

续表

诊断性检查	治疗性干预
气道畸形，烧伤及创伤评估	确认位置，引导最佳深度
免疫耐受患者肺病检查	协助设置最佳 PEEP
气管切开评估	需经支气管镜行各种介入治疗者激光治疗
选择性支气管造影	
支气管灌洗或活检	
声门下检查（长期插管）	
肺局部功能评价及研究	

纤维支气管镜操作对于危重患者如果必须做，术前应进行充分准备，并准备好急救药品和设备。对于已气管插管的患者，如对生命救治必须纤维支气管镜进行诊治干预，则患者可以在 ICU 或手术室进行操作。检查时需保证患者最低氧合和通气的需求（$PaCO_2$ <45mmHg，PaO_2 >60mmHg，SpO_2>90%）。由于操作会导致患者缺氧加重，儿科支气管镜术的禁忌证多取决于术者的技术水平和必要的设备条件。临床上将生命体征不稳定作为纤维支气管镜绝对禁忌证。其相对禁忌证：

1. 严重心肺功能减退者。

2. **严重心律失常** 心房、心室颤动及扑动，Ⅲ度房室传导阻滞者。

3. **高热** 持续高热而又急需行支气管镜术者，可将其体温降至 38.5℃以下再行手术，以防高热惊厥。

4. 活动性大咯血者；严重的出血性疾病；凝血功能障碍；严重的肺动脉高压及可能诱发大咯血者等。

5. 严重营养不良，不能耐受手术者。

【纤维支气管镜检查方法及操作步骤】 为能顺利完成纤维支气管镜手术，避免并发症，患者在检查前必须进行适当准备。对于非危重儿科患者，除观察记录一般情况外，还需检查血常规，出凝血时间，血气分析以及胸片。术前患儿家长需了解纤维支气管镜手术的目的、过程、以及可能发生的并发症，并签署手术同意书。对于危重抢救患者，纤维支气管镜手术指征选择应慎重。如确实必须进行纤维支气管镜手术，可选择在手术室或监护室（ICU）内床旁进行。

手术前 6 小时开始禁食，建立一条静脉通路，术前半小时肌注阿托品 0.01mg/kg。整个纤维支气管镜应在无菌状态下进行。镜管进入通道首选经鼻插入。一般患者采用 2% 利多卡因气雾或液胶对鼻咽进行表面麻醉，2 分钟后麻醉起效。纤维支气管镜镜管前段侧面也涂以利多卡因液胶，除可起到麻醉作用外，也起到润滑作用。

婴幼儿术前通常需要给予镇静剂获得安静和睡眠，但同时维持适当的通气和氧合。部分患儿及危重患儿需在手术室或 ICU 内进行镇静麻醉过程。镇静治疗药物可选择下列方案：①哌替啶 1mg/kg+ 异丙嗪 1mg/kg+ 氯丙嗪 1mg/kg 联合应用；②先给短效芬太尼 1μg/kg 静脉注射，10 分钟后给予咪唑安定 0.1mg/kg 缓慢静推 2 分钟（最大每次 2.5mg），镇静不够时可加用氯胺酮 1mg/kg 或异丙酚 1mg/kg。如果在检查过程中患者出现氧饱和度降至 85% 以下，或给氧时仍有呼吸抑制，可使用纳洛酮和氟马西尼（flumazenil）来拮抗芬太尼和咪唑安定。镇静麻醉后，纤维支气管镜通过特殊接口经气管插管或人工喉罩进入气道。

纤维支气管镜检查：纤维支气管镜管进鼻腔后约 1cm 左右遇到阻力时，将镜管头部提高 40°，对准后鼻孔沿下壁缓慢前进到达咽部。进鼻通道患者不适感相对较轻，可以减少挣扎，提高检查效率。在镜头中看到咽部，会厌和声带时可通过纤维支气管镜冲洗吸引通道进行局麻药喷雾。1 分钟后纤维支气管镜即可通过声门缓缓进入气管。纤维支气管镜插入的整个过程应避免动作过大而损伤局部黏膜。镜头进入气管后一边前进，一边对局部再次进行局麻。为防止上呼吸道污染的影响，纤维支气管镜在到达隆突以下时才考虑对气道分泌物进行采样。此时如支气管内分泌物不多，支气管分支的形态检查可在 1 分钟内完成。探查顺序一般为先对健侧进行检查，然后再检查患侧。为获取确定的结果，纤维支气管镜可根据需要前进和后退多次，直至得到明确的结果。检查过程中，由于部分气道被纤维支气管镜管占据，以及异物刺激，患者可能产生缺氧症状。为此患者在进行纤维支气管镜检查时可给予鼻导管吸氧。整个纤维支气管镜手术过程中应对患者一般情况及生命体征进行监护，包括周围循环状态、自主呼吸、呼吸深度、血压、心电图、血氧饱和度等项目。当患者血氧饱和度低于95%时则给予经纤维支气管镜检查用特殊通道给氧。

纤维支气管镜检查并发症及其处理：纤维支气管镜是一种简单和几乎为无创伤的诊治技术，其并发症通常不严重。常见的并发症有一过性鼻出血，暂时性声嘶和咽部不适。部分患者可出现声门水肿，支气管痉挛和低氧血症。但这些并发症可以通过术前准备避免：如适当术前药物和气管麻醉，纤维支气管镜操作动作轻柔熟练，严密监护和给予吸氧等。如患者出现喉痉挛和支气管痉挛，应立即给予沙丁胺醇喷雾及纯氧吸入，严重者给予人工呼吸支持。

【纤维支气管镜在急诊及ICU诊治中的应用】

1. **肺不张的诊治**　常用于重症肺炎、吸入综合征、机械呼吸、昏迷患者、局部占位压迫等。对于诊断具有重要价值。纤维支气管镜可在直视下基本明确肺不张原因，如黏膜栓堵、气管异物、新生物、特异性感染（结核）等。文献报道中肺不张原因绝大多数为炎症病变，表现为支气管内脓性分泌物增多、黏膜嵌顿、支气管黏膜栓等，最终导致支气管堵塞。对于感染或支气管内新生物，可以通过局部采样培养进行微生物学鉴定，或活检进行病理检查。

2. **持续喘息的病因诊断**　对于支气管扩张剂治疗无效的喘息患者，在鉴别相关疾病方面可以借助纤维支气管镜诊断。如支气管软化症，支气管壁肉芽肿或占位，塑型支气管炎等。对于有气管损伤，气道手术或气管插管拔管困难经历者，纤维支气管镜有助于探查是否出现气管破损塌陷，气管水肿或声门下肉芽组织增生等并发症。

3. **塑型支气管炎**　见于哮喘和镰刀红细胞病等急性胸腔综合征患者。患者临床上有咳嗽，胸痛，胸片肺实变，甚至呼吸困难及呼吸衰竭。X线影像可无特征性，常表现为气肿或局部肺不张等。纤维支气管镜对本病具有确诊意义。塑型支气管炎的纤维支气管镜检查特征为：支气管内充满黄/白/灰色胶样分支塑型物，取出物似珊瑚状分支。这些支气管内塑型物外表有很薄的类似胆红素颜色的黄色液体。

4. **慢性呼吸功能不全的病因鉴别**　儿童慢性肺病的病因诊断目前辅助检查手段不多，多限于胸部影像学和呼吸道病原学等检查。而纤维支气管镜则可从气道内观察和获取标本的角度为诊断提供有力依据。慢性呼吸衰竭患儿中有相当比例存在呼吸道慢性基础疾病。如先天性喉气管软化、肺含铁血黄素沉着症、特发性肺纤维化，肺泡蛋白沉着症、纤毛不动综合征、支气管肺发育不良等。纤维支气管镜对于这些患者的病因诊断是必需的。检查时除观察形态外，可结合BAL细胞学检查进行病因诊断。如结合细胞学电镜检查外周微管外动力蛋白诊断原发性纤毛不动综合征；结合细胞DNA检测诊断囊性纤维样病变；检测肺泡巨噬细胞内含铁血黄素诊断肺含铁血黄素沉着症；检测肺泡充脂巨噬细胞辅助诊断胃食管反流后吸入；以及BAL中嗜酸性细胞增高辅助诊断气道过敏性炎症活动等。

5. **纤维支气管镜还可用于其他一些疾病的诊治**　咯血的部位及病因鉴别，气道异物的鉴别，及钳取异物等。1970年后文献首次报道采用纤维支气管镜钳取气管内异物；此后纤维支气管镜在抓镊异物技术方面不断提高；但目前在钳取异物上仍不能完全替代硬气管镜。此外，医师的经验和钳取技术在取异物时仍至关重要。在气道异物诊断方面，纤维支气管镜的创伤小、并发症少，其应用优势已明显超过硬支气管镜。

6. **支气管肺泡灌洗（BAL）**　纤维支气管镜和BAL非常有助于指导目前某些疾病中的特殊支持治疗。清除分泌物和黏膜嵌栓可以避免抗生素不合理应用，也可预防V/Q比值和低氧血症进一步恶化。协助支气管软化症、严重气管软化症患儿直接经气管切口伸至隆突，它能够作为帮助ICU医师更换不同大小气管导管的有效支架。

BAL的细胞学和微生物学检查对诊断某些疾病具有特殊意义，如免疫耐受患儿的肺浸润病变、肺含铁血黄素沉着症、胃食管反流等。持续或反复喉喘鸣、不明原因慢性咳喘伴肺部浸润均是纤维支气管镜检查最常见的适应证。BAL中进行培养的阳性结果对监护室院内感染监测和临床患者的抗感染治疗更具参考价值。

【儿科纤维支气管镜应用展望】　小儿纤维支气管镜在临床诊断技术的不断发展，一些新的纤维支气管镜应用指征相继产生。如：塑型支气管炎的治疗干预，纤毛不动综合征的气管活检，LMA配合纤维支气管镜检查，主支气管烫伤或外伤时的外科手术引导，超细纤维支气管镜检查对重症早产新生儿人工气道，以及气切导管的位置和通畅情况。这些应用帮助我们改变了以往的治疗理念。BAL中的细胞学和微生物学检测也是如此，微生物检测能帮助我们更明确地进行靶向治疗，避免抗生素的不合理使用。超细纤维支气管镜（直径1.8~2.2mm）可以对新生儿和婴幼儿进行上呼吸道活动情况和内部结构病变的鉴别，同时可以使患儿免于全身麻醉或因硬性气管镜检查引起的损伤和并发症。

纤维支气管镜技术的应用目前仍存在一定局限性。如异物钳取能力不如硬质气管镜等。在ICU中，合并呼吸衰竭的危重病例，其自主呼吸及通气量仍会因纤维支气管镜插入气管而受到影响，严重时可引起低氧血症，后者还会对危重患者的生命构成一定威胁，因此应慎重选择适应证。

三、肺介入技术

【概述】 2002年欧洲呼吸学会和美国胸科学会联合将介入呼吸病学定义为：一门涉及呼吸病侵入性诊断和治疗操作的医学科学和艺术；掌握它除了需要接受标准呼吸病学的专业训练外，还必须接受更加专业的相关训练，并能作出更加专业的判断。肺介入技术是指在X线、CT、超声波、呼吸内镜（喉镜、可弯曲支气管镜、硬质镜、胸腔镜等）等监视或直视下，经气管支气管、血管、皮肤及胸膜腔等，将药物、器械（导管、针、钳子、球囊、支架等）送入肺脏进行疾病的诊断与治疗。本节主要介绍经可弯曲支气管镜（以下简称支气管镜）进行气道内镜介入技术。我国儿科支气管镜技术始于20世纪90年代，初期主要进行常规检查、肺泡灌洗、黏膜活检、异物取出术等三级呼吸内镜手术。自2007年儿科四级呼吸内镜技术快速发展以来，通过支气管镜可进行气道内高压球囊扩张、冷冻、激光、电凝、氩气等离子、支架置入、气管支气管内超声等。肺介入技术在现代儿童呼吸系统疾病的诊疗中发挥着非常重要的作用。

【支气管镜检查适应证、禁忌证、并发症】 参照“中国儿科可弯曲支气管镜术指南(2018年版)”，见表6-36。

【支气管镜操作地点选择】

1. **重症医学科病房床旁** 适用于患儿病情危重不易移动、气管插管机械辅助通气、外科手术后不适宜搬动、需要支气管镜引导气管插管等情况。

2. **重症医学科隔离房间床旁** 疑似/确诊患有传染病的重症和/或气管插管机械辅助通气的患儿、经下呼吸道或气管插管留取分泌物培养出耐药细菌的患儿。

3. **支气管镜室** 能够移动的和/或需要特殊诊疗设备（不易离开支气管镜室的设备）进行支气管镜诊疗的患儿。

4. **外科手术室床旁** 需要紧急手术救治和支气管镜诊疗者。

【儿科气道内镜介入技术】

（一）诊断性气道内镜介入技术

通过气道内镜介入技术取得的标本可以进行快速现场评价（rapid on site evaluation，ROSE）。ROSE是一种伴随于诊断性介入操作的极速细胞学判读技术，可判读细胞形态、分类、计数、构成比、排列、相互关系、背景及外来物分析，可协助呼吸系统感染性疾病和肿瘤性疾病的快速现场初步诊断。

1. **支气管肺泡灌洗（bronchoalveolar lavage，BAL）术** 既可以留取肺泡灌洗液协助疾病的病因诊断又可以进行治疗。

2. **气管支气管刷检术** 可以借助影像学或与虚拟导航、径向超声及快速现场评价（ROSE），使刷检更精准。

3. **气管支气管黏膜活检术** 标本进行印片、特殊染色、病理和培养等。

4. **TBLB术** 活检钳突破管壁对支气管镜难以直视的外周病灶进行活检，用以诊断肺弥漫性和肺周边局灶性病变。借助X线、导航、环形超声等可提高活检阳性率。将活检到的组织进行印片和喷片行细胞学以及病理和检验等相应检查。

5. **TBNA术** 穿刺针经气管或支气管壁刺入淋巴结（或称淋巴结区域）或肿块内，并获取标本的一项技术。将活检到的标本进行印片行细胞学、病理及检验等相应检查。经支气管超声引导针吸活检术（EBUS-TBNA）取得的标本处理同TBNA。

6. **经支气管冷冻肺活检（TBLCB）术** 冷冻探头经支气管镜工作孔道达病变部位进行冷冻3~6秒，立即将软镜与探头一起拉出，冷冻取得的肺组织进行病原学、病理等检查。

（二）治疗性气道内镜介入技术

1. **BAL术** 抽吸清除呼吸道和/或肺泡中滞留的物质，解除气道阻塞，改善呼吸功能，控制感染的治疗方法。分为全肺灌洗和支气管肺段灌洗术。

2. **局部注药、给药术** 分为喷洒及注射药物。用于止血、稀释分泌物、抗感染治疗等。

3. **毛刷刷取术** 毛刷刷除分泌物、拖拽内生性异物等达到畅通气道的方法。

4. **钳取术**　钳子、网篮钳除气道管腔内外源性异物、增生组织及坏死物的治疗方法。

5. **球囊扩张气道成型术**　用于气道狭窄部位的扩张治疗，还可协助特殊异物的取出。

6. **热消融术、冷消融术**　前者包括激光、电凝和/或电切、氩气等离子体凝固术等，后者指冻融和冻切技术。主要应用于气道腔内肉芽、肿块、占位、囊肿等增生性病变的消融。

7. **支架置入术**　适用于气管、支气管软化及气道软骨薄弱处的支撑；气管支气管狭窄的气道重建；气管-食管瘘的姑息治疗。

8. **协助困难气管插管、胃管置入术**　引导气管插管。超细支气管镜可代替胃镜为小婴儿进行上消化道检查及引导困难胃管置入。

9. **其他**　支气管镜引导气管切开，提高手术的安全性。气道手术患儿围手术期的管理等。

支气管镜具有可视、微创等优势，在儿童重症医学科中可以发挥重要作用。

（孟　晨　游洁玉　陆铸今　张灵恩）

第十二节　电除颤与电复律术

心脏电复律（cardioversion）指在严重快速型心律失常时，采用外加的高能量脉冲电流通过心脏，使全部或大部分心肌细胞在瞬间同时除极，并使可能存在的折返通路全部失活，促使心脏短暂的电活动停止，然后由最高自律性的起搏点（通常为窦房结）重新主导心脏节律，恢复窦性心律治疗心律失常。电复律可分为两类：

1. **同步电复律**　利用特殊的电子装置，自动检索QRS波群，以患者自身心电图中的R波触发同步信号放电，使直流电落在R波降支或R波开始后30毫秒以内（即心动周期的绝对不应期），达到转复的目的。适用于室性心动过速、室上性心动过速、心房扑动、心房颤动等R波清晰可辨的异位快速心律。

2. **非同步电复律**　亦称电除颤（defibrillation），除颤仪可在心动周期的任何时间放电，室颤时无心动周期，无QRS波，无需用R波来触发电流脉冲的发放，除颤时不要启用同步触发装置，如启用会因无法识别QRS波而不放电。适用于QRS波和T波分辨不清或不存在时的心律失常如室颤、室扑、无脉性室速。目前临床上使用的除颤设备基本上均为直流电除颤。心室纤颤是心肌纤维紊乱、无顺序的除极作用。它是极严重的、致死性的心律失常。其机制尚未完全清楚，可能与冲动形成紊乱或冲动传导紊乱相关。缺氧、缺血、酸中毒、电解质紊乱都可降低心室纤颤的阈值。心室纤颤临床上即心搏骤停，通常称为阿-斯综合征，它有如下特征：①突然意识丧失；②癫痫样抽搐发作；③心脏和大血管搏动消失；④瞳孔扩大、固定；⑤呼吸停止。

心室纤颤的心电图表现，见图6-36和图6-37。

【除颤仪的工作原理】　除颤仪是一种高压直流放电器，分为蓄电部分、放电部分、能量显示器和心电监护仪四个部分。通常由220V交流电供电，经过整流滤波后获得低压直流电（12~15V），也能用反复充电的电池供电。电极板为一对板状电极，可在除颤时向人体放电，也可在除颤前后作为记录电极而监测患者的心电图变化。电击除颤是用高电压、弱电流、短时间的直流电通过心脏，使心肌纤维同时发生除极作用并造成瞬间的心脏停搏，然后恢复有顺序的收缩（视频6-1）。电击除颤仪由可调的高压直流电源（电池）、电容器、限制电流的限流线圈、一对电极板及连接导线构成（图6-38）。直流电池使电容器充电，电容器通过限流线圈联至电极板。电容器放电时可交付单相数千伏特之电荷，但由于限流线

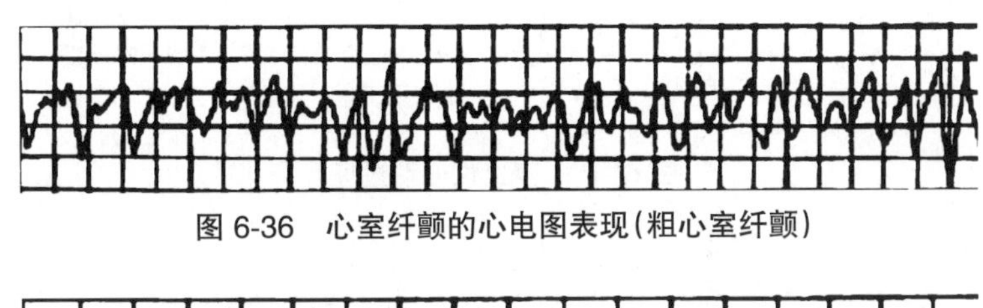

图6-36　心室纤颤的心电图表现（粗心室纤颤）

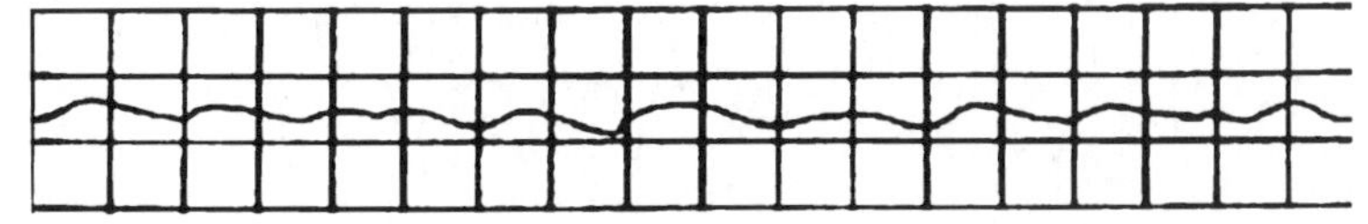

图6-37　心室纤颤心电图表现（细心室纤颤）

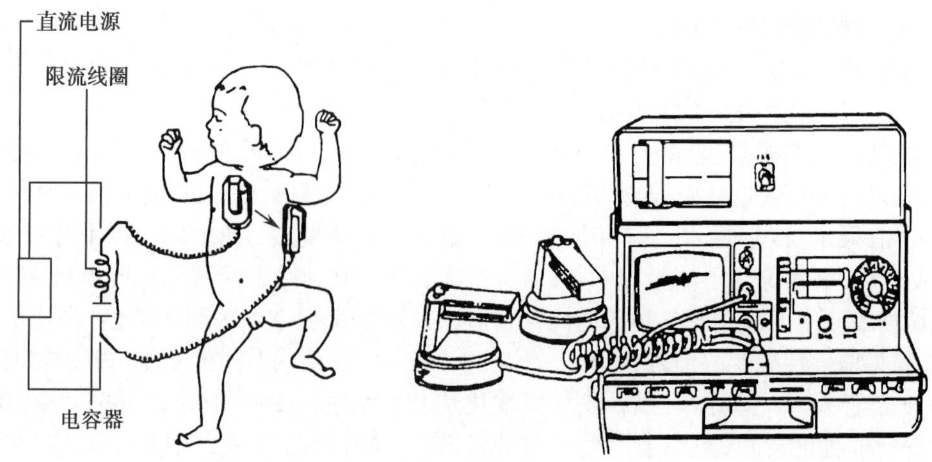

图 6-38　电除颤仪及其原理

圈电阻很大，故所通过之电流极小，其时间约持续 4~12 毫秒。同步电复律是指在心电图的 QRS 波波峰后 0.03 秒处给予电击使心肌除极（图 6-39）。除颤仪上装有同步电路，复律时打开同步装置（synchronization on），该电路在每次 R 波后 0.03 秒，即 R 波之下降段处提供直流脉冲电流电击心肌。同步电复律的主要适应证是室上性及心室性心动过速（图 6-40，图 6-41）。如电击不同步则可发生电击 T 波，可导致心室纤颤。

除颤仪的除颤强度可用焦耳（J）或瓦特秒表示。

除颤强度：电能 × 时间

（瓦特 × 秒）或（伏特 × 安培 × 秒）

【电极板位置的放置】 除颤仪均配有电极板或自黏性电极片，一般有大小两对，大的适用于成人，小的适用于儿童。两个电极必须使心脏位于电流的路径中心，以确保电流能穿过整个心脏。电极板位置放置正确与否可直接影响到除颤的效果。体外电复律时有四种电极板位置，较常用的有标准位置和后前位置。

标准位置：一电极放置于右锁骨下缘，另一电极放置于左乳头外、腋前线处（图 6-42，图 6-43）。

后前位置：一电极放置于心前区，另一电极放置于心后区即左肩胛与脊柱之间。

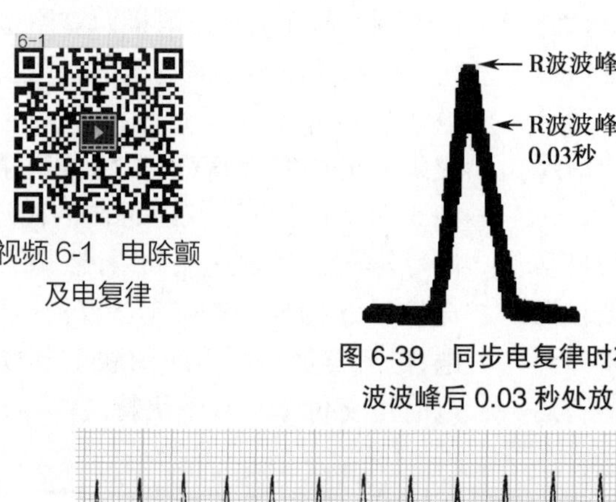

图 6-39　同步电复律时在 R 波波峰后 0.03 秒处放电

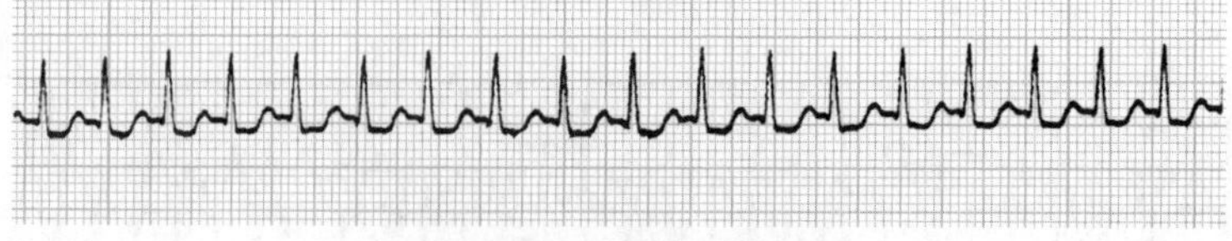

图 6-40　室上性心动过速

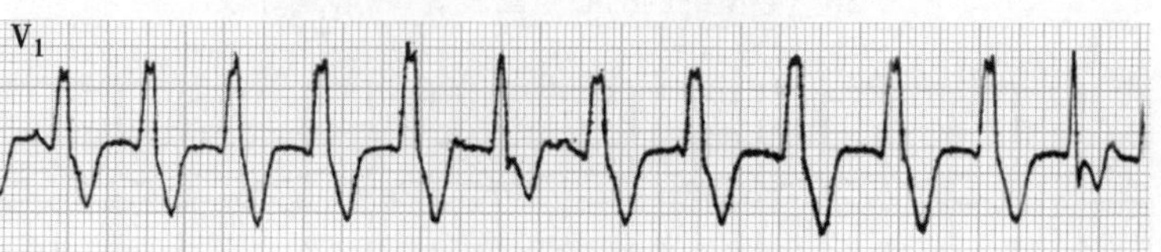

图 6-41　心室性心动过速

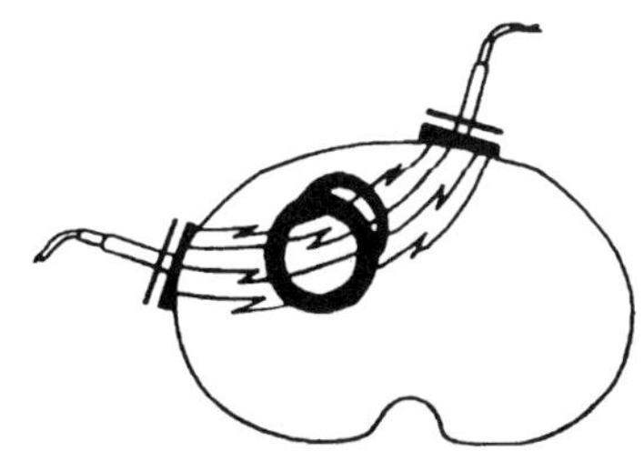
图 6-42 正确的电极位置

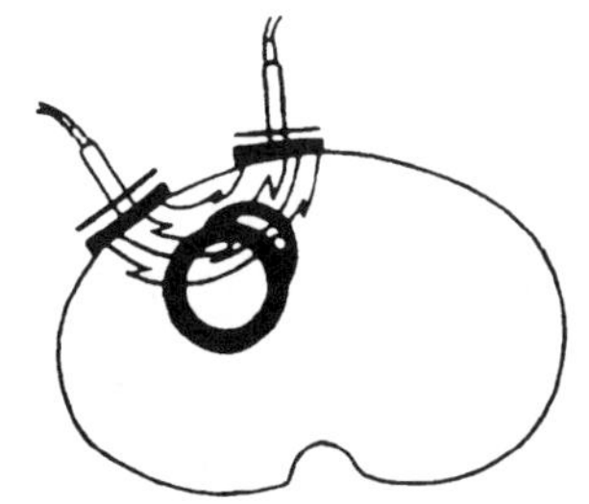
图 6-43 不正确的电极位置

临床上在绝大多数情况下都使用标准位置，但小婴儿常采用后前位置。电极板或自黏性电极片均可用于电击，首选自黏性电极片，因其容易粘附并可降低电弧放电的风险，同时还可以用来监测心律。如果使用电极板，在除极过程中电极板应该紧贴患者皮肤并稍微加压，注意不留空隙，边缘不能翘起，电极与皮肤接触越紧密，电阻越小，效果越好。在电极与皮肤之间涂一层导电膏，以减少经胸电阻、提高效果。禁用酒精，否则可引起皮肤灼伤，目前亦不再推荐盐水纱布作为导电介质。放置电极片时使其互不接触。电极板之间至少间隔 10cm，两个电极板之间要保持干燥，避免因导电膏相连而造成短路。也应保持电极板把手的干燥，不能被导电膏污染，以免伤及操作者。当心脏在除颤时，任何人不得与患儿接触（包括操作者自己），否则有遭电击的危险（图 6-44，图 6-45）。

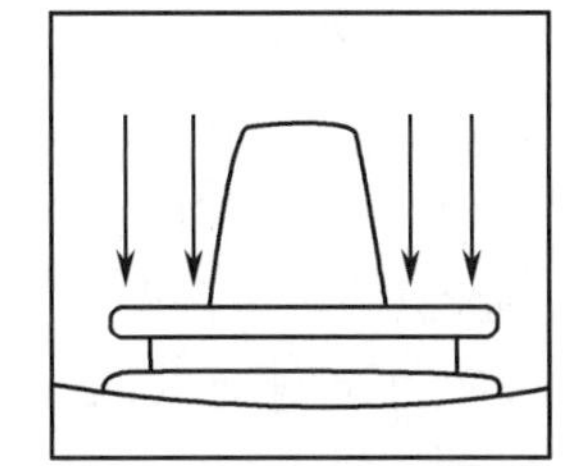
图 6-44 正确的电极使用方法

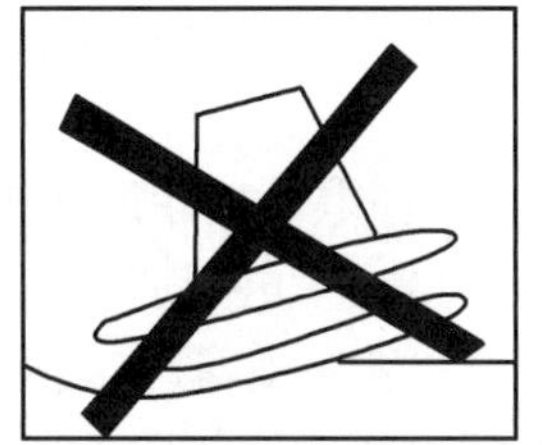
图 6-45 不正确的电极使用方法

【除颤所需能量】 儿童除颤的最佳电击能量目前未知，对于手动除颤，目前推荐第一次电击的能量为 2J/kg，如果下一次心律检查时室颤或无脉性室速仍然存在，进行第二次电击，能量为 4J/kg，如仍不成功，后续电击 ≥ 4J/kg，最高 10J/kg 或成人剂量。如在开胸手术中发现心室纤颤，电击能量应为每次 5~10J，若患儿能恢复窦性心律，则需使用利多卡因 25~50μg/(kg·min) 以提高室颤阈值，防止复发。

洋地黄增加心肌的应激性，电击可以加强洋地黄的毒性作用。因此对于已经使用过洋地黄的患儿，如果电击时使用的能量过大可能会引起不可逆的心搏停止。故对于此类患儿，应从除颤仪所能提供的最小能量开始，然后逐渐增加能量，直至成功为止。一般推荐使用能量为：第一次 0.5~1J/kg，第二次 1~2J/kg 如果第二次仍不成功，应在给氧、肾上腺素、碳酸氢钠等心肺复苏的基础上小心增加能量进行电击。

同步电复律时能量首次常为 0.5~1J/kg，如不成功可增加至 2J/kg。

【电击的时机】 如有目击者发现患儿心搏骤停，确定在两分钟之内，同时心电显示心室纤颤时，应尽可能快地取得除颤仪进行电击除颤。如无目击者发现患儿心跳停止，心跳停止时间不能肯定，心电显示患儿确有心室纤颤时，应在高质量的心肺复苏 2 分钟后尽快进行电击除颤。

心室纤颤在儿童期尤其是婴儿较为少见。多数儿科心搏骤停是由于过缓性心律失常或传导阻滞所致。当发现婴儿或儿童发生心搏停止或无脉搏时，首先应建立人工气道、给氧、胸外心脏按压和纠正酸中毒等生命支持。如果心电波证实有心室纤颤时，应在高质量心肺复苏的基础上尽早施行电击除颤。

【影响除颤成功的因素】 影响除颤成功的因素较多，除颤时间认为是影响除颤成功率最重要的因素。除颤越早越好，从室颤开始到除颤的时间越长，成功的可能性越小，每延迟除颤 1 分钟，复苏成功率下降 7%~10%。患儿本身的疾病因素可明显影响除颤的成功率，如严重的心肺缺血、内环境紊乱、酸中毒等。其他影响电除颤成功的物理因素包括电极大小、电击次数、电流强度。

1. **电极板大小影响着电击除颤的成功率** 在一定范围内，除颤成功率与电极板直径大小成正比，但多大的电极板最为佳尚无确定。目前一般推荐成人使用直径为10~13cm的圆形或相当于该面积的其他形状的电极板，婴儿使用直径为4.5cm的电极板，儿童使用直径为8cm的电极板。

2. **电击次数可对胸腔电阻有很大影响** 随着电击次数增加，胸腔的电阻降低，因此，重复电击可增加除颤成功的机会。

3. **电流强度决定了交付的能量的大小** 在一定限度内，所交付的电能越大，电击除颤成功的概率越大。

【除颤仪之操作步骤】

1. 打开除颤仪的电源开关，将导联开关设为电极板。

2. 使用电极板时将除颤电极板涂以导电膏，并将它放在胸壁的适当位置（一电极放置于右锁骨下缘，另一电极放置于左乳头外、腋前线处），适当加压，并确保电极板的电线已连接除颤仪。如果患儿有植入式起搏器，电极板不要放在起搏器正上方。

3. **选择所需的能量** 如果患儿为心室纤颤，应将除颤仪的同步-非同步开关放置在非同步位置上（Syn off），除颤的初次能量应由2J/kg，之后逐渐增加至4J/kg或更高（不超过10J/kg或成人剂量）；如果患儿为室性心动过速或室上性心动过速，应将除颤仪的同步-非同步开关放置在同步位置上（Syn on），同步电复律初次能量应由0.5~1J/kg逐渐增加2J/kg。

4. 选择好能量后宣布“除颤仪充电”，按下心尖部电极板或除颤仪控制板上的充电按钮。

5. 除颤仪充满电后，大声宣布“电击请离开”，确认无任何人与患者有直接或间接接触后，按下除颤仪上的电击按钮，或用两手拇指同时压下电极板上的放电按钮。此时可见患者有全身骨骼肌收缩，此乃放电成功的表现。如无骨骼肌收缩，应检查仪器之安装及使用是否正确。

6. 在给予电击后，如为心室纤颤患儿，应立即从胸外按压开始继续实施心肺复苏并持续5个周期（约2分钟），减少胸外按压的中断，后重新检查心律，如心室纤颤仍然存在，应重新电击一次；如为室性心动过速或室上性心动过速患儿，检查心电监护仪，如有必要，准备再次电复律。

（袁远宏 赵祥文）

第十三节 小儿人工心脏起搏术

【概述】 儿童心脏起搏技术的开展已有40余年历史，虽然与成人有许多相同之处，但儿童又有其特殊性：即年龄小、身体处于发育阶段、基础疾病构成与成人有许多不同。尽管植入起搏器的儿童越来越多，但专门为儿童设计的起搏器和电极导线却寥寥无几。本章节将重点介绍儿童心脏起搏相关技术在儿科急救中的应用，包括儿童起搏的适应证、起搏系统的选择、植入技术等。

【临时心脏起搏】

（一）经静脉临时心脏起搏

经静脉临时心脏起搏是临床上常用的临时起搏方法，具有设备简单、操作方便和效果可靠的特点。一般县级以上医院均具备经静脉临时心脏起搏的条件，能迅速有效地挽救患儿的生命。

1. **适应证**

（1）心动过缓：持续进展的Ⅱ度或Ⅲ度房室传导阻滞，合并症状性心动过缓、心功能不全或低心排综合征；窦房结功能障碍伴有晕厥，心动过缓引起血流动力学障碍；预防性起搏（心导管检查、开胸心脏手术后，抗快速心律失常药物治疗期间防止致命的心动过缓）；不明原因的心搏骤停。

（2）心动过速：经过抗心动过速治疗过程中可能会出现预防心动过缓者；经过药物治疗不能终止发作并且并发灌注不良，目的经起搏器终止心动过速，如室上性心动过速和室性心动过速。

2. **禁忌证** 经静脉心脏起搏没有绝对的禁忌证。严重低温所致的心动过缓患者常常不需要心脏起搏，因为在经心脏起搏时偶尔会导致室颤。

3. **器械准备**

（1）体外脉冲发生器：按临床需要的情况分单心腔（心房或心室，大多为心室）和房室顺序双腔起搏。所有起搏器都带双重保护电源开关，防止脉冲发生器意外关掉。电流输出（通常是

0.1~20mA)、起搏频率(30~150 次 /min) 及感知灵敏度均可调节。在固定频率模式时,无论患者的自身心律如何,脉冲发生器按设置频率固定地发放电脉冲,并且不感知患者的自身心律。在按需起搏模式时,起搏器能感知患者的自身心搏,只要自身的心率快于起搏器的设定频率,起搏器就不会发放电脉冲。

(2)起搏电极导线:临时起搏电极导管有不同的大小、规格和品牌。一般都是 3~5F 规格,长约 100cm。普通电极硬度较大,如用力过猛可造成心脏内膜损伤或穿孔,需在 X 线透视或超声下完成,但该电极操纵性好,起搏参数稳定。而球囊漂浮起搏电极因导管柔软,依赖球囊漂浮,可不用 X 线或超声定位,特别是适用于急症,因此在急诊室或床旁应用较为方便。

(3)穿刺鞘管:穿刺静脉需要一套穿刺鞘管,帮助起搏电极导管顺利通过皮肤、皮下组织及血管壁,有些起搏导管附带有相应的穿刺鞘管,而另外一些起搏导管则需要自行准备大一号的穿刺鞘。

(4)心电图机或心电监护:安装临时起搏器时,需密切记录患儿的心脏电活动。可以利用起搏电极在心脏内刺激引起的早搏或起搏图形,来定位起搏位置,及时调整起搏器参数。

(5)其他术前准备:包括消毒切开缝合包、静脉穿刺针、引导钢丝、肝素盐水、注射器等。术前建立静脉通道,并备好急救物品和设备。

4. 植入路径与植入方法

(1)静脉路径选择

1)颈内静脉穿刺法:在颈动脉三角定点穿刺,针轴与皮肤呈 30° 角,针尖指向同侧乳头,一般刺入 2~3cm 即入颈内静脉。临床漂浮电极植入多选择此种穿刺法,容易固定,且无须患者肢体制动,避免了穿刺股静脉使下肢制动的缺陷。

2)锁骨下静脉穿刺法:使患者平躺,穿刺点为锁骨中内 1/3 锁骨下缘 1cm 处,穿刺针与皮肤呈 15°~25°,进针方向指向胸骨上凹处。锁骨下静脉较粗大,电极容易顺利抵达心脏,并容易固定,可减少电极脱位的发生率。

3)股静脉穿刺法:在腹股沟韧带下方内侧,在股动脉搏动最明显部位固定,在股动脉内侧 0.5~1cm 处,30°~45° 刺入股静脉。术后需下肢制动防止电极脱位,并需要防止形成下肢静脉血栓。

(2)起搏电极放置

1)床旁漂浮电极:穿刺颈内静脉或锁骨下静脉成功后即可准备送入起搏电极。体外检查心脏起搏漂浮电极气囊无漏气后,将电极经鞘管送入心脏。进入深度约 15cm 后,将 1.5ml 空气注入气囊,继续送入电极并密切观察心电监测或体表心电图。当电极送入 30~45cm,如出现宽大 QRS 波形可判断导管进入右心室。理想的情况是起搏导管顶端位于右心室心尖部肌小梁内,但在心室的其他部位或流出道内也能成功起搏。

2)普通电极:操作时刻根据心脏大小及穿刺点部位沿上腔静脉 - 心房 - 心尖部的距离,适当塑形电极头端弯成 C 形,缓慢送入,动作要轻柔,只要送入过程中无明显阻力,在预设长度下大部分可到达右心室心尖。

术中需连续监测并记录Ⅱ导联体表心电图,直至获得稳定的心室夺获后固定导管,用透明薄膜胶固定,无菌纱布包扎。将电极导管尾端正负极接头与临时起搏器脉冲发生器正负极连接,并测试起搏器参数,起搏频率根据临床需要调整。

(3)起搏阈值测试:起搏阈值就是起搏心脏所需要的最小输出电流,理想的阈值为<1.0mA,如果起搏阈值理想,说明起搏电极与心肌接触良好。测试起搏阈值方法是,先将脉冲发生器设置为按需起搏模式,输出电流 5~7mA 及起搏频率高于自身心率,常规设置为 80~90 次 /min,然后慢慢地减少输出电流,直至不能起搏心脏为止,此时的输出电流即为起搏阈值。最后将输出电流增加,为保证起搏安全稳定,常将输出电流>5mA。

(4)感知功能测试:当患者有自身心律时可以测试感知功能。将起搏器重新设置为按需起搏模式并保证安全起搏,然后逐渐减慢起搏频率,直到起搏脉冲的输出被患者的自身心律所抑制为止。这一过程应当重复数次,以便得出确切的感知范围。另一方法是在患者自身心率情况下,将脉冲发生器的感知灵敏度调整至最大观察感知情况,观察感知指示灯是否随自身心搏闪烁,如不闪烁说明未感知自身心率,然后将感知数值逐渐降低,当出现感知指示灯闪烁时,说明脉冲发生器已感知患者的自身心搏。一般感知灵敏度设置在 2~5mV,感知灵敏度过高或过低都不利于临时起搏器正常工作。

5. 临时起搏器术后处理　当测试参数满意

后,调整适当的输出参数,将起搏电极导线缝合固定在皮肤上。起搏电极导管多出部分应与穿刺鞘管一起盘起来,并用无菌方法将其固定,然后用贴膜予以固定。最后重新检测起搏器的功能,拍摄X线胸片,记录12导联心电图。

术后注意预防感染,注意观察局部有无渗出和红、肿、热、痛等征象。穿刺口处应每天更换辅料,加强局部护理。为安全起见,预防性使用抗生素。穿刺入口处的起搏导线应尽可能固定不动。临时起搏器的植入时间应不超过14天。拔出起搏电极的切口应络合碘消毒后无菌敷料覆盖。

经股静脉途径植入临时起搏器需下肢制动,或有发生静脉血栓等危险的患者应常规给予低分子肝素皮下注射。术后持续监测和定期描记起搏器心电图,观察起搏器的起搏与感知功能是否正常,检查起搏器脉冲发生器与导线连接是否固定,观察电池是否耗竭并及时进行更换。

6. **并发症** 临时起搏器的并发症常见,但很少引起死亡或其他严重后果。并发症的发生与术者的技术水平、起搏导线放置保留的时间及术后护理密切相关。

(1)导线移位:为临时起搏器最常见的并发症。由于临时起搏导管顶端呈柱状,没有主动或被动固定装置,不易固定嵌入肌小梁,故临时起搏导管不如永久起搏导管稳定。紧急起搏时导管放置到位的随机性较强,导管稳定性难于掌握。电极移位心电图表现为不起搏或间歇性起搏,X线显示电极移位,如果患者自身心率慢,则会出现头晕,甚至晕厥,需要重新调整电极位置。

(2)心律失常:心腔内放置任何导管均可能诱发心律失常,室速和室早是静脉临时起搏的常见心律失常,尤其在心肌缺血、低氧、给予儿茶酚胺类药物的情况下发生概率增加,所以在操作时要密切观察心律失常情况,及时处理。

(3)心肌穿孔:常见于股静脉途径起搏和导管质地较硬的情况,若患者的心脏扩大、心肌薄,导管头端过分顶压心内膜或刺激部位不正常,可发生心肌穿孔,并容易被临床忽视。临床表现为患者心前区疼痛,膈肌、骨骼肌收缩,起搏中断或间歇性起搏,阈值升高,感知不良,超声心动图可见心包积液,X线显示导管头端伸出心影之外。

总之,临时起搏技术设备要求简便,操作简单、起效快、创伤小,有利于危重患儿的抢救。使用球囊临时起搏导管,或在心脏超声下引导,床旁临时起搏几乎可取代X线指导下的临时起搏植入。

【永久心脏起搏器植入术】

1. **适应证** ①先天性高度或完全性房室传导阻滞,或先天性心脏病术后高度房室传导阻滞;②症状性窦性心动过缓;③心动过缓-心动过速综合征。

(1) Ⅰ类适应证

1)婴儿先天性完全房室传导阻滞心室率<55次/min,或合并先天性心脏病患儿心室率<70次/min。(证据:C)

2)先天性完全房室传导阻滞合并宽QRS波逸搏心律或心功能不全。(证据:B)

3)先天性完全房室传导阻滞1岁后平均心率<50次/min,室性停搏时间大于2~3个心动周期,或合并症状性心功能不全。(证据:B)

4)心脏术后持续大于7天以上不能恢复的进行性Ⅱ度或Ⅲ度房室传导阻滞。(证据:B)

5)持续进展的Ⅱ度或Ⅲ度房室传导阻滞合并症状性心动过缓、心功能减低或低心排综合征。(证据:C)

6)窦房结功能不良合并年龄不适宜的心动过缓。(证据:C)

(2) Ⅱ类适应证:先天性完全房室传导阻滞儿童和青少年,无症状且心率范围可以接受,QRS较窄,心功能正常。(证据:C)

1)合并先天性心脏病儿童无症状的窦性心动过缓且静息心率<40次/min或心室停搏>3秒。(证据:C)

2)窦房结功能不良合并房内折返性心动过速,需要使用抗心律失常药物,且不适合射频消融治疗的儿童。(证据:C)

3)先天性心脏病儿童由于窦性心动过缓导致血流动力学影响或房室收缩不协调。(证据:C)

(3) Ⅱb类适应证

1)心脏术后一过性Ⅲ度房室传导阻滞合并双分支阻滞。(证据:C)

2)先天性心脏病儿童无症状的窦性心动过缓,静息心率<40次/min或心室停搏>3秒。(证据:C)

2. 儿童心脏起搏器植入技术

(1)脉冲发生器类型的选择:儿童植入起搏器时,单双腔起搏器的选择方面目前还没有统一的标准。年龄较小的患儿,由于血管较细,因此多选择植入单腔 VVI(R)起搏器,但由于单腔心室起搏会引起房室不同步,因此有研究指出单腔起搏器可以在合适的时间升级为双腔起搏器。目前美国注册研究中倾向的指征是 15kg 及其以上体重的患儿尽量植入双腔起搏器。国内目前还没有这方面的共识,因此临床工作中应结合患儿的实际情况决定单双腔起搏器的应用。另外,心脏无线起搏器投入临床应用后,已经有应用于儿童的报道,虽然心脏无线起搏器价格高昂,体积相对较大,但未来仍是起搏器发展的趋势。

(2)心内膜导线对比心外膜导线:起搏器最初应用之时均为心外膜电极,随着电极导线的变细和脉冲发生器体积减小,经心内膜植入已成为主导的植入方式,该种植入方法术式方便,创伤小,便于定位且阈值稳定。对于儿童患者来说,心内膜电极也占主导地位。但并非所有的儿童都适合植入心内膜导线。目前的研究表明,体重小于 10kg 的儿童植入心内膜导线并发症较高;故对于不适合植入心内膜导线的患儿可选择心外膜导线,已缓解心动过缓的症状,待患儿年龄及血管条件合适时在改用心内膜导线。

(3)导线预留:对于儿童患者,植入过程中导线预留问题比较重要。患儿植入起搏器时年龄较小,血管和心脏发育不完全,身体处于生长发育期,如果导线预留不足,儿童长至一定身高后导线的牵拉会影响心脏的收缩,因此儿童植入永久起搏器时必须做好充分的预留。

【植入式心律转复除颤器在儿童中的应用】 儿童心脏猝死主要与下列三类疾病相关:①先天性心脏病;②心肌病;③遗传性心律失常,如长 Q-T 间期综合征、Brugada 综合征等。“早预防、早发现、早治疗”对心脏性猝死高危患者来说获益较大,有文献指出儿童猝死后院外存活率并不优于成人。针对导致猝死的最主要原因恶性室性心律失常,应用植入式心律转复除颤器(implantable cardioverter defibrillator,ICD)为预防猝死发生带来了革命性的影响。复苏后或者有心脏性猝死高危风险的儿童植入 ICD 的指征与成人类似;自发性持续性室速或先天性心脏病患者出现不能解释的室速伴可诱发持续性低血压,排除其他可逆性原因后也是植入 ICD 的Ⅰ类适应证。儿童 ICD 的植入目前在临床应用中受多种因素的限制:儿童血管内径较小且处于生长期、静脉阻塞可能性大、脉冲发生器体积偏大等;儿童心率较成人快,窦性心率比较容易达到较高水平,易与室速重叠导致脉冲发生器误识别,产生不适应的放电;另外 ICD 的植入费用较高,也是制约其在儿童中应用的原因。

【心脏再同步化治理在儿童中的应用】 充血性心力衰竭是心脏病治疗上的难题,尽管近年来药物治疗取得了很大进展,但仍有相当数量患者疗效不佳。而 20 世纪 90 年代发展起来的起搏治疗,尤其是心脏再同步治疗(cardiac resynchronization therapy,CRT)以其卓越的疗效逐渐成为一种心力衰竭的有效治疗手段。目前儿童 CRT 应用的经验还比较有效,对于植入的指征主要是参考成人特发性或缺血性心肌病的相应指标。即积极药物治疗后纽约心功能分级仍为Ⅲ~Ⅳ级,左室射血分数 ≤35%,左心室扩大,宽 QRS 波(≥120sm)。

儿童植入 CRT 时需考虑以下几个方面:儿童冠状窦较小,存在解剖变异较多;CRT 植入操作时间较长。即使左室电极可选择性较大,有些患者可能需要心外膜植入电极;CRT 程控最佳的参数设置还没有经过临床研究验证,需根据儿童的实际情况来决定。

(王野峰 陈 智)

第十四节 溶栓技术

随着危重儿童有创监测支持治疗技术的发展,如留置深静脉导管、有创血流动力学监测和体外生命支持等,危重症患者合并静脉血栓栓塞症(venous thromboembolic disease,VTE)的发生率呈显著增加趋势。VTE 主要包括深静脉血栓(deepvein thrombosis,DVT)与肺血栓栓塞症(pulmonary thromboembolism,PE)。据临床流行病学资料报告,PICU 患儿中 DVT 和 PE 发生率可达 9.3/1 000 和 7.4/1 000。VTE 的急性并发症为肺动脉高压、间隔室综合征等,是 PICU 患儿住院时间延长、需要侵入性治疗,甚至非预期死亡的重要原因。VTE 最常见的中晚期并发症为栓塞后综合征,因患儿疼痛和肢体活动长期受限使其生存质量产生重大影响。儿童溶栓治疗的循证及临床经验不足,多参考成人的治疗规范、指南与标准。

【儿童 VTE 的诊断】

1. DVT 的诊断(图 6-46)

(1)高危因素：留置中心静脉导管、大手术或严重创伤后、长期卧床、肢体制动、活动期肿瘤、肥胖(＞同年龄性别 99%)、肾病综合征、系统性红斑狼疮、长期使用雌激素等。文献报道 85% 的儿童 DVT 与留置中心静脉导管有关。

(2)临床症状：出现与原发基础疾病不一致的肢体肿胀、凹陷性水肿或压痛。预测 DVT 形成的临床模型 Wells 评分>2 分(表 6-37)。

表 6-37　预测下肢深静脉血栓形成的临床模型(Wells 评分)

病史及临床表现	评分
肿瘤	1
瘫痪或近期下肢石膏固定	1
近期卧床>3 天或 12 周内大手术	1
沿深静脉走行的局部压痛	1
全下肢水肿	1
与健侧相比，小腿肿胀长周径大于 3cm	1
凹陷性水肿(症状侧下肢)	1
有浅静脉的侧支循环(非静脉曲张)	1
类似与下肢深静脉血栓形成相近的诊断	–2

(3)实验室检查：血液中 D- 二聚体的浓度≥500μg/L，可作为急性 DVT 的筛查试验。

(4)影像学检查：加压多普勒超声检查(compression ultrasonography，CUS)可作为 DVT 首选的确诊性检查，对股腘静脉血栓诊断的准确率高于>90%，但对中央型髂静脉血栓诊断的准确率较低。磁共振静脉成像(magnetic resonance venous imaging，MRV)和计算机断层静脉成像(computed tomography venography，CTV)可提高中央型髂静脉及胸腹部 DVT 的诊断敏感性。

2. PE 的诊断

(1)高危因素：在过去 3 个月内因心力衰竭或心房扑动 / 心房颤动而住院、自身免疫性疾病、使用促红细胞生成素、肺部或尿路感染、炎症性肠病、糖尿病、原发性高血压和获得性免疫缺陷病毒(HIV)感染等。

(2)临床症状：呼吸困难突然发作、胸痛、晕厥或因低血压、咯血、心动过速引起的头晕。预测肺栓塞临床模型的 Wells 评分和改良 Geneva 评分中、高风险(表 6-38，表 6-39)。

(3)实验室检查：血液 D- 二聚体≥500μg/L。

(4)影像学检查:CT 肺动脉造影检查(computed tomography pulmonary angiography，CTPA)是诊断肺栓塞的确诊方法。

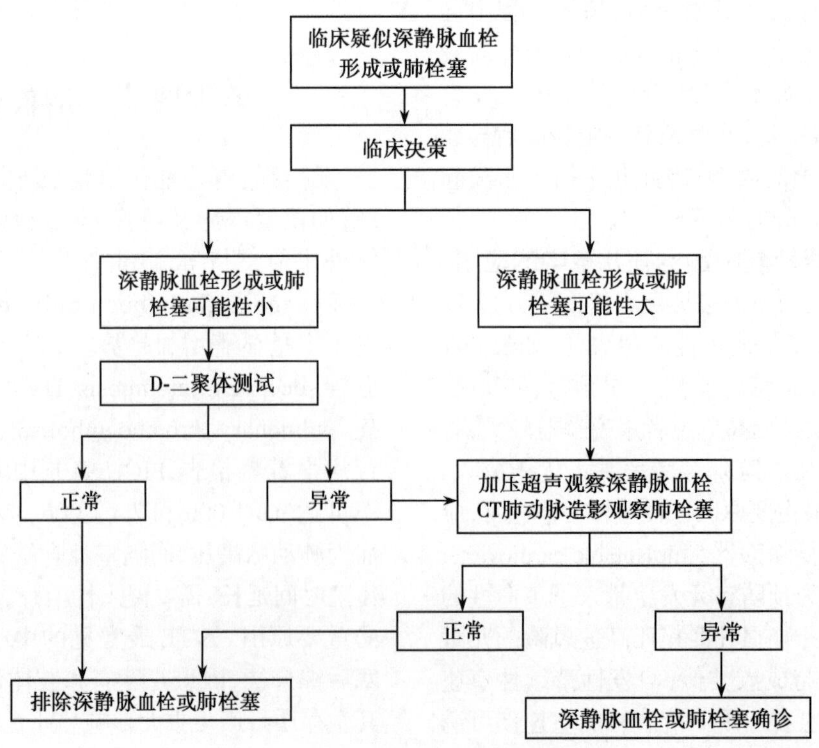

图 6-46　深静脉血栓形成的诊断流程图

表 6-38　预测肺栓塞的临床模型(Wells 评分)

Wells 评分	标准版	简化版
曾经患有 PE 或 DVT	1.5	1
心率≥100 次 /min	1.5	1
在过去 4 周内有外科手术或者制动	1.5	1
咯血	1	1
活动性癌症	1	1
存在 DVT 的临床体征	3	1
具有较 PE 可能性小的其他诊断	3	1
临床可能性		
三分法		
低	0~1	N/A
中	2~5	N/A
高	≥5	N/A
两分法		
PE 不太可能	0~4	0~1
PE 可能	≥5	≥2

表 6-39　改良 Geneva 评分

改良 Geneva 评分	标准版	简化版
曾经患有 PE 或 DVT	3	1
心率(次 /min)		
75~94	3	1
≥95	5	2
在过去 1 个月内有外科手术或者骨折	2	1
咯血	2	1
活动性癌症	3	1
上肢深静脉触痛和一侧水肿	4	1
年龄>65 岁	1	1
临床可能性		
三分法		
低	0~3	0~1
中	4~10	2~4
高	≥11	≥5
两分法		
PE 不太可能	0~5	0~2
PE 可能	≥6	≥3

【儿童 VTE 的抗凝治疗】 2018 年美国血液病协会(ASH)儿科 DVT 管理指南与 2012 年美国胸科医师学会(American College of Chest Physician, ACCP)抗血栓和溶栓治疗指南推荐:抗凝是普遍认可的 VTE 标准治疗,可有效抑制血栓蔓延,降低 PE 发生率和病死率。

1. VTE 的初始抗凝治疗 对于有症状的 DVT、PE 以及未合并颅内出血的脑窦静脉血栓形成(cerebral sino venous thrombosis, CSVT)患儿,建议即刻开始抗凝治疗。高度怀疑深静脉血栓的患者在等待检查期间,同样推荐初始抗凝治疗。初始抗凝治疗推荐选择静脉或皮下注射普通肝素(unfractionated heparin, UFH)或低分子肝素(low molecular weight heparin, LMWH)至少 5 天,建议在治疗的第一天即开始联合应用维生素 K 拮抗剂,在 INR>2.0 时,停用 UFH 或 LMWH。

UFH 用于 VTE 的急性期初始抗凝治疗的负荷剂量为 75U/kg,维持剂量根据年龄有所差异,一般<1 岁 28U/(kg·h),>1 岁 20U/(kg·h)。UFH 的抗凝目标是保持部分活化的凝血酶原时间(APTT)为正常值的 1.5~2.0 倍(60~85 秒),或抗 Xa 水平 0.3~0.7U/ml。

LMWH 剂量与年龄相关,年龄越小剂量需求越高。推荐新生儿 1.62~2mg/kg,婴儿 1.12~1.9mg/kg,儿童 1.0mg/kg;均为每天 2 次给药。LMWH 抗凝目标滴定至抗 Xa 水平 0.5~1.0U/ml。LMWH 具有半衰期较长,剂量效应稳定,凝血指标监测频率低,发生 HIT 的风险较低等优点。

2. 儿童 VTE 的维持抗凝治疗 一般选择口服抗凝药物(DOAC),包括维生素 K 拮抗剂与新型口服抗凝剂。

(1)维生素 K 拮抗剂:华法林是儿童最常用的维生素 K 拮抗剂,半衰期长达 35~40 小时,作用时间持续 2~5 天。常规剂量为 0.1mg/(kg·d),每天 1 次口服给药。使用华法林治疗的 VTE 患儿,治疗期间 INR 的范围维持在 2.0~3.0(目标 INR 为 2.5),优于较低的 INR 范围(INR<2.0)或较高的 INR 范围(INR 3.0~5.0)。

(2)新型口服抗凝剂:包括直接凝血酶抑制剂(direct thrombin inhibitors, DTIs)与 Xa 抑制剂。DTIs 与 Xa 抑制剂已应用于成人患者血栓的预防与治疗、非瓣膜性房颤后卒中的预防。DTIs 抗凝效能与华法林效果相似,但出血风险更低。DTIs 缺点是没有特异性拮抗剂。但 DTIs 半衰期短,可以通过及时停药和支持措施来治疗出血并发症。阿加曲班是目前唯一经美国 FDA 批准用于儿童肝素诱导血小板减少症(heparin induced thrombocytopenia,HIT)的 DTIs,儿童起始剂量为 1ug/((kg·min))。磺达肝癸钠是一种人工合成的抗凝血酶依赖的选择性 Xa 拮抗剂,用于儿童 VTE 治疗用法是 0.1mg/(kg·d),1 次 /d,皮下注射。磺达肝癸钠不发生 HIT,治疗相关性骨质疏松的风险明显低于 LMWH。

(3)维持抗凝疗程:对于有明确可逆性危险因素的急性 DVT 或 PE 的患者使用抗凝治疗 3 个月。对于危险因素持续存在的患儿,建议抗凝治疗疗程 ≥3 个月,直至危险因素去除。对于始终未发现确切的危险因素的 DVT 或 PE 患儿,如患儿出血风险较低,可延长抗凝治疗至 6~12 个月。

3. 儿童中心静脉导管相关性血栓形成的抗凝治疗 若中心静脉导管已失效或已无需求,建议进行 3 ~5 天标准化抗凝治疗后移除导管。若导管仍有效或仍需要,则建议维持中心静脉导管,予以预防剂量的抗凝治疗。可选择口服维生素 K 拮抗剂(1.5~1.9),或皮下注射低分子肝素(抗 Xa 因子 100~300U/L)3 个月,直到导管移除。若在患者接受预防抗凝治疗时再发血栓,建议导管移除、给予治疗剂量的抗凝药物,并至少随访观察 3 个月。

【儿童药物性溶栓疗法】 不推荐常规应用全身或局部溶栓治疗,仅对具有以下适应证的患儿,进行溶栓治疗。

(一) 溶栓治疗的适应证与禁忌证

1. 适应证

(1)肺栓塞伴低血压或休克,或肺栓塞导致右心功能不全或心肌坏死。

(2)危及生命的新生儿肾静脉血栓形成。

(3)新发生的大面积髂、股深静脉血栓。

(4)DVT 患儿经足量初始抗凝治疗后,仍继发静脉压迫综合征或静脉完全闭塞继发肢体坏疽风险。

(5)脑静脉血栓形成伴神经功能损害。

(6)其他:动脉血栓形成伴组织缺血;川崎病合并冠状动脉血栓形成;先天性心脏病伴分流血栓形成;大于 2cm 及活动性右心房血栓等。

2. 禁忌证

(1)绝对禁忌证:存在颅内动脉瘤、血管畸形或颅内肿瘤等结构性颅内疾病,既往有颅内出血史,2 个月内发生脑血管梗死或出血、颅内或脊髓椎管内手术或颅脑外伤;活动性出血;血流动力学不稳定。

(2)相对禁忌证:近 10 天内有大手术、有创检查、器官活检或创伤性心肺复苏史;近 7 天内存在不易压迫止血部位的血管穿刺;近 6 个月内发生严重内出血(非颅内出血);严重且不能控制的原发性高血压(儿童收缩 / 舒张压>同年龄性别 95%);不能排除有心内血栓的心房颤动;右向左心内分流性心脏疾病;心包炎、感染性心内膜炎等。

(二) 溶栓治疗的具体方法

已有几种溶栓剂被用于儿童:链激酶、尿激酶和重组组织型纤溶酶原激活剂(tissue plasminogen activator,t-PA),其中 t-PA 最为常用。t-PA 对纤维蛋白具有较高的亲和力,可形成纤维蛋白 t-PA 复合物,增强纤溶酶原与纤维蛋白的结合,可使溶栓作用定位于血栓形成部位,减少全身出血的风险。t-PA 溶栓治疗中,必须注意监测纤维蛋白溶酶原浓度。

t-PA 溶栓时机推荐用于血管阻塞持续时间小于 14 天的急性血栓形成,随着血栓形成时间延长,溶栓的疗效逐渐低。血栓小于 2 周的患者约 83% 对 t-PA 有完全或部分反应,而>2 周的陈旧性血栓患者仅 25% 左右对 t-PA 有反应。

t-PA 有高与低剂量两种儿童给药方案。高剂量的具体方法为 0.1~0.6mg/(kg·h) 的 t-PA 静脉持续滴注 6 小时。能较快促进凝血块溶解,但出血风险增加。低剂量 t-PA 方案则以 0.03~0.06mg/(kg·h)(不超过 2mg/h)静脉维持。目前已被临床证明溶栓有效且出血风险较小。

t-PA 溶栓治疗的最主要并发症是出血事件。t-PA 溶栓治疗并发严重出血事件(包括颅内出血、腹膜后出血、需要外科干预的大出血以及治疗后 24 小时血红蛋白下降 2g/dl)发生率为 2.8%,非严重出血事件发生率为 8.4%,肺栓塞发生率为 1.8%,溶栓后再血栓的发生率为 12.3%~27.0%。

(三) 机械溶栓与手术取栓

机械溶栓治疗较少应用于儿童 VTE。2018 ASH 指南仅推荐机械性溶栓用于具有高出血风险和抗凝禁忌证的 VTE 患儿。

1. 机械溶栓

(1)下腔静脉滤器置入:下腔静脉滤器主要作用是过滤下腔静脉血栓,防止其进入肺循环,导致 PE 及猝死。不推荐常规使用腔静脉过滤器,可谨慎应用于有抗凝的绝对禁忌证或未能进行标准抗凝治疗的 DVT 患者。有临床报道，使用腔静脉滤器引起相关并发症的发生率为 2%，死亡率为 1%。

(2)经皮导管导向溶栓：在放射成像引导下，将多侧孔导管直接插入血栓内并注入 t-PA 等溶栓剂。

(3)经皮机械溶栓：应用大口径导管或支架从血管内抽吸机血栓，该方法有血管损伤的可能性，临床较少单独使用。

(4)经皮机械联合药物溶栓：即将导管导向溶栓与机械分解血栓装置的联合应用的溶栓技术。有临床报道，使用血管喷射机械装置，联合超声技术将 t-PA 注入凝块中，可获得显著溶栓效果。

2. **手术取栓** 儿童外科血栓内膜切除术较少有临床报道。有限的临床资料显示，血栓内膜切除术患儿合并大出血的比率高达 5%~20%，死亡率约 2%。成人资料显示，手术取栓最常见的并发症是血栓形成复发，较高比例的患者需要再次扩张和 / 或再次取栓处理和长期的抗凝。因此，对于绝大多数 VTE 患者不能推荐手术取栓。

（崔 云 张育才）

第四十四章　危重症常用药物疗法

第一节　药物靶效应和血药浓度监测

【概述】 药物作用于靶器官后产生的效应称药物的靶效应。此效应可为治疗的目的或终点，也可以是一个代用的或中间的治疗指标。靶浓度是与治疗目的(治疗终点)有规律性及半定量关系的血药浓度。在无合适治疗终点或靶效应时可作为药效指标。无论是药物的治疗作用还是不良反应，从本质上说，都是通过药物和靶位上的受体等大分子物质间的相互作用而产生的。这种相互作用符合质量作用定律，因此，药物效应是否出现及其强弱，取决于靶位的药物浓度。从这点上讲，理想的TDM应直接检测靶器官或组织的药物浓度。但大多数药物都是作用于心、肝、肾、胃肠道、中枢及周围神经系统等，从这些部位以损伤性手段取样，在现阶段是困难且不能为患者所接受的。在体内血液中的药物起着中心枢纽作用，除直接在靶位局部，到达上述脏器的药物均是从血液分布而至。药物在体内达分布平衡时，虽然血液和靶位的药物浓度往往并不相等，但对绝大多数药物，特别是以被动转运方式分布的药物，其血药浓度与靶位药物浓度的比值则是恒定的。换言之，即药物效应与血药浓度间存在着相关性。这一设想自20世纪60年代以来，已为众多研究报告所肯定。根据血药浓度与治疗作用和毒性反应间的关系，不少药物治疗血药浓度范围及中毒水平都已确定。这些工作为TDM的开展，尤其是血液浓度测定结果的解释判断，提供了参考依据。当然，若其他易于获取的体液药物与血液或靶位药物浓度间，也同样存在恒定比值关系，亦可通过检测这些体液中的药物浓度进行治疗药物监测(therapeutic drug monitor，TDM)。必须指出，上面提到的治疗血药浓度范围和中毒水平，仅是得自群体资料的参考值，由于个体间靶器官、组织或细胞对药物反应性存在差异等原因，因此在解释判断TDM结果时，不能仅拘泥于上述标准，必须结合患者的具体临床表现及治疗效果，作出结论。

由于监测手段不足，传统药物治疗为处方公式化用药。这种用药方式事实上只有少数安全低毒性的药物能获得最佳效果，多数药物并非如此。药物治疗仍是危重医学的基本治疗手段。据统计，危重监护病房(ICU)患者每天静脉持续输注的药物达数十种之多。危重症治疗必需选用速效、强效和长短效相结合的药物。用药方式是在公式计算的基础上，根据个体反应和药物血浓度调节药物剂量，在预定时间内达到预期的药效应，即药物靶效应和药物血浓度监测用药策略。

【实施药物靶效应和血浓度监测用药的基本条件】 药物靶效应和血浓度监测用药不是指对个别患者的药效和药物浓度测定，它是临床用药方式的新概念。其必须具备的条件是：

1. ICU治疗常规。提供个体化用药可遵循的详尽操作步骤。

2. 临床药剂师参与，提供最新的临床药理学信息。

3. 监测设备，测定药物浓度的实验室。

4. 监护护士对药物靶效应进行及时准确的观察和连续记录。

5. 临床医师全面了解药效学、药代动力学和治疗学。

由此可见，只有ICU才具备此种用药及监测的条件。现已公认，即使ICU内工作的住院医师不是固定的专业医师，只要按ICU的监护治疗常规进行，药物靶效应和药物血浓度监测用药仍然能够实施，危重症的抢救成功率将获得提高。

静脉是最常用给药途径。可分为周围静脉、中心静脉和经周围静脉置中心静脉导管(peripheral inserted central catheter，PICC)三类途径。输注的方式可分：间歇推注(bolous)、静脉负荷量后持续滴注(bolous and infusion)、静脉持续递增滴注(titrate)。输液泵是必备的设备。某些微量药物输注需要定期校正过的输液泵。近年来还出现由血糖监侧仪、电脑和胰岛素注射泵三部分组成的闭环式胰岛素泵。高压输液泵可进行动脉输液。

【药物靶效应监测策略】

（一）概念

药物靶效应监测是一种针对危重症的病理生理机制选用药物，通过输液泵静脉内连续递增给药，直至在一定时间内达到预定药效的用药策略。靶效应监测不是简单的药效观察或用药效观察反馈去调节药物剂量的方法。它的实施步骤应包括：

1. 应用监测手段，明确危重症的病理生理机制。

2. 选择药物，确定该药靶效应的监测指标和达到靶效应的时间。

3. 确定用药途径、方法、剂量和递增方式，以及最大剂量。

4. 副作用的判定及允许范围。

（二）临床应用

儿茶酚胺类药、抗凝血药、利尿药、镇静药、电解质（K^+、Mg^{2+}、Ca^{2+} 等）、神经肌肉阻滞剂、血管扩张剂、H_2 受体拮抗剂、抗真菌剂、抗病毒剂、β- 内酰胺抗生素及氧气等均可按此策略用药。如：

1. **治疗高血容量性急性心力衰竭时的主动利尿疗法** 置 Foley 导尿管监测和记录每小时尿量，在对心率、血压和血电解质进行监测下，反复静脉注射呋塞米（1~2mg/kg，最大 3~5mg/kg），或静脉持续递增剂量滴注呋塞米［0.5~1mg/(kg·h)］，使尿量达 3~5ml/(kg·h)。

2. **急性严重低钾血症（<2.5mmol/L）时的高浓度氯化钾疗法** 氯化钾输入速度为 0.3~0.5mmol/(kg·h)，浓度一般为 0.3%~0.5%。直至使血钾升至 3mmol/L 以上，输注时持续监测心电，每 0.5~1 小时测血电解质。

3. **儿茶酚胺类药物应用** 儿茶酚胺类是最常用的危重症治疗药物之一，是药物靶效应策略用药的典型实例。临床所见的儿茶酚胺药效是受体和神经反射的综合药理效应。此类药物的药动力学特点是起效快（2~5 分钟起效，10~15 分钟达到峰效应），半衰期短。药物剂量效应明显，但不同个体、不同病理生理状态差异极大。其药效影响因素包括：血管张力、受体的反应性、脏器微循环和屏障功能状态和机体内环境酸碱电解质平衡状态等。由于上述诸因素的复杂影响，相同血浓度水平的此类药效可呈现明显不同，甚至相反。另一方面，即使是详尽监测和病理生理机制分析后用药，也很难预测药效。因此只能以药物靶效应监测方法用药。应用时需考虑和决定以下因素：

（1）根据药物受体效应的强弱和心血管功能受损程度选药。

（2）注意配伍：如肾上腺素与酚妥拉明联用发挥肾上腺素的正性肌力作用，用酚妥拉明拮抗 α 受体，从而抑制肾上腺素的 α 兴奋作用。受体的耐受、饱和、竞争性也应考虑：如正性肌力作用药都作用于心肌 $β_2$ 受体，可造成受体竞争状态。一般多巴胺的应用浓度是肾上腺素的 100 倍，这样多巴胺成为肾上腺素竞争拮抗剂，需要更高剂量的肾上腺素才能发挥作用。

（3）确定起始剂量和递增速度：根据病情轻重常以低至中等剂量开始，逐渐递增。一般 5~10 分钟递增一次，每次增加 2~5μg/kg（多巴胺和多巴酚丁胺）或 0.1~0.3μg/kg（肾上腺素）。危重病例则以直接应用中至高剂量开始。递增剂量需根据病情严重度。

（4）预定最大剂量：如多巴胺、多巴酚丁胺 20~25μg/(kg·min)、肾上腺素 2μg/(kg·min)、去甲肾上腺素 1μg/(kg·min)。但根据临床反应可酌情改变，如多巴胺可达 30~40μg/(kg·min)。

（5）确定判定药效时间和参数值：一般在 15~30 分钟内即可判定儿茶酚胺类药的靶效应。靶效应参数：血压、脉压、心率、经皮氧饱和度。并可同时观察下列体征：四肢末梢温度、毛细血管再充盈时间、发绀程度、肛指温差、心音、脉搏的强弱和尿量。

（6）观察：首次用药是监测、病情评价和机制分析新阶段的开始，也是药物靶效应的开始，而不应当视为医疗程序的终结。如此监测 - 评价 - 分析 - 用药 - 观察的循环过程是判定药效的唯一手段，直至取得预定的药物靶效应。

【药物血浓度监测策略】 即治疗药物监测（therapeutic drug monitor，TDM），是药物靶效应监测的一种替代方法。它是对某些有剂量效应关系并已知其有效血浓度的药物进行动态浓度测定，以指导用药的方法。TDM 不是简单的药物浓度测定。它是对药代动力学、药效学和治疗作用全过程的全面监测。为调整给药方案，一般根据药代动力学参数和常用剂量给予负荷量及维持量，然后用固定维持量 5~6 个半衰期达稳态后测血浓度，个别药物需测定药峰浓度，然后调整剂量或给药方式。

（一）血清药物浓度的临床意义及其影响因素

药物的疗效取决于其在靶器官内的浓度。但由于测定困难通常只能以血药浓度作为治疗浓度指标。血药浓度是指药物在血清中的含量，在判定一个药物血浓度的意义时应考虑以下几点：

1. 一般情况下血药浓度与靶器官浓度是一致的，但某些药物组织内的浓度比血浓度大得多，而另一些药物恰好相反，后两者不能用血药浓度代替靶器官浓度。

2. 血清或血浆中的药物包括药物与血浆蛋白结合的及未结合的（即游离型），一般认为游离型药物才具生物活性。因此，蛋白结合率高的血游离型药物浓度远较所测浓度为低，而且药量略有变动将明显影响药理作用。蛋白结合率高的药物主要有洋地黄毒苷、苯妥英钠、硫喷妥钠、戊巴比妥、水杨酸钠、青霉素。

3. 不同年龄和疾病时药物蛋白结合率发生改变。新生儿由于血浆总蛋白低，加之血清胆红素和游离脂肪酸高，使药物与蛋白结合的部分减少；又如肾衰尿毒症时白蛋白结合药物能力下降。

4. 血药峰浓度、维持峰浓度时间和药物吸收总量（时间曲线下总面积）均可影响药效。

（二）影响血药浓度的因素

血药浓度与药物进入机体的量及在一定时间内排除的量有关，前者与药物剂量、吸收、分布容积有关，后者与代谢和排泄速率有关，即与患儿的年龄、肝、肾、内分泌功能、内环境、疾病状态和遗传等多种因素有关。药物进入机体的量，尤其在静脉给药时容易得到控制，但机体清除的速度则不易控制，多数药物的清除是通过以肝脏为主的药物代谢灭活和由肾脏将原形药物排泄体外。不同年龄患儿的药物代谢排泄能力不同，近年来对早产儿、小婴儿的药代动力学研究有很大进展，新生儿由于肝脏对药物的代谢率低，游离型药物成分增加，因此按千克体重计算药量偏小，婴儿肝肾功能发育相对完善，而肝重 / 体重比值相对大，肝肾血流丰富，蛋白质 Y 出现，对药物代谢和排泄能力相对增加，按体重给药量较成人高。其中 2~10 岁的儿童药物代谢最快，青少年期与成人相仿。关于药酶、药酶诱导剂、药酶抑制剂和小婴儿药物代谢和排泄特点则应参考有关专著。

（三）血药浓度结果分析

测得的血药浓度高于或低于治疗范围时，在作剂量调整前需考虑下列因素：

1. **实际给药所致的剂量偏差** 应检查医嘱、处方的剂量，检查执行医嘱情况，确认无抽取、稀释药液的错误。

2. **采血时间和部位不当** 采血时间比所要求的时间晚或提前均不能反映血药峰浓度。如果给药后很快取血则血药浓度高于稳态血浓度。一般在 5~7 个半衰期后达到稳态血浓度。在给药的静脉近端取血则使药物血浓度明显升高。

3. **实验误差** 必要时送第 2 份血标本重新测定。

4. 药物吸收障碍 主要指口服药的生物利用度、胃肠功能形态。

5. **药物消除途径改变** 肝脏疾患和充血性心衰、药酶抑制剂或肝脏肾脏毒性药物和早产儿、新生儿均可使药物代谢降低，导致血药浓度过高。药物消除过快可以因同时应用其他药酶诱导剂所致。

（四）临床应用

目前认为对治疗指数窄、代谢个体差异大或疾病使剂量效应曲线移位的药物进行监测。儿科 ICU 内血药浓度监测用于以下两类情况：

1. **药效判定** 氨茶碱、抗惊厥药（巴比妥、苯妥英钠、卡马西平等）、抗心律失常药（利多卡因）及地高辛（尚存意见分歧）。

2. **预防药物毒性抗生素** 氨基糖苷类、氯霉素、免疫调节剂、抗代谢药。氨茶碱在治疗重症哮喘时常规应用血浓度监测以判定药效。目前发达国家儿科 ICU 均采用血药浓度监测下每天一次的庆大霉素的给药方法。一般给药后 1 小时或下次给药前即达到峰浓度时采血，其峰浓度必须大于 4μg/ml 且小于 12μg/ml，给药前浓度不能大于 2μg/ml。阿米卡星（丁胺卡那霉素）峰浓度和给药前浓度应分别为 15~25μg/ml 和小于 5μg/ml。

【药物靶效应和血浓度联合监测用药】 在应用某些已明确有效血浓度的药物治疗危重症时，需突破原定的有效血浓度值（甚至是中毒浓度值）才出现药物靶效应。因此宜采用药物靶效应和血浓度联合监测用药方法。如严重脑外伤、中枢神经系统感染所致的顽固性全身强直性癫痫持续状态。此类患者应在 ICU 中监护和呼吸循环支持下进行治疗（包括气管插管、机械通气）。当常规抗癫痫治疗无效时,可在较短期限内用苯巴比妥和戊巴比妥剂量递增同时结合血浓度测定给药方法,直至惊厥控制。具体方法:按 10~20mg/kg 给予负荷量,如惊厥不能控制,每间隔 30 分钟左右重复上述剂量,直至控制发作。维持量则以有效血药浓度稳定为准,一般需 10mg/(kg·d)。靶效应监测包括持续监测脑电图,观察惊厥发生的频度和类型。有研究显示:苯巴比妥不产生抗惊厥效应的耐受,剂量和效应始终存在类线性关系(10mg/kg,增加血浓度 9.7μg/ml),而其对呼吸和心血管功能的抑制作用可产生耐受。目前临床药理学资料显示:苯巴比妥的负荷量为 10~20mg/kg,维持量为 2~5mg/(kg·d),有效血浓度为 20~30μg/ml,中毒浓度为>40μg/ml,超过 80μg/ml 可致死。

伏立康唑是治疗真菌感染的常用药物,但儿童缺乏用药经验,按常规推荐剂量药效不佳时原因从临床很难判断,而药物浓度检测则可帮助临床医生调整用药以达到治疗目的。有研究显示:采用常规推荐剂量给药部分儿童难以达到伏立康唑的目标浓度,伏立康唑血药浓度在个体间和个体内均有较大的差异。低龄儿童要达到有效的伏立康唑血药浓度,往往需给予更高的用药剂量。开展伏立康唑药物浓度监测不仅可以保障患儿用药的安全性和有效性,同时可为合理制订我国儿童的伏立康唑初始治疗方案提供研究数据。

总之,临床药理学的发展为危重病用药提供了理论依据,为精准化治疗、个体化治疗指明了方向,危重医学的临床实践也将促进临床药理学进一步发展。

(刘春峰 陈贤楠)

第二节 复苏药物

在心肺复苏的紧急状况下,迅速建立可靠的血管通路,是决定抢救成败的关键,尽可能做到在复苏的第一分钟内建立成功,并经此途径给予复苏药物与补液,以提高复苏的成功率。静脉途径是最理想的选择,常用的复苏药物及液体,均可经此通路给予。但由于血管塌陷及不能中断胸外按压的进行,静脉穿刺很难成功。骨内通路、气管内通路应积极建立,凡能静脉途径给予的药物和液体均可由骨内通路供给,气管内通路仅能供给部分应急的药物,不宜输液用,因此在抢救过程中受到一定的限制。

【常用的给药途径】

1. **建立静脉通路** 在心肺复苏过程中为提高复苏的成功率,建立畅通的静脉通道是十分重要的,也是较难做到的。因此,在建立静脉通路时必须注意:①选择最大最易穿刺部位的静脉,如股静脉、肘正中静脉、踝部大隐静脉等。而平时常用以输液用的头皮小静脉,往往因塌陷既不易穿刺成功,也不宜快速输液或给药,故在急救时不宜选用头皮小静脉。②建立静脉通路时不应中断复苏术的进行,因此应选择远离操作部位,如选择臂、手、腿处的大静脉,以不妨碍按压术的进行。③如连续 3 次或 90 秒钟以内静脉穿刺不成功,则立即改为骨内通路,输注药物。④如为新生儿,还可以考虑脐静脉置管建立静脉通路,用于复苏给药。

2. **中心静脉插管** 中心静脉通路是较通畅的给药途径,很少有药物渗出,但建立中心静脉通路费时长,且要有熟练的技术,并要求严格无菌技术操作,如能迅速安全地建立成功此通路,最为理想。可供穿刺插管的静脉有颈内静脉、颈内静脉、锁骨下静脉、腋静脉、股静脉等,其中以颈外静脉和股静脉较常选用。由于股静脉易固定,内径较粗,以及所处的部位不干扰复苏术的进行,首先被考虑选用。小儿中心静脉插管的并发症较成人多见,如全身感染、动静脉出血、血栓形成、静脉炎等,因此,除非不得已一般不首先选用中心静脉途径。

大隐静脉切开术:若 5 分钟内仍未成功建立外周静脉或骨内通道,应考虑大隐静脉切开术,一般在内踝的前侧,操作方便,且不影响心肺复苏术的进行,但须无菌操作且费时较长,常超过 10 分钟,术后感染的机会也较多,因此也不首先考虑此途径。

3. **骨髓腔内输注**(intraosseous,IO) 20 世纪 50 年代,该通路即被应用于临床,且被认为是安全可靠的方法。近年来由于小静脉穿刺技术的提高,一般情况下很少使用骨内通路作为给药输液的途径,但在复苏的紧急状况下一时静脉通路建立有困难时,建立骨内通路被认为是最佳选择。

骨髓腔内输液适应证:在急需建立输注通路,但静脉留置导管非常困难或失败的情况下,或因延迟处理可能使患儿面临危险时,应积极采用 IO 输注技术。对于感染性休克、脱水、心搏骤停、烧伤、癫痫等患儿,IO 输注都是一种可供选择的有效措施。小儿复苏术中通常提到“90秒内、3种尝试、任一种先行”的急救原则,即对心搏骤停患儿应尽力在90秒内通过外周、中心静脉或IO输注迅速建立输液通路。在2010年心肺复苏国际共识中强调,在静脉通道不能使用时应经骨髓腔内途径给药,建议在急危重症患者抢救最初2分钟内,超过3次仍不能建立外周静脉输液通路,应立即建立骨髓腔输液通路,而不是行中心静脉穿刺术。

4. **气管通路** 静脉或骨内通路是最好的给药补液途径,但在复苏过程中,若已行气管切开或气管插管且在3~5分钟内上述通路仍未建立成功,在紧急状况下也可以气管内给药,如肾上腺素气管内给药,剂量可大于静脉剂量的10倍,即给予(1∶1 000)的溶液0.1mg/kg,并以0.9%氯化钠溶液稀释成5ml(婴儿)至10ml(成人),滴入气管导管内,之后立即用手控复苏囊给5次正压通气并继续给100%氧气吸入,可使药物尽快分布整个呼吸道,以利吸收,但稀释量不宜过多,以免肺表面活性物质被稀释,影响肺膨胀功能。

5. **心内给药** 心内注射给药曾被认为是传统的复苏方法,但目前认识到该途径给药弊大于利,有许多缺点,除非万不得已,一般不主张心内途径给药。使用心内途径给药存在的问题:①必须中断心外按压术的进行从而影响复苏;②有可能导致气胸、心脏压塞等并发症;③药物一旦注入心肌内可致室颤等心律失常,甚至心脏停搏等严重后果。穿刺部位同心包穿刺,进针最佳部位在剑突下与左肋弓夹角处,或胸骨左缘第5肋间或第4肋间。

【复苏时常用的药物】

1. **氧气** 复苏时均有严重的低氧血症,故把给氧视为给予药物一样的重要,传送到组织中的氧量取决于吸入氧的浓度、血液带氧量、血红蛋白浓度、心脏输出量、氧的弥散力等。给予正确的心脏按压术时,心搏出量只有正常搏出量的25%~30%,能提供的氧量也只有正常需要量的16%~17%,因此在复苏过程中应给予高浓度的氧,甚至100%浓度的氧,经输氧治疗后,如瞳孔由扩大变为缩小,则为有效的最早指征,随后皮肤黏膜亦转为红润。

2. **肾上腺素** 长期以来,肾上腺素一直被认为是心搏骤停的首选复苏药,肾上腺素具有α和β肾上腺素能效应,α肾上腺素能可使血管收缩,增加全身血管阻力,升高血压,减少血液流向内脏、黏膜、皮肤血管床,而心脑血管α受体较少,血管收缩不如周围血管收缩明显,故心、脑供血供氧增加,从而达到复苏的效果。β肾上腺素能可增加心肌收缩力和心率,松弛骨骼肌、血管床平滑肌。给予有效的复苏剂量后可出现的心血管效应为:①心脏自律性增加;②心率加快;③心肌收缩有力;④体循环血管阻力加大;⑤血压回升;⑥心肌耗氧量增加等。

(1)适应证:用于心搏骤停、通气和供氧无效的心动过缓、非血容量不足性低血压等。

(2)剂量:心肺复苏首剂用标准剂量即1∶10 000肾上腺素0.1ml/kg(0.01mg/kg),静脉或骨髓内给药,如经气管内给药,则给10倍量即0.1mg/kg。2~3次后仍无效则按0.1~1.5μg/(kg·min)开始静滴维持(根据反应性调节剂量)。

(3)注意:肾上腺素有引起高血压和心律失常的副作用,应密切观察,在酸性环境、低氧血症或碱性药物中的作用减弱,实验发现经气管内给药其血药峰水平不及静脉给药峰水平的十分之一。因此气管内给药剂量应为静脉给药的10倍。

3. **去甲肾上腺素** 主要激动α-受体,对β-受体激动作用很弱,具有很强的血管收缩作用,使全身小动脉与小静脉都收缩(但冠状血管扩张),外周阻力增高,血压上升。其兴奋心脏及抑制平滑肌的作用都比肾上腺素弱,临床上主要利用它的升压作用。既往认为可引起严重肾血管收缩,导致急性肾衰竭。近年来证实,去甲肾上腺素可迅速改善感染性休克患儿血流动力学状态,而且能改善胃肠道等器官灌注,显著增加尿量和肌酐清除率,改善肾脏功能。去甲肾上腺素可增加心排出量。去甲肾上腺素对储藏内脏血流量的作用优于多巴胺,逆转休克的效果比多巴胺更有效。不改变下丘脑-垂体-肾上腺轴功能,对颅内压影响较小,很少引起心悸。应用去甲肾上腺素时,乳酸水平始终降低,显示组织灌注良好。但在血容量不足时,应用去甲肾上腺素是危险的,可引起或加重肾损伤。

剂量:0.05μg(/kg·min),每3~5分钟增加0.05~0.10μg/(kg·min),最大量1~2μg/(kg·min),使MAP达65mmHg,过高会增加心脏后负荷。

4. **阿托品** 是乙酰胆碱拮抗剂,能加快窦性心率,或房性起搏和房室传导,适用于心肺复苏特别是心肺复苏后心动过缓的患者。小儿心动过缓多因严重缺氧和二氧化碳潴留所致，故改善通气和氧疗也很重要。

常用剂量为 0.02~0.1mg/kg，儿童最大剂量 1mg，年长儿 2mg，静脉注射，每分钟重复一次，Ⅲ度房室传导阻滞时，可加大用量，气管内给药相当于静脉剂量的 2~3 倍，稀释成 3~5ml，经超过气管插管顶端的导管注入，并用 0.9% 氯化钠溶液 3~5ml 将药液冲入下气道，然后给予几次正压呼吸，如用药后瞳孔散大，表示阿托品已产生效果。

5. 纳洛酮　内源性阿片样物质存在的部位，都有相应的阿片样受体存在，特别是 β- 内啡肽，当机体在应激状态下，β- 内啡肽释放量增加，可抑制前列腺素和儿茶酚胺的血管效应，发生低血压、低灌注和呼吸抑制等作用。而盐酸纳洛酮是阿片受体拮抗剂，能对抗 β- 内啡肽的作用，其作用迅速，静脉内给药<2 分钟即开始生效，且持续时间达 45 分钟，数分钟后可重复应用。常用以逆转呼吸抑制、低血压、低灌注压、中毒等。

剂量：文献报道的范围较广，0.005~0.4mg/kg，目前推荐的剂量是 0.1mg/kg，适用于从出生至 5 岁，或体重<20kg 的小儿（>5 岁或>20kg，可按 2mg 给药）。该药比较安全，副作用小，偶有恶心、呕吐、心动过速、高血压、惊厥、心律失常等。

6. 钙剂　钙离子在正常的心脏中可增强心肌收缩力，延长收缩期，增强心脏应激性，因此曾被列为心肺复苏的一线药物，近年来认识到心搏骤停、心肌缺血缺氧、ATP 酶缺乏、泵功能不能维持时钙离子大量涌入细胞浆内，造成钙超载，是致细胞死亡的重要原因。因此心肺复苏时给予钙剂，不仅无益，反能引起损害，故不主张常规使用钙剂，除非有明显低钙血症，且有低钙症状表现时，或考虑钙离子拮抗剂中毒时，可选用钙剂。

剂量：葡萄糖酸钙 100~200mg/kg（10% 葡萄酸钙 1~2ml/kg），每次最大剂量 2.0g，氯化钙 20~50mg/kg（10% 氯化钙 0.2~0.5ml/kg），每次最大剂量 1.0g，注意静脉缓注，推注时需严密观察心率。

7. 碳酸氢钠　心搏呼吸骤停后，由于二氧化碳蓄积及严重低氧血症，迅速出现酸中毒。碳酸氢钠多年来一直被认为是用于纠酸的必用药物。但近年来认识在发生变化，心搏呼吸停止时，由于低氧血症引起代谢性酸中毒，通气障碍二氧化碳潴留引起呼吸性酸中毒，当进行复苏时，由于开放气道，人工呼吸，恢复组织供氧与血液灌注，可使酸中毒缓解。因此对轻到中度的酸中毒不强调使用碳酸氢钠溶液纠正，但重度酸中毒仍宜应用碳酸氢钠。有学者报告 $PaCO_2$ 导致脑脊液中 pH 值的变化比导致血浆中的 HCO_3^- 浓度的改变更快更大；同样，$PaCO_2$ 增加，抑制心脏功能的程度比固定酸积聚而致的 pH 值下降更明显。因此强调复苏时通气的重要性，认为迅速建立有效的通气是处理酸中毒和低氧血症的基本措施，而不把碳酸氢钠视为首选药物。在复苏时给予碳酸氢钠，并不能提高患者的生存率，且可降低冠状动脉灌注压，但复苏 10~15 分钟后仍有酸中毒者，则可酌情应用。美国儿科“高级生命支持疗法”中提出：在治疗轻到中度代谢性酸中毒时，不要用碳酸氢钠，尤其有低血容量时不要用，充分补充血容量，提供良好的通气，就可以解除酸中毒。目前对用碳酸氢钠较一致的看法是晚用、少用、慎用，不主张用高渗性碳酸氢钠。对严重的酸中毒，血流动力学状况不稳定的或经过过度通气，恢复循环心跳仍不满意的，以及低钾血症等患儿给予碳酸氢钠静脉或骨内注入。

8. 葡萄糖　低血糖或高血糖对缺氧的大脑都有影响，机体应激状态下，如头部创伤、溺水、休克等，都有血糖升高，可损伤神经系统并影响预后，尤其是复苏过程中或其前给予葡萄糖输入，不仅无益，反而有害。因此，不能把葡萄糖作为常规输入。但较小婴儿或患慢性病的小儿，糖原储备有限，当发生心肺功能障碍时，储备糖原很快消耗殆尽而出现低血糖症，如给予葡萄糖可使血糖迅速恢复正常。因此，对心肺功能不全的危重病例应及时检测血糖，根据检测结果决定是否给予葡萄糖液输注。如无检测条件，而临床又处于低血糖高危状态，或对复苏措施无反应时，也应根据临床表现给予葡萄糖输注，剂量可按 0.5~1g/kg，最高浓度 <25%，新生儿 <12.5%，一般用 5% 葡萄糖静脉输注。

9. 利多卡因　通过抑制心脏自律性和室性异位起搏点，提高室颤阈值，为除颤首选药，常用于因缺氧严重酸中毒，心肌病变所致的室颤、室性期前收缩、室性心动过速。用法：1mg/kg，稀释于 5% 葡萄糖 10ml 中，静脉或骨髓内给予，用于气管内则须用蒸馏水稀释至 3~5ml 滴入。可 5~10 分钟后重复给药，总量 <5mg/kg。也可首剂给药后，以 20~50μg/（kg·min）静脉点滴维持。如利多卡因浓度过高，可对呼吸循环、中枢神经系统产生抑

制，如有心功能、肝功能不全时，应减少剂量。

10. **胺碘酮** 目前更推荐胺碘酮用于室性心动过速或室颤等，5mg/kg，静脉用药或口服，可重复使用至12mg/kg，最多不超过300mg，可持续静脉滴注。如果室性心律失常不能排除长Q-T综合征引起慎用。

11. **多巴胺** 是一种内源性的儿茶酚胺，具有α和β受体的兴奋作用，但β受体的作用较强，部分还有多巴胺能作用，剂量不同对心血管的效应也不同，中小剂量可使心搏血量增加，外周阻力不变或降低，大剂量可使外周阻力增高，根据滴速有不同反应，2~3μg(kg·min)时，可使内脏血管扩张，全身血管阻力降低；6~10μg/(kg·min)时，有轻度增加心肌收缩力的作用，并使全身血管扩张。>20μg/(kg·min)时，有明显缩血管作用，多巴胺使用于液体复苏无效的持续低血压或外周灌注不足的患者。

（赵祥文 刘春峰）

第三节 糖皮质激素

肾上腺皮质激素大多由胆固醇衍化而来，其化学结构与胆固醇相似，故称为类固醇激素，由于支链结构形状与“甾”字相似，又称为甾体激素。皮质激素按作用不同分为两类：一类以醛固酮（肾上腺皮质外层球状带分泌）为代表，主要作用于水盐代谢，称为盐皮质激素；另一类以皮质醇（肾上腺皮质中层束状带分泌）为代表，对糖、蛋白质和脂肪代谢具有调节作用，能提高机体对各种不良刺激的抵抗力，习惯上称之为糖皮质激素(glucocorticoids，GCs)。

【生理作用】 正常人糖皮质激素的分泌有昼夜节律性，凌晨血中浓度开始上升，醒后起床达高峰，至入睡后的最初阶段降至最低水平，其分泌受前叶所分泌的促肾上腺皮质激素（ACTH）调节。糖皮质激素几乎对全身细胞都有作用，通过进入细胞影响细胞酶的合成和活力，影响细胞膜的通透性、运转机制与结构，还间接通过稳定胰岛素和胰高血糖素而发挥作用，其他许多激素在有皮质醇的条件下才发挥作用。

1. **糖代谢** 抑制外周组织对葡萄糖的摄取和利用，增加糖原异生，使血糖升高，糖耐量降低。

2. **蛋白质** 代谢使许多组织的蛋白质分解代谢加强出现负氮平衡，长期大量应用时抑制蛋白质的合成。

3. **脂肪代谢** 使四肢脂肪分解增加而腰部、面部、肩部及背部脂肪合成增加，饥饿时促进脂肪分解引起血脂和血胆固醇过高。

4. **盐代谢** 引起水钠潴留并促进排钾，以维持细胞外液，也可能作用于肾小管影响钠、钾和水的吸收。

5. **其他** 参与机体应激反应，刺激红细胞和中性粒细胞以及血小板增生，促进淋巴细胞和淋巴组织崩解，促进嗜酸性粒细胞聚集于肺脏和脾脏而破坏，加强小动脉平滑肌对去甲肾上腺素等加压药物的敏感度，刺激胃酸及胃蛋白酶的分泌；通过反馈作用于下丘脑-垂体，调节ACTH、ADH的合成与释放，作用于精神神经系统以维持正常精神神经状态。

【药理作用】 糖皮质激素由于生物半衰期不同可分短效、中效和长效激素。短效激素有氢化可的松、可的松等，因潴钠副作用明显，故用于替代疗法或大剂量短程疗法；中效激素有泼尼松、甲泼尼龙等，适用于长期疗法，但需注意低血钾和溃疡病出血等不良反应；长效激素有地塞米松、倍他米松等，易产生库欣征，适用于短期治疗。三类激素的药代动力学特点和作用强度见表6-40。

1. **抑制炎症反应** 对各种炎症的各阶段均

表6-40 糖皮质激素药代动力学与药理学特点

类别	药名	等效剂量(mg)	血浆半衰期(min)	生物半衰期(h)	抗炎作用	糖代谢	水钠潴留	对ACTH抑制作用
短效	氢化可的松	20	80~100	8~12	1	1	1	1
	可的松	25	30	8~12	0.8	0.8	0.8	1
中效	泼尼松	5	60	20~36	4	3.5	0.6	4
	甲泼尼龙	4	200		5	5	0	4
长效	地塞米松	0.75	300	>48	25	30	0	25
	倍他米松	0.6	300	>48	25	30	0	25

有非特异性抑制作用。炎症早期可使毛细血管张力增加和通透性降低，使血浆渗出、白细胞浸润和吞噬现象显著减轻；炎症后期则能抑制成纤维细胞增生和胶原合成，防止肉芽组织粘连和瘢痕形成。其作用是稳定和延长细胞膜的静止时相，抑制吞噬细胞功能，稳定溶酶体膜，防止溶酶体释放，抑制磷脂酶 A2 的活化而减少炎症介质产生，抑制肉芽组织中纤维 DNA 的合成等。

2. **抗内毒素作用** 缓和机体对各种内毒素的反应，减轻细胞损伤，缓解毒血症症状，发挥保护机体的作用。

3. **抗过敏作用** 抑制过敏介质的释放如组胺、5- 羟色胺、过敏性慢反应物质，对各种淋巴细胞均有抑制作用，可使胸腺、淋巴结和脾脏的重量减轻、体积缩小和淋巴细胞减少。

4. **抗休克作用** 大剂量糖皮质激素能抑制溶酶体蛋白酶 - 心肌抑制因子（MDF1）系统而稳定溶酶体膜，防止酸性蛋白水解酶的释放及 MDF1 的形成，阻断休克形成的恶性循环；降低血管对某些缩血管活性物质的敏感性以改善微循环，保持毛细血管壁的通透性，防止血小板聚集和微血栓形成，纠正休克时的代谢紊乱和阻碍内毒素和补体结合。

5. **退热作用** 抑制体温中枢对致热原的反应，稳定溶酶体酶，减少内源性致热原的释放使发热时体温降低。

【临床应用】 糖皮质激素的临床应用除肾上腺皮质功能不全时补充外源性激素作为替代治疗外，主要根据其非特异性抗过敏作用、非特异性抗炎作用、非特异性抗休克作用、非特异性抗脑水肿作用、非特异性降体温作用和非特异性解除支气管痉挛作用等六个方面进行治疗。冲击疗法主要用于抢救危重患儿，如哮喘持续状态、过敏性喉头水肿等，目前在严重感染、中毒性休克等危重状态不推荐使用此疗法，常选用氢化可的松、甲泼尼松龙、地塞米松等，疗程不超过 5 天，可以突然停药；短期疗法适用于某些中毒状态严重、机体过敏反应强烈造成的严重器官功能损害，如结核性胸膜炎、剥脱性皮炎等，疗程约 1 个月，可分为治疗阶段和减量阶段；中长程疗法适用于病程长及反复发作的疾病，以口服使用为主，疗程多在 2~3 个月以上，需分治疗、减量和维持三个阶段治疗。

1. **新生儿危重症** 目前已较多应用于预防和治疗新生儿尤其是早产儿各种疾病。产前孕妇使用糖皮质激素可以促进胎儿肺成熟，降低早产儿 RDS 和脑室内出血的发生率，从而降低新生儿死亡率。产前应用糖皮质激素具有促进肠蠕动和减轻肠道渗出的作用，使新生儿坏死性结肠炎的发病率减少。新生儿缺氧缺血性脑病时早期应用地塞米松可能有治疗作用，与抑制脂质过氧化、减少细胞钙内流、维持神经元兴奋性及减轻缺氧缺血性损伤部位的炎症反应等方面有保护作用。生后早期应用地塞米松治疗重症 RDS 可以缩短机械通气治疗时间、较早拔管和减少肺损伤。新生儿重症感染性休克可短期内应用糖皮质激素减轻炎症反应并缩短抗生素疗程和治疗时间，目前推荐剂量为小剂量，不推荐大剂量冲击治疗。由于糖皮质激素可减少机体摄取葡萄糖，故目前广泛应用以治疗新生儿持续低血糖。新生儿脑肿瘤和新生儿溶血病的治疗目前研究结果尚不一致，有人认为糖皮质激素对新生儿具有保护作用，包括对脑的直接效应和改善呼吸、稳定血压等。多用静脉给药，但副作用与治疗作用并存应予以注意，如抑制下丘脑 - 垂体肾上腺轴功能、周围血嗜酸粒细胞及未成熟白细胞增加、消化道出血、高血压、高血糖及蛋白分解代谢增加等。

2. **儿科急性危重病**

（1）颅高压：对不同病因引起的脑水肿颅高压，激素的效果不尽相同。① GC 对肿瘤伴随脑水肿有效，常用地塞米松，用量为 0.4~1.0mg/(kg·d)，分 4 次用药。②激素对代谢性、外伤后或炎症性脑水肿的作用存在较大争议，国外教科书已不将其作为颅高压的常用治疗用药。③在 2012 年发表的《重型创伤性脑损伤儿童急性期治疗指南（第 2 版）》中，不推荐使用 GC 来改善预后或减轻颅内压（推荐强度：弱；等级：Ⅱ级）。研究发现，地塞米松治疗并未影响创伤性脑损伤患儿的颅内压、脑组织灌注压、对其他降颅压治疗的需求、气管插管时间及 6 个月后 Glasgow 预后评分。④急性播散性脑脊髓炎是与自身免疫障碍有关的中枢神经系统脱髓鞘疾病，GC 是常规治疗的一线药物。先用甲泼尼龙 20mg/(kg·d) 冲击治疗 3~5 天，之后改为泼尼松 1.5 ~ 2.0mg/(kg·d)，分 2 次给药，逐渐减量，疗程 4 ~12 周或依病情达 6 个月。

（2）严重脓毒症和脓毒症休克：儿科严重脓毒症合并肾上腺功能不全与预后不良密切相关。脓毒症休克患儿绝对肾上腺功能不全发生率约为

25%。根据儿童脓毒症休克(感染性休克)诊治专家共识(2015版),液体复苏无效、儿茶酚胺(肾上腺素或去甲肾上腺素)抵抗型休克、暴发性紫癜、因慢性病接受肾上腺皮质激素治疗、垂体或肾上腺功能异常的脓毒症休克患儿应及时应用肾上腺皮质激素替代治疗,可用氢化可的松,应急剂量50mg/(m^2·d),维持剂量3~5mg/(kg·d),最大剂量可至50mg/(kg·d)静脉输注(短期应用)。也可应用甲泼尼龙1~2mg/(kg·d),分2~3次给予。一旦升压药停止应用,肾上腺皮质激素逐渐撤离。对无休克的脓毒症患儿或经足够液体复苏和升压药治疗后血流动力学稳定的脓毒症休克患儿,无须肾上腺皮质激素治疗。

(3)急性呼吸窘迫综合征(ARDS):GC在ARDS的应用一直备受关注和争议。目前高危患儿已不建议用GC预防ARDS,并不推荐使用大剂量的GCs治疗ARDS,Meduri等大样本研究结果建议早期(ARDS病程<14天)使用GC,并且为小剂量甲基泼尼松龙1~2mg/(kg·d),较长疗程(平均25~32天)。

(4)重症手足口病:根据中华人民共和国国家卫生健康委员会颁布的《手足口病诊疗指南(2018年版)》,有脑脊髓炎和持续高热等表现者以及危重病例酌情使用。可选用甲基泼尼松龙1~2mg/(kg·d),或氢化可的松3~5mg/(kg·d),或地塞米松0.2~0.5mg/(kg·d),一般疗程3~5天。

(5)危重哮喘:又称"致死型哮喘"或"危及生命的哮喘"。全身应用GC有利于迅速缓解症状,降低病死率。但目前对重症哮喘患儿GC用药途径的选择、剂量、疗程仍存在争议。对于危重哮喘,应选用起效快、中-短效GC,多选择静脉应用氢化可的松或甲泼尼龙。患儿病情多在24小时内缓解,缓解后GC逐渐减停。地塞米松抑制内源性皮质醇分泌作用较强,进入体内后需经肝脏代谢成活性产物才能产生临床效应,起效慢,不宜首选。2007年美国国家心肺血液协会(NAEPP)推荐:①≤12岁甲泼尼龙1~2mg/(kg·d),分2次,静脉滴注(最大剂量不超过60mg/d);②>12岁泼尼松龙或甲泼尼龙40~80mg/d,分2次,静脉滴注或口服。GC在用药1~3小时起效,作用高峰为4~8小时。

(6)难治性支原体肺炎:近年来,难治性支原体肺炎成为研究的热点问题。难治性支原体肺炎,即对大环内酯类抗生素反应不佳的支原体肺炎,具有以下3个特点:①病情危重,存在肺外并发症,无法单用大环内酯类抗生素控制病情;②大环内酯类抗生素治疗2周后,症状未改善,肺部阴影持续无好转;③合并其他感染。难治性支原体肺炎全身性GC应用适应证:①高热;②阿奇霉素或红霉素治疗效果欠佳;③病情进展快;④ARDS;⑤坏死性肺炎。国内报道,对于难治性支原体肺炎患儿,在炎性反应的极期加用甲泼尼龙2mg/(kg·d),多数患儿能迅速改善临床症状和影像学改变;对部分无效患者需加大GC用量,如甲泼尼龙10mg/(kg·d),甚至30mg/(kg·d),3天后改小剂量逐渐减停。

(7)腺病毒肺炎:GC可增加排毒时间,延长病毒血症期,引起混合感染,临床上需要严格掌握指征,慎重选择。可用于以下情况:①中毒症状明显及有脑炎或脑病、噬血细胞综合征等并发症;②脓毒症;③有持续喘息,影像学以细支气管炎为主。多选择甲泼尼龙1~2mg/(kg·d)或等量氢化可的松,静脉注射。对危重症或者炎症反应过强,可酌情增加剂量,但需权衡利弊,若不能除外混合感染,尤其是真菌、结核感染,需要在充分抗感染的前提下应用。一般短疗程使用为宜。

(8)其他:病毒性心肌炎在并发心源性休克、严重心律失常及洋地黄治疗不能控制的心力衰竭时应用糖皮质激素,选用地塞米松0.3~0.6mg/(kg·d)或氢化可的松15~20mg/(kg·d)静滴。再生障碍性贫血、特发性血小板减少性紫癜、过敏性紫癜、肾病综合征、风湿性疾病、异型输血等疾病时需选用激素治疗。

糖皮质激素应用过程中可出现类固醇糖尿病、诱发胃与十二指肠溃疡或消化道出血、升高血压和静脉血栓的形成、发生水肿和低钾血症、诱发和加重感染等副作用,应给予监测和合理应用。尤其在一般感染性疾病时不能代替抗生素的抗菌作用,重症感染时宜在有效抗感染的基础上加用糖皮质激素,感染后的发热不应常规选用糖皮质激素的退热作用,应合理选择其他解热镇痛药。在活动性溃疡、严重高血压、糖尿病、病毒感染和抗菌药物不能控制的细菌和真菌感染时,应避免使用。

(祝益民 卢秀兰)

第四节 抗微生物药物

对病原微生物包括细菌和其他微生物、寄生

虫及癌细胞所致疾病的药物治疗统称为化学治疗(chemotherapy,简称化疗)。狭义的化疗概念则专指对肿瘤的药物治疗。化学治疗药物包括抗病原微生物药物(抗细菌药物、抗真菌药物、抗病毒药物、抗寄生虫药物)和抗肿瘤药物。抗微生物药物主要包括抗细菌、抗真菌和抗病毒三大类药物。理想的化疗药物应该具有对病原体高度选择性毒性(即强大的抑制或杀灭作用)、对宿主无害或少害、可以提高机体免疫力的特点。

在应用抗微生物药物治疗感染性疾病过程中,应注意机体、病原体与药物三者的相互关系。抗微生物药物的作用是制止疾病的发展,为机体彻底消灭或清除病原体创造有利条件,但是使用不当可导致不良反应的产生,危害机体健康,而微生物在和药物的接触中也会产生耐药性,因此合理使用抗微生物药物具有非常重要的意义。

【抗细菌药物】

(一) β- 内酰胺类抗生素

该类药物化学结构均具有 β- 内酰胺环,是临床尤其是儿科最常用的一类抗生素,包括青霉素类、头孢菌素类、碳青霉烯类、单环类、头霉素类、氧头孢烯类,具有杀菌活性强、毒性低、适应证广及临床疗效好的优点。

1. **青霉素类**　青霉素是最早应用于临床的抗生素,迄今仍是处理敏感菌所致各种感染的首选药物。但由于不耐酸而不能口服、不耐青霉素酶、抗菌谱窄和容易引起过敏反应等缺点,应用受到一定限制。为克服上述缺点,对青霉素进行化学改造获到许多半合成青霉素。

(1) 天然青霉素:青霉素(penicillin G)是天然青霉素,常用其钠盐或钾盐。主要作用于革兰氏阳性菌(gram-positive bacteria,用 G^+ 菌表示)、革兰氏阴性菌(gram-negative bacteria,用 G^- 菌表示)中的 G^- 球菌、个别 G^- 杆菌(嗜血杆菌属)、螺旋体、放线菌属。对溶血性链球菌、草绿色链球菌、肺炎链球菌等作用强,对肠球菌部分敏感且仅有抑制作用,葡萄球菌耐药率高。至今仍是溶血性链球菌感染、敏感肺炎链球菌及葡萄球菌感染、气性坏疽、梅毒、钩端螺旋体病、回归热等的首选药。

(2) 耐酶青霉素:苯唑西林(oxacillin)、氯唑西林(cloxacillin)、氟氯西林(flucloxacillin)、奈夫西林(nafcillin)。对产青霉素酶葡萄球菌的抗菌活性强,是甲氧西林敏感葡萄球菌感染的首选药。对各种链球菌及不产青霉素酶的葡萄球菌作用比青霉素差,对肠球菌、李斯特菌及奈瑟菌属无效。临床仅用于治疗产青霉素酶的葡萄球菌感染。

(3) 广谱青霉素:氨苄西林(ampicillin)、阿莫西林(amoxicillin)。抗菌谱较青霉素扩大,对 G^- 菌有较强抗菌活性,但容易耐药,对青霉素酶不稳定,对甲氧西林耐药葡萄球菌及产青霉素酶的细菌无效。氨苄西林是敏感肠球菌和李斯特菌的首选,作用优于青霉素。

(4) 抗铜绿假单胞菌青霉素:哌拉西林(piperacillin)、美洛西林(mezlocillin)、羧苄西林(carbenicillin)、替卡西林(ticarcillin)、阿洛西林(azlocillin)、磺苄西林(sulbenicillin)。对 G^- 杆菌的抗菌谱较氨苄西林广,抗菌作用也较强。除对部分肠杆菌科细菌外,对铜绿假单胞菌亦有良好抗菌作用。哌拉西林对铜绿假单胞菌及肺炎克雷伯杆菌作用优于其他青霉素类,对其他细菌作用与氨苄西林相似或稍强。

(5) 青霉素类抗生素不良反应

1) 过敏反应:最常见,包括过敏性休克、药疹、血清病、溶血性贫血及粒细胞减少等。一般以各种类型的皮疹为主要症状,病情一般较轻。最严重的是过敏性休克,应用青霉素及皮试时应做好急救准备,如肾上腺素等药物,一旦发生能及时救治。

2) 赫氏反应(herxheimer reaction):青霉素治疗梅毒或钩端螺旋体病时,可出现症状加重现象,一般发生于治疗开始后 6~8 小时,表现为全身不适、寒战、发热、咽痛、头痛及心动过速等,严重者可危及生命。赫氏反应可能与螺旋体抗原抗体免疫复合物及内毒素有关,可对症治疗。

3) 其他:肌内注射局部可发生周围神经炎,鞘内注射和全身大剂量应用可引起青霉素脑病。大剂量静脉给药应监测血清离子浓度,以防高钠血症、高钾血症。

2. **头孢菌素类**　具有抗菌谱广、抗菌活性强、耐青霉素酶、疗效高、毒性低、过敏反应少等优点。

(1) 第一代头孢菌素:头孢噻吩(cephalothin)、头孢唑林(cefazolin)、头孢氨苄(cephalexin)、头孢拉定(cephradine)、头孢替唑(ceftezole)、头孢硫脒(cefathiamidine)。主要作用于 G^+ 菌,对 G^- 杆菌效果差,对耐甲氧西林葡萄球菌、铜绿假单胞菌、耐药肠杆菌和厌氧菌无效。主要用于甲氧西林敏感葡萄球菌、A 组溶血性链球菌和肺炎链球菌等所致感染。头孢唑林常作为外科手术预防用药。头孢氨苄等口服制剂用于轻、中度感染和尿路感染。

(2)第二代头孢菌素：头孢孟多(cefamandole)、头孢呋辛(cefuroxime)、头孢替安(cefotiam)、头孢尼西(cefonicid)、头孢丙烯(cefprozil)。对 G^+ 菌作用类似或略逊于第一代头孢菌素；对 G^- 杆菌活性强于第一代而弱于第三代；对铜绿假单胞菌无效。肾脏毒性比第一代头孢菌素低。用于敏感菌所致呼吸道、胆道、尿路、皮肤软组织感染及败血症等。用于腹腔感染和盆腔感染时需与抗厌氧菌药合用。头孢呋辛也是常用围手术期预防用药物。

(3)第三代头孢菌素：抗菌谱广，对 G^+ 菌作用弱于第一、二代，对 G^- 菌作用强，明显超过第一、二代，对大部分β-内酰胺酶稳定，但可被超广谱β-内酰胺酶(extended spectrum beta-lactamases, ESBLs)分解。肾毒性小，组织穿透力强，分布广，部分药物脑脊液药浓度高。按对铜绿假单胞菌的活性分为两类：

1)抗一般 G^- 菌的头孢菌素：头孢噻肟(cefotaxime)、头孢曲松(ceftriaxone)、头孢唑肟(ceftizoxime)、头孢甲肟(cefmenoxime)、头孢匹胺(cefpiramide)、头孢地嗪(cefodizime)。对铜绿假单胞菌的抗菌活性很差，对肠杆菌科、奈瑟菌属和流感嗜血杆菌有很强抗菌活性，主要用于 G^- 杆菌所致严重感染。对大多数阳性菌的抗菌活性较差，且对肠球菌、李斯特菌、耐甲氧西林的葡萄球菌和不动杆菌没有抗菌活性。头孢噻肟、头孢曲松尚可用于A组溶血性链球菌、草绿色链球菌、肺炎链球菌、甲氧西林敏感葡萄球菌所致的各种感染，且脑脊液中药物浓度高，可用于儿童细菌性脑膜炎。头孢曲松因半衰期长，可每天1次或2次给药。

2)抗铜绿假单胞菌的头孢菌素：头孢他啶(ceftazidime)、头孢哌酮(cefoperazone)。均对铜绿假单胞菌有效，对肠杆菌科、奈瑟菌属和流感嗜血杆菌抗菌活性较高。头孢他啶为目前头孢菌素中对铜绿假单胞菌抗菌活性最强者，且对常见β-内酰胺酶稳定，但对 G^+ 菌抗菌活性较差，用于铜绿假单胞菌、耐药肠杆菌科细菌引起的感染。头孢哌酮对铜绿假单胞菌有良好作用，但对其他细菌作用弱于头孢噻肟，虽难透过血脑屏障，但在胆汁中浓度较高。

(4)第四代头孢菌素：头孢吡肟(cefepime)、头孢匹罗(cefpirome)、头孢噻利(cefoselis)。抗菌谱较第三代更宽，对 G^+ 菌、G^- 菌及部分厌氧菌均有强大抗菌活性。对多数耐药菌株的活性超过第三代头孢菌素，但对耐甲氧西林葡萄球菌无效。此类药物主要用于重症耐药 G^- 杆菌感染，特别是威胁生命的严重 G^- 杆菌感染及免疫功能低下或中性粒细胞缺乏伴发热患者的经验治疗。

3. **头霉素类** 头孢西丁(cefoxitin)、头孢美唑(cefmetazole)、头孢替坦(cefotetan)、头孢米诺(cefminox)。抗菌谱与第二代头孢菌素相似，但抗菌作用比头孢菌素弱，对阳性菌作用显著低于第一代头孢菌素，对阴性菌和厌氧菌作用较强，对大多数ESBLs稳定，但其治疗产ESBLs的细菌所致感染的疗效未经证实。用于治疗敏感菌所致各部位感染以及厌氧菌和需氧菌的混合感染。

4. **氧头孢烯类** 拉氧头孢(latamoxef)、氟氧头孢(flomoxef)。抗菌谱与第三代头孢菌素类似，但对 G^- 菌及厌氧菌的抗菌活性更高，用于治疗敏感菌所致感染以及厌氧菌和需氧菌的混合感染。拉氧头孢有N-甲基四氮唑侧链，可导致凝血酶原缺乏、血小板减少和功能障碍而引起出血，并可出现戒酒硫样反应，很大程度限制了其临床应用。氟氧头孢无N-甲基四氮唑侧链，未发现致凝血功能障碍和戒酒硫样反应。

5. **碳青霉烯类** 在所有β-内酰胺类药物中，抗菌谱最广、活性最强，对多数β-内酰胺酶高度稳定，但对耐甲氧西林葡萄球菌、支原体、衣原体、军团菌无效。适应证：多重耐药但对本类药物敏感的需氧 G^- 杆菌所致严重感染、脆弱拟杆菌等厌氧菌与需氧菌混合感染的重症患者、病原菌尚未查明的免疫缺陷患者中重症感染的经验治疗。用于耐碳青霉烯类肠杆菌科细菌感染时，适用于最低抑菌浓度(minimum inhibitory concentration, MIC) $\leq 8\mu g/ml$ 的感染，如与多黏菌素联用时则MIC可为 $16\sim32\mu g/ml$，使用时应加大剂量、延长输注时间并联合其他抗菌药物。不宜用于治疗轻症感染，更不可作为预防用药。碳青霉烯类抗菌药物与丙戊酸联合应用，可能导致后者血药浓度低于治疗浓度，增加癫痫发作风险，因此不推荐本品与丙戊酸联合应用。按对非发酵菌有无作用分为两组：

(1)具有抗非发酵菌作用：亚胺培南(imipenem)/西司他丁(cilastatin，西司他丁具有抑制亚胺培南在肾内被水解作用)、美罗培南(meropenem)、帕尼培南（panipenem）/倍他米隆（betamipron，倍他米隆具有减少帕尼培南在肾内蓄积中毒作用）、比阿培南（biapenem）和多立培南（doripenem）。中枢神经系统感染患者不宜应用亚胺培南/西司他丁，有指征可应用美罗培南或帕尼培南/倍他米隆时，仍需严密观察抽搐等严重不良反应。

（2）不具有抗非发酵菌作用：厄他培南（ertapenem）。与其他碳青霉烯类抗菌药物有两个重要差异：血浆半衰期较长，可一天一次给药；对铜绿假单胞菌、不动杆菌属等非发酵菌抗菌作用差。

6. **青霉烯类** 法罗培南（faropenem）。法罗培南对链球菌属、甲氧西林敏感葡萄球菌、流感嗜血杆菌、卡他莫拉菌和大肠埃希菌、克雷伯菌属等多数肠杆菌科细菌具有良好抗菌活性，对不动杆菌属、铜绿假单胞菌抗菌活性差，对拟杆菌属等厌氧菌亦有良好抗菌活性。法罗培南对ESBLs等多数β-内酰胺酶稳定。适用于敏感链球菌属、甲氧西林敏感葡萄球菌等G^+菌，流感嗜血杆菌、肠杆菌科细菌和拟杆菌属等厌氧菌所致的急性细菌性鼻窦炎、慢性支气管炎急性细菌性感染加重、社区获得性肺炎以及单纯性皮肤及软组织感染。

7. **单环类** 氨曲南（aztreonam）、卡芦莫南（carumonam）。仅对G^-需氧菌有效的窄谱抗生素。抗铜绿假单胞菌作用低于头孢他啶，对细菌产生的大多数β-内酰胺酶高度稳定，很少诱导细菌产生耐药性。与青霉素类、头孢菌素类无交叉过敏反应，可在密切观察情况下用于对青霉素类、头孢菌素类过敏的患者。适用于敏感需氧G^-菌所致尿路感染、下呼吸道感染、血流感染、腹腔感染、盆腔感染和皮肤、软组织感染。用于治疗腹腔和盆腔感染时需与甲硝唑等抗厌氧菌药物合用，用于病原菌未查明患者的经验治疗时宜联合抗G^+菌药物。本品尚可与其他药物联合治疗产金属β-内酰胺酶G^-菌感染，但应注意细菌可能同时产水解氨曲南的β-内酰胺酶。可用于替代氨基糖苷类药物与其他抗菌药物联合治疗肾功能损害患者的需氧G^-菌感染。

8. **β-内酰胺酶抑制剂及其复方制剂** β-内酰胺酶抑制剂本身几乎无抗菌活性，但与青霉素类、头孢菌素制成复方制剂，避免β-内酰胺类抗生素水解失活，可抑制耐药菌，增强抗菌活性。β-内酰胺酶抑制剂有以下几类：克拉维酸（clavulanic acid，棒酸）、舒巴坦（sulbactam）、他唑巴坦（tazobactam）、阿维巴坦（avibactam）。

β-内酰胺酶抑制剂复方制剂有：阿莫西林/克拉维酸、氨苄西林/舒巴坦、头孢哌酮/舒巴坦、替卡西林/克拉维酸和哌拉西林/他唑巴坦、头孢他啶/阿维巴坦。适用于因产β-内酰胺酶而对β-内酰胺类药物耐药的细菌感染，但不推荐用于对复方制剂中抗菌药物敏感的细菌感染和非产β-内酰胺酶的耐药菌感染。

阿莫西林/克拉维酸、氨苄西林/舒巴坦对甲氧西林敏感葡萄球菌，粪肠球菌，流感嗜血杆菌，卡他莫拉菌，淋病奈瑟菌，脑膜炎奈瑟菌，大肠埃希菌、沙门菌属等肠杆菌科细菌，脆弱拟杆菌、梭杆菌属等厌氧菌具良好抗菌作用。头孢哌酮/舒巴坦、替卡西林/克拉维酸和哌拉西林/他唑巴坦对甲氧西林敏感葡萄球菌，流感嗜血杆菌，大肠埃希菌、克雷伯菌属、肠杆菌属等肠杆菌科细菌，铜绿假单胞菌以及拟杆菌属等厌氧菌具有良好抗菌活性。氨苄西林/舒巴坦、头孢哌酮/舒巴坦对不动杆菌属具有抗菌活性。头孢哌酮/舒巴坦、替卡西林/克拉维酸对嗜麦芽窄食单胞菌亦具抗菌活性。

阿维巴坦是一种新型广谱β-内酰胺酶抑制剂，单独使用时抗菌活性极弱。头孢他啶联合阿维巴坦可扩大抗菌谱，覆盖大多数肠杆菌科细菌（包括产AmpC β-内酰胺酶、ESBLs肠杆菌及部分碳青霉烯酶的肠杆菌科细菌），以及单用头孢他啶时MIC较高的铜绿假单胞菌种。头孢他啶阿维巴坦对不动杆菌种或产金属β-内酰胺酶的微生物无抗菌活性，对厌氧菌的抗菌活性不如其他β-内酰胺酶抑制剂合剂。

（二）氨基糖苷类抗生素

该类抗生素抑制细菌体蛋白质合成，为速效静止期杀菌剂，属浓度依赖性抗生素，抗生素后效应长，一天一次给药与每天分次给药同样有效，而且在减低耳肾毒性、提高杀菌活性与临床疗效、避免耐药突变菌株产生方面均有优势，可安全应用于肾功能正常的成人、儿童、粒细胞减低患者，但一天一次给药方案不宜用于新生儿、感染性心内膜炎、G^-杆菌脑膜炎、骨髓炎、肾功能减退、大面积烧伤及肺囊性纤维化患者，对于上述患者尚需进行更多的临床研究。氨基糖苷类抗菌药物对G^-杆菌有杀灭作用，对某些G^+球菌也有效，某些品种对结核杆菌及其他分枝杆菌也有作用。对社区获得性上、下呼吸道感染的主要病原菌肺炎链球菌、A组溶血性链球菌抗菌作用差，又有明显的耳、肾毒性，因此对门急诊中常见的上、下呼吸道细菌性感染不宜选用本类药物治疗。由于其耳、肾毒性反应，本类药物也不宜用于单纯性上、下尿路感染初发病例治疗。按抗菌谱特点分类如下：

1. 对肠杆菌科和葡萄球菌属细菌有良好抗菌作用，但对铜绿假单胞菌无作用者，如链霉素（streptomycin）、卡那霉素（kanamycin）等。其中链霉素对葡萄球菌等 G^+ 球菌作用差，但对结核分枝杆菌有强大作用。两者均可用于结核病联合疗法。

2. 对肠杆菌科细菌和铜绿假单胞菌等 G^- 杆菌具强大抗菌活性，对葡萄球菌属亦有良好作用者，如庆大霉素（gentamycin）、妥布霉素（tobramycin）、奈替米星（netilmicin）、阿米卡星（amikacin）、异帕米星（isepamicin）、依替米星（etimicin）。阿米卡星抗菌谱最广，对肠杆菌科细菌和铜绿假单胞菌产生的多种钝化酶稳定，是多种耐药菌的主要后备抗生素，但很容易出现耐药性，常需与β-内酰胺类或其他抗菌药物联合应用，还可用于结核病联合疗法。

3. 抗菌谱与卡那霉素相似，由于毒性较大，现仅供口服或局部应用者有新霉素（neomycin）与巴龙霉素（paromomycin），后者对阿米巴原虫和隐孢子虫有较好作用。

此外尚有大观霉素（spectinomycin），用于单纯性淋病的治疗。

氨基糖苷类的任何品种均具肾毒性、耳毒性（耳蜗、前庭）和神经肌肉阻滞作用，因此用药期间应监测肾功能（尿常规、血尿素氮、血肌酐），严密观察患者听力及前庭功能，注意观察神经肌肉阻滞症状，不宜与其他肾毒性药物、耳毒性药物、神经肌肉阻滞剂或强利尿剂同用，与注射用第一代头孢菌素类合用时可能增加肾毒性。一旦出现上述不良反应先兆时，须及时停药。需注意局部用药时亦有可能发生上述不良反应。新生儿尽量避免使用本类药物，婴幼儿患者应慎用该类药物，确有应用指征时，进行血药浓度监测，根据监测结果调整给药方案。

（三）大环内酯类

属快速抑菌剂，抗菌谱窄，主要对需氧 G^+ 菌和 G^- 球菌、厌氧菌、支原体、衣原体、军团菌、弯曲菌等有良好活性。阿奇霉素（azithromycin）、克拉霉素（clarithromycin）、罗红霉素（roxithromycin）等新大环内酯类对流感嗜血杆菌、肺炎支原体或肺炎衣原体等的抗微生物活性增强、口服生物利用度提高、给药剂量减小、不良反应亦较少、临床适应证有所扩大。

1. 红霉素（含琥乙红霉素、依托红霉素、乳糖酸红霉素）等沿用大环内酯类

（1）作为青霉素过敏患者的替代药物，用于以下感染：① A组溶血性链球菌、肺炎链球菌敏感株所致的咽炎，扁桃体炎，鼻窦炎，中耳炎及轻、中度肺炎；②敏感溶血性链球菌引起的猩红热及蜂窝织炎；③白喉及白喉带菌者；④气性坏疽；⑤梅毒、李斯特菌病；⑥心脏病及风湿热患者预防细菌性心内膜炎和风湿热。

（2）军团菌病。

（3）衣原体属、支原体属等所致的呼吸道及泌尿生殖系统感染。

（4）其他：口腔感染、空肠弯曲菌肠炎、百日咳等。

麦迪霉素、乙酰麦迪霉素、螺旋霉素、乙酰螺旋霉素及交沙霉素，主要用于 G^+ 菌所致呼吸道、皮肤及软组织、眼耳鼻喉及口腔等感染的轻症患者。

2. 新大环内酯类　除上述适应证外，阿奇霉素、克拉霉素尚可用于流感嗜血杆菌、卡他莫拉菌所致的社区获得性呼吸道感染，与其他抗菌药物联合用于鸟分枝杆菌复合群感染的治疗及预防。克拉霉素与其他药物联合，可用于治疗幽门螺杆菌感染。阿奇霉素半衰期长，每日用药一次即可。

（四）林可酰胺类

林可霉素（lincomycin）、克林霉素（clindamycin）。克林霉素的体外抗菌活性优于林可霉素，口服吸收好且毒性小，故临床使用克林霉素明显多于林可霉素。该类药物对 G^+ 菌及厌氧菌具良好抗菌活性，目前肺炎链球菌等细菌对其耐药性高。对 G^- 需氧菌、肠球菌属、脑膜炎双球菌、淋病奈瑟菌和流感嗜血杆菌等无活性。与大环内酯类有拮抗作用不宜合用。

适用于敏感厌氧菌及需氧菌（肺炎链球菌、A组溶血性链球菌及金黄色葡萄球菌等）所致的下列感染：下呼吸道感染包括肺炎、脓胸及肺脓肿；皮肤及软组织感染；妇产科感染如子宫内膜炎、非淋球菌性卵巢-输卵管脓肿、盆腔炎、阴道侧切术后感染；腹腔感染如腹膜炎、腹腔脓肿，妇产科及腹腔感染需同时与抗需氧 G^- 菌药物联合应用；静脉制剂可用于上述感染中的较重症患者，也可用于血流感染及骨髓炎。

使用本类药物时，应注意抗生素相关腹泻和假膜性肠炎的发生，如有可疑应及时停药。本类药物有神经肌肉阻滞作用，应避免与其他神经肌肉阻滞剂合用。不推荐用于新生儿。静脉制剂应缓慢滴注，不可静脉推注。

(五) 四环素类

四环素类抗菌药物包括四环素(tetracycline)、金霉素(chlortetracycline)、土霉素(oxytetracycline)及半合成四环素类多西环素(doxycycline)、美他环素(metacycline)和米诺环素(minocycline)。四环素类具广谱抗菌活性，对葡萄球菌属、链球菌属、肠杆菌科(大肠埃希菌、克雷伯菌属)、不动杆菌属、嗜麦芽窄食单胞菌等具有抗菌活性，且对布鲁菌属具有良好抗菌活性。

四环素类作为首选或可选药物用于下列疾病的治疗：立克次体病，包括流行性斑疹伤寒、地方性斑疹伤寒、洛矶山热、恙虫病、柯氏立克次体肺炎；支原体感染如支原体肺炎、解脲脲原体所致的尿道炎等；衣原体属感染，包括肺炎衣原体肺炎、鹦鹉热、性病淋巴肉芽肿、宫颈炎及沙眼衣原体感染等；回归热螺旋体所致的回归热；布鲁菌病(需与氨基糖苷类联合应用)；霍乱；土拉弗朗西斯杆菌所致的兔热病；鼠疫耶尔森菌所致的鼠疫。

四环素类亦可用于对青霉素类抗菌药物过敏患者的破伤风、气性坏疽、雅司、梅毒、淋病和钩端螺旋体病的治疗。也可用于炎症反应显著的痤疮治疗。近年来，鲍曼不动杆菌对各类抗菌药的耐药性高，治疗困难，米诺环素可作为治疗多重耐药鲍曼不动杆菌感染的联合用药之一。

牙齿发育期患者(胚胎期至8岁)使用四环素类可产生牙齿着色及牙釉质发育不良，故8岁以下患者不可使用该类药物。

(六) 甘氨酰环素类

替加环素(tigecycline)为甘氨酰环素类抗菌药物，通过抑制细菌蛋白质合成发挥抗菌作用。替加环素对葡萄球菌属(甲氧西林敏感及耐药株)、糖肽类中介金黄色葡萄球菌、粪肠球菌、屎肠球菌和链球菌属具高度抗菌活性。棒状杆菌、乳酸杆菌、明串珠菌属、单核细胞增生李斯特菌等其他 G^+ 菌也对替加环素敏感。对大肠埃希菌、肺炎克雷伯菌等肠杆菌科细菌具有良好的抗菌作用，对鲍曼不动杆菌、嗜麦芽窄食单胞菌体外具抗菌活性，但铜绿假单胞菌和变形杆菌属对其耐药。对碳青霉烯类耐药肠杆菌科细菌和不动杆菌具有良好抗菌活性。对于拟杆菌属、产气荚膜梭菌以及微小消化链球菌等厌氧菌有较好作用。对支原体属、快速生长分枝杆菌亦具良好抗菌活性。

替加环素适用于18岁以上患者由敏感菌所致各类感染的治疗：肠杆菌科细菌、粪肠球菌(仅限于万古霉素敏感菌株)、金黄色葡萄球菌(包括MRSA)、咽峡炎链球菌族、拟杆菌属、产气荚膜梭菌和微小消化链球菌等所致复杂性腹腔感染；大肠埃希菌、粪肠球菌(仅限于万古霉素敏感菌株)、金黄色葡萄球菌(包括MRSA)、B组链球菌、咽峡炎链球菌族、A组溶血性链球菌以及脆弱拟杆菌所致复杂性皮肤和软组织感染；青霉素敏感肺炎链球菌(包括合并菌血症者)、流感嗜血杆菌(β-内酰胺酶阴性株)以及嗜肺军团菌所致社区获得性肺炎。

轻至中度肝功能损害患者无须调整剂量，重度肝功能损害患者慎用替加环素，必须使用时首剂剂量不变，维持剂量减半，并密切监测肝功能。使用替加环素后怀疑引发胰腺炎者应停药。18岁以下患者不推荐使用本品。对于8岁以上儿童，替加环素仅限于治疗其他抗生素不适用的复杂感染，并需经过有经验的临床医生讨论后方可使用。尚未建立8岁以下儿童使用替加环素的安全性和有效性，目前缺乏数据。由于本品会造成牙齿变色，8岁以下儿童禁用替加环素。

(七) 氯霉素

氯霉素(chloramphenicol)为广谱抑菌剂，对 G^- 菌作用强于 G^+ 菌，对厌氧菌、衣原体、支原体、立克次体、钩端螺旋体也作用强，易透过血脑、血眼屏障。近年来由于常见病原菌对氯霉素的耐药性增加及其骨髓抑制等严重不良反应，临床应用受到严重限制。必要时可用于细菌性脑膜炎和脑脓肿、伤寒等。早产儿、新生儿应用本药后可发生“灰婴综合征”，应避免使用氯霉素。

(八) 糖肽类抗生素

糖肽类抗菌药物有万古霉素(vancomycin)、去甲万古霉素(norvancomycin)、替考拉宁(teicoplanin)。该类药物对 G^+ 菌有活性，包括甲氧西林耐药葡萄球菌属、JK棒状杆菌、肠球菌属、李斯特菌属、链球菌属、梭状芽孢杆菌等，对阴性菌和厌氧菌无效。目前国内肠球菌属对万古霉素等糖肽类的耐药率<5%，尚无对万古霉素耐药葡萄球菌的报道。适应证：耐药 G^+ 菌所致的严重感染，包括MRSA或MRCNS、

氨苄西林耐药肠球菌属及青霉素耐药肺炎链球菌所致感染；也可用于对青霉素类过敏患者的严重G^+菌感染；粒细胞缺乏症并高度怀疑G^+菌感染的患者；万古霉素尚可用于脑膜炎败血黄杆菌感染治疗。替考拉宁难以透过血脑屏障不用于中枢神经系统感染。口服万古霉素或去甲万古霉素不吸收，可用于重症或经甲硝唑治疗无效的艰难梭菌肠炎患者。万古霉素或去甲万古霉素通常不用于手术前预防用药。但在MRSA感染发生率高的医疗单位和/或一旦发生感染后果严重的情况，如某些脑部手术、心脏手术、全关节置换术，也有主张（去甲）万古霉素单剂预防用药。

本类药物具一定肾、耳毒性，用药期间应定期复查尿常规与肾功能，监测血药浓度，注意听力改变，必要时监测听力，应避免将本类药物与各种耳肾毒性药物合用。

（九）环脂肽类

达托霉素（daptomycin）为环脂肽类抗菌药物，对G^+菌有杀菌作用，对葡萄球菌属（包括耐甲氧西林菌株），肠球菌属（包括万古霉素耐药菌株），链球菌属（包括青霉素敏感和耐药肺炎链球菌、A组溶血性链球菌、B组链球菌和草绿色链球菌），JK棒状杆菌，艰难梭菌和痤疮丙酸杆菌等G^+菌具有良好抗菌活性。对G^-菌无抗菌活性。适用于治疗G^+菌所致复杂性皮肤及软组织感染、金黄色葡萄球菌（包括甲氧西林敏感和甲氧西林耐药）导致血流感染，包括伴发右侧感染性心内膜炎患者。

达托霉素不能透过血脑屏障，可被肺泡表面活性物质灭活。使用过程中应对其肌肉痛或肌无力等进行监测，并监测磷酸肌酸激酶水平。接受达托霉素治疗的患者，应考虑暂停使用HMG-CoA还原酶抑制剂等可能导致横纹肌溶解症的药物。本品可能导致嗜酸粒细胞肺炎。

（十）噁唑烷酮类

利奈唑胺（linezolid）是噁唑烷酮类抗菌药物，2000年获得美国FDA批准上市，2006年批准在我国使用。为细菌蛋白质合成抑制剂，不易与其他抑制蛋白合成的抗菌药发生交叉耐药，在体外也不易诱导细菌耐药性的产生。低浓度为抑菌剂，高浓度为杀菌剂。利奈唑胺对G^+球菌包括金黄色葡萄球菌（包括MRSA）、凝固酶阴性葡萄球菌（包括MRCNS）、肠球菌属（包括VRE）、肺炎链球菌（包括青霉素耐药株）、A组溶血性链球菌、B组链球菌、草绿色链球菌均具有良好抗菌作用。对卡他莫拉菌、流感嗜血杆菌、淋病奈瑟菌、艰难梭菌均具有抗菌作用。对支原体属、衣原体属、结核分枝杆菌、鸟分枝杆菌、巴斯德菌属和脑膜炎败血黄杆菌亦有一定抑制作用。肠杆菌科细菌、假单胞菌属和不动杆菌属等非发酵菌对该药耐药。

临床主要应用于甲氧西林耐药葡萄球菌属、肠球菌属等多重耐药G^+菌感染：万古霉素耐药屎肠球菌感染，包括血流感染。由MRSA或青霉素不敏感的肺炎链球菌引起的医院获得性肺炎。皮肤及软组织感染，包括未并发骨髓炎的糖尿病足部感染，由MRSA、A组溶血性链球菌或B组链球菌所致者。社区获得性肺炎，由青霉素不敏感的肺炎链球菌所致，包括伴发血流感染。

可静脉和口服给药，口服吸收快速而完全。口服利奈唑胺混悬剂含有苯丙氨酸，苯丙酮尿症患者应注意。由于利奈唑胺具有单胺氧化酶抑制剂作用，使用期间应避免食用含有大量酪氨酸的腌渍、泡制、烟熏、发酵食品。利奈唑胺有引起血压升高的潜在作用，应用于以下患者时应监测血压：高血压未控制的患者、嗜铬细胞瘤、甲状腺功能亢进患者和/或使用以下药物的患者：直接或间接拟交感神经药物（如伪麻碱），升压药物（如肾上腺素、去甲肾上腺素），多巴胺类药物（如多巴胺、多巴酚丁胺），以及苯丙醇胺、右美沙芬、抗抑郁药等。利奈唑胺与5-羟色胺类药物有潜在相互作用，用于类癌综合征患者，或使用5-羟色胺再摄取抑制剂、三环类抗抑郁药、5-羟色胺受体拮抗剂（阿米替林）、哌替啶、丁螺环酮的患者，应密切观察5-羟色胺综合征的体征和/或症状。本品可抑制人体线粒体蛋白质的合成，导致骨髓、视神经、脑、肾的功能在应用较长疗程利奈唑胺期间可能会减退。应用本品应每周进行血小板和全血细胞计数的检查，尤其用药超过两周，或用药前已有骨髓抑制，或合并应用能导致骨髓抑制的其他药物者。疗程中应警惕视觉症状的出现，必要时监测视觉功能。应用利奈唑胺可能导致乳酸性酸中毒。应用本品的疗程不宜超过28天，疗程超过28天者发生周围神经和视神经病变及其他不良反应的可能性增加。

（十一）利福霉素类

利福霉素类有利福平（rifampicin）、利福霉素（rifamycin）、利福喷汀（rifapentin）及利福布汀

(rifabutin)。该类药物抗菌谱广，对分枝杆菌属、G^+菌、G^-菌和不典型病原体有效。

1. 适应证

(1)结核病及非结核分枝杆菌感染：利福平与异烟肼、吡嗪酰胺、乙胺丁醇联合是各型肺结核短程疗法的基石。利福喷汀也可替代利福平作为联合用药之一。利福布汀可用于合并 HIV 患者的抗分枝杆菌感染的预防与治疗。

(2)麻风：利福平为麻风联合化疗中的主要药物之一。

(3)预防用药：利福平可用于脑膜炎奈瑟菌咽部慢性带菌者或与该菌所致脑膜炎患者密切接触者的预防用药；但不宜用于治疗脑膜炎奈瑟菌感染，因细菌可能迅速产生耐药性。

(4)其他：在个别情况下对 MRSA、甲氧西林耐药凝固酶阴性葡萄球菌(MRCNS)所致的严重感染，可以考虑采用万古霉素联合利福平治疗。

2. **禁忌证**　禁用于对本类药物过敏的患者和曾出现血小板减少性紫癜的患者。肝功能不全、胆管梗阻、慢性酒精中毒患者应用利福平时应适当减量。用药期间，应定期复查肝功能、血常规。

(十二) 多黏菌素类

临床使用制剂有多黏菌素 B(polymyxin B)及多黏菌素 E(polymyxin E)。对需氧 G^- 杆菌包括铜绿假单胞菌的作用强，肾毒性较明显，因此两者的全身用药应用较少，主要供局部应用。但近年来多重耐药 G^- 菌日益增加，碳青霉烯类耐药肠杆菌科细菌、多重耐药铜绿假单胞菌、多重耐药鲍曼不动杆菌等对多黏菌素类药物耐药率低，因此本类药物重新成为多重耐药 G^- 菌感染治疗的选用药物之一。对沙雷菌属、变形杆菌属、伯克霍尔德菌属、奈瑟菌属及脆弱拟杆菌不具抗菌活性。本品与 SMZ/TMP、利福平联合，对 G^- 菌具协同作用。

1. 适应证

(1)多黏菌素 B 及多黏菌素 E 注射剂适用于：①铜绿假单胞菌感染：铜绿假单胞菌所致的严重感染，必要时可与其他抗菌药物联合使用。目前在多数情况下，铜绿假单胞菌感染的治疗已被其他毒性较低的抗菌药物所替代，偶有对其他药物均耐药的菌株所致严重感染仍可考虑选用本品；②碳青霉烯类耐药的肠杆菌科细菌及碳青霉烯类耐药不动杆菌属等广泛耐药 G^- 菌所致各种感染。当其他抗菌药物治疗无效时，可选用本品治疗。

(2)局部应用：目前多黏菌素类可局部用于创面感染或呼吸道感染气溶胶吸入。

(3)肠道清洁：口服用作结肠手术前准备，或中性粒细胞缺乏患者清除肠道细菌，降低细菌感染发生率。

(4)口服可用于小儿大肠埃希菌的肠炎及其他敏感菌所致肠道感染。

使用需严格掌握使用指征，一般不作为首选用药。剂量不宜过大，疗程不宜超过 10~14 天，疗程中定期复查尿常规及肾功能。但治疗广泛耐药菌株感染时剂量通常需更大。

2. **不良反应及注意事项**　肾毒性发生率高，因此肾功能不全者不宜选用。可引起不同程度的精神、神经毒性反应，也可引起可逆性神经肌肉阻滞，不宜与肌肉松弛剂、麻醉剂等合用，以防止发生神经肌肉接头阻滞，如发生神经肌肉阻滞，新斯的明治疗无效，只能采用人工呼吸，钙剂可能有效。不宜静脉注射，也不宜快速静脉滴注。应用超过推荐剂量的本类药物可能引起急性肾小管坏死、少尿和肾衰竭。腹膜透析不能清除药物，血液透析能清除部分药物。与氨基糖苷类、万古霉素等其他肾毒性药物合用，可加重本品的肾毒性。

(十三) 磷霉素

磷霉素(fosfomycin)抗菌谱广，对葡萄菌属、链球菌属、肠球菌属、肠杆菌科细菌、铜绿假单胞菌等具有抗菌活性。

1. 适应证

(1)磷霉素口服剂有磷霉素氨丁三醇和磷霉素钙：前者可用于治疗大肠埃希菌等肠杆菌科细菌和肠球菌所致急性单纯性膀胱炎，亦可用于预防尿路感染，后者主要用于肠道感染。

(2)磷霉素钠注射剂：可用于治疗金黄色葡萄球菌、凝固酶阴性葡萄球菌(包括耐甲氧西林菌株)和链球菌属、流感嗜血杆菌、肠杆菌科细菌和铜绿假单胞菌所致呼吸道感染、尿路感染、皮肤及软组织感染等。治疗严重感染时需加大治疗剂量并常需与其他抗菌药物联合应用，如治疗 MRSA 重症感染时与糖肽类抗菌药物联合。磷霉素与 β-内酰胺类、氨基糖苷类联合时多呈协同抗菌作用。

2. **使用注意事项**　磷霉素钠主要经肾排出，肾功能减退和老年患者应根据肾功能减退程度减量应用。磷霉素钠盐每克含 0.32g 钠，心功能不全、高血压病及需要控制钠盐摄入量的患者应用本药时需加以注意。

（十四）喹诺酮类

喹诺酮类抗菌药已发展到第四代，第一代以萘啶酸为代表，已被淘汰。第二代血药浓度低，较少应用。临床常用者为第三四代，如氧氟沙星、莫西沙星等。第三代喹诺酮类又称氟喹诺酮类（fluoroquinolones），有诺氟沙星（norfloxacin）、氧氟沙星（ofloxacin）、环丙沙星（ciprofloxacin）、左氧氟沙星（levofloxacin）。第四代为新氟喹诺酮类药物，既保留了第三代抗 G^- 菌的活性，又明显增强了抗 G^+ 菌的活性，又称"呼吸道喹诺酮类药物"，对耐药肺炎链球菌有很好疗效，有莫西沙星（moxifloxacin）、加替沙星（gatifloxacin）、吉米沙星（gemifloxacin）。

第三四代喹诺酮类特点：①抗菌谱广，抗菌活性强，对 G^+ 菌作用明显增强，对 G^- 杆菌包括铜绿假单胞菌有强大杀菌作用；某些品种对分枝杆菌、衣原体、支原体、军团菌及厌氧菌也有作用。②临床适应证广。③口服吸收好，生物利用度高，体内分布广，组织体液浓度高，半衰期长。④与其他抗菌药物无交叉耐药性。⑤不良反应少，大多轻微。

18岁以下未成年患者避免使用本类药物，因它可能会影响软骨的生长发育。在儿童使用比较谨慎，只对危及生命的急症感染推荐作为一线治疗，如鼠疫、吸入性炭疽（暴露后）。对于已知有其他安全有效药物治疗的感染，仅在其他药物治疗无效（多药耐药）或对其他药物严重过敏时才使用。

（十五）磺胺类

本类药物属广谱抗菌药，对 G^+ 菌和 G^- 菌均具抗菌作用，但目前细菌对该类药物的耐药现象普遍存在。磺胺类药体外对下列病原微生物亦具活性：星形诺卡菌、恶性疟原虫和鼠弓形虫。

1. 适应证

（1）全身应用的磺胺类药：本类药物适用于大肠埃希菌等敏感肠杆菌科细菌引起的急性单纯性尿路感染，敏感大肠埃希菌、克雷伯菌属等肠杆菌科细菌引起的反复发作性、复杂性尿路感染，敏感伤寒和其他沙门菌属感染，肺孢子菌肺炎的治疗与预防，小肠结肠炎耶尔森菌、嗜麦芽窄食单胞菌、部分耐甲氧西林金黄色葡萄球菌感染及星形奴卡菌病等。磺胺多辛与乙胺嘧啶等抗疟药联合可用于氯喹耐药虫株所致疟疾的治疗和预防。磺胺类药不宜用于A组溶血性链球菌所致扁桃体炎或咽炎，以及立克次体病、支原体感染的治疗。

（2）局部应用磺胺类药：磺胺嘧啶银主要用于预防或治疗Ⅱ、Ⅲ度烧伤继发创面细菌感染，如肠杆菌科细菌、铜绿假单胞菌、金黄色葡萄球菌、肠球菌属等引起的创面感染。醋酸磺胺米隆适用于烧伤或大面积创伤后的铜绿假单胞菌感染。磺胺醋酰钠则用于治疗结膜炎、沙眼等。柳氮磺吡啶口服不易吸收，主要用于治疗溃疡性结肠炎。

2. 注意事项

（1）禁用于对任何一种磺胺类药物过敏，以及对呋塞米、砜类（如氨苯砜、醋氨苯砜等）、噻嗪类利尿药、磺脲类、碳酸酐酶抑制剂过敏的患者。

（2）本类药物引起的过敏反应多见，可表现为光敏反应、药物热、血清病样反应等，偶可表现为严重的渗出性多形红斑、中毒性表皮坏死松解型药疹等。因此过敏体质及对其他药物有过敏史的患者应尽量避免使用本类药物。

（3）本类药物可致粒细胞减少、血小板减少及再生障碍性贫血，用药期间应定期检查周围血象变化。红细胞中缺乏葡萄糖-6-磷酸脱氢酶患者易发生溶血性贫血及血红蛋白尿，在新生儿和儿童中较成人多见。

（4）本类药物可致肝脏损害，引起黄疸、肝功能减退；严重者可发生肝坏死，用药期间需定期监测肝功能。肝病患者应避免使用本类药物。

（5）本类药物可致肾损害，用药期间应监测肾功能。肾功能减退、失水、休克及老年患者应用本类药物易加重或出现肾损害，应避免使用。

（6）本类药物可引起核黄疸，因此禁用于新生儿及2月龄以下婴儿。

（7）妊娠期、哺乳期患者应避免用本类药物。

（8）用药期间应多饮水，维持充分尿量，以防结晶尿的发生，必要时可服用碱化尿液的药物。

（十六）呋喃类

国内临床应用的呋喃类药物包括呋喃妥因（nitrofurantoin）、呋喃唑酮（furazolidone）和呋喃西林。呋喃妥因口服吸收快而完全，在体内半数被破坏，半数由肾排泄，血药浓度低，主要用于敏感菌所致尿路感染。体外药敏结果显示多数大肠埃希菌对本品敏感。本品对腐生葡萄球菌和肠球菌属也具抗菌活性。可用于大肠埃希菌、腐生葡萄球菌、肠球菌属及克雷伯菌属等细菌敏感菌株所致的急性单纯性膀胱炎，亦可用于预防尿路感染。呋喃唑酮口服难吸收，主要用于治疗志贺菌属、沙门菌属、霍乱弧菌引起的肠道感染。呋喃西林仅局部用于治疗创面、烧伤、皮肤等感染；也可用于膀胱冲洗。

葡萄糖-6-磷酸脱氢酶缺乏症患者应用呋喃类药物可发生溶血性贫血，缺乏此酶者不宜应用。新生儿禁用。

（十七）硝基咪唑类

硝基咪唑类有甲硝唑（metronidazole）、替硝唑（tinidazole）和奥硝唑（ornidzole）等，对拟杆菌属、梭杆菌属、普雷沃菌属、梭菌属等厌氧菌均具高度抗菌活性，对滴虫、阿米巴和蓝氏贾第鞭毛虫等原虫亦具良好活性。

1. 适应证

(1) 可用于各种厌氧菌的感染，包括腹腔感染、盆腔感染、肺脓肿、脑脓肿等，治疗混合感染时，通常需与抗需氧菌抗菌药物联合应用。

(2) 口服可用于艰难梭菌所致的假膜性肠炎、幽门螺杆菌所致的胃窦炎、牙周感染及加德纳菌阴道炎等。但应注意幽门螺杆菌对甲硝唑耐药率上升趋势和地区差异。

(3) 可用于肠道及肠外阿米巴病、阴道滴虫病、贾第虫病、结肠小袋纤毛虫等寄生虫病的治疗。

(4) 与其他抗菌药物联合，可用于某些盆腔、肠道及腹腔等手术的预防用药。

2. 使用注意事项　本类药物可能引起粒细胞减少及周围神经炎等，神经系统基础疾患及血液病患者慎用。用药期间禁止饮酒及含酒精饮料，以免产生戒酒硫样反应。肝功能减退可使本类药物在肝脏代谢减慢而导致药物在体内蓄积，因此肝病患者应减量应用。

【抗真菌药】　真菌感染可分为浅部和深部感染两类。前者常由各种癣菌引起，主要侵犯皮肤、黏膜、毛发、指/趾甲等，发病率高，但不威胁生命。深部感染又称系统感染，常由白假丝酵母菌、新型隐球菌等引起，主要侵犯内脏器官和深部组织，发病率虽低，但病死率高。危重患儿由于抵抗力低及广谱强效抗生素的使用，常易合并真菌感染。随着抗真菌药的研发及新品种的出现，极大改善了系统性真菌感染的转归，但在免疫功能抑制的患者中，系统性真菌感染仍有较高的病死率。

（一）多烯类

1. 两性霉素 B（amphotericin B，AmB）　常用其去氧胆酸盐。抗菌谱广，对多种深部真菌如假丝酵母菌属、隐球菌、芽生菌、球孢子菌、组织胞浆菌、申克孢子丝菌、曲霉菌、毛霉菌有良好抗菌作用。首选用于治疗系统性真菌感染，需静脉给药。口服给药仅用于胃肠道真菌性感染，也可局部外用治疗眼科、皮肤科和妇科的真菌性感染。

两性霉素 B 毒性大，不良反应多见，但本药有时是某些致命性侵袭性真菌病唯一疗效比较肯定的治疗药物，因此必须从其拯救生命的效益和可能发生的不良反应两方面权衡考虑是否选用本药。两性霉素 B 所致肾功能损害常见，少数患者可发生肝毒性、低钾血症、血液系统毒性，因此用药期间应定期测定肾功能、肝功能、血电解质、周围血象、心电图等，以尽早发现异常，及时处理。应避免联合应用其他肾毒性药物，出现肾功能损害时，根据其损害程度减量给药或暂停用药。原有严重肝病者不宜选用本类药物。

2. 两性霉素 B 含脂制剂　两性霉素 B 脂质体、两性霉素 B 脂质体复合物、两性霉素 B 胆固醇复合体。可使与输注相关的不良反应和肾毒性明显减少，在肝、脾、肺等组织中浓度增加，肾组织浓度降低。适用于肾功能不全患者侵袭性曲霉病、不能耐受有效剂量的两性霉素 B 去氧胆酸盐，以及两性霉素 B 去氧胆酸盐治疗无效的侵袭性真菌病患者。

（二）三唑类

主要药物有氟康唑（fluconazole）、伊曲康唑（itraconazole）、伏立康唑（voriconazole）、泊沙康唑（posaconazole）。

1. 氟康唑　目前临床应用最广的抗真菌药。口服吸收完全，血脑屏障穿透性高，不良反应少，耐受性好。抗真菌谱广，但对曲霉菌和毛霉菌无效。

适应证：①念珠菌病（克柔念珠菌除外）：用于治疗口咽部和食管感染；播散性念珠菌病，包括血流感染、腹膜炎、肺炎、尿路感染等；念珠菌外阴阴道炎。尚可用于骨髓移植受者接受细胞毒类药物或放射治疗时，预防念珠菌感染的发生。②新型隐球菌病，以及隐球菌脑膜炎经两性霉素 B 联合氟胞嘧啶初治后的维持治疗用药。③球孢子菌病。④作为芽生菌病的可选用药。

2. 伊曲康唑　口服吸收迅速，生物利用度和血药浓度的个体差异较大，血浆蛋白结合率高，组织中药物结合率高，皮肤中药物浓度高于血浆 4 倍，停药后药物在甲板的有效治疗浓度仍可持续数月。伊曲康唑注射及口服后，尿液和脑脊液中均无原形药，故不宜用于尿路感染和中枢神经系统感染的治疗。

适应证：①静脉注射液适用于中性粒细胞缺乏怀疑真菌感染患者的经验治疗，还适用于治疗肺部及肺外芽生菌病、组织胞浆菌病，以及不能耐受两性霉素 B 或两性霉素 B 治疗无效的曲霉病。②胶囊剂适用于皮肤真菌所致的足趾和/或手指甲癣。因胶囊剂口服吸收差，现较少用于侵袭性真菌病的治疗。③口服制剂可与本品注射剂序贯使用，用于中性粒细胞缺乏怀疑真菌感染患者的经验治疗，也可用于口咽部和食管念珠菌病的治疗。

3. **伏立康唑**　口服吸收好，组织分布广泛，可通过血脑屏障分布到中枢神经系统，抗菌谱广，抗菌效力强，尤其对侵袭性曲霉菌感染效果好。临床用于侵袭性曲霉病，非粒细胞缺乏患者念珠菌血症及念珠菌属所致播散性皮肤感染、腹部、肾脏、膀胱壁及伤口感染；食管念珠菌病，不能耐受其他药物或经其他药物治疗无效的赛多孢菌属和镰孢霉属所致的严重感染。耐受性好，不良反应较独特，最常见的是可逆性视觉障碍包括视力模糊、畏光、绿视症、光幻觉等。

4. **泊沙康唑**　口服吸收受进食状况影响，高脂肪或高营养饮食可增加吸收。组织分布广，但透过血脑屏障差。用于 13 岁及以上严重免疫功能缺陷患者（如造血干细胞移植受者发生移植物抗宿主反应，或血液系统恶性肿瘤化疗后长期中性粒细胞缺乏者），预防侵袭性曲霉病和念珠菌病；口咽部念珠菌病的治疗，包括伊曲康唑或氟康唑治疗无效者。此外，本品在体外对毛霉属、根霉属等接合菌具良好抗菌活性。

（三）棘白菌素类

能抑制真菌细胞壁成分 β-(1,3)-D- 葡聚糖的合成，使真菌细胞溶解。由于人体细胞没有细胞壁，对人几乎无毒性，患者耐受性好。属广谱抗真菌药，对烟曲霉、黄曲霉、土曲霉和黑曲霉具良好抗菌活性，对白念珠菌等多数念珠菌属具高度抗真菌活性，但对近平滑念珠菌作用相对较弱。新型隐球菌对本品天然耐药。治疗其他抗真菌药物疗效不佳或不能耐受的念珠菌引起的感染（阑尾周围肿胀、腹膜炎、胸腔积液感染）、食管念珠菌感染、侵袭性曲霉菌感染、中性粒细胞缺乏伴发热经广谱抗菌药治疗无效疑为真菌感染患者的经验治疗。米卡芬净还适用于造血干细胞移植受者移植前预防念珠菌病。主要有卡泊芬净（caspofungin）、米卡芬净（micafungin）、阿尼芬净（anidulafungin）。

（四）其他抗真菌药

氟胞嘧啶（flucytosine）又称 5- 氟胞嘧啶（5-FC）：抗菌谱窄，脑脊液药物浓度高，本药单独应用时易引起真菌耐药，通常与两性霉素 B 联合应用治疗新型隐球菌、假丝酵母菌引起的脑膜炎。

【抗病毒药】　病毒性疾病是一类传播最广、发病率最高的感染性疾病，近年来不断发现新的病毒及新病毒病。病毒感染日益受到关注，但临床上使用的抗病毒药物仍然存在效果不佳、作用短暂、毒副作用大、耐药性高等问题，对某些病毒感染如手足口病、禽流感等缺乏有效的防治手段。常用抗病毒药有抗流感病毒药、抗疱疹病毒药、抗肝炎病毒药和抗人类免疫缺陷病毒药。

（一）抗流感病毒药

近年来我国多种致病性流感病毒（禽流感病毒 H5N1、新型甲型流感 H1N1 病毒）等流行，抗流感病毒药物有离子通道阻滞剂和神经氨酸酶抑制剂两类，其中后者日益受到重视，它通过抑制病毒从被感染细胞中的释放，从而抑制病毒复制及其致病性。

1. **神经氨酸酶抑制剂**　奥司他韦（oseltamivir）为新型抗流感病毒药物，对甲型和乙型流感病毒有抑制作用，一般成人剂量每日 150mg，分两次服用。1~12 岁儿童根据体重计算每次给药剂量：<15kg 者每次给药 30mg，16~23kg 者每次给药 45mg，24~40kg 者每次给药 60mg，均为每天两次。>40kg 及 13 岁以上者剂量同成人。应在发病 48 小时内及早应用此类药物，疗程 5 天。扎那米韦（zanamivir）、帕拉米韦（peramivir）临床应用与奥司他韦类似，可抑制流感病毒复制，包括对金刚烷胺、奥司他韦耐药的病毒株。

2. **离子通道 M2 阻滞剂**　金刚烷胺（amantadine）可阻止病毒穿入细胞及抑制核酸脱壳作用，从而抑制病毒株的复制，主要用于甲型流感的预防，对其他病毒无效。儿童每天 3~8mg/kg，最大不超过 150mg/d，分 2~3 次口服。对已发病者，如在 48 小时内给药，能缩短病程。新生儿和 1 岁以内的婴儿禁用。

3. **广谱抗病毒药**　利巴韦林（三氮唑核苷，ribavirin）。对流感、副流感病毒、腺病毒、呼吸道合胞病毒、肝炎病毒等 DNA 和 RNA 病毒有体外抑制作用，但临床评价不一。临床用于小儿呼吸道合胞病毒引起的肺炎及支气管炎、流行性出血热。

（二）抗疱疹病毒药

已知引起人类疾病的疱疹病毒主要有5种：单纯疱疹病毒1型（HSV-1）、单纯疱疹病毒2型（HSV-2）、水痘-带状疱疹病毒（VZV）、巨细胞病毒（CMV）和爱泼斯坦-巴尔病毒（EB病毒）。

1. **阿昔洛韦**（aciclovir）　阿昔洛韦对HSV-1、HSV-2型作用最强，对VZV作用较差，对EB病毒有一定抑制作用，仅高浓度时才对CMV有效；是治疗HSV的首选药。用于治疗疱疹性角膜炎、生殖器疱疹、全身带状疱疹、疱疹性脑炎及伴免疫缺陷的水痘，也可与其他药物合用治疗乙型病毒性肝炎。

2. **更昔洛韦**（ganciclovir）　对HSV、VZV抑制作用与阿昔洛韦相似，但对CMV的作用比阿昔洛韦强。毒性大，可诱发骨髓抑制，常见副作用为中性粒细胞减少和血小板减少。仅用于：预防可能发生于有CMV感染风险的器官移植受者的巨细胞病毒病，治疗免疫功能缺陷患者（包括艾滋病患者）发生的CMV视网膜炎。

3. **伐昔洛韦**（valaciclovir）　是阿昔洛韦的前体药，口服后迅速并完全转化成阿昔洛韦，解决了阿昔洛韦口服生物利用度低的缺点。

4. **泛昔洛韦**（famiciclovir）　是喷昔洛韦的前体药，口服吸收后被代谢成具有抗病毒活性的喷昔洛韦。喷昔洛韦抗病毒作用及临床应用与阿昔洛韦相似，但须静脉用药。

5. **西多福韦**（cidofovir）　西多福韦抗病毒谱广，对许多DNA病毒包括疱疹病毒、腺病毒、乳头瘤病毒等有效。与阿昔洛韦不同，病毒对本品不易产生耐药性，临床适应证只限于获得性免疫缺陷综合征（AIDS）患者的CMV视网膜炎，对其他病原体感染的临床应用仍有待确定。主要毒性为肾损害，其他不良反应有中性粒细胞减少和周围神经病。

（三）抗肝炎病毒药

病毒性肝炎是世界性常见病，西方国家以丙型病毒性肝炎为最多，我国主要流行乙型病毒性肝炎。病毒性肝炎是由肝炎病毒引起，以损害肝脏为主的感染性疾病。迄今为止已经得到分型的肝炎病毒有6种，即甲型肝炎病毒（HAV）、乙型肝炎病毒（HBV）、丙型肝炎病毒（HCV）、丁型肝炎病毒（HDV）、戊型肝炎病毒（HEV）和庚型肝炎病毒（HGV）。甲型和戊型病毒性肝炎起病急，有自愈性，不会转化为慢性，不需特殊治疗。乙型、丙型和丁型病毒性肝炎绝大多数为慢性，病程迁延，最终可发展为慢性肝炎、肝硬化和肝细胞肝癌，应予以积极治疗，主要采用抗病毒、免疫调节、改善肝功能和抗肝纤维化。

1. **干扰素**（interferon，IFN）　干扰素属广谱抗病毒药，并具有抗肿瘤和免疫调节作用。目前主要使用基因工程制得的IFN，有α、β、γ 3种，IFN-α是国际公认的较好的治疗慢性肝炎的抗病毒药物。IFN主要用于治疗慢性病毒性肝炎（乙、丙、丁型）；亦可用于尖锐湿疣、生殖器疱疹以及HIV患者的卡波济肉瘤。不良反应有流感样综合征如发热、寒战、头痛、乏力等，也可发生骨髓暂时性抑制、皮疹、血压低等。口服无效，须注射给药。

2. **拉米夫定**（lamivudine）　拉米夫定能有效抑制HBV（乙型肝炎病毒）的复制，减少血液和肝脏内病毒的载量，从而减轻肝脏的炎症、坏死和纤维化，清除HBeAg，促进HBeAg/抗HBe的血清转换，改善肝功能。但是，停药后又可出现病毒复制，病情反复。长期使用拉米夫定，病毒可出现变异产生耐药性，并与恩曲他滨和恩替卡韦交叉耐药，而其耐药株对阿德福韦酯敏感。

3. **恩替卡韦**（entecavir）　恩替卡韦具有较强的抗HBV能力，且耐受性好，长期应用耐药的发生率也较低，可有效地治疗慢性乙型病毒性肝炎。它可作为抗HBV感染的联合用药，对野生型和耐拉米夫定的HBV效果良好。

（四）抗艾滋病病毒药

人类免疫缺陷病毒（HIV）又称为艾滋病病毒，获得性免疫缺陷综合征（AIDS）是由HIV感染引起的一种严重的疾病（又称艾滋病）。抗HIV药物不能清除HIV，合用可降低病毒的复制，提高机体的免疫状况，延长患者的生命。目前临床使用的药物主要针对病毒的逆转录酶和蛋白酶两种酶发挥作用，包括核苷类逆转录酶抑制剂（nucleoside reverse tanscriptase inhibitors，NRTIs）、非核苷类逆转录酶抑制剂（non-nucleoside reverse tanscriptase inhibitors，NNRTIs）和蛋白酶抑制剂（protease inhibitors，PIs）。

1. 核苷类逆转录酶抑制剂 NRTIs是第一类临床用于治疗HIV阳性患者的药物，包括嘧啶衍生物齐多夫定（zidovudine）、拉米夫定(lamivudine)等和嘌呤衍生物如阿巴卡韦(abacavir)。HIV病毒可逐步获得耐药性,仅用单一药物进行长期治疗时更易发生。目前,推荐联合用药疗法,即所谓的鸡尾酒疗法。一般选用至少3个抗艾滋病药物,可显著提高疗效,延缓耐药性产生,并减轻药物的毒性反应。

(1)齐多夫定(zidovudine):是第一个上市的抗HIV药,也是治疗AIDS的首选药。可口服或静脉注射。齐多夫定对HIV感染有效,可降低HIV感染患者的发病率并延长其存活期;可显著减少HIV从感染孕妇到胎儿的子宫转移发生率,为防止这种转移,需从怀孕第14周给药直到第34周;除了抑制人和动物的逆转录病毒外,齐多夫定也能治疗HIV诱发的痴呆和血栓性血小板减少症。常与拉米夫定或去羟肌苷合用,但不能与司他夫定合用,因为两者互相拮抗。治疗无效者可改用去羟肌苷。

(2)拉米夫定(lamivudine):拉米夫定是在我国和全球被批准治疗慢性乙型病毒性肝炎的第一个口服药,能有效治疗HBV感染,也被用于HIV感染的治疗。拉米夫定口服后吸收迅速,生物利用度为80%,血浆半衰期平均为9小时,70%以原形从尿中排出。甲氧苄啶能降低拉米夫定的肾脏清除。其三磷酸代谢物在感染HBV细胞内的半衰期平均为17~19小时,而在HIV感染细胞中的半衰期平均为10.5~15.5小时,因此不必频繁给药。对齐多夫定耐药的HIV也有活性,其细胞毒性低于齐多夫定。单用拉米夫定治疗HIV感染易产生抗药性,且与齐多夫定、去羟肌苷等交叉耐药。主要与齐多夫定合用。

本类药物中,临床常用的抗HIV感染药物还包括替比夫定(telbivudine)、阿巴卡韦(abacavir)、扎西他滨(zalcitabine)、去羟肌苷(didanosine)等。

(3)恩曲他滨(emtricitabine):为一种新型的具有抗HBV和HIV活性的核苷类逆转录酶抑制剂。口服吸收良好,吸收迅速,分布广泛,给药1~2小时后血浆药物浓度达峰值,生物利用度为93%。主要以原形通过肾脏排泄,同时通过肾小球滤过和肾小管主动分泌,半衰期为8~10小时。恩曲他滨对HIV-1、HIV-2及HBV均有抗病毒活性,其抗病毒活性是拉米夫定的4~10倍。临床试验结果表明,恩曲他滨用于HIV感染患者,有显著的病毒抑制作用,用于乙型病毒性肝炎的治疗,能降低慢性感染患者的乙型肝炎病毒水平。

(4)替诺福韦(tenofovir):由于该药几乎不经胃肠道吸收,因此进行酯化、成盐制成前药替诺福韦酯富马酸盐用于临床。2001年FDA批准用于治疗HIV的感染。2008年被美国FDA和欧盟批准用于治疗成人慢性乙型病毒性肝炎的治疗。给药后1~2小时内替诺福韦达血药浓度峰值。本品与食物同服时生物利用度可增大约40%。活性代谢产物替诺福韦二磷酸盐的胞内半衰期约为10小时,从而使之适用于1天给药1次。替诺福韦单独使用或与已有的抗逆转录病毒药联用时,对HIV患者均有效,且耐受性良好。在HIV和HBV重叠感染的患者中,替诺福韦对HBV野生株和拉米夫定耐药株均有很强的抑制作用。无论是初治还是曾用过核苷类似物并出现耐药的慢性乙型病毒性肝炎患者,替诺福韦均有明显的治疗效果,并且未发现HBV耐药变异,安全性和耐受性良好。

(5)阿德福韦酯(adefovir dipivoxil):最初研究用于抗HIV感染没有成功,现主要用于HBV感染的治疗,对单纯性疱疹、巨细胞病毒和乙型肝炎病毒均有抑制活性。对拉米夫定耐药的乙型病毒性肝炎有效。单剂口服生物利用度约为59%。血浆蛋白结合率低(5%)。阿德福韦二磷酸盐在细胞内半衰期长达5~18小时。

2. 非核苷类逆转录酶抑制剂 NNRTIs和NRTIs与病毒逆转录酶的结合位点不同但非常接近。与NRTIs不同,NNRTIs本身具有抗病毒活性,无须在细胞内激活。单独使用NNRTIs治疗艾滋病时,病毒很快产生耐药性,但是本类药物与NRTIs或蛋白酶抑制药之间无交叉耐药性。

依非韦伦(efavirenz)、奈韦拉平(nevirapine)均为非核苷类HIV逆转录酶抑制剂。在体外与核苷类药物和蛋白酶抑制剂有协同作用,对其他药物耐药的病毒株也具有活性。诱导产生耐药株的速度很快,具有交叉耐药性,因此不应单独使用,应与其他抗逆转录病毒联合使用,治疗病情恶化的艾滋病患者。奈韦拉平还可分别单独用于HIV感染的临产孕妇及其新生儿,防止母亲将HIV传染给新生儿。口服吸收良好,生物利用度高。在肝大部分被代谢为无活性的代谢产物,经粪便和尿液排泄。最常见不良反应为皮疹,严重的肝脏毒性罕见。其他不良反应包括发热、恶心、头痛和嗜睡等。

3. 蛋白酶抑制剂 齐多夫定、拉米夫定等核苷类HIV逆转录酶抑制药是最早批准用于治疗艾滋病的药物，广泛用于临床。但是这些药物并不能根治艾滋病，同时其毒副作用和长期用药导致的耐药性限制了它们的使用。近年美国 FDA 批准的 4 个新型抗艾滋病药物——蛋白酶抑制剂，如沙奎那韦（saquinavir）、利托那韦（ritonavir）、茚地那韦（indinavir）及奈非那韦（nelfinavir）。这 4 个抗艾滋病药物生物利用度较低，有明显的毒副作用，容易产生耐药性，且单独使用效果不明显。临床应用时需与其他抗艾滋病药物联合使用，由于它们的分子量都比较大，且含有多个手性中心，生产成本高，价格昂贵，目前尚难推广使用。

【合理使用抗菌药物】 自从临床上开始应用抗菌药物以来，很多传染病被消灭，严重的细菌感染性疾患也得以治愈。目前抗菌药物的应用日渐增多，不可避免地带来抗菌药物的毒副作用、变态反应与二重感染等不良后果，更严重的是滥用还可导致细菌耐药性的产生与蔓延，给治疗带来严重困难。例如昔日对金黄色葡萄球菌感染十分有效的青霉素，如今 90% 以上的金葡菌对它耐药。为了克服细菌耐药性，人们不断研制出新的抗菌药物，然而细菌在接触过这些新药以后，很快就获得对这些新药的耐药性。因此抗菌药物一定要合理应用，以便能杀灭致病菌、控制感染，又不引起明显的不良反应，更可降低细菌耐药性的产生与蔓延，延长抗菌药物的使用寿命。抗菌药物治疗性应用的基本原则如下：

1. 诊断为细菌性感染者方有指征应用抗菌药物　根据患者的症状、体征、实验室检查或放射、超声等影像学结果，诊断为细菌、真菌感染者方有指征应用抗菌药物；由结核分枝杆菌、非结核分枝杆菌、支原体、衣原体、螺旋体、立克次体及部分原虫等病原微生物所致的感染亦有指征应用抗菌药物。缺乏细菌及上述病原微生物感染的临床或实验室证据，诊断不能成立者，以及病毒性感染者，均无应用抗菌药物指征。

2. 尽早查明感染病原，根据病原种类及药物敏感试验结果选用抗菌药物　抗菌药物品种的选用，原则上应根据病原菌种类及病原菌对抗菌药物敏感性，即细菌药物敏感试验（以下简称药敏试验）的结果而定。因此有条件的医疗机构，对临床诊断为细菌性感染的患者应在开始抗菌治疗前，及时留取相应合格标本（尤其血液等无菌部位标本）送病原学检测，以尽早明确病原菌和药敏结果，并据此调整抗菌药物治疗方案。

3. 抗菌药物的经验治疗　对于临床诊断为细菌性感染的患者，在未获知细菌培养及药敏结果前，或无法获取培养标本时，可根据患者的感染部位、基础疾病、发病情况、发病场所、既往抗菌药物用药史及其治疗反应等推测可能的病原体，并结合当地细菌耐药性监测数据，先给予抗菌药物经验治疗。待获知病原学检测及药敏结果后，结合先前的治疗反应调整用药方案；对培养结果阴性的患者，应根据经验治疗的效果和患者情况采取进一步诊疗措施。

4. 按照药物的抗菌作用及其体内过程特点选择用药　各种抗菌药物的药效学和人体药动学特点不同，因此各有不同的临床适应证。临床医师应根据各种抗菌药物的药学特点，按临床适应证正确选用抗菌药物。

5. 综合患者病情、病原菌种类及抗菌药物特点制订抗菌治疗方案　根据病原菌、感染部位、感染严重程度和患者的生理、病理情况及抗菌药物药效学和药动学证据制订抗菌治疗方案，包括抗菌药物的选用品种、剂量、给药次数、给药途径、疗程及联合用药等。在制订治疗方案时应遵循下列原则：

（1）品种选择：根据病原菌种类及药敏试验结果尽可能选择针对性强、窄谱、安全、价格适当的抗菌药物。进行经验治疗者可根据可能的病原菌及当地耐药状况选用抗菌药物。

（2）给药剂量：一般按各种抗菌药物的治疗剂量范围给药。治疗重症感染（如血流感染、感染性心内膜炎等）和抗菌药物不易达到的部位的感染（如中枢神经系统感染等），抗菌药物剂量宜较大（治疗剂量范围高限）；而治疗单纯性下尿路感染时，由于多数药物尿药浓度远高于血药浓度，则可应用较小剂量（治疗剂量范围低限）。

（3）给药途径：对于轻、中度感染的大多数患者，应予口服治疗，选取口服吸收良好的抗菌药物品种，不必采用静脉或肌内注射给药。仅在下列情况下可先予以注射给药：①不能口服或不能耐受口服给药的患者（如吞咽困难者）；②患者存在明显可能影响口服药物吸收的情况（如呕吐、严重腹泻、胃肠道病变或肠道吸收功能障碍等）；③所选药物有合适抗菌谱，但无口服剂型；④需在感染组织或体液中迅速达到高药物浓度以达杀菌作用者（如感染性心内膜炎、化脓性脑膜炎等）；⑤感染严重、病情进展迅速，需给予紧急治疗的情况（如血流感染、重症肺炎患者等)；⑥患者对口服治疗的依从性差。肌内注射给药时难以使用较大剂量，其吸收也受药动学等众多因素影响，因此只适用于不能口服给药的轻、中度感染者，不宜用于重症感染者。接受注射用药的感染患者经初始注射治疗病情好转并能口服时，应及早转为口服给药。

抗菌药物的局部应用宜尽量避免：皮肤黏膜局部应用抗菌药物后，很少被吸收，在感染部位不能达到有效浓度，反而易导致耐药菌产生，因此治疗全身性感染或脏器感染时应避免局部应用抗菌药物。抗菌药物的局部应用只限于少数情况：①全身给药后在感染部位难以达到有效治疗浓度时加用局部给药作为辅助治疗(如治疗中枢神经系统感染时某些药物可同时鞘内给药，包裹性厚壁脓肿脓腔内注入抗菌药物等)；②眼部及耳部感染的局部用药等；③某些皮肤表层及口腔、阴道等黏膜表面的感染可采用抗菌药物局部应用或外用，但应避免将主要供全身应用的品种作局部用药。局部用药宜采用刺激性小、不易吸收、不易导致耐药性和过敏反应的抗菌药物。青霉素类、头孢菌素类等较易产生过敏反应的药物不可局部应用。氨基糖苷类等耳毒性药不可局部滴耳。

(4)给药次数：为保证药物在体内能发挥最大药效，杀灭感染灶病原菌，应根据药动学和药效学相结合的原则给药。青霉素类、头孢菌素类和其他β-内酰胺类、红霉素、克林霉素等时间依赖性抗菌药，应一日多次给药。氟喹诺酮类和氨基糖苷类等浓度依赖性抗菌药可一日给药一次。

(5)疗程：抗菌药物疗程因感染不同而异，一般宜用至体温正常、症状消退后72~96小时，有局部病灶者需用药至感染灶控制或完全消散。但血流感染、感染性心内膜炎、化脓性脑膜炎、伤寒、布鲁菌病、骨髓炎、B组链球菌咽炎和扁桃体炎、侵袭性真菌病、结核病等需较长的疗程方能彻底治愈，并减少或防止复发。

(6)抗菌药物的联合应用：单一药物可有效治疗的感染不需联合用药，仅在下列情况时有指征联合用药。①病原菌尚未查明的严重感染，包括免疫缺陷者的严重感染。②单一抗菌药物不能控制的严重感染，需氧菌及厌氧菌混合感染，2种及2种以上复数菌感染，以及多重耐药菌或泛耐药菌感染。③需长疗程治疗，但病原菌易对某些抗菌药物产生耐药性的感染，如某些侵袭性真菌病；或病原菌含有不同生长特点的菌群，需要应用不同抗菌机制的药物联合使用，如结核和非结核分枝杆菌。④毒性较大的抗菌药物，联合用药时剂量可适当减少，但需有临床资料证明其同样有效。如两性霉素B与氟胞嘧啶联合治疗隐球菌脑膜炎时，前者的剂量可适当减少，以减少其毒性反应。

联合用药时宜选用具有协同或相加作用的药物联合，如青霉素类、头孢菌素类或其他β-内酰胺类与氨基糖苷类联合。联合用药通常采用2种药物联合，3种及3种以上药物联合仅适用于个别情况，如结核病的治疗。此外必须注意联合用药后药物不良反应亦可能增多。

(7)新生儿患者抗菌药物的应用：新生儿期一些重要器官尚未完全发育成熟，在此期间其生长发育随日龄增加而迅速变化，因此新生儿感染使用抗菌药物时需注意以下事项。①新生儿期肝、肾均未发育成熟，肝代谢酶的产生不足或缺乏，肾清除功能较差，因此新生儿感染时应避免应用毒性大的抗菌药物，包括主要经肾排泄的氨基糖苷类、万古霉素、去甲万古霉素等，以及主要经肝代谢的氯霉素等。确有应用指征时，需进行血药浓度监测，据此调整给药方案，个体化给药，以使治疗安全有效。②新生儿期避免应用可能发生严重不良反应的抗菌药物。可影响新生儿生长发育的四环素类、喹诺酮类应避免应用，可导致脑性核黄疸及溶血性贫血的磺胺类药和呋喃类药应避免应用。③新生儿期由于肾功能尚不完善，主要经肾排出的青霉素类、头孢菌素类等β-内酰胺类药物需减量应用，以防止药物在体内蓄积导致严重中枢神经系统毒性反应的发生。④新生儿的组织器官日益成熟，抗菌药物在新生儿的药动学亦随日龄增长而变化，因此使用抗菌药物时应按日龄调整给药方案。

(8)小儿患者抗菌药物的应用：①氨基糖苷类：该类药物有明显耳、肾毒性，小儿患者应避免应用。临床有明确应用指征且又无其他毒性低的抗菌药物可供选用时，方可选用该类药物，并在治疗过程中严密观察不良反应。有条件者应进行血药浓度监测，根据结果个体化给药。②糖肽类：该类药有一定肾、耳毒性，小儿患者仅在有明确指征时方可选用。在治疗过程中应严密观察不良反应，有条件者应进行血药浓度监测，个体化给药。③四环素类：可导致牙齿黄染及牙釉质发育不良，不可用于8岁以下小儿。④喹诺酮类：由于对骨骼发育可能产生不良影响，该类药物避免用于18

岁以下未成年人。

6. **注重综合治疗**　治疗细菌感染性疾患除了应用抗菌药外，还应进行综合疗法。如纠正患儿水、电解质、酸碱平衡的紊乱，对于危重的感染患儿更应加强对其支持疗法如营养支持。

【肝功能减退患者抗菌药物的应用】　肝功能减退时，抗菌药物的选用及剂量调整需要考虑肝功能减退对该类药物体内过程的影响程度，以及肝功能减退时该类药物及其代谢物发生毒性反应的可能性。由于药物在肝脏代谢过程复杂，不少药物的体内代谢过程尚未完全阐明，根据现有资料，肝功能减退时抗菌药物的应用有以下几种情况。

1. 药物主要经肝脏或有相当量经肝脏清除或代谢，肝功能减退时清除减少，并可导致毒性反应的发生，肝功能减退患者应避免使用此类药物，如氯霉素、利福平、红霉素酯化物等。

2. 药物主要由肝脏清除，肝功能减退时清除明显减少，但并无明显毒性反应发生，肝病时仍可正常应用，但需谨慎，必要时减量给药，治疗过程中需严密监测肝功能。红霉素等大环内酯类（不包括酯化物）、克林霉素、林可霉素等属于此类。

3. 药物经肝、肾两途径清除，肝功能减退者药物清除减少，血药浓度升高，同时伴有肾功能减退的患者血药浓度升高尤为明显，但药物本身的毒性不大。严重肝病患者，尤其肝、肾功能同时减退的患者在使用此类药物时需减量应用。经肾、肝两途径排出的青霉素类、头孢菌素类等均属此种情况。

4. 药物主要由肾排泄，肝功能减退者不需调整剂量。氨基糖苷类、糖肽类抗菌药物等属此类。

【肾功能减退患者抗菌药物的应用】　许多抗菌药物在人体内主要经肾排出，某些抗菌药物具有肾毒性，肾功能减退的感染患者应用抗菌药物的原则如下：尽量避免使用肾毒性抗菌药物，确有应用指征时，严密监测肾功能情况。根据感染的严重程度、病原菌种类及药敏试验结果等选用无肾毒性或肾毒性较低的抗菌药物。使用主要经肾排泄的药物，须根据患者肾功能减退程度以及抗菌药物在人体内清除途径调整给药剂量及方法。肾功能减退时抗菌药物的选用有以下几种情况：

1. 主要由肝胆系统排泄，或经肾脏和肝胆系统同时排出的抗菌药物用于肾功能减退者，维持原治疗量或剂量略减。如红霉素及其他大环内酯类、克林霉素、氯霉素、利福霉素类、头孢哌酮、头孢曲松、利奈唑胺等。

2. 主要经肾排泄，药物本身并无肾毒性，或仅有轻度肾毒性的抗菌药物，肾功能减退者可应用，可按照肾功能减退程度（以内生肌酐清除率为准）调整给药方案。包括青霉素类与大部分头孢菌素类。

3. 肾毒性抗菌药物避免用于肾功能减退者，如确有指征使用该类药物时，宜进行血药浓度监测，据以调整给药方案，达到个体化给药，疗程中需严密监测患者肾功能。如氨基糖苷类、糖肽类、多黏菌素、两性霉素B去氧胆酸盐等。

4. 接受肾脏替代治疗患者应根据腹膜透析、血液透析和血液滤过对药物的清除情况调整给药方案。

（张海霞　肖政辉）

第五节　肝　素

各种危重症都可能影响血液系统的变化，如血液成分、凝血机制或血液流变学改变等。在儿科危重症中出现的弥散性血管内凝血（DIC）就是危重症时血液系统受影响的共同表现。无论是感染性疾病如重症肺炎、败血症、暴发型流行性脑脊髓膜炎、急性坏死性小肠炎、溶血尿毒综合征、感染性休克等；或是非感染性疾病如创伤、恶性疾病等均可出现DIC，导致出血倾向。及时使用肝素抗凝治疗可获得满意的治疗效果。因此，肝素疗法在危重症时是常用的治疗措施。

【肝素的作用机制】　肝素亦称普通肝素，系硫酸化的糖胺聚糖（glycosaminoglycan，CAG），分子量为3~30kU，肝素具有抗凝活性的部分只占1/3，对抗凝血酶（anti-thrombin，AT）有高亲和性，其余2/3抗凝活性弱，对AT的亲和性低，而在高浓度时则有催化肝素辅因子Ⅱ（HC Ⅱ）的作用。这就决定了肝素除抗凝、抗血栓作用外，还具有其他的生物活性和药理作用。

低分子量肝素（low molecular weight heparin，LMWH）是由普通肝素解聚制备而成的一类分子量较低的肝素的总称。平均分子量约为4~6kU。低分子肝素主要表现为抗FⅩa作用，对AT的作用较小，故在达到有效的抗凝作用的同时可以减少肝素所致的出血等不良反应，与肝素相比具有皮下注射吸收好、半衰期长、生物利用度高、不良反应少等优势。常见的低分子肝素有：依诺肝素钠、那曲肝素钙、达肝素钠等。

1. **抗凝血作用** 现在观点认为，凝血反应是组织因子（TF）启动的。微量的TF与凝血因子Ⅶ活化为Ⅶa复合物，随后沿着TF→Ⅶa→Ⅸa→Ⅹa途径引发凝血瀑布反应，是内源凝血途径与外源凝血途径的结合，同时也已确认Ⅶa是内源凝血途径的启动酶，可使Ⅶ活化为Ⅶa，启动内源凝血反应。然而，肝素要发挥抗凝作用，除分子结构硫酸化外，还需要肝素依赖性抑制因子的辅助，这些因子包括抗凝血酶Ⅲ、AT Ⅲ、HC Ⅱ、激活的蛋白C抑制物（APCI），其中AT Ⅲ占80%。

天然抗凝血系统包括AT Ⅲ、纤维蛋白吸附F Ⅱa、血栓调节蛋白（TM）、组织因子抑制物（TFPI、α_2-原球蛋白），除纤维蛋白结合的Ⅱa外，均可被肝素加强和加速其作用。研究表明，肝素抑制Ⅹa（包括ⅩⅡa）只需要与AT结合，即使是短的肝素链亦可发挥抑制作用。也说明LMWH的抗凝作用也是依赖于AT Ⅲ结合形成肝素-AT Ⅲ复合物后，即成为快速反应抑制剂，抑制Ⅱa、激肽释放酶、Ⅻa、Ⅺa、Ⅸa、Ⅹa，阻断内源凝血瀑布的连锁反应。无肝素存在时，AT Ⅲ缓慢抑制Ⅱa，而有肝素存在时，则立即抑制Ⅱa，可加速至1 000倍，甚至2 000倍，从而阻止Ⅷ、Ⅴ激活而发挥抗凝作用。肝素-AT Ⅲ复合物还能抑制与TF结合的Ⅶa，可以阻止凝血反应启动。

肝素与HC Ⅱ结合只有对抗F Ⅱa的作用。肝素可以强化APCI的活性。还能使血管内皮细胞释放TFPI，并且能加强TFPI对Ⅶa/TF复合物的抑制作用，达到阻止启动凝血。实验结果表明，静脉注射肝素后，血浆TFPI的浓度可提高2~10倍。

2. **抗血栓作用** 肝素通过多种机制对抗血栓形成的三要素即：血液的高凝状态、血管壁损伤、血流缓慢。

（1）肝素不仅可提高血浆纤溶酶原活化素（PA）浓度，抑制PA抑制剂，并加强组织型PA和尿激酶型PA的作用。

（2）肝素具有保护血管内皮细胞的作用。可以认为血管内皮细胞是肝素的储藏库。当血管内皮细胞受损后，其表面的负电荷（-160mV）转变为正电荷达+280mV时，就会形成血栓。而肝素带有很强的负电荷，实验证明，外源性肝素即可使受损的内皮细胞表面恢复负电荷，很小剂量肝素亦可稳定内皮细胞功能和防止其脱落，一次肝素注射后能使这种良好作用持续数天。

（3）肝素增强血细胞表面负电荷，防止血细胞聚集，降低血脂。小剂量肝素治疗可以显著降低血浆纤维蛋白原水平，从而减轻高凝状态，降低血液黏稠性，加速血流，释放Ⅱa等促凝物质。因此，肝素不仅可以防止血栓形成，而且对已形成的血栓有溶解作用。

3. **非抗凝作用及生物学活性**

（1）降血脂作用：肝素促使血管内皮脂酶释放并阻止肝脏及其他组织摄取释放的脂酶。而脂酶可降解低密度脂蛋白（LDL）和乳糜微粒中的甘油三酯，同时使载体蛋白和游离胆固醇脂转变成高密度脂蛋白（HDL）。HDL能防止胆固醇在末梢组织中沉积并对低密度脂蛋白（LDL）所致的血管内皮损伤有抑制作用。注射肝素后可使血浆游离脂肪酸增高，LMWH则无此作用。

（2）抗补体作用：肝素可作用于补体系统的经典途径、替代途径和调控机制，以减轻补体系统过度激活，并且能有效地调控人的补体活性。肝素的这一作用与其抗凝活性无关。

（3）抗炎、抗过敏作用：肝素能中和多种致炎因子，如组胺、5-羟色胺、缓激肽、白细胞趋化因子、透明质酸酶、通透因子等化学介质。能与纤维连接蛋白（Fn）集合，小剂量肝素即能增强Fn的调理活性，从而增强单核-吞噬细胞系统（即网状内皮系统）对异物或原体的吞噬作用和吞饮作用及其分解消化异物的能力。肝素能抑制中性粒细胞激活，减少氧自由基的生成，并促使超氧歧化酶（SOD）释放，以中和已生成的氧自由基，从而减轻组织损伤。肝素因带强负电荷，故能结合抗原抗体复合物，抑制某些病毒对细胞的吸附、渗入和增强，并灭活多种毒素，减轻全身及局部的Shwartzman反应。实验结果表明，肝素对内毒素血症有显著保护作用。并通过改善微循环，增加肌肉组织血流量，抑制脂质过氧化，减少脂质氧化物生成，而达到镇痛、消炎作用。

（4）降低气道阻力：肝素除抗炎、抗过敏活性外，尚有支气管解痉和祛痰作用。因此，能降低气道阻力，通过使肺泡释放脂蛋白酶并激活，水解呼吸道黏稠分泌物，以降低痰液黏稠度，同时肺内巨噬细胞增多并被激活，故能清除痰液。肝素能抑制抗原引起的气道反应性增高，已经证实肝素对免疫性气管平滑肌痉挛有保护作用。

(5)利尿作用：肝素能直接刺激醛固酮释放的血管紧张素产生，而间接抗醛固酮，阻抑醛固酮的产生和加速其破坏，而实现排钠利尿的结果。并对抗激肽系统，增加肾小球滤膜的负电荷，使白蛋白不易通过，减轻尿蛋白。

(6)对多肽生长因子的作用：多肽生长因子属于多种信号蛋白分子中的一大类，包括表皮生长因子、转化生长因子、神经生长因子、成纤维细胞生长因子、血管内皮生长因子、血小板衍生生长因子等。它们一个共同的重要特征是肝素类物质具有亲和性，与受体结合时需要肝素类物质介导。由这些生长因子介导的信号转导作用必须有肝素类物质参与才能完成。

(7)降血压作用：肝素的降血压作用与硝酸甘油相似，也是一种强效血管扩张剂。在细胞水平上已证明肝素为第一信号，抑制内皮素-1(ET-1)和增加内皮细胞释放内皮衍生的一氧化氮(EDNO)或环磷酸鸟苷(cGMP)，从而抑制血管平滑肌细胞(VSMC)增殖和降低VSMC收缩性，使血管舒张，血压下降。肝素还可通过抑制ET-1和血管紧张素Ⅱ介导的细胞内Ca^{2+}动员，下调VSMC的收缩途径，以致血管松弛。

(8)抗肿瘤作用：肝素能抑制血栓形成和阻止瘤细胞黏附于血管内皮，因此能防止肿瘤转移。肝素与可的松联用能对抗血管新生，阻止肿瘤生长。选用肝素辅助肿瘤化疗：①有抑制某些肿瘤生长(延长M期)的作用；②能改变或影响细胞膜或改变其代谢性功能，使抗癌药物易于进入癌细胞；③能阻断凝血酶，且易于控制和解救。

(9)抗HIV作用：肝素的抗HIV作用是显著的，实验表明：在肝素作用下，MT4细胞可免受HIV感染并继续增殖；肝素干扰病毒的早期阶段、吸附阶段，可抑制HIV-1型病毒与MT4细胞结合；可诱导MT4细胞产生干扰素和淋巴因子，从而产生抗HIV作用；肝素的硫酸化是抗HIV作用的关键。

【肝素的用量与用法】 临床上使用的肝素是由猪、牛的黏膜或肺提取，常用为钠盐或钙盐，1mg≈125~130U。常以静脉注射或皮下注射。皮下注射同等剂量时，钙盐的抗凝活性要低于钠盐，但不影响临床效果。钙盐较少出现皮肤瘀斑，但其他出血症状无大的差别。

1. 肝素的常用方法 先以肝素0.5~1.0mg/kg(60~125U/kg)，静脉注射，约1小时滴完，以后每隔4~6小时重复一次；或先以50~75U/kg静脉滴注，约1小时滴完，然后以每小时15~25U/kg持续滴注；或以每次50~100U/kg皮下注射，每4~6小时1次。一般用LMWH 75U/(kg·d)，安全，副作用小，作用稳定。

2. 肝素的给药途径 肝素和LMWH均由静脉或皮下注射。清除有两种机制：其一是可饱和机制，经与内皮细胞结合后由网状内皮系统清除；其二是不可饱和机制，主要由肾脏排出。两种机制对肝素都很重要，但LMWH主要经肾脏清除。没有证据表明肝素或LMWH能通过胎盘。皮下注射操作方便，费用少，吸收缓慢而均匀，不良反应少，易被患儿接受。呼吸系统疾病还可采取雾化吸入达到治疗目的，此为超说明用药，不推荐使用。

【肝素在小儿危重症的临床应用】

1. DIC　患儿在某些致病因子特别是感染的作用下凝血因子和血小板被激活，大量可溶性促凝物质入血，从而引起一个以凝血功能失常为主要特征的病理过程。在DIC病理变化的4小时后仍有明显血管内凝血征象，肝素抗凝是主要的治疗手段。掌握合适的时机使用肝素，可使DIC的病死率降低。DIC发生后，ATⅢ水平下降。在使用肝素时并补充ATⅢ，则小剂量肝素即可发生效应。DIC时，肝素的剂量是首次给50~125U/kg，静脉注射，随后改用皮下注射，每4~6小时1次，同时应补充新鲜血液制品(含ATⅢ)，并监测血浆ATⅢ浓度，有助于观察疗效。低分子量肝素可用于治疗DIC，其剂量为75U/(kg·d)，静脉滴注，以出血症状的严重性器官损伤及凝血、纤溶指标为判断疗效的标准。有观察表明：LMWH在临床症状改善和安全性方面均优于肝素。

2. 新生儿危重症 新生儿患者常易发生静脉血栓和肺栓塞。肝素通常作为首选的抗凝药物。肝素治疗新生儿硬肿症，剂量为125~250U/kg，静脉注射，每4~6小时一次，能提高硬肿症治愈率达70%~90%。但在新生儿时期，血浆ATⅢ、HCⅡ水平仅为成人的50%，并且分布容量扩大，使肝素的半衰期缩短，药物浓度不易监测，且出现肝素耐受，不易掌握肝素剂量。近年来采用微量肝素治疗，每次静脉注射10U(5~15U)/kg，每6小时1次。或用LMWH，剂量75U/(kg·d)，连用5天。早产儿应用肝素发生颅内出血的风险是足月儿的4倍，因此应慎重考虑。

3. **小儿呼吸系统危重症应用肝素治疗** 小儿重症肺炎易并发顽固性心力衰竭或呼吸衰竭，在国内已有较多资料报道。在综合治疗基础上，加用小剂量肝素抗凝改善微循环，阻断DIC进程；此外，还能防止血小板释放5-羟色胺等介质，缓解支气管痉挛、降低气道阻力、释放和激活脂蛋白酶使呼吸道黏稠分泌物水解、肺内巨噬细胞增多和吞噬能力提高。

4. **小儿肾小球疾病应用肝素** 小儿肾病综合征往往存在高凝状态和纤溶障碍，易并发血栓形成。需加用肝素抗凝治疗，剂量为125U/(kg·d)加入葡萄糖中静脉滴注，每天1次，2~4周为1疗程，亦可使用LMWH。肝素可阻止免疫复合物沉积在肾小球基底膜上，还能有效抑制肾小球系膜细胞及系膜基质增生，并对肾小球电荷屏障具有保护作用。因此，在治疗急性肾小球肾炎并发肾衰竭时，使用肝素62.5~125U/(kg·d)或LMWH，有一定的疗效。

5. **急性白血病化疗危象的肝素预防** 急性早幼粒细胞白血病(APL)化疗过程中，由于大量的白血病细胞的破坏，释放出相当量的促凝物质，易并发DIC和出血。用肝素或LMWH抗凝治疗提高了APL化疗的安全性。

6. **持续性肾脏替代(CRRT)和体外膜肺(ECMO)治疗中的抗凝** 在危重症患者中CRRT和ECMO使用越来越广泛，有效抗凝成为肾替代和ECMO治疗中一个重要问题。肝素是CRRT中应用最广泛的抗凝药物，在危重症患者的炎症反应中，抗凝血酶大量消耗，导致肝素抗凝作用的减弱。肝素加速AT Ⅲ对凝血因子的灭活；同时，大剂量肝素干扰抗血小板的聚集作用，延长了出血时间。因此肝素最主要的不良反应就是抗凝作用加强后导致患者的出血风险增加。CRRT时大部分患儿肝素首剂量为0.25~0.5mg/kg，平均0.3mg/kg，维持量0.05~0.3mg/(kg·h)。ECMO治疗过程中，使用负荷剂量100U/kg，持续维持使用10~20U/kg，根据ACT(activated clotting time)或APTT(activated partial thromboplastin time)调整肝素用量，CRRT和ECMO时维持ACT到180~220S或APTT在正常值的1.5~2倍。目前有报道采用LMWH制剂，在透析前一次给药就足够完成一次血液透析的抗凝要求。对于活动性出血或高危出血倾向的患儿，也可采用局部枸橼酸抗凝，可得到与肝素抗凝同样的效果，并且不增加出血风险。

【应用肝素的实验室检测】 标准肝素治疗实验室监护：每次重复应用肝素前必须酌情作必要化验复查，以确定下次剂量及间隔时间。监护指标：① CT(试管法)：维持20~30分钟；② APTT 60~100秒；③ TT<100秒。低于或超过上述指标极限，应调整肝素用量和方法。静脉注射肝素30分钟后若病情恶化、出血加重、CT>30分，应考虑肝素过量，给予与肝素等量的鱼精蛋白中和以止血(注入鱼精蛋白后均需用生理盐水1.0ml冲洗注射器管腔)。微剂量、小剂量肝素、LMWH及雾化给药不需实验室监测。

【肝素治疗的注意事项】

1. **禁忌证**

(1) 既往有严重遗传性或获得性出血性疾病，如血友病等。

(2) 原有明显的出血倾向或潜在性出血性疾病。

(3) 近期有咯血、呕血或黑便、脑出血或可疑脑出血或高血压脑病等。

(4) 手术后短期内或有巨大的出血创面未完全止血者。

(5) 严重肝病、各种凝血因子合成障碍者。

2. **肝素治疗DIC疗效判断指标** ①临床症状和出血倾向改善，休克纠正，尿量增加；②各项实验室指标逐步恢复正常，所需时间依次是：PT约24小时(或缩短≥5秒)；ELT约12~72小时；纤维蛋白原约1~3天，(或比治疗前上升0.4g/L以上)；3P试验天数；BPC约数天至数周恢复正常(或比治疗上升>50×10^9/L)。

3. **肝素治疗DIC疗程** 一般2~3天，长者7天。亚急性或慢性者疗程常需更长。停药指征是凝血缺陷得到纠正、临床情况好转、出血停止、血压稳定，有关脏器功能恢复正常，原发病已控制或缓解，可逐渐减量停药或代以其他抗凝剂维持治疗。

4. **肝素治疗DIC无效的原因** ①血中AT Ⅲ值低于0.2g/L或40%；②肝素用药时间太短；③用肝素太晚；④血小板显著消耗、破坏，释放出血小板因子4(PE4)中和肝素；⑤已进入纤溶亢进期，或未同时用纤溶抑制剂；⑥滥用纤溶抑制剂、纤维原助长DIC；⑦未治疗严重并发症；⑧未清除诱因；⑨酸中毒未纠正，抗休克改善循环不力。

【肝素的副作用及其防治】 肝素的副作用主要有出血、血小板减少、骨质疏松、过敏反应及皮肤坏死等。在儿科危重症的救治中使用肝素时的副作用主要是出血，最多见于肾脏及消化道。应结合 APTT 和 PT 测定结果调整肝素剂量。如果是肝素过量引起的出血，轻者不一定需要特殊处理，通过加大输注凝血因子或新鲜血，就可以逐步纠正。因为肝素的半衰期较短，仅 9 小时。重者则可以应用鱼精蛋白来中和肝素。剂量：1mg 鱼精蛋白中和 1mg 肝素。每次鱼精蛋白量不超过 1mg/kg，加入葡萄糖液中静脉滴注。如果在使用肝素 7~14 天后出现血小板进行性减少或血栓形成，就应疑为肝素引起的血小板减少症，可加用血小板聚集抑制剂，如前列腺环素和阿司匹林。少数患者可发生肝素耐受现象，应根据病情加大剂量。少数患者可发生发热、荨麻疹、结膜炎等肝素过敏现象，个别病例甚至发生过敏性休克，抗过敏治疗即可。长期使用肝素可导致脱发，但停药后会再生。疗程超过 6 个月者，约有 10% 的患者发生脱钙性骨病和自发性骨折。可在使用肝素时选择低分子量肝素钙以减轻此类副作用。

（臧　平　卢秀兰）

第六节　免疫球蛋白

静脉注射人免疫球蛋白（IVIG）是从大量健康人混合血浆中分离提出的免疫球蛋白 IgG（包括 IgG 的亚类），并保证了 IgG 分子结构上 Fc 段的活性，IgG 占 90% 以上，余为微量的 IgA、IgM、IgE。由于提炼生产和对血浆内感染因子监测与杀灭技术的不断提高，国产 IVIG 已达国家血制品监察质量标准，可供静脉注射，显示了临床应用的广泛前景。目前临床已应用治疗 50 余种疾病，疗效良好，副作用很少，在危急重患儿抢救中起着十分重要的作用。现对 IVIG 疗效机制作以简述。

【疗效机制】

1. **抗毒素作用**　IVIG 中含有多种特异性的 IgG 抗体，有抗病毒、细菌和抗 CMV 多种生物活性，诸多特异性抗体和敏感抗生素合用可治疗部分严重感染性疾病；研究表明 IVIG 还含有抗链球菌致热性外毒素（SPD-A）和抗葡萄球菌肠毒素抗体，可直接中和毒素使其血浓度下降，改善临床症状。

2. **抗炎性介质和细胞因子的作用**　IVIG 直接抑制未成熟 T 细胞的增殖和成熟，从而抑制诸多细胞因子和炎性介质的大量分泌，使其血浓度下降。IVIG 分子结构 IgG-Fc 段与吞噬细胞膜上 Fc 受体特异性结合，使其失去活性，使各器官组织细胞少受生物性损伤，血小板和红细胞不被吞噬。

3. **免疫调节作用**　给予 IVIG 后，机体血内 CD4、CD8（%）和 CD4/CD8 比值均有明显提高，提示对 T、B 淋巴细胞免疫功能有双向调节增强作用。

4. IVIG 可与免疫性疾病患儿体内特异性抗体结合形成分子较小的免疫复合物，它不易沉淀附着于全身微小血管内皮处，可减少或避免局部产生免疫性血管内皮炎症，可治疗过敏性紫癜。另外有研究表明，IVIG 中 IgG-Fa、Fb 段能与补体 C3b、C4b 特异性结合，使 C3、C4 补体失去活性。阻断了补体的经典和旁路激活途径，最后使患者体内免疫复合物不再形成有攻击性的复合物（MAC），从而减少或避免 MAC 对多处器官组织细胞的生物性损害—免疫性炎症，故对重症系统性红斑狼疮（SLE）有疗效。

【在危重病中的应用】

1. **严重感染性疾病**　麻疹病毒、腺病毒等和金葡菌、链球菌、肺炎克雷伯菌等所致的疾病。高热不降，中毒症状严重，严重脓毒症患儿在敏感抗生素与对症抢救基础上，及时用 IVIG 治疗，可改善病情，保护脏器功能，降低死亡率。剂量与用法：IVIG 0.3~0.5g/（kg·d）均匀静脉滴注，连用 3~5 天。

近年来，我国各地出现新发的病毒感染流行，如腺病毒和流行性感冒，其中重症死亡率高，对小儿威胁很大。腺病毒传染性强，可暴发流行，特别是患有慢性基础疾病和免疫功能受损者更容易发生重症，IVIG 可以抑制中和炎症因子，中和病毒，提高机体 IgG 功能等，对重症腺病毒肺炎推荐 1.0g/（kg·d），连用 2 天。流感起病急，虽大多为自限性，但部分患者因出现肺炎等并发症或基础疾病加重发展成重症病例，少数危重病例病情进展快，可因 ARDS、急性坏死性脑病或多器官功能不全等并发症而死亡。其中急性坏死性脑病无特效治疗，可给予糖皮质激素和丙种球蛋白［0.4~0.5g/（kg·d）或 1g/（kg·d），总量 2g/kg］等治疗。

2020年儿童脓毒症休克指南，不建议常规使用IVIG。对于金黄色葡萄球菌和化脓性链球菌引起的中毒性休克综合征，建议使用IVIG，推荐剂量为第一天1g/kg，第二天、第三天分别为0.5g/kg。

2. **川崎病(Kawasaki disease，KD)** 川崎病早期(发病10天以内)B超检查20%~30%已有冠状动脉病变，目前有研究表明KD发生冠状动脉异常与患者血浆IgG水平有关，IgG峰浓度越高，发生冠状动脉病变的可能性越小，故及早用大剂量IVIG静脉滴注，可使体温下降、症状改善，预防冠脉病变发生，还可使冠脉病期逐日恢复。发病7天内应用IVIG比8~10天内用疗效更好。另外，患者如果已经错过了治疗的最佳时机，即发病已达10天以上，而患者仍存在无法解释的发热或存在冠状动脉瘤或有系统性炎症表现及ESR和CRP仍增高时，这些患者也应当给予IVIG治疗。10%~20%的KD患儿对IVIG治疗无反应，表现为体温不降和症状体征无改善，或5~7天后体温复升并有KD某项体征阳性者复发现象，这类患儿更易发生冠状动脉显著病变，严重影响预后，应再次追加大剂量IVIG静滴一次，可奏效。需要注意的是：KD治疗在起病最初5天内开始与5~7天开始相比似乎不能更有效地预防心血管后遗症，但可能会增加再次应用IVIG的机会，也就是增加IVIG治疗无反应的概率。

剂量与用法：对KD患儿早期即给予IVIG 2g/kg，10~24小时内静脉匀速点滴，对治疗无反应定义为在完成初始IVIG治疗超过36小时后仍持续发热或再次发热，建议再次应用IVIG治疗(2g/kg)。对个别患者退热仍不明显者，在排除继发感染的基础上，可加用糖皮质激素联合治疗。为防止冠脉内血栓形成和KD恢复期血小板数过高，还应与小剂量阿司匹林和双密达莫(潘生丁)联用。

3. **特发性血小板减少性紫癜(ITP)** 又称自身免疫性血小板减少性紫癜，血小板计数<10×10^9/L，有出血倾向、贫血明显，为重症ITP患者，可以使用IVIG紧急治疗。剂量与方法：IVIG每次1g/(kg·d)静点，连用2天，和/或甲泼尼[10~30mg/(kg·d)，最大剂量为1.0g/d，连用3天]和/或促血小板生成药物。属于ITP的一线治疗方法，常用剂量400mg/(kg·d)，连用(3~5)天；或0.8~1.0g/(kg·d)，用1天或连用2天，必要时可以重复。

4. **吉兰-巴雷综合征(GBS)** 是一种呼吸或肠道病毒感染后继发多发的神经脱髓鞘免疫性损伤，故又称急性炎症性脱髓鞘多神经根神经病(AIDP)。重症GBS双下肢软瘫，还可上行至呼吸肌无力、呼吸浅表、发绀、呼衰；自主神经受损，持续心动过速，出现心衰；脑干、舌咽神经受损，吞咽困难，易患肺炎。如出现上述症状早期，在抗炎和综合抢救基础上，应及时给予IVIG治疗，多能取得良效。肢体与呼吸肌肌力较快的恢复，可缩短上呼吸机的时间和以后独立行走的时间。

剂量与方法：IVIG每次0.3~0.5g/(kg·d)静脉滴注，连用5天或1g/kg，连用2天。对少数疗效不理想患儿可配合地塞米松静点，短期应用。

5. **急性播散性脑脊髓炎(ADEM)** 是一种广泛累及脑和脊髓白质的急性脱髓鞘性疾病，多与感染或疫苗接种有关，因此又称为感染后或疫苗接种后脑脊髓炎。重者可导致死亡或留有后遗症，故临床上一旦诊断成立即应给予大剂量甲泼尼松龙或地塞米松1mg/(kg·d)，连用3天，静脉滴注，疗效不显著或重症患者还应给予IVIG治疗，十分必要。

剂量与方法：IVIG每次1g/kg，连用2天或0.3~0.5g/(kg·d)，连用5天，静脉滴注，可改善病情，缩短病程，有较好的效果。

6. **重症肌无力(MG)** 是以乙酰胆碱受体(Ach-R)的抗体介导累及神经肌肉接头处Ach-R的功能，临床出现肌肉病态性易疲劳现象。MG全身型因治疗延误或综合治疗措施不当，可出现肌无力危象——呼吸肌无力、呼吸衰竭，应及时用IVIG0.5g/(kg·d)静脉滴注连续5天可缓解症状，多于使用后5~10天左右起效，作用可持续2个月左右，一般与起效较慢的免疫抑制药物或可能诱发肌无力危象的大剂量皮质激素联合使用。需注意，该药与血浆置换疗效相同，不良反应更小，但两者不能并用。

7. **过敏性紫癜(HSP)** 临床表现有皮肤、胃肠道、关节或颅内等部位出血、水肿，重症HSP可危及生命。大部分通过对症处理和糖皮质激素治疗多可控制症状，但亦有疗效不理想者，此时应及早给予IVIG 1g/(kg·d)，连用2天，或2g/(kg·d)用1天，或400mg/(kg·d)连用4天，效果较好。

8. **系统性红斑狼疮(SLE)** 重症SLE可有脑

炎、心包炎、呼吸、肾脏受损和血液中血小板明显下降等各系统症状，有潜在的致命性。大剂量肾上腺皮质激素和免疫抑制剂环磷酰胺（CTX）给予冲击诱导缓解治疗，多可使体温下降，各脏器功能损害症状缓解，血小板上升，从而缓解病情，但亦有疗效不显著者，此时应及时应用 IVIG 静脉滴注，剂量为 0.4g/（kg·d）连用 3~5 天为一个疗程，以后每个月 1 次以巩固疗效；或者 0.4g/（kg·d）连用 5 天，以后每个月 2.5~5g，维持数月至数年。由于感染是 SLE 患儿死亡的主要原因，并且可以诱发 SLE 活动、促进 SLE 病情恶化，应用 IVIG 对控制 SLE 患儿感染也有作用。

9. **原发性免疫性缺陷病（PID）** PID 的病种繁多，共有 100 多种。PID 是一类罕见的免疫系统的遗传性疾病，是机体免疫系统一个或多个要素缺陷所致的一类异质性疾病。根据国际免疫学联合会（International Union of Immunologic Societies，IUIS）2017 年报道，PID 共分为 9 大类，包括联合免疫缺陷、抗体为主免疫缺陷、免疫缺陷综合征、免疫失调性疾病、吞噬细胞缺陷、固有免疫缺陷、自身炎症性疾病、补体缺陷和拟表型类疾病。其中 70% 以上 PID 患者伴有抗体缺陷，临床上它们均易并发细菌、病毒与真菌感染，反复发作和顽固难治，如肺炎、败血症、化脓性脑膜炎或胃肠炎等，可导致死亡。此时均应在敏感抗生素治疗的基础上给予 IVIG 静脉滴注。

剂量与方法：IgG 替代治疗的基本方案为 IVIG 0.4~0.6g/kg，每 3~4 周 1 次；维持 5~6g/L 以上的 IgG 谷浓度，酌情调节 IVIG 剂量，此属终身替代疗法，可获得正常发育的疗效。

IVIG 替代治疗伴有抗体缺陷 PID，在遵循上述基本方案的基础上，应强调患者个体化治疗，其特定目标剂量是保护该个体尽可能免受感染的剂量。不同患者，即使给予相同剂量的 IVIG，也可能会出现不同的 IgG 谷浓度。尽管多数患者 IgG 谷浓度在 5~7g/L 时表现良好，但一些患者可能在 7g/L 以上才能从 IVIG 中获得临床益处。另一方面，在不同的临床病理状态下，对 IVIG 的要求有所不同，可能需要提高剂量或缩短给药间隔以提高临床疗效。例如，在感染或长期发热期间，IgG 分解代谢增加，抗体消耗增加，因此可给予额外的 IVIG 输注以维持 IgG 水平。

应强调的是，对原发性选择性 IgA 缺乏病，应禁用 IVIG，因患儿血清中含有同型抗 IgA 抗体，IVIG 内虽只有微量 IgA，但二者结合亦可发生过敏性休克或导致死亡。

10. **继发性免疫缺陷病（SID）** 重度营养不良、细菌与病毒等感染、使用糖皮质激素或环孢素 A 等免疫抑制剂较长时间、小儿艾滋病、白血病化疗后和骨髓移植术后均可诱发 SID。尽管类型不同，但临床表现均易并发呼吸道与消化道等各类感染、顽固难治和反复发作，与原发病形成恶性循环，加重病情，甚至死亡。在大力抗炎和治疗原发病的基础上，凡 SID 患者血中有 IgG 减少者，均首选 IVIG 静点剂量为 0.3~0.5g/（kg·d），连用 3~5 天：如 SID 患儿为细胞免疫缺陷者，则首选干扰素等免疫抑制剂为主。3 周左右可监测血 IgG 或 T 细胞各类数量指标或视临床情况酌情再给予一次免疫增强治疗。此属后阶段性替代治疗。

11. **重症（暴发性）病毒性心肌炎** 有心衰、心源性休克、严重心律失常时，用 IVIG1.0g/（kg·d）静滴，连续 2 天，可有良好效果。

12. **其他感染免疫性疾病类的应用** 幼年特发性关节炎（JIA）全身型、结节性多动脉炎（PAN）和幼年皮肌炎（JDM）等给予 IVIG 治疗的文献报道较多，部分病例有一定疗效，亦有无疗效者，还需通过多中心设随机对照组进行临床实践与验证。如果血清 IgG 水平正常不推荐使用。

【不良反应与对策】

1. **不良反应** 临床数据调查发现 IVIG 输注的不良反应发生率为 7.2%。其中大部分为轻度不良反应，其次为中度，而严重不良反应占总体不良反应的 1.4% 左右。不良反应发生率与年龄无关，但可能与疾病有关，在 IgG 亚类缺陷和高 IgM 综合征中发生率相对较高。常见轻微不良反应多与静脉输注速度过快有关，降低输注速度和对症处理即可。但需注意监测严重不良反应的发生，比如过敏反应、并发感染和血栓等。

（1）过敏反应：常发生在用量 >1.0g/（kg·d），开始滴速过快时。一般都在静脉滴注 30 分钟内出现发热、面红、心悸、烦躁不安或恶心、呕吐，但反应均为轻度，偶有发生哮喘和过敏性休克。心肺功能有损伤的患儿，大剂量 IVIG［>1.0g/（kg·d）］行冲击治疗时，用该药液黏滞较大，快速输入，易诱发心力衰竭，应注意避免。

（2）并发感染：大批供血员在健康血标本监测时，由于受检测试剂敏感度差异和个别供血员恰处于丙肝、乙肝病毒感染的窗口期，致使血检测报告出现假阴性而漏诊不合格的供血员入围。国外有输入IVIG后并发丙肝、急性溶血和无菌性脑膜炎的报道，国内1997年和2007年有输入IVIG后发生乙肝和丙肝的报道，已引起国家药监部门和生产厂家高度重视，并对IVIG生产各个环节进行多项扎实的工艺改进。目前数年来国内尚无输入IVIG后发生乙肝、丙肝等病例的报道。建议一定严格使用适应证，减少滥用现象。

(3)血栓：是IVIG治疗的罕见并发症，主要由产品中混杂的活化凝血因子Ⅺa导致。既往有血栓形成、血管炎史或其他血栓形成易感因素的患者风险最高。在高剂量、快速输注治疗中更常见。

(4)诱发和加重遗传代谢性疾病：氨基酸及线粒体相关的遗传代谢性疾病因为输入球蛋白而导致病情加重，需要慎重评估，不能排除相关遗传代谢性疾病时慎用。

2. 对策

(1)控制IVIG的静滴速度：5%的IVIG注射液静滴开始时，应常规控制滴速在每分钟12~16滴，30分钟后如无任何反应出现，再将滴速上调，推荐1g/kg应>10小时匀速滴完。如患者反应明显，可暂停输入，一般不需要特殊处理，可自行恢复。对既往有各种过敏史和过敏体质者，输液前应给予地塞米松静脉缓注一次，十分必要。

(2)控制并发感染：坚持国家药监部门严格评审制，实行IVIG药品重点生产制；继续巩固与提高供血员血液健康筛查技术，继续加强对IVIG提炼生产各环节工艺技术的监测与改进，确保用药的安全性。目前临床规定：凡患儿在输注IVIG前，先行血液筛查丙肝、乙肝、艾滋病、梅毒，此制度十分必要。

(3)严格掌握适应证：在了解疾病发病机制基础上，选择性地应用IVIG。如该病用常规药有效时，不应首选IVIG，因该药价格昂贵，并且为血液制品，限制了其临床应用。广泛无原则地应用，也会增加发生副作用的机会。

(卢秀兰 朱德胜)

第七节 镇痛与镇静药物

【概述】镇痛与镇静治疗是指应用药物手段以消除患者疼痛，减轻患者焦虑和躁动，催眠并诱导顺行性遗忘的治疗。镇痛与镇静治疗是儿童重症监护病房(pediatric intensive care unit，PICU)综合治疗的重要组成部分，其治疗目的不仅是保持患儿安全和舒适，还可降低代谢和氧耗，使机体尽可能适应受到损害的氧输送状态，从而实现器官保护。

1. 儿童疼痛和焦虑的常见原因

PICU患儿多处于强烈的应激环境中，引起疼痛和焦虑的常见原因包括：

(1)自身疾病的影响：自身伤病的疼痛如创伤、手术、缺氧和严重感染等，频繁的各种有创性诊疗操作。

(2)环境因素：患儿常与父母隔离，大量陌生面孔和仪器的出现以及对家人的思念使他们更加焦虑和恐惧；噪声和长明灯干扰饮食、睡眠及生物钟。

(3)隐匿性疼痛：气管插管的患儿，由于吸痰和对气管导管的反应，常发生气道痉挛和分泌物增多，而在不适当的止痛处理下这些症状显得更加明显，常发生人机对抗；其他各种插管和长期卧床等。

(4)对自身命运的忧虑：年长儿对疾病预后的担心和对死亡的恐惧。

2. 危重患儿镇静镇痛的目的和意义

(1)使身体不适和疼痛最小化。尽量消除或减轻患儿的疼痛及躯体不适感，减少不良刺激及交感神经系统的过度兴奋。

(2)控制焦虑，使心理性创伤最小化。帮助和改善患儿睡眠，诱导遗忘，减少或消除患儿对治疗期间病痛的记忆。

(3)控制行为和/或运动使各种操作安全完成。减轻或消除患儿焦虑、躁动，甚至谵妄，防止患儿的无意识行为例如挣扎干扰治疗，保护患儿的生命安全。

(4)降低患儿的代谢速率，减少氧消耗和氧需求，并减轻各器官的代谢负担，起到器官保护作用。

(5)促进患儿痊愈，从而安全撤除医疗监护。

(6)减轻患儿家长的焦虑，增加医患合作。

在镇痛与镇静治疗之前，应尽量明确引起患者产生疼痛及焦虑躁动等症状的原因，尽可能采用各种非药物手段(包括环境、心理、物理疗法等)去除或减轻一切可能的影响因素，在此基础之上，开始镇痛与镇静治疗。

【镇痛镇静评估】

1. **疼痛评估**　与成人相比，儿童对轻微刺激所产生的生理变化更明显，且多不能以恰当语言表达疼痛的强度和部位，故儿童镇痛、镇静的评估难度更大。至今尚无适用于所有年龄段患儿的评估系统。

对交流困难的患儿应根据疼痛相关的行为和生理指标进行评价。对疼痛强度的评估方法包括自我描述、生理学评估和行为学评估。后两者适用于无法提供疼痛自我描述的婴儿、幼儿或生理缺陷的儿童。因此，应根据患儿的年龄和生理状态选择最合适的评估量表，对患儿的疼痛进行定期评估并做好记录。常用疼痛评估方法有：

(1) 数字疼痛分级法(numeric rating scale，NRS)：由 0 到 10 共 11 个数字组成，让患儿用这些数字描述疼痛强度(图 6-47)，数字越大疼痛程度越严重。适用于 8 岁以上能正常交流的学龄期儿童。

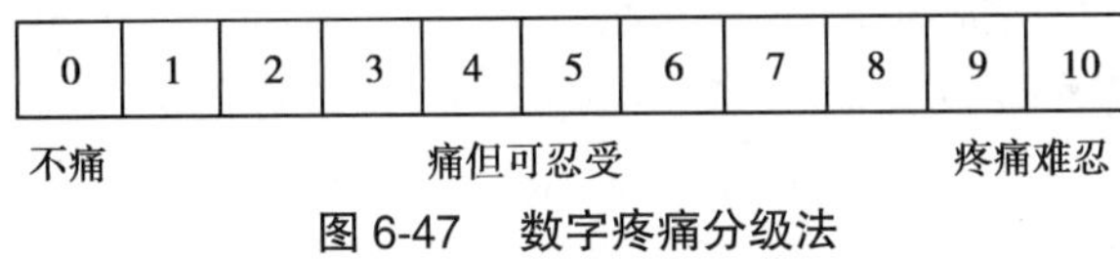

图 6-47　数字疼痛分级法

(2) CRIES 评分法(表 6-41)：适用于新生儿和婴儿手术后疼痛评估。1~3 分为轻度疼痛，4~6 分为中度疼痛，7~10 分为重度疼痛。>3 分应进行镇痛治疗。

表 6-41　CRIES 评分法

	0 分	1 分	2 分
啼哭	无	高声	不可安抚
SpO_2 > 95% 时对 FiO_2 的要求	无	<30%	>30%
生命体征升高(与术前比较)	HR、BP 无变化	HR、BP 上升<20%	HR、BP >20%
表达	无	做鬼脸、扭歪	咕哝
不能入睡	无	间断性苏醒	经常苏醒

注：SpO_2 为血氧饱和度；FiO_2 为氧浓度；HR 为心率；BP 为血压。

(3) FLACC 评分：适用于 2 个月至 7 岁儿童术后疼痛评估，共有 5 项指标，分值 =0 为无痛，分值 =10 为最痛(表 6-42)。

表 6-42　FLACC 评分表

项目	0	1	2
脸	微笑或无特殊表情	偶尔出现痛苦表情，皱眉，不愿交流	经常或持续出现下颚颤抖或紧咬下颚
腿	放松或保持平常的姿势	不安，紧张，维持于不舒服的姿势	踢腿或腿部拖动
活动度	安静躺着，正常体位，或轻松活动	扭动，翻来覆去，紧张	身体痉挛，成弓形，僵硬
哭闹	不哭(清醒或睡眠中)	呻吟，啜泣，偶尔诉痛	一直哭闹，尖叫，经常诉痛
可安慰性	满足，放松	偶尔抚摸拥抱和言语可安慰	难于安慰

(4) 脸谱疼痛评分法(faces pain scale，FPS)：在标尺刻度旁标有不同程度的微笑、皱眉、哭泣等脸谱示意图，根据患儿面部表情与疼痛表情图谱比较后进行评估，该方法适用于婴幼儿(图 6-48)。

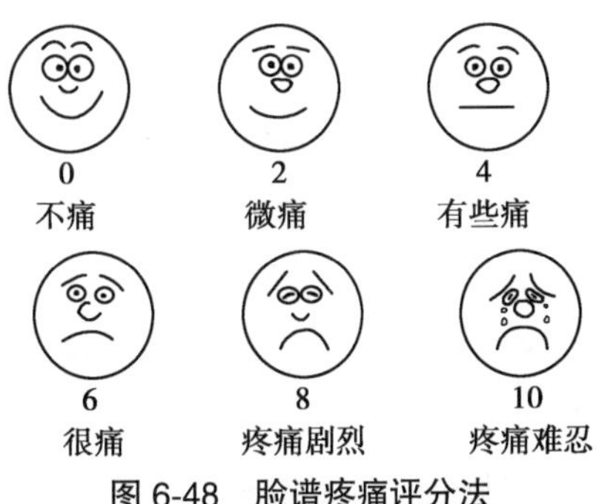

图 6-48　脸谱疼痛评分法

2. **镇静评估**　为避免因过度镇静或镇静不足而导致相关并发症，应根据患儿不同的病情制定其对应的理想镇静水平，并做定期再评估。

(1) Comfort 评分法(表 6-43)：该评分系统由 8 个变量组成，每个变量 1~5 分，共 40 分，8~16 分为深镇静，17~26 分为最佳镇静，27~40 分为镇静不足，该评分对各年龄段患儿均适用，但相对复杂更为费时。

表 6-43 Comfort 评分

项目	1分	2分	3分	4分	5分
警觉程度	深睡眠	浅睡眠	嗜睡	完全清醒和警觉	高度警觉
平静或激动	平静	轻度焦虑	焦虑	非常焦虑	惊恐
呼吸反应	无咳嗽或无自主呼吸	偶有自主呼吸，对机械通气无对抗	偶有咳嗽或人机对抗	人机对抗活跃，频繁咳嗽	严重人机对抗、咳嗽/憋气
身体活动	无自主活动	偶有轻微活动	频繁地轻微活动	四肢有力活动	躯干及头部有力活动
血压（平均动脉压）	低于基础值	始终在基础值	偶尔升高超过15%或更多（观察期间1~3次）	频繁升高超过15%或更多（>3次）	持续升高超过>15%
心率	低于基础值	始终在基础值	偶尔升高超过15%或更多（观察期间1~3次）	频繁升高超过15%或更多（>3次）	持续升高超过>15%
肌张力	肌肉完全放松，没有张力	肌张力减低	肌张力正常	肌张力增加，手指和脚趾弯曲	肌肉极度僵硬，手指和脚趾弯曲
面部紧张程度	面部肌肉完全放松	面部肌肉张力正常，无面部肌肉紧张	面部部分肌肉张力增加	面部全部肌肉张力增加	面部扭曲，表情痛苦

（2）Ramsay 评分（表 6-44）：该量表的优势是简单实用，医生或护士可在床边评估动态评估，已广泛用于成人及儿童镇静评估及镇静治疗过程中的评估。理想镇静程度因人而异，多数危重儿 Ramsay 评分 2~4 分似乎是理想的临床镇静终点。人工通气支持条件较高的患儿可能需要更深程度的镇静，Ramsay 评分可达 3~5 分。

表 6-44 Ramsay 评分

分值	临床表述
1	焦虑、紧张、躁动不安
2	合作、安静、良好的定向力、对机械通气耐受良好
3	只对指令有反应
4	对轻叩眉间或巨大声响刺激反应敏捷
5	对轻叩眉间和巨大声响刺激反应迟钝，对疼痛刺激无反应
6	对轻叩眉间和巨大声响刺激无反应

（3）其他：其他评估方法还有镇静 - 躁动评分（Sedation-Agitation Scale，SAS）、Richmond 镇静程度评分（Richmond Agitation-Sedation Scale，RASS）等。

脑电双频指数（bispectral index，BIS）是一种数字化脑电图监测方法，用于判断麻醉药物的麻醉深度及镇静药物的镇静水平，是镇静的客观评估方法之一。BIS 用 0~100 分来表示不同的脑电活动度，100 分表示患者完全清醒，小于 40 分则提示深度镇静或麻醉，较为理想的镇静水平为 65~85 分。客观评估指标仅用于无法进行主观镇静评估的情况，如使用神经肌肉阻滞剂后。

【镇静镇痛的实施方法】

1. 给药途径和方式 静脉注射、持续静脉滴入是 ICU 镇静镇痛最常用的给药途径。也可结合肌内注射、口服、局部麻醉或直肠给药。静脉注射途径可选择间断或持续的用药方式。有创操作时间较短（一般<15 分钟），可临时一次给药。机械通气和危重状态常需持续数天用药，可持续静点并结合口服用药。手术后第一天可持续给药，以后数天可持续或间断用药。小儿外科的清创、动静脉导管的置入、腰穿、胸引导管置入等可用局部麻醉。局麻最常用的是含有利多卡因的局部渗贴膏、乳膏或局部注射等。患者自控镇痛术（patient-controlled analgesia，PCA）：是由医护人员确定给药方式，患儿根据疼痛的程度调节给药速度，可以达到最佳的镇痛效果。由于儿童年龄、意识水平和理解能力等因素影响，PCA 在 PICU 中的使用

有限。

2. **药物选择和配伍**　根据药物的药理作用、各脏器功能状态和临床对镇痛镇静需要维持的时间来选择药物种类和剂量。必须强调药物作用的个体差异明显，因此，必须根据定时评估结果坚持个体化用药。

【常用镇痛药物】　临床常用的止痛药物有三类：阿片类镇痛药、非阿片类镇痛药及非甾体抗炎药（NSAIDs）。

1. **阿片类镇痛药**

(1) 吗啡：是目前PICU中最常用的阿片类镇痛药之一，用于缓解内脏、躯体和神经性疼痛，适宜术后镇痛和各种疼痛性操作。吗啡在阿片类药物中脂溶性最低，进入大脑相对缓慢，因而临床起效时间相对较慢。首剂100μg/kg，维持量10~40μg/(kg·h)，持续静脉泵注。注意：吗啡可导致组胺大量释放，抑制代偿性交感反应，引起血管舒张，血压下降。因此循环功能不稳定患儿慎用，有喘息发作史的患儿禁用。

(2) 芬太尼：是一种人工合成的强效阿片类药物，具有高度脂溶性，易透过血脑屏障，起效迅速。芬太尼镇痛效价为吗啡的100~180倍。与吗啡相比，芬太尼引起组胺释放少，进而有效减少了低血压的发生。由于对循环系统影响小，尤其适用于循环功能不稳定者或仅需短时镇痛者，特别是有肺动脉高压的术后患儿和需频繁吸痰的患儿。静脉注射时有可能引起胸壁肌肉强直。首剂1~2μg/kg，维持量1~4μg/(kg·h)。该药在2岁以下儿童使用属超说明书用药。

(3) 舒芬太尼：属于阿片受体激动剂，其镇痛作用明显强于芬太尼，对循环系统、呼吸系统的影响均小于芬太尼，常用于PICU长时间镇痛。首剂0.1~0.3μg/kg，维持量0.03~0.5μg/(kg·h)。该药在2岁以下儿童使用属超说明书用药。

(4) 瑞芬太尼：是一种由酯酶代谢的强效阿片类受体激动剂，起效快，半衰期短，不易蓄积，不经过肝肾代谢，其药代动力学特点更适用于有肝肾功能不全儿童。瑞芬太尼的镇痛效价比芬太尼略强，由于起效迅速的药代动力特点，不推荐单次静脉推注。维持量3~6μg/(kg·h)。该药在2岁以下儿童使用属超说明书用药。

2. **非阿片类镇痛药**　氯胺酮(ketamine)：为苯环己哌啶类全身麻醉药，仅需麻醉剂量的1/5~1/10即能达到充分的镇痛效力。氯胺酮既可镇痛亦可镇静，同时可产生遗忘效应，起效快、作用时间短，能通过其交感神经兴奋作用缓解哮喘的发作，对呼吸循环抑制作用弱。在PICU中可用于疼痛性操作、哮喘持续状态机械通气患儿及感染性休克液体复苏需行气管插管时的镇痛镇静，常通过静脉给药。首剂0.2~0.75mg/kg，维持量5~20μg/(kg·min)。本品能使呼吸道腺体和唾液腺分泌增加，用药前加用阿托品0.02mg/kg可减少气道分泌物。较高剂量氯胺酮可产生剂量相关的呼吸抑制、肺血管阻力增高、颅内压增高及异常心理反应等相关副作用。

3. **非甾体类抗炎镇痛药(NSAID)**　NSAID通过非选择性、竞争性抑制环氧化酶达到镇痛效果，以对乙酰氨基酚、布洛芬等为代表。对乙酰氨基酚10~15mg/kg，口服，每4小时一次；布洛芬10mg/kg，口服，每6小时一次。NSAID适用于轻至中度疼痛，尤其是以炎性疼痛为主的镇痛治疗。对于剧烈疼痛，NSAID则需与阿片类药物合用。非甾体抗炎药不抑制呼吸，也不会产生长期依赖；但长期使用有消化道溃疡、药物性肝损伤等不良反应。

【常用镇静药物】

1. **苯二氮䓬类**　苯二氮䓬类药物是PICU中最常用的镇静药，它们作用于中枢神经系统中GABA受体，产生抑制性作用。我国目前以地西泮、咪达唑仑最为常用。苯二氮䓬类药物不具有任何内在的镇痛特性，对于除了镇静之外还需要镇痛的患儿则必须与阿片类药物一起联合用药。

(1) 地西泮：由于其半衰期长，容易蓄积，易造成静脉炎，有呼吸抑制作用，现已逐渐被咪达唑仑替代。地西泮抑制呼吸的副作用与输注速度有很大的关系，而与最大剂量关系较小。剂量每次0.1~0.3mg/kg，输注速度应控制在1mg/min以下。

(2) 咪达唑仑：由于其半衰期短，常规使用蓄积少，不引起静脉炎，对呼吸循环抑制作用小，而药效比地西泮强4倍，因而更适用于儿科患者。此外咪达唑仑可诱导患儿顺行性遗忘，不影响患儿既往记忆，可显著减少患儿的不愉快回忆。首剂0.1~0.3mg/kg，维持量1~5μg/(kg·min)，持续静脉注射。

2. **巴比妥类药物**　苯巴比妥、戊巴比妥、硫喷妥钠曾普遍用于PICU，但作为单纯的镇静催眠药现已少用。

3. **水合氯醛** 该药胃肠刺激轻,镇静效果良好,不干扰患儿的睡眠状态和睡眠周期,故常用于非创伤性操作和小儿影像学检查之前。20~75mg/kg,可口服和直肠给药。

4. **右美托咪定** 是一种高选择性 α_2- 肾上腺素受体激动剂,具有抗交感、抗焦虑和近似自然睡眠的镇静作用,同时具有一定的镇痛作用。右美托咪定被批准用于机械通气的成人 24 小时内的镇静和非插管患儿的操作镇静,以及预防长期使用阿片类药物和苯二氮类药物后产生的戒断反应。该药在欧美国家婴儿和儿童中的应用正在不断增加,但国内儿科缺少用药经验。右美托咪定常见的不良反应是低血压和心动过缓,该药在儿童属超说明书用药。

5. **麻醉药** 丙泊酚为短效镇静催眠药,因在儿童可能引发丙泊酚输注综合征,故不推荐作为儿童持续镇静药使用。

【镇痛镇静常见并发症与预防策略】 熟悉、监测、预防并处理镇痛镇静药物可能带来的各种不良事件,是每一个医护人员必须掌握的内容。在进行镇痛镇静时,应严格遵守针对该患儿的个体化治疗方案,密切监测患儿生命体征,定时进行镇痛镇静深度评估,避免过度镇痛镇静是减少并发症最有效的方法。

1. **呼吸抑制** 阿片类药物的镇痛效果与呼吸抑制发生呈剂量效应关系,发生呼吸抑制时,只要立即停止使用吗啡和其他镇静剂,同时给氧、呼吸支持和纳洛酮(0.1mg/kg)拮抗,均能迅速控制。阿片类镇痛药的组胺释放作用可能使敏感患儿发生支气管痉挛,故有喘息发作史的患儿应慎用阿片类镇痛药。

苯二氮䓬类药物对呼吸系统有一定的抑制作用,其程度与输注速度和剂量相关。与芬太尼或舒芬太尼合用,可加重呼吸抑制的发生,因而在与这些药物合用时应严密监测血药浓度,并适当减少剂量。咪唑安定的拮抗剂为氟马西尼。

2. **低血压** 血流动力学不稳定、低血容量或交感神经张力升高的患儿应用阿片类镇痛药与苯二氮䓬类药物时均易引发低血压。芬太尼对循环的抑制作用较吗啡轻,故血流动力学不稳定、低血容量的患者宜选择芬太尼镇痛。

3. **戒断综合征** 无论镇痛还是镇静药物,在长时间应用后若突然停药或快速减量,均可引起戒断综合征。临床表现为易激惹、抽搐、幻觉或精神错乱。因戒断综合征无特征性临床表现,临床常难以识别,最易与神经系统疾病混淆。为避免戒断综合征的发生,多数镇痛镇静药物的使用时间不宜超过 1 周,若因治疗需要,可尝试每日镇静中断、药物循环使用等以避免单一药物的蓄积与依赖。大剂量或使用时间超过 7 天的患儿撤离药物应逐渐减量停药,每日按 20%~30% 的用药剂量递减。PICU 目前尚无有效的评价系统对戒断综合征进行预防,因此也不能对危重患儿预防戒断的最佳撤药方式或首选药物给出建议。戒断症状评价量表(Withdrawal Assessment Tool version 1,WAT-1)和索菲亚戒断症状量表(Sophia Observation withdrawal Symptoms-scale,SOS) 可用于 PICU 患儿镇痛镇静药物戒断症状的评估。

4. **谵妄** 镇痛镇静治疗也是诱发谵妄发生的危险因素之一。PICU 谵妄诊断的意识评估量表(the Pediatric Confusion Assessment Method for the ICU,pCAM-ICU)、康奈尔儿童谵妄评估量表(the Cornell Assessment of Pediatric Delirium,CAPD)、儿童麻醉苏醒期谵妄量表(the Pediatric Anesthesia Emergence Delirium Scale,PAED)可用于监测和指导治疗。目前暂无针对儿童谵妄的特效治疗方法。

(钱素云 许 峰)

第八节 胃肠促动力药

胃肠功能紊乱常导致多种消化道症状,常见的疾病有胃、食管或十二指肠反流、胃炎、功能性消化不良、便秘、肠易激综合征等。胃肠促动力药是一类能增加胃肠推进性蠕动的药物,能增加食管下段括约肌张力,抑制胃内容物向食管反流,促进胃的正向排空及肠内容物从十二指肠向回盲部推进,可用于治疗多种胃肠功能紊乱相关疾病,在消化系统疾病临床治疗中应用广泛。

【多潘立酮】 选择性阻断多巴胺 D_2 受体,极少透过血脑屏障,是具有抗多巴胺作用的苯脒唑衍生物。多潘立酮为单纯的多巴胺受体阻断剂。能使下食管括约肌静息压力持续增加、幽门松弛、增加胃窦及十二指肠蠕动幅度和频率,从而加快胃排空,具有止吐和促胃动力作用。在儿童,多潘立酮主要用于治疗呕吐、胃食管反流病、胃轻瘫。

因其极少透过血脑屏障,故一般不出现与中枢多巴胺阻断有关的中枢症状,但有研究发现可引起催乳素水平增高，在成年女性患者中出现溢乳和假孕反应。

多潘立酮一般无锥体外系副作用，因早产儿和小婴儿血脑屏障不健全，临床有对其应用安全性的质疑，可能因药物入脑而出现锥体外系反应。主要副作用是Q-T间期延长增加心律失常的风险，另外有心脏病患者及心律失常以及接受化疗的肿瘤患者应慎用。

用法与用量：0.2mg/kg，每天3次，餐前15~30分钟服用。一般疗程不超过2周。

【甲氧氯普胺】 是具有胆碱能特征的多巴胺受体拮抗剂，它可增加下食管括约肌张力和收缩幅度，增强食管和胃的蠕动，促进胃排空，增进十二指肠和空肠、回肠的蠕动，缩短小肠传输时间。其促动力作用主要集中于上消化道，对下消化道作用轻微，主要用于缓解胃肠动力障碍疾病症状。它既是胃肠道平滑肌细胞的兴奋剂，也具有中枢性抗呕吐作用。甲氧氯普胺能透过血脑脊液屏障拮抗中枢多巴胺受体，较严重的不良反应是锥体外系反应；它能通过血脑屏障抑制催乳素抑制因子，有一定催乳作用。儿童其他副作用多见急性肌张力障碍、头晕、烦躁等。目前在儿科临床使用受限，逐渐被新的促胃肠动力药所代替。胃复安用于治疗与放疗和化疗有关的呕吐，这可能是甲氧氯普胺的中枢性作用。甲氧氯普胺有注射剂，并有止吐作用，临床上目前多作为止吐药使用。

用法与用量：口服：5~14岁儿童2.5~5mg/次，每天3次，餐前30分钟服用。小儿总剂量不超过0.1mg/(kg·d)。肌肉或静脉注射：6岁以下，一次0.1mg/kg；6~14岁，一次2.5~5mg。一般治疗时间不得超过12周。肾功能不全者剂量减半，静脉注射需缓慢。

【西沙必利】 是一种不具有抗多巴胺能特征的苯甲酰胺衍生物，通过刺激肠神经系统肌间运动神经元的5-HT_4受体，主要促进乙酰胆碱释放，兴奋副交感神经，西沙必利可显著提高食管、胃、小肠及大肠的推进运动，对整个胃肠道包括从食管到肛门括约肌均有促动力作用，能增强生理反应，不仅对胃而且对肠动力也有促进作用，可以增加下食管括约肌压力，增强食管平滑肌的蠕动收缩，减少胃酸反流，加快胃排空，加快食物在小肠、大肠的通过，为全消化道促动力药。无抗呕吐作用。

西沙必利不增加基础胃酸及五肽胃泌素引起的胃酸分泌，不影响血浆催乳素水平，不影响精神活动及血压、呼吸频率、体温、体重和抗凝血功能。西沙必利不是抗多巴胺药物，无抗呕吐作用。它无多巴胺相关的副作用，适应证也更广泛。西沙必利是新型促动力药。它主要应用于胃肠分流疾病、功能性消化不良、幽门梗阻(功能性)、假性肠梗阻和中、轻度便秘。

近年来临床应用中发现一些副作用，西沙必利在一定条件下，可延缓心脏再极化，从而引起Q-T间期延长，导致尖端扭转性室性心动过速。需要提出的是，近年来美国已勒令泻药退出市场，我国也已基本退出市场。

用法与用量：口服：婴幼儿禁用。体重25~50kg的儿童，最大剂量为5mg，每天3~4次，0.2mg/kg；体重25kg以下的儿童，每次0.2mg/kg，每天3~4次，餐前15~30分钟服用。尽量避免与西柚汁一起服用，肾功能不全者建议减半使用。

【莫沙必利】 是第一个没有多巴胺D_2受体拮抗作用的胃动力药，为更强效的选择性5-HT_4受体激动剂，通过兴奋肌间神经丛的5-HT_4受体，刺激乙酰胆碱释放，可加强并协调胃肠运动，防止食物滞留与反流，增强胃及十二指肠运动。健康受试者试验表明，莫沙必利强效增强胃肠运动的同时，不影响胃酸分泌。莫沙必利与中枢神经原突触膜上的多巴胺、5HT_1、5HT_2等受体无亲和力，因而没有这些受体阻滞所引起的锥体外系综合征。研究表明，莫沙必利没有与西沙必利相似的导致尖端扭转性室性心动过速的电生理特性，对心率、血压及心电图均无影响。莫沙必利对小肠和结肠的促动力作用较弱，促胃动力效能与西沙必利相似，但优于甲氧氯普胺，临床报道莫沙必利可显著改善儿童功能性消化不良的症状，治疗效果明显优于多潘立酮，且莫沙必利不良反应轻微，安全性好。但对于儿童及青少年均应慎用。

用法与用量：0.6mg/(kg·d)，分3次口服。

【昂丹司琼】 是一种高选择性的5-HT_3受体拮抗剂，对因放疗、化疗及手术引起的恶心和呕吐具有良好的预防和治疗作用，能有效地抑制或缓解由细胞毒性化疗药物和放疗引起的恶心、呕吐，尤其对一些强致吐作用的化疗药引起的呕吐有迅速而强大的抑制作用。其作用机制尚不完全明确，可能是拮抗中枢或外周的5-HT_3受体所致。不良反应主要是肝损害，大便干结、腹胀、皮疹、头痛、眩晕、心动过速及胸部不适均少见，无须特殊处理，对症处理即可。部分有短暂性的无症状的氨基转移酶升高，极少数有即刻过敏反应的报道。用药剂量不超过 0.15mg/(kg·d)，化疗前及化疗后使用，症状缓解停止使用。

【红霉素】 是胃动素受体激动剂，通过作用于胃动素受体第三跨膜束上的结合位点而激活胃动素受体，还借助某些胆碱受体、多巴胺受体及肽能受体发挥效应。红霉素衍生物为非肽类胃动素受体激动剂，能增强胃窦的动力。胃动素存在于胃、十二指肠，而不存在于结肠，故仅选择性作用于胃和十二指肠。

红霉素引起的收缩强度与剂量有关。有研究发现，红霉素 3.0mg/kg 治疗剂量有恶心和胃绞痛现象出现。红霉素对儿科常见病如胃食管反流、新生儿喂养不耐受、功能性消化不良及胃轻瘫的治疗，有良好效果。

在危重症的护理中，红霉素作为胃肠促动力剂使大环内酯类药的耐药性增加，并有耐药性传播的潜在危险，长期应用还可能导致耐药菌株的产生，目前尚未被临床医师作为首选药物，也不提倡在危重病患者中使用，如广泛使用还有待进一步研究。

用法与用量：3~5mg/(kg·d)，一次或分次，静脉滴注或口服使用。早产儿常每天一次静脉滴注。由于其快速耐受性一般疗程不超过 4 周。

（赵红梅　肖政辉）

第九节　血管活性药物

血管活性药物（vasoactive drugs）是通过调节血管舒缩状态，改善心脏与血管功能和改善微循环血流灌注，从而达到抗休克等目的的一类药物。

【血管活性药物的种类】 广义的血管活性药物分为三大类，现就儿科常用药物进行阐述：

1. **正性肌力药物**　常见药物：洋地黄类、儿茶酚胺类（多巴酚丁胺、多巴胺、肾上腺素、去甲肾上腺素等）、磷酸二酯酶抑制剂（米力农）、左西孟旦等。

2. **血管加压药**　也称升压药，包括儿茶酚胺类（肾上腺素、去甲肾上腺素、多巴胺、乙丙肾上腺素、苯肾上腺素等）和血管升压素等。

3. **血管扩张药**　包括硝普钠、多巴酚丁胺、酚妥拉明、钙通道阻滞剂（尼莫地平、尼卡地平）等。

【血管活性药物的药理作用】 不同血管活性药物的作用机制和作用不同。非儿茶酚胺类正性肌力药物（包括洋地黄、米力农等）已有相关章节描述。本节主要阐述儿茶酚胺类血管活性药物在循环障碍中的使用。临床上常用的儿茶酚胺类药物包括肾上腺素、去甲肾上腺素、多巴胺、多巴酚丁胺、异丙肾上腺素等。

儿茶酚胺类药物对心脏和血管的作用以及作用的强弱，主要是根据药物对不同受体的激动和受体在不同血管壁的分布情况产生的。儿茶酚胺类受体主要包括 α、β 受体和多巴胺受体。这些受体分布于不同的组织所发挥的作用不同，可以进一步分为 α_1 受体和 α_2 受体、β_1 受体和 β_2 受体、多巴胺受体 1（D_1）和 D_2 等。α 受体主要分布于中小动脉，激动时血管收缩血压上升，增加心脏后负荷而减少血流量，压力反射性减缓心率。α_1 受体是轴突后受体，分布于血管平滑肌表面，它兴奋时血管平滑肌收缩，血管阻力增加，血压上升。α_2 受体主要分布在冠状动脉和肾动脉。β_1 受体主要存在于心肌细胞、心脏传导系统和动静脉肌层，兴奋时心率增快，心肌细胞收缩力增强，血管扩张。β_2 受体主要存在于气管、支气管、血管平滑肌及腺体细胞内。D_1 受体兴奋时血中 cAMP 增加，平滑肌松弛，选择性增加肾脏和肠系膜血管扩张。D_2 受体兴奋时，cAMP 降低，引起交感神经末梢释放去甲肾上腺素，抑制催乳素和防止恶心。D_1 受体和 D_2 受体主要是外周血管的突触前受体，兴奋可致血管扩张；同时激动可以减弱肠蠕动而诱发肠梗阻。常用血管活性药物的作用如下：

1. **肾上腺素**　主要通过激活 α_1 受体、β_1 受体及 β_2 受体发挥作用。低浓度时肾上腺素兴奋心肌及传导系统的 β_1 受体，使窦房结频率增加、传导速度加快、心肌收缩时间缩短、收缩力加强、心室压上升、同时心肌耗氧量增加。肾上腺素也同时兴奋 β_2 受体使阻力小动脉松弛，血管阻力下降，舒张压下降。当血浓度很高时肾上腺素兴奋血管壁的 α_1 受体，使血管阻力升高，肝脏及其他内脏血流增加但肾血流减少。低剂量肾上腺素［0.05~0.1μg/(kg·min)］时心率、心搏出量、收缩压略增，血管阻力略有下降。中等剂量时［0.1~1.0μg/(kg·min)］，α_1 受体兴奋，血管收缩，阻力增加。此时 β_2 受体兴奋的血管扩张作用及 β_1 受体兴奋的心搏出量增加作用，仍然使肾及皮肤血流量增加。大剂量时[1.0~2.0μg/(kg·min)]显著的 α_1- 受体作用而使血管强烈收缩，器官血流减少，心脏后负荷增加，此时进一步损害心功能。

肾上腺素可用于各种休克的治疗，也是治疗心搏骤停及心搏骤停后低血压的首选药物。对缺血、缺氧所致的心功能障碍，肾上腺素有良好的作用。单次静脉注射肾上腺素用于心搏骤停及心脏无收缩者，剂量为 0.01mg/kg 或 0.1‰ 肾上腺素溶液 0.1ml/kg 静脉注射。肾上腺素也可经气管内给予，其剂量为 0.02mg/kg 或 0.1‰ 溶液 0.2ml/kg。当静脉注射有困难时可经气管内直接给药。稀释后的肾上腺素也可深部肌内注射抢救过敏性休克。

2. **去甲肾上腺素**　去甲肾上腺素是强烈的 α 受体激动药，对 β_1 受体作用较弱，对 β_2 受体几乎无作用。α 受体激动所致的血管收缩的范围很广，以皮肤、黏膜血管、肾小球为最明显，其次为脑、肝、肠系膜、骨骼肌等，使收缩压及舒张压都升高。但对冠状动脉作用不明显，这可能与心脏代谢产物增加，扩张冠脉对抗了去甲肾上腺素的作用有关。对心脏的表现主要是心肌收缩力增强，心率加快，心排血量增高；由于升压过高可引起反射性兴奋迷走神经使心率减慢，心肌收缩力减弱，应用阿托品可防止这种心率减慢。由于血管强烈收缩，使外周阻力增高，故心输出量不变或下降。大剂量也能引起心律失常，但较少见。β_1 受体的激动使心肌收缩力加强，心率上升，但作用强度远比肾上腺素弱。

去甲肾上腺素用于改善心搏指数正常但血压降低(周围血管阻力降低)患儿的组织灌注。使用去甲肾上腺素后可增加血管阻力、动脉血压及尿量。对有心动过速的循环衰竭患者，去甲肾上腺素不显著增加心率，还可通过反射机制减慢心率。对于心搏量很低的休克患儿去甲肾上腺素效果很差，应联合使用肾上腺素或多巴酚丁胺，或其他正性肌力药。总之，对低血管阻力、低血压而心搏出量正常或增高时是使用去甲肾上腺素的主要指征。去甲肾上腺素应尽量通过深静脉输入，以免引起皮肤坏死，紧急情况下可以通过周围静脉输入。

3. **多巴胺**　多巴胺能兴奋 β_1 及 β_2 受体，也能兴奋多巴胺受体。剂量在 0.5~5μg/(kg·min)时它可兴奋多巴胺受体。当 D_1 受体兴奋时，血中 cAMP 浓度升高，平滑肌松弛，脑、肾、肠系膜、冠状动脉血管扩张，器官血流增加，肾小管内溶质及水分排出增加。D_2 受体兴奋时能调整醛固酮及催乳素的释放，也增加肾的溶质清除。中等剂量的多巴胺[2~10μg/(kg·min)]可兴奋 β_1 受体，产生正性肌力作用，表现为心脏的每搏出量增加，平均动脉压升高，心率加快。剂量在 5~8μg/(kg·min)时血管阻力并无增加。在剂量>10μg/(kg·min)时，显示出 α_1 受体兴奋作用，增快心率，增加血管阻力，减少器官的血流量。多巴胺致心律失常作用比异丙肾上腺素、肾上腺素和多巴酚丁胺弱。

多巴胺主要适应证是心源性休克及容量分布性休克。在临床征象及血流动力学测量显示代偿性休克或周围组织灌注不良时(皮肤冷湿、发花、尿量减少)，即使没有低血压存在，也可考虑使用多巴胺。在脓毒症休克时，心搏出量很高但血管阻力很低、血压很低情况下，多巴胺可能不利于休克的纠正，此时宜选择肾上腺素或去甲肾上腺素。

多巴胺用于治疗低血压时，剂量可从 5μg/(kg·min)开始，然后以皮肤温度、毛细血管再充盈时间(CRT)、尿量、意识状态及 MAP 等临床和血流动力学指标调整用量，每次增加 1~2μg/(kg·min)。通常剂量不应超过 20μg/(kg·min)。多巴胺应尽量通过深静脉输入，以免引起皮肤坏死，但紧急情况下可以通过周围静脉或骨髓输入。

4. **多巴酚丁胺**　多巴酚丁胺是治疗心功能障碍主要正性肌力药物，对慢性心力衰竭疗效比多巴胺好，其正性肌力作用远比洋地黄强。单独使用多巴酚丁胺或联合使用多巴胺等可增加心搏出量。多巴酚丁胺也可与去甲肾上腺素联合应用治疗伴有低血管阻力的心功能不全。多巴酚丁胺的开始剂量是 2.5~5μg/(kg·min)，剂量可逐渐增至 20μg/(kg·min)，仍无反应需要改用其他正性肌力药物。多巴酚丁胺使用过程中应特别注意监测血压和心率，存在明显增快心率甚至诱发快速型心律失常的风险。

5. **血管升压素**　近年来血管升压素逐渐受到重视，而且已经成为抗休克治疗的重要选择之一。血管升压素是一种多肽激素，它在下丘脑的视上核和室旁核中合成，从下丘脑巨细胞神经原的轴突终端释放，储存于垂体后叶。血管升压素的主要作用机制：①经由激活血管平滑肌 V_1 受体引起血管收缩；②经由激活肾脏集合管系统中

的 V_2 受体产生抗利尿作用；③血管升压素在低血浆浓度时扩张冠状血管、脑血管；④具有收缩胃肠血管和支气管血管，起止血作用。血管升压素作为肾上腺素、去甲肾上腺素等治疗效果差或儿茶酚胺抵抗型休克的第二线血管活性药。

有研究发现脓毒症休克在接受血管升压素治疗后血压及尿量增加、肺血管阻力下降、其他血管收缩药的需要量减少。垂体后叶素（pituitrin）是目前临床上常用的剂型，它是催产素与血管升压素的混合物，具有血管升压素作用，常用剂量 0.2~0.5U/（kg·h），微量泵持续输入。

常用儿茶酚胺类药物生理功能和治疗剂量见表 6-45。不同的儿茶酚胺类药物的受体作用强度见表 6-46。

表 6-45 儿童常用儿茶酚胺类药物药理作用及选择

药物	药理	药效	时机	剂量
多巴胺	D_1、D_2、$β_1$、$β_2$ 激动	剂量 2~10μg/（kg·min）时增加心肌收缩力和外周血管阻力。扩张肾、肠系膜及冠状血管。<2μg/（kg·min）时增加肾血流和肾小球滤过率。大剂量时收缩血管，增加心脏后负荷	各种类型休克，在液体复苏中或者复苏后立即使用	新生儿：5~20μg/（kg·min）；儿童起始剂量：3~5μg/（kg·min）；最大剂量 20μg/（kg·min）
多巴酚丁胺	主要是 $β_1$ 激动	增强心肌收缩力，降低血管阻力，减轻心脏前后负荷，增加心排血量。可引起外周血管扩张、心动过速，甚至心律失常	休克合并心功能障碍	新生儿：5~20μg/（kg·min）；儿童起始剂量：2.5~5μg/（kg·min）；最大剂量 20μg/（kg·min）
肾上腺素	$α_1$、$α_2$、$β_1$、$β_2$ 激动	增加心肌收缩（大剂量增加外周阻力）。肾上腺素更多的作用于 β 受体，其次才是 α 受体，其升压药主要通过增加心率和心肌收缩力	心肺复苏首选药、脓毒症休克和心源性休克一线药	新生儿：0.1~0.3μg/（kg·min）；其他人群：0.1~1.5μg/（kg·min）；逐渐加量
去甲肾上腺素	$α_1$、$α_2$、$β_1$ 激动	去甲肾上腺素更明显作用于 α 受体，通过收缩血管升高血压	脓毒症休克一线药物。心源性休克时常与多巴酚丁胺或左西孟坦联合使用提升血压	新生儿：起始 0.02~0.1μg/（kg·min），上调至 1μg/（kg·min）；其他人群：起始 0.02~0.1μg/（kg·min），上调至 1.0μg/（kg·min），大剂量可致受体敏感性下降
异丙肾上腺素	$β_1$、$β_2$ 激动	使心肌收缩力增强，心率加快，传导加速，心排血量和心肌耗氧量增加，骨骼肌血管扩张	主要用于Ⅲ度房室传导阻滞或者缓慢型心律失常	

表 6-46 不同的儿茶酚胺类药物的作用

受体 / 药物	多巴胺	多巴酚丁胺	肾上腺素	去甲肾上腺素	异丙基肾上腺素
$α_1$ 受体作用	++	–	++	++++	–
$β_1$ 受体作用	++	+++	+++	+++	+++
$β_2$ 受体作用	±	–	++	–	+++

【血管活性药物选择的方法】 循环功能障碍（休克）根据血流动力学类型可以分四类：低血容量性休克、分布性休克、心源性休克、梗阻性休克。休克时心血管功能障碍不能维持正常的组织灌注。因此，休克救治的首要目标是维持相对正常的血流动力学指标，保障血液和氧输送。维持血流动力学正常的主要措施包括：液体复苏、血管活性药物与正性肌力药物使用、体外生命支持。休克的液体复苏仍然是各种指南或者共识的基本出发点，血管活性药物的选择和合理使用是救治休克的重要措施。但临床上血管活性药物的使用仍然存在很大的争议。

从病死率结局来看，至今未发现何种血管活性药物具有绝对优势。选择血管活性药物的关键是需要明确治疗的具体目标。休克治疗的最终目的是恢复有效的组织灌注，使细胞代谢能力正常，也就是保持良好氧转运和平均动脉压（mean arterial blood pressure，MAP）。

临床上可以通过血管活性药物评分(vasoactive inotrope score,VIS)来评估血管活性药物选择的强度。VIS 目的是对接受不同或者多种血管活性药物时患者血流动力学支持程度进行比较的标准量化方法。具体计算:VIS =100× 肾上腺[μg/(kg·min)]+100× 去甲肾上腺素[μg/(kg·min)]+10× 米力农[μg/(kg·min)]+1× 多巴胺[μg/(kg·min)]+1× 多巴酚丁胺[μg/(kg·min)]。通常当 VIS>50~100 时,需要评估是否启动体外生命支持(ECMO)等。

【常见休克的血管活性药物选择】

1. **心源性休克** 儿童心源性休克常见于先天性心脏病、心肌炎、心律失常和心肌病等。也可能发生于心脏以外情况导致严重心功能障碍,如严重电解质紊乱、严重脓毒症、免疫性疾病等,暴发性心肌炎常合并心源性休克。心源性休克的主要原因是心脏收缩力降低、心脏泵功能障碍导致心脏泵血功能不足。临床在原发疾病和诱发心源性休克原因处理基础上,血管活性药物选择以正性肌力药物为主,包括多巴酚丁胺、肾上腺素、多巴胺、去甲肾上腺素等。也可选择磷酸二酯酶抑制剂米力农等。

近年来发现钙增敏剂左西孟坦(levosimendan)具有明显增加心输出量,但不增加心率作用。通常以 5% 葡萄糖液稀释,起始以 6~12μg/kg 负荷剂量 10 分钟内输注,而后以每分钟 0.05~0.1μg/kg 的持续静脉滴注。

多巴酚丁胺和左西孟坦均有扩血管作用,使用时应严密观察血压变化,宜建立有创血压(动脉血压)监测。如合并低血压,需要联用缩血管药物如去甲肾上腺素、多巴胺等,以维持血压在正常范围。心源性休克合并心率增快或快速型心律失常时,应尽量避免选择多巴酚丁胺。

心源性休克患儿正性肌力药物的选择和剂量调节,主要根据血流动力学参考指标包括 CI、左心室射血分数(LVEF)、血压和血乳酸等。如果经合适剂量正性肌力药物或联用升压药(如左西孟坦联合去甲肾上腺素,或多巴酚丁胺联合去甲肾上腺素等)仍不能维持正常血压、血乳酸升高(通常>4mmol/L 时)、CI <2L/(m^2·min)或 LEF<30%~35% 等状态时,需要评估更积极的挽救治疗措施,如体外生命支持(ECMO 或心脏辅助)治疗。

2. **脓毒症休克** 脓毒症休克的血流动力学类型包括分布性休克、低血容量性休克和心源性休克等,但以血液分布异常为主。维持血压在正常范围是脓毒症休克血管活性药物使用的首要目标。肾上腺素和去甲肾上腺素使用均是儿童脓毒症休克的第一线血流动力学支持药物。儿童随机对照临床试验(RCT)观察到肾上腺素与多巴胺相比,肾上腺素组病死率较低,发生多器官功能障碍综合征较少。临床也观察到等剂量去甲肾上腺素提升血压作用强于肾上腺素。在整合血流动力学和临床指标平衡状态下,经合适的液体复苏后,如果患儿意识状态趋于好转、组织灌注改善、尿量开始增多、血乳酸水平开始下降,此时血压稍低于正常范围也是可以接受的,不必使用过量血管活性药物硬拉升血压。

【血管活性药物选择的注意事项】

1. 基于临床指标和血流动力学指标的整合评估,选择合适血管活性药物。除非患儿血压极低,一时难以迅速补充血容量,可先使用血管收缩剂暂时提高血压以保证重要脏器供血外,无论何种类型休克必须先补足血容量,否则会加剧血压下降,甚至加重休克。儿童脓毒症休克容量复苏通常 40~60ml/kg 液体输入后,如果仍存在器官组织灌注不良表现,应选择血管活性药物治疗。心源性休克也可适当进行液体治疗实验,5~10ml/kg 液体输注过程中或输入后,开始使用正性肌力药物。

2. 血管收缩剂用量不宜过大,导致血压过度升高。特别是脓毒症休克患儿以免血管剧烈收缩,加剧微循环障碍和肾缺血,诱发或加剧急性肾衰竭。此外,血管收缩过度使外周阻力升高,可增加心脏后负荷,对心功能不良的患者不利;临床可以通过对血压、周围血管阻力监测等指标进行调节。

3. 使用血管活性药物时,应密切观察静滴速度和药物浓度,以免造成血压骤升骤降和剧烈波动现象。

4. 应用血管扩张剂(如多巴酚丁胺)或左西孟坦等初期可能有血压下降(通常可能降低 10~20mmHg),若症状并无加重,可稍待观察。心功能指标和微循环改善后血压多能逐渐回升,若经观察 0.5~1 小时血压仍偏低,应适当加用血管收缩剂如多巴胺、去甲肾上腺素等提升血压。

5. 休克患儿宜建立深静脉通路应用血管活性药物,以防止药物外漏造成皮肤与皮下组织坏死。但休克初期或危及生命的紧急情况下,稀释后的血管活性药物也可经外周静脉输入,或经骨髓途径输入,同时尽快建立深静脉通路。

(张育才)

第四十五章 常用检测技术

第一节 监 护 仪

监护仪能为早期发现重大病情变化提供可靠信息，所以是重症监护病室的最重要、最必需的设备之一。随着电子技术的迅速发展，监护仪也从最初单一的连续心电示波逐渐发展到目前具有心电、呼吸、血压、血氧饱和度、体温、呼出气二氧化碳乃至血 pH 值，以及钾、钠、钙、离子浓度的连续监测的多功能监护仪，显示数据直观清晰，具有报警装置功能，还能对监测信息进行存储、回放、数据导出，甚至是数据分析。因此，多功能监护仪的使用也是危重患者所必需的监护手段，通过持续、动态监测患者心电活动，医护人员可以早期发现病情变化，及时给予有效积极的处理措施，极大提高了危重患者的临床抢救成功率。

多功能监护仪由显示器、心电记录器、压力检测器、呼吸检测器、体温检测器、血氧饱和度检测器及微型计算机处理系统组成。患者的心电活动经心电导联传入监护仪的心电记录器，经过处理后可显示于示波器或存储于存储介质上。动脉内血压经导管内的肝素盐水与压力传感器（transducer）相联接然后转变成电能输入监护仪。呼吸活动由呼气与吸气时胸腔电阻的改变经心电导联与心电活动同时传入监护仪。血氧饱和度监测器的中心部分亦安装在综合监护仪上，周围部分连接于指端的血氧饱和度探头上。综合监护仪的加工处理系统能将来自患者体内的电信号滤波、放大，然后经微型电子计算机处理转变成波型及数字，借光电显示系统 LED（light electric display）显示于示波器的屏幕上（图 6-49）。

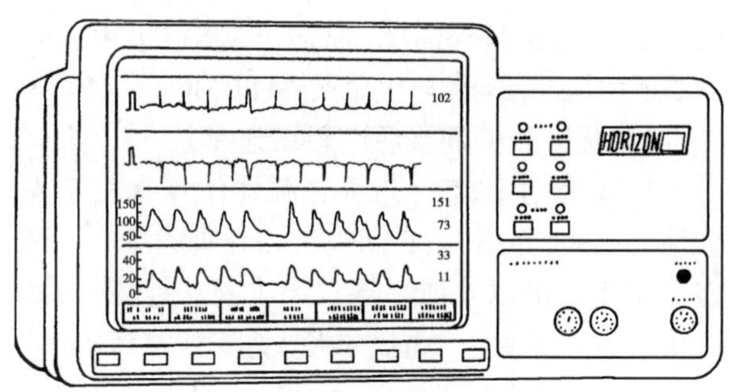

图 6-49 多功能监护仪

处理系统是监护仪内校正和解释来自患者体内信号的组成部分。它可以是一个简单的放大器，也可以是复杂的编有程序的微型电子计算机。它能将来自患者体内的心电活动、呼吸时胸腔电阻变化、血压、颅内压波动在压力传感器上引起的电变化以及脉搏及血氧饱和度的变化加以处理，例如：认识 R 波，从 R-R 的时间间隔计算心率；感知收缩压及舒张压从而计算出平均动脉压；从呼吸时胸腔电阻的周期性变化测定呼吸间隔并计算呼吸率；从血氧饱和度探头检出的血氧饱和度和脉搏的变化等，然后将电讯号经滤波、放大后传送至示波器或储存于储存介质上，分别将相应的呼吸系统或循环系统的各种参数告知医务工作者。

【心电监护】 临床上心电监护目的并不像常规心电图那样需要分析解释，只需要心电电极放置部位满足以下条件为原则：P 波波形清晰，QRS 波振幅足以计算心率及报警，不妨碍抢救操作，对患者皮肤无损害。在安放电极前应清洁皮肤，用 75% 酒精涂擦，除去皮肤角质层和油脂，皮肤有破损或有皮肤病处不能粘贴电极，皮肤过敏体质者应慎用。常用的心电监护仪有 3 个电极、4 个电极和 5 个电极三种类型，每种监护仪一般都标有电极放置示意图，可参考执行。

患者之心电活动可由心前导联引出。常用之心前导联为改良之胸导联。包括改良心导联 I（modified cardial lead I，MCLI）、改良心导联 Ⅱ（modified cardial lead Ⅱ，MCL Ⅱ）及 Lewis 导联。

1. 改良心前导联 I（MCL I）（图 6-50）

正极：胸骨右缘第 4 肋间

负极：左锁骨下外侧端

地极：右锁骨下外侧端（无关电极）

2. 改良心前导联Ⅱ（MCL Ⅱ）（图 6-51）

正极：左侧胸腔最下一肋间

负极：左锁骨下外侧端

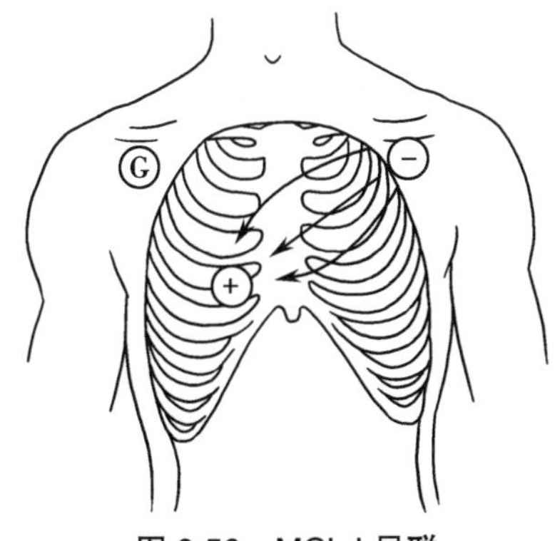

图 6-50　MCL Ⅰ 导联

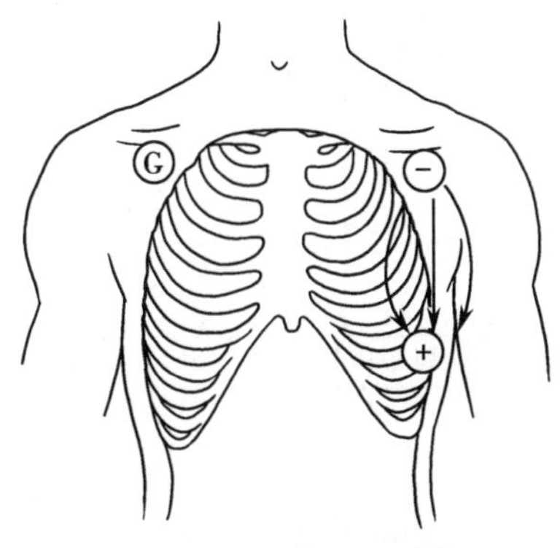

图 6-51　MCL Ⅱ 导联

地极：右锁骨下外侧端（无关电极）

3. Lewis 导联（图 6-52）

正极：第 4 肋间胸骨左缘

负极：第 1 肋间胸骨右缘

地极：第 4 肋间胸骨右缘（无关电极）

Lewis 电极可提供正向 P 波，便于观察房性心律失常。

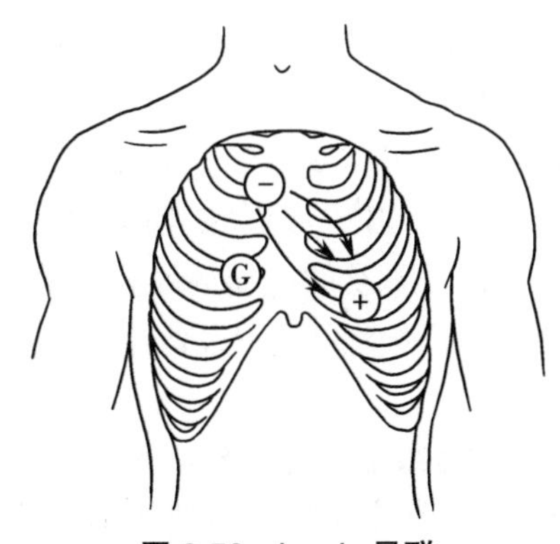

图 6-52　Lewis 导联

其工作程序大致如图 6-53 所示：

在心电监护仪上，心电图可显示于示波器上，也可记录在心电图记录纸或其他储存介质上。医护人员可随时观察患者的心电活动，通过储存介质还可复习过去 24 小时的心电变化。

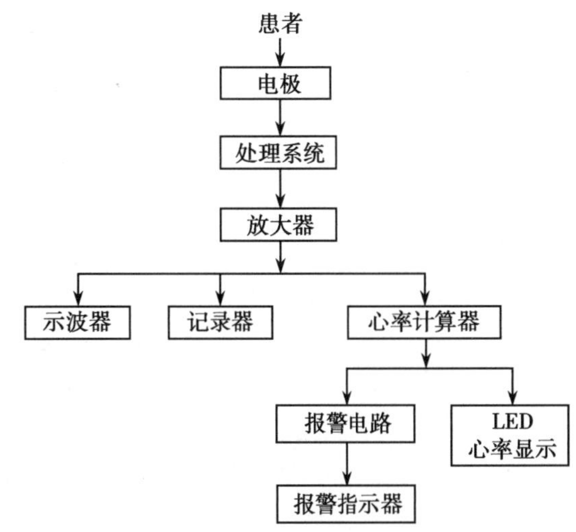

图 6-53　心电监护仪工作程序

【压力监测】 最初之压力监测装置由一个简单的液体测压计及一个三通接头构成（图 6-54）。测压计内充满生理盐水或肝素盐水。患者血管内之压力经过导管、三通接头连接到测压计上，打开三通，将测压计之底部放置于患者右心房高度，测压计刻度上读出的数字就是右心房压或中心静脉压。三通的另一端接输液装置，输入液体应为每毫升含 1~3U 肝素盐水，以便在测压间歇将液体输入以防止导管内血液凝固。

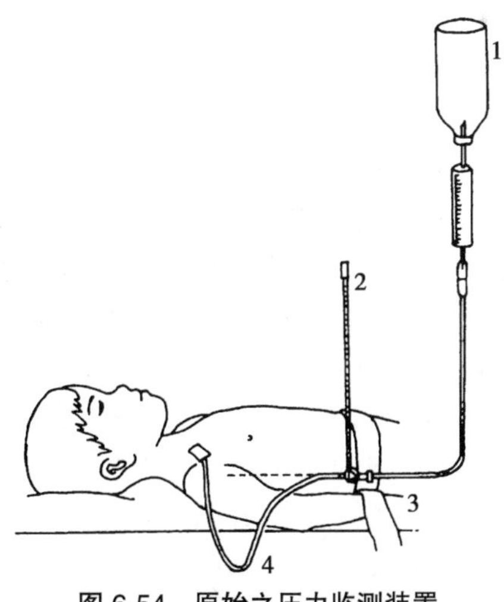

图 6-54　原始之压力监测装置

1. 肝素盐水；2. 测压计；3. 三通；4. 导管

现代压力监测包括动脉血压、肺动脉压、肺动脉楔压，中心静脉压及颅内压监测。

压力监测系统的中心部分是监护仪的中心处理系统及示波器，其周围部分由压力传感器构成。压力传感器是一种将血管内之液体静液压转变成电位变化之装置。血管内或脑室内之静液压通过压力传感器后，即可转变成电位的变化。这种电位的变化经过监护仪的中心处理系统加工处理后再显示在示波器上（图 6-55）。

压力监测系统的周围部分为压力传感器，它是将静液压变化转变为电位变化的关键装置。

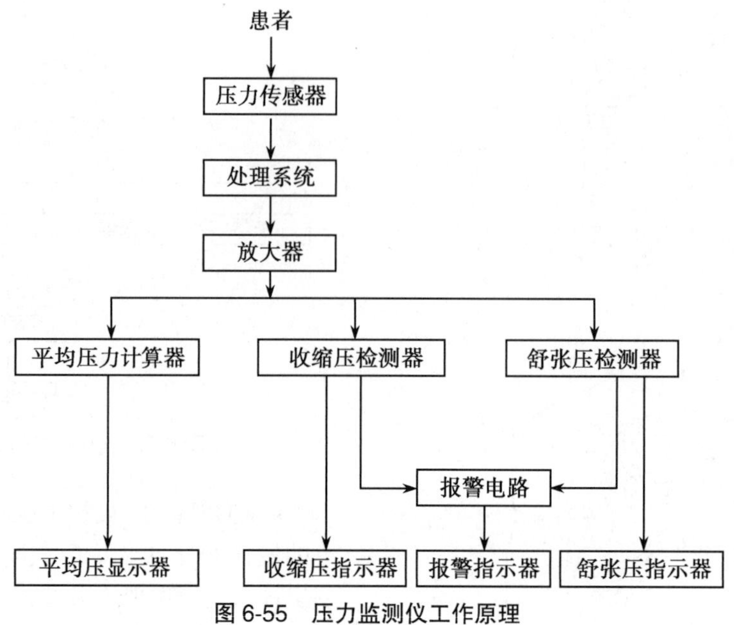

图 6-55 压力监测仪工作原理

【呼吸监测】 在监护仪上，呼吸监测利用心电电极获取信号，主要包括监测呼吸的频率及节律，常与心电监测、压力监测、血氧饱和度监测共同组装在一起成为综合监护仪。此时呼吸波型、频率、节律都可与心电、血压、心率、血氧饱和度同时显示在示波器上。

每次吸气时胸腔容积增大，使胸腔的电阻增加。每次呼气时，胸腔容积缩小，电阻也随之变小。电阻每增大及减少一次即为一个呼吸周期。这种胸腔电阻周期性变化可通过导线连至呼吸监护仪上，经过放大、滤波和微型电子计算机处理即可计算出呼吸频率。同时，电阻的变化也可以波形在示波器上显示。再加上上限、下限报警装置，医护人员就可以严密地观察患者的呼吸频率、节律、呼吸类型。当患者呼吸频率超过或低于预先设置的最高或最低允许值时，指示灯及蜂鸣器就会发出报警。呼吸监测导联和心电导联可同用一导联线，但其电极应当放置在呼吸运动最大的部位以便检出最大的电阻变化。然后经过适当的滤波及敏感度调整，在综合监护仪上与心率、心电、血压等波型及参数一道显示出来。

呼吸监护仪工作原理，见图 6-56。

多功能监护仪同时还可以进行血氧饱和度监测，详见血氧饱和度监测章。

【报警监测】 心电监护仪上设有报警电路。报警电路可设置上限及下限，当计算之心率超过预设的上限或下限时，报警系统将被激活，报警铃会自动发声（声学报警）、报警灯会自动闪烁（光学报警）。

在多功能监护仪的应用中，需正确使用监护仪报警功能，调节报警音量，根据患者病情设置好合适的报警界限。报警音量关闭或音量过低均可能会导致患者出现病情变化而医务人员未能及时发现危险，如若报警界限设置不合理则可能会出现“假象报警”，医务人员亦对报警声产生听觉疲劳而失去对真实病情变化的监测及判断，同时误报声响也容易给周围环境带来噪声影响。当然也不能完全依靠可闻及的报警系统监护患者，最可靠的方法是将正确使用监护设备与对患者的密切监视相结合。

【清洁与消毒】 监护仪屏幕只用用清水擦拭，使用后的电缆和导联线应使用沾有试验化学制品的布按照步骤进行清洁 / 擦拭：先用试验化学制品重复擦拭 30 次，然后用清水擦拭，最后拭干。试验化学制品包括：软肥皂，软肥皂酊剂或不含酒精的洗手肥皂，浓度为 2% 的戊二醛溶液；浓度为 10% 的次氯酸钠溶液。

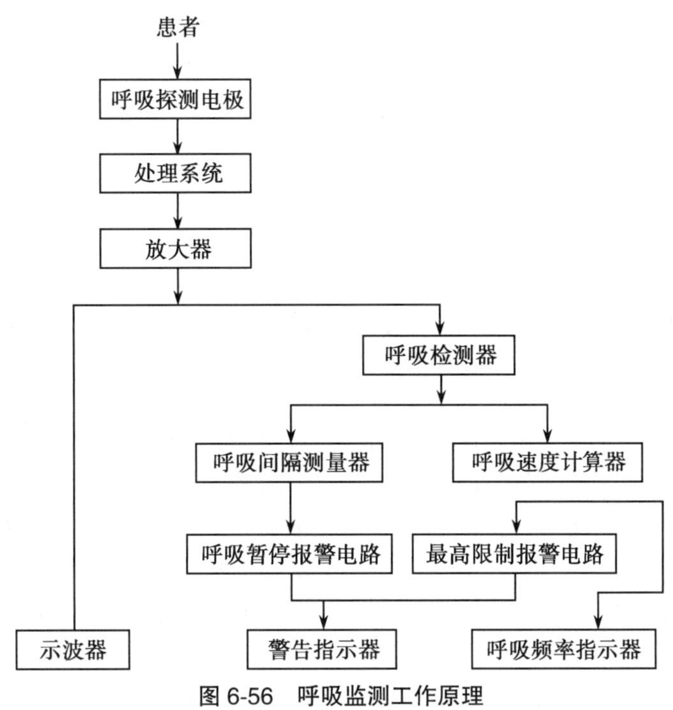

图 6-56　呼吸监测工作原理

（张国庆　卢秀兰）

第二节　无创心功能监测

血流动力学监测是通过对循环系统血液流动，心内各腔的压力，体循环、肺循环的压力及阻力等机体一系列生理病理变化的指标进行监测的科学。心输出量（CO）是反映心脏功能最直接的指标之一，是血流动力学监测的重要组成部分。心输出量监测对于评估病情、早期发现循环系统功能异常，尤其是对于指导临床针对性用药、抢救血流动力学不稳定的患儿以及监测用药疗效有非常重要的意义。临床上现有的心输出量监测方法，根据测量原理和技术特点可以分为以下三大类：第一类是以热稀释法和直接 Fick 法为代表的有创测量方法，至今仍被认为是心输出量测量的金标准；第二类是微创测量方法，其代表是经气道、食管超声多普勒法；第三类是无创测量方法，其代表有超声心排量监测、部分 CO_2 重呼吸法、胸阻抗法、生物阻抗法等。有创监测的方法准确率高，但因其为有创性监测，操作复杂，容易感染，费用高，使得其难以在儿童中得到广泛应用。而无创心输出量监测具有无创伤、简便、可连续动态监测等特点，目前越来越受到临床医师的青睐。近年来，随着技术的不断发展，无创心输出量监测技术有了很大的进步，特别是基于生物电阻抗的无创心排血量监测系统（NICOM）和基于超声回波法的连续多普勒无创血流动力学监测系（USCOM）成为临床中监测心功能的一种重要手段。

【胸阻抗法、生物阻抗法】 胸阻抗法是根据胸腔阻抗变化测定血流动力学参数的无创测量技术，其基本原理是生物体容积变化时引起电阻抗变化。心脏收缩时，血容量的增加、血流速度的加快以及搏动的血流使得红细胞的有序排列等均会降低胸腔阻抗，导致导电性增高，反之亦然。因此，可利用阻抗改变反映血管容积的变化，再根据血管容积变化计算出每搏输出量、心输出量等血流动力学指标。连续测量心动周期中由血流量变化引起的胸腔阻抗变化，可用于实现心输出量等心血管参数的连续监测。测量经胸阻抗通常采用伏安法：将一对电极作为激励电极，分别置于颈部和胸部，用于注入恒定电流；第二对电极作为测量电极，被放置在激励电极邻近处，用于测量输出电压，即胸腔阻抗变化信号；应用 Kubicek 方程计算每搏输出量和心输出量。其缺点主要是抗干扰能力和稳定性较差，影响因素较多，如身高、体重、放置胸腔引流管、胸腔积液、心律失常、严重的心瓣膜病、急性心肌梗死和血流动力学不稳定等因素均会导致监测结果准确性的下降，使得其在临床中的应用不大理想，特别是在儿科中的应用。生物电阻抗(bioreactance)法则是根据当一个固定的交流电通过胸部检测到的电压曲线与交流电曲线之间存在一个相位移,相位移会随着每次心脏搏动时心脏和大血管内血容量的变化而变化这一原理,计算出每搏输出量、心输出量及胸部液体容量等血流动力学指标。相对于胸腔阻抗法,生物电阻抗法可以抵抗周围仪器的干扰,避免电极位置的影响,使测量结果的准确性大大提高。无创心排血量监测(NICOM)是基于胸电生物阻抗的无创血流动力学技术,该技术通过接收并分析自身发出的经过被检查者胸部的高频电流的相位变化,从而计算出血流动力学参数。经胸廓的电压与电流的比值是所经胸廓的电阻抗,阻抗的变化与心脏在收缩过程中流经胸腔主动脉血流量的变化相关,在舒张期阻抗的变化与胸腔静脉血流量相关。具体监测的参数包括心脏指数、心率、每搏输出量、每搏输出量变异、每搏输出量指数、无创血压、总外周阻力、总外周阻力指数及胸腔内总容量。与其他技术相比,NICOM操作简单,准确性较高,电极安放方便,监测的数据范围更加广泛,解读方便,适用于危重患儿的心功能及血流动力学的持续监测。

【超声心排量监测】 USCOM是一种新型无创CO测定仪,采用成熟的多普勒连续波技术,精确测量心脏搏动时的血流动力学状况。其原理是通过测量主动脉、肺动脉的血流速度再乘以其管腔的横截面积,最后计算出每搏输出量。其探头设计独特,可测量主动脉血流量、肺动脉血流量,从而监测CO,间接测定12项心功能指标,可在床边快速监测心脏及血管的血流动力学状态,从而了解危重患儿的心功能及微循环状况并指导治疗。USCOM适用于从新生儿至成年人的任何年龄阶段,具有高敏感度,操作简便,可连续实时获得测量值,避免插管带来的并发症,具有连续、快速、无创,易操作等优点。USCOM的监测指标包括:①心脏前负荷:校正流动时间、每搏心输出量变化量;②心脏后负荷:血压、外周血管阻力、外周阻力指数;③心肌收缩力:峰值速度、每搏心输出量、每搏心输出量指数、净射血时间比、每搏心功;④其他相关指标:心率、心输出量、心脏指数、分钟距离、氧运输、氧运输指数等。但USCOM无法测量射血分数和观察心脏及大血管结构,所以不能代替彩色多普勒超声心动图检查,不能用于严重心律失常的患儿。

【部分 CO_2 重呼吸法】 为改良的间接Fick测定法,以 CO_2 作指示剂,利于Fick原理通过测定机械通气患者呼出 CO_2 量来计算CO。其方法是:首先在气管插管机械通气的患者的气管导管和呼吸机Y型环路间加上一个 CO_2 分析仪、三向活瓣及无效腔环路,并向NICO监测仪输入患者的性别、身高、体重和当日的血气分析结果,启动后可连续自动监测CO及心脏指数等指标。一个测量周期为3分钟,其中60秒分析基础值,然后三向活瓣开放,无效腔环路内流入上次呼出的部分气体再随吸气重新吸入,持续时间为50秒,接着经过70秒恢复到基础状态,基础值与重吸入值的差用于计算CO。重呼吸法的优点是无创,操作简单。缺点是容易受肺内分流的影响,降低了该方法测量危重患者心输出量的准确性。由于该法测定是建立在假设混合静脉血 CO_2 浓度不变的基础上,且肺动脉分流是通过动脉血氧饱和度和吸氧的部分(FiO_2)间接算出,故凡影响混合静脉血 CO_2、无效腔潮气量比及肺内分流的情况均可影响CO监测结果的准确性。另外,该法仅适用于使用气管插管机械通气的患者。

【脉搏波描记法】 脉搏波描记法(pulse contour cardiac output)是通过右侧的股动脉放置脉搏图法监测用的导管,并与Picco分析仪连接,依靠动脉波形的变化连续测定CO。脉搏波分为压力和容积脉搏波,其中含有丰富的血流动力学信息。脉搏波分析通过建模的方法以构建心血管系统模型反映生理参数间的关系并为生理参数的计算提供基础。实际的心血管系统更复杂,合适模型的建立存在着一定的困难,且血压或脉搏波测量所采用的动脉插管或者体外压力传感器等方式可能引起人体损伤或不适,不适合长期测量等因素影响了其在临床上的应用。光电容积脉搏波描记技术(PPG)通过光电信号测量局部动脉血容量变化。该技术对人体无创,且比血压测量简单,更易实现。其原理为:以一定波长的红光或红外光照射人体肢端皮肤表面,光束进入生物组织后产生衰减和反射,其反射光或透射光经光电转换得到的电信号即PPG信号。每个心动周期,其表面角质层和其他皮肤组织对光的衰减量基本保持不变,构成PPG的直流分量;而皮肤内动脉血容量在每个心动周期中呈搏动变化,主要影响PPG的脉动分流量。近些年来PPG被广泛用于估计血流变化和心输出量的研究中,但相关模型亦尚未完善建立，给 PPG 信号的量化和心输出量的估计造成了一定困难。

【磁共振成像法】 心血管的磁共振成像（magnetic resonance imaging，MRI）作为近年来比较新型的影像学检查手段，在测定心功能方面有独特的作用。心脏 MR 的成像原理是在获得一系列心脏短轴方向的心室断层图像的基础上，通过定义断层图像中血池面积最大和最小的图像分别为心室舒张末期和心室收缩末期图像，再通过计算心室舒张末期和心室收缩末期的面积，并利用关系式心室容积 =∑（心室面积 × 每层厚度），计算出心室舒张末期容积和收缩末期容积，得出心每搏输出量，乘以心率后计算出心输出量。心血管的磁共振成像技术无放射性且无须注入造影剂。但昂贵的磁共振设备和检查费用亦限制了该技术的普及使用。

（袁远宏　肖政辉）

第三节　床旁超声

危重症患儿病情复杂、进展快，需要适时监测脏器功能状态。但由于病情危重、接受器官支持治疗、留置各种管道等因素，不能离开 ICU 或急诊科去进行 CT、MRI、超声等检查。而临床上又急需一些能为诊断、治疗提供及时、准确的检查信息，床旁超声技术正好具备这些优势，其实时、动态、无创及可视性，能更好、更及时地获得患者的解剖、生理及病理信息，近 20 多年来越来越受到急诊及重症医师的青睐，目前已成为急诊医学发展中的重要检查工具。床旁超声技术对危重症患者临床情况的评估有其他影像检查不可比拟的优势，包括：①能够弥补传统超声检查不可能 24 小时随时进行的弊端，及时对患者病情做出评估和处理，利于急危重症患者的及时诊断和治疗；②能够满足全身大部分重要脏器的评估要求；③由重症监护医师主导，具有快速、直接、简洁的优势，集中解决需要紧急处理的关键临床问题，并能够对检查结果进行解读，甚至立即采取治疗措施或更改治疗方案；④可以实现对患者的连续性随访观察；⑤设备小巧、价格实惠，减少放射成像设备的使用等。随着超声彩色多普勒、经食管多普勒等技术的进展，床旁超声为临床提供的信息越来越多，越能体现出其在危重症中诊断的应用价值。

【应用范围】

1. 用于不明原因休克的病因鉴别。

2. 测定血流动力学参数，评价心功能，评估循环容量负荷，指导液体治疗。

3. 肺部病变及气胸、胸腔积液、肺实变、肺水肿、肺栓塞等紧急并发症的检查。

4. 及时识别新生儿颅内出血。

5. 急性呼吸困难、休克及心搏骤停常见病因的超声鉴别。

6. 创伤超声快速评估方案（focused assessment sonography for trauma，FAST）。

7. 各种床旁侵入性操作的引导。

【床旁心脏检查】 心脏超声采用低频相控探头，国际重症超声组织推荐 FOCUS 以 3 个部位［胸骨旁声窗（获取 A、B 切面）、心尖部声窗（获取 C 切面）、剑突下声窗（获取 D、E 切面）］包括 5 个标准切面［胸骨旁长轴（A）、胸骨旁短轴（B）、心尖四腔（C）、剑下四腔（D）、下腔静脉（E）］为基础进行简单的、目标导向的定性或半定量评估，主要评估内容包括心室大小、左右心室收缩及舒张功能，容量状态，心脏压塞或渗出，识别慢性心脏结构和瓣膜病变，识别大的心内团块等。

1. 床旁心脏超声适应证 ①血流动力学不稳定：心室功能衰竭、低血压、肺栓塞、急性瓣膜功能障碍、心脏压塞、心胸术后并发症；②感染性心包炎；③主动脉夹层破裂；④不明原因的低氧血症；⑤明确栓子的来源；⑥疑诊存在先天性心脏病、血管发育异常的患儿；⑦对心肺复苏患儿立即进行床旁心脏超声检查，以评估心脏收缩功能，鉴别心脏停搏与心脏电 - 机械分离，协诊致病病因；⑧对不明原因休克患儿完善床旁心脏超声，通过评估心脏结构及功能初步判断休克是否为心源性因素所致，并通过下腔静脉吸气过程中直径变化等指标评估血容量变化，指导后续治疗干预。

2. 血流动力学参数

（1）心脏收缩功能：常用指标有每搏输出量（stroke volume，SV）、心输出量（cardiac output，CO）、短轴缩短率（fraction shortening，FS）、射血分数（ejection fraction，EF）及心脏指数（cardiac index，CI）。FS 是常用的反映心室收缩功能的指标，可在心脏胸骨旁长轴切面测定舒张末期内径和收缩末期内径，经公式计算出 FS，FS 低于 25% 为异常。EF 也是反映心室收缩功能的常用指标，EF 正常范围 56%~78%，低于 55% 考虑为异常，

EF 40%~50%，提示左室收缩功能轻度减低，EF 30%~40% 为左室收缩功能中度减低，EF<30% 为左室收缩功能重度减低。M 型超声心动图测量左室容量最简便，是应用较多的测量心功能的方法。在二维超声引导下，在胸骨旁左心室长轴二尖瓣腱索水平上，M 取样线应与室间隔和左室后壁垂直，测定舒张和收缩末期内径后。因为 SV 实际上是心室舒张末期容积（end diastolic volume，EDV）与收缩末期容积（end systolic volume，ESV）的差值，所以计算机通过软件可以自动计算出 EDV、ESV、SV、CO、FS、EF、CI，但在测量左室节段运动异常（如心肌坏死）或整体变形（如扩张型心肌病）的患者时可能出现较大误差。测定更为准确的是二维超声心动图，测定时采用心尖四腔切面和二腔切面，描绘收缩末期和舒张末期心内膜轮廓，由计算机软件自动计算出相关心功能指标。也可利用二维超声直接测定舒张期二尖瓣口面积，再利用脉冲多普勒技术测定二尖瓣舒张期速度时间积分，二者相乘可得到 SV。

（2）心脏舒张功能：某些患儿心脏收缩功能无明显异常，但仍有充血性心力衰竭的表现，此时要注意有无舒张功能障碍。超声心动图可以判断舒张功能异常，也可采用 M 型超声、B 型超声及多普勒超声检查进行判定。M 型超声检查二尖瓣前叶 EF 斜率是反映左室舒张早期快速充盈的指标，舒张功能降低时 EF 斜率降低。此外，二尖瓣关闭速度、左房与主动脉前后径比值、二尖瓣 - 室间隔间距等都可反映左室舒张期功能。轻度舒张功能不全（左室舒张异常）时，二尖瓣口舒张早期流速（E 峰）减低，而心房收缩充盈左室的血流（A 峰）增高（E/A<1）。中度舒张功能不全（假性正常化）时，左心房压力在开始舒张时增高，舒张早期流速将增加到跟正常充盈速度相近的水平（E/A=1.0~1.5）。严重的舒张功能不全（限制性充盈）时，左心房压力进一步升高，舒张早期流速极快，左房和左室压力在舒张早期迅速达到平衡（E/A>2）。

（3）心脏前负荷：心脏前负荷对判断休克病因及指导扩容治疗有重要价值。无论是容量不足还是容量负荷过重对患者都极为不利。因此，输液后容量反应评估对抢救非常重要。严重血容量不足时的超声表现左室舒张末期容积、内径或面积明显减少表明前负荷可能不足。左室收缩末期容积极度缩小或“乳头肌亲吻征”也是前负荷不足的征象。自主呼吸时，下腔静脉吸气末塌陷非常小；在机械通气时，患者呼气末下腔静脉呼吸变化非常小。相对于一次测量，连续动态监测左室舒张末期面积或容积变化更有利于判断前负荷大小及液体反应性。容量负荷低耐受性超声表现包括右室功能不全（右室大于左室）的表现、在无心脏压塞时腔静脉充盈的表现（扩展或固定）以及左室充盈压增高。在机械通气的窦性心律患儿，可以通过研究心肺相互作用预测容量反应性，观察指标包括上腔静脉塌陷率、下腔静脉扩张指数、左室射血的呼吸变化率等。被动抬腿试验相当于内源性的容量负荷试验，在患者自主或完全机械通气时，在任何心律情况下，均可选择应用超声观察左室射血流速增加情况来预测容量反应性。

（4）心脏后负荷：平均动脉压降低时，心脏后负荷也降低，此时舒张末期心室内径正常，而收缩末期内径则明显减小。室壁张力常能更准确反映后负荷，根据 Laplace 定律：室壁张力 = 压力 ×（左室舒张末期内径 /2）/ 室壁厚度。

（5）肺动脉压力：肺动脉平均压可以通过肺动脉分流最大速度估测；肺动脉舒张压可以通过舒张晚期肺动脉反流速度估测；通过二尖瓣口舒张早期血流速度 / 二尖瓣环舒张早期运动速度（E/E'）可以估测肺动脉楔压。

3. 常见心脏超声影像的意义

（1）心包无回声区：优先剑突下四腔心切面判断心包腔内出现无回声区，根据无回声区测量情况对其进行分级，具体分级见表 6-47。若伴有右心腔塌陷（特别是右室游离壁塌陷）、右房压力升高和 / 或心脏摆动（钟摆征）时，常见于心脏压塞。

表 6-47　心包无回声区分级

分级	左室后壁心包腔内无回声前后径	右室前壁心包腔内无回声前后径
微量	0.2~0.3cm	无
少量	0.3~1.0cm	无
中量	1.0~2.0cm	<1.0cm
大量	>2.0cm	>1.5cm

（2）室壁运动异常：出现室壁运动同步失调、运动幅度减低（收缩期室壁增厚率<30%，心内膜运动<5cm）、消失（心内膜运动<2am）、矛盾运动及正常节段室壁运动幅度增强时，常见于缺血性心肌病、心肌梗死或心肌炎。

（3）左心室收缩功能异常：可通过视觉评估方

法来进行判断,胸骨旁左室短轴切面下,左室应呈同心圆样运动,左室内径变化率及室壁增厚率均大于 50%,甚至出现收缩期心腔排空现象,提示左室高动力改变;左室内径变化率 10%~25%、室壁增厚率 30%~50%,提示左室收缩功能中度减低;心室内径变化率小于 10%、室壁增厚率小于 30%,提示左室收缩功能严重减低。还可以通过前面所描叙的方法完善 EF 及 FS 的监测从而判断左心收缩功能。

(4)左心室充盈减少:收缩末期左室前后壁几乎贴近,称为"亲吻征",高度提示左室充盈欠佳、容量不足,见于低血容量性休克。

(5)右室扩大、室间隔异常:右室扩大、室间隔从右室偏向左室(胸骨旁短轴切面左心室呈"D"型)为肺栓塞的间接征象。

【床旁肺部检查】 采用凸阵探头(成人常规使用)或线性探头(小年龄、胸壁薄儿童的图像更清晰)。肺部查扫的点及区域使用 BLUE 法,将双手或拟患者双手大小置于患者前胸壁,标识出上蓝点、下蓝点、膈肌点、后侧壁肺泡胸膜综合征(PLAPS)点及后蓝点。在儿童患者,以上蓝点与膈肌点连线的中点 -M 点代替下蓝点更有意义。随着肺内气液比例变化,肺部病变在超声上依次表现为不同征象。主要学会识别的基本图像包括正常肺(胸膜线、A 线、胸膜滑动征、肺搏动征)、肺泡 - 间质综合征(B 线)、肺感染 / 实变(碎片征、支气管充气征、肝样变)及胸腔积液。

正常肺超声影像包括静态征象(胸膜线、A 线)和动态征象(肺滑行征、沙滩征)。胸膜的超声征象呈现高回声水平线,并随呼吸而同步来回运动,这种动态的水平运动称为"肺滑行征",系脏层胸膜随着呼吸运动相对壁层胸膜的滑动,用长轴扫描更容易观察到"肺滑行征"。肺的呼吸活动在 M 型超声上表现为特征性图像—沙滩征,即胸膜线深处沙粒状图像与正常的肺呼吸运动相关。另外可以观察到与胸膜线平行、重复的数条高回声线(A 线),其间距等于皮肤到胸膜线的距离,系超声波垂直投射入胸壁出现的回声伪像。A 线及肺滑行征存在时,提示肺泡气体分布正常,肺呼吸运动征存在,是正常肺组织的超声征象。当肺组织气体减少,取而代之是可传导超声波的物质,如渗出液、漏出液、胶原蛋白、血液等,超声波可到达更深层组织,部分来回反射,形成垂直的高回声束,称之为 B 线。约 28% 的健康人在侧胸部最后一个肋间重力区可以查见少量 B 线,一般仅 1~2 条,系重力作用导致的少量间质积液,小叶间隔增厚,尤其见于久卧的患者,此为正常现象。

1. 肺实变和肺不张 肺实变和肺不张都有肺气体含量减少,但前者伴有肺组织量的增加,总体积通常不变或增加,见于肺炎、ARDS、肺挫伤、肺出血、肺梗死等;后者气体量减少而组织量不增加,总体积减少,见于气胸或胸腔积液压迫、肿瘤、气道内痰栓或血块阻塞等。它们的超声图像与肝脏、脾脏类似,残留的少许气体形成散在高回声点或线,较大的含气支气管表现为特异性的高回声征象"支气管气影",如果支气管内充满渗出的液体则形成低回声的"支气管液影",后者主要见于肿瘤和痰栓等致的阻塞性肺炎。肺实变时支气管树的形状没有变化,而肺不张的支气管树被压缩而显得比较"拥挤"。在右侧选择性支气管插管时,左肺完全性不张,"肺滑行"消失并出现与心脏节律一致的搏动"肺搏动",结合彩色多普勒超声检查实变区肺动脉的阻力指标,可以鉴别引起肺实变或不张的病因:血管收缩性在阻塞性肺炎中最明显,其次为单纯肺炎、肿瘤性实变,肺梗死时则检测不到血流信号,研究发现超声可以很好地检测 ICU 患儿厚度大于 20mm 的肺实变,其总体敏感性 90%、特异性 98%。一般超声显示的肺实变区面积较胸片上小,但动态检测能够评估病情的演变。危重患儿卧位胸片很难区分胸膜腔积液和肺实变,特别是两者合并存在时难度更大,而超声不但很清晰地区分两者,还有助于发现不张或实变的原因。

2. 气胸 1987 年 Wernecke 等最先在临床上描述气胸的超声征象,即"肺滑行"和"彗尾样伪影"消失,并在此后急危重患者的研究中得到进一步证实。这 2 个指标的阴性预测值都达 100%,也就是说存在上述两种征象之一时就可以排除气胸(平卧位时需要检查整个前胸壁)。气胸的声像图特点包括:①肺滑行征消失;②B 线消失;③查见肺点;④肺脉征消失;⑤M 型超声呈现特征性的"条码征"。气胸在上蓝点最易探查,静态图与正常肺表现相同,但动态观察胸膜滑动征消失、肺搏动征消失、B 线消失并寻找到肺点(正常肺与胸腔游离气体的交界点)可支持诊断。对 ICU 患儿而言,特别在接受机械通气时,超声检查为诊断气胸提供了一种快速、安全而有效的手段,其意义非常明显。

3. **肺栓塞**　床旁超声检查内容主要有：肺实质梗死、实变。如累及胸膜的低回声区，相应部位胸膜线中断或变弱。74.3% 的梗死灶为多发；大多呈楔形，也有圆形、多边形；新鲜病灶回声均匀、更低一些，陈旧灶边界清晰、中间可见高回声的支气管；彩色多普勒提示受累区血流信号消失。60% 的患者伴有胸腔积液，位于受累肺区的局部，直立位时积聚于肺底，或者两种情况并存。心脏超声还可以发现右心后负荷突然增大引起的超声征象——室间隔运动障碍和右室扩大，以及直接检测到位于肺动脉主干的血栓栓子。

4. **胸腔积液**　床旁 X 线片对 ICU 患者胸腔积液的诊断难度很大，超声不仅能检测到少量的胸腔积液，对积液量作出比较精确的估算，还能了解积液性质、引导胸腔穿刺等。胸腔积液的超声表现为重力区壁层与脏层胸膜间低回声或无回声结构，吸气和呼气相均存在。四边征和正弦征诊断特异性高，如以 CT 作为诊断金标准，特异性可达 93%。四边征是指壁层和脏层胸膜线（也称为肺线）及两侧的肋骨影形成的四边形结构，提示少量胸腔积液的存在。为提高检出率，操作时应注意探头放置在重力点，其次为很好地显现肺线，应尽可能垂直探头操作。测量胸膜线与肺线间距离可以推测胸腔积液量。正弦征是指肺线动态地向胸膜线运动，源于吸气时肺容积增加，隐藏了部分液体，故 M 型超声上表现为正弦样波形，是胸腔积液的特征性征象。积液黏稠或有分隔，该征象消失。利用积液的不同特点可以辅助判断其性质，如漏出液表现为无回声征象；渗出液可以是无回声，或低回声，或包含各种有回声的物质（浮游生物征），或有分隔。血胸表现为低回声征象，伴或不伴有浮游生物征阳性。胸腔积液时液体随着呼吸运动和心脏搏动而发生移动。在彩色多普勒超声上形成特异的“fluid color”征，能很好地和胸膜增厚相鉴别。

5. **膈肌功能异常**　膈肌功能异常见于高位颈髓损伤、膈神经损伤、神经肌肉疾患、呼吸衰竭以及长期接受机械通气的患者，可以发生于双侧或单侧，表现为呼吸过程中膈肌移动幅度降低、不移动甚至出现矛盾运动。膈肌的右半部和肝脏、左半部分和脾脏紧密相贴，提供了很好的超声成像条件，应用实时超声可以评价膈肌的功能状况，膈肌功能异常在 ICU 内有一定的发生率，超声检查能客观、定量地评价膈肌功能状况，有助于呼吸支持、撤机等治疗决策的做出。

【床旁心肺整合超声】　休克是儿童最为常见的危重症之一，根据其病理生理机制，分为 4 种类型：低血容量性休克、心源性休克、梗阻性休克和分布性休克。儿科重症医师面对循环不稳定患儿，希望即刻解决的问题包括：

(1) 有无可逆的梗阻因素？

(2) 心功能是否正常？

(3) 是否需要给予血管活性药物？

(4) 是否需要 / 可以予以液体复苏？

(5) 患儿是否存在容量反应性？

床旁即时超声将 FOCUS 与 LUS 相结合进行评估，评估内容包括：

(1) 左心的收缩功能。

(2) 下腔静脉的宽度和自主呼吸状态下吸气时的塌陷率。

(3) 肺泡间质综合征（B 线）是否存在。

(4) 膀胱有无充盈。

例如：一个高动力表现的心脏，细小的下腔静脉且吸气塌陷率 >50%，肺部以 A 线表现为主，膀胱空虚，应考虑存在低血容量的因素，予积极容量复苏。反之，表现为心脏收缩功能下降，下腔静脉宽大固定，肺部以 B 线为主，就要考虑心功能不全，需血管活性药物。下腔静脉增宽时，还要检查是否存在梗阻因素，包括气胸、心脏压塞、胸腔积液、肺栓塞等。2017 年，针对成人的不明原因休克在《不明原因休克急诊超声临床实践专家共识》中，提出了 THIRD 流程，全面地分析了不同休克类型的心肺超声表现。这些流程应用于儿科急症，依然存在判断原发疾病思路的差异，仍需积累更多的循证依据用于儿科急症患者休克的评估，在掌握超声基本技能的基础上，实施动态评估和监测，将更利于精细化治疗策略的实施。

【床旁颅脑检查】

1. **新生儿颅内出血**　通过未闭的囟门检查，超声基本影像特点是高回声表现，这是由于血液的声阻抗高于脑实质及脑脊液，不同声阻抗的组织形成界面引起回声反射。出血过程可分为早期、稳定期、吸收期及吸收期后改变 4 个阶段：

(1) 出血早期：在血液溢出的初始阶段，强回声程度较低而淡薄，尤其在血块边缘部位。

(2) 出血稳定期：随血块收缩，回声强度增强、均匀、边界清晰。

(3) 出血吸收期：中心部位低回声或无回声。

(4) 吸收期后改变：出血可完全吸收或以无回声小囊腔形式存在。

新生儿脑实质出血程度差异很大。由缺氧所致的脑实质出血常呈点状，不易被发现。当出血发生在脑室旁时超声不难辨认，如果出血发生在脑周边部位，超声只能检测到一部分，蛛网膜下腔、硬脑膜下出血易漏诊，应进一步做 CT 或 MRI 检查。

2. 新生儿缺血缺氧性脑病　高频探头可清晰显示颅内近场各层结构及顶、额区的大脑皮质的结构，对蛛网膜下腔及脑中裂的测量精确度明显提高，结合彩色多普勒把颅内的血流分布也显示出来，脑水肿时不同程度及不同范围脑实质的回声增强也清晰可见，并与临床分度基本平行。轻度者，增强回声范围较局限，回声强度较脉络膜丛低；中至重度时，双侧大脑半球呈弥漫性增强回声，脑实质、脑沟、回显示模糊，脑室受压变窄，部分强回声数周后可演变为无回声。

【腹部创伤超声重点评估方案】　腹部创伤超声重点评估方案（focused abdominal sonography for trauma，FAST），指由临床医生操作，对创伤患者进行床旁超声快速评估，根据腹腔及心包有无游离液体，判断是否存在腹部及心脏损伤。对合并有严重颅脑损伤、休克等严重多发伤患者，往往由于意识异常而容易出现腹部创伤的早期漏诊，延误了最佳救治时机。多项研究表明 FAST 应用可以缩短术前准备时间和住院时间，减少 CT 检查，减少并发症，降低费用等。急诊医生对多发伤患者进行的床旁超声检查与超声科医生进行的常规胸腹部超声检查有很大区别，主要是针对创伤的重点检查，重点判断有无腹腔出血，有无胸腔出血，有无心脏压塞。FAST 应检查至少 4 个切面：①右上腹，这个区域要检查 4 个有可能积聚游离液体的地方：胸膜内范围、膈下间隙、肝肾隐窝（莫里森窝）及肾脏下方；②左上腹，通过这个窗口可以探索 4 个目标区域的超声波图像，这 4 个区域是胸膜区、膈下间隙区、脾肾区以及肾脏下端区；③肋下或剑突下，显示心包；④耻骨上切面，显示膀胱后或子宫后液体。上述步骤基本在几分钟内完成，和 CT 相比，无疑 FAST 检查更为快捷、方便。超声对创伤的检查也有其不足之处，如对腹腔早期和慢性出血（<500ml）识别困难而显示阴性结果；非外伤性体液如腹水、胸腔与心包渗出液会产生假阳性；无法识别肠道或腹膜后结构的损伤及出血；受肠道气体、肥胖、气胸等不利因素影响而无法观察。在这些情况下就需要结合 X 线、CT 等其他检查进行综合判断。

【床旁引导穿刺】　床旁超声引导穿刺具有准确性、安全性、无辐射以及超声检查可重复性等优点。能直观显示从而其充分地避免了一些医疗操作的盲目性，使得超声引导穿刺在临床工作中具有极强的实用功能，已被广泛地利用于引导中心静脉穿刺、鼻空肠置管、浆膜腔穿刺、临时心脏起搏器植入、心导管介入治疗、经皮微创气管切开术、脏器穿刺活检等。

1. 血管通路的建立　面对急症患儿，特别是需要液体复苏和/或血管活性药物应用的患儿，需要迅速建立血管通路。常用于中央静脉置管，超声导引中央静脉导管置入虽不是一项新技术，但对重症医师来说，急诊床旁实时成像应用则是一个重要、全新的流程。不同于传统的超声定位、标识静脉穿刺点，而是应用超声实时动态引导，全程直视下深静脉导管置入，提高穿刺及置管成功率并减少并发症。以颈内静脉穿刺为例，选用线阵探头声引导根据图像切面不同，方法包括横切面法（超声探头的长轴与血管长轴垂直，穿刺针与皮肤呈 45°~60° 进针，并与探头长轴呈 90° 角，以清晰显示针尖影像）和纵切面法（超声探头的长轴与血管长轴、穿刺针长轴平行，穿刺针与皮肤呈 45°~60° 进针）。横切面图像较易获取，图像稳定，且在穿刺过程中可监测伴行血管情况，但穿刺时仅能看见针尖影像，有时不易识别，可导致穿刺过深；纵切面图像能显示穿刺过程中穿刺针的全长，直观性强，但图像易丢失，误入伴行血管，在颈部，特别对于婴幼儿，还受下颌、锁骨及颈部长度的影响，不易实施。方法各有优缺点，可以根据实际情况进行调整，目的是明确穿刺部位及穿刺针是否进入目标血管的管腔内。

2. 各种腔隙穿刺抽液

(1) 超声导引下胸腔穿刺抽液：应用肺部超声检查，可快速准确地发现胸腔积液，了解其部位及积液量，并分析是否对呼吸和循环产生不利影响，如是导致呼吸困难和/或休克的病因，则需急诊进行床旁穿刺抽液。超声引导穿刺，可清晰地辨识肺组织和膈肌，以减少医源性并发症，如气胸、膈肌损伤等，提高操作成功率。选择线阵或凸阵超声探头，查扫全肺，定位穿刺部位，选择无回声区较深的部位,远离心脏和肺组织,推荐安全地进行胸腔穿刺术的胸腔积液最小深度 1.5cm。

(2)超声导引下腹腔穿刺抽液:各种原因导致的腹腔积液、感染可引起呼吸困难、腹内压增高等。通过超声检查可明确腹胀的原因是否为大量腹水引起,直观且迅速。超声导引穿刺,可避免对肠管、膀胱及腹壁下血管的损伤。选用凸阵探头,从两侧腹部到腹直肌进行查扫,确定腹水集聚最多的位置,理想穿刺点位于侧腹部,腹直肌的侧面和侧腹肌的前面。

(3)心包穿刺:心脏压塞是需要快速诊断和处理的心脏急症,尤其是出现血流动力学不稳定,是急诊床旁心包穿刺的指征,在儿童多见于心脏手术后或创伤。超声引导下心包穿刺的操作成功率为 97%。选用相控探头,可在剑突下、心尖或胸骨旁声窗引导穿刺。

尽管急诊床旁超声有诸多优点,但在临床应用中也有其局限性,包括:①图像质量易受仪器、环境光线干扰及患者体位不能配合等因素影响;②床旁超声检查范围广、患者病情多较复杂,操作者的技术、经验等主观因素也会影响检查结果。因此医师应结合急诊床旁超声特点,加强责任心,多切面扫查,密切结合临床,尽量减少漏误诊。

(黄娇甜 卢秀兰)

第四节 动态脑电图

【概述】 危重患儿中各种原因的原发性或继发性神经系统损害高发,如诊治不及时,可导致永久性神经功能障碍,甚至死亡。动态、严密地监测危重患儿的神经系统状态十分重要,但常规的神经系统查体和影像学检查只能间断进行。对于昏迷、镇静和瘫痪的患儿,常规神经系统查体的准确性、可靠性有限。影像学检查往往受病情影响难以完成,即使完成影像学检查,也仅能反映大脑形态、结构性损伤,不能直接提示功能性变化。

脑电图(electroencephalogram,EEG)是从颅外头皮或颅内记录到的局部神经元电活动的总和。连续脑电图监测(continuous electroencephalography,cEEG)是床旁脑功能监测技术之一,可延长记录时间,同时记录脑电图和重症患儿的临床行为(视频),能够实时、无创、连续地反映脑功能变化。cEEG 的意义在于对于急性事件报警,包括癫痫发作(惊厥性和非惊厥性)、缺血、水肿、颅内压增高等全脑病变,与多模态脑功能监测相结合,用于评估脑功能并及时进行干预。

【应用范围】

1. 指导癫痫和癫痫持续状态的诊治 癫痫持续状态(status epilepticus,SE)是儿童常见的神经系统急症。美国神经重症监护学会定义 SE 为临床和/或脑电发作活动,持续超过 5 分钟,或反复发作未恢复到基线状态,通常分为惊厥性和非惊厥性。在治疗 SE 过程中,cEEG 是监测癫痫发作和 SE 治疗疗效的必要手段之一,指导治疗的调整。另外,cEEG 还是诊断非惊厥性癫痫(non-convulsive seizures,NCS)、非惊厥性癫痫持续状态(non-convulsive status epilepticus,NCSE)的唯一方法。

NCS 和 NCSE 病因多样,包括中枢神经系统感染、脓毒症、急性中毒、颅脑外伤以及颅内出血等,常出现于全身性惊厥持续状态(generalized convulsive status epilepticus,GCSE)及其他临床明显的癫痫发作后,在危重症儿童中并不少见,临床可仅表现为意识水平下降,常常难以察觉,因此如无 cEEG 监测极易漏诊,延误诊治。NCS 又称临床下发作或电惊厥发作(electrographic seizure),包括失神发作、复杂性发作等。NCSE 是指脑电图出现持续至少 10min 的>2.5Hz 或伴时间空间演变的癫痫样放电或节律性改变。

美国临床神经电生理学会重症监护脑电图工作组建议,NCS 和 NCSE 的 cEEG 监测指征包括:

(1)惊厥或惊厥持续状态后出现持续异常精神状态。

(2)幕上脑损伤,有精神状态改变伴非惊厥发作:如脑实质出血、动脉缺血性梗死、中重度颅脑外伤、中枢神经系统感染、缺氧缺血性脑损伤、脓毒性脑病、体外膜氧合治疗后、近期颅脑手术、脑肿瘤、癫痫患者。

(3)不能解释的精神状态改变并有波动。

(4)急诊或常规 EEG 发现广泛性周期性放电,一侧周期性放电或双侧独立的周期性放电,一侧节律性 δ 活动。

(5)药物治疗性瘫痪和惊厥高风险患儿,如应用肌肉松弛药物、低温治疗、体外膜氧合治疗等。惊厥发作可能被肌肉松弛药物作用掩盖,故需要 cEEG 监测。

(6)临床阵发性事件,需要鉴别是癫痫发作或非癫痫性。

在治疗 GCSE 过程中，一些患儿意识不恢复可能是抗癫痫药物的镇静作用、长期的后遗症，或转化为 NCS 或 NCSE，需应用 cEEG 持续评估，推荐监测时间至少 24~48 小时。

2. **评估脑损伤的严重程度和预后**　中枢神经系统感染、急性创伤性颅脑损伤、颅内出血等神经系统疾病和心肺复苏后，均可出现脑组织解剖结构及功能发生变化，造成脑损伤，致残率、致死率高。cEEG 有助于及时诊断和治疗，实时评估危重患儿中枢神经系统疾病的脑功能变化，可指导治疗、改善预后，同时为预测预后提供依据。

不同神经系统疾病的 cEEG 改变多种多样，可表现为慢波、尖慢波、棘慢波和间断低电压等。cEEG 显示大脑皮层受损情况，受损越严重，异常率越高。在监测过程中，若慢波活动减少，波幅由低变高，频率由慢变快，可能说明脑功能水平有所提高；相反，若频率持续减慢，波幅持续减低或出现全面抑制状态甚至电静息现象，说明脑功能水平有所降低，预后不理想。是否存在睡眠周期，是否具有反应性也可作为脑功能预后的评估，存在睡眠周期，或具有反应性往往提示预后相对较好。

EEG 分级标准目前尚无儿童专用标准，现临床应用较多的有：Synek 分级标准（表 6-48）、Young 分级标准（表 6-49）。EEG 分级越高，预后越差。Synek 标准预测准确率较高，可作为重症脑血管疾病的预后评价工具，它包含了反应性和特殊昏迷模式（如 α/θ 昏迷、纺锤波昏迷），能更好地反映脑损伤的变化过程。Young 分级更易于操作，但对于脑血管疾病的脑电图反映不够，更适用于弥漫性脑损伤。

表 6-48　Synek 分级标准

EEG 分级	EEG 表现
Ⅰ级	规律的 α 节律伴少量 θ 波，有反应性
Ⅱ级	支配性的 θ 活动
a	有反应性
b	无反应性
Ⅲ级	弥漫性、规则或不规则的 δ 活动，有反应性
a	高幅、节律性 δ 活动（150μV），无反应性
b	纺锤波昏迷
c	低幅、弥漫性、不规则的 δ 活动（50μV），无反应性
d	中幅、δ/θ 混合波（100~150μV），伴孤立的尖波
Ⅳ级	爆发 - 抑制，无反应性
a	癫痫样活动（阵发性或普遍性多棘波或尖波）
b	α 昏迷
c	θ 昏迷
d	低输出 EEG（<20μV 的 δ 波）
Ⅴ级	等电位（<2μV），即电静息

表 6-49　Young 分级标准

EEG 分级	EEG 表现
Ⅰ级	δ 波 /θ 波 >50% 的记录（非 θ 昏迷）
a	有反应性
b	无反应性
Ⅱ级	三相昏迷波
Ⅲ级	爆发 - 抑制
a	有癫痫样活动
b	无癫痫样活动
Ⅳ级	α 昏迷 /θ 昏迷 / 纺锤波昏迷（无反应性）
Ⅴ级	癫痫样活动
a	广泛
b	局灶性或多发性
Ⅵ级	抑制
a	>10μV，<20μV
b	<10μV

3. **判定脑死亡**　脑死亡是指包括脑干在内的全脑功能丧失的不可逆状态。EEG 是脑死亡确认试验之一。虽然 EEG 技术现已广泛应用于判定脑死亡，但也存在不足之处。首先，EEG 不能反映脑干的功能状态，在脑干功能存在的状况下，可能出现头皮呈电静息状态；其次，在使用镇静剂或药物中毒情况下，患儿的 EEG 也可能出现电静息状态。因此，应用 cEEG 评估患儿脑死亡时需联合其他检查方法。

【应用步骤】

1. **患儿的准备**　检查前应清洁患儿头部皮肤，减少头皮油脂造成皮肤电阻增加。如患儿应用镇静、抗癫痫药物等，应详细记录开始应用时间，应用剂量，如有必要需完善血药浓度的检测。如应用针状电极，为有创操作，需签署知情同意书。

2. **脑电图机开机及录入患者信息** 打开床旁脑电图机器，输入患儿相关信息并保存。

3. **安置电极** EEG 电极有不同种类，常用的为盘状电极、一次性针状电极等。如选用盘状电极，需用 95% 酒精擦拭头皮去除油脂，用磨砂膏去除角质层，应用导电膏固定电极；如应用一次性针状电极，需用 75% 酒精消毒头皮表面。

EEG 电极包括记录电极和参考电极。记录电极（recording electrode）又称活动电极（active electrode），用于采集脑电信号。头皮脑电图的电极用于采集双侧大脑半球表面的电活动，放置时应注意覆盖大脑半球表面的各解剖分区，遵循左右对称、间距相等的原则。根据国际脑电图学会的建议，头皮脑电图记录常规使用国际 10-20 系统（international10-20 system）确定电极的安放位置。需要注意的是，如因有创颅压监测、去骨瓣减压术后部分颅骨缺损、局部皮肤感染等影响电极安放的因素存在时，应在保证左右对称的基础上适当移动位置放置或减少电极，应尽量保证电极间距离 ≥ 5cm，避免因电极间距离过近导致电压降低。参考电极（referentiial electrode）又称非活动电极（inactive electrode）。参考电极的位置通常选择耳垂参考电极、乳突参考电极或平均参考电极等相对受各种生物电场影响较小且较少运动的部位。根据脑电图记录的需要，部分患儿需同时记录心电图、肌电图等同步描记。

4. **仪器参数设置及调试** 安放电极后，进行仪器校准，并按记录要求调整仪器参数，包括灵敏度（2~10μV/mm）、高频滤波（30~70Hz）、低频滤波（0.3~0.5Hz，少数为 1.0Hz）或时间常数、阻抗、纸速等，进行导联选择后开始记录脑电图。

5. **描记和诱发试验** cEEG 可根据病情需要进行长时间描记，描记过程中可进行声音刺激、疼痛刺激、光刺激试验，来评估是否具有反应性。在记录过程中，应详细记录以下情况：

（1）导联方式的改变。

（2）各项记录参数的调整。

（3）患儿病情变化和状态的改变。

（4）各种来源的伪差。

（5）特殊药物和处置。

（6）其他特殊情况。

【注意事项】

1. **伪差识别** 脑电活动是非常微弱的生物电信号，因此进行 EEG 检查时需要经过数百万倍的放大器才能在头皮上记录到。在此过程中，各种来源的非脑电信号也可能进入放大器，混入到脑电信号中，称为伪差（artifacts）。常见的伪差包括：生理活动、外源性电信号、运动干扰、信号输入通路接触不良等等。主要识别要点为：

（1）波形缺乏脑电波特征，常杂乱或不典型。

（2）空间分布不合理，定位矛盾。

（3）连续或节律性出现时，缺乏癫痫发作过程的动态演变特征。重症监护病房中，复杂的环境、各种监护抢救仪器设备和患儿不稳定的病情变化可导致各种伪差，影响 cEEG 的判读。伪差的识别对 EEG 判断的准确性至关重要，很多伪差需要在床旁观察患儿情况的基础上实时判断，所以在记录 cEEG 同时需关注患儿临床情况，并记录视频进一步判断。

2. **药物影响** 很多药物，特别是作用于中枢神经系统的药物，如抗癫痫药物、抗精神障碍药物、中枢兴奋剂、麻醉剂等，可通过多种环节和机制对 EEG 产生影响。药物对 EEG 的影响包括：

（1）改变背景频率及其空间分布。

（2）增加（或减少）快波或慢波的数量。

（3）引起阵发性活动或特殊的波形。

（4）抑制阵发性活动。

（5）改变警觉水平、睡眠周期和 / 或睡眠结构。在进行 cEEG 时，需关注患儿应用药物的情况，判读结果的解释应当慎重。

3. **年龄因素** 正常小儿不同年龄的 EEG 特征有着很大的差别，其反映了脑结构和功能的发育过程，包括神经元的数量，脑白质的髓鞘化过程，突触的可塑性，神经递质及其受体的功能和分布，不同脑区的功能分化，对外界刺激正常反应的建立等。小儿在生后 2 个月时枕区未形成节律性波；3~6 个月时出现不稳定的 θ 节律；1~3 岁时以 5~7Hz 的 θ 节律为主，仍有散发的 δ 波；5 岁左右时出现 9~10Hz 的 α 节律；7 岁时可形成较好的 α 节律，波幅较高，调节调幅欠佳；至 14 岁时 α 节律接近成人水平，但仍可有少量插入性慢波活动。在分析小儿 EEG 时，要考虑到年龄因素，不同年龄的正常脑电图有不同的判断标准，不能简单套用成人 EEG 的判读标准。

（刘 珺 钱素云）

第四十六章　常用操作技术

第一节　咽导管插管法

一、鼻咽导管插入法

【适应证】 昏迷患者常常因咽部肌肉松弛而发生舌根后坠，加之吞咽反射及咳嗽反射迟钝或消失，使得咽喉部分泌物积聚，造成气道阻塞。鼻咽导管的作用在于防止舌根后坠及咽部分泌物积聚造成上气道阻塞，适用于有意识障碍、舌根后坠但呼吸尚平稳，血气分析及血氧饱和度正常的患者（图 6-57，图 6-58）。

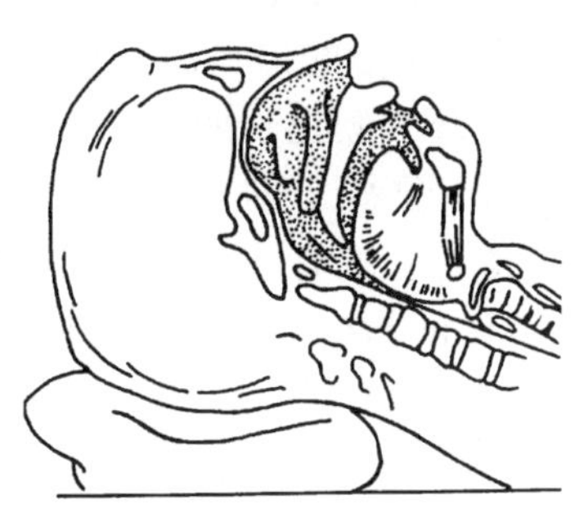

图 6-57　舌根后坠致气道阻塞

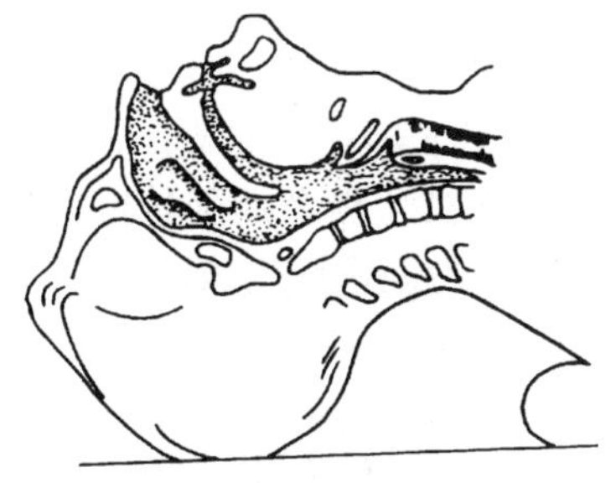

图 6-58　颈部轻度过度伸直可避免舌根后坠

【器械】

1. 鼻咽导管一支。鼻咽导管为软质橡胶或聚乙烯塑料制成的 U 形中空导管，前端略呈楔形。有不同型号及大小（图 6-59）。

2. 含利多卡因的水溶性润滑剂及 0.1% 肾上腺素各一支。

【方法】

1. 选择型号适宜的鼻咽导管。

2. 检查鼻腔，选择鼻孔较大的一侧滴入 0.1% 肾上腺素 1~2 滴。

3. 以含利多卡因的水溶性润滑剂涂满鼻咽导管（不能使用液状石蜡，以免油脂吸入导致肺炎）。

4. 沿鼻腔送入鼻咽导管（图 6-60）。

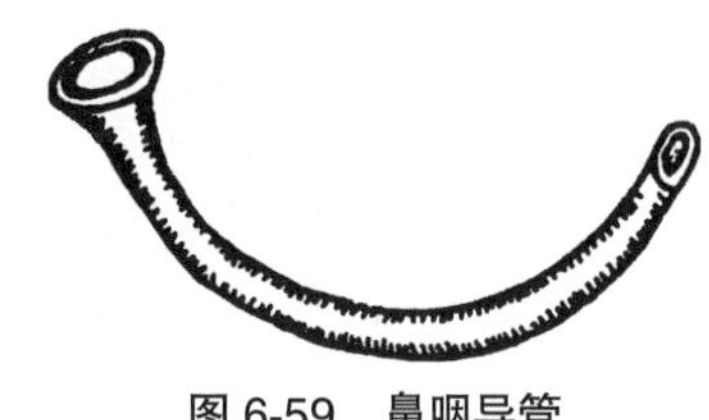

图 6-59　鼻咽导管

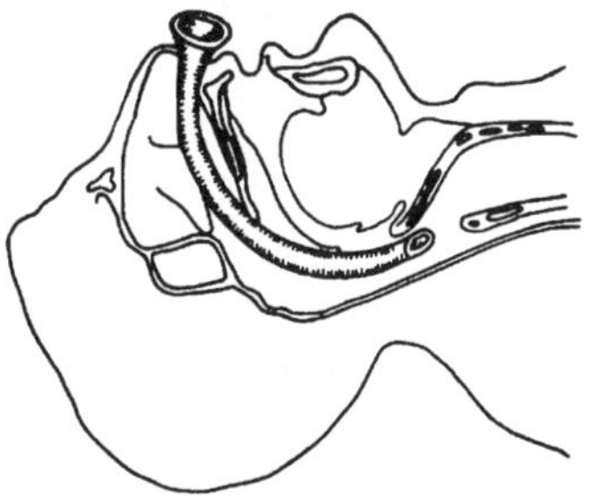

图 6-60　鼻咽导管插入法

二、口咽导管插入法

【适应证】 口咽导管的作用同鼻咽导管。目的在于防止舌根后坠及口咽部分泌物造成的上气道阻塞。适用于有意识障碍、舌根后坠但呼吸尚平稳，血气分析及血氧饱和度正常的患者。

【器械】 口咽导管一支：口咽导管为方形中空导管，外观略呈鱼钩状，有不同型号及大小（图 6-61）。

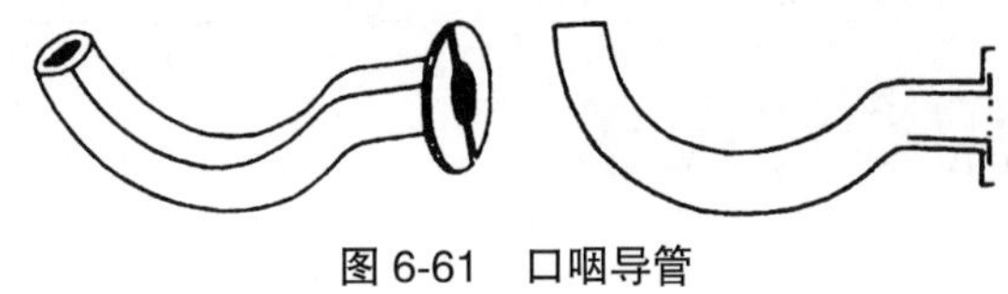

图 6-61 口咽导管

【方法】

1. 用左手或开口器将患者口腔打开，吸清口腔及咽部分泌物。

2. 用右手将口咽导管的前端向头顶部方向插入口腔（图 6-62）。

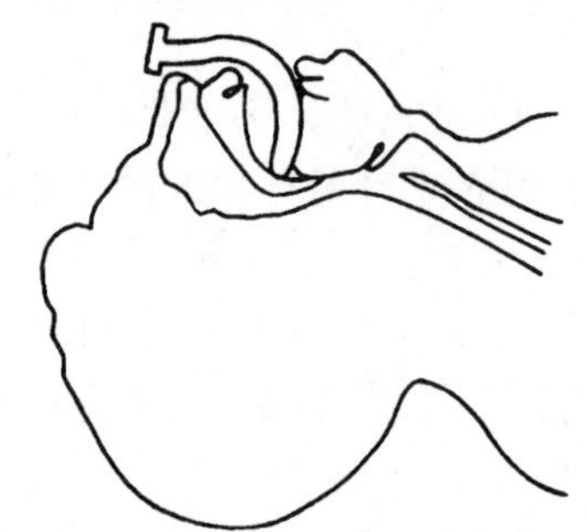

图 6-62 向头部方向插入口咽导管

3. 当口咽导管通过舌背以后将口咽导管旋转使前端向尾部继续前进直达咽部（图 6-63，图 6-64）。

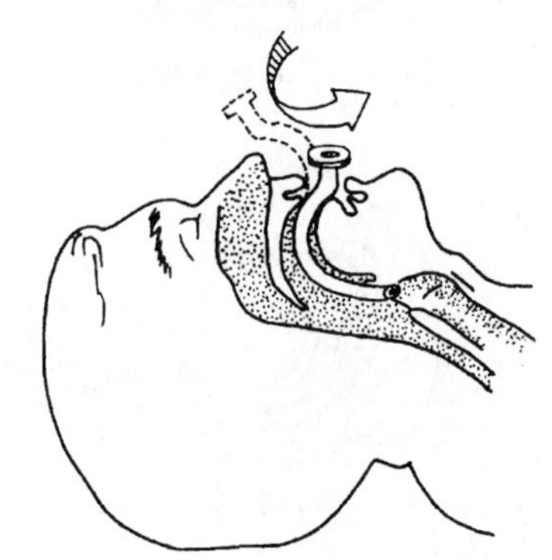

图 6-63 将插入口腔的口咽导管向下旋转

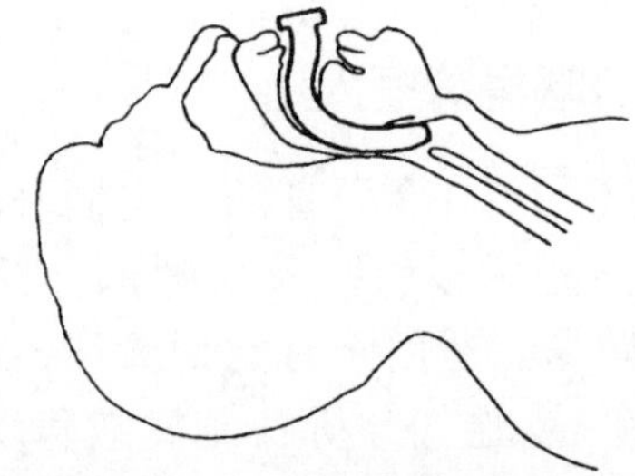

图 6-64 口咽导管的适当位置

【注意事项】 口咽导管不得用于意识清楚的患者。

（李开华 何庆忠）

第二节 紧急环甲膜切开术

紧急环甲膜切开术（emergency cricothyrotomy）是临床气道急救中最重要和最基本的操作技能之一，在上呼吸道梗阻，尤其是喉梗阻的危急情况下，来不及或无条件做气管插管和气管切开的情况下，环甲膜切开成为快速打通气道的最有效急救办法。紧急行环甲膜切开术可以暂时建立人工气道、给氧或注射表面麻醉药及其他治疗用药等。由于环甲膜部位无重要的解剖结构，环状软骨前面窄，后面较宽，手术时不易损伤喉部其他结构，相对安全。对于年长男性患儿，甲状软骨解剖标志明显，易于辨认，而女性婴幼儿因皮下脂肪相对较厚，甲状软骨不易触及，手术时由于患儿挣扎有可能损伤喉部其他结构。

近年来，紧急环甲膜切开术在院内应用越来越少，主要原因包括：①气管插管等无创气道方法和多种新式经皮扩张气管造口术的广泛应用；②担心环甲膜处较小的造口能否获得足够的通气；③由于担心环甲膜处长期插管造成环状软骨损伤，导致声门下狭窄，可能增加手术的相关风险和费用，并可能延长插管和住院时间，因此，对长期通气的患者仍推荐在情况稳定后转换为气管切开的方式。

【适应证】 紧急建立高级气道不能成功进行气管插管、充分供氧情况下的主要抢救技术。常见的状态主要与困难气道相关，包括：呼吸道大量出血、阻塞性病变（如肿瘤、息肉等）、上呼吸道阻塞（如异物、水肿、过敏反应等），以及各种先天性和后天性畸形。有一项研究报道显示，需要进行环甲膜切开术约 32% 涉及面部骨折、32% 为出血或严重呕吐、7% 为创伤性气道阻塞，以及 11% 为插管失败而无其他原因，还有一项多中心研究提示 50% 为与创伤有关的困难气道。

【方法】 方法见图 6-65。

1. 患者仰卧位，床头抬高 15°，肩下垫枕使颈部伸展。

2. 常规消毒、铺巾。

3. 备好气管切开器械、检查气管导管气囊有无漏气及导管管芯是否配套。

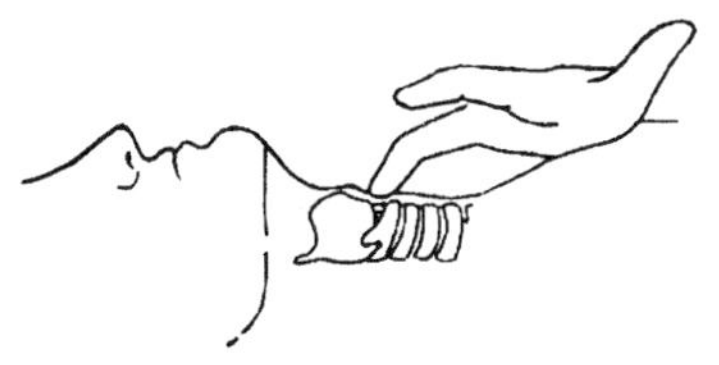

A. 确定环甲膜的解剖部位

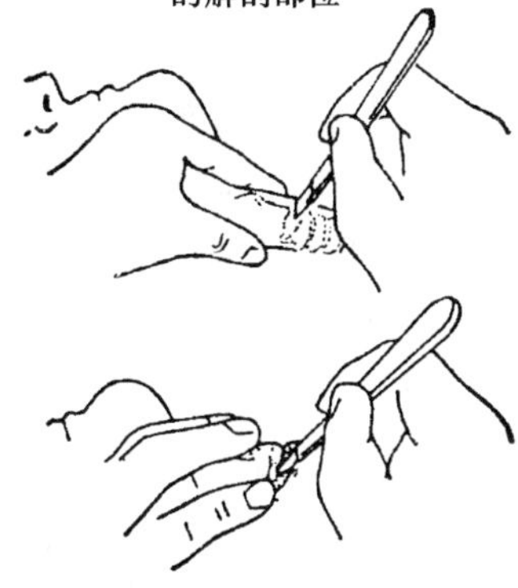

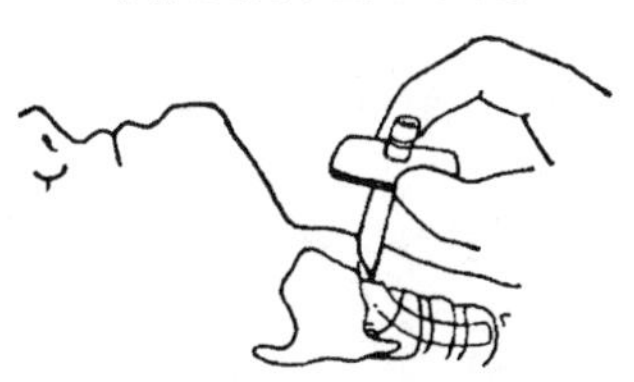

B、C. 用手术刀切开皮肤及皮下直至环甲膜

D. 插入气管套管

图 6-65　紧急环甲膜切开术

4. 识别并固定喉部框架，术者用手摸清甲状软骨和环状软骨的位置，左手拇指和示指固定喉部。

5. 用 2% 利多卡因局部浸润麻醉，于颈正中环甲膜处做 2~4cm 的横切口，示指按压止血，并确认环甲膜位置。

6. 明确环甲膜位置后，立即用尖刀片于颈正中处垂直刺入环甲膜，有落空感后水平延长环甲膜切口，长约 1cm。

7. 用止血钳撑开切口，插入气管套管、固定。尽量选用较细的气管套管，严格从上往下插入气管套管。用一块剪开一半的纱布垫入伤口和套管之间。

【合并症】 主要并发症包括伤口出血、伤口感染、喉狭窄、皮下或纵隔积气、气胸和食管损伤等，其中伤口出血是最常见的并发症，喉狭窄则是最为棘手的并发症。伤口出血多因颈前正中处浅静脉和环甲动脉断裂造成的，此时应立即用示指按压出血位置进行止血。操作不当可损伤环状软骨，未能准确识别环甲膜位置而盲目手术是引起喉狭窄的常见原因。

（李　赟　卢秀兰）

第三节　闭式胸腔引流术

胸腔闭式引流术是重症医学和胸外科医师需要掌握的基本技能，主要是根据胸膜腔的生理特点，借助引流装置中水封瓶内的液体使胸膜腔与外界相连，利用大气压强原理排除胸腔内的积气、积液，使肺复张，恢复胸腔内负压。张力性气胸、大量脓胸、脓气胸、中等量以上血胸是一类需紧急处理的临床病症。在胸内压急剧增高时，胸腔内的高压气体、液体使患侧肺受压萎缩、功能丧失，同时，高压的气体或液体将纵隔推向健侧，引起健侧肺受压萎缩、功能减退。严重的胸内压升高可使静脉回心血量骤减，心搏出量急剧下降，甚至可发生呼吸衰竭或心搏骤停。若脓胸、脓气胸引流不畅、拖延日久，可引起长期发热、中毒症状持续、胸膜粘连、胸廓变形，最后导致肺功能丧失，故需尽早行胸腔闭式引流。

【适应证】

1. 中等量以上的气胸，开放性气胸、张力性气胸。

2. 胸腔穿刺术治疗下肺无法复张者。

3. 胸腔积液、积脓、乳糜胸经胸腔穿刺无法消除者。

4. 拔除胸腔引流管后气胸或血胸复发者，以及需机械通气或人工通气的气胸或血气胸者。

5. 剖胸手术。

【器械】

1. 根据患儿体重及胸腔积液量选择合适 T 管或带多个侧孔的透明硅胶引流管一根，型号（14~24F）（图 6-66），或适合型号体腔引流管套管包一套。

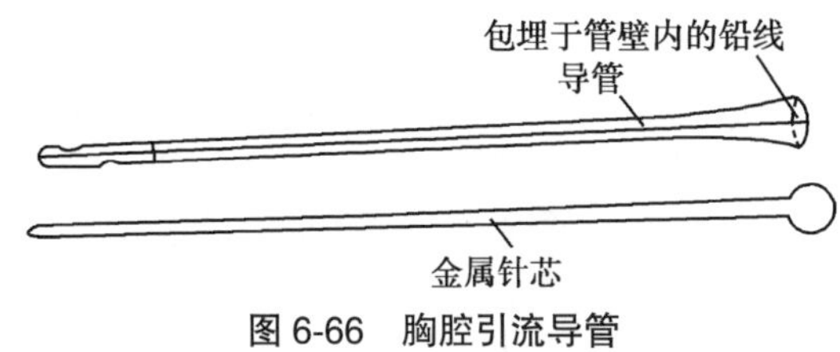

图 6-66　胸腔引流导管

2. 静脉切开包一个。

3. 5ml 注射器及针头各一个。

4. 2% 利多卡因一支。

5. 缝合针线若干。

6. 水封引流瓶及适当长度的引流连接管。

【方法】

1. **引流部位** 可根据患者病情、胸片、超声定位选择最佳引流位置。胸腔积液引流位置多选择在腋中线或腋后线第6或第7肋间；气胸引流一般在前胸壁锁骨中线第2肋间，也有推荐选择腋前、中线第3、4肋间，该处位于胸大肌后缘、近腋下，瘢痕隐蔽，且引流管可沿胸壁到达肺尖合适位置。

2. **引流管的选择** 应根据患者的年龄、体重、胸腔积气、积液的量和胸壁厚度进行选择，对于气胸患者，可选择口径相对较小的引流管；对于血胸、脓胸、大量胸腔积液以及恶性肿瘤引起胸腔积液等，可选择口径较大的引流管，有利于充分引流，也利于降低堵管风险。

3. **置管方法**

(1)肋间插管引流法

1)根据X线胸片确定脓胸、气胸位置，选择最佳穿刺点。

2)手术野消毒、铺巾，将T管修剪成1~2处侧孔，尾端止血钳夹闭，1%~2%利多卡因局部浸润麻醉壁层胸膜后，垂直进针少许，再行胸膜腔穿刺抽吸确诊进入胸膜腔(图6-67)。

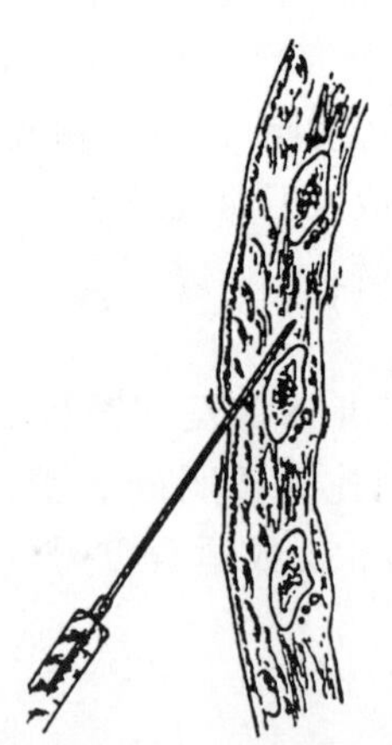

图6-67 局部麻醉

3)在预期引流部位沿下一肋骨上缘，作一长约1.5cm的与肋骨平行的横切口，依次切开皮肤及皮下组织(图6-68)。

4)用弯止血钳钝性分离胸壁肌层达肋骨上缘，于肋间穿破壁层胸膜进入胸膜腔，此时可有突破感，同时切口有液体或气体溢出(图6-69)。

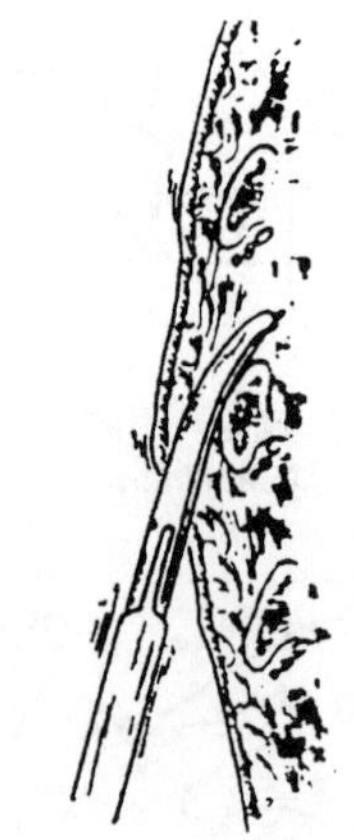

图6-68 切开皮肤、皮下组织

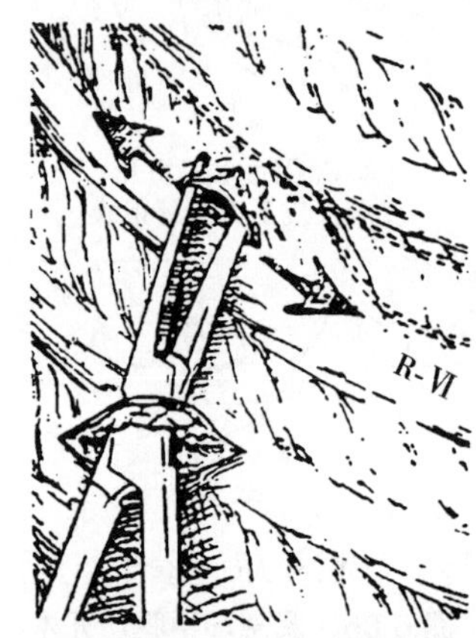

图6-69 用止血钳钝性分离皮肤、皮下组织

5)顺止血钳指引方向立即插入引流管然后退出止血钳；引流管侧孔距离胸壁2~3cm(图6-70)。

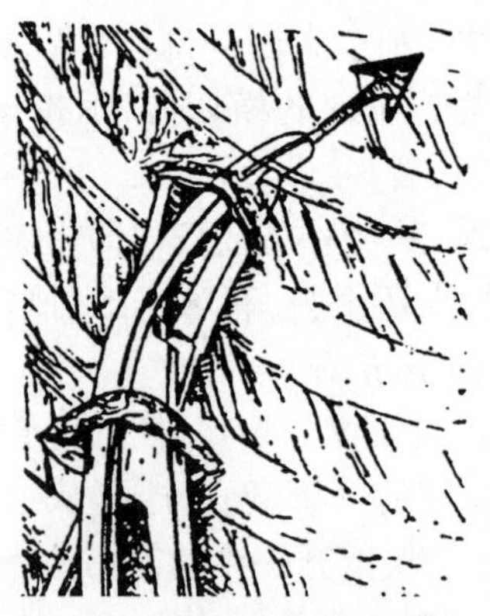

图6-70 插入胸腔引流导管

6)在引流管一侧用丝线缝合创口并将导管固定于皮肤上，然后打开止血钳，将导管连接水封瓶，水封瓶内装入灭菌用水300~500ml使水封瓶的水面高出引流管2~3cm即可；观察水柱波动情况。

(2) 体腔引流管经皮穿刺法

1) 根据X线胸片确定脓胸、气胸位置，选择最佳穿刺点。

2) 手术野消毒、铺巾、局部浸润麻醉如前所述。

3) 置入带有注射器的穿刺针，突破脏层胸膜后，回抽胸腔积液或积气，确定进入胸膜腔，置入导丝。

4) 退出穿刺针及注射器，可适当使用尖刀切开少许导丝周围皮肤，扩皮器沿导丝经皮置入胸腔。

5) 退出扩皮器，沿导丝置入合适的体腔引流导管，置入末端侧孔后约5cm（图6-71）。

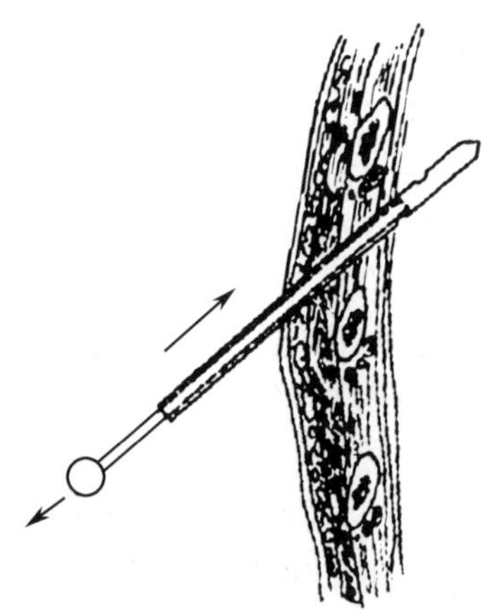

图6-71　插入胸腔引流导管

6) 退出管芯后，关闭引流管上开关，在引流管一侧用丝线缝合创口并将导管固定于皮肤上。再套入固定器，切口薄膜覆盖（图6-72）。

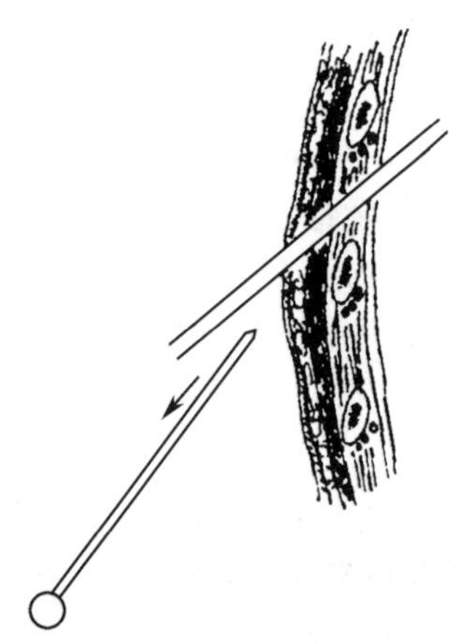

图6-72　退出金属针芯

7) 将引流导管连接水封瓶，水封瓶内装入无菌用水300~500ml，水封瓶的水面应高出引流管2~3cm，打开开关，观察水柱波动情况。

4. **拔管指征及方法**　水封瓶24~48小时无气泡，或24小时引流量少于50ml，可试夹闭引流管1~2天后复查胸片，X线显示肺复张良好，无明显积液、积气表现。常规消毒引流口周围皮肤，剪除固定缝线，8层以上油纱布加纱布外敷住引流口，嘱患儿深吸气并屏住呼吸，迅速拔除引流管同时加压纱布覆盖。拔管后，要观察患者有无呼吸困难、气胸和皮下气肿。检查引流口覆盖情况，是否继续渗液，拔管后第二天应更换敷料。

【注意事项】

1. 套管针前端锋利，刺入时不可用力过猛、过深，以免损伤肺部及胸腔内其他组织。

2. 术后需注意水封瓶内液柱波动情况，如不波动需查看引流管是否堵塞，无胸膜瘘时，可使用适量无菌生理盐水冲洗引流管。脓胸可使用适量尿激酶冲洗引流管。

3. 水封瓶位置需要一直保持低于患者胸部，勿使水封瓶倒置，以免液体逆流入胸腔。更换引流瓶时，要先夹闭引流管，防止空气进入胸腔。

4. 对于部分肺复张慢或大量积气的患者，必要时可加装可调节的负压装置进行引流。

5. 儿童患者一般不需要采用部分切除肋骨的方法置入胸腔闭式引流管。

6. 引流管可采用预留线结的方式缠绕固定，待拔除引流管时，可迅速将线结收紧，避免进气。

7. 肝脏疾病引起的胸腔积液是引流的相对禁忌证，因持续引流可导致大量蛋白质和电解质丢失。

8. 胸腔积液较多时，首次放液体不宜过快，以防止肺迅速复张。

（阳广贤　卢秀兰）

第四节　中心静脉插管术及中心静脉压测定

一、中心静脉插管术

中心静脉是指距离心脏较近的大静脉，主要包括上、下腔静脉、颈内静脉、锁骨下静脉，及双侧的无名静脉，中心静脉与临床的意义主要是进行中心静脉置管和中心静脉压力监测。本节针对中心静脉置管和压力监测分别进行阐述（视频6-2）。

视频 6-2　中心静脉置管

【中心静脉置管的指征】

1. 需要测定中心静脉压。

2. 快速输液，尤其在休克需快速和大量输液时。

3. 输入对周围血管有强烈刺激的药物或输入高渗液体时。

4. 需反复采取血标本作实验室检查时。

5. 静脉放血或作换血疗法。

6. 实施血液净化治疗，建立血管通路需要。

7. 心房心电图记录或安装起搏器。

8. 心导管检查。

【中心静脉置管方法】

1. **器械**

（1）穿刺针：长约 6~10cm 的薄壁穿刺针或者套管针（图 6-73）。

（2）导管：中心静脉导管采用优质硅胶材料制成，在作穿刺时，无鞘导管由软质硅胶管制成，使用时需由金属引导丝引导送入血管内。导管还可根据需要制成单腔、双腔、三腔至四腔（图 6-74，图 6-75）。

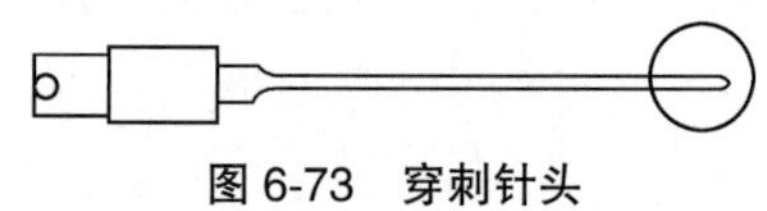

图 6-73　穿刺针头

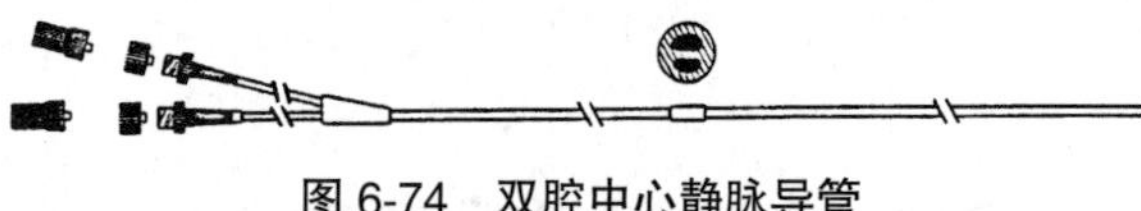

图 6-74　双腔中心静脉导管

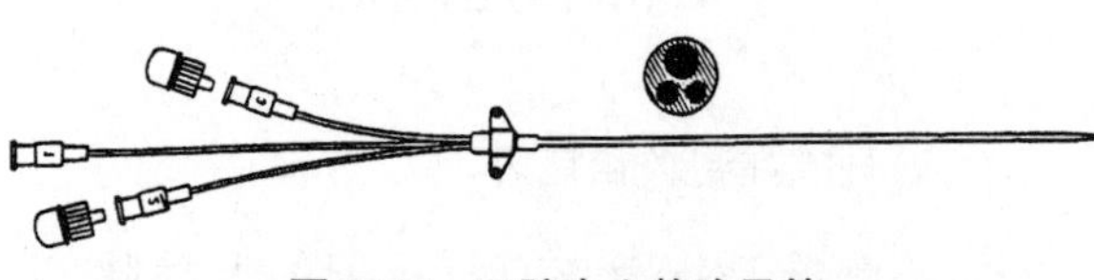

图 6-75　三腔中心静脉导管

（3）金属引导丝（图 6-76，图 6-77）：金属引导丝为不锈合金材料制成的细丝，其中心部位为单一的富于弹性的金属细丝，外部再缠以柔软、富于弹性的不锈金属丝。引导丝可为直的棒状细丝，也可以制成前端弯曲的细丝，以减少对血管壁的损害。在做深静脉插管时，将引导丝经针头插入血管，然后拔出针头或套管，用引导丝作为引导将硅胶管插入血管。

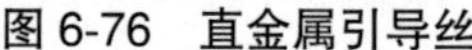

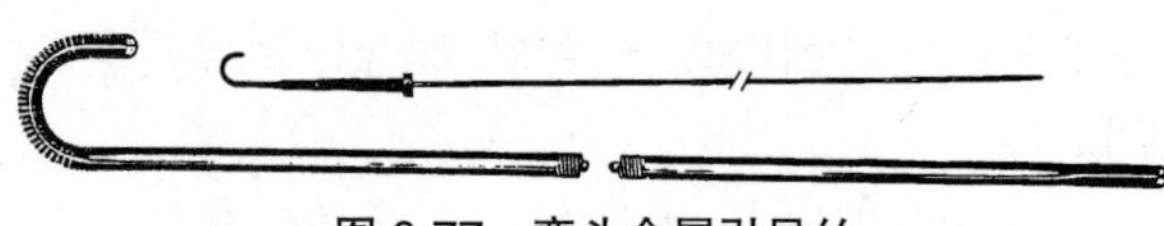

图 6-76　直金属引导丝

图 6-77　弯头金属引导丝

2. **穿刺部位**　常用的中心静脉插管部位为颈内静脉、锁骨下静脉、股静脉。

3. **穿刺方法**　常用的中心静脉导管插入方法为以金属引导丝为引导的导管插入法（图 6-78）：

（1）按一般常规方法消毒皮肤、戴手套、铺孔巾。

（2）根据儿童的年龄及体重选择适当型号的穿刺针头、金属引导丝、导管、注射器及局部麻醉药。

（3）将针头安装在装有肝素盐水的注射器上。

（4）选择适合的部位作静脉穿刺。

（5）待穿刺成功、顺利地流出回血后，取下注射器将金属引导丝插入针头内。

（6）待金属引导丝顺利送入针头后退出穿刺针头，将引导丝留置于血管中。

（7）在引导丝通过皮肤的部位作以小切口。

（8）沿金属引导丝以旋转方式使用扩皮器，然后拔出扩皮器后，沿金属导丝插入硅胶导管。

（9）取出引导丝，用肝素盐水冲洗导管然后用肝素帽或橡胶盖帽将导管外口封闭。

（10）用丝线将导管缝合固定于皮肤上，消毒皮肤，用无菌敷贴覆盖，胶布固定。

（11）将导管通过三通接上输液装置或监测装置。

（12）固定导管装置及测压装置。

【锁骨下静脉穿刺及插管术】　锁骨下静脉是在紧急情况时容易穿刺成功的中心静脉之一。所有临床医生都应熟悉它的解剖部位与穿刺插管方法。并应有充分信心在紧急情况下应用。

1. **锁骨下静脉插管的优点**

（1）解剖部位标志明显，即使在严重外伤或休

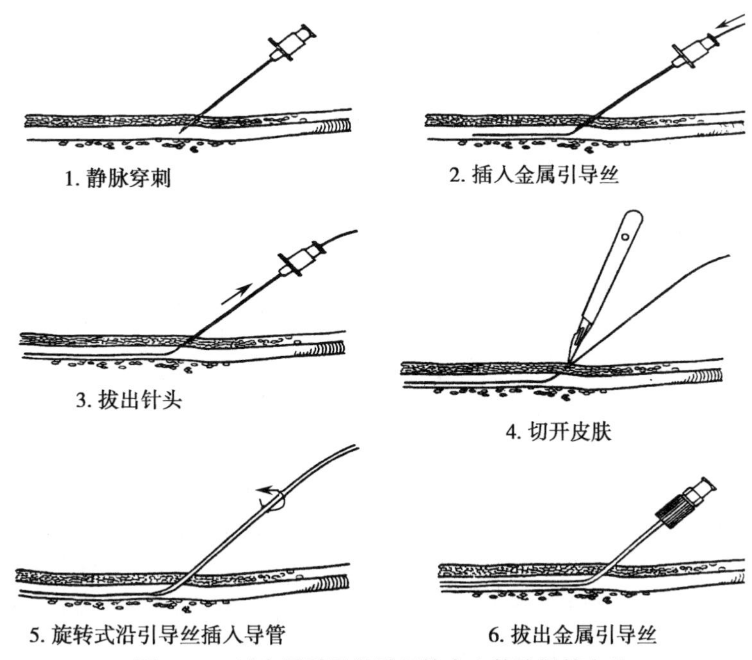

图 6-78　以金属引导丝引导的中心静脉插管方法

克患者也易于识别。

(2)不影响气管插管及人工呼吸。

(3)复苏后不影响患者活动,便于护理。

2. **锁骨下静脉的解部位置**　锁骨下静脉位于锁骨中段的后方,起自腋静脉,跨第一肋骨上方,经锁骨中段的后方,在胸锁关节后与颈内静脉汇合形成无名静脉进入胸腔(图 6-79)。锁骨下静脉后方隔前斜角肌与锁骨下动脉相伴行。锁骨下静脉在前而锁骨下动脉在后。胸膜顶在锁骨下静脉后下方约 5mm 处,因此,误伤胸膜是经皮下锁骨下静脉穿刺可能遇到的大危险。

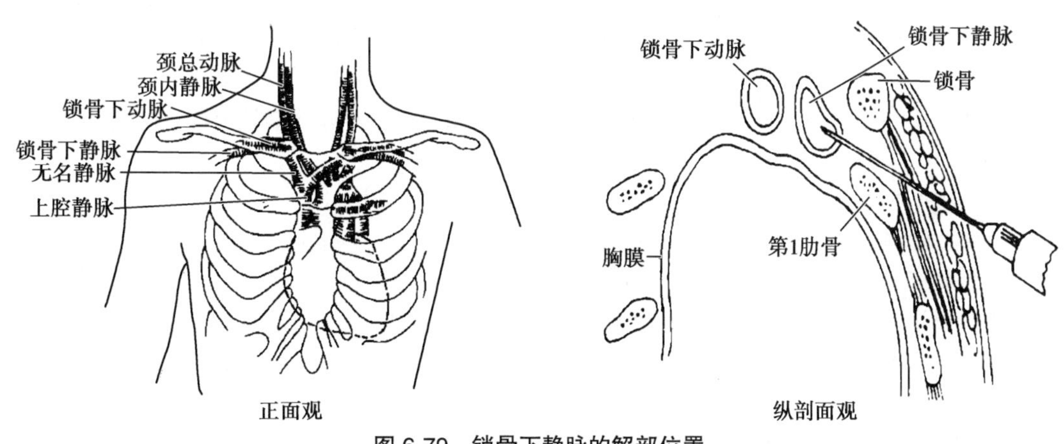

图 6-79　锁骨下静脉的解部位置

3. **锁骨下静脉之标识点**

(1)锁骨下静脉的第一个标识点:沿第一肋骨在胸骨外缘紧紧地并行于锁骨之下,于锁骨的中段处突然转向深部,在第一肋骨突然转弯部位,锁骨与第一肋骨形成一夹角,该角可用手指于锁骨中段下方触及。穿刺时用手触知该角并向外下方移动 1~2cm 即为穿刺点。

(2)锁骨下静脉的第二个标识点:从胸锁关节处沿锁骨往外触摸,锁骨突然向上改变方向时即为进针点之标志。

(3)锁骨下静脉的第三个标志点:即锁骨的中 1/3 段与外 1/3 的交界点的下方,即为锁骨下静脉之穿刺点。

4. **操作方法**

(1)头胸部放低:低头 10°~20° 使静脉充盈并避免中心静脉压低于零时,空气进入静脉(图 6-80)。

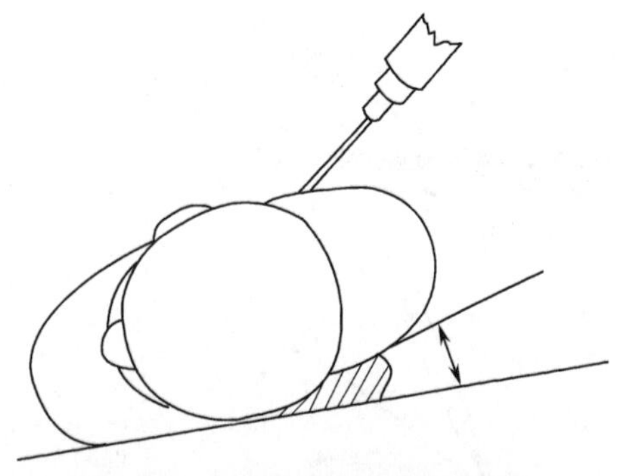

图 6-80 锁骨下静脉插管的体位

(2) 两肩胛间及穿刺侧肩胛下放入一小毛巾卷以抬高穿刺侧。

(3) 患者头转向对侧。

(4) 常规消毒、铺巾、戴手套、穿手术衣。

(5) 对意识清楚的患者静脉给予米唑安定 0.1~0.3mg/kg 并局部以 2% 利多卡因麻醉。

(6) 以 18G 长约 6~10cm 之薄壁穿刺针连接 5ml 注射器,注射器内装入肝素盐水 3~5ml(每毫升盐水内含肝素 5~10U)。

(7) 从穿刺点进针,与胸壁成 30°~35° 针尖指向胸骨上凹上方 2cm 处,也可以直接指胸锁关节处。

(8) 当针头触及锁骨下缘时,将针头转向深部避开锁骨,然后将注射器及针头转至与胸壁成 10°~20° 的角,向注射器施以轻微负压,继续将针头向胸骨上凹稍上方推进。当针头进入锁骨下静脉时,即有大量的血液流入注射器,此时,再继续前进 2~3mm 即停止进针,这样可以防止针头进入过深,刺伤锁骨下动脉。

(9) 左手固定穿刺针,右手取下注射器,同时用左手拇指堵住针头以防空气进入锁骨下静脉。

(10) 通过针头插入金属引导丝,然后拔出针头,将金属引导丝留置于锁骨下静脉内。

(11) 在引导丝进入皮肤处作一小切口。

(12) 将扩皮器通过金属引导丝以旋转方式进行扩皮,然后拔出扩皮器,将导管沿导丝进入血管直至预期位置,即右心房与上腔静脉交界处近端数厘米处(此长度为穿刺点至胸锁关节加上胸锁关节至第 2 胸肋关节之长度)。

(13) 退出金属引导丝,用肝素帽或橡胶盖帽封闭导管出口。

(14) 用丝线将导管缝于皮肤上以固定导管,无菌敷贴覆盖,胶布固定。

(15) 接上输液或测压装置。

5. **并发症**

(1) 气胸:因为锁骨下静脉与胸膜顶部非常接近,因此易损伤胸膜导致气胸。国外气胸发生率为 1%~10%。

(2) 锁骨下动脉损伤或撕裂:常表现为血胸或局部血肿。在进针时始终注意保持注射器负压,当针头进入锁骨下静脉时,可及时看到回血,从而防止针头继续前进刺伤锁骨下动脉。

(3) 血栓性静脉炎:发生率较股静脉低,临床表现为穿刺侧上肢水肿。

(4) 导管相关败血症:国外导管相关败血症发生率较股静脉穿刺低。

【颈内静脉穿刺及插管术】 颈内静脉是人体的中心静脉之一。位置比较固定,在休克情况下亦不易收缩,因此在抢救重危患者时是较易穿刺成功的大血管之一,而且右侧颈内静脉与右心房几乎成直线,特别适合于紧急情况下插入起搏电极,是安装临时起搏器的最佳途径。但颈内静脉置管在坐位时导管不易固定,而且在既需气管插管又需颈内静脉置管时,很难同时进行,这在一定程度上限制了它的应用。

1. **解剖位置**(图 6-81) 颈内静脉起自颅后窝后部,最初在颈内动脉外侧行走,然后转至颈内动脉前方为胸锁乳突肌所覆盖,在胸锁乳突肌下段位于其两脚间,在胸锁关节后方与锁骨下静脉汇合成无名静脉,全长几乎均为胸锁乳突肌覆盖。右侧颈内静脉较左侧粗而直,因而常首选此处穿刺。

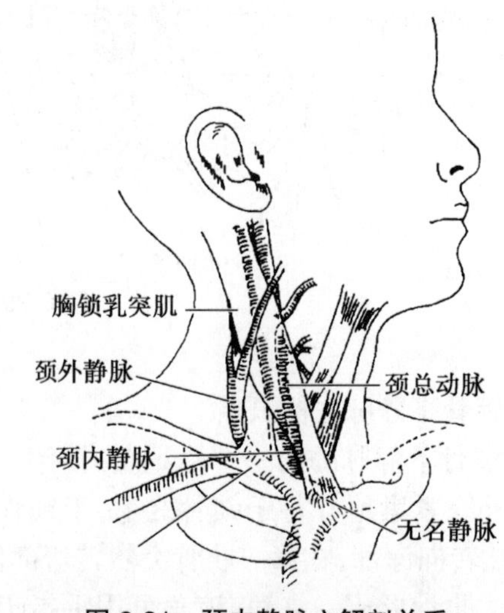

图 6-81 颈内静脉之解剖关系

2. **穿刺方法** 分前路、中路和后路三种进针法,前路在儿童非常少用,将不做描述,下面仅阐述中路和后路两种进针法：

(1)中路(central route)进针法(图 6-82)：穿刺时患者仰卧，头转向一侧，肩下垫一小枕以利于暴露血管。进针点在胸锁乳突肌二脚之上方，约于胸锁乳突肌之中点或胸锁乳突肌与颈外静脉交点处。取胸锁乳突肌中心或后缘作为进针点。针头与矢状面成 30° 角，方向指向乳头。注射器保持负压，针头进入血管后就可抽吸到大量回血。

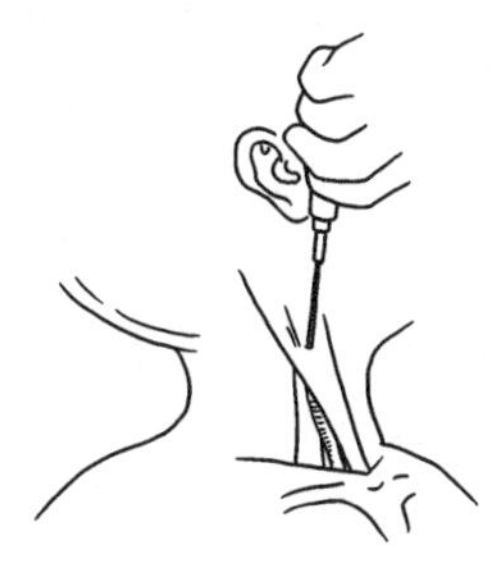

图 6-82　中位颈内静脉穿刺法

(2)后路(posterior route)进针法(图 6-83)：进针法的进针点在胸锁乳突肌外侧边缘的三分之二的中间位置，该位置通常是颈外静脉与胸锁乳突肌交叉处，针头与皮肤呈 30°~45° 角，方向指向胸骨上切迹。当针头进入颈内静脉后，按锁骨下静脉穿刺的步骤插入金属引导丝、扩皮后，插入硅胶导管，最后拔出引导丝，缝合、固定硅胶管(图 6-84)。

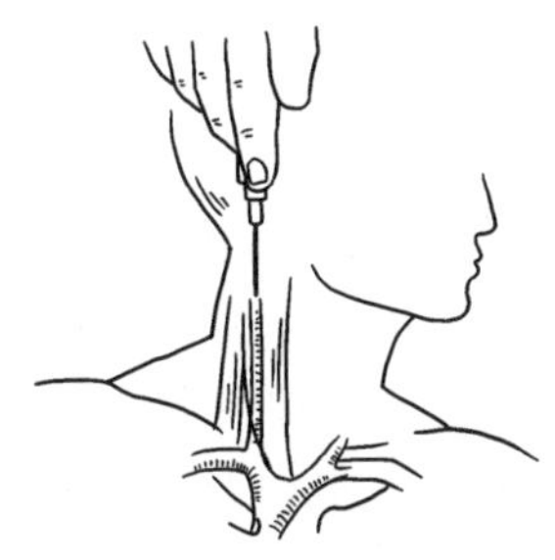

图 6-83　后路颈内静脉穿刺法

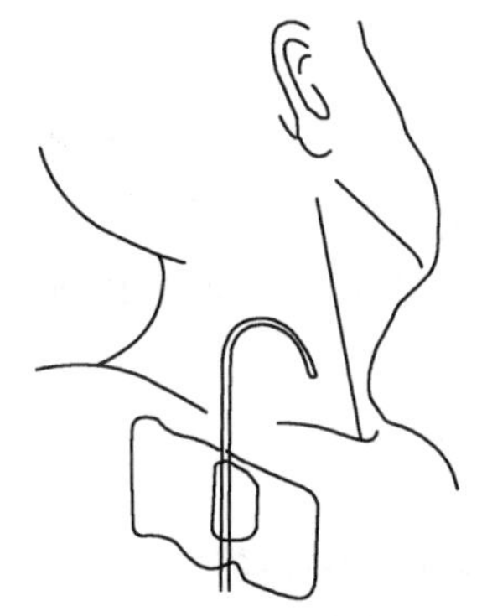

图 6-84　颈静脉插管之固定法

3. **导管置入的位置**　置管安全的部位应在上腔静脉和右心房交界处，应通过影像学检查(平片或超声图像)确保置管诊断位置。

4. **禁忌证**

(1)凝血异常或血小板明显减少。

(2)上腔静脉综合征。

【股静脉穿刺与插管术】　股静脉是小儿复苏中最常用的中心静脉，股静脉位于腹股沟韧带下方位于股动脉内侧，位置恒定而且可借助于股动脉而定位。但该部位对于儿童血栓和感染的发生率较高。

1. **解剖定位(图 6-85)**　股静脉伴随股动脉上行，初行于其外侧，渐转至其内侧，在腹股沟韧带深面延续为髂外静脉。将患者置于蛙腿位置，髋关节从外部旋转并固定。通过感觉股动脉的位置来定位股静脉，静脉位于脉搏的内侧，对于无脉搏的患者，静脉可大致位于耻骨联合和髂前上棘之间的中点，位于腹股沟韧带的远端。

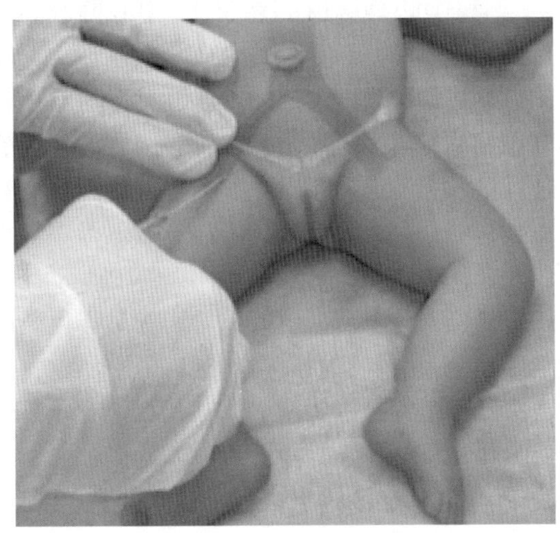

图 6-85　股静脉定位图

2. **穿刺方法**

(1)体位：约束好腿，髋关节被轻微外展并轻微向外旋转，于操作侧臀部下方放置一条小毛巾，充分暴露静脉。在大部分儿童中，股静脉位于股动脉内侧 0.25~0.5cm 处，股动脉通常位于腹股沟韧带下方 1.5cm。对于没有脉搏的患者，可于耻骨联合和髂前上棘的中点处进针，进行胸部按压时，股骨区域的搏动可能源自股静脉或股动脉。在这种情况下，应在脉动点尝试穿刺。

(2)进针：在动脉搏动内侧 0.25~0.5cm 处向皮肤刺入 0.5cm，针头与皮肤呈 30°~45° 角，方向指向脐部，进针的同时对注射器施加轻柔的吸力，在初始回血后，将针头前进 1~2mm，在断开注射器连接之前，将重新评估血液回流，将手指放在针头接头上以减少血液流失并防止空气进入。当无法定位静脉时，应拔出针头，仍应在皮下组织中调节针头，但可能会伤及静脉、动脉或两者。当针头进入股静脉后，按锁骨下静脉穿刺的步骤插入金属引导丝、扩皮后，插入硅胶导管，最后拔出引导丝，缝合、固定硅胶管。

3. **导管置入的位置**　对于股静脉部位，导管应位于横膈下方，应通过影像学检查（平片或超声图像）确保在下腔静脉中而不迁移到肝或肾静脉。

4. **并发症**

（1）血栓性静脉炎：发生率较高，表现为穿刺侧下肢浮肿和疼痛。

（2）导管相关败血症：相对发生率较高。

（3）出血：容易损伤股动脉，血肿发生率较高。

二、中心静脉压测定

【测量中心静脉压的意义】　中心静脉压代表心脏的前负荷，是评价重危患儿血流动力学的重要指标之一。CVP 本身不代表血容量，单次的 CVP 测定更不是血容量的可靠指标。而且，常常在血容量大量损失的初期，由于心脏代偿能力减退及血管的代偿性收缩等原因，CVP 不但不降低甚至可以升高。但是，连续地测量 CVP 及动态观察其变化则对血容量不足者，尤其是对心血管功能相对健全、贮备能力相对良好的儿童及青少年，则是一种有用的补液指南。尤其是在复苏早期及休克期间，CVP 测定最有意义。降低提示血容量不足，升高提示输液过快、过多或心功能不全。同时可进行 $SCVO_2$ 的监测。

【中心静脉压的正常值】　正常人平静吸气时 CVP 值为 5~12cmH_2O（0.49~1.18kPa），使用机械通气时可能会影响该压力，不能真实反映出患者的状态。输液过多、过快可使 CVP 增高。

（卢秀兰）

第五节　动脉穿刺术和动脉内连续血压测量法

一、动脉穿刺术

【意义】　动脉血压是临床上最常用和最容易测量的生命体征之一。它本身并不反映血容量而主要是反映循环系统的功能。血压的变化很大程度上反映循环系统的代偿能力变化。

脉压是收缩压与舒张压之差，其意义比单一的收缩压或舒张压更大。在低血容量性休克时，脉压常先于舒张压下降，它是血容量损失超过循环系统代偿能力的第一个征兆。原来缩小的脉压逐渐加大说明血容量逐渐恢复。

在临床监护过程中，比脉压更常使用的参数还有平均动脉压（meam aterial pressure，MAP）。它是心脏各时相动脉系统的功能压，是组织灌注的指征。平均动脉压常用于计算血流动力学各种参数如全身血管阻力、左心室每搏输出量等。由于舒张期持续时间为收缩期的两倍，所以平均动脉压等于收缩压加两倍舒张压的三分之一，即：

$$MAP=\frac{收缩压+2\times 舒张压}{3}$$

若将动脉导管置入动脉内，动脉内的压力可经含肝素的盐水传导至压力传感器（transducer），再由它将压力（动能）转换成电能后传输入监护仪。监护仪内的计算机即可以数字及波形同时显示收缩压、舒张压以及平均动脉压并将它们连续地显示于示波器上，我们常称之为有创动脉血压。动脉血压的直接测量法比袖带测量法所得结果一般会高 2~8mmHg（0.3~1.1kPa），在低血压状态时可能高 10~30mmHg（1.3~4kPa）。当心搏出量明显下降且有血管收缩时，袖带血压计的误差明显增大，此时在动脉内导管直接测压才能得出可靠的结果，甚至有部分患儿用袖带血压计测量血压时，可能测不到血压，而用导管动脉直接测压则可测得相应的血压。在 ICU，任何危重患儿如休克、心内直视手术后及有明显血管收缩倾向者，都需要监测有创动脉血压。动脉内插管还可供方便抽血作化验，特别是血气分析等。

【动脉穿刺插管术的适应证】

1. 休克、外科大手术、体外循环及心内直视手术术中及术后。

2. 各种危重状态需要准确监测血压的患者。

3. 静脉给予血管活性药物的患儿。

4. 需要重复采取动脉血标本时，如血气分析、血氨及乳酸盐浓度监测。

5. 测定心搏出量。

6. 交换输血。

【动脉穿刺插管术的禁忌证】

1. 该动脉是该肢体或部位唯一血供来源时，

不得在该动脉作较长时间的动脉置管。

2. Allen 试验阳性。

3. 高凝状态。

4. 出血倾向或抗凝治疗期间。

5. 穿刺部位有破损和 / 或感染。

【动脉穿刺部位】 儿科最常用的部位为桡动脉，替代部位包括足背动脉、肱动脉和腋动脉、胫骨后动脉、股动脉和颞浅动脉。新生儿有时用脐动脉。

1. **桡动脉**　桡动脉解剖部位表浅、穿刺易于成功，而且手掌部桡尺二动脉双重血流供应，是最常用部位之一。

2. **足背动脉**　和桡动脉一样有解剖部位浅、双重血流供应、易穿刺成功等优点。

3. **肱动脉和腋动脉**　其解剖位置稍深，侧支循环不丰富，穿刺损伤后易影响上肢的血供，特别是在新生儿和婴幼儿中。常用作备选动脉来穿刺，导管保留常不超过 7 天，必要时监测远端肢体的血氧饱和度。

4. **股动脉**　是全身最大的表浅动脉，紧贴于腹股沟韧带中点之下，它位置表浅，有时在休克状态下也能扪及，且有丰富的侧支循环，穿刺易于成功，因此临床上常紧急情况下使用。不过该处与会阴部邻近，易污染，且易致难以发现的腹膜后血肿。故一般不列为常规置管部位，即使置管也尽可能地缩短留置时间，避免造成导管相关感染。

5. **胫后动脉**　该动脉位置较桡动脉及足背动脉略深，在桡动脉或足背动脉穿刺失败时，可以考虑选用。

6. **颞动脉**　也是表浅动脉，它供应头部软组织血液，侧支循环丰富，周围无重要器官，使用时较安全。

【动脉穿刺操作方法】

1. 适当固定穿刺部位，对于脉搏细小不易触及者，建议由多普勒超声引导下穿刺，以减少穿刺次数，提高穿刺成功率。

2. 按常规方法消毒、戴手套、铺孔巾。

3. 穿刺前，以 7% 利多卡因乳膏局部涂抹穿刺部位，留置 30 分钟以上作浸润麻醉。

4. 以不同型号的动脉穿刺针在脉搏最明显处进针，进针时针头与皮肤成 30°~45° 角（图 6-86）。

5. 缓慢地将穿刺针向前推进，当见到有鲜红色回血时即证明导管在血管内。如未见回血，可将针头缓缓退出，直至见到鲜红色回血为止（图 6-87）。

6. 在退出金属针芯同时将聚乙烯导管缓慢向前推进至导管尾部（图 6-88）。

7. 用胶布固定导管或用缝线固定于皮肤上。

8. 每一动脉最好只作 3~4 次穿刺，如未成功则另选其他动脉，反复穿刺易造成血管壁损伤形成血栓或发生血肿；必要时可切开皮肤，找到动脉后再行穿刺。

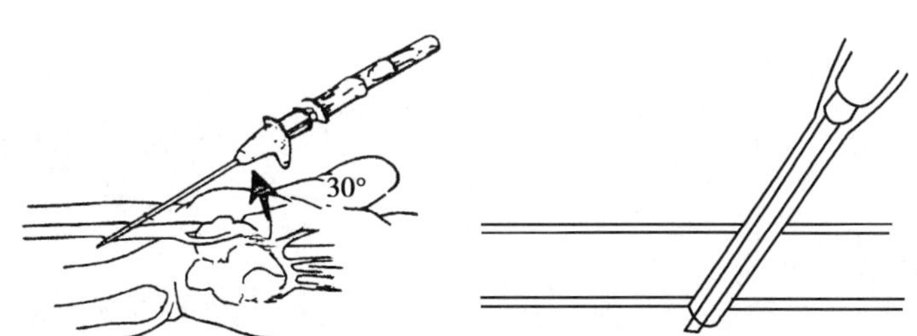

图 6-86　以带套管之动脉穿刺针在脉搏最明显处进针，进针时针头与皮肤成 30°~45° 角

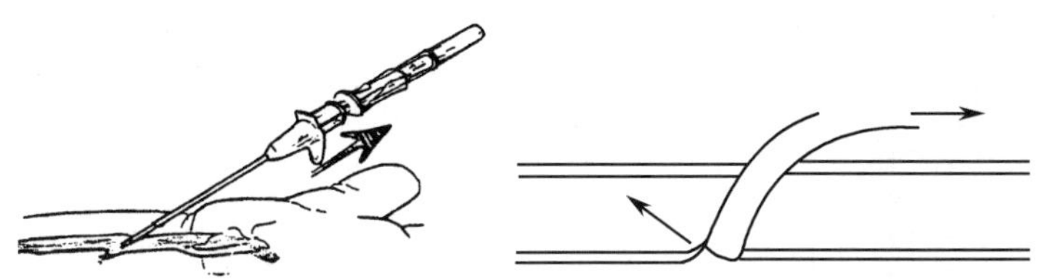

图 6-87　缓慢地将穿刺针向前推进，当见到有鲜红色回血时即证明导管在血管内，如未见回血，可将针头缓缓退出，直至见到鲜红色回血为止

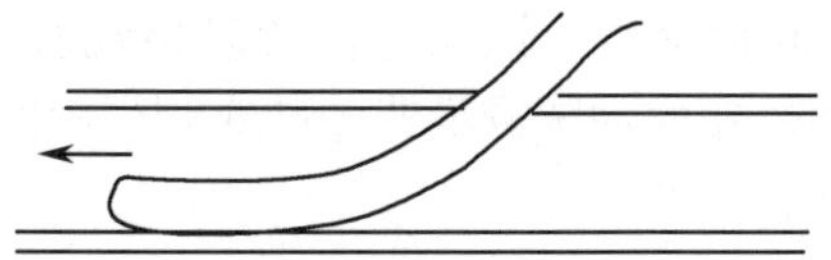

图 6-88　在退出金属针芯同时将聚乙烯导管缓慢向前推进至导管尾部

9. 固定导管后，将与输液装置相通的压力传感器的另一端接至动脉导管上。输液装置内装有含 10U/ml 肝素的生理盐水溶液（视频 6-3）。

视频 6-3　动脉穿刺术

【动脉穿刺的并发症】 主要有动脉阻塞、血肿形成、感染、动脉血栓形成、动脉栓塞和医源性失血。罕见的并发症包括空气栓塞、假性动脉瘤和动静脉瘘。

二、动脉内连续血压监测

【意义】 将动脉导管置入动脉内，将动脉内压力通过压力传感器直接转换成电能，然后在监护仪的显示器上直接显示出来，称为有创动脉血压直接测量。动脉内压力的读数可以在示波器上连续的显示出来，且能够及时而非常准确地显示动脉血压的瞬间值。有创动脉血压测量的两大特点：一是其准确性，二是其及时性（图 6-89）。

【原理】 有创性动脉血压监测设备包括中心部分和周围部分。周围部分指的是压力传感器。压力传感器的功能是将血管内或脑室内液体静力压转变电势差的装置；有创性动脉血压监测之中心部分是示波器（light electric display，LED）。示波器的功能是将动脉血压通过传感器产生的电势差及其相应的数字在示波器上显示出来。

【压力传感器】 传感器的基本原理是一个惠司顿电桥（Wheatstone bridge）。惠司顿电桥由四个电阻值相等的电阻器 G1、G2、G3 及 G4 并联而成（图 6-90），当向并联电路 AB 两端施加电压时，若四个电阻器的电阻值相等，输出电路 CD 两端的电压等于零；当四个电阻中的任何一个电阻值发生变化时，输出电路中的电压就会发生改变。

把四个电阻器做成弹簧状，四根弹簧分别通过机械装置联至一个金属或塑料薄膜上，金属或塑料薄膜受压时，弹簧长度发生变化，弹簧长度变化时，电阻器的电阻也随之发生变化，电阻改变之后电势差也随之发生变化。

【压力传感的结构】 压力传感器需在排气孔开放、患者动脉导管以及肝素盐水自动冲洗系统关闭状态下作零定位。定位完毕，将三通向患者

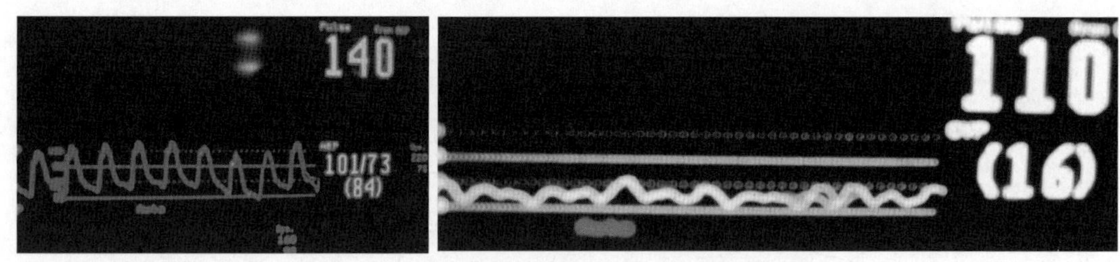

图 6-89　监护仪上的动脉血压及 CVP 波形图

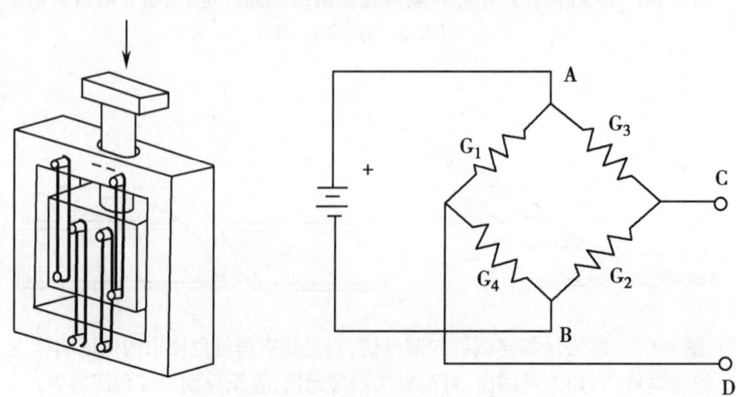

图 6-90　惠斯顿电桥的机械原理

血管以及肝素盐水自动冲洗系统连接接头方向开放即可以工作。此时肝素盐水自动冲洗系统将以3ml/h速度向动脉导管内注入肝素盐水以保持动脉导管通畅，而动脉血压可以通过无弹性连接管传导至压力传感器并通过压力传感器转换成电势差后在监护仪上显示出来(图6-91，图6-92)。

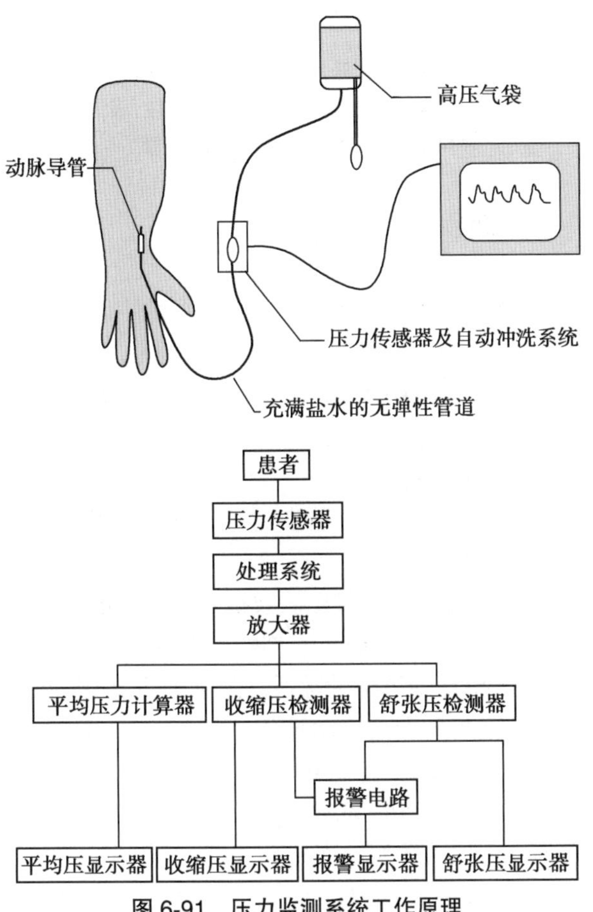

图6-91　压力监测系统工作原理

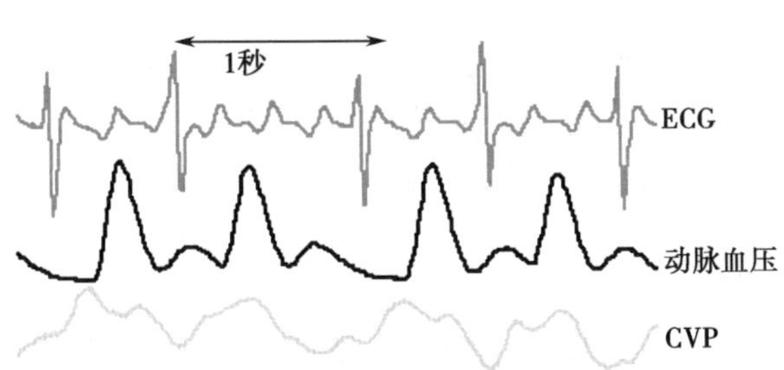

图6-92　在监护仪上所显示的各种波形

【动脉血压波的形态的误差】

动脉血压波的形态的误差：过度衰减可能由于连接管道不是无弹性管道和/或穿刺针管有梗阻等。衰减不足可能由于传感器未准确定标所致(图6-93)。

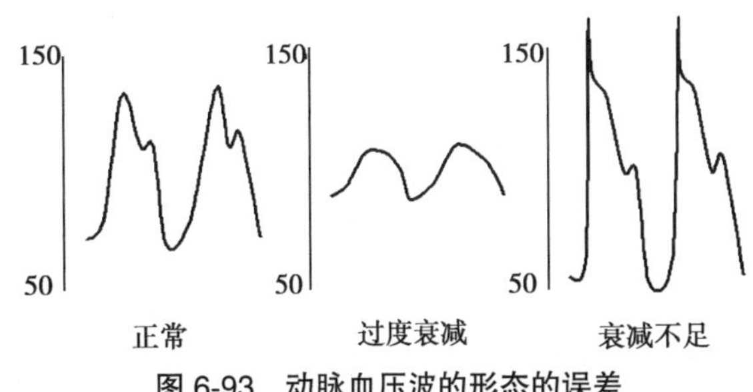

图6-93　动脉血压波的形态的误差

(李开华　何庆忠)

第六节　血气分析采血操作

血气分析主要采用动脉血标本，在心胸外科、ICU病房也常采肺动脉的混合静脉血以及其他特定部位的血标本来进行分析。当动脉采血困难时，临床也常采毛细血管动脉化血来代替动脉血进行分析。

【动脉采血】

1. **部位**　所选动脉应该是：浅表、易于定位、有侧支循环不会因采血发生动脉痉挛或血栓而导致组织坏死、易于止血、周围没有重要的神经及其他特殊组织而穿刺安全。

(1) 桡动脉：该动脉位置浅表，虽肉眼不能看见，但较易触及其搏动，可正确定位，且与尺动脉间存在着交通支(桡动脉的掌浅支与尺动脉掌浅弓，尺动脉的掌深支与桡动脉形成掌深弓)，动脉贴近桡骨，易于压迫止血。该动脉内侧为桡侧腕屈肌腱，外侧为肱桡肌，没有神经与之毗邻，十分安全，是临床最常选用的动脉。

(2) 足背动脉：该动脉特点与桡动脉相似，浅表、触摸易定位，与足底外侧动脉间存在足底动脉弓，易于止血，亦可选用。

(3) 颞动脉：该动脉十分浅表，特别是在早产儿、新生儿其分支清晰可见，它供应头面部软组织血液，侧支循环丰富，周围无重要器官，下为颅骨，易于压迫止血。在耳屏前方的颧弓根部，易于触及，向上延伸为其顶支，向前发出颞支，新生儿多选择其分支穿刺，安全且成功率高。

(4) 股动脉：该动脉粗大，在股三角区位置易暴露，在急症采血时便于操作。但该动脉外侧为粗大的股神经，内侧为股静脉，易损伤股神经，且易误采静脉血。因位置较深，不易压迫止血而形成血肿，压迫过久又易形成血栓，很难建立侧支循环，且新生儿的髋关节的软组织薄弱，垂直进针有刺入关节囊的危险，故尽量不用。凝血机制障碍者为绝对禁用。

2. Allen 试验　在桡动脉取血前必须做此试验，以了解尺动脉的供血能力。方法：受检者掌心向上，用力握拳并置于心脏水平以上，检查者用指用力压迫尺、桡两动脉，使其停止搏动，数秒钟后让其伸开手掌，可见手掌因缺血而变得苍白。检查者松开压迫尺动脉的手指，并使受检者手低于心脏水平，并观察手掌的颜色，若 15 秒内转红为阴性反应，说明尺动脉通畅，桡动脉采血是安全的。反之，15 秒内不能转红为阳性反应，不能做桡动脉穿刺（图 6-94~ 图 6-97）。

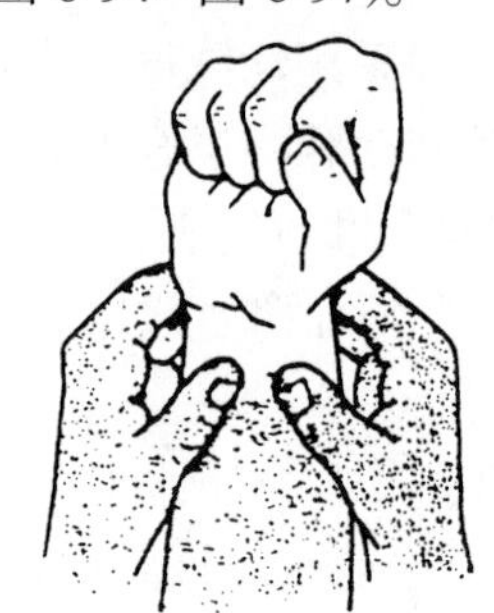

图 6-94　确定并紧压该手腕部桡动脉、尺动脉

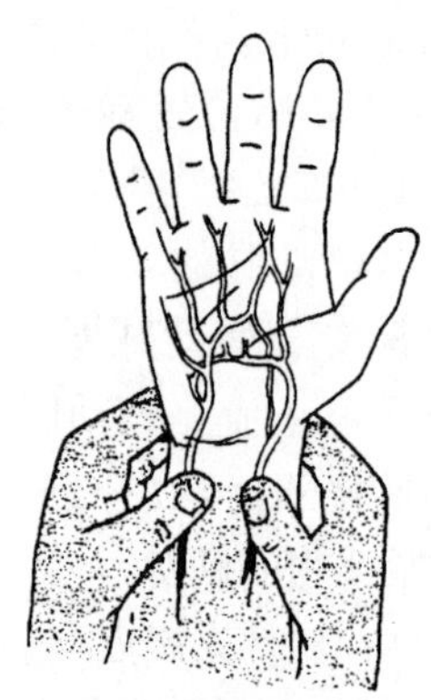

图 6-95　桡动脉、尺动脉受压后手掌变白

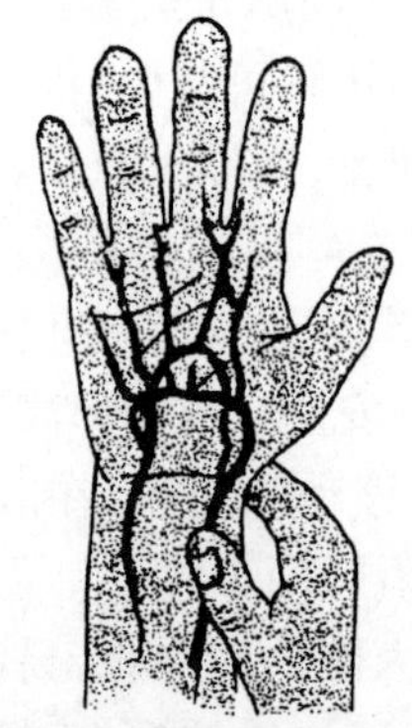

图 6-96　放开加压的一支动脉后手掌由苍白转红是为 Allen 试验阴性，表示动脉通畅，可以进行动脉插管

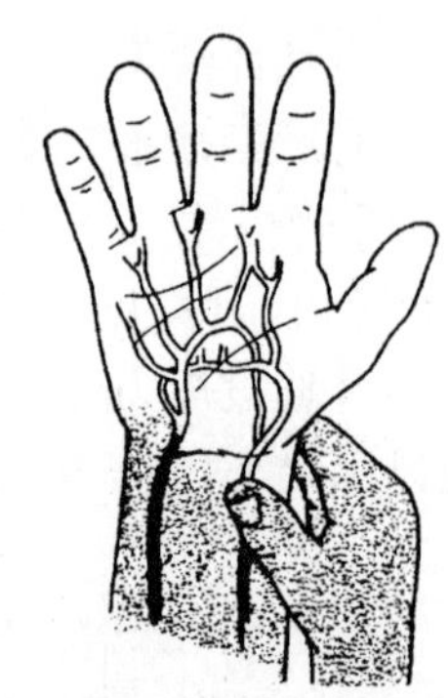

图 6-97　放开加压的一条动脉后手掌不转红，是为 Allen 氏试验阳性，表示动脉不通畅，不能进行动脉插管

3. 用物

(1) 消毒用品：络合碘、棉签。

(2) 采血器具：细小针头或一次性使用的头皮针（弃去或剪短塑料管），连接肝素化的，干燥的注射器或毛细玻璃管。在国外已有专为采集血气分析标本设计的自动采血器。

4. 操作步骤

(1) 选好血管，并初步定位。如选用桡动脉，则先做 Allen 试验。

(2) 消毒穿刺部位皮肤及操作者戴无菌手套。

(3) 用左手示指定位，拇指与其他三指固定位置，右手持穿刺针于动脉搏动最强处进针，穿刺针与皮肤夹角分别为桡动脉和足背动脉 45º，股动脉 45º ~60º 或 90º（新生儿慎用 90º），颞动脉 15º ~30º。

(4) 穿刺成功：可见血液顺利流出，甚至能感觉到针头随动脉搏动而搏动。若穿刺针尾部仅见少许血迹，多为穿刺过深，针尖已横穿动脉，应匀速稍向外拔出，即有血液流出。在小儿，因血管较细，退出太快易退出血管外，太慢有时针头内血液可能凝固而堵塞，最终导致操作失败。如穿刺针未见丝毫血迹，多未刺中血管，但也有少数情况是已穿透血管（特别是在儿科），亦应匀速退出。如一直未见血迹，则为未刺中，应仔细定位后再行穿刺。

(5) 压迫止血：拔针后应用无菌纱布或棉球压迫局部止血，压迫点应在穿刺进针点近侧端，以免发生皮下血肿。不同部位的动脉压迫的强弱及时间多不一致。成人股动脉 10 分钟，桡动脉、足背动脉 5 分钟，小儿一般为 3~5 分钟即可。压迫止血后仍出血不止者，应加压包扎至完全止血。

5. 并发症　出血、巨大血肿、动脉痉挛及感染是最常见的并发症，亦可发生损伤神经以及周围组织的可能。以下情况应予注意：①高凝状态；②出血倾向或抗凝治疗期间；③Allen 试验阳性，不能行桡动脉采血；④该动脉是某肢体或部位唯一供血来源应慎用，不能反复穿刺取血。

【采毛细血管动脉化血】

1. **原理** 通过温化局部皮肤，使毛细血管的动 - 静脉短路通道大量开放，以使毛细血管的血液成分最大程度的接近动脉血。从而代替动脉血标本。由于其结果受温化程度，采血速度等因素的影响，且标本中易混入气泡，易发生凝血，只用于动脉采血困难时。

2. **部位** 应选择血液丰富的部位。一般可选择靠近耳垂部位的耳轮，无名指端的近两侧的部分，足跟的外侧。

3. **操作** 先热敷患者耳垂，如为手指或足跟，则可行热水浴，以 40º~45º 为宜，5~10 分钟后，即可消毒采血，采血针进入深度为 3mm，使血液自动流出呈滴状，再用肝素化毛细玻璃管取血，应防止血液中混合气泡。

【血气标本的处理】

1. 用于血气分析的血标本必须在无氧条件下获得，并立即封闭与空气隔绝。因为空气中的氧分压接近 20kPa，而二氧化碳分压接近 0，当血标本与空气或混入的气泡接触后 PaO_2 将会大大的升高，而 PCO_2 则明显下降，其升降程度取决于混入气泡的多少以及与空气接触的时间长短。

2. 标本必须立即送检，如超过 10 分钟，则应将标本放于冰块中保持 0℃的低温，于 2 小时 内测定。因为在室温下，每过 10 分钟标本中的氧将消耗 1ml/L（$PO_2$13.33kPa），或 PO_2 下降 1/3，PCO_2 升高 0.133kPa，pH 值下降 0.01。而在 0℃低温下，血细胞的代谢显著降低，各种参数的变化则很小，2 小时内结果无明显变化。

3. 肝素是唯一可用的抗凝剂，每毫升生理盐水中应含肝素 100U，每次只用 0.05~0.1ml 肝素盐水覆盖注射器的内表面，过多的肝素盐水可影响检查结果。

（卢秀兰 赵祥文）

第七节 大隐静脉切开术

在现代重症监护病室中，由于静脉穿刺插管技术的进步，大隐静脉切开的机会已经变得越来越少。但在极少数情况下，由于静脉穿刺插管困难，有时仍需作大隐静脉切开以挽救患儿生命。

【器械】 静脉切开包一个，2% 利多卡因一支。

【方法】

1. 近端局部用止血带使静脉充盈（图 6-98）。

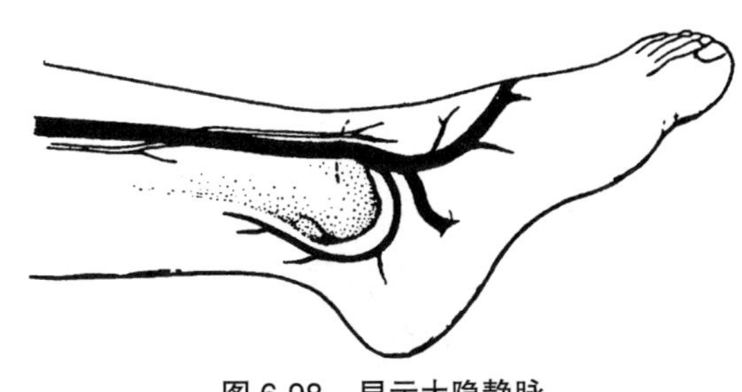

图 6-98 显示大隐静脉

2. 常规消毒、戴手套、铺孔巾、局部浸润麻醉。

3. 在内踝上方 3~5cm 处作一长约 1.5cm 之横切口，纵向钝性分离皮肤及皮下组织，找到并分离大隐静脉。在周围循环良好的情况下，静脉应为淡蓝色，休克时周围静脉塌陷无血则为白色（图 6-99）。

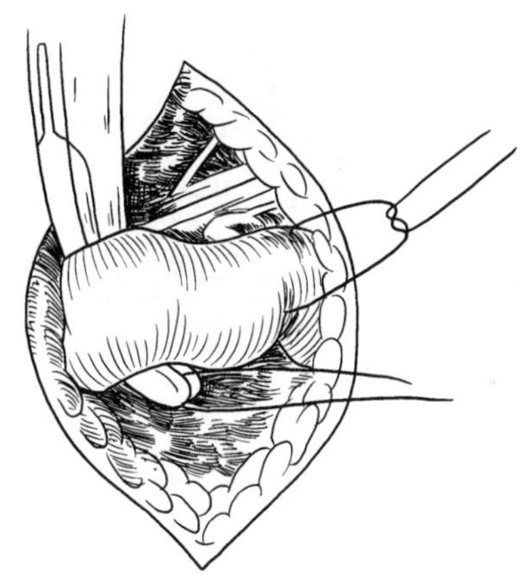

图 6-99 切开皮肤、皮下暴露大隐静脉

4. 在静脉下穿过两条细丝线，结扎远端静脉（图 6-100）。

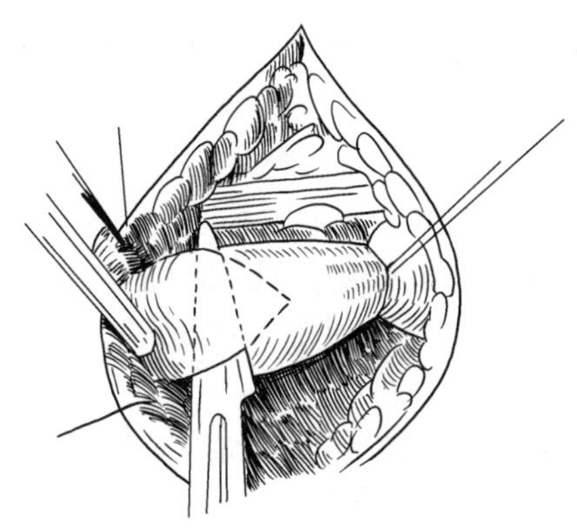

图 6-100 在大隐静脉两端各穿入一根丝线结扎静脉远端，然后切开大隐静脉

5. 提起远端丝线，在静脉上剪一小口向心性插入聚乙烯塑料导管（图 6-101）。

6. 结扎静脉两端。

7. 缝合皮肤，固定静脉导管于皮肤上，将导管与输液装置相连接（图 6-102）。

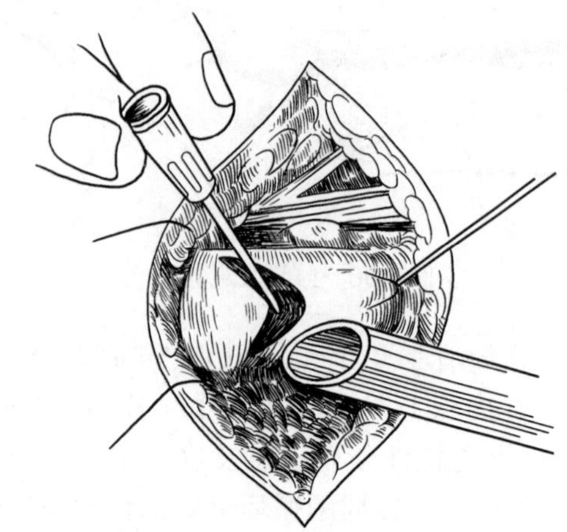

图 6-101　向心性插入硅胶导管

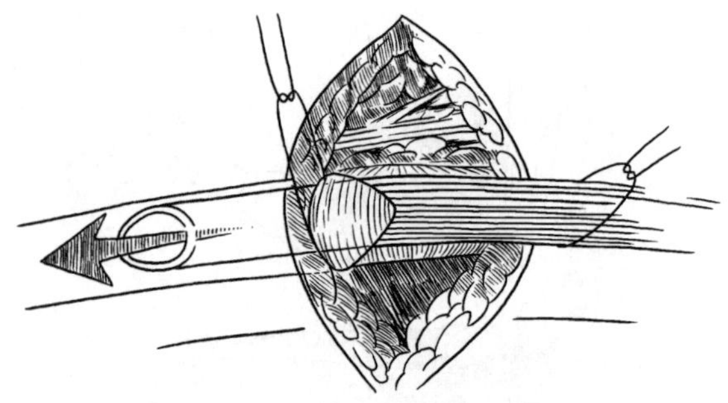

图 6-102　插入导管后结扎静脉两端，缝合皮肤皮下组织

（李　勇　何庆忠）

第八节　骨髓输液

首例骨髓输液（intraosseous infusion，IO）于 19 世纪 20 年代用于临床。由于静脉穿刺技术提高与器械的改进（如头皮针），一度颇有前途的 IO 未再使用。但危重患者，特别是新生儿、婴幼儿在心脏停搏、休克和极重度脱水时静脉塌陷，快速建立静脉通道十分困难，因此 80 年代 IO 又重新受到重视，可作为输注药物、晶体液、胶体液和全血的一个快速（30~60 秒可完成）、安全、可靠的给药途径。此时药物、液体经海绵状静脉窦进入中央滋养静脉而入血液循环，被视为永不塌陷的骨髓静脉通道。但随着年龄增长，儿童骨髓中的黄髓逐渐增多，液体输注速度明显减慢，严重影响疗效，IO 多限用于婴幼儿和新生儿。1988 年美国心脏协会（AHA）主张用于 6 岁以下儿童。随着输液泵的广泛使用，可克服骨髓腔内血管阻力，甚至较黏稠的液体也可实行快速加压注射，现在任何年龄的患者（包括成人）在紧急情况下均可使用。2000 年 CPR 国际指南规定：90 秒内 3 次静脉穿刺失败即做 IO。2005 指南已取消此规定，指出任何危急情况均可首选 IO 以挽救生命。2020 指南进一步强调了 IO 在心肺复苏重的重要性。

【适应证】 心肺复苏、严重休克、极重度脱水等有效循环血量不足致血管塌陷，无把握快速建立静脉通道，而又急需液体复苏或给药时均可使用。IO 通道能安全地输注复苏药物、液体和血制品。也能持续输注儿茶酚胺类药物。CPR 时药物起效时间和血浓度与静脉给药相同（包括中心静脉）。快速扩容所需的液体及重要药物可能需要使用输液泵、压力袋或人工加压输注以克服导血管静脉（emissary vein）的阻力。尽管输血时使用过高的压力可能导致溶血，但在动物实验中并未观察到此现象。IO 通道还可提供混合静脉血标本进行生化、血气、血型检查及交叉配血。当通过 IO 输注了碳酸氢钠后的血气结果不可靠。

【建立骨髓通道的方法】

（一）器械

1. 专用骨髓输液穿刺针。

2. 带针芯的 16 号或 18 号骨穿针（视年龄选用）。

3. 消毒包、手套、络合碘、0.9% 氯化钠、10ml 注射器、输液器、输液泵或压力袋。

理论上专用的骨髓输液穿刺针应该是最佳选择，但在实验室模型中，研究者发现使用骨穿针更方便。短的腰穿针容易弯曲，因而不推荐使用。但紧急情况下无其他选择时，也可以用。使用皮下针和蝶形针作 IO 都有成功的报道，但是容易被骨和骨髓堵塞针头。目前国外已有成人专用的 IO 导管针，名为 FAST（the First Access for Shock and Trauma），能为年长者快速（平均 114 秒）建立骨髓通道。

（二）穿刺部位

标准穿刺部位在胫骨前正中、胫骨粗隆下 1~1.5cm（年长儿为 1~3cm）之较平坦处。此处胫骨位置浅表，就在皮下，骨髓腔较大，穿刺时对临近软组织损伤可能性小，不妨碍心肺复苏与其他抢救操作（图 6-103）。

必要时可选股骨远端、内踝、髂前上棘作为穿刺部位。年长儿和成人可以使用胫骨远端、髂前上棘、桡骨或尺骨远端。尽管院前急救时年长儿穿刺成功率较低，但若不能快速建立静脉通道，IO仍是合理的选择。

（三）穿刺方法

1. 确定穿刺点并做标记。

2. 洗手、消毒局部皮肤、戴手套、铺巾。紧急情况下可直接用络合碘消毒双手后操作。

3. 检查穿刺针，特别注意针芯是否匹配。

4. 将患儿(尤其是下半身)放于坚硬平板上，膝关节呈外展位。

5. 左手(非优势手)手掌抓住穿刺部位以上的小腿，用拇指和其余四指环握胫骨中部。注意不要将手放在穿刺部位下方，以免误伤自己。

6. 触摸胫骨粗隆，再次确认穿刺部位。

7. 将骨穿针刺透皮肤，垂直 90° 向骨皮质旋转进针，或呈 60° 角向肢体远端(脚的方向)斜刺。注意切勿向膝关节方向穿刺，以免损伤骨骺板。

8. 进针过程中感到阻力突然降低，立即停止进针，此时多已进入骨髓腔。取下针帽和针芯，用注射器抽吸可见混有骨髓的血液(不一定都有)；且穿刺针无须支持能垂直立于胫骨上表示穿刺成功。

9. 立即向骨髓腔内缓慢注射 0.9% 氯化钠 10ml，以免针管被碎骨渣及骨髓堵塞。注意推液时有无阻力，检查穿刺部位周围有无软组织肿胀、变硬。

10. 取下注射器，将已排气的输液装置与骨穿针尾部连接，用胶布固定，并以无菌纱布支持骨穿针。需要时加用输液泵。

11. 若穿刺失败，拔出穿刺针，在对侧肢体重新操作。若证实穿刺成功，注射液体有阻力，但周围组织无渗液，可能是针头被堵塞，可换一穿刺针在相同部位再穿刺。

12. CPR 时，注射药物后应再推注 0.9% 氯化钠 5~10ml，同时做心脏按压，才能保证药物进入中央静脉。

【禁忌证】

1. 局部感染。

2. 骨盆骨折或穿刺部位肢体近端或穿刺点有骨折。

【并发症】 发生率小于 1%，一旦发生，后果较周围静脉输液引起的并发症严重。因此 IO 只应作为抢救患者的暂时措施，应尽快建立其他静脉通道取代之。常见并发症有：

1. 感染、局部药物渗出、红肿、皮肤坏死、骨髓炎。

2. 胫骨骨折。

3. 下肢腔隙综合征。

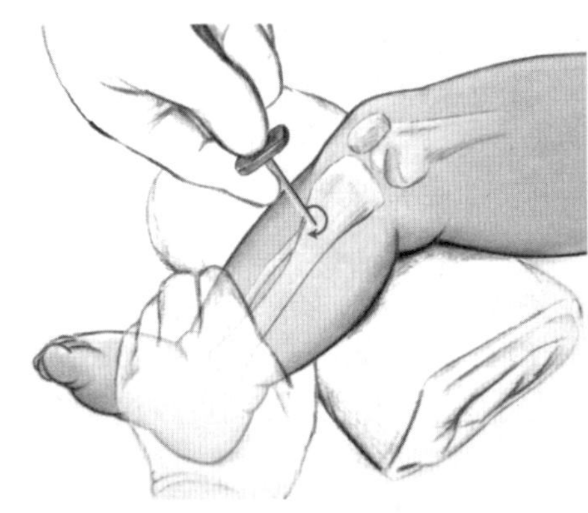

图 6-103　穿刺部位

（李　耿）

第九节　心包穿刺术

心包穿刺术对心包积液的诊断和治疗都有重大价值。心包积液的常见原因为感染、外伤、心包或心内手术后、尿毒症等。

【适应证】

1. 大量心包积液有心脏压塞的症状者。

2. 心包积液需进行抽液进行常规、生化、细菌及细胞学检查确定病因者。

3. 心包腔内给药治疗者。

【禁忌证】

1. 出血性疾病、严重血小板减少症及正在接受抗凝治疗者为相对禁忌证。

2. 拟穿刺部位有感染者或合并菌血症或败血症者。

3. 不能很好配合手术操作的患者。

【穿刺部位】

1. 左侧第 5 肋间心浊音界以内 1.0~1.5cm 处。

2. 剑突左缘与左肋缘形成之交角处。

3. 超声定位选择的穿刺部位。

【器械】

1. 胸穿包、12 或 16 号带有乳胶管的胸腔穿刺针、小镊子、止血钳或体腔引流包一个(根据年龄选择不同的型号，内有穿刺针、扩皮器、硅胶引流管)，需要引流者准备引流瓶。

2. 20~50ml 注射器两个(根据个人习惯选择),5ml 注射器一个。

3. 聚乙烯引流导管两根。

4. 培养管及普通化验标本管若干。

5. 心电监护仪或心电图机。

【方法】

1. 术前检查凝血酶原时间(PT)、部分凝血活酶时间(PTT)、血小板计数。

2. 患者取仰卧位、床头抬高 10°~20°。

3. 联好心电监护仪。

4. 确定穿刺部位。

5. 局部皮肤消毒穿刺点,术者穿无菌手术衣,戴无菌手套,铺无菌巾,用 2% 利多卡因在穿刺部位进行局部麻醉,经穿刺点自皮肤至心包壁层做局部麻醉。

6. **穿刺进针法**

(1)肋间穿刺时,用穿刺针接 20ml 注射器,在左侧第五肋间或第六肋间,心浊音界以内约 1cm 处带负压进针,针尖自下向上向内向后前进,有突破感后见有液体流出,立即停止进针,根据需要抽取液体。

(2)在胸骨剑突左缘穿刺时(图 6-104,图 6-105),针头向上向左与额面及矢状面分别成 30°~45° 角进针,针尖指向乳头方向。当针头穿过心包时,术者会有一种抵抗力突然消失的感觉。此时以注射器轻轻吸引便会有液体流出。

7. 超声引导时沿超声确定的部位、方向和深度进针。

8. 在进针过程中应密切注意心电变化,若 ST 段突然升高或期前收缩频频出现,或 T 波突然倒置,说明针尖已触及心肌,应及时后退再行进针;术中密切观察患者的脉搏、面色,如有虚脱等情况,应立即停止穿刺,将患者置于平卧位,并给予适当处理(图 6-106,图 6-107)。

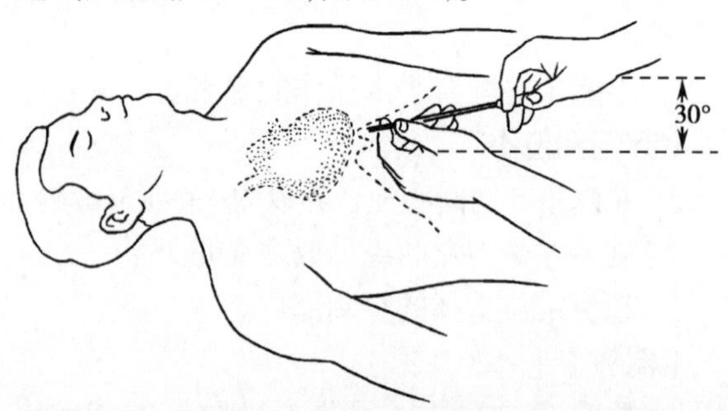

图 6-104　心包穿刺进针时在剑突左缘与左肋缘交界处,与额面成 30°

9. 引流液有血时,要注意是否凝固,血性心包积液是不凝固的,如果抽出的液体凝固,则提示损伤了心腔或动脉,严密观察有无心脏压塞症状出现,并采取相应的抢救措施。

10. 抽出液体应送细菌培养、病毒分离,常规检查及抗原检测,如有必要,可通过金属引导丝插入 19 号聚乙烯引流导管作持续引流。

11. 抽液速度要慢,首次抽液量以 100ml 左右为宜,以后每次抽液 300~500ml,避免抽液过多、过快导致心脏急性扩张。

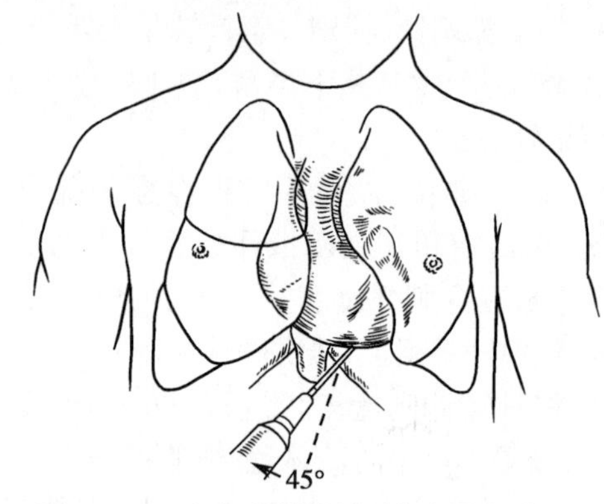

图 6-105　心包穿刺进针时与矢状面成 45°

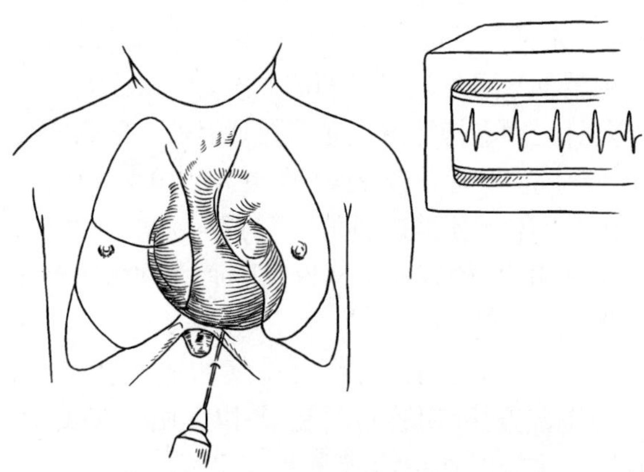

图 6-106　心包穿刺未触及心肌:心律正常

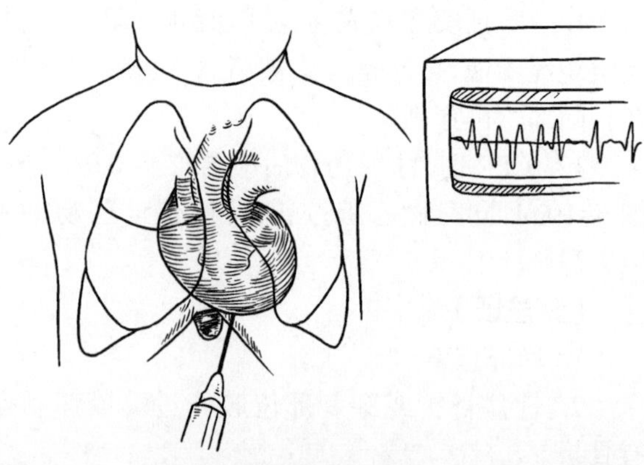

图 6-107　心包穿刺针尖刺及心肌时,有 ST-T 的改变及期前收缩出现

(阳广贤　何庆忠)

第十节　冰盐水洗胃法

【适应证】 胃大出血者。

【器械和材料】

1. F14号硅胶胃管、蜡油、纱布、弯盘、听诊器。

2. 4~10℃冰生理盐水1 000~2 000ml。

3. 洗胃容器一个、污物桶一个、20ml注射器一个。

【方法】

1. 患儿取平卧位，测量前额至剑突距离，其长度作为胃管插入所需长度，作标记后用液状石蜡充分润滑胃管，轻轻从鼻腔或者口腔插入，达到胃管上标记后，用注射器注入20ml空气，用听诊器在剑突下可以听到水泡音或直接经胃管抽出胃内容物，为插管成功。将胃管用胶布固定在耳廓。

2. 首先用注射器抽出胃内全部积血，接着用4~10℃冰盐水50ml从胃管内注入，再抽出，反复多次，直至抽出液为淡红或清水样。每次注入的冰盐水量需与抽出的液体量基本相等，如注入后抽不出液体或抽出量很少时，不能继续注入液体，应把胃管向外拔或向内送入少许，直到抽出液体(图6-108)。

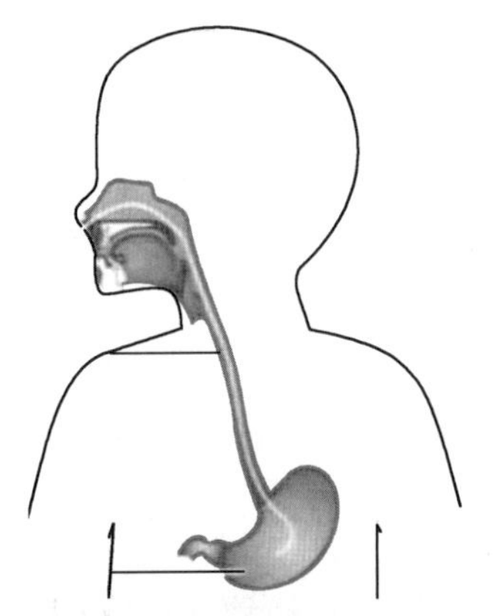

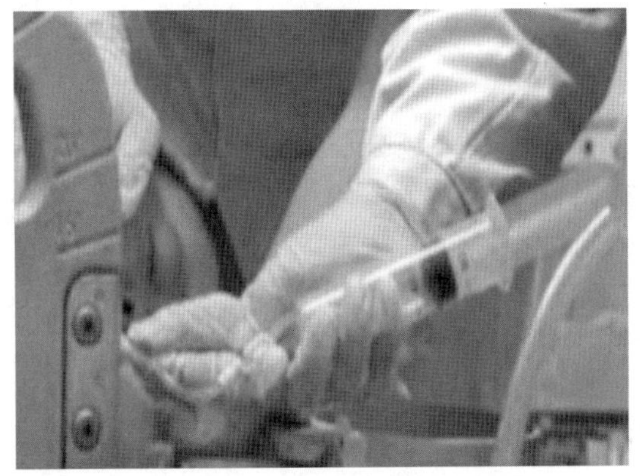

图6-108　冷冻盐水洗胃示意图

3. 洗胃完毕，可根据病情从胃管内注入止血药，然后反折胃管后迅速拔出，以防管内液体误入气管。

（肖　娟）

第十一节　颅内压监测

脑组织位于一个封闭的颅腔中，脑水肿、脑脊液吸收或循环障碍、脑静脉血回流障碍、颅内占位病变都可使颅内压升高，颅内压增高可引起严重不良后果，轻者导致中枢神经系统功能障碍，严重时可以形成脑疝，威胁生命。颅内压增高常见于颅脑外伤、颅内感染、脑血管病和脑肿瘤等疾病。难治性颅内压增高（ICP>20mmHg，1mmHg=0.133kPa），且标准治疗不奏效的比例约占20%，病死率高达80%~100%。因此，准确监测颅内压变化，合理确认颅内压干预界值，有效控制颅内压，成为降低病死率，改善神经功能预后的关键。

除脑水肿、颅内出血、颅内占位性病变等可使颅内压升高外，其他很多因素，如$PaCO_2$可通过影响脑血流而间接地影响颅内压；测压时患者挣扎、躁动、啼哭都可影响压力读数，因此，单次脑室穿刺或单次腰椎穿刺所得结果常不能系统地反映颅内压力变化。而且，在颅内压升高时，腰椎穿刺又有诱发脑疝的可能。这些因素使得单次脑室穿刺及单次腰椎穿刺测压的意义受到很大的影响。连续蛛网膜下腔压力监测或连续侧脑室压力监测在正确判断颅内压力高低及动态观察其变化趋势方面有特殊的诊断价值。临床上，凡疑有颅内高压或肯定有颅内高压的患者，在条件具备时都应监测颅内压。因为颅内压监测是早期确诊颅内高压最可靠的手段，也是评价各种治疗效果的可靠方法。同时脑脊液引流本身也是治疗颅内高压的重要措施。当然，颅内压连续监测是一种损伤性操作，又存在颅内感染的潜在危险，在施行时应有明确指征。

临床常用的颅内压监测法分两类：无创颅内压检测和有创颅内压监测。无创颅内压监测常用的方法有：前囟测压、经颅多普勒超声测血流、测眼压、体感诱发电位、生物电阻抗等，部分无创颅内压监测尚处于研究阶段和临床试用阶段，其精确度和稳定性目前无法判断，所以目前临床推荐使用的方法主要有经颅多普勒超声测血流法。有创颅内压监测通常有以下四种方式(图 6-109):各种 ICP 的监测方法按照他们的精确性、稳定性和引流 CSF 的能力来比较,按性能优劣依次排序如下:①侧脑室插管引流及压力监测;②脑实质压力监测;③硬膜下压力监测;④硬膜外压力监测。目前临床首选第一种方法,此方法操作简单,精确度高,还可以放出脑脊液降低颅压,但对于脑室受压消失的患者无法实施。故本文只讨论侧脑室插管引流及压力监测法。

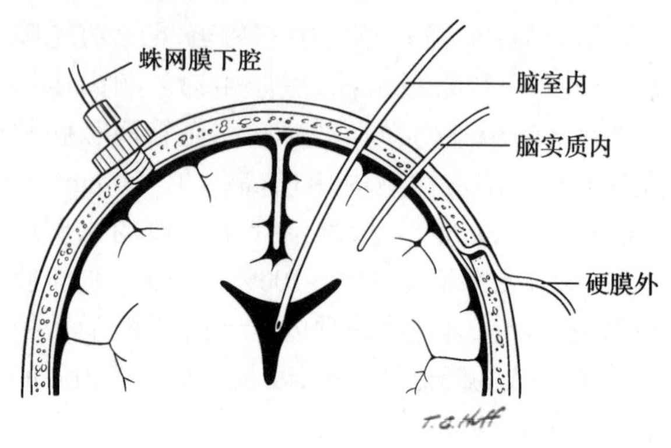

图 6-109　有创颅内压检测方法

【侧脑室插管引流及压力监测方法】 侧脑室穿刺插管压力监测是最精确可靠的颅内压监测法。除做压力监测外,还可做脑室引流以减轻颅内压。但在严重脑水肿、出血或占位病变影响下、侧脑室可能变小、变窄或变形移位,此时则很难将导管插入侧脑室,这在很大程度上限制了它的临床应用。而且它的损伤性亦较大,易发生侧脑室感染是其主要缺点。侧脑室位置见图 6-110,其具体操作步骤如下:

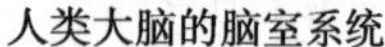

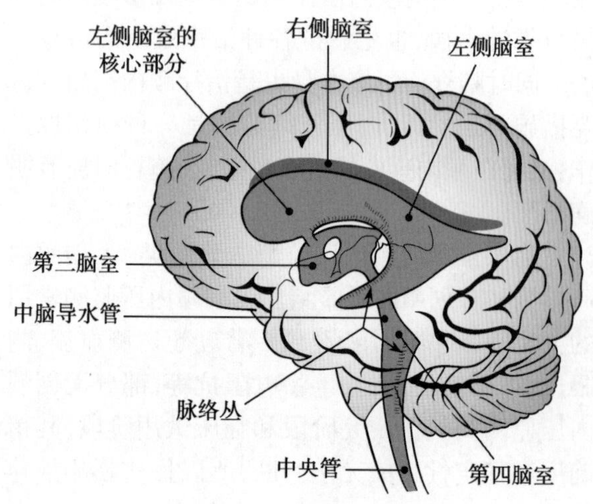

图 6-110　侧脑室的位置

1. 摆好穿刺体位,选择穿刺部位(图 6-111)、常规剃毛、消毒、戴手套、铺孔巾。

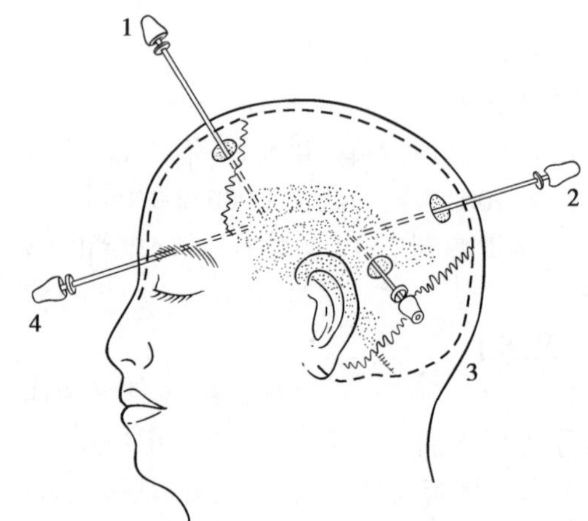

图 6-111　侧脑室穿刺的部位

2. 对前囟未闭的婴儿可在前囟两侧角连线上距外侧角 0.5cm 处以与皮肤成 45° 的角度进针,以 20 号腰椎穿刺针头刺开硬脑膜,针尖经过皮肤及硬膜后有一种阻力突然消失感,此时针头已进入硬膜下腔。正常情况下,取出针芯后可有数滴澄清液体流出,一般不超过 1ml。如液体流出较多,证明有硬膜下积液,可放液 10~15ml,送常规、细菌及生化检查。

3. 针头通过硬脑膜后如无液体流出,用 18~20 号有芯针腰穿针头向着外眦方向前进,每前进 0.25~0.5cm 即取出针芯一次以观察有无脑脊液流出。当有脑脊液流出时即停止进针,此处针头即已经达到侧脑室。其深度依年龄而定,一般约为 3~5cm。

4. 当有脑脊液流出后,取出穿刺针头,改用 5 号鼻饲管(聚乙烯导管)灌满肝素生理盐水后沿着原穿刺针经过的途径插入侧脑室,其深度可参考穿刺时的深度。导管进入侧脑室的标志:①导管内原来静止的液体呈搏动性;②放低导管位置脑脊液可自管腔内流出;③抬高导管液体可流入侧脑室内。

5. 当导管进入侧脑室后在导管两侧皮肤皮下各缝合一针,用丝线固定导管,然后以无菌敷料覆盖伤口。

6. 将导管经三通与压力传感器相连作连续压力监测(图 6-112)。

7. 压力过高时将三通打开,调节引流袋的高度以决定脑脊液的引流速度。

8. 对前囟已闭儿童需在眼眶上方冠状缝处

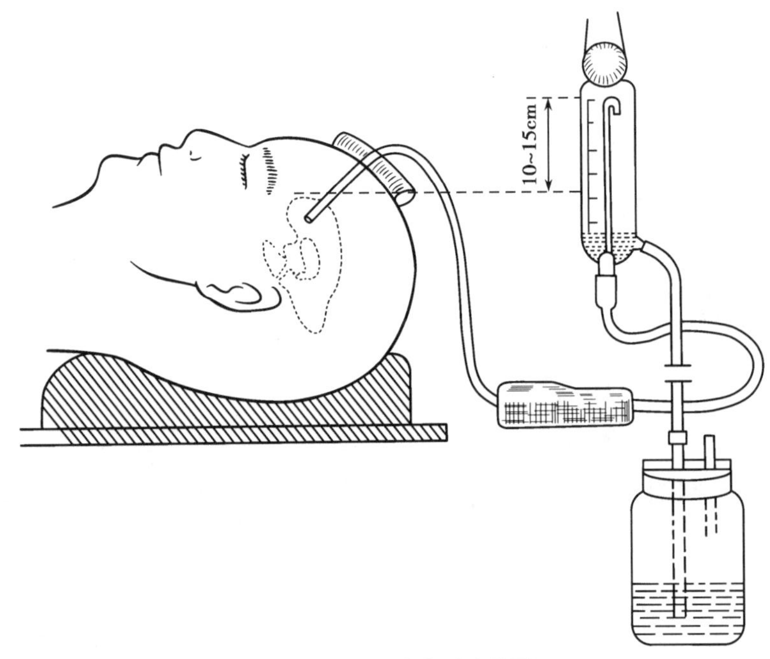

图 6-112　侧脑室引流装置

前切开皮肤、皮下组织，以骨钻钻开颅骨内外板，然后继续按 4~7 项操作进行。

9. 注意事项及并发症的防治。有创 ICP 监测技术可能发生的并发症包括：感染、出血、阻塞和移位。几十年大量临床研究表明有创 ICP 监测技术的并发症并不常见。颅内植入压力感受器会出现压力漂移，通常在 1 周连续监测的情况下，发生 1~3mmHg 的压力漂移。注意事项如下：①引流装置的最高点应高于侧脑室前角水平面 15~20cm 左右，使颅内压维持在稍高于正常范围；②颅内压过高时脑脊液不可一时引流过多过快，防止脑组织塌陷，导致颅内或脑室内出血，或后颅凹占位病变引起小脑幕裂孔上疝；③严格无菌操作，防止感染，引流瓶和引流管应隔日消毒或更换。

（卢秀兰　朱德胜）

第十二节　程序性气管插管术

气管插管过程中给予镇静剂及肌松剂辅助插管，称为程序性气管插管（rapid sequence intubation，RSI）。因其具有改善插管时气道视野，减少自主反射并发症（气道痉挛、心率下降等），降低插管时误吸的发生率等优势，已经越来越多地被应用于临床。

【适应证】

1. 窒息或心跳呼吸骤停，需心肺复苏。

2. **呼吸衰竭**　任何原因，如肺炎、肺水肿、脓胸、血胸、气胸等，当吸入 50% 氧后 PaO_2 <50mmHg（6.7kPa）、$PaCO_2$ >60mmHg（7.9kPa）时。

3. **任何原因引起的自主呼吸障碍**　包括感染性多发性神经根炎、高位脊髓损伤、延髓性麻痹等。

4. 严重的外伤、电击伤、严重的中毒、反复惊厥发作，癫痫持续状态等所引起的长时间意识障碍，当患者 Glasgow 评分<8 分时。

5. **严重的神经系统疾病**　如脑炎、脑膜炎、中毒性脑病、颅内出血、严重的颅脑外伤等。

6. **气道梗阻**　喉水肿、气管痉挛、奶汁或胃内容物误吸、气管外受压等。

7. 严重的气道感染造成气道分泌物过多、过于黏稠或气管内液态异物吸入，需做气道灌洗时。

【器械】　气管插管所需的主要器械包括：直接喉镜及气管导管。

直接喉镜由手柄及叶片两部分组成（图 6-113~图 6-116），手柄为持握部分，内装电池。叶片分直叶片及弯叶片两种，直叶片主要用于新生儿及幼婴，因为新生儿穹窿部弯曲度较小，弯叶片不易暴露会厌。弯叶片则适用于新生儿外的任何年龄。

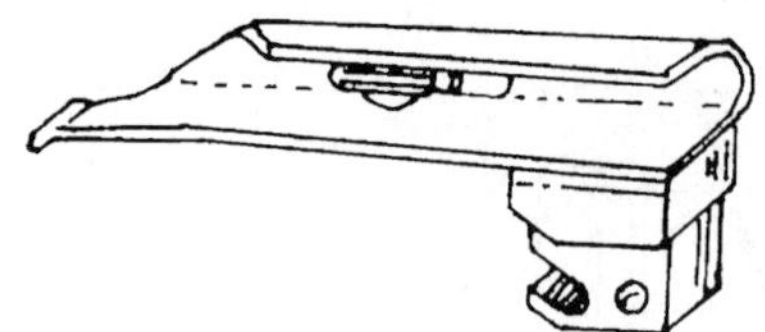
图 6-113 直喉镜叶片

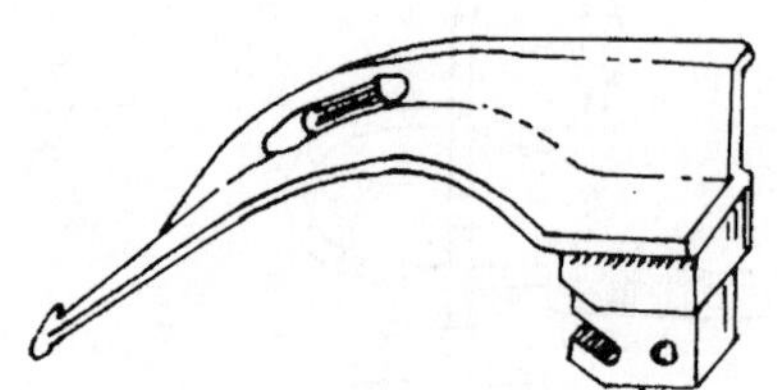
图 6-114 弯喉镜叶片

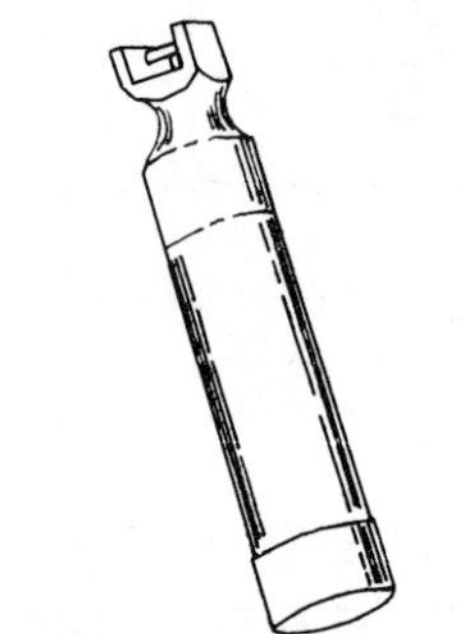
图 6-115 喉镜手柄

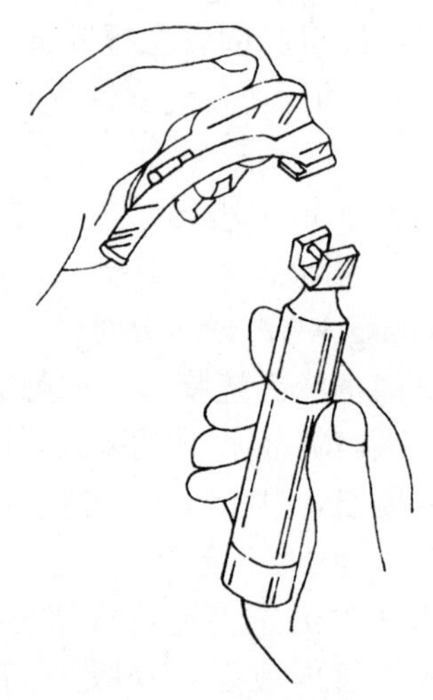
图 6-116 手柄的安装

气管导管分为有套导管及无套导管两种。无套导管主要用于新生儿及幼婴，有套导管用于年长儿。目前临床常用聚乙烯塑料导管，它光滑柔软，管壁薄而管腔相对较大，置于气管内，由于体温的影响，其硬度适中，故长期放置不致造成喉部损伤，一般至少可持续使用两周以上，亦有长期放置达数月者。气管导管的型号代表其内径大小，例如 2.5 号代表其内径为 2.5mm，4 号代表其内径为 4mm，余依此类推。其他应准备的器械包括 Magill 钳一个、铜丝一根、牙垫一套、胶布若干、吸引器一套、注射器一个(图 6-117，图 6-118)。

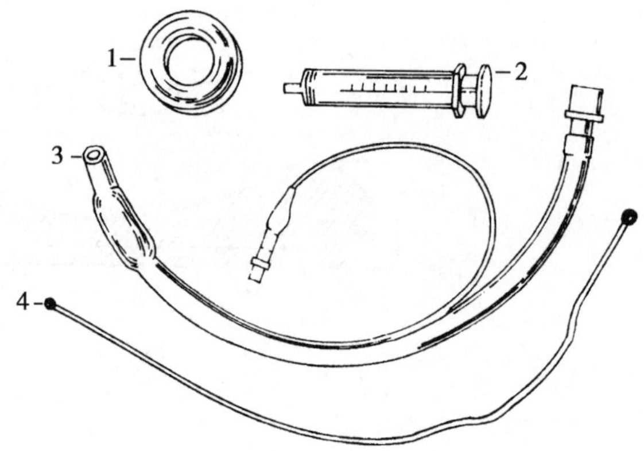

图 6-117 气管导管、铜质引导丝、注射器、胶布

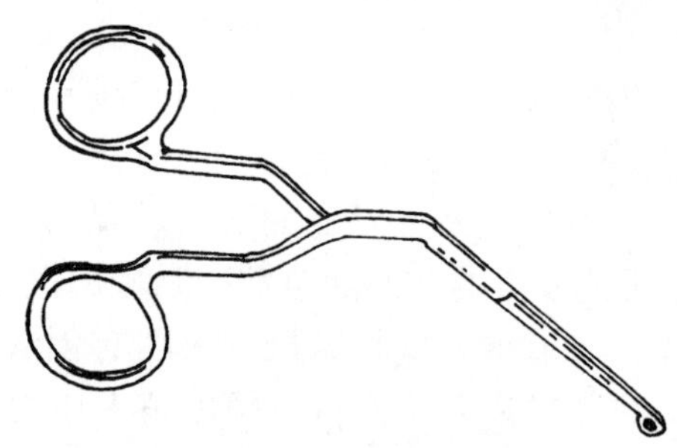
图 6-118 Magill 氏钳

在进行气管插管前，应按年龄选择导管型号(表 6-50)，但应上下各多备一个预备型号，以防万一插管困难或遇解剖结构异常之需。2 岁以上患者所需导管型号可按以下公式选择：

$$\text{导管型号(内径)}=4+\frac{\text{年龄}}{4}$$

在紧急情况下亦可用估计法选择导管，即导管之外径约等于患者小指粗细。

表 6-50 不同年龄患者导管大小及插管深度

年龄	导管内径(mm)	从口插入长度(cm)	从鼻插入长度(cm)
未成熟儿	2.5	8	11
新生儿	3.0	9	12
6 个月	3.5	10	14
1 岁	4.0~4.5	12	16
2 岁	5.0~5.5	14	17

续表

年龄	导管内径(mm)	从口插入长度(cm)	从鼻插入长度(cm)
2~4 岁	5.5~6.0	15	18
4~7 岁	6.0~6.5	16	19
7~10 岁	6.5~7.0	17	21
10~12 岁	7.0~7.5	20	23
12~16 岁	7.5~8.0	21	24

【方法】

(一) 经口明视插管法

1. 用吸引器吸净鼻、咽部分泌物。

2. 安装好喉镜片，检查电池、灯泡及喉镜各部位，以确保其性能良好。

3. 将铜丝插入气管导管内并在导管外涂以含利多卡因的水溶性润滑剂。对于新生儿及幼婴，导管内径<4mm 时，不可插入铜丝以免阻塞导管内腔。此时可将气管插管用冰块冷冻数分钟以增加导管硬度。

4. 预先吸氧，吸纯氧或面罩加压给氧 2 分钟，吸痰等清理口腔。

5. 对意识清醒的患者，可给予镇静药物，但选择的药物应根据患儿情况而定，国外推荐常规镇静药物为依托咪酯或氯胺酮，但国内儿童常用咪达唑仑。镇静药物的选择还需要根据患者病情选择：如严重感染或休克患儿勿选择依托咪酯和右美托咪定；颅内压增高儿勿用氯胺酮；低血压儿忌用硫苯妥钠及异丙酚。

6. 应用速效镇静剂使患者入睡，之后应用肌松剂，首选非去极化肌松剂，如罗库溴铵或维库溴铵，药物应用需快速静脉推注，静脉推注后应立刻用生理盐水冲管。

7. 术者立于患者头侧，仰卧，肩下垫一小枕使头略向后仰，但不可过度，否则舌后坠将妨碍视线。

8. 左手持喉镜镜柄，右手拇指与示指用力将患者下颌撑开，或以右手小指及无名指将下颌向上托起，用拇指将下颌撑开(图 6-119，图 6-120)。

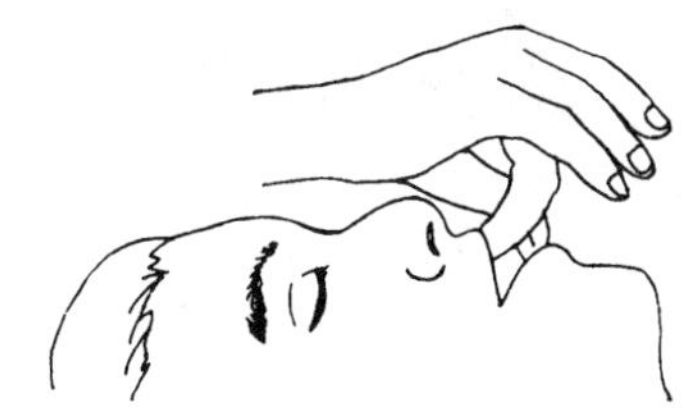

图 6-119　用右手拇指、示指分开下颌

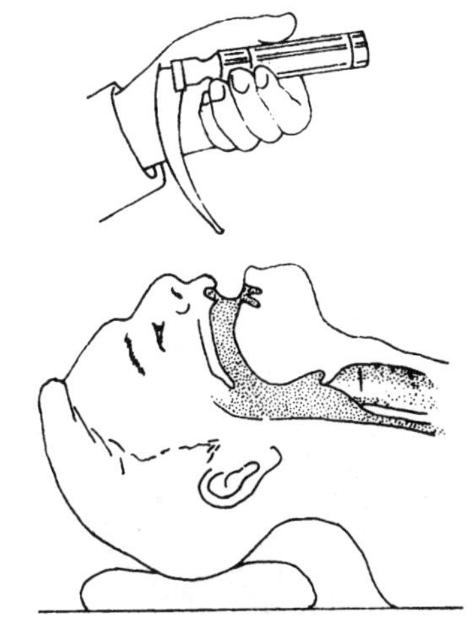

图 6-120　左手持握喉镜柄从患儿口角右侧插入

9. 左手将喉镜叶片从患者右侧口角插入，用喉镜叶片将舌推向左侧，同时将镜片前进至悬雍垂处，此时即可见到会厌襞。在见到会厌襞后，对成人及年长儿，可将弯喉镜片向前推至会厌前方之会厌窝处；对新生儿及幼婴则将直喉镜片跨过会厌下方(图 6-121，图 6-122)。

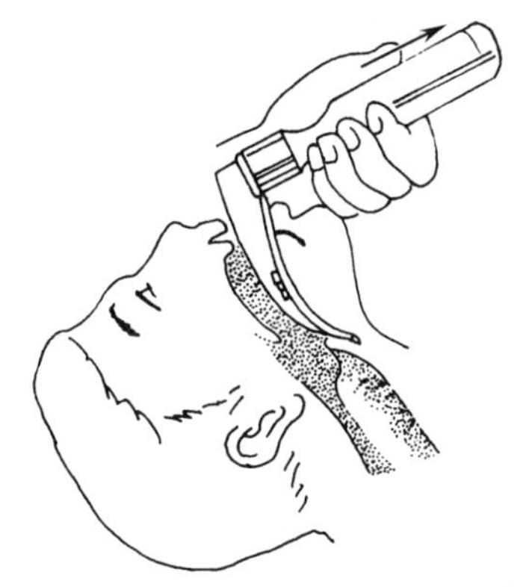

图 6-121　暴露会厌，将喉镜叶片插入会厌窝

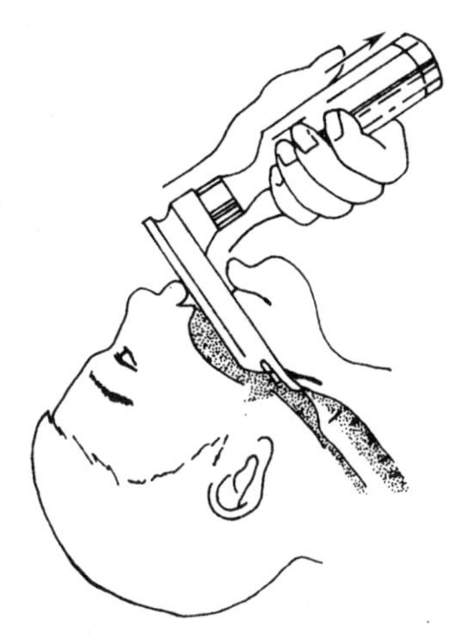

图 6-122　将直喉镜叶片跨过会厌

10. 以缓和而持续的力量将整个喉镜叶片沿柄之长轴挑起，此时助手将喉部轻轻向头侧推移，声门裂即可出现于视野之中（图 6-123，图 6-125~图 6-128）。

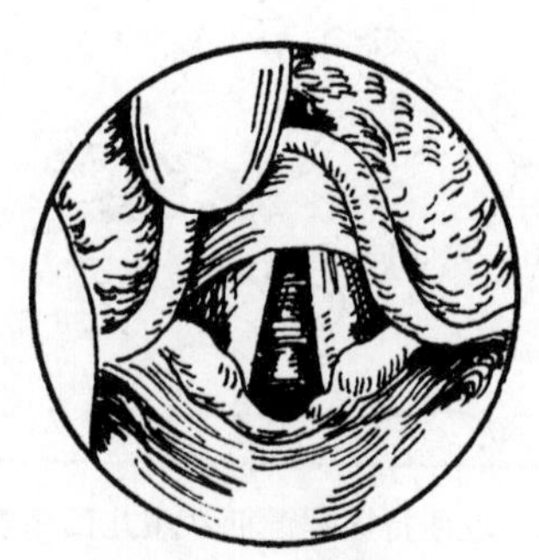

图 6-123　暴露声门

11. 术者右手将涂有水溶性润滑剂的气管导管在声门开放时轻轻插入，润滑剂切不可用液态石蜡或凡士林以免引起吸入性肺炎。导管进入声门后将引导铜丝取下，然后轻轻前进数厘米。如果声门暴露良好但导管通过困难，可换一小号导管重新插入。如插管过程中患者发生发绀或心动过缓，则应将导管拔出，用复苏器以 100% 纯氧作数分钟过度通气，然后再作第二次试插（图 6-124）。

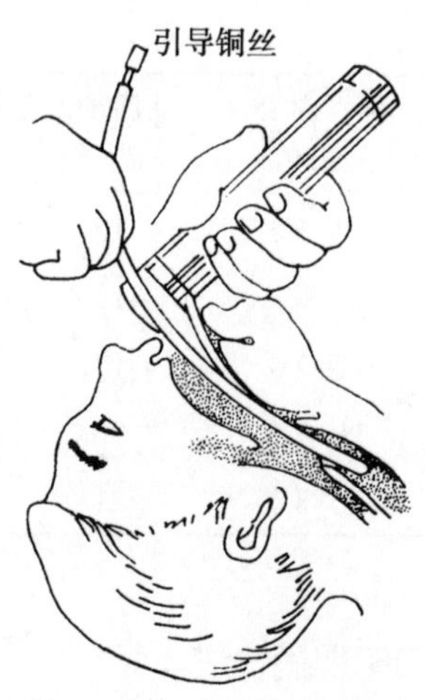

图 6-124　插入气管导管

12. 在插管成功后拔出喉镜叶片，用复苏器联接气管导管作人工通气，同时以听诊器检查两肺呼吸音是否相等。患者的胸廓随人工通气的节律起伏、两侧呼吸音相等是插管成功的标志。如右侧闻到呼吸音而左侧未闻呼吸音则可能导管插入过深，已进入右侧支气管。若两侧呼吸音均听不到时，则导管可能已经插入食管。但须注意，有自主呼吸的患儿有时即使导管插入食管也还可听到呼吸音。这是患儿的自主呼吸声，需仔细鉴别。快速通气可鉴别自主呼吸音与人工通气的呼吸

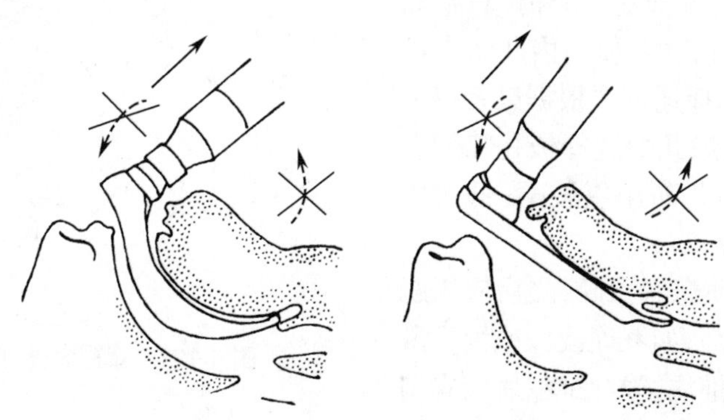

图 6-125　用温和持久的力量沿喉镜柄长轴方向挑起会厌，不可旋转喉镜

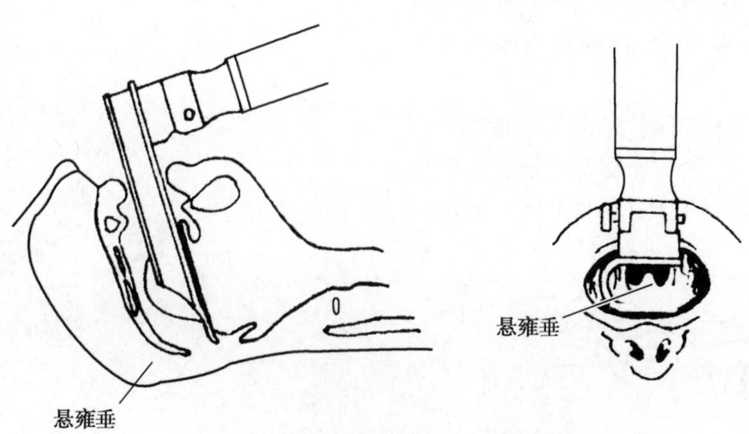

图 6-126　气管插管步骤 1：明视悬雍垂

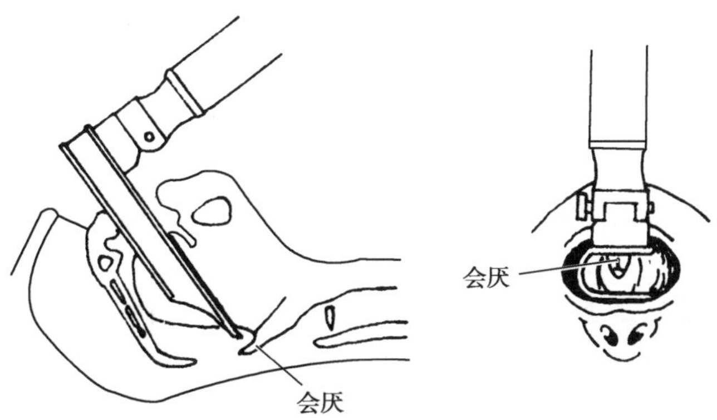

图 6-127　气管插管步骤 2：明视会厌

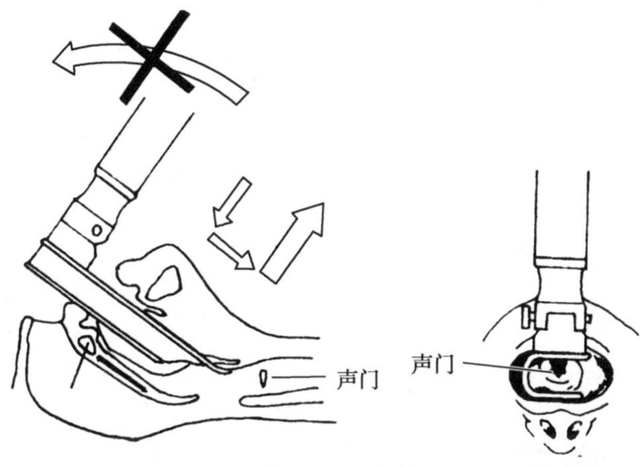

图 6-128　气管插管步骤 3：明视声门，不可旋转喉镜

音。如果导管插入过深，可在听诊监测下将导管拔出 2~3cm。如果导管插入食管，则应将导管全部拔出，经数分钟纯氧过度通气后重新插入。

13. 插管成功后，用牙垫、胶布固定气管导管然后将导管连接人工呼吸机。

14. 如果是用有套导管，则应向套内注入一定量气体使套囊膨胀，以防止气管与导管间漏气（视频 6-4）。

视频 6-4　气管插管

（二）经鼻气管插管

与经口插管法比较，经鼻插管易于固定，便于清洁口腔，这对需长期插管的患者或对有口腔、颜面创伤的患者尤为适用。经鼻插管法分为明视插管法及盲目插管法两种。

1. 经鼻明视插管法

(1) 对意识清醒的患儿，用安定 0.25~0.5mg/kg 或咪唑安定 0.1~0.3mg/kg 缓慢静推后，给予罗库溴铵 1mg/kg（加压静脉滴注）。

(2) 如时间允许，局部用血管收缩剂滴鼻或喷雾以防止鼻腔出血。

(3) 首先经鼻插入气管导管直至鼻咽部。

(4) 然后经口腔插入直接喉镜、暴露声门，其方法与经口插管法相同。待在咽部看到气管后从口腔插入 Magill 钳或弯止血钳轻轻将导管送入声门（图 6-129）。

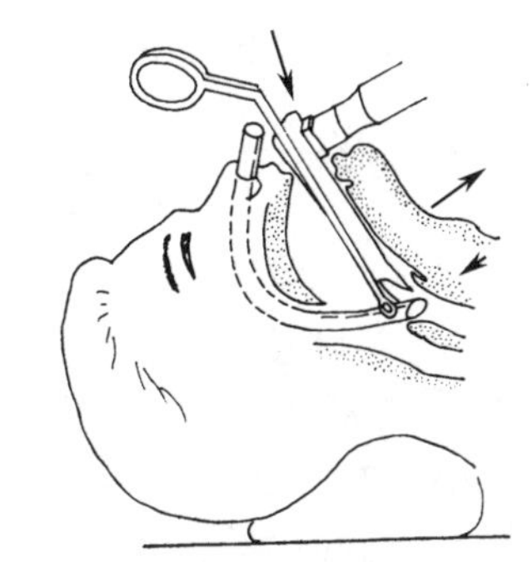

图 6-129　气管插管步骤 4：用 Magill 钳将气管导管插入声门

(5) 插入导管后以听诊器听呼吸音，检查插管

是否成功，方法同前。

(6)如患者发生发绀、心动过缓、肺部听不到呼吸音则是插管未成功的表现。应将导管拔出，用复苏器以纯氧作数分钟过度通气后重新插管。

(7)插管成功后以工字形胶布固定(图6-130)。

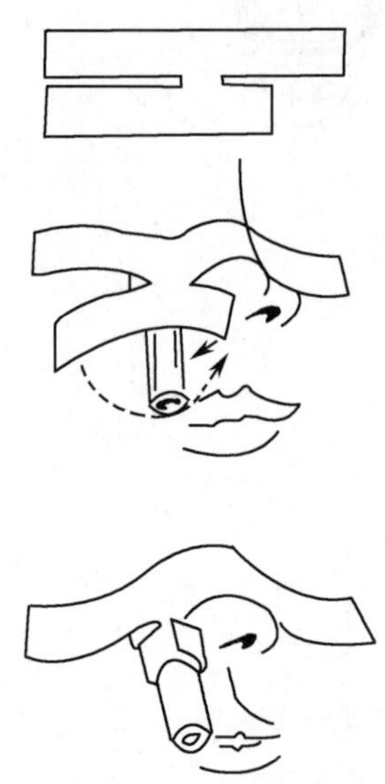

图6-130 气管插管步骤5：用胶布固定气管导管

2. **经鼻盲目插管法(该方法一般很少使用)**

(1)如明视插管法将导管送至咽部(图6-131)。

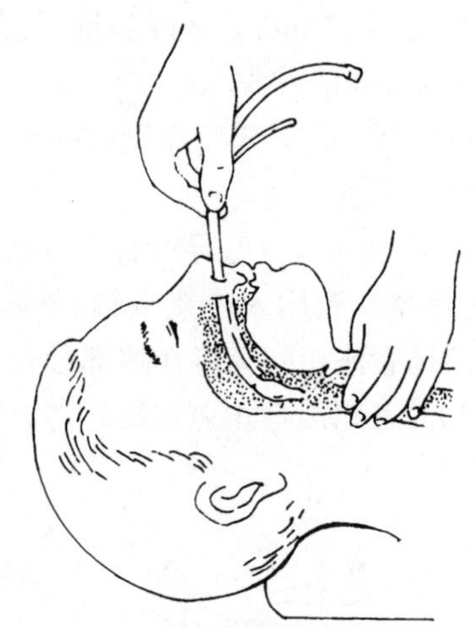

图6-131 经鼻腔盲目插入气管导管

(2)术者右耳靠近导管外口处倾听呼吸声，如能听到确切之呼吸音，则导管已达声门(图6-132)。

(3)轻轻将导管前进1~2cm，如呼吸音更响亮、更清楚则可确定导管在气管内(图6-133)。

(4)如果听不到呼吸声，可将导管稍退后，然后再轻轻边听边向前进，但切不可用力过猛。

(三)困难气管插管的选择

1. **困难气道的定义** 临床医生在对患者进行面罩通气、喉镜检查或插管时遇到困难即为困难气道。

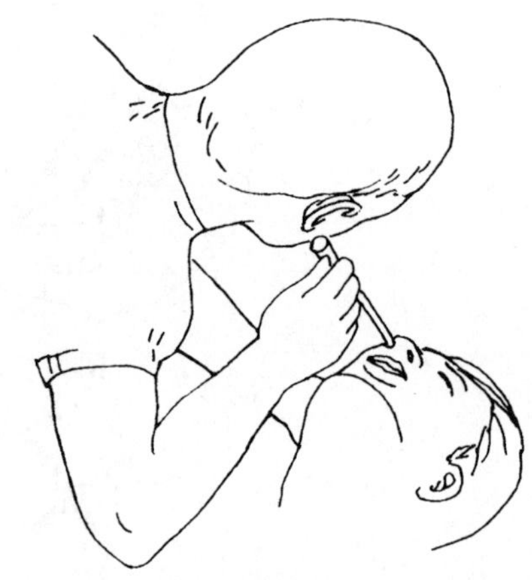

图6-132 术者右耳靠近导管外口处倾听呼吸声音如能听到确定导管已达声门

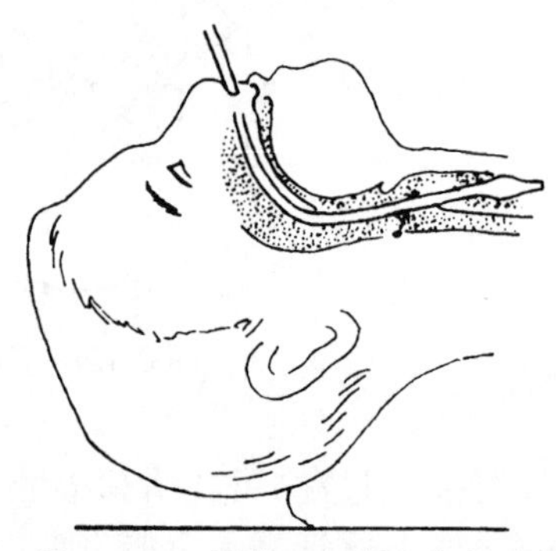

图6-133 导管已经插入气管内

2. **困难气道的原因** 包括先天性异常(小下颌、皮罗综合征等)、下颌关节紧张、开口困难、牙齿过长、巨舌或喉部解剖学异常、会厌炎、全身性过敏反应、气道创伤及气道异物等。

3. **不同状态下选择的方式**

(1)能看到会厌但是不能看到声带，使用插管引导器(弹性橡胶探条)。

(2)无法看到气道，使用光棒、纤维光芯、可屈性纤维光学支气管镜、间接纤维镜或电视喉镜(video laryngoscope，VL)引导插管。

(3)张口或颈部活动度受限，使用光棒、纤维光芯、可屈性纤维光学支气管镜或间接硬质喉镜，引导插管。

【气管插管注意事项】

1. 由于气管插管的合并症多数与导管过粗有关，因此选择导管时，应特别注意管径大小。所选择的型号应比计算的号数略为减小。

2. 带气囊导管的外径要比同样型号的无气

囊导管(标准导管)的外径大半号。因此,内径5.0mm的带气囊导管的外径即相当于5.5mm无套导管的外径。

3. 插管困难时,除非绝对必要,不应强行将导管插入声门而应改用小一号之导管,但在喉外伤、气管异物、肿瘤、呼吸心搏骤停等情况,而当时又无更小导管时,可以略施轻度压力使导管通过声门。气管最狭窄处在声门下1cm,故即使导管已通过声门,如遇阻力,仍不可强力通过。

【气管插管术后护理】

1. 气管插管成功后立即行床边X线摄影以确定导管位置。最佳位置为导管末端在隆突上1~2cm。

2. **定期进行分泌物吸引**　吸引时注意动作轻柔及严格的无菌措施。将聚乙烯导管或导尿管插至气管及主支气管内,用负压将分泌物吸出。每次吸引前应以无菌生理盐水2~3ml注入气管内,然后用复苏器及纯氧作数次过度通气。此时盐水易于流入支气管内稀释痰液,便于吸引。作气管内吸引时应由两人进行,一人负责注入盐水以及用复苏气囊作过度通气5~6次,然后另一人用迅速轻柔之动作将分泌物吸出。吸引时须不时将患儿变换体位(如向左、右侧卧)以便分别将两侧主支气管的分泌物彻底吸净。

3. 吸引过程中患儿可能发生心动过缓或呼吸暂停,多因低氧血症所致,以纯氧作数分钟过度通气可使症状缓解。

【气管插管合并症】　机械通气时,由于气道的正压作用,可引起心输出量减少及内脏灌注压下降。这些均属副作用,而非合并症。合理选择呼吸机参数,适当扩充血容量,即可使血流动力学得到恢复,必要时可使用少量正性肌力药。

常见的并发症有:

1. **窒息**　多因脱管、堵管、呼吸机功能障碍等意外引起,严重时常可引起死亡。

2. **继发感染**

3. **坏死性气管支气管炎**　与插管损伤、机械通气和局部组织供血不足等因素有关。

4. **支气管肺发育不良**　与机械通气时间过长、气道压力过高及高吸入氧浓度有关。

5. **肺不张**　多因痰堵、插管过深、肺功能残气量减少所致。

6. **气压伤**　包括间质性肺气肿、气胸、纵隔气肿、心包积气等。与气道压力过高有关。

7. **插管术后喉炎**　带管时间在12小时以内者发生率为4%。插管时间越长,喉炎发生率越高。表现为拔管后声嘶及刺激性咳嗽,严重时发生吸气性呼吸困难及发绀。处理方法可用1‰肾上腺素1ml及地塞米松5mg加入生理盐水10ml内作射流雾化吸入,每天3~4次。若经处理后仍不好转,有时需用小一号的导管再次插入或作气管切开。

【拔管指征】

1. 一切需要插管的指征消除,即气管分泌物明显减少、患儿意识恢复、吞咽、咳嗽反射良好,在吸入30%氧的情况下血气基本正常;循环及中枢神经系统功能稳定;满足其他撤离呼吸机条件。

2. 当间歇指令通气(SIMV)的频率<10次/min,压力型呼吸机的气道峰压<18mmHg(2.4kPa),吸30%氧时血氧及二氧化碳分压能维持在可接受水平。

【拔管方法】

1. 拔管前禁食4小时,拔管前1~2小时静脉注射地塞米松0.5mg/kg或氢化可的松5mg/kg,做好再次插管准备。吸净咽部及气管内的分泌物及胃内容物,边加压边拔管,拔管后将导管尖端常规进行细菌培养。

2. 以纯氧过度通气10分钟。

3. 如若使用带套囊导管,应先将气囊内的气体放出。

4. 拔管时在呼气相时将导管拔除或用复苏器使呼吸道内保持正压以便拔管后第一次呼吸是呼出气体以免咽部分泌物吸入。

5. 拔管应尽量在白天进行,以便观察病情与及时处理发生的合并症。

【拔管后处理】　吸氧,两肺听诊,了解通气情况;禁食8~12小时;喉头水肿时鼻饲喂养至症状消失;3天内定时超声雾化、翻身拍背、吸痰、变换体位;避免应用有呼吸抑制作用的镇静药或减少其用量;24小时内适当控制液体入量;加强监护,1~2小时后复查血气。

(刘绍基)

第十三节　危重病气管用药技术

气管给药技术(endotracheal drug delivery)是将药物直接经气道进入肺内,使药物在肺部聚集较高的药物浓度治疗肺部疾病;同时因肺泡面积大，吸收速率快，避免肝脏首过代谢效应而用为肺外疾病的治疗。经过临床疗效观察和可行性研究显示，气管用药成为一条有效的静脉替代用药途径，尤其在急性危重病抢救和心肺复苏过程中，当静脉通路暂时不能建立时，推荐气管给予多种抢救药物。

【气管给药的解剖生理基础】 药物经气管给予进入下呼吸道后达到肺泡，在肺毛细血管吸收后经支气管静脉直接回到心脏，是全身最短的药物吸收途径，即使心脏按压时，也可回流入心。肺内药物吸收面积最大并且最快的部位是远端支气管内，故药物吸收速率快，但受药物在肺部分布的影响。气道滴注过程中变换体位可通过重力作用，使药物在肺内分布较为均匀；机械通气时于给药后短时间内提高气道峰压（PIP）可促进药物分布于远端肺泡；大剂量快速滴注比缓慢多次滴注效果显著，因为其药物分布更为广泛和均匀。

气体药物（如氧气、NO）受气道开放和肺泡扩张程度的影响及气体在肺内的分布状况而不同，严重的肺实变会限制气体的弥散，影响氧合状态和降低疗效。机械通气时，足够的潮气量、频率及合适的呼气末正压（PEEP）肺泡扩张、增加通气面积、增大吸入气体在肺内的分布和恰当的氧合时间，从而提高疗效。

雾化吸入是通过雾化颗粒在气道沉积而发挥作用，通常有惯性沉积、重力沉积和弥散沉积三种方式。惯性沉积由于雾粒速度和质量较大，撞击气道表面而只作用于上呼吸道；重力性沉积的雾粒较小，在重力作用和屏气作用下沉积于外周气道；只有弥散沉积发生在末梢气道，直径<5μm 的雾粒进行弥散运动。由于上呼吸道有很强的滤过功能，大部分雾粒被上呼吸道清除，只有 10% 左右进入肺内；雾粒直径过大易沉积于口咽部，过小则发生弥散运动，故直径 2~3μm 的雾粒较理想，机械通气会影响雾粒在气道的沉积，深而慢的呼吸及吸气末屏气有利于雾粒在小气道沉积；小儿气道狭窄、气道死腔较大、潮气量小及肺体积小等也影响肺内药物浓度。

【气管给药的药理效应及临床应用】

1. 药物稀释 是保证气道用药取得良好疗效的重要因素。稀释能使更多的药物输送到远端气道内，减少气管内滞留，有利于药物吸收，获得更高的血药浓度。研究证实用 0.9% 的氯化钠和蒸馏水稀释的监测结果表明，氯化钠对 PaO_2 的影响比蒸馏水小，对 pH 值和 PaO_2 无影响，而利多卡因用蒸馏水稀释时血药浓度更高，故建议药物除利多卡因用蒸馏水稀释外，其他药物用生理盐水稀释。稀释量小儿以 2~5ml 为宜，成人为 10ml，稀释剂量过大可致低氧血症，也有报告不稀释的肾上腺素也能产生良好的效果。

2. 急救药物及给药剂量 肾上腺素、阿托品、利多卡因、纳洛酮等经气管用药后能迅速达到有效血药浓度，单用此途径能使许多危重患者的抢救获得成功。异丙肾上腺素、溴苄胺也可经气管给药。去甲肾上腺素在肺内吸收慢，峰浓度太低，不适宜经气管途径用药。其他一些抢救药物如碳酸氢钠、钙剂和糖溶液可产生严重肺损伤，不能经气管用药。

许多报告显示，气管用药与静脉用药相比获得的血药浓度低，达峰浓度时间长。气管内给入之药物剂量应该高于静脉注入之剂量：其中肾上腺素剂量要提高 10 倍，心肺复苏时肾上腺素气管内给药为 1mg/kg（0.1ml/kg，1∶1 000）气管内给药，3~5 分钟后可重复，每 2 分钟评估心律。其他药物提高 2~3 倍即可，使用后应立即用生理盐水 3~5ml 冲洗气管内，注入气管内后立即给予复苏囊加压给氧。

3. 气管给药的气道滴注方法 临床有两种基本给药方式。一种是气管内滴注药物后迅速给 5 次以上的正压通气，使药物最大面积扩布到双肺内，促进药物迅速流入远端气道内，操作时，操作者首先用复苏囊接气管导管高浓度给氧数次，助手很快地用无菌吸痰管经过气管导管吸出气道内的分泌物，再复苏囊给氧数次后注入已稀释好的药物，接复苏囊 5 次以上正压通气或接呼吸机机械通气，需临时增加通气量（Vt）或送气压力（PIP），操作过程中必需两人配合，注意无菌技术，气管内吸痰和给药时间不能超过 5~10s。本法操作简便，临床效果好，应用广泛。另一种方法是经嵌入远端支气管的 Swan-Ganz 导管或胃管（无菌吸痰管）给药，本法操作规程复杂，受条件限制，也有产生肺损伤的可能，临床疗效并不优于第一种方法，故其应用受到限制。

4. 气道给药的雾化吸入方法 常用的雾化装置有定量定压式气雾器（MDI）、干粉吸入器（DPI）和雾化器。MDI 和 DPI 具有轻便、快速运送药物的特点，成为哮喘治疗的重要给药方式，如应用 β_2 受体激动剂和激素。雾化器有喷射和超声两种，均可产生连续气雾，让患者在潮气量水平进行呼吸而吸入气雾，达到治疗作用，可经雾化的药物有激素、β_2受体激动剂、色甘酸钠、抗胆碱药、呋塞米等药物，有前列腺素E_1（PGE_1）、前列环素（PGI_2）、一氧化氮（NO）等改善肺循环药物，有氨基糖苷类等抗病原微生物药物，还有肺表面活性物质（PS）等制剂。

5. **气管给药的气体吸入**　O_2是危重病抢救应用极为广泛的治疗气体，给氧方式针对患者的病情的抢救条件合理选择，常用方法有鼻导管、头罩、面罩、氧气帐、简易CPAP、高频振荡给氧和机械通气等，给氧期间应密切监测患者缺氧的改善情况和氧合状态，随着氧应用中毒副作用的认识，目前主张在保障血氧饱和度的基础上，其应用原则是尽量应用低浓度氧疗。NO为临床治疗的气体药物，其应用愈来愈广，应用于机械通气患儿时，要求NO吸入浓度准确、稳定及不受通气模式和参数的影响，尽量减少NO_2的生成，多采用吸气相给予NO。吸入NO能强有力的选择性扩张血管作用，改善PPHN（persistent pulmonary hypertension of the newborn）的氧合和减少低氧性呼吸衰竭ECMO的应用。

气管给药在心肺复苏、哮喘治疗、肺表面活性物质治疗ARDS、NO治疗PPHN等显示了显著的治疗效果，抗生素、镇静剂的成功应用、液体通气的探索，加上吸入和雾化等传统给药方法，气管给药成为一条重要的给药途径。但在肺部疾病时可减少药物吸收，也可能是某些报告用药无效的原因。

（祝益民）

第十四节　呼吸机相关性肺炎的防治技术

重症监护中心（ICU）建立与机械通气的逐渐普及，与呼吸机应用相关的院内感染日渐增多。呼吸机相关性肺炎（ventilator associated pneumonia，VAP）是指气管插管或气管切开患者在接受机械通气48小时后发生的肺炎，或撤机、拔管后48小时内出现的肺炎。目前VAP在国内外的发病率、病死率均较高，导致ICU治疗时间与机械通气时间延长，住院费用增加，有研究报道VAP发病率为6%~50%或（1.6~52.7）例/1 000机械通气日，病死率为14%~51.6%。根据气管插管的时间，将VAP分为早期（≤4天）和晚期（≥5天），早期VAP是口腔分泌物吸入所致，致病菌是移位菌，如金黄色葡萄球菌、肺炎链球菌、流感嗜血杆菌等；晚期VAP主要由多重耐药菌［如铜绿假单胞菌、鲍曼不动杆菌、甲氧西林耐药的金黄色葡萄球菌（MRSA）］引起。部分早发VAP也可由多重耐药菌（如铜绿假单胞菌或MRSA）。

【发病机理】

1. **诱发因素**　VAP的发病与下列因素相关：①机体免疫机制与防御功能IgA减少，粘连蛋白层破坏导致细菌在气道上黏附；②口咽部寄殖菌的吸入；③胃pH值增高，胃内寄生菌大量繁殖，胃液反流误吸到气道；④气管、食管插管损害了气道防御功能，恶化口腔卫生，易致胃液反流、增加细菌黏附；⑤呼吸治疗器械污染，特别是雾化器、冷凝水、湿化瓶、输氧管等污染；⑥病室环境和医务人员的手交叉感染。

2. **病原学**　VAP的病原多为革兰氏阴性菌，占60%左右，20世纪60年代即有机械通气患者感染肺炎克雷伯细菌、铜绿假单胞菌及沙雷菌等在院内暴发流行的报道；革兰氏阳性菌占38%左右，如草绿链球菌、金黄色葡萄球菌；病毒与厌氧菌少见，约占1%。20世纪80年代中期以来，其病原学变化特点表现为：①肠道杆菌、草绿链球菌等感染有所下降；②条件致病菌在增加，如鲍曼不动杆菌、洋葱假单胞菌、嗜麦芽窄单胞菌及肺炎支原体等；③约40%以上为多种病原菌的混合感染；④细菌耐药性增加，ICU中机械通气患者较普通患者的细菌耐药性更为普遍。国内报道病原主要为铜绿假单胞菌、鲍曼不动杆菌、克雷伯杆菌等。

3. **感染途径**

（1）VAP以内源性感染为主，直接吸入是VAP最常发生的发病机制，吸入途径来自：①口腔和上呼吸道内繁殖的细菌；②胃肠内繁殖细菌逆行至口腔后吸入；③被污染的雾化器吸入。

（2）呼吸管道污染作为呼吸道感染的直接来源：有报道呼吸道管道内凝聚液每小时生成10~60ml，机械通气24小时后细菌定殖为80%，细菌浓度达2×10^5cfu/ml，48小时管道细菌污染达85%，病原微生物通常与患者痰分离株一致。

（3）供氧湿化瓶贮水中24小时内铜绿假单胞菌浓度可达10^5cfu/ml，并证实通过气溶胶传播，成为最大的危险因素。

(4)气囊复苏器:通过细菌学监测,对气囊外表、进出口及内部进行细菌培养,检出率为100%、96.1%和11.8%,且与使用患者痰培养一致的菌种占90%。

4. **易感高危因素**

(1)慢性基础疾病:如慢性肺部疾病、鼻窦炎、获得性免疫缺陷综合征、系统性红斑狼疮、中枢性神经系统疾病、癫痫发作、糖尿病、尿毒症、营养不良。

(2)多器官功能衰竭:心衰、意识障碍、多发性创伤、大手术等。

(3)医源性因素:①滥用抗生素、制酸药过量、H_2受体阻滞剂、长期接受皮质激素治疗;②经鼻气管插管、再插管、机械通气持续时间长、呼吸机管道更换周期长。

【诊断】 VAP的诊断主要依据临床表现、影像学改变和微生物学诊断。

1. **临床诊断** 机械通气患者的诊断主要依靠体征和实验室检查,但影响因素很多,加上抗生素的应用降低了诊断的敏感性和特异性,故误诊、漏诊率超过30%。临床诊断与病理尸检诊断符合率仅为62%;X线检查的误诊率为57%。Johanson等提出的诊断标准:①发热:体温>38.5℃或<36℃;②周围血白细胞增高>10×10^9/L或<4×10^9/L;③X线胸片出现新的或进展性病灶;④脓性支气管分泌物和/或分泌物涂片革兰氏染色如WBC>25/LP,上皮细胞<10/LP,并有白细胞吞噬细胞现象。

国外诊断12个月以下患儿VAP主要依据临床症状和体征、微生物指标、影像学指标和组织病理学。首先是机械通气48小时后肺部X线片出现新的或进展性的固定渗出;临床上通气情况恶化,对氧的需求增加,同时具备以下各项中至少3项临床标准:体温不稳定、白细胞增多或减少;出现脓痰或痰液量和质的改变;呼吸暂停、急促、鼻扇;肺部出现哮鸣音、湿啰音和干啰音;咳嗽;心动过缓或心动过速;并结合实验室的病原学依据。

2. **微生物学诊断** 早期病原学检查结果对VAP的诊断和治疗具有重要意义,疑诊VAP患儿经验性使用抗生素前应留取标本行病原学检查。获取病原学标本有以下方法:

(1)经气管导管进入支气管内(endotracheal aspiration,ETA):吸取分泌物行细菌定量培养,如分离细菌浓度≥10^5cfu/ml,则可诊断,其敏感性为38%~100%和特异性为14%~100%。

(2)支纤镜防污染样本毛刷(protected specimen brush,PSB):采支气管分泌物细菌定量培养,若分离细菌浓度≥10^3cfu/ml,可作为VAP的诊断标准,是最可靠的VAP诊断方法,其敏感性为50%(38%~62%),特异性为90%(79%~97%)。

(3)支气管肺泡灌洗(broncho-alveolar lavage,BAL):本法可克服PSB取样范围小的缺点,经支纤镜采用以薄膜封闭导管远端的保护性BAL取得良好的效果,标本分离细菌≥10^4cfu/ml,则可诊断,其敏感性为65%(54%~74%),特异性为82%(71%~91%),已接受抗生素治疗者其诊断率受影响。

(4)其他:在ICU中不宜使用支纤镜的患者可行PSB抽样定量培养,以Mefras插至胸片有炎症的部位吸取标本行细菌定量培养。经皮肺针抽取物培养的诊断价值类似PSB。气道抽取分泌物涂片加氢氧化钾易显示弹力纤维(弹力纤维蛋白),对诊断坏死性肺炎(革兰阴性杆菌及金葡菌肺炎)的诊断具有高度特异性。

3. **气道分泌物涂片检查** 气道分泌物定量培养需要48~75小时,耗时较长,不利于VAP的早期诊断与指导初始抗菌药物的选择。分泌物涂片具有较高的敏感性和特异性(敏感性为80%,特异性为82%),但是不能作为初始经验性治疗的抗菌药物选择的唯一依据,涂片阴性,特别是革兰氏阳性菌的涂片结果为阴性时,对除外VAP更有意义。

【防治技术】

1. **与操作相关的措施**

(1)监护室有效的消毒隔离措施:限制人员流动,便于清扫,尽量减少非移动设备,监护仪器设备专人管理,定期消毒备用;进行有效洗手,强调检查、操作和护理前后用消毒液快速洗手或流水洗手,尤其是机械通气过程中,每次接触呼吸道分泌物前后。

(2)气道管理

1)气管插管路径和鼻窦炎的防范:尽管经口气管插管的气道并发症较经鼻气管插管多,但经口气管插管可降低鼻窦炎的发病率。气管插管患者继发鼻窦炎是VAP的高危因素,且缺乏临床特征。临床医生应对机械通气患者保持识别鼻窦炎的警惕,当机械通气患者出现不明原因的发热时,需考虑是否并发鼻窦炎。经鼻气管插管患者出现难以解释的发热，需行影像学检查评估是否患有鼻窦炎，并及时治疗，应用药物可预防鼻窦炎，但不降低 VAP 的发病率。

2）及时清理声门下分泌物。

3）抬高床头使患儿处于半卧位，建议抬高床头 30°，是预防 VAP 有效的方法之一。

4）口腔卫生：使用洗必泰进行严格的口腔护理可降低 VAP 的发病率。

2. 与器械相关的措施

（1）呼吸机清洁与消毒：应按照呼吸机说明书的正规程序执行，不能将规定一次性使用的物品重复使用。

（2）呼吸道管路更换：目前研究认为机械通气患者无需定期更换呼吸回路，当管路破损或污染时应及时更换。

（3）湿化方式：目前认为机械通气可采用 HMEs（无导丝的被动湿化方式）或含加热导丝的 HHs 作为湿化装置，两种湿化方式对于 VAP 的发生明显差异。

（4）机械通气患者使用 HMEs，建议每 5~7 天更换 1 次，当 HMEs 受污、气道阻力增加时应及时更换。

（5）细菌过滤器使用：不推荐常规使用，但是对疑似或确诊为肺结核的机械通气患者，应在呼气管路端放置细菌过滤器，避免污染呼吸机和周围环境。

3. 重视消化道功能状态　避免胃过度扩张，避免常规预防性应用制酸药，预防高危患儿的应激性溃疡发生，在没有胃肠内营养禁忌证存在情况下，经鼻肠管进行营养支持可有效预防 VAP。

4. 机械通气患儿应实施集束化方案（ventilator care bundles，VCB）　VCB 主要包括以下 4 点：

（1）抬高床头。

（2）每日唤醒和评估能否脱机拔管。

（3）预防应激性溃疡。

（4）预防深静脉血栓。

5. 改善全身状态　注意每日液体入量、营养与热卡，稳定机体内环境和器官功能。

6. 合理选择抗生素　根据病原菌有针对性选择敏感抗生素。

（1）对可疑 VAP 患儿 48 小时内未接受抗生素者取下呼吸道分泌物标本，阳性者抗生素治疗。

（2）对可疑 VAP 患儿已接受经验性抗生素治疗者，若高度怀疑者继续完成抗感染疗程；轻度怀疑者停用抗生素 48 小时以上取下呼吸道分泌物标本，阳性时抗生素治疗；若阴性者临床改善应停用抗生素观察，继续怀疑者重复呼吸道分泌物检查。

在病理学诊断报告未出来之前或不能肯定病原菌时采取经验性治疗，由于 VAP 患者多危重，以革兰氏阴性菌感染为主，经验性治疗应根据 ICU 单元近期的可能的病原进行选择。能否正确应用抗生素直接影响 VAP 的生存率。

（祝益民　卢秀兰）

第十五节　重要生命体征的简易监测

先进的监测装置和各种检测手段，可以评价危重患儿各重要器官系统的功能状态。然而对机体和疾病的总体作出综合而客观的评价，仍需依靠医护人员经常接触患儿和床旁监护。生命体征简易监测是其中重要的组成部分。监测者除应具有高度的责任感和相应的专业知识外，还须熟悉重要生命体征的各种变化，了解其临床意义。通过患儿的床旁监护，结合大量的监测和检测数据，医务人员可及时发现问题并拟定正确的治疗和护理措施，提高危重患儿的抢救成功率。

【呼吸监护】　监测项目与临床意义如下。

（一）呼吸频率

1. 过快　通气和/或换气功能障碍的早、中期，如肺部感染、肺水肿、哮喘、液（气）胸、纵隔气肿、充血性心力衰竭、休克、气管异物、严重贫血、大量腹水或严重腹胀等，呼吸频率可呈进行性加快；呼吸快而费力又无气道梗阻的表现需要警惕 ARDS 的可能。有时呼吸频率增快也考虑为代谢性酸中毒的代偿因素，需进一步评估和处理原发疾病。此外，呼吸增快亦见于发热时。

2. 过慢　多为呼吸衰竭的晚期表现。如极重症肺炎、严重气道梗阻、哮喘持续状态长时间未缓解以及颅内病变致中枢性呼吸衰竭等。呼吸困难时应该尽量避免呼吸减慢才给予干预治疗，因呼吸减慢是出现呼吸停止的先兆。

（二）呼吸幅度

1. 浅快　多见于肺炎，尤以婴儿肺炎为主。也见于间质性肺水肿、肺循环淤血等。

2. 深大　见于代谢性酸中毒、颅内病变和/或颅内高压及休克早期的过度换气等。

（三）呼吸节律

1. **偶有深浅变化或暂停（无三凹征）** 见于中枢神经系统功能紊乱（感染、出血、中毒）或代谢障碍（脱水、酸中毒）及中枢性呼吸衰竭早期。

2. **呼吸形式和节律明显改变** 常见于严重颅内高压、脑干受压、脑病先兆及代谢紊乱等。

3. **潮式呼吸** 见于两侧大脑半球功能不全、海马沟回疝早期、代谢紊乱等。

4. **呼吸深快** 见于脑桥病变、缺氧、低血糖等。

5. **深浅快慢明显不规则** 见于延脑病变，多为呼吸即将停止的先兆。

6. **过度换气** 见于糖尿病、尿毒症、水杨酸中毒、中枢神经源性通气过度。

7. **深粗（常伴鼾声）** 脑出血时可见。

8. **缓慢不规则且浅而弱** 提示颅内高压危重如枕骨大孔疝先兆。

9. **反复呼吸暂停** 多见于中枢神经系统病变、颅内高压，还见于早产儿、抽搐或喉痉挛（婴幼儿多见）。

（四）呼吸肌运动

1. **吸气运动剧烈，三凹征明显** 多见于气道不完全梗阻，如喉炎、咽后壁脓肿、会厌炎、喉气管支气管炎、气管异物、先天性喉气管软化症或喉、气管发育畸形（喉蹼、先天性气管狭窄）等。

2. **呼气困难为主，呼气时间延长** 主要见于支气管哮喘、毛细支气管炎、肺气肿及胸廓运动受限等。

（五）胸廓运动

1. **双侧胸廓起伏不对称** 一侧塌陷（肺不张或大片肺实变）或一侧饱满（肺气肿或胸腔大量积液、气胸）。

2. **胸腹式呼吸矛盾运动** 多见于呼吸肌麻痹（神经肌肉病变）。

（六）气管位置

1. **偏向健侧** 见于气胸、液（气）胸等。

2. **偏向患侧** 见于大片肺实变或肺不张。

（七）双肺呼吸音

1. **双侧呼吸音不对称** 一侧肺不张、液（气）胸、肺气肿、肺发育不良、肺炎实变，以及气管插管过深（插入右侧）等。

2. **呼吸音减弱** 重度哮喘或哮喘持续状态极期、严重气道梗阻等，通过支气管舒张剂雾化吸入后可闻及呼吸音及哮鸣音，考虑哮喘急性发作的可能性大。

（八）咳嗽能力

明显减弱或消失，见于神经-肌肉病变患儿（如吉兰-巴雷综合征、重症肌无力危象、脑干脑炎等）。呼吸肌麻痹或严重意识障碍时可引起咳嗽能力下降，可表现为喉部痰响明显，需注意加强监护和呼吸道管理，甚至尽早给予呼吸支持治疗，以免因痰液阻塞引起窒息。

【意识监护】 意识是指觉醒程度，即患儿对各种刺激的反应程度。不同的意识状态取决于大脑半球、脑干上行网状激活系统及两者之间连续不断的相互作用是否受损。意识障碍包括意识水平（觉醒）受损、意识内容（认知功能）改变。意识监护应包括：①意识障碍程度的判断；②与意识障碍有关的主要神经体征的监护。

（一）判断意识障碍的程度

临床上意识障碍分为：嗜睡、昏睡、昏迷。昏迷又分为浅昏迷、中度昏迷、深昏迷。对儿童意识障碍程度的判断常目前采用改良 Glasgow 昏迷评分法，总分 15 分，轻度 13~15 分，中度 9~12 分，重度 3~8 分，分值减低表明意识障碍越重，3 分为意识完全丧失。

（二）主要神经体征监护内容

1. **神经定位体征** 颅内结构受损的幕上型，初期即有定位体征，而幕下型多首先出现脑干功能障碍，如突然昏迷，且常伴脑神经麻痹。全身性、脑外疾病（中毒性、代谢性或感染）所致意识障碍多不伴神经定位体征，即使出现也晚于意识障碍，且表现多种多样，难以定位，一旦出现多为对称性。

2. **呼吸型式** 见呼吸监护。

3. **瞳孔大小和对光反射**

（1）瞳孔缩小：多见于代谢性脑病、麻醉药、巴比妥类、有机磷农药中毒等，一般瞳孔光反射存在。

（2）瞳孔散大、固定：伴有意识障碍可见于严重脑损伤（感染、缺氧、创伤）后引起严重脑水肿、枕骨大孔疝。无意识障碍：阿托品中毒或局部使用过扩瞳药物。

（3）大脑半球的病变不影响瞳孔反应，下丘脑病损则因交感神经同时受累，同侧瞳孔缩小但保持光反应，中脑受累时瞳孔中位而固定，原发性脑桥病损时瞳孔小如针尖。

（4）双侧瞳孔大小不等，常常提示颅内病变及高颅压状态，如严重脑外伤、肿瘤压迫、感染，提示中枢神经支配障碍。如双侧瞳孔不等且伴有对光反射减弱或消失以及神志不清，往往提示中脑损害。

4. **眼球运动**　眼脑反射与眼前庭反射，眼脑反射即将头被动地作水平转动，正常时眼球偏向头转动方向的对侧，称为阳性。头后伸时，两眼球向下俯视，头前屈时，两眼球向上仰视，其反射中枢在丘脑底部。如两眼球固定居中称为阴性。昏迷时该反射仍存在，表明脑干功能正常，病变多在幕上。若昏迷伴脑干损害时可出现眼球运动异常，异常反应的临床意义见表6-51。

表6-51　眼脑反射时眼球运动的异常反应

异常反应	临床意义
无反射性水平性眼球运动	两侧脑干破坏性病变
一侧消失，另一侧存在	单侧脑干病变累及脑桥侧视中枢
一侧外展，另一侧不能内收	动眼神经麻痹或核间性眼肌麻痹
一侧内收，另一侧不能外展	外展神经麻痹

若病损仅限于延脑，该反射可保持阳性。眼前庭反射（变温试验）用微量（0.2~0.8ml）冰水刺激一侧耳的鼓膜引起眼球震颤。正常时其快相向对侧，慢相向刺激侧。昏迷时，其反应仅有眼球震颤的慢相，而快相减弱或消失。若此反射存在，提示脑桥、中脑的功能正常；如果反应异常，临床意义同表6-51。

5. **肌张力**　广泛两侧大脑白质或内囊丘脑受累时可出现去皮质强直，见于严重的代谢性或器质性脑损害。去大脑强直示中脑及脑桥上下端受累，见于广泛的器质性或代谢性（缺氧等）脑病。尤其多见于天幕裂孔疝。全身肌迟缓，无反射见于脑桥下端或延脑受累及深度昏迷。

【面色监护】

（一）苍白

系指皮肤黏膜的血色明显低于正常，可突然发生也可逐渐发生或随后加重。原因：

1. **失血性贫血**

（1）急性出血：创伤失血、消化道出血、颅内出血等。

（2）慢性失血：肠道畸形、溃疡病、钩虫病、肠息肉、特发性肺含铁血黄素沉着症等。

（3）溶血性贫血：免疫性溶血、葡萄糖-6-磷酸脱氢酶缺陷症、化学物中毒致溶血、红细胞酶缺陷或血红蛋白异常溶血、地中海贫血、脾功能亢进等。

（4）其他严重贫血：营养性、再生障碍性贫血危象、严重感染性贫血、恶性肿瘤等。

2. **心血管功能障碍**

（1）各种休克早期、心脏功能障碍、室上性或室性快速性心律失常、周围循环灌注不足等。

（2）寒冷、恐惧、紧张：通过自主神经的调节作用使周围毛细血管剧烈收缩引起一过性缺血。

3. **严重缺氧**

（1）新生儿严重窒息（苍白窒息）。

（2）重症肺炎缺氧明显也可面色苍白（伴气促）。

（二）灰白（青灰）

各种休克晚期，严重低张性脱水等。

（三）黄色或柠檬色

1. **肝细胞性黄疸**　黄疸性肝炎、肝硬化、晚期中毒性肝炎、急性肝坏死等。

2. **溶血性贫血**　除苍白外亦可伴黄染。

3. **肝内外阻塞性黄疸**　胆小管炎、胆汁淤积、先天性胆道闭锁、先天性胆总管囊肿、胆石症等。

（四）发绀

发绀是指血液中还原血红蛋白增多使皮肤和黏膜呈青紫色改变的一种表现，也可称为发绀。这种改变常发生在皮肤较薄，色素较少和毛细血管较丰富的部位，如唇、指/趾、甲床等。发绀也可见于异常血红蛋白血症者。

表6-52　发绀的病因与分类如下

分类	病因
（一）还原血红蛋白增加	
中心性发绀	动脉血氧含量低（PaO_2降低）。①肺源性发绀：呼吸功能不全、肺氧合作用不足所致。常见于原发性肺部疾患、肺动脉高压、肺循环淤血、肺水肿、功能性换气障碍（中枢神经系统异常致呼吸中枢功能低下、神经-肌肉疾患、气道狭窄性疾病、消化道畸形等）、药物所致呼吸抑制。②心源性混合性发绀：异常通道分流，使得部分静脉血未通过肺进行氧合而进入体循环。常见于发绀型先天性心脏病（如法洛四联症、完全性肺静脉异位引流等）、肺动静脉瘘等

续表

分类	病因
周围性发绀	动脉血氧含量正常(PaO_2 正常)。此类发绀常由于周围循环血流障碍所致。①淤血性:常见于引起体循环淤血、周围血流缓慢的疾病,如右心衰竭、渗出心包炎心脏压塞、缩窄性心包炎、血栓性静脉炎、上腔静脉阻塞综合征等;②缺血性:常见于引起心排出量减少的疾病和局部血流障碍性疾病,如严重休克、暴露于寒冷中和血栓闭塞性脉管炎、雷诺(Raynaud)病、肢端发绀症、冷球蛋白血症等
混合性发绀	中心性发绀与周围性发绀同时存在。可见于心力衰竭等
(二)异常血红蛋白增多	高铁血红蛋白症血症、硫血红蛋白血症等

危重患儿的发绀多为中心性发绀,当供给高浓度氧发绀仍不消失则提示病情危重。

【皮肤温度及毛细血管再充盈时间】 当周围组织血液灌流量下降,例如严重的等张或低张性脱水、休克中晚期、皮肤温度,尤其是四肢皮温明显下降。可根据以下监测结果并结合其他临床表现判断周围循环衰竭的严重程度(表 6-53)。

表 6-53 根据皮肤温度分类判断周围循环衰竭的严重程度

轻度	中度	重度
腕踝关节以下皮肤发凉	膝肘以下皮肤发凉	膝肘以上皮肤发凉或厥冷

毛细血管再充盈时间(CRT) 患者平卧位,用手压迫患儿指/趾甲、额部、胸骨表面、胫骨前内侧面(新生儿压足跟)等皮下组织浅表部位,使皮肤或黏膜发白,放松后观察转红的时间。正常≤2 秒,若>3 秒,提示循环功能障碍。

【眼底观察】 在小儿急救领域内眼底观察的主要项目是视网膜有无出血、视乳头有无水肿、生理性凹陷是否消失以及眼底小动脉、小静脉的变化,可以反映颅内压及循环系统有无异常。

当各种原因所致颅内压增高时,视神经鞘内脑脊液压力也相应升高,致使视神经组织中压力上升,引起其轴浆流的停滞。表现为视乳头中视神经纤维肿胀和视乳头肿胀。因此,在一般情况下,视乳头水肿、生理性凹陷消失往往作为颅内高压的诊断依据之一。但在小儿急性弥漫性脑水肿致颅内压增高时,由于病变发展迅速,临床很少见到视乳头边缘消失,有时仅可见其局部边缘较模糊。因此,不能依据视乳头有无水肿判断颅内高压是否存在。而变化较为明显的是视网膜反光度增强,小静脉淤血扩张,小动脉变细,动静脉比例(正常 2:3)失调。在枕骨大孔疝形成且持续较长时间后也可看到视乳头水肿,边缘消失。此外,休克的全身血管痉挛期,眼底亦有以小动脉痉挛为主的变化,小动脉与小静脉的比例可变质 1:2 或 1:3;休克晚期,不仅小动脉痉挛,小静脉亦出现淤血扩张。部分患儿也可见视乳头水肿的表现。

【肛指/趾温差】 有普通玻璃温度计或电温度计测定中心体温(肛温、食管温度)与体表温度(指/趾间、腋下),计算肛指/趾温度差值,可间接反映外周血管有无收缩及循环灌注情况。皮肤散热不良等原因致中心温度升高时,肛指/趾温度增大。因此,肛指/趾温差可以作为了解休克患儿外周循环及预测其预后指标之一。

正常肛指/趾温度<2℃,异常的临床意义:3~5.9℃示周围血管高度收缩;6~9℃有血液集中;>9℃微循环灌注极差。

此外,颅内高压时,如下丘脑体温调节中枢受损,加之肌张力增高甚至抽搐则产热增加。而交感神经麻痹,泌汗几乎停止,体表散热近于停滞,导致高热或过高热。但周围血管因血管加压反应而收缩,皮肤苍白,肢端发凉,指趾发绀,肛指/趾温差亦可增大。

【心脏活动的监测】 心脏活动监测内容包括心率、心律、心音及杂音。心率过快是心功能及循环功能异常的表现之一,但首先应除外患儿因发热、烦躁、哭吵、抽搐、疼痛及缺氧等因素所致。

(一) 心音

心尖部第一心音的强度主要取决于房室瓣的位置,即视 P-R 间期长短与血液从心房进入心室所需的时间。次要因素是心室内压力上升的速度。第一心音亢进主要原因为二尖瓣口狭窄。在心包积液、缩窄性心包炎时第一、第二心音均减弱。当第一心音减弱而第二心音正常时,往往表示房室传导时间延长或急性循环衰竭或房室瓣关闭不全。此外,新近发生心肌梗死或多发性心肌梗死时常可能有第一心音减弱而房室传导正常,这可能是严重心肌病变的表现。

肺动脉瓣区第二心音增强示肺动脉压升高,肺动脉口狭窄时则第二心音减弱。主动脉瓣区第二心音增强是由于主动脉压力升高或非主动脉扩张而产生。反之，主动脉瓣狭窄患儿主动脉区第二心音减弱。

舒张期奔马律是心室衰竭最常见体征之一。绝大多数是左心室衰竭，但右心室衰竭也可出现舒张期奔马律。

（二）心律

1. 节律整齐

（1）心率正常：见于窦性心律、少数可为窦性心律伴房室传导时间延长或阵发性房性心动过速伴 2∶1 房室阻滞或心房扑动 4∶1 房室传导比例。偶尔可为房室结性心律。

（2）心率过速：以窦性心动过速最为常见，其次为阵发性室上性心动过速。亦可见于心房扑动 2∶1 房室传导比例者。

（3）心率过缓：主要见于窦性心动过缓，其次是二度Ⅱ型和三度房室传导阻滞，少数为房室结性心律。

2. 节律不齐

（1）心率正常者：主要包括窦性心律不齐，频发期前收缩，心房颤动而心室率不快（多为用洋地黄之后）及二度房室传导阻滞。

（2）心动过速者：以心房颤动最为常见，少数为窦性心动过速伴频发的期前收缩或房性心动过速或心房扑动伴不规则的房室阻滞。

（3）心动过缓者：常为窦性心动过缓合并窦性心律不齐，少数为二度房室传导阻滞。

（三）杂音

对心脏杂音应分清其发生时相是收缩期或舒张期并注意杂音最强部位，是在肺动脉瓣区、主动脉瓣区、心尖区或二尖瓣区及其传导方向。此外，还应注意有无心包摩擦音。

（四）血压监测

血压是循环系统常规和重要的监测项目，是评定循环功能的主要指标。动脉血压的形成是心肌收缩即心排血量、血容量、周围血管阻力、血液黏滞度和动脉壁弹性等因素变动的综合结果。当机体发生病理生理变化时易引起血压变化。如循环衰竭、低血容量、中枢神经系统疾病，药物作用和异常交感神经兴奋等。但应当注意的是，血压有时提供的是一个假象，尤其是用来判断有无出血或休克时。例如，尽管心排血量和组织灌注下降，但血压仍可由于交感神经兴奋。小动脉收缩而维持在正常范围或正常偏高。低血容量患儿通过增加心率和体循环阻力来维持血压，失代偿时血压下降。因此，血压虽是反映循环功能的主要指标，但不能作为循环血量是否恢复的主要指标。可用于区分休克为代偿性或失代偿性。监测方法包括有创和无创监测。

1. 监测项目

（1）收缩压 / 舒张压：收缩压决定于心排出量和心肌收缩力，其重要性在于克服各种脏器的临界关闭压以取得血液供应。而舒张压决定于周围血管阻力，舒张压提示周围血管阻力，同时对维持冠状动脉的灌注尤为重要。当循环功能的代偿力丧失后，血压下降，其下降幅度的大小是判断休克严重程度的一个常用而客观的指标。在治疗循环衰竭，尤其是治疗急性循环衰竭的过程中，血压监测必不可少。在保证血压的同时还要考虑心脏负担，收缩压过高使心肌氧耗量增加而舒张压增加导致心脏后负荷增加。使用血管扩张剂可减轻后负荷，但如舒张压过低则不利于冠状动脉的灌注。因此，通过血压监测，正确合理地使用血管活性药物将血压保持在适当水平。

（2）平均动脉压（MAP）：MAP 是心脏各时相动脉系统的功能压，是组织灌注的指标之一，亦是保证心脏灌注的重要条件，MAP 常用于计算脑灌注压与血流动力学的各项参数。

平均动脉压 =（收缩压 + 舒张压 ×2）/3。也可表示为：平均动脉压 = 舒张压 + 脉压 /3。

（3）脉压：收缩压与舒张压之差称为脉压。血压正常时，脉压为 4~6.67kPa（30~50mmHg）范围。脉压作为组织灌注是否充分的指标，优于收缩压与舒张压。当脉压小于 2.67kPa（20mmHg）时，脉搏变弱，这时即使血压正常或偏高，也应警惕早期休克发生，尤其是在低血容量休克时，脉压最先变小，而这时仅可能伴有易被忽视的血压变化。这是因为休克时外周阻力增大，舒张压下降不显著而心排血量减少致收缩压下降之故。

当颅内压增高引起延髓血管运动中枢发生代偿性加压反应时血压上升，这时脉压亦常增宽。

2. 监测方法　血压简易监测一般用间接血压监测。这包括气袖血压计和超声血流检测。前者有听诊法、触诊法、动脉搏动显示法、监测仪自动测量法、新生儿还有皮肤转红法，其中以气袖血压计测定最为常用。一般来说，当收缩压在 13.33~21.33kPa（100~160mmHg）范围之内，这种方法相当准确。但是在休克、急性心脏压塞、低排血量综合征等情况下，往往由于外周血管极度收缩或痉挛，采用该法听测就会发生一定困难。此外，尚需注意正确的测量方法。例如应根据患儿年龄大小选择宽度不同的袖带。成人为12cm，8岁以下儿童为8cm，4岁以下儿童为5cm，婴儿为2.5cm。采用该法测压时还应注意听诊间歇。在正常情况下听取血压时，有时在动脉音初出现的压力水平以下1.33~5.33kPa(10~40mmHg)之间出现一个无音阶段，即所谓听诊间歇。此间歇可持续1.33~6.67kPa(1~50mmHg)的距离。对高血压患者来说，此间歇甚为重要。坐位测压较卧位容易出现此间歇。为避免误差，可先以扪诊法测量血压。袖带测压比通过动脉导管直接测压一般低0.27~1.07kPa(2~8mmHg)，在低血压状态时，可低1.33~4kPa(10~30mmHg)，这在输液和使用升压药时应注意。新生儿及婴儿血压测定较为困难，除采用转红法外，还可用多普勒超声血压计或多普勒超声胎儿监护仪连接压力表及袖带测量收缩压。目前多采用监护仪自动测量法，但是易受干扰而影响结果的准确性，需要注意保持患儿处于安静状态下。

血压监测的频率取决于病情的严重程度和病情突然变化的潜在可能性。例如，对无明显症状的急性高血压患儿，每小时测量一次已足够。然而对于血流动力学不稳定的患儿和治疗措施会引起血压迅速变化者需要频繁的血压监测，例如高血压危象、各种休克等。

（刘成军）

第十六节 微循环检查方法

微循环观察作为客观指标，对临床治疗及基础医学的研究都有重要意义。在临床常用的方法为观察甲皱、眼球结膜、舌乳头、舌黏膜及鼓膜等。

重要设备：成套的微循环显微镜带测微尺，测微尺事先根据物镜标准微器进行校正，用以测量微血管的长度、宽度及直径。先进的装置为带有电脑、录像的微循环多功能检测仪。

【甲皱微循环检查】 是良好的非创伤性检查方法。检查时患儿可采取坐位，也可卧位。事先用温肥皂水清洗手指，然后休息15~20分钟，一般观察左手无名指，放一滴香柏油，置手指于操纵台或指槽中，被检查者的上肢肌肉及肘关节应放松，手要与心脏置于同等高度水平。

1. 一般观察正常人毛细血管袢清晰可见，底色橘红色，管袢分层次排列，以第一排最整齐、最清楚，常被选为观察的对象。其他层次的管袢短小且不整齐。新生儿只有一层管袢，以后年龄越大层次越多。男女及左右手无差别。

2. **管袢数目计算方法** 系将目镜测微计横放于甲皱第一排毛细血管袢正中央，计算1mm标尺测到管袢的数目。用同样的方法更新部位，至少测三次，取其平均值。正常成人管袢数为8~15支/mm，>16支/mm为增多，<4.7支/mm为减少。儿童平均值为6~11支/mm。根据北京友谊医院儿科242名正常小儿测量，各年龄组管袢数为：新生儿组为8.2±1.7，3岁以下为6.4±0.3，3~7岁为7.1±0.6，7~10岁为7.1±0.7，10~14岁为7.4±0.5。

3. **管袢长度** 每个管袢包括较细的动脉端、顶端及直径较粗的静脉端。平行排列很少吻合，外观呈发夹状，每个管袢静脉端进入乳头下静脉网常不易看到。使目镜测微计与被测管袢平行，测量从基底到顶端之全长。正常人80%管袢长度在100~250μm。超过250μm为过长，常见于高血压及一般老年人。长度在100μm以下者为缩短，可见于再生障碍性贫血。根据北京友谊医院242名正常儿童测量结果，各年龄组管袢长度如下(单位μm)：新生儿为102.8±30.9，~3岁为201.3~25.9，3~7岁为206±45.7，7~10岁为226.3±61.9，10~14岁为250±61.7。

4. **管袢形状** 多为发夹状，静脉端粗，动脉端细。畸形管袢可见花朵状、乳头状、迂曲、分支、8字形、瘤样突起形等。正常成年人可见畸形管袢约20%~30%。142名正常小儿(除外新生儿)中约有1/3有30%以下畸形管袢，在31%~50%及50%以上者各占1%~2%，新生儿畸形管袢更多。一般认为，发夹形可能为成熟管袢。

5. **管袢直径测量方法** 第一种方法是将前臂用手指或止血带加压6.66~13.33kPa(50~100mmHg)，使血流稍减慢时，检查有几个红细胞并行于血管之内。正常人动脉端较细，可允许1~3个红细胞并排通过，因静脉端较粗正常可允许1~5个红细胞通过。第二种方法是显微镜下放大150倍以上用测微计测量。正常成人动脉端为9~25μm，而静脉端为9~40μm。在病理情况下可有显著变化。第三种方法是用显微电视窗口录像测量，该方法更为准确。

6. **管袢顶端宽度** 正常成人为13~40μm，病理情况时可变窄呈针尖样，亦可增宽到50μm

以上。

7. **管袢周围瘀点**　正常人个别情况下偶见管袢附近有少数几个红细胞渗出。病理情况下可见较多或较大瘀点。

8. **毛细血管压力及指侧小动脉压测定**　采取间接原理于显微镜下直接观察。将改装的血压带轻缚于无名指近端，但要将第三指节露出于显微镜下检查。未加压前以不妨碍血流循环为度，然后迅速加压至100mmHg以上直至完全阻断管袢中的血流，然后缓慢减压，当血管袢血流再现即将此压力记下，此数值相当于小动脉压，之后继续减压至血流恢复正常时之压力即毛细血管压力。正常小动脉压为8~10kPa（60~80mmHg），毛细血管压力为2.66~6kPa（20~45mmHg）。

9. **血流速度简易观察法**　可于视野中选一个中度长的管袢，仔细检查能否看到单个红细胞通过或有分段透明血浆通过，持秒表观察一个血细胞从动脉端基底至静脉端根部所需之时间，如此反复测量5次取平均值。正常人在1秒之内，很少超过2秒，>3秒为减慢。先进的微循环功能检测仪，备有专门测速装置能准确测定微循环血流速度。

10. **血流状态**　正常时多数表现为连续流动状，血液混悬均匀，偶尔呈虚线状。病理状态可出现：①流速减慢，在显微镜下不呈连续流动，出现程度不等的颗粒感；②节律流动：血流速度进一步减慢，血液有节奏地向前冲动，血流时快时慢；③钟摆运动：血流速度明显减慢，血液呈钟摆样运动，一进一退，但仍以向前为主；④血流停滞：血流完全停滞，不再出现连续向前流动，血管内血液呈颗粒状。实际观察中病变处往往在不同微血管区同时杂交出现上述2~3种血流改变的现象。

红细胞聚集：很多病理状态下在细静脉、主毛细血管及细动脉、小静脉中可出现红细胞聚集。轻度聚集：血流不呈线条状，失去流利光滑的状态，有明显颗粒感，血流如同浑浊的泥沙状，故又称泥流。中度聚集：在泥流的基础上，部分出现数个红细胞的聚块，血流中出现大小不等的颗粒。重度聚集：红细胞聚集成团块，外形不规则，大小不等和血浆分离流动。

【眼球结膜微循环观察】　让患儿平卧，微循环镜装在铁架上，眼睛注视一侧进行观察。

眼球结膜微循环的特点：①微血管走向与结膜表面平行，在白色的巩膜上红细胞的血管显得清晰分明，连最细的毛细血管网也清楚可见，以便于观察微细的血流动态。②正常情况下，每支小动脉旁边总伴随着并行的小静脉，两者较易区分。小动脉中血色较红，流速较快。小静脉常有不同程度的弯曲。动静脉管径之比多为1:2或1:3。③眼球结膜有眼泪保持湿润。④眼球结膜便于滴加各种血管活性药物进行微循环功能试验。眼球结膜循环观察以动静脉比例变化及血流流态变化为主要指标。

【鼓膜微循环观察】　用鼓膜放大镜观察鼓膜微循环的变化。正常人鼓膜脐部及鼓膜外周与外耳道接壤处，微血管清晰可见。但是部分聋哑患儿，鼓膜本身以及外耳道的微血管在针刺治疗之前都几乎看不见。

针刺听聪、听灵、听宫、听会、耳门等穴位时，部分患儿微血管出现瞬间收缩反应，继而微血管扩张，血流加快，血管充盈。针刺的穴位不同，微血管扩张的程度和持续时间也不同。以上反应大部分持续15~20分钟，个别患儿可持续扩张1小时、10小时，甚至24小时，这类患儿治疗效果较好。另一类患儿于针刺后鼓膜微循环无明显反应，这类患儿听力恢复欠佳。

【舌微循环观察】　如同眼球结膜微循环观察一样，患儿即可平卧，也可于坐位进行。观察时让患儿轻度张口，舌尖轻轻顶在薄的有机玻璃片上，如果用中央有圆窝的的组织培养片更好。放大倍数以60倍以下为宜。

正常人的舌尖部可见一圆形或椭圆形的菌状乳头，其大小不一，一般在0.2~0.5mm，呈粉红色，于菌状乳头中心可见毛细血管袢。正常情况下多为发夹状、树枝状，也有的呈珊瑚状、鹿角状。病理情况下，多见绞丝状或团状。于菌状乳头的周围有菊花瓣样的丝状乳头，丝状乳头的根部也可见发夹状的毛细血管袢，红白分明，非常清晰。

舌乳头上的毛细血管袢的形态、管径、数目、血色、流速、血流状态、管壁张力及红细胞渗出等现象均可参照甲皱观察法进行测量和记录。也可作为中医研究“舌相”的指标。

（卢秀兰　方鹤松）

第四十七章　器官移植术后监护

第一节　肝移植围术期

小儿肝移植近年来在国内逐步开展。随着移植技术、器官保存液 UK 及新型免疫抑制剂等的应用，小儿肝移植的成功率明显提高，致死性肝脏疾病患儿的 1 年成活率可达到 90%，已成为小儿终末期肝脏疾病的常规治疗手段，也是唯一有效的治疗手段。由于肝源紧缺，近年来活体（亲体）肝移植数量明显增加。

【适应证】

1. **导致肝功能不全的原发性肝病**　目前唯一能改善生活质量和延长寿命的治疗，胆道闭锁是最常见的适应证，其他尚有婴儿肝炎综合征等。

2. **急性暴发性肝脏衰竭**　肝移植是其有效的治疗方法，如药物性肝脏损害，但手术时机掌握很重要。

3. 肝脏恶性肿瘤肝脏较小的恶性肿瘤、恶性程度较低的肿瘤，疗效较好。

4. **先天性肝代谢障碍**　肝豆状核变性、抗胰蛋白酶缺乏症、肝糖原贮积病，甚至血色病等。

5. **非进行性原发性肝脏损害**　儿童胆汁淤积症。

6. **继发肝病**　囊性纤维化。

7. 布 - 加综合征。

代谢性疾病进行肝移植的疗效最好，而急性肝衰竭的疗效相对较差。儿童肝移植总体生存率好于成人。

【禁忌证】

1. 明显的肝外感染，活动性结核，应在控制感染后进行。

2. 其他脏器功能不全或不可逆疾病，不能耐受肝移植手术。

3. 肝外恶性肿瘤，或已有外周转移的肝脏肿瘤。

4. 慢性乙型肝炎为相对禁忌证，尤其存在 HBV-DNA 阳性者易复发。

【并发症】　由于手术时间长、创伤大、失血多，术中无肝期和低温期造成严重代谢障碍，手术操作等因素，使术后易发生各种严重并发症。减少并发症的发生、降低病死率是小儿肝移植术后监测和管理工作的重点。根据发生时间，可以分为即期并发症（48 小时内）和近期并发症（48 小时后）。即期并发症主要为腹腔内渗血与大出血、呼吸道并发症（肺不张、肺水肿、ARDS）、少尿和无功能肝；近期并发症有腹腔内出血与血管并发症、胆道并发症、排斥反应、感染、供肝失活。小儿肝移植常见的并发症主要包括：

1. **血管并发症**　主要与血管条件、血管重建技术及方法等有关；最严重是肝动脉血栓形成，常发生于术后 3 个月内，门静脉和流出道也可出现血栓和狭窄，少数可因感染腐蚀肝动脉而破裂。患儿往往出现高热，肝区疼痛，肝功能异常，腹腔出血，出现胆漏及脓毒血症，死亡率较高。应尽早血管造影证实，并可通过介入溶栓、手术取栓或再次肝移植等手段恢复血流，血流再通时间决定其最终治疗效果。

2. **胆道并发症**　主要是胆漏、胆管狭窄（吻合口、非吻合口）、胆管树胆泥形成和胆道感染，是造成肝移植失败及影响存活率的重要原因。可采取内镜下球囊扩张、塑料支架置入、经皮肝穿刺胆道引流（PTCD）+ 球囊扩张等方法治疗，无效时可行吻合口重建或胆管空肠 Roux-Y 吻合，并加强抗感染治疗。肝动脉血栓诱发的胆道并发症，需再次肝移植。

3. **术后出血**　与凝血因子大量消耗、生成不足、肝脏断面出血、血管处理不当等有关，是术后观察的重点之一，也是围术期抗凝剂调整的依据；随着植入肝功能的恢复，凝血功能一般在 1~2 周内逐渐恢复。使用血栓弹力图进行监测，可精确地调整凝血功能。

4. **排异反应**　亲体活体肝移植血缘关系近、供肝质量高，排异反应发生率较低；新型免疫抑制剂的使用也明显降低了排异反应的发生，提高了移植成功率。常见排异反应可分为超急性排异反应、急性排异反应与慢性排异反应。超急性排异反应常为无功能肝且不可逆；急性排异反应常见，发生在肝移植术后 6 天至 6 周内，最早可在术后 6~10 天发生；患儿突然发热、精神萎靡、肝区和上腹部胀痛、肝区触诊有压痛、肝质硬，出现黄疸、胆汁锐减，合成功能包括凝血功能停止恢复；B 超可见肝体积迅速增大；肝穿刺活检（FNA）可明确诊断。急性排异反应需要与原发性肝活力丧失（肝灌注和低温保存过久损伤引起）及药物性肝损（尤其使用免疫抑制剂）相区别；原发性无功能肝发生较早，移植后即出现；多数患者没有肝功能恢复期，移植后一直处于昏迷状态；药物性肝损主要是指环孢素（CsA）中毒，通常发生于术后 1 周内，出现黄疸，肝酶指标上升，胆汁量逐渐减少，进展缓慢，不伴发热，血 CsA 浓度谷值持续上升。

5. **术后感染**　术后感染是肝移植术后最常见并发症和死亡原因，与营养差、手术、免疫抑制剂使用、术后并发症等有关。细菌和真菌感染多发生在肝移植术后 2~4 周；1 个月后以病毒感染为主；2~3 个月后多见肺部卡氏肺孢子菌与军团菌感染。细菌感染最为常见，表现为局部腹腔感染、肝脓肿、胆道感染、肺炎、切口感染以及全身性菌血症和败血症，最常见 G^- 杆菌感染和金黄色葡萄球菌感染或混合厌氧菌感染，故围术期应常规使用抗生素。肝移植术后真菌感染发生率高，最常见为念珠菌和曲霉，预防：应用氟康唑 2 周。

6. **呼吸道并发症**　术后早期主要为急性呼吸窘迫综合征（ARDS）。其次为肺部感染、肺不张，多为细菌、病毒或真菌的单独或混合感染；少见是肺部及胸膜的结核感染（免疫抑制剂使用）。

7. **其他近期并发症**　高血糖症与应激、服用大剂量类固醇皮质激素、他克莫司或环孢素使用有关，同时可出现高脂血症。明显增高可采用胰岛素治疗，同时可适当降低上述药物的使用。

【术后监护与处理】　小儿肝移植术后需进入 ICU 监护、治疗。

1. **一般处理**　禁食、胃肠减压、留置导尿等；机械通气，沐舒坦雾化吸入，定期监测血常规、各项肝脏功能、血电解质、血气等。

2. **循环系统**　动态观测循环状态和尿量；监测 ABP 和 CVP，维持 CVP 8~12cmH_2O，CVP 下降时应注意出血和容量不足。维持血压在正常高限，保证肝脏血流灌注，血压过低可能影响肝细胞功能恢复和肝动脉血流不足，但过高可能引起吻合口出血；使用激素、他克莫司后有时会出现高血压，可使用尼卡地平等降血压。

3. **呼吸功能**　监测血气分析、脉搏氧饱和度监测，避免缺氧而加重肝细胞损害，尽早撤离呼吸机，辅以雾化吸入，注意肺不张和 ARDS 发生。

4. **移植肝功能监测**　每天超声多普勒检测肝脏血流，观察胆汁引流、血清生化指标（肝脏合成功能、解毒功能，排泄和细胞破坏指标）及患儿食欲。合成功能指标包括前白蛋白、凝血因子、纤维蛋白、胆碱酯酶水平、血糖、血脂等；解毒功能包括血氨、胆红素水平；排泄指标即小胆管阻塞指标胆汁酸，AKP，r-GT、结合胆红素水平等；细胞破坏指标即肝酶变化：动脉血自同体比（AKBR），如 AKBR 均在 1.0 以上，说明移植肝脏存活良好，如 AKBR 均小于 0.7，提示肝功能不良，需及时处理。上述指标的动态变化对于判断肝脏功能恢复具有重要价值。早期肝功能改善的停滞或恶化往往提示感染、肝血管变化、排异反应等，应认真分析和密切观察。对于明显黄疸，使用丁二磺酸腺苷蛋氨酸，血氨升高可使用门冬氨酸鸟氨酸等。

5. **血液及凝血功能**　移植肝功能恢复需要 1~2 周甚至更长一些时间，围术期既要预防低凝引起出血，又要避免过度凝血而导致动脉血栓形成。移植肝成活后可逐渐产生凝血因子，但使用凝血物质需要慎重，可适当补充纤维蛋白原等。何时使用肝素防治血栓形成仍有较大争论，一般当凝血功能逐渐恢复，APTT、PT、ACT 指标达到正常的 1.5~2 倍时可使用肝素，使凝血功能保持在正常值的 2 倍左右较为安全，使用肝素抗凝应小剂量（5U/kg），也可使用低分子量肝素钙；必要时使用前列腺素 E_1、丹参和新鲜血浆、凝血因子加以平衡。

6. **其他器官功能**　中枢神经系统：注意术后脑水肿，应适度脱水；消化系统：在使用甲泼尼龙同时使用抗酸剂奥美拉唑、西咪替丁等，肠功能好转尽早使用乳果糖、大黄等清肠并促进肠功能恢复。

7. **营养**　术后可采用肠外营养，补充氨基酸、蛋白质、脂肪酸、糖、电解质、维生素，尽早胃肠营养。一般给予热卡 100~120kcal/(kg·d)［氮 / 卡比 1∶(80~125)］；第一天可给予葡萄糖 8mg/(kg·min)，第二天 4~6mg/(kg·min)，保持血糖 5.5~8mmol/L；蛋白质 0.75g/(kg·d) 或 15 氨基酸 0.5~1g/(kg·d)；脂类采用中长链脂肪 1.5g/(kg·d);补充钠 3~4mmol/(kg·d)、钾 2mmol/(kg·d)、氯 3~4mmol/(kg·d)、镁 0.4~1mmol/(kg·d)。

8. **感染** 定期进行血、尿、粪、咽拭子培养,CMV 测定、大便找真菌等,可预防性使用抗生素、更昔洛韦、氟康唑。广谱抗生素的使用具有必要性,重视培养和药敏,早期发现及预防真菌感染。

9. **免疫抑制剂** 儿童常用他克莫司(FK506)0.05~0.15mg/(kg·d)分 2 次口服,剂量调整保持在全血浓度 5~15ng/(kg·d)时,浓度过高可能导致高血糖、高血压;注意氟康唑等药物会影响药物浓度,应定期监测他克莫司水平。儿童甲泼尼龙的使用剂量目前并不一致,复旦大学附属儿科医院肝移植术后采用以下方案:每次 1mg/kg,静滴,每 6 小时一次,连用 3 天;后每次 0.5mg/kg,每 6 小时一次,用 1 天;每次 0.5mg/kg,每 12 小时一次,用 1 天;每次 0.5mg/kg,用一次;第 7~20 天改为泼尼松口服 0.5mg/(kg·d);第 21 天起 0.3mg/(kg·d)。也可使用麦考酚吗乙酯 15~20mg/(kg·d),分 3 次口服。如发生急性排异反应,可采用加大甲泼尼龙冲击 3~5 天或增加他克莫司剂量;耐激素难治性排斥反应时,改用抗胸腺淋巴细胞球蛋白(ATG)作冲击 4~5 天;也可应用单克隆抗体抗人 T 细胞 CD3 鼠单抗(OKT3)。免疫抑制剂使用应注意继发感染、不良反应、肝脏毒性和药物相互作用。

10. **并发症** 肝动脉血栓是最严重的并发症,发病率为 9%~15%,主要表现为暴发性肝衰竭、迟发性胆漏、周期性脓毒血症,需及时溶栓或血管重建乃至再次肝移植,溶栓疗效在儿童尚不够理想。

(陆国平 贺逸峰 张灵恩)

第二节 肾移植围术期

肾移植是儿童终末期肾病的最佳且有效的治疗方法,与儿童慢性透析技术相比,成功的肾移植不仅能够缓解尿毒症症状,而且还能改进、甚至完全纠正骨骼发育迟缓、性成熟障碍、认知和心理功能损害,功能良好的肾脏可以大大提高儿童的生活质量。儿童肾移植技术有其发展过程,而近年来随着外科手术技术的提高、组织配型的应用、免疫抑制剂的改进以及术后护理和随访的不断加强,儿童肾移植的成功率日益提高。围手术期的良好管理是保证移植肾早期存活的关键。多学科紧密合作、移植前后的健康宣教以及对患儿术后的密切观察和定期随访也是保证儿童肾移植成功的关键。

【儿童肾移植的适应证和禁忌证】

1. **适应证** 原则上任何肾脏疾病引起的终末期肾衰竭均可考虑进行肾移植。

2. **禁忌证** 肾移植的禁忌证包括

(1)恶性肿瘤。

(2)慢性感染:结核病需全程治疗,并需观察 1 年了解有无复发。泌尿系统感染、腹膜炎、骨髓炎等均需在肾移植前接受正规治疗。

(3)严重的肾外疾病:如严重的慢性肝病、不能纠正的心脏病等。

(4)治疗不依从者及严重的精神疾病患者。

【儿童肾移植受者术前评估】 等待肾移植的儿童需接受评估以决定其是否适合接受肾移植。

1. **病史**

(1)是否具有基础肾脏疾病特别是肾移植后可出现复发的肾脏疾病,如局灶节段肾小球硬化、溶血尿毒综合征、系统性红斑狼疮等。

(2)是否具有其他系统性疾病,如癫痫、先天性心脏病、支气管哮喘、高凝状态、肝脏疾病等。需对相应疾病进行评估并给予积极的治疗,并判断患儿是否合适进行肾移植。

(3)是否具有慢性肾衰竭和透析的相关并发症,如高血压、贫血、肾性骨营养不良等。需在肾移植前尽可能积极治疗相应的并发症。

(4)是否有泌尿外科手术史、恶性肿瘤史等。

(5)预防接种史,如水痘疫苗、乙肝疫苗等。需在肾移植前完成相应的预防接种。

2. **体格检查** 包括血压检测、心功能状态评估、体格发育评估、精神心理状态评估、齿科检查等。

3. **实验室检查**

(1)血液检查:包括血常规、尿素氮、肌酐、尿酸、电解质、血脂、空腹血糖、总蛋白、白蛋白、肝功能、甲状腺功能、凝血功能、病毒检测(乙肝、丙肝、HIV、EBV、CMV)等。

(2)组织配型检查:包括 ABO 血型、群体反应性抗体(panel reactive antibodies,PRA)、HLA、混合淋巴毒试验等。

(3)尿液检查:包括尿常规、尿培养、24 小时尿蛋白定量等。

(4)影像学检查：包括胸片、心电图、心超、排泄性膀胱尿路造影，必要时可行尿流动力学检查。

【儿童肾移植受者术前准备】 所有接受肾移植者一般需提前24小时入院，同时需详细询问病史和体格检查，这对有活动性感染和近期感染的患儿尤为重要。入院后需进行一系列实验室检查如血常规、尿素氮、肌酐、尿酸、电解质、血脂、总蛋白、白蛋白、肝功能、凝血功能、尿常规等，发现需在移植前行透析纠正的代谢异常。为防止肾移植术后的移植物功能延迟恢复，术前不宜过分地进行体液转移。

【儿童肾移植受者术中处理】 手术中常规应用甲基泼尼松龙10mg/kg静脉滴注治疗。为减少移植物功能延迟恢复的发生率，需严密监测血压和水化情况。为了保证移植肾的血流供应，应争取达到最佳水化状态。通常在移除血管钳之前，中心静脉压(CVP)应达到12~15cmH_2O，同时，动脉平均压应保持在65~70mmHg以上。充分水化可用晶体液或5%白蛋白，必要时可用多巴胺。在移除血管钳之前常给予甘露醇或呋塞米以增加有效循环血容量并利尿。在移植肾脏开始产生尿液后，应马上开始应用1/2张生理盐水补充血容量。

【儿童肾移植受者术后监护与处理】 儿童肾移植术后通常需进入ICU进行监护和治疗。

1. **循环补液支持治疗**　术后循环补液支持治疗对维持肾移植术后良好的肾脏血液灌流十分重要。每日的循环补液量主要包括不显性失水[500ml/(m^2·d)]和每日尿量。术后24小时内需保持每小时尿量100~200ml，且维持CVP10~15cmH_2O。肾移植24小时后若尿量排出保持正常，可适当减少补液量(补充尿量的50%~75%)，并维持尿量50~100ml/h或2ml/(kg·h)。具体循环补液顺序，见表6-54。

表6-64　肾移植术后循环补液顺序表

次序	液体名称	量(ml)
1	平衡盐液	500
2	10%葡萄糖液	500
3	林格液	500
4	5%葡萄糖氯化钠液	500
5	平衡盐液	500
6	5%葡萄糖液+10%葡萄糖酸钙	500+10
7	林格液	500
8	5%碳酸氢钠	2.5ml/kg
9	平衡盐液	500
10	10%葡萄糖液	500
11	林格液	500
12	MG-3溶液	500

2. **尿量突然急剧减少，这种情况需考虑以下原因**

(1)导尿管堵塞：可使用0.9%生理盐水20~30ml轻柔冲洗导尿管。若仍有持续血块堵塞，可考虑更换导尿管。

(2)低血容量：可检测脉搏、血压和中心静脉压，并给予0.9%生理盐水10~20ml/kg或5%白蛋白。

(3)尿漏：可检测腹部引流液的尿素和肌酐值，并与同期收集的尿液中的尿素和肌酐值进行比较进行鉴别；可行同位素(^{99m}Tc-MAG3)检查以明确是否存在尿漏现象。

(4)急性肾小管坏死(ATN)：若术后即出现尿量减少，则需考虑ATN的可能。同位素(^{99m}Tc-MAG3)检查显示放射性同位素在肾脏皮质聚积但膀胱内无同位素显影即“血流好排泄少”。

(5)急性出血：可行腹部超声检查和血常规予以鉴别。

(6)排斥反应。

3. **发热**

(1)需鉴别是否为细菌感染、CMV感染或移植物排斥反应。

(2)若体温>38℃，需行血常规、C反应蛋白、尿常规、尿培养、血培养、CMV和EBV检测及胸片等检查；若提示腹膜炎，需行腹透液常规和腹透液培养；若呼吸急促，需行血气分析。

4. **血肌酐升高**　临床上需考虑尿路梗阻、尿漏、ATN、动脉吻合口瘘或血栓形成、急性排斥反应、钙神经蛋白阻断剂肾毒性、淋巴囊肿、急性肾盂肾炎、CMV感染、低血容量等，需进行相应检查予以鉴别。

5. **移植物排斥反应**

(1)症状和体征：包括发热、不适、高血压、移植肾肿胀和压痛、少尿、体重增加等。

(2)超声检查:可见移植肾肿胀和血管阻力指数增加。

(3)肾穿刺:可明确诊断。

(沈茜 徐虹)

第三节 干细胞移植围术期

【概述】造血干细胞移植是一项复杂的系统工程,可能累及人体各个系统和器官。移植过程中经常出现各种各样的紧急情况需要紧急处理甚至抢救,故需要严密的监护和及时的处理。部分患儿可能还需要转入重症监护病房接受呼吸机辅助呼吸等治疗。本章讨论的是移植病房内的围术期监护与处理。

【儿童造血干细胞移植病房的设置】

1. **层流病房** 接受造血干细胞移植的儿童多数为血液肿瘤疾病或免疫缺陷病,在移植前就使用了抗肿瘤药物或免疫抑制剂和广谱抗生素,移植前就具有免疫缺陷,移植后在造血功能重建前更是处于免疫功能的最低谷,此阶段非常容易合并感染,甚至是致死性感染,故需要提供一个洁净的环境来帮助渡过难关。通常我们用层流病房来给予患者支持。层流病房的设置分为功能区和层流仓。其中层流仓是患儿唯一的日常活动场所。层流仓一般要求面积在 $8m^2$ 以上,但也不是越大越好,面积越大,建造成本和运行成本也会越高。层流仓的核心就是层流洁净设备,按气流方向分为垂直向和水平向。层流仓洁净度要求达到百级。

功能区包括护士站、治疗观察前室、治疗室、无菌物品存放间、配餐间、药浴间、污物处理间、洁净内走廊、探视走廊、单向传递窗、医务人员办公室、值班室等,仓内无卫生间的还要在洁净走廊设置陪护卫生间。层流病房的设置一定要保证洁污分流。

2. **医疗器材和设备** 每间层流仓为一个独立系统,应该配备中心供氧、吸引系统、监护及通讯设备等,每个仓需要配备3~4个以上的输液泵。治疗室内要配备配药台和超净工作台。护士站需配备中央监视系统和广播系统。层流病房内还需要配备气管插管和复苏囊一套,除颤仪一台。配备移动式消毒设备至少一台。

3. **急救药物和抢救药品的准备** 移植患儿可能病情变化需要急救和抢救,故需要准备一些相关药品。急救药物需准备注射用盐酸异丙嗪、阿托品注射液、地西泮注射液、肾上腺素注射液、尼可刹米注射液、盐酸利多卡因注射液等。移植患儿需要准备一些常用的免疫抑制剂,如甲泼尼龙注射液、环孢素注射液、氨甲蝶呤注射液。移植患儿可能出现感染,需要尽快使用抗生素,需准备亚胺培南、美罗培南、万古霉素、伏立康唑等抗生素。

【监护内容】

1. **心率呼吸和血氧饱和度的常规监护** 不同年龄段儿童有不同的正常心率和呼吸范围,通过这些最常规又客观的监护,我们往往能在早期获得病情变化的蛛丝马迹。

2. **中心静脉压监测** 预处理阶段患儿通常需要输入大量的液体,容易导致容量负荷过重,中心静脉压监测能够早期发现从而早期干预。移植患儿通常已经给予中心静脉置管,故监测方便。

3. **血压监测** 移植患者常使用环孢素和糖皮质激素等免疫抑制剂,容易导致高血压,同时输注冻存的干细胞过程中也常伴血压的波动,感染导致的休克或化疗药物导致的心脏损伤也偶尔可见,不及时发现可能酿成大祸。

4. **出入水量监测** 预处理阶段,由于使用环磷酰胺和白消安等化疗药物,需要大量的液体水化,此时需要严密监测出入水量,控制出入的平衡来维持内环境的稳定。通常入量多过出量 $400ml/(m^2·d)$,需要给予利尿处理。在大量液体水化时,需要保持尿量 $3ml/(kg·h)$ 以上,否则需要强制性利尿。

5. **血常规的监测** 在造血未重建前,需要每天监测血常规。血小板低于 $20×10^9/L$,输注辐照血小板,血红蛋白低于80g/L,给予输注辐照红细胞。

6. **电解质的监测** 移植后需要每周监测电解质2~3次,低镁血症较常见,跟使用钙调磷酸酶抑制剂有关。

7. **肝肾功能监测** 至少每周一次,移植期间化疗药物和钙调磷酸酶抑制剂的应用均明显增加了肝肾损伤的概率。

8. **血药浓度的监测** 白消安在不同个体中代谢差异较大,监测药物浓度有助于选择个体化的剂量治疗。环孢素、他克莫司、西罗莫斯等免疫抑制剂也需要监测浓度来保证有效血药浓度,又不至于浓度过高带来更多副作用。万古霉素和伏立康唑等抗生素浓度的监测也应用得越来越多。

9. **病毒的监测** 移植后病毒容易再次激活,最常见的是巨细胞包涵体病毒和EB病毒。每周监测病毒DNA，若有激活证据，需减少免疫抑制剂的使用和适当选择抗病毒药物。

10. **皮疹的观察** 移植后最常见的也是影响最大的并发症为移植物抗宿主病（GVHD）。GVHD最常见的表现为皮疹，故每日需要仔细观察皮肤是否有新的皮疹来判断GVHD的发生，从而早期干预。

【术后常见并发症及处理原则】

1. **植入失败或不良** 植入失败分为原发性植入失败和继发性植入失败。原发性植入失败定义为移植后28天内中性粒细胞、血红蛋白、血小板均未达到植活标准；继发性植入失败指在已经获得植入的基础上再次出现三系中的至少两系的造血细胞计数下降。如果血常规未达到植活标准，但造血细胞完全来自供者，可以成为植入功能不良。植入失败的概率很低，通常在1%~5%之间。考虑植入失败时，要监测血常规，骨髓涂片、活检，供受者嵌合状态监测，同时排除感染及骨髓抑制药物的影响。当高度怀疑植入失败或植入功能不良时，可考虑使用造血生长因子（G-CSF、TPO、艾曲波帕等），调整免疫抑制剂剂量，供者干细胞再次输注（DLI），二次移植等措施。

2. **急性移植物抗宿主病（aGVHD）** 主要通过临床表现来诊断，主要靶器官为皮肤、肝脏、胃肠道。目前常采用改良aGVHD Glucksberg分级标准（表6-55，表6-56）来对aGVHD进行严重程度的判断。

表6-55 改良aGVHD Glucksberg分级标准

分级	皮肤	肝脏	胃肠道
0	无GVHD皮疹	<34μmol/L	<10ml/kg
1	斑丘疹体表面积<25%	胆红素：34~50μmol/L	腹泻量10~19.9ml/kg；持续恶心、呕吐厌食伴上消化道活检阳性
2	斑丘疹体表面积25%~50%	胆红素：51~102μmol/L	腹泻量20~30ml/kg
3	全身广泛红斑丘疹体表面积>50%	胆红素：103~255μmol/L	腹泻量>30ml/kg
4	全身广泛红斑丘疹伴水疱或皮肤剥脱	胆红素：>255μmol/L	严重的腹痛伴或不伴肠梗阻；血便（与量无关）

表6-56 改良aGVHD Glucksberg分级

分度	
Ⅰ	皮肤1~2级，并且无肝脏和肠道累及
Ⅱ	皮肤3级，和/或肝脏1级，和/或胃肠道1级
Ⅲ	皮肤0~3级，同时肝脏2~3级和/或胃肠道2~3级
Ⅳ	皮肤或肝脏4级或胃肠道4级

BSCH指南推荐Ⅰ度aGVHD可以不即刻开始治疗，局部应用糖皮质激素霜或者他克莫司乳膏；Ⅱ度需开始治疗，应用泼尼松龙1mg/(kg·d)；Ⅲ~Ⅳ度静脉用甲泼尼龙1~2mg/(kg·d)。应用糖皮质激素时，应先调整环孢素或者他克莫司在有效浓度范围。单独应用甲泼尼龙1~2mg/(kg·d)是公认的标准一线治疗方案，治疗3天病情仍有进展或者5天治疗无效的患者，应采用二线治疗，目前二线治疗尚无统一的标准方案，BSBMT指南推荐二线药物为：抗白介素2受体抗体、ECP、抗TNF抗体、西罗莫司、吗替麦考酚酯等。三线治疗药物也有很多，主要用于一线和二线治疗失败时。

3. **感染性疾病** 移植后不同时期发生的感染与宿主的免疫功能相关，细菌感染主要发生在移植的早期，病毒和真菌感染常见于移植的中期和后期。

（1）细菌感染：HSCT受者感染最常见的细菌是条件致病菌。恢复早期，中性粒细胞仍处于缺乏状态，感染的症状和体征不明显，如果不及时治疗，可能危及生命。国内报道的最常见的细菌为革兰氏阴性菌，如大肠埃希菌、肺炎克雷伯菌、铜绿假单胞菌等。革兰氏阳性菌感染有逐渐上升趋势，最常见的有表皮葡萄球菌、金黄色葡萄球菌、溶血链球菌等。恢复中、后期的细菌感染多为窦腔炎症、导管相关感染。中性粒细胞缺乏期首次出现发热，应立即开始经验性抗感染治疗，治疗方案可参考由中华医学会血液学分会制定的《中国中性粒细胞缺乏伴发热患者抗菌药物临床应用指南》，并结合病原学结果调整。细菌感染期间可酌情使用细胞生长因子（G-CSF、GM-CSF），免疫生物制剂（IVIG）等辅助治疗。

（2）真菌感染：HSCT患者发生侵袭性真菌病的风险与移植治疗阶段相关。在预处理和围植入期，患者通常在全环境保护环境下接受治疗，大剂量化/放疗可导致口腔和胃肠道黏膜损伤，因此念珠菌感染更多见。造血干细胞移植后100天内，患者虽然获得较好的保护，但由于这阶段患者接受长时间足剂量免疫抑制剂预防 GVHD，或因 GVHD 接受大剂量激素或 CD25 单抗治疗，此时曲霉菌感染更多见。具体诊断标准及治疗方案参考中国侵袭性真菌感染工作组制定的《血液病/恶性肿瘤患者侵袭性真菌感染的诊断标准与治疗原则》及病原学结果调整。

(3) 病毒感染：移植后病毒感染常见的病原体包括：疱疹病毒(CMV、EBV、HSV、VZV 等)、肝炎病毒(乙型肝炎病毒、丙型肝炎病毒等)、社区获得性呼吸道病毒(流感病毒、副流感病毒、呼吸道合胞病毒等)。病毒感染的常见部位：肺部、中枢神经系统、肝脏、胃肠道、膀胱及血流感染。CMV 感染推荐一线治疗药物为更昔洛韦、膦甲酸钠，西多福韦可作为二线药物，CMV-CTL 近年来已广泛使用。EBV 感染的治疗措施推荐利妥昔单抗，若患者情况允许，减量免疫抑制剂，也可以采用 EBV-CTL 等。HSV、VZV、HHV(6/7/8 型)感染一线治疗推荐静脉阿昔洛韦，对阿昔洛韦耐药者可更换为膦甲酸钠。乙型肝炎病毒感染推荐一线治疗为恩替卡韦和替诺福韦，其他药物还包括拉米夫定，疗程推荐从使用免疫抑制剂至停用后至少一年。

4. 移植后淋巴增殖性疾病(PTLD)　患者移植后由于免疫抑制而发生的一组由良性淋巴组织增殖到恶性肿瘤的淋巴系统增殖性疾病。大约有 50%~70% 的 PTLD 与 EBV 感染相关。病理活检是诊断 PTLD 的金标准。一线治疗包括：利妥昔单抗 375mg/m^2，每周一次；患者情况允许时减量免疫抑制剂；也可采用 EBV-CTL 治疗。二线治疗：供者淋巴细胞输注；化疗或联合利妥昔单抗。

5. 弥漫性肺泡出血　移植后最危重的肺部并发症之一，死亡率 60%~83%，病情进展迅速。主要表现为急进的呼吸困难，咳嗽，低氧血症，少见咯血。肺部高分辨率 CT 有助于早期诊断。治疗推荐呼吸支持，改善缺氧，甲泼尼龙 5~10mg/kg，每天 4 次，持续 4~5 天，2~3 周减停。

6. 肝窦阻塞综合征　诊断标准为：移植后 20 天内出现，在胆红素 >2mg/dl(34μmol/l)的基础上，出现以下至少两条：肝大伴疼痛，腹水，体重增加(较基线水平增加 2% 以上)。利尿限液，维持水电解质平衡，抽取腹水减轻压迫等支持治疗是最重要的手段。但对于重症的 SOS，去纤苷是唯一有效药物，10mg/(kg·d)，分两次泵入。

7. 中枢神经系统并发症

(1) 中枢神经系统感染，如病毒感染(HHV-6、JC 病毒、CMV、VZV、EBV、HSV 等)、细菌感染、真菌感染。

(2) 药物相关性病变，相关药物有环孢素、他克莫司、糖皮质激素；可逆性脑损害主要发生于脑白质。最重要的诊断依据是停用或减量环孢素或他克莫司剂量神经症状和影像可以恢复。注意药物之间的相互作用有可能导致环孢素或他克莫司浓度增高(唑类抗真菌药物、大环内酯类抗生素等)。

8. 出血性膀胱炎　除外泌尿系结石、肿瘤，女性月经，泌尿系感染，血小板减少或凝血异常导致的血尿。治疗推荐水化碱化，生理盐水膀胱冲洗，全身或膀胱内注射西多福韦或喹诺酮类抗生素减低 BK 病毒复制、更昔洛韦降低 CMV 复制等。当上述治疗不理想时，可考虑糖皮质激素治疗[泼尼松 1mg/(kg·d)或等量地塞米松、甲泼尼龙]，若仍无效可考虑外科干预。

9. 毛细血管渗漏综合征(CLS)　移植后的 CLS 尚无统一诊断标准，有专家定义为移植后 24 小时内体重增加 >3%(至少增加 0.5kg)，并且对利尿剂反应不佳。治疗上建议首先停用所有细胞生长因子，维持有效循环血容量，控制补液速度及补液量，防止休克是关键。

10. 移植相关血栓性微血管病(TA-TMA)　主要表现为血管内皮损伤所致的微血管病性溶血、微血栓形成以及相应器官功能损害。诊断标准参考 IWG 标准：红细胞碎片比例 >4%，新出现的血小板减少或血小板进行性下降，突发且持续的 LDH 增高，血红蛋白下降或输注需求增加，血清结合珠蛋白下降。TA-TMA 治疗困难，疗效欠佳，预后差。目前推荐一线治疗是在情况允许下停用环孢素或他克莫司，控制合并症(如 GVHD、感染等)，血浆置换。

11. 移植后自身免疫性溶血性贫血　发生机制与移植后免疫重建过程中，中枢/外周免疫耐受机制受损导致自体反应性淋巴细胞逃逸有关，临床上出现血红蛋白快速下降，溶血各项指标阳性，特别是 Coombs 实验阳性即可以诊断。治疗首选糖皮质激素，无效者可考虑利妥昔单抗、西罗莫司，没有禁忌证者可考虑切脾。

(张本山)

第四十八章　特殊危重患儿的监护及护理

第一节　深度昏迷患儿的监护及护理

昏迷(coma)是高度的意识障碍。通常根据其严重程度将其分为浅昏迷和深昏迷。深昏迷时患者对外界的一切刺激,包括强烈的痛觉刺激均无反应,四肢肌肉松软,浅、深反射及病理反射消失,尤其是角膜、结膜反射和瞳孔对光反应消失,咽或吞咽反射亦不存在,肢体动作消失,生命体征(呼吸、脉搏、血压)存在,但可出现不同程度的障碍。通常根据病史、伴发症状、体征等可初步作出昏迷程度的评定和原发病的诊断。在治疗上尽可能明确病因并及时给予针对性治疗,包括病因治疗、过度换气和高压氧疗法、低温疗法、降低颅内压、保护脑细胞、促进脑代谢和苏醒及对症支持治疗。

【病情观察】

1. 生命体征观察

(1)体温:体温调节中枢受到损害致使功能失调可出现低温或发热,感染性中枢神经系统疾病除昏迷外常有不同程度的发热。

(2)脉搏:注意脉搏快慢、强弱、节律等。颅内高压时脉搏常缓慢有力。

(3)呼吸:注意呼吸频率、节律、深浅度等。出现潮式呼吸提示间脑受损;延髓病变时则可出现深大和节律不规则的共济失调呼吸;持续的过度通气见于中脑和脑桥病变;呼吸过快与呼吸暂停交替出现,提示双侧半球受累而脑干完好,有时这种呼吸预示颞叶疝将要发生;酸中毒者呼吸深大;呼出气带氨味见于尿毒症昏迷;呼出气带烂苹果味见于糖尿病昏迷;带大蒜味者见于有机磷农药中毒。

(4)血压:颅内高压时血压常高于正常,血压过低见于休克、阿-斯综合征等。

2. 瞳孔　正常瞳孔约3~4mm大小。双侧瞳孔散大见于急性颅高压、多种药物和食物中毒,如巴比妥类、氰化物、阿托品、肉毒杆菌中毒等;双侧瞳孔缩小见于有机磷中毒、吗啡、水合氯醛等中毒;双侧瞳孔不等大常提示脑疝形成;单侧瞳孔散大提示海马沟回疝压迫动眼神经。观察瞳孔大小时应注意对光反射是灵敏、迟钝或消失。

3. 脑血氧监测　对患者脑血氧进行实时监测,及早发现脑组织的氧合状态和脑灌注的变化情况。

【脑功能监测】　大脑新陈代谢与人体脑活动有着十分密切的联系,因此大脑动态信息能够对脑电活动进行精准的表达。而脑电图可以实现对患者脑功能状况的及时评估,并且还能对患者预后病情发展做出预测。

1. 设备　脑功能监测仪处于良好运行状态,摄像头位于最佳角度,基线平稳,无干扰。

2. 患者的准备　洗净头皮,剔除毛发,常规去脂,以免油脂影响监测信号。患者内衣要求为棉质衣服,以免静电干扰监测结果。

3. 监测中的护理　光线是摄像头采集信号的关键,勿遮挡摄像头,勿开启强光灯或来回走动等,以免影响图像的采集。电极妥善固定,固定不牢会影响结果分析及定位、导电膏要足量并充分与患者头皮及电极接触,再用弹力帽固定稳妥,避免滑脱或压伤局部皮肤。裸露身体避免遮挡,以便摄像并观案患者有无肢体活动,以便图像与波形相结合,提供可靠的诊断。操作应集中进行,动作轻柔,并在视频监测范围内。避免其他电磁波干扰。

【护理】

1. 头部降温　体温每下降1℃,脑代谢率可降低6.7%,颅内压降低5.5%。头部低温可降低脑细胞的耗氧量及代谢率,提高对缺氧的耐受性,并且可降低脑血流量、减轻脑水肿、降低颅内压,还可防止或减轻脑损害后的反应性高热,保护中枢神经系统,此外还可延长高渗脱水剂的作用时间。头部降温可采用冰帽、冰袋等,应尽早施行,通常要求脑温降至28℃（肛温32℃）时才能达到满意效果。降温过程要平稳，平均每小时降低1℃为宜。当低温坚持到患者出现听觉反应、四肢活动等大脑皮层功能恢复时逐渐复温，复温以每天上升1~2℃为宜。体温不升时可采用保暖措施。

2. **呼吸道管理** 深昏迷的患者常有舌后坠或因吞咽反射消失使口腔分泌物增多，堵塞气道，因此患者应平卧，头偏向一侧或侧卧。对舌后坠患者可托起下颌或放置口咽通气管，并经常检查通气道是否通畅，必要时用舌钳将舌牵出。及时用吸引器吸尽鼻腔与口腔分泌物，防止痰液、呕吐物等吸入气管造成窒息。必要时行气管插管或气管切开，按需吸痰。吸痰时应避免过度刺激气管黏膜导致咳嗽而使颅内压增高。

3. **压力性溃疡的预防** 压力性溃疡容易发生在身体受压和缺乏脂肪组织保护、无肌肉包裹或肌肉层较薄而支持重量较多的骨突处，如枕部、肩胛部、骶尾部、外踝部、足跟部等处。深昏迷的患者由于肢体功能受限，容易发生压疮，而且医源性压疮越来越受到重视，如导管压伤等。

(1)每2小时翻身1次，使用R型垫，保持30°侧卧。翻身时将患者身体抬起再挪动位置，避免拖、拉、推等动作。骨突处及易受压部位可贴泡沫敷料或水胶体敷料、垫啫喱垫、气垫床、棉垫或海绵垫等，并加布套。

(2)导管的固定采取无张力及高举平台法固定，理顺线路及管路，避免发生医源性压疮。

(3)对大小便失禁、出汗多及分泌物多的患者，及时擦洗皮肤，保持皮肤清洁干燥。被服污染要及时更换，随时整理床铺，使之清洁、干燥、平整，避免潮湿及摩擦对皮肤的刺激。

(4)经常检查受压部位，受压部位发红立即解除受压即可。发红部位禁用按摩疗法，因为压疮发生于皮肤，渐次向深部扩展，损伤面呈以皮肤为顶点向骨方扩展的圆锥形，即使皮肤稍红，亦应考想到皮下组织可能存在较大损伤，因此用力摩擦时反而加重局部损伤使之进一步恶化。按摩适用于皮肤发红以外的部位。

4. **下肢深静脉血栓的预防** 深昏迷患者长期卧床，肢体无自主活动，血流循环速度减慢，发生下肢深静脉血栓的风险高。患者在卧床期间，抬高下肢，促进下肢静脉血的回流，按摩肢体和增加肢体关节的被动运动，观察下肢皮肤颜色及有无肿胀，避免在同一部位反复静脉穿刺。

5. **保持肢体于功能位** 深昏迷患者长期卧床，可导致失用综合征的发生，定时的变换体位，避免足下垂，保持肢体处于功能位，膝关节伸展150°，踝关节背屈90°，腕关节背屈拇指对掌，掌指关节屈曲成握球状。被动活动关节和按摩肢体，预防肌肉萎缩、关节僵硬等问题出现。

6. **一般护理**

(1)体位：抬高床头15°~30°，有利于脑水肿消退，降低颅内压；当患者出现脑疝时，应平卧，头偏向一侧，以免误吸。

(2)翻身：加强翻身，每次翻身变换体位时轴线翻身，轻拍患者背部3~5分钟，预防坠积性肺炎的发生和促进加快全身的血液循环。

(3)口腔护理：深昏迷患者口腔自洁能力降低，为口腔内微生物繁殖创造条件，易引起口腔炎，甚至导致腮腺炎、中耳炎等并发症。每天用生理盐水或口泰液清洁口腔3~4次，注意擦洗口腔时棉球蘸水不能过多过湿，以防患者将漱口液吸入呼吸道。血管钳夹紧棉球，每次用一个进行擦洗，防止棉球遗留在口腔内。口唇干燥者涂以碘甘油或维生素AD滴剂。

(4)眼部护理：用棉签蘸无菌生理盐水擦洗双眼，每天2~3次，有分泌物者擦洗后滴眼药水或涂眼膏。眼睑不能闭合者，涂抗生素眼膏。

(5)营养供给：留置胃管鼻饲高热量、高蛋白、高维生素、易消化的流质或静脉输入TPN溶液，以保证患者所需营养和热卡。对于深昏迷的患者留置胃管时误入气道的风险高于清醒的患者，因此确定胃管末端的正确位置非常重要。

(6)保持大便通畅：由于患者卧床，肠蠕动减少，容易出现便秘。患者出现便秘时，使用开塞露塞肛，并加强翻身，保证患者足够的入量，按摩腹部，促进患者定时排便。

（刘美华 肖政辉）

第二节 呼吸支持患儿的监护与护理

呼吸支持治疗是呼吸系统疾病患者最重要、最常用的支持手段。主要包括一般氧疗、气道维持和管理、机械通气、体外膜氧合（ECMO）及相关呼吸和循环监测技术，是为了维护患者通气和氧合功能安全，应用工具将纯氧或空气混合氧输送到患者体内的一种治疗方式。因此，掌握并熟练使用呼吸支持治疗监护与护理是成功治疗呼吸衰竭的关键。

【呼吸支持患者的监护】 呼吸系统功能监测的主要目的是对患者的呼吸运动、呼吸容量状态、呼出气体及动脉血气分析等方面进行评估，了解危重症患者通气与换气功能的动态变化，便于病情观察和调整治疗方案及对呼吸治疗的有效性做出合理的评价等。

（一）呼吸运动监测

1. **呼吸频率**（respiratory rate，RR） 反映患者通气功能及呼吸中枢的兴奋性，是呼吸功能监测中最简单的、最基本的项目。可用简单的目测计数，也可用仪器测定。正常成人 RR 为 10~18 次 /min，小儿年龄越小呼吸越快，8~14 岁儿童约为 20 次 /min，4~7 岁为 22 次 /min，1~3 岁为 24 次 /min，1 个月 ~ 1 岁为 30~50 次 /min，新生儿为 40~60 次 /min。如幼婴<2 个月，呼吸≥60 次 /min，2~12 个月以下，呼吸≥50 次 /min，1~5 岁以下，呼吸≥40 次 /min，均提示呼吸功能障碍。

2. **呼吸幅度、节律及呼吸周期的吸呼比率**

(1) 呼吸幅度：是指呼吸运动时患者的胸腹部起伏程度，一般男性及儿童以腹式呼吸为主，女性以胸式呼吸为主。正常胸式呼吸时两侧胸廓同时起伏，幅度一致。呼吸运动时胸腹部的起伏幅度可以大致反映潮气量的大小。胸式呼吸不对称时常提示一侧胸腔积液、气胸、血胸或肺不张等；胸式呼吸增强常因腹部病变或疼痛限制膈肌运动而引起；胸式呼吸减弱或消失可见于两侧胸部均有损伤或病变，亦可见于高位截瘫或肌松剂作用所致；胸式呼吸与腹式呼吸不能同步常提示有肋间肌麻痹。

(2) 呼吸节律：是指呼吸的规律性，正常呼吸应是节律自然而均匀。观察呼吸节律的变化，可以及时发现异常呼吸类型，提示病变部位，如伴有喘鸣和呼气延长的呼吸状态多由慢性阻塞性肺疾病所致；呼吸频率快、潮气量小、无气道狭窄和阻塞却有呼吸急促表现可见于肺、胸廓限制性通气障碍、急性呼吸窘迫综合征、心脏疾病或其他心肺以外疾病。

(3) 呼吸周期的吸呼比率：又称吸呼比，是指一个呼吸周期中吸气时间与呼气时间之比。正常吸呼比为 1∶1.5~2，吸呼比的变化反映肺的通气与换气功能。可通过直接目测或使用人工呼吸机（非控制呼吸时）呼吸活瓣的运动情况进行评估精确测量时需通过呼吸功能监测仪来测定。

(4) 常见的异常呼吸类型

1) 哮喘性呼吸：发生在哮喘、肺气肿及其他喉部以下有阻塞者，其呼气时间较吸气时间明显延长，并有哮鸣。心源性哮喘是哮喘性呼吸困难的一种，以左心室病变引起者为多，表现为阵发性端坐呼吸，呼吸困难常在夜间及劳累后出现，可持续数分钟到数小时之久。

2) 紧促式呼吸：呼吸运动浅促而带有弹性，多见于胸膜炎，胸腔肿瘤、肋骨骨折、胸背部剧烈扭伤，颈胸椎疾病引起疼痛者。

3) 深浅不规则呼吸：常以深浅不规则的方式进行呼吸，多见于周围循环衰竭、脑膜炎或各种因素引起的意识丧失。

4) 叹息式呼吸：呼吸呈叹息状，多见于神经质、过度疲劳等患者，有时亦可见于周围循环衰竭者。

5) 蝉鸣样呼吸：因会厌部发生部分阻塞，空气吸入发生困难使患者在吸气时发生高音调啼鸣声。吸气时患者的肋间及上腹部软组织内陷。

6) 鼾音呼吸：患者在呼吸期间可闻及大水泡音，主要是上呼吸道有大量分泌物潴留，当空气进出气管时形成。多见于昏迷或咳嗽反射无力者。

7) 点头式呼吸：因胸锁乳突肌收缩所致，在吸气时下颏向上移动而在呼气时下颏重返原位，类似点头样，故此得名。多见于垂危患者。

8) 潮式呼吸：是一种交替出现的阵发性的急促深呼吸及此后出现的一段呼吸暂停。

（二）呼吸容量监测

1. **潮气量**（tidal volume，V_T） 是指在平静呼吸时，一次吸入或呼出的气体量。V_T 可用肺功能监测仪或肺量仪直接测定。由于测定方便，已成为呼吸容量中最常用的测定项目之一。儿童的潮气量约 6~10ml/kg，1 岁以内儿童潮气量平均 42ml。儿童年龄愈小，肺容量愈小，潮气量也愈小。V_T 反映人体静息状态下的通气功能，在使用人工呼吸机时还可通过测定吸气时两侧与呼气 V_T 的差值反映出呼吸管道的漏气状况。

2. **分钟通气量**（minute ventilation，MV 或 V_E） 是指在静息状态下每分钟呼出或吸入的气体量。（V_E=VT×RR）正常值为 6~8L/min，是肺通气功能最常用的测定指标之一，成人 V_E>10~12L/min 常提示通气过度 V_E<3~4L/min 则提示通气不足。

3. **生理无效腔容积**（volume of physiologic-

aldead space, V_D) 是解剖无效腔(anatomical dead space)与肺泡无效腔(alveolar dead space)的容积之和。解剖无效腔是指从口、鼻、气管到细支气管之间的呼吸道所占空间,肺泡无效腔是指肺泡中未参与气体交换的空间。健康人平卧时解剖无效腔与生理无效腔容积近似相等,疾病时生理无效腔容积可增大。V_D/V_T 的比值反映通气的效率,正常值为 0.2~0.35,主要用于评价无效腔对患者通气功能的影响,可帮助寻找无效腔增加的原因。

4. **肺泡通气量**(alveolar ventilation, V_A) 是指在静息状态下每分钟吸入气量中能到达肺泡进行气体交换的有效通气量。$V_A=(V_T-V_D)\times RR$。正常值为 4.2L/min,它反映真正的气体交换量。

(三) 呼气末二氧化碳监测

呼气末二氧化碳监测(end-tidal carbon dioxide, $ETCO_2$)包括呼气末二氧化碳分压(pressure of end-tidal CO_2, $P_{ET}CO_2$)或呼气末二氧化碳浓度(concentration of endtidal CO_2, $P_{ET}CO_2$)、呼出气体二氧化碳波形及其趋势图监测,属于无创性监测方法,可反映肺通气功能状态和计算二氧化碳的产生量,另外,也可反映循环功能、肺血流情况等。呼出气体二氧化碳波形及趋势图是呼吸周期中测得的 $P_{ET}CO_2$ 的变化曲线图,现已成为临床常用的监测方法,在手术室、1CU 和急诊科均有广泛的应用,可用于监测气管插管的位置是否正确、自主呼吸是否恢复、机械通气时参数设置是否合理及心肺复苏是否有效等。

1. **$P_{ET}CO_2$ 监测原理** 可根据红外线光谱原理、质谱原理或分光原理来测定呼气末部分气体中的 CO_2 分压,其中红外线光谱法应用最为广泛,主要利用 CO_2 能吸收波长为 4.3μm 的红外线,使红外线光束量衰减,其衰减程度与 CO_2 浓度成正比。

2. **$P_{ET}CO_2$ 监测的临床意义**

(1) 判断通气功能:$P_{ET}CO_2$ 的正常值是 35~45mmHg。在无明显心肺疾病的患者,$P_{ET}CO_2$ 的高低常与 $PaCO_2$ 数值相近。因此,可以根据 $P_{ET}CO_2$ 的监测结果来判断患者的通气功能状况,并可据此调节通气量,避免通气过度或通气不足。

(2) 反映循环功能 $P_{ET}CO_2$ 也可在一定程度上反映循环系统功能。低血压、低血容量、休克及心力衰竭时,随着肺血流量减少 $P_{ET}CO_2$ 也降低,呼吸心跳停止时 $P_{ET}CO_2$ 迅速降为零,复苏后逐步回升。

(3) 判断人工气道的位置与通畅情况:通过 $P_{ET}CO_2$ 监测可以帮助判断气管插管是否在气管内及判断气管 - 食管(Esophageal Tracheal-Combitube, ETC)的正确位置。气管插管移位误入食管时 $P_{ET}CO_2$ 会突然降低接近于零;ETC 导管双腔中随呼吸有明显 $P_{ET}CO_2$ 变化的应为气管开口。另外,通过 $P_{ET}CO_2$ 监测可了解气管与气管内导管的通畅情况,当发生阻塞时,$P_{ET}CO_2$ 与气道压力均升高。脉搏血氧饱和度监测

(四) 脉搏血氧饱和度监测

脉搏血氧饱和度(pulse oxygen saturation, SpO_2)监测 是通过动脉脉搏波动分析来测定血液在一定氧分压下氧合血红蛋白占全部血红蛋白的百分比,该种监测亦属于无创性监测。

SpO_2 的正常值为 96%~100%,临床上 SpO_2 与 SaO_2 有显著的相关性,故被广泛应用于各种危重症的监护,常用于监测呼吸暂停、发绀和缺氧的严重程度。$SpO_2<90\%$ 时常提示有低氧血症。但一氧化碳中毒时由于碳氧血红蛋白与氧合血红蛋白的吸收光谱非常近似,可能会因正常的 SpO_2 监测结果而掩盖严重的低氧血症,因此,一氧化碳中毒时不能以 SpO_2 监测结果来判断是否存在低氧血症。

(五) 呼吸力学监测

包括与呼吸相关的压力、阻力、顺应性及呼吸做功等参数的监测,是诊断与确定呼吸治疗的重要手段。

1. **呼吸压力监测** 随着呼吸运动胸腔容量发生变化,会引起一系列的压力变化。

(1) 经肺压:是指气道开口压与胸膜腔压之间的差值,反映了在相应的肺容量时需要克服肺的阻力大小,也是产生相应的肺容量变化消耗于肺的驱动压力。胸膜腔压力一般通过食管囊管法测量食管中下三分之一交界处的压力来反映。

(2) 经胸壁压:是指胸膜腔压与体表压力的差值,反映了在相应的容量时胸廓的阻力,也是产生相应的胸廓容量变化所需消耗的驱动力。当呼吸肌肉完全放松时,由于体表压力为标准大气压(参照零点),胸膜腔压能反映出经胸壁压。

(3) 经呼吸系统压:是指呼吸运动过程中所需要克服的整体压力,是经肺压与经胸壁压的总和。

(4) 气道压:是指气道开口处的压力。在呼吸运动的动态变化过程中,常用峰压、平台压与平均气道压等指标来描述气道压力变化,是机械通气

时最常用的监测指标。①峰压：是整个呼吸周期中气道压力的最高值，在吸气末测定，正常值为9~16cmH_2O。②平台压：是指吸气后屏气时的压力，正常值为5~13cmH_2O。③平均气道压：是指连续数个呼吸期中气道内压的平均值，它反映了对循环功能的影响程度。平均气道压越高，对循环的抑制就越重。一般平均气道压小于7cmH_2O时对循环功能无明显影响。

（5）最大吸气压力：是反映呼吸肌吸气力量的指标，正常男性<-75cmH_20，女性<-50cmH_2O。

（6）最大呼气压力：是反映呼吸肌呼气力量的指标，正常男性>100cmH_2O，女性>80cmH_2O。

（7）呼气末正压（PEEP）：正常情况下呼气末肺容量处于功能残气量时，肺和胸壁的弹性回缩力大小相等，而力的方向相反，因此，呼吸系统的弹性回缩压为零，肺泡压也为零。但病理情况下，呼气末肺容量可高于功能残气量，使呼吸系统的静态弹性回缩压与肺泡压均升高，会产生内源性呼气末正压（PEF）机械通气时还可以人为地外源性设置PEEP。

2. **气道阻力**　是指气流通过气道进出肺泡所消耗的压力，用单位流量所需要的压力差来表示，通常分为吸气阻力与呼气阻力。吸气阻力=（峰压－平台压）/吸气末流量。正常值为5~15cmH_2O/（L·sec）。呼气阻力=（平台压－呼气早期压）呼气早期流量。正常值为3~12cmH_2O/（L·sec）。

3. **顺应性监测**　顺应性是指单位压力改变所产生的容量变化，是反映弹性回缩力大小的指标，根据测量方法不同可分为静态顺应性与动态顺应性。

（1）静态顺应性（Cst）：是指在呼吸周期中阻断气流的条件下测得的顺应性，正常值100ml/cmH_2O。计算公式：Cst=潮气量/（平台压$-P_{PEEP}$）。

（2）动态顺应性（Cdyn）：是指在呼吸周期中不阻断气流的条件下通过寻找吸气末与呼气末的零流量点而测得的顺应性，正常值50~800ml/cmH_2O。其结果不仅与呼吸系统的弹性有关，还受气道阻力影响，故Cdyn<Cst。计算公式：Cdyn=潮气量/（峰压$-P_{PEEP}$）。

（六）动脉血气分析监测

维持呼吸功能稳定、氧疗及应用呼吸机是急危重症患者的常用治疗手段。对呼吸状态的全面判断，并结合动脉血气分析，已成为危重患者监测治疗必不可少的项目。动脉血气分析反映肺泡气体与肺循环之间的交换情况，是危重患者呼吸功能监测的常用指标之一。

1. **动脉血氧分压**（PaO_2）　是指溶解在血浆中的氧产生的压力。血液中溶解的氧随氧分压的升高而增多。正常人PaO_2约为80~100mmHg，并随着年龄的增加而下降。血氧分压与组织供氧有直接关系，氧向组织释放主要取决于PaO_2的高低，因为氧从毛细血管向组织方向的弥散动力是两者的氧分压差。因此，在临床上主要用PaO_2衡量有无缺氧及缺氧的程度。PaO_2 60~80mmHg提示轻度缺氧PaO_2 40~60mmHg提示中度缺氧，PaO_2 20~40mmHg提示重度缺氧。此外，PaO_2还作为诊断呼吸衰竭的重要指标和诊断酸碱失衡的间接指标，具有重要的临床意义。

2. **动脉血氧饱和度**（SaO_2）　是指血红蛋白被氧饱和的程度，以百分比表示，即血红蛋白的氧含量与氧容量之比乘以100%。正常值为96%~100%。血氧饱和度与血红蛋白的多少没有关系，而与血红蛋白和氧的结合能力有关。氧与血红蛋白的结合与氧分压有关，受温度、CO_2分压、H^+浓度等影响，也与血红蛋白的功能状态有关，如碳氧血红蛋白、变性血红蛋白就不再具有携氧能力。

3. **动脉血氧含量**（CTO_2）　是指100ml动脉血中所含氧的量，以ml为单位，即除了溶解于动脉血中的氧量以外，还包括与血红蛋白结合的氧量。1g血红蛋白完全与氧结合，可结合氧1.34ml。CTO_2正常值为16~20ml/dl。CTO_2与氧分压之间存在一定的关系，但是当血氧分压超过100mmHg时，随氧分压的增高血红蛋白的携氧量将不再继续增加，而呈平行的比例关系。

4. **动脉血CO_2分压**（$PaCO_2$）　是指溶解在动脉血中的CO_2所产生的压力，是反映通气状态和酸碱平衡的重要指标。正常值为35~45mmHg。$PaCO_2$降低表示肺泡通气过度；$PaCO_2$增高表示肺泡通气不足，出现高碳酸血症。$PaCO_2$增高是诊断Ⅱ型呼吸衰竭必备的条件。

5. **二氧化碳总量**（$T\text{-}CO_2$）　是指存在于血浆中一切形式CO_2的总和。正常值为28~35mmol/L。一般在$PaCO_2$增高时$T\text{-}CO_2$增高；而血中HCO_3^-增高时$T\text{-}CO_2$亦增高。

【呼吸支持患者的护理】　患者呼吸系统各项机能尚处于发育阶段，免疫功能尚不成熟，抵抗力差，其年龄较小，认知不足，无法准确表达其感受和病情，因此，护理人员除需要持续的临床观察监护外，还应及时对呼吸支持患者做出相应的护理措施。

（一）氧气吸入疗法护理要点

1. **鼻导管吸氧**　注意观察氧流量的监测和调节，持续给氧时可引起局部鼻黏膜干燥、刺痛，可在吸氧前用棉签蘸少量的凡士林或红霉素软膏均匀地涂抹于鼻腔内，6~8 小时可重复一次，并从另一侧鼻孔插入。鼻腔分泌物稍多时应经常检查鼻导管前端是否被堵塞，必要时更换。

2. **鼻塞法**　给氧时大小以能塞住鼻孔为宜，护理要点基本同鼻导管法。

3. **普通面罩法**　给氧简单方便，不受张口呼吸的影响，可获得较高的吸氧浓度。面罩两侧各有一侧孔供呼气用，但因其有一定无效腔量，不适用于伴高碳酸血症者。吸氧浓度可通过氧流量大小和面罩的远近（不密闭的程度）来调节。氧流量 4~5L/min，吸氧浓度在 40%~50% 之间。因面罩不易维持在固定的位置致使氧浓度变化大，应加强监测。在使用过程中氧流量一定要足够大，而且面罩侧孔要保持开放，不能密闭，否则会导致二氧化碳潴留。

4. **文丘里面罩**　连接氧气管端有一可调节开口大小的装置，氧流量相同的情况下氧浓度是通过开口大小来调节的。氧气经狭窄的孔道进入面罩时在喷射气流的周围产生负压，有一定量空气自开口处被负压带进，而将面罩内的氧稀释到一定浓度。由于喷射入面罩的气流大于患者吸气时的最高流速和潮气量，所以吸氧浓度恒定。因高流速的气体不断进入面罩内部，患者呼出气难以在面罩中滞留，故基本无重复呼吸，不产生二氧化碳留。适用于低氧血症伴高碳酸血症的患者。

5. **氧气头罩**　使用时一般氧流量为 4~5L/min，需要保持足够的气体流量才能避免二氧化碳潴留，而且二氧化碳的排出孔不能被阻塞。头罩给氧时氧浓度较恒定，但耗氧量较大。头罩内温度高，不适合发热患者和炎热季节使用。

6. **复苏囊面罩**　通气供氧必须用两手操作，一手用拇指和示指形成“C”形，把面罩固定于脸部，另三个手指呈“E”形放在下颌角上使头轻度后仰，另一手按压复苏囊。这种开放气道固定面罩的方法称为“E-C”夹法。

如果没有达到有效通气（如观察到胸廓起伏过浅），需考虑：重新调整头颈部位置，抬高下颌；检查面罩密闭性能；吸引气道；确定复苏囊和气源使用正常。使用复苏囊时潮气量一般 10ml/kg，以通气适中为好，压力不可过大，以 20~ 25cmH_2O 为宜，或以胸廓起伏为标准。避免在患者呼气时挤压气囊。使用过程中，应密切观察患者胸廓起伏、皮肤颜色、生命体征、血氧饱和度等。简易复苏囊面罩通气时常出现胃充气膨胀，可造成反流引起误吸。胃充气膨胀还因限制横膈下移而影响通气，故应尽量避免。操作者应注意调整通气频率，保证足够的呼气时间，对昏迷患者还可以实施环状软骨加压法以减少通气过程中胃胀气的发生率。注意不可过分用力以免造成气管受压阻塞。如果发生胃膨胀，应放置胃管（口胃管或鼻胃管）排气减压。

7. 氧疗时严格遵守操作规程，注意用氧安全，切实做好四防：防震、防火、防热、防油。使用氧气时，先调节流量再使用。停氧时，先拔出导管再关闭氧气开关，以免关错开关时大量氧气突然冲入呼吸道而损伤肺部组织。吸入的氧气必须经过湿化，否则可导致上呼吸道黏膜干燥、痰液黏稠、引流障碍。在氧疗过程中，要经常观察患者缺氧状况有无改善，如吸氧后患者由烦躁变为安静，心率过速逐渐降至正常，皮肤红润、干燥、变暖、发绀消失、经皮脉搏血氧饱和度上升至正常，说明效果良好。

8. **并发症防治**　主要注意监测使用过程中的仪器方面问题和患者相关的问题。

（二）无创辅助通气（CPAP）护理要点

无创辅助通气的常见不良反应有口咽干燥、面罩压迫和鼻梁皮肤损伤、恐惧、胃胀气、误吸、漏气、排痰障碍及睡眠性上气道阻塞等，故需加强护理。

1. **患者教育**　无创辅助通气需要患者的合作才能达到治疗效果，因此治疗前应做好患者教育，以消除恐惧，取得配合，必要时使用镇静药，提高依从性。同时也可以提高患者的应急能力，以便在紧急情况下（如咳嗽、咳痰或呕吐时）能够迅速拆除连接，提高安全性。

患者教育的内容包括：①治疗的作用和目的；②连接和拆除的方法；③治疗过程中可能出现的各种感觉和症状，帮助患者正确区分正常和异常情况；④无创辅助通气治疗过程中可能出现的问题及相应措施，如鼻 / 面罩可能使面部有不适感、使用鼻罩时要闭口呼吸、注意咳痰和减少漏气等；⑤指导患者有规律地放松呼吸，以便与呼吸机协调；⑥鼓励患者主动排痰并指导吐痰的方法；⑦嘱咐患者（或家长）如出现不适应及时告诉医护人员。

2. **密切监测**　使用过程中需要检查 CPAP 装置接口有无漏气和管路扭曲、打折，确保患者使用安全。需要持续评估实际压力是否达到目标压力，并经常评估患者鼻部的鼻塞有无脱开。注意监测患者的意识生命体征、呼吸困难和呼吸窘迫的缓解情况呼吸频率、血氧饱和度、血气分析、心电图、面罩舒适程度和对呼吸机参数设置的依从性。如患者气促改善、呼吸频率减慢、辅助呼吸肌运动减少、反常呼吸消失、血氧饱和度增加、心率改善，说明辅助通气有效；注意连接方式和参数调节的合理性，是否有漏气及人机同步性。血气分析氧分压、二氧化碳分压及 pH 值改善，表示治疗有效。

3. **呼吸道管理**　每班检查湿化罐水位，保证有效的温湿化，及时倾倒管路内积水，防止冷凝水随着氧气流入鼻腔引起呛咳窒息及呼吸机相关性肺炎的发生。长时间 CPAP 辅助通气者，鼻塞容易被鼻腔分泌物形成的干痂堵塞，患者得不到呼吸末压力支持，因此保持呼吸道通畅，辅助咳嗽、定时翻身拍背、吸痰，是治疗顺利进行的极为重要的一环。

4. **口腔护理**　每天清洁口腔 2~3 次，存在感染时可局部用药，如真菌感染涂以制霉菌素鱼肝油。患者吞咽功能障碍时，应及时吸出口腔内分泌物。

5. **并发症的预防**

(1) 口咽干燥：多见于使用鼻罩又有经口漏气时，寒冷季节尤为明显。注意要选择合适的连接器以避免漏气，在使用无创辅助通气治疗过程中要协助患者定时饮水，严重者可使用加温湿化器。

(2) 罩压迫和鼻梁皮肤损伤：在开始进行无创辅助通气时即在鼻梁上贴保护膜和使用额垫以减少鼻梁皮肤损伤的风险；注意罩的形状和大小要合适、位置放置良好、固定松紧度适中，以头带下可插入 1~2 手指为宜。在无创辅助通气治疗过程中可间歇松开罩让患者休息或轮换使用不同类型的罩，以避免同一部位长时间受压，可减轻压迫感和避免皮肤受损。

(3) 胃胀气：主要是由于反复吞气或上气道内压力超过食管贲门括约肌的张力，使气体直接进入胃内所致。昏迷和一般状态差的患者由于贲门括约肌张力降低，更容易并发胃胀气。因此，在保证疗效的前提下应尽量避免吸气压力过高（保证吸气压力 <25cmH_2O）。如患者出现明显胃胀气时，可留置胃管进行持续开放式或负压吸引进行胃肠减压。

(4) 误吸：误吸可以造成吸入性肺炎和窒息，尽管发生率较低，但后果严重，因此对于反流和误吸的高危患者应避免使用。另外，无创辅助通气治疗应避免饱餐后使用，治疗过程中协助患者取半卧位并按医嘱使用促进胃动力的药物。

(5) 排痰障碍：多见于咳嗽排痰能力较差的患者，应鼓励患者定时主动咳嗽排痰，必要时予鼻咽部吸痰或用纤维支气管镜吸痰后再进行无创辅助通气治疗。

(6) 漏气：漏气可以导致触发困难、人机不同步和气流过大，并使患者感觉不舒服，影响治疗效果，是无创辅助通气的常见的问题，发生率可达 20%~25%。在治疗过程中应经常检查是否存在漏气并及时调整罩的位置和固定带的张力，用鼻罩时使用下颌托协助口腔的封闭，可以避免明显漏气。

(7) 不耐受：是指患者自觉无创辅助通气治疗造成了不适，并无法耐受治疗的现象。预防措施包括：准备多个连接器让患者试戴以选择合适的连接方式；规范操作程序，使患者有一个逐渐适应的过程；采用同步触发性能较好的呼吸机（如流量触发、容量触发、流量自动追踪等）、应用同步性能较好的模式（如 PSV、PRVC 等）合理使用 PEEP。

(8) 恐惧：部分患者对戴罩，尤其是口鼻面罩有恐惧心理，有效的患者教育和合适的解释通常能减轻或消除恐惧，也可请患者观察其他患者成功应用无创辅助通气治疗的案例。

(9) 睡眠性上气道阻塞：由于睡眠时上气道肌肉松弛所致。应注意观察患者入睡后的呼吸情况，如出现上气道阻塞，可采用侧卧位或在睡眠时增加 PEEP 的方法防止睡眠性上呼吸道阻塞。

（三）机械通气护理要点

1. **临床观察**　①定时观察记录体温、呼吸、脉搏、血压等重要生命体征。②观察胸廓起伏，听诊肺部呼吸音，了解呼吸机送气情况。③观察面色、口唇、肢端有无发绀，判断氧合情况。④观察自主呼吸强弱，是否与呼吸机合拍。原有自主呼吸的患者，应用呼吸机后自主呼吸消失，常常提示过度通气；而自主呼吸进一步增强，或人机对抗常提示通气不足。⑤观察精神、神志状况，在无神经系统异常的患者，良好的精神、神志是机械通气效果良好的综合体现。⑥观察记录气管导管末端距唇或鼻尖的长度、固定情况，及时发现脱管。⑦观察肢端温度及毛细血管再充盈时间，判断循环状况。⑧观察颈静脉怒张情况，可判断胸内压高低和右心功能状态；定期床旁摄X线胸片，了解肺部病情发展变化。⑨观察记录痰量、性质及吸痰耐受情况，判断呼吸道感染情况。⑩患者在一定呼吸参数下机械通气过程中，本来病情相对稳定，突然出现严重缺氧或二氧化碳潴留，吸痰、增加呼吸参数无效，并排除机器故障后，应注意气胸、严重肺不张、胸腔积液、心血管功能障碍等合并症的发生。

2. 呼吸道管理

(1) 吸入气的加温湿化：气道湿化能保持呼吸道通畅、预防肺部感染，目前大多数呼吸机都有功能良好的加温湿化装置。也可定时气管内滴入生理盐水，每次0.5~1ml，1~2小时一次，暂时维持气道湿化。过多气管内滴液，可消耗肺表面活性物质。一般吸入气维持在35℃为宜，不宜>40℃，否则有可能发生呼吸道烫伤。

(2) 保证呼吸道通畅：辅助咳嗽、定时翻身拍背、吸痰，是使呼吸机治疗顺利进行的极为重要的一环。气管内吸痰时会导致气道黏膜损伤，加重低氧血症和急性左心衰竭、增加感染风险等，因此吸痰前评估是否需要吸痰至关重要，可通过听诊和视觉诊断完成。选择合适的吸痰管，儿童选择应小于气管插管内径的50%~66%，婴儿小于70%的吸痰管。由于吸痰使患者机械通气中断、肺泡内含氧气体被抽出等因素，容易导致患者缺氧，因此吸痰前后应给予高浓度吸氧，负压吸痰时间不应过长<10秒，整个吸痰时间应<15秒为佳。

(3) 辅助咳嗽：咳嗽有助于痰液从中等支气管移向主支气管及气管。气管插管的患者，声门功能丧失，咳嗽力量减弱，可人工辅助其咳嗽。方法：令患者仰卧和半侧卧，操作者一手置于患者一侧胸廓乳头上方，另一手放在同侧上腹部，于患者呼气时用双腕及前臂力量同时挤压其胸腹部，胸前手臂用力压向后下方，改变胸廓前后径及横径；腹部手掌用力向上推以改变胸腔纵径，造成呼气气流加大、增速，恰如一次咳嗽，使气道分泌物松动，易于脱落排出。

(4) 口腔护理：每天清洁口腔3次，对患者口腔状况进行评估，存在感染时可局部用药，如细菌感染可涂以金霉素鱼肝油，真菌感染涂以制霉菌素鱼肝油。口腔护理前先用轻柔的负压吸净口咽部分泌物，然后用棉球/棉签擦拭，每次口腔护理擦拭2遍，顺序依次为口唇、颊部、牙龈、硬腭、舌面、舌下，气管插管的管壁也要同时擦洗。患者吞咽功能障碍时，应及时吸出口腔内分泌物，以避免分泌物沿气管导管与气管间缝隙逆流入呼吸道。

3. 肺功能监测　依条件不同可进行血气分析、经皮血氧饱和度、呼出气CO_2及其曲线、潮气量、每分通气量、平均气道压、肺顺应性、肺压力-容积曲线等监测，指导呼吸机参数的调节。

4. 呼吸机运行状况监测　听呼吸机运行的声音有无异常。定时观察记录呼吸机各项参数，判断呼吸机功能是否稳定。观察湿化器温度是否符合要求，湿化效果是否良好。吸气管道内有微小雾滴，提示湿化良好。及时判断和解除报警原因

(1) 常见压力上限报警原因：①气道不通畅，如痰堵、气管导管打折或末端贴于气管壁上等；②人机对抗，自主呼吸与机械呼吸不同步，常常是由于通气或换气功能未得到改善，此时需重新调节呼吸机参数。在确认呼吸道通畅及呼吸参数能满足通气换气需要时，可应用镇静剂或肌松剂。

(2) 常见压力下限报警原因：①气源压力不足；②脱管或呼吸机与患者连接松开；③管道连接处松动或管道破损导致漏气；④呼吸机故障。

（肖　娟　肖政辉）

第三节　床旁血液净化患者的监护及护理

随着医学技术的不断发展，血液净化技术应用范围早已从肾脏疾病范畴扩大至多种危、急、重症患者中，成为治疗和抢救多器官功能衰竭、休克、脓毒症、自身免疫性疾病、中毒等危重症的有效治疗措施。治疗场所也由血透室发展至各个病房的患者床旁，并有着更精密的控制系统及安全报警系统仪器。儿童血液净化发展较成人领域晚，但近年来发展迅猛，床旁血液净化治疗已成为儿科危重病救治中的重要治疗措施之一。在整个治疗过程中，护士能否进行有效的技术实施、患儿监护及专项护理，对治疗效果、愈后均有着重要

影响。

【治疗过程中的监测】

1. **生命体征监测** 在血液净化治疗过程中，应密切监测患儿的心率、呼吸、血压、血氧饱和度及神志瞳孔等变化，及时发现并解决各种异常问题。对于体温不升或体温正常的患儿由于大量置换液的输入和体外循环丢失的热量常会引起寒颤或畏寒，因此，需要提高室温并保持在22~25℃，及时调整机器中加温设置，并为患儿加盖棉被保暖。

2. **血电解质、血气分析监测** 维持水电解质平衡是血液净化主要任务之一，在治疗过程中，通过输入含有生理浓度的电解质及碱基置换液达到纠正内环境紊乱的目的，因此，需严密监测患儿血生化、血气分析等指标，根据结果及时调整置换液或配比浓度。对于治疗初始阶段，需每隔2小时检测一次，如无明显异常，可适当延长检测时间，最长维持间隔12小时检测一次。

3. **液体管理** 重症患儿在行血液净化治疗的过程中很容易发生血流动力学不稳定，因此，需要根据患儿病情及脏器功能制定相应计划，正确设置各参数流速，严格记录与控制每小时出入水量，确保治疗效果。

4. **压力监测** 现代血液净化机器的压力监测装置都比较完善，可以非常直观的读取各项压力监测数值。显示面板中常见的压力监测包括：动脉压（access pressure，PA）、滤器前压（pre-filter pressure，PBF）、静脉压（venous pressure，PV）、跨膜压（trans-membrane pressure，TMP）等。动脉压通常为负值，主要反映血流量与血泵转速的关系，血流量不足时负压值增大。滤器前压与滤器阻力及血管通路静脉端阻力相关，各种原因导致的滤器前压极度升高，均有滤器破膜或管路接头崩裂的风险。静脉压又称回输压力，是反应静脉入口是否通畅的指标，通常为正值。跨膜压为计算值，跨膜压=[（滤器前压+静脉压）/2]-超滤液侧压。很多机器可直接计算显示出数值，是反应滤器需要完成设定超滤率所需要的压力，跨膜压过大，即可说明滤器凝血，也可说明设定的超滤率过大。

5. **安全性监测** 血液净化机除压力监测外还有三个重要的安全性监测：空气监测、漏血监测及容量平衡监测，当监测到管路中有空气或超滤回路中颜色过深时，机器会发出报警并自动夹闭管路保证患儿安全。空气监测在靠近管路回输端静脉壶下方位置，当体外循环中存在过多空气时，血液在回到体内时须经过空气探测器，保证血液中不含空气才能回输到患儿体内。漏血监测器在超滤液回路位置，可通过监测超滤液的透明度或颜色判断管路中的血细胞含量实现漏血监测。容量平衡监测一般采用两级控制，即泵和精准的电子秤系统来控制容量平衡。

【儿童床旁血液净化治疗的常见并发症】 血液净化能及时有效清除炎症因子及机体毒素，在危重症患儿的救治中起到了重要作用，但也会引起一系列相关并发症，从而影响愈后。

1. **中心静脉穿刺的并发症** 中心静脉穿刺引起的并发症主要有穿刺部位的出血或血肿、动脉损伤、血栓、气胸、血胸、心律失常等。穿刺并发症的发生受操作者技能经验、穿刺部位及患儿临床情况等影响。由于儿童血管细，穿刺难度较成人高，因此，中心静脉穿刺的并发症也高于成人。所以，在操作时必须由熟悉儿童中心静脉穿刺方面资深的医生操作或在其直接监督指导下进行。

2. **出血** 出血是血液净化最常见的并发症之一，特别是凝血功能障碍的患儿，预防性抗凝剂的使用、外科手术、有创操作等均能引起导致出血。常见的出血部位由消化道、皮肤、穿刺部位等。患儿若无枸橼酸禁忌，建议采用枸橼酸局部抗凝方案，尤其适用于出血高风险的患儿。如患儿穿刺部位轻度出血，可予以局部压迫止血，酌情输注新鲜血浆等补充凝血因子；出血严重者需停止血液净化治疗，进行对症处理。

3. **凝血** 抗凝剂不足、患儿血流速过缓、频繁报警等原因均可导致管路、滤器凝血。因此，在治疗过程中需对患儿凝血功能进行密切监测，及时调整抗凝方案，采用前置换等方式减少凝血概率。一旦发生管路或滤器出血凝血，应尽快更换管路或滤器，根据患儿情况决定是否需要补充血容量。

4. **感染** 导管相关感染是血液净化留置导管期间最严重的并发症之一，严重者可引起相关血流感染，甚至是多脏器功能衰竭而危急生命。另外，体外循环中的管道连接处、取样处均为感染高风险位置。因此，操作时需严格无菌操作，注意观察有无感染征象，一旦明确诊断必须立即拔出中心静脉导管。

5. **空气栓塞** 发生空气栓塞的主要原因可见于：体外循环管路连接不紧密、滤过置换液中空袋报警处理不当或空气探测器功能障碍。目前临床上使用的血液净化机均有配备监测和报警系统,可以及时发现管路中的空气而停止机器运转预防空气栓塞的发生。

6. **低体温** 大量液体交换、血液引流出体外、置换液加温效果差等因素都很容易引起体温不升、寒颤等表现。虽然目前机器均自带加温系统,但儿童体表面积大、血容量小、置换液流速快,部分机器的加热系统不能达到预期目标温度。所以,血液净化患儿需严密监测体温变化,尤其是治疗初期,观察患儿末梢循环情况以及有无畏寒、寒颤,注意加盖棉被保暖,或采用输液加热器加温血液管路。

7. **低血压** 在治疗时,由于患儿血容量减少、超滤速度快及病情等因素影响很容易发生低血压。此时需快速补充需容量或减慢血流量和降低超滤率。为尽可能避免低血压情况发生,可根据情况选择溶液预充管路,在治疗开始时缓慢上调血流速及超滤率等参数。

8. **电解质紊乱、酸碱紊乱** 由于血液净化治疗时枸橼酸抗凝剂的使用、电解质丢失或置换液成分不合理,很容易引起电解质紊乱、酸碱失衡。因此,需严密监测患儿血生化、血气分析等指标,根据结果及时调整置换液或透析液离子配比浓度。

【血管通路护理】

1. 注意检查导管是否固定,局部有无渗血、渗液、红肿,腹股沟置管需测量双下肢腿围,观察足背动脉搏动,肢体有无肿胀等,班班交接。

2. 注意体温监测,如穿刺部位局部皮肤有发红、化脓、变硬,并且伴不明原因发热,需尽早拔出导管。

3. 严格无菌操作,注意接口处消毒。透明敷料每周更换 1~2 次,如有渗血、渗液需及时更换。

4. 躁动、不配合患儿需保持安静,适当使用镇静剂,防止导管滑脱。

5. 根据患儿凝血情况选择合适的封管液,封管后使用无菌纱布包裹覆盖固定,防止管路扭曲。

6. 导管留置时间长,患儿躁动易导致管路扭曲可增加导管内血栓形成风险。封管过程中需抽吸回血,如血流不畅,切不可强行冲管以免栓塞。

【报警处理】

1. 动脉压力高

(1)原因:报警界限设置不当;血泵前有输液;血泵前管路有渗漏。

(2)处理:重新设定报警界限;停止泵前输液;确保管路连接紧密。

2. 动脉压力低

(1)原因:报警界限设置不当;引血端引血不畅(管路打折、扭曲,管路有凝块、栓塞,导管位置问题);血流速过高;动脉压力传感器进水 / 血。

(2)处理:重新设定报警界限;检查引血端管路及血管通路;调整血流速度;用注射器缓慢推回液体 / 血,或更换压力传感器。

3. 静脉压力高

(1)原因:报警界限设置不当;回路受阻(血泵后管路打折、扭曲,管路夹子未打开,滤器凝血,静脉壶或回路管有凝血、堵塞);血流速过高,置管导管过小。

(2)处理:重新设定报警界限;解除管路打折、夹子夹闭等阻塞因素;调整导管位置;下调血流速;冲洗或更换管路 / 滤器。

4. 静脉压力低

(1)原因:报警界限设置不当;静脉系统有渗漏,管路连接松脱;静脉压力传感器进水 / 血;血流量过低;滤器阻塞。

(2)处理:重新设定报警界限;确保管路连接紧密;用注射器缓慢推回液体 / 血,或更换压力传感器;上调血流速;检查管路系统,更换滤器。

5. 跨膜压高

(1)原因:报警界限设置不当;滤器凝血;血流速 / 超滤率比值过大;废液管路夹子夹闭。

(2)处理:重新设定报警界限;冲洗或更换滤器;调整血流速及超滤速度,降低超滤率;监测废液管路。

6. 跨膜压低

(1)原因:报警界限设置不当;管路系统有渗漏或滤器前管路有打折阻塞;压力传感器进水。

(2)处理:重新设定报警界限;检查管路是否通畅,如有渗漏及时更换;用注射器缓慢推回液体,或更换压力传感器。

7. 滤器前压力高

(1)原因:滤器阻塞或凝血;回输系统阻塞或管路打折。

(2)处理:冲洗或更换滤器;检查管路,保持管路通畅。

8. 滤器前压力低

(1)原因:滤器前压力传感器进水;管路有渗

漏或滤器前管路有打折；动脉壶内无液体。

(2) 处理：用注射器缓慢推回液体，或更换压力传感器；确保管路无渗漏、无打折、无扭曲；上调动脉壶液面。

9. 空气报警

(1) 原因：管路中有空气；静脉壶液面过低；静脉回路安装不到位；探测器故障。

(2) 处理：正确排除空气；重新正确放置静脉壶管路位置；上调静脉壶液面。

10. 漏血报警

(1) 原因：滤器破膜漏血；漏血装置安装不到位；漏血探测器故障；沉淀物干扰（溶血、高血脂所致的血浆浑浊）。

(2) 处理：检查压力情况，确保跨膜压在安全范围内，必要时更换滤器；正确安装漏血壶；清洁探测器。

（张国庆　卢秀兰）

第四节　体外膜氧合患者的监护及护理

体外膜氧合（ECMO）是一种中短期的心肺支持过程，根据不同阶段的不同管理特点可分为ECMO上机前准备、ECMO运行过程中监护及ECMO终止阶段监护三部分。在整个ECMO运行过程中，每一步细节管理都极为重要。

【ECMO上机前准备】 ECMO运行需要由多个科室组成一个团队共同完成，快速、齐全的准备工作直接影响着后续操作进度。

1. 环境要求　环境清洁、宽敞，空气流通，定时空气消毒；具有足够的空间与足够的电源连接装置；设备综合带具有足够的空气和氧气气源接口；床周围所有物品摆放位置合理，操作便利。

2. 患者准备　提前建立好动、静脉置管通道，以左侧为佳；患者取平卧位，根据病情确定置管方式及置管位置；穿刺部位下置清洁垫、给予备皮并做好保护；确定各导管通畅且固定，充分吸引呼吸道分泌物。

3. 仪器设备准备　ECMO所有相关仪器设备均需定点放置、专人管理、定期检查及定期充电维持蓄电池稳定，床单位周围还需备好除颤仪、抢救车等抢救设施。

4. 物品准备　ECMO用物繁杂，管道精密，可将所需物品制定出表格清单，专人负责、定点存放，定期检查。

5. 药品准备　ECMO建立时，短时间大量的血液从体内引出，需补充大量液体和血液，要提前做好准备，行交叉配血，备好血液、液体及血管活性药等。

6. 预冲　ECMO管路预冲常由体外循环师负责，也可由经过专业培训的ECMO专科护士实施。连接管路、泵头时注意血流方向以及提前预计好安装转换接头或监测探头位置。所有连接接头必须确保连接紧密，扎带固定。管路预冲排气通过管道钳分别控制预冲液，先后预冲动静脉端和离心泵氧合器。常用的预冲液为0.9%氯化钠，儿童ECMO管路预冲还需使用白蛋白、红细胞预充管路，防止血容量不足。

【ECMO运行过程中监护】 ECMO患者的护理工作需要具有良好的重症监护专业护理知识基础。患者年龄不同，原发疾病种类不同，所处病理生理状态不同，护理要求也会不同。ECMO作为一项终极生命支持技术，护理难度压力会很大、很高。

1. 血流动力学监测　持续进行心电、血氧饱和度、血压等监测，观察神志瞳孔变化，并及时记录各项血流动力学参数，根据患者实际情况遵医嘱调节药物输入速度。文献报道ECMO支持治疗的患者对血管活性药物极其敏感，故应用单独通道输注血管活性药物，不可直接使用封管液冲封管。

2. 氧合监测　动态监测并记录呼吸参数，如动脉血氧分压、二氧化碳分压、氧饱和度、酸碱值等，根据临床监测和化验结果随时调整呼吸机及ECMO氧合器参数。呼吸机常调整的主要参数有：氧浓度、潮气量和PEEP，ECMO氧合器参数调整主要为：氧浓度及氧流量。

3. 流量管理　ECMO流量是反映心脏做功和机械辅助所占全身血供比例的重要指标。因此，在治疗过程中需严密监测流量变化，根据患者机体情况调节适当流量。V-A模式ECMO流量可达心排血流量的80%左右，V-V模式流量可比V-A模式高20%~50%。另外，为确保流量监测准确性，需每24小时进行一次流量校对。

4. 压力监测　ECMO系统中，不同部位的压力监测值也会有所不同。静脉管路中压力为负压，反映引流是否通畅，如负压过大则提示静脉回流受影响，多见于静脉充盈不足或静脉插管位置不当。氧合器前后的压力通过出入口间的压差判断氧合器血流通过的阻力，该阻力大小与氧合器设计、离心泵流量大小以及氧合器内血栓形成相关。动态监测压力变化，有助于血流大小或血栓形成判断。

5. **管道安全管理** 为减少长时间心肺功能辅助过程中的血液破坏，通常需要尽量减少ECMO管路中接头连接。同时，为了保证管路不会因为接头而发生严重并发症，在接头连接处需要使用轧带加压固定确保所有接头连接紧密。另外，管道需要固定位置，避免牵拉、打折、移位，确保机器正常运转。插管部位每日皮肤消毒更换敷料。容易污染的三通定期更换。约每4小时检查一次管路有无松动、有无凝块、氧合器性能等。非必要尽可能不在管路中抽血，严禁在管路上加药、输血、输液等操作。

6. **抗凝管理** 在ECMO管理过程中需要通过持续输注肝素达到全身肝素化抗凝。如抗凝不足，ECMO系统将有血栓风险；如抗凝过度则易引起致命性的出血并发症。因此，维持机体合适的抗凝状态非常重要。常规凝血监测项目有凝血全套、DIC、血栓弹力图、ACT等，ACT是常规简单而且成熟的抗凝监测手段，ECMO期间如无活动性出血，一般维持ACT在160~200秒之间，如患者有活动性出血，ACT可维持在140~160秒，APTT维持在50~70秒，依据ECMO转速高低、管路有无凝血及实验室检查等调整ACT范围及肝素剂量。

7. **并发症监测**

（1）出血：出血是ECMO常见的、致命的并发症。ECMO运行期间需密切观察患者有无出血，常见的出血部位多见于手术部位、置管位置、消化道、肺部、颅内等。开始ECMO后，除非必要，应维持原有的静脉通路，尽量避免在ECMO过程中建立新的静脉通路，同时尽量避免皮下注射和肌内注射。因此，应在治疗前完成有创动脉、深静脉置管等操作。血标本采集也要避免动脉或静脉穿刺，可从体外循环管路或已有的动、静脉通路中采取。在进行护理操作时注意黏膜保护，避免损伤出血，如吸痰等操作。准确记录出血量。注意意识瞳孔变化，发现异常及时通知医生处理。

（2）血栓：长时间辅助循环导致大量血液成分破坏引起血液高凝状态、抗凝不充分、长期卧床肢体制动导致血流缓慢等均可引起栓塞。应严密观察患者意识、瞳孔、肢体远端供血情况，如足背动脉搏动、下肢皮肤温度、皮肤有无苍白、僵硬、肿胀等，注意测量下肢腿围变化，观察患者有无感觉异常、肢体麻木等不适，发现异常及时报告医生。为防止远端肢体缺血可进行适当地按摩和保温。

（3）感染：感染是ECMO辅助期间严重的并发症之一，如呼吸机相关性肺炎、肠道菌群移位、广谱抗生素应用、过多的有创管路和操作等均可导致感染。因此，在护理中需强调严格各项无菌操作，严密监测患者体温、白细胞，使用呼吸机时加强湿化，按需吸痰，加强口腔护理。保持各穿刺伤口敷料清洁干燥，避免局部感染，如患者出现畏寒、发热等，尽早行细菌培养，根据药敏结果使用强效抗生素。

（4）溶血：ECMO是机械辅助，可造成红细胞破坏，表现为游离血红蛋白增高，血红蛋白尿等。护理中应严密观察监控溶血指标，如游离血红蛋白、血生化、血象、尿色、尿常规等，做到早发现、早报告、早处理，将溶血造成的并发症降低到最小程度。

8. **强化相关护理措施**

（1）温度管理：因动静脉穿刺留置管道、氧合器均处于室温环境下，ECMO运行期间血流经过管路时血温降低，患者体温也随之降低，而体温过低则会导致凝血功能障碍、血流动力学紊乱，体温过高组织氧耗增加，故血液温度应维持在36.5~37.5℃，持续肛温监测，保持体温在35~36℃。

（2）神志：ECMO患者多处于镇静状态，表现为不清醒或烦躁、定向力下降等，各班需仔细观察神志的变化，特别是瞳孔的变化，认真做好记录，配合医师排查影响因素。

（3）气道管理：根据痰液的量、色、形初步评估有无气道感染；每日做好口鼻腔护理，不可损伤黏膜，按需吸痰；预防呼吸机相关性肺炎发生。

（4）出入量监测：评价肾脏灌注的一个重要指标是尿量，密切观察患者尿量及其性状，注意有无血尿、血红蛋白尿等，记录每小时尿量和出入量，做好液体平衡管理。依据有效血容量、尿量、皮肤弹性等进行液体出入量调整，通常量出为入，早期多为负平衡。

（5）肢体血运监测：注意观察末梢皮肤颜色、温度，评估组织灌注情况；观察置管后肢体动脉搏动、皮肤颜色、温度、感觉及围度大小与置管前的变化，及时记录并告知医师。

(6)预防压力性损伤：ECMO 辅助时在管路与皮肤之间需使用泡沫敷料减轻压力；在骶尾部、足跟、骨突处易发生压疮高风险部位用泡沫敷料减压，身下垫软枕，定时翻身；在为患者翻身时，应先检查导管的位置、固定情况，多名医护人员协作进行轴性翻身，保护好管路；分阶段进行康复锻炼。

(7)基础护理：严格做好各项基础护理可有效减少某些并发症发生，保持皮肤清洁干燥，及时更换血氧探头及心电监测电极片等。

【ECMO 终止阶段监护】 当患者心肺功能逐渐恢复，当循环流量降至 10~20ml/(kg·min)时，仍可维持较好的循环、内环境、氧合和酸碱代谢，可考虑终止 ECMO。遵医嘱使用肝素治疗，适当加大血管活性药物使用，将呼吸机参数调至正常范围，提前备好撤机用物，配合医师完成夹闭 ECMO 管路，同时观察患者心率、血压、血氧饱和度、血气等。撤除 ECMO 后，根据 ACT 结果给予鱼精蛋白中和。

（张国庆　卢秀兰）

第六篇参考文献

1. LEE JH, ROGERS E, CHOR YK, et al. Optimal nutrition therapy in paediatric critical care in the Asia-Pacific and Middle East: a consensus. Asia Pac J Clin Nutr, 2016, 25 (4): 676-696.
2. JOOSTEN KF, KERKLAAN D, VERBRUGGEN SC. Nutritional support and the role of the stress response in critically ill children. Curr Opin Clin Nutr Metab Care, 2016, 19 (3): 226-233.
3. 危重症儿童营养评估及支持治疗指南 (中国) 工作组 . 危重症儿童营养评估及支持治疗指南 (2018, 中国 , 标准版). 中国循证儿科杂志 , 2018, 13 (1): 1-29.
4. MEHTA NM, SKILLMAN HE, IRVING SY, et al. Guidelines for the Provision and Assessment of Nutrition Support Therapy in the Pediatric Critically Ill Patient: Society of Critical Care Medicine and American Society for Parenteral and Enteral Nutrition. JPEN J Parenter Enteral Nutr, 2017, 41 (5): 706-742.
5. JOOSTEN KFM, EVELEENS RD, VERBRUGGEN SCAT. Nutritional support in the recovery phase of critically ill children. Curr Opin Clin Nutr Metab Care, 2019, 22 (2): 152-158.
6. 敖翔 . 儿童腹膜透析的应用 . 临床肾脏病杂志 , 2017, 17 (3): 132-135.
7. GEORGI A, SANTOSH V, MILLY M, et a1. A review of acute andchronic peritonealdialysisin developing countries. Clin Kidney J, 2015, 8 (3): 310-317.
8. SCHWARTZ J, PADMANABHAN A, AQUI N, et al. Guidelines on the Use of Therapeutic Apheresis in Clinical Practice-Evidence-Based Approach from the Writing Committee of the American Society for Apheresis: The Seventh Special Issue. J Clin Apher, 2016, 31: 149.
9. CONNELLY-SMITH L, DUNBAR NM. The 2019 guidelines from the American Society for Apheresis: what's new ? Curr Opin Hematol, 2019, 26: 461.
10. LEE CC, MANKODI D, SHAHARYAR S, et al. High flow nasal cannula versus conventional oxygen therapy and non-invasive ventilation in adults with acute hypoxemic respiratory failure: A systematic review. Respir Med, 2016, 121: 100-108.
11. MESSIKA J, BEN AHMED K, GAUDRY S, et al. Use of High-Flow Nasal Cannula Oxygen Therapy in Subjects with ARDS: A 1-Year Observational Study. Respir Care, 2015, 60 (2): 162-169.
12. COUDROY R, JAMET A, PETUA P, et al. High-flow nasal cannula oxygentherapy versus noninvasive ventilation in immunocompromisedpatients with acute respiratory failure: an observational cohort study. Ann Intensive Care, 2016, 6 (1): 45.
13. 中华医学会儿科学分会急救学组 , 中华医学会急诊学分会儿科学组 , 中国医师协会儿童重症医师分会 . 儿童无创持续正压通气临床应用专家共识 . 中华儿科杂志 , 2016, 54 (9): 649-651.
14. 杜燕芳 , 黄国华 , 徐小彭 , 等 . 两种同期联合吸入一氧化氮治疗重度急性呼吸窘迫综合征致难治性呼吸衰竭的临床疗效对比分析 . 中华肺部疾病杂志 : 电子版 , 2018, 11 (1): 82-85.
15. SKLAR MC, SY E, LEQUIER L, et al. Anticoagulation Practices during Venovenous Extracorporeal Membrane Oxygenation for Respiratory Failure. A Systematic Review. Ann Am Thorac Soc, 2016, 13: 2242.
16. MAZZEFFI M, GREENWOOD J, TANAKA K, et al. Bleeding, Transfusion, and Mortality on Extracorporeal Life Support: ECLS Working Group on Thrombosis and Hemostasis. Ann Thorac Surg, 2016, 101: 682.
17. 中华医学会消化内镜学分会儿科协作组 . 中国儿童胃镜结肠镜检查规范操作专家共识 . 中华消化内镜杂志 , 2019, 36 (1): 6-9.
18. 中华医学会消化内镜学分会小肠镜和胶囊内镜学组 . 中国小肠镜临床应用指南 . 中华消化内镜杂志 , 2018, 35 (10):

693.

19. HEUSCHKEL RB, GOTTRAND F, DEVARAJAN K, et al. ESPGHAN Position Paper on Management of Percutaneous Endoscopic Gastrostomy in Children and Adolescents. Journal of Pediatric Gastroenterology & Nutrition, 2015, 60 (1): 131.
20. 许煊，封志纯 . PICU 要加强介入肺科学技术建设与规范化发展 . 中国小儿急救医学，2016, 23 (8): 505-509.
21. 程晔，陆国平 . 儿童急诊医师需要掌握的基本操作技术 . 中华实用儿科临床杂志，2018, 33 (6): 422-426.
22. 李玖军 .《2018 美国心脏协会心肺复苏及心血管急救指南更新—儿童高级生命支持部分》解读 . 中国实用儿科杂志，2019, 34 (02): 94-96.
23. JONATHAN P. 2018 American Heart Association Focused Update on Pediatric Advanced Life Support: An Update to the American Heart Association Guidelines for Cardiopulmonary Resuscitation and Emergency Cardiovascular Care. Circulation, 2018, 138 (23): 731-739.
24. PRIORI SG, BLOMSTRÖM-LUNDQVIST C, MAZZANTI A, et al. 2015 ESC Guidelines for the management of patients with ventricular arrhythmias and the prevention of sudden cardiac death: The Task Force for the Management of Patients with Ventricular Arrhythmias and the Prevention of Sudden Cardiac Death of the European Society of Cardiology (ESC) Endorsed by: Association for European Paediatric and Congenital Cardiology (AEPC). Europace, 2015, 17 (11): 1601-1687.
25. DI NISIO M, VANES N, BÜLLER HR. Deep vein thrombosis and pulmonary embolism. Lancet, 2016, 388 (10063): 3060-3073.
26. HIGGERSON RA, LAWSON KA, CHRISTIE LM, et al. National Association of Children's Hospitals and Related Institution's Pediatric Intensive Care Unit FOCUS group. Incidence and risk factors associated with venous thrombotic events in pediatric intensive care unit patients. Pediatr Crit Care Med, 2011, 12: 628-634.
27. MONAGLE P, CUELLO CA, AUGUSTINE C, et al. American Society of Hematology 2018 Guidelines for management of venous thromboembolism: treatment of pediatric venous thromboembolism. Blood Adv, 2018, 2 (22): 3292-3316.
28. KAHN SR, LIM W, DUNN AS, et al. American College of Chest Physicians. Prevention of VTE in nonsurgical patients: Antithrombotic Therapy and Prevention of Thrombosis, 9th ed: American College of Chest Physicians Evidence-Based Clinical Practice Guidelines. Chest, 2012, 141: 195-226.
29. SALLAMI H, NEWALL F, MONAGLE P, et al. Development of a population pharmacokinetic-pharmacodynamic model of asingle bolus dose of unfractionated heparin in paediatric patients. British Journal of Clinical Pharmacology, 2016, 82: 178-184.
30. GOLDENBERG N, ABSHIRE T, BLATCHFORD P, et al. Multicenter randomized controlled trial on Duration of Therapy for Thrombosis in Children and Young Adults (the Kids-DOTT trial): pilot/feasibility phase findings. Journal of Thrombosis and Haemostasis, 2015, 13: 1597-1605.
31. COHEN AT, TAPSON VF, BERGMANN JF, et al. ENDORSE Investigators. Venous thromboembolism risk and prophylaxis in the acute hospital care setting (ENDORSE study): A multinational cross sectional study. Lancet, 2008, 371: 387-394.
32. 吴婷婷，张杨，刘玲玲，等 . 儿童伏立康唑治疗药物浓度监测的临床意义 . 中国医院药学杂志，2017, 37 (23): 2387-2390.
33. 赖琚，李欣晴，吴丽丽，等 . 万古霉素个体化给药流程的建立及案例分析 . 中国医院药学杂志，2018, 38 (15): 1656-1660.
34. ROBERT JC, LINDA MS, PETER CM, et a1. Pharmaceutical Care Practice: The Patient-centered Approach to Medication Management Services. Beijing: Chemical Industry Press, 2016.
35. American Heart Association. 2005 American Heart Association (AHA) Guidelines for Cardiopulmonary Resuscitation (CPR) and Emergency Cardiovascular Care (ECC) of Pediatric and Neonatal Patients: Pediatric Advanced Life Support, Pediatrics, 2006, 117: 1005-1028.
36. BERG MD, SCHEXNAYDER SM, CHAMEIDES L, et al. Pediatric Basic life support: 2010 American Heart Association Guidelines for Cardiopulmonary Resuscitation and Emergency Cardiovascular Care. Circulation, 2010, 122: 862-875.
37. International Liaison Committee on Resuscitation. 2005 International consensus on cardiopulmonary resuscitation and emergency cardiovascular care Science with treatment recommendations, Part 6: Pediatric basic and advanced life support. Circulation, 2005, 112 (22): 73-90.
38. NEUMAR RW, SHUSTER M, CALLAWAY CW, et al. 2015 American Heart Association Guidelines Update for Cardiopulmonary Resuscitation and Emergency Cardio-vascular Care. Circulation, 2015, 132: 315-367.
39. 中华医学会儿科学分会急救学组，中华医学会急诊医学分会儿科学组，中国医师协会儿童重症医师分会 . 儿童脓毒性休克（感染性休克）诊治专家共识 (2015 版). 中华儿科杂志，2015, 53 (8): 1687-1691.
40. 中华人民共和国国家卫生健康委员会 . 手足口病诊疗指南 (2018 年版). 中华临床感染病杂志，2018, 11 (3): 161-166.

41. 中华人民共和国国家卫生健康委员会，国家中医药管理局．儿童腺病毒肺炎诊疗规范 (2019 年版), 2019, 12 (3): 161-165.
42. 朱依谆，殷明．药理学．8 版．北京：人民卫生出版社，2016.
43. 国家药典委员会．中华人民共和国药典临床用药须知：化学药和生物制品卷 (2015 版). 北京：中国医药科技出版社，2015.
44. JUSCHTEN J, TUINMAN PR, JUFFERMANS NP, et al. Nebulized anticoagulants in lung injury in critically ill patients-an updated systematic review of preclinical and clinical studies. Ann Transl Med, 2017, 5 (22): 444.
45. 江载芳，王辰，陆权．儿童腺病毒肺炎诊疗规范 (2019 年版). 中华临床感染病杂志，2019,(3): 161-166.
46. 尹薇，陈晶．儿童过敏性紫癜免疫机制研究．中华实用儿科临床杂志，2017, 32 (21): 1604-1607.
47. 中华医学会儿科学分会免疫学组，中华儿科杂志编辑委员会．原发性免疫缺陷病免疫球蛋替代治疗专家共识．中华儿科杂志，2019, 57 (12): 909-912.
48. 曲扬，舒永伟，张惊宇．重症肌无力的发病机制及治疗研究进展．新乡医学院学报，2018, 035 (007): 637-640.
49. 赵玉琪，谢利剑．危重川崎病的诊治研究进展．国际儿科学杂志，2019, 46 (2): 81-83.
50. 中华医学会风湿病学分会，国家皮肤与免疫疾病临床医学研究中心，中国系统性红斑狼疮研究协作组．2020 中国系统性红斑狼疮诊疗指南．中华内科杂志，2020, 59 (03): 172-185.
51. 中华医学会神经病学分会，中华医学会神经病学分会周围神经病协作组，中华医学会神经病学分会肌电图与临床神经电生理学组，等．中国吉兰 - 巴雷综合征诊治指南 2019. 中华神经科杂志，2019, 52 (11): 877-882.
52. 李玮玮，刘晓鸣，王路，等．丙种球蛋白联合甲强龙冲击治疗急性播散性脑脊髓炎患儿的疗效．神经损伤与功能重建，2020,(3): 148-150.
53. LUCAS SS, NASR VG, NG AJ, et al. Pediatric Cardiac Intensive Care Society 2014 Consensus Statement: Pharmacotherapies in Cardiac Critical Care: Sedation, Analgesia and Muscle Relaxant. Pediatr Crit Care Med, 2016, 17 (3 Suppl 1): 3-15.
54. 中华医学会儿科学分会急救学组，中华医学会急诊医学分会儿科学组，中国医师协会重症医学医师分会儿科专业委员会．中国儿童重症监护病房患儿镇痛镇静治疗专家共识 (2018 版). 中华儿科杂志，2019, 57 (5): 324-330.
55. 钱素云，许峰．中国儿童重症监护病房镇痛和镇静治疗专家共识 (2018 年版) 解读．中华儿科杂志，2019, 57 (5): 336-337.
56. 陈萍．促胃肠动力药物治疗功能性消化不良的系统评价．中国医药指南，2016, 14 (10): 156.
57. 张旭栋，范一宏，沈佳佳，等．不同作用机制药物对功能性消化不良疗效特点的对照研究．胃肠病学，2017, 22 (8): 469-473.
58. 杨乐，杨强．系统评价促胃肠动力药物治疗 FD 的临床疗效及安全性．中国处方药．2019, 17 (6): 67-68.
59. WEISS SL, PETERS MJ, ALHAZZANI W, et al. Surviving sepsis campaign international guidelines for the management of septic shock and sepsis-associated organ dysfunction in children. Intensive Care Med, 2020, 46 (Suppl 1): 10-67.
60. DAVIS AL, CARCILLO JA, ANEJA RK, et al. American College of Critical Care Medicine Clinical Practice Parameters for Hemodynamic Support of Pediatric and Neonatal Septic Shock. Crit Care Med, 2017, 45 (9): 993.
61. SINGH Y, VILLAESCUSA JU, DA CRUZ EM, et al. Recommendations for hemodynamic monitoring for critically ill children-expert consensus statement issued by the cardiovascular dynamics section of the European Society of Paediatric and Neonatal Intensive Care (ESPNIC). Crit Care, 2020, 24 (1): 620.
62. BELLETTI A, NAGY A, SARTORELLI M, et al. Effect of Continuous Epinephrine Infusion on Survival in Critically Ill Patients: A Meta-Analysis of Randomized Trials. Crit Care Med, 2020, 48 (3): 398-405.
63. KOCIOL RD, COOPER LT, FANG JC, et al. Recognition and Initial Management of Fulminant Myocarditis: A Scientific Statement From the American Heart Association. Circulation, 2020, 141 (6): 69-92.
64. UHLIG K, EFREMOV L, TONGERS J, et al. Inotropic agents and vasodilator strategies for the treatment of cardiogenic shock or low cardiac output syndrome. Cochrane Database Syst Rev, 2020, 11: CD009669.
65. 张波，桂莉．急危重症护理学．4 版．北京：人民卫生出版社，2017.
66. 祝益民．儿科危重症监护与护理．2 版．北京：人民卫生出版社，2017.
67. 张琳琪，王天有．实用儿科护理学．北京：人民卫生出版社，2018.
68. 桑田，王颖，冯雪，等．生物电抗无创心排量监测在儿童中的应用初探．中国小儿急救医学，2016, (2): 78-81.
69. 夏焙．小儿超声诊断学．北京：人民卫生出版社，2018.
70. 史迪，张秋杉，曹广慧．不明原因休克急诊超声临床实践专家共识，中国急救医学，2017,(5) 37: 385-393.
71. 任宏，王莹．儿科急诊医师需要掌握的基本技术—床旁即时超声，中华实用儿科临床杂志，2018,(6) 33: 427-431.
72. 宿英英．颅内压监控是目标，也是目的．中华医学杂志，2018, 98 (45): 3633-3634.
73. 梁强，邵淑琦，段磊．颅内压监测研究进展．中国神经精神疾病杂志，2019, 045 (004): 242-245.

74. 袁强，胡锦．颅内压监测在创伤性脑损伤治疗中的重要性．中华创伤杂志，2018, 034 (001): 14-17.
75. 中华医学会神经病学分会神经重症协作组，中国医师协会神经内科医师分会神经重症专业委员会．难治性颅内压增高的监测与治疗中国专家共识．中华医学杂志，2018, 98 (45): 3643-3652.
76. CHANDRASEKHARAN P, KOZIELSKI R, KUMAR VH, et al. Early Use of Inhaled Nitric Oxide in Preterm infants: Is there a Rationale for SelectiveApproach？ Am J Perinatol, 2017, 34 (5): 428-440.
77. 龙村．ECMO: 体外膜肺氧合．北京：人民卫生出版社，2016.
78. KONG Y. Poor Graft Function after Allogeneic Hematopoietic Stem Cell Transplantation—an Old Complication with New Insights. Semin Hematol, 2018,(18): 30143-30144.
79. PAPPAS PG, KAUFFMAN CA, ANDES DR, et al. Clinical Practice Guidline for the Management of Cadidiasis: 2016 Update by the Infectious Diseases Society of America. Clin Infect Dis, 2016, 62: 1-50.
80. 中国侵袭性真菌感染工作组．血液病 / 恶性肿瘤患者侵袭性真菌感染的诊断标准与治疗原则 (第五次修订). 中华内科杂志，2017, 56 (6): 453-459.
81. KHOSLA J, YEH AC, SPITZER TR, et al. Hematopoietic stem cell transplant-associated thrombotic microangiopathy: current paradigm and novel therapies. Bone Marrow Transplant, 2018, 53 (2): 129-137.
82. 马健，陆国平．PICU 中神经重症的脑功能评估与监测．中国小儿急救医学 2016, 11, 23 (11): 721-725.
83. 范美靓，沈永和，蔡丽萍．二次验证法对预防深昏迷患者鼻胃管误插气道的临床研究．护理与康复，2019, 18 (6): 61-62.
84. 谭慧．颅脑外伤术后昏迷患者下肢深静脉血栓的防治及护理．血栓与止血学，2016, 22,(5): 582-585.
85. 夏萍，陈雁．集束化护理在降低 ICU 昏迷患者并发症中的应用．国际护理学杂志，2016, 12, 35 (23): 3251-3254.
86. 周敏．呼吸支持治疗的现状与发展．齐鲁护理杂志，2019, 25 (7): 13-16.
87. 崔炎，仰曙芬．儿科护理学．北京：人民卫生出版社，2017.
88. 付平．连续性肾脏替代治疗．北京：人民卫生出版社，2016.

附　录

附录一　临床常用实验室检查及正常值

附表 1-1　一般血液学检查

项目	习用单位	习→法系数	法定单位	正常参考值
红细胞(RBC)	万 /mm^3	0.01	10^{12}/L	男:(4.0~5.5)×10^{12}/L 女:(3.5~5.0)×10^{12}/L 新生儿:(6.0~7.0)×10^{12}/L
血红蛋白(Hb)	g/dl	10	g/L	男:120~160g/L 女:110~150g/L 新生儿:170~200g/L
平均红细胞体积(MCV)	μm^3	1	fl	手工法:82~92fl 血细胞分析仪法:80~100fl
血细胞比容(HCT)	%			3 个月:0.32~0.44 1 岁:0.36~0.44 儿童:0.35~0.44 男:0.40~0.50 女:0.37~0.48
平均红细胞血红蛋白含量(MCH)	μμg	1	pg	新生儿:40pg 儿童:27~32pg 手工法:27~31pg 血细胞分析仪法:27~34pg
平均红细胞血红蛋白浓度(MCHC)		0.01	g/L	新生儿:450g/L 儿童:360~410g/L 成人:320~360g/L
网织红细胞比值	%	0.01	g/L	成人:0.005~0.015g/L 儿童:0.005~0.015g/L 新生儿:0.03~0.06g/L
红细胞沉降率	mm/h	1	mm/h	男:0~15mm/h 女:0~20mm/h
白细胞计数(WBC)	mm^{-3}	0.01	10^9/L	成人:(4~10)×10^9/L 6 个月至 2 岁:(11~12)×10^9/L 新生儿:(15~20)×10^9/L
血小板(PLT)	mm^{-3}	0.001	10^9/L	(100~300)×10^9/L
血小板平均容积(MPV)	μm^3	1	fl	7~11fl
嗜酸性粒细胞	mm^{-3}	0.001	10^9/L	(0.05~0.50)×10^9/L
血浆渗透压	mOsm/L	1	mmol/L	270~285mmol/L
血黏滞度				全血:3.5~5.0 血清:1.7~2.1

附表 1-2　血液化学及生化检查

项目	习用单位	习→法系数	法定单位	正常参考值
血清钠（Na^+）	mEq/L	1	mmol/L	135~145mmol/L
钾（K^+）	mEq/L	1	mmol/L	3.5~5.5mmol/L
氯（Cl^-）	mEq/L	1	mmol/L	95~105mmol/L
镁（Mg^{2+}）	mEq/L	0.5	mmol/L	0.75~1.0mmol/L
钙（Ca^{2+}）	mEq/L	0.5	mmol/L	2.25~2.58mmol/L
血清游离钙			mmol/L	1.10~1.34mmol/L
磷（P）（无机磷）	mg/dl	0.322 9	mmol/L	成人：0.97~1.61mmol/L 儿童：1.29~1.94mmol/L
铁（Fe^{2+}）	μg/dl	0.179 1	μmol/L	男：10.6~36.7μmol/L 女：7.8~32.2μmol/L 儿童：9.0~22.0μmol/L
血清铁蛋白（SF）	μg/L		μg/L	男：15~200μg/L 女：12~150μg/L
总铁结合力	μg/dl	0.179 1	μmol/L	男：50~77μmol/L 女：54~77μmol/L
铜（Cu^{2+}）	μg/dl	0.157 4	μmol/L	11~22μmol/L
锌（Zn^{2+}）	μg/dl	0.153	μmol/L	（109 ± 9.2）μmol/L（成人）
总蛋白	g/dl	1	g/L	60~80g/L
白蛋白	g/dl	10	g/L	40~55g/L
球蛋白	g/dl	10	g/L	20~30g/L
蛋白电泳				
白蛋白			g/L	62~71g/L
α_1				3~4g/L
α_2				6~10g/L
β				7~11g/L
γ				9~18g/L
血清总脂	mg/dl		g/L	儿童：3~6g/L
总胆固醇（TC）	mg/dl	0.025 9	mmol/L	婴儿：1.82~4.55mmol/L
胆固醇				新生儿：占 TC 的 0.42~0.71mmol/L 儿童：占 TC 的 0.55~0.65mmol/L
甘油三酯	mg/dl	0.011 29	mmol/L	男：0.6~1.02mmol/L 女：0.75~0.92mmol/L
葡萄糖（邻苯甲胺法）	mg/dl	0.055 6	mmol/L	3.9~6.1mmol/L
尿素氮（BUN）	mg/dl	0.357	mmol/L	成人：3.2~7.1mmol/L 儿童：1.8~6.5mmol/L
非蛋白氮（NPH）	mg/dl	0.714	mmol/L	全血：17.8~28.6mmol/L 血浆：14.3~21.4mmol/L
肌酐（Cr）	mg/dl	88.42	μmol/L	88.4~176.8μmol/L
肌酸	mg/dl	76.26	μmol/L	153~534μmol/L
尿酸	mg/dl	59.484	μmol/L	男 150~416μmol/L 女 89~357μmol/L
丙酮酸	mg/dl	113.636	μmol/L	45~140μmol/L
血氨	mg/dl	0.587 2	μmol/L	37~82μmol/L
乳酸	mg/dl	0.11	μmol/L	0.41~1.8mmol/L
血清（总）酮体	mg/dl		mmol/L	定性试验：阴性 定量试验（水杨醛法）： 0.15~0.22mmol/L
二氧化碳结合力（CO_2CP）	容积 /dl	0.449 2	mmol/L	23~29mmol/L

附表 1-3 血清学及免疫学检查

项目	习用单位	习→法系数	法定单位	正常参考值
C 反应蛋白(CRP)(毛细血管沉淀试验)(放射免疫法)			mg/L	阴性 平均值 正常上限 新生儿:0.10mg/L 0.6mg/L 1 个月:0.15mg/L 1.6mg/L 学龄儿童:0.17mg/L 2.2mg/L
嗜异性凝集试验				<1∶56
抗链球菌溶血素			U	<500U
"O"(ASO) 肥达反应				"O"<1∶80 "H"<1∶160
外斐反应				<1∶80(OX_{19}<1∶160) OX_2<1∶160 OX_k<1∶80
冷凝集试验				<1∶8
抗核抗体(ANA)				<1∶16
抗平滑肌抗体(SMA)				<1∶10
抗线粒体抗体(AMA)				<1∶10
类风湿因子乳胶凝集试验				阴性
IgG	mg/dl	0.01	g/L	7.0~16.6g/L
IgA	mg/dl	0.01	g/L	0.7~3.5g/L
IgM	mg/dl	0.01	mg/L	0.5~2.6mg/L
IgD	mg/dl	10	mg/L	1~4mg/L
IgE	mg/dl	10	mg/L	0.1~0.9mg/L
血清总补体活性(CH_{50})				50~150U/ml
补体 C3(单扩法)	mg/dl	0.01	g/L	0.8~1.5g/L
补体 C4(单扩法)	mg/dl	0.01	g/L	0.2~0.6g/L
E 玫瑰花结形成率				0.40~0.70
EA 玫瑰花结形成率				0.15~0.30
EAC 玫瑰花结形成率				0.15~0.30
淋巴细胞转化率(LTT)				0.60~0.75
淋巴细胞毒性试验				死亡的着色细胞<0.10
白细胞黏附抑制试验	%			黏附细胞数占 0.40~0.85 试验管与对照管相差不超过 0.30
巨噬细胞吞噬率	%	0.01		0.627 7 ± 0.013 3
巨噬细胞吞噬指数				1.058 ± 0.049
硝基四氮唑蓝(NBT)	%	0.01		<0.10
试验				
胃泌素			pg/ml	15~105pg/ml
$β_2$ 微球蛋白	μg/ml	1	mg/L	1.3~2.5mg/L

续表

项目	习用单位	习→法系数	法定单位	正常参考值
乙型肝炎病毒表面抗原(HBsAg)				对流法 阴性 反向间接血凝法<1∶8
乙型肝炎表面抗体(抗 HBsAb)				阳性
乙型肝炎 e 抗原(HBeAg)				阴性
乙型肝炎 e 抗体(抗 HBeAb)				阴性
乙型肝炎核心抗原(HBcAg)				SPRIA 法<2.1
乙型肝炎核心抗体(抗 HBc-IgG)				阴性
乙型肝炎核心抗体(抗 HBc-IgM)				阴性
DNA 多聚酶				阴性(放射免疫法<25CPM)

附表 1-4 凝血机制检查

项目	习用单位	习→法系数	法定单位	正常参考值
出血时间 DuKe(纸片法) IVr(加压法) TBT(测定器法)			min	1~3min 0.5~6min (6.9 ± 2.1)min(>9min 异常)
凝血时间			min	新生儿:4.5~10min 幼儿及学龄儿童: 4~5.5min
玻片法				2~8min
毛细血管法				3~7min
白陶土部分凝血活酶 生成时间(KPTT)	s		s s	新生儿:44~73s 男:31.5~43.5s 女:32~43s
血浆复钙时间	min		s	(142 ± 45)s (1.5~3)min
部分活化凝血活酶时间(APTT)			s	60~85s
简易凝血活酶生成试验(STGT)			s	平均 10~14s
凝血酶时间(TT)			s	16~18s (正常对照值 ± 3)s 以内
凝血酶原时间(PT)			s	12~14s 男:11~13.7s 女:11~14.3s 新生儿:16~80s (正常对照 ± 3)s 以内
凝血酶原消耗试验(PCT)			s	>25s
凝血因子功能活性测定				
Ⅱ因子(凝血酶原)	%	0.01		0.8~1.2
Ⅴ因子(前加速素)				0.8~1.2
Ⅶ因子(前转变素)				0.8~1.2

续表

项目	习用单位	习→法系数	法定单位	正常参考值
Ⅷ因子（抗血友病球蛋白，AHF）				0.8~1.2
Ⅸ（血浆凝血活酶，PTC）				0.8~1.2
Ⅹ（斯图亚特因子）				0.8~1.2
Ⅺ（血浆凝血活酶前质，PTA）				0.8~1.2
Ⅻ（接触因子）				0.8~1.2
XⅢ（纤维蛋白稳定因子，FSF）				0.8~1.2
抗凝血Ⅲ因子测定（AT-Ⅲ）	mg/dl	10	mg/L	（291 ± 67）mg/L
全血凝块溶解时间			h	48~72h
纤维蛋白降解产物（FDP）				
乳胶凝集法			mg/L	<10mg/L
简易法				（1∶16）~（1∶64）
葡萄球菌凝集法			mg/L	0~2mg/L
被动凝集抑制法			mg/L	<10mg/L
纤维蛋白溶解时间	min		min	>60min
纤维蛋白溶酶活性	%			0~0.15
纤维蛋白溶酶原	U	16.67	nmol/L	113.4~213.4nmol/L （6.8~12.8U）
纤维蛋白原	g/dl	10	g/L	2~4g/L
血浆 D- 二聚体	mg/L		mg/L	0~0.256mg/L
血浆鱼精蛋白副凝试验（3P 试验）				阴
乙醇胶试验				阴
血块收缩试验				1h 开始收缩
血小板粘附试验				24h 完全收缩
转动法				0.58~0.75
玻珠柱法				0.20~0.60
优球蛋白溶解时间（ELT）			min	≥90~120min
阿司匹林耐量试验（ATT）				服药后 2h 及 4h 的出血时间延长少于服药前 2min（延长<2min）

附表 1-5　肝功能检查

项目	习用单位	习→法系数	法定单位	正常参考值
黄疸指数	IU		IU	4~6IU
总胆红素	mg/dl	17.10	μmol/L	新生儿 0~1d：34~103μmol/L 1~2d：103~171μmol/L 3~5d：68~137μmol/L 成人：3.4~17.1μmol/L
1 分钟胆红素	mg/dl	17.10	μmol/L	0.85~3.42μmol/L

续表

项目	习用单位	习→法系数	法定单位	正常参考值
结合胆红素	mg/dl	17.10	μmol/L	0~6.8μmol/L
非结合胆红素	mg/dl	17.10	μmol/L	1.7~10.2μmol/L
凡登白试验（血清胆红素定性试验）				直接反应：阴性 间接反应：弱阳性
尿胆红素				阴性
尿胆原				定量：0.84~4.2μmol/L；24h 定性：阴性或弱阳性
尿胆素				阴性
磺溴酞钠滞留（BSP）试验				ViBSP 5mg/kg 45min 滞留率<0.1

附表 1-6　酶学检查

项目	习用单位	习→法系数	法定单位	正常参考值
谷丙转氨酶（SGPT）（赖氏法）	IU/L	16.67	nmol/L	83.3~666.8nmol/L （5~40IU/L）
谷草转氨酶（SGOT）（赖氏法）	IU/L	16.67	nmol/L	133.3~666.8nmol/L （8~40IU/L）
淀粉酶（Winslow 法）	U/L	16.67	nmol/L	583.4~2 250.4nmol/L （35~135U/L）
（Somogyi 法）	U/L	16.67	nmol/L	666.8~3 000.6nmol/L （40~180U/L）
脂肪酶（LPS）	U/L	16.67	nmol/L	比色法：<79U/L 滴度法：<1 500U/L
碱性磷酸酶（AKP） （Bodansky 法）	IU/L	16.67	nmol/L	116.7~166.7nmol/L （7~10IU）
（king-Armstrong 法）	IU/L	16.67	nmol/L	250.1~333.4nmol/L （15~20IU）
乳酸脱氢酶（LDH） （Hill 法 - 成人）	IU/L	16.67	nmol/L	3 867~6 853nmol/L 儿童 LDH 活性比成人稍高，至 14 岁时与成人相同
同工酶（含量比例）				
LDH_1				0.327 ± 0.046
LDH_2				0.451 ± 0.035
LDH_3				0.185 ± 0.029
LDH_4				0.290 ± 0.009
LDH_5				0.085 ± 0.005
磷酸肌酸激酶（CPK）				男：50~310U/L 女：40~200U/L
CPK 同工酶（CK-MB）	%	0.01		<0.05
葡萄糖 -6- 磷酸脱氢酶（G-6-P）				新生儿：9.75~20.14IU/g 儿童：5.3~8.9IU/g

附表 1-7　尿液检查

项目	习用单位	习→法系数	法定单位	正常参考值
尿量	ml/24h	0.001	L/24h	婴儿 0.4~0.5L/24h 幼儿 0.5~0.7L/24h >5 岁儿童 0.65~1.4L/24h
尿色				新鲜尿清晰透明呈淡黄色
酸碱度				pH:4.5~8.0
尿比重				1.015~1.025
渗透压	mOsm/kg	1	mmol/L	婴儿 50~700mmol/L 儿童 300~1 400mmol/L
蛋白质				定性:(–)或微量 定量(Esbach 法): <100mg/24h
凝溶蛋白(本周蛋白)				(–)
血红蛋白定性				(–)
糖	mg/24h	0.055	mmol/24h	定性(还原法):(–) 定量:<1.68mmol/24h (<300mg/24h)
尿酮体				(–)
隐血试验				(–)
尿胆红素				定性:(–) 定量:≤2mg/L
尿胆原定性				弱阳性,阳性稀释度<1:20
尿胆原定量	mg/24h	1.687	μmol/d	0~5.9μmol/d
尿沉渣				
红细胞			个 /HP	(离心)<3 个 /HP
白细胞			个 /HP	(离心)<5 个 /HP
管型				无或偶见
爱迪计数				
红细胞			/24h	$<50\times10^4$/24h
白细胞			/12h	$<100\times10^4$/12h
管型			/12h	<5 000/12h
中段尿菌落计数				($<10^4$/ml)多为污染,10~10^5/ml 则属可疑
淀粉酶			IU	<64IU(温氏) 100~1 200IU(苏氏)
钠	mEq/24h	1	mmol/24h	40~217mmol/24h
钾	mEq/24h	1	mmol/24h	30~123mmol/24h
氯	mEq/24h	1	mmol/24h	170~254mmol/24h
钙	mEq/24h	0.5	mmol/24h	2.5~7.5mmol/24h

续表

项目	习用单位	习→法系数	法定单位	正常参考值
磷	mEq/24h	0.56	mmol/24h	36~56mmol/24h
醛固酮				1~5μg/24h
尿液生化				
肌酐	g/24h	8.84	mmol/24h	6.2~13.2mmol/24h
肌酸	mg/24h	7.626	μmol/24h	0~1 525μmol/24h
尿素	g/24h	16.651	mmol/24h	360~540mmol/24h
尿素氮	g/24h	35.697	mmol/24h	360~540mmol/24h
尿酸	mg/24h	0.005 9	mmol/24h	2.36~5.9mmol/24h

附表 1-8　脑脊液检查

项目	习用单位	习→法系数	法定单位	正常参考值
外观				无色透明，新生儿多微黄<40 滴 /min
压力	mmH_2O	0.009 8	kPa	（侧卧位）0.69~1.77kPa 儿童：0.39~0.98kPa
				新生儿：可低至 0.2~0.3kPa 新生儿：正常 0.3~0.8kPa
阿亚拉（Ayala）指数细胞学检查				5.5~6.5 通常无红细胞 初生前 2 周：可有（20~50）$\times 10^6$/L
红细胞				2 周后：(0~2) $\times 10^6$/L 新生儿：(0~30) $\times 10^6$/L 儿童：(0~10) $\times 10^6$/L （淋巴细胞为主）
四氮唑蓝（NBT）反应				>12% 为阳性反应
色氨酸反应				阴性几乎可以排除结核性脑膜炎
蛋白质　定性				阴性
定量	mg/dl	0.01	g/L	<0.40g/L 新生儿：0.2~1.2g/L
葡萄糖	mg/dl	0.055 6	mmol/L	儿童：3.89~5.0mmol/L 婴儿：2.8~4.4mmol/L
脑脊液糖 / 血糖				0.6
氯化物	mEq/L	1	mmol/L	儿童：115~127mmol/L 婴儿：110~122.4mmol/L
钠			mmol/L	138~150mmol/L
白蛋白测定			mg/L	（173 ± 60）mg/L （90~382mg/L）
pH				7.3~7.36
阴离子间隙（AG）			mg/L	（−0.2 ± 2.7）mmol/L （>5.2mmol/L 对细菌性脑膜炎诊断有意义）
β_2- 微球蛋白	μg/ml	1	mg/L	1.4~1.9mg/L

附表 1-9　内分泌检查

项目	习用单位	习→法系数	法定单位	正常参考值
下丘脑 - 垂体激素促甲状腺素（TSH）	μU/ml	1	mU/L	生后：10~14d 有短暂上升 30~40mU/L 以后至成人：2~10mU/L
促甲状腺激素释放激素（TRH）	pg/ml	2.8	pmol/L	14~168pmol/L（成人） （5~60pg/ml）
TRH 兴奋试验	μU/ml	1	mU/L	TRH 静脉注射后 30min 内 TSH 升值（4~13 岁）最大值：5.2mU/L~33.2mU/L
促肾上腺皮质激素（ACTH）	pg/ml	0.22	pmol/L	8am 1.1~11.0pmol/L（5~50pg/ml）（成人）
ACTH 试验　静脉滴注法			mg	尿中 17- 羟较对照日：增多 8~16mg 尿中 17 酮：增多 4~8mg 血嗜酸细胞：减少 0.80~0.90
肌内注射法				4h 后嗜酸细胞：减少 0.5 以上
抗利尿激素（ADH）	pg/ml	1	ng/L	1~1.5ng/L
生长激素（GH）	ng/ml	1	μg/L	出生 48h 后：1~51μg/L 出生 8 周后：1~45μg/L 2 岁以内：8μg/L 2~4 岁：4μg/L 4~16 岁：1~3μg/L
甲状腺激素				
基础代谢			%	±15%
蛋白结合碘			μmol/L	0.32~0.63μmol/L
三碘甲状腺原氨酸（T_3）	μg/dl ng/dl	0.079 0.015 4	μmol/L nmol/L	1~3d：1.37~6.24nmol/L 1 周：1.4~4.62nmol/L 1~12 个月：1.31~3.58nmol/L 学龄前儿童：1.83~3.36nmol/L 学龄儿童及成人：0.85~2.62nmol/L
甲状腺激素（T_4）	μg/dl	12.9	nmol/L	1~2d：147.06~328.95nmol/L 3~4d：126.42~325.08nmol/L 1~6 岁：64.5~196.08nmol/L 11~13 岁：51.6~167.7nmol/L
反三碘甲状腺原氨酸（rt_3）	ng/dl	0.015 4	nmol/L	生后 7d：(0.85±0.40) nmol/L 幼儿期：(0.51±0.12) nmol/L 小儿：(0.55±0.15) nmol/L
游离 T_4（FT_4）				(32.5±6.5) pmol/L
游离 T_3（FT_3）	ng/dl	13	pmol/L	6.0~11.4pmol/L
游离 T_4 指数	pg/ml	1.54	pmol/L	2.23~7.08
甲状腺球蛋白	ng/ml	1	μg/L	<50μg/L
甲状腺素结合球蛋白（TBG）	μg/ml	1	mg/L	15~34mg/L
有效甲状腺比值（ETR）				0.93~1.12
肾及肾上腺激素				
皮质醇	μg/dl	27.6	nmol/L	上午 8 时：140~630nmol/L 午夜 2 时：55~165nmol/L 昼夜皮质醇浓度比值>2
皮质酮	μg/dl	28.86	nmol/L	288.6~577.2nmol/L

续表

项目	习用单位	习→法系数	法定单位	正常参考值
尿 17- 羟类固醇(17-OH)	mg/24h	2.76	μmol/24h	0~2 岁:5.5~11.0μmol/24h 2~6 岁:8.3~16.6μmol/24h 6~10 岁:16.6~22.1μmol/24h 10~14 岁:22.1~27.6μmol/24h
尿 17- 酮类固醇(17-KS)	mg/24h	3.47	μmol/24h	<1 岁:<3.47μmol/24h 1~4 岁:<6.94μmol/24h 4~8 岁:<10.41μmol/24h 8~14 岁:<17.35μmol/24h
尿多巴胺	μg/24h	6.53	nmol/24h	<1 306nmol/24h
尿去甲肾上腺素	μg/24h	5.91	nmol/24h	<5 岁:5.91~118.2nmol/24h >5 岁:59.1~413.7nmol/24h
尿肾上腺素	μg/24h	5.46	nmol/24h	<5 岁:0~82nmol/24h >5 岁:22~142nmol/24h
尿儿茶酚胺	μg/24h	5.95	nmol/24h	<1 004nmol/24h(以去甲肾上腺素为标准) <298nmol/24h(以肾上腺素为标准)
尿 3- 甲氧 4- 羟苦杏仁酸(VMA)	mg/24h	5.05	μmol/24h	<1 岁:1~12μmol/24h 1~5 岁:5.1~17.1μmol/24h 5~15 岁:12.6~21.5μmol/24h
血儿茶酚胺	μg/dl	5.91	μmol/L	<5.91μmol/L
肾素(成人)	ng/(ml·h)	0.82	nmol/(L·h)	0.82~2.0nmol/(L·h)
血管紧张素Ⅰ(成人)	pg/ml	1	ng/L	11~88ng/L
血管紧张素Ⅱ(成人)	pg/ml	1	ng/L	普食卧位:(40.2 ± 12)ng/L 普食立位:(85.3 ± 30)ng/L
尿醛固酮	μg/24h	2.77	μmol/24h	2.77~13.85μmol/24h
血醛固酮	pg/ml	1	ng/L	0~27d:626~521ng/L 1~11 个月:381~173ng/L 1~5 岁:142~114ng/L 6~15 岁:97~74ng/L
胰腺激素				
前胰岛素	ng/ml	1	μg/L	<0.2μg/L
空腹血浆胰岛素	μU/ml	1	mU/L	<10mU/L
C- 肽(C-P)	ng/ml	1	μg/L	<4μg/L
空腹胰高血糖素	pg/ml	1	ng/L	(102 ± 8.6)ng/L
精氨酸负荷试验(500mg/kg)			ng/L	15min:(304 ± 48)ng/L 30min:(370 ± 48)ng/L 45min:(290 ± 26)ng/L 60min:(220 ± 24)ng/L 90min:(127 ± 15)ng/L 120min:(116 ± 13)ng/L

附表 1-10 骨髓检查

细胞名称	正常范围	细胞名称	正常范围
有核细胞总数		淋巴细胞	0.03~0.20
（婴儿）	（200~300）× 10^9/L	原单核细胞	0~0.005
（儿童）	（150~200）× 10^9/L	幼单核细胞	
原始粒细胞	0.003~0.02	单核细胞	0.005~0.050
早幼粒细胞	0.01~0.08	网状细胞	0~0.01
中性中幼粒细胞	0.05~0.20	浆细胞	0.003~0.015
酸性中幼粒细胞	0~0.02	原始红细胞	0.005~0.04
碱性中幼粒细胞	0~0.004	早幼红细胞	0.01~0.05
中性晚幼粒细胞	0.09~0.18	中幼红细胞	0.12~0.20
中性杆状核粒细胞	0.04~0.14	晚幼红细胞	0.06~0.10
中性分叶核粒细胞	0.07~0.30	有丝分裂细胞	0~0.02
酸性分叶核粒细胞	0.005~0.04	粒细胞：有核红细胞	(3~5)∶1
碱性分叶核粒细胞	0~0.007		
原淋巴细胞 幼淋巴细胞	0~0.021		

附表 1-11 血流动力学及心功能监测

→项目	习→法系数	正常参考值	
		习用单位	法定单位
中心静脉压	0.098 16	6~12cmH_2O	0.589~1.178kPa
右心房压（收缩压 / 舒张压）	0.133 3	(4~6)/(−2~+2) mmHg	(0.533~0.8)/(−0.267~+0.267]kPa
右心室压（心缩压 / 舒张压）		(15~30)/(2~5) mmHg	(2~4)/(0.267~0.667) kPa
肺动脉压（心缩压 / 舒张压）		(15~30)/(5~10) mmHg	(2~4)/(0.667~1.333) kPa
肺动脉楔压（平均）		5~12mmHg	0.667~1.6kPa
左心房压（平均）		5~10mmHg	0.667~1.333kPa
左心室压（收缩压 / 舒张压）		(80~130)/(5~10) mmHg	(10.664~17.329)/(0.667~1.333) kPa
主动脉压（收缩压 / 舒张压）		(80~130)/(60~90) mmHg	(10.664~17.329)/(7.998~11.997) kPa
心脏指数（CI）		(3.1 ± 0.4) L/(min·m^2)	
射血分数（EF）		0.59~0.75 (0.67 ± 0.08)	
短轴缩短率（FS）		0.31 ± 0.04	
左心室平均周径		心率 /（次·min^{-1}）	均值
心缩短率		92 ± 18	1.13 ± 0.03
（MVCF）		>130	1.88 ± 0.04
		100~130	1.35 ± 0.03
		<100	1.02 ± 0.02
收缩时间指数（STI）		0.3~0.39 (0.34 ± 0.06)	

续表

→项目	习→法系数	正常参考值	
		习用单位	法定单位
等容收缩时间（ICT）		13.1~36.7ms	
		心率 /（次·min^{-1}）	ICT/ms
		（92 ± 18）	（30 ± 6）
		>130	（21 ± 6）
		100~130	（27 ± 7）
		<100	（32 ± 5）

附表 1-12　左心室每搏及每分排血量值

体表面积	左心室每搏排血量（SV）/（ml·次$^{-1}$）		左心室每分排分血量（CO）/（ml·min^{-1}）	
	均值	标准差	均值	标准差
0.2 ~0.29	15.6	4.3	2 268.8	808.0
0.3 ~0.39	19.5	4.9	2 746.9	974.4
0.4 ~0.49	23.8	4.7	2 368.7	992.3
0.5 ~0.59	29.6	6.0	3 072.9	972.2
0.6 ~0.69	34.1	8.3	3 468.6	1 072.1
0.7 ~0.79	39.8	8.7	4 047.7	1 264.3
0.8 ~0.89	46.5	12.2	4 314.8	1 104.6
0.9 ~0.99	47.8	13.5	4 295.3	1 354.0
1.0 ~1.09	48.9	13.0	4 396.7	1 359.9
1.1 ~1.19	56.0	19.4	4 797.7	1 707.6
1.2 ~1.29	56.4	14.7	4 841.5	1 091.6
1.3 ~1.39	56.4	14.4	5 164.9	1 661.2
≥ 1.4	57.1	17.4	4 865.1	1 149.5

附表 1-13　小儿体表面积（按正常体重推算）

体重 /kg	体表面积 /m^2	体重 /kg	体表面积 /m^2
2	0.15	20	0.8
3.3	0.2	30	1.05
5	0.25	40	1.30
8	0.35	50	1.50
10	0.45	60	1.65
15	0.60	70	1.75

附表 1-14　肾功能检查

项目	正常参考值
浓缩试验	
改良爱迪计数同时测定浓缩功能	夜间 12h 尿比重应>1.108
昼夜尿比重试验	白天 12h 尿量应为全日总量的 2/3~3/4 最高一次比重应>1.020 尿比重差>0.009
稀释试验(水试验)	4h 排出饮水量的 0.80~1.0 而尿比重降至 1.003 或以下
尿素清除试验	最大清除率 60~95ml/min 标准清除率 40~65ml/min
内生肌酐清除率试验	矫正清除率 80~126ml/min
酚红排泄试验	注射后 15min 应排出 0.25~0.40 120min 总量 2~8 岁应 0.6~0.85 8~14 岁应 0.50~0.85
自由水清除率试验	自由水清除率 -100~-25ml/h

（黄娇甜　卢仲毅）

附录二　危重症急诊常用检查项目及其意义

附表 2-1　危重症急诊常用检查项目及意义

检查项目	临床意义
周围血象:RBC、WBC、Hct、PLT	有无贫血、贫血程度、推测贫血原因、有无输血必要
凝血系统:PLT、凝血时间、凝血酶原时间	有无凝血功能障碍、DIC、维生素 K 缺乏、鉴别出血原因
纤溶系统:FDP、纤维蛋白原、3P 试验	DIC、抗纤溶疗法监测
尿常规:pH、糖、尿蛋白、尿比重、尿酮、尿沉渣镜检	肾功能、脱水、糖尿病、溶血、有无尿道感染、酸碱紊乱
尿定量:Na、K、Cl、Ca、P	有无电解质失衡、脱水性质、肾功能、肾上腺、垂体功能障碍、低钙血症、高钙血症、甲状旁腺功能异常
血糖	血糖高低、糖尿病、应激性高血糖
肾功能:BUN、Cr	肾功能、脱水、休克、胃肠道出血
肝功能:GOT、GPT、乳酸脱氢酶、碱性磷酸酶、总胆红素、结合胆红素、血氨	肝脏有无损害、损害性质、溶血及黄疸性质、高氨血症
血浆蛋白	低蛋白血症、水肿、肾病、营养状况
胰腺功能:血/尿淀粉酶	胰腺炎、腮腺炎
CPK(CK)、CK-MB(肌酸磷酸激酶同工酶)	心肌炎、肌炎、脑损害
血气	有无酸碱失衡、通气换气功能障碍
细菌涂片	细菌感染
脑脊液:细胞数、糖蛋白、涂片、压力	脑膜炎、脑炎、多发性神经根炎、高颅压、蛛网膜下腔出血、脑脊液循环障碍
血型及交叉配血	输血、换血疗法、血浆置换

附表 2-2　高氮质血症的原因

BUN/Cr 值 /(mg·dl^{-1})	属性	原因
<10	低氮质血症	低蛋白饮食、饥饿、重症、肝功能不全、透析者
10~15	正常或肾实质性	急慢性肾衰竭
15~20	混合性	伴肾血流量障碍的肾实质损害
>15~20	假性	高蛋白饮食、消化道出血、激素、感染
	肾前性	脱水、出血、休克、肾上腺功能不全、心力衰竭
	肾实质性	急性肾小球肾炎
	肾后性	急性尿路梗死

附表 2-3　危重症状的紧急检查项目

症状	检查项目
休克	血常规、血细胞比容、尿量比重及尿常规、尿血渗透压、血清电解质、肾功能、血气、肝功能、胰腺功能、乳酸、凝血、心电图、胸部 X 射线、血培养、血糖
发绀	血气、血常规、胸部 X 射线
惊厥	血糖、血清电解质、血常规、炎性反应、血渗透压、脑脊液、肝功能、肾功能、尿常规、血氨
意识障碍	电解质、血糖、血气、肝功能、脑脊液、血常规、尿常规、肾功能、肝功能、肌酸磷酸激酶、血氨、眼底检查、心电图
呼吸困难	血气、血常规、炎症反应、胸部 X 射线、尿常规、血糖、电解质、肾功能、心电图、喉镜检查(必要时)
高热	血常规、炎症反应、尿常规及培养、脑脊液常规生化及色氨酸反应、胸部 X 射线
急腹症	血常规、炎症反应、尿常规及培养、尿淀粉酶、尿卟啉、胰腺功能、肝功能、电解质、大便常规隐血、心电图、超声波、断层检查
吐泻脱水	电解质、大便常规、血常规、肾功能、血气、炎症反应、大便常规培养、血尿渗透压、血糖
呕血	血常规、凝血、大便隐血、肾功能、肝功能、尿常规、血型、交叉血、择期 X 射线检查
出血倾向	血常规、凝血、血型、交叉血
无尿	尿常规、电解质、肾功能、肝功能、尿渗透压
灼(烫)伤	血常规、电解质、炎症反应、血气、肾功能、尿常规、血清蛋白
溺水	血常规、电解质、血气、胸部 X 射线
高血压	尿常规、血常规、电解质、肾功能、血糖、胆固醇、血清蛋白、心电图、眼底检查
心力衰竭	血常规、尿常规、炎症反应、“ASO”、类风湿因子、血培养、心电图及超声心动图、心肌酶及同工酶活性、电解质、血气、肾功能、胸部 X 射线、心功能检查

（黄娇甜　卢仲毅）

附录三　小儿常用急救药物剂量表

附表 3-1　中枢兴奋苏醒药

药名	剂量及用法	说明
洛贝林(lobeline)	0.3~3mg/次,必要时30min可重复(静脉缓注或加入莫菲氏管滴入)	大剂量可致心动过缓、传导阻滞、呼吸抑制及强直阵挛性惊厥,目前临床基本不用
尼可刹米(nikethamide)	6个月:75mg/次 1~3岁:125mg/次 4~7岁:175mg/次 >7岁:250mg/次 (皮下、肌内注射或静脉缓注)	大剂量可引起阵挛性惊厥、血压上升、心动过速、咳嗽、呕吐、肌肉震颤,对吗啡中毒效果尚可,目前临床基本不用
纳洛酮(naloxone)	0.05~0.01mg/(kg·次)[5μg/(kg·min)]静脉注射或皮下、肌内注射)	可用于新生儿窒息、麻醉剂引起的呼吸抑制
氢溴酸东莨菪碱(scopolamine hydrobromide)	中枢性呼吸衰竭 0.03~0.05mg/(kg·次)(静脉注射或静脉滴注)	根据病情隔15~60min重复使用
氯酯醒(meclofenoxate)	0.1g/次(肌内注射)　2~3次/d　新生儿60mg/次	用于外伤性昏迷、新生儿缺氧等
新斯的明(neostigmine)	每次0.05~0.1mg/(肌内或皮下注射)	机械性肠梗阻、哮喘、惊厥等忌用
氯化腾喜龙(edrophone)	0.1mg/(kg·次)　总量<10mg(静脉缓注)	用做横纹肌松弛药(如箭毒类)的对抗药

附表 3-2　抗惊厥及肌松弛药

药名	剂量及用法	说明
苯巴比妥(phenobarbital)	抗惊厥 8~10mg/(kg·次) 必要时6h后可重复(肌内注射) 癫痫持续状态、脑复苏 负荷量15~20mg/kg,最大300mg/次,12~24h后给维持量5mg/(kg·24h)	静脉注射(静脉制剂)速度应<30mg/min为宜
异戊巴比妥(amobarbital)	抗惊厥 5~8mg/(kg·次)静脉缓注,速度<1ml/min	用0.9%氯化钠10~20ml稀释缓慢静脉注射
地西泮(diazepam)	镇静、抗惊厥 0.3~0.5mg/(kg·次),必要时5~10min可重复,最大总量<15mg/次(肌内注射或静脉注射)	不稀释静脉缓注,速度<3mg/min,床旁观察,惊厥停止即可停止注射,严重呼衰时慎用
咪达唑仑(midazolam)	镇静、抗惊厥、抗焦虑、麻醉前给药 ICU患者镇静,先静脉注射0.1~0.2mg/kg,继之以0.05~0.2mg/(kg·h),静脉滴注维持 麻醉前给药 在麻醉诱导前20~60min使用,剂量为0.05~0.075mg/kg肌内注射,全麻诱导常用0.1~0.15mg/kg;局部麻醉或椎管内麻醉辅助用药,分次静脉注射0.03~0.04mg/kg	静脉注射可引起呼吸抑制及血压下降,极少数可发生呼吸暂停、停止或心搏骤停,使用时需监测生命体征

续表

药名	剂量及用法	说明
劳拉西泮(lorazepam)	0.05~0.1mg/(kg·次)(静脉缓注) 必要时 20min 后可重复	最大量<4mg/ 次
10% 水合氯醛 (chloralhydrate)	抗惊厥、镇静 40~60mg/(kg·次)(0.3~0.5ml/kg) (口服或灌肠)必要时 6~8h 可重复	灌肠时可加适量温水,小儿 1 次量不超过 1g(10ml),本品味苦,注意口服时憋气而引起呼吸停止
三聚乙醛 (paraldehyde)	溶液 镇静 0.2~0.3ml/(kg·次) (灌肠) 抗惊厥 注射剂　0.1~0.2ml/(kg·次)(深部肌内注射) 注射剂　0.02~0.05ml/(kg·次)(静脉注射)	最大量不超过 5ml/ 次 静脉注射最大量 5ml/ 次
泮库溴铵 (pancuronium bromide)	机械通气时,外控与自主呼吸矛盾首剂 0.1~0.2mg/kg(静脉缓注)其后按 0.5~1.5μg/(kg·min)(持续静脉注射)	静脉注射时自主呼吸一旦停止即可停止给药
维库溴铵	0.08~0.1mg/kg(静脉缓慢注射)	静脉注射时自主呼吸一旦停止即可停止给药

附表 3-3　退热镇痛药

药名	剂量及用法	说明
阿司匹林(aspirin)	10mg/(kg·次)(口服) 3~6 次 /d	大剂量可引起出血或酸中毒等症状,12 岁以下儿童忌用(川崎病除外)
布洛芬混悬剂	5~10mg/(kg·次),需要时可 6~8h 给药 1 次	注意每 24h 不超过 4 次,可与对乙酰氨基酚混悬剂交替使用
对乙酰氨基酚混悬剂	1~3 岁:10~15kg,1~1.5ml/ 次,需要时可 4~6h 给药 1 次 4~6 岁:16~21kg,1.5~2ml/ 次 7~9 岁:22~27kg,2~3ml/ 次 10~12 岁:28~32kg,3~3.5ml/ 次	注意每 24h 不超过 4 次,可与布洛芬混悬剂交替使用
盐酸吗啡 (morphine)	0.1~0.2mg/(kg·次) (皮下或肌内注射)	婴幼儿忌用或慎用
盐酸哌替啶 (pethidine hydrochloride)	0.5~1mg/(kg·次) (肌内注射)	高颅压者忌用

附表 3-4　平喘药

药名	剂量及用法	说明
盐酸肾上腺素(adrenaline)	抗休克、平喘	
	0.01~0.03mg/(kg·次)(皮下注射) 明显低血压	根据反应调节剂量,多从 0.1μg/(kg·min)开始
	0.5~1.5μg/(kg·min)(持续静脉输入)	
	心肺复苏 1∶10 000 稀释液,剂量 0.1~0.3ml/(kg·次) [0.01~0.03mg/(kg·次)]	
	急性喉炎、会厌炎:局部雾化吸入治疗	原液

续表

药名	剂量及用法	说明
异丙肾上腺素(isoprenaline)	平喘 初始 0.1μg/(kg·min)(静脉滴注)15min 后无效可逐渐增大剂量,最大不超过 2μg/(kg·min) 完全性房室传导阻滞 1~4μg/min 尖端扭转型室性心动过速(危急时)	静脉滴注,心率超过 200 次 /min 可减量或停药 根据心室率调整 有效后可用该药稀释后以 1~4μg/min 速度维持亦可使用利多卡因静滴维持
氨茶碱(aminophylline)	平喘 5mg/(kg·30min)(静滴) 维持量 1mg/(kg·h) 新生儿、婴儿反复呼吸暂停诱导 4~6mg/(kg·20min)[稀释(2mg/ml)后静脉注射] 维持量 2mg/kg,q.6h.	静脉注射速度过快、浓度过高可致心悸、惊厥、血压剧降等,治疗剂量与中毒剂量接近婴儿不主张应用于平喘治疗
沙丁胺醇气雾剂	200 揿 / 支 100μg 沙丁胺醇气雾 / 揿 儿童 1~2 揿 / 次,3~4 次 /d	
0.5% 沙丁胺醇溶液(salbutamol)	一般推荐使用 0.03ml/(kg·次) 也可按以下剂量使用: <4 岁 0.25ml/ 次 4~8 岁 0.5ml/ 次 q.4h. 8~12 岁 0.75ml/ 次 10min/ 次 >12 岁 1ml/ 次	用压缩气泵或氧气为动力,将药液稀释至 2~3ml 缓慢吸入

附表 3-5　治心力衰竭及抗心律失常药

药名	剂量及用法	说明
地高辛(digoxin)	化量 新生儿 0.025~0.03mg/kg 2 岁以下 0.04~0.06mg/kg 2 岁以上 0.03~0.04mg/kg(口服)	维持量为化量的 1/4 ~ 1/3
西地兰(cedilanid)	化量 2 岁以下 0.03~0.04mg/kg 2 岁以上 0.02~0.03mg/kg(缓慢静脉注射) 首剂给总量的 1/3~1/2,余量可在 12~24h 内分次给予 不需维持治疗法 <2 岁 0.015mg/(kg·次) >2 岁 0.01mg/(kg·次) 4h 可重复 1 次	用 5%~10% GS 稀释后静脉缓注使用过程中应该监测电解质和心电图
毒毛花苷 K(strophanthin K)	0.007~0.01mg/(kg·次)(静脉注射) 必要时 8h 后可重复	用 10% GS 稀释后静脉缓注
硫酸奎尼丁(quinidine sulfate)	首次剂量 2mg/kg,若无不良反应,30mg/(kg·d),分 5 次,口服,若疗效不显著且又无中毒症状出现,第 2 或第 3d 可继用原量	服用 3d 后仍无效应停药,心电图 QRS 波较原增宽 25% 以上应停药,严重心力衰竭,心肌损害,房室传导阻滞者忌用,有效血药浓度 2~8mg/L

续表

药名	剂量及用法	说明
盐酸普鲁卡因胺(procain-amide hydrochloride)	① 6mg/(kg·次),q.6h. 至有效或出现中毒(肌内注射)极量婴幼儿<0.2g 年长儿<0.5g ② 1.4mg/(kg·次)(静滴) 每 2min 可重复 1 次 ③首剂 5mg/kg 稀释后静脉缓注(5min 以上),后静滴维持 20~100μg/(kg·min)	心电图 QRS 波增宽应停药 完全性房室传导阻滞,严重心力衰竭、低血压及重症肌无力、哮喘者忌用 有效血药浓度 4 ~ 10mg/L
盐酸利多卡因(lidocaine hydrochloride)	1~2mg/(kg·次)(静脉缓注) 总量不超过 5mg/kg 有效后以 20~40μg/(kg·min)维持	必要时 30~100min 可重复 窦房及完全性房室传导阻滞忌用,有效血药浓度 1.2~6mg/L
苯妥英钠(phenytoin sodium)	抗心律失常 2~4mg/(kg·次)(稀释后静脉缓注,10min 以上)一次量不超过 150mg 癫痫持续状态 15~20mg/kg(负荷量)(静脉缓注)8h 后给维持量 8~19mg/(kg·d)(静脉滴注或分 4 次)	不可用 GS 稀释,以免产生沉淀,心力衰竭缓慢心律忌用,有效血药浓度 10~18mg/L 静脉注射速度<1mg/(kg·min),最大量不超过 1 000mg/24h
普萘洛尔(propranolol,inderal)	0.05~0.1mg/(kg·次)(稀释后静脉注射 10min 以上)总量不超过 3mg/次 法洛四联症缺氧发作 0.15~0.25mg/kg 可在 15min 后重复 1 次(硫酸吗啡 0.01mg/kg 皮下注射也可终止发作)	心动过缓、支气管哮喘者忌用,有效血药浓度 20 ~ 100μg/L
溴苄铵(bretylium)	2~3mg/(kg·次)(静脉注射 5~10min),q.6h.,年长儿首例不超过 150mg	一般不宜作为抗室性异位心律的首选药物
丙吡胺(disopyramide)	首剂 1.5~2mg/kg(稀释后静脉注射 5~20min)维持量 0.4mg/(kg·h)	心力衰竭、重症肌无力及尿潴留者、忌用低钾者,应先予以纠治有效血浓度
维拉帕米(verapamil)	0.075~0.15mg/(kg·次)(稀释后静脉注射 15min 以上),5μg/(kg·min)(静脉滴注)	2~4mg/kg 心电监测下静脉注射有效血浓度 50~150μg/L
胺碘酮(amiodarone)	2.5~5mg/(kg·次)(稀释后静脉注射,15min 以上)	心电监测下静脉注射
10% 氯化钾(potassium chloide)	0.1~0.2g/(kg·次)(稀释为 0.1%~0.3% 浓度静脉滴注)	注意见尿补钾

附表 3-6 降高血压药

药名	剂量及用法	说明
肼屈嗪(hydralazine)	0.1~0.2mg/(kg·次),q.4~6h.(肌内注射或静脉缓注)	易导致耐受性,最好与其他降压药合用
二氮嗪(diazoxide)	5mg/(kg·次)(静脉缓注),必要时 30min 后可重复	有心力衰竭者用药 30min 前可用呋塞米 1 次
硝苯地平(nifedipine)	3~10μg/(kg·次)(静脉缓注) 0.1~0.3mg/(kg·d)(分 3 次口服)	注意体位性低血压
硝普钠(sodium nitroprusside)	1~8μg/(kg·min)(静脉滴注)	使用时应进行血压监测
卡托普利(captopril)	1~2mg/(kg·d)(分 3 次口服),总量<75mg/d	注意中性粒细胞下降及高钾血症

附表 3-7 血管扩张药

药名	剂量及用法	说明
双嘧达莫(persantin)	0.3mg/(kg·次)(静脉滴注)	DIC 辅助用药,减少血小板聚集,周围血管扩张作用较弱
酚妥拉明(phentolamine,regitine)	0.5mg/(kg·次)(0.3~0.5mg/min)亦可 2~20μg/(kg·min)(持续静脉滴注)	可与去甲肾上腺素合用抗休克,阻断去甲肾上腺素的 α 作用突出 β 作用
哌唑嗪(prazosin)	40~50μg/(kg·次),3~4 次 /d	防止体位性低血压发生
硝酸甘油(nitroglycerin)	成人 0.3~0.6mg/ 次,1 次 /5min,小儿酌减(舌下含服)	
硝酸异山梨酯(isosorbide dinitrate)	0.2~0.3mg/(kg·次)(舌下含服或口服)2~4 次 /d	

附表 3-8 抗休克药(升压药)

药名	剂量及用法	说明
肾上腺素(adrenaline)	0.01~0.03mg/(kg·次)(皮下注射) 开始量 0.02~0.05μg/(kg·min) 一般不超过 0.2μg/(kg·min)(静脉滴注)	外伤及出血引起的循环衰竭者忌用,根据血压调整剂量
去甲肾上腺素(noradrenaline)	0.02~0.5μg/(kg·min)(静脉滴注)	严防药液外漏引起坏死
多巴胺(dopamine)	2~6μg/(kg·min) 7~15μg/(kg·min)静脉滴注 >15μg/(kg·min)	扩张肾血管增加心排量, 选择性扩张血管 血管收缩
多巴酚丁胺(dobutamine)	心源性休克 2.5~10μg/(kg·min)(静脉滴注)	若大于 20μg/(kg·min)易发生心律失常
米力农	50μg/kg,静脉注射,后继续使用维持量,0.5~0.75μg/(kg·min)	血小板下降,注意监测血压,血压低时慎用
去氧肾上腺素(neo-synephrine)	0.1~0.25mg/(kg·次) 0.05~0.1mg/(kg·次)(静脉缓注)	可引起肾脏缺血
山莨菪碱(anisodamine)	15~30min 静脉注射 1 次,至面色红血压回升后延长给药时间	因可引起心率增快,难于恢复,目前临床少用
间羟胺(mephentermine,Vasoxine)	0.04~0.2mg/(kg·次)(肌内注射) 10~20mg 加 5% GS100ml,2~8μg/(kg·min)(静脉滴注)	根据疗效调整滴速
美芬丁胺(mephentermine,wyamine)	0.25~1mg/(kg·次)(肌内注射) 0.25~0.5mg/(kg·次)(稀释后静脉缓注)	失血性低血压者忌用
甲氧明(methoxamine,vasoxine)	0.25mg/(kg·次)(肌内注射) 0.1mg/(kg·次)(静脉缓注) 10mg 加入 5%GS(静脉滴注)	

附表 3-9 利尿、脱水药

药名	剂量及用法	说明
氢氯噻嗪(hydrochlorothiazide)	1~2mg/(kg·d),2 次 /d(口服)	
呋塞米(furosemide)	1~2mg/(kg·次)(肌内注射或静脉注射)	初剂量宜小,以后逐增,注意水电解质紊乱

续表

药名	剂量及用法	说明
螺内酯(spironolactone)	2mg/(kg·d),3~4 次 /d(口服)	
依他尼酸(ethacrynic aid)	0.5~1mg/(kg·次)(静脉注射或滴注)	作用较强,防止水电解质紊乱,婴儿禁用
20% 甘露醇(mannitol)	1~1.5g/(kg·次)(静脉注射) 新生儿、婴儿: 0.75~1g/(kg·次)	进行渗透压监测防止高渗性损害,临床好转宜先减剂量后减次数
尿素(urea)	0.5~1g/(kg·次)静脉滴注	

附表 3-10　止血药及抗凝药

药名	剂量及用法	说明
卡巴克络 (adrenochrome semicarbazone)	5 岁以下 2.5~5mg/ 次 5 岁以上 5~10mg/ 次	
酚磺乙胺(etamsylate)	10mg/(kg· 次),1~2 次 /d(肌内注射、静脉注射)	
氨甲苯酸 (aminomethylbenzoic acid PAMBA)	0.1g/ 次 新生儿每次 0.02~0.03g(静脉注射)1~2 次 /d	用 5% GS 或 0.9% 氯化钠稀释后缓注
氨甲环酸(止血环酸) (tranexamic acid)	成人 0.25g/ 次 小儿酌减(静脉注射或静滴)	
氨基己酸(aminocaproic acid)	0.08~0.12g/(kg·次)(静脉注射)	5% GS 或 0.9% 氯化钠稀释后 30min 滴入
维生素 K_1(vitamin K_1)	10mg/ 次,1~2 次 /d(肌内注射或静脉注射)	静脉注射速度宜缓慢
维生素 K_3(vitamin K_3)	4mg/ 次,1~2 次 /d(肌内注射)	
升压素(vasopressin)	成人 10IU/ 次(静脉缓注) 小儿酌减	10% 葡萄糖注射液稀释后 15min 静脉注射
鱼精蛋白(protamine)	抗肝素过量: 用量与最后 1 次肝素用量相当,但 1 次不超过 50mg 抗自发性出血: 5~8mg/(kg·d),2 次 /d	本品 1mg 可中和肝素 125IU,静脉注射 10min 起效 每次以 0.9% 氯化钠 300~500ml 稀释连续使用不超过 3d,并使用过程中注意过敏反应
肝素(1mg ≈ 125U)(heparin)	间隔 6h(静滴) 首剂 125~250U/kg,维持量不超过 125U/(kg·次),q.6h. 或 q.8h.(静脉滴注)	定时测定血小板及凝血时间,后者维持在 15~20min(试管法) 如引起严重出血,可静脉注射鱼精蛋白 使用两次后应输新鲜血

附表 3-11 解毒药

药名	剂量及用法	说明
阿托品(atropine)	0.03~0.05mg/(kg·次) (皮下或静脉注射) 必要时 15~30min/ 次	用于有机磷中毒 宜与氯解磷定合用
氯解磷定(pvraloximi chloride)	15~30mg/(kg·次) 病情无好转可 0.5~2h 重复使用	用于有机磷中毒
二巯丙醇(dimercapto propanol)	2~4mg/(kg·次)(静脉注射) 开始 1 次 /4~6h,以后逐渐减至 1 次 /d(肌内注射)	7~14d 为一疗程用于砷、汞、铋、锑等中毒
乙二胺四乙酸二钠(EDTA-2 Na)	成人每次 1~2g 1 次 /d(静脉缓注)	稀释于 20~40ml 5% 葡萄糖中缓注入,用于洋地黄中毒致心律失常
硫代硫酸钠(sodium thio-sulfate)	10~20mg/(kg·次) 1 次 /d(静脉缓注)	用于砷、汞、铅、铋、碘中毒
亚甲蓝(methylene blue)	变性血红蛋白症 1~2mg/(kg·次) 氰化物中毒 10mg/(kg·次)(静脉注射)	用于亚硝酸盐中毒
烯丙吗啡(nalorphine)	0.1mg/(kg·次)	用于吗啡及人工合 成镇痛药所致的中毒
贝美格(megimide)	1mg/(kg·次)(静脉注射)	5% 葡萄糖稀释后静脉缓注,用于巴比妥类、水合氯醛中毒
印防已毒素(picrotoxine)	0.1~0.3mg/(kg·次)(静脉缓注) 必要时 20min 可重复 1 次	用于巴比妥类药物中毒,忌用于吗啡中毒

附表 3-12 激素类药物

药名	剂量及用法	说明
促肾上腺皮质激素(adrenocorticotropic hormone,ACTH)	2~3IU/(kg·d),2 次 /d(肌内注射) 5~10IU/ 次,于 8h 内静脉滴入(0.01~0.04IU/ml)	静滴时宜用 5% 葡萄糖注射液作溶媒,行 ACTH 兴奋试验
氢化可的松(hydrocortisone)	4~8mg/(kg·d) 8h 内静脉滴注或分 3 次滴入	
地塞米松(dexam-ethasone)	0.3~0.5mg/ 次 1~2 次 /d(肌内注射或静脉注射) 病情需要时可加大剂量至 0.5~1mg/(kg·次)	若加大剂量疗程宜短
泼尼松(predni-sone)	1~2mg/(kg·d) 3~4 次 /d(口服)	
倍他米松(betamethasone)	0.06~0.16mg/(kg·d) 3~4 次 /d(口服)	

附表 3-13　糖皮质激素糖盐代谢作用

药物名称	抗炎强度	水钠潴留强度	等效剂量 /mg
短效糖皮质激素			
可的松	0.8	0.8	25
氢化可的松	1	1	20
中效糖皮质激素			
泼尼松	4	0.8	5
泼尼松龙	4	0.8	5
甲泼尼松	5	0.5	4
长效糖皮质激素			
地塞米松	20~30	0	0.75
倍他米松	25~30	0	0.6

附表 3-14　抗生素

药名	剂量及用法	说明
青霉素 G（penicillin G）	(5~20) × 10^4U/（kg·d），2~4 次 /d（肌内注射或静脉滴注） 按年龄及病情决定 无乳链球菌颅内感染剂量(40~45) × 10^4U/（kg·d）；青霉素敏感的肺炎链球菌颅内感染 80 × 10^4U/（kg·d） 鞘内 5 000~20 000U/d（1 000IU/ml） 胸腔内(5~10) × 10^4U/ 次（2 000~5 000IU/ml）	青霉素钾 100 × 10^4U 含钾离子 67.9mg 不可静脉注射，静滴最好用钠盐
苯唑西林（oxacillin）	50~150mg/（kg·d），4 次 /d（肌内注射、静脉滴注）	
氨苄西林（ampicillin）	50~100mg/（kg·d），严重感染可达 300~400mg/（kg·d）（肌内注射、静脉注射、静脉滴注）	
羧苄西林（carbenicillin）	50~100mg/（kg·d），4 次 /d 严重感染 100~300mg/（kg·d）（静脉注射、静滴）	主要用于治疗铜绿假单胞菌感染及部分变形杆菌、大肠埃希菌感染，和庆大霉素合用有协同作用
头孢唑林（cefazolin）	50~100mg/（kg·d），3 次 /d 严重感染 150mg/（kg·d）（静脉注射、静脉滴注）	
头孢噻肟（cefotaxime）	新生儿日龄≤7d 者 50mg/kg，q.12h.；出生>7d 者，50mg/kg，q.8h.。治疗脑膜炎患者剂量可增至每 75mg/kg，q.6h.（静脉注射、静脉滴注）	本品较易进入脑脊液
头孢哌酮（cefoperazone）	50~200mg/（kg·d），2~4 次 /d，（肌内注射、静脉注射、静脉滴注）	对铜绿假单胞菌有效，但不易透过脑脊液
红霉素（erythromycin）	20~30mg/（kg·d），2~3 次 /d（静脉滴注 1~2mg/ml）	静滴速度不宜过快
阿奇霉素（azithromycin）	10mg/（kg·d），1 次 /d（口服或静脉滴注）	
氯霉素（chloramphenicol）	新生儿、早产儿 25~50mg/（kg·d），3~4 次 /d （静滴 2.5~5mg/ml） 新生儿<25mg/（kg·d）	忌与碱性药物配伍
阿米卡星（amikacin）	首剂按体重 10mg/kg，继以 7.5mg/kg，q.12h. 或 15mg/kg，q.d.。颅内感染 10mg/kg，q.8h.（肌内注射、静脉滴注）	注意耳、肾毒性，筛查耳聋基因，监测听力、肾功能

续表

药名	剂量及用法	说明
庆大霉素(gentamycin)	2.5mg/kg,q.12h. 或 1.7mg/kg,q.8h.。疗程为7~14d(肌内注射、静脉滴注) 鞘内及脑室内给药:一次1~3mg,每2~3日1次。注射时将药液稀释至不超过0.2%的浓度	期间应尽可能监测血药浓度,尤其新生儿或婴儿 有呼吸抑制作用,不得静脉推注
头孢呋辛(cefuroxime)	30~100mg/(kg·d),3~4次/d 新生儿30~100mg/(kg·d),2~3次/d(肌内注射,静脉注射) 脑膜炎时可达200~240mg/(kg·d)	
头孢他啶(ceftazidime)	常用剂量 30~100mg/(kg·d),2~3次/d;严重感染或颅内感染150~200mg/(kg·d),3次/d(静脉注射或静脉滴注)	本品不能与氨基糖苷类、万古霉素、红霉素等抗生素混合输注,对铜绿假单胞菌有效

附表 3-15　其他

药名	剂量及用法	说明
三磷酸腺苷(adenosine triphosphate)	20mg/次,1~2次/d(静脉滴注) 室上性心动过速剂量为:0.1mg/kg,快速静脉注射,无效可再次加倍使用1次	静滴时浓度不宜过高。不宜与双嘧达莫等药同时使用 静脉快注时应在心电监护下进行,最大剂量<12mg
辅酶A(coenzyme A)	50IU/次,1~2次/d(静脉滴注)	
细胞色素C(cytochrome C)	7.5~15mg 加入 10% GS 50~100ml 中静脉缓滴	用前宜做皮肤过敏试验
葡萄糖酸钙(calcium gluconate)	0.1~0.2g/(kg·d)配成2%~5%溶液静脉缓注	
高血糖素(glucagon)	0.25~1mg/次(皮下注射),0.05mg/kg(静脉滴注)	增加心肌收缩力,加快心率,血钾过低者忌用
5%碳酸氢钠(5% sodium bicarbonate)	心肺复苏时 首剂2ml/kg,复苏过程中每延长10min再给予,1~2ml/(kg·次) 一般情况纠正代谢性酸中毒根据血气结果调整剂量	
门冬氨酸钾镁	成人10%葡萄糖500ml,钾镁液10~20ml,静脉滴注10% KCl 10ml,1~2次/d胰岛素8U 儿童酌减	用于心力衰竭、心肌炎心律失常等。肾衰竭、高钾血症(>5.5mmol/L)慎用

附表 3-16　鞘内、脑室内注射抗生素剂量

药名	剂量及用法	说明
青霉素钠盐(penicillin G sodium)	5 000~20 000U/次	肺炎链球菌脑膜炎、链球菌脑膜炎
苯唑西林(oxaxillin)	50mg/次	肺炎链球菌脑膜炎、链球菌脑膜炎、葡萄球菌脑膜炎
先锋霉素Ⅱ(cephaloridine)	50mg/次	肺炎链球菌脑膜炎、链球菌脑膜炎
氯唑西林(cloxacillin)	2.5mg/次	肺炎链球菌脑膜炎、链球菌脑膜炎
氨苄西林(ampicillin)	50~100mg/次	流感杆菌脑膜炎、大肠埃希菌脑膜炎
庆大霉素(gentamicin)	1 000~3 000U/次	流感杆菌脑膜炎、大肠埃希菌脑膜炎、铜绿假单胞菌脑膜炎,儿童不宜使用
卡那霉素(kanamycin)	1 000~3 000U/次	大肠埃希菌脑膜炎、葡萄球菌脑膜炎
杆菌肽(bacitracin)	1 000~3 000U/次	葡萄球菌脑膜炎
多粘菌素b(polymyxin b)	5 000~30 000U/次	大肠埃希菌脑膜炎
羧苄西林(carbenicillin)	10~40mg	铜绿假单胞菌脑膜炎、变形杆菌脑膜炎

(黄娇甜　许　峰　卢仲毅)

附录四　国际单位制词头

附表 4-1　国际单位制词头

因数	词头名称		符号
	原文(法)	中文	
10^{18}	exa	艾克萨	E(艾)
10^{15}	peta	拍塔	P(拍)
10^{12}	téra	太拉	T(太)
10^{9}	giga	吉咖	G(吉)
10^{6}	mēga	兆	M(兆)
10^{3}	kilo	千	k(千)
10^{2}	hecto	百	h(百)
10	déca	十	da(十)
10^{-1}	dèci	分	d(分)
10^{-2}	centi	厘	c(厘)
10^{-3}	milli	毫	m(毫)
10^{-6}	micro	微	μ(微)
10^{-9}	nano	纳诺	n(纳)
10^{-12}	pico	皮可	p(皮)
10^{-15}	femto	飞姆托	f(飞)
10^{-18}	atto	阿托	a(阿)

附表 4-2　与医学有关的非习用单位与法定单位的换算

单位符号	单位名称	物理量名称	换算关系
cal	卡(路里)	热	1cal=4.184 0J
dyn	达因	力	$1dyn=10^{-5}N$
erg	尔格	功	$1erg=10^{-7}J$
gr	格令	质量	1gr=0.648g
Gs	高斯	磁通量密度	$1Gs(G)=10^{-4}T$
kgf	千克力	力	1kgf=9.806 6N
M	克分子浓度	物质 B 的浓度	1M=1mol/L
mmHg	毫米汞柱	压强	1mmHg=0.133 3kPa
mmH_2O	毫米水柱	压强	$1mmH_2O=0.009\ 816\ 65kPa$
rpm	转每分	转速	1rpm=1r/min
Torr	托	压强	1Torr=0.133 33kPa
λ	微克	质量	$1\lambda=1\mu g=10^{-9}kg$
γ	伽马	磁感应强度	$1\gamma=10^{-9}T$
δ	屈光度	焦度	$1\delta=1m^{-1}$
μ	微米	长度	$1\mu=1\mu m=10^{-6}m$

（黄娇甜　卢仲毅）

中英文名词索引

G

H

J

K

T

W

X

Y

Z